Michael Pott

Handbuch Neurologie

Kohlhammer

Michael Pott

Handbuch Neurologie

Lexikon neurologischer Krankheitsbilder
mit Arzneimittelliste

Verlag W. Kohlhammer

Die Deutsche Bibliothek – CIP-Einheitsaufnahme

Pott, Michael:
Handbuch Neurologie : Lexikon neurologischer Krankheitsbilder ;
mit Arzneimittelliste / Michael Pott. – Stuttgart ; Berlin ; Köln :
Kohlhammer Verlag, 2001
   ISBN 3-17-015944-5

Anschrift des Verfassers:
Dr. med. Michael Pott
Krankenhaus Hohe Warte
D-95445 Bayreuth

Das vorliegende Werk enthält humoristische Texte aus den Werken „E. Roth: Alle Rezepte vom Wunder-
doktor" (ISBN 3-446-14687-3), „Busch/Stengel. Mit Wilhelm Busch in kranken und gesunden Tagen"
(ISBN 3-7700-0744-1) und „Dönges (alias Hieronymus Caesar): Ohrmuscheln in Essig: medizynische
Fehldiagnosen" (ISBN 3-88603-541-7). Verlag und Autor danken Herrn Dr. Th. Roth (München),
Herrn Dr. H. Stengel (Bad Salzuflen) und Herrn L. Dönges (Alsfeld) für die freundliche Abdruckge-
nehmigung.

Alle Rechte vorbehalten
© 2001 W. Kohlhammer GmbH
Stuttgart Berlin Köln
Verlagsort: Stuttgart
Umschlag: Gestaltungskonzept Peter Horlacher
Gesamtherstellung: W. Kohlhammer
Druckerei GmbH + Co. Stuttgart
Printed in Germany

Inhalt

♣ *Man muss Spaß an der Arbeit haben, um gute Arbeit zu leisten [Cyril Northcote Parkinson].*

Meiner Frau Elisabeth
und meinen Töchtern Susanne, Katharina und Franziska
gewidmet

♣ *Vorwort*
Klar steh am Anfang des Gedichts: Von Medizin versteh ich nichts!
Der Leser sei vor dem gewarnt, was hier sich wissenschaftlich tarnt,
denn es ist bestenfalls zum Lachen – nie, um davon Gebrauch zu machen.
Mein Blick ist leider gar nicht klinisch, ich geb mich hier nur medi-zynisch.
Erschien doch zu der Menschheit Fluch manch närrisch-ernstgemeintes Buch:
Da werd auch ich, statt tief zu schürfen, zum Spaß wohl Unsinn bringen dürfen.
Mit ihren Lesefrüchten treiben Obsthandel viele, die da schreiben.
Nun – da erhofft von mir man kaum nur Früchte vom Erkenntnisbaum.
Und scheints euch oft, ich hätt kein Herz und triebe mit Entsetzen Scherz –
besänftigt den Entrüstungssturm: auch ich hab oft mich wie ein Wurm
gekrümmt vor Schmerzen, Tag und Nacht, und schließlich hab ich doch gelacht.
Die Welt, sie ist im Grunde roh, und trotzdem sind die Menschen froh.
Drum lest und lacht – denn Gott sei Dank, es lacht sich so leicht keiner krank.
Doch freuen sollt michs, wenn durch Lesen und Lachen mancher wollt genesen [Eugen Roth].

Allgemeine Vorbemerkungen sowie Hinweise zur Anwendung und Einteilung

Die Literaturquellen, aus Platzgründen nur mit dem Namen des erstgenannten Autors, wurden bewusst in den Text integriert, ebenso die ICD-10-Nummern.

Veröffentlichungen wie z.B. „Progrediente zerebelläre Ataxie mit zerebralen Anfällen und Demenz bei vaskulären Hypoplasien im vertebrobasilären Stromgebiet" werden mehrfach unter den einzelnen Stichworten „Zerebrale Ischämie", „Ataxie", „Demenz", „Epilepsie" genannt.

Alle Prozentangaben sind Zirka-Angaben, z.T. in mehreren Quellen differierend.

Zwangsläufige Kommata und Punkte, z.B. bei A (Ampulle), d (Tag), h (Std.), min (Min.), Tbl (Tablette) wurden ausgelassen.

Die Schreibweise wurde möglichst deutsch gehalten (Ausnahmen Coffein, Cumarin, Cyclophosphamid, Cyclosporin).

Die Begriffe wurden unter den Umlauten eingeordnet (Ae für Ä etc.).

Gängige Abkürzungen werden soweit möglich (zum schnelleren Suchen im PC) erstmals an der Hauptbearbeitungsstelle genannt.

Weitere Abkürzungen u.a. von Untersuchungen, Laborparametern etc. werden, soweit sie sich aus dem Text ergeben, als bekannt vorausgesetzt.

Adressen stellen eine willkürliche, z.T. regionallogistisch bedingte Auswahl ohne Anspruch auf Vollständigkeit dar.

Angefügt ist eine nach Generika alphabetisch geordnete anwenderorientierte Liste von Arzneimitteln, Wirkstoffen und z.T. Giften; die Medikamente erscheinen unter den einzelnen Erkrankungen. Übliche Haupt- bzw. einzige Indikationen werden nicht immer genannt und als bekannt vorausgesetzt. Große, im Allgemeinen verfügbare Lehrbücher wurden weniger berücksichtigt als kleine aktuelle Studien und Kasuistiken mit exemplarischen Verläufen.

Im Bemühen um eine konkrete, maximal knappe sprachliche Darstellung wurde soweit möglich Telegrammstil verwendet.

Zur ausreichenden Übersicht besonders in großen Kapiteln erfolgte auch in Unterpunkten eine alphabetische Unterteilung.

♣ *bedeutet Humoristisches.*

Einteilung innerhalb der alphabetisch genannten Krankheitsbilder

Einteilung in Kurzform:

Krankheitsbild mit rechtsbündiger **ICD-10-Nummer**

syn. = Synonyme.

s. = Querverweise.

Ggf. Meldepflicht.

Ätiologie:

Anatomie/Histologie:

Definition/Diagnose:

Diagnostik (soweit nicht unter Labor und Röntgen):

Differentialdiagnosen:

Einteilung:

Epidemiologie: Auftreten. m : w. Erbgang/Gen. Penetranz. Inzidenz. Prävalenz.

Klinik: Anamnese, Befund, Verlauf, Besonderes:

Komplikationen:

Labor:

Prognose:

Risikofaktoren:

Röntgen:

Selbsthilfegruppen – Adressen für Informationen:

Therapie:

Aufbau Medikamente:

☆ Generic name (einzelne Handelsnamen und gebräuchliche Konfektion) Dosis bei Hauptindikation.

– *Indikationen* mit hierfür gebräuchlicher Dosierung.

El.-HWZ ggf. mit weiteren pharmakokinetischen Angaben.

KI (Kontraindikationen):

UAW (Unerwünschte Arzneimittelwirkungen):

Wirkung:

Bei Antiepileptika zusätzlich nach El.-HWZ: Steady state. Antiepileptischer Spiegel. Tox. Spiegel. Interaktion: Hebt Spiegel an von .

Senkt Spiegel von . Spiegelzunahme durch Spiegelsenkung durch .

Therapie prophylaktisch:

Therapie operativ.

Einteilung in ausführlicher Form: Es werden nicht bei jedem Krankheitsbild alle Unterpunkte genannt!

ICD-10-Nummern (bei vielen Krankheitsbildern können nur etwaige Vorschläge der ICD-Einteilung gemacht werden) mit Kreuz-Stern-Ausrufezeichen-System: †☆!: Primär Ätiologie (†, z.B. Mumps), sekundär Lokalisation (☆, Meningitis).

Fraktur geschlossen / offen: Ziffer 0 / 1.

Zwei der Buchstaben:

V = Verdacht auf,

A = Ausschluss von,

G = Gesichert,

Z = Derzeit symptomloser Zustand bei entsprechender Diagnose.

R = rechts,

L = links,

B = beidseits.

Endziffer:

.8 = Sonstige näher bezeichnete bzw. bei sonstigen andernorts klassifizierten Krankheiten.

.9 = Sonstige, nicht näher bezeichnet (bei Unsicherheit der Zuordnung).

syn. = Synonyme. Wegen der terminologischen Vielfalt können nicht alle Synonyme genannt werden.

Meldepflicht (bei Verdacht, Erkrankung oder Tod) an das zuständige Gesundheitsamt unverzüglich, spätestens binnen 24 Stunden.

Definition/Diagnose: So weit möglich, Angabe unter Klinik.

Diagnostik (soweit nicht unter Labor und Röntgen): Routine-Screening-Untersuchungen wie z.B. EKG (Elektrokardiogramm), Abdomen-Sonographie oder auch EEG werden in der Regel nicht genannt.

- ECD: Extrakranielle Dopplersonographie.
- TCD: Transkranielle Dopplersonographie.
- FCDS: Farbkodierte Duplexsonographie.
- AEP: Akustisch evozierte Potentiale.
- MEP: Motorisch evozierte Potentiale – Magnetstimulation mit zentralmotorischer Leitungszeit (CMCT).
- SEP (SSEP): Somatosensorisch evozierte Potentiale.
- VEP: Visuell evozierte Potentiale.
- EMG: Elektromyographie.
- ENG: Elektroneurographie.

     ♣ *Rekordsucht*
Der Patient es gerne sieht,
wenn für sein Geld auch was geschieht,
und dass, gar wenn's die Kasse zahlt,
man oft ihn badet und bestrahlt,
ihm Tränklein massenhaft verschreibt,
ihm Salben in den Rücken reibt.
Ja, selbst wenn er vor Schmerzen winselt,
will er den Hals gern ausgepinselt.
Er wird die Ärzte tüchtig preisen,
die ihn dem Facharzt überweisen.
Sei es bewusst, sei's unbewusst –
das Wandern ist des Kranken Lust.
Erschöpfen würde er die Kraft,
wenn's ging, der ganzen Wissenschaft,
nicht um gesund zu werden, nein –
nur, um der kränkste Mensch zu sein.
[Eugen Roth]

Differentialdiagnosen sind zu beachten, denn

     ♣ *manchmal trügt des Kranken Schein!*

Einteilung. Nennung von Skalen etc.

Epidemiologie: Auftreten. m : w. Erbgang/Gen. Autosomal-rezessiv: Die Eltern des Patienten sind gesund, und wenn beide Eltern heterozygot für das defekte Allel sind, beträgt das Erkrankungsrisiko für das Kind 25 %. Auftreten bei beiden Geschlechtern gleich häufig.
q = langer Arm des Chromosoms.
p = kurzer Arm des Chromosoms.
- Penetranz in %. Inzidenz: Neuerkrankungen/J. und 100 000 Einwohner. Prävalenz 1/.

Klinik: Anamnese. Befund: Die Durchführung einer üblichen neurologischen Untersuchung wird vorausgesetzt, die hierbei gewonnenen Befundergebnisse nicht umfassend aufgeführt.

Besonderes:

Labor: s. Hauptkapitel Labor.
Routinemäßig erhobene Parameter werden nicht immer einzeln genannt:
- BKS (BSG – Blutkörpersenkungsgeschwindigkeit), bb (kleines Blutbild), BZ (Blutzucker), Gesamteiweiß, Elektrophorese (Elpho).
- Leberwerte GOT (Glutamat-Oxalacetat-Transaminase), GPT (Glutamat-Pyruvat-Transaminase), γ-GT (Gamma-Glutamyl-Transferase). AP (alkalische Phosphatase). ChE (Cholinesterase).

- CK – CPK (Kreatinphosphokinase).
- α-Amylase, Lipase.
- Elektrolyte Na (Natrium), K (Kalium), Ca (Calcium).
- Nierenwerte Hs (Harnsäure), Hst (Harnstoff), Krea (Kreatinin).
- Cholesterin, Triglyzeride, HDL (High density lipoprotein), LDL (Low density lipoprotein), VLDL (Very low density lipoprotein).
- LAP (Leucinaminopeptidase), LDH (Laktatdehydrogenase). Lues.
- Extra genannt werden gesonderte Untersuchungen, auch BB (großes Blutbild), BGA (Blutgasanalysen), CMV (Zytomegalie-Virus), EBV (Epstein-Barr-Virus).

Prognose: Besonders bei chronischen Erkrankungen bildet die subjektive Einschätzung von Schmerz, Behinderung und psychosozialer Belastung den Faktor mit dem größten Einfluss auf objektive Konsequenzen. „Der Patient, der sich den Anforderungen seines Berufes nicht mehr gewachsen fühlt, wird hohe Fehlzeiten produzieren, eine vorzeitige Berentung anstreben und (trotz ärztlichen Widerstandes/mit ärztlicher Unterstützung) auch früher oder später durchsetzen. Somit ist die Sichtweise des Patienten, ob man das akzeptieren kann oder will, eines der härtesten sozialmedizinischen Daten in der Rehabilitation" [Beyer W: Effektivität und Effizienz in der stationären Rehabilitation. MB Ärztl. Nachrichten 18 (27.12.96) 5].

Risikofaktoren: Tun i.d.R. nicht weh.

Röntgen: Routine-Thorax wird in der Regel nicht genannt.
- Unnötige Röntgenaufnahmen können als gefährliche Körperverletzung bestraft werden.
- Bezüglich Indikation zur Röntgenuntersuchung (z.B. entfernt durchführbare CCT, MRT) bei Schwerkranken (besonders bei Subarachnoidalblutung, frischen intrakraniellen Blutungen, großen Infarkten!) im Einzelfall den zu erwartenden Informationsgewinn gegenüber der zusätzlichen Belastung durch den Transport abwägen: Mittlerer systolischer RR vor dem Transport 128, während des Transports 163 (SD 27), während der Untersuchung 142 (SD 27), während der Rückfahrt 183 (SD 44) mm Hg mit bei mehreren Patienten gemessenen Werten von systolisch > 250 und diastolisch > 150 mm Hg [Machetanz J, Greifswald: Belastung Schwerkranker durch Transporte zur Diagnostik. (9/96) Göttingen].
- Angiographie: Anhand 3517 Patienten Risiko für ein permanentes neurologisches Defizit bei AV-Malformation/Aneurysma 0 %, Subarachnoidalblutung 0,3 %, bei Schlaganfallpatienten 0,7 % [Cloft H: Risk of cerebral angiography in patients with subarachnoidal hemorrhage, cerebral aneurysms, and arteriovenous malformation. Stroke 30 (1999) 317– 20].
- CCT – kraniale Computertomographie.
- MRT – Magnetresonanztomographie – Kernspintomographie.
1. Weiße-Substanz-Läsionen – WSL = white matter lesions – WML = periventrikuläre Hyperintensitäten – PVHs = Leukoaraiose – Leukaraiose. s. zerebrale Ischämie – Röntgen – MRT – Leukoaraiosis.

2. FLAIR-Sequenz: Fast Low Angle Inversion Recovery – Fluid-Attenuated Inversion Recovery.
- PET – Positronenemissionstomographie mit Liganden:
1. ^{18}Fluordeoxyglukose (^{18}FDG als Marker des Zuckerstoffwechsels, HWZ 110 min), das 45 Minuten vor der Untersuchung i.v. appliziert wird, zur Messung des Glukosestoffwechsels. Wird am häufigsten eingesetzt.
2. $^{15}O_2$ ($H_2^{15}O$) mit einer HWZ von 2 min ermöglicht die Messung des regionalen zerebralen Blutflusses als Maß der neuronalen Aktivierung.
3. ^{18}F-Fluordopa zeigt die Aktivität des Striatums.
4. ^{11}C markierte Rezeptorliganden:
Das Kokain-Analogon ^{11}Cβ-CFT zeigt die striatale Aufnahme (extrapyramidale Symptome bei verminderter Aufnahme),
^{11}C-Methionin (kurzlebig) den Aminosäureumsatz,
^{18}F-Tyrosin quantitativ den Aminosäureumsatz.
- PET-Indikationen:
1. Kardiologie: Darstellung der (Minder-) Durchblutung und des ggf. noch erhaltenen Zuckerstoffwechsels als Hinweis auf Erfolgsaussichten der Angioplastie bzw. Revaskularisierung.
2. Neurologie s. einzelne Kapitel.
3. Onkologie: Tumore haben einen hohen Energiebedarf und verbrauchen viel Zucker. Nachweis des Tumors und der Metastasen.
4. Einsatz als Ganzkörperszintigraphie. Tumorstaging und (Rezidiv-) Diagnostik bei: Unklarer Primärtumor.
Bronchial-Ca und unklarer Lungenrundherd, Lymphome, Mamma-Ca, Melanome, Pankreas-Ca, Rektum-Ca (Dickdarm- und Enddarm-Ca), nicht jodspeichernde Schilddrüsen-Karzinome.
5. Rezidivdiagnostik: Lokalrezidive, Lymphknotenmetastasen (metastatischer Befall *nicht* vergrößerter Lymphknoten). Fernmetastasen.
- SPECT: Single Photon Emission Computertomography. ^{123}J-β-CIT-SPECT bei Dystonien.

Selbsthilfegruppen – Adressen für Informationen:

Therapie: s. Kapitel Antibiotika-Therapie.
- Der Patient muss mindestens einmal täglich lachen.

♣ *Heilsames Lachen*
Gepriesen seien die Arzneien,
die uns von mancher Pein befreien,
die körperliche Schmerzen lindern
und auch die Seelenqualen mindern.
Denn wo wir nichts zu lachen haben,
da greifen wir nach solchen Gaben,
mit deren Hilfe wir gesunden,
wenn sie auch manchmal bitter munden.
doch auch ein Lachen kann „befreien".
Es hat die Wirkung von Arzneien.
Gar oft kann nichts gesünder machen,
als ab und zu sich krank zu lachen.
[Lutz Dönges alias Hieronymus Caesar]

- Krankengymnastik muss frühzeitig einsetzen, da es wesentlich leichter ist, Gelenke mobil zu halten als versteifte Gelenke zu mobilisieren.
- Cave iatrogene Fixierungen des Krankheitsgefühls mit subjektiver Leidensverstärkung,

Chronifizierung des Beschwerdebildes und Einflussnahme auf die langfristige Lebensplanung zum Schaden des Patienten:
Verlängerung von Krankschreibungen: Mit zunehmender Dauer der Arbeitsunfähigkeit verstärkt sich auch bei leichteren Befindlichkeitsstörungen bei Patienten die Überzeugung, an einer schweren Krankheit zu leiden („wenn mich der Arzt so lange krank schreibt, muss es ja etwas Ernstes sein").
Vorsicht vor Attestierung nicht objektivierbarer „Spätfolgen" z.B. nach Bagatelltraumen.
Fehlentwicklungen sind zu vermeiden mit Beginn eines aussichtslosen, langwierigen Rechtsstreites durch die Instanzen und mit „Hineinleben" des Patienten in eine Krankenrolle, aus der er sich zuletzt „auch mit zumutbarer Willensanspannung und ärztlicher oder psychotherapeutischer Hilfe" nicht mehr befreien kann.

Aufbau Medikamente:
☆ Generic name (einzelne Handelsnamen und gebräuchliche Konfektion) unter entsprechenden Voraussetzungen und Kontrolle von ..., ggf. Dosis des hiermit behandelten einzigen (z.T. nicht genannten) Krankheitsbildes, ggf. auch in mg/kg, und/oder alphabetischer Auflistung von
- *Indikationen* mit hierfür gebräuchlicher Dosierung.
Eliminations-Halbwertzeit (El.-HWZ) ggf. mit weiteren pharmakokinetischen Angaben.
Kontraindikationen (KI): Keine einzelne Erwähnung von typischen KI wie allergische Disposition insbesondere gegen den Wirkstoff, Intoxikation, schwere Leber- und Nierenerkrankungen, Gravidität und Stillzeit.
Unerwünschte Arzneimittelwirkungen (UAW): Primär bb: Auswirkungen auf das Blutbild. Keine einzelne Erwähnung von kontrazeptiven Maßnahmen z.B. bei Zytostatika.

♣ *Nebenwirkung*
Als „Wunderknolle der Natur"
gilt Knoblauch. Denn vor allem pur
genossen, ist der immer gut
für vieles, was uns drücken tut.
Laut singt sein Loblied man im Chor!
Er beugt nicht nur Verkalkung vor,
er wird auch gerne propagiert,
weil er den Blutdruck reguliert.
Die Wirkungsweisen sind bekannt,
drum wird hier keine mehr genannt.
Nur einer gebe ich noch statt,
die Knoblauch zu verzeichnen hat:
Dass „sauer lustig machen" kann,
mag wohl der Fall sein dann und wann.
Wer hat vom Knoblauch je gedacht,
dass sein Verzehr oft „einsam macht"...?
[Lutz Dönges alias Hieronymus Caesar]

Ggf. Wirksamkeit (meist unter der entsprechenden Indikation). Wirkung.

Aufbau Antiepileptika: El.-HWZ h. Steady state nach d. Antiepileptischer Spiegel µg/ml. Tox. Spiegel > µg/ml.
Ggf. zusätzlich Interaktion: Hebt Spiegel an von . Senkt Spiegel von . Spiegelzunahme durch . Spiegelsenkung durch .

♣ *Neue Heilmethoden*
Berühmt zu werden, liegt an dem:
Du musst begründen ein System!
Such was Verrücktes und erkläre,
dass alles Heil im Kuhmist wäre,
dem, auf die Wunde warm gestrichen,
noch jede Krankheit sei gewichen
und den, nachweislich, die Azteken
geführt in ihren Apotheken *
Hält man dich auch für einen Narren,
du musst nur eisern drauf beharren,
dann fangen immer einige an,
zu glauben, es sei doch was dran,
und du gewinnst dir viele Jünger,
die deine Losung: „Kraft durch Dünger!"
streng wissenschaftlich unterbauen
und weiterkünden voll Vertrauen.
[Eugen Roth]

Therapie prophylaktisch:

♣ *Vorbeugung*
Dass es nicht komme erst zum Knaxe,
erfand der Arzt die Prophylaxe.

Doch lieber beugt der Mensch, der Tor,
sich vor der Krankheit, als ihr vor.
[Eugen Roth]

Therapie operativ.

♣ *Chirurgie*
Wenn wer (damit es sich nicht sträubt)
sein Opfer erst einmal betäubt,
sich Geld verschafft dann mit dem Messer,
so ist das sicher ein Professer.
Die Operation gelingt
dem Arzt von heut unbedingt.
Kommt gar der Patient davon,
ist's für den Doktor schönster Lohn-
weil beiden Freude dann gebracht
der gute Schnitt, den er gemacht.
[Eugen Roth]

♣ *Einem Berühmten*
Wenn du auch noch so gut chirurgst,
es kommt der Fall, den du vermurkst.
[Eugen Roth]

Allgemeine prophylaktische Therapiemaßnahmen – Therapie prophylaktisch

1. **Pneumonie-Prophylaxe** bei bettlägrigen Patienten (!) mit Krankengymnastik: Frühestmögliche Atemtherapie, Inhalog-Training. Frühmobilisation.
☆ **Sekretolytika** – Mukolytika zur Sekretolyse besonders bei *Lähmungen – Querschnittlähmung* (!) – *Asthma bronchiale* (zusammen mit Bronchodilatatoren), *Bronchitis*. Nicht mit Antitussiva. Initial i.v.-Gabe z.B. von
☆ N-Acetylcystein (600 mg Tbl. 300 mg/3 ml A) unter ausreichender Flüssigkeitszufuhr (!) Erwachsene 600 mg bzw. 2 x 1 A/d, Kinder von 6–14 Jahren 1–2 x 1/2 A i.v. über 5 min oder i.m., 2 h zeitverschoben zu Antibiotika (Penicilline, Cephalosporine, Tetrazykline, Aminoglykoside), bei Asthmapatienten zusammen mit Bronchodilatatoren.
El.-HWZ 1–2 h.
UAW gastrointestinale Irritationen, selten allergisch. Durch Disulfidbrücken mögliche Beeinflussung von Immunglobulinen und Antiproteasen.
Wirkung: Mukolytikum, auch Radikalfänger. Wirkung vermindert bei gleichzeitiger Gabe von Cephalosporinen oder Tetrazyklinen. Möglicher, aber kein sicher positiver Effekt bei der peripheren Form der amyotrophen Lateralsklerose.
☆ Ambroxol (30/75 retard mg Tbl, 15 mg A, Saft, 15/30 mg Supp. 1 g/50 ml Fl) 2 x 1–2 Tbl.
– *Schocklunge*: Perfusor 1 (–4) g/d Dauerinfusion.
El.-HWZ 9 h.
UAW Allergische Reaktionen ggf. mit Atemnot, Hautreaktionen incl. Gesichtsschwellung, Temperaturanstieg. Gastrointestinale Beschwerden.
☆ Bromhexin (Bisolvon 8 mg Tbl, 8 mg A, 4 mg/ 5 ml Saft. Abiadin 8 mg mit 5 mg Orciprenalin, Tetra-Abiadin mit Tetracyclin 3 x 1–2 Drg

oder Bricanyl comp. mit Terbutalin) 2–3, maximal 4 x 2 A/d, 3 x 1–2 Tbl. El.-HWZ 1 h.
☆ Carbocistein (Mucopront 350 mg Kps und 250 mg/5 ml Saft, Transbronchin 375 mg Tbl und 250 mg/5 ml Sirup) 3 x 700–350 mg. El.-HWZ 1–3 h. UAW gastrointestinal.
– Plus
☆ Ol. Terebinth.-Oxidationsprodukte (Ozothin 5 ml A i.m./i.v., Supp mit Paracetamol, gtt mit 72 % Äthanol) i.v. Einzeldosis nicht über 5 ml, maximal 6 x 5 ml.
UAW bei zu schneller Injektion Schweißausbruch, Schwindel, Übelkeit.

2.1 Stressulkus-Prophylaxe pH-neutral:
Besonders bei immobilisierten bzw. liegenden, bettlägrigen Patienten mit Aufrechterhaltung eines niedrigen Magensaft-pH-Wertes:
☆ Pirenzepin (25/50 mg Tbl, 10 mg/2 ml A) 2 x 25–50 mg oder 2 x 10 mg A i.v., bei schweren Ulzera bis 3 x 50 mg, bei *Zollinger-Ellison-Syndrom* 2–3 x 20 mg i.v. El.-HWZ 10–14 h. KI > 100 mg bei Blasenentleerungsstörungen und Glaukom.
UAW s. M. Parkinson-Anticholinergika (Akkomodationsstörungen, Mundtrockenheit, Durchfall / Obstipation), allergische Hautreaktionen, Kopfschmerzen. Herzfrequenzanstieg nach i.v.-Gabe.
☆ Sucralfat (1.000 mg Tbl, 5 ml Btl, 250 ml Susp) 4 x 1 Tbl o. Btl/d, maximal 1 g/4 h auf leeren Magen. Auch in der Schwangerschaft möglich.
UAW Enzephalopathie, Obstipation, Osteopathie. Verminderte Resorption von Cimetidin, Digoxin, Phenytoin, Tetrazyklinen. Wirkung: Nur mäßige pH-Werterhöhung.

2.2 Stressulkus-Prophylaxe pH-wirksam: Ggf. erforderlich mit Antazida + H_2-Blockern oder Protonenpumpenblockern.

2.2.1. ✩ Antazida:

✩ Aluminium-Magnesiumhydroxid (200/400 mg Tbl, Susp) zwischen den Mahlzeiten.
- *Ulkusleiden*: 4–5 x 1–2 Tbl oder Susp.
KI Anurie, Dickdarmstenosen, Exsikkose.
UAW Enzephalopathie, Hypophosphatämie, Ileus, Obstipation (Magnesium Diarrhoe), Osteopathie. Wirkungsverminderung von Ranitidin. Vermindert Resorption u.a. von Digoxin.

✩ Magaldrat (800 mg Btl, 400/800 Tbl) eine Stunde nach den Mahlzeiten und vor dem Schlafengehen.
KI bei Niereninsuffizienz keine hochdosierte Dauertherapie.
UAW breiige Stühle, Resorptionshemmung von u.a. Benzodiazepinen, Cimetidin, Digoxin, Eisen.

2.2.2 ✩ H$_2$-Blocker – H$_2$-Rezeptorantagonisten:

✩ Cimetidin (200/400/800 mg Tbl, 200 mg A) 5 mg/kg.
- *Ulkusleiden*: Maximal 150 mg/h per infus., maximal 2 g/d.
El.-HWZ 1–2,3 h. Erhöht durch Abbauhemmung den Erythromycin-Spiegel im Serum.
UAW Blutalkoholspiegelzunahme, Muskelschmerzen, Hautexantheme, Schwindel.
Wirkungsverstärkung und -verlängerung von Diazepam durch Verlangsamung der Demethylierung.

✩ Famotidin (40 mg Tbl, 20 mg A) abends 40 mg, Ulkus 2 x 40 mg oder 2 x 1 A. El.-HWZ 3 h.

✩ Nizatidin (300 mg Tbl, 150 mg mite Tbl) 300 mg abends. El.-HWZ 1,5 h.

✩ Ranitidin (150/300 mg Tbl, 50 mg/5 ml A) bei Ulkus 2 x 300 mg Tbl, 3-4 x 1 A, nicht in Laevulose, bei Krea < 2 mg/dl reduzieren.
El.-HWZ 2,5–3 h.
UAW bb Leukopenie, Thrombopenie. AV-Block, Sinusbradykardie bei Überdosis. Blutalkoholspiegelzunahme. Exanthem. Gynäkomastie. Hepatitis. Bakterielle Magenbesiedlung mit erhöhtem Pneumonierisiko. Schwindel. Verwirrtheitszustände. Abschwächung der antimykotischen Wirkung von Ketoconazol.

2.2.3 ✩ Protonenpumpenblocker – spezifische Hemmer der H$^+$/K$^+$ATPase (Protonenpumpe) der Parietalzellen des Magens.
Protonenpumpenhemmer scheinen im Gegensatz zu H$_2$-Antagonisten bei älteren Menschen die Gefahr einer Campylobacter-Infektion zu erhöhen: Campylobacter-Infektionen in 243 Fällen bei >45-Jährigen zwischen 1/92 und 8/94 mit unter Omeprazol um den Faktor 10 erhöhtem Risiko [Neal K: Omeprazole as a risk factor for campylobacter gastroenteritis: case-control study. Brit Med J 312 (1996) 414-5].
Gabe nach endoskopischem Ausschluss bösartiger Erkrankungen von Ösophagus und Magen und Nachweis von *Ulcus duodeni, Ulcus ventriculi* oder *Refluxösophagitis*:

✩ Lansoprazol (15/30 mg Tbl) 1 x 30 mg morgens, ggf. 60 mg über 4 bis maximal 8 Wochen.
El.-HWZ 1 h, 80 % Resorption, 32 % renale Ausscheidung.
UAW gastrointestinale Beschwerden, Diarrhoe, Kopfschmerz, Müdigkeit, Muskelschmerzen, Obstipation, Schwindel, Übelkeit und Erbrechen.

Wirkung: Substituiertes Benzimidazolderivat.

✩ Omeprazol (10/20/40 mg Kps, pro infusione 40 mg. Zulassung für A ruht) bei Kindern, Schwerkranken und Patienten mit instabilen Kreislaufverhältnissen nach Untersuchung der Seh- und Hörfunktion und weiteren Kontrollen. Kurzfristige Einnahme nicht länger als 8 Wochen wegen möglicher Kanzerogenität, Ausnahme Refluxösophagitis-Prophylaxe, Zollinger-Ellison-Syndrom.
- *Ulcus duodeni, Ulcus ventriculi, Refluxösophagitis*: 2 x 20 mg auf 1 x 20 mg morgens, i.v. 2 auf 1 x 40 mg Kurzinfusion über 20–30 min. Nach Absetzen bei 50–80 % Rezidiv der Refluxösophagitis, unter 20 mg Dauertherapie bei 47 % (86 Patienten). Anstieg einer atrophischen Gastritis vermutlich durch eine nicht behandelte HP-Gastritis [Klinkenberg-Knol E: Long-Term Treatment with Omeprazole for Refractory Reflux Esophagitis: Efficacy and Safety. Ann Int Med 121 (1994) 161-7].
- *Helicobacter pylori-Beseitigung*: 20 mg in Kombination mit Amoxicillin/Clarithromycin oder 40 mg mit Clarithromycin/Metronidazol.
- *Akute obere gastrointestinale Blutung*: 80 mg auf 3 x 40 mg Kurzinfusion.
- *Zollinger-Ellison-Syndrom*: Maximal 8 Kps (160 mg/d).
El.-HWZ 40 min, Dosisreduktion bei Niereninsuffizienz.
KI bei schwerkranken Patienten, vor allem solche mit drohendem oder vorliegendem Schockzustand wegen UAW. Besonders Kombination Omeprazol/Clarithromycin nicht mit weiteren über Zytochrom P450 (Astemizol, Carbamazepin, Cisaprid, Terfenadin) abgebauten Medikamenten.
UAW bb. (Kontakt-) Allergien. Diarrhoe oder Obstipation, Meteorismus. Depression. Mögliche Kanzerogenität. Kopfschmerz. Leber-Transaminasenanstieg. Libido- und Potenzabnahme. Schwindel. Einzelfälle von allergischer Vaskulitis und Fieber. Steigert die Resorption von Wismut (toxische Metallionen).
Bei höherdosierter Anwendung und vor allem bei kritisch Kranken irreversible Sehstörungen oder Gesichtsfeldausfälle bis hin zur Erblindung – Abweichungen des Pupillenreflexes sowie krankhafte Zeichen am Augenhintergrund (Papillenänderungen und Cotton-Wool-Herde). Hörstörungen bis hin zum Hörverlust. Wirkungsverstärkung und -verlängerung von Diazepam bzw. Benzodiazepinen und Phenytoin besonders bei gleichzeitig vorliegender Anämie (Omeprazol hemmt ein Isoenzym des Zytochrom-P450, das u.a. die Demethylierung und Hydroxylierung von Diazepam vermittelt, und führt zur verlängerten Ausscheidung). Wirkungsverstärkung von Vitamin K-Antagonisten.

✩ Pantoprazol (40 mg Tbl, 40 mg A) bei älteren Patienten oder Niereninsuffizienz nicht mehr als 40 mg, sonst ggf. 2 x 40 mg bei Ulcus duodeni über 2, im Einzelfall 4 Wochen, Ulcus ventriculi oder Refluxösophagitis 4 Wochen, im Einzelfall 8 Wochen.
El.-HWZ 1 h, wird nicht (?) über das Zytochrom-P450-Enzymsystem der Leber verstoffwechselt. Elimination durch hepatische Konjugation.
KI Leberinsuffizienz.

UAW Diarrhoe, Kopfschmerzen. Selten Exantheme, Oberbauchbeschwerden, Juckreiz, Schwindel, Übelkeit. Vereinzelt Fieber, Ödeme, Sehstörungen (Verschwommensehen). Protonenpumpenhemmer scheinen im Gegensatz zu H_2-Antagonisten bei älteren Menschen die Gefahr einer Campylobacter-Infektion zu erhöhen [Brit Med J 312 (1996) 414].
Wirkung: 40 mg gegenüber 300 mg Ranitidin bei 248 Patienten nach 2, 4 und 8 Wochen überlegen [Hotz J: Pantoprazole Is Superior to Ranitidine in the Treatment of Acute Gastric Ulcer. Cand J Gastroenterol 30 (1995) 111–5].

3. **Thromboseprophylaxe** bei allen bettlägrigen Patienten (!) mit Krankengymnastik (Durchbewegen) und Antiemboliestrümpfen – AES. Regelmäßig frühzeitig Heparin low-dose 3 x 5000 IE, auch bei intrazerebraler Blutung: Ab 2. Tag bei 1 von 22 Patienten Lungenembolie, dabei keine erhöhte Inzidenz von intrakranialen Nachblutungen, ab 10. Tag bei 9 von 23 Patienten [Boer A: Early heparin therapy in patients with spontaneous intracerebral haemorrhage. J Neurol Neurosurg Psych 54 (1991) 466-7].
Dosis risikoangepasst, bei Hochrisikopatienten 3 x 7500 IE s.c./i.v. mit hochnormalem Ziel-PTT. Ggf. frühestmögliche Antikoagulation mit Umstellung von Heparin auf Marcumar. Alternativ niedermolekulares Heparin.

4. **Harnableitung** so weit erforderlich mit suprapubischem Blasenverweilkatheter; Nachteile des transurethralen Dauerkatheters sind ein nahezu fünffach höheres Infektionsrisiko pro Kathetertag als bei suprapubischem Blasenkatheter, Harnröhrenläsionen und postinstrumentelle Urethritis jeweils mit der Spätfolge von Strikturen, Prostatitis, Epididymitis, Pyelonephritis, „Katheterfieber", Urosepsis. Urinauffangbeutel müssen immer unterhalb des Blasenniveaus befestigt werden, am Ableitesystem kein Knick und keine Diskonnektion auftreten. Antibiose bei Dauerkatheterpatienten nur bei Vorliegen einer symptomatischen Harnwegsinfektion. Katheterverweildauer transurethral 3 Wochen (Silikon), suprapubisch (≤ 12 Charrière) 4–8 Wochen. Konsequentes Ansäuern des Urins mit L-Methionin mindestens 1000 mg abends.

5. **Prophylaxe vor Verletzungen:**
Soweit zum Schutz des Patienten erforderlich und juristisch vertretbar (nur nach ärztlicher Anordnung und zeitlich limitiert), Bettgitter mit Schutzverkleidung anbringen und/oder Fixation (cave zunehmende Unruhe bei Fixation!) mit Bauchgurt etc. Ggf. (Waschlappen als) Fausthandschuhe ausreichend, um ein Ziehen von Kathetern, Magensonde oder Kratzverletzungen zu vermeiden.

6. **Zeitraum nach Entlassung – häusliche Versorgung:**
Betreuung und Hilfsmittelversorgung für zu Hause organisieren (ggf. in Absprache mit Sozialarbeitern).
Bei infausten Erkrankungen Betreuung durch Hospizverein in Erwägung ziehen.

Abkürzungen (soweit nicht hinter Krankheitsbildern genannt)

ACI:	A. carotis interna.
AD:	Axonale Degeneration.
AEP:	Akustisch evozierte Potentiale.
AICA:	A. cerebelli inferior anterior.
ALL:	Akute lymphatische Leukämie.
ALS:	Amyotrophe Lateralsklerose.
AML:	Akute myeloische Leukämie.
ANIM:	Arbeitsgemeinschaft Neurologische Intensivmedizin.
AP:	Alkalische Phosphatase.
APC:	Aktiviertes Protein C.
ARDS:	Acute Respiratory Distress Syndrome.
ASS:	Acetylsalicylsäure.
AVK:	Arterielle Verschlusskrankheit.
bb:	Kleines Blutbild.
bez.:	bezeichnet.
BB:	Großes Blutbild.
BGA:	Blutgasanalysen.
BZ:	Blutzucker.
CBF:	Zerebraler Blutfluss.
CCT:	Kraniale Computertomographie.
CK – CPK:	Kreatinphosphokinase.
CMCT:	Zentralmotorische Leitungszeit.
CMV:	Zytomegalie-Virus.
CPR:	Kardiopulmonale Reanimation.
CTG:	Cytidin-Thymin-Guanosin.
d:	Tag
D:	Deutschland.
DÄB:	Deutsches Ärzteblatt.
DD:	Differentialdiagnose.
DGN:	Dt. Ges. für Neurologie.
DSA:	Digitale Subtraktionsangiographie.
dt.:	deutsch.
EBV:	Epstein-Barr-Virus.
ECD:	Extrakranielle Dopplersonographie.
EEG:	Elektroenzephalographie.
EKG:	Elektrokardiogramm.
El.-HWZ:	Eliminations-Halbwertzeit.
Elpho:	Elektrophorese.
EMG:	Elektromyographie.
ENG:	Elektroneurographie.
EPMS:	Extrapyramidalmotorische Störungen.
FCDS:	Farbkodierte Duplexsonographie.
FNFV:	Finger-Nase-Finger-Versuch.
FNV:	Finger-Nase-Versuch.
GB:	Großbritannien.
GCS:	Glasgow-Coma-Scale.
Gen.:	Generation.
GM:	Grand-mal-Anfall.
GOS:	Glasgow-Outcome-Scale.
GOT:	Glutamat-Oxalacetat-Transaminase.
GPT:	Glutamat-Pyruvat-Transaminase.
γ-GT:	Gamma-Glutamyl-Transferase.
Gy:	Gray (Strahlentherapie).
h:	Stunden.
HAH:	Hämagglutinationshemmtest.

HDL: High density lipoprotein.
HHL: Hypophysenhinterlappen.
HMPAO: Hexamethyl-Prophylenaminoxim.
HN: Hirnnerv.
HPT: Hyperparathyreoidismus.
Hs: Harnsäure.
HSE: Herpes simplex-Enzephalitis.
Hst: Harnstoff.
HSV: Herpes simplex-Virus.
HVL: Hypophysenvorderlappen.
Hz: Hertz.
I.d.R.:   In der Regel.
IFT: Immunfluoreszenztest.
IVIG: Intravenöse Immunglobulintherapie.
JÜR: Jahresüberlebensrate (5-JÜR).
KBR: Komplementbindungsreaktion.
KG: Krankengymnastik.
KHK: Koronare Herzkrankheit.
KHV: Knie-Hacke-Versuch.
KI: Kontraindikation.
klass. :   klassifiziert.
KöO: Körperoberfläche.
Krea: Kreatinin.
LAP: Leucinaminopeptidase.
LDH: Laktatdehydrogenase.
LDL: Low density lipoprotein.
M.:   Morbus.
m : w   männlich zu weiblich (in *Epidemiologie*).
M.d.W.:   Mittel der Wahl.
MEP: Motorisch evozierte Potentiale –
            Magnetstimulation.
Met.:   Metabolit(en).
M.g.:   Myasthenia gravis.
Mio: Million(en).
MRT: Magnetresonanz- oder Kernspintomographie.
MRA: Magnetresonanz- Angiographie.
NHL: Non-Hodgkin-Lymphom.
NLG: Nervenleitgeschwindigkeit.
NNH: Nasennebenhöhlen.
n.n.bez.:   nicht näher bezeichnet.
NSAR: Nichtsteroidale Antirheumatika.
NT: Neutralisationstest.
OFO: Offenes Foramen ovale.
o.n.A.:   ohne nähere Angabe.
PAVK –   Periphere arterielle
   pAVK: Verschlusskrankheit.
PCR: Polymerase-Ketten-Reaktion.
PEEP: Positiver endexspiratorischer
            Druck.

PEG: Perkutane endoskopische Gastrostomie.
PET: Positronenemissionstomographie.
PICA: A. cerebelli inferior posterior.
PM: Petit-mal-Anfall.
PNS: Peripheres Nervensystem.
PRIND: Prologiertes reversibles ischämisches
            neurologisches Defizit.
PTA: Perkutane transluminale Angioplastie.
PTCA: Perkutane transluminale Carotis-
            Angioplastie.
RIA: Radio-Immuno-Assay.
RM: Rückenmark.
RR: Blutdruck.
SD: Segmentale Demyelinisierung.
SEP: Somatosensorisch evozierte Potentiale.
SLE: Systemischer Lupus erythematodes.
SPECT: Single Photon Emission Computertomography.
SSEP: Somatosensorisch evozierte Potentiale.
STH: Somatotropes Hormon, Somatotropin, hGH.
TCD: Transkranielle Dopplersonographie.
TENS –   Transkutane (elektrische)
   TNS: Nervenstimulation.
TEP: Totalendoprothese
            (des Hüftgelenks).
TIA: Transitorisch ischämische Attacke.
u.a.:   unter anderem.
UAW: Unerwünschte Arzneimittelwirkungen.
VEP: Visuell evozierte Potentiale.
VLDL: Very low density lipoprotein.
VZV: Varizella-Zoster-Virus.
w : m   weiblich zu männlich (in *Epidemiologie*).
WHO: World Health Organisation.
WML:
WML   white matter lesions, Weiße-
   (WSL):   Substanz-Läsionen, Leukoaraiose.
Wo: Woche.
WSL   Weiße-Substanz-Läsionen,
   (WML):   Leukoaraiose.
z.A.:   zum Ausschluss.
ZNS: Zentrales Nervensystem.
z.T.:   zum Teil.
ZVK: Zentraler Venenkatheter.
z.Zt.:   zur Zeit.

Abasie (und Dysbasie) F44.4

Standunsicherheit o.n.A. R26.8

s. Gangstörung.

Nervus abducens-Läsion – Abduzensparese H49.2

s. multiple Hirnnervenparesen.

Ätiologie der Abduzensparesen:
- Vaskulär 30 % (49/165, davon 35 mit Diabetes) peripher, selten nukleäre isolierte Hirnnervenparese bei lakunärer Hirnstamm-Ischämie [Fukutake T: Isolated abducens nerve palsy from pontine infarction in a diabetic patient. Neurology 42 (1992) 2226], z.T. persistierend.
- Entzündlich 20 %: 32/165, davon je 5mal bei viraler Meningoenzephalitis bzw. generalisierten Virusinfekten, 11mal bei Encephalomyelitis disseminata [Sturzenegger M: Isolated sixth-nerve palsy as the presenting sign of multiple sclerosis. Neuro-Ophthalmology 14 (1994) 43–8]. [Wokke J: Sixth nerve palsy from a CNS lesion in chronic inflammatory demyelinating polyneuropathy. J Neurol Neurosurg Psychiatry 60 (1996) 695–6].
- Hirntumoren 11 % (18/165, davon 7 Metastasen, 3 Meningeome, 2 Glioblastome, nasopharyngeale Karzinome).
  Bösartige Neubildung C72.5
- Nervus abducens-Verletzung – Trauma S04.4 [Johnson L: Isolated nerve paresis from intrapontine fascicular abducens nerve injury. Am J Ophthalmol 108 (1989) 459–61].
- Aneurysma 4 % (7/165) meist am intrakavernösen Internaabschnitt.
- Nach einer Impfung (1mal).
- Fernwirkung bei gesteigertem Hirndruck durch Druckläsion an der Felsenbeinkante.
- Fernwirkung postpunktionell nach Lumbalpunktion.
- Sinusvenenthrombose.
- Die Genese bleibt bei jedem dritten bis vierten Patienten ungeklärt [Berlit P: Die isolierte Abduzensparese – Eine retrospektive Studie an 165 Patienten. Fortschr Neurol Psychiatr 56 (1988) 32–40].

Anatomie: Nucleus abducens kaudal in der Brücke unter dem IV. Ventrikel. Der N. abducens (VI. Hirnnerv) hat einen langen ungeschützten Verlauf an der Schädelbasis neben der A. basilaris. Enger Kontakt zur A. cerebelli inferior anterior, A. basilaris und nach Durchdringen der Dura im mittleren Clivusbereich und Verlauf über die Felsenbeinpyramide zur A. carotis interna, zu den Sinus sphenoidalis und ethmoidalis. Verlässt die Schädelbasis (mit HN II, III, IV, V₁) durch die Fissura orbitalis superior. Funktion motorisch: Innerviert den M. rectus externus/lateralis (Bulbus nach temporal).

Diagnostik: s. Labor, s. Röntgen. Elektronystagmographie. Blinkreflex.

Differentialdiagnose: Nukleäre oder supranukleäre Läsion.

Klinik: Anamnese: Doppelbilder (Diplopie)?
Befund: Prüfung der Augenmotilität (blickparetischer Nystagmus?).
- Beim Blick nach außen horizontale, nebeneinanderstehende, nicht gekreuzte Doppelbilder bei Abduktion zum betroffenen Auge.
  Kompensatorische Kopfdrehung zur Seite des paretischen Muskels.
- Auftreten in 52 % links, 38 % rechts, 10 % beidseits.
- 165/412 Abduzensparesen, 172 Okulomotoriusparesen und 25 Trochlearisparesen, davon 50 kombinierte Paresen entweder des III. und VI. HN oder aller drei Augenmuskelnerven. Bei infektiöser (15mal Nachweis entzündlicher Läsionen) und tumoröser Genese (9mal) meist Abduzensparese. Bei vaskulärer Genese (165mal, davon 135mal Diabetes mellitus und Hypertonie, 40mal Nachweis vaskulärer Läsionen, 58 Aneurysmen) meist Okulomotoriusparese. Trauma 44mal. Sonstige nachgewiesene Ursachen 8mal. Ungeklärte Genese 170mal. Schmerzen bestanden in den Fällen von Aneurysma, Trauma und Tumor. Binnen 3 Wochen bei 191/352 Patienten vollständige Restitution, bei 59 Patienten teilweise Erholung. Die beste Prognose bestand bei entzündlicher und vaskulärer Genese, behandelt mit nichtsteroidalen Antiphlogistika [Berlit P: Isolated and combined pareses of cranial nerves III, IV and VI. A retrospective study of 412 patients. J Neurol Sci 103 (1991) 10–15].

Labor: Liquor z.A. Meningitis.

Röntgen: CCT mit Schädelbasis-Dünnschichten, MRT/MRA.

Therapie: ☆Nichtsteroidale Antiphlogistika s. Schmerz.

Abetalipoproteinämie – Bassen-Kornzweig-Syndrom E78.6, G11

s. Ataxie – Klinik – Vitamin E-Mangel.

Ätiologie: Gestörte Apolipoprotein B-Synthese mit resultierendem Mangel an Very low density lipoproteins (VLDL) und Vitamin E-Mangel.

Differentialdiagnose: Autosomal-rezessive Ataxie mit Vitamin E-Mangel, Chromosom 8q.

Epidemiologie: Erbgang/Gen: Autosomal-rezessiv. Mutation in einem Gen, das für eine

Untereinheit des mikrosomalen Triglyzerid-Transfer-Proteins kodiert und zu einer mangelhaften Bildung und Sekretion von VLDL führt.

Klinik: Anamnese: Beginn in der Kindheit.
Befund: Fettmalabsorption mit Steatorrhoe. Polyneuropathie mit Areflexie, progrediente spinozerebelläre Ataxie, Skelettdeformitäten, Retinopathia pigmentosa (atypische Retinitis) in der 2. und 3. Lebensdekade. Intelligenzminderung.

Labor: Immer mit Vitamin E-Mangel. bb oft mit Akanthozytose. Lipiddifferenzierung, Hypocholesterinämie und Hypotriglyzeridämie. Hypophosphatämie.

Therapie: Substitution von ☆Vitamin E – D-α-Tocopherol (100/200/300/400/600 mg Tbl, 100/300 mg A), A und K.
– Diät mit wenig langkettigen Fettsäuren.

Abhängigkeit s. Alkoholismus.

Absencen s. Epilepsie.

Abszess intrakraniell s. Hirnabszess.

Spinaler Abszess   G06.1

Intraspinaler Abszess bei andernorts klassifizierten Krankheiten   G07

s. Hirnabszess, s. Querschnittlähmung.

Ätiologie: Spondylitis – Spondylodiszitis. Senkungsabszess.
– Im Rahmen einer Immuninsuffizienz (Diabetes mellitus, Alkoholismus etc.). In 2/3 durch Staphylococcus aureus.
– Epiduraler Abszess z.B. nach hämatogener Aussaat von Hautinfektionen oder im Rahmen einer Sepsis [Haupt W: Spinale Abszesse im Rahmen eitriger Meningitiden. Akt Neurol 21 (1994) 173–6].
– Heroinmissbrauch: Spinale Abszesse. Intoxikation mit akutem Auftreten nach intravenöser Heroinapplikation, als Schädigungsmechanismus ggf. hyperergisch-allergische Angiitis denkbar. Rolle der Kontaminationsstoffe des Heroins ungeklärt [Altenkirch H: Akute zerebrale und spinale Komplikationen nach Heroinmissbrauch. Akt Neurol 11 (1984) 191–3].
– Tuberkulöser Abszess   A17.8, G07

Anatomie/Histologie: Lage epi-/subdural.

Klinik: Rückenschmerzen, Lumboischialgie. Querschnittsymptomatik. 100 % (23/23) der Patienten hatten Rückenschmerzen vor Auftreten von sensiblen (21) oder motorischen Symptomen (12 progrediente Paraparesen, 4 Tetraparesen), Blasen- und Mastdarmstörungen (10); 12/23 hatten prädisponierende Vorerkrankungen. 16mal Keimnachweis, davon 10mal Staphylococcus aureus [Küker W: Spinale epidurale Infektionen: Initiale MRT-Zeichen und klinische Frühsymptome. Klin Neurorad 8 (1998) 55–63].

Röntgen: MRT: Im initialen MRT bei 23 Patienten 14mal Spondylodiszitis, 16 epidurale Infektionen (10mal mit Spondylodiszitis, 6mal isoliert), 2mal Frühzeichen einer Diszitis, 3/23 keine pathologische Veränderung: Spondylodiszitis als häufigste Ursache einer epiduralen Infektion, aber auch primär epidurale Infektionen können sekundär zur Spondylodiszitis führen [Küker W s.o.].
– MRT ggf. der gesamten Wirbelsäule erforderlich [Rosen F: Multilokuläre spinale epidurale Abszesse. ANIM (1/94) Karlsruhe].

Nervus accessorius-Läsion   G52.8

s. multiple Hirnnervenparesen.

Ätiologie: Traumen z.B. der okzipitalen Kondylen – N. accessorius-Verletzung   S04.7
– Tumoren im Bereich der Schädelbasis. Bösartige Neubildung   C72.5
– Iatrogene Schädigungen, Lymphknotenbiopsien im oder Bestrahlung des seitlichen Halsdreiecks, Operationen im Halsbereich, Drucklähmungen.

Anatomie: XI. Hirnnerv. Nucleus ambiguus (s. IX.) mit motorischer Funktion für die Pharynx- und Larynxmuskeln.
Vorderhornzellen mit motorischer Funktion: M. sternocleidomastoideus, obere Anteile des M. trapezius.
Der Nucleus spinalis n. accessorii liegt kaudal des Nucl. ambiguus und reicht bis in Höhe von $C_{5/6}$. Nach extrakraniellem Austritt aus

der Medulla oblongata steigt der Nervus accessorius mit dem Rückenmark durch das Foramen magnum auf, erreicht die Schädelbasis und verlässt diese (mit HN IX und X) durch das Foramen jugulare.

Differentialdiagnose: Rotatorischer Torticollis spasmodicus.

Klinik: Sternocleidomastoideus-Parese: Drehen des Kopfes gegen Widerstand vermindert. Kopf spontan zur gelähmten Seite gedreht und zur gesunden Seite gekippt.

– Trapezius-Parese (unterer und mittlerer, ggf. mit Innervation aus Ästen des Plexus cervicalis auch oberer Trapeziusanteil): Ipsilateraler Schultertiefstand und Schaukelstellung der Skapula. Heben der Schulter eingeschränkt.

– Oft Angabe von Missempfindungen oder Schmerzen im Schulter-Arm-Bereich, aber keine (!) Sensibilitätsstörungen.

Achalasie K22.0

Definition: Degeneration des Plexus myentericus Auerbach mit verminderter Peristaltik des tubulären Ösophagus, erhöhtem Tonus des unteren Ösophagussphinkters (LES) und verminderter Relaxation beim Schluckakt.

Therapie: ☆Botulinum-Toxin Typ A als Therapie der Wahl, Injektion von ½–1 A, Wirkdauer 8–13 Monate.
Plazebokontrolliert nach 80 E bei 9/11 deutliche Besserung gegenüber 1/10 der Plazebogruppe, 33 % LES-Drucksenkung und 204 % Zunahme der LES-Öffnungsweite. Nach 6 Monaten 66 % noch klinisch weitgehend beschwerdefrei [Pasricha P: Intrasphincteric botulinum toxin for the treatment of achalasia. N Engl J Med 322 (1995) 774–8. Kalloo A, Pasricha P: Treating smooth or gastrointestinal muscle disorders by direct injection of neurotoxin, pref. botulinum toxin A, for treating achalasia or menstrual cramps].

Nervus acusticus s. N. vestibulocochlearis, Akustikusneurinom.

M. Addison E27.1

Nebennieren-Insuffizienz s. Nebennierenrinden-Unterfunktion E27.4

s. Koma – Nebennierenrinden-Insuffizienz – NNR-Insuffizienz – Addison-Krise.

Ätiologie: Autoimmunadrenalitis. Z.B. (neurologisch relevant) im Rahmen einer Adrenoleukodystrophie,
10 % der Patienten mit Adrenomyeloneuropathie und Addison sind ohne neurologische Ausfälle (die Störungen der Nebennieren-Insuffizienz können vor Beginn der Adrenomyeloneuropathie auftreten).

Labor: BB (großes Blutbild) Eosinophilie, Hyponatriämie, Hyperkoliämie.

Klinik und Therapie der Addison-Krise: s. Hypophysen-Vorderlappen-Insuffizienz.

Adenovirus-bedingte Infektionen s. Adenovirus-Enzephalitis. B34.0

Adhalinopathien s. progressive Muskeldystrophien.

Adie-Syndrom – Holmes-Adie-Syndrom G90.8

Ätiologie: Herpes simplex [Richwien R: Das Iridoplegie-Areflexie-Syndrom (Weill/Reys-Holmes-Adie), Symptomatik und Ätiologie als persistierende Herpes simplex-Virusinfektion. Fortschr Neurol Psychiatr 58 (1990) 375–9].

Diagnostik: Prompte Erweiterung auf Mydriatika wie Atropin 1–3 %, Adrenalin 1 : 1000, Kokain (Cocainhydrochlorid 2–4 %).
Prompte Verengung auf 0,5 % Carbachol infolge Denervierungs-Überempfindlichkeit.

H-Reflex: H-Reflex des Triceps surae fehlt meist, F-Welle erhalten.

Differentialdiagnose: Tolosa-Hunt-Syndrom.

Epidemiologie: Erkrankungsbeginn in 80 % zwischen dem 20. und 50. Lebensjahr, im Mittel im 32. Lebensjahr.

Klinik: Befund: Keine direkte und konsensuelle Reaktion, nicht sichere Konvergenzreaktion. 80 % Reflexstörungen bei Nachuntersuchung nach 6 Jahren.
Besonderes: Fleckförmige sensible Störungen im Gesicht, ggf. mit Rötung oder Schwellung verdächtig auf Herpes simplex-Ätiologie.

– Ross-Syndrom: Kombination mit Schweißsekretionsstörungen (lokale Hypo- bis Anhidrose mit wohl kompensatorisch lokaler Hyperhidrose) [Ross A: Progressive selective sudomotor denervation. A case with coexisting Adie's syndrome. Neurol 8 (1958) 809–17].
– 56 % (17/30) Defekte der Schweißsekretion in Gesicht oder Rumpf oder Extremitäten im Minorschen Schweißtest [Hallermann W: Schweißsekretionsstörungen beim Adie-Syndrom. Eine Neuropathia multiplex der peripheren autonomen Nerven? Akt Neurol 17 (1990) 179–83].

Komplikationen: Vasomotorische Kopfschmerzen. Orthostatische Hypotonie.

Adrenoleukodystrophie – ALD – Adrenomyeloneuropathie – AMN   E71.3

s. Leukodystrophie
syn. Addison-Schilder-Syndrom.
Adrenomyeloneuropathie syn. Adrenoleukomyeloneuropathie – ALMN.

Ätiologie: Neonatale ALD (nALD): Generalisierte Störung der Peroxisomen-Biogenese.
– ALD und AMN: Pathologischer Fettsäuremetabolismus der Peroxisomen mit gestörtem β-oxidativen Abbau langkettiger gesättigter Fettsäuren mit 24 bis 30 C-Atomen, ggf. Defekt eines Transportproteins.
– Nervenzellmembranen werden nach Fettsäureeinbau durch autoimmunologische Reaktionen mit Hilfe von T_4-Lymphozyten zerstört. Der Myelinkomplex neigt durch den hohen Gehalt an langkettigen Fettsäuren zum Zerfall. Die Zerfallsprodukte mit sehr hydrophilen („sudanophilen") Cholesterinesterlamellen sammeln sich in meist gefäßnahen Myelophagennestern an.

Anatomie/Histologie: Erhöhtes Auftreten o.g. Fettsäuren im Blut und Einlagerung insbesondere im ZNS und Nebenniere (Speichermakrophagen mit Cholesterinesterlamellen).
– Entmarkungen der weißen Substanz mit reaktiver Entzündung, schwerster Ausprägung bei der kindlichen Verlaufsform.

Diagnose: s. Labor. Genotyp-Analyse mit 100 % Sicherheit, pränatale Diagnostik, Heterozygoten-Nachweis aus der Fibroblastenkultur. Suralisbiopsie.

Diagnostik: s. Labor, s. Röntgen. NLG verzögert. Bei 8 Männern und 12 symptomatischen Konduktorinnen bei der Magnetstimulation (MEP) in 20/20 verzögerte zentrale motorische Leitungszeit (CMCT).
– Latenz der somatosensorisch evozierten Potentiale (SEP): Medianus-SEP in 53 %, der Tibialis-SEP in 90 % verzögert.
– Akustisch evozierte Potentiale (AEP) in 75 % pathologisch, visuell evozierte Potentiale (VEP) bei 10 % pathologisch [Neumann-Schmidt S, Bonn: Elektrophysiologische Befunde bei Patienten mit Adrenomyeloneuropathie. (9/96) Göttingen].

Differentialdiagnose: s. Labor.

– M. Addison.
– Encephalomyelitis disseminata – Multiple Sklerose.
– Globoidzell-Leukodystrophie – M. Krabbe.
– Olivopontozerebelläre Atrophie.
– Spinozerebelläre Degeneration (s. Spinozerebelläre Ataxie Typ 1).
– Subakut sklerosierende Panenzephalitis: Masernanamnese, Schulalter, Affektstörung, rhythmische Hyperkinesien, Tonussteigerung.

Einteilung: s. Klinik.

Epidemiologie:
1. Neonatale ALD (nALD) autosomal-rezessiv.
2. X-chromosomal-rezessiver Erbgang, aber heterozygote Überträgerinnen können auch erkranken. Gen Xq28 ($\geq$ 57 Mutationen).
3. Penetranz der AMN bei Adoleszenten ca. 25 %.

Klinik: Es gibt atypische und abortive Verlaufsformen der ALD und AMN. Heterozygote Frauen sind meist symptomlos.
1. Neonatale ALD: Bei Erkrankungsbeginn im 1. Lebensjahrzehnt schwerer Verlauf mit ZNS-Störungen. Überschneidungen zum infantilen Refsum-Syndrom und Zellweger-Syndrom.
2. ALD (x-ALD) juvenile (–14 Jahre) und adulte Form (–25 Jahre): 10 % ohne neurologische oder endokrine Ausfälle.
Erkrankungsbeginn meist im 4.–8. Lebensjahr mit rascher Progredienz: Dementieller Abbau, Dysarthrie und Ataxie, paraspastische Gangstörung bis zur zunehmenden spastischen Tetraparese, Seh- und Hörstörungen bis zu einem vegetativem Status binnen 2 Jahren.
ALD mit primärer NNR-Insuffizienz: Leichter Verlauf (Differentialdiagnose M. Addison), bei Jugendlichen meist nur progrediente spastische Gangstörung und leichte Sensibilitätsstörungen. Neben NNR- nahezu immer auch Gonaden-Funktionsstörung.
3. Adrenomyeloneuropathie (AMN) als intermediäre Erkrankungsform.
AMN bei Adoleszenten: Erkrankungsbeginn durchschnittlich mit 28 Jahren. Langsam progrediente spastische Paraparese mit demyelinisierender Neuropathie, Hypogonadismus, primärer NNR-Insuffizienz. Zerebrale Störungen

fehlen meist, sind aber bei adulten Formen beschrieben.

Bei Erkrankungsbeginn ab 3. Lebensjahrzehnt leichter Verlauf mit nur geringer und eher peripherer Symptomatik.

3.1 Etwa 10 % M. Addison ohne neurologische Ausfälle.

Labor: Arylsulfatase A im Urin. Kortison-Spiegel.
– Langkettige Fettsäuren (VLCFA: very long chain fatty acids) insbesondere C_{24}–C_{26}-Fettsäuren wie Tetracosanoinsäure bzw. Hexacosanoinsäure (bei Anlageträgerinnen nur zu 93 % pathologisch erhöht). Adresse: Labor für Neurochemie und Stoffwechselstörungen Prof. Dr. A. Kohlschütter, Universitätskinderklinik, Martinistr. 53, 20246 Hamburg.
– Phytansäure (M. Refsum).

Röntgen: CCT, im MRT bei 50 % der Patienten charakteristische Demyelinisierungszeichen.

Therapie:
1. Wahl: Diät mit Glycerin-Trioleat und Glycerin-Trierukat (Hauptbestandteil des Rapsöls). Extrem seltene UAW der Erukasäure sind Veränderungen des Herzmuskels. Langfristiger klinischer Effekt nicht gesichert, ggf. nur prophylaktisch vor dem Ausbrechen der Krankheit. GTO/GTE-Öl bei Adresse: Pfrimmer Nutricia, Am Weichselgarten 23, 91058 Erlangen, Tel. 09131/778231/37, oder SHS, Postfach 3061, 74020 Heilbronn, Tel. 0130/857771.
2. Wahl: Bei Therapieversagen Knochenmarktransplantation (weltweit unter 100-mal). [Zierz S: Adrenoleukodystrophie und Adrenomyeloneuropathie – klinisches Spektrum, Pathobiochemie, Diagnose und Therapie. Fortschr Neurol Psychiatr 57 (1989) 527–34]. [Vogel H: Der Adreno-Leuko-Dystrophie/Adreno-Myelo-Neuropathie-Komplex. Akt Neurol 16 (1989) 159–64].

Agnosien R48.1

Ätiologie: Läsionen im Parietallappen infolge von Durchblutungsstörung, Raumforderung, Meningoenzephalitis. Balkenaplasie, Balkentumor.

Definition:
– Agnosien sind meist zerebral bedingte Erkenntnisstörungen des Wahrgenommenen bei intaktem Empfindungsvermögen.
– Akustische Agnosie: Gestörtes Erkennen von Gegenständen an ihrem Klang, z.B. Schlüsselbund, Uhrenticken etc.
– Optische oder visuelle Agnosie: Gestörtes Benennen von Gegenständen besonders bei Läsionen der linken Sehrinde.

– Alexie und Wortblindheit: Läsion im Lobulus parietalis inferior, Gyrus angularis der dominanten Hemisphäre.
– Fingeragnosie, Rechts-Links-Störung, Stereoagnosie (Gyrus angularis mit Lobulus parietalis superior).
– Autotopagnosie: Unfähigkeit, Hautreize zu lokalisieren.
– Anosognosie: Nichtrealisieren eines krankhaften Zustandes (Kombination eines beliebig lokalisierten Herdes mit diffuser Hirnschädigung bzw. ausgedehnter parietaler Herd).
– Farbenagnosie: Okzipitallappen.

Agraphie s. Aphasie. Unfähigkeit zu schreiben. R48.8; entwicklungsbedingt F81.8

AIDS – Acquired Immunodeficiency Syndrome B20–B24

Asymptomatische HIV-Infektion (Humane Immundefizienz-Viruskrankheit)   Z21
HIV-Infektion   B22†, Demenz F02.4
Akutes HIV-Infektionssyndrom   B23.0
(Persistierende) generalisierte Lymphadenopathie   B23.1
AIDS-related Complex und AIDS-Latenzphase, AIDS-Erkrankung nicht näher bezeichnet   B24
Mehrere Infektionen infolge HIV   B20.7
Bösartige Neubildungen bei HIV   B21

s. AIDS-assoziierte Erkrankungen.

Ätiologie: Retrovirus HIV-1: Häufigster Infektionsweg ist in 64 % homosexueller Kontakt unter (bisexuellen) Männern. Infektion bei i.v.-Drogenabhängigen. Infektionsrisiko bei Nadelstichen unter 1 %. HIV-2 bei Westafrikanern.
– Nach perkutanem Kontakt mit infektiösem Material (Personal, bei denen es nur zu Blut-

kontakt mit unverletzten Hautflächen kam, wurden nicht in die Studie einbezogen) wurden bei 4 von 1103 medizinischen Mitarbeitern HIV-Antikörper festgestellt (Konversionsrate 0,36 %). Die meisten der 1103 penetrierenden Verletzungen erfolgten durch Injektionsnadeln, Verweilkanülen, chirurgisches Nahtmaterial oder Skalpelle. Keine der 142 Kontaktpersonen, die entweder Schleimhautkontakt oder Berührung von verletzten Hautpartien mit HIV-infektiösem Material erlitten, zog sich dadurch eine Infektion zu.

Die Spanne zwischen dem Zeitraum der möglichen Infektion und der ersten Dosis Azidothymidin (Zidovudin) reichte von weniger als fünf Minuten bis zu 17 Tagen, der Mittelwert lag bei 4 Stunden. Verabreichte Dosen lagen zwischen 200 und 1800 mg, im Durchschnitt bei 1000 mg. 44 % aller Ärzte, Zahnärzte und Medizinstudenten nahmen nach der Verletzung oder dem Blutkontakt Azidothymidin ein, dagegen nur 29 % der Krankenschwestern, Pflegehilfen oder Laboranten. Eine Laborantin infizierte sich trotz Einnahme des Medikaments mit einem Azidothymidin-sensitiven HIV-Stamm (insgesamt 9 Fälle sind dem Center for Disease Control, Atlanta, bekannt, bei denen die Azidothymidin-Prophylaxe nach perkutanem Kontakt mit HIV-positivem Blut versagt hat) [Tokars J: Surveillance of HIV Infection and Zidovudin Use among Health Care Workers after Occupational Exposure to HIV-infected Blood. Annals of Int Med 118/12 (1993) 913–9].

Ätiopathogenese: Täglich, auch in asymptomatischen Phasen klinischer Latenz, werden 10–15 Milliarden HIV-Viren und mehrere Milliarden CD4$^+$-(T-Helfer-)Lymphozyten neu gebildet und abgebaut. „Die Menge der gemessenen CD4$^+$-Zellen, also die Funktionsfähigkeit des zellulären Immunsystems, wird durch den von der vorhandenen Virusmenge abhängigen Abbau, die Menge der Viren durch ihre Neubildungs-(Replikations-)Rate bestimmt. Etwa 6 Monate nach der akuten Infektion wird der ‚set point‘ erreicht, ein individuell unterschiedlich hoher Viruspegel, der die weitere Prognose bestimmt. Bei Langzeitüberlebenden … liegt dieser ‚set point‘ sehr niedrig (5000–10.000 Viruskopien pro ml Plasma), bei Patienten mit schnellerer Progression deutlich höher". „Der im Plasma zu messende Virusabbau vollzieht sich in mindestens zwei Phasen: in den ersten Tagen unter antiviraler Therapie sehr schnell mit einer Halbwertszeit von etwa 1,3 Tagen; nach zwei bis drei Wochen mit einer langsameren Halbwertszeit von etwa sieben Tagen" [Jäger H: Therapie der HIV-Infektion im Aufwind. DÄB 93/31/2 (5.8.96) B-1584–6].

Arbeitsunfall durch kontaminiertes Material: Nach einer Nadelstichverletzung bzw. jeder Verletzung mit Exposition zu Blut und/oder Körperflüssigkeiten Arbeitsunfall melden, ggf. Serologie (HIV, HBV/HBC) des Patienten untersuchen.
– Wunde inspizieren: Wurden Blutgefäße verletzt? Möglichst rasche Reinigung mit Seife unter fließendem Wasser. Zusätzlich dann Desinfektion mit einem viruswirksamen Mittel.

– Kontamination von Schleimhäuten oder entzündlich veränderten Hautstellen: Möglichst rasche Reinigung/Spülung mit Wasser. Als „Mundwasser" alternativ 20–30 %ige alkoholische Lösung.
1. Antiretrovirale Prophylaxe nicht erforderlich bei oberflächlichen Kratzern mit nicht sichtbar kontaminierten Instrumenten, soweit keine Blutgefäße eröffnet wurden,
   Stichverletzungen mit einer Nahtnadel durch den Op.-Handschuh,
   Stichverletzungen mit s.c.- oder i.m.-Kanülen, die nicht sichtbar mit Blut kontaminiert sind,
   kleinflächigen Kontaminationen von entzündeten Hautarealen und Schleimhäuten, wenn die Stellen sofort gereinigt wurden,
   Kontamination von älteren, verschorften Kratzern, Schrunden oder kleinen Schnitten, sofern ohne große Verzögerung die o.g. Basismaßnahmen erfolgt sind.
2. Antiretrovirale Prophylaxe, wenn mit hoher Wahrscheinlichkeit infektiöses Material tiefer als in die oberen Epithelschichten der Haut gelangt wie bei tiefen Schnitt- und Stichwunden, nach i.a.- oder i.v.-Punktionen, bei großflächiger Kontamination der Schleimhäute oder, wenn diese nicht sofort ausgespült werden konnten, möglichst binnen 2 Stunden (1 h vor bzw. 2 h nach dem Essen) über mindestens 2, besser 4 Wochen mit (von Einrichtungen, in denen HIV-Patienten betreut werden, vorrätig zu halten dem!)
   Azidothymidin 2 x 250 mg (Schutzeffekt allein ca. 80 %) plus Lamivudin 2 x 150 mg plus Indinavir 3 x 800 mg s. Therapie.
   Bei positivem Schwangerschaftstest nur bei außergewöhnlich hohem Übertragungsrisiko Indikation zur Prophylaxe mit Azidothymidin und Lamivudin derzeit ohne Indinavir.
   Nicht die identische Kombination anwenden, mit der der HIV-Patient behandelt wird, sondern wegen möglicher schon bestehender Resistenz nicht-kreuzresistentes Schema bevorzugen.

Diagnostik: s. AIDS-assoziierte Erkrankungen, Labor, Röntgen.
– EEG: Bei AIDS-Erkrankung diskrete Grundrhythmusverlangsamung und schnellere Reaktion auf Hyperventilation (HV) im Sinne einer Verlangsamung. (Tabelle siehe unten)
A: Lymphadenopathie-Syndrom (LAS) definiert als tastbare Lymphknotenschwellung (> 1 cm) in mindestens zwei extrainguinalen Regionen über einen Zeitraum von mehr als drei Monaten (nach Ausschluss anderer Ursachen).
B: Erkrankungen, die der HIV-Infektion bzw. der damit verbundenen Immundysregulation zuzuordnen sind, wie:

Einteilung nach CDC-Kriterien
(Centers for Disease Control, Atlanta, Georgia):

CD4-Lymphozyten – CD4-Helferzellzahl

		≥ 500/µl	200–499/µl	< 200/µl
A	Asymptomatisch, akute HIV-Infektion oder Lymphadenopathie Syndrom (LAS)	A1	A2	A3
B	Symptomatisch, aber keine Erkrankung der Kategorie C (s.u.)			
	B1	B2	B3	
C	AIDS-definierende Erkrankungen (s.u.)	C1	C2	C3

– Bazilläre Angiomatose (s.u.).
– Candidiasis – Candidose (s. C): B20.4
  Oropharyngeale Candidainfektion.
  Vulvovaginale Candidainfektionen, rezidivierend oder chronisch (> 1 Monat) oder schlecht therapierbar.
– Entzündungen im Bereich des kleinen Beckens, insbesondere mit Tuben- oder Ovarialabszess.
– Orale Haarzellleukoplakie.
– Herpes zoster, rezidivierend oder polysegmental. Herpes zoster-Meningoradikulitis.
– Konstitutionelle Symptome: Fieber > 38,5 °C, > 4 Wochen bestehende Diarrhö, ungewollter Gewichtsverlust > 5–10 %.
– Listeriose. Listerienenzephalitis (Aminopenicilline! Listerienlücke der Aminoglykoside, Cephalosporine, Glykopeptide, Gyrasehemmer).
– Bei über 50 % der Patienten neurologische/neuromuskuläre Komplikationen aller Art vorwiegend im Stadium des Lymphadenopathie-Syndroms (LAS), bei 10–20 % als Erstmanifestation des Vollbildes: Polyneuropathie.
– Myopathien – Myositiden (in < 5 %) und entzündliche periphere Neuropathien (in 15 %) sind nicht selten Initialsymptome.
– Amyotrophe-Lateralsklerose-ähnliche Vorderhornsyndrome.
– 15 % peripher-symmetrische Polyneuropathien/Polyradikulitiden (mit schmerzhaften Dysästhesien) und isolierte Hirnnervenläsionen.
  Die primär sensible Neuropathie (sensorische Neuropathie) gilt als Spätsymptom und ist bisher unzureichend behandelbar.
  ☆Nerve Growth factor – NGF: Injektionen in einer multizentrischen Studie an 271 AIDS-Patienten wirksam.
  HIV-assoziiertes Guillain-Barré-Syndrom – Meningopolyradikulitis mit einer ätiologischen Untergruppe durch Zytomegalie-Virus (s. Zytomegalie) und Therapie durch Plasmapherese.
– Idiopathische thrombozytopenische Purpura – Thrombopenie B23.2
– Zervikale Dysplasie oder Carcinoma in situ.
C: HIV-assoziierte Erkrankungen:
– Candidiasis (s. B): B20.4
  Ösophageale Candidainfektion (Soor-Ösophagitis) oder Befall von Bronchien, Trachea oder Lunge (Candida-Pneumonie). s. Therapie.
– HIV-Enzephalopathie s.u.
– Chronische Herpes simplex-Ulzera oder Herpes-Bronchitis, -Pneumonie oder -Ösophagitis.
– Disseminierte oder extrapulmonale Histoplasmose.
– Chronische intestinale Infektion mit Isospora belli oder Kryptosporidien (chronische intestinale Kryptosporidiose).
  Cryptosporidium parvum (Ausscheidungen von Haustieren wie Kälbern und Lämmern, enzystierte Dauerformen Chlor-resistent): Teilweise tödliche Diarrhöen, bei Immunkompetenten nach 1–2 Wochen Spontanheilung.
– Kaposi-Sarkom s.u.
– Extrapulmonale Kryptokokken-Infektion s.u.
– Progressive multifokale Leukenzephalopathie.
– Maligne Lymphome:
– Immunoblastisches oder primäres ZNS-Lymphom. Burkitt-Lymphom B21.1
– Infektionen mit Mykobakterium avium complex oder M. kansasii, disseminiert oder extrapulmonal. B20.0

  Mykobakteriosen s. Therapie prophylaktisch.
– Pneumocystis carinii-Infektion s.u.
– Rezidivierende Pneumonien innerhalb eines Jahres. Interstitielle lymphoide Pneumonie B22.1
– Rezidivierende Salmonellen-Septikämien.
– Toxoplasmose-Enzephalitis s.u.
– Tuberkulose: s. Tuberkulose. B20.0
– Auftreten bei CD4+-Lymphozytenzahlen (CD4-Helferzellzahl) < 500/µl.
  Primärprophylaxe wie üblich nur bei Kontakt, Sekundärprophylaxe nicht sinnvoll. s. Meningitis tuberculosa, s. Tuberkulose – Risikofaktoren.
– Wasting-Syndrom, B22.2
  HIV-Kachexie, Slim disease
– Invasives Zervix-Karzinom.
– Zytomegalie-Viruserkrankungen: Generalisierte CMV-Infektion (nicht von Leber oder Milz), oder CMV-Retinitis s.u. Besonders bei CD4+-Lymphozytenzahl < 50/mm³ und positivem CMV-IgG.
  Auch Zytomegalievirusenzephalitis: Meningoenzephalitis ohne Erregernachweis.
  Zytomegalie-Infektion von Pulmo und Gastrointestinaltrakt.

Einteilung nach *Walter-Reed-Klassifikation (WR)*:
WR 0: HIV-Serokonversion, akute HIV-Frühkomplikationen.
WR 1: Subklinische HIV-Syndrome. Ohne Krankheitszeichen uneingeschränkt arbeitsfähig, beruflich infiziert MdE 10–40 %.
WR 2–5: Ggf. Zosterradikulitis, Neurolues, PNS-Syndrome (HIV, CMV), (rezidivierende) HIV-Meningitis.
WR 6: AIDS-Enzephalopathie, -Myelopathie, ZNS-Kryptokokkose, -Lymphom, ZNS-CMV-Komplikationen, progressive multifokale Leukenzephalopathie

Epidemiologie: 90 % männlich. 56 % der Erkrankten leben in Berlin, Hamburg, Düsseldorf, Köln, Frankfurt am Main, München.
– Deutschland: Seit 1980 etwa 50.000–60.000 HIV-Infektionen, davon sind bis 1999 etwa 12.000 verstorben.
  Inzidenz der AIDS-Neuerkrankungen rückläufig von knapp 1547 Neuerkrankungen 1994 auf etwa 700 Neuerkrankungen 1999.
  Prävalenz 129/1.000.000 bzw. 0,0129 %. Jährliche Todesfälle rückläufig infolge längerer Überlebenszeit durch verbesserte Therapiemöglichkeiten bei gleichbleibender Zahl von fast 2000 Neuinfektionen pro Jahr! Es stehen anhand des Medikamentenverbrauchs geschätzt etwa 20.000 unter antiretroviraler Therapie, davon mehr unter antiretroviraler Therapie ohne Proteasehemmer.
– Letalität weltweit: Vierthäufigste Todesursache, häufigste Todesursache in Afrika. Nach Tuberkulose und Malaria dritthäufigste tödliche Infektionskrankheit. In den letzten 20 Jahren > 47 Mio HIV-Infektionen, 17 Mio sind verstorben, davon 3,2 Mio Kinder.
– Weltweite Prävalenz: 94 % aller HIV-Infizierten leben in Entwicklungsländern (Sahara-Randzone, Südostasien, Lateinamerika, Karibik) bzw. 75 % aller Neuinfektionen treten in der südlichen Sahara-Randzone auf. In Botswana, Namibia, Simbabwe und Südafrika sind > 20 % der 15- bis 49-jährigen HIV-infiziert. Erkrankte

je 1 Mio Einwohner in Polen 4, CSFR 5, Schweden 104, Rumänien 104, D 129, AU 132, GB 140, Belgien 147, NL 180, DK 249, I 326, F 467, H 488, E 542 [WHO Stand 30.9.93].

Klinik: s. Einteilung.
- HIV-1 assoziierte Erkrankungen s.u. AIDS-assoziierte Erkrankungen. Weitere primäre (direkt HIV-bedingte) und sekundäre (indirekt HIV-bedingte) Neuromanifestationen:
- Aseptische Meningitis in < 6 %, akute Meningoenzephalitis in 1–2 %, Myelopathie in 6–10 %.
- Kraniozervikale Dystonien teilweise als erstes Symptom.
- Lues cerebrospinalis. Bei AIDS häufig untypisch verlaufende Neurolues. Auftreten bei allen CD4-Helferzellzahlen auch > 500/µl.
- Metabolische Funktionsstörungen.
- Mycosis fungoides – Mykosis fungoides: ☆Vinblastin.
- Optikusneuritis: Bei AIDS durch Lues oder Toxoplasmose verursachte Optikusneuritiden werden in der Annahme einer Lues auch dann mit Penicillin behandelt, wenn die Lues-Serologie negativ ist. Ggf. Kombination mit Kortison: Kasuistik eines Patienten mit Augenschmerzen und Sehminderung, die zuletzt beide Augen betraf; unter 1 g Methylprednisolon über 3 Tage Visusnormalisierung nach einem Monat, Diagnose einer zerebralen Toxoplasmose nach 8 Monaten [Burton B: Steroidresponsive HIV optic neuropathy. J Neuroophthalmol 18 (1998) 25–9].
- Opportunistische Infektionen (s.u. AIDS-assoziierte Erkrankungen) durch Protozoen, Viren, Pilze, Bakterien besonders bei CD4$^+$-Zellen < 200/mm^3.
- Vaskulitis: Zerebrale Angiitis (selten).
- Viruserkrankungen s. Labor   B20.3
- Zerebrovaskuläre Komplikationen in < 5 %: Ischämische ZNS-Infarkte und Hämorrhagien bei HIV-Vaskulopathie, thrombotischer Mikroangiopathie, Endokarditis, Vaskulitis (wie Neurolues, CMV, HZV, Toxoplasmose, Tuberkulose).
- ZNS-Tumoren s.u. ZNS-Lymphom und metastatisches systemisches Lymphom jeweils in 2–3 %.

Labor: s. AIDS-assoziierte Erkrankungen, HIV.
- bb mit Thrombos, GOT, GPT, AP, CK. Listerien. Lues (venerische Erkrankungen). Neopterin. Tuberkulose – Tine-Test.
- Elpho: Hypergammaglobulinämie mit Erhöhung von polyklonalen Immunglobulinen.
- Kryptokokken – Cryptococcus neoformans: Latex-Agglutinations-Schnelltest.
- Ak gegen Lymphozyten und Thrombozyten (Lympho- und Thrombozytopenie).
- Lymphozytendifferenzierung s. Labor. Lymphozyten-Subpopulationen: Bereits kurz nach der Serokonversion Expansion der CD8-positiven Suppressor – zytotoxischen T-Lymphozyten und Rückgang der CD4-positiven Helferlymphozyten:
T-Helfer/T-Suppressor (CD4/CD8) kleiner 0,6 ~ Diagnose wahrscheinlich. CD8-Abnahme erst im Endstadium.
- β$_2$-Mikroglobulin erhöht als Ausdruck der Stimulation des Makrophagensystems (Proliferationsmarker).

- Toxoplasmose-KBR: Durch Unfähigkeit der B-Lymphozyten zu einer Antikörperreaktion ggf. selbst bei disseminierter Toxoplasmose fehlende Titeränderung. Toxoplasma gondii-PCR (Polymerase-Ketten-Reaktion).
- Viren: B20.3
Epstein-Barr-Virus (EBV), Hepatitis B und C, Herpes simplex-Virus.
HIV: Falsch positive HIV-Testergebnisse in Einzelfällen spontan, unter dem Einfluss von Autoimmunerkrankungen, bei Virusinfektionen und Impfungen (Hepatitis B, Influenza), unter Isotretinoin (Roaccutan).
Papova-Virus (JC-Virus). Liquor-PCR von JC-Virus-RNA mit 75 % Sensitivität und 99 % Spezifität positiv – von großer praktischer Bedeutung als Hinweis auf eine progressive multifokale Leukenzephalopathie.
Varizellen-Zoster-Virus s. ggf. Liquor-PCR besonders bei fehlenden Effloreszenzen.
Zytomegalie im Serum. Liquor-PCR von CMV-DNA mit 80 % Sensitivität und 100 % Spezifität positiv – von großer praktischer Bedeutung.
- Viruslast-Diagnostik (Plasmaviruslast) an HIV-RNA: Bestimmung der tatsächlich vorhandenen Virusmenge im Plasma (gemessen in Kopien oder Virusäquivalenten z.B. zur Einschätzung der Wirksamkeit neuer Medikamente) mit Amplicor (Hoffmann-LaRoche), b-DNA (Chiron) oder NASBA (Organon Teknika).

Prognose: s. Epidemiologie. Höheres Alter bei HIV-Infektion ist prognostisch ungünstig, bei 1216 Hämophilie-Patienten korrelierte die 10-JÜR negativ mit steigendem Alter, < 15-Jährige überlebten noch zu 86 %, 15–34-Jährige zu 72 %, 35–54-Jährige zu 45 % und > 55-Jährige zu 12 % [Darby S: Importance of age at infection with HIV-1 for survival and development of AIDS in UK haemophilia population. Lancet 347 (1996) 1573–9].

Röntgen: s. AIDS-assoziierte Erkrankungen. CCT. MRT: Weiße-Substanz-Läsionen (white matter lesions, Leukoaraiose).

Therapie: s.o. Arbeitsunfall durch kontaminiertes Material. Therapiebeginn bei
1. symptomatischer HIV-Erkrankung oder Viruslast (Virusload),
2. < 5.000–10.000 Äquivalente/ml Plasma, wenn CD4 < 500/ml, oder bei Viruslast,
3. > 30.000–50.000 Äquivalente/ml Plasma, wenn CD4 > 500/ml.
- Anfangskombination mit Virustatika dreifach (Tripeltherapie, ggf. 2- oder 4fach) nach dem HAART-Prinzip (Highly Active Anti-Retroviral Therapy) von zwei Reverse-Transkriptase-Hemmern mit einem Proteaseinhibitor, z.B. AZT mit a) Lamivudin, b) ddC oder c) ddI, jeweils mit zusätzlich einem Proteasehemmer (Indinavir, Nelfinavir, Ritonavir, Saquinavir) oder Nevirapin, d) Quadrupeltherapie mit zweitem Reverse-Transkriptase-Hemmer und 2 NNRTI (Ritonavir und Nelfinavir).
Dreifachtherapie ist wohl über 2–3 Jahre zur Viruselimination erforderlich, da bei allen Patienten, die die Medikamente wegen UAW abgesetzt hatten, die Viruslast schnell wieder anstieg [Pereison A: Decay characteristics of

HIV-1-infected compartments during combination therapy. Nature 387 (1997) 188–91].

Die nahezu vollständige Unterbrechung der Virusreplikation ist der erfolgreichste Weg der Vermeidung von Resistenzbildung.

Nachteil sind ausgeprägte Nebenwirkungen und hohe Anforderungen an die Compliance.

– Bei Umsetzen wegen Virusanstieg mindestens zwei Komponenten ändern.

1. **Nukleosidanaloga – Reverse-Transkriptase-Hemmer – RTI – NRTI** zur Hemmung der reversen Transkriptase mit Kettenabbruch bei der Synthese der proviralen DNA. Hemmen die HIV-Replikation. Neuere Nukleosidanaloga müssen als Prodrugs zunächst intrazellulär zum aktiven Metaboliten triphosphoryliert werden. Problem der Resistenzentwicklung.

☆ Azidothymidin – Azidodesoxythymidin – AZT – Zidovudin – ZDV (100/250 mg Tbl, 200 mg Fl. Combivir Tbl 300 mg mit Lamivudin 150 mg) initial 500 auf 1200–1500 mg, 2,5 mg/kg 6mal/d alle 4 h als klassisches Nuklearanalogon und Mittel der 1. Wahl bei Auftreten von HIV-assoziierten Symptomen oder bei einem schnellen Abfall der Helferzellzahl < 500/µl, nicht bei asymptomatischen Patienten mit Helferzellen > 500/µl.

– Amerikanische ACTG 175-Studie (2500 Patienten):
AZT-ddI-Kombination und Zalcitabin (ddC)-Monotherapie mit größtem Profit.
AZT-ddC-Kombination nur bei nicht vorausgegangener AZT-Therapie („AZT-Naive") von Vorteil.
Dreifach-Kombinationstherapie mit AZT 3 x 200 mg + Zalcitabin (ddC) 2,25 mg + Saquinavir 3 x 600 mg bei 229 vorbehandelten Patienten günstiger als Zweifachkombination mit AZT-ddC oder AZT-Saquinavir.

– AZT-ddI oder AZT-ddC als initiale Kombination der AZT-Monotherapie überlegen, signifikant nur bei nicht vorausgegangener AZT-Therapie. AZT-ddC-Kombination mit stärkerer und länger anhaltender Zunahme der CD4-Zellzahl als bei Monotherapie [Europäisch-australische Delta-I-Studie (n > 3000)].

– AZT-ddC-Saquinavir-Studie an 3000 unvorbehandelten Patienten läuft zur Zeit [Multikontinentale Phase-III-Studie SV 14 604].

– AZT 3 x 200 mg + Saquinavir 3 x 600 mg ist der jeweiligen Monotherapie überlegen. 87 % sprachen an mit länger anhaltendem Anstieg der CD4-Helferzellzahl und sinkender Virusbelastung [Italienische Multicenterstudie V 3330].

– AZT, Lamivudin und Indinavir [Gulick R] bei 97 mindestens 6 Monate mit AZT vorbehandelten Patienten mit Virusmengen nach einjähriger Therapie von < 500 Kopien/ml Plasma bei 80–90 %. Nur 10 % waren aus der Studie ausgeschieden.

– AZT 600 mg, Lamivudin 300 mg und zum Teil Indinavir 2400 mg bei 1156 Patienten: Mit Tripeltherapie besseres Ergebnis [Hammer S. N Engl J Med 337 (1997) 725–33].

– AZT 600 mg, Lamivudin 300 mg und Nelfinavir 2250 mg bei 8 HIV-infizierten Patienten ohne vorherige antivirale Therapie:
Nach 2 Wochen nur noch 1 % der vorher gemessenen Virusbelastung (HIV-1-RNA), danach langsamere Phase des Virusabfalls.

– AZT, Lamivudin und Ritonavir [Markowitz M] bei 12 neu infizierten Patienten mit massiver Virussenkung nach 16 Wochen Therapie.

– AZT, Lamivudin, Ritonavir und Saquinavir [Markowitz M] bei 24 Patienten.

– AZT, Lamivudin und Efavirenz bei 480 Patienten in einer multizentrischen randomisierten Phase III-Studie über 48 Wochen wirksam.

– AZT, ddI und Nevirapin bei 152 bis dahin unbehandelten Patienten [Meyer M].

– AZT und Delavirdin.

– AZT, ddC und Ritonavir mit Viruslevel bei 10/17 nach 60 Wochen Therapie unterhalb der Nachweisgrenze bei Ausscheiden von 15 der 32 Patienten.

– AZT, Abacavir und Lamivudin: 2 x 1 Tbl.

– HIV-positive Schwangere: Als AIDS-Schutz für das Neugeborene in Thailand durch vierwöchige AZT-Therapie vor der Geburt gegenüber 19 % in der Plazebogruppe Abfall der intrauterinen Infektion um die Hälfte [Lancet 351 (1998) 651].

El.-HWZ 1 h. KI neutrophile Granulozyten < 750/µl, Hb < 7,5 g/dl.

UAW bb Anämie, Leukopenie/Neutropenie (vermehrt durch Paracetamol). Appetitlosigkeit, Bauchschmerzen, Fieber, Hautausschlag, Kopf- und Muskelschmerzen/Myalgie, Müdigkeit, Parästhesien, Schlaflosigkeit, Übelkeit und Erbrechen.

☆ Abacavir 2 x 1 Tbl in Kombination mit AZT und Lamivudin. In Kombination mit dem Proteinasehemmer Amprenavir nach 48 Wochen anhaltende Virussuppression.

El.-HWZ 1,5 h, Metaboliten. > 70 % bioverfügbar. 50 % Plasmaeiweißbindung. Liquorgängig. Wird über die Alkohol-Dehydrogenase abgebaut. 85 % renale Ausscheidung.

UAW 3–5 % Allergie in den ersten Wochen mit Abgeschlagenheit, Exanthem, Fieber und gastrointestinalen Symptomen (keine erneute Gabe!). Hepatomegalie. Laktazidose.

Wirkung: „Karbozyklisches" Nukleosidanalogon.

☆ Didanosin – Dideooxyinosin – ddI (25/50/100/150 mg Tbl). In USA Zulassung zur primären Monotherapie bei > 6 Monaten und symptomatischen HIV-Infektionen bei Patienten, die eine Azidothymidin-Behandlung nicht vertragen oder bei denen es versagt, Kinder ab 6 Monate 200 mg/m^2 in 2 Einzelgaben, 35–49 kg 2 x 100–50 mg, 50–74 kg 2 x 200–100, > 75 kg initial 2 x 300–150 mg/d, meist 2 x 200 mg, kombiniert mit AZT, Stavudin, Proteasehemmern, Nevirapin. Kinder ab 6 Monate 200 mg/m^2 in 2 Einzelgaben.

El.-HWZ 1,4 h, rasche Reorption. Oral bioverfügbar zu 38–43 %. KI Phenylketonurie.

UAW dosisabhängig Pankreatitis, periphere Neutropenie, häufig Diarrhö, seltener Erbrechen, Exanthem – Pruritus, Fieber – Schüttelfrost, Kopfschmerzen, Krampfanfälle, Pankreatitis, Polyneuropathie, Pneumonie, Schlaflosigkeit, Verwirrtheit.

Wirkung: Klassisches Purin-Nukleosidanalogon (Inosinanalogon), Desaminierungsprodukt von Didesoxyadenosin (ddA). Wirkt im Gegensatz zum Thymidinanaloga wie Azidothymidin auch in ruhenden Zellen. Der aktive Metabolit ddATP wirkt deutlich weniger myelotoxisch als Azidothymidin. Als primäre Monotherapie dem Azidothymidin unterlegen.

☆ Efavirenz (Tbl) 600 mg einmal täglich.
El.-HWZ 40–52 h, oral 50 % bioverfügbar.
UAW initial reversible Exantheme und bis zu 50 % leichte zentralnervöse Nebenwirkungen, Benommenheit, Konzentrationsstörungen, Kopfschmerzen, Schlafstörungen.

☆ Lamivudin – 3TC (150 mg Tbl. Combivir Tbl 150 mg mit Azidothymidin 150 mg) wegen Nierensteinrisiko unter mindestens 1,5 l/d Flüssigkeitsaufnahme 2 x 150 mg, kombiniert mit AZT, Stavudin, ddI, Protease-Inhibitoren. Lamivudin ist offensichtlich ein idealer Kombinationspartner.
El.-HWZ 5–7 h. UAW hohes Nierensteinrisiko.

☆ Stavudin – d4T (15/20/30/40 mg Tbl) Erwachsene < 60 kg 2 x 30, > 60 kg 2 x 40 mg, Kinder < 30 kg 2 x 1 mg/kg/d. Kombiniert mit Lamivudin, ddI, Protease-Inhibitoren. Stavudin mit besserer Liquorgängigkeit im Vergleich zu ddC und ddI wird in den USA zunehmend häufig im Ersteinsatz verwendet.
El.-HWZ 1,4 h. KI < 3 Monate.
UAW Leberenzym- und Bilirubin-Erhöhung, Pankreatitis, Polyneuropathie.

☆ Zalcitabin – Calcitabin – Dideooxycytidin – ddC (0,375/0,75 mg Tbl) bei Erwachsenen mit fortgeschrittenem HIV-Infekt, bei denen während der Therapie mit Azidothymidin schwere toxische Reaktionen auftreten oder Azidothymidin versagt, Erwachsene 0,75 mg alle 8 h, kombiniert mit AZT, Stavudin, Proteasehemmern, Nevirapin. Nicht mit i.v.-Gabe von Pentamidin. Als primäre Monotherapie dem Azidothymidin unterlegen. Studien s. Azidothymidin-Studien mit Kombinationstherapie. Therapieabbruch bei Ösophagusulzera, die auf eine spezifische Therapie nicht ansprechen.
El.-HWZ 1–3 h. KI Pankreatitis (bereits Verdacht), mäßige bis schwere Polyneuropathie.
UAW bb Leukopenie/Thrombopenie. Appetitlosigkeit/Dysphagie/Gewichtsverlust, Bauchschmerzen, Brustschmerzen, Diarrhö oder Verstopfung, Fieber/Schüttelfrost, orale Geschwüre, Kopfschmerzen, Müdigkeit, Polyneuropathie. Übelkeit und Erbrechen.
Wirkung: Neueres Nukleosidanalogon.

2. **Nicht nukleosidartige Reverse-Transkriptase-Hemmer – NNRTI** – in Kombination mit Nukleosidanaloga und Proteasehemmern.

☆ Delavirdin (100 mg Tbl) 3 x 400 mg.
UAW Allergien, gastrointestinale Irritationen, Leberenzym- und Bilirubin-Erhöhung.

☆ Nevirapin (200 mg Tbl) 2 x 200 mg.
El.-HWZ 45 h. UAW Allergien, gastrointestinale Irritationen, Hautausschlag zwingt in 7 % zum Absetzen, Leberenzym- und Bilirubin-Erhöhung.

3. ☆**Proteasehemmer – Proteinasehemmer – Proteinaseinhibitoren** initial unter BZ-Kontrollen. Durch die Kombination dieser Substanzen mit mindestens zwei Nukleosidanaloga sind sehr gute Viruslastsenkungen erreichbar (2–3 Logstufen).
UAW Hyperglykämie sowie Verschlechterung eines bestehenden Diabetes mellitus ggf. mit Ketoazidose. Kasuistiken über Lipodystrophien.

☆ Indinavir (200/400 mg Tbl) in Kombination mit Nukleosidanaloga (Didanosin reduziert die Resorption) und unter mindestens 1,5 l Flüssigkeitszufuhr/d 3 x 800 mg auf nüchternen Magen oder mit leichter, fett- und proteinarmer Mahlzeit. Bei leichter bis mittelgradiger Leberfunktionsstörung durch Zirrhose auf 3 x 600 mg. Plasmaspiegelerhöhung von Rifabutin (Rifabutindosis halbieren und Indinavir auf 3 x 1000–1200 mg erhöhen). Unter Ketoconazol (Abbauhemmung) auf 3 x 600 mg/d.
El.-HWZ 1,8 h. KI Einnahme von Rifampicin (beschleunigt den Abbau). Einnahme von Substanzen, die eine geringe therapeutische Breite haben und Substrate von Zytochrom-P450 Isoenzym 3A4 sind (Astemizol, Cisaprid. Alprazolam, Midazolam, Triazolam. Terfenadin).
UAW gastrointestinale Irritationen, Leberenzym- und Bilirubin-Erhöhung. Urolithiasis.

☆ Nelfinavir (250 mg Tbl/50 mg Pulver) zusammen mit Mahlzeiten 3 x 750 mg, Kinder zwischen 2–13 Jahren 25–30 mg/kg.
Kombination auch mit Saquinavir.
El.-HWZ 3,5–5 h.
UAW-Profil günstig, in 20 % weiche Stühle.
Wirkung: Reduziert allein die Viruslast um 90 %. In Kombination mit Nukleosidanaloga AZT und Lamivudin nach 24 Wochen nur bei 6 % der Patienten Resistenzentwicklung gegen Nelfinavir.

☆ Ritonavir – RTV – 2 x 600 mg (100 mg Tbl) mit Nukleosidanaloga. Ggf. mit Saquinavir oder mit Indinavir jeweils 2 x 400 mg/d.
El.-HWZ 3–5 h.
UAW starke gastrointestinale Irritationen sowie Leberenzym- und Bilirubin-Erhöhung.

– Kasuistik einer 38-jährigen Patientin mit Einnahme von 4 Supp Cafergot wegen starker Kopfschmerzen seit 1 Woche, Auftreten eines Mediainfarktes bei lokaler Einengung der A. carotis interna und generalisierter Flusserhöhung im Circulus arteriosus, verdächtig auf eine zerebrale Vaskulitis; Liquor negativ. Durch Hemmung des Cytochrom-P450-Systems vermutlich verminderter Ergotaminmetabolismus mit Potenzierung der Wirkung; nach 2 Wochen Normalisierung der Flussgeschwindigkeiten [Spiegel M, Innsbruck: Multiple zerebrale Infarkte bei einem AIDS-Patienten unter der Therapie mit Proteasehemmern und Ergotamin. ANIM (1/98) Hamburg].
Wirkung: Viel höhere Anstiege der CD4-Zellen gegenüber Indinavir und Saquinavir.

☆ Saquinavir (200 mg Tbl) mit Nukleosidanaloga unter bb- und BZ-Kontrollen zum Essen 3 x 1200 mg, Pilotstudie an 20 Patienten mit 3600 und 7200 mg. Unter 1,8 g keine optimale Wirkung. Ggf. 2 x 400 mg + Ritonavir 2 x 400–600 mg. Ggf. mit Nelfinavir.
El.-HWZ 7 h. Geringe Bioverfügbarkeit von 4 %. Gleichzeitige Gabe von Grapefruit-Saft, Ranitidin oder Fluconazol, Itraconazol, Ketoconazol, Miconazol erhöht den Saquinavir-Spiegel (p450), Proteinaseinhibitor Ritonavir (Kombination) erhöht die Bioverfügbarkeit durch Hemmung der hepatischen Metabolisierung von Saquinavir. Rifampicin erniedrigt den Plasmaspiegel um 80 %. Schlecht liquorgängig.
KI < 16 Jahre, gleichzeitige Gabe von Astemizol, Cisaprid, Rifampicin, Terfenadin (Isoenzym CYP3A4).

UAW bb Anämie, Neutropenie. Depression und reduziertes Denkvermögen, Diarrhö, Erbrechen, Exanthem, gastrointestinale Irritationen, Juckreiz, Kopfschmerzen, Müdigkeit, Polyurie, Reizbarkeit, Schwächegefühl, Schwindel.

Wirkung: Erster Proteinasehemmer. Blockiert selektiv die HIV-Protease und damit die Virusreifung. Ausgeprägte interindividuelle Wirkunterschiede. Hemmt in vitro in nanomolaren Konzentrationen die Vermehrung von HIV-1 und HIV-2. Hemmung humaner Proteasen erst in 10.000fach höheren Konzentrationen. Studien s. Azidothymidin-Studien mit Kombinationstherapie.

4. Sonstige:

4.1 ☆7S-IgG-Immunglobuline – IVIG (0,5–10 g Fl) 10 g alle 14 Tage (monatlich) oder 200 mg/kg alle 2–4 Wochen in Abhängigkeit vom Infektionsrisiko bei
a) Patienten in stark fortgeschrittenen Krankheitsphasen, die durch andere Therapien nicht ausreichend behandelbar sind. Hierzu gehören z.B. Patienten mit < 50/µl CD4-Lymphozyten, die keine antiretrovirale Therapie mehr vertragen und multiple klinische Komplikationen aufweisen.
b) Patienten mit Immun-Thrombozytopenie und erhöhter Blutungsneigung, die auf andere Therapien nicht ausreichend angesprochen haben und deren Thrombozytenwerte unter 30.000/mm³ liegen.
c) Patienten mit rezidivierenden bakteriellen oder rezidivierenden viralen Infekten, bei denen andere Strategien ausgeschöpft sind und die auf einen Therapieversuch mit Immunglobulinen mit einer dokumentierten Verminderung der aufgetretenen Infekte reagieren.
d) Patienten, die bisher mit Immunglobulinen behandelt wurden und bei denen es nachweislich durch Absetzen dieser Therapie zu einer dokumentierten Verschlechterung ihres Gesundheitszustandes gekommen ist [DÄB 93/44 (1.11. 96) B-2233].

4.2 ☆Interleukin-2 – IL-2 s.c. zur Vermeidung der ausgeprägten Nebenwirkungen; zur CD4-Zellaktivierung.

4.3 **Passive Immuntherapie (PIT) mit HIV-Antikörper-reichem Hyperimmunplasma** gepoolt von frisch HIV-infizierten Spendern: Bei den Empfängern blieb die Anzahl der T-Helfer-Zellen 1–3 Jahre gleich oder nahm sogar zu [Studie Karpas, Cambridge und Studie Paris].

Therapie der AIDS-Anorexie – wasting syndrome:
☆ Medroxyprogesteronacetat (100/200/250/400/500 mg Tbl, Depot 150 mg A alle 90 Tage) 1 g/d mit hochkalorischer Diät.
☆ Wachstumshormon – STH – Somatotropin – hGH (2/3/4/16/36 IE. 6 mg A in USA zuge-

lassen): Bei Gewichtsabnahme über 10 % trotz Ausschöpfen aller Therapiemöglichkeiten 0,1 mg/kg/d s.c., ggf. auch 3 mg alle 2 Tage ausreichend. Wirkung: Wird vom Hypophysen-Vorderlappen (Adenohypophyse) sezerniert, stimuliert die Leber und beeinflusst den Zuckerstoffwechsel. Wird gentechnisch hergestellt.
☆ Cannabis (2,5 mg Kps) als ultima ratio bei extremer Abmagerung 2 x 2,5 mg/d rektal oder oral 1 h vor Mahlzeiten. Appetitsteigerung ggf. bereits unterhalb der psychotropen Wirkung. Wirkung binnen 4 Wochen.

Therapie von Candida und anderen Hefemykosen (Auftreten besonders bei CD4$^+$-Lymphozytenzahl < 200/mm³): Primärprophylaxe nicht sinnvoll. Akuttherapie (s. Antibiotika-Therapie – Antimykotika) mit
☆ Fluconazol (100/200 mg Tbl, 200/400 mg A) 200 mg/d oder ☆Itraconazol (100 mg Tbl) 100 mg,
☆ Amphotericin B (100 mg Tbl, 50 mg A) bei Azol-Resistenz 0,3–0,5 mg/kg. Sekundärprophylaxe nur bei mehrfachen Rezidiven, sonst nicht sinnvoll.
☆ Nystatin (500.000 IE Drg, 100.000 IE/1 ml Susp) 4 x 4 Drg oder 4 x 2–6 ml Susp, wird oral nicht resorbiert.

Therapie bei Schwangerschaft: s. Azidothymidin. Möglichst Kaiserschnitt noch vor Einsetzen der Wehen.

Therapie von atypischen Mykobakteriosen, Mycobacterium avium-intracellulare complex (MAC): Auftreten besonders bei CD4$^+$-Lymphozytenzahl < 50/mm³.
1. Primärprophylaxe nach Ausschluss einer Tuberkulose wegen der Gefahr der Entwicklung rifampicinresistenter Stämme von Mycobacterium tuberculosis mit (s. Antibiotika-Therapie) ☆Clarithromycin 2 x 500 mg/d oder ☆Azithromycin 1200 mg/Woche oder ☆Rifabutin 300 mg/d.
2. Akuttherapie mit ☆Clarithromycin 2 x 500 mg/d plus ☆Ethambutol 15–25 mg/ kg/d plus ☆Rifabutin 300 mg/d.
3. Sekundärprophylaxe generell notwendig mit z.B. ☆Clarithromycin 2 x 500 mg/d plus ☆Ethambutol 15 mg/kg/d.

Therapie der Tuberkulose bei AIDS: Bei multiresistenten Mycobacterium tuberculosis-Stämmen mindestens 2 in vitro wirksame Antituberkulostatika einsetzen.

Therapie prophylaktisch: s. Klinik. Tuberkulose-Prophylaxe mit z.B. ☆Isoniazid/INH 800 mg/ Woche plus Pyridoxin 25 mg oder der Kombination von ☆Rifampicin 600 mg/Woche (alternativ ☆Rifabutin) plus ☆Pyrazinamid 2500 mg/ Woche.

Resistenz	Negativer HIV-Status	Positiver HIV-Status	Antiretrovirale Therapie
Keine	IRPE 2 Monate IR 4 Monate	IRPE 2 Monate IR 4–7 Monate oder	Keine Therapie mit Proteinaseinhibitoren bzw. nicht nukleosidartigen Reverse- Transkriptase-Hemmern.
		IPE + Rifabutin 2 Monate I + Rifabutin 6–9 Monate	Rifabutin kann kombiniert werden mit Indinavir oder Nelfinavir,
Isoniazid	RPE 6 Monate	RPE 6–9 Monate oder PE + Rifabutin 6–9 Monate	nicht mit Saquinavir, Ritonavir oder mit nicht nukleosidartigen Reverse- Transkriptase-Hemmern.
Rifampicin	IPE 18–24 Monate	IPE 18–24 Monate oder IPSE 2 Monate, IPS 7–10 Monate	Alle retroviralen Substanzen sind möglich.

(I=Isoniazid, R=Rifampicin, P=Pyrazinamid, E=Ethambutol, S=Streptomycin)

AIDS-assoziierte Erkrankungen

1. Bazilläre Angiomatose – BA   B20.1, C46

syn. Atypical subcutaneous infection [Stoler], epitheloid angiomatosis – epitheloides Hämangiom.

Ätiologie: Infektiöse (reaktiv bakterielle) pseudoneoplastische Gefäßerkrankung durch 1. Rochalimaea quintana und 2. R. henselae.
1. Rochalimaea quintana ist auch Erreger des Fünf-Tage-Fiebers (Wolhynsches Fieber, Trench fever, Rickettsiose).
2. Rochalimaea henselae verursacht uncharakteristische Erkrankungszustände wie Fieber und persistierende Bakteriämie und ist auch Erreger der Katzenkratzkrankheit (Cat Sratch Disease – CSD), bakteriellen Peliosis hepatis und bakteriellen Splenitis ohne Peliosis.

Anatomie/Histologie: Proliferation und Erweiterung eines kleinen Blutgefäßes in der Cutis oder Subcutis. Häufig stark vergrößerte, proliferierende Endothelzellen mit reichlich Zytoplasma. Bakterien-Nachweis in der Warthin-Starry-Färbung.

Diagnose: Mikromorphologischer Erregernachweis und/oder PCR-Identifikation der Rochalimaea-Spezies-DNA.
– Nachweis auch aus Lymphknoten von Patienten mit Katzenkratzkrankheit.

Diagnostik: s. Labor.

Differentialdiagnose: Kaposi-Sarkom, auch Koexistenz insbesondere bei Persistenz nach Erythromycin.
– Eruptive kapilläre Angiome wie ein pyogenes Granulom (Granuloma pyogenicum) oder Granuloma teleangiectaticum.
– Hämangiom. Multiple Glomustumoren. Angiosarkom. Dermatofibrom u.a. subkutane Tumoren.
– Eruptionen in der „Gewebsphase" der Bartonellose.

Epidemiologie: Auftreten in erster Linie bei HIV-Patienten, bei einem Drittel der Patienten auch ohne Katzenkontakt.

Klinik: s. Ätiologie.
Allgemeinsymptome: Abgeschlagenheit, Appetitlosigkeit, Diarrhö, Übelkeit und Erbrechen, Fieber, Gewichtsverlust, Nachtschweiß, krampfartige abdominelle Schmerzen, Schüttelfrost.
Befund: Vaskuläre, lokal aggregierte oder disseminiert stehende, abhängig von der Tiefe rötliche bis blaulivide oder hautfarbene prominente Knoten oder Papeln bei 2/3 der Patienten, ähnlich dem Kaposi-Sarkom. Knoten gummiartig prallelastisch solitär, vereinzelt, herpetiform angeordnet oder multipel-exanthemartig ohne bevorzugte Lokalisation bei 50 % der Patienten, Durchmesser einzelner Herde von mehreren cm. Selten Plaques mit Ulzeration ab einer bestimmten Größe.
Befall von ZNS, respiratorischen und intestinalen Schleimhäuten und Milz. Lymphknotenbefall gelegentlich recht schmerzhaft.
Hepatomegalie: Peliosis hepatis als seltene Leberaffektion bei verschiedenen Erkrankungen mit zystischen blutgefüllten Räumen im Leberparenchym und bei der nicht HIV-assoziierten Form intraläsionalem Bakteriennachweis.
Knochen meist distal mit schmerzhaften osteolytischen Läsionen (bei 35 %) durch eine Osteomyelitis-Form mit assoziierter Periostitis.
Befall von Knochenmark und Weichteilgewebe.
– Klinische Formen ohne Hautbeteiligung sind selten, aber: Ein interner Beginn (z.B. ossäre Herde) vor der kutanen Manifestation ist möglich.

Labor: BKS-Beschleunigung. bb Hk-Abfall, Anämie, Koagulopathie, Thrombopenie. Transaminasenanstieg.

Prognose: Spontane Regressionen sind wie auch fulminate Verläufe mit explosionsartigem Auftreten multipler Effloreszenzen möglich. Unter spezifischer Therapie restitutio ad integrum.

Therapie: s. Antibiotika-Therapie, ☆Erythromycin.

2. HIV-Enzephalopathie – AIDS-Enzephalopathie – AIDS-Demenz B22.0, F02.4

syn. AIDS-Demenz-Komplex – ADC, AIDS-Lethargie, subakute Enzephalitis, HIV-Enzephalitis.

Diagnose: Ausschlussdiagnose!

Epidemiologie: Häufigkeit bei AIDS 40–70 %, schwere Demenz maximal 10–15 %.

Klinik: Hirnorganisches Psychosyndrom mit Verlangsamung, Antriebsarmut, kognitiven und emotionalen Störungen sowie Ataxie mit Störungen der Feinmotorik. Kopfschmerzen, Krampfanfälle, fokalneurologische Ausfälle und Visusveränderungen treten nur ausnahmsweise auf und deuten eher auf ein ZNS-Lymphom hin.

Labor: s. AIDS. Liquor unspezifisch.

Röntgen: CCT: Atrophie. MRT: Weisse-Substanz-Läsionen (white matter lesions, Leukoaraiose). Echoanhebungen in den T2- und FLAIR-Wichtungen betont in den tiefen Kernstrukturen, keine Gadoliniumanreicherung.

Therapie: s. AIDS.
☆ Selegilin (5/10 mg Tbl) s. M. Parkinson.
Bei 36 Patienten in einer kleinen randomisierten plazebokontrollierten Phase-II-Doppelblindstudie in einem 2 x 2 faktoriellen Design unter 3 x 2,5 mg/Woche (gegen Thioctsäure 2 x 600 mg/d, ohne Effekt) signifikante Besserung kognitiver Funktionen [The DANAConsortium on the Therapy of HIV Dementia and Related Cognitive Disorders. A randomized, double-blind, placebo-controlled trial of deprenyl and thioctic acid in human immunodeficiency virus-associated cognitive impairment. Neurology 50 (1998) 645–51].

3. Kaposi-Sarkom B21.0

Kaposi-Syndrom (nicht HIV-assoziiert) C46.9

Ätiologie: Bei 93 % (25/27) aller Kaposi-Sarkome DNA-Abschnitte des Humanen Herpes-Virus Typ 8 (HHV-8) [Science 266 (16.12.1994) 1865]. Es ist ungeklärt, ob das Virus kausale Ursache für das Kaposi-Sarkom oder ein Sekundärphänomen ist.

Differentialdiagnose: Bazilläre Angiomatose, durch Antibiotika heilbar.

Epidemiologie: Bei homo- und bisexuellen Männern 20mal häufiger als bei HIV-infizierten Blutern, auch bei Geschlechtspartnerinnen bisexueller Männer häufiger – sexuelle Übertragung anzunehmen.

Klinik: Auftreten nahezu unabhängig von der CD4+-Lymphozytenzahl.

Therapie:
☆ Interferon alpha – IFN-α, Interferon alpha-2a, Interferon alpha-2b bei AIDS ohne vorangegangene oder bestehende opportunistische Infektion: Roferon. Intron A 10–30 Mio IE/m²

3–5mal wöchentlich abends s.c. oder i.m., Dosis noch nicht genau bekannt.
☆ Choriongonadotropin (250/500/1000/5000 IE A i.m.): Effektiver Hemmstoff gegen das Wachstum. Fallberichte der völligen Rückbildung bei HIV-infizierten Frauen während einer Schwangerschaft [Nature 375 (1995) 64].

4. Kryptokokken-Meningitis B20.5

syn. Kryptokokkose – Cryptococcus-Mykose.

Ätiologie: Kryptokokken – Cryptococcus neoformans.

Diagnostik: s. Labor.

Differentialdiagnose: Toxoplasmose-Enzephalitis.

Epidemiologie: Häufigkeit bei AIDS 5 (2–13) %.

Klinik: Auftreten bei CD4-Helferzellzahl < 200/µl meist als Meningitiden, seltener als Meningoenzephalitis, mit Fieber, Kopfschmerzen, Bewusstseinsstörungen. Ggf. kein Meningismus.

Labor: s. AIDS. Latex-Agglutinations-Schnelltest. Antigentest in Serum und Liquor. Liquor positive Kultur und Tuschepräparat.

Röntgen: CCT, MRT: Kontrastmittelanreicherung sind bei immunsupprimierten Patienten nicht typisch. Kasuistik mit erst 2 Wochen nach klinischem Beginn erkennbaren Abszessähnlichen Kontrastmittelanreicherungen, nach antimykotischer Therapie reversibel unter Verbleiben von zystischen, teils kalzifizierenden Strukturen. 2. Kasuistik mit schmalen hyperintensen Foci in der weißen Substanz und einseitig zerebellär ohne Kontrastmittelanreicherung [Berkefeld J: Cryptococcus meningoencephalitis in AIDS: parenchymal and meningeal forms. Neuroradiol 41 (1999) 129–33].

Therapie: s. Antibiotika-Therapie – Antimykotika, ☆Amphotericin B.
☆ Fluconazol. Zur Sekundärprophylaxe Mittel der Wahl, gegenüber Fluconazol 200 mg unter Itraconazol 200 mg deutlich mehr kulturpositive Rezidive [Saag M. Clin Inf Dis 28 (1999) 291–6].

5. ZNS-Lymphom B21.2, C85.9

s. Lymphome – primäre ZNS-Lymphome.

6. Pneumocystis carinii-Pneumonie B20.6

Differentialdiagnose: Pneumonisch wirkende Bilder ggf. durch Tuberkulose!

Klinik: Auftreten besonders bei CD4+-Lymphozytenzahl < 200/mm³.

Therapie: s. Antibiotika-Therapie. Akuttherapie:
☆ Cotrimoxazol (800/160 mg Tbl) 100/20 mg/kg in 4 Dosen (vierfache Normaldosis).

Primär- und (identisch) Sekundärprophylaxe:
- ☆ Cotrimoxazol 800/160 mg/d, alternativ:
- ☆ Dapson (50 mg Tbl) 2 x 50 mg/d.
- ☆ Pentamidin (200/300 mg A) 300 mg Inhalationen 1-mal/Monat. El.-HWZ 9,4 h.
- ☆ Atovaquon (250 mg Tbl) s. AIDS-assoziierte zerebrale Toxoplasmose. 3 x 750 mg.

7. Zerebrale Toxoplasmose – Toxoplasmose-Enzephalitis   B20.8, B58.2, G05.2

Diagnostik: s. Labor, s. Röntgen. Evtl. Hirnbiopsie.

Differentialdiagnose: Kryptokokken-Meningitis oder Meningitis tuberculosa. ZNS-Lymphom. Sarkoidose.

Epidemiologie: Häufigkeit bei AIDS 5–20 %.
- Auftreten besonders bei $CD4^+$-Lymphozytenzahl < 200/mm^3 und positivem Toxoplasmose-IgG.

Klinik: Fokalneurologie, Anfälle, Fieber, Kopfschmerzen, Vigilanz- und Bewusstseinsstörungen.
Toxoplasmose-Lymphknoten derb bis walnussgroß, nicht miteinander verbacken.
Besonderes: Bei AIDS durch Toxoplasmose verursachte Optikusneuritiden.

Labor: s. AIDS. Toxoplasmose-KBR: Durch Unfähigkeit der B-Lymphozyten zu einer Antikörperreaktion ggf. selbst bei disseminierter Toxoplasmose fehlende Titeränderung. Toxoplasma gondii-PCR.
- Zur Differentialdiagnose ACE-Titer.

Prognose: Erfolgsrate der unten genannten Erstbehandlung 90 %. In > 50 % Rezidiv nach Absetzen, darum unten genannte lebenslange Langzeit-Rezidivprophylaxe.

Röntgen: CCT oder MR s.o. AIDS-assoziierte Erkrankungen: ZNS-Lymphom.

Therapie: s. Antibiotika-Therapie.
A. Primärprophylaxe: ☆Cotrimoxazol (800/160 mg Tbl) 100/ 20 mg/kg in 4 Dosen (vierfache Normaldosis). Oder ☆Dapson (50 mg Tbl) 200 mg/Woche plus ☆Pyrimethamin (25 mg Tbl) 75 mg/Woche.
B. Akuttherapie: Pyrimethamin + Sulfonamide mit Doppelblockade-Effekt.
- ☆ Pyrimethamin (25 mg Tbl) Tag 1 200 mg, dann 4 x 25 mg für mindestens 4 Wochen.
El.-HWZ 92 h.
KI schwere Blutbild-Veränderungen.
UAW Blutbild-Veränderungen, Exanthem und Fieber allergisch und toxisch bedingt, gastrointestinale Irritationen, Nierenfunktionsstörungen, Stevens-Johnson-Syndrom.
- ☆ Sulfadiazin-Nitrofurantoin-Kombination (50/100/150 mg Tbl) initial 4 x 1 g auf 4 x 1,5 (–2) g/d.
Alternativ: ☆Clindamycin (75/150/300 mg Kps, 300/600/900 mg A) 3 (–4–6!) x 600 mg/d +
- ☆ Calciumfolinat – Folinsäure – Citrovorum-Faktor (15 mg Tbl, 3/10/15/30/50/100 mg A) 10–30 mg/d.
C. Sekundärprophylaxe: Nach vier bis sechs Wochen lebenslange hochdosierte Erhaltungstherapie als Rezidivprophylaxe, z.B.

- ☆ Pyrimethamin (25 mg Tbl) 50 mg/Woche plus
- ☆ Calciumfolinat – Folinsäure 10 mg/d plus
- ☆ Sulfadiazin 4 x 1 g/d oder
- ☆ Clarithromycin (250 mg Tbl) 2 x 1 g/d oder
- ☆ Azithromycin 1–1,5 g/d oder
- ☆ Atovaquon (250 mg Tbl) 4 x 750 mg.
El.-HWZ 2–3 d.
UAW Verlängerung der QT-Zeit.

8. Zytomegalie – CMV – ZMV

Zytomegalie-Retinitis   B20.2

s. Zytomegalie.

Epidemiologie, Klinik und Prognose der Zytomegalie-bedingten interstitiellen Pneumonie: Zweithäufigste CMV-Manifestation bei AIDS. Letalität 50 %.

Epidemiologie, Klinik und Prognose der Zytomegalie-Retinitis: Auftreten bei fast jedem 2. AIDS-Patienten (häufigste CMV-Manifestation bei AIDS).
- Auftreten bei CD4-Helferzellzahl < 100/µl. Cotton-wool-Exsudate, Meningoenzephalitis.
- Sehverlust: Im fortgeschrittenen AIDS-Stadium drohte bisher 25 % der Patienten eine Erblindung. Unbehandelt tritt bei Zytomegalie-Retinitis in kurzer Zeit Erblindung auf.

Klinik der Zytomegalie-bedingten Neuritis:
- Auftreten in 1 % und bei CD4-Helferzellzahl < 100/µl. Eine Untergruppe der im Spätstadium auftretenden lumbosakralen Polyradikulitis wird durch das Zytomegalie-Virus verursacht, führt zu Paresen der Beine und ist sehr schmerzhaft.
- Verschiedene Formen der akuten und chronischen demyelinisierenden Neuropathien, der Mononeuritis multiplex und Polyneuropathien.

Therapie: Primärprophylaxe nicht sinnvoll. Zur Akuttherapie frühzeitig und zur Sekundärprophylaxe (bei Retinitis lebenslang).
- ☆ Cidofovir (375 mg A) nach Kreatininbestimmung und unter korrigierter Flüssigkeitsbilanz mit adjuvanter Gabe von Probenecid 2 g 3 h vor Therapiebeginn und 1 g 8 h nach Infusionsende zur Minderung der Nephrotoxizität, initial 5 mg/kg über > 1 h 2 Wochen hintereinander jeweils 1mal pro Woche. Erhaltungsdosis 5 mg/ kg einmal alle 2 Wochen. Anwendung gegenüber Ganciclovir und Foscarnet problemloser.
El.-HWZ 2,2 h, Metaboliten 17–60 bzw. 87 h.
KI Krea > 1,5 mg/dl, gleichzeitige Gabe nephrotoxischer Mittel. Cave bei vorheriger Gabe von Foscarnet.
UAW bb Neutropenie, Alopezie, Diarrhö. Dyspnoe, Exanthem, Fieber. Nephrotoxizität mit Proteinurie, Übelkeit und Erbrechen.
Wirkung: Antimetabolit, Virustatikum. Hemmt kompetitiv und selektiv die virale DNA-Synthese.
- ☆ Foscarnet (24 mg/ml, 250/500 ml Fl) bei akuten, mukokutanen Infektionen durch aciclovirresistente Zytomegalie-Erkrankung bei Patienten mit AIDS 3 x 60 (2 x 90) mg/kg/d i.v. alle 8 h

über 2–3 Wochen. Jeweils, auch Zytomegalie-
Retinitis: Nach Induktionstherapie lebenslange
Erhaltungsbehandlung 90–120 mg/kg i.v. an
7 Tagen pro Woche.
☆ Ganciclovir (500 mg Fl) nach Induktionsthera-
pie 3 x 1000 oder 6 x 500 mg/d bzw. 2 x 5 mg/

kg/d i.v., lebenslange Erhaltungsdosis 5 mg/kg
i.v. an 5 Tagen pro Woche.
Bei Retinitis zusätzlich Implantat eines Gan-
ciclovir-Wirkstoffdepots (Vitrasert) über 230
Tage.
– CMV-Immunglobulin.

Akalkulie   R48.8

syn. Störungen im Umgang mit Zahlen.

Einteilung: Primäre Akalkulie ohne andere neuropsychologische Störungen.
– Sekundäre Akalkulie durch Störungen anderer
zerebraler Leistungen wie Gedächtnisstörun-

gen, Aufmerksamkeits- und Sprachstörungen
bedingt [Claros Salinas D: Diagnostik von
Störungen im Umgang mit Zahlen (Akalkulie). Fortschr Neurol Psychiatr 35 (1987) 239–
48].

Akanthozytose s. Choreoakanthozytose.

Akkomodationsstörungen

(und Refraktionsanomalien), Akkomodationsparese, Akkomodationsspasmus   H52.5

s. Konvergenzparese, N. oculomotorius, Mydriasis.

Akromegalie (und Gigantismus) s. Hirntumoren – Hypophysentumoren.

Akustikusneurinom   D33.3

s. Hirntumoren, N. vestibulocochlearis.

Ätiologie: Selten auch im Rahmen einer Neurofibromatose (NF 2 > NF 1).

Anatomie/Histologie: Lage im Kleinhirnbrückenwinkel. Ausgang meist vom vestibulären Anteil des N. vestibulocochlearis.
Häufig mit umgebender arachnitischer Zyste.
Langsames Wachstum. In 2,5 % doppelseitig.
Neurinome auch mit regressiven und metaplas-
tischen Veränderungen wie diffuse Verfettungen,
fokale Verkalkungen, Gefäßwandhyalinisierung
oder (in malignen häufiger als in benignen
Neurinomen) intratumorale Ossifikationen.

Diagnostik: s. Labor, s. Röntgen. AEP: Welle II
(+ nachfolgende) pathologisch oder Verlust.
HNO-Konsil.

Differentialdiagnose: Sonstige Tumoren des Klein-
hirnbrückenwinkels: Meningeome, andere benigne Neoplasmen.
Selten Metastasen: Kasuistik mit rasch fortschreitender Hypakusis und kompletter Fazialisparese bei Adeno-Karzinom der Lunge [Ferri
G: Metastasi nel condutto uditivo interno.
Acta Otorhinolaryngol Ital 18 (1999) 269–75].
– Trigeminusneuralgie. M. Menière.

Epidemiologie: Erkrankungsbeginn im mittleren
Lebensalter, Altersgipfel mit 35–55 Jahren.
m < w.
– Kleinhirnbrückenwinkeltumoren ca. 9 % intrakranieller Raumforderungen, davon 80 %
Akustikusneurinome, Rest Meningeome, Epidermoide, Neurinome des N. trigeminus, N.
facialis, N. glossopharyngeus, Aneurysmen,
AV-Missbildungen, Metastasen, Cholesteatome, Arachnoidalzysten, Gliome u.a.

Klinik: Anamnese: 45–80 % Erstsymptom Hörminderung (?), besonders für hohe Frequenzen, nur in 5–15 % plötzlich. Tinnitus?
Kopfschmerzen (initial okzipital, später diffus)?
„Zentraler Lageschwindel" über Minuten,
wenig heftige Schwindelsensationen und
Gleichgewichtsstörungen, insgesamt unsyste-
matisch – keine Menière-Anfälle.
Befund: Frühzeitige langsam progrediente einseitige Hörminderung (pankochleäre Hypakusis).
Im Frühstadium peripher bedingter Vestibularisausfall mit gleichseitiger Unter- bis Unerregbarkeit des Labyrinths, gering richtungsbestimmter Spontannystagmus zur Gegenseite
und Fallneigung zur Herdseite, im Spätstadium

Kombination (bei Läsion der Brücke) mit zentralem Nystagmus als grober Blickrichtungsnystagmus zur Herdseite (oder optokinetische Störungen bzw. richtungswechselnder Lagenystagmus). Ocular tilt: Zwangshaltung des Kopfes mit Kippung zur kranken Seite und Augentorsion.

Bei zunehmendem Wachstum Beteiligung von N. facialis (Fazialisparese, auch Fazialisspasmus), abducens und trigeminus, Kornealreflexabschwächung, Hirnstammkompression mit ischämischer Erweichung. Die kaudalen Hirnnerven werden nur selten gelähmt.

Bei weiterem Wachstum zerebelläre Störungen, insbesondere durch Druck auf die Brücke und den mittleren Kleinhirnstiel (Crus pontomedullare) ipsilaterale, deutlich beinbetonte Ataxie mit deutlich gestörtem Gehvermögen.

Später intrakranielle Drucksteigerung und Stauungspapille, dann auch positive Pyramidenbahnzeichen.

Besonderes: Bei Frauen und jüngeren Patienten angeblich rascheres Wachstum als bei älteren Männern.

Komplikationen: Selten Subarachnoidalblutung.

Labor: Liquor: Eiweißvermehrung.

Prognose: s. Hirntumoren, s. Strahlenchirurgie.

Röntgen: Stenvers: Erweiterung des Meatus acusticus internus. CCT Gasmeatozisternographie mit Kontrastmittel.
– MRT (Methode der Wahl): Darstellung auch von intrameatalen Tumoren.

Strahlenchirurgie: s. Hirnmetastasen. Gamma-Knife-Einzeldosis-Strahlentherapie: Stockholmer Ergebnisse bei intra- und extrameataler Lage bei einem Durchmesser < 2 cm (Ausschlusskriterium Hirnstamm-Kompression): In 90 % Wachstumsstillstand oder Schrumpfung des Tumors. Bei 10 % transitorische (keine persistierende) Fazialisschwäche oder Sensibilitätsstörungen im Trigeminusbereich. Nach 10 Jahren noch bei 30 % der Patienten ausreichendes Hörvermögen. Erniedrigung der Tumorranddosis von 20 auf 11–13 Gy mit Senkung der Nebenwirkungsrate, aber Hörvermögen nur bei 30 % auf Dauer zu erhalten [Sturm V: Strahlenchirurgie in der Behandlung von intrakraniellen Tumoren und Gefäßmissbildungen. DÄB 23/94 (6.6.97) A–1566–71].
– Bei größeren Tumoren (> 2 cm) Kombination von mikrochirurgisch intrakapsulärer Verkleinerung und sekundärer Linearbeschleuniger-Strahlenchirurgie.
– Bei 162 Patienten mit im Mittel 22 mm großen Tumoren (26 % Rezidivtumoren nach vorausgegangener Resektion), von denen 76 % eine normale Fazialisfunktion und 20 % eine normale Hörfunktion aufwiesen, konnte bei Bestrahlung mit 16 Gy und Beobachtung über 5–10 Jahre in 98 % eine Tumorkontrolle (62 % Regression, 33 % gleichbleibend, 6 % geringe Größenzunahme) erreicht werden. Eine Resektion war im Veraluf bei 4 Patienten erforderlich. Die Fazialisfunktion konnte bei 79 % und die Trigeminusfunktion bei 73 % erhalten werden [Kondziolka D: Long-term outcomes after radiosurgery for acustic neuromas. N Engl J Med 339 (1998) 1426–33].

Therapie operativ: OP mit intraoperativem AEP-Monitoring. OP-Mortalität bei großen Tumoren 11–22 %, bei kleinen Tumoren 0,3 %. Postoperative totale Fazialisparesen bei 13–20 % [Tackmann W: Klinik und Diagnostik der Akustikusneurinome. Fortschr Neurol Psychiatr 53 (1985) 291– 301]. Komplikation Fazialisparese s. Fazialisparese-Therapie.

M. Alexander   E75.2

s. Leukodystrophie.

Ätiologie: Biochemischer Defekt unbekannt.

Anatomie/Histologie: Makrozephale „fibrinoide Leukodystrophie". Vermehrung von Rosenthal-Fasern.

Diagnostik: Pränatal nicht möglich. Hirnbiopsie.

Epidemiologie: Erbgang autosomal-rezessiv. Gen-/Enzymdefekt unbekannt.

Therapie: Unbekannt.

Alexie und Dyslexie   R48.0

Algodystrophie – Algoneurodystrophie s. Reflexdystrophie.

Akute Alkoholintoxikation

F10.0 (mit Tablettenintoxikation T51.9)

Alkoholmissbrauch ohne Abhängigkeit (akuter Alkoholabusus)　　　　　F10.1

s. Intoxikation, s. Alkoholismus.

♣ *So geht es mit Tabak und Rum:*
erst bist du froh, dann fällst du um.
[Wilhelm Busch]

Diagnostik *(und Therapie)*:
☆ Physostigmin (2 mg/5 ml A) unter EKG- und RR-Kontrolle, auch als Diagnostik ex juvantibus. 0,04 mg/kg bzw. 2 (–4, ggf. für einen ausreichenden Effekt sogar 8) mg langsam i.v. oder i.m. Binnen 30 (15) min Rückgang psychopathologischer und peripher anticholinerger Symptome. Bei Wirksamkeit ½–2 A alle 8 h bis maximal alle 20 min oder über Perfusor 2 mg/h.

☆ Naloxon (0,4 mg A) bei Opiatintoxikation Dosierung nach Wirkung initial 0,4–2 mg (1–5 A) i.v., Wiederholung nach 3 min bis zu 3mal möglich. El.-HWZ 1 h, ggf. Nachinjektion erforderlich.

Differentialdiagnose s. Alkoholismus.

Klinik: Alkoholdelir s. Alkoholismus. Cave: Wodka erzeugt keine „Alkoholfahne"! Lagenystagmus und Lageschwindel. Psychose mit Störung von Bewusstsein und Orientierung, Erregungszuständen, deliranter Unruhe mit Mündung in ein Erschöpfungssyndrom bis zum Koma.

Therapie: s. Diagnostik.

Alkoholismus – Äthylismus – Alkoholabhängigkeit – Alkohol-Krankheit

Abhängigkeitssyndrom – chronischer Alkoholabusus　　　　　　　　　　F10.2

♣ *Nur Wasser trinkt der Vierbeiner,*
der Mensch, der findet Bier feiner.
[Heinz Erhardt]

s. akute Alkoholintoxikation, alkoholische Polyneuropathie, Wernicke Enzephalopathie.

Ätiologie: Alkohol – Äthanol – C_2H_5OH: El.-HWZ 25 min bzw. Abbau 0,1 g/kg/h, wesentlich abhängig von der Leberleistung. Wirkung: Blockiert die Freisetzung von ADH – vermutlich kommt es im Stadium des Alkoholentzugs zu einem Rebound-Mechanismus mit überschießender ADH-Freisetzung und nachfolgender Hyponatriämie. Soll eine myotoxische Wirkung haben.
– Abhängigkeit: Regelmäßiger Konsum hemmt die Glutamat-Wirkung mit konsekutiv vermehrter Bildung von Glutamat-Rezeptoren. Bei Alkoholreduktion vermehrte erregungssteigernde Glutamat-Aufnahme (Up-Regulation) und relativer Mangel an erregungssenkender GABA.

Ätiologie des mentalen Abbaus durch Reduktion des Glukosestoffwechsels besonders links parietal und rechts frontal [Volkow N: Decreased Brain metabolism in Neurologically Intact Alcoholics. Am J Psychiatry 149 (1992) 1016–22].

♣ *Vergebliche Mühe*
Dem Kinde, wie's auch heult und stöhnt,
wird wohl die Flasche abgewöhnt.
Jedoch das ewige Kind im Mann
gewöhnt sie sich dann wieder an.
[Eugen Roth]

Definition: Alkohol-Einheit (alcohol-unit): 8–9 g Alkohol ≅ 0,1 l Wein ≅ 1 Glas Bier ≅ 1 Glas Schnaps ≅ 1 Alkohol-Einheit.
– ½ l Bier ≅ 2, 1 Flasche Wein ≅ 6 Alkohol-Einheiten.
– Alkohol-Höchstmenge laut WHO für Männer bzw. Frauen pro Tag maximal 40 bzw. 20 g/d (nicht mehr als 2 Drinks pro Tag!),

– Alkohol-Einheiten pro Woche ≤ 21 bzw. ≤ 14 ≅ ≤ 27 bzw. 18 g/d ≅ täglich maximal 3 bzw. 2 Glas Bier oder Wein oder 2 bzw. 1 kleiner Schnaps.

Diagnostik: s. Labor, s. Röntgen. EEG.
– CAGE-Test (bei ehrlicher Beantwortung von 1–2 Fragen mit „Ja" verstärkter Verdacht):
1. Haben Sie einmal das Gefühl gehabt, dass Sie Ihren Alkoholkonsum verringern sollten? (cutdown)
2. Hat jemand Sie einmal durch Kritisieren ihres Alkoholtrinkens ärgerlich gemacht? (annoyed by criticism)
3. Haben Sie sich einmal schlecht oder schuldig gefühlt wegen Ihres Alkoholtrinkens? (guilt feelings)
4. Haben Sie einmal morgens als erstes Alkohol getrunken, um sich nervlich wieder ins Gleichgewicht zu bringen oder einen Kater loszuwerden? (eye opener)
– EEG: Bei 152 von 213 Patienten Krampfanfälle, in 90 % generalisiert tonisch-klonische Anfälle, in 53 % in den ersten 7 Abstinenztagen. Anamnestisch bekannte partielle Anfälle standen in engem Zusammenhang zu fokalen EEG-Veränderungen, Kopftraumen und strukturellen CT-Veränderungen. 56 % normale EEG's mit einer Niedervoltage signifikant häufiger im Vergleich zu einer Kontrollgruppe von 1167 Patienten ohne Alkoholanamnese (p < 0,001). Obwohl nicht alkoholspezifisch, kann nach Meinung der Autoren durch den Nachweis einer Niedervoltage ein bisher unbekannter Alkoholismus entdeckt werden [Krauß, Niedermeyer E: Electroenc and Clin Neurophys 78 (1991) 97–104].

Differentialdiagnose des pathologischen Rauschs oder Alkoholdelirs (oder Komplikation – Kombination mit):
– Wernicke Enzephalopathie (okuläre Symptome, Blickstörungen, Rumpf- und Extremitätenataxie mit Gangstörung).

- Korsakow-Syndrom (Desorientiertheit, mnestische Störungen, Konfabulationen).
- Hyponatriämie mit dem Risiko der Ausbildung einer zentralen pontinen Myelinolyse.
- Enzephalitis – Meningitis.
- Intoxikation: Atropin/Belladonna-Intoxikation: Neben Temperaturanstieg und Leukozytose klinisch toxische Psychose mit Störung von Bewusstsein und Orientierung, Erregungszuständen, deliranter Unruhe mit Mündung in ein Erschöpfungssyndrom bis zum Koma.

Epidemiologie: In Deutschland 1995 Konsum von reinem Alkohol 9,9 l/Einwohner, aber 10 % der Bevölkerung bestreiten die Hälfte des Alkoholkonsums.

Klinik: Kontrollverlust: Weitgehender oder völliger Verlust der Fähigkeit, den Konsum des Suchtmittels bei sich selbst zu kontrollieren.
Suchtpotential s. u. Tabelle
Oft Polytoxikomanie: F19.2
Häufige Kombination von Cannabis mit Alkohol oder Kokain, besonders häufig von Amphetamin und Amphetaminderivaten mit Cannabis, Alkohol und Kokain.

Komplikationen neuropsychiatrisch:
Amblyopie bei B_{12}-Resorptionsstörung, frühere sog. Tabak-Alkohol-Amblyopie. Alkoholismus ist eine der häufigsten Ursachen eines Vitamin-B-Mangels.
Alkoholentzugssyndrom   F10.3
Entzugssyndrom mit Delir: Alkohol(entzugs) delir – Delirium tremens und Prädelir   F10.4
Entzugssyndrom ist nicht auf eine vom Alkoholmissbrauch unabhängige körperliche Erkrankung oder eine andere psychische Störung zurückzuführen.
Definition/Klinik:
Prädelir: Gesichtsrötung, (psycho-)motorische Unruhe, Nervosität, Haltetremor, vegetative Entgleisung mit vermehrter Schweißneigung/Hyperhidrosis, Blutdruckschwankungen, Tachykardie, Tachypnoe.
Delir(ium tremens): Allgemeine Kriterien nach ICD-10: Bewusstseinstrübung, globale Störung der Kognition, psychomotorische Unruhe, Störung des Schlaf-Wach-Rhythmus, affektive Störungen, Fluktuation in der Symptomausprägung, plötzlicher Beginn bei Absetzen bzw. Reduzieren des Konsums großer Mengen von Alkohol.
Auch Desorientiertheit, illusionäre Verkennungen, vorwiegend optische Halluzinationen, Suggestibilität, ängstliche Gespanntheit, ein-

zelne oder in Serie auftretende große zerebrale Anfälle (fakultativ), vegetativ Hyperthermie/Fieber.
Spezielle Symptomatik des Alkoholkonsums (mindestens 3 Symptome!): Tremor der vorgehaltenen Hände, der Zunge, oder der Augenlider; Schwitzen; Übelkeit, Würgen und Erbrechen; Tachykardie oder Hypertonie, psychomotorische Unruhe, Kopfschmerzen, Insomnie, Krankheitsgefühl oder Schwäche, vorübergehende optische, taktile oder akustische Halluzinationen oder Illusionen, Krampfanfall (GM). Tritt bei 5–15 % der Alkoholkranken im (relativen) Alkoholentzug auf, Mortalität 7–12 %.
Differentialdiagnose s.o.
Degeneration: G31.2
Enzephalopathie, zerebrale, zerebellare Degeneration (Ataxie), Dysfunktion des autonomen NS
Subakute Enzephalopathie mit Anfällen bei Alkoholismus   G31.2
syn. subacute encephalopathy with seizures in alcoholics – SESA.
Ätiologie: Ungeklärt, ausschließlich bei chronischem Alkoholismus. Hypothese: Hypoxisch verursacht.
Anatomie: Kasuistisch ausgeprägte elektive Parenchymnekrose als Ausdruck einer kritischen Minderperfusion der Hirnrinde.
Diagnostik: s. Labor, s. Röntgen.
EEG: Im Fallbericht periodische lateralisierte epileptiforme Entladungen (PLEDs), Allgemeinveränderung.
Differentialdiagnose: M. Leigh s. Leukenzephalopathie – subakute nekrotisierende Enzephalomyelopathie Leigh.
Klinik: Sehr selten unabhängig von Alkoholentzugsepisoden subakut auftretende Bewusstseinstrübung (hirnorganisches Psychosyndrom mit Merkfähigkeitsstörungen) in Verbindung mit neurologischen Herdzeichen wie homonymer Hemianopsie, Hemiparese oder Aphasie, obligat zerebralen Krampfanfällen (meist Kombination von einfach partiellen und/oder generalisierten Anfällen) und typischem EEG mit massiver Verlangsamung und periodischen Potentialen [Homma G, Norden: Subakute Enzephalopathie mit Anfällen bei chronischem Alkoholismus. Nervenarzt 64 (1993) 390–3].
Kasuistik mit progredienter Bewusstseinstrübung bis zum Sopor innerhalb von 24 Stunden, 5 Stunden nach Aufnahme fokalen Anfällen bis zum Status epilepticus [Meyer-Lindenberg A: Subakute Enzephalopathie mit Anfällen bei

Suchtpotential (1: höchstes Suchtpotential, 7: geringstes Suchtpotential)

	Rausch-effekt	Entzugs-erscheinungen	Verstärkung	Toleranz-entwicklung	Abhängigkeit	Gesamt-einschätzung
Heroin	2	1	1	1	1	1
Kokain	1	3	2	3	3	2
Alkohol	3	2	4	2	4	3
Nikotin	6	4	3	4	2	4
Ecstasy	4	5	5	5	5	5
Marihuana	5	6	6	7	6	6
Koffein	7	7	7	6	7	7

[Fahrenkrug H: Diskussion: Nach Heroin und Kokain gleich Alkohol und Nikotin. Abhängigkeiten 2 (1996) 43–6].

Alkoholismus (SESA): Elektive Parenchymnekrose als epileptogene Läsion. EEG-Jahrestagung (10/95) Bielefeld].
Labor: Im sonst unauffälligen Liquor deutliche, im Verlauf rückläufige Laktaterhöhung.
Prognose: Spontane Remission binnen weniger Wochen.
Röntgen: CCT und MRT ohne richtungwei-
sende Befunde.
Geburt: Alkoholembryopathie   Q86.0
ohne und mit Dysmorphien
Gelegenheitskrämpfe: Z.B. im Alkoholentzug
einzeln oder in Serie auftretende GM ohne fokale Ausprägung, ohne EEG-Veränderungen,
ohne Indikation zur antikonvulsiven Dauertherapie.
Gewalt: Alkohol- und Drogenmissbrauch bzw.
-abhängigkeit zeigen eine enge Verbindung
zu gewalttätigem Verhalten, besonders in
Kombination mit Non-Compliance oder mit
einer psychischen Erkrankung: Schizophrene
Patienten mit Alkoholismus stellen eine Risikogruppe dar mit vermehrter Gewalttätigkeit und produktiv-psychotischen Symptomen, einer höheren Rate an extrapyramidal-
motorischen Symptomen und Spätdyskinesien,
einer höheren Suizid- und Rehospitalisierungsrate.
Hirnblutung: Übermäßiger Alkoholkonsum stört
die Blutgerinnung und erhöht die Risikofaktoren arterielle Hypertonie und Übergewicht.
Marchiafava-Bignami-Syndrom –   G37.1
zentrale Demyelinisation des Corpus callosum
bei chronischem Alkoholismus besonders von
Rotwein
Anatomie/Histologie: Entmarkung im Corpus
callosum.
Differentialdiagnose: Zentrale pontine Myelinolyse besonders bei nur extrapontinen Läsionen (!) [Ghatak N: Association of central pontine myelinolysis and Marchiafava-Bignami
Disease. Neurology 28 (1978) 1295–8].
Klinik: Epileptische Anfälle.
Zentrale pontine Myelinolyse evtl. perioperativ
bzw. nach Operationen. Ggf. finden sich aus-
schließlich extrapontine Läsionen (DD Mar-
chiafava-Bignami-Syndrom)!
Alkohol-Polyneuropathie s. Polyneuropathie.
Psychotische Störungen: Alkohol-Psychosen, Al-
kohol-Halluzinosen, alkoholischer Eifersuchts-
wahn   F10.5
Alkoholisches Korsakow-Syndrom – Korsakow-
Psychose – amnestisches Syndrom   F10.6
Alkohol-Enzephalopathie – Alkohol-Demenz –
Restzustand und verzögert auftretende psy-
chotische Störung   G31.2, F10.7
Sonstige / nicht näher bezeichnete psychische
und Verhaltensstörung   F10.8 / F10.9
Pathologischer Rausch   F10.0

Komplikationen internistisch:
Gastritis durch Alkoholismus   K29.2
Leber: Alkoholische Fettleber   K70.0
Alkoholische Hepatitis,   K70.1
akut oder chronisch
Alkoholische Fibrose und Sklerose   K70.2
der Leber
Alkoholische Leberzirrhose   K70.3
Alkoholisches Leberversagen   K70.4
Alkoholische Myokardiopathie   I42.6

Alkohol-Myopathie: G72.1
Selektive Atrophie des (dynamischen) Muskel-
fasertyps II bei verminderter Aktivität der Enzyme der Glykolyse wie LDH, Triosephos-
phatdehydrogenase (TPDH) und CK in der
Muskelzelle.
Alkoholinduzierte chronische   K86.0
Pankreatitis
Alkoholinduziertes Pseudo-Cushing-   E24.4
Syndrom
Rhabdomyolyse: Kasuistik einer Alkoholikerin
mit perakuter Myopathie und einer CK bis
120.000 U/l bei klinisch nur diskreter und
schmerzloser Muskelschwäche, sekundär Myo-
globinurie und akutem Nierenversagen [Soyka
M: Akute Rhabdomyolyse als lebensbedroh-
liche Komplikation eines Delirium tremens.
Nervenheilkunde 11 (1992) 400–2].

Labor: Alkoholabbau 0,1 g/kg/h.
– BB, Hk. Engmaschig Elektrolyte, Leber- und
  Pankreaswerte, Ammoniak (NH_3). Vitamin B_1-
  Spiegel.
– CDT (Kohlenhydrat-defizientes Transferrin):
  < 20/26 U/l. Erhöht über mindestens 1 Woche
  nach/bei anhaltendem Alkoholkonsum > 60 g/d,
  HWZ 10 Tage. Spezifität > 80 %. Sensitivität
  ca. 50–70 % (niedriger als bei der γGT), niedriger bei nicht alkoholbedingten Lebererkrankungen. Extrem hohe Werte bei angeborenen
  Glykoproteinstoffwechsel-Störungen, in seltenen Fällen falsch positiv bei Eisenmangel,
  chronisch aggressiver Hepatitis, Schwangerschaft, biliärer Zirrhose.
– Fettspiegel erhöht, weil Alkohol Fett in die Peripherie freisetzt.
– Liquor (aus differentialdiagnostischen Erwägungen).

Röntgen: CCT im Einzelfall erforderlich.

Selbsthilfegruppe – Adressen für Informationen:
– Anonyme Alkoholiker AA-Kontaktstelle
  Deutschland, Postfach 422, München. Tel.
  089/366555.
– Dt. Guttempler-Orden e.V., Adenauerallee 45,
  Hamburg. Tel. 040/245880.
– Dt. Hauptstelle gegen die Suchtgefahren e.V.,
  Westring 2, Hamm. Tel. 02381/25855 oder
  25269.
– Dt. Suchthilfe e.V. und Förderkreis des Tele-
  fon-Notruf für Suchtgefährdete e.V., There-
  sienstr. 32, München. Tel. 089/281431.

Therapie des Alkoholdelirs: Ausreichende Flüssigkeitszufuhr mit Kaliumsubstitution und
ggf. Magnesium-Sulfat. Bei Hyponatriämie
langsame Korrektur über mehrere Tage (s.
zentrale pontine Myelinolyse). Clomethiazol
ggf. mit Clonidin, alternativ (zwingend bei
Clomethiazol-Abhängigkeit) Carbamazepin
(insbesondere bei zerebralen Krampfanfällen,
s. Epilepsie) mit einem Neuroleptikum, bevorzugt ☆Tiaprid (100 mg Tbl, 111 mg/ 2 ml A)
600–1200 mg/d bzw., besonders bei psychotischer Symptomatik, ☆Haloperidol oder ☆Dro-
peridol.
☆ Benzodiazepine alternativ s. Schlafstörungen.
☆ Clomethiazol (192 mg Kps, 500 mg/10 ml,
   800 mg/100 ml, 4000 mg/500 ml 0,8 % Fl) nur
   bei akutem, schwerem, alkoholbedingtem Delir unter stationären Bedingungen: Oral initial

2 Kps/10 ml Mixtur und ggf. nach 20 min, dann alle 2 h, maximal 24 Kps/d bzw. 120 ml Mixtur/d. Ausschleichende Dosierung.
I.v. unter Intensivüberwachung 500 ml 0,8 % initial 100–500 ml/h auf 40–80 ml/h bzw. 1. Tag 1000–2000 (5500) ml, 2. und nachfolgende Tage jeweils halbe Dosis bis 10 ml/h, danach keine weitere orale Gabe (Suchtgefahr).
Zusätzlich 3 x 0,25–0,5 mg Atropin (0,5 mg A) wegen Hypersekretion.
Keine Indikation in der gewöhnlichen ambulanten oder stationären Entziehungsbehandlung und keinesfalls zur Linderung von Entzugssymptomen bei Medikamentenabhängigen, bei akuten anderen psychiatrischen Erkrankungen wie akuten Manien oder schizophrenen Psychosen [Färber D: Warnende Hinweise zur Verschreibung von Clomethiazol (Distraneurin). DÄB 33/93 (1996) A 2098].
El.-HWZ 3–5 h. KI schwere respiratorische Insuffizienz, Pneumonie.
UAW Atemdepression, Darmatonie, Fieber, bronchiale Hypersekretion und Husten, Hypotonie, Kopfschmerzen, Muskelrelaxation, Rhinitis, Tachykardie. Tbl obsolet wegen Ösophagus-Läsionen (Ösophagitis bzw. Ulzera), alternativ Kapseln. UAW Suchtpotential: Ausgeprägte körperliche Abhängigkeit mit dem Risiko des vollentwickelten Entzugsdelirs incl. zerebraler Krämpfe, vom alkoholbedingten Delir nicht zu unterscheiden, und besonders hartnäckige, schwer zu behandelnde psychische Abhängigkeit.
Wirkung: Sedativum. Wirkt neuroprotektiv, aktiviert den GABA$_A$-Rezeptor-Ionenkanal-Komplex, hyperpolarisiert biologische Membranen und verhindert die neurotoxische Akkumulation von GABA.

☆ Clonidin (150/750 µg A) nicht mit Betablockern wegen gleicher Wirkungsweise, Bradykardie und Verminderung des Herzzeitvolumens. Initial unter Monitorkontrolle 150–600 µg in 15 min, zur Weiterbehandlung durchschnittlich 1800 µg/d. 750 µg in 50 ml 2–8 (–10) ml/h (30–120 µg/h bzw. 720–2880 µg/d).

☆ Droperidol (5 mg/2 ml und 25 mg/10 ml A) 125 mg/50 ml über Perfusor bis 5 ml/h oder 25 mg alle 4 h.

☆ Haloperidol (2 mg/20 gtt, forte 10 mg/20 gtt, 1/2/5/10/20 mg Tbl, 5 mg A) maximal 100 mg/d. 4–6 x 10 mg i.v. besonders bei Halluzinationen.

☆ Magnesium: Wirkung antiglutaminerg mit Erhöhung der Krampfschwelle (besonders bei Hypomagnesiämie bei Alkoholikern).

☆ Paraldehyd (5/10 ml A DAB 7 i.m., Saft) Einzeldosis 2–5 g Saft, maximale Tagesdosis 10 g, nicht mit Opiaten, 5–10 ml streng i.m., nicht i.v., nicht s.c. wegen der Gefahr der Gewebereizung.

☆ Vitamin B$_1$ – Thiamin (10/100/300 mg Tbl, 100 mg A): 100–500 mg i.m., sekundär oral.

☆ Hyoscinbutylbromid < 1 mg bei Delir, motorische Erregung. UAW: Starke zentrallähmende Wirkung, Hirnstammhemmung, keine Hautrötung oder Hyperthermie. Brechung der Willenskraft (Befragbarkeit, chemische Zwangsjacke, Abusus!).
Wirkung: s. Anticholinergika, Hypnotikum.

Entgiftung mit Hilfe von ☆Entwöhnungsmitteln – Anti-Craving-Substanzen in Verbindung mit psychotherapeutisch/psychologisch geführten Rehabilitationsprogrammen als zusätzliche medikamentöse Unterstützung:

☆ Acamprosat (333 mg Tbl) im Rahmen eines therapeutischen Gesamtkonzeptes mit begleitenden psycho- und soziotherapeutischen Maßnahmen 2–2–2 bzw. < 60 kg 2–1–1 Tbl/d unmittelbar nach der Entgiftung und ohne Abbruch auch im Falle eines Rezidivs.
El.-HWZ 20,7 h.
KI (Kontraindikation) Patienten > 65 Jahre. Nierenfunktionsstörung, schwere Leberfunktionsstörung.
UAW Bauchschmerzen, Diarrhö, Übelkeit und Erbrechen. Juckreiz. Einzelfälle makulopapulöser Exantheme. Störungen der sexuellen Erregbarkeit, Schlafstörungen, Verwirrtheit.
Wirkung: Vermindert die postsynaptische Wirkung exzitatorischer Aminosäuren und Transmitter. GABA-Agonist und Glutamat-Antagonist: Regelmäßiger Alkoholkonsum hemmt die Glutamat-Wirkung mit konsekutiv vermehrter Bildung von Glutamat-Rezeptoren. Bei Alkoholreduktion vermehrte erregungssteigernde Glutamat-Aufnahme (Up-Regulation) und relativer Mangel an erregungssenkender GABA.

☆ Buspiron (5/10 mg Tbl) 3 x 5–10 mg, maximal 60 mg/d. Leichter Anti-Craving-Effekt. Vermindert bei Benzodiazepinentzug signifikant Angstgefühle, beeinflusst nicht die Abbruchrate [Morton S: Buspirone treatment as an aid to benzodiazepine withdrawal. J Psychopharmacol 9 (1995) 331–5].

☆ Calciumcarbimid zugelassen in den Niederlanden.

☆ Cyanamid zugelassen in Österreich.

☆ Disulfiram (0,1/0,5 mg Tbl) 1. Tag bis 3 x 0,5 g, 2.–10. Tag 1–2 x 0,5 mg, dann auf 0,25 und 0,125 g.
KI Diabetes, Herz-, Kreislauf-, Leber- und Niereninsuffizienz, Psychosen, Thyreotoxikose.

☆ Doxepin (5/10/25/50/75/100 mg Tbl, 0,5 mg/gtt, 25 mg A) 3 Tage 3 x 50 mg, danach 6 Tage abends 50 mg.

☆ Naltrexon (50 mg Tbl) zur Entgiftung bzw. Heroin- und Drogenentzug unter Intubationsnarkose.
Wenn der Abhängige mindestens 7 Tage (Methadon 10 Tage) „clean" und deutlich kooperativ ist, mit Einnahme unter Aufsicht von z.B. Mo-Fr 50 mg und Sa 100 mg oder Mo und Mi 100 mg und Fr 150 mg individuell variabel über mindestens 3 Monate.
El.-HWZ 4 h.
Wirkung: Opiat-Antagonist durch kompetitive Besetzung von Subtypen der Opioidrezeptoren. Damit sind die Opiatagonisten nicht mehr in der Lage, an die Rezeptoren zu binden und ihre intrinsische Aktivität zu entfalten.
Opioide, die bereits an die Rezeptoren gebunden sind, werden mit Ausnahme von Buprenorphin aufgrund der höheren Affinität von Naltrexon von ihren Bindungsstellen kompetitiv verdrängt.
Doppelblind bei 70 Alkoholikern Rückfallquote von normal 50 % in den ersten drei Monaten deutlich gesenkt und bei den übrigen geringere Alkoholaufnahme [O'Brien, Philadelphia].

☆ Flupentixol (0,5/5 mg Tbl) maximal 20 mg/d und ☆Flupentixoldecanoat (Depot 20 mg/2 % und 100 mg/10 % A). In den USA überwiegend als Anti-Craving-Substanz, besonders bei Kokain-Konsumenten, im Einsatz.

☆ Bromocriptin (2,5/5/10 mg Tbl). Nicht zugelassen: Als Entwöhnungsmittel, Wirkung ggf. durch gastrointestinale UAW.

– Lisurid ohne therapeutischen Effekt.

Therapie prophylaktisch: In einer dänischen Studie bei Alkoholkranken mit > 60 g Alkohol-konsum mit einmonatiger präoperativer Abstinenz unter Disulfiram Senkung der sonst bis zu 3-fach erhöhten postoperativen Morbidität auf 31 % (> Morbidität bei Nicht-Alkoholkranken) gegenüber 74 % in der Gruppe ohne Abstinenz (weniger Myokardischämien, Arrhythmien und hypoxische Episoden) [Tonnesen H: Effect of preoperative abstinence on poor postoperative outcome in alcohol misusers: randomised controlled trial. Br Med J 318 (1999) 1311–6].

Allodynie

Ätiologie: Postherpetische (postzosterische) Neuralgie. Sympathische Reflexdystrophie. Bei Engpass-Syndromen wie z.B. Meralgia paraesthetica.

Definition: Schmerzen bei leichter, kurzzeitiger Berührung. Berührungsüberempfindlichkeit („Berührungsallodynie").

Alpers-Krankheit – Poliodystrophia cerebri progressiva, degenerativ bedingt   G31.8

Alport-Syndrom   Q87.8

Anatomie/Histologie: s. Diagnostik – Nierenbiopsie.

Diagnostik: s. Labor. Nierenbiopsie: Nephritis mit interstitiellen Schaumzellen und Fibrose.

Epidemiologie: Erbgang: Autosomal-dominant.

Klinik: s. Epilepsie – Ätiologie.
Befund: Trias chronische Niereninsuffizienz, beidseitige Innenohrschwerhörigkeit und Augensymptome seit früher Kindheit.

Labor: Proteinurie (tubulär und unselektiv glomerulär).

M. Alzheimer   G30

syn. Alzheimer's Disease (AD). Senile Demenz vom Alzheimer-Typ (SDAT).

Alzheimer-Krankheit mit frühem Beginn (Typ 2 < 65 Jahre, rasch prgredient) – präsenile Demenz	G30.0, Demenz F00.0
Alzheimer-Krankheit mit spätem Beginn (Typ 1 > 65 Jahre, langsam prgredient) – senile Demenz	G30.1, Demenz F00.1
Senile Demenz mit depressivem oder paranoidem Erscheinungsbild	
Sonstige Alzheimer-Krankheit, atypische oder gemischte Form	G30.8, Demenz F00.2
Alzheimer-Krankheit nicht näher bezeichnet (nicht klassifizierbar)	G30.9

s. Demenz.

Ätiologie/Ätiopathogenese – Anatomie/Histologie: s. Epidemiologie, s. Risikofaktoren.

– Immunologische Komponente (?): Immunhistochemisch entzündliche Prozesse der Glia und anderer ZNS-Zellen. Vermehrt aktivierte Astrozyten und Mikroglia-Zellen, gesteigerte Synthese von Interleukin-6 (IL-6), Akutephaseproteinen und Aktivierung von Komplementfaktoren.

– Entzündliche Komponente (?): Bei 17 von 19 Sektionen von Alzheimer-Patienten ließen sich im Gehirn Chlamydia pneumoniae nachweisen, bei 1/19 der an anderen Ursachen Verstorbenen [Hudson A, Detroit. New Scientist 2147 (1998) 24]. Verzögerung (Verhinderung?) durch nichtsteroidale Antirheumatika (NSAR)?

– Neurodegeneration: Rückgang der kortikalen Synapsendichte (kortiko-kortikales Diskonnektionssyndrom), besonders Verlust an cholinergen Neuronen im Frontallappen. Die neurofibrilläre Degeneration im Neokortex ist wahrscheinlich nicht die Ursache, sondern die Folge des Demenz-auslösenden Prozesses. Degeneration des Nucleus suprachiasmaticus im Hypothalamus (Tag-Nacht-Regulation – „zirkadiane Uhr"). Durch den Neuronenuntergang Freisetzung des Mikrotubulus-assoziierten Tau-Proteins in den Extrazellulärraum und Liquor mit messbar erhöhten Konzentrationen, bei M. Alzheimer signifikant höher als bei anderen Demenzformen (s. Labor).

Durch zerebrale Glukoseverwertungsstörung erhöhte Aktivitäten der Aminotransferasen, insbesondere der Aspartat-Aminotransferase.

– Erhöhte Aluminiumkonzentration im Gehirn.

– Aggregation und Ablagerung von kleinen, unverzweigten, unlöslichen β-Amyloid-Fasern (Aβ-Amyloid-beta-Peptide) an glatten Muskelzellen in Tunica media und Adventitia kleiner und mittlerer Gefäße in Kortex und Leptomeningen mit fibrinoider Degeneration (wie bei der zerebralen Amyloid-Angiopathie) und Bildung der extrazellulären, neuropathologisch typischen Plaques.

Das β-Amyloid entsteht in zwei Schritten aus größeren Amyloid Precursor Proteinen (APP) über spezifische proteolytische Spaltung durch zuerst Beta-Sekretase, dann Gamma-Sekretase und wird in den Extrazellulärraum abgegeben.

Bei Defekten des APP-Gens mit großer Wahrscheinlichkeit auftretende Frühform.

Synukleinopathie auch bei z.B. frontotemporaler Demenz und M. Parkinson: α-Synuklein, Vorläufer des non-αA-Anteils des Amyloids, aggregiert und bildet wohl durch pathologische Ablagerung die Lewy-Körper. Ein weiteres immunreaktives α-Synuklein-Protein wurde entdeckt [Langston J: Novel α-synucleinimmunoreactive proteins in brain samples from the contursi kindred, Parkinson's, and Alzheimer disease. Exp Neurol 154 (1998) 684–90].

– Zur Obduktion je eine Hirnhälfte in 4 %igem Formalin und bei −80 °C tiefgefroren schicken an Adresse: Prof. Dr. P. Mehraein, LMU, Institut für Neuropathologie, Referenzzentrum für Neurodegenerative Erkrankungen, Klinikum Großhadern, Marchioninistr. 15, 81377 München, Tel. 089/7095–4791/4 oder 5160–5192, Funkruf 0177–2315290. Alternativ Obduktion in München mit Übernahme der Überführung und der Transportformalitäten.

Diagnostik: s. Labor, s. Röntgen.

– EEG: Typisch, aber unspezifisch wie auch bei 20–40 % nichtdementer Älterer ist eine diffuse allgemeine Verlangsamung mit besonders biparietotemporal vermehrt eingestreuter Theta- und Delta-Aktivität. Die Zunahme der Theta- und Delta-Aktivität (und bei quantitativen EEG-Analysen die Abnahme des Alpha-Wellen-Anteils, der absoluten Alpha-Power) korreliert mit dem klinischen Schweregrad der Demenz.

☆ Tropicamid-AT führt ins Auge getropft bei 18 von 19 Personen mit Disposition für Alzheimer, in regelmäßigen Abständen mit einer Infrarotkamera mit PC registriert, zu einer wesentlich stärkeren Pupillenerweiterung als bei nicht gefährdeten Personen (32 Probanden) [New Scientist 144 (1994) 5]. Der Tropicamid-Augentest weist keine hinreichende Sensitivität und Spezifität auf.

Differentialdiagnose: Demenzen anderer Ätiologie s. Demenz: Eine zuverlässige klinische Unterscheidung ist nicht möglich.

– Multi-Infarkt-Demenz: Plötzlicher Beginn, stärkere – nächtliche! – Fluktuationen.

– Normaldruck-Hydrozephalus mit breitbeiniger Gangstörung, Harn-Inkontinenz, Demenz.

– M. Pick – Demenz vom Frontalhirntyp s. Demenz.

– Normale Altersvergesslichkeit: Sie betrifft besonders Gegenstände, nicht Ereignisse und Begebenheiten.

Einteilung:

I. 95 % nichtfamiliäre sporadisch auftretende Form: 1. Late onset AD (häufigste Form). 2. Early onset AD (selten).

II. 5 % familiäre Form (FAD): 1. Familiäre early onset AD. 2. Familiäre late onset AD.

III. AD bei Down-Syndrom: Down-Patienten entwickeln fast ausnahmslos etwa ab dem 40. Lebensjahr die typischen Hirnveränderungen der Alzheimer Demenz.

IV. AD bei anderen degenerativen Erkrankungen.

Epidemiologie: 60 % aller Demenzen. 2 w : 1 m, Frauen sind auch im klinischen Verlauf schlimmer betroffen.

– Erbgang/Gen (der 5 % mit familiärer Form): Autosomal-dominant mit unvollständiger Penetranz.

– AD 1: Chromosom 21q1, Mutation des Amyloid-Vorläuferprotein-Gens – Amyloid Precursor ProteinGen (APP-Gen). Bei Defekten des APP-Gens tritt die Frühform mit großer Wahrscheinlichkeit auf.

– AD 2: Chromosom 14, Mutation des Präsenilin 1 (PS-1)-Gens, Genort für einen Großteil der Frühformen (3–5 % der familiären Form).

– AD 3: Chromosom 1, Mutation des Präsenilin 2 (PS-2)-Gens.

– AD 4: Chromosom 19, Apolipoprotein E-Polymorphismus: Bei der Alzheimer-Spätform (bzw. Untergruppe der 5 % mit familiärer Form) ist die Variante Apolipoprotein-E4 (ApoE) häufiger vorhanden, bei Gesunden ApoE3. ApoE4 bindet schneller und fester an β-Amyloid als ApoE3 und könnte so die Proteinablagerungen im Gehirn bei Alzheimer-Patienten beschleunigen. Ohne ApoE4-Gen sind im Alter von 75 Jahren 20 %, mit einem ApoE4-Gen 45 %, mit zwei ApoE4-Genen 90 % erkrankt. Oder: Mit zwei E4-Allelen gegenüber E3 + E4 doppelte und gegenüber E2 + E4 vierfache Erkrankungswahrscheinlichkeit [Lancet 342 (1993) 710]. ApoE4-Allel ist Risikofaktor für die zerebrale Amyloidangiopathie und wohl für die Entstehung der Arteriosklerose bzw. vaskulären Demenz.

– Auf Chromosom 4 in der Telomerregion des kurzen Arms, β-Amyloid-Gen?

– Prävalenz: > 65 Jahre 2,9 %, bei rheumatoider Arthritis – chronischer Polyarthritis 0,4–0,5 %. Bei < 65-jährigen Frauen vermehrt bei Übergewicht. In Deutschland 1 Million Erkrankte, Inzidenz 30.000 Neuerkrankungen jährlich. Prävalenz ansteigend.

Klinik: Anamnese: Fremdanamnestisch initial Passivität, emotionaler Rückzug, Stimmungslabilität (depressive Störungen bei 30–60 %), Rückgang von Sorgfalt und Verlässlichkeit.

Befund: In fortgeschrittenen Stadien meist Enthemmungszeichen wie Gegenhalten, Primitivreflexe, auch Pyramidenbahnzeichen, extrapyramidalmotorische Symptome, in 10–20 %

Myoklonien, bei 1/3 Parkinson-Syndrom bzw. im Enstadium wohl immer akinetisch-rigides Syndrom. Durch gestörte Motorik vermehrt auftretende unkontrollierte Stürze (verzögerte NLG).
- Diffuse Lewy-Körper-Demenz – DLBD: G31.8 Umstrittene Entität, ggf. Mischform zwischen M. Alzheimer und M. Parkinson [Brown D: Neuropathologic evidence that the Lewy body variant of Alzheimer disease represents coexistence of Alzheimer disease and idiopathic Parkinson disease. J Neuropathol Exp Neurol 57 (1998) 39–46]. Spontane Halluzinationen, kortikale Demenz.

Labor: Routinelabor, T_3, T_4, TSH.
- Bei konkretem Verdacht auf familiäre präsenile Demenz (< 60 J.): Genetische Tests auf Präsenilin (PS-1 und PS-2), APP-Gen. Bei nachgewiesener Genmutation Nachweis erhöhter Konzentrationen des Amyloid-Aβ42-Peptids und erniedrigter APP-Konzentrationen im Liquor.
- Senile AD: Apolipoprotein-Ee4-Allel als Marker einer genetischen Disposition (Adresse: z.B. Gemeinschaftspraxis, Bayerstr. 53, 80335 München, Tel. 089/54308–0, Fax –155).

Liquor: Tau-Protein erhöht (s. Ätiologie): Bei 40 Patienten gegenüber 36 Kontrollpersonen und Werten > 260 pg/ml Sensitivität von 89 und Spezifität von 97 %, richtige Zuordnung in 95 % [Kurz A: Tau protein in cerebrospinal fluid is significantly increased at the earliest clinical stage of Alzheimer disease. Alzheimer Dis Assoc Disord 12 (1998) 372–7].
- β-Amyloid – Aβ42-Konzentration (mit den Plaques assoziiert) erniedrigt. Für Tau-Protein und β-Amyloid 0,5 ml Liquor in Polypropylen-Gefäß sammeln, bei 4–8 °C (Kühlschrank) lagern und gekühlt – am besten auf Trockeneis – transportieren (Adresse: z.B. Gemeinschaftspraxis, Bayerstr. 53, 80335 München, Tel. 089/54308–0, Fax –155).

Risikofaktoren: Die Gefäßrisikofaktoren sind auch für den M. Alzheimer relevant. Anhand der Daten der Baltimore Longitudinal Study of Aging (BLSA) vermutlich Verzögerung (Verhinderung?) der Alzheimer-Erkrankung durch
1. nichtsteroidale Antirheumatika – NSAR (mit der Dauer der NSAR-Medikation fällt das Alzheimer-Risiko),
2. Östrogene (Frauen mit einer Östrogen-Hormontherapie reduzierten ihr Alzheimer-Risiko um 54 %).

Röntgen: MRT: Weiße-Substanz-Läsionen (white matter lesions, Leukoaraiose) in 20–60 %, sprechen mehr für eine vaskuläre Demenz.
- PET: Regionale Glukose-Stoffwechselminderung im parietalen, temporalen und frontalen Assoziationskortex. Dagegen wird der Stoffwechsel im primären sensomotorischen Kortex, visuellen Kortex, Stammganglien, Hirnstamm und Zerebellum von der Stoffwechselstörung weitestgehend ausgespart. Differenzierung möglich gegenüber vaskulären und Multi-Infarkt-Demenzen, Pickscher Atrophie mit frontotemporaler Störung, Chorea Huntington,

Folgen von chronischen Intoxikationen (wie Korsakow-Syndrom mit Stoffwechselstörungen in basalen temporalen, thalamischen und hypothalamischen Strukturen) oder Enzephalitiden (Herpes simplex-Enzephalitis temporale Defekte) [Heiß W: PET. DÄB 92/8 (24.2.95) B-372–8].
Bei 12 Patienten Aufnahme des Kokain-Analogon ^{11}Cβ-CFT gegenüber 15 altersentsprechenden Probanden sowohl im Putamen als auch Nucleus caudatus um 20 % reduziert (bei M. Parkinson nur im Putamen); je geringer die ^{11}Cβ-CFT-Aufnahme, desto stärker waren die extrapyramidalen Symptome. Bei den 15 Probanden ließ die Aufnahme mit zunehmendem Alter pro Dekade um 4,4 % im Putamen und 4,7 % im Nucleus caudatus ab [Rinne J: Striatal uptake of the dopamine reuptake ligand ^{11}Cβ-CFT is reduced in Alzheimer's disease assessed by positron emission tomography. Neurology 50 (1998) 152–6].
- Xenon^{133}-Inhalationszerebrographie über 32 Kortexarealen: Allenfalls im Frühstadium Differenzierung zur vaskulären Demenz (subkortikale arteriosklerotische Enzephalopathie, Multiinfarktdemenz) möglich, bei M. Alzheimer parietale und temporale bei nur selten frontaler CBF-Senkung und erst im Verlauf zusätzliche frontale CBF-Senkung mit einhergehenden kognitiven Ausfällen, Seitenunterschiede nur bei isolierten klinischen Zeichen wie z.B. Aphasie; bei vaskulärer Demenz bereits im Frühstadium frontale Mitbeteiligung und Seitenunterschiede; im Spätstadium kein Unterschied zwischen beiden Gruppen [Hartmann A, Bonn: Kann die Messung der kortikalen Durchblutung zwischen Patienten mit M. Alzheimer und jenen mit Mikrozirkulationsstörungen unterscheiden? (10/97) Dresden].

Selbsthilfegruppe – Adressen für Informationen: Dt. Alzheimer Gesellschaft e.V., Büchsenstr. 34–6, 70174 Stuttgart, 0711/2268598, Fax 0711/2268519. http://www.medicus.de/kopfundseele/demenz.htm.

Therapie: Nachtschlaf nicht über 7–8 Stunden, kein Schlaf tagsüber.
- Ggf. Lichttherapie: Tgl. 2 Stunden 2000 Lux am späten Nachmittag oder frühen Vormittag (kann auch agitiertes Verhalten bessern).
- Bei Zwillingspaaren späteres oder kein Auftreten von M. Alzheimer bei Einnahme von Ibuprofen, Piroxicam oder Naproxen wegen Arthritis s. Epidemiologie-Prävalenz [TW Neur Psych 8 (5/93) 206].
- Bewegungs- und Koordinationstraining, künstlerisch-expressive Therapieformen wie Musik, Tanz, Malerei.
- Sozial stabilisierende Programme sowie Hirnleistungstraining („Gehirnjogging").
- Depressive Störungen behandeln (Serotonin-Wiederaufnahmehemmer – Antidepressiva mit anticholinergen UAW wegen ihres nachteiligen Einflusses auf die kognitiven Funktionen meiden).
- Zurückhaltung mit Neuroleptika [McShane R: Do neuroleptic drugs hasten cognitive decline in dementia? Prospective study with necropsy follow up. Br Med J 314 (1997) 266–70].

Acetylcholinesterase-Hemmer: Meist bei leichtem und mittelschwerem Alzheimer nach Diagnose durch einen Facharzt, bei vorhandener Bezugsperson zur Sicherstellung der korrekten Einnahme und Therapiebeurteilung, unter Alkoholabstinenz. Bei innerhalb von 3 Monaten ausbleibendem Erfolg Therapie absetzen. Problematisch, ggf. kommt der medikamentöse Einsatz zu spät.

☆ Donepezil (5/10 mg Tbl) 5 mg abends, ggf. nach 4–6 Wochen auf 10 mg/d, ohne erforderliche Blutkontrollen.

− Internationale, multizentrische, plazebokontrollierte Doppelblind-Studie an 161 Patienten zwischen 55 und 85 Jahren mit einer mindestens einjährigen leichten bis mittelschweren Demenz: Nach 12 Wochen Gabe von 3 bzw. 5 mg/d signifikante bzw. hoch signifikante Besserung der Kognition im ADAS-cog (Alzheimer Disease Assessment Scale − cognitive subscale), Korrelation zur Plasmakonzentration. Steady state unter 3 bzw. 5 mg/d 13,1 ng/ml bzw. 29,6 ng/ml [Rogers. Neuroendocrinol 7 (1996) 293–303].
El.-HWZ 70 h. UAW (3 bzw. 5 mg) Diarrhö (3/10 %), Magenbeschwerden (5/8 %), Obstipation (3/8 %), Schwindel (3/8 %), Übelkeit und Erbrechen (5/10 %). Keine Lebertoxizität.
Wirkung: Piperidin-Derivat, AChE-Hemmer mit sehr hoher Selektivität für die zentrale Acetylcholinesterase (1000mal höher als peripher).

☆ Metrifonat (Tbl, noch nicht zugelassen): Milde bis mäßige Formen 80 mg/d bzw. in einer plazebokontrollierten Studie über 12 Wochen unter der höchsten Dosis von 0,65 mg/kg bester Effekt auf die Kognition im ADAS-cog (Alzheimer Disease Assessment Scale − cognitive subscale) und Verbesserung im Gesamteindruck (CIBIC-Plus). Dosen bis 1000 mg werden toleriert.

☆ Rivastigmin (1,5/3/4,5/6 mg Tbl) bei leichten und mittelschweren Formen.

− ADENA-Studie plazebokontrolliert (n> 3300) mit low dose 1–4 mg, high dose 6–12 mg (durchschnittlich 9 mg) mit Dosis-Wirkungs-Beziehung. Effekt bei Prüfung nach 12, 18 und 26 Wochen.
Wirkung: gehirnselektiv. Klinisch relevanter Einfluss auf die Alltagsaktivitäten (PDS). Signifikante Besserung der Kognition im ADAS-cog (Alzheimer Disease Assessment Scale − cognitive subscale). Verbesserung im Gesamteindruck (CIBIC-Plus).
El.-HWZ 0,6–2 h, Wirkdauer 10–12 h. Renale Ausscheidung mit geringer Beteiligung des Zytochrom P450-Systems.
KI Überempfindlichkeit gegenüber Carbamat-Derivaten. UAW am häufigsten Asthenie, Anorexie, Schwindel, Somnolenz, Übelkeit und Erbrechen. Auch Bauchschmerzen, Verwirrtheit und Agitiertheit, Depression, Diarrhö, Dyspepsie, Kopfschmerzen, Schlaflosigkeit, Infekte der oberen Luftwege und Harnwegsinfekte, Schwitzen, Unwohlsein, Gewichtsverlust, Tremor.

☆ Tacrin (10/20/30/40 mg Tbl) unter engmaschigen GPT-Kontrollen Woche 1–12 wöchentlich, Woche 13–24 vierzehntägig, danach vierteljährlich, anfangs 4 x 10 mg alle 6 Wochen auf 4 x 20, 4 x 30 mg und in Ausnahmefällen 4 x 40 mg/d, bei GPT-Erhöhung > 20 U/l Dosiserhöhung erst nach GPT-Normalisierung, bei GPT-Erhöhung > 60 U/l über 4 Wochen oder > 100 U/l absetzen mit wöchentlichen GPT-Kontrollen bis zur Normalisierung. Ggf. Reexposition. El.-HWZ länger als Physostigmin.
KI Alkoholkonsum, Leberschädigung oder vorangegangener Ikterus unter Tacrin mit Bilirubin > 3 mg/dl.
Relative KI kardiale Arrythmien, Sick-Sinus-Syndrom, unbehandelte Magen-Darm-Ulzera.
UAW: Dosisabhängige cholinerge UAW (7 %) wie Bauchschmerzen, Bradykardie, Bronchokonstriktion, Diarrhö, gastrointestinale Irritationen, kardiale Probleme, Übelkeit und Erbrechen. Reversible Leberschädigung mit 40 % Transaminasen-Anstieg (führt zum Abbruch). Granulomatöse Hepatitiden, Leberzellnekrosen. Psychische Reaktionen wie Aggressivität, Reizbarkeit, Überaktivität, Schlafstörungen. Theophyllin-Spiegelerhöhung. Tacrin-Spiegelerhöhung durch Cimetidin.
Wirksamkeit sicher nur bei einer Dosierung von 160 mg/d, also einer Dosis, bei der über zwei Drittel der Patienten wegen UAWs die Therapie abbrechen.
Wirksamkeit: In USA bei 40 % Besserung der Gedächtnisleistungen (doppelblind an 600 Patienten).
Wirkung: Zentral wirksamer reversibler Acetylcholin-Esterase-Hemmer (AChE-Hemmer), ähnlich Physostigmin.

☆ Östrogene (Hirnfunktionen verschlechtern sich unter Östrogenmangel, bei Ovarektomierten wurde eine reduzierte Merkfähigkeit beobachtet. Es gibt Östrogenrezeptoren auf cholinergen Neuronen und im Hippocampus): Peri- und postmenopausale Östrogensubstitution bei 472 Frauen der Baltimore Longitudinal Study of Aging (BLSA) mit Beobachtung über 16 Jahre, von denen 38 Patientinnen an M. Alzheimer erkrankten, reduzierte das relative Risiko auf 0,46 gegenüber der Plazebogruppe bei vergleichbarem Bildungsniveau (Alzheimer-Risikoreduktion um 54 %).

− Postmenopausale Östrogensubstitution verbessert die kognitive Funktion: Verbesserte bei japanischen Frauen zwischen 45 und 49 Jahren die zerebrale Durchblutung unter i.v.-Gaben von [99m]Technetium und PET [Ohkura T, Koshigaya].
Wirkung auch über antidepressive Effekte. Verbessert den Acetylcholin-Metabolismus. Wirkt direkt auf Glia- und Neuronenfunktionen.
Reduziert Apolipoprotein E und damit Amyloid (das zur Plaque-Bildung führt). Ggf. Erklärung durch Synthesehemmung von Interleukin-6 − IL-6.

Andere: Beeinflussung durch Substanzen mit Anti-beta- und Anti-gamma-Sekretase-Aktivität.

☆ Nichtsteroidale Antirheumatika − NSAR (s. Schmerz): Anhand der Daten der Baltimore Longitudinal Study of Aging (BLSA, n = 1700) senken NSAR bei Langzeiteinnahme > 2 Jahre (mit der Dauer der NSAR-Medikation fällt das Alzheimer-Risiko) das relative Risiko der Alzheimer-Erkrankung auf 41 % (vermutlich Verzögerung. Verhinderung?).

☆ Indometacin (50 mg Kps/100 mg Supp) 3 x 25–50 mg, maximal 200 mg. Positive Effekte durch Studien zu belegen. Cyclooxygenase-2- (COX-2) -Hemmer ggf. günstiger.

☆ L-Carnitin – Levocarnitin (1 g/3,3 ml Sirup bzw. 10 ml Trinklösung, 1 g/5 ml A) 3 g/d. Erste positive Effekte durch Studien zu belegen.

☆ Desferoxamin (5 ml Fl) kann Aluminiumionen binden und verlangsamt die Progression.

– Galanthamin und Hydrobromid sind noch in Erprobung.

☆ Ginkgo biloba (40/80/120 mg Tbl, 40 mg/ml forte gtt) 2 x 120 mg.

☆ Memantine (10 mg Tbl, 10 mg A, 20 gtt/10 mg) wochenweise einschleichend 1. Woche 5–10 mg/d, Kdr 0,5–1 mg/kg. Bis 30 mg/d.

– Muskarinagonisten wie Milamelin, Xanomelin und SB202026 mit selektiv postsynaptischer Wirkung auf M1-Rezeptoren:
Xanomelin wirkte in einer sechsmonatigen Studie nicht auf kognitive Funktionen, besserte aber Agitation, Halluzinationen und Wahnbildung. SB202026 scheint auf die Kognition zu wirken.

☆ Nerve Growth factor – NGF: Nach rechtsintraventrikulärer Infusion von β-NGF (der Glandula submandibularis von männlichen Mäusen) 6,6 mg über 3 Monate (n=2) und 0,55 mg über 3 kürzere Zeiträume (n=1) bei 2 Patienten Frequenzzunahme im EEG, bei einem Patienten deutliche mehrmonatige Durchblutungszunahme im frontalen und temporalen Kortex. UAW bei allen 3 Patienten abrupt auftretende intensive dumpfe konstante Muskelschmerzen 11–14 Tage nach Behandlungsbeginn, nach Absetzen reversibel; Gewichtsverlust; 1–2 Monate nach Therapieende noch bestehende Angstzustände, Schlaflosigkeit und Verwirrtheit [Jönhagen M: Intracerebroventricular infusion of nerve growth factor in three patients with Alzheimer's disease. Dement Geriatr Cogn Disord 9 (1998) 246–57].

☆ Nicergolin (5/10 mg Tbl, 5 mg/ 20 gtt, 4 mg i.m. A) 3 x 10 auf 3 x 5 mg.

☆ Nikotin ?

☆ Piracetam (800/1200 mg Tbl, 12 g A) 3–4 x 800–1200 mg/d, bei Alzheimer 8 g/d.

– Propentophyllin (Adenosin-Reuptake-Hemmer) noch experimentell, wirkt glutamat-antagonistisch und neuroprotektiv.

☆ Vitamin E – D-α-Tocopherol (100/200/300/400/600 mg Tbl, 100/300 mg A): In einer Zweijahresstudie bei milden Formen wurden gegenüber Plazebo die Studienendpunkte (Progression zur fortgeschrittenen Demenz, Pflegebedürftigkeit, Mortalität) um etwa 8 Monate verzögert. Vitamin E mit Selegilin ohne additiven Effekt.

☆ Xanomelin: Bei leichten bis mittelschweren Formen 225 mg/d. Plazebokontrollierte Doppelblind-Studie an 343 Patienten über 60 Jahre mit leichten bis fortgeschrittenen Formen im ADAS-cog (Alzheimer Disease Assessment Scale – cognitive subscale) nach 0, 4, 8, 12, 24, 28 Monaten unter 225 mg/d über 6 Monate (75 und 150 mg ohne Wirkung) Verbesserung von kognitiven Funktionen und Verhaltensauffälligkeiten: Reduktion von Halluzinationen, Zwangshandlungen, Verfolgungswahn, Stimmungsschwankungen.
UAW 76 % Hyperhidrosis, 52 % Übelkeit und 42 % Erbrechen, 37 % Schüttelfrost, 12,6 % Synkopen, 11 % Brustschmerzen: Unter 225 mg/d in 52 % UAW-bedingter Therapieabbruch [Bodick N: Effects of xanomelin, a selective muscarinic receptor agonist, on cognitive function and behavioral symptoms in Alzheimer Disease. Arch Neurol 54 (1997) 465–73].
Wirkung: Selektiver Muscarinrezeptor-Agonist, wirkt auf M_1- und M_4-Rezeptoren (von den 5 Untergruppen der Muscarin-Rezeptoren ist der M_1-Rezeptor wohl der wichtigste)

– Zerebrale Vasodilatatoren wie Cyclandelat und Dihydroergotoxin werden nicht mehr empfohlen.

– Selegilinhydrochlorid s. M. Parkinson. s.o. Vitamin E. Bei 51 von 60 Alzheimer-Patienten, die nach einer 4-wöchigen Plazebophase 10 mg, kein Effekt [Freedman M: L-deprenyl in Alzheimer's disease: cognitive and behavioural effects. Neurology 50 (1998) 660–8].

Amaurose s. Blindheit.

Amaurosis fugax s. zerebrale Ischämie.   G45.3

Amnesie – amnestisches Syndrom – Gedächtnisstörung organischer Genese. s. Delir.

Anterograde Amnesie	R41.1
Retrograde Amnesie	R41.2
Amnesie o.n.A.	R41.3
Dissoziative Amnesie	F44.0
Amnesie nach Polytoxikomanie	F19.6
Alkohol	F10.6
Cannabinoide	F12.6
Halluzinogene	F16.6

Kokain   F14.6
flüchtige Lösungsmittel   F18.6
Nikotin/Tabak   F17.6
Opioide   F11.6
Sedativa und Hypnotika   F13.6
Stimulantien incl. Koffein   F15.6
Psychogene Orientierungsstörung (Differentialdiagnose)   F44.8

Transiente bzw. transitorische globale Amnesie – TGA – amnestische Episode

                                                                         G45.4

Ätiologie: Keine allgemeingültige Ursache.
– Wohl erhöhte Disposition zur paroxysmalen Dysregulation (wie bei der Migräne) eines oder mehrerer Neurotransmittersysteme (s. Röntgen) bds. im Hippocampus (mesialer Temporallappen) bzw. im oberen Hirnstamm, die diffus auf den Kortex projizieren. Signifikant höhere Inzidenz von Migräne und auch Spannungskopfschmerz (aber: TGA ist kein Migräneäquivalent).
– Bei den meisten Fällen keine Thromboembolie, selten Zusammenhang eher mit vertebrobasilären Hirninfarkten. Nach Angiographie [Cochran J: Transient global amnesia after cerebral angiography. Arch Neurol 39 (1982) 593–4].
– Bei Neurolues.
– Auslösung in 20 % durch emotionale Ereignisse wie Schreck oder seelische Erschütterungen [Pillmann E: Transitorische globale Amnesie – psychogene Auslösung einer organischen Störung. Fortschr Neurol Psychiatr 66 (1998) 160–3].

Diagnostik: s. Labor, s. Röntgen. EEG. Bei V.a. Herzrhythmusstörungen Langzeit-EKG.

Differentialdiagnose: Epileptischer Dämmerzustand oder postiktale Amnesie. (Alkohol-) Intoxikation. Zerebrale (bds.) temporale Ischämie bei Gefäßprozess. Psychogene Amnesie. Synkope (mit Sturz!).

Klinik: Anamnese: Herzrhythmusstörungen? Altes Schädel-Hirn-Trauma oder sonstiges Trauma? Vorausgegangener Bewusstseinsverlust? Partielle oder totale Amnesie? Amnesie-Dauer? Seit Auftreten Einengung oder Zunahme der Erinnerungslücke? Begleitende motorische Unruhe?

Befund/Verlauf: Akutes, wenige Stunden andauerndes und in der Rekonvaleszenz weitgehend komplett remittierendes amnestisches Syndrom ohne zusätzliche neurologische Symptome oder Herdhinweise.

Labor: Lues-Serologie.

Prognose: Besser als bei TIA-Patienten. 7 % (von n=109) Entwicklung einer Epilepsie (Differentialdiagnose!) [Hodges J: The aetiology of transient global amnesia. Brain 113 Part III (1990) 639–57].

Röntgen: CCT und MRT in den T1- und T2-gewichteten Aufnahmen ohne morphologisches Korrelat.
MRT diffusionsgewichtete Aufnahmen (TR/TE 22/2–5 ms, Pixel-Größe 1,1 x 1,1 mm, 10 Averages, Aufnahmezeit 57 s): Bei 7/10 erhöhte Signalintensität im linken Hippocampus (zelluläres Ödem im Temporallappen), davon bei 3 Patienten bilaterale Veränderungen, die am auffälligsten waren bei den Patienten, bei denen die Untersuchung bereits 2 h nach Symptombeginn durchgeführt wurde [Strupp M, München: Diffusion-weighted MRI in Transient Global Amnesia. Ann Neurol 43 (1998) 164–70].
– Akut-HMPAO-SPECT: Ein- oder beidseitige temporobasale Hypoperfusion.
– PET: In Kasuistiken Hypoperfusion im Temporallappen.

Amyloid-Angiopathie s. Angiopathie.

Amyloidose

                                                                         E85

Amyloidose nichtneuropathisch, heredofamiliär / neuropathisch, heredofamiliär   E85.0 / E85.1
Alters-Amyloidose / Begleit-Amyloidose, und Glaukom   E85.8 / E85.9
Organbegrenzte Amyloidose: E85.4
    Bindehaut, Darm, Gefäße, Haut, Hypophyse, Larynx, Leber, Lid, Lunge, Magen, Nebenniere, Nebenschilddrüse, Niere – Amyloidschrumpfniere, Pleura, Pulmonalarterie, Pulpa, Schilddrüse, Thymus.
Amyloidose der Hornhaut primär hereditär   E85.4
Amyloidose sekundär, systemisch   E85.3

s. Angiopathie: Zerebrale Amyloid-Angiopathie (CAA) – kongophile (nekrotisierende) Angiopathie. s. Polyneuropathie.

Anatomie/Histologie: Immunhistochemisch AL-Amyloidose (Präalbumin-Komplexe).
Polyneuropathie mit axonaler Degeneration und IgG-Leichtketten. Infiltration mit Zerstörung der Gesamtstruktur.
– Amyloid-Myopathie: Bei allen 13 Patienten Zeichen des neurogenen Umbaus mit nekrotischen Fasern, regenerierenden Fasern und diskrete Zeichen der neurogenen Atrophie; 5/13 Gefäßwandverdickungen, 7/10 Lambda- oder Kappa-Leichtketten-Ablagerungen, 10/10 Apolipoprotein E-Ablagerungen [Spuler S, München: Amyloid-Myopathie – eine unterdiagnostizierte Muskelerkrankung. DGN (10/97) Dresden].

Diagnostik: s. Labor. EKG: Niedervoltage. Echokardiographie: Ggf. Herzmuskelhypertrophie. Rektumschleimhautbiopsie (Kongorot-Färbung) ggf. auch amyloid-negativ.
Leberbiopsie (positiver Amyloidnachweis trotz fehlender serologischer Auffälligkeiten fast typisch).
Dünndarmsaugbiopsie, Bauchfettaspiration. Suralisbiopsie ggf. mit Muskelbiopsie.

Differentialdiagnose: Sekundäre Amyloidose bei Diabetes mellitus, chronischen Entzündungen etc.

Epidemiologie: Auftreten selten sporadisch, meist familiär autosomal-dominant: Hereditäre Amyloidosen Typ Andrade oder portugiesischer Typ, Rukavina-Typ, Van-Allen-Typ, Mertoja-Typ.

Klinik: Anamnese: Gewichtsverlust, Synkopen, ggf. Schwindel. 15 % der Patienten zeigen neurologische Symptome (meist Polyneuropathie).
Befund: GI-Trakt: Diarrhöen oder Obstipation, Gewichtsverlust. Oft Heiserkeit. Digitalisrefraktäre Herzinsuffizienz. Makroglossie.
– Myopathie ggf. als initiales Symptom mit symmetrischer proximaler Muskelschwäche.
– Polyneuropathie (axonale Degeneration) mit strumpfförmigen symmetrisch-sensiblen Hyperpathien oder armbetonter Manifestation, ggf. mit Hirnnervenbeteiligung,
mit autonomer Beteiligung G99.0 (orthostatische Hypotonie, Dyshidrose, Impotenz, trophische Ulzera) und z.B. beidseitigem Karpaltunnel-Syndrom, später progredienter motorischer Neuropathie. Initial auch asymmetrische Verteilung.
Erkrankungsbeginn meist im 5. oder 6. Lebensjahrzehnt, vorwiegend bei Männern.
– Rheumatische Beschwerden.

Labor: > 75 % oligoklonale Gammopathie. IgG-Leichtketten-Amyloidose (hereditär mit Präalbumin-Komplexen).

Prognose: Hochmaligner Verlauf, mittlere Überlebenszeit ca. 20 Monate, 5-JÜR ca. 20 %.

Therapie: s. paraproteinämische Polyneuropathie.

Amyotrophe Lateralsklerose s. Lateralsklerose.

Neuralgische Amyotrophie s. Polyneuropathie – Schulteramyotrophie.

Anästhesie s. Dysästhesie und Parästhesie
R20.0

Analfissur
K60.3

Ätiologie der chronischen Analfissur: Durchblutungsstörungen (Entzündung) des Sphinkters führen zu erhöhtem Sphinktertonus (externus > internus) und Schmerz.

Differentialdiagnose: Analfistel.

Epidemiologie: Prävalenz hoch.

Klinik: Definition: Longitudinaler Riss in der Analschleimhaut und Muskulatur des Sphincter ani externus (und internus).
Anamnese: Schmerzen, leichte Blutung, Brennen, Nässen, Obstipation. Befund: Vorpostenfalte.

Prognose: Oft spontane Abheilung.

Therapie: 1. Konservativ Sitzbäder. Salbentherapie mit ☆Isosorbiddinitrat-Salbe mit 10 mg, über 6–12 Wochen 5mal täglich aufgetragen, bei 34 Patienten mit 88 % Abheilung. Signifikante Zunahme des anodermalen Blutflusses und Abnahme des Sphinkterdrucks [Schouten W: Pathophysiological aspects and clinical outcome of intra-anal application of isosorbide dinitrate in patients with chronic anal fissure. Gut 39 (1996) 465–9].
2. Bei > 3 Monaten Sitzbäder und Isosorbiddinitratsalbe ohne Abheilung:
☆ Botulinum-Toxin Typ A. 2,5–5 E Botox (100 E/Amp) oder 10–25 E Dysport (500 E/Amp) in 0,1 ml bilateral der Fissur 1 cm tief in den

Sphincter externus (+ Sitzbäder) mit Kontrolle nach 1 Woche und 3 Monaten. Schmerzfrei nach 1 Woche 78 %, Abheilung nach 3 Monaten 82 %, nach 1/2 Jahr in 79 % [Jost W: One hundred cases of anal fissure treated with botulinum toxin. Early and long-term results. Dis Colon Rectum 40 (1997) 1029–32].

In einer Studie an 50 Erwachsenen Abheilung nach 2 Monaten unter 2 x 20 E Botox bei 24/25 (96 %) und unter 2 x täglich 0,2 %iger Nitroglyzerinsalbe bei 15/25 (50 %) [Brisinsda G: A comparison of injections of botulinum toxin and topical nitroglycerin ointment for the treatment of chronic anal fissure. N Engl J Med 341 (1999) 65–9].

KI Fisteln.

UAW 7 % vorübergehende Inkontinenz. 8 % Rezidive. 9 % (5/54) Perianalthrombose.

Wirkung: Parese des Sphincter ani in 94 % und des M. puborectalis in < 4 % [Jost W, Göttingen (20.5.95)].

Therapie operativ: Wegen der Gefahr der postoperativen Inkontinenz (in 30 %) allenfalls bei Therapieresistenz nach Ausschöpfen aller konservativen Maßnahmen
1. Dehnung in Lokalanästhesie oder Narkose, oder
2. Laterale interne Sphinkterotomie.

Chronischer Analgetika-Missbrauch   F55

Kombinierter und nicht näher bezeichneter Medikamentenmissbrauch (ohne Abhängigkeit)   F19.1
Medikamenten-/Drogenabhängigkeit (Sucht), Polytoxikomanie   F19.2

s. Kopfschmerz.

Klinik: Dauerkopfschmerzen, depressive Symptome, Ergotismus (kalte Akren, Angina pectoris, Bauchkrämpfe, Claudicatio intermittens), Magen- und Darmulzera, Nierenschäden, erhöhte Sterblichkeit an Tumoren der harnableitenden Wege.

Aneurysma – Aneurysmen   I72.9; erworbene arteriovenöse Fistel I77.0

s. Aortenaneurysma, Karotisaneurysmen, Subarachnoidalblutung.
Aneurysmen der Arterien der oberen Extremität   I72.1
Aneurysmen der A. pulmonalis   I28.1
Aneurysmen der Nierenarterien   I72.2
Aneurysmen der Hüftarterien, A. iliaca, Leiste   I72.3
Aneurysma spurium A. femoralis profunda, Aneurysmen der Arterien der unteren Extremität   I72.4
Aneurysmen sonstiger näher bez. Arterien / Aneurysma nicht näher bez. Sitzes   I72.8 / I72.9
Nichtrupturiertes zerebrales (Hirnarterien-) Aneurysma (s. Subarachnoidalblutung)   I67.1

Klinik: Aneurysmenblutung, -perforation, -ruptur.

Anfall – Hirnorganischer Anfall s. Epilepsie.

Angiitis s. Vaskulitis, s. M. Wegener. Hyperergische Angiitis der Koronararterien.

Angioblastom (Hämangioblastom) s. Hirntumoren – Angioblastoma Lindau.
s. Von-Hippel-Lindau-Syndrom.

Angioma capillare et venosum calcificans s. Sturge-Weber-Syndrom.

Angiomatose s. Von-Hippel-Lindau-Angiomatose.
Enzephalofaziale oder zerebrofaziale Angiomatose s. Sturge-Weber-Syndrom.

Arteriovenöse Angiome – AV-Malformationen – AVM – AV-Fisteln

Arteriovenöse erworbene zerebrale Fistel	I67.1
Arteriovenöse Fehlbildung Hirngefäße / extrakraniell hirnversorgende Gefäße / periphere Gefäße	Q28.2 / Q28.0 / Q27.3
Hämangiom, jeder Sitz (Hirnbasisarterie)	D18.0

Anatomie/Histologie: Kongenitale Gefäßmissbildung mit undifferenziertem arteriovenösen Gefäßkonvolut wenig differenzierter hypertrophierter Gefäße mit einem Nidus ohne Kapillarnetz zwischen Arterien und Venen (es bestehen direkte arteriovenöse Verbindungen). An den Arterien Endothelverdickung, Mediahypertrophie und Thromboseneigung. In den großen kavernösen Abschnitten sind Lamina elastica und muscularis der Gefäßwand reduziert. Druckerhöhung im venösen System. Durch allmähliche Gefäßweitstellung „Pseudowachstum". Das Hirngewebe im Gebiet der AVM ist funktionell nicht aktiv. Oberflächliche Drainage über Kortexvenen zu den Sinus oder Drainage über das tiefe venöse System.
- 10–18 % der AVM liegen in der hinteren Schädelgrube, meist paramedian in der Kleinhirnhemisphäre und am häufigsten von der A. cerebelli superior versorgt. Bei 4–10 % zusätzliches Aneurysma vorhanden. In 9 % multiple Angiome.

Diagnostik: s. Röntgen. EEG.
- Transkranielle Dopplersonographie (TCD): Besonders diastolisch deutlich erhöhter Fluss mit Turbulenzen und erniedrigter Pulsatilität: PI und RI niedrig. Häufig Dilatation vorgeschalteter Gefäßabschnitte. Kräftig perfundierte Venen mit arterienähnlichem Strömungscharakter. Deutlich reduzierte oder völlig aufgehobene Hyperkapnie/CO_2-Reaktivität. Seitendifferenz (eingeschränkt bei der ACA).
- Extra- und transkranielle farbkodierte Duplexsonographie (FCDS): Im B-Bild Bereich gemischt mit Zonen vermehrter und verminderter Echodichte. FCDS liefert zur MRA zusätzliche hämodynamische Informationen: Angiomversorgende Gefäße teilweise erweitert mit erhöhtem Fluss und verminderter Pulsatilität [Gass S, Bonn: Darstellung zerebraler arteriovenöser Malformationen mittels transkranieller farbkodierter Duplexsonographie. 2 Kasuistiken. (9/96) Göttingen].

Differentialdiagnose: Andere zerebrale Gefäßmissbildungen wie:
Kapilläre Teleangiektasien (einfache Gefäßfisteln ohne raumfordernde Wirkung), Durafisteln, venöse und kavernöse Angiome s.u.

Einteilung: Komplexe AVM mit kaliberstarkem zuführenden Arteriennetz, unterschiedlich stark ausgeprägtem zentralen Nidus: Kleiner (< 4 cm), mittelgroßer (4–6) oder großer Nidus (> 6 cm) [Einteilung nach Spetzler und Martin]. Anzahl der arteriellen Feeder des Nidus und Anzahl der drainierenden Venen.

Epidemiologie: Altersgipfel 21.–40. Lebensjahr, bis zum 40. Lebensjahr sind 80 % aller AVM symptomatisch geworden.
- m : w = 1,4 : 1. Auftreten oft kongenital.
- Inzidenz 0,14 %, bei Vorliegen einer Subarachnoidalblutung 8 %. Häufigste intrakranielle

Gefäßmissbildungen, 7mal seltener als Aneurysmen. 3 % in Autopsieserien bei Patienten mit Hirnblutungen.
- Von den zerebralen Gefäßmissbildungen treten am häufigsten AV-Angiome, selten differential-diagnostisch kavernöse Hämangiome, sehr selten durale AV-Angiome, venöse Angiome, Mischformen oder Teleangiektasien auf.

Klinik: Anamnese/Befund: Erstsymptome sind
a) oft migräneartige Kopfschmerzen,
b) zerebrale Krampfanfälle, meistens als komplex-fokale Anfälle ohne und mit sekundärer Generalisation (s. Therapie operativ) oder am häufigsten
c) intrakranielle Blutungen:
- Aus prospektiv erhobenen Daten (Berlin/Paris n=662, New York n=315, Toronto n=289): Durchschnittsalter 31 Jahre (SD 18), 56 % weibliche Patienten, AVM-Blutungen in 53 %, generalisierte zerebrale Krampfanfälle in 30 %, fokale Anfälle in 10 %, chronische Kopfschmerzen in 14 %, persistierendes neurologisches Defizit in 7 %, progressives Defizit in 5 %, AVM-Durchmesser < 3 cm in 38 %, tiefe venöse Drainage in 56 %, Lage in einer eloquenten Hirnregion in 71 % [Hofmeister C, Berlin: Epidemiologische, klinische und morphologische Merkmale von 1266 Patienten mit einer zerebralen arteriovenösen Malformation. DGN (9/98) München].
- In 2/3 intrazerebrale Blutungen, Sickerblutungen mit meist vorausgehenden zerebralen Krampfanfällen.
- In 1/3 Subarachnoidalblutungen, bei blutender AVM häufig mehr lokalisiert und weniger diffus mit selteneren Vasospasmen.
Intrazerebrale Blutung bei 30–74 % der durch Subarachnoidalblutung aufgefallenen Patienten.
- In 6 % reine Ventrikelblutungen.
- Neurologische Herdsymptomatik (sensomotorische Halbseitensymptomatik, Aphasie, Gesichtsfeldausfall, kognitive Defizite) abhängig von der Lokalisation, ggf. auch progrediente Hirnstamm-Symptomatik. Zerebrale Ischämie durch Steal-Effekt. Kongestive Enzephalopathie.
- AVM der hinteren Schädelgrube fallen durch Subarachnoidalblutungen (53 %), fokale neurologische Ausfälle (42 %, akut oder akut rezidivierend Kopfschmerzen sowie Übelkeit und Erbrechen, Hirnstamm- und zerebelläre Symptome) und Synkopen (5 %) auf [Hojer C: Arteriovenöse Malformationen in der hinteren Schädelgrube – Eine Studie an 36 Patienten. Akt Neurol 21 (1994) 204–11].
- AVM im Kindesalter sind oft größer und bluten leichter, typisch ist im Kindesalter das Aneurysma der Vene von Galen.

Komplikationen: Intrazerebrale Blutung s. Prognose. Subarachnoidalblutung s. Prognose.

Pathophysiologie: Durch Shuntfunktion der arteriovenösen Malformation Steal-Effekt in der Umgebung auf Kosten der Gewebeperfusion.

Prognose: s. Therapie operativ.
- Spontanverlauf: Spontanblutungen 2–3 % mit Morbidität 8 % und Mortalität 2 % pro Jahr.
- Nachblutungsrisiko 3 (–6) % pro Jahr, erhöht bei Vorhandensein eines Aneurysmas, Vorliegen einer Stenose der abfließenden Venen oder einer varikösen Venenerweiterung, besonders hoch bei zentral gelegenen Malformationen mit fistulösen Shuntverbindungen [Müller-Forell W: Bestimmung des Blutungsrisikos bei zerebralen arteriovenösen Malformationen (AVM). Klin Neurorad 6 (1996) 71–6]. 157 Patienten mit einer initialen Blutung (mittlere Beobachtungszeit 8,3±16,8 Monate) hatten gegenüber 159 Patienten ohne initiale Hämorrhagie (11±17,7 Monate) ein jährliches Blutungsrisiko von 17,5 zu 2,1 % [Mast H, Berlin: Blutungsrisiko encephaler arteriovenöser Malformationen. DGN (9/98) München].

Röntgen: Angiographie. CCT.
- MRT/MRA: In T2 Hämosiderinablagerungen. Sensitivität 95 %. Blutungsrisiko 45 % (anamnestisch 38 %).

Strahlenchirurgie: s. Hirnmetastasen.
1. Gamma-Knife-Einzeldosis-Strahlentherapie: Bei Einzelfraktionsbestrahlung in Stockholm mit Dosen zwischen 30 und 125 Gy in 84 % komplette Obliteration nach 2 Jahren bei AVM < 30 mm Durchmesser [Steiner L: Treatment of arteriovenous malformations by radiosurgery. In: Wilson C: Intracranial arteriovenous malformations. Baltimore: Williams and Wilkins (1984) 295–313].
2. „Linearbeschleuniger"-Strahlentherapie: Nach 2 Jahren 90 % komplette Obliteration bei kleinen AVM < 15 mm Durchmesser, 80 % bei AVM 15–25 mm Durchmesser und 40 % bei AVM > 25 mm Durchmesser [Colombo F: Linear accelerator radiosurgery of cerebral arteriovenous malformations. Neurosurgery 24 (1989) 833–40]. Einzeldosen von 20–25 Gy,

Nebenwirkungen durch Strahlennekrosen in ≤ 10 %.
- Die fokussierte Bestrahlung induziert in den bestrahlten Angiomgefäßen subendotheliale Ablagerungen von Hyalin und Amyloid. Nach 1–2 Jahren kommt es zum Verschluss, und diese Verzögerung bei der Obliteration mit persistierendem Risiko in der ersten Zeit nach Bestrahlung ist der Nachteil der Bestrahlung. Erst nach komplettem Verschluss aller pathologischen Gefäße besteht Blutungsschutz.

Therapie interventionell: Mikroembolisation besonders bei konvex gelegenen AVM mit möglichem Verschluss bei 40 %.

Therapie operativ: Ggf. präoperative Mikroembolisation mit N-Butylcyanoacrylat i.d.R. 2–5 Tage vor der Operation besonders bei großen Angiomen mit einem Durchmesser > 2–3 cm (Morbidität und Mortalität von 10 %). Mit der heutigen mikrochirurgischen Technik können auch Gefäßmissbildungen in oder nahe eloquenten Hirnregionen oder Stammganglien meist ohne bleibende Defizite operiert werden. Intraoperativ Gefahr der unkontrollierten Blutung, postoperativ Gefahr der Nachblutung durch Ausschaltung des Shunts mit abrupter hämodynamischer Umstellung von einem Niederdruck- auf ein Normaldrucksystem.
- Von 54 Patienten mit jeweils kompletter Angiomexstirpation und Anfällen (meistens komplex-fokale Anfälle) lagen die Angiome bei 31 % im Temporal- und bei 27 % im Frontallappen. Bei 25 Patienten wurde neben dem Angiom der anliegende Kortex wie auch mesiale temporale Strukturen reseziert. 2 Patienten wurden ein zweites Mal operiert bei mesialer temporaler Sklerose. In 70 % sehr gute und 18 % gute Anfallsreduktion. Schlechteres Ergebnis bei < 30-jährigen. Gutes Ergebnis (> 90 %) bei einer präoperativen Anfallsdauer unter einem Jahr [Yeh H: Seizure control after surgery on cerebral arteriovenous malformations. J Neurosurg 78 (1993) 12–8].
- **Postoperative Prognose** nach begleitenden Subarachnoidalblutungen: Gesamtletalität 6–13 %.

Durale arteriovenöse Angiome – durale AV-Malformationen – DAVM – Durafisteln – durale AV-Fistel   Q28.3

Erworbene arteriovenöse Fistel   I77.0

Ätiologie: Meist erworben, teilweise durch Sinusvenenthrombosen, entzündlich, nach Trauma oder neurochirurgischen Eingriffen.

Anatomie/Histologie: Lage meist in der Nähe eines Sinus, besonders Sinus sigmoideus, transversus oder cavernosus (Karotis-Kavernosus-Fisteln). Die arterielle Versorgung erfolgt über durale Arterien oder pachymeningeale Äste kortikaler Arterien, von Ästen der A. carotis externa, besonders häufig der A. occipitalis, und im Rahmen einer A. vertebralis-V. vertebralis-Fistel.
- Der venöse Abfluss erfolgt über einen Sinus und/ oder leptomeningeale Venen: Retrograd

drainierende leptomeningeale Venen sind oft geschlängelt, varikös erweitert oder haben aneurysmatische Aussackungen.

Diagnostik: s. Angiome.

Epidemiologie: Etwa 10–15 % der intrakraniellen arteriovenösen Malformationen.

Klinik: Pulssynchroner Tinnitus, Kopfschmerzen, Hirnnervenausfälle.

Prognose: Klinischer Verlauf sehr unterschiedlich, abhängig von der Art der venösen Drainage. Nicht selten spontane Thrombose und Remission oder über einen langen Zeitraum benigner Verlauf. Bei > 25 % der Durafisteln, meist bei (retrograder) Drainage über leptomeningeale Venen, aggressiver Verlauf mit fokalen neurologischen Symptomen wie Hirnnervenausfällen („Steal"-Mechanismus) oder, in > 80 % verbunden mit einer intrakraniellen Blutung, bei Ruptur der drainierenden kortikalen Vene mit intrazerebraler Blutung, Subarachnoidalblutung oder Subduralhämatom.

Therapie operativ: Möglichst komplette Resektion besonders bei Abfluss über leptomeningeale Venen.

Kapilläre Angiome – kapilläre Teleangiektasien D18.0

Anatomie: Einfache Gefäßfisteln ohne raumfordernde Wirkung, meist Autopsiebefund.

Klinik: Meist asymptomatische Mikroangiome, evtl. Marklagerblutungen.

Röntgen: CCT: Ggf. punktförmige Hyperdensität.

Therapie: Keine Operationsbedürftigkeit.

Kavernöse Angiome – kavernöse Hämangiome – zerebrale Kavernome D18.0

syn. Angioma cavernosum, Kavernom (mit spinalen Subarachnoidalblutungen) s. spinale Angiome, spinale Kavernome.

Anatomie/Histologie: Dilatierte, aneinandergrenzende, mit flüssigem oder thrombosiertem Blut gefüllte Hohlräume bzw. Sinusoide, gut abgrenzbar vom Gehirn, dünnwandig ohne Lamina elastica, mit einer Lage Endothelzellen ausgekleidet und mit Gliose (durch abgelaufene Hypoxie) oder Hämosiderin (durch Blutungen) im Randgebiet. Meist englumige Gefäßzuflüsse. Lage besonders in der weißen Substanz.
- 75 % intraparenchymal supratentoriell, 25 % infratentoriell, besonders häufig (> 25 %) temporal im Mediagebiet, 3 % im Hirnstamm. Selten Ausgang von der Dura mater, dann meist im Gebiet der mittleren Schädelgrube.
- Kavernomgröße von der Größe einer Petechie bis zu einer Hemisphäre reichend. Größenzunahme vermutlich durch Blutungen.

Differentialdiagnose: s. Röntgen.

Epidemiologie: 9–16 % der zerebralen Gefäßmissbildungen. Autosomal-dominante Vererbung mit unterschiedlicher Penetranz. Durchschnittsalter um 30 Jahre, in nahezu 25 % unter 18 Jahren. m = w.

Klinik: 1. Kavernöse Malformationen s. Röntgen – Angiographie.
2. Kavernöse Hämangiome treten einzeln und sporadisch, sehr selten multipel auf, ggf. in Assoziation mit venösen (klinisch irrelevanten) Angiomen oder in Kombination mit einem M. Sturge-Weber oder Lindau-Tumor. Sie können asymptomatisch sein oder im 3.–5. Lebensjahrzehnt symptomatisch werden mit z.B. Epilepsie (> 33 %, Kavernome sind die häufigsten epileptogenen Gefäßveränderungen), raumfordernder Wirkung (18 %), dementieller Entwicklung, fokaler Neurologie und mit einem sehr hohen Risiko in bis zu 10 % Ursache einer spontanen intrazerebralen Blutung sein. Sickerblutungen mit meist vorausgehenden zerebralen Krampfanfällen. Multiple intrakranielle Blutungen häufig bei multiplen kavernösen Hämangiomen.

Bei Hirnstamm-Kavernomen bis zu 50 % Blutungen. Stauungspapille in 1/3 der Fälle.
Bei intraventrikulärer Lokalisation in 50 % Hydrozephalus.
Kasuistiken mit Blutung im Rahmen einer (bakteriellen) Meningitis. Kasuistik mit Thrombophilie [Pohl M: Familiäre multiple zerebrale Kavernome mit Thrombophilie ungeklärter Ätiologie. (9/96) Göttingen].

Prognose: 1. Ausfälle häufig diskret. 2. Mehr oder weniger kleine Blutungsrezidive bei praktisch allen Kavernomen mit vermutlich hierdurch bedingter Größenzunahme, bei 30 % größere Rezidivblutungen.

Röntgen: Schädel nativ: In 6–40 % Kalzifikationen oder selläre Erosion.
- CCT: Meist kein sichtbarer Masseneffekt oder Ödem. Inhomogene Hyperdensitäten, die meist Verkalkungen entsprechen (DD Astrozytom).
- MRT: In den T1-gewichteten Sequenzen Darstellung von Methämoglobin in einem zentralen hyperintensen Hohlraum, in T2 am bindegewebigen Rand der Läsion hypointenser Hämosiderin- und Retikulin-Saum. Zeichen der avaskulären Raumforderung.
- Angiographie:
1. Kavernöse Malformationen: Wegen kleiner zuführender Gefäße, Thrombosierungsneigung und niedriger Durchblutung schwer zu erkennen: Angiographisch negativer Befund. DD thrombosierte Gefäßmissbildung anderer Zuordnung, andere okkulte Gefäßmalformationen.
2. Kavernöse Hämangiome sind angiographisch besser sichtbar.

Therapie operativ: Meist gut operierbar, lässt sich gut von gesundem Hirngewebe abgrenzen. Venöse Infarkte (bei ≤ 20 % der Patienten) durch Verschluss begleitender venöser Drainageanomalien. Weitere Komplikationen (≤ 5 %) sind Nachblutung bei Kavernomrest, Hirnnervenausfall, auch arterielle Infarkte (Capsula interna), paradoxe Luftembolie. Bei Inoperabilität Protonenbestrahlung.

Venöse Angiome

syn. Developmental venous anomalies – DVA.

Anatomie/Histologie: Lage bei 52 Patienten in 73 % supratentoriell, bevorzugt im frontalen Marklager, und 27 % im Kleinhirn.

Epidemiologie: Mit > 60 % häufigste intrakranielle Gefäßmalformation.

Klinik: Anamnese: Neuroradiologische Diagnostik in 10/52 wegen Kopfschmerzen, in 15/52 wegen epileptischer Anfälle.
Keine Korrelation zwischen der Lokalisation der Kopfschmerzen bzw. dem EEG-Fokus und dem Sitz des venösen Angioms.

Hämangiom, jeder Sitz D18.0

Prognose: Venöse Angiome sind i.d.R. Gefäßanomalien ohne klinische Relevanz, jedoch abhängig von der Assoziation mit Kavernomen (7/52): Zweimal (2/7) intrazerebrale Blutungen [Töpper R, Aachen: Venöse Angiome – Klinische und neuroradiologische Befunde. (9/96) Göttingen].

Therapie: Abwartendes Verhalten ist möglich. Häufig nur Teilentfernung (des größten Knotens), wenn radikale Entfernung nicht möglich ist wegen der im Gegensatz zu Kavernomen großen Ausdehnung. Stereotaktische Photonenkonvergenzbestrahlung ist bei venösen Angiomen nicht indiziert, da angiographisch kein Ansprechen erkennbar ist.

Spinale Angiome

syn. Arteriovenöse Malformation (AVM) – Vaskuläre Malformation des Rückenmarks (RM) und seiner Häute.
s. spinale Subarachnoidalblutung.

Diagnostik: s. Röntgen. Somatosensorisch evozierte Potentiale (SEP), Magnetstimulation (MEP), Lumbalpunktion zum Ausschluss einer Myelitis.

Differentialdiagnose: Encephalomyelitis disseminata, Myelitis, spinale epidurale Blutung – spinales epidurales Hämatom, spinale Ischämie nicht-angiomatöser Genese, Spinalis anterior-Syndrom, spinaler Tumor (CT-Differentialdiagnose Ependymom oder Gliom, Hydromyelie oder Syringomyelie).

Epidemiologie: Auftreten s.o. Prävalenz 0,66 % bzw. 1/150.

Klinik (1.–3.): Besonders fluktuierend oder spontan rezidivierend, frühzeitig Kreuzschmerzen, verstärkt durch warme Bäder, Stehen oder körperliche Anstrengung, und radikuläre Ausfälle. Querschnittsymptomatik mit spastischen, ggf. später schlaffen Paresen, und Blasen-Darm-Störungen [Bien S (13.3.93) in München].
– Kasuistik einer schubförmig verlaufenden Querschnittsymptomatik in Höhe Th10, dann Th4, mit intramedullärem, signalintensen Prozess, im MRT mit geringer Kontrastmittelanreicherung von Th2 bis zur Medulla oblongata, aber regelrechtem Befund in der spinalen Angiographie [Staron B, Prignitz: Intramedulläre Teleangiektasie – eine post mortem Diagnose. DGN (10/97) Dresden].

Klinische Einteilung: Entsorgung von 1–3 jeweils über RM-Venen.
1. Durale AV-Fistel – SDAVF –   G37.4, Q27.9
   Varikosis spinalis – intraspinale extramedulläre radikulomeningeale Durafistel – angiodysgenetische Myelomalazie – subakute nekrotisierende Myelitis (Foix-Alajouanine-Syndrom)
   Ätiologie: Anlagebedingte, eher erworbene als angeborene angiomatöse Fehlbildung mit Ausbildung venöser Stauungsödeme im Rückenmark.

Vaskuläre Myelopathien – akute spinale Ischämie G95.1, D18.0

Ätiopathogenese: Klinische Symptome wohl durch erhöhten intravenösen Druck mit verminderter venöser Drainage [Hurst W: Spinal dural arteriovenous fistula: the pathology of venous hypertensive myelopathy. Neurology 45 (1995) 1309–13].
Anatomie: Arteriovenöser Shunt an einer Spinalwurzel innerhalb der harten Hirnhaut zwischen einer Radikulomeningealarterie (sind an der Blutversorgung des Rückenmarks nicht beteiligt) und medullär drainierenden Venen, die überlastet werden mit hieraus resultierenden venösen Stauungsödemen. RM-Arterien sind ggf. nicht betroffen. Langsame Flussgeschwindigkeit.
Epidemiologie: Häufigste vaskuläre Myelopathie. Erkrankungsbeginn im späteren Lebensalter.
Klinik: Sehr selten (niemals) Subarachnoidalblutung. Nach initial lokalen Rückenschmerzen und wechselnder radikulärer Symptomatik bei fehlenden Wurzelkompressionszeichen (Lasègue), Sensibilitäts- und/oder Blasenstörungen (Kaudasymptomatik) dann sekundär akute bis subakute komplette oder inkomplette Querschnittlähmung. Remissionen sind möglich. Später häufiger chronisch progrediente spastische als schlaffe Paraparesen.
Therapie operativ: Exzision der befallenen Dura und Venen, sekundär Embolisation [Bien S, (13.3.93) in München].
Sind diese Methoden nicht möglich, ist die Unterbindung der drainierenden intraduralen Venen erforderlich [Afshar J: Surgical interruption of intradural draining vein as curative treatment of spinal dural arteriovenous fistulas. J Neurosurg 82 (1995) 196–200].
Kontrovers: „Operative Eingriffe ohne vorherige Angiographie stellen stets nur die überlasteten Venen dar, deren Verschluss zwangsläufig zu einer klinischen Verschlechterung führt" [Müller-Jensen M, Hamburg-Eppendorf: Die spinale Durafistel-Erkrankung. Akt Neurol 18 (1991) 15].
2. Perimedulläre AV-Fistel (AVF). *Epidemiologie*: Erkrankungsbeginn im frühen Erwachsenenalter, selten Subarachnoidalblutung.

Typ 1: Dünne Fistel, langsame Flussgeschwindigkeit. *Therapie*: Embolisation mit Partikeln.
Typ 2: Mittelgroße Fistel, erhöhte Flussgeschwindigkeit. *Therapie*: Embolisation mit Partikeln.
Typ 3: Große Fistel, sehr starke Flussgeschwindigkeit. *Therapie*: Embolisation mit Ballon.
3. Intramedulläres AV-Angiom: Intramedullärer „Nidus", „aufgetriebenes" RM. Vene lässt sich oft bis nach intrakranial verfolgen.
Epidemiologie: Erkrankungsbeginn frühzeitig (im Jugendalter), häufig (s.) spinale Subarachnoidalblutung.

Therapie: Embolisation mit Partikeln.
Labor: ANCA, AMA, ANA, zirkulierende Immunkomplexe zum Ausschluss einer Vaskulitis.
Röntgen: Ausschluss eines Rückenmarkstumors durch spinale MRT (CT mit fraglicher Kontrastmittel-Anreicherung nicht pathognomonisch) bzw. Myelographie (bei intramedullären kavernösen Hämangiomen nur minimale, uncharakteristische Auftreibung).
- Spinale Angiographie (unauffällig bei intramedullären kavernösen Hämangiomen).

Zerebrale Amyloid-Angiopathie – CAA – kongophile (nekrotisierende) Angiopathie

E85, I68.0

s. Amyloidose.

Anatomie/Histologie: Ablagerung von Cystatin C selten.
- Ablagerung von β-Amyloid (Aβ) an glatten Muskelzellen in Tunica media und Adventitia kleiner und mittlerer Gefäße in Kortex und Leptomeningen mit Aussparung der grauen Kerngebiete (klassisches neuropathologisches Merkmal auch der Alzheimerschen Erkrankung) mit fibrinoider Degeneration, Zerstörung der Gefäßwandarchitektur und Bildung von Mikroaneurysmen.

Epidemiologie: Auftreten sporadisch oder auch autosomal-dominant auf Chromosom 21, z.B. bei Trisomie 21. Bei M. Alzheimer: ApoE, besonders ApoEe4, bindet Amyloid, und führt über Amyloidablagerungen im Gefäß und eine fibrinoide Nekrose zu Blutungen.

Klinik: Rezidivierende, meist kortikale und subkortikale, häufig multiple lobäre Blutungen und dementielle Entwicklungen. Zunahme im Alter, keine Koinzidenz mit Hypertonie und systemischer Amyloidose. Bei ca. 10 % der spontanen intrazerebralen Blutungen.
- Ggf. nicht-hämorrhagische Verläufe sowie Assoziation mit der granulomatösen Angiitis: Kasuistik mit über 8 Monate zunehmender Armparese, Apraxie, Gangstörung, Depression und sekundär Dysarthrie, Dysphagie und Bewusstseinstrübung, Eiweißvermehrung im Liquor auf 4,9 g/l und lymphozytärer Pleozytose; unter Immunsuppression (Kortikoidtherapie) klinische und radiologische Rückbildung der Entzündungssymptome, aber nicht der Amyloidose und sekundären Gefäßfragilität [Diederich N, Luxemburg: Zerebrale Amyloidangiopathie mit granulomatöser Angiitis. Eine Fallbeschreibung. (10/97) Dresden].

Röntgen: MRT, besonders T2-gewichtete Gradienten-Echo-Sequenz: Leukenzephalopathie und kortikale multiple kleine Eisendepots und fast pathognomonisch für kongophile Amyloid-Angiopathie, bei der neben kleinen Mikro- auch große lobäre Blutungen meist im Frontal- oder Parietallappen auftreten.

Anismus

Definition:
Unwillkürliche Kontraktion des M. sphincter ani externus und M. puborectalis.

Differentialdiagnose: M. sphincter externus-Spastik.
Therapie: Ggf. ☆Botulinum-Toxin Typ A.

Anisokorie s. Adie-Syndrom, Miosis, Mydriasis (s. N. oculomotorius).

Anosmie (und Dysmie, Geruchsstörung, Riechstörung) s. Nervus olfactorius.
R43.0

Parosmie
R43.1

Anosognosie s. Agnosie. Nichtrealisieren eines krankhaften Zustandes.
R41.8

Anpassungsstörung (z.B. „Schock" durch seelisches Trauma) s. Depression – Differentialdiagnose.

Antibiotika-Therapie

A. Allgemeines (alphabetisch):

Antibiotika: Perioperativ Gabe 1/2–3 h vor der Operation mit Beendigung maximal 24 h postoperativ (eine Applikation reicht meist aus). Längerzeitige Antibiotikagaben sind nicht wirksamer als maximal drei Dosen.

Antibiotika-Prophylaxe: Bei hämodynamisch wirksamen Herzfehlern und nach prothetischen Herzoperationen, nach rheumatischem Fieber und abgelaufener Endokarditis zur Verhinderung von Streptokokken-Infektionen. Nach Exposition (z.B. Gonorrhoe, Lues, Meningokokken).

Antibiotika-Therapieende meist 3 Tage nach Entfieberung.

Beta-Laktam-Antibiotika – β-Lactam-Antibiotika. Penicilline und Cephalosporine wirken selbst als Beta-Laktamase-Induktoren. Ggf. mit Beta-Laktamase-Inhibitoren: Unter Dosiserhöhung sind ausreichende Liquorspiegel erreichbar. Synergismus mit Aminoglykosiden (z.B. Enterokokken und Pseudomonas bessere Bakterizidie). Nicht mit Chloramphenicol (hemmt deren Bakterizidie).

Galleausscheidung: Gallenspiegel in Relation zum Serumspiegel bei Rifampicin > 100, Piperacillin 10–40, Doxyzyklin und Minozyklin 10–20, Erythromycin 8–25, Azlocillin 15, Mezlocillin 10–15, Carbenicillin 8–15, Ceftriaxon 12, Cefmenoxim 11, Cefazedon 7–14, Cotrimoxazol 3–12, Cefamandol 3–8, Cefoperazon 0,5–9,5, Lincomycin 2,5–4, Rolitetrazyklin 3–20, Oxytetrazyklin 4,5, Chlortetrazyklin 3,5, Cefazolin 3, Clindamycin 3, Ampicillin 1–3,6, Streptomycin 0,4–3, Latamoxef 2, Chloramphenicol 2, Penicillin G 1, Cefadroxil 1, Colistin 0,6–1. < 1 bei Cefotaxim, Ceftazidim, Cefoxitin, Ceftixozim, Cefalotin, Cefacetril, Cefalexin, Gentamycin – Tobramycin – Sisomycin, Fosfomycin, Amoxicillin, Dicloxacillin 0,05– 0,08.

Hefen s. Pilzinfektionen.

Hemmkonzentration, minimale (MHK), als niedrigste Konzentration, die das Wachstum eines Erregers hemmt, häufig eine Titerstufe niedriger (β-Laktam-Antibiotika) als die minimale bakterizide Konzentration (MBK) als niedrigste Konzentration, bei der eine Keimreduktion um mindestens 10^3 binnen 24 h erreicht wird.

Bei Enterokokken (Enterococcus faecalis), Penicillin-resistenten Erregern, bei Fosfomycin und Rifampicin liegen mehrere Titerstufen zwischen MHK und MBK.

Infektion:

Akut, ambulant erworben, oberhalb des Zwerchfells, durch Gram-positive und Haemophilus: Amoxicillin, Makrolide, Cotrimoxazol.

Akut, ambulant erworben, unterhalb des Zwerchfells, durch Gram-negative und Anaerobier: Amoxicillin, Cotrimoxazol.

Hospital-erworben nach > 2 Tagen.

Infektion durch 30 % E. coli, 16 % Staphylococcus aureus, 11 % Streptococcus (Enterococcus) faecalis, 10 % Pseudomonas aeruginosa, 10 % Proteus mirabilis, 9 % Klebsiellen, zusammen 75 %, 7. Enterobacter, 8. Bacteroides, 9. Citrobacter.

Kombinationstherapie: Keine Kombination von bakteriziden mit bakteriostatischen Antibiotika. Keine Kombination von β-Laktam-Antibiotika. Aber:
Zur synergistischen Wirkungssteigerung (z.B. Penicillin/Cephalosporin + Aminoglykosid) z.B. bei bakterieller Endokarditis.
Zur Erweiterung des Spektrums, z.B. zur Anfangsbehandlung von lebensbedrohlichen Infektionen mit unbekannten Erregern.
Bei Mischinfektionen meist aerob-anaerob, vor allem mit Bacteroides-Beteiligung (z.B. Peritonitis. s. Knochenfraktur):
Gentamycin + Clindamycin oder mit Metronidazol.
Bei Infektionen bei Neutropenikern und Patienten mit Abwehrschwäche (Immuninsuffizienz) ohne Erregernachweis.
Bei systemischen Pseudomonasinfektionen.

Knochenfraktur, offen: Cephalosporin 2. Generation wie Cefazolin + Clindamycin + (sehr verschmutzt) Gentamycin.

Mischinfektionen: s. Kombinationstherapie.

Nicht-ZNS-Infektion: Möglichst hydrophile, große, stark an Protein gebundene Antibiotika-Moleküle.

Nierenverträglich: Chloramphenicol, Erythromycin, Fosfomycin, Lincomycine, Tetrazykline. Gewisse Unsicherheit bei Cephalosporinen, Penicillinen, Gyrasehemmern, Imipenem. Cotrimoxazol nicht bei Niereninsuffizienz. Nicht nierenverträglich sind Aminoglykoside und Glykopeptide.

Nosokomiale Infektionen altersabhängig von 7 % auf bis zu 25 % in höherem Alter ansteigend. Staphylokokken (40 %, Streptokokken incl. S. pneumoniae > 12 %, Enterokokken 8 %. „Bei nosokomialen Infektionen kann man Penicilline nicht mehr ohne einen Schutz vor Betalaktamasen einsetzen" [Lode H in Krankenhausarzt 66 (1993) 1–2].

Resistenzen: 1. Natürliche Resistenzen. 2. Erworbene Resistenzen: Es gibt über 100 β-Laktamasen, chromosomal kodiert (β-Laktam-Antibiotika, Aminoglykoside, Tetrazykline) und plasmidisch kodiert (Gyrasehemmer).

Respiratorische Infektionen: Gegen die Haupterreger Streptococcus pneumoniae, Haemophilus influenzae und Moraxella catarrhalis ist Amoxicillin/Clavulansäure wirksam.

Schwangerschaft: Aminoglykoside, Chloramphenicol, Cotrimoxazol und Tetrazykline bis auf vitale Indikationen kontraindiziert.

ZNS-Infektion: Möglichst lipophile, kleine, wenig an Protein gebundene Antibiotika-Moleküle.
Antibiotika-Wirkung im Liquor (saurer pH) schlecht, Bakterizidie und Spiegel oberhalb der 10fachen MHK erforderlich.

B. Keimgruppen:

Aerobe und anaerobe s. Gram-positive und Gram-negative.

β-Laktamase-Bildner (s. β-Laktamase-Inhibitoren): Bacteroides spp., Escherichia coli (E. coli), Gonokokken (Neisseria gonorrhoeae), Haemophilus spp., Klebsiellen, Proteus, Staphylokokken.

Es gibt über 100 β-Laktamasen, chromosomal und plasmidisch kodiert: „Bei nosokomialen Infektionen kann man Penicilline nicht mehr ohne einen Schutz vor Betalaktamasen einsetzen" [Lode H in Krankenhausarzt 66 (1993) 1–2].

Enterobacteriaceae – Enterobakterien: Gram-positiv: s. Enterokokken. s. Gram-negative.

Physiologisches Gewicht der Bakterien im Darm etwa 1 kg, dazu 10–50 g Endotoxine (Gram-negativer Bakterien).

Gram-positive aerobe Kokken: s. Enterokokken (fakultativ anaerob; Auftreten einzeln, paarweise, kurzkettig, normale Darmflora).

Pneumokokken – Diplococcus pneumoniae s. Streptococcus pneumoniae: Länglich, mit der Schmalseite aneinanderliegend, teilweise von einer Schleimkapsel umgeben und vorwiegend extrazellulär.

Staphylokokken und Streptokokken.

Gram-positive aerobe Stäbchen: Corynebacterium diphtheriae, Listeria monocytogenes.

Gram-positive anaerobe Kokken: Peptostreptococcus anaerobius (asaccharolyticus, magnus, prevotii, spp.).

Gram-positive anaerobe Stäbchen: Actinomyces spp., Clostridium difficile (perfringens, spp.), Propionibacterium spp.

Gram-negative aerobe Kokken: Gonokokken – Neisseria gonorrhoeae.

Meningokokken – Neisseria meningitidis.

– Gram-negative aerobe Stäbchen bzw. kokkoide Stäbchen (Enterobakterien – Enterobacteriaceae):

Acinetobacter spp., Aeromonas hydrophila, Alcaligenes spp., Campylobacter jejuni, Citrobacter diversus (freundii; Enterobakterien), E. coli (plumpe Stäbchen, Enterobakterien), Enterobacter aerogenes (agglomerans, cloacae; Enterobakterien).

Haemophilus influenzae. Haemophilus parainfluenzae, Klebsiella aerobacter (oxytoca, pneumoniae; Enterobakterien), Legionella spp. (pneumophila), Morganella morganii (Enterobakterien, früher Proteus morganii), Moraxella catarrhalis, Plesiomonas shigelloides, Proteus mirabilis (morganii, rettgeri, vulgaris) bzw. indolpositiv oder indolnegativ (Enterobakterien), Providencia spp. (Enterobakterien), Pseudomonas aeruginosa (Pyocyaneus), spp. (Enterobakterien), Salmonella spp. (typhi) (Enterobakterien), Serratia spp. (Enterobakterien), Shigella spp. (Enterobakterien), Vibrio cholerae, parahaemolyticus, Stenotrophomonas maltophilia. Yersinia enterocolitica (Enterobakterien).

– Gram-negative anaerobe Kokken: Veillonella spp.

– Gram-negative anaerobe Stäbchen bzw. kokkoide Stäbchen: Bacteroides asaccharolyticus (bivius, distasonis, fragilis, melaninogenicus-Grp., oralis, splanchnicus, thetaiotaomicron, vulgatus, andere seltene spp.). Fusibacterium fusiforme, Sphaerophorus freundii (necrophorus, varius).

Nonfermenter: Acinetobacter, Pseudomonas spp., Stenotrophomonas.

Pilzinfektionen (Pilznachweis ohne klinisches Korrelat rechtfertigt i.d.R. keine Therapie):
1. Dermatophyten: Trichophyton, Microsporum, Epidermophyton.
2. Hefen (fakultativ pathogen): Candida albicans 60 %, parapsilosis 15 %, glabrata und lusitaniae und lipolytica 10 %, krusei 2 %, tropicalis, pseudotropicalis, torulopsis.
3. Schimmelpilze (fakultativ pathogen): Aspergillus (fumigatus), Mucor u.a.
4. Dimorphe Pilze: Erreger von Systemmykosen wie Histoplasma, Coccidioides u.a.

Therapie einzelner Keime nach Resistenzbestimmung!

Alternativ Antiseptika (besonders bei Hautinfektionen):

☆ Chlorhexidin gegen Bakterien, einige Viren und Pilze, weniger wirksam gegen Pseudomonas- und Proteus-Arten.

☆ Polyvidon-Jod – PVP-Jod in Konzentrationen von 0,1–0,5 % bei Einwirkzeiten von 1–5 min auch gegen hochresistente gram-positive Keime wie Methicillin-resistente Staphylococcus aureus (MRSA)- und Enterococcus faecalis-Stämme (bakterizid) zur Verhinderung der horizontalen Ausbreitung. Wirkung: Haut- und Schleimhaut-Antiseptikum.

Anaerobier: Clindamycin, Metronidazol.

Acinetobacter spp.: Ceftazidim, ggf. Tetrazykline.

Actinomyces israeli: Penicillin G.

Bacillus anthracis: Penicillin G.

Bacterium fragilis: Cefoxitin.

Bacteroides: Zu 1/3 Bacteroides fragilis. Schwer anzüchtbar und häufiger als nachgewiesen!
1. Wahl Cefoxitin, Metronidazol.
2. Wahl Clindamycin, Chloramphenicol.
Normales Vorkommen in Mundhöhle und Intestinaltrakt. Typische Erkrankungen: Vom Darm ausgehende Mischinfektionen, Appendizitis, septische Thrombophlebitis, Genitalinfektionen, Abszesse mit fötidem Eiter.

Bacteroides melaninogenicus: Penicillin G, Metronidazol, Cefoxitin, Clindamycin. Normales Vorkommen im oberen Respirationstrakt, selten im Darm.
Typische Erkrankungen: Zahneiterungen, Hirnabszess, Lungenabszess, Pleuraempyem.

Bordetella pertussis: Ampicilline, Erythromycin.
2. Wahl Tetrazykline.

Bordetella recurrentis: Tetrazykline.

Brucellen: Tetrazykline. Streptomycin. Alternativ Cotrimoxazol, Rifampicin.

Campylobacter jejuni: Gentamycin. Tetrazykline, Chloramphenicol. 2. Wahl Erythromycin.

Chlamydia psittaci: Doxycyclin.

Chlamydia trachomatis Erythromycin. Alternativ Doxycyclin.

Citrobacter freundii (besondere Antibiotika-induzierbare Beta-Laktamasen-Produktion): Mezlocillin/Piperacillin, Aminoglykoside, Gyrasehemmer, Cotrimoxazol, Cephalosporine.

Clostridien: Penicillin G.

Corynebacterium diphtheriae: Penicillin G, Erythromycin. 2. Wahl Tetrazykline.

Coxiella burneti: Doxycyclin.

Enterobacter aer. und cloacae (besondere Antibiotika-induzierbare Beta-Laktamasen-Produktion): s. Klebsiella. Gyrasehemmer. Cephalosporine oder Mezlocillin/Piperacillin jeweils mit Aminoglykosiden. 2. Wahl Cotrimoxazol.

Enterokokken (80–90 % Enterococcus faecalis, früher Streptococcus faecalis, 5–15 % Enterococcus faecium, E. avium, E. gallinarum, E. Casseliflavus. Fakultativ anaerob; Auftreten einzeln, paarweise, kurzkettig, normale Darmflora): Ampicillin und Amoxicillin, Mezlocillin, Piperacillin/Azlocillin, Cotrimoxazol, Aminoglykoside (Synergismus mit besserer Bakterizidie von Aminoglykosiden mit β-Laktam-Antibiotika, immer erforderlich bei Enterokokken-Endokarditis). 2. Wahl Doxycyclin bzw. Tetrazykline, Chloramphenicol, Imipenem. Teicoplanin. Vancomycin (nur gezielter Einsatz, um eine Ausbreitung Vancomycin-resistenter Enterokokken zu vermeiden). 3. Wahl Erythromycin. Enterokokkenlücke der Cephalosporine (weniger Cefazedon) und meisten Gyrasehemmer, von Clindamycin, Metronidazol (und Imipenem). Es liegen mehrere Titerstufen zwischen MHK und MBK.
Glykopeptid- (gegen Vancomycin und Teicoplanin) bzw. Vancomycin-resistente Enterokokken (VRE) 1–2–5 %, meist E. faecalis, mit jeweils weltweitem Auftreten. s. MRSA-Hygienemanagement. Ggf. Restsensibilität gegen Chloramphenicol und Tetrazykline.
Enterokokken-Sepsis mit einer direkten Mortalität von 31 % und Gesamtmortalität von 28–58 %.
Erkrankungen: Zweithäufigste nosokomiale Infektionen. Endokarditis, Harnwegsinfektionen, vom Darm ausgehende Mischinfektionen, Sepsis. Selten und im Rahmen schwerer Grunderkrankungen Wundinfektionen, Meningitiden und Neugeborenensepsis.
Normales Vorkommen im Intestinaltrakt und Urethra.

Erysipelothrix rhusiopathiae: Penicillin G.

Escherichia coli (E. coli): Cephalosporine 1. (Cefazolin-Gruppe) oder 2. Generation (Cefoxitin) evtl. mit Aminoglykosiden, Gyrasehemmer.
2. Wahl Ampicillin (30–50 % Resistenzentwicklung!), Mezlocillin/Piperacillin, Tetrazykline, Cotrimoxazol, Fosfomycin.
Normales Vorkommen im Intestinaltrakt, auch in Mund und Vagina.
Typische Erkrankungen mit E. coli: Harnwegsinfektion, Urosepsis, Cholangitis, Säuglingsmeningitis.
Enterohämorrhagische Escherichia coli-Infektion – EHEC-Infektion – enterohämorrhagische Colitis.
Enteroinvasive Escherichia coli-Infektion – EIEC-Infektion: Dysenterieartige Durchfälle.
Enteropathogene Escherichia coli-Infektion – EPEC-Infektion: Säuglingsdiarrhö.
Enterotoxinbildende Escherichia coli-Infektion – ETEC-Infektion: Reisediarrhö.

Francisella tularensis: Streptomycin.

Fusobacterium-Arten: Penicillin G.

Gonokokken β-Laktamase-bildend: Gyrasehemmer. Cephalosporine (Cefuroxim, Cefotaxim).
2. Wahl Spectinomycin, Erythromycin, Tetrazykline.

Gonokokken – Neisseria gonorrhoeae β-Laktamase-negativ: Penicillin G hochdosiert. 2. Wahl Gyrasehemmer. Spectinomycin, Erythromycin, Tetrazykline.

Haemophilus ducreyi: Sulfonamide.

Haemophilus influenzae: Extrazellulär gelegene zarte Stäbchen von unterschiedlicher Länge (Pleomorphie), teilweise fischzugartig gelagert. Von 1065 Isolaten 1994 74,4 % β-Laktamase-negativ und ampicillinempfindlich, 10,1 % β-Laktamase-negativ und ampicillinresistent, 15,5 % β-Laktamase-positiv, bis 1995 15 % der europäischen und 30 % der amerikanischen Isolate β-Laktamase-positiv [Alexander-Projekt].
Penicillinase-bildend: Cephalosporine 2. oder 3. Generation (Cefotaxim), Mezlocillin. Gyrasehemmer.
2. Wahl Tetrazykline, Chloramphenicol, Cotrimoxazol, Erythromycin.
Penicillinase-negativ: Ampicillin, Amoxicillin, Mezlocillin, Cephalosporine 3. Generation (Cefotaxim) Gyrasehemmer.
2. Wahl Tetrazykline, Chloramphenicol, Cotrimoxazol, Erythromycin.
Normales Vorkommen im Respirationstrakt. Typische Erkrankungen: Chronische Bronchitis, Bronchopneumonie, Mittelohr- und Nebenhöhleninfektionen, Konjunktivitis, Meningitis, Epiglottitis, Sepsis.

Hafnia: Cefotaxim, Gentamycin.

Klebsiella aerobacter und pneumoniae: Cephalosporine 2. (Cefoxitin) oder 3. Generation (Cefotaxim, Cefoperazon, Cefsulodin, Ceftazidim) oder Piperacillin/Azlocillin/Mezlocillin bei schweren Infektionen (Pneumonie, Sepsis, systemische Infektionen) immer in Kombination mit Aminoglykosid wie Gentamycin oder Amikacin (Synergismus mit besserer Bakterizidie von Aminoglykosiden). Imipenem. Gyrasehemmer. 2. Wahl Cotrimoxazol, Chloramphenicol, Tetrazykline. Polymyxin/Colistin.
Normales Vorkommen im Intestinaltrakt, auch Respirationstrakt.
Typische Erkrankungen wie E. coli: Harnwegsinfektion, Urosepsis, Cholangitis, Säuglingsmeningitis. Klebsiellen-Pneumonie.

Legionella spp. (pneumophila, intrazellulär gelagert): Erythromycin. Tetrazykline. Gyrasehemmer.
2. Wahl Cefoxitin, Minocyclin, Rifampicin.

Leptospiren: Penicillin G, Tetrazykline, Ceftriaxon.

Listeria monozytogenes: Ampicilline, Penicillin G. 2. Wahl Erythromycin, Tetrazykline.

Meningokokken – Neisseria meningitidis: Semmelförmige, vorwiegend intrazellulär (im Plasma von segmentkernigen Leukozyten) gelegene Diplokokken. Penicillin G hochdosiert.
2. Wahl Cefotaxim. Cotrimoxazol, Chloramphenicol.

Moraxella catarrhalis: In Deutschland und Europa 5–8 % β-Laktamase-negativ [Alexander-Projekt].

Moraxella lacunata: Tetrazykline.

Mycobacterium tuberculosis: Zunehmend multiresistente Stämme.

Mycoplasma pneumoniae: Induziert die Bildung von Kältehämagglutininen und Autoantikörpern, lympho- und monozytäre Infiltrate bilden sich unter Kortison zurück. Doxycyclin, Makrolide oder Fluorchinolon. s. Enzephalitis.

Neisseria gonorrhoeae s. Gonokokken.
Neisseria meningitidis s. Meningokokken.
Nocardia asteroides: Tetrazykline, Sulfonamide.
Pasteurella multocida: Tetrazykline. Penicillin G.
Pneumokokken s. Streptococcus pneumoniae.
Proteus (mirabilis, vulgaris, morganii, rettgeri, indolpositive Spp.): Gyrasehemmer. Aminoglykoside und/oder Mezlocillin/Piperacillin, Ampicillin (P. mirabilis), Cephalosporine 2. Generation (Cefoxitin). Cotrimoxazol. 2. Wahl Chloramphenicol, Tetrazykline.
Normales Vorkommen im Intestinaltrakt.
Typische Erkrankungen: Harnwegsinfektionen, seltener Urosepsis, Verbrennungen, Wundinfektionen, chronische Otitis.
Providencia stuartii: Gyrasehemmer. Cephalosporine 3. (Cefotaxim) oder 2. Generation (Cefoxitin).
Pseudomonas aeruginosa (Pyocyaneus – besondere Antibiotika-induzierbare Beta-Laktamasen-Produktion):
Systemische Infektion immer Kombinationstherapie β-Laktam-Antibiotikum, d.h. Cephalosporin 3. Generation wie Cefoperazon, Cefsulodin, Ceftazidim, Cefotaxim, Cefepim (oder Piperacillin > Azlocillin > Mezlocillin) mit einem Aminoglykosid wie Gentamycin oder Amikacin (Synergismus mit besserer Bakterizidie von Aminoglykosiden).
Ciprofloxacin/Gyrasehemmer.
2. Wahl Ticarcillin, Polymyxin/Colistin, Carbenicillin. Imipenem.
Normales Vorkommen im Abwasser oder Schmutz, teilweise im Intestinaltrakt. Typische Erkrankungen: Wundinfektionen, besonders bei Verbrennungen. Chronische Otitis, chronische Bronchitis, Harnwegsinfektionen, Sepsis.
Pseudomonas mallei: Tetrazykline.
Pseudomonas pseudomallei: Tetrazykline, Chloramphenicol.
Rickettsien: Chloramphenicol, Tetrazykline.
Salmonella typhi murium Cotrimoxazol, Gyrasehemmer. Chloramphenicol. 2. Wahl Ampicilline. Salmonellen treten nicht in die Muttermilch über.
Serratia marcescens (besondere Antibiotika-induzierbare Beta-Laktamasen-Produktion): Gyrasehemmer, Cephalosporine 2. und 3. Generation (Cefotaxim). Aminoglykoside mit Mezlocillin. 2. Wahl Cotrimoxazol.
Shigellen: Ampicilline, Mezlocillin. Gyrasehemmer. 2. Wahl Cotrimoxazol, Cephalosporine 2. und 3. Generation Chloramphenicol.
Staphylokokken: 15/115 bzw. 14,8 % der Isolate β-Laktamase-negativ und methicillinempfindlich, 71,3 % β-Laktamase-negativ und methicillinempfindlich, 13,9 % methicillinresistent [Alexander-Projekt (1994)].
– Staphylococcus albus und saprophyticus.
– Staphylococcus epidermidis und nicht penicillinase-bildende Staphylokokken (β-Laktamase-negativ, Koagulase-negativ):
Penicillin G/V, Propicillin. 2. Wahl Cephalosporine, Cotrimoxazol, Erythromycin, Lincomycin. Oxacillin-resistente Stämme können nicht mit Penicillin oder (trotz In-vitro-Sensibilität!) Cephalosporinen behandelt werden.
Staphylococcus epidermidis-Sepsis: Cephalosporin 2. Generation plus Gentamycin. Entfernung des infizierten Fremdkörpers.

Normales Vorkommen auf der Haut und in der Nasenschleimhaut. Typische Erkrankungen: Endokarditis, Sepsis (Staphylococcus epidermidis am häufigsten an „Plastikinfektionen" beteiligt).
– Staphylococcus aureus und penicillinase-bildende Staphylokokken (β-Laktamase-positiv, Koagulase-positiv): Flucloxacillin/Oxacilline (β-Laktam-Antibiotikum) + Fusidinsäure, Clindamycin, bei Penicillinresistenz Vancomycin. Cephalosporine 1. und 2. Generation, Aminoglykoside. 2. Wahl Cotrimoxazol, Erythromycin, Lincomycin.
Normales Vorkommen auf der Haut und im oberen Respirationstrakt.
Typische Erkrankungen: Furunkel, Wundeiterungen, Fremdkörperinfektionen, Osteomyelitis, Mastitis, eitrige Parotitis, abszedierende Pneumonie, postantibiotische Enterokolitis, Nahrungsmittelvergiftungen.
40 % der gesunden Erwachsenen haben eine Besiedlung der vorderen Nasenhöhle mit Staphylococcus aureus,
50 % der gesunden Erwachsenen tragen Staphylococcus aureus an den Händen.
Staphylococcus aureus-Sepsis: Antibiotika-Therapie über mindestens 4–6 Wochen.
– Methicillin-resistenter Staphylococcus aureus (MRSA), meist multiresistenter Staphylococcus aureus, und koagulasenegative Staphylokokken sind resistent gegen penicillinasefeste Penicilline und gegen alle β-Laktam-Antibiotika, aber nicht virulenter als andere Staphylokokken. Übertragung durch Kontaktinfektion. MRSA in Deutschland 5–10–14 %, bei Intensivpatienten 12,8 %, in Mittelmeerländern > 20 %, in Japan bis 60 % der Stämme. Besonders bei Patienten mit intravasalem Katheter (Hämodialyse), zentralnervösem Shunt, künstlichen Herzklappen, Augenlinsen, nach Organ- und Gelenkersatz, Mammaplastik, Diabetes mellitus, bei i.v.-Drogenabhängigen, AIDS. Therapie: Teicoplanin, Vancomycin. 1995 waren in Japan 21,3 % (von 845 MRSA-Pneumonien) der MRSA Vancomycin-resistent. 1997 Fälle von Teicoplanin-Resistenz.
– **MRSA-Hygienemanagement:** Möglichst Einzelzimmer mit eigener Nasszelle oder (bei mehreren Patienten) Kohortenisolierung.
1. Krankenblatt kennzeichnen. Pflegepersonal auf ein Minimum reduzieren. Kontaminierte Patienten gegen Ende der Visite aufsuchen.
2. Kittelpflege: (Einmal-)Schürzen/Kittel können mehrmals verwendet werden, wenn sie nach Markierung der Außenseite im Zimmer aufgehängt werden (nicht vor der Tür aufhängen). Kittelwechsel nach gröberen Kontaminationen, sonst einmal täglich, auf Intensivstationen dreimal täglich. Besucher benötigen keine Schutzkittel, sollten aber eine konsequente Händedesinfektion einhalten.
3. Zu jeder Manipulation Handschuhe benutzen (generell bei Kontakt mit infizierten Körperstellen) oder vor und nach jeder Manipulation Händedesinfektion – MRSA werden durch die Hände übertragen. Nach dem Ausziehen der Handschuhe und nach jeder Manipulation an der infizierten Körperstelle gründliche Händedesinfektion, bevor weitere Tätigkeiten am Patienten durchgeführt werden.

Vor Verlassen des Patientenzimmers, auch nach dem Händeschütteln, Händedesinfektion.

4. Mundschutz nur, wenn mit einer starken Belastung der Luft durch aufgewirbelte Bakterien zu rechnen ist, evtl. bei Verbandswechsel einer ausgedehnten Wundinfektion oder beim endotrachealen Absaugen und infiziertem Trachealsekret. Sonst nicht (die nasale Besiedelung des Personals erfolgt i.d.R. über die Hände).

5. Bei MRSA-positiven Patienten wöchentliche Abstriche von Rachen, allen positiven Abstrichstellen und wöchentlich von der Nase bis zur Entlassung wegen des hohen Risikos einer erneuten, von der Nase ausgehenden Besiedlung. Bei positivem Nasenabstrich:

6. ☆**Mupirocin** (Nasensalbe) zur Elimination von Staphylokokken (incl. methicillinresistenter Stämme) aus der Nasenschleimhaut. Bei Staphylokokken-Ausbreitung bei den über Nasenabstrich ermittelten Patienten und Mitarbeitern, bei Erwachsenen und Kindern über 5–7 Tage 2–3mal/d streichholzkopfgroße Menge in den vorderen Nasenraum einbringen.
Bei negativem Befund Kontrolle nach je 48 h, bis bei 3 negativen Befunden die Isolierungsmaßnahmen aufgehoben werden können.
Bei stationärer Wiederaufnahme des Patienten sofortiger neuer Nasenabstrich.

7. Bei ausschließlicher Wundbesiedelung kann der Patient das Zimmer verlassen, wenn der Verband immer trocken ist (evtl. Verbandswechsel vor Verlassen des Zimmers).

8. Transporte nur bei medizinischer Indikation (evtl. Verbandswechsel vor Verlassen des Zimmers) möglichst nach Umlagerung auf eine Transportliege (nachher wischdesinfizieren) oder nach vorherigem Bettwäschewechsel.

9. Zweimal wöchentlicher Bettwäschewechsel. Wäscheabwurf im Zimmer. Die Wäsche ist nicht infektiös und kann mit der anderen Krankenhauswäsche gewaschen werden.

10. Anfallender Müll kann mit dem Hausmüll entsorgt werden.

11. 2–3mal tägliche Wischinfektion aller patientennahen Flächen, bei der Schlussdesinfektion nach Aufhebung der Isolierung aller horizontalen Flächen incl. Fußboden (nicht Wände und Decken) im Patientenzimmer. Im OP-Saal übliche Desinfektion.

12. Ohne wissenschaftliche Grundlage sind tägliche Körperwaschungen mit z.B. Chlorhexidin-Seife (über Auslandsapotheke), PVP-Jodseife oder Octenidin-haltigen Seifen [Dziekan G: Epidemiologie und Hygienemanagement von Methicillin-resistenten Staphylococcus aureus. Klinikarzt 8/26 (1997) 219–25].

Vancomycin-intermediär-empfindlicher Staphylococcus aureus (VISA) und Vancomycin-resistenter Staphylococcus aureus (VRSA) in Japan.

Stenotrophomonas (Xanthomonas) maltophilia: Cefoperazon, Ceftazidim.

Streptobacillus moniliformis: Penicillin G, Tetrazykline.

Streptokokken führen zu einer besonders intensiven Stimulation der inflammatorischen Zellreaktion. Nicht bekapselt.

– Streptokokken, aerobe vergrünende und nichthämolysierende, Streptococcus viridans: Penicillin G/V, Propicillin (wie Staphylokokken). 2. Wahl Cepahlosporine (Cefazolin), Cotrimoxazol, Erythromycin, Lincomycin, Tetrazykline, Clindamycin, Ampicillin.
Normales Vorkommen im oberen Respirationstrakt, Intestinaltrakt. Typische Erkrankungen: Subakute bakterielle Endokarditis (lenta).

– Streptococcus pyogenes, β-hämolysierende Streptokokken (Streptococcus haemolyticus) der Lancefield-Gruppe A, A-Streptokokken: Penicillin G/V (wie Str. pneumoniae). Ampicillin. Orale Cephalosporine, Cefotaxim. Normales Vorkommen im Rachen.
Typische Erkrankungen: Angina lacunaris, follicularis oder catarrhalis. Erysipel, Scharlach, rheumatisches Fieber, Phlegmone, Sepsis, Puerperalfieber.

– Streptokokken der Gruppe B, Streptococcus agalactiae: Penicillin G, Cefuroxim, Cefotaxim. Normales Vorkommen im Genitaltrakt, Intestinaltrakt, Erreger von Tierinfektionen.
Typische Erkrankungen: Neonatale Sepsis und Meningitis, gynäkologische Infektionen, Pyelonephritis.

– Streptococcus zooepidemicus der Lancefield-Gruppe C β-hämolysierend mit epidemischen Infektionen bei Haustieren wie Rind, Pferd, Vogel und Meerschweinchen.

– Streptokokken der Gruppe D – Enterokokken (Streptococcus faecalis, Streptococcus faecium) s. Enterokokken.

– Streptococcus pneumoniae (Pneumokokken): Penicillin-hochresistente Stämme in Ungarn 58 %, Spanien 44 %, Frankreich 12 %.
Penicillin G/V, Propicillin. Ampicillin. 2. Wahl Cephalosporine (orale oder Cefotaxim, Cefazolin), Erythromycin, Lincomycin, Clindamycin, Tetrazykline, Cotrimoxazol, Sulfonamide.
Von 826 Isolaten 1994 65,6 % penicillinempfindlich, 12,8 % intermediär (Penicillin-MHK 0,1–1 mg/l), 21,6 % penicillinresistent (Penicillin-MHK > 2 mg/l. Höherer Anstieg in Frankreich, Spanien auf Penicillin und Erythromycin [Alexander-Projekt].
Normales Vorkommen im oberen Respirationstrakt. Typische Erkrankungen: Bronchitis, Nebenhöhleninfektionen, Otitis media, Lobärpneumonie, Pleuraempyem, Meningitis, Sepsis, Ulcus corneae.

– Streptococcus mucosus: Meningitis.

– Streptococcus suis: s. Meningitis, kennzeichnend mit bds. Labyrinthitis und Bakteriämie. Seltener okuläre Beteiligung, Pneumonie, Arthritis, Gastroenteritis oder hämorrhagische Diathese.

– Anaerobe Streptokokken und Peptostreptokokken: Penicillin G, bei Mischinfektionen auch Lincomycin, Erythromycin.
Normales Vorkommen im Intestinaltrakt, Mundhöhle, Vagina.
Typische Erkrankungen: Vom Darm oder Genitale ausgehende Mischinfektionen, Zahninfektionen, Hirnabszess, Lungenabszess.

Trepomena pallidum: Penicillin G.

Vibrio cholerae: Tetrazykline.

Xanthomonas s. Stenotrophomonas.

Yersinia enterocolitica: Tetrazykline, Chloramphenicol.

Yersinia pestis: Streptomycin.

Yersinia pseudotuberculosis: Tetrazykline, Chloramphenicol.

I. Allgemeines zu Substanzgruppen
(II. Einzelne Substanzen,
III. Antimykotika, IV. Tuberkulostatika)

☆ **Aminoglykoside**: Unter Hörproben Amikacin, Gentamycin, Netilimicin, Spectinomycin, Tobramycin zur Kombination bei Gram-negativen. Dosis möglichst mit Spitzenspiegeln, da dosisabhängiges Antibiotikum mit postantibiotischem Effekt.
Verringerte Aktivität im sauren Milieu (Liquor-pH 6,7–7,1 bei bakterieller Meningitis).
Nie mit β-Laktam-Antibiotika in einer Spritze aufziehen wegen Aktivitätsminderung.
Wirksam gegen Corynebakterien, Citrobacter, E. coli, Enterobacter (Resistenzzunahme), Klebsiellen, Proteus, Pseudomonas (Amikacin 100 %, Gentamycin 85 %, Tobramycin 75 %), Salmonellen, Shigellen.
Mäßig wirksam gegen Haemophilus influenzae, Serratia (Amikacin ggf. besser als Gentamycin), Staphylokokken (Resistenzzunahme, Amikacin ggf. besser als Gentamycin).
Unwirksam gegen Anaerobier (Bacteroides) und Gram-positive wie Pneumokokken, gegen Gonokokken, Meningokokken, Chlamydien, Enterokokken (Streptococcus faecalis, aber Synergismus mit β-Lactam-Antibiotika und erforderlich bei Enterokokken-Endokarditis), Listerien (Listerienlücke!), Mykoplasmen, Streptokokken.
El.-HWZ 2–3 x Serumkreatinin [mg/100 ml]. Keine Dauerspiegel erforderlich, besser hohe Spitzendosen, ggf. Einmal-Dosis. Spiegel-Kontrolle nach 4 Tagen bzw. 1mal/Woche: Talspiegel unter 1–2 µg/ml (Amikacin 5 µg/ml).
KI vestibulokochleäre Vorschädigung. Nicht bei Niereninsuffizienz.
UAW Kreatinin-Anstieg/ Nephrotoxizität -cave Kombination mit Cephalosporinen- reversibel, Ototoxizität irreversibel. Allergische Reaktionen der Haut. Atemdepression. Augenmuskellähmung. Muskelschmerzen, Muskelrelaxation in Kombination mit Muskelrelaxantien verstärkt. Neuromuskuläre Blockade (besonders mit Chloroquin). Parästhesien.
UAW von Aminoglykosid-Antibiotika: Allergisierung (Gefahr, dass wegen V.a. mangelndes Therapieansprechen die Therapie intensiviert wird!). Ersetzen durch Antiseptikum wie z.B. Bibrocathol (Noviform).
Wirkung: Hemmung der Proteinbiosynthese und Schädigung der Zytoplasmamembran. Synergismus zu β-Laktam-Antibiotika (Penicillinen und Cephalosporinen).

☆ **Beta-Laktamase-Inhibitoren**: Gabe 30–45 min vor dem Antibiotikum. Schwach gegen chromosomal kodierte β-Laktamasen.
Es gibt über 100 β-Laktamasen, chromosomal und plasmidisch kodiert: „Bei nosokomialen Infektionen kann man Penicilline nicht mehr ohne einen Schutz vor Betalaktamasen einsetzen" [Lode H in Krankenhausarzt 66 (1993) 1–2].
– Clavulansäure (mit Amoxicillin 625 mg Tbl bzw. 1,2/2,2 g Fl): Clavulansäure (und Sulbac-

tam) hemmen nicht die Typ I- und VI-Betalaktamasen. Clavulansäure ist selbst ein starker β-Laktamase-Induktor. Erweitert das Wirkspektrum von Amoxicillin auf Staphylokokken, Gonokokken, E. coli, Haemophilus, Klebsiella pneumoniae, Bacteroides fragilis.
Bei Zerfall der Clavulansäure wird die Lösung gelb, die Allergierate steigt an.
– s. Sulbactam (1 g Fl. Mit Ampicillin 0,75/1,5/ 3 g Fl), mit Mezlocillin, Piperacillin, Cefotaxim, Cefoperazon.
– Tazobactam (0,5 g mit 4 g Piperacillin Fl): Tazobactam ist bis zu 100mal stärker als Sulbactam.
– Beta-Laktamase-Induktion Clavulansäure > Sulbactam > Tazobactam.

☆ **Carbapeneme**: Imipenem, Meropenem. Dosis möglichst mehrfach und langdauernd über der MHK, da zeitabhängiges Antibiotikum mit geringem postantibiotischen Effekt.
Wirksam gegen Acinetobacter, Anaerobier/ Bacteroides, Citrobacter, E. coli, Gonokokken, Haemophilus, Klebsiellen, Meningokokken, Pseudomonas (außer cepacia und neutrophilia), Serratia, Streptokokken.
Mäßig wirksam gegen Proteus.
Unwirksam gegen Chlamydien, Clostridium difficile, Enterokokken (Streptococcus faecalis), Corynebakterien, Legionellen, Mycoplasmen, Pseudomonas cepacia und neutrophilia, Serratia, Staphylokokken/MRSA, Stenotrophomonas (Xanthomonas) maltophilia.
UAW Blutbildveränderungen, Allergie, gastrointestinale Irritationen/Diarrhö, zerebraler Krampfanfall, AP- und Leber- und Nierenwertanstieg, Übelkeit und Erbrechen, Verwirrtheit.
Wirkung: Hemmung der Zellwandsynthese.

☆ **Cephalosporine**: Dosis möglichst mehrfach und als Kurzinfusion über 2–3 h langdauernd über der MHK, da zeitabhängiges Antibiotikum mit geringem postantibiotischen Effekt, ggf. zeitversetzt mit Aminoglykosiden. Bei Penicillin-Allergie.
Parenterale Cephalosporine sind β-Laktamase-stabil, aber je stabiler, desto größere β-Laktamase-Induktoren.
El.-HWZ um 1–2 h außer Ceftriaxon 8 PMP-MPM 1,3 h.
KI 2. Generation (Cefuroxim) nicht bei ZNS-Infektionen.
UAW bb Leuko- und Thrombopenie, Agranulozytose (Cetizoxim). Alkoholunverträglichkeit (Hypotonie), Arthritis. Pseudomembranöse Colitis. Diarrhöen besonders nach Cefoperazon und Ceftriaxon wegen biliärer Ausscheidung. 2–6 % gastrointestinale Irritationen, Gerinnungshemmung (unter ASS, Heparin, Marcumar) ggf. mit Blutungen (besonders Latamoxef, Einnahme mit Vitamin K), Kopfschmerzen, Krea-Anstieg wegen Nephrotoxizität (cave Kombination mit Aminoglykosiden), Ototoxizität (cave Kombination mit Schleifendiuretika), Myoklonien, Parästhesien, Schwindel. Zerebrale Krampfanfälle.
Wirkung bakterizid: Hemmung der Zellwandsynthese.

I. Generation (Basis-Cephalosporine): Cefalotin, Cephaloridin (nicht mehr üblich), Cefradin (Sefril auch oral).

Cefazedon, Cefazolin. Cefacetril. Cefapirin. Cefalexin-Gruppe s. IV.

II. Generation (Intermediär-Cephalosporine): Cefuroxim-Gruppe Cefuroxim, Cefamandol, Cefotiam. Cefoxitin.

III. Generation (Breitband-Cephalosporine): Cefotaxim-Gruppe Cefotaxim, Cefmenoxim, Ceftazidim, Ceftizoxim, Ceftriaxon. Cefoperazon, Cefsulodin. Cefotetan und Latamoxef (Moxalactam).

IV. Oral-Cephalosporine: Cefaclor (1. Generation, auch gegen H. influenzae, bei Atemwegsinfekten vorzuziehen), Cefadroxil (längere HWZ, 1. Generation). Ältere Substanzen Cefalexin (90 % Resorption), Cefradin (1. Generation). Neuere Substanzen Cefetamet (Globocef), Cefixim (–50 % Resorption), Cefpodoxim (50 % Resorption), Cefuroxim (2. Generation), Loracarbef (90 % Resorption). Oral-Cephalosporine β-Laktamase-labil, besonders von Gram-negativen Erregern.

Wirksam (alle) gegen Gram-negative wie E. coli, Gonokokken, Klebsiellen, Meningokokken, Pneumokokken, Proteus mirabilis, Shigellen, Streptokokken.

I. Generation *wirksam* gegen Gram-positive, E. coli, Proteus mirabilis, Staphylokokken.

II. Generation *wirksam* gegen Gram-positive und einzelne Gram-negative (besser gegen Klebsiellen und indolpositive Proteus. Serratia).

III. Generation *wirksam* gegen Citrobacter freundii (Cefotaxim Resistenzentwicklung whrd. der Therapie!), indolpositive Proteus, Pseudomonas (Cefepim, Cefoperazon, Ceftazidim, nach 1 Woche Resistenz), Serratia marcescens, Enterobacter aerogenes/ (mäßig) cloacae (Cefotaxim Resistenzentwicklung whrd. der Therapie! Besser Ceftazidim), Morganella morganii (Cefepim).

Unwirksam (alle) gegen Anaerobier wie Bacteroides spp. (außer Cefoxitin, Latamoxef), Chlamydien, Enterokokken (Streptococcus faecalis – Enterokokkenlücke!), Haemophilus influenzae (außer Cefuroxim, Cefaclor), Listerien (Listerienlücke!), Mykoplasmen, Pseudomonas (außer Cefoperazon, Cefsulodin, Ceftazidim), MRSA.

– Pseudomonas- und Enterokokken-Lücke schließen mit Piperacillin, Azlocillin, Aminoglykosid bei schweren Infektionen durch Enterobakterien zur Verstärkung des antibakteriellen Effekts.

+I. Generation: Unwirksam gegen Anaerobier, Gram-negative Problemkeime Acinetobacter und die meisten Enterobakterien außer E. coli und Proteus mirabilis, Oxacillin-resistente Staphylokokken.

+II. Generation: Unwirksam gegen (regional unterschiedlich und zunehmend) Acinetobacter, einige Enterobakterien (Enterobacter, Klebsiellen, indolpositive Proteus u.a.), Oxacillinresistente Staphylokokken.

+III. Generation: Unwirksam gegen Staphylokokken – trotz Austestung (!), I. und II. Generation nehmen,
einige Enterobakterien (regional unterschiedlich und zunehmend).

+ Oral-Cephalosporine: Cefalexin-Gruppe unwirksam gegen die meisten Enterobakterien außer E. coli,

moderne C. unwirksam gegen Staphylokokken (außer Cefuroxim-Axetil, Loracarbef).

☆ **Glykopeptide – Glycopeptide**: Teicoplanin, Vancomycin (Daptomycin nicht im Handel). Dosis möglichst mehrfach und langdauernd über der MHK, da zeitabhängiges Antibiotikum mit geringem postantibiotischen Effekt. *Wirksam* gegen Gram-positive, Clostridium difficile, Enterokokken (Streptococcus faecalis), Gonokokken, Meningokokken, Pneumokokken, auch koagulase-neg. Staphylokokken, Streptokokken.

Unwirksam gegen Gram-negative, Bacteroides, Bordetella pertussis, Chlamydien, Haemophilus influenzae, Listerien (Listerienlücke!), Mykoplasmen.

KI Niereninsuffizienz.

UAW Allergien, Nephrotoxizität, Ototoxizität. Wirkung: Hemmung der Zellwandsynthese.

☆ **Gyrasehemmer – ☆Gyrase-Hemmer**: Dosis möglichst mit Spitzenspiegeln, da dosisabhängiges Antibiotikum mit postantibiotischem Effekt. Parenteral nur bei Schluckunfähigkeit.

– Chinolone (Fluorchinolone) Gruppe I Norfloxacin. Gruppe II Ciprofloxacin, Enoxacin, Fleroxacin, Ofloxacin. Gruppe III Levofloxacin, Moxifloxacin (Gruppe III). Pefloxacin. Sparfloxacin.

– Nalidixingruppe (Fluorchinolone vorzuziehen): Cinoxacin, Nalidixinsäure (1 g Tbl, unter BB-Kontrollen wegen Knochenmarksschädigungen), Pipemidsäure, Rosoxacin (Winuron).

– *Schwere bakterielle Enteritiden, Osteomyelitis, nosokomiale Pneumonien, Urosepsis des Dauerkathetersträgers. Gruppe I nur gegen Harnwegsinfektionen.*

Wirksam gegen Gram-negative, Acinetobacter (baumannii), Chlamydien, Citrobacter freundii, E. coli, Enterobacter, Gonokokken, Haemophilus, Klebsiellen, Legionellen, Meningokokken, Moraxella catarrhalis, Morganella, Mykobakterien, Proteus, Salmonellen, Shigellen, Staphylokokken (s.o. ggf. unwirksam).

Mäßig wirksam gegen Clostridien, Enterokokken (Streptococcus faecalis), Mykoplasmen, Pneumokokken (Gruppe II ohne ausreichende, Gruppe IV mit relevanter Pneumokokken-Wirksamkeit), Pseudomonas (Ciprofloxacin am besten), Serratia (marcescens).

Unwirksam gegen Anaerobier, Bacteroides, Listerien (Listerienlücke!), Streptokokken, ggf. nicht bei Staphylokokken.

KI alte Patienten, Kinder, Epilepsie, Vorschädigung des ZNS. Cave Endplattenerkrankungen (Myasthenia gravis). Sehnenschäden nach früherer Anwendung mit Fluorchinolonen.

UAW Achillessehnenrupturen, Arthralgien, Arthritis, Myalgie. Hemmung der neuromuskulären Signalübertragung durch Norfloxacin, Ofloxacin und Pefloxacin.

Gastrointestinale Irritationen, Leberschädigungen wie Cholestase, cholestatische Hepatitis, Ikterus, 2–3 % reversible Transaminasenerhöhung, Leberzellnekrose und Leberversagen: Kasuistik eines 92-Jährigen mit Ciprofloxazin [Fuchs S in Lancet 343 (1994) 738–9].

Stevens-Johnson-Syndrom und toxisch epidermale Nekrolyse (TEN, „Syndrom der verbrühten Haut", Lyell-Syndrom), Theophyllin-

Spiegelanstieg, Übelkeit, reversibles von-Willebrand-Jürgens-Syndrom (Ciprofloxacin) [Lancet 343 (1994) 492].

ZNS-Störungen 1–4 % – ohne eindeutige Unterschiede zwischen einzelnen Fluorchinolonen, in Einzelfällen reversible Enzephalopathien: Psychotische Reaktionen [Kasuistik nach 3 Tagen Einnahme: Mulhall J: Ciprofloxacin-Induced Acute Psychosis. Urology 46 (1995) 102–3], Tourette-artige Symptome und Halluzinationen bis zum Suizid, Bewusstseinsstörungen, zerebrale Krampfanfälle, Hirndruckanstieg. Kopfschmerzen, Müdigkeit, Schlafstörungen, Schwindel, Sehstörung, Tinnitus. Besonders bei gleichzeitiger Gabe von nichtsteroidalen Antirheumatika, die gleiche zentrale UAW hervorrufen: Beide Stoffgruppen wirken inhibitorisch auf die GABA, die sedierenden Einfluss im Gehirn ausübt.
Wirkung: Hemmung der Nukleinsäuresynthese.

☆ **Lincosamide**: Clindamycin, Lincomycin.
Wirksam gegen Anaerobier/Bacteroides (> 99 %), Gonokokken, Meningokokken, Pneumokokken, β-Laktamase- bzw. Penicillinase-bildende Staphylokokken, Streptokokken und Streptococcus pyogenes, nur Lincomycin gegen Clostridium difficile.
Unwirksam gegen Clostridium difficile (nur Lincomycin wirksam), Enterobakterien wie E. coli, Enterobacter, Enterokokken (Streptococcus faecalis), Haemophilus influenzae, Klebsiellen, Proteus, Pseudomonas, Salmonellen, Shigellen.
– Keine Diffusion in Liquor/Hirnabszess auch bei entzündeten Meningen.
UAW bb Leukopenie, pseudomembranöse Colitis, gastrointestinale Irritationen, Leberschäden, Muskelrelaxation (cave Kombination mit Muskelrelaxantien).
Wirkung: Hemmung der Proteinbiosynthese.

☆ **Makrolide – Makrolid-Antibiotika**: Azithromycin, Clarithromycin, Erythromycin, Oleandomycin, Josamycin, Roxithromycin, Diritromycin (noch nicht im Handel), Troleandomycin.
Bis 75 % Resorption, bei Atemwegsinfekten, Hautinfekten (Erysipel, Furunkulose, Impetigo, Pyodermie), HNO-Infekten (Otitis media, Pharyngitis, Sinusitis, Tonsillitis), Pertussis, Scharlach bei Penicillin-Allergie, Urogenitalinfekten.
Wirksam (Wirkspektrum ähnlich Penicillin) gegen Bordetella pertussis, Borrelien, Campylobacter, Chlamydien, Clostridien, Corynebacterium diphtheriae, Gonokokken, Legionella pneumophila, Moraxella catarrhalis, Myko- und Ureaplasmen, Pneumokokken, Streptokokken (pyogenes, faecalis), Treponema pallidum.
Mäßig wirksam gegen Bacteroides, Enterokokken (Streptococcus faecalis), Haemophilus spp (Schwachpunkt! Azithromycin und Clarithromycin besser), Meningokokken, Staphylokokken (oxacillin-sensibel).
Unwirksam gegen alle Gram-negativen, Enterobakterien wie E. coli, Enterobacter, Klebsiellen, gegen Enterokokken, Haemophilus influenzae, Proteus, Pseudomonas, Salmonellen, Shigellen.
KI angeborenes QT-Syndrom oder bekannte QT-Zeit-Verlängerung, Einnahme anderer Präparate mit Verlängerung der QT-Zeit.

UAW: Hemmung von Zytochrom-P450: Mit Terfenadin und Astemizol (Antihistaminikum) Arrhythmien (über kardiale Kaliumkanalblockierung) mit QT-Zeit-Verlängerungen oder Kammertachykardien vom Typ „Torsade de pointes".
Intrahepatische Cholestase ggf. bis zu 1 Jahr nach Absetzen andauernd. Magen-Darm-Beschwerden, Darmmotilitätssteigerung. Hörminderung. Purpura Schönlein-Henoch. Theophyllin-Spiegelerhöhung, selten Allergie. Taubheit [47 Fälle in Br Med J 309 (1994) 1620]. Übelkeit/Brechreiz. Aber besser verträglich als Aminopenicilline.
Wirkung: Bakteriostatische Hemmung der Proteinbiosynthese. Wirkung verstärkt durch Grapefruitsaft.

☆ **Monobactame** s. Aztreonam.

☆ **Penicilline**: Dosis möglichst mehrfach und langdauernd über der MHK, da zeitabhängiges Antibiotikum mit geringem postantibiotischen Effekt. Nach Zubereitung der Flasche zügige Anwendung, da sonst die Allergierate ansteigt. El.-HWZ um 1–2 h, unter Probenecid (Benemid 4 x 0,5 g, > 2 Jahre 10 mg/kg) durch verminderte Ausscheidung höhere Serumspiegel.
Wirkung: Hemmung der Zellwandsynthese.
I. s. Penicillin G, Na-/K-Penicillin, Procainpenicillin, Benzathinpenicillin und Oralpenicilline s. Penicillin V. Nicht anwenden bei vermuteten Staphylokokkeninfektionen, also Infektionen mit rahmigem Eiter.
UAW Allergie, Cholestase, Erbrechen, Schwindel, 3 % Transaminasenerhöhung. Neurotoxizität, zerebrale Krampfanfälle durch Erniedrigung der Krampfschwelle. Herxheimer-Reaktion. Gerinnungshemmung (unter ASS, Heparin, Marcumar). Purpura Schönlein-Henoch.
Wirksam gegen Actinomyces spp., Bacteroides (weniger B. fragilis), Borrelien, Clostridien, (z.T.) Corynebakterien, Gonokokken (außer β-Laktamase-bildende Gonokokken), Meningokokken, Pneumokokken, Staphylokokken albus, epidermidis, β-Laktamase-negative Staphylococcus aureus, Streptococcus pyogenes, Treponema pallidum, Fusobakterien, Spirochäten.
Mäßig wirksam gegen Enterokokken (Streptococcus faecalis), Proteus mirabilis.
Unwirksam gegen Gram-negative, Acinetobacter, Bacteroides, Chlamydien, Citrobacter, E. coli, Enterobacter, Haemophilus, Klebsiellen, z.T. Listerien, Mykoplasmen, Pneumokokken in Süd- und Osteuropa, indolpositive Proteus, Pseudomonas, Serratia, β-Laktamase-bildende Staphylokokken.
II. Isoxazyl- bzw. Staphylokokkenpenicilline – β-Laktamase-stabile (penicillinasefeste) Oxacilline: Oxacillin, Flucloxacillin, Dicloxacillin auch bei *Wunden* und *Abszessen* mit Staphylokokken.
UAW Cholestase, 3 % Transaminasenerhöhung.
Wirksam im wesentlichen gegen β-Laktamasebildende und -negative Staphylokokken (Staphylokokkus aureus).
Mäßig wirksam gegen Salmonellen, Shigellen.
Unwirksam wie Pen. G/V und weniger wirksam gegen Borrelien und Treponemen, Gonokokken und Meningokokken.

III.a Aminopenicilline/Betalaktam-Antibiotika: Ampicillin, Amoxicillin, Bacampicillin, Pivmezillinam (3 x 200–400 mg bzw. 3 x 5–15 mg/kg) und Pivampicillin nur als Kombination. Penicillinase-Stabilität: Amoxicillin mit Clavulansäure > Amoxicillin. Resorption von Bacampicillin > Amoxi- > Ampicillin.

– *Atemwegs-, Gallen- und Harnwegs-Infekte, Enteritis.*
– *Nosokomiale Infektionen:* „Bei nosokomialen Infektionen kann man Penicilline nicht mehr ohne einen Schutz vor Betalaktamasen einsetzen" [Lode H in Krankenhausarzt 66 (1993) 1–2]. Wirksam gegen mehr Gram-negative, Bordetella pertussis, Clostridien, E. coli (30–50 % Resistenzentwicklung!), Enterokokken (Streptococcus faecalis) nur bakteriostatisch, β-Laktamase-negative Gonokokken, z.T. β-Laktamase-negative Haemophilus influenzae (cave! – die in-vitro-Testung von Ampicillin ist unzuverlässig, da resistente Stämme in vitro sensibel erscheinen können), Listerien, Meningokokken, Pneumokokken, Proteus mirabilis, Proteus vulgaris, Salmonellen, Shigellen, β-Laktamase-negative Staph. aureus, Streptococcus pyogenes und Streptococcus faecalis nur bakteriostatisch. Unwirksam wie I. gegen einige Gram-negative (hohe Resistenzrate bei gram-negativen Stäbchen), Acinetobacter, Bacteroides, Chlamydien, Citrobacter, (z.T.) Corynebakterien, Enterobacter, Klebsiellen, Mykoplasmen, indolpositive Proteus, Proteus morganii, Providencia, Pseudomonas (alternativ Piperacillin), Serratia, β-Laktamase-bildende Staphylokokken. UAW Diarrhö/Übelkeit und Erbrechen. 10 % Ampicillin-Exanthem, stammbetont am 10. Tag. Schlechter verträglich als z.B. neue Makrolide oder neue Oralcephalosporine.

III.b Ampicillin mit Sulbactam (Unacid 0,75/1,5/3 g Fl) maximal 4 x 3 g i.v. bzw. Sultamicillin (Unacid PD 375 mg Tbl) 2 x 750 mg, wirksam gegen Anaerobier. Oder
– Amoxicillin (1,2/2,2 g mit Clavulansäure) zusätzlich gegen Bacteroides fragilis, E. coli, Haemophilus, Klebsiella, β-Laktamase-bildende Staph. aureus. UAW: Bei Zerfall der Clavulansäure wird die Lösung gelb, die Allergierate steigt an. Wirksam gegen die Haupterreger respiratorischer Infektionen wie Streptococcus pneumoniae, Haemophilus influenzae und Moraxella catarrhalis.

IV.a Acylureidopenicilline (Acylaminopenicilline): Azlocillin, Mezlocillin, Piperacillin, Ticarcillin, Carbenicillin, Apalcillin (s.) β-Laktamase-instabil. Wirksam wie III.a, Piperacillin z.T. gegen Pseudomonas. Mäßig wirksam gegen z.T. Bacteroides, E. coli, Klebsiellen, Enterobacter, indolpositive Proteus, Salmonellen. Unwirksam gegen Anaerobier, Acinetobacter, z.T. Bacteroides, Chlamydien, Citrobacter, Klebsiellen, Mykoplasmen, Providencia, Serratia, β-Laktamase-bildende Staphylokokken, bei Entero- und Streptokokken nur bakteriostatisch.

IV.b Mezlocillin oder Piperacillin mit Sulbactam besser wirksam gegen Acinetobacter, Anaerobier, Citrobacter, Klebsiellen, Staphylokokken und B. fragilis. Piperacillin 4 g mit 0,5 g Tazobactam (Tazobac). Tazobactam ist ein β-Laktamase-Inhibitor mit weniger Induktion als Clavulansäure und bis zu 100mal stärker als Sulbactam.

♣ *Der Unterschied zwischen einem Kapuzinermönch und Penicillin: Penicillin ist ein Heilserum, und der Kapuzinermönch hat ein Seil herum.*

☆ **Polypeptide:** Colistin, Polymyxin B.

☆ **Sulfonamide:** Sulfamethoxazol-Trimethoprim (und UAW) s. Cotrimoxazol – Co-Trimoxazol.
– *Meningitis, Hirnabszess:* Sehr gute Diffusion bei entzündeten und nicht entzündeten Meningen.
– Kurzzeit-S.: Sulfacarbamid, Sulfisomidin, Sulfadiazin (Dermazin/Flammazine Salbe). 4–6 g/d. El.-HWZ 6–8 h, bei Krea > 3,5 mg/dl bis Anurie 180–225 h (Gabe nicht indiziert). Sulfadiazin-Nitrofurantoin-Kombination.
– Mittelzeit-S.: Sulfisoxazol, Sulfaphenazol, Sulfamoxol. 1 (–2) g/d. El.-HWZ 8–16 h, bei Krea > 3,5 mg/dl bis Anurie Gabe nicht indiziert.
– Langzeit-S.: Sulfamethoxypyridazin, Sulfamethoxydiazin, Sulfadimethoxin, Methylsulfadiazin. 0,5 (initial –1) g. El.-HWZ 24–48 h, bei Krea > 3,5 mg/dl bis Anurie 0,5 g alle 2 Tage.
– Ultralangzeit-S.: Sulfamethoxypyrazin – Sulfalen (Longum Tbl, El.-HWZ 64 h).
– Schwer resorbierbare Sulfonamide: Salicylsalazosulfapyridin (Azulfidine).

☆ **Tetrazykline – ☆Tetracyclin:** Bakteriostatisch – keine Kombination mit bakteriziden Antibiotika! Auch bei Niereninsuffizienz.
1. Generation Oxytetracyclin (250 mg Kps, AT) 0,25–1g/d. Chlortetramycin (Aureomycin AT/Salbe/Dentalpaste. Achromycin 500 mg, Supramycin Fl) 0,25–1g/d. El.-HWZ 8,5 h, bei Krea > 3,5 mg/dl bis Anurie 96–120 h (Gabe nicht indiziert).
2. Generation Rolitetrazyklin (Reverin 275 mg Fl) 1–2 Fl/d bzw. 0,25–1 g/d. Kinder 10 mg/kg. El.-HWZ 8,5 h, bei Krea > 3,5 mg/dl bis Anurie 38 h, Dosis auf 0,25 g alle 3 Tage i.m.
3. Generation Doxycyclin. Minocyclin.
– *Akne* (Propionibacterium acnes): Minocyclin.
– *Atemwegsinfekte:* Nur nach vorausgegangener Testung (1. Wahl Makrolide, Aminopenicilline, Cephalosporine).
– *Borreliose. Neurobruzellose* (Doxycyclin).
– *Diabetische Diarrhö:* Doxycyclin 100 mg/d.
– *Enteritis, Fleckfieber* (Rickettsien).
– *Harnwegsinfekte. Malaria* (Doxycyclin).
– *Atypische Pneumonien* (Mykoplasmen etc.) über mindestens 14 Tage.
– *Ornithose. Q-Fieber* (Doxycyclin). *Rosazea.* Wirksam gegen Acinetobacter, Borrelien, Brucellen, Chlamydien (Ornithose), Clostridien, Corynebakterien, E. coli, Enterokokken (Streptococcus faecalis), Gonokokken, Haemophilus influenzae, Leptospiren, Moraxella catarrhalis, Mykoplasmen (atypische Pneumonien),

Propionibacterium acnes (Akne), Rickettsien (Fleckfieber), Yersinien.

Mäßig wirksam gegen Bacteroides, Enterobacter, Klebsiellen, Meningokokken, Staphylokokken und Streptokokken (Resistenzen).

Unwirksam gegen Citrobacter, Proteus indolpositiv und mirabilis, Proteus, Pseudomonas, Serratia, Streptococcus pneumoniae (Pneumokokken).

Keine Resorption mit Antazida, Cholestyramin, Eisen, Sucralfat. Minimale Diffusion in Liquor/ Hirnabszess auch bei entzündeten Meningen.

KI Kinder unter 8 Jahren (wegen irreversibler Gelbfärbung der Zähne). Nicht in der Klinik einsetzen (erworbene Resistenz Plasmid-kodiert). Nicht bei Infektionen mit Staphylokokken und Streptokokken (Pneumonie, Haut-, HNO-, Weichteilinfektionen).

UAW gastrointestinale Irritationen, Resorptionsminderung von Eisen vice versa. Photosensibilisierung (blau-schwarze orale Hyperpigmentierungen). Unter Minocyclin Pseudotumor cerebri und Schwindel.

Wirkung = Hemmung der Proteinbiosynthese, wird durch Tegretal erniedrigt.

II. Einzelne Substanzen
(nicht genannte El.-HWZ liegen um 1 h)

☆ **Amikacin** (100/250/350/500 mg Fl in 250 ml NaCl 0,9 %) unter Spiegel-Kontrollen (Spitzenspiegel maximal 30 min nach Injektion 20–30, Talspiegel unmittelbar vor der nächsten Antibiotikagabe < 10 µg/ml) in Kombination mit einem Pseudomonas-Penicillin 2–3 x 5 mg/kg, 3 x 250 bis 2–3 x 500 mg. Kinder 10–15 mg/kg. Kasuistik intrathekal (nicht zugelassen). El.-HWZ bei Krea > 3,5 mg/dl bis Anurie 4–24 h, Dosis auf 250–125 mg. Minimale Diffusion in Liquor/Hirnabszess auch bei entzündeten Meningen. KI/UAW/Wirkung s. Aminoglykoside. Reserveantibiotikum, halbsynthetisch gewonnen aus Kanamycin.

☆ **Amoxicillin** (0,5/0,75/1 g Tbl) 3 x 1–2 g, 50–250 mg/kg/d. Bis 70 % Resorption.

– Alternativ Amoxicillin/Clavulansäure (Augmentan 1,2/2,2 g Fl) 3 x 1–2 Tbl 500/125 mg oder 2 x 1–2 Tbl 750/125 mg oder 3 x 1,2 g A bis 2 x 2,2 g A i.v. bis Krea < 3,5 mg/dl (mit β-Laktamase-Inhibitor Clavulansäure, hemmt nicht Typ I und VI der β-Laktamase, gleichzeitig starker β-Laktamase-Induktor).

– *Borreliose/Erythema migrans*: Stadium I 3 x 0,5–1,5 g oral über 2 (–4) Wochen, Stadium II über 4 (–6) Wochen.

– *Respiratorische Infektionen*: Gegen die Haupterreger wie Streptococcus pneumoniae, Haemophilus influenzae und Moraxella catarrhalis wirksam. Wirksam/unwirksam s. Penicilline – III.a Aminopenicilline.

UAW intrahepatische Cholestase ggf. bis zu 1 Jahr nach Absetzen andauernd.

☆ **Ampicillin** (1/2/5 g Fl, 0,5/1 g Tbl) 3 x 2–5 g/d, oral 3–4 x 1–1,5 g, Kinder 150–280–400 (4 x 70) mg/kg i.v. Oral durch Bacampicillin, i.v. durch Piperacillin oder Mezlocillin ersetzen. Alter-

nativ Ampicillin mit Sulbactam (Unacid 0,75/ 1,5/3 g Fl) maximal 4 x 3 g i.v. bzw. Sultamicillin (Unacid PD 375 mg Tbl) 2 x 750 mg, wirksam gegen Anaerobier.

– *Hirnabszess*: Gute Diffusion.

– *Meningitis*: Gute Diffusion nur bei entzündeten Meningen.

– *Intrathekal*: Erwachsene 10–20 (–40), Kinder 5–10 mg einmal täglich (nicht zugelassen). Wirksam/unwirksam s. Penicilline – III.a Aminopenicilline. El.-HWZ bei Krea > 3,5 mg/dl bis Anurie 3–17 h, Dosis auf 10–6 g. s. Penicilline – III.a Aminopenicilline.

☆ **Apalcillin** (1/3 g Fl) 3–4 x 3 g, < 10 Jahre 60 mg/ kg in 3–4 Dosen. Hohe Proteinbindung 86 %. Ausscheidung über die Galle bis 50 %. s. Penicilline – IV. Acylureidopenicillin. Kein Vorteil gegenüber Piperacillin.

☆ **Azithromycin** (250 mg Kps, 200 mg/Messl.) nüchtern 1mal täglich über 3 Tage.

– *Borreliose/Erythema migrans Stadium I*: 0,5 g/d über 10 Tage. Wirksam/unwirksam s. Makrolid-Antibiotika. Trotz hoher Gewebekonzentration wegen der niedrigen Serumspiegel bei Streptokokken-Tonsillitis nicht Mittel der ersten Wahl. El.-HWZ 68 h. Lange Verweildauer im Gewebe mit Gefahr der Kumulation. KI/UAW/Wirkung s. Makrolid-Antibiotika. Nur geringe Hemmung von Zytochrom-P450.

☆ **Azlocillin** (2/4/5 g) 3–4 x 2–4–5 g, 100 mg/kg, Kinder 200–300 (3 x 75) mg/kg. Bei Krea > 3,5 mg/dl bis Anurie Dosis auf 10–4 g. Mit Sulbactam noch nicht zugelassen. Wirksam (ähnlich Piperacillin und Mezlocillin) gegen Bacteroides fragilis in 75–80 %, Staphylococcus aureus, Gram-negative wie E. coli, Proteus vulgaris und Pseudomonas. Nach höherer Dosis langsamere Elimination. Unwirksam gegen H. influenzae, Proteus morganii, Salmonellen, Shigellen. s. Penicilline – IV.a Acylureidopenicillin.

– *Meningitis, Hirnabszess*: Gute Diffusion nur bei entzündeten Meningen.

☆ **Aztreonam** (0,5/1/2 g Fl) i.m./i.v. 3 x 1–2 g bis 4 x 2 g, Dosis möglichst mehrfach und langdauernd über der MHK, da zeitabhängiges Antibiotikum mit geringem postantibiotischen Effekt.

– *Meningitis, Hirnabszess*: Gute Diffusion nur bei entzündeten Meningen. Wirksam bei Gram-negativen Infektionen mit Acinetobacter calcoaceticus, Citrobacter spp., Enterobacter spp., E. coli, Gonokokken (auch Penicillinase-produzierende), Haemophilus influenzae (auch Penicillinase-produzierende und Ampicillin-resistente), Klebsiella pneumoniae, Morganella morganii, Proteus mirabilis/vulgaris, Providencia stuartii/rettgeri, Pseudomonas spp., Serratia marcescens, Salmonella typhi, Serratia marcescens, Shigella spp. Unwirksam bei Gram-positiven Keimen, Bacteroides, Acinetobacter. Wirkung: β-Laktam-Antibiotikum, Monobactam. Hemmung der Zellwandsynthese.

☆ **Bacampicillin** (400/800 mg Tbl) 3 x 800 mg oral optimal zur oralen Ampicillintherapie. Voll-

ständige Resorption. Gute Magenverträglichkeit. s. Penicilline – III.a Aminopenicilline.

☆ **Bacitracin** (Puder/Salbe mit Neomycin, Augen-
salbe/Lösung//siccum Trockensubstanz) 4 x 500
mg über 7–10 Tage besonders gegen Gram-
positive.

☆ **Carbenicillin** 30 g in 4 Dosen. El.-HWZ bei
Krea > 3,5 mg/dl bis Anurie 3–17 h, Dosis auf
12–6 g.
Wirksam s. Penicilline – IV.a Acylureidopenicil-
line, z.T. gegen Klebsiellen.
Unwirksam gegen Streptococcus faecalis.

☆ **Cefacetril** – Cephacetril 4–8 g/d. El.-HWZ bei
Krea > 3,5 mg/dl bis Anurie 30–50 h, Dosis auf
6–1 g. Hohe biliäre Ausscheidung. s. Cephalosporine 1. Generation.

☆ **Cefaclor** (0,25/0,5 g Tbl, 25/50 mg/ml Saft/forte
Saft) 3 x 0,5 g bis maximal 4 g, Kinder 3 x 10
mg/kg oral.
– *Enterobakterien und Haemophilus influenzae*:
Alternativ Cefuroxim Tbl. s. Oral-Cephalospo-
rine. Cefalexin-Gruppe/1. Generation.

☆ **Cefadroxil** – Cephadroxil (0,5/1 g A, 50/100
mg/ml Saft/forte Saft. 1 g Tabs) 2–3 (–4) x 1 g,
Kinder 50 mg/kg. Längere El.-HWZ als Cefaclor. s. Oral-Cephalosporine 1. Generation,
Cefalexin-Gruppe Oral Cefalexin.

☆ **Cefalexin** – Cephalexin (0,5/1 g Tbl. 100 mg/ml
gtt, 50 mg/ml Suspension) 1–4 g/d, Kinder 25–
100 mg/kg oral. I.v. Cefadroxil. s. Oral-Cephalosporine 1. Generation, Cefalexin-Gruppe.

☆ **Cefaloridin** – Cephaloridin 4–6 g/d. *Intrathekal*: Erwachsene 30–50, Kinder 20 mg einmal
täglich (nicht zugelassen).
El.-HWZ bei Krea > 3,5 mg/dl bis Anurie
4–8 h, Dosis auf 1–0,5 g. s. Cephalosporin
1. Generation (nicht mehr üblich).

☆ **Cefalotin** (1/2/4 g Fl) 6–12 g in 3–4 Dosen,
Kinder 80–100–160 mg/kg. El.-HWZ bei Krea
> 3,5 mg/dl bis Anurie 2–5 h, Dosis auf 2–1 g.
Minimale Diffusion in Liquor/Hirnabszess
auch bei entzündeten Meningen. s. Cephalosporine 1. Generation.

☆ **Cefamandol** (0,5/1/2 g) 3 x 2 g, maximal 12 g,
Kinder 50–100 (–150) mg/kg.
El.-HWZ bei Krea > 3,5 mg/dl bis Anurie bis
21 h, Dosis auf 4–1 g. Minimale Diffusion in
Liquor/Hirnabszess auch bei entzündeten
Meningen. Alternativ Cefoperazon, Clafota-
xim. s. Cephalosporine 2. Generation.

☆ **Cefapirin** – Cephapirin 4–8 (–10) g/d. El.-HWZ
bei Krea > 3,5 mg/dl bis Anurie 2,5–5 h, Dosis
auf 3–1 g. s. Cephalosporine 1. Generation.

☆ **Cefazedon** (0,5,/1/2 g) gram-positive 1–2 g,
gram-negative 4 g in 2–3 Dosen, maximal 6 g,
Kinder 50 mg/kg.
Wirksam wie Cefazolin + Enterokokken (Streptococcus faecalis). s. Cephalosporine 1. Generation

☆ **Cefazolin** – Cephazolin (0,5/1/2 g Fl) 2–3 x 2 g,
Kinder 150 mg/kg.
El.-HWZ bei Krea > 3,5 mg/dl bis Anurie 15–
30 h, Dosis auf 3–1 g. Eiweißbindung 85 %.

UAW 10 % Allergie, starke β-Laktamasen-Induktion. s. Cephalosporine 1. Generation

☆ **Cefepim** (2 g A) 2 x 2 g/d.
– *Meningitis, Hirnabszess*: Gute Diffusion nur
bei entzündeten Meningen.
El.-HWZ mehrere h. Wirkung s. Cephalosporine 3. (4.) Generation.

☆ **Cefetamet** – Pivoxilhydrochlorid (250/500 mg
Tbl).
– *Atemwegs- und HNO-Infektionen*: > 40 kg
2 x 500 mg, < 40 kg 2 x 10 mg/kg. El.-HWZ
2–3 h. s. Oral-Cephalosporine.

☆ **Cefixim** (200 mg Tbl, 100 mg/5 ml Saft) > 12
Jahre 400 mg vor oder während der Mahlzeit.
– *Meningitis, Hirnabszess*: Gute Diffusion nur
bei entzündeten Meningen.
El.-HWZ 3–4 h. Bis 50 % Resorption. s. Oral-
Cephalosporine.

☆ **Cefmenoxim** (0,5/1/2 g Fl) 3 x 1 bis 2 x 2 g. s.
Cephalosporine 3. Generation.

☆ **Cefoperazon** (1/2 g Fl in 100 ml NaCl 0,9 %)
2 x 1–2 g, maximal 9 g, Säuglinge 50–200 mg/kg.
Wirksam gegen Pseudomonas (besser als Ce-
fotaxim, schlechter als Ceftazidim), gegen
Bacteroides fragilis in 70 %. Alternativ Cefo-
taxim. Mit Sulbactam besser wirksam gegen
Acinetobacter, B. fragilis und Anaerobier.
El.-HWZ bei Krea > 3,5 mg/dl bis Anurie 2 h,
Dosis auf 4 g. 60–70 % wird biliär eliminiert.
Minimale Diffusion in Liquor/Hirnabszess
auch bei entzündeten Meningen.
UAW Alkoholunverträglichkeit. s. Cephalospo-
rine 3. Generation – Ureidocephalosporin.

☆ **Cefotaxim** (0,5/1/2 g Fl) 2–3 x 1–2 g, Kleinkind
50–100 (–200) mg/kg.
– *Hochempfindliche Keime* wie bei chronischer
Bronchitis mit schwerer Exazerbation, Bronchiektasen, ambulant erworbener Pneumonie,
Sinusitis; unkomplizierter Harnwegsinfekt,
Pyelonephritis ohne Nierenfunktionsstörung:
2 x 1 g.
– *Verschieden empfindliche Keime* wie bei noso-
komialer Pneumonie ohne Komplikation, Pyelonephritis mit Nierenfunktionsstörung, Urosepsis: 2 x 2 g.
– *Unbekannte Erreger* wie bei Sepsis (mit Multi-
organbeteiligung), nosokomial beatmeten Pa-
tienten (> 7 Tage), Peritonitis, bei Granulozy-
topenie: 3 x 2 g.
– *Borreliose*: Stadium II 3 x 2 g über 14 (–21),
Stadium III über 21 (–28) Tage.
– *Hirnabszess*: Gute Diffusion.
– *Meningitis* durch Haemophilus influenzae:
Bereits in niedrigen Konzentrationen wirksam
(die in-vitro-Testung von Ampicillin ist unzuverlässig, da resistente Stämme in vitro sensibel erscheinen können).
– *Meningitis* ohne Erregeridentifikation: Nur in
Kombination mit einem listerienwirksamen
Antibiotikum (Aminopenicilline, z.B. Ampi-
cillin! Listerienlücke der Aminoglykoside, Ce-
phalosporine, Glykopeptide, Gyrasehemmer).
– *Meningitis* durch Meningokokken oder Pneumokokken: Bei hohen Keimzahlen erste Dosis
als Kurzinfusion über 2–3 Stunden wegen des
erhöhten Risikos bei zu rascher Abtötung.
Gute Diffusion nur bei entzündeten Meningen.

Wirksam gegen Bacteroides fragilis in 75 %. Mit Sulbactam besser wirksam gegen Acinetobacter, B. fragilis und Anaerobier. El.-HWZ bei Krea > 3,5 mg/dl bis Anurie 3–8,5 h, Dosis auf 6–1 g. Mäßige Beta-Laktamasen-Induktion. Geringe Eiweißbindung. s. Cephalosporine 3. Generation.

☆ **Cefotetan**: Minimale Diffusion in Liquor/Hirnabszess auch bei entzündeten Meningen. s. Cephalosporine 3. Generation.

☆ **Cefotiam** (0,5/1/2 g Fl) 2 x 1 bis 3 x 2 g. Pseudomonas- und Enterokokken-Lücke schließen mit Piperacillin, Azlocillin, Aminoglykosid bei schweren Infektionen durch Enterobakterien zur Verstärkung des antibakteriellen Effekts.
– *Meningitis, Hirnabszess*: Gute Diffusion nur bei entzündeten Meningen.
– s. Cephalosporine 2. Generation.

☆ **Cefoxitin** (1/2 g A) 3–4 x 1–2 g, 4–6 g/d, Kinder 150 mg/kg/d. *Wirksam* gegen Bacteroides fragilis in 85 %
El.-HWZ bei Krea > 3,5 mg/dl bis Anurie bis 18 h, Dosis auf 1 g. Minimale Diffusion in Liquor/Hirnabszess auch bei entzündeten Meningen. Keine ausreichende Staphylokokkenwirksamkeit.
UAW starke β-Laktamasen-Induktion. s. Cephalosporine 2. Generation.

☆ **Cefpodoxim** (100 mg Tbl, 40 mg/5 ml Saft) < 12 Jahre 2 x 100 mg zur Mahlzeit. El.-HWZ 2,4 h. 50 % Resorption.

☆ **Cefradin** (0,5/1 g Tbl, 1/2 g Fl, 50 mg/ml Suspension) 2–4 (–8) g/d, Kinder 25–50–100 mg/kg. Bei Krea > 3,5 mg/dl bis Anurie Dosis auf 4–1 g. Minimale Diffusion in Liquor/Hirnabszess auch bei entzündeten Meningen. s. Cephalosporine 1. Generation, Cefalexin-Gruppe.

☆ **Cefsulodin** (1 g, 2 g in 40 ml NaCl 0,9 %) 3–6 g. Bei Krea > 3,5 mg/dl Dosis auf 4–1 g. *Meningitis, Hirnabszess*: Gute Diffusion nur bei entzündeten Meningen. *Wirksam* gegen Pseudomonas, Staphylokokken und Streptokokken. s. Schmalspektrum-Cephalosporine.

☆ **Ceftazidim** (0,5/1/2 g Fl) 2–3 x 2 g, Kinder 150 mg/kg. *Wirksam* gegen Pseudomonas, nach 1 Woche Resistenz.
– *Hirnabszess*: Gute Diffusion.
– *Meningitis*: Gute Diffusion nur bei entzündeten Meningen.
– s. Cephalosporine 3. Generation.

☆ **Ceftizoxim** (0,5/1/2 g A) 2 x 1–2 g.
– *Meningitis, Hirnabszess*: Gute Diffusion nur bei entzündeten Meningen. s. Cephalosporine 3. Generation.

☆ **Ceftriaxon** (0,5/1/2 g Fl in NaCl) 1 x 1–2 (–4) g/d bzw. 50 mg/kg. 40 % wird biliär eliminiert.
– *Meningitis, Hirnabszess*: Gute Diffusion nur bei entzündeten Meningen.
– *Borreliose Stadium II*: 50 mg/kg bzw. 2 g/d über 14 (–21), Stadium III über 21 (–28) Tage.
– *Meningokokken-Umgebungsprophylaxe* Ceftriaxon-Einmalinjektion i.m.
El.-HWZ 8 ± 1,3 h. Eiweißbindung 95 %.
– s. Cephalosporine 3. Generation.

☆ **Cefuroxim** (125/250/500 mg Tbl. 0,25/0,75/1,5 g Fl) 2–4 x 0,75–1,5 g, 60–75 mg/kg alle 8 h (bis 4,5 g), Kinder 100 mg/kg. Schlechter wirksam auf Staphylokokken als Cefotiam und Cefamandol. Pseudomonas- und Enterokokken-Lücke schließen mit Piperacillin, Azlocillin, Aminoglykosid bei schweren Infektionen durch Enterobakterien zur Verstärkung des antibakteriellen Effekts. El.-HWZ bei Krea > 3,5 mg/dl bis Anurie bis 20 h, Dosis auf 3–0,5 g. Schlecht liquorgängig, nicht bei Meningitis [Pfister H (25.9.96) in Göttingen].
– *Borreliose/Erythema migrans Stadium I*: 2 x 0,5 g/d über 14 Tage.
– *Gonorrhoe* 1 x 1,5 g i.m.
– *Enterobakterien und Haemophilus influenzae*: Höhere Aktivität als Cefaclor.
– s. Cephalosporine 2. Generation. Zu Cefuroxim alternativ Loracarbef (mit 90 % bessere Resorption).

☆ **Chloramphenicol** (0,25/0,5 g Kps, 1 g pro inj) bei Penicillin-Allergie, nicht mit β-Laktam-Antibiotika (hemmt deren Bakterizidie). Erwachsene 20–30 (–40) mg/kg = 1–2 (–3) g in 3–4 Dosen, Kinder 50 (–80) mg/kg (22–25 mg/kg alle 6 h), maximal 14 Tage. Gesamtdosis maximal 25–30 g bei Erwachsenen und 700 mg/kg bei Kindern.
– *Bakterielle Meningitis besonders bei Neugeborenen, Meningokokken-Meningitis, Pneumokokken-Meningitis, Hirnabszess*: Gute Liquorgängigkeit (Cotrimoxazol und Ticarcillin besser), sehr gute Hirngewebsgängigkeit (ähnlich Ticarcillin, besser als Cotrimoxazol), gute Abszessgängigkeit [Klinger M: Liquor-, Hirn- und Abszessgängigkeit von Antibiotika. Nervenarzt 57 (1986) 570–8]. Sehr gute Diffusion bei entzündeten und nicht entzündeten Meningen.
– *Rickettsien-Infektionen (klassisches epidemisches Fleckfieber und Brill-Zinsser-Krankheit)*: Säuglinge < 1 Monat 50 mg/kg mit Gentamycin 5 mg/kg. Alternativ Aminopenicillin 80–100 mg/kg mit Gentamycin 5 mg/kg.
Kinder 22–25 mg/kg alle 6 h, Erwachsene 20–30 (–40) mg/kg = 1–2 (–3) g in 3–4 Dosen.
Wirksam gegen Rickettsien, Gram-negative wie E. coli, Salmonella typhi, Shigellen, Haemophilus influenzae.
Mäßig wirksam gegen Staphylococcus aureus, Streptococcus pyogenes, Pneumokokken, Gonokokken, Meningokokken, Corynebakterien.
El.-HWZ 1–3,5 h, El.-HWZ bei Krea > 3,5 mg/dl bis Anurie 3–4,5 h, Dosis auf 1–0,5 g. KI Panmyelopathie, hämolytischer Ikterus.
UAW Störungen der Hämatopoese, Knochenmarksaplasie, Gray-Syndrom, Optikus-Schäden.
Wirkung gegenüber den meisten Erregern lediglich bakteriostatisch, Hemmung der Proteinbiosynthese. Gewonnen aus Streptomyces venezuelae (synthetisch).

☆ **Cilastatin**, ein Enzyminhibitor der renalen Dehydropeptidasen bei s. Imipenem (Carbapenem).

☆ **Ciprofloxacin** (250/500/750 mg Tbl, 5/10 % Saft 1 Essl 250/500 mg, 100/200/400 mg A) 2 x 250–750 mg Tbl oral 1–2 h vor oder mindestens 4 h nach Aluminium, Antazida/Sucralfat,

Calcium, Eisen, Magnesium, i.v. 2 x 200 mg, bei Intensivpatienten nach (3 Tagen Intensivstation und bei Enterobacter, Klebsiellen, Pseudomonas oder Staph. aureus 2 x 400 mg i.v.

– *Meningitis, Hirnabszess*: Gute Diffusion nur bei entzündeten Meningen.
– *Meningokokken-Umgebungsprophylaxe*: Ciprofloxacin-Einmaldosis oral.
– *Reisediarrhö* 500 mg Einmalgabe mit Effekt auf Dauer und Schwere der Reisediarrhö [Salam I: Randomised trial of single-dose ciprofloxacin for traveller's diarrhoea. Lancet 344 (1994) 1537–9].
Wirksam s. Gyrasehemmer. Beste Pseudomonas-Wirksamkeit der Chinolone. Geringere Enterokokken-Lücke als Ofloxacin. Keine ausreichende Anaerobier-Aktivität.
El.-HWZ 5 h. 70 % Resorption, durch Metoclopramid beschleunigt.
UAW/Wirkung s. Gyrasehemmer. Fluorchinolon.

☆ **Clarithromycin** (250 mg Tbl) 2 x 250–500 mg nüchtern oral, nicht gleichzeitig mit Terbenadin.
Wirksam wie Erythromycin und gegen atypische Mykobakterien. Alternativ Roxithromycin. Auf Pneumokokken nur bakteriostatisch.
El.-HWZ 2–4 h, bessere Resorption als Erythromycin. Mit Omeprazol Spiegelerhöhung. Verringerte Aktivität im sauren Milieu (Liquor-pH 6,7–7,1 bei bakterieller Meningitis).
KI Einnahme anderer Präparate mit Verlängerung der QT-Zeit.
UAW weniger als bei Erythromycin. Anaphylaxie. Verlängerung der QT-Zeit. Hemmt Zytochrom-P450. s. Makrolide.

☆ **Clindamycin** (75/150/300 mg Kps, 300/600/900 mg A) 4 x 150–450 mg 2 h nach dem Essen, Einzelgabe < 600 mg, 3–4 x 300–600 mg i.v., Kinder 20–30 (–40) mg/kg.
– *AIDS-assoziierte zerebrale Toxoplasmose*: 2,4 (–3,6!) g/d.
– *Osteomyelitis*: Dauertherapie Erwachsene 3 x 0,3–0,6 g/d i.v.oder i.m., Kinder 20–40 mg/kg, zur Nachbehandlung oral 0,9–1,2 g bzw. Kinder 20 mg/kg in 4 Einzelgaben.
Wirksam/unwirksam s. Lincosamide.
El.-HWZ 2–3 h. UAW/Wirkung s. Lincosamide.

☆ **Colistin** (500.000 E Tbl) nur noch als Lokalantibiotikum einsetzen.
– *Darminfektionen* wie *Colidyspepsien*, zur *Darmdekontamination*: Erwachsene 4 x 4, Jgdl. 4 x 3, 7–12 Jahre 4 x 2, 1–6 Jahre 3 x 2 Tbl.
Wirksam/unwirksam s. Polymyxin B.
Unwirksam gegen Proteus.
El.-HWZ 2–3 h, El.-HWZ bei Krea > 3,5 mg/dl bis Anurie 48–72 h, Dosis auf 2–1 Mio E. Keine Diffusion in Liquor/Hirnabszess auch bei entzündeten Meningen.
UAW/Wirkung s. Polymyxin B. Gewonnen aus Bact. colistinus.

☆ **Cotrimoxazol** – Sulfamethoxazol-Trimethoprim – SMZ/TMP (800/160 mg Tbl, 480 mg/ 5 ml A in 125 ml NaCl 0,9 %. Saft für Kinder) 2 x 1 (max. 2 x 3) Tbl 800/160 mg unter bb-Kontrollen. s. *AIDS – Pneumocystis carinii*.
– *Ataxie*: Cotrimoxazol kann eine Ataxie auslösen, in Kasuistiken bei Machado-Joseph-Er-

krankung Besserung von Ataxie und Spastik. Kasuistik mit zerebellärem und frontoparietalem Hypometabolismus im PET, nach 4 Wochen Cotrimoxazol-Therapie mit begrenztem klinischen Effekt Zunahme der parietalen Glukoseutilisation um 25 % [Damian M, Dresden: PET-kontrollierter Einsatz von Cotrimoxazol bei MJD. DGN (10/97) Dresden].
– *Chronische Bronchitis. Bruzellose*: 3 x 1,92 g/d über 6–8 Wochen.
– *Infektiöse Diarrhö mit schwerem Verlauf, Fieber und Blutbeimengungen*: Insbesondere bei Säuglingen, alten Menschen und AIDS-Patienten, da wirksam gegen E. coli, Salmonellen, Shigellen.
– *Harnwegsinfekte. Lupus erythematodes*.
– *Meningitis, Hirnabszess*: Beste Liquorgängigkeit (mit Ticarcillin, besser als Chloramphenicol), (mäßig) gute Hirngewebsgängigkeit (Ticarcillin und Chloramphenicol besser), gute Abszessgängigkeit [Klinger M: Liquor-, Hirnund Abszessgängigkeit von Antibiotika. Nervenarzt 57 (1986) 570–8]. Sehr gute Diffusion bei entzündeten und nicht entzündeten Meningen.
– *Q-Fieber* (Coxiella burneti). *Typhus*.
– *M. Whipple*: Im Anschluss nach Penicillin plus Streptomycin über 1 Jahr (unter alleiniger Dauertherapie Therapieversager).
Wirksam gegen Citrobacter, E. coli, Gonokokken, Haemophilus, Klebsiellen, Listerien, Meningokokken, Nocardia, Pneumocystis carinii, Proteus, Salmonellen (Typhus), Shigellen, Streptokokken.
Mäßig wirksam gegen Bacteroides, Enterobacter, Enterokokken (Streptococcus faecalis), Serratia, Staphylokokken.
Unwirksam gegen Acinetobacter, Bacteroides spp., Chlamydien, ggf. Enterobakterien, Mykobakterien, Plasmodium falciparum, Pneumokokken, Pseudomonas.
El.-HWZ 9–11 h, 90 % Resorption. El.-HWZ bei Krea > 3,5 mg/dl bis Anurie 21 h, Dosis (wenn überhaupt) auf die Hälfte reduzieren.
KI schwere bb-Veränderungen, Erythema exsudativum multiforme, Glukose-6-phosphat-Dehydrogenasemangel, schwere Leber- und Nierenfunktionsstörungen.
UAW bb Knochenmarkdepression mit makrozytärer hyperchromer Anämie, Leukopenie, Thrombopenie. Ataxie s.o.
Intrahepatische Cholestase ggf. bis zu 1 Jahr nach Absetzen andauernd. Allergisches Exanthem (selten Stevens-Johnson-Syndrom), gastrointestinale Irritationen. Wegen struktureller Ähnlichkeit mit Triamteren besonders mit ACE-Hemmern Hyperkaliämie (unkomplizierte Harnwegsinfekte unter ACE-Hemmern nur 3 Tage behandeln). Kopfschmerzen, Pseudotumor cerebri, Purpura Schönlein-Henoch, Schwindel.
Aseptische Meningitis meist 30 min bis 6 h nach Medikamenteneinnahme mit spontaner Remission nach 24–72 h: Kasuistik eines 34-jährigen HIV-positiven Patienten mit generalisiertem Krampfanfall 1 h nach der ersten Einnahme (Ausschluss bakterieller und parasitärer Auslöser!), 3 Wochen später 1 h nach der zweiten Dosis febrilem Koma (GCS 8), im Liquor eosinophile aseptische Meningitis, kurz-

fristige restitutio ad integrum [Patey O: A rare case of cotrimoxazole-induced eosinophilic aseptic meningitis in an HIV-infected patient. Scand J Infect Dis 30 (1998) 530–1]. Verlängerung der QT-Zeit.
Wirkung bakteriostatisch, Folsäureantagonist.

☆ **Dicloxacillin** (0,25 g Kps) 2 (–6) g in 4–6 Einzeldosen.
El.-HWZ bei Krea > 3,5 mg/dl bis Anurie 4–10 h, Dosis auf 6–2 g.
Wirksam im wesentlichen gegen β-Laktamasebildende und -negative Staphylokokken (Staphylokokkus aureus). s. Penicilline – II. Staphylokokkenpenicilline.

☆ **Doxycyclin** (100 mg Doxyhexal Tabs, 100/200 mg Supracyclin, Vibramycin. 100 mg Doxyhexal SF, 100 mg A Vibravenös SF)
1. Tag 2 x 200 mg, ggf. ab 2. Tag 1 x 200 mg über mindestens 2 Wochen. Kinder 4 mg/kg. Bei Krea > 3,5 mg/dl Dosis auf 100–50 mg. Bakteriostatisch – keine Kombination mit bakteriziden Antibiotika!
– *Borreliose/Erythema migrans Stadium* I: 2 x 100 mg/d über 2 (–4) Wochen.
Stadium II (nur bei leichten Verläufen!) 2 x 100 mg/d über 4–6 Wochen bzw. 2 x 200 mg/d über 2 (–4) Wochen.
– *Neurobruzellose*: Bei Rezidiven keine Resistenzentwicklung. *Diabetische Diarrhö*: 100 mg/d. *Q-Fieber* (Coxiella burneti).
– *Malaria*: 1,5 mg/kg ab 1 Tag vor und bis 4 Wochen nach Verlassen von Hochrisikogebieten wie die Grenzgebiete Thailand-Kambodscha und Thailand-Myanmar (Burma).
– *Interstitielle Pneumonie* (Mykoplasmen, Chlamydien): Therapiedauer mindestens 14 Tage.
El.-HWZ 15–23 h, keine Kumulation, 95 % Eiweißbindung, 90 % Resorption. El.-HWZ bei Krea > 3,5 mg/dl bis Anurie gleich.
KI/UAW s. Tetrazykline.
UAW Ösophagus-Läsionen (Ösophagitis bzw. Ulzera), Geschmacks- und Geruchsstörung. Wirkung wird durch Tegretal erniedrigt. Tetrazyklin 3. Generation.

☆ **Enoxacin** (200 mg Tbl) 2 x 200 mg, El.-HWZ 6 h, 90 % bioverfügbar. s. Gyrasehemmer – Fluorchinolon.

☆ **Erythromycin** (0,25/0,5 g Tbl. 1 g A) 4 x 250–500 mg oral, 2 x 1–2 g/d i.v., 20–25 mg/kg. Bakteriostatisch – keine Kombination mit bakteriziden Antibiotika!
– *Bazilläre Angiomatose bei AIDS*: 3–4 x 500 mg über 2–4 (–6) Wochen, gutes Ansprechen auch der bazillären Peliosis hepatis.
Alternativ bei Unverträglichkeit Tuberkulostatika wie Rifampicin, als 2. Wahl Doxycyclin oder Cotrimoxazol [Böhm I. DÄB 92/27 (7.7.95) B–1403–7]. Bei einem Rezidiv oder auch bei viszeralem Organbefall Therapie über 3 Monate.
– *Borreliose*: 4 x 250–500 mg oral oder 2 x 1–2 g/d, 20–25 mg/kg.
– *Chlamydieninfektion der Konjunktiva*: 5mal täglich Erythromycin-AT und systemische Therapie mit 3–4mal täglich 500 mg Erythromycin, da die Erreger im Nasen-Rachenraum lokalisiert sind und durch alleinige lokale Medikation nicht erreicht werden. Mitbehandlung des Partners.

– *Legionellen*: 4 x 0,5–1 g i.v. für mindestens 3 Wochen (wegen Rezidivgefahr) + 2–4 x 300 mg Rifa.
– *Mycoplasmen*: Mindestens über 14 Tage. Wirksam/unwirksam s. Makrolide.
El.-HWZ 2–3 h, El.-HWZ bei Krea > 3,5 mg/dl bis Anurie 5 h, Dosis auf 1–0,5 g. Schlechte Resorption mit niedrigen und schwankenden Spiegeln. Minimale Diffusion in Liquor/Hirnabszess auch bei entzündeten Meningen. Verringerte Aktivität im sauren Milieu (Liquor-pH 6,7–7,1 bei bakterieller Meningitis). Abbau wird durch Cimetidin gehemmt mit Zunahme der Serumkonzentration.
KI/UAW s. Makrolide. Alternativ Roxithromycin. Gewonnen aus Streptomyces erythreus.

☆ **Fleroxacin** (200/400 mg Tbl, 400 mg A) 400 mg/d als Einmaldosis, bei Alter > 65 Jahre oder < 50 kg oder Krea-Clearance < 40 ml/min, chronischer Herzinsuffizienz oder Leberinsuffizienz mit Aszites ab 2. Tag 200 mg/d.
Wirksam (s. Gyrasehemmer) gegen Enterobakterien, Haemophilus influenzae, Klebsiella pneumoniae, Legionella, Moraxella catarrhalis, Salmonella typhi, Staphylokokken.
Unwirksam s. Gyrasehemmer.
El.-HWZ 11 h, 100 % bioverfügbar.
KI Epilepsie.
UAW s. Gyrasehemmer; bb Eosinophilie, Leukopenie, Thrombozytose. Angstzustände, gastrointestinale Beschwerden, Geschmacksstörungen, Juckreiz, Kopfschmerz, Mundtrockenheit, Photosensibilisierung, Schlaflosigkeit, Schwindel, Verwirrtheit.
Wirkung: s. Gyrasehemmer. Fluorchinolon.

☆ **Flucloxacillin** (0,25/0,5 g Tbl, 1/2 g Fl) 3 x 1 (–2) g, 50–100 (–200) mg/kg.
– *Hirnabszess* und *Osteomyelitis* (bei Penicillin-G-resistenten Staphylokokken): Erwachsene 6–10 g, Kinder 200–300 mg/kg i.v.
– Eiweißbindung 95 %. Schwache Beta-Laktamasen-Induktion.
UAW intrahepatische Cholestase ggf. bis zu 1 Jahr nach Absetzen andauernd: Wegen häufiger Leberkomplikationen vor allem bei älteren Patienten und über längere Zeiträume nur zurückhaltend verwenden [Lancet 344 (1994) 676]. s. Penicilline – II. Staphylokokkenpenicilline.

☆ **Fosfomycin** (2/3/5 g Fl) unter Natriumkontrollen (Hypernatriämie) und Beachtung einer Resistenzentwicklung 3 x 3–5 g i.v. *Knochenchirurgie, Osteomyelitis*.
– *Meningitis, Hirnabszess*: Gute Diffusion nur bei entzündeten Meningen.
Wirksam gegen E. coli, Gonokokken, Haemophilus, Proteus mirabilis, Salmonellen, Shigellen, Staph. aureus.
Mäßig wirksam gegen Klebsiellen, Meningokokken, Proteus indolpositiv, Pseudomonas, Serratia, Streptokokken.
Unwirksam gegen Bacteroides, Acinetobacter, Citrobacter, Enterobacter, Enterokokken (Streptococcus faecalis).
Streptococcus pneumoniae- bzw. Pneumokokken-wirksame Liquorspiegel kaum zu erreichen.
El.-HWZ 2 h.

Wirkung: Hemmung der Zellwandsynthese. Wirkt langsamer bakterizid als β-Laktam-Antibiotika. Reserveantibiotikum.

☆ **Framycetin** (Kegel 10 mg mit 2 mg Lidocain, Salbe, Gittertüll) wirksam (wie Neomycin) gegen Staphylococcus aureus und Gram-negative wie E. coli, Enterobacter, Klebsiellen, Proteus, Salmonellen, Shigellen.
Wirkung: Aminoglykosid gewonnen aus Streptomyces lavenduae.

☆ **Fusidinsäure** (250 mg Drg, 500 mg A) nach dem Essen 3 x 2 (–4) Drg, 3–4 x 1 A über 4 h. Kinder 20–30 mg/kg.
Staphylokokken-Antibiotikum bei Penicillin-Resistenz oder Oxacillin-Resistenz. Schnelle Resistenzentwicklung.
Wirksam gegen Gram-positive wie Staphylokokken incl. Staphylococcus aureus (bei z.B. Osteomyelitis 2–3 g/d nach Flucloxacillin), ggf. gegen Gonokokken, Meningokokken, Clostridien, Corynebakterien.
El.-HWZ 4–6 h.
Wirkung: Bakteriostatisch, Hemmung der Proteinbio- und Nukleinsäuresynthese. Oberflächenaktiv. Steroid-Antibiotikum, gut lipid- und wasserlöslich. Geringe bis fehlende Liquorgängigkeit bei nichtentzündeten Meningen. Gewonnen aus Fusidium coccineum.

☆ **Gentamycin** (40/80/160 mg A, Refobacin. Sulmycin Implant) unter Hörproben zur Kombination bei Gram-negativen.
3 (–5) mg/kg, meist 240–320 mg/80 kg. Dosis möglichst mit Spitzenspiegeln, da dosisabhängiges Antibiotikum mit postantibiotischem Effekt. Keine Dauerspiegel erforderlich, besser hohe Spitzendosen, ggf. Einmal-Dosis, unter wöchentlicher Spiegel-Kontrolle des Talspiegels (unmittelbar vor der nächsten Antibiotikagabe) unter 1–2 µg/ml.
– *Bakterielle Meningitis* bzw. *Ventrikulitis*: 5 mg/kg/d i.v. Zusätzlich intrathekal bzw. intraventrikulär Gentamycin lyophilisiert (Refobacin L 5 mg A) Säuglinge und Kinder 1–2 x 1 mg, Erwachsene 1–2 x 5 mg/d bei gleichzeitiger systemischer Gabe. Verringerte Aktivität im sauren Milieu (Liquor-pH bei bakterieller Meningitis 6,7–7,1).
El.-HWZ bis 2,4 h (2–3 x Serumkreatinin in mg/dl), bei Krea > 3,5 mg/dl bis Anurie 4–17 h, Dosis auf 40–20 mg. Minimale Diffusion in Liquor/Hirnabszess auch bei entzündeten Meningen.
KI s. Aminoglykoside.
Wirkung: Gewonnen aus Micromonospora purpurea.

☆ **Imipenem** (250/500 mg A) 50 mg/kg/d, 3 x 500 mg, maximal 4 g/d. KI Kinder < 3 Monate, Meningitis.
UAW Blutbildveränderungen, allergische Reaktionen, Leberwerterhöhungen, Neurotoxizität (Krampfanfälle, Myoklonus, Verwirrtheit), Nierenfunktionsstörung, Übelkeit und Erbrechen. β-Laktamase-stabil, aber β-Laktamase-Induktor. Geringe Endotoxinfreisetzung. s. Carbapeneme.

☆ **Levofloxacin** (250/500 mg Tbl, 500 mg A) mindestens 2 h vor oder nach Einnahme von Ei-

sensalzen, Antazida oder Sucralfat über maximal 14 Tage ein- bis zweimal täglich 250–500 mg/d.
– *Akute Sinusitis*: 500 mg/d. *Chronische Bronchitis* mit akuter Exacerbation: 500 mg/d.
– *Pneumonien* ambulant erworben: 1–2 x 500 mg/d. *Komplizierte Harnwegsinfekte*: 250 mg/d.
– *Haut- und Weichteilinfektionen*: 1 x 250 bis 2 x 500 mg/d.
Wirksam s. Gyrasehemmer, auch gegen Enterokokken, Morganella, Mykoplasmen, Pseudomonas aeruginosa, Serratia marcescens, Streptokokken. Enterokokken-Lücke!
El.-HWZ 6–8 h. 85 % renale Ausscheidung.
KI Epilepsie, Glukose–6-phosphat Dehydrogenasemangel, Sehnenbeschwerden nach früherer Anwendung mit Fluorchinolonen.
UAW Übelkeit, Diarrhö, Tendinitis.
Wirkung: s. Gyrasehemmer. Fluorchinolon. Linksdrehendes (S-) Enantiomer des Racemates Ofloxacin.

☆ **Lincomycin** (600 mg Kps) 3–4 x 1 Kps. s. Clindamycin.
Wirksam s. Lincosamide und gegen Corynebakterien.
Unwirksam gegen Clostridium difficile.
El.-HWZ 4,6 h. s. Lincosamide.

☆ **Loracarbef** (200/400 mg Kps. Saft/forte Saft) unter Beachtung einer Kreuzallergie gegen andere β-Laktam-Antibiotika
2 x 200 mg.
– *Vorbehandelte Pneumonie* oder *Sinusitis*: 2 x 400 mg.
El.-HWZ 1 h, 90 % Resorption, wird renal ausgeschieden.
UAW gastrointestinale Irritationen. Benommenheit oder Schlaflosigkeit. Kopfschmerzen. Nervosität.
Wirkung s. Oral-Cephalosporine.

☆ **Meropenem** (500/1000 mg Fl) bei Patienten mit Leberfunktionsstörungen unter Bili-, Transaminasen-, LDH- und AP-Kontrollen, sonst Krea- und Hst-Kontrollen, als Kurzinfusion oder Bolus (5 min) alle 8 h mit Dosisanpassung nach Krea,
bei Krea-Clearance < 50 alle 12 h, < 25 halbe Dosis alle 12 h, < 10 ml/min halbe Dosis alle 24 h.
– *Harnwegsinfekt, gynäkologische Infektionen, Pneumonie, Haut- und Weichteilinfektion*: 3 x 0,5 g. Kinder > 3 Monate bis 12 Jahre 3 x 10 mg/kg.
– *Meningitis* oder *Hirnabszess* ohne Erregeridentifikation: Nur in Kombination mit einem listerienwirksamen Antibiotikum (Ampicillin) 3 x 2 g bzw. Kinder > 3 Monate bis 12 Jahre 3 x 40 mg/kg. Gute Diffusion nur bei entzündeten Meningen.
– *Nosokomiale Pneumonie, Peritonitis (intraabdominelle Infektionen), Sepsis*: 3 x 1 g. Kinder > 3 Monate bis 12 Jahre 3 x 10–20 mg/kg.
Wirksam bei bakterieller Meningitis durch penicillinresistente Pneumokokken.
Unwirksam bei Corynebakterien, Enterococcus faecalis, methicillinresistenten Staphylokokken.
El.-HWZ 1,7 h, wird hämodialysiert. KI Infektion durch methicillinresistente Staphylokokken.

UAW bb Leukopenie, Eosinophilie, reversible Thrombozythämie. 1 % Blutungen nach Absetzen. Orale oder vaginale Candidiasis. Lokale Reaktionen an der Injektionsstelle, gastrointestinale Irritationen, Hautreaktionen. Kopfschmerzen, Parästhesien, psychische Veränderungen, Schläfrigkeit, Verwirrtheitszustände. Weniger neurotoxisch als Imipenem (Krampfanfälle), weniger Übelkeit.
Wirkung: Wird im Gegensatz zu Imipenem nicht durch renale Dehydropeptidasen inaktiviert.

☆ **Metronidazol** (400 mg Tbl, 500 mg/100 ml Fl) Dosis möglichst mit Spitzenspiegeln, da dosisabhängiges Antibiotikum mit postantibiotischem Effekt. Mittlere Dosis 3 x 400 mg oral, per inf. 5 ml/min, Kinder 20–30 (67,5) mg/kg/d.
– *Amöbiasis* – *Entamoeba histolytica*: 3 x 750 mg oral über 10 Tage. *Colitis pseudomembranosa*: 3 x 400 mg oral.
– *Giardia lamblia*: 3 x 250 mg oral über 6 Tage.
– *Hirnabszess*: Gute Diffusion. 1,5–2 g/d i.v. *Meningitis*: Gute Diffusion nur bei entzündeten Meningen.
– *Trichomonas vaginalis* 6 Tage 2 x 1 oder 1. Tag 4 x 2 Tbl im 6 h-Abstand, 2. Tag 4 Tbl morgens und 4 Tage abends Vaginaltbl.
Wirksam gegen Anaerobier, Bacteroides fragilis (> 99 %), Campylobacter, Clostridien, Gardnerella: 3 x 400 mg i.v.oder oral.
Unwirksam gegen Enterokokken – Streptococcus faecalis (wird inaktiviert. Cave Kombination mit Cephalosporinen wegen deren Enterokokken-Lücke).
El.-HWZ 8, Met. 10 h.
UAW Alkoholintoleranz, gastrointestinal Magendrücken oder bitteres Aufstoßen/Zungenbelag, sensible Polyneuropathie [Boyce E: Persistent metronidazole-induced peripheral neuropathy. Ann Pharmacother 24 (1990) 19–21]. Kasuistisch Ataxie, Benommenheit, Depression, Erregungszustand, Halluzinationen, Verwirrtheit.

☆ **Mezlocillin** (2/4/5 g Fl) 3–4 x 2–4–5 g, 80–150 mg/kg, Kinder und bei Gram-neg. 200–300 mg/kg. Bei Krea > 3,5 mg/dl bis Anurie Dosis auf 10–4 g. Mezlo- + Oxacillin (Optocillin 3/6 g) 3 x 3–6 g, Kinder 225 mg/kg/d.
– *Gallenwegs- und Bauchwegsinfektion. Meningitis, Hirnabszess*: Gute Diffusion nur bei entzündeten Meningen.
Wirksam s. Penicilline – IV.a Acylureidopenicillin und gegen Bacteroides fragilis in 75–80 %, Corynebakterien, Klebsiellen und Pseudomonas. Alternativ (Azlocillin) Piperacillin.
Unwirksam gegen H. influenzae, Salmonellen, Shigellen.

☆ **Minocyclin** (50/100 mg Tbl) initial 200 mg, dann 2 x 100 mg, Kinder initial 4, dann 2 x 2 mg/kg/d, bei Langzeittherapie > 21 Tage (maximal 6 Monate) unter initialen und regelmäßigen Kontrollen von BB, Leber- und Nierenwerten.
– *Akne. Erythema migrans/Borreliose*: 200 mg/d über 14 Tage.
– *Listerien-Meningitis*: Bei Penicillinallergie.
– *Umgebungsprophylaxe bei Meningokokken-Meningitis* in der Familie, in Schulen: Therapie über 5 Tage.

Wirksam gegen den größten Teil der Tetrazyklin-resistenten Staphylokokken-Stämme.
El.-HWZ 17–18. KI Leberfunktionsstörungen. UAW s. Tetrazykline, Leberzellschädigung (in 2 Fällen mit Todesfolge) bis zur erforderlichen Lebertransplantation, Pseudotumor cerebri, Schwindel.
Wirkung: Tetrazyklin 3. Generation.

☆ **Moxifloxacin** (Avalox 400 mg Tbl) 400 mg/d bei akuter Exazerbation der chronischen *Bronchitis* 5–10 d, ambulant erworbener *Pneumonie* 10 d, akuter *Sinusitis* 7 d und unkomplizierten, ambulant erworbenen Spontan- und *Wundinfektionen* der Haut und Weichteile 7 d. El.-HWZ 12 h. 91 % bioverfügbar.
KI Bradykardie, Hypokaliämie, QT-Verlängerung.
UAW Benommenheit, Bauchschmerzen, Kopfschmerzen.
Wirkung: s. Gyrasehemmer. Höhere Aktivität gegen Gram-positive bei Erhalt der Aktivität gegen Gram-negative.

☆ **Mupirocin** (Nasensalbe) zur Elimination von Staphylokokken (incl. methicillinresistenter Stämme) aus der Nasenschleimhaut. Bei Staphylokokken-Ausbreitung bei den über Nasenabstrich ermittelten Patienten und Mitarbeitern, bei Erwachsenen und Kindern über 5–7 Tage 2–3mal/d streichholzkopfgroße Menge in den vorderen Nasenraum einbringen.
KI Säuglinge, Anwendung am Auge.
UAW Brennen, Jucken, Stechen oder Prickeln in der Nase.
Wirkung: Stoffwechselprodukt von Pseudomonas fluorescens. Hemmung der bakteriellen Isoleuzyl-t-RNA-Synthetase.

☆ **Nalidixinsäure** (Nogram 1 g Tbl) unter BB-Kontrollen wegen Knochenmarksschädigungen). Fluorchinolone sind vorzuziehen.

☆ **Neomycin** (250 mg Tbl/Puder/Puder Spray/Salbe. Mit Bacitracin). *Wirksam* gegen Staphylococcus aureus und Gram-negative wie E. coli, Enterobacter, Klebsiellen, Proteus, Salmonellen, Shigellen.
– *Hepatische Enzephalopathie*: Etwa 6 g/d. Coma hepaticum: 4–12 g bzw. 30–60 mg/kg über 5–6 d, dann 2 g/d.
El.-HWZ 4 h.
KI Ulkus, Niereninsuffizienz.
UAW s. Aminoglykoside. Gewonnen aus Streptomyces gradiac.

☆ **Netilmicin** (15/50/100/150/200 mg A) unter Spiegel-Kontrollen (Spitzenspiegel maximal 30 min nach Injektion 5–10, Talspiegel unmittelbar vor der nächsten Antibiotikagabe < 2 µg/ml) 1 x 4–6, maximal 7,5 mg/kg, ggf. auch in 2–3 Dosen. Kasuistik intrathekal (nicht zugelassen).
El.-HWZ 2,6 h. El.-HWZ bei Krea > 3,5 mg/dl bis Anurie 4–18 h, Dosis auf 100–50 mg. Minimale Diffusion in Liquor/Hirnabszess auch bei entzündeten Meningen. s. Aminoglykoside.
KI Niereninsuffizienz.
Wirkung: Dem Amikacin deutlich unterlegen. Gewonnen halbsynthetisch aus Sisomycin.

☆ **Nitrofurantoin** (50/100/150 mg Tbl, 50 mg mit 150 mg Sulfadiazin, 50 mg Phenazopyridin-HCl) nach Ausschluss einer Polyneuropathie bei *Harnwegsinfekt*: 3 x 100 (2 x 150) mg 7–10 Tage auf 3 x 50 mg bzw. 150 mg abends. Sofort absetzen bei Atemnot, Fieber, Exanthemen, Cholestase, Polyneuropathie.

Wirksam gegen Staphylococcus aureus, Streptococcus faecalis und pyogenes, Streptococcus pneumoniae/Pneumokokken, Gonokokken und Meningokokken, Corynebakterien, E. coli, Salmonellen, Shigellen.

Unwirksam gegen Clostridien, Enterobacter, Haemophilus influenzae, Klebsiellen, Proteus, Pseudomonas.

El.-HWZ 0,3–0,5 h, bei Krea > 3,5 mg/dl bis Anurie 80–100 h, Gabe nicht indiziert. El.-HWZ von Sulfadiazin 13–24 h.

KI Patienten > 60 J, eingeschränkte Nierenfunktion, Polyneuritis.

UAW chronische Hepatitis, interstitielle „Nitrofurantoin-Lunge", Polyneuropathie, Schwindel, Übelkeit und Erbrechen. Kann Laborwerte von Glukose, Harnstoff, Kreatinin Bilirubin, AP fälschlich erhöhen. Reduziert Wirkung von Phenytoin.

UAW Sulfadiazin orange Urinverfärbung. Wirkung bakteriostatisch.

☆ **Norfloxacin** (Barazan 400 mg Tbl) 2 x 400 mg. El.-HWZ 3–4 h.
UAW vermehrter Tränenfluss.
Wirkung: Gyrasehemmer.

☆ **Ofloxacin** (200 mg Tbl, 100/200 mg A) 2 x 200 mg.
– *Meningitis*, *Hirnabszess*: Gute Diffusion nur bei entzündeten Meningen. *Q-Fieber* (Coxiella burneti): 200–600 mg/d.
Wirksam s. Gyrasehemmer, auch gegen Mykoplasmen, Pseudomonas aeruginosa. Enterokokken-Lücke!
El.-HWZ 6 h, 90 % Resorption.
Wirkung: s. Gyrasehemmer. Fluorchinolon. s. Levofloxacin.

☆ **Oleandomycin**. *Wirksam* (Wirkspektrum wie Erythromycin, ähnlich Penicillin) gegen Bordetella pertussis, Borrelien, Campylobacter, Chlamydien, Clostridien, Corynebacterium diphtheriae, Legionellen, Myko- und Ureaplasmen, Pneumokokken, Staphylokokken (oxacillin-sensibel), Streptokokken (pyogenes, faecalis), Treponema pallidum.
Mäßig wirksam gegen Neisserien (Gonokokken, Meningokokken).
Unwirksam gegen Enterobakterien wie E. coli, Enterobacter, Klebsiellen, gegen Enterokokken, Haemophilus influenzae, Proteus, Pseudomonas, Salmonellen, Shigellen.
Wirkung verstärkt durch Grapefruitsaft. Hemmt Zytochrom-P450. Gewonnen aus Streptomyces antibiotus. s. Makrolid-Antibiotika.

☆ **Oxacillin** (0,25 g Kps, 0,5/1 g A) > 6 Jahre 2–4 (–6) g in 4–6 Dosen, 3 x 20 mg/kg.
– *Intrathekal* (Staphylokokken-Meningitis): Erwachsene 10–20, Kinder 5–10 mg einmal täglich (nicht zugelassen).
El.-HWZ bei Krea > 3,5 mg/dl bis Anurie 2–3h, Dosis auf 3 g. s. Penicillin.

☆ **Oxytetracyclin** (250 mg Kps, Augensalbe. Farco-Tril Gel zur Instillation 3/5 g pro Gramm mit Oxytetracyclin 5 mg, Polymyxin B 10.000 IE, Hydrocortison 10 mg).

– *Oberflächliche Infektionen und Entzündungen der Harnröhre*: 2–3/d über 3–5, ggf. 14 Tage.
– *Kolpitis*: 1x/d über 5–8 Tage.
– *Infektionen und Entzündungen der Nasennebenhöhlen*: 2,5–3 g/d, bei Radikaloperation der Kieferhöhle 6–9 g, nach 5–7 Tagen Spülung mit Wasser.
El.-HWZ 9 h. KI Herpes simplex.

☆ **Pefloxacin** (Peflacin 400 mg Tbl). *Unkomplizierte Zystitis, perioperative Prophylaxe bei transurethralen Eingriffen*: Einmalig 2 x 400 mg, bei Patienten mit Leberzirrhose, Aszites, Ikterus 1 x 400 mg.
El.-HWZ 12 h, 100 % bioverfügbar.
KI Alter > 65 Jahre, Sehnenerkrankung. s. Gyrasehemmer.

☆ **Penicillin G** (10 Mio Benzylpenicillin, Depotpräparate 1 Mio/forte 4 Mio i.m. Benzathin-Penicillin Saft 300.000 IE/Messl., 1,2 Mio A i.m.) über Kurzinfusion initial pro Tag nicht mehr als 1 Mio/kg bei Säuglingen, 0,5 Mio/kg bzw. 12 Mio E bei Kindern und 20 Mio E bei Erwachsenen zur Vermeidung einer Penicillin-Überdosierung mit UAW zerebralen Krampfanfällen (Neurotoxizität) und zur Verminderung der Herxheimer-Reaktion, dann bis 4 x 10 Mio E/d. Keine Diffusion in Liquor/Hirnabszess auch bei entzündeten Meningen.
– *Borreliose*: Stadium II 4–5 x 10 Mio E über 14 (–21), Stadium III über 21 (–28) Tage.
– *Hirnabszess*: Gute Diffusion. Intrathekale Gabe s. Meningitis.
– *Neurolues*: Therapie-Wiederholung nach erneut pathologischem LP-Befund nach 3–6 Monaten.
Bei Penicillin-Allergie ggf. 30–50 g Tetrazyklin, 1–2 g/d.
– *Meningitis*: Gute Diffusion nur bei entzündeten Meningen. Intrathekale Gabe ist unnötig und nicht ratsam (Erwachsene 5000–10.000 E, Schulkinder 8000 E, Kleinkinder ≤ 5000 E, Säuglinge 2500 E), langsam 1 ml/min spritzen.
– *Meningokokken-Meningitis*: Hochdosierte Gabe bis zum Eintritt der Besserung und 3 Tage nach Entfieberung, dann reduziert noch 2 Wochen. Bei Penicillin-Resistenz sind auch Cephalosporine oft nur wenig wirksam, so dass alternativ Vancomycin intravenös oder intrathekal in Betracht kommt (10–20 mg/d intraventrikulär) [Clin Infect Diseases 18 (1994) 766].
– *Pneumokokken-Meningitis*: Wegen der hohen Letalität, der Rezidivgefahr und der ggf. persistierenden, schwer erreichbaren Nebenhöhlenprozesse als Ausgangsherd hochdosierte Gabe über mehrere Wochen.
El.-HWZ bei Krea > 3,5 mg/dl bis Anurie 7–10,5 h, Dosis auf 50 %. s. Penicilline.

☆ **Penicillin V** – Phenoxymethylpenicillin (0,4/0,5/0,6/0,8/1/1,2/1,5 Mio Tbl/Saft) 3–4 x 1–3 Mio oral.
Alternativ Propicillin (400, Mega Oblong Tbl, Saft) 3 x 1 Mio, Azidocillin 2–3 x 750 mg Tbl, Kinder 2–10 Jahre 750 mg, < 2 Jahre 60 mg/kg/d in 3 Einzelgaben.
– *Atemwegsinfektionen*, *Otitis media*: Azidocillin (750 Tbl) wegen zusätzlicher Wirkung auf Haemophilus influenzae und Bordetella.

– *Angina* s. Tonsillitis, *Diphtherie*.

– *Borreliose/Erythema migrans*: Stadium I 3–4 x 1–3 Mio oral über 14 Tage. Alternativ Propicillin.

– *Erysipel, Gonorrhoe* (β-Laktamase-negative Gonokokken), *Leptospiren, Listerien, Pneumokokken, Lues, Scharlach, Strept. A-Tonsillitis*. Wirksam s. Penicilline. Nicht anwenden bei vermuteten Staphylokokkeninfektionen, also Infektionen mit rahmigem Eiter.

– Resorption < 60 %. s. Penicilline.
UAW schwarze Haarzunge.

☆ **Pipemidsäure** 2 x 2 Tbl über 5–30 d. El.-HWZ 4 h.
Wirkung schwach, Gyrasehemmer der Nalidixingruppe. Besser Gyrasehemmer der Fluorchinolon-Gruppe (Ciprofloxacin, Ofloxacin, Fleroxacin).

☆ **Piperacillin** (1/2/3/4 g Fl) 3–4 x 4 g, 100–200, Kinder 200–300 mg/kg, ungezielt nur mit Aminoglykosid oder Cephalosporin.

– *Meningitis, Hirnabszess*: Gute Diffusion nur bei entzündeten Meningen.
Wirksam s. Penicilline – IV.a Acylureidopenicillin und gegen Bacteroides fragilis in 75–80 %, Corynebakterien, Klebsiellen, Staphylococcus aureus (unvollständig!) und Pseudomonas. Alternativ (Azlocillin) Piperacillin.
Unwirksam gegen H. influenzae, Salmonellen, Shigellen.

☆ **Polymyxin B** (250.000 IE/25 mg Tbl, 500.000 IE/50 mg A) nur noch als Lokalantibiotikum einsetzen.

– *Gastrointestinale Infektionen*: Einzige Indikation für die orale Gabe 4 x 75–100 mg (ohne systemische Wirkung und UAW).
Kinder > 5 Jahre i.v./i.m. bis maximal 200 mg/d bzw. 1,5 bis maximal 2,5 mg/kg in 4, auch in 2 Dosen unter Spiegelkontrollen.

– *Intrathekal*: Erwachsene 5, Kinder 2 mg einmal täglich (nicht zugelassen) mit der Gefahr eines Cauda-Syndroms.
Wirksam nur gegen Gram-negative wie E. coli, Enterobacter, Haemophilus influenzae, Klebsiellen, Pseudomonas, Salmonellen, Shigellen.
Unwirksam gegen Gram-positive, Gonokokken, Meningokokken, Proteus und intrazellulär gelegene Bakterien.
El.-HWZ 4,5 h. Keine Diffusion in Liquor/Hirnabszess auch bei entzündeten Meningen.
KI Kinder ≤ 5 Jahre.
UAW i.v. (nicht oral) allergische Reaktionen, Nephro- und Neurotoxizität. Neuromuskuläre Blockade mit Apnoe nach intraperitonealer Gabe, auch nach i.m.-Gabe bei eingeschränkter Nierenfunktion oder gleichzeitiger Gabe mit Muskelrelaxantien.
Wirkung: Bakterizid, Schädigung der Zytoplasmamembran. Peptid-Antibiotikum. Gewonnen aus Bact. polymixa. s. Colistin.

☆ **Propicillin** (400, Mega Tbl, Saft) 3 x 1–3 Mega Oblong Tbl s. Penicilline.

☆ **Quinupristin/Dalfopristin** (150/350 mg Fl) unter Laborwertkontrollen.
Wirksam bei Gram-positiven Erregern (z.B. *MRSA*), wenn kein anderes Antibiotikum wirksam ist, bei *nosokomialen Pneumonien*,

Haut- und Weichteilinfektionen, bei klinisch relevanten Infektionen durch Vancomycin-resistente E. faecium (VREF).
KI Gabe von anderen Zytochrom P450 3A4-metabolisierten Medikamenten.
UAW bb. Verlängerung des QTc-Intervalls und Interaktion mit Zytochrom P450 3A4-metabolisierten Medikamenten. Arrhythmien, Exanthem, Kopfschmerzen, Juckreiz, Schmerzen, Arthralgien, Myalgien. Gastrointestinal Diarrhö, Übelkeit und Erbrechen.

☆ **Rifampicin** s.u. V. Tuberkulostatika.

☆ **Roxithromycin** (300 mg Tbl) 300 mg Tbl/d nüchtern oral nicht zusammen mit (dihydro-)ergotaminhaltigen Präparaten, maximal 28 Tage unter Kontrolle der Leberwerte bei Leberfunktionsstörung.
El.-HWZ 12 h, bessere Resorption als Erythromycin mit 10mal höheren Serumkonzentrationen.
KI Kinder, Patienten unter 40 kg.
UAW: Hemmt Zytochrom-P450.
Wirkung: s. Makrolid-Antibiotika.

☆ **Sparfloxacin** (200 mg Tbl). El.-HWZ 20 h.
UAW Verlängerung der QT-Zeit. s. Gyrasehemmer.

☆ **Spectinomycin** (Trockensubstanz)
– *Gonokokken* (besonders bei Penicillin-Resistenz): Einmalig 2–4 g tief i.m. Bei *Salmonellen, Shigellen*.
El.-HWZ 2,5 h.
UAW Fieber, gastrointestinale Irritationen, lokaler Schmerz.

☆ **Spiramycin** (750.000/1,5 Mio E Tbl) *Staphylokokkeninfektion* nach vorausgegangener Testung Erwachsene 6 Mio in 2–4 Einzelgaben, Säuglinge und Kinder < 6 Jahre 4 x 40.000 E/kg.
El.-HWZ 3–4 h.
Wirkung: Makrolid-Antibiotikum.

☆ **Sulbactam** (1 g Fl. Mit Ampicillin 0,75/1,5/3 g A) maximal 80 mg/kg, 3- maximal 4 x 1 g zusammen mit (kompatibel) oder 30–45 min vor Mezlocillin, Piperacillin, Cefotaxim, Cefoperazon.

– *Meningitis, Hirnabszess*: Gute Diffusion nur bei entzündeten Meningen.
Wirksam in Kombination auch gegen Anaerobier (Bacteroides), Gram-negative (E.coli, Klebsiellen, Proteus), Staphylokokken.
KI Überempfindlichkeit.
UAW bb-Veränderungen, Magen-Darm-Störungen.
Wirkung: β-Laktamase-Inhibitor, hemmt wie Clavulansäure nicht die Typ I- und VI-Betalaktamasen.
Geringerer β-Laktamase-Induktor als Clavulansäure.

☆ **Sulfadiazin** - Nitrofurantoin-Kombination s. Nitrofurantoin.

– *AIDS-assoziierte zerebrale Toxoplasmose*: Initial 4 g auf 6–8 g/d.

☆ **Sulfamethoxazol-Trimethoprim** s. Cotrimoxazol.

☆ **Teicoplanin** (100/200/400 mg A) 12 mg/kg (initial oder bei i.v.-Drogenabhängigen, septischer Arthritis, Staphylokokken-Endokarditis) auf

6 mg/kg bzw. 1 (–2) x 400 mg für 3 Tage i.m./i.v. auf 1 x 200–400 mg. Ggf. (bei eingeschränkter Niereninsuffizienz) am 2. oder 3. Tag Drug-Monitoring. Kinder < 12 Jahre 3 Dosen zu 10 mg/kg alle 12 h, dann 6–10 mg/kg/d. Wirksam wie Vancomycin gegen Gram-positive, Staphylokokken mit MRSA (weniger aktiv gegen Staph. haemolyticus, aktiver gegen Enterokokken – Streptococcus faecalis). El.-HWZ 70–100 h. Talspiegel 5–15 mg/l, Spitzenspiegel 30–60 mg/l. Bei geringer Blut-Liquor-Schrankenstörung intrathekale Gabe (nicht zugelassen). Renale Elimination. KI Niereninsuffizienz. UAW AP- und Leberwerterhöhung. Weniger nephrotoxisch als Vancomycin.

☆ **Ticarcillin** (2/5/10 g) 3–4 x 5 g, Kinder 200–300–500 mg/kg.
– *Meningitis, Hirnabszess*: Beste Liquorgängigkeit (mit Cotrimoxazol, besser als Chloramphenicol) und Hirngewebsgängigkeit (ähnlich Chloramphenicol, besser als Cotrimoxazol), gute Abszessgängigkeit [Klinger M: Liquor-, Hirn- und Abszessgängigkeit von Antibiotika. Nervenarzt 57 (1986) 570–8].
Wirksam (ähnlich Carbenicillin) gegen Clostridien, Gonokokken, Meningokokken, Pneumokokken, Staphylococcus aureus, Streptococcus pyogenes (nicht gegen Streptococcus faecalis) und auch gegen Gram-negative wie E. coli, H. influenzae, Proteus, Salmonellen, Shigellen, z.T. Klebsiellen und Pseudomonas. Alternativ mit Clavulansäure Betabactyl 3,2 g oder (Azlocillin) Mezlocillin, Piperacillin. El.-HWZ bei Krea > 3,5 mg/dl bis Anurie bis zu 6 h, Dosis auf 8–4 g. s. Penicilline.

☆ **Tobramycin** (40/80 mg A in 50–100 ml NaCl 0,9 %) unter Spiegel-Kontrollen (Spitzenspiegel maximal 30 min nach Injektion 5–10, Talspiegel unmittelbar vor der nächsten Antibiotikagabe < 2 µg/ml) in Kombination mit einem Pseudomonas-Penicillin 3 (–5–7) mg/kg in 3 Dosen (3 x 80 mg), meist 240–320 mg/80 kg, nur bei Pseudomonas besser als Gentamycin. El.-HWZ 2,2 h. El.-HWZ bei Krea > 3,5 mg/dl bis Anurie 4–16 h, Dosis auf 40–20 mg. Minimale Diffusion in Liquor/Hirnabszess auch bei entzündeten Meningen. KI Niereninsuffizienz. Wirkung: Gewonnen aus Streptomyces tenebrarius. s. Aminoglykoside.

☆ **Vancomycin** (250 mg Kaps, 0,5/1 g A) i.v. 2–4 g/d. Kinder 4 x 10 mg/d. Als Reserveantibiotikum nur gezielter Einsatz, um eine Ausbreitung Vancomycin-resistenter Enterokokken zu vermeiden, bei:
– *Pseudomembranöse Antibiotika-assoziierte Colitis*, die nicht auf Metronidazol-Therapie reagiert oder lebensbedrohlich ist: 4 x 250–500 mg Enterocaps über 5–7 Tage oral wegen i.v. nicht erreichbarer ausreichender enteraler Wirkspiegel mit Entfieberung und Sistieren der Durchfälle binnen 48–72 h; alternativ 2 x 1 A trinken (geschmacklich problematisch).
– *Enterokokken- (Streptococcus faecalis) oder Staphylokokken-Endokarditis bzw. Endokarditis-Prophylaxe bei hohem Risiko für Endokarditis*: 2 x 1 g A langsam i.v.

– *Implantation* von prothetischen Materialien als perioperative Prophylaxe in Krankenhäusern mit einer hohen Rate an MRSA- oder Methicillin-resistenten Staphylococcus epidermidis-Infektionen.
– *Schwere Infektionen* durch Betalaktam-resistente grampositive Mikroorganismen.
– *Infektionen* durch grampositive Mikroorganismen bei Patienten mit schweren Allergien auf Betalaktam-Antibiotika.
– *Meningokokken-Meningitis*: Vancomycin intravenös, intrathekal, ggf. 10–20 mg/d intraventrikulär (bei Penicillin-Resistenz sind auch Cephalosporine oft nur wenig wirksam) [Clin Infect Diseases 18 (1994) 766].
– *Shuntinfektion oder Ventrikulitis mit koagulase-negativen Staphylokokken*, bei geringer Blut-Liquor-Schrankenstörung: 10–20 mg/d intraventrikulär [Bayston R: Intraventricular vancomycin in the treatment of ventriculitis associated with cerebrospinal fluid shunting and drainage. J Neurol Neurosurg Psychiatry 50 (1987) 1419–23]. Intrathekale Gabe nicht zugelassen.
– *Hirnabszess*: Zweifelhafte Indikation, gute Diffusion, aber minimale Diffusion in Liquor auch bei entzündeten Meningen!
Wirksam gegen Gram-positive, Clostridium difficile, Corynebakterium, Staphylokokken (auch oxacillinresistente). El.-HWZ 5–6 h, minimale Hemmkonzentration (MHK 90) 2 mg/l. Schlechte intestinale Resorption. Spitzenspiegel 20–30 (–40) µg/ml > 1 h post infusionem, Talspiegel < 10 µg/ml. Hydrophil, minimale Diffusion in Liquor auch bei entzündeten Meningen. KI Niereninsuffizienz, bereits bestehende Schwerhörigkeit. UAW bb-Veränderungen, Exanthem, Nephro- und Ototoxizität. Wirkung: s. Glykopeptide. Keine Resistenzentwicklung unter der Therapie.

III. Antimykotika und Antiprotozoika – Anthelmintika:

III.1 Polyene:

☆ **Amphotericin B** (100 mg Tbl, 50 mg A) Dosis möglichst mit Spitzenspiegeln, da dosisabhängiges Antibiotikum mit postantibiotischem Effekt. 0,25 bis maximal 1 mg/kg lichtgeschützt in 20 % Fettemulsion (weniger nephrotoxisch als in Glukose 5 %) bzw.
1. Tag 0,1 mg/kg Testdosis i.v. mit 1 h später über 3 h i.v. 0,5–1 mg/kg/d – wegen Synergismus in Kombination mit Flucytosin (100–200 mg/kg, Synergismus) 0,3–0,6 mg/kg. Mindestgesamtdosis (500)–1000 mg. Mit Na-Infusion vorher und nachher zur Nephroprophylaxe. Bei geringer Blut-Liquor-Schrankenstörung 0,25–0,5 mg intrathekal (nicht zugelassen).
– Liposomal verkapseltes Ampho B nur bei Lebermykosen bzw. schweren systemischen Mykosen, die auf konventionelles Amphotericin in tolerablen Dosen nicht ansprechen (ungünstige Relation zwischen Aufwand und Nutzen nur dann zu vertreten), 1–3 mg/kg/d über 1 h, kumulative Gesamtdosis 1–3 g in 3–4 Wochen

mit selten Kopfschmerzen, Übelkeit und Erbrechen. Falls unter Ampho B UAW wie z.B. Niereninsuffizienz auftreten, ist wegen geringerer Nephrotoxizität unter liposomal verkapseltem Ampho B keine Progredienz zu erwarten.
- *AIDS-assoziierte Kryptokokken-Meningitis*: Wegen Synergismus mit Flucytosin 150 mg/kg und evtl. zusätzlich Fluconazol (100/200 mg Tbl, 200/400 mg A) 400 mg. Nach vier Wochen lebenslange Erhaltungstherapie mit Fluconazol 200 mg/d.
- *Blaseninstillation* bei Hefen im Urin: Blasenspülung mit 2 ml Amphotericin B auf 50 ml NaCl (100 µg/ml).
- *Andere Erreger/Indikationen*: Aspergillose in Kombination (Synergismus) mit Flucytosin. Bei geringer Blut-Liquor-Schrankenstörung 0,25–0,5 mg intrathekal (nicht zugelassen).
- Blastomykose, Candidamykose, Coccidiomykose, Histoplasmose.
Bei geringer Blut-Liquor-Schrankenstörung Amphotericin B 0,25–0,5 mg intrathekal (nicht zugelassen).
El.-HWZ 34, Met. 15 d. Minimale Diffusion in Liquor/Hirnabszess auch bei entzündeten Meningen.
UAW bb Anämie, Thrombozytopenie. Akutreaktionen: Diarrhö, Erbrechen, Fieber, Flush, Schüttelfrost, jeweils erschöpflich, meist Zytokin-(TNF)-vermittelt, Vorbehandlung mit nichtsteroidalen Antirheumatika (NSAR) möglich (mit Pentoxifyllin?).
Gastrointestinale Irritationen. Lokalreaktionen Schmerzen, Phlebitis. Nephrotoxizität: Hypokaliämie, Azotämie, renal-tubuläre Azidose. Selten Blutungsneigung, Leberschäden, neurologische Symptome.
Wirkung: Polyen. Gewonnen aus Streptomyces nodosus. Schädigung der Zytoplasmamembran.

☆ **Flucytosin** (500 mg Tbl, 2,5 g/250 ml Fl) unter Kontrollen von bb und Transaminasen Erwachsene 6–10 g bzw. 150 (100–200) mg/kg in 4 Dosen möglichst mit Spitzenspiegeln, da dosisabhängiges Antibiotikum mit postantibiotischem Effekt. Tabletten zerfallen in Wasser, Einnahme als Suspension über 15 min zur Vermeidung von Übelkeit und Erbrechen. Wegen Synergismus (zur Verhinderung der sekundären Resistenzentwicklung) immer kombiniert mit Amphotericin B, am 1. Tag 0,05 g/kg/d, 2. Tag 0,1 g/kg/d, ab 3. Tag 0,25 g/kg/d. Bei Niereninsuffizienz längeres Dosisintervall, cave andere nephrotoxische Substanzen.
- *Candida albicans* (20–50 % primär resistente Stämme) und anderen Candida-Arten, *Geotrichum candidum*, *Aspergillus fumigatus* (geringer bei anderen Aspergillus-Arten) über 4–6 Wochen.
- *Chromoblastomykose*: 10 %ige Salbe am besten mit Okklusivverband neben der oralen oder i.v.-Behandlung.
- *Cryptococcus neoformans*: Gabe über 12 Wochen.
Unwirksam (Resistenz) bei Histoplasma capsulatum, Blastomyces dermatidis, Coccidioides immitis, Sporotrichon, Epidermophyton, Mucor.

El.-HWZ 3–5 h. Geringe Plasmaeiweißbindung. Minimale Diffusion in Liquor/Hirnabszess auch bei entzündeten Meningen.
UAW bb 10 % reversible KM-Aplasie, Diarrhö, Hautausschlag, neurologische Störungen, Transaminasenanstieg, Übelkeit und Erbrechen. Selten gastrointestinale Irritationen, Halluzinationen, Kopfschmerzen, Schwindel.
Wirkung: Polyen. Antimetabolit des Cytosins.

☆ **Natamycin** (Pimafucin 100 mg Drg, 10 mg Lutschtbl, 25 mg Vaginaltbl. Pimafucort Lotio mit Neomycin und Hydrocortison) 1–1–2 Drg bei Candida (Vaginaltbl abends bei Fluor vaginalis ggf. mit Trichomonaden).
Wirkung: Fungistatikum gewonnen aus Streptomyces natalensis.

☆ **Nystatin** (Nystatin/Moronal 500.000 IE Drg, 100.000 IE/ml Susp in 30 oder 50 ml Fl, 500.000 IE Fl Pulver. Candio-Hermal. In Tonoftal) bei Candida und anderen Hefemykosen.
- *Blaseninstillation*: Mit Pulver 500.000 IE in 5 ml (100.000/ml) in Portionen von 100.000 IE = 1 ml auf 20–40 ml NaCl
1–2 x/d, möglichst lange in der Blase belassen.
- *Darmsanierung*: 4 x 4 Tbl oder 4 x 2–6 ml Susp, wird oral nicht resorbiert.
- *Lungenmykosen*: Pulver 500.000 IE in 5 ml als Aerosol mehrmals täglich in Portionen von 100.000 IE = 1 ml nur mit Druck-, nicht mit Verdampfungsinhalatoren (thermolabil) zum Inhalieren geben.
- *Mundsoor*: 4 x 2–6 ml Susp, nach den Mahlzeiten in beiden Mundhälften zu verteilen und zu belassen, 2–3 Tage über das Verschwinden der sichtbaren Symptome hinaus; wird oral nicht resorbiert.
UAW lokale allergische Reaktionen. Brechreiz, Durchfall, Erbrechen.
Wirkung: Gewonnen aus Streptomyces noursei.

III.2 ☆Azole: UAW Verlängerung der QT-Zeit, besonders mit Terfenadin und Astemizol (Antihistaminika) Arrhythmien (über kardiale Kaliumkanalblockierung) oder Kammertachykardien vom Typ „Torsade de pointes".

☆ **Albendazol** (Eskazole 400 mg Tbl) unter Leberenzymkontrollen (nach 5, 10 und alle 14 Tage), morgens und abends zum Essen mit Flüssigkeit, unter Magenschutz < 60 kg 15 mg/kg.
- *Peitschenwurm* (Trichuris trichiura). Zystische (Hundebandwurm) und alveoläre *Echinokokkose* (Fuchsbandwurm) 28 Tage 2 x 1 Tbl, dann 14 Tage Pause, mindestens 2 und maximal 3 Behandlungszyklen. *Strongyloidiasis* 3 Tage 1 Tbl, in schweren Fällen 2 x 1 Tbl mit Wiederholung nach 14–21 Tagen. *Toxocara (canis)*. Trichinose 6 Tage 2 x 1 Tbl.
El.-HWZ Met. 8 h.
UAW reversible Leberenzymerhöhung, Magen-Darm-Irritation, Kopfschmerz, Schwindel.

☆ **Bifonazol** (1 % Creme) bei *Onychomykose* mit zusätzlich 40 % Harnstoff und mittels Pflasterokklusion und spezieller Schaber nach 2–3 Wochen Ablösung der befallenen Nagelanteile. Dann Weiterbehandlung mit 1 % Creme.

Wirkung: Azol-Antimykotikum. Gesamtheilung bei 62 %.

☆ **Clotrimazol** (Lsg, Creme) wird nicht resorbiert.
- *Candida-Infektion.*

☆ **Fluconazol** (100/200 mg Tbl, 200/400 mg A Fertiglösung. Nicht kompatibel, deshalb vor- und nachher NaCl spritzen). Dosisreduktion Clearance-abhängig. 2–3fache Dosissteigerung unter Hämofiltration wegen guter Dialysierbarkeit.
- *AIDS-assoziierte Kryptokokken-Meningitis:*
1. Primärprävention bei CD4-Helferlymphozyten < 250/μl [Quagliarello V: Primary prevention of cryptococcal meningitis by fluconazole in HIV-infected patients. Lancet 345 (1995) 548– 52].
2. 400 mg am 1. Tag, dann 200 mg/d, ggf. 400 mg über 6–8 Wochen, jeweils mit Amphotericin B 0,3–0,8 mg/kg in Kombination mit Flucytosin 150 mg/kg. Nach vier Wochen lebenslange Erhaltungstherapie mit Fluconazol 200 mg/d.
- *Candidosen* oberflächlicher Schleimhäute: 100 mg über 7–14 Tage.
- *Candidurie:* 100 mg über 14–30 Tage.
- *Systemische Hefemykosen:* 1. Tag 400 (–800) mg bzw. Kinder 3–6 (5–10) mg/kg, dann 200 mg/d (400 mg/d in schweren Fällen) bei gesicherter Candidiasis über mindestens 14 Tage bis zu 3 Monaten. *Wirksam* bei C albicans > C. tropicalis > C. lusitaniae > C. parapsilosis > C. glabrata > C. lipolytica. Nicht-Candida albicans-Arten sind geringer, unter höherer Dosierung noch ausreichend empfindlich. Resistenz von Candida krusei und Aspergillusarten. *Dermatophyten.*
- *Meningitis*, *Hirnabszess*: Sehr gute Diffusion bei entzündeten und nicht entzündeten Meningen.
- *Onychomykose* (keine Zulassung!): 150 mg/d über 3 Monate mit Heilungsraten der Fingernägel von 100 % und Zehennägel von 83 %.
El.-HWZ 30 h (im Stratum corneum 60–90 h), hydrophil, oral 94 % Resorption. Nur maximal 12 % Proteinbindung. KI Candida krusei. UAW Bauchschmerzen, Blähungen, Diarrhö, Hautausschlag, Kopfschmerzen, < 3 % reversibler Transaminasenanstieg (Kasuistik einer akuten Lebernekrose unter 400 mg/d nach 19 Tagen [Am J Med 96 (1994) 188]), Übelkeit und Erbrechen. Nicht nierentoxisch.
Wirkung: Triazol-Antimykotikum.

☆ **Itraconazol** (100 mg Tbl) wegen Hypokaliämie mit Kalium oder Triamteren 100–200 (–400–600) mg. Nicht mit Vincristin. Gegen alle Pilzspezies, bei Aspergillus auch prophylaktisch 100 (–600) mg.
- *Onychomykose:* 200 mg/d über 3 Monate oder 2 x 200 mg/d 3mal eine Woche mit je 3wöchiger Therapiepause. Hohe Keratinaffinität, wirksame Konzentrationen im distalen Nagelanteil bereits eine Woche nach Therapiebeginn und bis zu 6–9 Monate nach Therapieende. 86 % Heilung 1 Jahr nach Therapieende.
El.-HWZ 24 h, hohe Plasmaproteinbindung, lipophile Seitenkette, hepatischer Abbau, hydrophilerer Metabolit Hydroxy-Itraconazol. Saurer pH zur Resorption notwendig. Orale Bioverfügbarkeit 40 %, bei fettreicher Nahrung bis 80 %, schlecht bei H_2-Blockern oder Anazidität (im Rahmen einer Gastropathie bei HIV-Infektion), dann ggf. mit einem Glas Cola. Wird wie Vincristin über das Zytochrom-P450 Isoenzym 3A eliminiert (verlängerte Wirkzeit von Vincristin).
KI angeborenes QT-Syndrom oder bekannte QT-Zeit-Verlängerung, Einnahme anderer Präparate mit Verlängerung der QT-Zeit.
UAW Verlängerung der QT-Zeit (!), cholestatische Hepatitis.
Wirkung: Triazol-Antimykotikum. Hemmt die Bildung der essentiellen Pilzzellmembrankomponente Ergosterol, indem es an das Zytochrom-P450 der pilzeigenen 14-Demythelase bindet. Selektivität für Zytochrom-P450 von Pilzen relativ höher als für humanes Zytochrom-P450.

☆ **Ketoconazol** (200 mg Tbl, Creme, Lsg). *Aspergillus, Pityriasis versicolor, Systemmykose* 2 x 1 (–2) Tbl. Keine Zulassung bei Onychomykose. El.-HWZ 2, Met. 6–10 h. Saurer pH zur Resorption notwendig. Keine Diffusion in Liquor/ Hirnabszess auch bei entzündeten Meningen.
KI angeborenes QT-Syndrom oder bekannte QT-Zeit-Verlängerung, Einnahme anderer Präparate mit Verlängerung der QT-Zeit.
UAW Verlängerung der QT-Zeit (!), Hepatitis auf der Basis einer Idiosynkrasie.
Wirkungszunahme durch Grapefruitsaft um ca. 50 % infolge Kumulation (Zunahme der Blutkonzentration) durch Interaktion mit Zytochrom-P450 [Yee G: Effect of grapefruit juice on blood ciclosporin concentration. Lancet 345 (1995) 955–6].
Wirkungsabnahme durch Ranitidin.

☆ **Miconazol** (200 mg/20 ml A in 250 ml NaCl 0,9 %) nach Vorspritzen eines Antihistaminikums zur Vermeidung einer allergischen Reaktion (anaphylaktischer Schock) 0,6–1,2 (–3,6) g/d in 2–3 Dosen, Kinder 15–20 mg/kg bei *Aktinomyces.*
- *Candida-Arten*, aber bei Candida-Sepsis nur unzureichend wirksam.
- *Blaseninstillation* (Hefen im Urin): 20–40 mg unverdünnte i.v.-Lösung 2–4 x/d.
- *Bronchialinstillation:* 5 ml 4–8 x/d. Ggf. lokal *intrathekal* 20 mg (2 ml) täglich.
El.-HWZ 24 h. Minimale Diffusion in Liquor/ Hirnabszess auch bei entzündeten Meningen.
KI angeborenes QT-Syndrom oder bekannte QT-Zeit-Verlängerung, Einnahme anderer Präparate mit Verlängerung der QT-Zeit.
UAW Verlängerung der QT-Zeit (!).
Wirkung: Azol.

☆ **Ornidazol** (500 mg Tbl, 500 mg A) *Anaerobier* 2 x 500 mg i.v./d. Kinder 25 mg/kg.
- *Amöbiasis* (Amöbenruhr) 3 Tage Erwachsene 1500 mg abends, > 60 kg 2 x 1000 mg, Kinder bis 35 kg 1 x 40 mg/kg.
- *Andere Amöbiasis-Formen* 5–10 Tage Erwachsene 2 x 500 mg, Kinder 1 x 25 mg/kg.
- *Lambliasis* 1–2 Tage Erwachsene 1500 mg abends, Kinder 1 x 40 mg/kg.
- *Trichomonaden* 1 x 1500 mg abends oder 1 x 1000 mg + 1 Vaginaltbl oder 5 Tage 2 x 500 mg Tbl.
KI ZNS-Erkrankungen.

☆ **Tiabendazol** (Minozolum 500 mg Tbl) 50 mg/kg in 2 Dosen über 1–4 Tage, maximal 3 g/d bei *Ancylostoma duodenale, Ascaris lumbricoides, Larva migrans cutanea, Oxyuriasis, Stronyloidasis, Toxocara (canis), akute Trichinose, Trichuriasis.*

☆ **Tinidazol** (Simplotan 1 g Tbl) *Trichomonaden*: Einmaldosis 2 Tbl mit reichlich Wasser. El.-HWZ 8–13 h.
KI Leukopenie, ZNS-Erkrankungen.
UAW Alkoholunverträglichkeit, gastrointestinale Irritationen, Tremor.

III.3 Sonstige: Naftifin. ☆Tolnaftat (Tinatox, Tonoftal) und Weiterentwicklung ☆Tolciclat.

☆ **Ciclopirox** (Creme, Puder, Vaginalcreme, Nagel-Lsg 3/6 g) Nagellack 1. Monat jeden 2. Tag, 2. Monat mindestens zweimal/Woche, ab 3. Monat einmal wöchentlich auftragen. KI Kinder.
Wirkung: Pyridon. Erfolg in 50–75 %.

☆ **Griseofulvin** (125/500 mg Tbl) oral Kinder 10 mg/kg, 1 x 500 oder 4 x 125 mg/d mit Fett oder Milch verbesserte Bioverfügbarkeit. Bei Onychomykose nicht mehr Mittel der ersten Wahl.
UAW gastrointestinale Irritationen, Kopfschmerzen, Photosensibilisierung, selten Albuminurie und Leukopenie.
Wirkung: Fungistatikum. Gewonnen aus Penicillium griseofulvum.

☆ **Trichomycin** lokal (oral). Wirksam auch gegen einige anaerobe Bakterien und einige Protozoen (Trichomonaden).
Wirkung: Fungistatikum, gewonnen aus Streptomyces hachijoensis.

IV. Tuberkulostatika bzw. Mykobakterien-geeignete Chemotherapeutika:

☆ **D-Cycloserin** (250 mg Tbl) 15–20 mg/kg in 3–4 Dosen.

☆ **Ethambutol** (400 mg Tbl, 0,4/1 g Fl i.v./i.m.) unter Kontrollen vor Therapiebeginn und alle 4 Wochen von Fundus, Visus, Perimetrie, Farbsehvermögen. Am besten als Einmalgabe am Morgen (ggf. 25 mg/kg/d z.B. über 6 Wochen, danach) 15–20 mg/kg über 3 Monate, alternativ 50 mg/kg zweimal wöchentlich. Sekundär intermittierende Einnahme zweimal wöchentlich 40 mg/kg. Wegen der Gefahr der Optikusschädigung zeitliche Beschränkung auf 3 Monate. Dosisreduktion bei Niereninsuffizienz.
– *Meningitis tuberculosa, Tuberkulom, Hirnabszess*: Sehr gute Diffusion bei entzündeten (bis 50 %) und nicht entzündeten Meningen. Schwache antibakterielle Wirkung; Einsatz mit dem Ziel, die Resistenzentwicklung einzuschränken.
El.-HWZ 3 h.
KI Visusstörungen und Vorschädigungen des N. opticus.
UAW allergische Reaktionen (Fieber, Exanthem, Arthralgie), gastrointestinale Störungen, Hyperurikämie, Polyneuropathie. Retrobulbärneuritis mit Verschwommensehen, Stö-

rungen des Rot-Grün-Sehens: Sehstörungen reversibel, bei Auftreten absetzen.

☆ **Ethionamid.** *Meningitis, Hirnabszess*: Sehr gute Diffusion bei entzündeten und nicht entzündeten Meningen [Daschner].

☆ **Isoniazid** – INH (0,1/0,25/0,5/1 g Lsg, 200 mg Tbl, 0,5 g A. Tbl 300 mg mit 60 mg Pyridoxin und 30 µg Cyanocobalamin. Tbl 50 mg mit 120 mg Rifampicin und 300 mg Pyrazinamid. Tbl 150 mg mit 300 mg Rifampicin) unter Kontrollen alle 3 Monate von bb, Leberwerten und Urin i.d.R. als tägliche Einmaldosis, oral ggf. über den Tag verteilt postprandial, z.B. 3 x 0,2 g + 100 mg Vitamin B_6 (100 mg Tbl).
– *Tuberkulose*: Erwachsene 5 (–7–10), Kinder 7 (–10) mg/kg/d. Sekundär intermittierende Einnahme zweimal wöchentlich 15 mg/kg. Mittel der 1. Wahl, eliminiert schnell wachsende Stämme von M. tuberculosis.
– *Meningitis tuberculosa – Tuberkulom*: Erwachsene initial 10 mg/kg, nach 3–4 Wochen 5–7 mg/kg. Tageshöchstdosis 1 g. Kinder initial 15–20 mg/kg, nach 3–4 Wochen 10 mg/kg. Tageshöchstdosis 0,6 g. Sehr gute Diffusion bis zu 100 % bei entzündeten und nicht entzündeten Meningen.
– *Hyperkinesien, Chorea Huntington. Tardive Dyskinesien.*
El.-HWZ 1,3 Schnell- und 3,5 h Lang-Inaktivierung. Verzögerter INH-Abbau durch Chlorpromazin. Phenytoinabbauhemmung.
KI Alkoholabusus, Hepatitis. Epilepsie/Krampfanfälle. Neuritis, Psychosen.
UAW Hepatotoxizität, Hepatitis und Ikterus. Allergische Reaktionen (Fieber, Exanthem), Alkoholintoleranz. Gastrointestinale Irritationen. Kopfschmerzen, zerebrale Anfallsbereitschaft, selten Lupus erythematodes-like syndrome, Obstipation, Optikusatrophie, Polyneuropathie, Reaktionsminderung, Schwindel. Erhöht den Bedarf an Vitamin B_6 – Pyridoxin. Verstärkt die Toxizität von Atropin.
Wirkung: GABA-erg.

☆ **Prothionamid** (0,25 g Tbl) unter Leberwertkontrollen mit 100 mg Pyridoxin (zur Polyneuropathie-Prophylaxe).
– *Meningitis tuberculosa – Tuberkulom*: Einschleichend auf 10 (–20) mg/kg in 3 Dosen bzw. 3–4 x 0,25 g/d unzerkaut, maximal 1 g/d. Sekundär intermittierende Einnahme zweimal wöchentlich 0,5–1 g. Indiziert dann, wenn sich die angezüchteten Tuberkelbakterien gegen eines der primär eingesetzten Tuberkulostatika wie INH, Pyrazinamid, Rifampicin, Streptomycin als resistent erweisen. Gut liquorgängig, bei entzündeten Meningen bis 100 %.
El.-HWZ 1–2 h. KI Hepatitis.
UAW allergische Reaktionen (Arthralgie, Exanthem). Gastrointestinale Irritationen/Metallgeschmack. Gynäkomastie. Hepatotoxizität, Hepatitis. Selten periphere und zentrale neurotoxische Effekte.

☆ **Pyrazinamid** – PZA (100/500 mg Tbl. Tbl 300 mg mit 50 mg Isoniazid und 120 mg Rifampicin) unter Kontrolle der Harnsäure- und Leberwerte, i.d.R. als tägliche Einmaldosis.

- *Meningitis tuberculosa – Tuberkulom – Tuberkulose*: 30 (–35) mg/kg bzw. < 50 kg 3, > 50 kg 4 Tbl 500 mg, Tageshöchstdosis 2 g.
Sekundär intermittierende Einnahme zweimal wöchentlich 60 mg/kg (3–4 g). Sehr gute Diffusion bei entzündeten und nicht entzündeten Meningen bis 100 %. Tötet intrazellulär in Makrophagen lebende und sich vermehrende Mykobakterien ab.
El.-HWZ 6 h.
KI schwere Leberfunktionsstörung. Hepatitis, Gicht.
UAW allergische Reaktionen (Arthralgie), gastrointestinale Irritationen, Hämatopoese-Störung, Hepatotoxizität (selten Hepatitis). Selten Hyperurikämie.

☆ **Rifabutin** (150 mg Kps) in Kombination zur Therapie der Tuberkulose 300 mg/d (mit Clarithromycin 150 mg) über 6–9 Monate, bei atypischen Mykobakteriosen (Mycobacterium avium – MAC) bei AIDS mit einer CD4-Zahl von < 200/µl zur Prophylaxe 300 mg und Therapie 450–600 mg. El.-HWZ 38 ± 12 h.
UAW bb Leukopenie und Thrombopenie, Leberenzymanstieg, rotorange Urinverfärbung, Übelkeit und Erbrechen, seltener, Überempfindlichkeitsreaktionen mit Brochospasmus, Eosinophilie. Teils nicht reversible Uveitis (Überwachung besonders mit Einnahme von CYP3A4-Hemmstoffen wie Fluconazol oder Makroliden wie Clarithromycin, Azithromycin alternativ zu Clarithromycin).
Wirkung: Rifampicinderivat.

☆ **Rifampicin** (150/300/450/600 mg Tbl. Tbl 120 mg mit Isoniazid 50 mg und Pyrazinamid 300 mg. Tbl 300 mg mit Isoniazid 150 mg. 300/ 600 mg A) unter dreimonatigen bb- und vierwöchigen Leberwertkontrollen i.d.R. als tägliche Einmaldosis. 1 x 600 mg/d. Sekundär intermittierende Einnahme zweimal wöchentlich 10 mg/kg.
- *Bruzellose*: Bei Neurobruzellose [Schreiner R: Chronische Neurobrucellose – eine Kasuistik. Akt Neurol 21 (1994) 131–3].
- *Umgebungsprophylaxe-Dosis bei Haemophilus influenzae* Typ B und Alter der Kontaktpersonen
< 1 Monat 10 mg/kg/d, 1 Monat bis 12 Jahre 20 mg/kg/d, > 12 Jahre 600 mg/d in einer Einzeldosis für 4 Tage [Chemoprophylaxe bei Meningitis durch Haemophilus influenzae Typ B. DÄB 89/24 (12.6. 92) B–1368–69].
- *Umgebungsprophylaxe-Dosis bei Meningokokken* und Alter der Kontaktpersonen
< 1 Monat 10 mg/kg/d, 1 Monat bis 12 Jahre 20 mg/kg/d, > 12 Jahre 1200 mg/d in zwei Einzeldosen für 2 Tage.
Eradiziert Meningokokken im Rachen zu 95–98 %. Wegen resistenter Stämme ggf. Minocyclin.
- *Meningitis tuberculosa – Tuberkulom – Tuberkulose* (In Rifater 120 mg mit 50 mg Isoniazid und 300 mg Pyrazinamid. In Rifinah 300 mg mit 150 mg Isoniazid): Erwachsene 10–12 mg/kg bzw. 1 x 600 mg/d oral oder i.v., minimal 450 mg/d, Tageshöchstdosis 0,75g. Kleinkinder 15 mg/kg. Gute Diffusion bei entzün-

deten (bis 50 %) und nicht entzündeten Meningen.
Mittel der 1. Wahl, stärkste Wirkung von allen Tuberkulostatika auf langsam wachsende Stämme von M. tuberculosis.
- Intrathekale Gabe 5 mg/d alternierend über eine Lumbaldrainage (Spiegelabnahme über eine externe Ventrikeldrainage) und externe Ventrikeldrainage (Spiegelabnahme lumbal) führt auch bei systemischer Gabe von 600 mg/d i.v. und klinisch wie CT-nachweisbarem Hydrocephalus occlusus zu einer Erhöhung der ventrikulären Konzentration von 1,4 mg/l bei allein systemischer Gabe auf 6,4 mg/l mit intrathekaler Gabe ohne Nebenwirkungen [Stenzel C, Köln: Intrathekale Rifampicingabe bei chronischer tuberkulöser Meningoencephalitis. ANIM (1/98) Hamburg].
- *Legionellen-Pneumonie. Q-Fieber* (Coxiella burneti).
El.-HWZ 2–3 h, lipophil.
KI Ikterus, Hepatitis.
UAW bb Leuko- und Thrombopenie, allergische Reaktionen (Fieber, Exantheme), gastrointestinale Irritationen. Enzyminduktion (cave Antikonzeptiva). Intrahepatische Cholestase, Hepatotoxizität und Hepatitis mit meist passagerem Transaminasenanstieg in den ersten Wochen. Gastrointestinale Irritationen. Kopfschmerzen, Schwindel. IgG-Leichtketten-Proteinurie. Fördert den Metabolismus. Selten zentral- und periphernervöse Störungen. Auslösung von Entzugserscheinungen bei Methadon-Substitution und, obwohl Morphin anders abgebaut wird, bei 10 Probanden Aufhebung der analgetischen Morphinwirkung [Fromm M: Loss of analgesic effect of morphine due to coadministration of rifampicin. Pain 72 (1997) 261–7]. Aktivitätssteigerung von Zytochrom-P450 CYP3A.
Wirkung: Hemmung der Nukleinsäuresynthese. Wirkt langsamer bakterizid als β-Laktam-Antibiotika.

☆ **Streptomycin** (1/5 g A i.m./i.v.) vor Therapiebeginn und alle 3 Wochen unter Kontrollen von Audiometrie, Vestibularis (Gleichgewicht), bb, Nierenwerten, Urinstatus und ggf. Serumspiegel. Tageshöchstdosis 1–1,5 g bzw. 30 mg/ kg, Kinder 25 mg/kg. Maximale Gesamtdosis 30 (60) g. Dosisreduktion bei Niereninsuffizienz.
- *Neurobruzellose*: Bei schweren Verläufen zu Doxycyclin Erwachsene 2 x 0,5–0,75 g/d, Kinder 25 mg/kg für 2 Wochen.
- *Tuberkulose*: 15 mg/kg. *Meningitis tuberculosa – Tuberkulom*: 30 mg/kg. Therapiedauer 1 Monat, ab. 2. Monat zweimal wöchentliche Gabe. Dosisreduktion bei Niereninsuffizienz. Die intralumbale Gabe wurde verlassen. Diffusion bei nicht entzündeten Meningen gering, bei entzündeten Meningen bis 20 %.
- *M. Whipple*: Über ein Jahr Sequentialtherapie mit ☆Penicillin plus ☆Streptomycin, gefolgt von ☆Cotrimoxazol 2 x 800/160 mg.
Wirksam gegen Clostridien, Corynebakterien, E. coli, Gonokokken, H. influenzae, Meningokokken, Pseudomonas, Salmonellen, Shigellen. Mäßig wirksam oder unwirksam gegen

Enterobacter, Klebsiellen, Pneumokokken, Proteus, Staphylokokken, Streptokokken. El.-HWZ 2,8 h. Minimale Diffusion in Liquor/Hirnabszess (2–4 %) auch bei entzündeten Meningen (10–20 %). KI Allergie, Hörstörung, schwere kardiogen oder nephrogen bedingte Ausscheidungsstörung. Furosemid-Gabe. UAW allergische Reaktionen, Muskelschmerzen, nephrotoxisch, neuromuskuläre Blockade mit Gegenmaßnahme Ca-Ionen- und Neostigmin-Zufuhr, ototoxisch, Parästhesien. Selten Polyneuropathie. Gewonnen aus Streptomyces griseus.

- ☆ **Dapson** (50 mg Tbl) 50- maximal 300 mg/d.
- s. *AIDS* – Pneumocystis carinii-Pneumonie, AIDS – Toxoplasmose.
- *Blasenbildende Dermatosen*, insbesondere *Dermatitis herpetiformis*.
- *Lepra* in Kombination mit Antileproika. El.-HWZ 25–30 h. Wird über das Zytochrom-P450-Enzymsystem der Leber metabolisiert. KI ausgeprägte Anämie. UAW Methämoglobinämie, Polyneuropathie (motorisch betont).
- Capreomycin (Clofazimin und Ansamycin nicht im Handel).

Anticholinerges Syndrom – zentral-anticholinerges Syndrom – ZAS   Y49

Ätiologie: Nach langen Operationen mit hohen Dosen zentral wirksamer Medikamente (Neuroleptanalgesie).
- Anticholinergika: Pharmaka mit zentral anticholinerger Wirkung (Blockade der Acetylcholin-vermittelten Wirkungen) wie Atropin – Belladonna (atropinhaltige AT besonders bei Kindern und älteren Patienten), trizyklische Antidepressiva, Antihistaminika, Antiparkinsontherapeutika, Benzodiazepine, Lokalanästhetika, Neuroleptika, Opioide, giftige Pflanzen wie Atropa belladonna, H_2-Rezeptorenblocker, Spasmolytika. Lipophile Pharmaka durchdringen die Blut-Hirn-Schranke, lipophile basische Amine wie Antidepressiva, Neuroleptika und Belladonnaalkaloide wirken direkt anticholinerg.

Diagnose: Ein zentrales und mindestens zwei periphere Symptome (febrile Temperaturen ohne Nachweis einer Infektionsquelle) s. Klinik.

Diagnostik: Diagnostische Physostigmingaben s. Therapie.

Differentialdiagnose: Zur Intensivtherapie führende Grunderkrankungen. Alkoholentzug(sdelir). Botulismus.

Einteilung: Niedrige Atropin- bzw. Anticholinergika-Dosen verursachen Schläfrigkeit: Sog. „ruhige" Form des ZAS.
- Höhere Atropin- bzw. Anticholinergika-Dosen verursachen Exzitation und Verwirrtheit: Agitierte Form des ZAS.

Klinik: Anamnese: Applikation von Anticholinergika (s. Intoxikation – Atropin)? Prädisponierende Faktoren wie Vorschädigung des Gehirns, höheres Lebensalter (verlängerte Anticholinergika-HWZ und -Elimination). Befund: Trias 1. Fieber, 2. Tachykardie und periphere anticholinerge Symptome wie trockene, gerötete und warme Haut oder Obstipation,

3. paranoid-halluzinatorische Symptomatik (toxische Psychose) mit Störung von Bewusstsein und Orientierung, Erregungszuständen, deliranter Unruhe mit Mündung in ein Erschöpfungssyndrom bis zum Koma.
- Anticholinerge UAW:
1. Zentral: Störungen des Kurzzeitgedächtnisses, Bewusstseinsstörungen, Müdigkeit, Sopor, Koma, Atemstillstand. Psychomotorische Unruhe bis Delir, delirante Symptome nach 5 Tagen. Hyperalgesie, Hyperpyrexie. Zerebrale Krampfanfälle. Exogene Psychosen mit Aggressivität, Angst, paranoid-halluzinatorischer Symptomatik, Verwirrtheit, Desorientiertheit, Schlafstörungen. Zerebelläre Symptome, Ataxie, Tremor. Schwindel. Parästhesien.
2. Peripher: Akkomodationsstörungen, Verschwommensehen, Mydriasis, Glaukomauslösung. Hautrötung/Vasodilatation, Hypohidrosis (Wärmestau/Hyperthermie). Mundtrockenheit, verstopfte Nase, verminderte Schweiß- und Speichel-Sekretion. Orthostatische Hypotonie (anti-α-adrenerg). Herzrhythmusstörungen, Tachykardie, Herzstillstand. Harnverhalt, Miktionsstörung. Obstipation/Ileus. Ödeme.

Labor: Leukozytose.

Therapie: Keine zentral wirksamen Medikamente.
- ☆ Physostigmin (2 mg/5 ml A) unter EKG- und RR-Kontrolle, auch als Diagnostik ex juvantibus. 0,04 mg/kg bzw. 2 (–4, ggf. für einen ausreichenden Effekt sogar 8) mg langsam i.v. oder i.m. Binnen 30 (15) min Rückgang psychopathologischer und peripher anticholinerger Symptome [Kotterba S: Zentrales anticholinerges Syndrom bei Intensivpatienten. Akt Neurol 22 (1995) 140–4]. Bei Wirksamkeit 1/2–2 A alle 8 h bis maximal alle 20 min oder über Perfusor 2 mg/h.
- ☆ Pilocarpin 0,01–0,05 mg langsam i.v. und Kohle bei Atropin-Intoxikation.

Antiepileptika – Antikonvulsiva s. Epilepsie.

Antikörper-Syndrome

Anti-Hu-Syndrom, Anti-Ri-Syndrom, Anti-Yo-Syndrom s. Labor, s. Paraneoplasie.

Anti-GM1-Antikörper – Anti-Gangliosid-Antikörper (IgM)

Eine blockierende Wirkung der Anti-GM1-Ak am Nerven wurde nachgewiesen.
Vorkommen im Serum (ggf. auch im Liquor) bei:
- Amyotrophe Lateralsklerose in 5–15 %.
- Chronisch inflammatorische demyelinisierende Polyneuropathie in < 5 %.
- Akutes und chronisches Guillain-Barré-Syndrom (ggf. im Liquor) in 9–25 % im Sinne einer ungünstigen Prognose.
- Progressive Muskelatrophie.
- Multifokale motorische Neuropathie > 50 % (69–80 %). „Distal LMN".
- Monoklonales IgM.

- Teilweise auch positiv bei M. Alzheimer, systemischem Lupus erythematodes, Multipler Sklerose, und bei Gesunden.
Versendung von Serum (zentrifugiert) an z.B. Adresse: Neurohistologisches Labor, Schwabachanlage 6, 95054 Erlangen, Tel. 09131/854457.

Therapie: Bei positiven Anti-GM1-Antikörpern ✫Kortison oder ✫Cyclophosphamid (50 mg Drg, 100/500 mg Fl) Dauertherapie am besten morgens 1–2 mg/kg/d mit viel Flüssigkeit. [Thomas F: Anti-GM 1-Antikörper bei motorischen Systemerkrankungen und Neuropathien. Nervenarzt 61 (1990) 704–710].

Antiphospholipid-Syndrom – APS   D68.8

syn. Antiphospholipid-Antikörper-Syndrom – Cardiolipin-Ak-Syndrom durch Antiphospholipid-Antikörper (aPA oder aPL).

Ätiologie: Wohl immunvermittelter prothrombotischer Status, der (zerebrale) Embolien oder direkt zerebrale nichtinflammatorische In-situ-Thrombosen auslöst.
1. Primäres Antiphospholipid-Antikörper-Syndrom.
2. Sekundäres Antiphospholipid-Syndrom bei Vaskulopathien:
   M. Behcet. Borreliose. Chorea minor (nach Streptokokken-Infektion). M. Kohlmeier-Degos (Papulosis maligna atrophicans Kohlmeier-Degos). Leptospirose. Lues (s. Labor).
   Systemischer Lupus erythematodes (10–25 % der Antiphospholipid-Antikörper-Syndrome) mit Gelenkschmerzen und Serositis:
   Auftreten von Antiphospholipid-Ak stark mit dem Risiko ischämischer Hirninfarkte assoziiert (dermatologische Klientel 60 %, neurologische Klientel mit zerebraler oder okulärer Ischämie in 16 % aPA) [Hess D: Stroke Associated With Antiphospholipid Antibodies. Stroke 23/2 (1992) 23–28].
   Sneddon-Syndrom (Livedo racemosa).
   Virusinfekte durch Mumps, Röteln, Varizellen (aPA rückläufig nach Ausheilung), Infekte durch Mykoplasmen.

Definition: Antiphospholipid-Antikörper – Autoantikörper der IgM- und IgG-Klasse, gerichtet gegen negativ geladene Phospholipide, wie vor allem
Anticardiolipin-Antikörper (IgG, aCL-Ak),
Antiprothrombin-Antikörper (IgG, aPT),
Lupusantikoagulans – Lupus Antikoagulant (LA),
Antikörper gegen phospholipidhaltige Membranstrukturen.

Epidemiologie: Auftreten besonders bei jungen Menschen ohne Risikofaktoren. w > m. Teilweise genetische Disposition.
- Prävalenz von aPA bei Patienten mit Thrombosen 2 % etwa entspr. der Prävalenz in der Normalbevölkerung. Aber: „Bei Patienten mit Nachweis von aPA treten Thrombosen jedoch mit einer Häufigkeit um 30 % auf, von denen sich 25 % zerebral manifestieren" [Kruggel F: Bedeutung der Antiphospholipidantikörper bei zerebralen Ischämien. Nervenarzt 64 (1993) 806–13].

Klinik: s. Ätiologie, s. Definition.
Trias rezidivierende arterielle oder venöse Thromboembolien als häufigste Komplikation, Aborte, Thrombozytopenie.
1.1 Thromboembolien arteriell: Periphere Gangrän, Mesenterialarterien, Nierenarterien, Hoden.
   Amaurosis fugax – Retina-Arterienthrombose, Hirninfarkte (Enzephalomalazien oft initiale Manifestation. Junge Patienten mit rezidivierenden zerebralen Ischämien sowie migräneartigen Kopfschmerzen), Multiinfarkt-Demenz. Arterielle Hypertonie. Koronar-Arterienthrombose – Myokardinfarkte.
1.2 Thrombosen venös: Rezidivierende tiefe Venenthrombosen und pulmonale Embolien. Thrombosen der Lebervenen.
2. Aborte durch „fetal distress", rezidivierenden intrauterinen Fruchttod (Plazenta-Infarkte oder -Thrombose).
3. Thrombozytopenie.
Weitere Symptome: s. Endokarditis. Mitralklappenanomalien.
   Papulosis maligna atrophicans Kohlmeier-Degos, prognostisch ungünstige disseminierte Vaskulopathie mit gastrointestinalen Beschwerden und Hautveränderungen.

Raynaud-Syndrome sowie Hautnekrosen. s. Sneddon-Syndrom (Livedo racemosa). Ul-cus cruris bzw. schlecht heilende Hautnekrosen.

Weitere neurologische Symptome:
- Chorea Huntington (in 14 % als frühes neurologisches Syndrom).
- Epileptische zerebrale Krampfanfälle (Spätmanifestation von Epilepsien) z.B. bei Nachweis von Lupusantikoagulans [Acta Neurol Scand 79 (1989) 114–8].
- Migräne (migräneartige Kopfschmerzen + ggf. Flimmerskotome oder Accompagnée-Symptomatik).
- Querschnittsyndrom (Myelitis transversa).

Labor: s. Definition. Positiver Coombs-Test. Differentialdiagnostisch ANA, AMA, Kryoglobuline. VDRL-Test ggf. falsch positiv.

Therapie: Engmaschige Überwachung in der Schwangerschaft.
- Lebenslang strenge Antikoagulation mit Marcumar.
- Ggf. Kombination mit Kortikoiden, Immunsuppressiva oder Plasmapherese [Briley D: Neurological disease associated with antiphospholipid antibodies. Ann Neurol 25 (1989) 221–7].
- ☆ 7S-IgG-Immunglobuline – IVIG (0,5–10 g Fl). *Habitueller Abort*: 1–2 g/kg monatlich.

Antithrombin III-Mangel – AT III-Mangel D68.8

Therapie:
- ☆ Phenprocoumon – Cumarin (3 mg Tbl) s. zerebrale Ischämie. Bei AT III-Mangel (ererbt) mit nachgewiesener Thrombose langzeitige Antikoagulation.
- ☆ **Antithrombin III – AT III** (500/1000/1500 IE Fl).
- Antithrombin III-Mangel hereditär: Lebenslange Antikoagulation. Homozygoter frühkindlicher AT-Mangel ist sehr selten.
- Antithrombin III-Mangel erworben: Asparaginase-Therapie bei akuter lymphatischer Leukämie. Komplexe plasmatische Gerinnungsstörungen. Perioperativ bei Lebertransplantationen. Schwangerschaftskomplikationen wie Eklampsie und HELLP-Syndrom.
- Sepsis mit Verbrauchskoagulopathie: Prognose des septischen Schocks durch AT III-Gabe in kleinen Studien verbessert.
- Akute Thromboembolien mit ausgeprägtem Antithrombin-Mangel vor Einleitung der therapeutischen Heparinisierung.

Vor Eingriffen mit hohem thromboembolischen Risiko. Bei Patienten mit anamnestisch thromboembolischen Ereignissen vor Hochrisikosituationen.
El.-HWZ 2–2,5 d. UAW keine.
Wirkung: 1 IE/kg bewirkt 1 % AT III-Anstieg, 1400 IE bei 70 kg schweren Patienten 20 %igen Anstieg. AT III liegt im Plasma in zwei Isoformen vor, 80–85 % α-Form, 10–15 % β-Form mit höherer Affinität zu Heparin und heparinähnlichen Glykosaminglykanen. In der Gefäßwand sind beide Isoformen gleich verteilt. Die β-Isoform scheint ein wirksamer Inhibitor der prokoagulatorischen Aktivität der verletzten Gefäßwand zu sein. AT III wirkt auf die Serinproteasen des Gerinnungssystems und hemmt so die intravasale Bildung von Fibrin. Es fördert durch Bindung an Glykosaminglykane die Freisetzung von Prostaglandinen aus der Gefäßwand und wirkt so antiinflammatorisch.

Aortenaneurysma I71.9, rupturiert I71.8, verkalkt (Atherom) I70.0

Aneurysma dissecans aortae Typ A oder Typ B	I71.0
Aneurysma der Aorta thoracica, rupturiert / ohne Angabe einer Ruptur	A71.1 / A71.2
Aneurysma der Aorta abdominalis,	
rupturiert (gedeckt perforiert) / ohne Angabe einer Ruptur	I71.3 / I71.4
thorakoabdominal rupturiert / ohne Angabe einer Ruptur	I71.5 / I71.6

Einteilung der Aortendissektionen nach DeBakey:
Typ I: Dissektion von der Aorta ascendens über den Aortenbogen in die Aorta descendens, mögliche Fortsetzung vom Aortenbogen in die supraaortalen Gefäße.
Typ II: Dissektion nur der Aorta ascendens.
Typ III: Dissektion nur der Aorta descendens.

Therapie operativ: OP-Risiko der Querschnittlähmung bei infrarenalem Aortenaneurysma unter 1 % (infrarenaler Abgang unter L1 der A. radicularis magna Adamkiewicz in 25 %), bei großen thorakoabdominalen Resektionen bis 20 %.

Aortitis syphilitica – syphilitisches (luetisches) Aortenaneurysma s. Lues A52.0

Apallisches Syndrom – Wachkoma – Coma vigile R40.2, G93.8

Anoxische Enzephalopathie andernorts nicht klassifiziert G93.1

syn. vegetativer Status – persistent vegetative state (PVS).

Ätiologie: Akute Großhirnschädigung (s. hypoxischer Hirnschaden, s. Schädel-Hirn-Trauma) oder chronisch progredient verlaufende Hirnabbauprozesse.

Anatomie: Bilaterale diffuse Schädigung mit Ausfall des Großhirns bei intaktem Mittelhirn und Hirnstamm.

Differentialdiagnose: Locked-In-Syndrom (s. Basilarisinsuffizienz), akinetischer Mutismus.

Klinik: Vegetativ stabil, keine Kontaktaufnahme mit der Umwelt möglich, keine reproduzierbare Reaktion auf Geräusche, Berührungen (Umweltreize). Fixierte Körperhaltung mit motorischen Schablonen: Die Augen sind geöffnet, fixieren nicht. Primitivreflexe sind auslösbar, Schmerzreaktionen meist erhalten. Die Schmerzwahrnehmung könnte bei einzelnen Patienten mit zumindest partiell erhaltenen Thalami und Gyrus cinguli teilweise erhalten sein. Erhaltener Schlaf-Wach-Rhythmus bei erhöhtem Sympathikotonus.

Prognose: Erholung bei Erwachsenen noch nach 6 Monaten, bei Kindern noch nach 12 Monaten Bewusstlosigkeit möglich. Bei weiterer Kontaktunfähigkeit besteht nur für jeden fünften Aussicht auf Besserung.
– Bei Langzeitbewusstlosen in 16 % symptomatische Epilepsie [N Engl J Med 338 (1998) 20].

Therapie: Anbieten von (besonders affektiv beladenen) Stimuli: Lagerungstechniken, Krankengymnastik und Stehtraining, orale Stimuli, Lieblingsmusik.

Aphasie – Sprachstörung R47.0

Progressive isolierte Aphasie (Degeneration mit umschriebener Hirnatrophie) G31.0
Psychogene Sinnesorganstörung F45.8

Ätiologie: Aphasie erworben mit Epilepsie (Landau-Kleffner-Syndrom) s. Epilepsie.
– zerebraler Insult > 80 %, Schädel-Hirn-Trauma 10 %, Hirntumore 5 %, entzündliche ZNS-Erkrankungen 1 % (Herpes simplex-Enzephalitis – besonders bei jungen Patienten). Migraine accompagnée.
– Posterolaterales Thalamussyndrom Déjerine-Roussy: Bei Läsion der dominanten Seite Aphasie.

Anatomie/Histologie: s. Einteilung.
– Das Sprachzentrum (die dominante Hirnhälfte) liegt bei 99 % der Rechtshänder und 70 % der Linkshänder in der linken Hemisphäre.
– Die Organisation der Muttersprache ist bei Rechtshändern und der Mehrheit der Linkshänder linkshirnig lokalisiert. Die Generierung einer Fremdsprache erfolgt unter einer zumindest partiellen Mitbeteiligung der subdominanten rechten Hemisphäre, im funktionellen MRT (fMRT) besonders des rechten inferioren Frontallappens [Calabrese P: Sprachaktivierung bei Bilingualen im fMRT. (10/97) Dresden].
– Aphasie bei striatokapsulären Hirninfarkten aus 3 Gründen:
1. Beteiligung der Stammganglien an der Sprachverarbeitung.
2. Funktionelle Deaktivierung der angrenzenden Hirnrinde.
3. CT-morphologisch nicht sichtbare inkomplette Infarzierung der angrenzenden Hirnrinde.

Definition: Aphasie: Sprachstörung bei intakter Funktion der Sprechorgane und der Sinneswahrnehmungen (Dysarthrie = Sprechstörung). Aphasien sind neuropsychologische Störungen komplexer Vorgänge der Sprachproduktion und des Sprachverständnisses.
– Expressive Aphasie: Verlust der Ausdrucksfähigkeit durch Sprache, Schrift oder Gestik, meist als orale Form im Sinne der motorischen Aphasie mit der Unfähigkeit, Wörter zu formen.

Diagnostik: Wada-Test mit Injektion von 125 mg Natrium-Amytal in die A. carotis interna ermöglicht die Bestimmung der (dominanten) Seite der Sprachregion und erlaubt die Beurteilung der Gedächtnisleistung des linken und rechten Temporallappens.
– Ereigniskorrelierte Potentiale (EKP): N 400 von sprachrelevanten Arealen als Indikator für das Sprachverstehen bei aphasischen Patienten nach zerebralem Insult oder nach Schädel-Hirn-Trauma, z.B. bei Apallikern.

Differentialdiagnose: Autismus, Poltern, Stottern und Stammeln.
Umschriebene entwicklungsbedingte Störungen des Sprechens und der Sprache.

Einteilung: Im Vorschulalter kommen nur die Broca- und die Wernicke-Aphasie vor.
– Amnestische Aphasie: Lobulus parietalis inferior – Gyrus angularis (Agraphie). Wortfindungsstörungen besonders von Substantiva: Bei flüssigem Sprechen viel Umschreibungen und vage, unpräzise Ausdrucksweise. Sprachverständnis leicht gestört. Dyslexie (? Überprüfen!). Angebotene Vorschläge werden erkannt.
– Motorische Aphasie (Broca-Aphasie): Lobulus frontalis inferior der dominanten Hemisphäre – Area 44, A. praecentralis.
Kaum Spontansprache, kurze Sätze, Telegrammstil mit Agrammatismus und Paraphasien (Verstümmelung von Worten).

Leichte Störung des Sprachverständnisses, evtl. auch Agraphie (ähnlich gestört). Siegfried Lenz: „Der Verlust".

Häufig bei Broca-Aphasie und rechtsseitiger Hemiparese auch Dyspraxie der linken Hand. Broca-Aphasie tritt wegen der Nähe zum untersten Gyrus praecentralis häufig mit kortikaler Dysarthrie auf.

Bei Läsionen der Operkularregion in der nicht-dominanten Hemisphäre flüchtige dysarthrische Sprechstörung ohne Aphasie.

- Sensorische (perzeptorische) Aphasie (Wernicke-Aphasie), auditorische rezeptive Aphasie, visuelle rezeptive Aphasie:
Lobulus temporalis superior – auditorisches Sprachzentrum nach Wernicke Area 39 + 40, A. temporalis posterior.
Wortverständnis-Störung und Sprachstörung, fehlende Sinnerfassung: Patient wählt nicht die richtigen unter angebotenen Gegenstandsbezeichnungen. Ggf. Verlust des Verständnisses auch von Schrift und Gestik.
Aussprechen ist möglich, Nachsprechen ist nicht möglich: Spontansprache gut artikuliert und von normaler Prosodie (Sprachmelodie und -rhythmus, mit vielen, nicht korrigierten Paraphasien und Neologismen bis zur unverständlichen Jargon-Aphasie mit vollständiger Entstellung des Satzes (Paragrammatismus). Mechanisches Kopieren ohne Verstehen und Aufsagen automatisierter Reihen gelingt häufig.
- Globale Aphasie: Kaum Spontansprache, unverständliche, provozierte Sprechversuche, Sprachautomatismen. Schwere Störung des Sprachverständnisses.

Epidemiologie: Prävalenz in Deutschland 350.000, jedes Jahr erleiden allein durch Schlaganfälle 30.000 Menschen eine Aphasie. Aphasie ist bei etwa jedem 7. Schlaganfall-Patient ausgeprägt.

Klinik: s. Definition, s. Einteilung. Lesen, Schreiben, Rechnen, Körperschema oder Rechts-Links-Diskrimination gestört?

Selbsthilfegruppe – Adressen für Informationen:
- Bundesverband für die Rehabilitation der Aphasiker e.V., Oberthürstr. 11a, 97070 Würzburg, Tel. 0931/573749, Fax 573141.

Therapie: Logopädie: Initial Reaktivierung sprachrelevanter Funktionen durch melodische und rhythmische Stimulation (z.B. melodische Intonationstherapie – MIT). Im weiteren Verlauf störungs- und syndromspezifische Übungsbehandlungen. Computerunterstützte Sprachtherapie z.B. bei globalen Aphasien.
- Psycholinguistische Methode zur Behandlung von Wortfindungsstörungen und Agrammatismus.
- Kognitive Neurorehabilitation: Training der Sprachfähigkeit nahestehender neuropsychologischer Leistungen wie Aufmerksamkeit und Gedächtnis.
- Kommunikationstechniken: PACE-Methode (Promoting Aphasics Communicative Effectiveness) besonders bei amnestischen Aphasien: Förderung der Kommunikationsfähigkeit, indem über verbale und non-verbale Kompensationsstrategien wie Gestik, Mimik, Zeichen und Zeigen sprachliche Inhalte ausgedrückt werden.
- Ggf. dopaminerg und noradrenerg wirksame Substanzen. ✿Bromocriptin (2,5/5/10 mg Tbl) s. M. Parkinson. Bis 60 mg/d.

Aphonie – Stimmlosigkeit   R49.1

s. N. vagus, Dysarthrie und Dysarthrophonie.

Ätiologie: Encephalomyelitis disseminata. Progressive Bulbärparalyse (amyotrophe Lateralsklerose). Syringomyelie. Hohe (zervikale) Querschnittlähmung. Andere Ursachen für mangelnde Koordination (s. Dysarthrie) oder einen Ausfall (Botulismus, Myasthenia gravis, Myopathie) der Atemhilfsmuskulatur oder des Zwerchfells.
- Vagus-Läsion – Rekurrensparese – Stimmbandlähmung durch: Karotis-Jugularis-Aneurysma. Tumoren: An der Schädelbasis (mit Glossopharyngeus-Beteiligung), im Halsmark, mediastinal (auch Vergrößerung des linken Vorhofs mit meist linksseitiger Rekurrensparese) oder pulmonal.
Schädelbasisfraktur. Polyneuropathie – Neuritis cranialis.
- Lungenerkrankung. Struma. Myxödem.
- Lokal (HNO-ärztlich): Nikotinabusus, Laryngitis, Tonsillitis.

Diagnostik: s. Labor, s. Röntgen. HNO-Konsil. Lumbalpunktion bei V.a. asymmetrische Neuritis cranialis oder Encephalomyelitis disseminata.

Differentialdiagnose: Psychogene Sinnesorganstörung, Depression:
Phonischer Hustenstoß   F45.8

Klinik: Anamnese: Plötzlich oder langsam progredient aufgetreten? Fieber oder Halsschmerzen, Husten, Auswurf? Schluckstörung? Gewichtsabnahme? Frühere Schädelbasisfraktur oder Struma-Operation? Lokalbefund. Hustenstoß. Heiserkeit, Mydriasis (Botulismus)?

Labor: Schilddrüsenwerte.

Röntgen: Nativ- und CCT-Aufnahmen ggf. mit Schädelbasis-Dünnschichtung. MRT zervikal bei V.a. Halsmarkprozess oder Syringomyelie.

„Apoplexie" – „Schlaganfall"

s. zerebrale Ischämie – zerebrovaskuläre Insuffizienz. s. Basilarisinsuffizienz, intrazerebrale Blutung, Karotisdissektion, Subarachnoidalblutung.

Apraxie   R 48.2

s. neurologischer Befund.

Ätiologie/Anatomie: Läsion sekundärer motorischer Felder am Sulcus centralis (Gyrus praecentralis).

Definition und Einteilung: Störung des zweckgerichteten Handelns (Handlungsunfähigkeit) bei intakten motorischen Funktionen.

– Ideomotorische Apraxie – ideokinetische Apraxie: Handlungsabläufe sind in der Bewegungsfolge gestört, sie werden nur angedeutet, unvollständig oder fehlerhaft (Parapraxien) bzw. in falscher Reihenfolge durchgeführt und gelingen auch nach Vormachen nicht – Imitation ist unmöglich. Bei Läsionen der dominanten Hemisphäre: Läsion von sensibler Sprachregion und visuellen Assoziationszentren sowie deren Verbindung zur prämotorischen Region und zur motorischen Rinde sowie der Verbindungen zwischen den motorischen Assoziationszentren der beiden Hemisphären.

– Gliedkinetische Apraxie: Differenzierte Bewegungen gelingen nicht.

– Konstruktive Apraxie: Unfähigkeit, bei korrekten Einzelbewegungen einzelne Elemente zu einem räumlichen Gebilde richtig zusammenzufügen (Zeichnen, Konstruktionen). Räumliche Orientierungsstörung konkret in der Umgebung, auf einem Plan und im Schriftbild. Evtl. auch Rechts-links-Störungen. Läsion im Bereich des Lobulus parietalis inferior, Gyrus supramarginalis (dominante Hemisphäre) bzw. in der hinteren Parietalregion, häufiger rechts als links.

Arachnoiditis s. Lumboischialgie, Querschnittlähmung.

Arbeitsunfall s. AIDS.

Areflexie s. Adie-Syndrom – Iridoplegie-Areflexie-Syndrom, Polyneuropathie, Polyradikulitis Guillain-Barré.

Armparese   G 83.2, bds. G 83.0

s. Lähmungen.

– Spastische, zerebral bedingte Parese, z.B. brachiofazial betonte Parese bei zerebraler Media-Ischämie. Ggf. spinal bedingte Parese.

– Schlaffe, meist peripher bedingte Parese s. Plexus brachialis-Läsion, N. medianus, N. radialis, N. ulnaris. Auch spinal bedingte Parese.

Ätiologie – Differentialdiagnose der schlaffen mehr einseitigen Parese: s. Plexus brachialis. Bandscheibenvorfall (s. Zervikobrachialgie). Borreliose.
Frühsommer-Meningoenzephalitis, meningoradikulitische Form.
Neuralgische Schulteramyotrophie (Schmerzen!).
Familiäre neuralgische Neuropathie mit Prädilektion des Plexus brachialis.
Periphere neurogene Schädigung.
Mononeuritis multiplex.

– *Meist beidseitige Parese*:
Amyotrophe Lateralsklerose, spinale Muskelatrophie und Poliomyelitis anterior acuta.
Polymyositis (mehr mittleres Alter, m : w = 1 : 2, rascher progredient mit Schüben und Remissionen).
Syringomyelie mit Sensibilitätsstörungen (!), meist spastische Parese.
Zervikale Myelopathie ggf. nur mit diskreten Sensibilitätsstörungen, meist auch spastische Anteile!

Diagnostik: s. Labor.

Labor: Borrelien-Titer, Frühsommer-Meningoenzephalitis-Titer. Mononukleose.
Viren: Polio 1–3, seltener Enterovirus Typ 71, Coxsackie A7, andere Enteroviren, Zytomegalie.

Armplexusläsion s. Plexus brachialis-Läsion.

Armschmerzen s. Zervikobrachialgie, Plexus brachialis.

Arnold-Chiari-Malformation – ACM – Arnold-Chiari-Syndrom Q07.0

Diagnostik: s. Röntgen. Bei 16 Patienten, von denen 5 Hirnstamm-Symptome hatten, AEP bei 10/11 und 5/5 pathologisch, besonders IPL I-III. Blinkreflex bei 4/16 und 5/5, Masseterreflex 6/11 und 3/5 pathologisch [Köhler J, Mainz: Hirnstammdiagnostik bei Arnold-Chiari II Malformation. (9/96) Göttingen].

Differentialdiagnose: Ggf. Differentialdiagnose zur amyotrophen Lateralsklerose.

Einteilung:
Typ I: Kleinhirntonsillen unterhalb der Foramen magnum-Ebene (in 50 % Syringomyelie, Hydromyelie; in 10 % Hydrozephalus).
Typ II: Kleinhirnwurm, Medulla oblongata und 4. Ventrikel unterhalb der Foramen magnum-Ebene (in 90 % Syringomyelie, Hydromyelie, Klippel-Feil-Syndrom, Dysraphien; basiläre Impression;
in 80 % Hydrozephalus, Aquäduktstenose, sonstige zerebrale Fehlbildungen;
in 10 % assoziiert mit Fehlbildungen der inneren Organe).
Typ III: Zervikookzipitale Meningomyelozele mit Anteilen von Kleinhirn und Medulla oblongata in der Zele.
Typ IV: Zerebelläre Hypoplasie bei Veränderungen wie Typ I-III.

Klinik: Anamnese: Schwindel: Bei Downbeat-Nystagmus (Downbeat-Schwindel) liegt in 30 % eine Arnold-Chiari-Malformation vor.

Röntgen: Kraniozervikale Übergangsstörung: Kleinhirntonsillen im MRT bis 5 mm oberhalb des Foramen magnums normal.

Arteria spinalis anterior-Syndrom s. Querschnittlähmung.

Arteriitis cranialis – Arteriitis temporalis – M. Horton
s. Polymyalgia rheumatica, Vaskulitis.

Arteriosklerose s. zerebrale Ischämie – Risikofaktoren. I70

Aspergillose B44

Meningitis, Vaskulitis	B44.8
Pneumonie	B44.1
Granulom, intrakranielles / intraspinales	B44.8, G06.0 / G06.1

Ätiologie: ZNS-Aspergillose hämatogen aus einem Lungenherd.

Diagnostik: s. Labor.

Epidemiologie: Auftreten fast nur bei immunsupprimierten Patienten.

Klinik: Anamnese: Immuninkompetenz?
Befund: Ausbreitung von den paranasalen Sinus zur Orbita, Orbitaspitze, Lamina cribrosa, zur Hirnbasis oder vaskulär. Multiple Hirnabszesse und ischämische Insulte. Ggf. Tolosa-Hunt-Syndrom. Aspergillus fumigatus-Enzephalitis.
Besonderes – Kasuistiken:
– 58-Jähriger mit akuter lymphatischer Leukämie und mykotischem Aneurysma, Subarachnoidalblutung und intrazerebraler Blutung;
– 69-Jähriger mit ZNS-Lymphom, intrakraniellen Granulomen, Basilaristhrombose und Exitus;
– 72-Jähriger Patient mit Nierentransplantation, Meningitis, intrakraniellen Granulomen, Basilaristhrombose und Exitus;
– 37-Jähriger immunkompetenter (!) Patient mit einer initial akuten Querschnittlähmung im Sinne eines A. spinalis anterior-Syndroms und Exitus im Multiorganversagen – eine Myelitis ist insgesamt selten [Spiss H, Innsbruck: Cerebrovaskuläre Manifestationen der systemischen Aspergillose. Bericht von 4 Patienten. ANIM (1/98) Hamburg].
– 78-Jähriger Patient mit fortschreitender Sehverschlechterung, Optikusatrophie, Exophthalmus, Diplopie und im MRT in der T2-Wichtung Raumforderung in der Orbitaspitze mit Ausdehnung in den Sinus cavernosus und in die mittlere Schädelgrube, niedriger Signalintensität und unregelmäßiger KM-Anreicherung; nach Exitus an einer Epistaxis und intrakraniellen Hämorrhagie bei Sektion Nachweis eines Aspergilloms der Orbita, Hirnbasis mit Aspergillusarteriitis und Ruptur der A. cerebri interna [Takahashi Y: Fatal hemorrhage from rupture of the intracranial internal carotid artery caused by aspergillus arteriitis. Neurosurg Rev 21 (1998) 198–201].

Labor: Wächst infiltrierend, ist nicht anzüchtbar. Aspergillus fumigatus (Aspergillus-PCR). Der ELISA (enzyme-linked immunoabsorbent assay) ist häufig falsch positiv.

Therapie: s. Antibiotika-Therapie – Antimykotika, ☆Amphotericin B und ☆Flucytosin. Alternativen ☆Fluconazol, ☆Itraconazol, ☆Ketoconazol.

Astereognosie   R41.3

Ätiologie/Anatomie: Läsion im Lobulus parietalis superior oder im Lobulus parietalis inferior (Gyrus angularis) bzw. den dorthin führenden thalamoparietalen Bahnen. Läsion im posterolateralen Thalamus (posterolaterales Thalamussyndrom).

Definition: Bei intakter Tastfähigkeit Unfähigkeit, durch Betasten einen Gegenstand zu erkennen.

Differentialdiagnose: Durch periphere oder Rückenmarksläsionen gestörte sensible Afferenzen mit resultierender Stereoanästhesie.

Asterixis   R25.8

Ätiologie: Metabolische Enzephalopathie durch Diabetes mellitus, Leber- oder Nierenerkrankung. Strukturelle Läsionen (z.B. Thalamus).

Definition: Bewegungsunruhe durch irregulären Halte- oder Aktionstremor der Hände besonders bei Dorsalflexion mit plötzlichem Sistieren der Muskelaktivität gleichzeitig in mehreren Muskelpaaren über bis zu 200 ms („negativer Myoklonus").

Diagnostik: EMG-Nachweis synchroner Innervationspausen in mehreren Muskeln.

Differentialdiagnose: s. andere Tremorformen. Hepatische Enzephalopathie (Flügelschlagen, „flapping tremor").

Klinik: s. Definition. Bei geringer Ausprägung unter Haltebedingungen Wechsel von Anspannung und kurzer Erschlaffung wie bei einem arrhythmischen Tremor. Bei sehr langen Innervationspausen führt das Fehlen des Muskeltonus zum sogenannten Flügelschlagen wie bei der hepatischen Enzephalopathie.

Therapie: Versuch mit Phenytoin (cave Verschlechterung möglich).

Astrozytom s. Hirntumoren, Glioblastom.

AT III-Mangel s. Antithrombin III-Mangel.

Ataxie

Ataktischer, taumelnder Gang	R26.0, R27.0
Sonstige Koordinationsstörungen	R27.0
Angeborene nichtprogressive Ataxie	G11.0
Zerebelläre Ataxie früh beginnend < 20 Jahre / spät beginnend > 20 Jahre	G11.1 / G11.2
Zerebelläre Ataxie mit defektem DNA-Reparatursystem (Ataxia teleangiectatica Louis-Bar)	G11.3
Sonstige zerebelläre Ataxie	G11.8
Hereditäre (spinozerebelläre – spino-ponto-zerebelläre) Ataxie, n.n.bez. (nicht klassifizierbar)	G11.9
Neuropathie in Verbindung mit hereditärer Ataxie	G60.2
Paraneoplastische zerebelläre Degeneration	G13.1

s. Kleinhirn-Symptome.

Ätiologie zerebellärer Ataxien (andere Lokalisationen s. Einteilung):
- Alkoholabusus.
- Wernicke-Enzephalopathie.
- Kleinhirnprozesse (Tumoren, Abszess, Blutung, Ischämie, Malformationen).
- Zerebelläre UAW bei Intoxikation mit Alkohol, Barbituraten, Benzodiazepinen, Carbamazepin, Cotrimoxazol, Cyclosporin A, Cytarabin, Fluorouracil hochdosiert (im Rahmen einer toxischen Enzephalopathie), Lithium, Mexiletin, Phenytoin, Tocainid. Bei Bromismus.
- Angeborene Missbildungen, Hypoplasien. Perinatale Läsion (traumatische Läsionen der vertebrobasilären Gefäße).

- Creutzfeldt-Jakob-Erkrankung: Teilweise steht die zerebelläre Ataxie initial im Vordergrund mit erst sekundärer dementieller Entwicklung.
- Encephalomyelitis disseminata (auch spinal bedingt).
- Progrediente Heredoataxien s. Einteilung.
- Hydrozephalus. Hypothyreose.
- Infektionen. Inflammation.
- Zöliakie-induziert.
- Metabolische Störungen (mit Degeneration der Purkinzellen, teilweise auch im Nucleus dentatus): s. Einteilung II. Ataxien mit bekanntem Stoffwechseldefekt. s. Klinik – Besonderes.
- Mitochondriale Defekte im Sinne mitochondrialer Enzephalomyopathien bei 1/3 der nicht hereditären Ataxien, wobei unklar ist, ob diese Defekte der mtDNA primär oder sekundär sind.

– Paraneoplastisch bei Tumor: Zerebelläre Degenerationen bei Bronchial-Karzinom s. Klinik – Besonderes.
– Vertebrobasiläre Insuffizienz – Basilarisinsuffizienz.
– Vitamin B_3-Avitaminose (Spätsymptome Enzephalomyelopathie mit Ataxie).
– Vitamin E-Mangel.

Ätiopathogenese der (olivoponto)zerebellären Atrophie und progredienter zerebellärer Ataxien: G23.8
– 66 % sporadisch ohne Familienanamnese,
– 33 % genetisch bedingt.
– Zentrales cholinerges Defizit: Wohl durch Läsion bzw. Verlust afferenter cholinerger Bahnen, die die Enzyme Acetylcholintransferase und Acetylcholinesterase enthalten, sind bei der olivopontozerebellären Atrophie (OPCA) sowohl Acetylcholintransferase, das Acetylcholin aus Cholin und Acetylkoenzym A synthetisiert, als auch Acetylcholinesterase im zerebralen und zerebellären Kortex vermindert mit entsprechend reduzierter Aktivität des Enzyms Acetylcholintransferase.
– Bei hereditären Ataxien zudem Störung der Pyruvatoxidation mit Hemmung der Acetylcholinsynthese im Gehirn.
– Das Kleinhirn übt physiologischerweise einen fazilitierenden Einfluss auf den Motorcortex aus, der bei Patienten mit Kleinhirnatrophie wohl reduziert ist.

Anatomie/Histologie: Bei einseitigen Kleinhirnläsionen stehen ipsilaterale Defizite im Vordergrund. Bei einseitigen Handbewegungen erfolgt eine Aktivierung beider Kleinhirnhemisphären [Ellerman, NMR Biomed 7 (1994) 63–8], kontralaterale Defizite können mangels Seitenvergleich nur mit aufwendigeren Messmethoden z.B. 3D-Bewegungsanalyse im Vergleich zu gesunden Probanden nachgewiesen werden [Immisch I, München (9/98)].
– Spinozerebelläre Ataxien (SCA): Degeneration vorwiegend der Purkinje-Zellen des Kleinhirns, Neuronenuntergänge auch im Hirnstamm.
– SCA 2 – Typ Menzel: Olivopontozerebelläre Atrophie von Kleinhirn mit zu- und abführenden Bahnen, Stammganglien, Hirnstamm, Frontal- und Temporallappen, Rückenmark und peripheren Nerven besonders schwer ausgeprägt.
– SCA 3: Atrophie insbesondere um den IV. Ventrikel.
– SCA 6: Rein zerebelläre Atrophie.

Definition der Ataxie: Störung der Kontrolle über Körperhaltung und Bewegungsabläufe bei intakter Motorik durch
unzureichende Rückkopplung über die Afferenzen der Tiefensensibilität oder eine vestibuläre Störung oder
unzureichende Integration und Koordinierung der Afferenzen und Efferenzen im Kleinhirn.
– Giedmaßenataxie: Unsicherheit bis zu grober Koordinationsstörung bei Willkürbewegungen der Gliedmaßen.
– Rumpfataxie: Grobes Schwanken des Rumpfes im Stehen, Gehen oder Sitzen.
– Stand-Gangataxie: Unsicherheit bis zu grobem Schwanken und Falltendenz beim Gehen oder Stehen.

Diagnostik: s. Labor, s. Röntgen.
– VEP bei SCA 1 > 2 > 3 pathologisch.
– ENG: NLG z.A. chronische Polyneuritis, Polyneuropathie.
– MEP bei SCA 1 > 2 = 3 pathologisch.
– SEP bei SCA 1–3 verzögert oder ausgefallen. SEP/MEP auch z.A. spinale Genese.
– Elektronystagmographie: Besonders bei SCA 2 verlangsamte Blicksakkaden.

Differentialdiagnose zerebellärer Ataxien:
– s. Ätiologie progredienter zerebellärer Ataxien. Dentatorubropallidoluysische Atrophie – DRPLA.
– Creutzfeldt-Jakob-Erkrankung: Teilweise steht die zerebelläre Ataxie initial im Vordergrund mit erst sekundärer dementieller Entwicklung.
– Multisystematrophie (bei bis zu 30 % der sporadischen idiopathischen Ataxien mit spätem Erkrankungsbeginn).
– Polyneuropathien: Chronische Polyneuritis, Miller-Fisher-Syndrom.
– Spinal hereditäre Ataxien   G11.1
– Spastische Spinalparalyse: „Komplizierte" Formen schwierig von Ataxien mit Pyramidenbahnzeichen (SCA 1) zu unterscheiden.
– Meningeosis carcinomatosa als DD bei Hirnnerven-und Kleinhirn-Symptomen zur paraneoplastischen Kleinhirndegeneration.
– Zerebral bedingte Ataxie   G11.9

Einteilung der Ataxien lokalisatorisch:
1. Peripher bedingte (s. Polyneuropathie) und spinale (Hinterstrang-) Ataxien: Unterbrechung der Afferenzen der Tiefensensibilität in den peripheren Nerven, Hinterwurzeln oder Hintersträngen. Grobe Unsicherheit bei Zielbewegungen, beim Stehen und Gehen, verstärkt bei Augenschluss. Spinale Prozesse mit Hinterstrangläsion: Tumoren, Lues cerebrospinalis – Tabes dorsalis, funikuläre Myelose.
2. Vestibulär bedingte Ataxie: Vestibulärer, systematischer Schwindel. Blickrichtungsnystagmus, grobe Unsicherheit beim Stehen und Gehen, verstärkt bei Kopfbewegungen. M. Menière, Neuronitis vestibularis, Intoxikation mit Barbituraten, Opiaten, chronisch mit Chinin, Kanamycin, Streptomycin.
3. Zerebelläre Ataxie: Keine Zunahme bei Augenschluss. Kleinhirnvorderlappen und Kleinhirnwurm: Stand-, Gang- und Extremitätenataxie.
4. Zerebrale Ataxie: Astasie (Stehunfähigkeit) und Abasie (Gehunfähigkeit) gelegentlich bei frontalen oder parietalen Prozessen.
5. Psychogene Ataxie: Demonstrativer, appellativer Charakter. Neurologischer Befund o.B.

Einteilung und Epidemiologie der progredienten zerebellären Ataxien bzw. Heredoataxien – hereditären Ataxien (s. Ätiologie): Antizipation s. I.2.1 ADCA – SCA.
I. Häufigere Ataxien ohne bekannten Stoffwechseldefekt:
I.1 Autosomal-rezessive Ataxien: Als Ausnahme Spätformen.
I.1.1 Friedreich-Ataxie s.u. Myatrophische Ataxie (Hereditäre motorisch-sensible Neuropathie in Kombination mit einem M. Friedreich).
I.1.2 Früh beginnende zerebelläre   G11.1
Ataxien

(early onset ataxias – EOCA) mit Erkrankungsbeginn vor dem 25. Lebensjahr, meist autosomal-rezessiv, sporadisch oder unter Geschwistern. Heterogene Gruppe von progredienten Ataxien mit besonderen Kennzeichen:
- Mit erhaltenen Muskeleigenreflexen (häufigste EOCA).
- Ataxia teleangiectatica Louis-Bar s.u.
- Infantil beginnende spinozerebelläre Ataxie (IOSCA) in Finnland, Chromosom 10q, mit sensibler Neuropathie, Schwerhörigkeit, Ophthalmoplegie, Epilepsie, Athetose und bei Frauen Hypogonadismus.
- Hallgren-Syndrom mit pigmentärer Retinadegeneration (auch autosomal-dominant), fakultativ auch mentale Retardierung und Taubheit.
- Mit Hypogonadismus (Holmes), selten.
- Behr-Syndrom mit Optikusatrophie, Spastik, mentaler Retardierung und Taubheit.
- Marinesco-Sjögren-Syndrom mit kongenitaler Katarakt, mentaler Retardierung und ggf. gemischt sensomotorischer Polyneuropathie.
- Mediterraner (Ramsay-Hunt-Syndrom) und baltischer Myoklonus (M. Unverricht-Lundborg) s.u.
- Mit Spastik und Amyotrophie: Autosomale rezessive spastische Ataxie Charlevoix-Saguenay in Kanada mit erhaltenen MER, ausgeprägten Muskelatrophien und Blasenstörungen.
- Mit Vitamin E-Mangel, Chromosom 8q.
- Spinozerebelläre Ataxie im Kindesalter, Chromosom 10q.
- Cayman-Ataxie mit Mutation auf Chromosom 19: Nicht progrediente, aber hochgradige Gangataxie mit Dysarthrie, Intentionstremor und Nystagmus.
- Kombinierte Systemdegenerationen mit multiplen Skelettveränderungen.
- Adrenoleukodystrophie. Gillespie-Syndrom. Joubert-Syndrom.

I.2 Autosomal-dominante zerebelläre Ataxien (ADCA) mit Auftreten meist nach dem 20. Lebensjahr. Als Ausnahme Frühformen. Heterogene Gruppe von progredienten spinozerebellären Ataxien vom
Typ zerebelläre Heredoataxie Nonne-Pierre Marie,
Typ Menzel mit olivopontozerebellärer Atrophie (ADCA I, SCA 2) und
Typ Holmes mit ausschließlicher Kleinhirnatrophie.
Da diese Unterteilung der großen inter- und auch intrafamiliären Variabilität nicht gerecht wird, klinische Klassifikation der ADCA nach Harding:

I.2.1 ADCA Typ I am häufigsten (>75 %), genetisch heterogen: Zerebelläre Ataxie mit extrazerebellären Symptomen.
- SCA 1–3 (s.u.), zerebelläre Ataxie SCA 6, SCA 7 und DRPLA entstehen durch die Vererbung einer instabilen CAG-Trinukleotid-Repeatexpansion: Inverse Korrelation zwischen der Repeatlänge und dem Erkrankungsbeginn und wohl zwischen der Repeatlänge und der klinischen Symptomatik: Bei geringgradiger Verlängerung späterer Erkrankungsbeginn mit langsamerer Progredienz, bei ausgedehnten Sequenzverlängerungen früher Erkrankungsbeginn mit rascher Progredienz.

Antizipation: SCA 1–3, 5 und 7 treten in späteren Generationen immer früher und klinisch ausgeprägter auf. Die Längenzunahme scheint besonders ausgeprägt zu sein, wenn das Ataxiegen paternal vererbt wird.
Insbesondere SCA 1 und SCA 3 können klinisch nicht unterschieden werden, weisen aber neurophysiologische Unterschiede auf.
- SCA 1 bei 10–20 % der Heredoataxien.
- SCA 2 (Typ Menzel) seltener.
- SCA 3 und Machado-Joseph-Ataxie > 5 (–50) %.
- SCA 4 mit Mutation auf Chromosom 16q bei einer Ataxiefamilie aus Utah. Gangataxie plus sensible Polyneuropathie und Pyramidenbahnzeichen. Normale Okulomotorik.
- SCA 5 mit Mutation auf Chromosom 11 in einem Familienzweig von US-Präsident Lincoln mit späterem Krankheitsbeginn. Antizipation. Rein zerebelläre Atrophie und Symptomatik mit Gang-, Extremitätenataxie und Dysarthrie, bei juvenilem Erkrankungsbeginn auch pyramidale und bulbäre Beteiligung. Normale Okulomotorik, keine Spastik oder periphere sensomotorische Beteiligung. Lebenserwartung nicht eingeschränkt.
- SCA 6 mit neuroanatomisch rein zerebellärer Atrophie und vorwiegend zerebellärem Syndrom – zerebelläre Ataxie. Erkrankungsbeginn später als bei den anderen Formen (Vordiagnose meist sporadische Ataxie).
- SCA 7 = SCA mit Retinadegeneration und olivopontozerebellärer Atrophie. Autosomal-dominant, auch autosomal-rezessiv mit Mutation auf Chromosom 3p. Ggf. früh beginnende zerebelläre Ataxie. Obligat Visusverlust bis zur Erblindung durch Pigmentdegeneration der Makula. Verlangsamte Blicksakkaden, externe Ophthalmoplegie und Pyramidenbahnzeichen.

I.2.2 ADCA Typ II: Zerebelläre Ataxie mit pigmentärer Retinadegeneration (extrem selten, Ausschluss mitochondrialer Enzephalopathien).

I.2.3 ADCA Typ III: Rein zerebelläre Ataxie (ausschließliche Kleinhirnatrophie: Typ Holmes).

I.2.4 ADCA Typ IV: Mit Myoklonus und Taubheit (extrem selten, Ausschluss mitochondrialer Enzephalopathien).

I.2.5 Dentatorubropallidoluysische Atrophie – DRPLA s.u.

I.2.6 Hereditäre motorisch-sensible Neuropathie Typ I.

I.3 Paine-Syndrom x-chromosomal-rezessiv.

I.4 Idiopathische zerebelläre Ataxie   G11.2 vom Spättyp – IDCA: Sporadische, progressive Ataxie mit Krankheitsbeginn nach dem 25. Lebensjahr ohne genetische Ursache: In einer Gruppe mit einem mittleren Lebensalter von 60 Jahren negative Assoziation zu arterieller Hypertonie und Medikamenteneinnahme, sonst keine weiteren Risikofaktoren (Klockgether T: Riskfactors for idiopathic cerebellar ataxie of late onset. J Neurol Sci 160 (1998) 171–4].

II. Seltene, meist autosomal-rezessiv vererbte Ataxien mit bekanntem Stoffwechseldefekt und Manifestation meist im Kindes- oder Jugendalter: s. Abetalipoproteinämie – Bassen-Kornzweig-Syndrom: Vitamin E-Mangel.

Ahornsirupkrankheit E71.0
s. neuronale Ceroidlipofuszinose.
Mitochondriale Enzephalomyopathie.
GM$_2$-Gangliosidose – Hexosaminidasemangel.
Hartnup-Krankheit E72.0
s. metachromatische Leukodystrophie.
s. M. Refsum (zerebelläre Ataxie und Polyneuropathie). Sialidose.
s. zerebrotendinöse Xanthomatose.

Klinik: s. Definition. **Anamnese**: Bei Progredienz s. Ätiologie. Wann zuerst aufgefallen (nachts – ohne optische Kontrolle, Nacken- oder Rückenschmerzen – spinale Ataxie)? Kopfschmerzen? Doppelbilder (zerebellär)? Schwindel? Bei progredienten zerebellären Störungen: Paroxysmale Verschlechterungen (episodische Ataxie VII., Choreoathetose)?

Befund: s. Kleinhirn-Symptome. Klinisch sind die einzelnen Formen spinozerebellärer Ataxien (SCA) nur äußerst unsicher abzugrenzen, sicher wohl nur über DNA-Gen-Diagnostik. Muskelkrämpfe (in > 50 %) können der übrigen Symptomatik um Jahre vorausgehen.

Besonderes:
– Ataxie mit Demenz und zerebralen Krampfanfällen [Karwasz R: Progrediente zerebelläre Ataxie mit zerebralen Anfällen und Demenz bei vaskulären Hypoplasien im vertebrobasilären Stromgebiet. Nervenarzt 59 (1988) 398–400].
– Paroxysmale Ataxie/Dysarthrie bei pontomedullärer Läsion durch ephaptische axonale Erregungsübertragung (fehlerhafte Verknüpfungen zwischen verschiedenen Nervenfasertypen z.B. bei Encephalomyelitis disseminata): ☆Carbamazepin s. Epilepsie.
– Bei Bronchial-Karzinom (paraneoplastische zerebelläre Degeneration) G13.1 in bis zu 40 % zerebelläre Atrophie meist des Kleinhirnvorderlappens und Kleinhirnwurms mit Stand-, Gang- und Extremitätenataxie.
Kasuistik einer paraneoplastischen Enzephalitis mit Schwerpunkt im Hirnstamm und limbischen System: Ataxie, schlaffe Paresen mit Areflexie und sekundär beidseitige absolute Pupillenstarre (Edinger-Westphal-Kerne) ohne Augenmotilitätsstörungen. 6 Wochen vor dem Tod zunehmende Verwirrtheit und Unruhe. Im Liquor intrathekal produziertes IgG [Martin P: Encephalitis mit isolierter Pupillenstörung und Ganglioradikuloneuropathie mit aufsteigender Hinterstrangdegeneration bei Bronchialcarcinom. Nervenarzt 58 (1987) 175–80].
– Chediak-(Steinbrinck-)Higashi- E70.3
Krankheit:
Albinismus, Phakomatose (neurokutanes Syndrom) mit definitionsgemäß 1. erhöhter Anfälligkeit gegenüber Infektionen, 2. partiellem okulokutanen Albinismus, 3. abnormal großen, lysosomenartigen Organellen in den meisten granulaproduzierenden Zellen (Leukozyten im peripheren Blut).
Differentialdiagnose: Griscelli-Syndrom.
Epidemiologie/Erbgang: Autosomal-rezessiv.
Klinik: Kasuistik zweier Geschwister mit okulokutanem Albinismus, silbrig glänzendem Haar, Photophobie und progredienten Gehbeschwerden seit dem 25. Lebensjahr, mit 34 (w)

und 32 (m) Jahren mentale Retardierung, außerdem Nystagmus, zerebelläre Ataxie, skandierende Sprache und Areflexie. Im MRT kortikale und subkortikale Atrophie, flächige Hyperintensität des subkortikalen Marklagers. Neurophysiologisch axonale Neuropathie [Jacobasch E, Dresden: Heredoataxie bei adultem Chediak-Higashi-Syndrom. DGN (9/96) Göttingen].
– Lithium-Intoxikation bei Werten über 1,2–1,5 mmol/l mit Ataxie/Tremor, Dysarthrie, ggf. Okulomotorik-Störungen.
Kasuistik mit deutlich erhöhten Amplituden der SEP-Primärantwort und verbleibender Stand- und Gangataxie [Ferbert A: Persistierendes Kleinhirnsyndrom nach Lithium-Intoxikation. Nervenarzt 58 (1987) 764–70].
Akutes zerebelläres Syndrom unter Lithiumprophylaxe und atypischer Pneumonie bei Q-Fieber [Stapf U. ANIM (1/94)].
– Phenytoinintoxikation: Bei schneller Aufsättigung Ataxie (Kleinhirn-Symptomatik z.B. infolge Degeneration der Purkinjezellen), Doppelbilder, Nystagmus und Übelkeit, meist vorübergehend, aber auch irreversibel:
Kasuistik einer 26-Jährigen mit Schädel-Hirn-Trauma und Analgosedierung, die einen Monat 375 mg Phenytoin i.v. erhielt und bei der auch 6 Jahre später noch eine schwere Ataxie und kaum verständliche dysarthrische Sprache bei Kleinhirnatrophie vorliegt [Zieroth S, Homburg/Saar: Isolierte Kleinhirnatrophie nach Schädel-Hirn-Trauma und Phenytoinintoxikation. DGN (10/97) Dresden].
– Vitamin E-Mangel, am häufigsten bei Mukoviszidose, chronischem Gallenwegsverschluss, Abetalipoproteinämie (Bassen-Kornzweig-Syndrom), bei einem Malassimilationssyndrom für Fette sowie isoliert führt zu einer spinozerebellären Ataxie durch Hinterstrangdegeneration und Nystagmus in Kombination mit einer Polyneuropathie, Areflexie, Hypästhesie und Muskelschwäche: 100–400 mg/d, unter der Substitutionsbehandlung teilweise Rückbildung. Kasuistik mit Ataxie, Polyneuropathie und zusätzlich Hirnnerven-Symptomen, perioralen Dystonien und Pyramidenbahnzeichen. Histologisch typische, aber nicht spezifische neurogene Atrophie, saure-phosphatase-positive autophagische Vakuolen mit Myelinbodies und cores. Im Vitamin E-Resorptionstest verkürzte Serum-HWZ [Trabert W: Isolierter Vitamin-E-Mangel. Fortschr Neurol Psychiatr 57 (1989) 495–501].
– s. Friedreich-Ataxie – Klinik – Besonderes.

Labor: bb: Akanthozytose als Hinweis auf eine Abetalipoproteinämie – Bassen-Kornzweig-Syndrom.
– Phytansäure (M. Refsum).
– Bei paraneoplastischer Genese (s. paraneoplastische zerebelläre Degeneration) ggf. gegen Purkinje-Zellen gerichtete Anti-Yo-Antikörper (mit Ovarial-Karzinom assoziiert), gegen Neuronenkerne gerichtete Anti-Hu-Antikörper nahezu nur mit kleinzelligem Bronchial-Karzinom assoziiert (Untersuchung bei Adresse: Prof. Dr. W. Grisold, Kaiser-Franz-Josef-Hospital, Wien).
Gegen Neuronenkerne gerichtete Anti-Ri-Antikörper s. Paraneoplasie.

– Zur DNA-Diagnostik (Triplett-Repeat-Expansionen) 10 ml EDTA-Vollblut.
– Nicht zerebelläre Genese: Lues-Serologie. Vitamin B_{12}. Vitamin E.

Prognose:
– SCA 1: Nach 10 Jahren sind die meisten Patienten rollstuhlpflichtig wegen der zunehmenden ataktisch-zerebellären Symptome.
– Früh beginnende zerebelläre Ataxien mit deutlich besserer Prognose als bei Friedreich-Ataxie: Rollstuhlabhängigkeit nach durchschnittlich fast 30 Jahren.

Röntgen: MRT/CCT: Atrophie von Hirnstamm und Zerebellum besonders schwer ausgeprägt bei SCA 2 (Typ Menzel, olivopontozerebelläre Atrophie). In einzelnen Fällen einer klinisch rein zerebellären Symptomatik ist neben der zerebellären Atrophie bereits eine Atrophie des Hirnstamms im Sinne einer subklinischen Multisystemerkrankung (OPCA) erkennbar.

Selbsthilfegruppe – Adressen für Informationen: Dt. Heredoataxie-Gesellschaft (DHAG), Haußmannstr. 6, 70188 Stuttgart, Tel. 0711/2155-144.

Therapie: Krankengymnastik ggf. mit Fixierung von Gewichten an den distalen Extremitäten.
☆ Buspiron (5/10 mg Tbl) 3 x 5–10 mg, maximal 60 mg/d. 20 Patienten mit 60 mg über 8 Wochen [Arch Neurol 52 (1995) 982–8]. 10 Patienten wurden über 4 Monate mit 40 mg (angestrebt 1 mg/kg) gegenüber 9 Patienten mit Plazebo mit signifikantem, aber limitiertem Erfolg bei 30–40 % der Patienten behandelt [Trouillas P: Buspirone, a 5-Hydroxytryptamine$_{1A}$-Agonist, Is Active in Cerebellar Ataxia. Results of a Double-blind Placebo Study in patients With Cerebellar Cortical Atrophy. Arch Neurol 54 (1997) 749–52].
☆ Cannabis - Delta–9-tetrahydrocannabinol – THC – Dronabinol (2,5 mg Kps) nur unter Alkoholabstinenz, nicht mit Antihistaminika.
☆ Carbamazepin bei zerebellärem Tremor mindestens 600–800 mg/d.
☆ Clonazepam (0,5/2 mg Tbl) bei zerebellärem Tremor 1–3 mg/d (positive Kasuistiken).
☆ Memantine (10 mg Tbl/A, 20 gtt/10 mg) wochenweise einschleichend 1. Woche 5–10 mg/d, Kinder 0,5–1 mg/kg, auf 40–60 mg/d, bei Ataxie und Fixations-Pendel-Nystagmus positive Kasuistiken.
☆ Ondansetron (4/8 mg Tbl/A) unter Gabe eines Laxans (UAW) 2 x 1 Tbl. Wirksam in Einzelfällen [Rice G: Ondansetron, a 5-HT3 antagonist, improves cerebellar tremor. J Neurol Neurosurg Psychiatry 62/3 (1997) 282–4].
☆ Oxitriptan – L-Tryptophan – 5-Hydroxytryptophan (100 mg Tbl) unter BB-Kontrollen incl. der Eosinophilen je 3 Tage 0–0–100, 100–0–100, 3 x 100 mg auf 600–900 mg/d, nicht mit Serotonin-Wiederaufnahmehemmern. Soweit andere therapeutische Möglichkeiten nicht ausreichen (nur bei Sicherstellung einer tatsächlichen klinischen Besserung bzw. Therapiebeendigung bei unzureichendem Effekt), Kombination mit Benserazid.
☆ Physostigmin (2 mg/5 ml A) unter EKG- und RR-Kontrolle, auch als Diagnostik ex juvantibus.

9 von 14 mit oral bis 5 x 2 mg Physostigminsalicylat (1,33 Physostigminbase) doppelblind behandelten Patienten konnten eindeutig zwischen Verum und Plazebo unterscheiden. 13 Patienten und 8 weitere nahmen ein transdermales System Physostigmin TTS (30 mg, Oberfläche 30,18 cm^2 mit mittlerer Freisetzung von 5,7 mg/24 h. Nicht im Handel). 17/21 Patienten zeigten eine Stabilisierung der Ataxie [Aschoff J: Physostigmin in der Behandlung von Kleinhirnataxien. Nervenarzt 67 (1996) 311–8].
Keine Wirksamkeit plazebokontrolliert bei 19 Patienten mit degenerativen Kleinhirnerkrankungen als transdermales System mit 6 mg täglicher Freisetzung über 4 Wochen [Wessel K: Double-blind crossover study with physostigmine in patients with degenerative cerebellar diseases. Arch Neurol 54 (1997) 397–400].

I.1 Autosomal-rezessiv

I.1.1 Friedreich-Ataxie – M. Friedreich – FA   G11.1

Erstmalig 1863 von Nikolaus Friedreich beschrieben.

Ätiologie Entstehung durch den Verlust eines Proteins (Frataxin) s. Epidemiologie. Hereditäre Ataxie mit unbekanntem Stoffwechseldefekt. Störung des Glukosemetabolismus [Finocchiaro G: Glucose metabolism alterations in Friedreich's ataxia. Neurology 38 (1988) 1292–6].

Anatomie/Histologie: Degeneration der Hinterstränge (sensorische Neurone), spinozerebellärer und, im Spätstadium, motorischer Neurone (Pyramidenbahn).

Diagnose: Progressive, anders nicht erklärbare Ataxie mit einem Krankheitsbeginn vor dem 25. Lebensjahr, autosomal-rezessiver Vererbung, Fehlen von Muskeleigenreflexen mindestens an den unteren Extremitäten (s.u.), Störungen der Hinterstrangsensibilität, Auftreten einer Dysarthrie binnen 5 Jahren.

Diagnostik: ENG: Motorische NLG an den Armen > 40 m/s, sensible NLG an den Beinen nicht ableitbar. Somatosensorisch evozierte Potentiale (SEP) verzögert. MEP mit deutlich verzögerter zentraler motorischer Leitungszeit als Korrelat der Pyramidenbahnschädigung.
– DNA-Diagnostik (PCR, Southern-Blot-Analyse) mit Triplett-Repeat-Expansionen s. Epidemiologie; molekulargenetische Diagnostik auch zur Differentialdiagnose, bei Familienmitgliedern als möglichen Trägern der Mutation (Heterozygotentest), als pränatale Diagnostik nach Chorionzottenbiopsie bzw. nach Amniozentese.

Differentialdiagnose: Früh beginnende zerebelläre Ataxien mit (gegenüber Friedreich) deutlich besserer Prognose: Rollstuhlabhängigkeit nach durchschnittlich fast 30 Jahren.

Epidemiologie: Hauptmanifestationsalter 8.–14. Lebensjahr, sporadisch (am wahrscheinlichsten) oder innerhalb einer Generation bei Geschwistern gehäuft. Prävalenz 0,005–0,002 % bzw. 2–5/100.000. Häufigste Form, doppelt so häufig wie alle früh beginnenden zerebellären Ataxien.

- Erbgang/Gen: Autosomal-rezessiv, proximal auf Chromosom 9q13–q21.1 in der Nähe des HLA-Systems. In 2 % Punktmutationen. In 98 % Trinukleotid-Repeatexpansion eines im Intron 1 des X25-Gens gelegenen GAA-Motivs auf 120–1700 (n = 7–25), wodurch die Synthese des mitochondrialen Proteins Frataxin reduziert oder verhindert wird.

  Frataxin ist bekannten Proteinen unähnlich und bleibt in seiner Funktion ungeklärt, es ist essentiell für die Funktion und das Überleben spezifischer Populationen von Neuronen. Aus Frataxin-Mangel resultieren eine Überladung der Mitochondrien mit Eisen und oxidativer Stress. Große Expansionen führen zu einem frühen Krankheitsbeginn und einem schweren Verlauf, kleine Expansionen zu einem späteren Krankheitsbeginn (late-onset-FA) und milderen Verlauf, aber die Größe der Expansion kann bei großer intrafamiliärer Variabilität mit early- und late-onset-Verläufen (Manifestation im 3. bis 4. Lebensjahrzehnt) nicht alleinbestimmender Faktor sein [Klopstock T, München: Friedreich-Ataxie: ausgeprägte intrafamiliäre Phänotyp-Variabilität trotz ähnlicher Größe der Trinukleotid-Repeat-Expansion im Frataxin-Gen. DGN (10/97) Dresden]. Heterozygoten-Frequenz 1 %.

- Bei Fragen Adresse: Neurologische Universitätsklinik, Robert-Koch-Str. 40, 37073 Göttingen, PD Dr. Diedrich Tel. 0551/39-8484.
  Institut für Humangenetik, Goßlerstr. 12d, 37073 Göttingen, Dr. Laccone Tel. 0551/39-7597, PD Dr. Zoll Tel. 0551/39-9011, Prof. Engel Tel. 0551/39-7590.
  Institut für Humangenetik, Ratzeburger Allee 160, 23562 Lübeck, Dr. Zühlke Tel. 0451/500-6219, Prof. Schwinger Tel. 0451/500–2620.
  Klinik für Neurologie, Ratzeburger Allee 160, 23562 Lübeck, Prof. Wessel Tel. 0451/500-2485.

Klinik: s. Diagnose.
- Obligate Symptome: Vor dem 25. Lebensjahr auftretende Hinterstrang-/Hinterwurzel-Symptomatik mit Störung der Tiefensensibilität, Lage- und Vibrationsempfindung an den Beinen, Verlauf von distal nach proximal mit initial Areflexie an den Beinen (bei einigen Patienten können die MER erhalten bleiben), fortschreitender spinaler Ataxie (Gang- und Standataxie), sekundär gefolgt von zerebellärer Symptomatik mit Extremitätenataxie, bulbärzerebellärer Sprachstörung/Dysarthrie (Sprache kloßig, verwaschen nach ≤ 5 Jahren). Distale, beinbetonte Paresen und Muskelatrophien.
- Häufige (in 90 %), aber nicht obligate Symptome sind Pyramidenbahnzeichen (trotz der schlaffen Form der Paraparese), Skelettanomalien wie Kyphose/Skoliose und Friedreich-Fuß (Hohlfuß, nicht pathognomonisch), fehlende Armeigenreflexe, Kardiomyopathie.
- Akzessorische Symptome können sich mit unterschiedlichem Schweregrad manifestieren wie z.B. eine

Optikusatrophie in 50 %, Nystagmus oder Schwerhörigkeit, Diabetes mellitus in 10–30 %, Paraspastik oder schmerzhafte Flexorenspasmen. Augenmuskellähmungen und andere Hirnnervenstörungen sind selten. Demenzentwicklung.

Besonderes:
- Myatrophische Ataxie: Hereditäre motorisch-sensible Neuropathie in Kombination mit einem M. Friedreich.
- Friedreich-Phänotyp mit Mutationen in dem Gen, das für das α-Tocopherol-Transfer-Protein kodiert, mit Vitamin E-Mangel: Das aus dem Darm aufgenommene und über Chylomikronen in die Leber transportierte Vitamin E kann nicht ausreichend in die VLDL inkorporiert werden und in das periphere und zentrale Nervensystem gelangen [Hamida B: Friedreich's ataxia phenotype not linked to chromosome 9 and associated with selective autosomal recessive vitamin E deficiency in two inbred Tunisian families. Neurology 43 (1993) 2179–83]. Kasuistik mit Ausbildung des Friedreich-ähnlichen Bildes im 6. Lebensjahrzehnts und Besserung auf hochdosiertes Vitamin E 800 mg/d [Gotoda T: Adult-onset spinocerebellar dysfunction caused by a mutation in the gene for the α-tocopherol-transfer-protein. N Engl J Med 333 (1995) 1313–8].

Komplikationen: Fulminante kardiogene Thromboembolien bei M. Friedreich – Fallbericht einer seltenen Komplikation [Reinhardt F. (4.3.95) Hannover].

Labor: Vitamin E.

Prognose: Oft erst sekundär ataktische Störung auch der oberen Extremität. Durchschnittlich 15 Jahre nach Krankheitsbeginn Rollstuhlabhängigkeit.

Röntgen: MRT: Frühzeitige Atrophie zervikaler Rückenmarkabschnitte.

I.1.2 Ataxia teleangiectatica – AT – Louis-Bar-Syndrom   G11.3

Erstbeschreibung 1926 von Syllaba und Henner, 1941 Beschreibung eines 9-jährigen Jungen durch Denise Louis-Bar.

Diagnostik: s. Labor. NLG. Nystagmographie.

Epidemiologie: Erbgang/Gen: Autosomal-rezessiv, Chromosom 11q22–q23. Das vom AT-Gen kodierte Protein weist Regionen mit Ähnlichkeit zu Regulatoren von Wachstumsfaktoren, DNA-Reparaturmechanismen und Zellstoffwechselvorgängen auf (s. Klinik). Genetische Heterogenität mit mindestens 5 Komplementationsgruppen und mehreren Varianten, 2 Varianten mit klinisch abweichender Symptomatik.
Prävalenz bei Schulkindern in Los Angeles 2–3/100.000, Häufung bei Kindern jüdisch-marokkanischer Abstammung mit 1/8000.

Klinik: Beginn im 2.–5. Lebensjahr. Phakomatose (neurokutanes Syndrom) mit Leitsymptomen

1. zerebelläre Ataxie/Dysarthrie,
2. okulokutane Teleangiektasien (Konjunktiven, Ohren, Nacken, Gesicht),
3. Polyneuropathie (mit Muskelatrophien).
- Retardierung bzw. Demenz. Thymushypoplasie. Ggf. zerebrale Krampfanfälle, in 50 % Dystonie.

Labor: Hypogammglobulinämie besonders mit IgA-, ggf. auch IgM-Mangel. IgG und IgE erhöht. Tumormarker, insbesondere AFP erhöht.

Prognose: Bei vielen Patienten erhöhte Infektanfälligkeit und Strahlensensibilität, vorzeitiger neuronaler Zelltod und erhöhtes Krebsrisiko, besonders für Leukämien. Frühzeitiger Exitus durch bronchopulmonale Infekte meist vor dem 20. Lebensjahr, aber Kasuistiken von bis zu 52-jährigen Patienten mit im Verlauf Paraplegie und inkompletter Blickparese.

Röntgen: Zerebelläre Atrophie.

Therapie prophylaktisch: Meiden häufiger Röntgenbelastung.

I.1.2 Baltischer Myoklonus – M. Unverricht-Lundborg – und mediterraner Myoklonus   G11.1, G40

Ätiologie: Mitochondriopathie als Ätiologie in 10 von 12 Fällen am Montreal Neurologic Institute (vermutlich auch beim Ekbom- und May-White-Syndrom).

Differentialdiagnose: Progressive Myoklonusepilepsien wie MERRF, Lafora-body-Krankheit, neuronale Ceroidlipofuszinose, Sialidose, M. Whipple.

Einteilung – Begriffsbestimmung:
1. Baltischer Myoklonus bzw. M. Unverricht-Lundborg und
2. mediterraner Myoklonus bzw. Ramsay Hunt-Syndrom sind wohl Varianten derselben Erkrankung. Die Begriffe Dyssynergia cerebellaris myoclonica Ramsay-Hunt, Ramsay-Hunt-Syndrom bzw. M. Ramsay-Hunt sollten gemieden werden wegen uneinheitlicher Ätiologie, in erster Linie M. Unverricht-Lundborg und mitochondriale Enzephalopathien [Marsden C, Harding in Arch Neurol 47 (1990) 1121–5].

Epidemiologie, Klinik und Verlauf: Mediterraner und baltischer Myoklonus autosomal-rezessiv mit Mutation an Chromosom 21q22.3.
- Progressive Ataxie, Dysarthrie, Dysdiadochokinese, Myoklonus – Aktions- und Reflexmyoklonus, milde Epilepsie mit seltenen tonisch-klonischen Anfällen. Keine Demenz.
- M. Unverricht: Erkrankungsbeginn zwischen dem 6.–13. bzw. vor dem 15. Lebensjahr, besonders in Finnland. Zusätzlich Demenz. Rasch progredienter Verlauf mit Exitus innerhalb von 10 Jahren.
- M. Lundborg: Erkrankungsbeginn später, zwischen dem 15.–20. Lebensjahr. Langsamer progredienter Verlauf.

Therapie: M.d.W. (s. Epilepsie) ist ☆Valproinsäure, ggf. Kombination mit ☆Ethosuximid, ☆Clonazepam. Phenytoin ist kontraindiziert!

I.2 Autosomal-dominant – ADCA   G11.2

I.2.1 Spinozerebelläre Ataxie 1 – SCA 1   G11.1, G23.8

Anatomie/Histologie: Olivopontozerebelläre Atrophie und Degeneration.

Epidemiologie: Mutation im Ataxin-Gen auf Chromosom 6p in der Nähe des HLA-Komplexes mit instabiler CAG-Trinukleotid-Repeatexpansion auf mindestens 43–81 Einheiten [Schöls L. Acta Neurol Scand 92 (1995) 478–85]. Normal sind 19–36, intermediär sind 37–42 Einheiten. Inverse Korrelation zwischen Repeatlänge und Erkrankungsbeginn. Antizipation s.o.

Klinik: Klinisch und pathoanatomisch sehr heterogene Gruppe mit auch großen intrafamiliären Variationen. Leitsymptome
1. 100 % progrediente zerebelläre Ataxie: Gangataxie (zunehmende Gleichgewichtsstörungen mit Gangunsicherheit), Extremitätenataxie, zerebelläre Dysarthrie, reduziertes Vibrationsempfinden (periphere Neuropathie).
2. 88 % Okulomotorikstörungen – Augenmuskelparesen: Ggf. erst im weiteren Verlauf, aber Nystagmus kann bei juvenilem Erkrankungsbeginn auch vorausgehen.
   Sakkadengeschwindigkeit in 56 % weniger häufig als bei SCA 2 und häufiger als bei SCA 3 reduziert.
   Verschlechterung des Sehens und des Schriftbildes.
   Ophthalmoplegie.
3. 63 % Schluckstörung/Dysphagie (entsprechend SCA 3, bei SCA 2 in 50 %) und bulbäre Zeichen, treten im weiteren Verlauf auf mit herabgesetztem Hustenstoß, Zungenatrophie, Paresen der fazialen Muskulatur.
- 50 % Spastik: 13 % Reflexsteigerung, 13 % Babinski (Pyramidenbahnzeichen können vorausgehen und sind häufiger als bei SCA 2 und SCA 3).
- 38 % Muskelatrophien, Ophthalmoplegie.
- 25 % Faszikulieren.
- 25 % Demenz (eher selten) oder verlangsamte Denkabläufe ohne wesentlichen dementiellen Abbau.
- Eine temporale Papillenabblassung kann der klinischen Symptomatik vorausgehen, im weiteren Verlauf ggf. Optikusatrophie.
- Selten (0–20 %) Rigor/Akinese, Dystonie, Chorea, Myoklonus, Inkontinenz.

I.2.1 Spinozerebelläre Ataxie 2 – SCA 2 – und olivopontozerebelläre Atrophie – Typ Menzel   G11.1, G23.8

Anatomie/Histologie: Olivopontozerebelläre Atrophie (OPCA) und Degeneration des zerebellären Kortex und der inferioren Oliven.

Diagnostik: s. Röntgen.

Differentialdiagnose: Encephalomyelitis disseminata.

– M. Parkinson (bei OPCA L-Dopa-Primärversager).
– Multisystematrophie (bei bis zu 30 % der sporadischen idiopathischen Ataxien bzw. Atrophien mit spätem Erkrankungsbeginn): Form der sporadischen OPCA – sOPCA.

Einteilung im Rahmen der Multisystemerkrankungen:
– Multisystematrophie vom OPCA-Typ: Zerebelläre Symptomatik, gelegentlich Ruhetremor.
a. Typ A-Patienten mit ausgeprägter Gangataxie.
b. Typ B-Patienten mit tremordominantem zerebellärem Syndrom.
c. Typ C-Patienten am ehesten entsprechend der sporadischen spät beginnenden Form Déjerine-Thomas.

Epidemiologie: Erkrankungsbeginn zwischen dem 1. und 60. Lebensjahr, also auch im höheren Lebensalter.
– Erbgang/Gen: Teilweise autosomal-dominant. Mutation auf Chromosom 12q mit instabiler CAG-Trinukleotid-Repeatexpansion von 32–44. Inverse Korrelation zwischen Repeatlänge und Erkrankungsbeginn. Antizipation s.o. Bei Kindern zwischen dem 1. und 15. Lebensjahr paternale Vererbung.

Klinik: s. Einteilung. Zerebelläres Syndrom mit:
100 % Dysarthrie, Gang- und Extremitätenataxie (ausgeprägt). Stand- und bereits frühzeitige Rumpfataxie, Dysmetrie.
100 % reduzierte Sakkadengeschwindigkeit (SCA 1 56 %, SCA 3 30 %) [Bürk K, Tübingen: Autosomal dominant cerebellar ataxia type I: Clinical features and magnetic resonance imaging in families with SCA 1, SCA 2 and SCA 3. DGN (9/96) Göttingen] (andere Quellen 42 % bei juvenilem Krankheitsbeginn).
80 % ausgefallene Muskeleigenreflexe (MER).
75 % Faszikulieren der Gesichts-, Extremitäten-, Zungen- und Rumpfmuskulatur.
75 % eingeschränkte Tiefensensibilität.
50 % Blickparesen (häufig supranukleäre Blickparese; Ophthalmoplegie), Schluckstörung/Dysphagie oder Blasenstörung. Autonome Symptome (Impotenz, bei Frauen Harninkontinenz).
33 % Gedächtnisstörungen (dementieller Abbau). Einschränkung frontaler Funktionen, häufiger Konfabulationen.
25 % Pyramidenbahnzeichen.
16 % Myoklonien (bei juvenilem Erkrankungsbeginn) [Prozentangaben vorwiegend von 64 Patienten aus 10 Familien aus Bürk K, Tübingen: Autosomal dominante zerebelläre Ataxie Typ I: Klinische und genetische Aspekte des SCA2-Mutation. (10/97) Dresden].
20–80 % Halte- und Aktionstremor.

	Frühstadium	Spätstadium
Parkinson-Syndrom	46 %	91 %
Ruhetremor		29 %
L-Dopa-Ansprechen	30 %	10 %

Besonderes: Kasuistik mit progredienter ataktischer Gangstörung, Depression und Demenz, hypokinetisch-rigidem Parkinsonsyndrom, Polyneuropathie. Zudem Schwerhörigkeit, Hypotonie. Anamnestisch subtotale Strumektomie wegen M. Basedow vor 45 Jahren. Im Labor T₃ und T₄ erniedrigt, antimikrosomale Schilddrüsen-Antikörper, ANA, passagere Acetylcholinrezeptor-Antikörper. Im Verlauf RR-Abfall (Hypotonie) und Ateminsuffizienz mit erforderlicher Intensivtherapie. Kortisongabe zur Reduzierung der zirkulierenden Antikörper. Gutes Ansprechen der Parkinson-Symptomatik auf L-Dopa-Präparat und Amantadin [Karwasz R: Olivopontocerebelläre Atrophie bei autoimmunbedingter Hypothyreose. ANIM (1/88) Würzburg].

Röntgen: CCT: Atrophie von Hirnstamm und Zerebellum.
– MRT: Verlängerte T2-Zeiten in Hirnstamm, Nucleus dentatus und Kleinhirnstiel.
– PET mit typischen Veränderungen.

Therapie: ☆Amantadine (100/150 mg Tbl, 200 mg/500 ml Fl) s. M. Parkinson. Bei 30 Patienten unter 200 mg/d über 14 Tage, davon die Hälfte plazebokontrolliert, Extremitätenataxie (weniger Stand- und Gangataxie) gebessert, keine Wirkung bei 27 Patienten mit Friedreich-Ataxie [Botez M: Amantadine hydrochloride treatment in heredodegenerative ataxias: a double blind study. J Neurol Neurosurg Psychiatry 61 (1996) 259–64].

I.2.1 Spinozerebelläre Ataxie 3 – SCA 3 – und Machado-Joseph-Ataxie – MJD G11.2

Anatomie/Histologie: Degeneration von N. dentatus, Substantia nigra, Nucleus subthalamicus, pontinen Hirnnervenkernen, Vorderhornzellen, spinozerebellären Bahnen. In Abgrenzung zu den olivopontocerebellären Atrophien keine Degeneration der inferioren Oliven und des zerebellären Kortex.

Diagnostik: Molekulargenetische Diagnostik mit PCR (Polymerase-Ketten-Reaktion).

Einteilung: 3 Subtypen nach Rosenberg jeweils mit faziolingualem Faszikulieren, Lidretraktion, zerebellären Zeichen in Form von Gang- und Extremitätenataxie, Dysarthrie und zerebellären Augenbewegungsstörungen:
Typ 3: Erkrankungsbeginn 40.–70. Lebensjahr, langsamste Progredienz.
Zusätzlich Polyneuropathie mit Sensibilitätsstörungen, Atrophien und Muskelkrämpfen.
Typ 2: Erkrankungsbeginn 20.–50. Lebensjahr mit zusätzlich Spastik und externer Ophthalmoplegie.
Typ 1: Erkrankungsbeginn 10.–30. Lebensjahr, schnellste Progredienz.
Zusätzlich ausgeprägte Steifigkeit durch eine Kombination von Rigor, Dystonie und Spastik (Parkinsonoid) [Rosenberg R: Machado-Joseph disease: An autosomal dominant motor system degeneration. Movement disorders 7 (1992) 193–203].

Epidemiologie: Auftreten zunächst nur bei portugiesischstämmigen Bewohnern der Azoren.
– Erbgang/Gen: Häufigste autosomal-dominante spinozerebelläre Ataxie (5 % der Heredoataxien). Chromosom 14q24.3 (wie Genort für die Machado-Joseph-Ataxie) mit instabiler

CAG-Trinukleotid-Repeatexpansion auf mindestens 43–81 (n=25–36) (wie SCA 1). Inverse Korrelation zwischen Repeatlänge und Erkrankungsbeginn. Antizipation s.o.

Bei 30 von 60 Patienten aus 19 von 30 deutschen Familien mit dominant vererbten Ataxien fanden sich verlängerte Repeats mit 67 bis 78 CAG-Wiederholungen, d.h. die Frequenz der MJD-Mutation bei dominanten Ataxien liegt in Deutschland um 50 %, so auch bei erweiterter Untersuchung in 22 von 45 deutschen Familien [Schöls L: Genetische Diagnostik, Klassifikation und klinische Krankheitsentitäten hereditärer Ataxien. Fortschr Neurol Psychiatr 65 (1997) 79–89].

- Machado-Joseph-Erkrankung zuerst bei portugiesischen Bewohnern der Azoren beschrieben, wohl mit Ausbreitung von Nordportugal entlang der alten portugiesischen Handelsstraßen nach Nordamerika, Brasilien, Indien und Japan.

Klinik: s. Einteilung. Sehr variabel. Bei SCA 3 häufige Klagen über Doppelbilder, Schlafstörungen und insbesondere auch ein Restless legs-Syndrom. Bei frühem Krankheitsbeginn oft deutliche Spastik, bei spätem Erkrankungsbeginn schwere Polyneuropathie.

- MJD mit >95 % Nystagmus, 95 % sakkadierter Blickfolge, 57–91 % Ophthalmoplegie, 19–39 % Protrusio bulbi und 50–90 % Pyramidenbahnzeichen, 48–71 % faziolingualen Myokymien, 47 % Schlafstörung, bis 43 % ausgeprägtem Rigor, 28–55 % Dystonie.
- SCA 3: 30 deutsche Patienten waren von 18 Patienten aus französischen Familien mit SCA 3 nicht zu unterscheiden. Es bestanden die in USA und Japan für Machado-Joseph-Ataxie typischen Symptome faziolinguales Faszikulieren nur bei 3 Patienten (10 %), dystone Störungen nur einmal (3 %), und kaum Lidretraktion, sondern:

100 % Gangataxie,
97 % Extremitätenataxie,
93 % Okulomotorikstörung – 37 % externe Ophthalmoplegie (Frankreich 39 %),
90 % zerebelläre Dysarthrie,
63 % Schluckstörungen/Dysphagie.
57 % Spastik: 40 % Reflexsteigerung (Frankreich 33 %, USA 64, Japan 92 %), 40 % pos. Babinski (Frankreich 50 %).
Polyneuropathie:
70 % reduziertes Vibrationsempfinden (Frankreich 44 %),
23 % Muskelatrophien (Frankreich 11 %),
10 % Faszikulieren (USA 56, Japan 100 %).
19 % Inkontinenz,
13 % Rigor (Frankreich 11, USA 40, Japan 25 %),
10 % Demenz (Frankreich 6 %),
3 % Dystonien (Frankreich 6 %, USA 36, Japan 67 %).
[Rieß O: Machado-Joseph-Erkrankung in Deutschland. DÄB 93/17 (26.4.96) B–878–80].

Röntgen: MRT/CCT: SCA 3 mit Atrophie insbesondere um den IV. Ventrikel, nur geringe Atrophie von Hirnstamm und Zerebellum.

Therapie: s. Antibiotika-Therapie.
☆ Cotrimoxazol (800/160 mg Tbl) 2 x 800/160 mg: Cotrimoxazol kann eine Ataxie auslösen, in Kasuistiken bei Machado-Joseph-Erkrankung

Besserung von Ataxie und Spastik. Kasuistik mit zerebellärem und frontoparietalem Hypometabolismus im PET, nach 4 Wochen Cotrimoxazol-Therapie mit begrenztem klinischen Effekt Zunahme der parietalen Glukoseutilisation um 25 % [Damian M, Dresden: PET-kontrollierter Einsatz von Cotrimoxazol bei MJD. DGN (10/97) Dresden].

I.2.1 Zerebelläre Heredoataxie
Nonne-Pierre Marie   G11.2

Epidemiologie: Erbgang: Autosomal-dominant.

Klinik: **Anamnese**: Hauptmanifestationsalter 3.–4. Lebensjahrzehnt.

Befund: Zerebelläre und Pyramidenbahn-Symptome, häufig Augenmuskellähmungen und Blickparesen (Nystagmus selten), Optikusatrophie, Dysarthrie mit Luftverschwendung („Löwenstimme"), Muskelatrophien, euphorische Stimmung und Demenzentwicklung. Selten Skelettanomalien.

I.2.5 Dentatorubropallidoluysische
Atrophie – DRPLA   G11.8

Ätiologie: Ungeklärt. Neurodegenerative Erkrankung. Erstbeschreibung 1946.

Anatomie/Histologie: Nucleus dentatus und Globus pallidus externus mit den Projektionen zum Nucleus ruber und subthalamicus Luysii.

Differentialdiagnose: Chorea Huntington. Kortiko-basale Degeneration.

Epidemiologie: Auftreten sehr selten, vorwiegend in Japan, nicht in Deutschland.
- Erbgang/Gen: Autosomal-dominant, auf Chromosom 12p mit CAG-Trinukleotid-Repeatexpansion auf mindestens 49–68 (n=7–25).

Klinik: Kombination von zerebellärer Ataxie plus Bewegungsstörungen wie Chorea, Dystonie, Parkinson, Myoklonus und Epilepsie. Subform mit Myoklonusepilepsie bei > 64 CAG-Sequenzen. Demenz und Psychosen. Bericht über 3 britische und eine Malteser Familie [Warner T: A clinical and molecular genetic study of dentatorubropallidoluysian atrophy in four European families. Ann Neurol 37 (1995) 452–9].

I.2.6 Familiäre episodische Ataxie Typ I –
EA-1 – paroxysmale Ataxie –
PA   G11.9

syn. paroxysmale Ataxie mit persistierender Myokymie und Neuromyotonie.

Diagnostik: s. Labor. EMG: Ständige Myokymien, besonders im Hypothenar nachweisbar.

Differentialdiagnose: Cave psychogene Störung. Paroxysmale Choreoathetosen. Epilepsien.

Epidemiologie: Erkrankungsbeginn in der frühen Kindheit. m : w = 2 : 1. Erbgang/Gen: Chromosom 12p13. Bis 12/97 bei 10 Familien, davon 8 molekulargenetisch untersucht, 7 Punktmutationen in einem spannungsabhängigen Kaliumkanal-Gen (Kv1.1), der in Zerebellum, Pons und Hippokampus exprimiert wird.

Klinik: **Anamnese**: Durch Schreck, intensive motorische Aktivität (Joggen) oder Aufstehen aus dem Sessel besonders bei Müdigkeit, Erregung, Hunger oder Fieber auslösbare kurzdauernde ataktische Episoden mit Dysarthrie, Schwindel, Tremor mit einer Dauer von Sekunden bis maximal 10 Minuten, ggf. mit teilweiser Benommenheit, aber ohne weitere Bewusstseinsstörungen, kein Nystagmus, Zungenbiss, Urinabgang. Initial ggf. Aura oder kurzzeitiger erstaunt-starrer Gesichtsausdruck. Frequenz ggf. mehrfach täglich bis zu mehrmonatigen Abständen, mit zunehmendem Lebensalter abnehmend.

Befund: Interiktal Myokymien/Neuromyotonie fazial betont und an den Händen, keine zerebellären Symptome.

Labor: 20 ml EDTA-Blut (ungekühlt, auch über das Wochenende) an Adresse: Prof. Dr. F. Lehmann-Horn, Universität Ulm, Abt. für Angewandte Physiologie, Albert-Einstein-Str. 11, D-89069 Ulm. Tel. 0731/50231 bzw. 502350, Fax 5023260.

Prognose: Günstiger Krankheitsverlauf, ggf. spontanes Sistieren.

Röntgen: Keine spezifischen Befunde.

Therapie: Wie die paroxysmale kinesiogene Choreoathetose Ansprechen auf Antiepileptika.
☆ Carbamazepin s. Epilepsie.
☆ Phenytoin vermindert die Ataxie und teilweise Myokymie.
☆ Acetazolamid (250 mg Tbl, 500 mg retard Kps, 500 mg A) 10 mg/kg bzw. 500 mg i.v., frühzeitig orale Gabe. Therapieversuch meist ineffektiv. s. dyskaliämische Lähmungen.

I.2.7 Familiäre episodische Ataxie Typ II – EA–2 – paroxysmale Ataxie – PA G11.9

syn. Acetazolamid-responsive paroxysmale Ataxie. Familiäre periodische Ataxie/Vertigo.

Diagnostik: EEG in 50 % pathologisch im Sinne einer Allgemeinveränderung oder paroxysmalen Dysrhythmie.

Differentialdiagnose: s. EA-1. Sekundäre Ataxien z.B. bei der Hartnup-, Varianten der Ahornsirup- oder unterschiedlichen Harnstoffzyklus-Erkrankungen (Erkrankungen jeweils mit kognitiven Störungen).

Epidemiologie: Erkrankungsbeginn in der Adoleszenz bis zum frühen Erwachsenenalter. m : w = 1 : 1,3.
– Erbgang/Gen: Mutation auf dem kurzen Arm des Chromosoms 19q13 im neuronalen Kalziumkanal-Gen $CACNL_1A_4$ (wie bei der autosomal-dominant vererbten familiären hemiplegischen Migräne und Arteriopathie Cadasil).

Klinik: **Anamnese**: Durch Alkohol, Stress, intensive motorische Aktivität (Joggen), besonders bei Müdigkeit oder Erregung auslösbare ataktische Episoden mit Dysarthrie, Nystagmus mit einer Dauer von Sekunden bis 4 Stunden (bis Tagen), länger und seltener (mehrfach täglich bis einmal jährlich) als bei der EA-1. Seltener Auren. Auch mit migräneartigen Kopfschmerzen mit Erbrechen, Tinnitus, Tremor. Ggf. als Forme fruste rein okulomotorische Störungen.

Befund: Interiktal Nystagmus, ggf. persistierende Ataxie, Hemiparesen (s. Erbgang).

Labor: s. EA-1.

Prognose: Ungünstiger als bei EA-1, mit dem Alter zunehmende Frequenz.

Röntgen: CCT/MRT: Kleinhirn-Oberwurm häufig progressive Atrophie.

Therapie: Schlechter behandelbar als Typ I. Carboanhydrasehemmer wie:
☆ Sultiam (50/200 mg Tbl) s. Epilepsie.
☆ Acetazolamid (250 mg Tbl, 500 mg retard Kps, 500 mg A) 10 mg/kg bzw. 500 mg i.v., frühzeitig orale Gabe.
– Diazepam ohne Effekt, Phenytoin und Phenobarbital verstärken die Beschwerden.

Ateminsuffizienz – Dyspnoe und respiratorische Abnormitäten J96.9

Stridor R06.1
Asphyxie / Atemversagen – Atemstillstand R09.0 / R09.2

syn. Atemdepression, Atemstörungen, respiratorische Insuffizienz, akute und chronische Hypoventilation, Hypoxie.

Anatomie/Histologie: Die Regulierung des Säure-Basen-Haushaltes und der Blutgashomöostase erfolgt im Atemzentrum in Medulla oblongata und Pons. Bei Läsion zentrale Apnoe (vorwiegend im Schlaf) und zentrale alveoläre Hypoventilation.

Ätiologie:
Internistisch bedingt: Kardial bedingte Ursachen.
– Pulmonale Ursachen: Asthma bronchiale, Lungengerüsterkrankungen, schwere Pneumonien.
– Sepsis: Ggf. durch Ausbildung einer Koma-Polyneuropathie bzw. Critical illness-Polyneuropathie erforderliche Verlängerung der Langzeitbeatmung.
– Stoffwechselentgleisungen und Vergiftungen mit Auswirkung auf das Atemzentrum.
– Medikamente: U.a. Benzodiazepine, Morphin (Levomethadon weniger atemdepressiv als Morphin).
– Psychischer Erregungszustand. Hyperventilationstetanie.
Neurologisch zentral bedingt:
– Enzephalitis/Meningitis, Enzephalopathien.
– Hirndrucksteigerung. Hirnstammläsion.
– Hypersomnie.

Vitalkapazität-VK	< 1000 ml	500–800 ml	150–500 ml	<150 ml
Beatmung	stundenweise	nachts	nachts + std.weise tags	ständig

- Intoxikationen: Bei CO-Intoxikation Beatmung mit reinem Sauerstoff.
- Zerebrale Ischämie (besonders Mediatotalinfarkt, Hirnstamm-Insult mit primär betroffenem Atemzentrum und häufig Schluckstörung). oder generalisierter Gefäßprozess.
- Phosphormangel – Hypophosphatämie durch chronischen Alkoholismus mit exzessiver Malnutrition mit klinisch Schluckstörungen (Dysphagie), generalisierter Muskelhypotonie, Apnoe und Verschlechterung durch hochkalorische Glukosegabe. Erfolgreiche Therapie durch Phosphat-Substitution mit Anheben des PO_4-Spiegels von 0,32 mmol/l auf Normwerte [Kasuistik von Winkler J: Zentrale Atemstörung bei Hypophosphatämie. ANIM (1/89) Erlangen].
  Schlaf-Apnoe-Syndrom.
Neurologisch peripher bedingt – neuromuskuläre Erkrankungen:
  Amyotrophe Lateralsklerose. Akute (Guillain-Barré-Syndrom) und chronische Polyradikuloneuritis bzw. chronisch inflammatorische demyelinisierende Polyneuropathie. Muskelatrophie. Muskeldystrophie. Myasthenia gravis Oosterhuis-Stadium 5 (in Kasuistiken auch als Erstmanifestation einer unentdeckten M.g.). Poliomyelitis. Botulismus. Polyneuropathien. Hohe Querschnittlähmung.

Klinik der respiratorischen Insuffizienz – Ateminsuffizienz:
Anamnese: Appetitlosigkeit, Gewichtsverlust, rezidivierende Gastritiden,
  Kopf-Nacken-Gliederschmerzen,
  morgendlicher Kopfschmerz, Abgeschlagenheit, tagsüber Müdigkeit und Einnicken, Ein- oder Durchschlafstörungen, ggf. Alpträume, zunehmender Leistungsabfall, Konzentrationsstörung, Nervosität,
  Depression, Angstzustände, Herzklopfen, Stimmveränderung,
  Schwitzen, Tremor.
Befund: Sichtbarer Einsatz der auxiliären Atemmuskulatur, Stimmveränderung, Dyspnoe beim Sprechen, Tachypnoe, hartnäckige Bronchialverschleimung, häufige respiratorische Infekte, Zyanose, persistierende Ödeme, Synkopen, Sehstörungen, Schwindelanfälle.

Therapie: Therapie ausrichten an der Grundkrankheit.
☆ Amiphenazol (150 mg A) bei Atemdepression infolge Intoxikation durch atemdepressive Medikamente, respiratorischer Azidose, akuter und subakuter respiratorischer Insuffizienz, nicht in Glukose 150 mg i.v./i.m. ggf. stdl. wiederholen.
☆ Levallorphan (1 mg A) bei Morphin-induzierter Atemdepression 5 A i.v. alle 15 min bis maximal 40 mg.

Beatmung zur Besserung von Schlaf, Müdigkeit, Kopfschmerzen, Stimmung: Indikation zur Beatmung

1. abhängig von der Klinik meist bei Hirnstamm-Insult (Atemzentrum primär betroffen, häufig Schluckstörung),
   abhängig von Oxygenierung, Atmungstyp, Atemfrequenz/Tachypnoe > 30/min, Herzfrequenz;
2. abhängig von Blutgasanalysen bei pCO_2 > 55 mm Hg, bei pO_2 < 55 oder bei pCO_2 > 45 mm Hg und pO_2 < 60 mm Hg,
   bei pCO_2 < 35 mm Hg und normalem pO_2 und Atemfrequenz > 35/min, Puls > 100/s.

Tabelle siehe oben

1. Invasive Beatmung durch Intubation: Tubusdurchmesser bei Männern 34–36 Ch, bei Frauen 32–34 Ch. Tubusspitze nicht tiefer als 21 cm von der Zahnreihe. Primäre Einstellung: Atemminutenvol. (AMV) 6–10 l/min entsprechend 150 ml/kg/min.
   Atemzeitvolumen (AZV) 10–15 ml/kg entsprechend 800–1000–1200 ml.
   Atemfrequenz 8–10–12/min. I : E = 1 : 2.
   Strömungsgeschwindigkeit 20–60 l/min möglichst niedrig.
   Spitzendruck 35–40 cm H_2O.
   O_2-Konzentration primär 50 % mit pO_2-Kontrolle nach 20 min.
   Ggf. PEEP 5–10 cm H_2O, bei RR-Abfall (Hypotonie) Dopamin + Dobutamin.
   ☆ Dopamin (250/500 mg/50 ml A, ab pH > 8 über Stunden inaktiviert!) über Perfusor 250 mg auf 50 ml NaCl/Glu 5 % = 5 mg/ml,
   „Nierendosis" 0,5–5 µg/kg/min ggf. bei 70 kg schweren Patienten 1,5–3 ml/h,
   „Kreislaufdosis" nach Behebung eines Volumenmangels und nach Wirkung 6–10 µg/kg/min ggf. bei 70 kg schweren Patienten 4–10 (20–50 mg/h) bis später maximal 18 ml/h, bei Diureserückgang mit Furosemid 80–120 mg/d. El.-HWZ 1–3 min.
   ☆ Dobutamin (250/500 mg/50 ml A) über Perfusor 250 mg auf 50 ml Glukose 5 % = 5 mg/ml nach Wirkung 2,5–5–7,5–10 µg/kg/min = 0,03–0,12 ml/kg/h ggf. bei 70 kg schweren Patienten 2–8 (–10) ml/h.
   Tracheostoma-Beatmung unbedingt druckgesteuert wegen weniger Atelektasen und geringerer CO_2-Veränderungen im Wach- und Schlafzustand (wg. des nicht verschlossenen Mundraumes im Schlaf). Wechsel des Filters tgl., des Schlauchsystems alle 3 Monate.
   Komplikationen der Beatmung: Nosokomiale Pneumonie, Sinusitis etc.
   Koma-Polyneuropathie – Critical illness-Polyneuropathie wird häufig übersehen nach Sepsis und Langzeitbeatmung.
2. Nichtinvasive Beatmung bzw. frühe Heimbeatmung (bei chronischer Hypoventilation): Soweit möglich immer primär noninvasive Beatmung anstreben z.B. bei neuromuskulären Erkrankungen. Beginn so früh wie nötig, so spät wie möglich, unbedingt vor Auftreten einer Notfallsituation, ggf. intermittierende Beatmung nur nachts. Die Eigenatmung bleibt länger erhalten.

Geeignet bei eher geringer bulbärer Beteiligung, langsamem Verlauf, gutem familiären Umfeld (zunehmende Pflegebedürftigkeit!).
- Nasenmaske (ca. 500,–) oder Münchner Atemmaske (Mundstück ca. 5000,– durch Zahnarzt, sitzt ohne Befestigung). Erfolgsquote bis 100 %, bei zu spät eingeleiteter Beatmung < 50 %. Cave Magenüberblähung – ggf. unterschiedliche Lagerungen ausprobieren.
Kontrolle durch nächtliche Blutgase wegen gelegentlicher nächtlicher Hypoventilation – die alleinige Messung der Sauerstoffsättigung ist nicht ausreichend, weil Hyperkapnien (CO_2-Narkose) entgehen können.
Einleitung der Beatmung ggf. ambulant und erst dann stationär, wenn Patient die ganze Nacht die Maske benützt. Definitive Ausstattung grundsätzlich mit 2 Geräten.
- CPAP-Beatmung mit CPAP 5–10 cm H_2O.
- Sedierung ggf. so tief, dass eine Kontaktaufnahme möglich bleibt.

Atherosklerose s. zerebrale Ischämie – Risikofaktoren. I70

Generalisiert / Hirngefäße	I70.9 / I67.2
Aorta / A. femoralis, Extremitätenarterien / Herzkranzgefäße	I70.0 / I70.2 / I25.1
Nierenarterie	I70.1

Athetose s. Dystonien.

Atrophia musculorum s. Muskelatrophie, spinale.

Olivopontozerebelläre Atrophie – OPCA s. Ataxie.

Dentatorubropallidoluysische Atrophie – DRPLA s. Ataxie.

Transitorisch ischämische Attacke s. zerebrale Ischämie.

Augenbewegungsstörungen – Augenmotilitätsstörungen s. Doppelbilder.

Augenlidbewegungsstörung s. Ptosis. H02–H03

Lidretraktion	H02.5
Supranukleäre (prämotorische) Störungen von Lidbewegungen	H03.8

Sympathische Augeninnervation s. Horner-Syndrom.

Augenschmerzen H57.1

Ätiologie:
- Neurogen bedingt: Arteriitis temporalis. M. Behcet. Cluster-Kopfschmerz. Charlin- und Sluder-Neuralgie. Okuläre Myositis. Diabetische Neuropathie. Neuritis nervi optici und Retrobulbärneuritis. Tumoren an Schädelbasis, Keilbeinmeningeom. Tabes dorsalis (krisenhafte, meist doppelseitige Schmerzen). Beginnender Zoster ophthalmicus (Effloreszenzen ggf. erst Tage später).
- Okulär bedingt u.a.: Glaukom. Refraktionsanomalien. Retroorbitale Prozesse (Angiom, Entzündung, Tumoren). Konjunktivitis, Iritis, Retinitis (Zytomegalie-Retinitis s. AIDS).

Klinik: Anamnese: Kopfschmerzen? Übelkeit und Erbrechen?

Labor: Bei Exophthalmus TSH, T_3, T_4.

Röntgen: Bei Ausschluss ophthalmologischer Genese CCT oder MRT.

Aurikulotemporalisneuralgie s. Trigeminusneuralgie – Differentialdiagnose.

Autoimmunerkrankungen s. Immunologie.

Avitaminose s. Polyavitaminose.

Nervus axillaris-Läsion – Nervus axillaris-Verletzung   G56.8–S44.3

s. Plexus brachialis-Läsion, periphere Nervenläsionen.

Ätiologie:
– Trauma (Motorradfahrer!) mit Plexuszerrung,
  Humerusfraktur im Collum chirurgicum.
  Trauma mit und ohne Schulterluxation (vordere untere Humerusluxation): Vor Reposi-
  tionsmanövern immer auf Sensibilitätsstörungen überprüfen. Narkoselähmung.
– Läsion des dorsalen Armplexusfaszikels: Ausfall des N. axillaris, radialis und ggf. thoracodorsalis.

Anatomie: Entspringt den Wurzeln C5–7.

Differentialdiagnose: Deltoideuslähmung im Rah-
  men einer Wurzelläsion C5–7 (-ausriss).
– Läsion der Rotatorenmanschette.
– Muskeldystrophie.

Klinik: Befund: Parese und Atrophie des M. deltoideus und teres minor mit Schwäche der Abduktion im Schultergelenk > 15° (bis 15° M.
  suprascapularis). Inkonstante Sensibilitätsstörung über dem mittleren Teil des M. deltoideus.

Babinski-Zeichen s. neurologischer Befund.

Balken s. Corpus callosum.

Ballismus – Hemiballismus G25.5

s. Dystonien: Ätiologie, Differentialdiagnose, Einteilung/Klinik.

Ätiologie – Anatomie: Untergang glutamaterger subthalamico-pallidärer Neuronen des N. subthalamicus Luysii, z.B. durch Tumor, bei Hemiballismus meist vaskulär (selten traumatisch) bedingt.

Definition – Klinik: Unwillkürliche, plötzlich ablaufende bzw. blitzartig einschießende abnorme variable Bewegungen der proximalen Extremität mit starkem rumpfnahen, schleudernden Bewegungseffekt. Latenz zwischen dem schädigenden Ereignis und dem Auftreten der Bewegungen.
– Auftreten bei tardiver Dyskinesie.
– Kasuistik eines 38-Jährigen mit fulminant verlaufender Bulbärparalyse, gefolgt von atrophischen Paresen, vertikaler Blickparese und 14 Monate nach Krankheitsbeginn Ballismus und Tod nach 18 Monaten. Autoptisch neben dem Untergang spinaler und bulbärer Motoneurone auch Läsion der supranukleären die Okulomotorik steuernden Kerngebiete incl. des Nucleus Darkewitsch, des Nucleus interstitialis Cajal und der Colliculi superiores [Knirsch U, Berlin: Motorische Systemdegeneration mit vertikaler Blickparese und Ballismus. (9/96) Göttingen].
– Kasuistik einer 67-jährigen Patientin mit Kopfschmerz und gleichseitigem Visusverlust bei Riesenzellarteriitis. Unter Kortikoidtherapie trat nach initialer Besserung apoplektiform Hemiballismus auf sowie ein prolongiertes hirnorganisches Psychosyndrom mit akustischen und optischen Halluzinationen. Im MRT Territorial- und Endstrominfarkte betont im Posteriorareal sowie in der DSA typische Kaliberschwankungen im Sinne einer zerebralen Arteriitis [Buchmann J, Rostock: Riesenzellarteriitis mit Befall intrakranieller Arterien. (9/96) Göttingen].

Selbsthilfegruppe: s. Dystonie.

Therapie: Antidopaminergika wie ☆Tiaprid, ☆Perphenazin, ☆Haloperidol. ☆Diazepam.

Balo-Krankheit – konzentrische Sklerose G37.5

Bandscheibe – Bandscheibenvorfall s. Dorsalgie, Lumboischialgie, Zervikobrachialgie.

Barthel-Index s. zerebrale Ischämie – Einteilung.

Bartter-Syndrom E26.8

1962 Beschreibung von 2 Patienten durch F Bartter [Am J Med 33 (1962) 811].

Ätiologie: Angiotensin-Resistenz. Renaler Verlust von Kalium-, Chlorid- und Magnesium-Salzen.

Anatomie/Histologie: Hypertrophie und Hyperplasie des juxtaglomerulären Apparates der Nieren.

Diagnostik: s. Labor. Koloskopie zum Ausschluss einer Laxantien(abusus)-bedingten Melanosis coli als Hinweis auf ein Pseudo-Bartter-Syndrom

Differentialdiagnose: Syndromimitation durch konstantes Erbrechen, Laxantien- oder Diuretikaabusus. Chloriddiarrhö (selten).

– Hypokaliämie bei renaler tubulärer Azidose mit hyperchlorämischer Azidose und verminderter renaler Chloridausscheidung.
– Pseudo-Bartter-Syndrom mit gastrointestinalem Kaliumverlust durch psychogenes Erbrechen und normaler renaler Kaliumausscheidung, normale Chlorid-Reabsorption.

Epidemiologie: Auftreten selten, besonders bei Kindern und in der 5. Lebensdekade. Familiäre Häufung.

Klinik: Anamnese: Adynamie, muskuläre Schwäche und Polyurie als Zeichen der Hypokaliämie, tetanische Anfälle im Rahmen der Alkalose, normaler Blutdruck oder orthostatische Hypotonie. Bei Kindern Wachstumsstörung.

Besonderes: Ggf. Bewusstseinsstörungen, epileptische zerebrale Krampfanfälle zum Teil mit Paroxysmen steiler Wellen im EEG, atypische Schmerzsyndrome, intermittierende Lähmungen [Hetzel W: Paresen, Schmerzsyndrome, Bewusstseinsstörungen: Zum neurologischen Erscheinungsbild des Bartter-Syndroms. Nervenarzt 62 (1991) 500–5].

Labor: Plasmarenin erhöht, Hypovolämie. Hyperaldosteronismus mit hypokaliämischer Alkalose (bei Kindern ausgeprägter), erhöht zirkulierende Angiotensin II-Werte, verminderte pressorische Wirkung von exogenem Angiotensin II und Noradrenalin, verminderte Chlorid-Reabsorption der Henleschen Schleife. Ggf. Hypomagnesiämie, Hyperkalzämie und Hyperurikämie. Vermehrte Ausscheidung von Prostaglandin E_2 im Urin. Harnstoff, Kreatinin und die endogene Kreatinin-Clearance sind normal. Die maximale Clearance von freiem Wasser ist (im Gegensatz zum Pseudo-Bartter-Syndrom) niedrig und die Chloridclearance erhöht.

Normale Ausscheidung von 17-Hydroxykortiko- und 17-Ketosteroiden im Sinne einer ungestörten adrenalen Funktion.

Therapie: Natriumrestriktion beeinflusst die Kaliurie (im Gegensatz zum primären Hyperaldosteronismus) nur gering.
- ☆ Kaliumsubstitution (13,4 mmol KCl Kalinor retard Kps, 40 mmol Brause-Tbl KHCO₃. 14,9 % KCl 10 ml A mit 20 mmol. K⁺ nicht in Glukose geben) bis zu 500 mmol/d (normal 0,7–1 mmol/ kg/d täglicher Bedarf).
- ☆ Magnesium (2 mval = 1 mmol entspr. etwa 360 mg Mg-Hydrogenaspartat) 3 x 3–5 mval/d.
- ☆ Kaliumcancreonat – Spironolacton (25/50/100 mg Tbl, 200 mg A) unter Elektrolyt- und Kreatinin-Kontrollen 200 mg auf 100 mg/d i.v., maximal 800 mg/d, als Dauertherapie 50–200 mg/d. Erhöht den Magnesiumspiegel.
- ☆ Prostaglandinsynthesehemmer wie Acetylsalicylsäure und Indometacin.

Basalganglien s. Stammganglien.

M. Basedow

E05.0

Endokrine Ophthalmopathie (Orbitopathie) – endokriner hyperthyreoter Exophthalmus

E05.0†, H06.2*

Thyreotoxikose sonst nicht näher bez. Ursache

E05.9

Ätiologie: Immunogene Hyperthyreose.

Definition/Diagnose: Beweisend sind infiltrative Zeichen der Autoimmunorbitopathie, Dermatopathie (prätibiales Myxödem). Ein M. Basedow ist wahrscheinlich bei hohen Schilddrüsenantikörpern (TSH-Rezeptor-Ak – TRAK, TPO-Antikörper, trotz fehlender endokriner Orbitopathie), bei Alter unter 50 Jahren, zügiger Hyperthyreose-Manifestation, gleichzeitiger Strumaentwicklung, kleiner bis mäßig großer Struma, Schwirren, homogener diffuser Nuklidspeicherung im Szintigramm und hohem Tc-Uptake.

Diagnostik: s. Labor.

Differentialdiagnose: Die Differenzierung zur funktionellen Autonomie ist nicht immer sicher möglich.
- Diabetische Ophthalmopathie: Keine Tagesschwankungen, Orbitaschmerzen.

Differentialdiagnose der endokrinen Ophthalmopathie: Okulomotoriusparese.

Klinik: s. Definition/Diagnose. Zusätzlich Pseudobulbärsprache. Die endokrine Ophthalmopathie mit Exophthalmus und Augenmotilitätsstörungen (Lidretraktion, Esophorie – Hypotropie) kann, meist einseitig betont, der Hyperthyreose vorausgehen oder als Frühsymptom, während und nach einer Thyreotoxikose, auftreten. Ggf. Weiterbestehen trotz Hyperthyreose-Therapie.

Labor: s. Hyperthyreose. Bei positivem TSH-Rezeptor-Ak ist ein M. Basedow sehr wahrscheinlich.
- Endokrine Ophthalmopathie: TSH supprimiert, TSH-Rezeptor-Ak (TRAK) in 25 % positiv.

Therapie: s. Hyperthyreose. ☆Botulinum-Toxin Typ A: 2 Kasuistiken mit Besserung auf wiederholte Injektion des Levator palpebrae superioris und einer Wirkdauer von 3–4 Monaten [Biglan A: Control of eyelid retraction associated with Graves' disease with botulinum A toxin. Ophthalmic Surg 25 (1994) 186–8]. Nach Gabe von 5 Einheiten 2 Monate Wirkdauer, vertikale Diplopie über 2 Wochen [Botulinum Toxin Type A Injection in a Case of Upper Lid Retraction due to Graves' Ophthalmopathy. Kurusu A: Atarashii Ganka 12 (1995) 1493–5].

Basilarisinsuffizienz und Basilarisverschluss durch Basilarisembolie oder Basilaristhrombose

Arteria vertebralis-Syndrom mit Basilaris-Symptomatik – vertebrobasiläre Insuffizienz – VBI   G45.0
Thrombose oder Embolie der A. basilaris   I63.3 / I63.4
   Hirnstammsyndrome   G46.3
Basilarisaneurysma, nicht rupturiert   I67.1
Hirninfarkt durch Thrombose oder Embolie der A. cerebri posterior   I63.3 / I63.4
   Arteria cerebri posterior-Syndrom   G46.2

s. Hirnstamm-Syndrome. s. zerebrale Ischämie – Klinik Kleinhirninfarkt und vertebrobasiläre Insuffizienz, Therapie interventionell.
s. Vertebralisdissektion.

Ätiologie: s. ICD-10. Zerebrale Arteriosklerose mit Stenose (Thrombose) oder Verschluss der A. vertebralis oder A. basilaris.
– Eher akute vertebrobasiläre Insuffizienz: Basilarisverschluss durch Basilarisembolie oder Basilaristhrombose, durch Vertebralisdissektion oder Basilarisdissektion.
– Eher chronische vertebrobasiläre Insuffizienz: Basilaristhrombose (Symptome lange vor terminalem Basilarisverschluss).
s. Subclavian-Steal-Syndrom – Subclavia-Anzapf-Syndrom als Sonderform der Basilarisinsuffizienz.
– Locked-In-Syndrom: Hirnstamm-Ischämie, Hirnstamm-Blutung, Vertebralisdissektion, zentrale pontine Myelinolyse (Differentialdiagnose).

Anatomie: Vertebralis-Abschnitte s. zerebrale Ischämie.
Bei 30 Patienten in 70 % Infarzierungen von mindestens 2 zerebralen Strukturen, im Pons zu 73 %, Cerebellum 53 %, Mesenzephalon 41 %, Okzipitalhirn 27 %, Dienzephalon 17 %, Medulla oblongata 13 %.
– Beim Locked-In-Syndrom bilateral Läsion im Bereich der vorderen (unteren) Pons, zu 80 % durch Basilarisverschluss. Hörbahn, sensible und sensorische Bahnen sowie Wachzentrum (Formatio reticularis) liegen dorsal und bleiben erhalten.

Diagnostik: AEP, SEP (ggf. unauffällig). EEG unauffällig (s. Differentialdiagnose). s. Röntgen.
– Locked-In-Syndrom: Ggf. ereigniskorrelierte Potentiale (EKP).

Differentialdiagnose des Basilarisverschlusses (Locked-In-Syndrom): Akinetischer Mutismus.
– Subakute Enzephalopathie mit Anfällen bei Alkoholikern – SESA – subacute encephalopathy with seizures in alcoholics.
– Hirnstamm-Ischämie besonders mit kombinierten Hirnnervenstörungen (VI–X) bei Megadolichobasilaris.
– Zentrale pontine Myelinolyse.
– Koma nicht vaskulärer Ursache (langsamer progredient bzw. Anamnese nicht möglich), z.B. hyperosmolares, nichtketoazidotisches Koma.

Klinik: s. Ataxie – Ätiologie und Klinik. s. zerebrale Ischämie – Klinik – vertebrobasiläre Insuffizienz.
Anamnese: Schwindel? Bei arteriosklerotischem Basilarisverschluss prodromale Hirnstamm-Symptomatik (Lyse wirksam?), bei emboli-schem Verschluss keine Prodromi (ggf. Lyse). Ggf. bereits initial zerebrale Krampfanfälle.

Basilarisembolie: Ohne Prodromi akute Bewusstseinstrübung, Störungen der Okulomotorik, Gesichtsfelddefekte, Dysarthrie sowie andere Hirnstamm- und zerebelläre Symptome. Meist rasche Besserung, oft vollständige Rückbildung.

Basilaristhrombose:
Dienzephaler und medullärer Infarkt bleiben meist klinisch stumm. Bei gleichzeitigem Posteriorinfarkt: 80 % ein- oder beidseitiger Visusverlust [Hojer, Köln: Klinik und pathologischer Befund bei akuten Basilaristhrombosen. ANIM (1/90) München].
78 % Bewusstseinsstörung, mit gleichzeitigem Ponsinfarkt: 73 % Koma.
76 % motorische Ausfälle, Pyramidenbahnzeichen, mit gleichzeitigem Ponsinfarkt: 71 % Tetraparese.
50 % Pupillenstörungen, mit gleichzeitigem Ponsinfarkt: 80 % pin-point-Pupillen.
44 % pseudobulbäre Hirnnervenstörungen, Dysarthrie.
43 % Augenmuskelparesen, Doppelbilder.
39 % Fazialisparesen.
28 % Tonusstörungen (Hypotonie).
23 % sensible Störungen.
23 % Nystagmus, mit gleichzeitigem Kleinhirninfarkt: 83 % Nystagmus.
22 % Schwindel (Dreh- oder Liftschwindel).
20 % Kopfschmerzen.
15 % Sehstörungen, mit gleichzeitigem Posteriorinfarkt: 80 % ein- oder beidseitiger Visusverlust.
15 % Übelkeit und Erbrechen.
14 % Ataxie.

Locked-In-Syndrom: R40.2
Das Großhirn ist intakt. Es sind nur Augenbewegungen nach oben und unten sowie gelegentlich Heben der Augenlider möglich (Querschnittlähmung auf höchstem Niveau). Fragen können mit „ja" (= Augen nach oben) oder „nein" (= Augen nach unten) beantwortet werden. Vereinzelt ist erst 2–3 Monate nach Erkrankungsbeginn erkennbar, ob Motorik wieder erlangt wird.

Kleinhirninfarkt: G46.4
– Bei 35 von 43 Kleinhirninfarkten (81,4 %) klinische oder neurophysiologische Zeichen der Hirnstammbeteiligung, aber nur bei 16/43 (37,2 %) bildgebender Nachweis eines Ischämieareals im Hirnstamm [Tettenborn B, Mainz: Unilokuläre versus multilokuläre Ischämien im vertebrobasilären Stromgebiet. (10/97) Dresden].

Kleinhirninfarkt	Vertebrobasiläre Insuffizienz
55–73 % Schwindelanfälle (Nystagmus, Ataxie, Gangunsicherheit)	73 %
44 % vegetative Symptome (Erbrechen 50 %, Übelkeit 26 %, Schweißausbruch 11 %, Singultus)	44 % vegetative Symptome
41 % Sehstörungen, Augenmuskelparesen, Doppelbilder s.u.	35 % (Sehstörungen allein 16 %)
49 % sensible Störungen	29 % (Parästhesien 15 %)
44 % Gleichgewichts- und Koordinationsstörungen, Ataxie	19 %
41 % Kopfschmerzen	31 %
36 % Bewusstseinsstörung, 10 % Bewusstlosigkeit	8 % Synkopen, 1–10 % drop attacks
	5 % Transitorische globale Amnesien
	2 % Epileptische zerebrale Krampfanfälle
36 % Sprech- (Dysarthrie) und Sprachstörung (Aphasie)	11 % Schluck- (Dysphagie) und Sprechstörungen, Heiserkeit
13 % Hörstörungen, Ohrgeräusche, Hörminderung	20–27 %
	16 % TIA, Hemiparese (bei gleichzeitiger Karotisinsuffizienz)
	15 % Psychosyndrom
	6 % TIA (ohne Karotisinsuffizienz s.o.)

[z.T. aus: Balzer K: Vertebralarterienstenose-Indikation zur Operation sorgfältig prüfen! Krankenhausarzt 65/3 (1992) 101–11].

– Raumfordernde sog. „maligne Kleinhirninfarkte" mit Verschlusshydrozephalus:
Zum Zeitpunkt der Klinikaufnahme liegen eher selten bereits Hirnstamm-Symptome vor. Im Verlauf Auftreten heftigster therapieresistenter Kopfschmerzen („der Kopf platzt") und folgend zunehmende Bewusstseinstrübung mit Zeichen der Hirnstamm-Kompression, im CCT Infarktausdehnung mit Impression und Verlagerung des 4. Ventrikels, ggf. bereits supratentorieller Liquoraufstau.
Therapie: Bei guter Klinik konservative Therapie, mit Somnolenz s. zerebrale Ischämie – operative Therapie.

Vertebrobasiläre Insuffizienz – VBI: G45.0
s.o. Tabelle neben Kleinhirninfarkt. s. Vertebralisdissektion.
Ätiologie: Bei 238 Patienten mit Hirnstamm-Ischämien und 43 mit Kleinhirninfarkten bei 180 (75,6 %) unilokulären Infarkten häufiger Mikroangiopathie (42,8 vs. 31 %), bei 58 (24,4 %) multilokulären Hirnstamm-Infarkten häufiger kardiale Embolien (15,5 vs. 5,6 %) [Tettenborn B, Mainz: Unilokuläre versus multilokuläre Ischämien im vertebrobasilären Stromgebiet. (10/97) Dresden].
Klinik: Ataxie, Demenz, zerebrale Krampfanfälle [Karwasz R: Progrediente zerebelläre Ataxie mit zerebralen Anfällen und Demenz bei vaskulären Hypoplasien im vertebrobasilären Stromgebiet. Nervenarzt 59 (1988) 398–400].
Drop attacks werden in einem Drittel der Fälle durch Drehen oder Neigen des Kopfes nach hinten ausgelöst. Meist Begleitsymptome Übelkeit, Schwindel, Nystagmus, Dysarthrie, okzipitale Kopfschmerzen, Visusstörungen, weitere Hirnstamm-Symptome.

Arteria cerebelli inferior anterior-Infarkt
(AICA-Infarkt):   I63.5, G46.4
Anatomie: Läsionen im lateralen Pons, im Flokkulus, im Pedunculus cerebellaris medius und im anterioren Teil der Kleinhirnhemisphäre.

Epidemiologie: Selten, bei Kleinhirninfarkten isoliert in 5 %, zusammen mit Infarkten der A. cerebelli inferior posterior oder A. cerebelli superior in weiteren 15 %.
Klinik: Laterales unteres Ponssyndrom mit Beteiligung von Hirnnerven V–X, ipsilateral Trigeminusstörung, periphere Fazialislähmung, Hörverlust (falls bds. durch möglichen Basilaris-Verschluss), Tinnitus, Horner-Syndrom, Schluckstörung, Dysarthrie. Blickrichtungsnystagmus zur Gegenseite, Schwindel und Erbrechen, Basilaris-Verschluss und Ataxie. Kontralaterale dissoziierte Empfindungsstörung. Bei isoliertem AICA-Infarkt keine zu einer Liquorabfluss-Störung führende Raumforderung.
2 Kasuistiken mit initialem Hörverlust bei AICA-Infarkten: Patient 1 mit initial Schwindel und bds. Hörverlust, bilateralem progredienten AICA-Infarkt und dopplersonographisch nachweisbarem Basilaris-Verschluss, kurzzeitig gebessertem Hörvermögen bei vorübergehender partieller Rekanalisierung. Im Verlauf sensible Trigeminusstörung rechts, Schluckstörung, Dysarthrie und Ataxie. Patient 2 mit rechtsseitigem Hörverlust, Schwindel und Erbrechen bei AICA-Infarkt rechts und Läsionen im Pons und im Pedunculus cerebellaris medius, zusätzlich Trigeminusbeteiligung und Abduzensparese rechts, Blickrichtungsnystagmus nach links (zur Gegenseite) und beidseitiger Ataxie [Deschauer M: Hörverlust als Leitsymptom von Arteria cerebelli inferior anterior-Infarkten. Fortschr Neurol Psychiatr 66 (1998) 109–12].

Arteria cerebelli inferior posterior-Infarkt
(PICA-Infarkt)   I63.5, G46.4
s. Hirnstamm-Syndrome – Wallenberg-Syndrom.
Bilaterale PICA-Infarkte bei Basilaristhrombose, Basilarisstenose bei distalen PICA-Abgängen oder kasuistisch bei unpaariger, nur einseitiger Anlage der A. cerebelli inferior posterior.

Hirnstamm-Infarkte s. Hirnstamm-Symptome, Wallenberg-Syndrom.

Isolierte Hirnnervenparesen bei 1–4 % der Hirnstamm-Ischämien, besonders Okulomotorius-, Abduzens-, Vestibularis-, Fazialis- und selten Trochlearisparesen [Thömke F, Mainz: Paresen einzelner Hirnnerven als einziges Symptom zerebraler Ischämien. Akt Neurol 25 (1998) 234–44].

Megadolichobasilaris als seltene Ursache von Hirnstamm-Ischämien mit isolierten und besonders kombinierten (VI–X) Hirnnervenstörungen, Kasuistiken z.T. mit progredientem Verlauf und zunehmender Vigilanzstörung (DD Basilaristhrombose). Pathogenetisch neben Embolisation bei wandständiger Thrombose auch direkte raumfordernde Wirkung auf den Hirnstamm, ggf. hämodynamische Komponente bei weiten elongierten Gefäßen mit niedrigem Fluss möglich.

Ggf. Horner-Syndrom (herdseitig), gekreuzte Symptomatik, beidseits motorische Störung, beidseitiger Babinski.

Atemregulationsstörungen mit zum Teil tödlichem Ausgang bei Läsion respiratorischer Neurone in der rostralen pontinen retikulären Formation und in der Medulla oblongata.

Ponsinfarkt: Je nach Lokalisation Tetraplegie oder kontralaterale Parese, Hirnnervenparesen (V. Hirnnerv), Kau-, Schluck- (Dysphagie) oder Sprechlähmung (Dysarthrie).

Bei größeren pontinen Läsionen bei 2 Patienten ausgeprägte periodische Atmung mit Apnoen während des Wachseins und NREM-Schlafs [Schäfer D, Witten: Differenzierung zentraler Atmungsstörungen im neurologischen Schlaflabor mit nichtinvasiver Messtechnik. (10/97) Dresden].

Paramedianes Thalamussyndrom (s. zerebrale Ischämie – Klinik): Beidseitige Infarktzonen (Nucleus dorsomedialis, Centrum medianum) im Subthalamus im Gebiet der unpaaren paramedianen posterioren thalamo-subthalamischen Arterie, die direkt aus der Basilaristeilungsstelle oder unmittelbar im Anschluss daran aus dem kurzen Verbindungsstück bis zum Abgang der A. communicans posterior aus der A. cerebri media abgeht. Gedächtnisstörungen. Basilariskopf-Syndrom – Top of the basilar-Syndrom mit initialem Koma.

Wallenberg-Syndrom s. Hirnstamm-Syndrome – Wallenberg-Syndrom.

Einzelne Symptome:
- Dysphagie s. Schluckstörungen.
- Pseudobulbärparalyse: G46.8
- Supranukleäre Lähmungen der in der Medulla gelegenen Hirnnervenkerne mit Störungen von Schlucken (Dysphagie, Gaumensegel- und Zungenparese), Sprache und Phonation (Dysarthrie, Dysarthrophonie).
In 44 % pseudobulbäre Hirnnervenstörungen bei Basilaristhrombose. Läsion der kortikobulbären Bahnen meist vaskulär bedingt (Encephalomyelitis disseminata, selten Lues).
- Schluckstörungen (Dysphagie) bei vertebrobasilärer Insuffizienz in 11 %, bei Ponsinfarkt, Wallenberg-Syndrom, Operkulum-Syndrom, Pseudobulbärparalyse.

- Schwindel bei 73 % der Kleinhirninfarkte, 55 % der vertebrobasilären Insuffizienzen, 2 % der Infarkte im Karotisstromgebiet.
Fallbeispiel mit Fallneigung nach links, Übelkeit und Erbrechen, rotierendem Schwindel besonders in aufrechter Position (Besserung binnen 1 Woche), Neigung der vertikalen Sehachse nach links (Besserung binnen 18 Tagen) und im MRT kleinem Infarkt in den temporalen MCA-Ästen versorgten Inselregion [Brandt T: Rotational vertigo in embolic stroke of the vestibular and auditory cortices. Neurology 45 (1995) 42–4].

Labor: Bei Koma (langsamer progredient bzw. Anamnese nicht möglich) z.A. anderer Koma-Ursachen. Hyperosmolarität. Cortisol. TSH.

Prognose des Basilarisverschlusses: Prognose-entscheidend ist die mögliche (s.) Therapie (frühzeitiger Therapiebeginn) und erlangte Rekanalisation. Die Rekanalisationsrate ist bei intravenöser im Vergleich zur intraarteriellen Fibrinolyse deutlich geringer.

Die Prognose des Basilarisverschlusses embolischer Genese (Basilarisembolie) ist deutlich günstiger als bei thrombotisch-atherosklerotischer Genese (Basilaristhrombose).
- Prognose unter 1. konventioneller Therapie mit Antikoagulantien und Plättchenaggregationshemmung, 2. lokaler Lyse mit Streptooder Urokinase (2.1) mit oder (2.2) ohne Rekanalisation (n = 22/19/24): Überlebende 3/14/0, Exitus 19/5/24, Hämorrhagie 0/2/2; bezüglich Überleben und Lebensqualität hochsignifikanter Effekt der Lyse [Hacke W, Heidelberg: Fibrinolytische Therapie bei akuten vertebro-basilären Verschlüssen. ANIM (1/88) Würzburg]. Mortalität mit Lyse < 50 %, schlechter Verlauf bei Lysen > 12 h nach Symptombeginn.

Prognose der vertebrobasilären Insuffizienz: Bei 147 Patienten im Nachbeobachtungszeitraum von 27 Monaten: Mortalität 14 %.
Schwer behindert waren initial 13,1 %, nach 27 Monaten 6,6 % bzw. 14,3 % mit kombinierter Hirnstamm-Kleinhirn- und 5,6 % mit isolierter Hirnstamm-Ischämie, Patienten mit Mikro- oder Makroangiopathie häufiger als Patienten mit kardialer Emboliequelle;
erneute zerebrale Ischämien besonders bei zerebraler Mikroangiopathie, bei 42,6 % mit isolierter Hirnstamm- und 71,4 % mit kombinierter Hirnstamm-Kleinhirn-Ischämie, bei Männern mehr als bei Frauen und häufiger bei Patienten über 40 Jahren;
bis auf 5 Patienten hatten alle initial Schwindel als Hauptsymptom; AEP, Blink- und Masseterreflex, Elektroneurographie korrelierten mit dem klinischen Verlauf, nicht dagegen CCT-/MRT-Kontrollbefunde [Tettenborn B, Mainz: Langzeitprognose vertebrobasilärer Ischämien. ANIM (1/98) Hamburg].

Röntgen: MRT des Hirnstamms, MRA. Angiographie (DSA).

Therapie durch lokale intraarterielle Fibrinolyse im Basilaris-Stromgebiet: s. zerebrale Ischämie – Therapie interventionell. Effekt der systemischen Lyse bei Koma < 3 h nicht untersucht und nachgewiesen (s.o.).

Einschlusskriterien: Keine Fibrinolyse-Kontraindikationen (!) s. Fibrinolyse.

Ausgeprägte Hirnstamm-Symptomatik, akutes Ereignis mit Koma < 6–8 h bzw. Symptombeginn < 12–24 h besonders bei progredientem Verlauf, Patienten < 60–65 Jahre, CCT ohne Blutung oder hypodense Läsion, AEP (soweit zeitlich möglich) Wellen IV/V noch ableitbar, angiographischer Nachweis (ggf. kein Nachweis bei Verschluss der wichtigen Rami ad pontem!).

Genaue körperliche Inspektion insbesondere auf Traumafolgen (wegen Ausbildung eines bedrohlichen Hämatoms) z.B. eines Sturzes auf die hemiplegische Seite – den Patienten oft nicht erinnerlich!

Kein Unterschied in den Komplikationen zwischen Urokinase und rt-PA. Das Blutungsrisiko ist dosisabhängig.

☆ rt-PA. Rekombinanter Gewebe (tissue) Plasminogen-Aktivator (10/20/50 mg A) jeweils begleitend 24–48 h Heparin high-dose, bei Beginn nach der Lyse ohne Heparin-Bolus, ggf. 5000 IE vor der Lyse.

– rt-PA lokal intraarteriell mit etwa 60 mg rt-PA: Rekanalisation in ca. 45 % mit besserem klinischen Ergebnis, einer um 50 % niedrigeren Mortalität und einer Reduktion der Letalität von 91 auf 28 % [Kummer R (1/94) ANIM].

Lyse bei embolischem Verschluss wirksamer als bei arteriosklerotisch-thrombotischem Verschluss:

Von 16 Patienten mit Lyse überlebten 5 Patienten beschwerdefrei oder mit geringem Defizit, davon hatten 4 einen embolischen Verschluss, 1 eine akute Thrombose bei arteriosklerotischer Stenose. Von den übrigen 11 Patienten mit arteriosklerotisch-thrombotische Verschlüssen hatten 7 Patienten trotz zeitgerechter Lyse und alle 4 Patienten mit Lyse nach > 6 h einen Exitus oder schwere Defizite.

Ohne Lyse verstarben 5 von 7 Patienten, 2 mit sklerotisch-thrombotischem Verschluss überlebten ohne stärkere Behinderungen [Thayssen G: Prognose vertebrobasilärer Thrombosen und Embolien. ANIM (1/90) München].

Lyse bei eindeutig dem Basilarisstromgebiet zuordenbarer Klinik und unauffälliger Angiographie: Bei 4 von 4 Patienten mit schwerwiegenden oder progredienten Symptomen im hinteren Kreislauf ohne angiographisch nachweisbaren Gefäßverschluss bereits während Applikation der lokalen Lyse eindeutige Besserung, wohl im Sinne der Lyse von Emboli im Bereich der angiographisch nicht darstellbaren perforierenden Rami ad pontem zu einem Zeitpunkt der bereits erfolgten Basilaris-Spontanlyse [Schumacher M, Heidelberg: Local intraarterial fibrinolysis without arterial occlusion? Neuroradiology 41 (1999) 530–6].

Bei 3 Patienten über einen Angiographiekatheter lokal für 2–4 Stunden 10–40 mg/h und bei einem Patienten systemische Lyse mit 80 mg keine Rekanalisierung. Einblutung zum Teil in nicht infarzierten, gesunden Bezirken [v Rosen F, München: Negative klinische und angiographische Ergebnisse bei Anwendung von TPA zur Thrombolyse von Basilaris- und Sinusvenenthrombosen. ANIM (1/89) Erlangen].

– rt-PA systemisch: Effekt der systemischen Lyse bei Koma < 3 h nicht untersucht und nachgewiesen. rt-PA systemisch ohne positive Ergebnisse: Bei 16 Patienten nach systemischer Fibrinolyse 10mal Rekanalisation, 5 Patienten (jeweils mit Rekanalisation) überlebten, 11 Patienten (alle 6 Patienten ohne und 5 mit Rekanalisation) starben, eine schwere hämorrhagische Komplikation. Studie ohne Angabe zu Morbidität und Endzustand [Huemer M: Thrombolytic treatment for acute occlusion of the basilary artery. J Neurol Neurosurg Psychiatry 58 (1995) 227–8].

rt-PA systemisch binnen 3 h bei 12 Patienten mit vertebrobasilärem Infarkt nach Diagnosestellung anhand von typischen Hirnstammsymptomen; NIHSS vor Therapie im Median 14 (4– 37) Punkte; nach 3 Monaten hatten 7 Patienten keine oder minimale (NIHSS 0–1, Barthel-Index 95–100, Rankin-Scale 0–1), 2/12 leichte Reststörungen (NIHSS 2–4, Barthel-Index 100, Rankin-Scale 2), 1 Patient erreichte seine prämorbide Beeinträchtigung, 1 Patient erlitt einen Reinfarkt mit verbleibenden Störungen (NIHSS 17, Barthel-Index 55, Rankin-Scale 4), 1 Patient verstarb mit einem großen Hirnstamminfarkt und raumfordernder parietaler Blutung [Grond M: Early intravenous thrombolysis with recombinant tissue-type plasminogen activator in vertebrobasilar ischemic stroke. Arch Neurol 55 (1998) 466–9].

☆ Urokinase (10.000/25.000/50.000/250.000/ 500.000/1 Mio/6 Mio IE Fl) s. zerebrale Ischämie.

Lokale Lyse mit maximal 500.000 IE in 30 min, dann Kontrollangiogramm. Ggf. nochmals 200.000 IE, dann erneut Kontrollangiogramm. Bei erfolgreicher Lyse 100.000 IE über Perfusor 1 h. Maximaldosis 2 x 500.000 IE über maximal 2 Stunden.

☆ Heparin s. Medikamente: High-dose unfraktioniertes Standard-Heparin bei nicht möglicher bzw. im Anschluss an eine Fibrinolyse zur Vermeidung einer Rethrombose. Mit rt-PA oder Urokinase Heparin high-dose 25–30.000 IE, mit Streptokinase 15–20.000 IE [Haremberg J: Antikoagulation bei Thrombolysetherapie: Bedeutung und Zukunftsperspektiven. Innere Medizin 48 (1993) 283–8].

– Psychische supportive Betreuung des Patienten und Schulung der Familie und Umgebung im Umgang mit dem Patienten.

– Logopädie. Computerunterstützte Kommunikation.

– Fazioorale Therapie mit Schlucktraining und als Therapieziel Entfernung der Trachealkanüle.

Bassen-Kornzweig-Syndrom s. Abetalipoproteinämie, Ataxie.

Bauchdeckenreflex – BDR s. neurologischer Befund.

Bauchhautreflexe – BHR s. neurologischer Befund.

Bauchwandparese

M79.8

Ätiologie und Klinik: Nach operativen Abdominaleingriffen.

- Diabetische thorakoabdominale Radikulopathie als Sondertyp der Schwerpunktneuropathie. Häufig neuralgische Schmerzen, sensible und motorische Ausfälle der Interkostal- oder Bauchmuskeln. Diabetische Bauchwandparese. Nur bei Typ II (Altersdiabetes).
- Radikulitis, z.B. Borreliose, Herpes zoster – postherpetische Neuralgie.
- Thorakaler Bandscheibenvorfall, spinale Raumforderung, Syringomyelie. Stenosen der Neuroforamina, Wirbeldestruktion.
- Polyradikulopathie mit wohl mechanisch durch Mikrotraumata bedingter Vorderwurzeldegeneration auf der Wurfarmseite: Kasuistik ohne pathologische Sensibilitäts- und Schweißstörungen, Serologie und Liquor [Schorl M: Thorakale Polyradikulopathie mit unilateraler Bauchwandparese bei einem Speerwerfer. Akt Neurol 25 (1998) 306–9].
- N. iliohypogastricus-Läsion spontan als Engpass-Syndrom beim Durchtritt durch die Faszien unmittelbar oberhalb vom Darmbeinkamm mit Parese des M. transversus abdominis, des M. obliquus abdominis internus und Sensibilitätsstörungen über der Außenseite des Beckens.
- N. ilioinguinalis s. Ilioinguinalis-Syndrom.

Diagnostik: s. Labor, s. Röntgen. EMG der Bauchdecken- und paravertebralen Muskulatur.

Differentialdiagnose: Initiale spinale Muskelatrophie.

Klinik: Anamnese: Schmerzen? Befund mono- oder polysegmental: Im Stehen Vorhängen der Bauchwand. Im Liegen bei Kopfanheben mangelnde Innervation. Abschwächung der Bauchhautreflexe (BHR) und Bauchdeckenreflexe. Ggf. Sensibilitätsstörungen (N. cutaneus lat., Nn. cutanei med., Rektus-Abdominis-Syndrom) und Schweißsekretionsstörungen.

Labor: Borrelien. Virus-Titer FSME, Polio, Herpes-Serologie (VZV).

Röntgen: Spinales MRT, ggf. im Rahmen der Liquorgewinnung Myelographie.

Beatmung s. Ateminsuffizienz.

M. Bechterew s. Spondylitis ankylopoetica.

Neuralgische Beckenamyotrophie s. Lumboischialgie.

Neurologischer Befund – neurologische Untersuchung

s. psychischer Befund.

Kursiv: Untersuchungsschritte besonders bei Bewusstlosen.

- *Beachtung von Atmung, Puls, Körpertemperatur. Auskultation von Karotis und Subclavia.*
- Bewegungseinschränkung des Kopfes (Überprüfung bei Trauma ggf. erst nach Röntgen), *Meningismus – Brudzinski* (bei tiefer Bewusstlosigkeit aufgehoben!). Lhermitte Zeichen: Spinale Reizauslösung mit elektrisierenden Parästhesien.
- Untersuchung des Achsenskeletts, Lasègue, umgekehrter Lasègue etc.

- Druck- und Klopfschmerzhaftigkeit der Kalotte und der NAP (auch subokzipital),
- *Kehrer-Zeichen* (einseitig druckschmerzhafte NAP als Hinweis auf einseitig betonten Hirndruck).

Hirnnerven-Status:

I. Geruch: Überprüfung mit aromatischen Geruchsstoffen, bei Anosmie ggf. mit Trigeminusreizstoffen (Ammoniak).

II. Visus, Gesichtsfeld, Farbsehvermögen, *Augenhintergrund – Stauungspapille.*

II. + III. *Isokorie. Pupillenreaktion* (in die Ferne sehen lassen zur Vermeidung einer Konvergenzreaktion) auf direkte und indirekte Beleuchtung (konsensuelle Reaktion), dann auf Konvergenz (Blick erst in die Ferne, dann auf die eigene Nasenspitze blicken lassen – Raum nicht zu hell, um eine „Lichtmiosis" zu vermeiden). s. (Miosis) Mydriasis.

III., IV., VI. Doppelbilder (Diplopie), blickparetischer Nystagmus (s. VIII.), Ptose – Lidspaltendifferenz.

Blickparetischer Nystagmus: Grobschlägiger und langsamer Nystagmus bei inkompletter Blickparese mit versuchter Blickrichtung zur Seite der Lähmung, führt nicht zu Schwindel.

Muskelparetischer Nystagmus: Monokulärer Rucknystagmus bei inkompletter Parese (Läsion des Augenmuskels, -kerns oder -nerven, auch bei Myasthenia gravis) mit versuchter Blickrichtung zur Seite der Lähmung, führt nicht zu Schwindel.

V. + VII. Gesichtssensibilität, Kaumuskulatur, mimische Muskulatur (*hängender Mundwinkel*), *Masseterreflex*, *Chvostek*, *Korneareflex* (*mit Korneomandibularreflex?* s. Primitivschablonen), *Trigeminusschmerzreiz* (NAP, Nasenseptum).

VIII. Gehör, Nystagmus s. Schwindel – Klinik.

Rinne-Versuch negativ und Weber-Versuch zum kranken Ohr lateralisiert: Schallleitungsschwerhörigkeit.

Rinne-Versuch positiv und Weber-Versuch zum gesunden Ohr lateralisiert: Schallempfindungsschwerhörigkeit.

Vestibulärer Spontannystagmus (SPN): Bei geschlossenen Augen eher verstärkt, bei Lagerungsprüfung verstärkt.

(Zentraler) Blickrichtungsnystagmus: Nur beim Blick zur Seite, nicht in Geradstellung. Bei geschlossenen Augen in Geradstellung geringer, bei Lagerungsprüfung nicht verstärkt.

Lagerungsnystagmus: Rasch aus dem Sitzen in eine Position mit rekliniertem Kopf, nach einer Pause erneut zum Sitzen und dann zur Seite auf das eine und dann das andere Ohr (Lagerungsnystagmus kann erst nach einer Latenz von bis zu 10 s auftreten).

– Augenmotilität:
Langsame Blickfolge horizontal und vertikal (ca. 0,3 Hz). Sakkadierung bei Insuffizienz.

Sakkaden: Rasche Blickbewegungen mit z.B. Fixation von der Nase zum variabel exzentrisch gehaltenen Finger des Untersuchers. Verlangsamung des adduzierenden Auges bei internukleärer Ophthalmoplegie.

Die optokinetische Trommel testet ausschließlich das Blickfolge-System und nicht das optokinetische System, das einen Ganzfeldreiz erfordert.

– *Vestibulo-okulärer Reflex* – VOR (Hirnstammreflex zur retinalen Stabilisierung von Blickzielen bei bewegtem Kopf):
Untersuchung während sehr rascher Kopfbewegungen, so dass visuelle Unterstützung des Reflexes nicht möglich ist, oder mit der Frenzel-Brille.

Bei erforderlichen Korrekturbewegungen (Nachstellrucken) liegt die Seite der vestibulären Untererregbarkeit ipsilateral zur Seite der Kopfdrehung.

Fixationssuppression des VOR durch langsames Hin- und Herdrehen des Patienten en bloc,

während er den eigenen vorgehaltenen Daumen zu fixieren versucht:

Bei unvollständiger Suppression werden durch den VOR die Augen vom Blickziel entfernt, was durch kleine Sakkaden ausgeglichen wird.

Hauptarbeitsebenen

1. in der Horizontalebene (bei Kopfdrehung, seitliche Abweichung, yaw, horizontaler VOR): *Okulozephaler Reflex* – *oculocephaler Reflex*: Horizontale Korrektur fehlend bei medianer bilateraler Ponsläsion, Barbituratvergiftung,

2. in der Frontalebene (bei Kopfnicken, „Nickebene", Rollebene, vertikale Abweichung, roll, vertikaler VOR) – *Puppenkopfphänomen*: Vertikale Korrektur fehlend bei Mittelhirnläsion.

3. in der Sagittalebene (bei Kopfneigung, schräge Abweichung, pitch).

IX. + X. Geschmack, Gaumensegelmotilität, Schluckvorgang, Rachenreflex – Würgreflex bds., Artikulation.

Übermäßiger Würgreflex   J39.2

IX. + X. Geschmack, Gaumensegelmotilität, Schluckvorgang, Rachenreflex – Würgreflex bds., Artikulation.

XI. Schulterhebung, Kopfwendung.

XII. Zungenmotilität und -trophik.

Aphasie, Dysarthrie.

Primitivschablonen (gesteigert bei diffusem kortikalen Schaden (z.B. postanoxisch), Status lacunaris und/oder Hirnatrophie unterschiedlicher Genese mit supranukleärer Läsion der kortikopontinen/-bulbären/-spinalen Bahnen und bei extrapyramidalen Erkrankungen): Korneomandibularreflex mit Abweichen des Kiefers auf die Gegenseite des Reizes (Funktionssynergie von Orbicularis oculi und Pterygoideus lateralis, bei ipsilateraler Läsion kortikobulbärer Bahnen).

Orbicularis oculi-Reflex (Glabellareflex, neurophys. Blinkreflex) durch Schlag auf die Glabella oder lateral auf den Finger am Orbitarand (unter Anspannung des Orbicularis oculi). Ggf. mit gleichzeitiger Auslösung des Schnauzreflexes.

Orbicularis oris-Reflex – Schnauzreflex durch Schlag auf den Finger oder Spatel, auf den lateralen Mundwinkel oder auf die Lippen gelegt, mit Kontraktion des Orbicularis oris und Vorstülpen der Lippen.

Bulldoggenreflex: Patient beißt den Spatel zwischen den Zähnen so stark, dass der Kopf am Spatel hochgezogen werden kann.

Saugreflex – Fressreflex auslösbar bei langsamem Bestreichen der Mundspalte, ggf. mit Zubeißen und Zuwenden des Kopfes (beim Säugling normal).

Palmomentalreflex, ausgelöst durch kräftiges Bestreichen von Daumenballen oder Handinnenfläche, mit ipsilateraler Kontraktion der Kinnmuskulatur, bei Einseitigkeit als Hinweis auf eine kontralaterale Läsion.

Greifreflex, ausgelöst durch Bestreichen der Handinnenfläche, mit Fingerbeugung, oder Nachgreifen (beim Säugling normal),

beide Phänomene kontralateral bei Frontalhirnläsion und ipsilateral bei Stammganglienläsionen.

Kopfretraktionstest: Beim sitzenden Patienten mit leicht nach vorn gebeugtem Kopf durch

Schlag auf die Glabella oder den Oberkiefer mit kurzer Kopfretraktion, meist bei bestehender Tetraspastik.

Ciliospinaler Reflex – ziliospinaler Reflex: Schmerzreiz durch Kneifen in der Supraklavikulargrube mit Auslösung einer sympathisch vermittelten ipsilateralen Mydriasis (bei intaktem Halsmark und sympathischer Bahn).

Reflexstatus: s. Zervikobrachialgie-Klinik, Dorsalgie-Klinik, Lumboischialgie-Klinik.
Monosynaptische Eigenreflexe: Bahnung durch Aufeinanderbeißen der Zähne oder Jendrassik'schen Handgriff.
Polysynaptische Fremdreflexe (BHR, Babinski).
– Masseterreflex V. Hirnnerv, M. masseter.
– Skapulohumeralreflex C4–6, über N. suprascapularis (M. infraspinatus) und N. axillaris (M. teres minor): Schlag auf den medialen Rand der unteren Skapulahälfte mit Adduktion und Außenrotation des herabhängenden Armes.
– **BSR** C5/6, N. musculocutaneus.
– **RPR** („Radiusperiostreflex", Brachioradialisreflex) C5/6, N. radialis und N. musculocutaneus (Biceps brachii).
– **TSR** C7 > C6, N. radialis.
– Pronatorreflex C6/7, N. medianus.
– Handgelenksreflex C6–8, N. radialis, Hand- und lange Fingerextensoren: Schlag auf das Handgelenk dorsal, proximal vom Radiokarpalgelenk.
– **Trömner** und Knips C8 > C7 (Th1), N. medianus (ulnaris), Flexores digitorum profundi.
– Daumenreflex C6–8, N. medianus: Schlag auf die Sehne des Flexor pollicis longus am distalen Drittel des Vorderarmes mit Flexion der Daumenendphalanx.
– Fingerflexorenreflex C7/8 (Th1), N. medianus (ulnaris), Flexores carpi, Flexor digitorum superficialis: Schlag auf die Beugesehnen volar am Handgelenk oder auf den in Handfläche des Patienten gelegten Daumen.
– **BDR** (Bauchdeckenreflex): Effekt ist ein Einziehen des Epigastriums mit Verziehung des Nabels in Richtung des Reizes.
Bei fehlendem Effekt Bahnung, indem man auf der zu prüfenden Seite stärkeren Druck mit der flachen Hand auf die unterste Brustkorbregion auslöst.
– **BHR** oberer Th 7/8, mittlerer Th 9/10, unterer Th 11/12, Kremasterreflex L1/2.
– Adduktorenreflex (ADR) L2/3 (4), N. obturatorius, Adduktoren.
– **PSR** L3/4 (L2), N. femoralis.
– **TPR** (Tibialis-posterior-Reflex) L5, N. tibialis, M. tibialis posterior, Supination des Fußes.
– Semimembranosus- und Semitendinosus-Reflex S1, N. ischiadicus. Schlag auf die Sehne der medialen Kniebeuger.
– Fußextensorenreflex (Peroneusmuskelreflex) L5-S1, N. peroneus, Peronei sowie lange Fuß- und Zehenextensoren. Bei leicht flektiertem und supiniertem Fuß Schlag auf den über die distalen Metatarsalia 1–2 gelegten Finger mit Dorsalextension und Pronation des Fußes.
– **ASR** S1/2, N. tibialis, M. triceps surae.
– Biceps-femoris-Reflex S1/2, N. ischiadicus, M. biceps femoris. Schlag auf die Sehne der lateralen Kniebeuger.
– Fußsohlenreflex S1/2.
– Anal-Reflex S3/4 (5).

Pyramidenbahnzeichen: Positive Babinski-Gruppe und fehlende Bauchhautreflexe:
– **Babinski** mit langsamer tonischer Dorsalextension der Großzehe ggf. mit
a) tonischer Dorsalextension oder Plantarflexion oder Spreizen der übrigen Zehen,
b) Zuckungen im Tensor fasciae latae, den Adduktoren oder Quadriceps femoris.
Der Spontanbabinski ist eine Dystonie.
– Oppenheim: Kräftiges Herabstreichen an der distalen Hälfte der Tibiainnenkante.
– Gordon: Zusammenpressen der distalen Wade.
– Spasmus: Bei Vorliegen eines Streckspasmus kann man einen Fuß brüsk plantarwärts beugen und durch diese passive Bewegung eine Beugesynergie auslösen, durch die sich der Streckspasmus lockert (Handgriff von Marie und Foix).
– **Bauchhautreflexe** und der Cremasterreflex sind kutan ausgelöste Fremdreflexe (Bauchdeckenreflexe sind Eigenreflexe).
– Fehlende Bauchhautreflexe: Lokal bedingt (Konstitution, Narben etc.).
Peripher bedingt z.B. bei Polyneuropathie bzw. aufsteigender Polyradikulitis, radikulär z.B. diabetische Radikulopathie.
Zerebrale Läsion der Pyramidenbahn, z.B. bei Encephalomyelitis disseminata, einseitig bei zerebraler Ischämie.
Spinale Läsion der Pyramidenbahn, spinale Raumforderung.

Motorik:
– *Spontane Motorik*, *Muskeltonus*, motorische Reaktion an allen 4 Extremitäten auf *Schmerzreize*, auf *Klatschen*.
– Tonus: Hypertonie (Rigor, Hyperkinesien, extrapyramidal und/oder Pyramidenbahn – ältere Parese).
Hypotonie (Kleinhirn, Pyramidenbahn – aktuelle Parese).
– Trophik: Atrophien.
– Motilität: Paresen. Tastbare Engpässe (Sulcus ulnaris).
– Armvorhalteversuch (AHV): Absinken bei Parese bei kontralateraler zerebraler Läsion (Pyramidenbahn),
Anheben bei ipsilateraler Kleinhirnläsion.
– Beinvorhalteversuch (BHV): Absinken bei Parese (wie AHV).
– Kennmuskeln s. Zervikobrachialgie – Klinik, s. Dorsalgie – Klinik, s. Lumboischialgie – Klinik.

Kraftgrade – Paresegrade: Motorik jeweils rechter, linker Arm und rechtes, linkes Bein.
5 volle Kraft
4 Kraft gegen Widerstand
3 Bewegung gegen Schwerkraft
2 Bewegung ohne Schwerkraft
1 Kontraktion ohne erkennbare Bewegung
0 keine Aktivität
Apraxien (s. Apraxien): Einzelne Handlungen (Faust/Handfläche senkrecht/waagrecht, quer/längs, mit/ohne abgespreizten Daumen und ipsi-/kontralateral neben den Kopf in verschiedenen Höhen) oder ganze Handlungsabläufe vormachen und nachmachen lassen.
– Zeichnen lassen (Rechteck, Kreis, Spirale, Haus, Fahrrad).

Rückenmark-Segment	Kennmuskeln	Muskeleigen-Reflex (MER)
C (1)2–3	Nackenmuskel, M. trapezius pars ascendens (XI.)	Trapezius (XI., N. occipitalis minor)
C4	Diaphragma (Zwerchfellparese)	
C4–5	M. deltoideus	Deltoideus
C5–6	M. biceps brachii	BSR
C6	M. extensor carpi radialis, M. brachioradialis	RPR
C7	M. triceps brachii, M. pectoralis	TSR
C8	M. flexor digitorum profundus	Trömner
C8-Th1	Kleine Handmuskulatur, M. abductor digiti minimi	(Horner-Syndrom, Sympathikus)
Th2–12	Interkostalmuskulatur	Bauchdeckenreflex
L1	M. cremaster (Hodenheber)	Cremasterreflex
L2	M. iliopsoas, Adduktorenmuskulatur	ADR
L3–4	M. quadriceps femoris	PSR
L4–5	M. tibialis anterior	
L5	M. tibialis posterior, M. extensor hallucis	TPR
S1	M. gastrocnemius und M. soleus	ASR
S2	M. flexor digitorum	Rossolimo
S2–4	Blase und Darm	Anal- und Bulbocavernosus-Reflex

Koordination mit Kleinhirnzeichen (Kleinhirn-Symptomen):
- Nystagmus: Unwillkürliches Augenzittern vom Typ des Blickrichtungsnystagmus (zentral bedingt).
- Minderung des optokinetischen Nystagmus (symmetrisch bei symmetrischen, asymmetrisch bei asymmetrischen Kleinhirnprozessen).
- Ocular bobbing – rasches ruckartiges Abbewegen der Bulbi mit Verharren bis zu 10 s in dieser Position, gefolgt von langsamem Zurückgleiten in die Mittelstellung, meist mit einer horizontalen Blickparese. Bei medialer bilateraler Ponsläsion s. Hirnstamm-Blutung, bei Kleinhirnblutung. Prognostisch sehr ungünstig.
- Skandierende Sprache: Abgehacktes, explosives, falsch akzentuiertes Sprechen (Dysarthrie).
- Armvorhalteversuch (AHV): Ipsilaterales Anheben.
- Hypotonie: Ipsilateral abnorme Schlaffheit der Muskulatur.
- Diadochokinese: Dysdiadochokinese = Unfähigkeit zu rascher und flüssiger Alternativinnervation von Agonisten und Antagonisten.
- Feinmotorik.
- Zielmotorik im FNV, FFV und FNFV (alternierend Patientennase-Untersucherfinger): Ataxie. Dysmetrie: Fehlendes Maß bei Feinbewegungen, insbesondere Zielbewegungen. Intentionstremor (zerebellärer Tremor): Zunehmende, unkontrollierte Wackelbewegungen kurz vor Erreichen des Ziels (präterminale Verstärkung).
- Pathologisches Rebound-Phänomen: Unfähigkeit zur Bremsung eines überschießenden Bewegungsablaufes durch rechtzeitigen Einsatz der Antagonisten.
- Zielmotorik im KHV: Ataxie:
Grobe Unsicherheit beim Stehen und Gehen, bei Zielbewegungen, verstärkt bei Augenschluss: Peripher bedingte und spinale Ataxien. Grobe Unsicherheit beim Stehen und Gehen, verstärkt bei Kopfbewegungen und systematischer (vestibulärer) Schwindel, Blickrichtungsnystagmus: Vestibulär bedingte Ataxie.
- Keine Zunahme der Ataxie bei Augenschluss: Zerebelläre Ataxie.

Stand-, Gang- und Extremitätenataxie bei Prozess (Atrophie) in Kleinhirnvorderlappen und Kleinhirnwurm (Differentialdiagnose Astasie/Stehunfähigkeit und Abasie/Gehunfähigkeit bei zerebraler Ataxie z.B. gelegentlich bei frontalen oder parietalen Prozessen).
- Demonstrativer, appellativer Charakter und unauffälliger neurologischer Befund: Psychogene Ataxie.
- Romberg: Gerichtete Fallneigung bei vestibulärer Läsion zur kranken Seite, bei Kleinhirnprozess nach hinten, ggf. abhängig von der Kopfstellung zur Seite des Kleinhirnprozesses. Ungerichtete Fallneigung bei spinaler Störung. Fallneigung mit offenen Augen bei Kleinhirn- oder vestibulärer Störung, nur mit geschlossenen Augen bei spinaler Störung.
- Barany und Unterberger Tretversuch: Bei peripherer Läsion Drall/Drehtendenz zur kranken Seite.
- Kleinhirnbrückenwinkeltumor: Mittlerer Kleinhirnstiel (Crus pontomedullare) ipsilaterale, deutlich beinbetonte Ataxie mit deutlich gestörtem Gehvermögen.
- Kleinhirnvorderlappen und Kleinhirnwurm: Stand-, Gang- und Extremitätenataxie.
- Akutes Unterwurmsyndrom s. Hirnstamm-Syndrome – Wallenberg-Syndrom.
- Als Spätsymptomatik intrakranielle Drucksteigerung und Stauungspapille, dann auch positive Pyramidenbahnzeichen.
- Weitere zerebelläre Symptome: Symptomatischer Gaumensegeltremor. Spasmus facialis. Essentieller Tremor. Orthostatischer Tremor.

Gangvarianten: Normal-, Blind-, Seiltänzer-, Fersen-, Zehengang.

Sensibilität (Oberflächen- und Tiefensensibilität) s. Zervikobrachialgie.

Vegetative Funktionen: Durchblutung, Hidrosis, Behaarung, Trophik, gastrointestinale/urogenitale/kardiovaskuläre Funktionsstörung.

Psychischer Befund
1. Äußeres Erscheinungsbild (Habitus, Kleidung, Mimik, Gestik, Sprache s.u., Zuwendung), Verhaltensauffälligkeit: Negativismus, situationsinadäquates Verhalten, Fremdaggression.
2. Bewusstsein(sstörung): Somnolenz, Sopor, Koma, Verwirrtheit, Delir, Dämmerzustand.

Benommenheit - Bewusstseinstrübung R40.0
Bewusstlosigkeit R40.2
Bewusstseinsstörung bei akuter F43.0
Belastungsreaktion
3. Orientierung(sstörung): R41.0
Zeitlich (Zeitgitterstörung), örtlich, perso-
nell, situativ.
4. (Störung der) Aufmerksamkeit, R46.4
Auffassung, Konzentration, Gedächtnis
(schwerbesinnlich), Merkfähigkeit, Intelli-
genz, Kritikfähigkeit (-schwäche, -losigkeit,
Krankheitseinsicht/-uneinsichtigkeit):
Hirnorganisches Psychosyndrom. F07.0
5. Formale Denkstörung: Inkohärenz, assoziati-
ve Auflockerung, Ideenflüchtigkeit, Denkzer-
fahrenheit, Verlangsamung, Sperrung, Abrei-
ßen, Hemmung, Einengung, Umständlichkeit,
Perseveration, Neologismen, Vorbeireden,
Grübelzwang, Zwangsgedanken.
6. Inhaltliche Denkstörung:
Befürchtungen und Zwänge (s. Wahn), Wahn
(-stimmung, -wahrnehmung, -vorstellung,
Zwangsdenken),
Sinnestäuschungen/Wahrnehmungsstörungen
(Halluzinationen, Illusionen), Ich-Störungen
(Fremdbeeinflussung, Gedankenentzug, Ge-
dankeneingebung, Gedankenausbreitung, De-
realisation, Depersonalisation). Affektivität
(Affektlabilität, Parathymie, Ambivalenz, affektive Gereiztheit, Aggression, Steuerungs-
fähigkeit, Sucht-Rückfall, Affektspannung,
ängstlicher Affekt, Minderung der Affekt-
modulation, affektiv nivelliert, Affektstarre)
und Stimmung (läppisch, euphorisch, manisch, dysphorisch, depressiv), Suizidalität
(S.-gedanken, -tendenzen, -handlungen).
7. Antriebs- oder psychomotorische Störung:
Minderung, Stupor, Steigerung, Erregungszustand, Paramimie, Stereotypien, Parakine-
sien, Manierismen, Zwangshandlungen.
8. Sprachauffälligkeiten (Mutismus, Logorrhoe,
Echolalie, Palilalie).
9. Störung im sozialen Kontakt: Verminderter
oder vermehrter sozialer Kontakt, Hostilität,
Autismus.
10. Primärpersönlichkeit.

Prüfungen: Unterschied Kind-Zwerg, Fluss-See,
Treppe-Leiter.
– Fabeln und Sprichwörter: Der Apfel fällt …
Viele Köche … Lügen haben … Wer anderen
eine Grube gräbt, …
– Nennen von: Vier Jahreszeiten, vier Himmels-
richtungen, Erdteile/Kontinente.

Mini Mental State Examination – MMSE:
1. Orientierung (max. 10 Punkte): Jahreszeit,
Wochentag, Datum Jahr, Datum Monat, Datum Tag, Bundesland, Stadt, Straße oder
Stadtteil, Einrichtung, Stockwerk oder Station.

2. Sprache/Benennen (2 P.): 2 Gegenstände zeigen und benennen lassen, z.B. Bleistift, Arm-
banduhr o.ä.
3. Sprache/Nachsprechen (1 P.): Langsam und
deutlich nur einmal vorsprechen: „Ich sage jetzt
etwas und möchte, dass Sie es mir nachsprechen", z.B. „Die Katze sitzt auf dem Dach."
4. Kurzzeitgedächtnis (3 P.): „Ich nenne Ihnen
jetzt 3 Gegenstände. Wenn ich alle drei genannt habe, möchte ich, dass Sie diese wiederholen. Versuchen Sie, sich die drei Gegenstände einzuprägen, weil ich sie in einigen
Minuten wieder danach fragen werde." Drei
Gegenstände im Abstand von einigen Sekunden nennen. Bewertet wird der erste Versuch.
Bei Fehler oder Auslassungen bis maximal
fünfmal wiederholen. Zahl der Wiederholungen notieren. Z.B. Uhr, Pfennig, Boot.
5. Aufmerksamkeit/Konzentration (5 P.): Serielle
Subtraktion $100-7 … (93-86-79-72-65)$.
6. Gedächtnis/Erinnern (3 P.): Die unter 4. genannten Gegenstände wiederholen lassen.
7. Lesen (1 P.): „Lesen Sie diese Seite und tun
Sie, was darauf steht." – Aufforderung zu lesen geben: „Schließen Sie die Augen."
8. Räumlich-konstruktive Praxie (1 P.): Figur
abzeichnen.
9. Schreiben (P.): „Schreiben Sie einen vollständigen Satz auf ein Blatt Papier." Der Satz
muss ein Subjekt und ein Prädikat enthalten.
10. Mehrschrittige Aufforderung (3 P.): „Ich gebe
Ihnen jetzt ein Blatt Papier. Bitte nehmen Sie
es in die rechte Hand. Falten Sie das Papier in
der Mitte und legen Sie es dann auf den Fußboden." Das Blatt muß dem Patienten in der
Mittellinie übergeben werden. Es kann das
vorher benutzte Papier benutzt werden. a)
rechte Hand, b) falten, c) Fußboden.
– Auswertung: < 16 Punkte schwere, 22–24
Punkte mäßige, 25–30 Punkte keine Demenz
[Folstein M: „Mini-mental state". A practical
method for grading the cognitive state of patients for the clinician. J Psychiatr Res 12
(1975) 189–98].

Geschäftsfähigkeit: Bei nicht einwilligungsfähi-
gen Patienten Geschäftsführung ohne Auftrag
dann, wenn
1. (objektiv) es im wohlgemeinten Interesse des
Patienten und
2. (subjektiv) im mutmaßlichen Einverständnis
mit dem Willen des Patienten erfolgt.
– Nicht einwilligungsfähige Patienten sind
1. Bewusstlose,
2. Psychisch Kranke und Behinderte,
3. Kinder: Es gilt nicht das Erreichen des 18. Lebensjahr, sondern das Kind muss die Tragwei-
te des Eingriffs erkennen.
– § 1904 BGB.

M. Behcet – okulo-oro-genitales Syndrom M35.2

s. zerebrale Ischämie. [Behcet H: Über rezidivierende, aphthöse, durch ein Virus verursachte Geschwüre im Mund, am Auge und
an den Genitalien. Derm Wschr 105 (1937)
1152–7].

Ätiologie: Autoimmunologisch oder Slow-Virus-
Infektion?

Anatomie/Histologie: Nekrotisierende Vaskulitis.
Im ZNS disseminierte nekrotisierende, vorwie-

gend perivenöse Meningoenzephalitis besonders in Hirnstamm, Thalamus und Stammganglien.

Diagnose: Haut-/Schleimhautbiopsie mit histologischem Nachweis einer Vaskulitis.
Schwierige Diagnose bei primär neurologischer Manifestation.

Diagnostik: s. Labor, s. Röntgen. Dermatologie: Positiver Pathergie-Test.
Hauthyperreaktivität mit Hervorrufen lokaler Entzündungen bei Nadelstichen, Blutabnahmen etc.

Differentialdiagnose: Borreliose. Zerebrale Ischämie. Encephalomyelitis disseminata.
– Meningitis, Mollaret-Meningitis Differentialdiagnose der rezidivierenden Meningitiden.
– M. Reiter – Reiter-Syndrom mit Trias Gelenkbeschwerden, Konjunktivitis, Urethritis. Ggf. psoriatiforme Herde mit Pusteln. Nie subkutane Rheumaknoten. Spondylarthritis. HLA-B27 70–90 %. ☆Tetrazyklin oder ☆Erythromycin.
– Pseudotumor cerebri.
– Vogt-Koyanagi-Harada-Syndrom.
– Bei uveomeningealen Syndromen Sarkoidose – M. Boeck, Lymphome/Retikulosen, sympathische Ophthalmie.

Epidemiologie: Erkrankungsbeginn in jedem Alter. Erkrankungsgipfel zwischen 20–40 Jahren. m : w = 2 (3) : 1. Jüngere Männer in der Mittelmeergegend und Japan.

Klinik: Anamnese: Rezidivierende Entzündungen oder Arthritiden? Augenschmerzen?
Befund: Trias aus Arthralgien/Arthritiden (35 %), Mundaphthen – Genitalulzera und okulären Affektionen.
Hauptsymptome:
Rezidivierende orale und enorale Aphthen (Frühsymptom) in 90 %. Aphthen schmerzlos bis zum Teil sehr schmerzhaft.
Rezidivierende genitale aphthöse Läsionen (Ulzera, meist erst später) in 84 % mit einem Durchmesser unter 1 cm, meist nicht so schmerzhaft wie die oralen Aphthen. Epididymitis in 6 %.
Kutane vaskulitische Symptome: Pyodermien (rezidivierende Follikulitiden) in 30 % (Differentialdiagnose Akne), Erythema nodosum 28 %, Erythema exsudativum multiforme und Purpura 13 %, Thrombophlebitis 12 %.
Entzündliche Augenerkrankungen wie eine Iritis (Panuveitis) mit retinaler Vaskulitis und ggf. sterilem Hypopyon:
1. Hypopyoniritis (Differentialdiagnose Leukose) und Chorioretinitis in 80 %.
2. Die Iritis setzt häufig mit heftigem Schläfenkopfschmerz, Lichtscheu und Tränenfluss ein. Ggf. Iridozyklitis.
3. Chorioiditis centralis häufig mit Zentralskotom als Leitsymptom.
4. Konjunktivitis, Keratokonjunktivitis und Episkleritis in 5 %.
Verlauf: Oft aus vollem Wohlbefinden allgemeines Krankheitsgefühl mit Nebensymptomen Fieber, Schweißausbrüchen, Appetitlosigkeit/Gewichtsverlust, gastrointestinalen Symptome (Diarrhö in 3 %), Kopfschmerzen.
Zwischen dem Einsetzen der dermatologischen und okulären Symptome liegen oft meh-

rere Jahre, ggf. werden zuerst die Augen betroffen. Das ZNS wird vereinzelt initial, meist erst nach längerer Krankheitsdauer mit Latenzen bis zu 15 Jahren betroffen.
Kasuistik eines 52-jährigen Türken mit rezidivierenden Arthritiden seit 5 Jahren und Aufnahme mit Doppelbildern seit 14 Tagen, okulomotorischen und kaudalen Hirnnervenlähmungen, Somnolenz, leichtem Fieber und Aphten. Im Liquor granulozytäre Pleozytose mit 2000/3 Zellen und 80 mg/dl Gesamteiweiß, oligoklonale Banden negativ. Trotz hochdosierter Kortikoidtherapie trat binnen 1 Woche ein Koma auf, 3 Tage nach parenteraler Applikation von Cyclophosphamid setzte klinische Besserung ein [Kivel B, Gelsenkirchen: Foudroyanter Verlauf eines Neuro-Behcet – Ein kasuistischer Beitrag. (9/96) Göttingen].
– Myalgien als Erstsymptom 6 Wochen vor erstmaligem Auftreten von oralen und genitalen Ulzera (Kasuistik eines 22-jährigen Türken): Einseitige Schmerzen der Wadenmuskulatur, CK und EMG unauffällig, in Myosonographie und MRT Ödem des befallenen Gastrocnemius, in der Muskelbiopsie segmental nekrotisierende Vaskulitis [Kazarians H, Bremen: Morbus Behcet: Myalgien als klinische Erstmanifestation einer muskulären segmental nekrotisierenden Vaskulitis. (10/97) Dresden].
– **ZNS-Symptome** in 10–50 % mit i.d.R. Abklingen der akuten Symptome innerhalb von Tagen bis wenigen Wochen mit Intervallen unterschiedlicher Dauer:
1. Meningoradikulitis.
2. Pseudotumor cerebri.
3. Meningoenzephalomyelitis (19 %) mit meist Kopfschmerzen, Papillenödem, gesteigertem Hirndruck, oder schubweise exazerbierende blande Enzephalitis [Soyka M: Rezidivierende Verwirrtheitszustände bei zerebraler Manifestation eines M. Behcet. Eine Kasuistik mit 11-jähriger Verlaufsbeobachtung. Nervenarzt 58 (1987) 388–91]. In floriden Stadien ggf. akute Verwirrtheitszustände, die durch zerebrale Krampfanfälle eingeleitet werden können. Mono- oder Hemiparesen. Aphasien. Hirnnervenlähmungen wie isolierte Augenmuskelparesen, Blicklähmungen, auch Symptome des Pons oder der Medulla oblongata.
4. Vaskulitis großer Gefäße mit Aneurysmabildung oder Thrombosen – Sinusvenenthrombose – Hirnvenenthrombose:
Bei 2 von 5 Patienten Sinus sagittalis superior-Thrombose [Huss G: Neuro-Behcet: Encephalitis und Hirnvenenthrombose – Klinik und Neuroradiologie in 5 Fällen. Nervenarzt 63 (1992) 352–358]. [Prozentangaben von 124 Patienten nach Dowling G: Discussion on Behcet's disease. Proc. Roy Soc Med 54 (1961) 101–4].

Labor: s. Antiphospholipid-Antikörper. BKS mittelgradig erhöht, z.B. 20/40. Leukozytose. Komplementfaktor C9 erhöht.
HLA-B5, -B12. HLA-B27 (z.A. M. Reiter). HLA-DR7.
Liquor in 80 % pathologisch, Eiweißerhöhung (keine Gammaglobulinerhöhungen), leichte Pleozytose überwiegend lymphozytär bzw. im akuten Stadium granulozytär, z.B. 20–250/3, selten bis 5000/3 Zellen.

Röntgen: CCT: Ggf. multiple hypodense Areale.
- MRT (bei Meningoenzephalitis-ähnlichem Verlauf): Besonders Hirnstammläsionen. In T2-gewichteten Bildern multiple, vorwiegend periventrikuläre, signaldichte Läsionen – zumindest teilweise reversibel.

Therapie: ✰Kortison (auch bei Sinusvenenthrombose): 60–100 mg Prednisolon (1/5/20/50 mg Tbl, 25 mg A) – primäre und sekundäre Therapieversager sind bekannt – ggf. auch bereits beim ersten Schub in Kombination mit ✰Azathioprin, ✰Chlorambucil, ✰Cyclophosphamid s.o. Klinik, ✰Cyclosporin A oder ✰Methotrexat oder bei Arthritiden mit ✰Colchicin 1 mg/d.
✰ Heparin high-dose mit anschließend ✰Phenprocoumon – Cumarin (3 mg Tbl) bei Sinusvenenthrombose s. zerebrale Ischämie.

Beinparese

G83.1

s. Lähmungen.
- Spastische, zentral spinal oder zerebral bedingte Parese, z.B. brachiofazial betonte Parese bei (s.) zerebraler Ischämie.
- Schlaffe, meist peripher bedingte Parese s. Plexus lumbosacralis, N. ischiadicus, femoralis, peroneus, tibialis.

Ätiologie – Differentialdiagnose der schlaffen mehr einseitigen Parese: s. Plexus lumbosacralis.
Bandscheibenvorfall: s. Lumboischialgie (Lumbalkanalstenose meist bds.).
Frühsommer-Meningoenzephalitis, meningoradikulitische Form.
Mononeuritis multiplex.

Neuralgische Beckenamyotrophie (Schmerzen!).
Periphere neurogene Schädigung, Mononeuritis multiplex.
Amyotrophe Lateralsklerose, spinale Muskelatrophie und Poliomyelitis anterior acuta (jeweils meist bds.).
Gelenkerkrankung (Coxitis, Gonarthritis, Gicht).
Beinvenenthrombose. Arterielle Verschlusskrankheit.

Labor: Borrelien-Titer, Frühsommer-Meningoenzephalitis-Titer. Mononukleose.
Viren: Polio 1–3, seltener Enterovirus Typ 71, Coxsackie A7, andere Enteroviren, Zytomegalie.

Beinplexusläsion s. Plexus lumbosacralis-Läsion.

Beinschmerzen, akute und chronische: s. Lumboischialgie.

Benedikt-Syndrom s. Blickparese, Hirnstamm-Syndrome, Tremor – Holmes-Tremor.

Berufsgenossenschaft: Pflegegeld und Pauschbeträge für Kleider- und Wäschemehrverschleiß s. Querschnittlähmung.

Berufskrankheiten s. Lumboischialgie, s. Zervikobrachialgie.

Bewegungsstörung, zerebrale s. Dystonien. s. Zerebralparese.

Bewusstlosigkeit – Bewusstseinsstörungen s. Koma.

Bilharziose s. Schistosomiasis.

Bing-Horton-Syndrom. s. Cluster-Kopfschmerz.

Bipolare affektive Störung s. Depression, s. Manie.

Blasenentleerungsstörung s. Harnblase – Harninkontinenz.

Blepharospasmus – BSP   G24.5

s. Dystonien. s. oromandibuläre Dystonie – Meige-Syndrom.

Ätiologie: Idiopathisch primär. Sekundär z.B. im Rahmen von anderen Stammganglienerkrankungen.

Diagnostik: EMG: Asynchrone, aber zahlenmäßig normale Entladungsraten.

Differentialdiagnose: Reflektorischer Blepharospasmus (durch schmerzhafte und/oder entzündliche Erkrankungen der Augen, Augenlider, Konjunktiven, durch Fremdkörper, Augentrockenheit, Allergien).
– Okuläre Myasthenie (Lidöffnungs-Inhibitions-Typ!).
– Faziale Myokymien (Encephalomyelitis disseminata ausschließen!).
– Ptosis oder Herunterhängen der Augenlider (durch Okulomotoriuslähmung, Horner-Syndrom, Myasthenie).
– Spasmus hemifacialis immer einseitig.
– Tics: Blinzel-Tic als Sonderform des Fazialis-Tic wohl psychogener Ätiologie. Tourette-Syndrom (Gilles-de-la-Tourette-Syndrom).

Einteilung:
1. Klassischer Blepharospasmus (intermittierender kräftiger Lidschluss).
2. Tonischer Blepharospasmus (tonische Lidspaltenverengung).
3. Lidöffnungs-Inhibitions-Typ (*syn.* atypischer, prätarsaler Blepharospasmus, Lidapraxie, Levatorinhibitionstyp):
   Kein Krampf, trotz M. frontalis-Kontraktionen mit entsprechender Faltenbildung fallen die Lider herunter,
   die Patienten können die Augen nicht öffnen.
   Bei M. Parkinson eher selten, wohl als „off"-dystones Symptom mit Besserung auf L-Dopa. Häufiger bei progressiver supranukleärer Blickparese oder Multisystematrophie.
4. BSP in Kombination mit oromandibulärer Dystonie – Meige-Syndrom – Brueghel-Syndrom (Pieter Brueghel d.Ä.: Bild „Der Gähner – le bailleur" in Brüssel).

Schweregrad-Einteilung (auch für die oromandibuläre Dystonie und den Spasmus hemifacialis):
0 keine Beschwerden, keine Bewegungsstörung
1 fast beschwerdefrei, situativ ausgelöster vermehrter Lidschlag
2 Beschwerden (vermehrter Lidschlag) bei Belastung ohne Spasmus
3 offensichtlicher Spasmus, Beeinträchtigung bei Lesen, Handarbeit, Fernsehen, Autofahren, aber Auge die meiste Zeit offen
4 mittelschwerer Spasmus, außerhalb eigener Wohnung Begleitperson erforderlich
5 schwerer Spasmus, funktionelle Blindheit

Epidemiologie: Erkrankungsbeginn meist nach dem 50. Lebensjahr. m : w = 1 : 2. Prävalenz 1,7/100.000.

Klinik: Unwillkürliches Augenschließen (Typ I und II) oder Unfähigkeit, die Augenlider zu öffnen (Typ III).
Anamnese: Augenöffnen durch Gähnen möglich? Doppelbilder (Myasthenia gravis)?

Befund: Zunahme in Stresssituationen wie beim Heraustreten aus der Haustür, ggf. Abnahme. Bei Hinlegen regelmäßig Beschwerdefreiheit (im Gegensatz zum Spasmus facialis).

Selbsthilfegruppe: s. Dystonie.

Therapie: Lidöffnungs-Inhibitions-Typ therapeutisch problematisch.
☆ Botulinum-Toxin Typ A als 1. Wahl: Bis zur Festlegung der optimalen Dosis ist bei Behandlung beider Augen zunächst nur die Injektion an einem Auge pro Sitzung zu empfehlen.
a) Botox (100 E/Amp), initial auf 4 ml verdünnt, mit Depots von 1,25–2,5 E und maximaler Gesamtdosis von 25 E Botox pro Auge. Sekundär auf 2 ml (0,1 ml = 5 E/2 ng) verdünnt bis zu maximaler Gesamtdosis von 50 E pro Auge. Behandlungsintervall mindestens 10 Wochen.
b) Dysport (500 E/Amp), in 2,5 ml gelöst, initial nicht über 100–120 E (0,5–0,6 ml) Dysport pro Auge, an Ober- und Unterlid medial je 0,1 und lateral je 0,2 ml.
– Injektion periokulär subkutan mit kleiner Quaddelbildung im Bereich des M. orbicularis oculi am Übergang zwischen präseptalem und orbitalem Teil von möglichst kleinen Injektionsvolumina (je näher am Auge die Injektion erfolgt, um so geringere Dosen sind erforderlich, bei distonem Blepharospasmus in den orbitalen, bei Lidapraxie in den prätarsalen Anteil).
1. Injektionen standardisiert an 3 (2 oben, 1 unten oder ggf. am Oberlid nur ein Depot weit lateral) oder 4 Punkten (2 oben und 2 unten) 0,1–0,2 ml mit mehr UAW, bei Augenbrauenspasmus ggf. je 10 E z.B. unterhalb der Augenbraue eingestochen mit Verteilung oberhalb bzw. Depots über dem M. procerus und corrugator.
2. Individuell mehr kleinere Depots – bei 6 Injektionen je 2 an der Außen-, an der Innenseite und seitlich des Ober- und Unterlids temporal des lateralen Canthus – von 0,05 ml (geringere Diffusionstendenz/UAW des Toxins).
   Der mittlere Anteil des Oberlides muss unbedingt ausgespart werden, d.h. es sollte immer von der Oberlidmitte weggespritzt werden, um eine Diffusion in den M. levator palpebrae sup. – Ptosis – und M. rectus superior – Blickheberparese – zu vermeiden.
– Ggf. Keratitisprophylaxe zur Nacht mit Augensalbe, bis unter voller Medikamentenwirkung der Lidschluss unauffällig ist.
   Kontrolle bei erstmalig behandelten Patienten nach 7–10 Tagen.
   KI (lokal) Infekte der Augenlider.
   UAW speziell bei Blepharospasmus sofort Hämatom (bei intramuskulärer Injektion), lokale Infektion, Schmerz, nach 7–10 Tagen über 3–6 Wochen 53 % periorbitale Flüssigkeitsansammlung. 36 % inkompl. Lidschluss (Keratitisprophylaxe), 12 % vermehrter Tränenfluss, 11 % Spannungsgefühl untere Gesichtshälfte und Steifigkeit im Wangenbereich. 9 % trockenes Auge und Keratitis (Literatur 4–45 %), jeweils mit künstlichen Tränen zu behandeln. 8 (–22) % Ptosis (durch zu tiefe Injektion) unilateral – 3 % Ptosis bilateral – 2 % Ptosis bilateral komplett, 5 % Facialismundastschwäche („facial

weakness"), 2 % (Literatur 3–7 %) vertikale Diplopie (Doppelbilder durch zu tiefe Injektion am Oberlid am M. rectus sup., am Unterlid am M. obliquus inf.), 1,25 % Ek- und Entropium, Lagophthalmus.

Wirkungseintritt nach 3–4 (2–8) Tagen für 2–3 Monate, ggf. bis zu 9 Monaten, bis zur vierten/fünften Injektion gewisser Abfall der Wirkdauer und danach konstante Wirkdauer [Roggenkämper P, Bonn].

- Bei > 90 % (75–80 % [Erbguth F]) klinisch signifikante Besserung [Elston J: Long-term results of treatment of idiopathic blepharospasm with botulinum toxin injections. Br J Ophth 71 (1987) 664–8]. [Grandas F: Blepharospasm: a review of 264 patients. J Neur Neurosurg Psych 51 (1988) 767–72]

☆ Biperiden (2 mg, Retard 4 mg Tbl, 5 mg A) 4–12 mg/d von 2 x 1 mg alle 2 Tage um 1 mg steigern.

☆ Clonazepam (0,5/2 mg Tbl, 1 mg/2 ml A, 2,5 mg/25 gtt) 0,1–0,2 mg/kg (2–6 mg) in 2 Dosen.

☆ Deanol – 2-Dimethylaminoethanol (Lösung für Erwachsene, für Kinder) 2–4 x 1/2 Trinkfl. bzw. 4 x 250 mg.

☆ Haloperidol (2 mg/20 gtt, forte 10 mg/20 gtt, 1/2/ 5/10/20 mg Tbl, 5 mg A).

☆ Lithium (400 mg/10,8 mmol, 450 mg/12,2 mmol Tbl) s. Depression-Therapie der manisch-depressiven Psychose.

Therapie operativ:
- Operationen im Bereich der Fazialisäste: Prinzip ist die Neurotomie bzw. Neurektomie von Ästen des Plexus parotideus.
- Operation nach Prof. Walser, München (11/87): Freilegung der Fazialisteilungsstelle am Austritt aus dem Foramen stylomastoideum 5 mm nach dem Abgang vom Stamm des Nervus facialis, Durchtrennung und Resektion des Ramus zygomaticotemporalis (N. auriculotemporalis). Postoperativ Lidschluss verlangsamt möglich, ggf. durch Anastomosierung von bukkalen Fazialisästen.
- Operation nach Mielke: Durchtrennung der Fazialishauptäste zwischen den beiden Parotislappen.
- Operation nach McCabe: Radikale Neurektomie aller nach kranial ziehenden Fazialisäste.

- Operation nach Fisch: Selektive Neurektomie des Plexus parotideus nach Astidentifikation mittels Mikrostimulation.
- Modifizierte Neurotomie der Fazialisäste im Bereich des Plexus parotideus ähnlich McCabe und Fisch: Nach 8 cm langem kranio-kaudalen Hautschnitt 2 cm vor dem Tragus am Vorderrand der Parotis Freilegung des Plexus parotideus mit Freipräparierung in Richtung Auge, Astidentifikation mittels Mikrostimulation. Durchtrennung der vielfältigen zygomaticobukkalen Anastomosen und Anastomosen innerhalb der Rami zygomatici ohne Scheu vor einer „Überradikalität" unter Schonung des bukkalen Hauptastes [Russegger L: Klinische und therapeutische Aspekte des essentiellen Blepharospasmus. Nervenarzt 60 (1989) 401–6].
- Operationen im Bereich des Fazialisstammes: „Selektive funikuläre Neurolyse" nach Pfaltz und Podvinec: Resektion der Orbikularisäste nach Astidentifikation mittels Mikrostimulation. Die postoperativ immer auftretende komplette periphere Fazialisparese soll sich laut Angabe der Autoren binnen 6 Wochen zurückbilden.
- Operationen im Bereich der Orbikularismuskulatur: Besonders beim Levatorinhibitionstyp (apraktische Form) nach Botulinum nur bei absoluten Non-Respondern sog. Suspension, d.h. subkutane Goretex-Fäden vom Augenbrauenbereich zur Lidkante ggf. mit zusätzlich erforderlichen Botulinum-Injektionen im Bereich des M. orbicularis oculi [Roggenkämper P, Bonn].
- Folgende Operationen im Bereich der Orbikularismuskulatur mit beträchtlicher Rezidivrate nicht überzeugend:
Operation nach Friede: Umschneidung des M. orbicularis bis zum Knochen.
Operation nach Fox: Resektion der orbitalen und palpebralen Anteile des M. orbicularis oculi.
Operation nach Anderson und Gillum: Resektion von M. corrugator supercilii und M. procerus, bei der
Operation nach Cord: Nach Anlegen eines Koronarschnittes und Abpräparation des frontalen Galealappens.

Blickparese

Blickbewegungsstörung binokular

s. Doppelbilder, internukleäre Ophthalmoplegie.

Ätiologie:
- Bei Ataxien als Nebensymptom: Ataxia teleangiectatica Louis-Bar. Spinozerebelläre Ataxien: SCA 2 mit 50 % Blickparesen (häufig supranukleäre Blickparese). Zerebelläre Heredoataxie Nonne-Pierre Marie.
- Kortiko-basale Degeneration. Multisystematrophie vom OPCA-Typ.
- Hirnstamm-Enzephalitis, Bickerstaff-Enzephalitis. Wernicke-Enzephalopathie (oft horizontal).
- Terminal bei amyotropher Lateralsklerose.

Vertikale Blickparese bei Läsion oder Druck auf die Vierhügelplatte des Mittelhirns (Okulomo-

konjugierte Blickparese H51.0

H51.9

torius- und Trochlearis-Kerngebiet, mesenzephales Blickzentrum). Bei Shuntdysfunktion.
- Hirnstamm-Syndrome:
Parinaud-Syndrom (obere Vierhügelplatte, vertikale Blickparese nach oben oder unten, Konvergenzschwäche).
Oberes Aquäduktsyndrom (u.a. Ausfall des vertikalen optokinetischen Nystagmus).
Claude-Syndrom (unteres Rubersyndrom).
Paramedianes Thalamussyndrom.
Progressive supranukleäre Blickparese (nach unten) s. Steele-Richardson-Olszewski-Syndrom.
- Prämotorische Neurone zur Generation vertikaler Augenbewegungen in der wenig strukturierten Formatio reticularis im rostralen Mes-

enzephalon im rostralen interstitiellen Kern des Fasciculus longitudinalis medialis (riMLF) projizieren auf die Motoneurone der vertikal ziehenden Augenmuskeln. Der histologisch ähnliche interstitielle Cajal'sche Kern grenzt an den riMLF und ist an der Blickhaltestabilisierung bei vertikaler Augenbewegung beteiligt.

Horizontale Blickparese (oft mit Déviation conjuguée zur Gegenseite der Blickparese) bei Läsion des frontalen (okzipitalen) kortikalen Blickzentrum im Gyrus frontalis medialis (Lobus occipitalis) oder des pontinen Blickzentrums:
– Supratentorielle Läsion (kortikales Blickzentrum) mit Blickparese zur gesunden Seite (Déviation conjuguée zur Herdseite).

– Infratentorielle Läsion (pontines Blickzentrum) mit Blickparese zur Herdseite (Déviation conjuguée zur gesunden Seite):
Benedikt-Syndrom (unteres Rubersyndrom, Blickparese zur Herdseite),
Raymond-Céstan-Syndrom (orale Brückenhaube, Blickparese VI. HN zur Herdseite),
Gasperini-Syndrom (kaudale Brückenhaube). Ocular bobbing bei medialer bilateraler Ponsläsion oder Kleinhirnblutung meist mit einer horizontalen Blickparese.

Anatomie: Die Läsion des Fasciculus longitudinalis medialis bewirkt eine horizontale oder vertikale Bickparese oder internukleäre Ophthalmoplegie.

Progressive supranukleäre Blickparese – PSB s. Steele-Richardson-Olszewski-Syndrom.

Blindheit und geringes Sehvermögen

s. N. opticus, Optikusatrophie, Optikusneuritis, Sehstörung, Gesichtsfelddefekt.

Kortikale Blindheit	H53.8
Blindheit beider Augen (Visus bds. < 0,05 oder Gesichtsfeld < 10°) – Amaurose bds.	H54.0
Blindheit eines Auges (Visus < 0,05/GF < 10°) und geringes Sehvermögen des anderen Auges (< 0,3)	H54.1
Geringes Sehvermögen beider Augen (< 0,3)	H54.2
Visusstörung / Visusermüdung	I53.8 / I53.9
Visusabfall bzw. Visusverlust / einseitig / beidseitig	H54.7 / H54.6 / 54.3
Visusverschlechterung	H53.9
Nicht näher bestimmter Sehverlust beide Augen	H54.3
Blindheit ein Auge (Visus < 0,05 oder GF < 10°) – Amaurose einseitig	H54.4
Geringes Sehvermögen ein Auge (Visus < 0,3)	H54.5
Nicht näher bestimmter Sehverlust ein Auge	H54.6
Farbenblindheit	H53.5
Nachtblindheit bei Vitamin A-Mangel	E50.5

Ätiologie: Ophthalmologisch, kortikal oder psychogen bedingte Blindheit und plötzlicher Visusverlust s. Sehstörung.

Anatomie/Histologie: Degeneration oder Hypo- bis Atrophie der Sehbahn meist ohne Änderung der Sehrinde.

Differentialdiagnose: Hysterische Amaurose (dissoziative bzw. Konversionsstörung)   F44.6

Röntgen: MRT: Bei 7 von 12 Patienten stellt sich trotz verschmächtigter Sehbahn ein normal großer okzipitaler Kortex dar, so dass eine Beteiligung bei nicht-visuellen Funktionen angenommen wird [Uhl F, München: Neural Plasticity in the Visual System of the Congenital Peripheral Blind – MRI Suggesting Altered Optic Pathways, but Normal Occipital Cortex. (10/97) Dresden].
– SPECT: Erhöhter Blutfluss im inferioren Okzipitallappen [Uhl F. Neurosci Let 150 (1993) 162].

Blitz: Schädigung durch Blitz s. Stromunfall.

Spontane intrazerebrale Blutung (Hämorrhagie) – ICB – Enzephalorrhagie   I61

ICB in die Großhirnhemisphäre subkortikal	I61.0
ICB in die Großhirnhemisphäre kortikal, oberflächliche intrazerebrale Blutung, Lobusblutung	I61.1
ICB in die Großhirnhemisphäre nicht näher bezeichnet	I61.2
ICB in Hirnstamm / Kleinhirn / intraventrikulär / an mehreren Lokalisationen	I61.3 / I61.4 / I61.5 / I61.6

Sonstige ICB / ICB nicht näher bezeichnet   I61.8 / I61.9
Nichttraumatische subdurale akute Blutung   I62.0
Nichttraumatische extradurale (epidurale) Blutung   I62.1
Nichttraumatische intrakranielle Blutung nicht näher bezeichnet   I62.9
Geburtsverletzung: Subdurale / zerebrale / intraventrikuläre Blutung   P10.0 / P10.1 / P10.2
     subarachnoidale Blutung   P10.3
     Tentoriumriss   P10.4

s. zerebrale Ischämie.

Ätiologie: s. Risikofaktoren.
- Arteriosklerose.
- Aneurysma: Mykotische Aneurysmen, onkotische Aneurysmen (z.B. Chorion-Karzinom).
- Zerebrale (kongophile) Amyloidangiopathie besonders bei multiplen lobären Blutungen vor allem bei älteren Patienten > 60-Jahren ohne Hypertonie.
- Zerebrale Arteriitis – entzündliche Krankheiten.
- Blutgerinnungsstörungen: Übermäßiger Alkoholkonsum stört die Blutgerinnung und erhöht die Risikofaktoren arterielle Hypertonie und Übergewicht. Gerinnungsstörungen z.B. bei Leukämien, Thrombopathien.
- Gefäßmissbildungen wie Angiome – arteriovenöse Malformationen. Durafistel (selten).   D18.0

  „Kryptogene" Gefäßmissbildung z.B. kavernöse Hämangiome sind in bis zu 10 % Ursache einer spontanen intrazerebralen Blutung (oder Epilepsie) meist im 3.–5. Lebensjahrzehnt. Kavernome haben ein sehr hohes Risiko intrazerebraler Blutungen.
  Kasuistiken mit Blutung im Rahmen einer (bakteriellen) Meningitis.
  Moya-Moya-Syndrom.
- Gerinnungshemmende Therapie (Heparin, Marcumar, Fibrinolyse).
- HELLP-Syndrom: s. Eklampsie. Intrazerebrale Blutung in 3,7 %, als Komplikation bei schwangerschaftsinduzierter Hypertonie.
- Hirntumor – Hirnmetastase.
- s. Klinik – Schwangerschaft.
- Leukämien (verursachen durch Thrombopenie oder direkte ZNS-Infiltration eher intrazerebrale Hämorrhagien als arterielle Verschlüsse).
- Sinusvenenthrombose – Hirnvenenthrombose.
- Trauma.

Anatomie/Histologie: s. Angiopathie: Kongophile (nekrotisierende) Angiopathie – zerebrale Amyloid-Angiopathie.
- Lokalisation: 70 % Putamen-Claustrum-Region, 10 % Thalamus, 10 % Großhirnhemisphäre, selten Mittelhirn.
- Hochdruckbedingte Lipohyalinose und fibrinoide Nekrose der kleinen perforierenden Widerstandsgefäße. 346 intrazerebrale Blutungen: 108 x in Stammganglien, 64 x temporal, übrige Lokalisationen seltener [Huffmann, Marburg, DÄB 90/5 (5.2.93) B 218–221].
- Multiple lobäre Blutungen finden sich häufig bei der zerebralen Amyloid-Angiopathie, bei multiplen kavernösen Hämangiomen und bei der hypertensiven Enzephalopathie.

Diagnostik: s. Röntgen. Bewusstseins- und Pupillenkontrolle (Überwachung auf Hirndruckzeichen) mit CCT bei Änderung.

Differentialdiagnose: Hämorrhagischer Infarkt ohne signifikante Unterschiede in den klinischen Symptomen (arterielle Hypertonie, hohes Alter und vorbestehende Leukoaraiose sind Risikofaktoren für eine Einblutung in einen frischen Hirninfarkt.

Einteilung des Schweregrades anhand des Hunt und Hess-Score – H&H-Score:
Grad I: Asymptomatische Blutung oder minimaler Kopfschmerz und leichte Nackensteifigkeit.
Grad II: Mäßige bis starke Kopfschmerzen, Nackensteifigkeit, keine fokalen neurologischen Ausfälle außer Hirnnervenstörungen.
Grad III: Somnolenz – Bewusstseinsstörungen – Hirnorganisches Psychosyndrom oder leichte fokale neurologische Ausfälle.
Grad IV: Sopor, mäßige bis starke Hemiparese (schwere Herdsymptome), beginnende vegetative Störung, Enthirnungsstarre.
Grad V: Tiefes Koma, Enthirnungsstarre.

Epidemiologie: m < w.

Klinik: Anamnese s. Ätiologie und Risikofaktoren: Alkoholkonsum. Vorausgegangener Herzinfarkt. Hypertonie. Diabetes mellitus.
- Hypertensive Massenblutung: Plötzliche Bewusstlosigkeit, bei Blutung in den 3. und 4. Ventrikel meist Atemstörungen und Streckkrämpfe.
- Vigilanzstörung häufiger als bei hämorrhagischem Infarkt.
Besonderes: Zerebraler Krampfanfall als Frühsymptom bei 4–14 %.
- Kleinhirnblutung s. Kleinhirn-Symptomatik.
- Putamenhämatome mit 30–60 % am häufigsten (durch besonders stark ausgeprägte Lipohyalinose?), es überwiegen die sogenannten benignen Hämatome. Sterberate 35 % (relativ niedrig), meistens schwere neurologische Ausfälle mit sensomotorischer Hemiparese, bei Hämatomen in der dominanten Hemisphäre bereits mittlerer Größe regelmäßig vorhandenen Aphasie. Kleine, weit lateral gelegene Hämatome mit einer leichten, vereinzelt auch nur vorübergehenden, rein motorischen Hemiparese [Schütz H: Die Putamenhämatome. Nervenarzt 58 (1987) 670–6].
- Schwangerschaft: Dritthäufigste Todesursache durch nicht geburtsbedingte Blutungen. Auslösung z.B. im Rahmen einer Eklampsie oder eines metastasierenden Chorion-Karzinoms. Auch Subarachnoidalblutungen aus Aneurysmen mit hoher Mortalität im II. und III. Trimenon.

Komplikationen:
Folgen einer intrazerebralen Blutung   I69.1
Folgen einer nichttraumatischen intrakraniellen Blutung (sub- oder epidural)   I69.2

Labor: Z.B. ANCA (z.A. M. Wegener).

Prognose: Letalität ca. 30 %.
- Subarachnoidalblutung mit begleitender intrazerebraler Blutung: Letalität > 50 % [Fahlbusch R].

Bei 30 Patienten mit Subarachnoidalblutung war eine begleitende intrazerebrale Blutung von mehr als 20 ml letal,
aber primär intrazerebrale Blutungen (22 Patienten) gleicher Größe können überlebt werden ohne Entwicklung eines Hydrozephalus, ohne Bewusstseinsstörung oder neurologisches Defizit nach 3 Monaten [Roos Y: Outcome in patients with large intraventricular haemorrhages: a volumetric study. J Neurol Neurosurg Psychiatry 58 (1995) 622–4].

- 24 (10 %) von 241 Patienten mit ICB waren antikoaguliert (58 % mit Quick < 20 %), davon 50 % bei Aufnahme wach, 21 % somnolent, 12,5 % soporös und 16,5 % komatös; die Mortalität lag bei 62,5 % während des stationären Aufenthalts; die bei Aufnahme wachen Patienten mit Blutung im CCT ohne raumfordernden Effekt, ohne Einbruch ins Ventrikelsystem und ohne Kleinhirnblutung hatten eine günstige Prognose, 29,2 % konnten selbständig, 8,3 % mit einschränkenden Behinderungen entlassen werden; initialer Quick, Alter und Begleiterkrankungen der Patienten waren prognostisch kaum relevant [Hofstadt U, Wuppertal: Intracerebrale Blutungen bei Anticoagulantientherapie. ANIM (1/98) Hamburg].
- Fieber: Von 251 Patienten (153 Männer, 98 Frauen) mit ICB, davon 129 mit Ventrikeleinbruch, hatten 35 bzw. 14 % Temperaturen < 36,5 °C, 169 bzw. 67 % 36,5–37,5 °C und 47 bzw. 19 % > 37,5 °C; die Höhe der Körpertemperatur bei Aufnahme und im Verlauf der ersten 72 Stunden korrelierte negativ mit der Prognose; das Outcome war zusätzlich abhängig von Blutungsgröße, ganglionärer vs. lobärer Lokalisation, Ventrikeleinbruch, Glasgow Coma Scale-Rating und dem mittleren arteriellen Druck [Häfner K, Heidelberg: Erhöhte Körpertemperatur ist ein prognostisch ungünstiger Parameter bei spontanen supratentoriellen intracerebralen Blutungen. ANIM (1/98) Hamburg].

Risikofaktoren: s. Ätiologie.
- Adipositas: Bei intrazerebraler Blutung signifikant häufiger als bei hämorrhagischem Infarkt [Staffen W, Salzburg: Die Wertigkeit von Klinik und bildgebenden Methoden in der Diagnostik von intrazerebralen Blutungen bei 100 Patienten. Akt Neurol 25 (1999) 69–73].

♣ *Übt der Arzt einmal Kritik*
am Patienten, der zu dick,
wird der böse, und dann bockt er,
wechselt lieber seinen Dokter,
anstatt tapfer, klug und weise
seine falsche Lebensweise.
[Dr. med. Friedrich Schmidt,
DÄB 93/28 (15.7.96)]

- Alkoholabusus: Es „besteht ein fast linearer Zusammenhang zwischen Alkoholmenge und dem Risiko einer zerebralen Blutung ..." [Diener H: Primär- und Sekundärprävention des ischämischen Insultes. DÄB 90/41 (15.10.93) B-2008–12].
- Arterielle Hypertonie (s. Anatomie): In 60–70 % vorbestehend, jede Ätiologie, z.B. auch Kokain-induziert.
- Kokain: Wirkungsverstärkung in Kombination mit Alkohol, mit dem die Leber Kokaethylen synthetisiert, das stärker und länger wirkt als Kokain. Meist einmalige generalisierte Krampfanfälle [Dhuna A: Epileptogenic Properties of Cocaine in Humans. Neurotoxicology 12/3 (1991) 621–6].
- Leptin (kein Risikofaktor für zerebrale Ischämie) [Söderberg S: Leptin is a risk marker for first-ever hemorrhagic stroke in a population-based cohort. Stroke 30 (1999) 328–37]. Leptin (Hormon) ist bei Untersuchung an 275 Übergewichtigen mit 31,3/ml gegenüber Normalwichtigen mit 7,5/ml um das Vierfache erhöht. Korrelation zwischen Leptinwerten und Adipositas [Considine R: Serum immunreactive-leptin concentrations in normal-weight and obese humans. NEJM 334 (1996) 292–5]. Die hohen Spiegel werden als Ausdruck einer Resistenz gegen das Hormon interpretiert.

Röntgen: s. kavernöse Angiome.
- CCT: Blut hyperdens nachzuweisen außer bei einer so hochgradigen Anämie (z.B. Hb 6 g/dl), dass Blut isodens erscheinen kann.
- MRT s. kongophile Amyloid-Angiopathie.

Therapie: s. Hirnödemtherapie. s. zerebrale Ischämie. Laxantiengabe. Akutbehandlung entsprechend intensivmedizinischen Grundsätzen. Kopfhochlagerung 30°. Bewusstseins- und Pupillenkontrolle mit CCT bei Änderung.
Die Frührehabilitation erfolgt mit 2mal täglichem Durchbewegen und/oder aktiver Krankengymnastik. Lagerung. Senkung hypertensiver Blutdruckwerte > 180 mm Hg:
☆ Urapidil (30/60/90 mg ret Tbl, 25/50 mg A) 2–3 x 60 oder 2 x 90 mg, sehr langsam 6,25–25–50 mg i.v.; auch bei Hirndruckzeichen. Perfusor: 150 mg (3 A) auf 50 ml NaCl = 3 mg/ml nach Wirkung, beim liegenden 70 kg schweren Patienten 3–10 ml/h.
☆ Heparin s. Medikamente. Low-dose: Bei Gabe ab 2. Tag Lungenembolie bei 1 von 22 Patienten ohne erhöhte Inzidenz von intrakranialen Nachblutungen, bei Gabe ab 10. Tag Lungenembolien bei 9 von 23 Patienten [Boer A: Early heparin therapy in patients with spontaneous intracerebral haemorrhage. J Neurol Neurosurg Psych 54 (1991) 466–7]. 2b) Oder niedermolekulares Heparin.
Bei absoluter Indikation zur Vollheparinisierung Heparin high-dose nach Normalisierung der Thromboplastinzeit (TPZ) mit Frischplasma und Vitamin K.

Therapie interventionell: Intraventrikuläre Fibrinolyse⁻ mit rt-PA zur schnelleren Auflösung intraventrikulären Blutes und zur Verhinderung einer persistierenden Liquorabflussstörung: 8 Patienten mit Stammganglienblutung mit Ventrikeleinbruch und erforderlicher externer Ventrikeldrainage, mittlere Gesamtdosis 13 mg (2–20 mg); bei einer 42-jährigen Patientin 20 min nach der ersten Instillation von 2 mg rt-PA akute Bewusstseinsverschlechterung mit Zunahme des intraventrikulären Blutes im CCT, bei einem 70-jährigen Patienten wurde trotz 4 Stunden nach der zweiten 4 mg Dosis aufgetretener Pupillenstörung und Bewusstseinsverschlechterung ebenfalls mit Zunahme des intraventrikulären Blutes im CCT die rt-PA-Therapie fortgesetzt [Schwarz S, Heidelberg: Blutungskomplikationen nach intraventrikulärer Fibrinolyse. ANIM (1/98) Hamburg].

Therapie operativ: Zurückhaltende Indikation bei großer ICB in der dominanten Hemisphäre älterer Patienten.
– Frühe Stereotaxie strategisch bedeutsamer Blutungen tiefer Hirnstrukturen in japanischer Pionierarbeit mit guten Erfolgen, wobei durch stereotaktisch gesteuerte Sonden die Hämatome mittels Ultraschall verflüssigt und sofort abgesaugt werden, zur Vermeidung sekundärer ischämischer Schädigung bzw. lokaler Kompression oder Massenverlagerung.

– Navigationsgesteuerte Hämatompunktion mit oder ohne anschließende Lyse (s.o.).
– Frühe operative Ausräumung binnen 12 h (unter der Vorstellung, Sekundärfolgen entgegenzuwirken, toxische Folgeeffekte von Blutabbauprodukten zu reduzieren und die um die ICB gelegene ischämiegefährdete Randzone durch Druckentlastung günstig zu beeinflussen) bei spontanen ICB's > 9 ml im CCT mit nicht signifikanter Verbesserung des Spätergebnisses genüber konservativer Therapie [Morgenstern L: Surgical treatment for intracerebral hemorrhage (STICH). Neurology 51 (1998) 1359–63].

Hirnstamm-Blutung I61.3

Ätiologie: s. intrazerebrale Blutung.

Einteilung in 5 Syndrome:
1. Syndrom der medialen bilateralen Ponsblutung mit Koma, Atemstörungen, Miosis, fehlendem okulozephalen Reflex und Tetraplegie, gelegentlich auch Ocular bobbing (s. Nystagmus – Differentialdiagnose) und Skew deviation (prognostisch ungünstig).
2. Syndrom der lateralen Ponsblutung (= hemipontines Syndrom) mit erhaltenem Bewusstsein, kontralateraler Hemiplegie und ipsilateralen tegmentalen Ausfällen (z.B. internukleäre Ophthalmoplegie).
3. Syndrom der einseitigen Tegmentumblutung mit erhaltenem Bewusstsein, ipsilateraler Ataxie und kontralateralen, meist dissoziierten Empfindungsstörungen (Einschränkung der Schmerz- und Temperaturempfindung), aber fehlenden oder nur flüchtigen kontralateralen motorischen Paresen.
4. Mittelhirnsyndrom mit Koma, Beuge- und Strecksynergismen, engen bis mittelweiten Pupillen (s. Hirndruck – Klinik).
5. Bulbärhirnsyndrom mit tiefem Koma, fehlenden Abwehrbewegungen, schlaffer Tetraplegie und weiten reaktionslosen Pupillen sowie Kreislauf- und Atemstörungen, Prognose infaust (s. Hirndruck – Klinik).

Epidemiologie: 2–10 % aller parenchymatösen Hirnblutungen, meist im Pons.
Inzidenz: 2–4 pontine Blutungen pro 100.000 Einwohner pro Jahr.

Klinik: Anamnese: 1/4 der Patienten wurde bewusstlos aufgefunden. Entwicklung der Initialsymptome innerhalb von Minuten bis maximal 2 Stunden, nur selten subakuter oder protrahierter Krankheitsbeginn.
Befund s. Einteilung. Selten isolierte Hirnnervenparesen.

Prognose: s. Röntgen. Der Schweregrad der initialen Bewusstlosigkeit, von der Größe der Blutung mitbestimmt, „ist der entscheidende klinisch-prognostische Parameter. Patienten, die initial tief bewusstlos sind, überleben fast nie (20/21), während solche, die initial nur schläfrig oder wach sind, eine recht günstige Vorhersage haben".
– Prognostisch sehr ungünstig sind Ocular bobbing und Skew deviation.
– „Von 44 Kranken haben 12 die Hirnstamm-Blutung länger als 3 Monate überlebt" [Ringelstein E: Hirnstammblutungen: Prognostische Bedeutung klinischer und neuroradiologischer Parameter. In: Schwerpunkte neurologischer Intensivmedizin. perimed Notfallmedizin 19 (1991) 185–8].

Röntgen: CCT: Zu 25 % Zeichen der zerebralen Mikroangiopathie.
– Tamponade des Ventrikelsystems bei 2/3 (20/31) bzw. 1/3 (4/13) der Überlebenden.
– Größe der Blutung bei
Verstorbenen durchschnittlich 30 x 28 mm (Maximum 54 x 50 mm, Minimum 11 x 15 mm,) Überlebenden durchschnittlich 15 x 17 mm (Maximum 20 x 28 mm, Minimum 12 x 8 mm).
– Querdurchmesser < 15 mm Überleben, > 20 mm 3/15 Überleben, ≥ 30 mm immer letal.
Sagittaldurchmesser ohne ähnlich klare Abstufungen wie beim Querdurchmesser.
– Lokalisation mit relativ benignem Verlauf bei strenger Begrenzung auf das Mesenzephalon (4.), das Tegmentum pontis (3.) oder unilateral paramedian auf Ponshaube und -fuß (2.).
– Lokalisation in der Medulla oblongata (5.) mit letalem Verlauf (4/4).

Therapie: Im Verlauf ist meist antidepressive Therapie erforderlich.
Bei störenden intermittierenden Doppelbildern frühestens nach einem Jahr Verordnung von Prismengläsern.

M. Boeck s. Sarkoidose.

Borreliose und Neuroborreliose   A69.2

syn. Lyme-Borreliose und Lyme-Disease mehr im Sinne der Lyme-Arthritis.

Lyme-Meningitis   A69.2†, G01
Borrelien-Polyneuropathie   G63.0
Meldepflicht bei Erkrankung.

Ätiologie: Arthropoden-übertragene Erkrankung, Zeckenbiss von Ixodes ricinus (gemeine Zecke/ Holzbock) mit Übertragung von Borrelia burgdorferi – 4 Subtypen.

Anatomie/Histologie: Nachweis von Spirochäten in Plazenta und fötalen Organen möglich.

Diagnostik: s. Labor.

Differentialdiagnose bei neurologischer Symptomatik:
– Stadium I: Depression – Angstsyndrom. Chronisches Müdigkeitssyndrom.
– Stadium II–III: Frühsommer-Meningoenzephalitis. Mononeuritis multiplex. Neuralgische Schulteramyotrophie (s. Klinik).
Ischämischer Insult. Rezidivierende ischämische Insulte [Belau C: Zerebrovaskuläre Manifestation einer chronischen Neuroborreliose. Akt Neurol 18 (1991) 65–68].
Multiple Sklerose (Papillenschwellung und Optikusneuritis/Neuritis nervi optici/Retrobulbärneuritis. Meningoenzephalitis. Polyradikuloneuritis).

Differentialdiagnose des Erythema (chronicum) migrans: Erysipel, luetische Veränderungen, Tinea corporis.

Differentialdiagnose der Lyme-Arthritis: Bei Monoarthritis Gicht. Bei wandernder Arthritis Gonokokken-Arthritis.
Bei Sakroiliitis Spondylarthritis ancylopoetica (Schmerzen nachts und am frühen Morgen), M. Reiter (Trias Gelenkbeschwerden, Konjunktivitis, Urethritis).

Einteilung: s. Klinik.

Epidemiologie: Die Neuroborreliose ist nach dem Erythema migrans die zweithäufigste Manifestationsform der Borrelien-Infektion.
– Auftreten: Durchseuchung knapp 25 % (Borreliose-IgG-Titer positiv).
Jahresisotherme > 8° bzw. Höhengrenze ca. 1000 m, aber nicht so eindeutig wie Frühsommer-Meningoenzephalitis höhenlimitiert.
– Zecken sind zwischen Mitte April und Anfang November (Juni–September) aktiv, Erkrankungsgipfel im Hochsommer.
In Endemiegebieten sind bis zu 34 % der Zecken infiziert.

Klinik: Anamnese: Zeckenbiss (?) in 30 % erinnerlich: Im Gegensatz zu Larven (3 Beinpaare) können die stecknadelkopfgroßen Nymphen (4 Beinpaare) wie adulte männliche Zecken die menschliche Haut durchdringen und infizieren, fallen aber nach kurzem Saugakt wieder ab. Nur die adulten Weibchen verankern sich, um genügend Blut für die Eiproduktion zu gewinnen, und werden entdeckt.
– Wird die Zecke innerhalb der ersten 24 Stunden entfernt, ist die Infektionsgefahr sehr gering.

Erscheinungsfreies Intervall zwischen Zeckenbiss und Beginn des Erythema migrans mindestens 3 Tage und maximal 6 Wochen (sofortige Rötung stellt eine hyperergische Reaktion wie bei anderen Insektenstichen dar).
– Besonders nächtliche Schmerzen (Meningoradikulitis)?
Befund: Die Stadien müssen nicht durchlaufen werden – die Erkrankung kann in jedem Stadium manifest werden.
I. Stadium Tage bis Wochen:
– Grippeähnliche Allgemeinsymptome mit Fieber, Hepatosplenomegalie, Kopfschmerz, Meningismus, Müdigkeit, Myalgien.
– Erythema nodosum.
– 70 % Erythema (chronicum) migrans: Ringförmige Rötung mit langsamer Größenzunahme (immer mit Crescendo-Tendenz) und zentraler Abblassung, Abheilung nach 2–3 Monaten. Selten multiples Auftreten oder atypische Konfigurationen (ggf. Stadium II).
– Lymphadenosis cutis benigna/Lymphozytom: Solitär lividbräunlicher, prall elastischer, schmerzloser Knoten im Bereich von Ohrläppchen, Brustwarze oder Skrotalhaut besonders bei Kindern, ggf. mit regionaler Lymphadenopathie, im Übergang zum Stadium II. Spontane Abheilung nach Wochen bis Monaten, ggf. Rezidive.
– Arthralgien (auch Stadium II).
II. Stadium Wochen bis Monate:
– Arteriitis, Arthralgien (auch Stadium I).
– Am Auge hervorgerufen und imitiert werden frühzeitig Konjunktivitis, später Chorioiditis/Chorioretinitis, Iritis/granulomatöse Iridozyklitis, Keratitis, Uveitis und Vaskulitis. Nystagmus. Papillenschwellung, Optikusneuritis/ Neuritis nervi optici/Retrobulbärneuritis:
Kasuistik mit Visusminderung und Papillenödem rechts und, nach 10 Tagen Cephalosporintherapie, Visusminderung links. Besserung erst nach 6 Wochen Therapie, VEP weiter deutlich verlängert [Lins H, Magdeburg: Isolierte Opticusneuritis bei Neuroborreliose. (9/ 96) Göttingen].
– Stauungspapille: Kasuistik bei 2 Patienten mit Besserung unter Ceftriaxon [Petereit K, Erfurt: Stauungspapille bei Neuroborreliose. (9/96) Göttingen].
– Selten Karditis: Peri- und Myokarditis evtl. mit Herzrhythmusstörungen (besonders AV-Block).
– Meningopolyneuritis Garin-Bujadoux-Bannwarth mit Trias
1. radikuläre Nervenbeteiligung (Meningoradikulitis, Meningopolyradikulitis) mit besonders nächtlichen Schmerzen.
2. Meningitis/Enzephalitis (zum Teil sehr diskret).
3. kraniale Neuritis (Polyneuritis cranialis), meist mit Fazialisparese (oft doppelseitig). Häufig spontane Remission.
Kasuistiken: 61-Jähriger (1.) mit 6 Wochen und 53-Jährige (2.) mit 5 Wochen nach

Zeckenbiss Miller-Fisher-Syndrom (Ophthalmoplegie, Areflexie und Ataxie) und (1.) Fazialisbeteiligung, positiver IgM-Titer im Westernblot, (2.) positiven IgG-Ak im Westernblot. Keine Antikörper gegen GQ1b-Ganglioside. Vollständige Rückbildung unter Cephalosporin-Therapie [Druschky K, Karlsruhe: Miller-Fisher-Syndrom als ungewöhnliche Manifestation einer Borrelien-Infektion – Bericht über 2 Fälle. (9/96) Göttingen].

– (Infektiöse) Myositis: Kasuistik von rezidivierender Lyme-Borreliose mit dem klinischen Bild einer Dermatomyositis bei einem 73-jährigen Waldbesitzer [Hoffmann J. (4.3.95) Hannover].

– Plexusneuritis (selten): [Malzacher V, Sindelfingen: Neuroborreliose mit dem Bild einer beidseitigen Schulteramyotrophie – Turner-Parsonage-Syndrom. (9/96) Göttingen].

III. Stadium Monate bis Jahre:

– Zirkumskripte Sklerodermie.

– Acrodermatitis chronica atrophicans Herxheimer (in USA unbekannt): Initial entzündlich bedingte ödematöse plaqueförmige Schwellung des Bindegewebes, sekundär Atrophie von Haut und Unterhautfettgewebe besonders an den Streckseiten der Extremitäten. Vorwiegend symmetrisch, anfangs kann eine Extremität betroffen sein. Komplikation Plattenepithelkarzinome oder maligne Lymphome. Einzelbeobachtungen einer Lymphomrückbildung unter Antibiose.

– Arthropathie – Lyme-Arthritis (Mon-/Oligoarthritis) schubweise mit Remissionen verlaufend besonders von Knie- und Sprunggelenk, zum Teil ohne vorausgegangene Hautmanifestation, zum Teil polyartikuläre Befallsmuster. Ggf. juxtaartikuläre Knötchen (gegenüber Rheumaknoten dichte lymphozytäre Infiltrate, keine fibrinoide Nekrose).

– Progressive Enzephalomyelitis – chronische Meningoenzephalitis mit spastischen Paresen (Paraparese, Tetraparese), Ataxie, Blasenstörungen, Hirnnervenbeteiligung, kognitiven Störungen.

– Polyneuropathie (axonale Polyneuropathie).

– Vaskulitis bzw. meningovaskuläre Form: Kasuistik eines 48-jährigen Mannes ohne Risikofaktoren mit inkomplettem Wallenberg-Syndrom bei Vertebralisverschluss links, höhergradiger Basilarisstenose, dem Bild einer ausgeprägten zerebralen Vaskulitis betont der kleinen Arterien und lymphozytärer Liquorpleozytose mit mittelgradiger Schrankenstörung und lokaler IgA- und IgM-Produktion bei positiver Borrelien-Serologie. Rückbildung der klinischen Symptome unter Ceftriaxon zusätzlich mit Kortikoiden sowie des entzündlichen Liquorsyndroms nach 1/2

Jahr [Habich C, Hamburg-Altona: Vasculitis bei Neuroborreliose. (9/96) Göttingen].

Vaskulitis ggf. noch im floriden Stadium der Neuroborreliose: Kasuistik eines 46-jährigen Patienten mit Abduzensparese einige Wochen nach fraglichem Zeckenbiss, unter 2 Wochen Ceftriaxon Besserung des klinischen und entzündlichen Liquorbefundes; trotz der Antibiose 2 Wochen später Ausbildung einer akuten Hemiparese bis Tetraparese bei MR-Signalveränderungen bds. im Pons und Besserung unter Ceftriaxon und Kortikoiden [Emrich P, H.-Harburg: Zerebrovaskuläre Verlaufsform einer akuten Neuroborreliose. ANIM (1/98) Hamburg].

Besonderes: s. Prognose.

– Kraniozervikale Dystonien.

– Ein Zusammenhang mit zerebralen Aneurysmen (nach dem Modell der Spirochätenaffektion bei luetischen Aortenaneurysmen) wird diskutiert anhand der Kasuistik von 3 Patienten in Turku [Oksi J: Intracranial aneurysms in three patients with disseminated Lyme borreliosis: cause or chance association? J Neurol Neurosurg Psychiatry 64 (1998) 636–42].

Labor: s. Antiphospholipid-Ak (Antiphospholipid-Antikörper-Syndrom mit Borreliose assoziiert).

– Antikörper-Titer-Bestimmung mittels Immunfluoreszenztest (IFT) und ELISA, bei unklaren Befunden mit zusätzlichem Western-(Immuno-) Blot.

– Initiale diagnostische Lücke mit noch negativem IgM-Titer und intrathekaler Antikörper-Synthese häufig erst 3–6 Wochen nach Beginn der Symptomatik.

– Durchseuchung (s. Tabelle unten): 23,9 % (6775 Patienten zwischen 1990 und 1994) wiesen, bis auf einen leichten Anstieg im August ohne jahreszeitliche Schwankungen, im Serum einen positiven Borreliose-IgG-Titer auf [Woessner R, Homburg: Serodiagnostik der Neuroborreliose. (10/97) Dresden].

– Positiv gewertet werden: IgG im Serum > 1 : 256, im Liquor > 1 : 64, IgM in Serum und Liquor > 1 : 16.

– Meningopolyneuritis Bannwarth: 16/51 Patienten (31,3 %) hatten eine positive Liquor-PCR [Bamborschke S, Köln: Borrelien-PCR in Liquor und Urin. (10/97) Dresden].

– Falsch negativ: Immunfluoreszenztest (IFT) und Westernblot in Stadium I und II in 40–75 % mit falsch negativen Befunden. Spezifität und Sensitivität besonders im Stadium III, aber es werden auch seronegative chronische Borreliosen beobachtet [Burmester R, Erlangen].

IgM-Titer sind frühestens nach 3, zuverlässiger nach 6–8 Wochen positiv. Nicht immer wird überhaupt spezifisches IgM gebildet.

	Seropositiv	IgM	IgG	
Stadium I:	20– 50 %,	50–90 %,	10– 50 %.	IFT und Westernblot in 40–75 % falsch negativ.
Stadium II:	50– 90 %,	15–70 %,	50–100 %.	IFT und Westernblot in 40–75 % falsch negativ.
Stadium III:	90–100 %,	3– 7 %,	90–100 %.	Auch falsch negative chronische Borreliosen.

Die Titer können unter Antibiotika schnell abfallen. I.d.R. bleiben die IgG-Titer länger erhöht.

- Falsch positiv: IFT und Westernblot mit häufig falsch positiven Befunden! Spezifität und Sensitivität besonders im Stadium III. Persistierende IgM-Ak-Titer bei infektiöser Mononukleose bzw. EBV-Infektionen als Folge von polyklonaler B-Zell-Stimulation.
- Kreuzreaktionen (Borrelien gehören wie die Treponemen und Leptospiren zur Gruppe der Spirochäten!) mit
1. fakultativ pathogenen Spirochäten der Mundflora,
2. Treponemen: Höhertitrige Treponema pallidum-Seren verursachen ohne Präabsorption mit Reiter-Treponemen-Antigen in Borrelien-ELISA und -IFT eine falsch-positive Reaktion, aber i.d.R. nicht präabsorbierte Seren.
   Bei positiver Lues-Serologie und gleichzeitig positivem Borrelien-ELISA bzw. -IFT-Abs-Test ist von einer Doppelinfektion mit B. burgdorferi und Treponema pallidum auszugehen!
3. Innerhalb der Gattung Borrelia auf Bordetella recurrentis – Rückfallfieber.
4. Keine Kreuzreaktion mit Leptospiren.
- Capture-ELISA-Test [Hansen K: Lyme Neuroborreliosis: A New Sensitive Diagnostik Assay for Intrathecal Synthesis of Borrelia burgdorferi-specific Immunglobulin G, A, and M. Ann Neurol 30/2 (1991) 197–205].
- PCR bei Verdacht auf Neuroborreliose Stadium II und III oder unklarem Befund im IFT, ELISA und Westernblot aus
  Urin (Urin-PCR), Liquor (Liquor-PCR), Gelenkpunktaten und Biopsaten, ggf. Serum (Serum-PCR).
  Es gibt seronegative und liquorpositive Befunde (wie bei der Lues), aber auch seropositive und liquornegative Befundkonstellationen.
- Vier Borrelia-Subspezies:
1. B. burgdorferi sensu stricto: Assoziiert mit Erythema migrans, Lyme-Arthritis. Amerikanische sowie einige europäische Isolate. Aufgrund der Homogenität wirksamer Impfstoff vorhanden.
2. B. garinii: Besonders bei Neuroborreliose Stadium II und III. Viele europäische Isolate, ausschließlich in Eurasien.
3. B. afzelii: Besonders aus Hautisolaten bei Spätstadien der Acrodermatitis chronica atrophicans (in USA unbekannt).
   Viele europäische Isolate, ausschließlich in Eurasien.
1.–3. B. burgdorferi sensu stricto, B. garinii und B. afzelii werden zusammengefasst als Borrelia burgdorferi sensu lato.
4. B. japonica: Japanische Isolate.
   Differenzierung: Adresse z.B. Pettenkofer-Institut, Pettenkofer Str.9 a, 80336 München, Fr. Dr. B. Wilske, Tel. 089/5160–5231.

Liquor: 30–300/3 (3000/3) Zellen typisch, lymphozytäre Pleozytose. 50 % oligoklonale Banden. Bei Neuroborreliose ist eine Zellzahlerhöhung und eine autochthone (hirneigene) Antikörper-Produktion zu fordern.

Ggf. nur Liquorveränderungen [Breuer W: Progressive Borrelia-Enzephalomyelitis – liquorpositiva sed seronegativa. Akt Neurol 16 (1989) 168–70].
- Direkter Borrelien-DNA-Nachweis PCR (Polymerase-Ketten-Reaktion) mit nur 56–90 % Sensitivität und 90 % Spezifität positiv von praktischer Bedeutung vor allem in der Verlaufskontrolle initial positiver Befunde unter Therapie.

Prognose:
- Reinfektionen sind nicht selten und durch engmaschige Titerkontrollen zu überprüfen.
- Persistierende Arthritiden ein halbes Jahr nach Therapie mit Ceftriaxon noch bei 29 %, nach 1 Jahr noch bei 20 % der Patienten.
- Fibromyalgie als Folgeerkrankung einer Lyme-Borreliose, durchweg mit Beteiligung mehrerer Organsysteme, in 8 % (22 von 287 Patienten) spätestens 6 Monate nach Antibiotika-Therapie [Dinerman H: Ann Intern Med 117 (1992) 4: 281–5].

Röntgen: MRT bei 3 Kindern mit ringförmigen Kontrastmittel-Anreicherungen (Differentialdiagnose akute disseminierte Enzephalomyelitis und Encephalomyelitis disseminata). Die Kontrastmittel-Anreicherung ist nützlich zur Beurteilung des Antibiotika-Effektes [Demaerel P: Childhood neuroborreliosis: clinicoradiological correlation. Neuroradiology 37 (1995) 578–81].

Therapie präventiv: Immunprophylaxe mit ☆Borrelien-Impfstoff (LYMErix mit 76 % und ImuLyme mit 92 % Impfschutz, beide Präparate noch nicht zugelassen). Voller Impfschutz mit je 3 Impfungen.

Therapie: s. Antibiotika-Therapie. Zecken sollen möglichst weit vorn am Kopf gefasst und frühestmöglich (unter leichter Linksdrehung) mit einem leichten Ruck gerade aus der Haut gezogen werden ohne vorheriges Auftropfen von Öl, Klebstoff o.ä.
- Evtl. verbliebene Zeckenteile sollen schnellsten entfernt werden – ist das nicht möglich, werden sie meist durch eine kleine lokale Fremdkörperreaktion abgestoßen. Chirurgische Maßnahmen sind nicht erforderlich.
- Orale Gaben von Penicillin oder Erythromycin, selbst im Frühstadium gegeben, können Spätmanifestationen nicht verhindern. Keine prophylaktische Antibiose nach Zeckenbiss (fraglich nach sehr langer Saugzeit > 24 h).

I. **Stadium I** (z.B. Erythema migrans): Orale antibiotische Therapie.
   Auch erst nach mehreren Tagen oder protrahiert können Jarisch-Herxheimer-ähnliche Reaktionen auftreten.
   Klingen die Effloreszenzen schnell ab und verschwinden die Allgemeinsymptome, ist die Behandlung ausreichend.
   Persistiert oder rezidiviert das Erythem, ist das Antibiotikum zu wechseln oder parenteral zu verabreichen.
☆ Doxycyclin (100/200 mg Tbl, 100 mg A) 2 x 100 mg/d über 2 (–4) Wochen. Oder
☆ Minocyclin (50/100 mg Tbl) 200 mg/d über 14 Tage.

Alternativ zu Tetrazyklinen (Kinder < 8 Jahre):
* ☆ Amoxicillin (0,5/0,75/1 g Tbl. 1,2/2,2 g Fl) 3 x 0,5–1,5 g oral über 2 (–4) Wochen.
* ☆ Ampicillin mit Sultamicillin (375 mg Tbl) 2 x 750 mg.
* ☆ Azithromycin (250 mg Kps, 200 mg/Messl.) nüchtern 1mal täglich 0,5 g/d über 10 Tage.
* ☆ Cefuroxim (125/250/500 mg Tbl. 0,25/0,75/ 1,5 g Fl) Kinder 100 mg/kg 2 x 0,5 g/d über 14–21 Tage.
* ☆ Erythromycin (0,25/0,5 g Tbl. 1 g A) 4 x 250–500 mg oral, 20–25 mg/kg. Alternativ ☆Roxithromycin. s. Makrolide. Oder
* ☆ Penicillin V – Phenoxymethylpenicillin, 3–4 x 1–3 Mio oral über 14 Tage. Alternativ Propicillin (Baycillin Mega Oblong).

II. Stadium II und III ☆Amoxicillin oder ☆Doxycyclin nur bei leichten Verläufen (!):
* ☆ Doxycyclin (100/200 mg Tbl, 100 mg A) 2 x 100 mg/d über 4–6 Wochen bzw. 2 x 200 mg/d über 2 (–4) Wochen.
* ☆ Amoxicillin über 4 (–6) Wochen.

Makrolide incl. Azithromycin sind grundsätzlich nicht geeignet!

III. Stadium II mit Organmanifestationen und III: Ausreichend lange intravenöse Therapie bei Stadium II über 2 (–3) und Stadium III über 3 (–4) Wochen. Die Remission der chronischen Neuroborreliose und Lyme-Arthritis erfolgt auch unter hochdosierten Antibiotika eher langsam.
* ☆ Penicillin G: Säuglinge 1, Kinder 0,5 Mio/kg, Erwachsene 4–5 x 10 Mio E. Oder
* ☆ Ceftriaxon (0,5/1/2 g Fl in NaCl) 50 mg/kg bzw. 2 g/d. Oder
* ☆ Cefotaxim (0,5/1/2 g Fl) Kleinkind 50–100 (–200) mg/kg.
* ☆Tetrazyklin ggf. bei Penicillin- und Cephalosporin-Allergie, 1–2 g/d, Gesamtdosis 30–50 g.
* – Therapie-Wiederholung nach erneut pathologischem LP-Befund nach 3–6 Monaten.
* ☆ Kortikoide mit gutem Erfolg zur sofortigen Behandlung der Schmerzen vor Einsetzen der antibiotischen Wirkung.

Botulismus   Clostridium botulinum – Lebensmittelvergiftung   A05.1

Meldepflicht bei Verdacht, Erkrankung und Tod.

Ätiologie: Intoxikation mit Botulinum-Toxin B, weniger A oder E. In der Natur 8 Typen A, B, C_1, C_2, D–G des Exotoxins. Typ A mit Molekulargewicht 140.000–150.000 Dalton (leichte 50.000 und schwere 100.000 Dalton Proteinkette, durch SH-Brücke verbunden).
Zerstörung durch 100 °C über mindestens 5 Minuten oder durch alkalisches Milieu und Licht-Expositon.
Botulinum-Toxin besitzt von allen natürlichen und künstlich hergestellten Substanzen die höchste toxische Potenz. LD_{50} ca. 2000 ng.
– Wirkungsmechanismus: Bindet an Glykosiden der präsynaptischen Membran der motorischen Endplatte sowie an den autonomen Ganglien und gelangt nach Ausbildung einer Pore in das Zytoplasma. Blockiert irreversibel die ACh-Freisetzung (spaltet spezifisch ein Protein der Acetylcholin-speichernden präsynaptischen Vesikel, so dass keine Transmitter mehr ausgeschüttet werden) mit funktioneller Denervierung und reversibler Muskelatrophie (durch axonale Sprossung).

Anatomie/Histologie: Keine echte Polyneuritis.

Diagnose: s. Klinik.

Diagnostik: s. Labor. Serienreizung s. Myasthenia gravis.

Differentialdiagnose: Atropin-Intoxikation. Diphtherie-Polyneuropathie.

Differentialdiagnose der Erkrankungen mit Störungen der neuromuskulären Übertragung: Amyotrophe Lateralsklerose, Botulismus, Lambert-Eaton-Syndrom, Myasthenia gravis, Organophosphat-Vergiftungen, Polymyositis und andere Myopathien.

Einteilung: Lebensmittel-Botulismus durch Verunreinigung (Wasser) und perorale Aufnahme.

Wund-Botulismus sehr selten.
Säuglings-Botulismus wohl mit gastrointestinaler Toxin-Produktion.

Klinik: Intestinale und Sehstörungen bei u.g. anamnestischen Hinweisen auf den Verzehr von Dosengerichten.
Anamnese: Vor 1–2 (–8) Tagen Verzehr von Dosengerichten oder Genuss von besonders selbstgeräucherten Fleisch- oder Wurstwaren.
Durch Fischkonserven [Warnung vor Thunfischkonserven aus der Rep. Elfenbeinküste, Handelsname Atrone, Big Chef, Alba, Nostro Mare, haltbar bis 31.12.2000 (12.2.98)].
Prodromal (5–6 h nach Verzehr) Übelkeit und Erbrechen, gastrointestinale Beschwerden, Meteorismus, evtl. Durchfälle.
Befund: Botulinus Typ B-Intoxikation mehr Dysfunktion der quergestreiften Muskulatur.
Botulinus Typ A-Intoxikation mehr vegetative Dysfunktion.
Die Intoxikation verläuft um so schwerer, je früher die Symptome auftreten.
Nach (12–) 18–36 Stunden anticholinerge Symptome wie Atemnot, Kopfschmerzen, Schwindel, Mydriasis mit Akkomodationsstörungen, Lichtscheu und Verschwommensehen (nicht obligat), Mundtrockenheit (ggf. vorher Speichelfluss), Schluckstörungen (Dysphagie), Obstipation. Zudem Paresen der Augen-, Kau- (N. trigeminus, Mm. masseter et temporalis) und Gesichtsmuskulatur (Lidheberparese, Diplegia facialis), sowie Artikulationsstörungen (bulbäre Symptomatik). Proximal betonte Paresen, dabei fehlen die Muskeleigenreflexe nur bei stark ausgeprägten Paresen. Polyneuropathische Beschwerden.
Besonderes: Eine Tetraplegie kann auch nach Rückbildung der Hirnnerven-Symptomatik noch zunehmen.

Labor: Verdächtige Speisen soweit möglich asservieren zur bakteriologischen Untersuchung.

Toxinnachweis im Serum, Mageninhalt, Erbrochenem oder Stuhl a) vor Antitoxin-Gabe und b) nach Antitoxin-Gabe, um sicherzustellen, dass alles Toxin gebunden ist.
Adresse: Medizinal-Untersuchungsamt Erfurt, Mikrobiologie, Haus 6, Dr. Bergmann, Nordhäuser Str. 74, 99089 Erfurt, Tel. 0361/740910: PCR, Tierversuch.
- Ggf. differentialdiagnostisch Acetylcholin-Rezeptor-Antikörper.

Therapie: Sofortige Gabe von Botulinus-Antitoxin. Kortikoide über 6–10 Tage und Schocktherapie.
☆ Botulismus-Antitoxin-Behring (250 ml Fl, 1 ml mit maximal 170 mg Pferdeeiweiß gegen Clostridium botulinum Typ A 750, Typ B 500, Typ E 50 IE) sofort indiziert schon nach geringstem Verdacht auf Botulismus (Schwangerschaft und Stillzeit sind keine Kontraindikationen!). In Schocktherapiebereitschaft nach Intrakutan- (1 ml der 1 : 10 verdünnten Lösung) oder Konjunktivaltest (1 gtt der 1 : 10 verdünnten Lösung, positiv bei binnen 15 min auftretendem Juckreiz, Tränenfluss, Lidödem oder konjunk-

tivaler Rötung) zur Vermeidung allergischer Reaktionen prophylaktisch sofortige Gabe von 50 ml i.m. auf mehrere Depots verteilt, therapeutisch 500 (mindestens 150) ml i.v., je nach Schwere nach 4–6 h 250 ml und folgende Tage wiederholen. Bei schweren Intoxikationen, besonders wenn die i.v.-Anwendung keinen deutlichen Erfolg gezeigt hatte, intralumbale Gabe von 20 ml nach Ablassen der gleichen Menge Liquor, ggf. Wiederholung nach je 24 h. Anwendung heterologer Sera stets mit Chargen-Nr. und Bezeichnung des Präparates (Handelsname) im Internationalen Impfausweis dokumentieren. KI Pferdeeiweißallergie. UAW Allergie/anaphylaktischer Schock, kurzzeitige Temperaturerhöhung. In 20 % Serumkrankheit während der ersten 6–10 Tage mit dosisabhängiger Ausprägung, Gelenkschmerzen, spätallergischen Reaktionen wie serogenetische (postvakzinale) Polyneuritis, Nierenschädigung bis zum akuten Nierenversagen.
☆ Colestyramin (4 g Btl) 1–6 (bis 3 x 3) Btl/d zeitversetzt zu anderen Medikamenten. Bindet Clostridien-Toxine. s. zerebrale Ischämie.

M. Bourneville-Pringle s. tuberöse Sklerose.

Brachialgie s. Zervikobrachialgie.

Bromismus   Bromhidrosis L75.0

Diagnose: Gründliche Fremdanamnese der Bromeinnahme, Dysarthrie, Hyperchlorämie. Keine bromtypischen Veränderungen.

Diagnostik: s. Labor.

Klinik: Anamnese: Erbrechen, Gewichtsabnahme. Befund: Neurologisch Ataxie mit Fallneigung, Dysarthrie, Tremor. Bromakne. Psychiatrisch Konzentrations- und Merkfähigkeitsstörungen, intellektueller Abbau, Verwirrtheit.

Labor: Hyperchlorämie: Pseudochlorämie, da Brom in die Chlorbestimmung mit eingeht.

Therapie: Forcierte Diurese (Bromide werden in Abhängigkeit von der Chloridkonzentration ausgeschieden) mit ggf. Provokation deliranter Zustände, alternativ Zuwarten [Erdmann R: Ein später Fall von Bromismus. Sucht 39 (1993) 424–7].

Brown-Séquard-Syndrom s. Querschnittlähmung.

Brucellose s. Bruzellose.

Brustwirbelluxation s. Querschnittlähmung.

Brustwirbelsäule – BWS s. Querschnittlähmung, Wirbelfrakturen.

Bruxismus – Zähneknirschen – temporomandibuläre Störungen F45.8

Ätiologie: Unbekannt. Auftreten spontan, bei 15 % der Kinder und 96 % der Erwachsenen [Thompson B: Treatment approaches to bruxism. American-Family-Physician 49 (15.5. 1994) 1617]; bei neurologischen Erkrankungen auch im Zusammenhang mit anderen Dystonien, z.B. orofaziomandibulären, selteneren zervikalen Formen, bei schweren Hirnstamm-Insulten.

Therapie: ☆Botulinum-Toxin Typ A: Injektion des Masseter, Temporalis, Pterygoideus. UAW vorzeitige Ermüdbarkeit der Kaumuskulatur.

Bruzellose – Neurobruzellose A23.9

Brucella melitensis (Maltafieber) durch Schafe, Ziegen und Kamele A23.0
Brucella abortus (M. Bang – Febris undulans) durch Rinder A23.1
Brucella suis durch Schweine A23.2
Brucella canis durch Hunde (Rarität) A23.3

Meldepflicht bei Erkrankung oder Tod.

Ätiologie: s. Einteilung. Übertragung von Bruzellen (sporenlose gramnegative unbewegliche Stäbchen mit intrazellulärer Vermehrung) durch rohe Milch und direkten Kontakt mit infizierten (Haus-)Tieren (Anthropozoonose). Toxinbildung der Bakterien.

Anatomie/Histologie: Polyneuritis. Epitheloidzelliges Granulationsgewebe (Granulomatose), ähnlich der Sarkoidose oder Tuberkulose. Selten Verkäsung der Granulome nur bei Brucella suis.

Diagnose – Diagnostik: Verdacht bei jedem beruflich exponierten Patienten mit länger als 1 Woche andauerndem Fieber, generalisierten Gelenk- und Gliederschmerzen, Lymphknotenschwellungen und Leukopenie. Beweis durch Labor. s. Röntgen. Abdomen-Sonographie.

Differentialdiagnose des Febris undulans: Typhus.

Differentialdiagnose der Meningoenzephalitis: Z.B. Tuberkulose (Liquor). Encephalomyelitis disseminata s. Röntgen.

Einteilung: s. o. ICD-Nummern.

Epidemiologie: Auftreten bei Arbeitern im Schlachthaus, bei in der Landwirtschaft tätigen Personen.
Endemisch im mittleren Osten und der Mittelmeerregion. Übertragung nur vom Tier auf den Menschen.

Klinik: Anamnese: Genuss nicht pasteurisierter Milchprodukte? Landwirt, Schäfer, Metzger, Tierarzt, Kontakt zu infizierten Schafen, Ziegen, Rindern, Schweinen? Herkunft aus oder Urlaub in Mittelmeerländern? Inkubationszeit 1–3 Wochen.
Befund: Nach Eindringen über den Magen-Darm-Trakt, die Haut oder Konjunktiven lymphogene Ausbreitung.
1. Asymptomatischer Verlauf: Bei Routineuntersuchungen von Kontaktpersonen Titeranstiege ohne Symptomatik.
2. Septikämische Erkrankungen mit subakutem und akutem Krankheitsbild: Initiales Fieber (Febris undulans, differentialdiagnostisch Typhus-ähnlich) über mehrere Tage bis Wochen, diskrete Lymphknotenschwellungen, Hepatosplenomegalie, andere Organbeteiligungen. Bei Nichtbehandlung erneute Fieberwelle nach 10– 15 Tagen Pause. Infektionen durch Brucella melitensis und suis verlaufen in der Regel schwerer als durch Br. abortus. Symptome abhängig vom Organbefall wie Abort, Diarrhö, Endokarditis, Perikarditis, granulomatöse Hepatitis, Osteomyelitis, Pneumonie, Zahnfleischbluten. Myositiden, Arthritiden besonders der Kniegelenke und Neuritiden führen zu Muskel- und Gelenkschmerzen. In ca. 5 % Affektion des Nervensystems auch mit chronischen Verläufen.
3. Rückfälle einer Bruzellose mit hohem Fieber und Schweißausbrüchen können in den ersten drei Monaten nach Behandlung auftreten.
4. Chronische Bruzellosen treten nur zu 30 % mit Fieber auf, die Serumtiter können niedrig sein. Ggf. wie bei der Tuberkulose jahrzehntelange Verläufe mit Aufflackern der Erkrankung in Zeiten der Abwehrschwäche.
– ZNS-Beteiligung im Sinne von Meningoenzephalitis oder isolierten Hirnnervenausfällen.
– Kasuistik einer 23-jährigen türkischen Patientin mit wöchentlich auftretenden Migräneattacken, assoziiert mit Lichtscheu, Übelkeit und Erbrechen, über > 15 Monate, nach schwerer Vorerkrankung in der Türkei 4 Jahre vorher, retrospektiv als Bruzellose anzunehmen, nach Chemotherapie Beschwerdefreiheit [Schröder S, Stuttgart: Migränoide Symptomatik bei einem Fall von chronischer Neurobrucellose. Nervenheilkunde 11 (1992) 403–5].
– Spondylodiszitis bzw. deckplattennahe Spondylitis M46.3
– Die peripher-neurologischen Ausfälle treten meist erst Monate nach der Infektion auf: Meningoradikuloneuritis oder Mononeuritis multiplex vor allem lumbaler Wurzeln (teilweise äußerst schmerzhafte Neuralgien, Lumboischialgien) oder des Armplexus oder Polyneuropathie vorwiegend der unteren Extremität distal betont vom sensomotorischen Typ. Neuritiden persistieren häufig lange Zeit.

Labor: BB Leukopenie mit relativer Lymphozytose, ggf. Eosinophilie. Blutkultur gram-negative Bakterien, keine Sporen. Brucella-KBR und -Agglutinationstest (Widaltest), Anti-Bruzella-Coombstest. Niedrige Serumtiter bei chronischen Bruzellosen.

Liquor: Oft zytoalbuminäre Dissoziation (Guillain-Barré-Syndrom), Zellzahl bis etwa 240, hohes Eiweiß bis 450 mg/dl, niedriger Glukosespiegel, ggf. oligoklonalen Banden als Differentialdiagnose zur Tuberkulose.

Prognose: Unter Kombinationsbehandlung mit Tetrazyklin und Streptomycin günstig. Auch bei ausreichender Therapie besteht bei chronischer Bruzellose eine hohe Gefahr von Rezidiven (20 %).

Röntgen: Bei Neurobruzellose MRT (ggf. zur Encephalomyelitis disseminata ähnliche neuroradiologische Befunde) [Bussone G: Neuro-brucellosis mimicking multiple sclerosis: a case report. Eur Neurol 29 (1989) 238–40].

Therapie: s. Prognose. s. Antibiotika-Therapie, zur Vermeidung einer Jarisch-Herxheimer-Reaktion initial reduzierte Antibiotika-Dosis.
☆ Doxycyclin (100/200 mg Tbl, 100 mg A) über 21 Tage. Bei Rezidiven keine Resistenzentwicklung.
☆ Streptomycin Tageshöchstdosis Erwachsene 2 x 0,5–0,75 g/d und Kinder 25 mg/kg für 2 Wochen. Maximale Gesamtdosis 30 (60) g.
Bei schweren Verläufen in Kombination mit Doxycyclin.
Alternativen: ☆Cotrimoxazol (800/160 mg Tbl) 3 x 2 Tbl über 6–8 Wochen. Oder: ☆Rifampicin 1 x 600 mg/d. Sekundär intermittierende Einnahme 2mal wöchentlich 10 mg/kg [Schreiner R: Chronische Neurobrucellose – eine Kasuistik. Akt Neurol 21 (1994) 131–3].

Bulbäre Symptomatik s. Multiple Hirnnervenparesen.

Bulbärhirnsyndrom s. Hirndruck – Klinik.

Bulbärparalyse s. multiple Hirnnervenausfälle.

Progressive Bulbärparalyse s. amyotrophe Lateralsklerose.

Burning feet s. Polyneuropathie – Klinik.

CADASIL-Syndrom s. zerebrale Ischämie, Migräne.

Canavan-Syndrom

E75.2

syn. M. Canavan-van-Bogaert, spongiöse Hirndystrophie. s. Leukodystrophie.

Ätiologie: Anhäufung von N-Acetylasparaginsäure durch Enzymdefekt der N-Acetylaspartat-Hydrolase.

Anatomie/Histologie: „Makrozephale" Leukodystrophie.

Diagnostik: s. Labor. Pränatale Diagnostik möglich. Diagnose von Trägern möglich.

Epidemiologie: Erbgang/Gen: Autosomal-rezessiv. Gen-/Enzymdefekt der Aspartoacylase.

Klinik: s. Leukodystrophie.

Labor: N-Acetylaspartat im Urin, kernspinspektroskopische Untersuchung.

Prognose: s. Leukodystrophie.

Selbsthilfegruppe: s. Leukodystrophie.

Therapie: Unbekannt.

Candida-Infektion – Candidiasis – Candidose – Candidamykose des ZNS

B37.9. Meningitis B37.5

Capillary leak Syndrom – CLS

I67.7, I78.8

Ätiologie: Seltene, meist entzündungsassoziierte Erkrankung unklarer Genese mit rascher Verschiebung großer Plasmavolumina von intravaskulären in extravaskuläre Kompartimente.

Klinik: Massive periphere und enterale Ödembildung.
- Kasuistik mit Hirnödem und Demyelinisierungen nach Pneumonie und septischem Multiorganversagen. Nach Hämofiltration bis zum 22. Tag und hochdosierter Prednisolongabe Extubation am 25. Tag möglich, nach Beendigung der Analgosedierung apallisches Syndrom, im CCT Dichteminderungen im Marklager, im MRT periventrikulär im Marklager und im Pons Signalanhebungen am ehesten Demyelinisierungen entsprechend, nach 9 Monaten nur noch minimale kognitive Defizite und eine distal betonte axonale Polyneuropathie [Erbguth F, Erlangen: Zerebrale Beteiligung beim systemischen Capillary Leak Syndrom. ANIM (1/98) Hamburg].
- Kasuistik einer 27-jährigen Patientin mit monoklonaler IgG-Kappa-Gammopathie (MGUS) seit 2 Jahren: Nach MS-typischen klinischen Symptomen und Kernspinbefund über 5 Tage hochdosierte Kortisongabe mit Wiedererlangen der Gehfähigkeit; 36 Stunden nach erstmaliger IFN-Gabe kam es zu einer progredienten Bewusstseinstrübung, rezidivierendem Erbrechen, Fieber, Blutdruckabfall und trotz intensivmedizinischer Behandlung zu einem Multiorganversagen im Sinne eines CLS, wohl in kausalem Zusammenhang mit einer durch IFN initiierten ungehemmten Aktivierung des Komplementsystems, das im wesentlichen durch C1-Esterase-Inhibitor reguliert wird, welches bei der Patientin vor Therapiebeginn auf 30 % reduziert war [Schmidt S, Bonn: Tödliches Capillary Leak-Syndrom nach einmaliger Interferon β-1b Gabe bei C1-Esteraseinhibitor-Mangel und monoklonaler IgG-Kappa-Gammopathie. DGN (9/98) München].

Labor: Akuter Hämatokritanstieg.

Röntgen: MRT s. Klinik.

Therapie: Keine etablierte Therapie. Versuch mit Plasmaseparation und ☆Kortison hochdosiert.

Carotis s. Karotis.

Carpaltunnel-Syndrom s. Karpaltunnel-Syndrom.

Castleman-Syndrom – Morbus Castleman

s. paraproteinämische Polyneuropathien, s. Polyneuropathien – POEMS-Syndrom.

Cauda-Syndrom – Cauda equina-Syndrom s. Querschnittlähmung.

Cerebrovaskuläre Insuffizienz s. zerebrale Ischämie, Basilarisinsuffizienz, Karotisdissektion.

Neuronale Ceroid-Lipofuszinosen – Ceroidlipofuszinose – NCL

E75.4†, Demenz F02.8

syn. s. klinische Einteilung.

Ätiologie: Heredodegenerative, neuronale Speicherkrankheiten, wohl häufigste neurodegenerative Erkrankung im Kindesalter.

Anatomie/Histologie: Intrazelluläre Ablagerungen von autofluoreszierenden Lipopigmenten vom Ceroid- und Lipofuszintyp in den Ganglienzellen mit progredientem Verlust von Ganglienzellen, zerebrokortikalen und retinalen Nervenzellen, und Hirnatrophie. Sekundär leukodystrophisches Bild.

Diagnose: Beim infantilen und juvenilen Typ Diagnose aus Blutlymphozyten, aus Lymphknoten-, Haut-, Muskel-, Nervenbiopsie mit Nachweis der Autofluoreszenz ubiquitär gespeicherter Lipopigmente.
Bei der adulten Form nur aus Biopsie von neuronalem Gewebe. Elektronenmikroskopische Untersuchung.

Diagnostik: Elektroneurographie.
– Augenkonsil: Visusminderung.

Differentialdiagnose: GM$_2$-Gangliosidose, adulte Form der GM$_2$-Gangliosidose Typ B1 (Tay-Sachs), also lysosomale Erkrankungen bzw. Formen der amaurotischen Idiotie.

Epidemiologie: Erkrankungsbeginn zu 98 % im Kindes- und Jugendalter. Erbgang: Autosomalrezessiv, M. Kufs auch autosomal-dominant.

– Inzidenz NCL 3 (M. Spielmeyer-Vogt) 0,7 pro 100.000 Lebendgeburten.
– Prävalenz 1/80.000 bzw. 0,00125 % [Claussen M: Incidence of neuronal … Am J Med Genet 42: 536–8].

Klinische Einteilung:
– Infantile Form – NCL 1.
– Spätinfantile Form – NCL 2.
– Juvenile Form – NCL 3 (M. Spielmeyer-Vogt).
– 2 % adulte Form – NCL 4 (M. Kufs, Kufssche Krankheit, *engl.* M. Batten) häufig unerkannt mit Bewegungsstörungen (Dystonien), zerebellärer Ataxie, Myoklonien, epileptischen Anfällen (progressive bzw. juvenile Myoklonus-Epilepsie), psychischen Veränderungen und Demenz. Kasuistik einer 30-jährigen Patientin mit, binnen 2 Jahren spastischer Tetraparese und dementiellem Abbauprozess und Diagnosestellung nach Hirnbiopsie [Stefan K, Rostock: Die adulte neuronale Ceroidlipofuszinose (M. Kufs). (9/96) Göttingen].
– Finnische Variante der spätinfantilen Form – NCL 5.

Klinik: Anamnese: Generalisierte Dystonie im Kindesalter.
Befund: Syndrom der „amaurotischen Demenz" mit Visusverlust, progredienten psychomotorischen Defiziten, Epilepsie und Polyneuropathie.

Röntgen: MRT: Progrediente Leukenzephalopathie (Leukodystrophie).

Cervicale Myelopathie s. Zervikale Myelopathie.

Cervikobrachialgie s. Zervikobrachialgie.

Charcot-Marie-Tooth-Erkrankung
s. Polyneuropathie – Hereditäre motorisch-sensible Neuropathie.

Charlin-Neuralgie s. Trigeminusneuralgie – Differentialdiagnose.

Chediak-Higashi-Krankheit s. Ataxie – Besonderes.

Chiasma opticum s. N. opticus.

Chondrocalcinosis – Chondrokalzinose – Pseudogicht
s. Lumboischialgie, Spondylitis (Befall der Bandscheibe)

Chondrosarkom der Wirbelsäule außer Kreuz- und Steißbein   C41.9

Chorea: Sonstige Chorea   G25.5

Chorea Huntington – Huntington's Disease – HD   G10

Demenz   F02.2

syn. „Veitstanz". s. Dystonien.

Anatomie/Histologie: GABA-Verarmung im Globus pallidus, Putamen und Caudatum (Striatum) mit Reduktion der inhibierenden GABA-Wirkung auf das laterale Pallidum und Untergang glutamaterger subthalamico-pallidärer Neuronen im N. subthalamicus, Putamen und Caudatum (Striatum).

Diagnostik: s. Labor, s. Röntgen. Blinkreflex.
- Prädiktive DNA-Diagnostik (s. Epidemiologie) für Risikopersonen nach vollendetem 18. Lebensjahr nur im Rahmen einer genetischen Beratung durch einen Facharzt für Humangenetik, Arzt mit Zusatzbez. medizinische Genetik oder in einer genetischen Beratungsstelle. Z.B. in Instituten für Humangenetik der Uni Bochum und Göttingen, Neurogenetische Arbeitsgruppe der Neurologischen Klinik München-Großhadern. Pränatale Diagnostik auf Wunsch. Psychotherapeutische Vor- und Nachbehandlung des Betroffenen bzw. Elternteils erforderlich.
- Somatosensorisch evozierte Potentiale (SEP): Kortikale Amplitudenreduktion ohne Latenzverzögerung bereits in frühen Stadien.
- „Long-Loop-Reflexe" bei Muskeldehnung kleiner Handmuskeln: Kortikale Amplitudenreduktion.

Differentialdiagnose:
- Dentatorubropallidoluysische Atrophie s. Ataxie.
- Chorea gravidarum mit Auftreten während der Schwangerschaft bzw. unter hohen Östrogenspiegel (z.B. auch bei Östrogengabe ohne Schwangerschaft). Klingt ohne Therapie nach der Schwangerschaft bzw. Östrogenspiegelsenkung ab.
- Benigne hereditäre Chorea: Beginn in der frühen Kindheit, verläuft ohne Progredienz, Rigor und Demenz, normale Lebenserwartung.
- Chorea minor (Sydenham).
- Chorea senilis: G25.5
  Ohne vorausgegangene Neuroleptika-Therapie langsam sich entwickelnde choreatische Hyperkinesien im Gesicht, an Händen und Füßen.
- Choreoakanthozytose s. Labor.
- Choreoathetosen.
- Tardive Dyskinesien. L-Dopa-responsive Dystonie.
- Enzephalitis.
- Epilepsia partialis continua (Kojewnikow).
- Hirninfarkte bzw. intrazerebrale Blutungen mit akut einsetzenden ballistischen oder choreatischen Syndromen.
- Magnesiummangel.
- Startle Disease – Hyperekplexie: Krankhaft gesteigerte Schreckreaktion mit motorischen Antworten, d.h. Muskeltonuserhöhung mit Reflexmyoklonien: Tonische – einem Moro-Reflex ähnliche – Anspannung einer Extremität. Seltener komplexe Bewegungsabläufe ohne Bewusstseinsverlust ggf. mit Sturz. Abklingen binnen Sekunden bis längstens Minuten. Gelegentlich mit generalisierten Epilepsieformen vergesellschaftet.

Epidemiologie: Hauptmanifestationsalter 35.–50. Lebensjahr bis jenseits des 70. Lebensjahres, Erkrankungsbeginn aber auch im frühen Kindesalter. Gleicher Erkrankungsbeginn bei Vererbung von der Mutter.
Früherer Erkrankungsbeginn bei Vererbung vom Vater (Antizipation), insbesondere wenn die juvenile Form beim Vater vorlag [Thies U: Direkte DNA-Diagnostik bei Huntingtonscher Erkrankung. DÄB 90/31/32 (9.8 93) B-1567–8].
- Erbgang/Gen: Dominant, auf Chromosom 4p16.3 im Gen IT15 (interesting transcript 15) für „Huntingtin" (liegt im Zytosplasma) pathologisch hohe Anzahl an CAG-Triplets (Cytosin-Adenin-Guanin). CAG-Trinukleotid-Repeat bei Gesunden 11–34, bei Genträgern 37–121. Im Bereich zwischen 34 und 40 CAG-Kopien ist zum Teil eine sichere Aussage der prädiktiven Diagnostik nicht möglich. Inverse Korrelation zwischen der Repeatlänge und dem Erkrankungsbeginn (Patienten mit höherer Anzahl erkranken früher: Antizipation).
- Penetranz nahezu vollständig, aber hohe Variabilität innerhalb der betroffenen Familien.
- Inzidenz 20.000–30.000 Neuerkrankungen/Jahr. Prävalenz 1/10.000 bzw. 0,01 %.

Klinik: Unwillkürliche, regellos ablaufende rasche asymmetrische kurzdauernde choreatische und dystone Hyperkinesien der distalen Extremität mit mäßigem Bewegungseffekt (hypoton-hyperkinetisches Stammgangliensyndrom), plötzlichem Beginn, meist mit vermindertem Muskeltonus. Tremores. Depression, symptomatische Psychosen. Demenz. Sensomotorisches Defizit mit gestörter (verzögerter) motorischer Antwort z.B. auf plötzliche Gewichtszunahme von in der Hand gehaltenen Gegenständen.
- Westphal-Variante mit parkinsonartigem akinetisch-rigidem Bild.

Labor: s. Antiphospholipid-Antikörper. bb incl. 1:1-Verdünnung mit 0,9 % NaCl/Heparin (Akanthozyten) und CK (Choreoakanthozytose). Coeruloplasmin, Cu (M. Wilson).

Prognose: Unterschiedlich rasche Progredienz. Krankheit führt i.d.R. nach 15 bis 20 Jahren zum Tod.

Röntgen: CCT: Hydrozephalus internus und externus.

- PET: Frühzeitige, der klinischen Symptomatik häufig vorausgehende nahezu pathognomonische auch bei Choreoakanthozytose) Reduktion des striatalen Glukosestoffwechsels [Heiß W: PET. DÄB 92/8 (24.2.95) B-372–8].

Selbsthilfegruppe – Adressen für Informationen:
- Deutsche Huntington-Hilfe e.V., 47249 Duisburg, Postfach 281251, Tel. 0203/788777.
- Huntington-Gesellschaft e.V., 72401 Haigerloch, Oberstadtstr. 23.
- Deutsche Dystonie Gesellschaft e.V., Bockhorst 45a, 22589 Hamburg. Tel. 040/8702133, Fax 040/875602.
- Österreichische Dystonie Gesellschaft, Ottakringer Str. 180, A-1160 Wien.
- Schweizerische Dystonie Gesellschaft, Tramstr. 39, CH-4132 Muttenz.

Therapie: Keine kausale Therapie.

Antidopaminergika:
1. ☆Tiaprid (100 mg Tbl, 111 mg/2 ml A) initial ¼–½ Tbl auf 3 (–6) x 100–200 mg oder 3 x 400 mg. 5 mg/kg.
   UAW Spätdyskinesien (alternativ Tetrabenazin).
2. ☆Tetrabenazin (25 mg Tbl, nicht im Handel) 3 x 25–75 mg, stationär steigern bis maximal 300 mg/d.
3. ☆Sulpirid (50/100/200 mg Tbl, 100 mg A, 25 mg/5 ml Saft) s. Depression, 150–300 mg/d bzw.

10 (–15–20) mg/kg, ggf. initial 2 x 1 A i.m./i.v. besonders bei gleichzeitigen Depressionen.
4. ☆Flunarizin (5 mg Tbl) Pilotstudie an 20 Patienten [Belfiore G: Long-term effect of a single dose of flunarizine in Huntington's disease. Eur J Neurol Neurosurg Psychiatry 5 (1998) 249–53].
☆ Riluzol (50 mg Tbl) s. amyotrophe Lateralsklerose. Z.Zt. laufende Phase II-Studie.
☆ Haloperidol (2 mg/20 gtt, forte 10 mg/20 gtt, 1/2/ 5/10/20 mg Tbl, 5 mg A) s. Psychosen.
☆ Perphenazin (2 mg/gtt, 4/8 mg Tbl, 5 mg/ml A) s. Psychosen, maximal 32–64 mg.
☆ Lithium (400 mg/10,8 mmol, 450 mg/12,2 mmol Tbl) s. Depression-Therapie der manisch-depressiven Psychose. Bei leichten Formen.
GABA-erge Substanzen – Gabaergika: Baclofen, Clonazepam u.a. Benzodiazepine, Isoniazid (200/300 mg Tbl) 3 x 0,2 g/d + Vitamin B_6.
☆ Valproinsäure s. Epilepsie. Bis 1800 mg/d. Vigabatrin. Acetylcholin wirkt fördernd auf GABA und GABA hemmend auf dopaminerge Neurone. Gabaergika können Absencen verstärken.
☆ Benzodiazepine bei Angststörung s. Schlafstörungen.
☆ Diazepam (2/5/10 mg Tbl. 10 mg/2 ml A. Rectal tube 10 mg) s. Epilepsie. 10–40 mg, 0,3–1 mg/kg.
☆ Thioridazin (10/25 mg Tbl, 30/100/200 mg retard Tbl) s. Psychosen.

Chorea minor – Chorea Sydenham – Chorea juvenilis –   G25.5, I02.9

Chorea minor mit / ohne Herzbeteiligung   I02.0 / I02.9

syn. Chorea infectiosa – Chorea rheumatica.

Ätiologie: Nach Streptokokkeninfekt (Angina, Endomyokarditis, „rheumatisches Fieber"). Unter oralen Kontrazeptiva.

Epidemiologie: Auftreten selten, eher bei Kindern, selten später. m < w.

Klinik: Die choreatische Symptomatik kann sich während der Schwangerschaft im Sinne

einer seltenen Chorea gravidarum wiederholen.

Labor: ASL-Titer (wegen der Durchseuchung der Bevölkerung sind Titer und/oder Titerbewegungen erst deutlich > 200 hinweisend auf einen akuten Infekt). Anti-Desoxyribonukleotidase B (Anti-DNase B). s. Antiphospholipid-Ak.

Therapie: s. Chorea Huntington.

Choreoakanthozytose – CA   E78.6, G25.5

syn. (Akanthozytose) Neuroakanthozytose. s. progressive Muskeldystrophie McLeod.

Ätiologie: Idiopathisch. Akanthozytose bei: Dysproteinämien. Hallervorden-Spatz-Syndrom, ggf. mit HARP-Syndrom (Hypobetalipoproteinämie, Akanthozytose, retinale Degeneration, Pallidumdegeneration). In Einzelberichten Assoziation mit Retinitis pigmentosa.

Anatomie: Neuronenverlust mit Gliose im Caudatum und Putamen (Striatum) s. Röntgen.

Diagnostik: s. Labor, s. Röntgen. ENG (Polyneuropathie bei Markscheidenläsion). McLeod-Choreoakanthozytose jährliche kardiologische Kontrollen.

Differentialdiagnose: Chorea Huntington (orofaziale Dyskinesien bei CA deutlicher). s. Differentialdiagnose der generalisierten Dystonien im Kindes- und Jugendalter.

- Lesch-Nyhan-Syndrom familiär mit Beginn in der frühen Kindheit von Dysarthrie, Dysphagie, opisthotonischem Spasmus, ungerichteter Aggressivität mit Autoaggression und Automutilation, Hyperurikämie.
- Tourette-Syndrom.

Einteilung:
1. Choreoakanthozytose ohne erhöhte Blutfettwerte.
2. Choreoakanthozytose mit erhöhten Blutfettwerten.
3. McLeod-Syndrom mit Defekt des membranständigen Transportproteins Kx und spezieller Kell-Blutgruppenantigenausprägung.

Epidemiologie: ≥ 100 Fälle in der Literatur, Häufung in Japan. Erkrankungsbeginn um das 32. Lebensjahr (8–62 Jahre), familiär oder sporadisch. Erbgang: Autosomal-rezessiv Chromosom 9. McLeod-Syndrom x-chromosomal.

Klinik: Extrapyramidalmotorische Bewegungsstörung (Dystonie und Chorea) ggf. initial orofazial betont (orofaziale Dyskinesien, ticartige Störungen, Vokalisationenorobukkolinguale Dystonie mit Lippen- und Zungenbissverletzungen sowie selten orale Autoaggression), Akinese, sekundär proximal betonte Hyperkinesien und rumpfbetonte Choreoathetose, neuropsychologische und psychische Verhaltensauffälligkeiten (skurrile Persönlichkeit, depressive Verstimmungen – seltener als bei Chorea Huntington, dementielle Entwicklung, im Verlauf Dysarthrie und Dysphagie, in 30–50 % generalisierte zerebrale Krampfanfälle (schlechtes Ansprechen auf Antiepileptika).
Motorische Polyneuropathie mit Reflexminderung und Muskelschwäche („amyotrophe Chorea"), auffälliges Gangbild mit plötzlichem „in die Knie gehen". Vereinzelt Hohlfüße. Keine zerebelläre Symptomatik.
- McLeod-Syndrom – McLeod-Choreoakanthozytose mit Kardiomyopathie, Myopathie.

Labor: bb incl. 1 : 1-Verdünnung mit 0,9 % NaCl/10 IE/ml Heparin: 20–50 % Akanthozyten (Erythrozyten mit stechapfelähnlicher unregelmäßiger Verformung normal < 3 %) ggf. nur in verdünntem Blut (nicht bei Hinzufügen von Chlorpromazin oder Levomepromazin zum Blut).
- CK-Erhöhung (100-> 1000 U/l) ohne Myopathie bei > 50 % bis praktisch allen Patienten. McLeod-Syndrom: Kell-Blutgruppenanomalie.

Röntgen: CCT/MRT: Bilateral-symmetrische Atrophie des Caput nuclei caudati bzw. Striatumatrophie.
- ^{123}J-Jodobenzamid-IBZM-SPECT: Symmetrische verringerte Dichte der D2-Rezeptoren im Bereich der Stammganglien.
- PET: Im ^{18}F-Fluordeoxyglukose-FDG-PET (Marker des Zuckerstoffwechsels) wie bei der Chorea Huntington frühzeitige, der klinischen Symptomatik häufig vorausgehende Reduktion der striatalen Glukosemetabolisation.

Therapie: ☆Neuroleptika, z.B. ☆Clozapin.

Paroxysmale Choreoathetosen

G24.8

Ätiologie: PDC und PKC sind vermutlich Kanalkrankheiten: Ionenkanalgene liegen um das FPD-1- = PDC-Gen.
- Idiopathisch-familiär.
- Perinatale Läsion z.B. durch Hypoxie oder Icterus neonatorum.
- Infarkt, Tumor.
- Auch sporadisch oder symptomatisch (oft klinisch unscharf): Encephalomyelitis disseminata, Diabetes mellitus – Hyperglykämie – Hypoglykämie – Insulinom, Hypoparathyreoidismus, Schädel-Hirn-Trauma, Thyreotoxikose, familiäre Zystinurie.
Bei herzkranken Kindern nach Anlage eines kardiopulmonalen Bypass, besonders bei präoperativer Zyanose und infolge von Stammganglienläsionen (kontralaterales Putamen oder Thalamus).

Diagnostik: s. Labor, s. Röntgen. EEG (i.d.R. Normalbefund).

Differentialdiagnose: Episodische Ataxie (Acetazolamid bei Choreoathetose ohne Wirkung). Benigne hereditäre Chorea. Chorea Huntington. L-Dopa-responsive Dystonie. Paroxysmale Dystonien bei viralen Enzephalitiden, Encephalomyelitis disseminata, Meningitis tuberculosa und Neurolues. Zerebraler Krampfanfall besonders mit Generierung in der supplementär-motorischen Area, nächtliche Frontallappen-Epilepsie, Reflexepilepsien (häufiger nach Schädel-Hirn-Trauma, paroxysmale Choreoathetosen ohne Bewusstseinsverlust, Zungenbiss, Harnabgang, keine postiktale Verwirrtheit), Versivanfälle. Hyperekplexie und Sturzattacken. Myotonia und Paramyotonia congenita. Torsionsdystonie. M. Wilson.
- Paroxysmale Dystonie Chromosom 2q33.
- Psychogene Störung (hysterische Anfälle beginnen nicht vor der Pubertät).

Epidemiologie: Auftreten idiopathisch-familiär, idiopathisch-sporadisch (primär) und sporadisch sekundär (symptomatisch). In Japan und südostasiatischen Ländern häufiger.

Klinik der paroxysmalen Choreoathetosen: Bei PDC, PKC und Intermediärform sind initiale bis minutenlange sensible Auren möglich, wahrgenommen als Müdigkeits- oder Engegefühl, innere Nervosität, Kribbelparästhesien, Spannen, Ziehen oder Taubheit an den Extremitäten. Es können mit fokaler, segmentaler, halbseitiger oder generalisierter, häufiger uni- als bilateraler und oft asymmetrischer Ausprägung alle hyperkinetischen Bewegungsstörungen auftreten wie Dystonie (Athetose), Chorea oder Ballismus. Typisch z.B. initiale unwillkürliche Aufwärtsbewegung der Arme mit Adduktion des Oberarmes, Ellenbogen- und Handgelenksbeugung, athetotischen Fingerspreizbewegungen und ipsilaterale Fußsupination. Ggf. auch Nackenbewegungen und Dysarthrie. Dyskinesien z.T. schmerzhaft, vereinzelt Sturzauslösung. Nie Bewusstseinsstörung, Zungenbiss, Enuresis oder Enkopresis. Interiktal meist symptomfrei bzw. bei PDC vereinzelt verbleibende dystone oder choreatische Störung, Aktionstremor, Ataxie oder Nystagmus.

Labor: Cu, Coeruloplasmin (DD). Vitamin D_3. Ggf. CAG-Trinukleotid-Repeats.

Prognose: Im Verlauf günstig, gegenüber den Auslösefaktoren scheint sich eine Toleranz auszubilden.

Röntgen: CCT/MRT: Meist Normalbefund, bei symptomatischer PDC ggf. Stammganglien-Verkalkungen (und Hypokalzämie) oder -Infarzierung, perinatal induzierte Hemiatrophie.

1. Familiäre paroxysmale dystone Choreoathetose Mount-Reback – PDC
G24.8

syn. familiäre paroxysmale Dyskinesie – FPD-1.

Epidemiologie: Auftreten mit 2–20 Jahren (Säuglings- bis mittleres Erwachsenenalter), fast immer familiär. m : w = 1,5 : 1.
Erbgang: Autosomal-dominant, Chromosom 2q. Penetranz unvollständig.
Kasuistik mit 42 CAG-Triplets auf Chromosom 4 bei unauffälliger Familienanamnese [Scheidtmann K, München: Paroxysmale Choreoathetosis – ein Symptom der Chorea Huntington? (10/97) Dresden].

Klinik: Provokation durch Alkohol, Dopaminagonisten (!, Verschlechterung unter L-Dopa differentialdiagnostisch im Gegensatz zur L-Dopa-responsiven Dystonie), Kaffee, Tee, Hitze, Ermüdung bzw. körperliche Anstrengung oder emotionale Erregung, nicht durch abrupte Bewegungen und nie aus dem Schlaf heraus (s. Differentialdiagnose). 2 Minuten bis 5 Stunden (meist 20–40 min), 2/Jahr bis 20/Tag auftretende, anhaltende unwillkürliche tonische Kontraktionen der Extremitäten-, Hals- und Rumpfmuskulatur. Unter emotionellen Belastungen Zunahme von Dauer und Stärke.
– Fakultativ Spastizität: Paroxysmale Choreoathetose mit Spastizität (Gen auf Chromosom 1p in der Nähe von Kaliumkanal-Genen). Forme fruste mit Muskelkrämpfen.

Therapie: ☆Clonazepam (Tachyphylaxie), ggf. ☆Valproinsäure, ☆Gabapentin s. Epilepsie. Kein Effekt unter Phenobarbital, Phenytoin, Tiaprid, Zunahme unter Perphenazin [Arlt A (9/84) Heidelberg]. Carbamazepin kann die Klinik verschlechtern.

2. Paroxysmale Dystonie – Choreoathetose Intermediärform
G24.8

syn. paroxysmal exercise-induced dystonia.

Epidemiologie: Auftreten sporadisch und (2 Fam.) familiär im Kleinkind- bis frühen Erwachsenenalter. m : w = 1 : 4. Erbgang: Autosomal-dominant. Keine symptomatischen Fälle.

Klinik: Provokation durch längere körperliche Aktivität (Dauerlauf), passive Bewegung, Kälte, mit Hyperkinesien hauptsächlich an den Beinen 5–30 Minuten 2/Monat bis 1/Tag. Alkohol und Kaffee im Gegensatz zur PDC ohne auslösenden Effekt.

Therapie: Therapieversuch mit ☆Clonazepam. Barbiturate und L-Dopa unwirksam.

3. Paroxysmale kinesiogene Choreoathetose – PKC
G24.8

syn. familiäre bewegungsinduzierte episodische Choreoathetose, paroxysmale kinesiogene Dyskinesie.

Epidemiologie: Auftreten im Kleinkind- bis frühen Erwachsenenalter, in 70 % familiär. m : w = 4 : 1. Erbgang: Autosomal-dominant, Chromosom 2q, unterschiedliche Penetranz. Auch (30 %) sporadisch oder symptomatisch (Encephalomyelitis disseminata). Häufigste paroxysmale Choreoathetose/Dystonie.

Klinik: Provokation durch Schreck, Überraschung, Hyperventilation oder plötzliche Bewegungen (besonders nach vorausgegangener Ruhe, abruptes Aufstehen – Beschleunigung wichtig) Sekunden bis wenige (< 5) Minuten (kürzer als bei PDC) 1/Monat bis zu 100mal täglich an Armen, Beinen und Gesicht uni- oder bilateral (unilateral häufiger als bei der PDC) Choreoathetose und/oder Dystonien, z.B. Armanteversion mit nachfolgender Ellenbeugung und athetotischer Fingerstellung, selten mit Sturz. Selten Kombination mit essentiellem Tremor, familiärer Ataxie oder Myokymie. Günstige Spontanprognose.

Therapie: Wie die episodische Ataxie EA-1 Ansprechen auf Antiepileptika. 1. Wahl ☆Carbamazepin. Erwachsene benötigen niedrigere Dosen als Kinder. Alternativ ☆Phenytoin oder ☆Phenobarbital, ggf. ☆Valproinsäure s. Epilepsie. Haloperidol verstärkt Schwere und Dauer der Attacken.

Chronic-fatigue-Syndrom – CFS
G93.3

syn. chronisches Müdigkeitssyndrom, postvirales Ermüdungssyndrom. s. Fibromyalgie-Syndrom.

Ätiologie: Unbekannt. Hypothesen zu drei Hauptgruppen: 1. Infektiologische, 2. immunologische und 3. psychiatrische Genese: Besondere Form der Angstneurose.

Definition: Meist akut, ggf. postinfektiös beginnende über mehr als 6 Monate anhaltende Schwächeperiode mit Müdigkeit ohne erklärende Ursache (keine anderen Krankheiten, keine Folge einer Dauerbelastung), die sich durch Erholungsphasen nicht bessern lässt und den Patienten in seinen Aktivitäten deutlich limitiert.

Dazu kommen Nebenkriterien, von denen mindestens 4 vorhanden sein müssen, wie Depression, Konzentrations- und Gedächtnisstörungen, Krankheitsgefühl nach Anstrengung bzw. verlängerte Müdigkeit nach früher tolerierten Belastungen, Arthralgien, Myalgien, Halsschmerzen, Herzbeschwerden, neu auftretende Kopfschmerzen, empfindliche Hals- und Achsellymphknoten, Parästhesien, Schlafstörungen, fehlende Erholung durch Schlaf, Schwindel. Keine spezifische metabolische Abnormalität (Muskelbiopsie).

Differentialdiagnose: Angstneurose. Neurasthenie. Encephalomyelitis disseminata – Multiple Sklerose. Myasthenia gravis [Nix W: Das Chronic-fatigue-Syndrom – Ein neues Krankheitsbild? Nervenarzt 61 (1990) 390–396].

Benigne myalgische Encephalomyelitis – postvirales Ermüdungssyndrom.

Klinik: s. Definition. Vorausgegangene virale Infektion (bei einzelnen Patienten)? Angst (wird bei 20 % gar nicht oder nur beiläufig erwähnt)?
– Bei bis zu 50 % der Patienten mindestens eine vorausgehende depressive Episode [Schmitz S: Das chronische Müdigkeitssyndrom. Med Klinik 89 (1994) 154–9].
Überlappung mit Fibrositis.

Labor: T_3, T_4, TSH, mikrosomale Antikörper (MAK), TAK, TSH-Rezeptor-Ak (TRAK). Borrelien-Serologie. Epstein-Barr-Virus (EBV), Zytomegalie-Ak-Titer. Humanes Herpes-Virus Typ 6 (HHV-6, HHV6) – Lake-Tahoe-Virus.

Röntgen: MRT ohne pathologische Befunde.

Churg-Strauss-Syndrom – allergische Granulomatose Churg-Strauss   M30.1

syn. allergische granulomatöse Vaskulitis. s. Granulomatosen, Vaskulitis.

Ätiologie: Primäre Immunvaskulitis bzw. ANCA-assoziierte Vaskulitis.
– UAW von Fluticasonproprionat (Dosier-Aerosol zum Inhalieren bei Asthma bronchiale).

Anatomie: Befall kleiner Arterien und Kapillaren.

Diagnose/Diagnostik: s. Labor, Muskel- und/oder Nervenbiopsie.

Klinik: Panarteriitis mit Lungen-Beteiligung. ZNS-Beteiligung 25 % (zerebrale Ischämie), PNS-Beteiligung 70 % (besonders Mononeuritis multiplex, auch distal symmetrische Polyneuropathien), Muskel-Beteiligung 20 %.

Labor: BB Eosinophilie, IgE erhöht. Zirkulierende Immunkomplexe, Rheumafaktor, HBs-Ag.

Claude-Syndrom s. Blickparese, Hirnstamm-Syndrome.

Claudicatio intermittens spinalis s. Dorsalgie, s. lumbale Spinalkanalstenose.

Cluster-Kopfschmerz – CK   G44.0

syn. Cluster headache, Bing-Horton-Syndrom, Horton-Neuralgie, Erythroprosopalgie.
s. atypischer Gesichtsschmerz, Kopfschmerz, Migräne, Raeder-Syndrom, Tolosa-Hunt-Syndrom.

Ätiologie: Unbekannt. Auslöser sind Alkohol, Nitropäparate, Blendlicht oder große Höhen. Praktisch alle Cluster-Patienten sind Raucher.
– Bei Patienten in der aktiven Phase im rCBF Nachweis der Aktivierung im ipsilateralen Hypothalamus [May A, London: Hypothalamische Aktivierung und Darstellung von Gefäßen im Cluster-Kopfschmerz: Die neurovaskuläre Hypothese. DGN (9/98) München].
– Symptomatisch bei mittelliniennahen Prozessen (z.B. aseptische Entzündungen?) der mittleren Schädelgrube unter Beteiligung des Sinus cavernosus, der A. carotis interna, A. communicans anterior oder der V. ophthalmica superior.

Diagnostik: Provokationstest mit Nitroglyzerin-Spray. Therapietestung der therapeutischen Sauerstoffgabe.

Differentialdiagnose: s. atypischer Gesichtsschmerz. s. Trigeminusneuralgie.

Einteilung: Episodischer (ECK) in 80–90 %, Erkrankungsbeginn zu 80 % in der 3. Lebensdekade,
primär und sekundär chronischer CK (CCK) in 10 (–20) %, Erkrankungsbeginn später als beim ECK.
– Sonderform: Clustermigräne 1–2 x/Woche. Migräneattacken mit begleitenden CK-Symptomen. Bilateraler CK.

Epidemiologie: Familiäre Belastung in 2–7 %, Auftreten um das 30. Lebensjahr. Prävalenz 0,04–0,09 %, m : w = 5–8 : 1. Bilateraler Cluster in Einzelfällen (1 : 175).

Klinik: Definition: Episodischer CK mit Remissionsphasen von ≥ 14 Tagen im Gegensatz zum chronischen CK.

- Plötzlicher Beginn, täglich über Wochen bis Monate spontan auftretender einseitiger heftiger Schmerz retro- oder periorbital und/oder ipsilateral im Bereich von Gesicht, Schläfe und Nacken mit Ptosis, Miosis, gerötetem Auge oder Gesicht, Augentränen, Schwitzen im Gesicht, laufender oder verstopfter Nase, prominenten Temporalgefäßen.
- Attackendauer 30–180 min, maximal 4 h. Attackenfrequenz 1–3 (–8)/d, ggf. „fahrplanmäßig", besonders 1–2 h nach dem Einschlafen, mit Bewegungsunruhe. Seitenwechsel während einer CK-Episode ist möglich (nicht bei zervikogenem Kopfschmerz).

Besonderes: s. Kopfschmerz – orthostatischer Kopfschmerz.

Labor: Bei 12 Patienten gegenüber 15 Probanden im Liquor signifikant erniedrigte Konzentration von Noradrenalin und seinem Metaboliten Vanillinmandelsäure [Grauer M: Neurotransmitter-Messungen im Liquor von Patienten mit CK. DGN (9/98) München].

Risiko- und Triggerfaktoren: Alkohol bei 40 % innerhalb von 5–45 min, Entspannungsphasen, Aufenthalt in großen Höhen, Blend-, Flacker- und Flimmerlicht (*th*. Sonnenbrille); Nitroglyzerin bei 80 % binnen 30–50 min, „Test" ggf. in Remission und unter Prophylaxe negativ.

Therapie:

I. Attackenkupierung:
1. Bis 7 l O_2 über 10–15 min über Gesichtsmaske in sitzender Haltung mit Kupierung binnen Minuten.
2. ✰Lidocain 4 % 1 ml nasal mit 45° Reklination und 30–40° Rotation des Kopfes zur betroffenen Seite (27 % gute, 27 % mäßige und 46 % keine Besserung) [Robbins L: Intranasal lidocaine for cluster headache. Headache 35 (1995) 83–4], ggf. mit Lidocain getränkte Tupfer.
3. Oral applizierte Medikamente (s. Migräne):
   ✰ Dihydroergotamin (1/2,5/5 mg Tbl, 1 mg/20 gtt, 1 mg und 2 mg A) bis 3 x 2,5 mg. Frühestens 6 h nach Zolmitriptan. 1 mg i.m. mit Besserung binnen Minuten.
   ✰ Ergotamintartrat (1/2 mg Tbl, 0,5 mg A s.c./i.m., 2 mg Supp. 0,75 mg Tbl mit 200 mg Propyphenazon, 1 mg Tbl/N Supp mit je 100 mg Coffein, 1,5 mg Tbl mit 225 Propyphenazon, 2 mg Tbl mit Cyclizin). Bei täglicher Cluster-Attacke zur selben Zeit 2 h vorher 2 mg als Supp.

✰ Sumatriptan (6 mg s.c. A, 50/100 mg Tbl. 25 mg Supp. Nasal 10/20 mg) s. Migräne, nur bei gesicherter Diagnose. Erstmalige s.c.-Gabe besonders bei KHK-Risikofaktoren unter ärztlicher Aufsicht. Bei Auftreten von Angina Nitratgabe. Nie in Kombination mit Ergotaminen, nicht mit den Serotoninstoffwechsel beeinflussenden Mitteln wie Serotonin-Wiederaufnahmehemmer, Carbamazepin, serotonerge trizyklische Antidepressiva (Clomipramin!), Lithium, MAO-Hemmer incl. Moclobemid, Oxitriptan – 5-Hydroxy-L-tryptophan, Selegilin oder Trancylpromin. Bei 134 Patienten nach 15 Minuten Besserung bei 35 % der Plazebo- und 75 % der mit 6 mg s.c. Verumbehandelten Patienten [Ekbom K: Subcutaneous sumatriptan in the acute treatment of cluster headache: a dose comparison study. Acta Neurol Scand 88 (1993) 63–9]. Unter 20 mg intranasal binnen 10 min Schmerzfreiheit.

✰ Dimenhydrinat (10/20 mg Kaudragee, 50 mg Tbl + 10 mg Coffein, 150 mg Tbl/Supp, 100 mg A) 3–4 x 50–100 mg, maximal 3 x 150 mg oral oder 100 mg i.v./i.m., bis 6 x 150 mg Supp.

4. ✰Capsaicin (0,03 % Liniment, 0,05 % Salbe. 0,05 % Liniment. 0,075 % in England) z.B. 0,03 %, gelöst in NaCl, Paraffinöl und Tween 80, problematisch wegen Applikation auf die Nasenschleimhaut. Bei ipsilateraler Applikation nach intensivem Brennen und Rhinorrhoe über 20 min, das von den Patienten toleriert wurde, auch bei chronischem Cluster in 70 % Besserung [Fusco B: Preventative effect of repeated nasal applications of capsaicin in cluster headache. Pain 59 (1994) 321–5].

II. Prophylaxe (s. Tabelle):
✰ Verapamil (40/80/120/240 mg Tbl, 5/50 mg A) s. arterielle Hypertonie. 3–4 x 80 mg, 1–2 x 240 mg, nicht mit Betablockern wegen AV-Block-Auslösung oder Bradykardie-Verstärkung. Wirkung binnen 5–6 Tagen (während dieser Zeit alle 12 h Ergotamin 1–2–4 mg), Wirksamkeit 70–85 %, Toleranzentwicklung nach ca. 5 Monaten. Bei unzureichender Wirksamkeit zusätzlich Lithiumcarbonat 450 mg.

✰ Ergotamintartrat (s.o.) 2–3 x 2 mg sehr gut toleriert über 2–4 Wochen, maximal 3–4 Monate [Pfaffenrath V: Behandlung des CK (Konsensus). Nervenheilkunde 11 (1992) 256–60].

✰ Lithium (400 mg/10,8 mmol, 450 mg/12,2 mmol Tbl) s. Depression-Therapie der manisch-depressiven Psychose. Wirksamkeit bei 60–90 %. Nachlassender Effekt bei der Behandlung aufeinanderfolgender Perioden.

II. Prophylaxe	bei episodischem Cluster (ECK)	bei primär chronischem Cluster (CCK)
1. Wahl	Verapamil 3 x 80 mg	Verapamil
2. Wahl	Prednison – Kortikoide 1–1,5 mg/kg ausschleichend über 14–21 Tage, Wirkung bei 50–70 % der Patienten	Verapamil + Lithium
3. Wahl	Ergotamin 1–2 mg/d p.o.	Prednison – Kortikoide (Entzündung?) additiv (z.B. zu Lithium) 1–1,5 mg/kg ausschleichend über 14–21 Tage, Wirkung bei 50–70 % der Patienten oder
4. Wahl	Verapamil + Lithium	Nifedipin oder Nimodipin
5. Wahl	Lithium und Methysergid	

☆ Methysergid (4,2 bzw. 3 mg Tbl) initial 1/2 bis auf 2 x 1 Tbl nach den Mahlzeiten maximal 3 Monate. Therapieerfolg > 50 %. Indiziert nach Versagen von Verapamil und Ergotamintartrat. Wie bei Lithium nachlassender Effekt bei der Behandlung aufeinanderfolgender Perioden.

☆ Kortison: Therapieresistenter episodischer CK und, mit Lithium, chronischer CK 40, 30 mg über je 5 Tage, 20 mg 4 Tage, 15 mg 3 Tage, 10 mg 2 Tage, 5 mg 2 Tage. Ggf. unter 10–20 mg erneute Attacken. Wenn nach 1. Stoßbehandlung kein ausreichender Erfolg, nach 1 Woche 2. dreiwöchige Stoßtherapie mit Therapieerfolg 77 % bei ECK und 40 % bei CCK.

☆ Nifedipin 3 x 20 mg und ☆Nimodipin 2–3 x 30 mg weniger wirksam.

Weitere: ☆Budipin s. M. Parkinson. Bei Cluster-Kopfschmerz nicht zugelassen. ☆Lisurid (0,025 mg Tbl) s. M. Parkinson.

☆ Pizotifen (0,5 mg Drg, 0,5 mg/10 ml Sirup) 1. + 2. Tag abends 1 Tbl, 3. + 4. Tag 0–1–1, 5. Tag bis 3. Monat 3 x 1 Tbl.

☆ Valproinsäure s. Epilepsie. Therapieversuch.

III. Bei Therapieresistenz: Kombination von insbesondere Verapamil und Lithiumcarbonat. Ein bei der vorausgegangenen Clusterperiode erfolgreiches Verfahren kann bei der nächsten Periode versagen, was nicht ausschließt, dass das Verfahren bei einer späteren Clusterperiode wieder gut wirkt.

IV. Therapie der Clustermigräne: Entspr. den im Vordergrund stehenden Symptomen. Betablocker sind ohne Einfluss auf den Cluster, Lithium verschlechtert die bestehende Migräne.

Beginn mit Verapamil aufsteigend bis 240 mg, Wirkung binnen 5–6 Tagen, bis zu diesem Zeitpunkt 1–2–4 mg Ergotamintartrat alle 12 h oral (andererseits maximale Monatsdosis 6 mg zur Vermeidung medikamenten-induzierter Kopfschmerzen!).

Bei fehlendem Effekt Betablocker.

Therapie operativ: Applikation von Glycerin oder Lokalanästhetika in die Cisterna trigeminalis bzw. in das Ganglion Gasseri.

– Hochfrequenz-Rhizotomien des Ganglion Gasseri oder Resektionen des N. petrosus supf. major oder des Ganglion sphenopalatinum.

– Retromastoidale Kraniektomie mit mikrovaskulärer Dekompression des N. trigeminus mit gleichen Ergebnissen ohne oder mit Durchtrennung des N. intermedius [n=28. Lovely T: The surgical management of chronic cluster headache. Headache 38 (1998) 590–4].

Cockayne-Syndrom
Q87.1

Ätiologie: Phakomatose (neurokutanes Syndrom). Bemarkungsstörung.

Anatomie/Histologie: Leukodystrophische Zeichen. Oft (wie M. Pelizaeus-Merzbacher) im ungenauen Sammelbecken orthochromatische Leukodystrophie bzw. sudanophile Leukodystrophie für Leukodystrophien nicht vom Typ der metachromatischen Leukodystrophie.

Epidemiologie: Erbgang: Autosomal-rezessiv. Gen-/Enzymdefekt: Molekulargenetik des Proteolipidproteins; UV-empfindliche Chromosomen.

Klinik: Keine periphere Neuropathie (im Gegensatz zu anderen Leukodystrophien).
– Retinitis pigmentosa.

Röntgen: CCT/MRT: Leukodystrophie-Bild. Ggf. Stammganglienverkalkungen.

Cogan-Syndrom
Arteriitis I67.7

Hornhautdystrophie mikrozystisch, Keratitis
H18.5

Ätiologie: Immunkrankheiten des Innenohres.

Diagnostik: Hautbiopsie.

Klinik: Vaskulitis mit nicht-syphilitischer Keratitis, progredienter beidseitiger Ertaubung (Innenohrschwerhörigkeit), Gleichgewichtsstörungen

(Differentialdiagnose zur Neuronitis vestibularis), multiplen schmerzlosen Hirnnervenausfällen oder zerebraler Ischämie, ggf. mit zerebralen Krampfanfällen.

Labor: BKS, Lues-Serologie (DD!). HLA-BW27. Liquor.

Coma s. Koma.

Commotio cerebri s. Schädel-Hirn-Trauma.

Compressio cerebri – Hirnkompression nichttraumatisch
G93.5

Contusio cerebri s. Schädel-Hirn-Trauma.

Contusio spinalis s. Querschnittlähmung.

Conus-Syndrom s. Querschnittlähmung.

Tethered cord syndrome s. Tethered cord syndrome.

Corpus callosum-Agenesie –   Q04.0
Balkenaplasie – Balkenagenesie: Angeborene Fehlbildung

Corpus callosum-Demyelinisation zentral s. Alkoholismus – Marchiafava-Bignami-Syndrom.

Costen-Syndrom – Temporomandibular-Syndrom
Lokales myofasziales Syndrom – Myarthropathie des Kiefergelenks
s. Trigeminusneuralgie – Differentialdiagnose.

Coxalgie – Hüftgelenkschmerzen   M25.5

Coxarthritis – Coxitis   M13.1

Coxitis tuberculosa   A18.0
s. Meningitis, Tuberkulose. Therapie s. Antibiotika – Tuberkulostatika.

Coxsackie s. Enzephalitis, Meningitis.   Infektion B34.1

Crampussyndrom s. Krampfsyndrom – Krampus-Syndrom.

CREST-Syndrom s. Sklerodermie.

Creutzfeldt-Jakob-Krankheit – CJK – CJD   A81.0†, Demenz F02.1

syn. M. Creutzfeldt-Jakob.
s. subakute spongiforme Enzephalopathien.
Meldepflicht der humanen spongiformen Enzephalopathien seit 1.7.1994. Verdachtsfälle melden an Adresse: Neurolog. Klinik, Robert-Koch-Str. 40, 37075 Göttingen. Tel. 0551/39-6636 oder -8401, -8955, -8454, Fax -7020. Neuropathologie 0511/39-2700 oder -2707.

Ätiologie: s. Risikofaktoren. Auftreten familiär-erblich (genetische Beratung), sporadisch. Selten iatrogen. Durch ein Virus bzw. Virion oder ein infektiöses Amyloidprotein bzw. Prion-Protein („proteinaceous infectious particle") hervorgerufene neurodegenerative Erkrankung der grauen Substanz – mitochondriale Zytopathie. Inkubationszeit sehr variabel bis zu 30 Jahren.

– Prion-Hypothese: Prionproteine sind normale, körpereigene, bei allen Säugetieren nachweisbare zelluläre Oberflächenproteine, die sich im lymphoretikulären Gewebe vermehren, bevor das Gehirn befallen wird. Bei transmissiblen Enzephalopathien (Prionerkrankungen) ändert ein Protein PrP^C seine Konformation in der Weise, dass es als PrP^{Sc} Teil des infektiösen Agens, des Prions, wird und selbst die Konformationsänderung von PrP^C zu PrP^{Sc} hervorruft. PrP^{Sc} ist relativ proteaseresistent und wird in Gehirnen erkrankter Organismen abgelagert bzw. akkumuliert. Aber:

– Virus-Hypothese: Der BSE-Erreger hat die Größe eines Virus und nicht eines Proteins. Fehlende Antikörperbildung durch die Umhüllung mit Amyloid, so dass es nicht immunogen ist. Steigt wie das Rabiesvirus an Nervensträngen entlang ins Gehirn [Diringer, Berlin].
– Relevante Infektionsrisiken:
1. Behandlung mit Hypophysenhormonen (gonadotrope und Wachstumshormone): 3 % der bekannten französischen CJK-Fälle nach Gabe von gepooltem menschlichen Wachstumshormon (hGH) aus Hypophysen Verstorbener, 1/97 in Frankreich insgesamt 40 von > 1000 der bis Mitte der 80er Jahre behandelten Kindern, > 100 Fälle weltweit. In Deutschland seit 1989 keine Erkrankung.
2. Cornea-Transplantation: Weltweit 4 Erkrankungen, Latenz zwischen 15 Monaten und 30 Jahren, Erkrankungsdauer zwischen 2 Monaten und 3,5 Jahren, initial zerebelläre Symptomatik.
3. Dura mater-Transplantation: Weltweit 18 Erkrankungen, Latenz zwischen 1,5 und 17 Jahren, Erkrankungsdauer zwischen 2 Monaten und 2,5 Jahren, initial psychische Auffälligkeiten.
4. Implantation intrazerebraler Elektroden. Inkubationszeit bei Verwendung infektiöser Geräte ca. 18 Monate.
5. Akzidentelle Exposition zu möglicherweise erregerhaltigem Material (z.B. Hirngewebe).
– Scrapie, die Traberkrankheit bei Schafen, ist in GB bei schottischen Schafen verbreitet, die beim Lammen ausgestoßene Plazenta ist hochinfektiös.

Anatomie/Histologie: Spongiforme (schwammförmige) Veränderung des Neuropils der kortikalen und subkortikalen grauen Substanz. Disseminierte Vermehrung geschwollener und fibrillärer Astrozyten, Vakuolisierung, ggf. Kuru-Plaques. Eosinophilie meningealer und kortikaler Gefäße. Die weiße Substanz ist bis auf eine Wallersche Degeneration nicht beteiligt. Neuronenuntergang und gliöse Reaktion (Proliferation von Gliazellen) mit oft nur geringer kortikaler Atrophie, Atrophie des Nucleus caudatus und des Linsenkerns.

Definition – Diagnose:
a. Fortschreitende Demenz von weniger als 2 Jahren, innerhalb weniger Wochen bis Monate
b. Typische EEG-Veränderungen
c. Myoklonie
d. Visuelle oder zerebelläre Störungen (Ataxie)
e. Pyramidale oder extrapyramidale Störungen
f. Akinetischer Mutismus, Aphasie
1. Diagnose möglich:
Fortschreitende Demenz und drei der unter c–f aufgeführten klinischen Symptome liegen vor (Dauer weniger als 2 Jahre), aber typische EEG-Veränderungen fehlen.
2. Diagnose wahrscheinlich:
Bei Patienten mit fortschreitender Demenz und typischen EEG-Veränderungen liegen zwei der unter c–f aufgeführten klinischen Symptome vor.
3. Diagnose sicher:
Nachweis nach Hirnbiopsie neuropathologisch oder immunzytochemisch oder biochemischer Nachweis von PrP^{Sc} (Western Blots) oder SAF /

prion rods positiv (postoperativ sind alle verwendeten Instrumente zu vernichten).

Diagnostik: s. Labor, s. Röntgen. Nadelelektroden s. Therapie – Hygiene. Tonsillenbiopsie. Hirnbiopsie (Immunfärbung für PrP^{res}).
– EEG: Wiederholte Ableitungen! Primär unspezifische, meist Allgemeinveränderung. Im Verlauf Abnahme der Hintergrundaktivität, Auftreten von typischen periodischen bilateral synchronen triphasischen sharp waves (PSWC, Theta-Delta-Wellen) mit einer Frequenz von 1–1,5/s. EEG unspezifisch bei der neuen Variante in GB.

Differentialdiagnose:
– Encephalomyelitis disseminata.
– Gerstmann-Sträußler-Syndrom.
– Fatale familiäre Insomnie.
– M. Alzheimer.
– Kortiko-basale Degeneration.
– Hashimoto-Enzephalopathie.
– Progressive subkortikale Gliose.
– Hyperparathyreoidismus (progrediente Bewusstseinsstörungen und dementielle Entwicklung, selten Myoklonien).
– Stiff man-Syndrom (spasmodische Reflexmyoklonien) mit Plus-Variante progressive Enzephalomyelopathie mit Rigidität und Myoklonus (PERM).
– Reversibles „enzephalitisches" Syndrom mit Hypokinese, Myoklonien, psychoorganischen Veränderungen und triphasischen EEG-Potentialen [Schmidt S. ANIM (1/94) Karlsruhe].
– M. Whipple: ZNS-Symptome (oder Gelenkbeschwerden, unklares Fieber) gehen der gastrointestinalen Manifestation (Diarrhö, Steatorrhoe) oft voraus.

Einteilung – Epidemiologie:
– Familiäre CJD – erbliche CJD in 10–15 % (1996 100 Familien): Autosomal-dominant mit hoher Penetranz. Bisher auf dem kurzen Arm von Chromosom 20 am PrP-Gen über 20 Punktmutationen, Deletionen und Insertionen, G-> A-Substitution im Codon 200 (E 200 K Mutation); Polymorphismus am Codon 129, der Methionin und Valin einbezieht. PCR der aus Lymphozyten extrahierten DNA und molekularbiologische Analyse der Fragmente.
– Sporadische CJD (85–90 %) mit 6 Subtypen, einige mit längerer Krankheitsdauer von etwa 15 Monaten und ohne Myoklonien.
– „Neue" Form der CJD (vCJD) in GB: s.u.
– m : w = 1 : 1,5. Gipfel zwischen dem 60. und 70. (80.) Lebensjahr. Durchschnittsalter 63 Jahre. CJD bei unter 20-Jährigen sind äußerst selten (weltweit 4 Jugendliche in 12 Jahren), aber schon vor dem Auftreten der BSE beschrieben. D: 2 Patienten waren unter 30 Jahre und 1 Patient 37-jährig, hiervon einmal mögliche Übertragung durch eine Dura mater-Transplantation.
– Geschätzte weltweite Inzidenz der sporadischen Form: 1 Neuerkrankung pro Jahr und 1 Mio Einwohner, d.h. in Deutschland 80 Fälle pro Jahr (60 Fälle alte Bundesländer) bei tatsächlich nur 97 dem BGA gemeldeten Fällen von 1970–1993. 17 Fälle 1992.
– Inzidenz in Deutschland 0,59 (im Jahr 1993), 0,76 (1994), 0,90 (1995) und 0,80 (1996) pro eine Million Einwohner.

325 erfasste Sterbefälle von 1970–1991 [Rasch G: CJK. DÄB 90/49 (10.12.93) B-2451–3].
1994 61, 1995 79, 1996 66 Fälle, 206 Fälle seit der Meldepflicht 1.7.1994 bis Anfang 1997.
6/93–98: CJD sicher 303, wahrscheinlich 205, möglich 71, iatrogen 3, genetisch (familiäre CJD, Gerstmann-Sträußler-Syndrom, fatale familiäre Insomnie) 40 [Poser S, Göttingen (5/ 99)].
– Inzidenz in Österreich 1,25–1,5 pro eine Million Einwohner in den letzten Jahren [Poser S: Keine Häufung der Creutzfeldt-Jakob-Krankheit in der Bundesrepublik Deutschland. DÄB 93/34/5 (26.8.96) B-1699–1700].

Klinik: s. Definition. Die familiäre und die „neue" Form verlaufen protrahierter als die sporadische Form. 3 initiale Verlaufsformen:
1. Neurasthenische Symptome („fatigue"-Syndrom): Anamnestisch als Frühsymptome berichten Angehörige in > 50 % ungewöhnliche Ermüdbarkeit, abnormes Verhalten und Wesensänderungen.
2. Neuropsychologisches Syndrom mit mnestischen und kognitiven Störungen: Gedächtnisstörungen, Desorientiertheit, Intelligenz- und Merkfähigkeitsstörungen sowie ggf. weitere psychiatrische Symptome.
3. Neurologische Herdsymptome: In 8 % initial klinisches Bild eines Schlaganfalls. Teilweise steht die zerebelläre Ataxie initial im Vordergrund.
– Bei allen drei initialen Bildern treten im Verlauf Ataxie, Myoklonien (Chorea), pyramidale Symptome und die weitere Demenzentwicklung hinzu. Eine ausgeprägte Demenz und ein akinetischer Mutismus prägen die Endstadien.

Besonderes: Langsam progrediente Verlaufsform ohne charakteristische EEG-Veränderungen.
– Akute symptomatische Psychose (Beziehungsideen, Gedankenabreißen, Gereiztheit, optische Halluzinationen, 4 Monate vorausgehend Gleichgewichts- und Sehstörungen, bei Aufnahme zerebelläre Symptome, Myoklonien, binnen 2 Monaten apallisches Syndrom) [Rauber A. ANIM (1/88) Würzburg].
– „Optische und taktile Halluzinose als klinischer Beginn einer Creutzfeld-Jakob-Erkrankung" [Heinz A. Nervenarzt 66 (1995) 712–6], Kasuistik mit primär Vergiftungswahn.
– Symptomatik einer amyotrophen Lateralsklerose s. Diagnostik.

Labor: S-100 Protein im Serum.
Liquor: Zellzahl und Gesamteiweiß unauffällig.
– Protein 14–3–3 Western Blot (äquivalent zu p130/131) am empfindlichsten mit einer Sensitivität von 94 %, mäßig spezifisch, da auch bei zerebraler Ischämie positiv. Bereits positiv vor typischen EEG-Veränderungen oder Myoklonien.
– Neuronspezifische Enolase (NSE, n ≤ 35 ng/ml) mit einer Sensitivität von 83 % und Spezifität von 91 %.
– S-100 Protein: Erhöht im Liquor von 72 Creutzfeldt-Jakob-Patienten (median 45 mg/ml, 2–117) gegenüber 28 Kontrollpersonen (median 5 mg/ml, 1–13) [Otto M, Göttingen: Elevated level of S 100 protein concentration in CSF of patients with Creutzfeldt-Jakob disease. (9/96) Göttingen]. Sensitivität bei > 220 pg/ml > 75 % und Spezifität 82 %. Bringt gegenüber der NSE

wie auch das Tau-Protein keine zusätzlichen Informationen.

Prognose: Die sporadische Form führt zwischen 1 Monat und mehr als 10 Jahren zum Tod, die durchschnittliche Überlebenszeit beträgt 5 Monate. Die erbliche Form führt binnen 1 Jahr zum Tod.

Risikofaktoren: 21 von 116 Patienten hatten Hornspäne als Rosendünger verwendet, aber nur 7 von 113 Kontrollen [DÄB 93/34/5 (26.8.96) B-1699–1700].

Röntgen: MRT: In Frühstadien uncharakteristische Veränderungen wie bei M. Alzheimer. Oft fehlt eine fokale Betonung der Hirnatrophie. Ggf. in T2-gewichteten Aufnahmen Hyperintensität in Nucleus caudatus und Putamen [DiRocco A: MRI abnormalities in CJD. Neuroradiology 35 (1993) 584–5]. Hyperintensität der weißen Substanz in Endstadien.

Therapie: Einhaltung allgemeiner Krankenhaushygiene. Desinfektion und Sterilisation invasiv eingesetzter Materialien s. Diagnostik.
– Myoklonien: Symptomatische Therapie mit
☆ Clonazepam o.a. Benzodiazepinen. Gegen Krankheitsende spontanes Erlöschen der Kloni.
– Bisher fehlen kontrollierte Studien wegen der niedrigen Krankheitsprävalenz und logistischen Probleme. Amphotericin B, Amantadin und Interferon waren prognostisch ohne Effekt. In Tierversuch verlängern Dextransulfat, Kongorot, Kortikoide, HPA-23, Amphotericin B und Anthrazyklinderivat-IDX die Inkubationszeit.
☆ Amantadine (100/150 mg Tbl, 200 mg/500 ml Fl) s. M. Parkinson; initial 3 x 100 mg langsam steigernd bis auf 600 (–800) mg/d. Bei 2 Patienten einmal zweimonatige Verbesserung, einmal 30monatige Nachbeobachtung [Sanders W: Creutzfeldt-Jakob disease treated with amantadine. J Neurol Neurosurg Psychiatry 36 (1973) 581–4] [Terzano M: The Effect of Amantadine on Arousal and EEG Patterns in Creutzfeldt-Jakob Disease. Arch Neurol 40 (1983) 555–9]. Klinisch kein nachgewiesener Einfluss auf die Prognose.
☆ Flupirtin (100 mg Kps, 150 mg Supp) s. Schmerz. Hemmt in vitro die Neurotoxizität von PrP-Fragment in der neuronalen Zellkultur (verhindert die Apoptose). Doppelblindstudie in Göttingen.
– **Hygiene**: Nicht erforderlich sind strenge Isolation im Einbettzimmer oder Feuerbestattung.
1. Sterilisation durch Autoklavieren über 60 min bei 134 °C oder 2 x 36 min bei 136 °C. Die Autoklaven müssen laufend auf ihre Leistung überprüft werden. Oder:
2.a) Einlegen in 1 m Natronlauge (NaOH) über 24 h,
2.b) Behandlung mit 2,5–5 % Natriumhypochlorit über 24 h,
2.c) Kochen in 3 % Na-Dodecylsulfat (SDS) über 10–15 min mit anschließender Sterilisation.
3. 1 n Natronlauge zur Flächendesinfektion (Einwirkzeit 1 h), Desinfektion nicht autoklavierbarer Materialien und Ausscheidungen sowie als Desinfektionsmittel potentiell kontaminierter Wunden.
4. Postoperativ sind alle verwendeten Instrumente zu vernichten.

5. Bei Untersuchung mit Nadelelektroden möglichst Verwendung von Einmalelektroden bzw. bei invasiven Untersuchungen möglichst mit Einmalartikeln. Bei nachgewiesener CJK sind die verwendeten Nadelelektroden bzw. Materialien nach angemessener Behandlung (Sterilisation s. Therapie) zu entsorgen und dürfen nicht wiederbenützt werden.

– Unwirksam sind Virus- und Nukleinsäure-zerstörende Prozeduren wie Alkohol und Formalin (z.B. waren OP-Geräte noch 2 Jahre später infektiös), ionisierende Strahlen, Proteasen und Nukleasen.

Creutzfeldt-Jakob-Krankheit – infektiöse, neue Variante – vCJD   A81.8

Ätiologie: Bovine spongiforme Enzephalopathie – BSE (die ersten BSE-infizierten Rinder wurden 1985 beobachtet, Maximum mit > 35.000 Rindern war 1991, ab 1989 durften in GB Gehirn, Rückenmark und mehrere innere Organe nicht mehr freigegeben werden): 1993 trat bei 2 Patienten, die 1–3 Jahre zuvor zu BSE-erkrankten Rindern beruflichen Kontakt hatten, eine CJD auf. Die Fälle in Großbritannien legen „daher die Vermutung nahe, dass diese Fälle durch eine BSE-Exposition ausgelöst sein könnten". „… und im Hinblick auf den präventiven Gesundheitsschutz sollte davon ausgegangen werden, dass BSE oral auf den Menschen übertragbar sein kann". Muskelfleisch, Milch und Blut der erkrankten Tiere sind nicht infektiös. Es „ist nur ein einziger Fall einer scrapieerkrankten Ziege bekannt, bei der es gelang, die Krankheit direkt aus der Muskulatur des erkrankten Tieres durch intrazerebrale Inokulation auf eine andere Ziege zu übertragen; dieser Befund wird von manchen angezweifelt" [Kretzschmar H: Besteht ein Zusammenhang zwischen BSE und Creutzfeldt-Jakob-Krankheit? DÄB 93/15 (12.4.96) B-758–9].

Anatomie/Histologie: Bei den 10 Fällen In Großbritannien 1995/6 (s. Klinik – Besonderes) einheitliches Läsionsmuster mit ausgeprägten, ungewöhnlichen, plaqueförmigen Prionprotein-Ablagerungen (Amyloidplaques vom Kuru-Typ) im gesamten Gehirn ähnlich Scrapie oder Kuru [Will R: A new variant of Creutzfeldt-Jakobdisease in the UK. Lancet 347 (1996) 921–5].

Diagnostik: Tonsillenbiopsie: Diagnose intra vitam möglich, Prionenerkrankungen führen vor der Neuroinvasion zur Akkumulation von abnormen Isoformen zellulären Prion-Proteins (PrP^{Sc}) in lymphatischem Gewebe. Bei allen Patienten mit neuropathologisch nachgewiesener oder später entwickelter varianter CJD waren auch die lymphoretikulären Biopsien positiv, nicht jedoch bei sporadischer CJD; spezifisch für vCJD ist Typ 4 des PrP^{Sc}, die Typisierung der tonsillären Prionproteine ergab als neue Variante von Typ 4 den Typ 4t [Collinge J. Lancet 349 (1997) 99], [Hill A: Investigation of variant CJD and other human prion diseases with tonsil biopsy samples. Lancet 353 (1999) 183–9].

Epidemiologie: In D bis 8/99 nicht aufgetreten. Je 1 Fall in Frankreich (26-jähriger Bodybuilder, der sich möglicherweise bovines Wachstumshormon injiziert hat) und Irland. In Großbritannien 1995/6 10, bis 3/97 16, bis 8/99 42 Patienten. Vier Bauern hatten BSE-infizierte Rinder in ihrer Herde. 1998 verstarben in Großbritannien pro Quartal 3 und im letzten Quartal 9 Patienten.
Durchschnittsalter (1996) 28 Jahre, kein Patient war älter als 42 Jahre, eine 16-Jährige und ein 20-jähriger. Methioninhomozygotismus wohl bei 100 % der Patienten. Inkubationszeit 4–5 Jahre. Die durchschnittliche Krankheitsdauer war mit 14 Monaten doppelt so lang wie bei der klassischen, sporadischen Verlaufsform.

Klinik: Bisher unbekannte Verlaufsform mit Parallelitäten zu Kuru und folgenden Besonderheiten: Im Frühstadium stehen psychiatrische Auffälligkeiten wie erhebliche Verhaltensauffälligkeiten, Depression, Angstzustände im Vordergrund. Alle Patienten entwickelten eine progressive Demenz. Einige Patienten zeigten distal betonte Dysästhesien, alle Patienten eine Ataxie. Im späteren Krankheitsverlauf Myoklonien und Choreoathetosen. Kein Patient entwickelte im Krankheitsverlauf die typischen EEG-Veränderungen (periodische scharfe Wellen).

Cryptococcose s. AIDS – AIDS-assoziierte Erkrankungen: Kryptokokken-Meningitis.

Cushing-Syndrom   E24.9

Cushing-Syndrom bei (s.) Hypophysenadenom – hypophysäres Cushing-Syndrom   E24.0
Cushing arzneimittelinduziert, iatrogen / ektopisch (ACTH-bildender Tumor)   E24.2 / 24.3
Cushing idiopathisch   E24.8

N. cutaneus femoris lateralis s. Meralgia paraesthetica.

N. cutaneus surae lateralis   S84.2

Anatomie/Histologie: Hautast für die Haut der lateralen Fläche des Unterschenkels, der in der Kniekehle vom N. peroneus communis abgeht und sich mit einem Ramus communicans in wechselnder Höhe mit dem N. suralis verbindet.

Klinik: Engpass-Syndrom: Schmerzauslösung durch extreme Beugung des Kniegelenkes wie bei Hockstellung [Schliack H: Läsion des .... Falldarstellung einer seltenen Kompressionsneuropathie. Akt Neurol 21 (1994) 93–4].
Selten, z.B. durch Bindegewebsstränge (Faszie) mit Nervenauftreibung im Sinne eines Pseudoneuroms, durch ein vom Kniegelenk ausgehendes Ganglion, durch ein Neurinom. Durch eine Muskelhernie des lateralen Gastrocnemiuskopfes: Kasuistik mit Missempfindungen im Bereich der Kniekehle mit Druckschmerz im lateralen Anteil, in die Wade ausstrahlend, und Schmerzen bei maximaler Beugung, geringer bei maximaler Streckung [Hausotter W: Kompressionssyndrom des N. cutaneus surae lateralis bei einer Patientin mit multiplen Engpasssyndromen. Nervenheilkunde 15 (1996) 374–6].

Cytomegalie s. Zytomegalie.

Dandy-Walker-Syndrom

Q03.1

Anatomie/Histologie: Embryonale, nicht vererbte Störung mit zystischer Erweiterung des IV. Ventrikels, Dysgenesie des Kleinhirnwurms und oft auch des Balkens, Atresie der Foramina Luschkae und des Foramen Magendi.

Epidemiologie: Inzidenz 2 von 1 Mio Geburten.

Klinik: Hydrozephalus bei >75 % bereits während des 1. Lebensjahrs, mentale Retardierung, <20 % zerebelläre Symptome, z.T. zerebrale Krampfanfälle, Hautangiome und kardiovaskuläre Fehlbildungen. Assoziation bei neurokutaner Melanose.

Therapie operativ: Liquorableitung durch Shunt.

Decerebration: Einklemmung s. Koma.

Decubitus s. Dekubitus.

Degeneration – neurodegenerative Erkrankungen (Multisystemdegenerationen) des ZNS und PNS

Ätiologie: Programmierter Zelltod (Apoptose)?
- Oxidativer Stress (als eine der möglichen Ursachen, u.a. auch für Krebsentstehung und Altern?). Durch Sauerstoffradikale können Proteine, Lipide und die DNA geschädigt werden. Die mitochondriale DNA (mtDNA) ist wegen ihrer Nähe zur inneren mitochondrialen Membran, einem Hauptort der Radikalentstehung, wegen der limitierten DNA-Reparaturmechanismen in Mitochondrien und dem Fehlen schützender Histone anfälliger als die nukleäre DNA (nDNA). Diese oxidativen Läsionen der mtDNA können zu Punktmutationen führen mit resultierenden Störungen der Atmungskette und hierdurch bedingten weiteren Radikalentstehungen und Energiemangel. Bei einer Läsion der DNA durch Sauerstoffradikale entstehen u.a. oxidierte Guanosine wie das 8-Hydroxy-2'-Desoxyguanosin (8-OHDG) als ein Marker für oxidativen Stress.
- Überstimulation der NMDA- (Glutamat-) Rezeptoren führt zur Neurodegeneration.

Anatomie/Histologie: Zur Obduktion je eine Hirnhälfte in 4 %igem Formalin und bei -80 °C tiefgefroren schicken an Adresse: Prof. Dr. P. Mehraein, LMU, Institut für Neuropathologie, Referenzzentrum für Neurodegenerative Erkrankungen, Klinikum Großhadern, Marchioninistr. 15, 81377 München, Tel. 089/7095-4791/4 oder 5160-5192, Funkruf 0177-2315290. Alternativ Obduktion in München mit Übernahme der Überführung und der Transportformalitäten.

Einteilung: Trinukleotid-Repeat-Erkrankungen mit charakteristischen intranukleären Einschlüssen.
- Tauopathien mit pathologischen Ablagerungen von Neurofibrillen (Tau): Chorea Huntington, spinozerebelläre Atrophien.
- Synukleinopathien auch bei z.B. M. Alzheimer, frontotemporaler Demenz und M. Parkinson: α-Synuklein, Vorläufer des non-Aα-Anteils des

Amyloids, aggregiert und bildet wohl durch pathologische Ablagerung die Lewy-Körper. Ein weiteres immunreaktives α-Synuklein-Protein wurde entdeckt [Langston J: Novel α-synuclein-immunoreactive proteins in brain samples from the contursi kindred, Parkinson's, and Alzheimer disease. Exp Neurol 154 (1998) 684–90].

Einteilung:
- Großhirn: Gehirn G31.9
  M. Alzheimer (cholinerge Neurone des Nucleus basalis Meynert).
  Sonstige degenerative Krankheiten, andernorts nicht klassifiziert G31
  Umschriebene Hirnatrophie G31.0
  M. Pick – Demenz vom Frontalhirntyp s. Demenz. G31.0. ZNS mit Psychose F09
  Lobäre Hirnatrophien (progressive fokale kortikale Degeneration).
  Progressive isolierte Aphasie G31.0
  Senile Degeneration des Gehirns, andernorts nicht klassifiziert G31.1
  Degeneration durch Alkohol (Enzephalopathie, zerebrale und zerebellare Degeneration, zerebellare Ataxie, G31.2
  Dysfunktion des autonomen Nervensystems)
  Sonstige näher bezeichnete degenerative Krankheiten des Nervensystems (Alpers-, Leigh-Syndrom) G31.8
  Degenerative Krankheiten des Nervensystems, nicht näher bezeichnet G31.9
  Lebersche familiäre Optikusatrophie – mitochondriale Zytopathie bei Männern.
  Mitochondriale Enzephalopathien – mitochondriale Zytopathien.
  Systematrophien, vorwiegend das Zentralnervensystem betreffend, bei Neubildungen (s. Paraneoplasien) G13.1
  Systematrophien, vorwiegend das Zentralnervensystem (ZNS) betreffend, bei Myxödem E01, E03. G13.2
  Systematrophien, vorwiegend das ZNS betreffend, bei sonstigen andernorts klassifizierten Krankheiten G13.8

– Extrapyramidal-motorisches System s. Stamm-
  ganglien.
– Spinozerebelläre Atrophien (Purkinje-Zellen
  des Zerebellums) s. Ataxien:
  M. Friedreich (sensorische Neurone, im Spät-
  syndrom motorische Neurone).
  Zerebelläre Heredoataxie Nonne-Pierre Marie.
  Olivo-ponto-zerebelläre Atrophie.
– Spinale Atrophien:
  Sonstige degenerative Krankheiten des Nerven-
  systems bei andernorts klassifizierten Krank-
  heiten   G32
  Subakute kombinierte Degeneration des Rü-
  ckenmarks bei Vitamin-B$_{12}$-Mangel   E53.8

Subakute kombinierte Degeneration des Rückenmarks bei andernorts klassifizierten Krankheiten   G32.0
Sonstige näher bezeichnete degenerative Krankheiten des Nervensystems bei andernorts klass.
Krankheiten   G32.8
– Motorisches System: Spastische Spinalparalyse. Progressive spinale Muskelatrophien.
  Amyotrophe Lateralsklerose (motorische Neurone im Motorkortex, Hirnstamm und Rückenmark) incl. progressive Bulbärparalyse.
– Peripheres System: Hereditäre motorische und
  sensible Neuropathie (früher: Neurale Muskelatrophie).

Kortiko-basale Degeneration – CBD

G23.8

syn. Corticobasalganglionäre Degeneration –
CBGD.

Ätiologie: Unbekannt.

Anatomie/Histologie: Mäßige innere und frontal
und parietal betonte kortikale Atrophie.
Kortikale Pick-Zellen und ggf. spezifische kortiko-basale Einschlusskörper.

Diagnostik: EMG der Reflexmyoklonien:
Polymyographisch typische spontane und Aktionsmyoklonien mit kurzen biphasischen Potentialen bei einer Dauer unter 80 ms.

Differentialdiagnose: Fokaler M. Alzheimer.
– M. Pick – Demenz vom Frontalhirntyp s. De-
  menz.
– Creutzfeldt-Jakob-Krankheit.
– Bei Augenbewegungsstörungen – supranu-
  kleärer Blickparese: Progressive supranukleäre
  Blickparese.
– Bei Demenz im späteren Verlauf: Diffuse Lewy-
  Körper-Demenz s. M. Alzheimer – Klinik.
– Idiopathischer M. Parkinson: 20 % der Pati-
  enten mit einem akinetisch-rigiden Syndrom
  sind nicht einem idiopathischen M. Parkinson
  zuzuordnen.
– Haltetremor (Differentialdiagnose der Reflex-
  myoklonien).

Klinik: Anamnese: Fremdheitsgefühl (Steifigkeits-
gefühl) der Arme (Extremitäten)?
Befund: Hauptsymptome Trias mit
1. Akinetisch-rigides (und dopaminresistentes)
   Syndrom.

2. Apraxie bis hin zu einem Fremdheitsgefühl
   der Extremitäten („alien hand", „alien limb",
   keine Apraxie im engeren Sinn). Dysarthrie.
3. Reflexmyoklonien – „stimulussensitiver Myoklonus" – durch kutane und propriozeptive
   Reize an den Fingern auslösbar.
– Nebensymptome sind Demenz im späteren Verlauf, frontale Enthemmungszeichen, zerebelläre
  Symptome – Tremor, oft dystone oder choreoathetotische Symptome. Bei Augenbewegungsstörungen V.a. supranukleäre Blickparese.

Prognose: Bettlägrigkeit nach 3–5–7 Jahren.

Röntgen: Kasuistik einer 76-jährigen Patientin
mit rechtsbetonter Symptomatik: HMPAO-
SPECT mit Perfusionsdefekten bds. parietal
linksbetont, ^{123}J-Jodobenzamid-IBZM-SPECT
mit herabgesetzter Dopaminrezeptordichte der
Stammganglien linksbetont, ^{1}H-Magnetreso-
nanzspektroskopie (^{1}H-MRS, double-spine-
cho, single voxel 8 cm^3) mit einem Voxel in
Höhe der rostralen Stammganglienanteile mit
einem initial deutlich erhöhten Laktatpeak
(Lac zu NAA 11,4 %), nach Behandlung mit
Ubiquinon und Thioctsäure geringe Reduktion (Lac zu NAA 7,8 %) [Damian M, Gießen:
Magnetresonanzspektroskopie bei Corticoba-
saler Degeneration. (10/97) Dresden].
– PET: Asymmetrische kortikale Störungen des
  Sauerstoffmetabolismus und reduzierte Dop-
  aminaufnahme im Striatum.

Therapie: Suffiziente Therapie nicht bekannt [Fei-
fel E: Kortiko-basale Degeneration. Nervenarzt 65 (1994) 653–9].

Spinozerebelläre Degeneration s. Ataxie.

Striatonigrale Degeneration s. Multisystematrophie.

Déjérine-Sottas-Erkrankung s. Polyneuropathie-hereditäre motorisch-sensible Neuropathie.

Dekubitus – Decubitus – Dekubitalgeschwür – Dekubitalulkus

Fistel

L89

L98.8

s. Querschnittlähmung – Hilfsmittel.

Ätiologie: Gewebeminderdurchblutung s. Definition (ggf. Dekubitusentwicklung bei Selbstvernachlässigung auf dem Boden chronischer latenter Suizidalität!).
Entzündung. Gangrän.
Urogenital: Fournier'sche Gangrän.

Definition: Gewebeminderdurchblutung, primär ischämisch bedingt, durch Druck (Auflagedruck über der Kapillardruckschwelle 300 mm Hg über > 2 Stunden), begünstigt durch Anämie, Hyperthermie, mit Auslösung einer irreversiblen Gewebsnekrose.

Diagnostik: s. Röntgen. Ggf. Abstrich. Echokardiographie.

Einteilung in Stadien: Stadium
I: Umschriebene, nicht mehr wegdrückbare Hautrötung, die Haut ist noch äußerlich intakt.
II: Hautdefekt mit frei liegendem Subkutangewebe.
III: Der Defekt reicht bis zum Periost. Kutis, Subcutis, Sehnen, Muskeln und Bänder sind angegriffen.
IV: Knochenbeteiligung, drohende chronische Osteomyelitis.

Komplikationen: Jeder mögliche Organbefall, z.B. Endocarditis. Sepsis.
– Durch Geruchsbildung (Wundgeruch in der Nase) anhaltende Appetitlosigkeit, Schamgefühle und Tendenz zur sozialen Isolation.

Röntgen: Nativaufnahmen und Skelettszintigraphie (Knochenbeteiligung z.B. Sitzbein?). Ggf. Fistelfüllung. Ggf. MRT.

Therapie: Besonders bei sensiblen Defiziten bzw. sensibler Querschnittsymptomatik tägliche Überprüfung belasteter Stellen auch mittels Spiegel mit konsequenter Entlastung geröteter Hautstellen bis zum Abblassen.
Prophylaktisch sachgerechte Lagerung, häufiger Lagerungswechsel (auch nachts) und Einsatz spezieller Lagerungsmittel (s. 1), zusätzlich:
a) Ausgewogene Ernährung mit ausreichend Eiweiß (ggf. Meritene anbieten), essentiellen Fettsäuren, Vitamin C, Zink.
b) ☆Rosskastanienextrakt 6,5:1, Dexpanthenol, Kamillenblütentrockenextrakt (PC 30 V Liquidum) 2 x tgl auftragen.
☆Kamillenblütentrockenextrakt (PC 30 N) bei Hautverletzungen, Abschürfungen, Entzündung, Verbrennung I°, Sonnenbrand mehrmals tgl auftragen.
c) Bei Diarrhö frühzeitig Fäkalkollektor einsetzen, alle 48 h wechseln. Antibiotika-Indikation (Antibiotika-induzierte pseudomembranöse Colitis!) kritisch überprüfen.
1. Lagerung mit Entlastung auf der Seite und/oder in Bauchlage (ggf. mit „Bahnhof" = Drahtgestell), falls nicht möglich,
Lagerung auf Doppelkissen, auf Spezialmatratzen, z.B. Matratze mit Roho-Einsatz (bei Paraparese gut geeignet zum selbständigen Übersetzen),

Sensiflex (früher Cliniplot),
Protecto-plus (niedriger als Sensiflex und geeigneter zum selbständigen Übersetzen),
Wechseldruckmatratzen (bei Paraparese schlecht geeignet zum selbständigen Übersetzen) z.B. Alpha-X um ca. DM 4000,– (Deculomat zu dünn).
Luftkissenbett z.B. Mediscus (bei Paraparese nicht geeignet zum selbständigen Übersetzen).
Clinitron Air-fluidized Bett mit 700 kg silikonisierten Mikroglaskugeln von 50–150 µm Durchmesser unter KG, Bronchitisprophylaxe und genauer Beobachtung auf Dehydrierung wegen nicht bemerkbarer Schweißverluste (trockene Turbinenluft von 32–34 °C): Auflagedruck mit 15–22 mm Hg kleiner als der Perfusionsdruck der Kapillaren von ca. 30 mm Hg. Wassermatratzen haben sich kaum bewährt.
2. Chirurgisches Débridement: Schaffung von nekrosefreien, sauberen Wundverhältnissen. Bei Nekrosen großzügige Entfernung – akkurates Débridement, weiße reaktionslose Wundränder anfrischen.
3. Säubern (Desinfizieren): Täglicher Verbandwechsel. Evtl. primär Dakinsche Lösung meist nach H_2O_2- und NaCl-Spülung.
H_2O_2 hat nur eine geringe Tiefenwirkung und ist wundheilungshemmend!
3.1 Antiseptika/Desinfektionsmittel: Chinosol (farblos), Lavasept 0,2 %, Octenidin (Octenisept, farblos), PVP-Jod-Komplex (Betaisodona, ggf. zu 50 % mit Haushaltszucker), Rivanol (färbt Wäsche irreversibel gelb).
Chlorhexidin weniger wirksam gegen Pseudomonas- und Proteus-Arten. Spülung von Blase, Zwerchfell, Bauchfell: 0,02 % Lösung. Wunddesinfektion: Mullkompressen getränkt in 0,01 % Lösung. Wundheilungshemmend!
Gentianaviolett hemmt die Wundheilung erheblich, Verfärbungen können bestehen bleiben, kann zu Irritationen und schweren Ulzerationen der Haut und Schleimhaut führen, ist im Tierversuch kanzerogen; Pyoktanin (Methylviolett) ist ähnlich bedenklich. Beide sind obsolet!
3.2 Enzymatische Wundreinigung nur kurzfristig einsetzen: Kurze Wirkdauer – häufige Verbandwechsel alle 6 Stunden!
Streptokinase, Streptodornase (Varidase N Trockensubstanz 125.000 E A) 1 A auf (5–) 10–20 ml NaCl, 1–5 A in 45 ml Gel eine Woche haltbar, alle 6–8 h.
3.3 Zum Offenhalten von Fisteln: Gummilasche (Medimex Silidrain) oder Gazestreifen, ggf. Jodoform-Gaze (Jod-Resorption!), jeweils gut fixieren!
4.1 Bei tiefen, stark sezernierenden Wunden: Alginat-Tamponaden (Comfeel-Alginat, Kaltostat, Sorbsan. Fast ausschließlich Bestandteile der Braunalge), bei flacheren Wunden Natrium-Alginat-Hyaluronsäure-Pulver (Hyalogran 2 g Btl unbedingt > 24 h auf der Wunde belassen, Hyaluronsäure löst sich erst dann!) z.B. mit absorbierenden Kompressen (Aquacel Hydrofaserkompresse, TenderWet) zum Abdecken oder in Kombination mit Hydrokolloid-Pflaster.

Reine Hyaluronsäure (Hydrofill) > 24 h belassen (s.o.), wird vollständig resorbiert.

4.2 Feuchte Wunden heilen besser als trockene: Kochsalz-Kompressen ständig anfeuchten ist sehr personalintensiv. Alternativ hydroaktive Verbände (kontraindiziert bei Anaerobier-Infektion) mit Datumsnotiz auf dem Verband.
Hydrokolloid-Pflaster: Sterisorb aktiv. Traumasive plus. Varihesive (E), Varihesive extradünn. Das beim Verbandwechsel verbleibende Gel muss ausgespült werden.
Hydropolymer-Pflaster: Dünn: Tielle Hydropolymer-Verband (Johnson). Dünn und durchsichtig: Comfeel extradünn, Cutinova Hydro. Sterisorb Drainageschwamm. Beim Verbandwechsel bleibt weniger Gel als bei Hydrokolloid-Verbänden zurück.
Hydrogel: Comfeel-Paste, Cutinova-Gel, Hydrosorb (plus).

4.3 Granulationsfördernd: Bei beginnender Granulation keine weitere mechanische Wundreinigung, allenfalls Abspülen der Wundfläche mit NaCl.
Atraumatischer Verbandwechsel und Verzicht auf pharmakologische Wirkstoffe: Verkleben der Wundverbände mit der Wunde unbedingt vermeiden, ggf. (trotz verschlechterter Wachstumsverhältnisse) Abdecken mit paraffinierter Gaze (Salbenkompressen ohne Wirkstoff) wie Lomatuell, Oleo-Tüll (keine Fucidine-Gaze, kein Sofra-Tüll oder Branolind)!

4.4 Wundheilungsfaktoren/Organpräparate:
☆ Platelet Derived Wound Healing Factors – Thrombozytäre Wachstumsfaktoren (PD-WHF – PDGF) bei chronischen, nicht heilenden (diabetischen, ischämischen oder venösen) Ulzera.
UAW: Keine, da autologes Prinzip.
Wirkung: Wachstumsfaktoren aus dem patienteneigenen Blut werden isoliert. Einwanderung von Monozyten und Neutrophilen in den Wundbereich. Stimulation von Makrophagen. Einwanderung und Proliferation der Fibroblasten und Epithelzellen. Stimulation der Fibroblasten zur Synthese der Matrixproteine (Kollagen, Proteoglykane, Elastin). Stimulation der Keratinozyten.

5. Abätzen hyperplastischer Haut: Höllenstift (Silbernitrat-Stift).

6. Schutz – Epithelschutz: Actovegin 200 Salbe (fetthaltig). Fettgaze s.o., sterile Kompressen. Bepanthen. Granugenol, Desitin. Lebertransalbe oder Penatenplatte (o.ä. zinkhaltiges Präparat), Mirfulan Salbe (Lebertran und Zinkoxyd). Alutex. Hirschtalg. Schutz prominenter Hautbezirke (z.B. Außenknöchel) durch Schaumstoffplatten (Reston).

Narbenplatten oder Anregung der Durchblutung: Bindegewebsmassage oder Hiwamat. Kohlensäurehaltige Bäder.
Fußbad mit Kamillosan alkoholfrei (!) oder Betaisodona (Ulcus cruris).

7. TGF-β, TGF-β3 gentechnisch hergestellt. Fördert die Granulation, hemmt gleichzeitig das Wachstum der Hautzellen.

8. Endothelialer Wachstumsfaktor – EGF.

9. Zum Verkleben kleiner sauberer Fistelgänge Polymyxin B in Ugurol, oder
☆ Fibrinogen, Faktor XIII, Plasmafibronectin, Plasminogen, Aprotinin + Thrombin (Faktor IIa), $CaCl_2$ (Tissucol Duo S 0,5/1/2/5 ml zwei tiefgefrorene Lösungen in Fertigspritze Duploject. Lagerung bei ≤ 18 °C, bei Auftauen bis 36 Stunden verwendbar. Tissucol Fibrinkleber 0,5/1/2 ml Applikationsset tiefgefrorene Lösung, Trockensubstanzen und Lösungsmittel) zur Gewebeklebung, Blutstillung, Unterstützung der Wundheilung. 1 ml für ≥ 10 cm².
– Resorbierbare Verbandfolie (3/98 nicht zugelassen) mit Membranen aus Kopolymeren von Milch- und Kapronsäuren mit Resorption binnen 4 Wochen.

10. **Obsolet und nicht indiziert sind**: Mercurochrom (nur bakteriostatisch), Merfen-Puder, Puder, hyperämisierende Salben, Kortisonpräparate (proliferationshemmend und wundheilungsverzögernd!), Franzbranntwein, Peru-Balsam (Branolind-Salbenkompressen) sowie pflanzliche Präparate wie Arnika, Kamille oder Sonnenhut (wegen der hohen allergischen Potenz!),
alle Lokalantibiotika (wundheilungshemmend, auch sollte durch lokale Anwendung die Resistenzbildung nicht provoziert werden) wie Chloramphenicol (Iruxol), Gentamycin (Refobacin-Creme/Puder), Nebacetin, Fucidine-Gaze/Puder/Salbe, Sulfadiazin (Dermazin/Flammazine Salbe, Hautreaktion durch Gerbung), auch Framycetin – Neomycin B (Leukase N Kegel 10 mg mit 2 mg Lidocain, Leukase Salbe, Sofra-Tüll, wirksam wie Neomycin gegen Staphylococcus aureus und Gram-negative wie E. coli, Enterobacter, Klebsiellen, Proteus, Salmonellen, Shigellen).

♣ *Wunden*
Wenn Dir der Doktor, gar noch barsch,
reißt den Verband vom Wundenharsch,
so gibt er nichts auf Dein Gestöhn.-
Ganz glücklich sagt er: „Ei, wie schön!"
Was, schmerzverwirrt, Du noch nicht siehst,
er siehts: dass sich die Wunde schließt.
[Eugen Roth]

Delir – Delirium – delirantes Syndrom s. Alkoholismus, s. Verwirrtheit. s. Amnesie, Psychose.

Demenz FOO–F03, G30–32

s. M. Alzheimer, Degeneration – neurodegenerative Erkrankungen, Verwirrtheitszustand.

Ätiologie/Differentialdiagnose:

1. M. Alzheimer (SDAT) 50–60 %
   aller Demenzen G30†, Demenz F00
   Chorea Huntington G10, F02.2
   Diffuse Lewy-Körper-Demenz s.
   M. Alzheimer – Klinik.
   M. Parkinson G20, F02.3
   M. Pick – Demenz vom Frontal-
   hirntyp – DFT – Frontallappen-
   Degeneration G31.0†, Demenz F02.0
   M. Wilson (hepatolentikuläre
   Degeneration) E83.0. F02.8

2. Vaskuläre Demenzen (VD) – arterio-
   sklerotische Demenz 10–20 % F01.9
   s. zerebrale Ischämie – Diagnostik,
   Klinik – Besonderes.
   Vaskuläre Demenz mit akutem
   Beginn F01.0
   Multi-Infarkt-Demenz – MID,
   Status lacunaris F01.1
   Subkortikale vaskuläre Demenz bei
   subkortikaler arteriosklerotischer
   Enzephalopathie Binswanger I67.3, F01.2
   Gemischte kortikale und sub-
   kortikale vaskuläre Demenz F01.3
   Hypoxischer Hirnschaden (z.B. bei
   Herzfehler, nach Reanimation) F01.8
   Bilaterale Karotisstenosen F01.8
   Panarteriitis nodosa M30.0, F02.8
   Polycythämia vera F01.8
   Sneddon-Syndrom F01.8
   Subarachnoidalblutung F01.8
   Vertebrobasiläre Insuffizienz F01.8

3. Mischformen 10–20 %.
   Altersdemenz bei Hirnatrophie F03

4. Alkohol-Enzephalopathie –
   Alkohol-Demenz G31.2, F10.7

5. Senile Demenz mit depressivem oder
   paranoidem Erscheinungsbild: F03
   Senile Demenz mit akutem
   Verwirrtheitszustand F05.1

6. Elektrolytstörungen chronischer Art:
   Hyperkalzämie, Hypernatriämie,
   Hypokaliämie, Hypokalzämie,
   Hyponatriämie.

7. Endokrine Störungen: M. Addison,
   Cushing-Syndrom,
   Hyperinsulinismus,
   Hyperparathyreoidismus,
   (Pseudo-)Hypoparathyreoidismus,
   Hypopituitarismus.
   Hypothyreose E01, E03, F02.8

8. Demenz bei Enzephalitis F02.8

9. Encephalomyelitis disseminata G35, F02.8

10. Enzephalopathien G93.4, F02.8

11. Epilepsie G40, F02.8

12. Hirntumor – intrakranielle Neu-
    bildung mit unsicherem Verhalten D43.2
    Hirntumor – intrakranielle Neu-
    bildung mit unsicherem Verhalten
    supratentoriell D43.0

Hirntumor – intrakranielle Neubildung mit unsicherem Verhalten
infratentoriell D43.1
Sonstige intrakranielle Raumforderung: s. progressive subkortikale Gliose, zystische Parasitose,
chronisches Subduralhämatom,
Tuberkulom.

13. Histiozytose X.

14. Normaldruck-Hydrozephalus
    (Spätsymptom) mit zusätzlich
    breitbeiniger Gangstörung,
    Harn-Inkontinenz.

15. Hyperkalzämie E83.5, F02.8

16. Infektionskrankheiten:
    M. Creutzfeldt-Jakob A81.0, F02.1
    HIV B22.0, F02.4
    Bruzellose. Enzephalitis/
    Meningitis. Encephalomyelitis
    disseminata. Chronischer Hirn-
    abszess. Kuru. Progressive mul-
    tifokale Leukenzephalitis. Me-
    ningitis. Neurolues. Subakute
    sklerosierende Panenzephalitis.
    Trypanosomiasis.
    M. Whipple.

17. Intoxikationen: Alkohol, Arsen, F02.8
    Barbiturate, Blei, maligne
    Erythrämie, Störungen des häma-
    topoetischen Systems, Kohlen-
    monoxid (CO), Quecksilber,
    s. einzelne Medikamente
    (Anticholinergika, Kortison,
    Wismut-Dauereinnahme),
    s. einzelne Schwermetalle,
    Thallium.

18. Zerebrale Lipidstoffwechsel-
    störungen E75.1, F02.8

19. Lupus erythematodes M32, F02.8

20. Metabolische, nutritive Störungen
    und Avitaminosen: Folsäure-
    Mangel, Nikotinsäure-bzw.
    Niazin-Mangel (Pellagra),
    Thiamin-Mangel;
    Vitamin-B_{12}-Mangel
    (funikuläre Myelose) E53.8, F02.8
    Leberinsuffizienz.
    Lungenfunktionsstörung.
    Niereninsuffizienz/Dialyse.

21. Neurolues A52.1, F02.8

22. M. Paget E52, F02.8

23. Paraneoplastische Wirkung von
    Karzinomen und Lymphomen.

24. Traumatisch:
    Hitzschlag,
    Elektrounfall des ZNS;
    Schädel-Hirn-Trauma T90.5. F02.8
– s. Risikofaktoren. Eine zuverlässige klinische
  Unterscheidung ist nicht möglich.
– 10–20 % behandelbare Demenzen.

Definition s. Klinik.

Diagnostik: s. Labor, s. Röntgen. EEG. Dopplersonographie der hirnversorgenden Arterien.
Echokardiographie.

Hachinski Ischaemic Score [Hachinski V (1975)]

Plötzlicher Beginn der Erkrankung	2
Schrittweise Verschlechterung	1
Wechselhafter Verlauf	2
Nächtliche Verwirrtheit	1
Persönlichkeit ist eher erhalten	1
Depression	1
Somatische Beschwerden	1
Emotionale Inkontinenz	1
Anamnestisch Hypertonie	1
Anamnestisch Schlaganfall	2
Extrazerebrale Arteriosklerose	1
Neurologische Herdsymptome	2
Neurologische Herdzeichen	2

Punktzahl:
0–4: Primär degenerative Demenz (84 % richtig),
5–6: Mischtyp,
≥7: Multi-Infarkt-Demenz (44 % richtig).

– Psychologische Testung zur Diagnostik und Verlaufskontrolle, z.B. MMSE (Mini Mental State Examination s. psychischer Befund), CAMCOG (kognitiver Teil der Cambridge Examination for Mental Disorders of the Elderly).

Differentialdiagnose der Demenzen.
– Normale Altersvergesslichkeit bezieht sich besonders auf Dinge, nicht auf Ereignisse und Begebenheiten.
– Depressive Pseudodemenz: Beschwerdedauer meist kürzer, gegenüber Demenzen selten über 6 Monaten.

Differentialdiagnose des M. Pick:
Kortiko-basale Degeneration.

Epidemiologie: Prävalenz der Demenz 65–69 Jahre 2,4–5,1 %, 70–74 Jahre 5,3–9,1 %, 75–79 Jahre 10–12 %, 80–90 Jahre 20–24 %, über 90 Jahre >30 %. M. Pick: Erbgang dominant.

Klinik – Definition nach ICD-10:
I. Mit einer Dauer von mehr als 6 Monaten
1. Störung des Gedächtnisses (mit wesentlicher Beeinträchtigung der Aktivitäten des täglichen Lebens; besonders des Kurzzeitgedächtnisses): Aufnahme und Wiedergabe neuer Informationen.
Verlust früher erlernter und vertrauter Inhalte (in späteren Stadien).
2. Störungen des Denkvermögens (mit wesentlicher Beeinträchtigung der Aktivitäten des täglichen Lebens):
Störung der Fähigkeit zu vernünftigen Urteilen.
Verminderung des Ideenflusses.
Beeinträchtigung der Informationsverarbeitung: Konzentration, Aufmerksamkeit und Auffassung sind reduziert, Perseverationen.
3. Störungen der emotionalen Kontrolle:
Störung des Sozialverhaltens – sozialer Rückzug.
Störung der Motivation.
Antriebsstörung mit emotionaler Verflachung.
In fast 50 % bestehen klinisch relevante Schlafstörungen, oft abendliche oder nächtliche Agitiertheit mit hieraus resultierender Pflegeheimeinweisung. Jeder dritte Demente ist auch depressiv – pharmakogene Depressionen sind auszuschließen.
Therapieresistenz auf Antidepressiva.
Pflegende Angehörige von dementen Patienten leiden zu über 80 % unter chronischer Müdigkeit, Depression oder Angst.

II. Vaskuläre und arteriosklerotisch bedingte Demenz: Ggf. apoplektiformes Auftreten, plötzlicher Beginn, stärkere (nächtliche!) Fluktuationen. Auch bei Angiom/AV-Fistel, zerebraler Arteriitis/Vaskulitis.
– Multi-Infarkt-Demenz – MID, Status lacunaris: Beginn allmählich nach TIAs mit Einzelinfarkten im Gyrus angularis, Nucleus caudatus, Thalamus, im Knie der Capsula interna.
– Bilaterale Karotisstenosen: Kasuistik einer schnell-progredienten Demenz, zusätzlich unilateralem Vertebralisverschluss, PET-Darstellung eines reduzierten Blutflusses und Glukose-Metabolismus mit Besserung auf extra-intrakraniellen Bypass [Tatemichi T: Dementia associated with bilateral carotid occlusions: neuropsychological and haemodynamic course after extracranial to intracranial bypass surgery. J Neurol Neurosurg Psychiatry 58 (1995) 633–8].
– Vertebrobasiläre Insuffizienz [Karwasz R: Progrediente zerebelläre Ataxie mit zerebralen Anfällen und Demenz bei vaskulären Hypoplasien im vertebrobasilären Stromgebiet. Nervenarzt 59 (1988) 398–400].
III. Schädel-Hirn-Trauma: Demenz als Spätfolge wiederholter leichter SHT (bei Boxern „punch-drunk-syndrome" mit Parkinson-Syndrom): Von 393 Athleten (Kampfsportarten, American Football) hatten 129 (33 %) mit vorausgegangene Hirnkontusion bzw. 79 (20 %) mit zwei oder mehr Kontusionen gegenüber einer Kontrollgruppe signifikant schlechtere neurophysiologische Testergebnisse (8 Tests) [Collins M: Relationship between concussion and neuropsychological performance in college football players. JAMA 282 (1999) 964–70].

Klinik des M. Pick – Demenz vom Frontalhirntyp – DFT: Beginn im mittleren Lebensalter. Frühzeitig rasche Ermüdbarkeit, langsam fortschreitende Persönlichkeitsveränderung mit Verlust sozialer Fähigkeiten, des Taktgefühls, Enthemmung der Impulskontrolle, auch Euphorie, Abflachung emotionaler Regungen, sprachlichen Perseverationen und psychomotorischer Unruhe, Vernachlässigung bis zur Verwahrlosung. Anfangs gut erhaltene Intelligenz, dann dementielle Entwicklung und zunehmende Verlangsamung bis zur Apathie. Gelegentlich auch extrapyramidale Phänomene.

Labor: BB, CRP, Coeruloplasmin und Kupfer, Cortisol, ggf. HIV, Folsäure, Parathormon, T_3 + T_4 + TSH, Vitamin B_{12}, Lues-Serologie. ANA, ANCA (Differentialdiagnose Vaskulitis). Gerinnungsscreening s. zerebrale Ischämie – Labor.

Liquor: Zum Ausschluss z.B. einer chronischen Meningoenzephalitis.

Prognose: Hypothyreose: Komplette Reversibilität bei einem Patienten mit einer Demenzperiode von 10 Jahren [Haupt M: Reversibility of dementia in hypothyroidism. J Neurol 240 (1993) 333–5].

Risikofaktoren: Das ApoE4-Allel scheint ein Risikofaktor für die Entstehung der Arteriosklerose bzw. vaskulären Demenz zu sein.

Röntgen: Thorax. CCT.
- MRT: Weiße-Substanz-Läsionen (WSL, white matter lesions, Leukoaraiose) in nahezu 100 % (CCT 75–97 %) deuten eher auf eine vaskuläre Demenz als auf eine Alzheimer-Demenz. Bei Fehlen von WSL ist die Diagnose einer vaskulären Demenz zu bezweifeln [Stoppe G, Göttingen: Fleckige Veränderungen der weißen Substanz im kranialen Computer- und Magnetresonanztomogramm – Bedeutung für die (Differential-)Diagnose der Demenz vom Alzheimer-Typ und der vaskulären Demenz. Fortschr Neurol Psychiatr 63 (1995) 425–40].
- SPECT: Differenzierung zwischen Demenz und Pseudodemenz, zwischen M. Alzheimer und Multiinfarktdemenz.

Röntgen des M. Pick: CCT/MRT: Hydrocephalus e vacuo mit frontotemporal betonter Atrophie.
- PET: Frontotemporale Störung.
- SPECT und PET: Deutliche Verminderung der Hirndurchblutung und des Glukose-Stoffwechsels frontotemporal.

Therapie: Antrag zur Errichtung einer Betreuung erforderlich?
- Depressive Störungen behandeln (Serotonin-Wiederaufnahmehemmer – Antidepressiva mit anticholinergen UAW wegen ihres nachteiligen Einflusses auf die kognitiven Funktionen meiden).
- ☆ Ginkgo biloba (40/80/120 mg Tbl, 40 mg/ml forte gtt) 2 x 120 mg.
- ☆ Nicergolin (5/10 mg Tbl, 5 mg/ 20 gtt, 4 mg i.m. A) 3 x 10 auf 3 x 5 mg.
- ☆ Nimodipin (30 mg Tbl) 3 x 30 mg, nicht mit Carbamazepin, Phenobarbital, Phenytoin. s. arterielle Hypertonie.
- ☆ Piracetam (800/1200 mg Tbl, 12 g A) 3–4 x 800–1200 mg/d bis 2,4–4,8 g/d. M. Alzheimer bis 8 g/d.
- ☆ Pyritinol (100/200 mg Tbl) 600–800 mg/d. El.-HWZ 2–5 h.
  UAW Appetitlosigkeit, Übelkeit und Erbrechen.
- Cyclandelat und Dihydroergotoxin werden z.B. bei M. Alzheimer nicht mehr empfohlen.

Depression – DP und manisch-depressive Erkrankung

♣ *Brüche*
So mancher geht, zwar unter Schmerzen,
noch aufrecht mit gebrochnem Herzen.
Doch nicht, wer Arm und Bein gebrochen:
Das Herz hat eben keine Knochen.
[Eugen Roth]
s. Manie.

Ätiologie: Hypothesen:
1. Katecholaminmangel-Hypothese.
2. Überaktivität des hypothalamischen Corticotropin-Freisetzungshormon (CRP): Bei 60 % der depressiven Patienten Hyperaktivität des Hypothalamus-Hypophysen-Nebennieren-Systems.
3. Dysbalance des serotonergen Systems.
4. Borna-Viren (engl. Borna Disease Virus – BDV) verstärken vermutlich eine bestehende endogene Depression (s. Therapie Amantadine).
- Depression sekundär bei M. Alzheimer und Demenz (Differentialdiagnose depressive Pseudodemenz), Chorea Huntington (ggf. der Symptomatik vorausgehend), M. Parkinson; nach schweren Erkrankungen, besonders nach zerebraler Ischämie in bis zu 80 %, nach Subarachnoidalblutung.

Definition des depressiven Syndroms:
- Konstellation von Symptomen aus dem psychischen (affektive und kognitive Symptome), dem vegetativ-somatischen (rasche Erschöpfbarkeit, Schlaf-, Appetit- und Libidostörungen, Tagesschwankungen, Leibgefühlsstörungen) und dem psychomotorisch-intentionalen Bereich (Lust- und Antriebslosigkeit, psychomotorische Agitiertheit oder Hemmung).
- Ein erneuter Schub mit Auftreten binnen 6 Monaten (unter Erhaltungstherapie) ist ein Rezidiv, ein Schub bei Auftreten nach > 6 Monaten eine Wiedererkrankung.

Differentialdiagnose (oder Kombination mit):
- Demenz (als häufige Ursache von Konzentrations-, Gedächtnisstörungen und sozialem Rückzug älterer Patienten mit Therapieresistenz auf Antidepressiva, besonders bei Beschwerdedauer über 6 Monaten).
- Cave Suchterkrankung (Antidepressiva sind nicht ausreichend).

- Angststörungen	F41
Panikstörung (episodisch paroxysmale Angst)	F41.0
Generalisierte Angststörung	F41.1
Angst und depressive Störung gemischt	F41.2
Andere gemischte Angststörungen	F41.3
Sonstige spezifische Angststörungen (Angsthysterie)	F41.8
N. n. bez. Angststörungen	F41.9
- Phobische Störungen	F40
Agoraphobie	F40.0
Soziale Phobien – soziale Neurose	F40.1
Spezifische (isolierte) Phobien	F40.2
Sonstige phobische Störungen	F40.8
N. n. bez. phobische Störungen	F40.9
- Zwangstörung – anankastische Depression (Neurose) /	F42
Zwangsgedanken mit Grübelzwang	F42.0
Vorwiegend Zwangshandlungen – Zwangsrituale	F42.1
Zwangsgedanken und -handlungen gemischt	F42.2
Sonstige Zwangsstörungen	F42.8
N. n. bez. Zwangsstörungen	F42.9

– Reaktion auf schwere Belastungen
und Anpassungsstörungen (z.B.
„Schock" durch seelisches Trauma):   F43
Akute Belastungsreaktion   F43.0
Posttraumatische Belastungsstörung
(PTBS, auch nach Verkehrsunfällen,
HWS-Distorsion)   F43.1
Anpassungsstörungen mit kurz- oder
längerdauernder depressiver
Reaktion, mit   F43.2
emotionaler Symptomatik und/oder
im Sozialverhalten
Sonstige Reaktion auf schwere
Belastung / nicht näher bezeichnet
(nicht klassifizierbar)   F43.8 / F43.9
– Hypochondrische / hysterische
(dissoziative, Konversions-)
Störung   F45.2 / F44.8
– Depressiv-schizoaffektive Psychose   F25.1
– Depression postschizophren   F20.4

Diagnostik: Ausschluss organischer Ursachen. s.
Labor, s. Röntgen.

Einteilung *mit einzelnen klinischen Angaben*:
– Depressive Episode (Einzelepisode) –
Reaktion – Verstimmung –
Depression psychogen,   F32.9
psychosomatisch, akut, reaktiv,
postoperativ, sekundär, organisch,
zerebrovaskulär,
bei Arteriosklerose, bei Erschöpfung –
Erschöpfungsdepression
leicht / mittelgradig   F32.0 / F32.1
schwer (major depression) ohne
psychotische Symptome, agitiert oder
gehemmt, endogen, endoreaktiv, vital F32.2
schwer (major depression) mit
psychotischen Symptomen –
psychogene, reaktive depressive oder
paranoide Psychose   F32.3
atypisch, Involutions-, Jammer-,
larviert, somatisiert, klimakterisch,
in der Menopause   F32.8
depressive Störung – Entwicklung –
Stimmungsschwankung o.n.A.   F32.9
Depression in der Schwangerschaft /
postpartal, im Wochenbett   O99.3 / F53.0
– Angstdepression (Angst und Depression gleichzeitig ohne Vorherrschen einer Symptomatik)   F41.2
Angstsymptomatik (Angst – Panik-
attacken) – depressive ängstliche
Entwicklung bei >70 % der depressiven Störungen
– Altersdepression – senile Depression –
Depression bei seniler Demenz s.
Klinik – Besonderes   F03
– Rezidivierende depressive Störung –
periodische Depression – saisonal
depressive Störung   F33
mit leichter / mittelgradiger /
schwerer Episode ohne psycho-
tische Symptome   F33.0 / F33.1 / F33.2
mit schwerer Episode mit
psychotischen Symptomen   F33.3
gegenwärtig remittiert / sonstige,
manisch   F33.4 / F33.8
nicht näher bezeichnet (nicht
klassifizierbar), endogene Depression,
bisher nur monopolar o.n.A.   F33.9

– Anhaltende affektive Störungen   F34
Depression bei Zyklothymie   F34.0
„Sisi-Syndrom" s. Klinik – Besonderes
Neurotische Depression, depressiv-
neurotischer Zustand, Depression
ohne psychotische   F34.1
Symptome, Verstimmung depressiv
neurotisch reaktiv, Dysthymie
– Sonstige anhaltende affektive
Störungen / nicht näher be-
zeichnet (nicht klassifizierbar) F34.8 / F34.9
– Bipolare affektive Störung, manisch-
depressive Psychose, Krankheit,
Reaktion (s. Manie)   F31
Depression im Rahmen einer
zirkulären Verlaufsform einer manisch-
depressiven Psychose
1. Typ I: Beginn mit depressiver Phase,
mehr depressive als manische Phasen,
synthymer Wahn.
2. Typ II: Beginn mit depressiver Phase,
mehr manische als depressive
Phasen, dysthymer Wahn.
gegenwärtig leichte oder mittelgradige depressive Episode ohne
psychotische Symptome   F31.3
gegenwärtig schwere depressive
Episode ohne psychotische Symptome F31.4
gegenwärtig schwere depressive Episode mit psychotischen Symptomen   F31.5
depressiv-manischer Mischzustand   F31.6
gegenwärtig remittiert   F31.7
3. Bipolar-Typ II-Störung / nicht   F31.8
4. näher bezeichnet (nicht klassifizierbar) F31.9
Endogene Manie mit starkem Bewegungsdrang, unermüdlicher Betrieb-
samkeit, Enthemmung bis zur Tobsucht, Redseligkeit, Ideenflucht.
Hohes Suizidrisiko – nimmt im Laufe
der Jahre nicht ab. Ggf. rasche Pha-
senwechsel, sog. Rapid Cycling: Vier
oder mehr affektive Phasen im Jahr.
Gleich häufig bei Typ I und II, in 80–
95 % bei Frauen.
– Andere affektive Störungen   F38
Andere einzelne affektive Störungen –
gemischte affektive Episode   F38.0
Andere rezidivierende affektive Störungen (depressive Eisoden)   F38.1
Sonstige näher bezeichnete affektive
Störungen   F38.2
– Nicht näher bezeichnete affektive
Störungen   F39

Epidemiologie: s. zerebrale Ischämie – Klinik – Besonderes – Depression. Punkt-Prävalenz m 3 %,
w 4 %. 3 % Depressionen bei älteren Menschen, die im eigenen Haushalt leben, 13 %
bei Pflegeheim-Bewohnern [Panel N: Diagnosis
and treatment of depression in late life. JAMA
268 (1992) 1018–24].
Bei 20 % der Patienten mit Depressionen hy-
pomanische, manische oder gemischte Psychosen im Sinne einer bipolaren Störung.

♣ *Gemütsleiden*
Es können die Gemütskrankheiten nur,
wo Gemüt ist, sich verbreiten;
drum gehen auch, zu unserm Glück,
Gemütskrankheiten stark zurück.
[Eugen Roth]

Anamnese:

Können Sie sich freuen?	Unfähigkeit zur Freude bzw. traurig zu sein, Gefühl der Gefühllosigkeit, innere Leere, Freudlosigkeit
Wie ist Ihr Unternehmungsgeist?	Antrieb vermindert
Haben Sie noch Interesse an Dingen in Ihrem Leben?	Interesseverlust
Fällt es Ihnen schwer, Entscheidungen zu treffen?	Entschlussunfähigkeit, Hemmung im Denken
Neigen Sie in letzter Zeit mehr dazu, schnell etwas übel zu nehmen?	
Wie ist die Stimmung?	Gedrücktheit, traurige Grundstimmung
Haben Sie das Gefühl, Ihr Leben sei sinnlos geworden?	Hoffnungslosigkeit
Fühlen Sie sich müde?	Morgentief, Müdigkeit, schnelle Ermüdbarkeit
Fühlen Sie sich schwunglos?	Mattigkeit, eingeschränkte Belastbarkeit
Haben Sie Schlafstörungen?	Besonders morgendliches Erwachen, ggf. Unruhe und Getriebenheit
Neigen Sie in letzter Zeit zum Grübeln, ggf. auch zwanghaft?	Grübelzwang
Haben Sie Konzentrationsstörungen?	Verminderte Konzentration und Aufmerksamkeit
Wie sehen Sie sich? Was halten Sie von sich?	Selbstwertgefühl vermindert, Gefühl der Wertlosigkeit
Suizidgedanken, Wahnideen?	Gefühl von Schuld etc.
Fühlen Sie irgendwelche Schmerzen oder Druck auf der Brust?	Angst, Zukunftsangst, Verschuldungsangst
Haben Sie wenig Appetit?	Appetitlosigkeit
Haben Sie an Gewicht verloren?	
Haben Sie sexuelle Probleme?	Verminderte Libido

Klinik. s. Einteilung.

Befund: Neurologisch i.d.R. unauffällig, keine Bewusstseinsstörung.

Verlauf: Unter Akuttherapie der depressiven Episode entweder unvollständige oder vollständige Remission.
Die Interepisodenzeit verkürzt sich mit jeder neuen Phase. Während der Schwangerschaft Schutz vor depressiven Phasen.

Besonderes:

– Alterdepression – senile Depression – Depression bei seniler Demenz: Als Auslöser Verlust der Selbständigkeit und Abhängigkeit von Dritten infolge körperlicher Erkrankungen.
Soziale Isolation, Enwurzelung und Vereinsamung mit mangelndem sozialen Rückhalt durch Verlust von Angehörigen und Freunden, Eintritt in den Ruhestand, Umzug in kleinere Wohnungen, Senioren- und Pflegeheime. Finanzielle Sorgen.
Klinisch weniger depressive Herabgestimmtheit als vielmehr Interesselosigkeit, Konzentrationsstörungen und eine diffuse Somatisierungsneigung. Charakteristisch ist eine höhere Prävalenz von Wahnerscheinungen.
Mehr al ein Viertel aller Depressiven über 65 Jahre haben kognitive Störungen im Sinne einer dementiellen Entwicklung.

– Serotonin-Mangel-Symptome: (Selbst-) Aggression, Angstzustände, Anorexie mit gestörtem Ess- und Trinkverhalten, Depression, psychosomatische Störungen, Schmerzzustände, Suizidalität, vegetative Störungen, Zwangssyndrome
[Pöldinger W: Psychopharmaka. TW Neurologie Psychiatrie 6 (5/1992)].

Labor: Vitamin B_{12}-Spiegel. Lues-Serologie.

– T_3, T_4, TSH: Bei bis zu 1/3 der Patienten im Akutstadium der Depression zeigen sich erhöhte Schilddrüsenhormonspiegel mit vermindertem TSH-Anstieg auf TRH-Gabe, bei Rapid Cycling eher erniedrigte Schilddrüsenhormonspiegel mit erhöhter TSH-Antwort (und wohl gutem Ansprechen auf Thyroxin-Hochdosistherapie).

– Dexamethasonhemmtest nach 2 mg Dexamethason: Für die Diagnose einer endogenen Depression spräche ein ausbleibendes Absinken von Cortisol < 5 µg/dl in den folgenden 24 h bei Blutabnahmen nach 0, 8, 12, 16, 24 h.
Bei positivem Ausfall eher Amitriptylin, bei negativem Ausfall eher Nomifensin.

Prognose: Responderrate aller Antidepressivagruppen um 70 % [Schmauß: Prädiktion des antidepressiven Behandlungserfolgs].

Risikofaktoren für Rezidive: Bipolarer Verlauf. Frühes Erkrankungsalter. Komorbidität mit Angststörungen oder Suchterkrankung.
Hohe Anzahl vergangener Episoden. Residuale Symptomatik. „Double depression“: Chronisch depressive Verstimmung außerhalb der Schübe.

Röntgen: PET: „Verminderung des Stoffwechsels im präfrontalen Kortex, meist links“ bzw. bei unipolaren Depressionen im Nucleus caudatus [Heiß W: PET. DÄB 92/8 (24.2.95) B-372–8].

Therapie der depressiven Phase mit Antidepressiva (AD) speziell:

– Bei Epilepsie sowie in der Gerontopsychiatrie bei Patienten mit kognitiven Defiziten und dementieller Symptomatik Serotonin-Wiederaufnahmehemmer oder Moclobemid einsetzen statt der älteren trizyklischen und Antidepressiva mit noradrenerger Wirkung (z.B. Maprotilin).

☆ **Antidepressiva: Trizyklische (TCA) und tetrazyklische AD:**

– Zur Optimierung der Compliance 1–2mal tägliche Dosierung empfehlenswert. Im Falle des Therapieerfolges Fortführung der Anitidepressiva-Therapie über mindestens 6 Monate dann mit langsam schrittweisem Ausschleichen der Dosis.

– Psychomotorisch aktivierend (davon mehrere Noradrenalin-Wiederaufnahmehemmer): Desipramin, Nortriptylin. Trancylpromin. Sulpirid. Imipramin, Clomipramin, Dibenzepin, Lofepramin, Maprotilin (tetrazyklisch).

– Psychomotorisch neutral: Moclobemid (RIMA), Viloxazin (nicht-tri-/tetrazyklisch). Serotonin-Wiederaufnahmehemmer wie Citalopram, Fluoxetin, Fluvoxamin, Paroxetin, Sertralin.

– Psychomotorisch sedierend: Amitriptylin, Amitriptylinoxid, Dosulepin, Doxepin, Opipramol, Trimipramin, Mianserin (tetrazyklisch), Trazodon (nicht-tri-/tetrazyklisch), Oxitriptan.

– Serotonerge Wirkung: Amitriptylin (+ noradrenerg), Clomipramin, Serotonin-Wiederaufnahme-Hemmer.

– Noradrenerge Wirkung: Amitriptylin (+ serotonerg), Desipramin, Doxepin, Imipramin, Maprotilin, Venlafaxin.

KI frühere Agranulozytose, Delir, unbehandeltes Engwinkel-Glaukom, paralytischer Ileus, Intoxikationen, Megacolon, Prostataadenom mit Restharnbildung, Tachyarrhythmie. Therapie mit MAO-Hemmern (Abstand 14 Tage). Cave: Fibrosierende Alveolitis (Inzidenz unter Trizyklika erhöht) [Hubbard R: Exposure to commonly prescribed drugs and the etiology of cryptogenic fibrosing alveolitis. Am J Respir Crit Care Med 157 (1998) 743–7].

UAW: Alle UAW von Serotonin-Wiederaufnahmehemmern (serotonerge AD, besonders Clomipramin) und Venlafaxin sowie alle UAW der (s.) Anticholinergika: Akkomodationsstörungen/Verschwommensehen/Mydriasis, Ataxie, Delir/delirante Symptome nach 5 Tagen, Störungen des Kurzzeitgedächtnisses, Glaukomauslösung, Harnverhalt, Hautrötung/Hypohidrosis (Wärmestau), Herzrhythmusstörungen (Erregungsleitungsstörungen, negative Inotropie, Verminderung der Herzfrequenzvariation), orthostatische Hypotonie (anti-α-adrenerg), Ileus, Kopfschmerzen, Libidoverlust und Impotenz, Miktionsstörung, Müdigkeit, mnestische Störungen, Mundtrocken- heit/verstopfte Nase/Schweiß- und Speichel-Sekretionsstörung, Obstipation, Ödeme, Parästhesien, exogene Psychosen, Schlafstörungen, Schwindel, Sedierung, Tachykardie, Tremor (besonders Clomipramin), Unruhe bis Delir s.o., Verwirrtheit.

Tetrazyklische AD haben weniger anticholinerge und kardiotoxische UAW als trizyklische AD. Allergische Exantheme, gastrointestinale Irritationen. Leberfunktionsstörungen.

Zerebrale Krampfanfälle durch Erniedrigung der Krampfschwelle besonders durch ältere trizyklische und Antidepressiva mit noradrenerger Wirkung: Die epileptogene Wirkung ist
beträchtlich bei Nortriptylin, Maprotilin,
mäßig/beträchtlich bei Clomipramin,
gering/mäßig/beträchtlich bei Amitriptylin,
gering/beträchtlich bei Imipramin,
mäßig bei Protriptylin,
gering/mäßig bei Desipramin,
gering bei Doxepin, Trimipramin, Paroxetin,
gering/fehlend bei Mianserin, Fluvoxamin, Moclobemid,

gering/fehlend/antikonvulsiv bei Viloxazin, Trancylpromin [nach Fröscher W, Psycho 22 (1996) 369–77], [Fröscher W: Depression bei Epilepsie. Krankenhausarzt 65 (1992) 205–209].

Wirkung: β-Adrenorezeptoren-Downregulation, α-Adrenorezeptoren-Upregulation, 5-Hydroxytryptamin$_2$ (5-HT$_2$, Serotonin) -Rezeptoren-Downregulation. Z.B. Imipramin reduziert die neuronale Aktivität im Locus coeruleus.

☆ Amitriptylin (10/25 mg Tbl, 25/50/75 mg retard Tbl. 50 mg A. 12,5/25 mg mit 5/10 mg Chlordiazepoxid) nicht mit Spironolacton (verschlechtert die Wirkung). Bei Depressionen leichter bis schwerer Ausprägung besonders vom ängstlich-agitierten Typ: 75–225 mg.
El.-HWZ 15 ± 4,8, Met. –31 h.
KI/UAW wie starke (s.) Anticholinergika Verlängerung der QT-Zeit. Unter 150 mg/d in 90 % Verminderung der Herzfrequenzvariation, die mit dem Plasmaspiegel von Amitriptylin/Nortriptylin korrelierte [Rechlin T: Die Auswirkungen der psychopharmakologischen Therapie auf die Herzfrequenzvariation. Nervenarzt 66 (1995) 678–85]. Polyneuropathie.

☆ Amitriptylinoxid (30/60/90/120 mg Tbl) nicht mit Spironolacton (verschlechtert die Wirkung), bei Depressionen leichter bis mittelschwerer Ausprägung vom ängstlich-agitierten Typ 60–180 mg.
El.-HWZ 15 ± 4,8, Met. -31 h.
KI Agranulozytose in der Anamnese.
UAW (Mundtrockenheit) s. Anticholinergika.

☆ Clomipramin (10/25/75 mg Tbl, 25 mg A) 75–150 mg morgens bis mittags und nicht nach 16 Uhr wegen Einschlafstörungen, aber ggf. 2 Retard-Tbl abends, bei Depressionen besonders vom gehemmten Typ (apathisch-avitale Syndrome), Zwangsstörungen, Phobien, Panikstörungen mit und ohne Agoraphobie, bei chronischem Schmerz (atypischer Gesichtsschmerz). Nicht mit Serotonin-Wiederaufnahmehemmern sowie Moclobemid wegen Auslösung eines Serotonin-Syndroms mit Hyperthermie, Krämpfen, Tremor und hoher Letalität.
El.-HWZ 21 h. 90 % relative Bioverfügbarkeit der Retard-Tbl.
UAW s. Antidepressiva, Mundtrockenheit bis 30 %, Nausea 15 %, Tremor 13 %, Obstipation 13 %, Kopfschmerzen 12 %, Schweißausbruch 11 %.
Wirkung: Nicht-selektive Serotonin-Wiederaufnahmehemmung.

☆ Desipramin (25 mg Tbl) bei gehemmten Syndromen 75–150 (200) mg. Cave Tolcapon.
El.-HWZ 15–18 h.
Wirkung s.o. Antidepressiva. Tri/tetrazyklisch, Noradrenalin-Wiederaufnahmehemmer.

☆ Dibenzepin (40/80/240 mg Tbl, 40 mg A) bei gehemmt apathisch-avitalen Syndromen in Einmaldosis nach dem Frühstück 240–480 mg, maximal 720 mg.
El.-HWZ 3,5 h. Spiegel 50–250 µg/l. UAW (Schlafstörungen!)/Wirkung s. Antidepressiva.

☆ Doxepin (trizyklisch 5/10/25/50/75/100 mg Tbl, 0,5 mg/gtt, 25 mg A) besonders bei ängstlich-agitierten Syndromen: Initial 1–3 x 25–50 mg, maximal 300 mg.

El.-HWZ 11–19 h. UAW (Müdigkeit)/Wirkung s. Antidepressiva. Noradrenalin-Wiederaufnahmehemmer.

☆ Imipramin (10/25/50 mg Tbl, 25 mg/2 ml A) bei eher apathisch-avitalen Syndromen 75–225 (250) mg. Generalisierte Angsterkrankung, manisch-depressive Psychose, Hypersomnie, Panikstörung mit oder ohne Agoraphobie. El.-HWZ 7–26 h.
UAW Herzrhythmusstörungen, Hypotonie, Ödeme, Schwitzen s. Antidepressiva.
Wirkung: Reduziert die neuronale Aktivität im Locus coeruleus.

☆ Lofepramin (35/70 mg Tbl) bei apathisch-gehemmten Syndromen 70–140 (210) mg/d. El.-HWZ 32 h.
UAW (wenig kardiale UAW) s. Antidepressiva.
Wirkung: Trizyklisch, Noradrenalin-Wiederaufnahmehemmer.

☆ Maprotilin (10/25/50/75 mg Tbl, 25 mg A) bei agitiert-ängstlichen und apathisch-avitalen Syndromen, maximal 150–200 mg, ggf. in Kombination mit Clomipramin. Cave Tolcapon. El.-HWZ 20–58 h. Tetrazyklisch, Noradrenalin-Wiederaufnahmehemmer.

☆ Mianserin (10/30 mg) bei eher agitiert-ängstlichen Syndromen, initial 3 x 10 mg ansteigend bis maximal 120–150 mg. El.-HWZ 17 h. UAW/(Müdigkeit) s. Antidepressiva. Tetrazyklisch.

☆ Opipramol (50 mg Tbl) 3 x 1–2 Tbl mit Hauptdosis abends, maximal 300 mg, z.B. 1–2–3 Tbl. El.-HWZ 6–9 h.
UAW sedierend. s. Antidepressiva.

☆ Trimipramin (25/100 mg Tbl, 1 mg/gtt, 25 mg A) bei agitiert-ängstlichen Syndromen 100–200 (300) mg, bei wahnhafter Depression auf 300– 400 mg/d. El.-HWZ 23 h. KI/UAW/Wirkung (trizyklisch, sedierend) s. Antidepressiva.

☆ **Nicht-tri-/tetrazyklische Antidepressiva:**
☆ Trazodon (25/50/100 mg forte Tbl, 50 mg A) bei ängstlich-agitierten Syndromen einschleichend 150 bis maximal 400 (600) mg. El.-HWZ 4, Met. 10–12 h.

☆ Viloxazin (100 mg Tbl, A) bei gehemmten apathisch-avitalen Syndromen 3 x 50 oder 2 x 100 mg, maximal 300 (–400) mg. El.-HWZ 2–5 h. UAW gastrointestinal Übelkeit, Schlafstörungen.

☆ **Serotonin-Wiederaufnahmehemmer – Serotonin-Reuptake-Hemmer – SSRI – Selektive Serotonin-Wiederaufnahmehemmer**
unter Antikoagulantien mit initial häufigeren Gerinnungskontrollen. Indikation besonders bei älteren Patienten > 60 Jahre.
– Bei Therapieresistenz Kombination mit nicht serotonergen Antidepressiva (Plasmaspiegelanstieg ohne UAW) wie Desipramin, Doxepin, Imipramin, Maprotilin. Bei psychotischer Depression Kombination mit Levomepromazin ohne UAW.
Kl. instabile Epilepsie-Krampfanfälle
– Wegen Interaktionen (KI! 2–5 Wochen Abstand) nicht mit einigen Zytochrom-P450 metabolisierten Substanzen wie z.B. einigen Antiarrhythmika, Carbamazepin, serotonergen trizyklischen Antidepressiva (Spiegelerhöhungen, besonders Clomipramin!), Lithium,

MAO-Hemmern incl. Moclobemid, einigen Neuroleptika, Oxitriptan – 5-Hydroxy-L-tryptophan, Selegilin, Sumatriptan/Zolmitriptan oder Trancylpromin (MAO-Hemmer 2 Wochen Abstand) wegen Auslösung eines (toxischen) Serotonin-Syndroms mit dosisabhängig Zeichen der serotonergen Stimulation, initial häufig Übelkeit und Erbrechen, Hyperthermie, Krämpfen, Tremor und hoher Letalität!
– Alle Substanzen werden metabolisiert, limitiert durch die über das Zytochrom-P450-System der Leber katalysierte Oxidation; besonders Fluoxetin und Paroxetin hemmen das Isoenzym Zytochrom-P450-2D6 und bewirken so Interaktionen (s. UAW). KI (s.o.).
UAW Blutungen (flächige und petechiale Hauteinblutungen, Nase, Magen-Darm-Trakt, Subduralhämatom) durch Aktivierung des fibrinolytischen Systems und Störung der Thrombozytenfunktion. Interaktionen mit Marcumar (cave!) Marcumar, durch Verdrängung aus der Plasmaproteinbindung [Bottlender R: Der Einfluss von selektiven Serotonin-Wieder aufnahmeinhibitoren auf die Blutgerinnung. Fortschr Neurol Psychiatr 66 (1998) 32–5].
Mattigkeit und Sedation (Fluvoxamin und Paroxetin, sonstige nahezu antriebsneutral = besonders für Berufstätige), Agitiertheit, Angst und Unruhe. Absetzphänomene (Paroxetin), Diarrhö, EEG-Veränderungen, Ejakulationsstörungen, 4 % Exantheme (Fluoxetin), Insomnie bzw. Durchschlafstörungen (verkürzen den REM-Schlaf), Kopfschmerz, Myoklonien, Obstipation, Schwindel, Schweißausbrüche (besonders Paroxetin), sexuelle (reversible) Funktionsstörungen (Paroxetin), Tremor (Fluvoxamin und Paroxetin). Entzündungen und Ulzerationen an Zunge, Mundschleimhaut, Zahnfleisch und dem gesamten Magen-Darm-Trakt. Nahezu nicht anticholinerg und anti-α-adrenerg, nicht kardiotoxisch (keine Verminderung der Herzfrequenzvariation). Keine Änderung des Essverhaltens.
Wirkung: Selektive Aufnahmehemmung von Serotonin (5-Hydroxytryptamin$_2$, 5-HT$_2$) aus dem synaptischen Spalt ins Axoplasma mit Zunahme des Serotoninangebotes an den postsynaptischen Rezeptoren. Antidyskinetische Wirkung: Reduktion von L-Dopa-induzierten Dyskinesien (Fluoxetin).

☆ Citalopram (20/40 mg Tbl) abends 20–40 mg, ggf. höher dosiert. Bei Affektinkontinenz (Zwangslachen und Zwangsweinen) [Andersen G: Lancet 242 (1993) 837] und Post-Stroke-Depression [Andersen G: Stroke 25 (1994) 1099].
El.-HWZ 35 h, länger bei älteren Patienten und bei reduzierter Leberfunktion. Vollständige Metabolisierung in der Leber. Lineare Pharmakokinetik.
UAW gastrointestinale Irritationen, vermehrtes Schwitzen, Somnolenz, Tremor. Keine kardiotoxischen UAW. Demethylcitalopram hemmt gering das Zytochrom-P450-Isoenzym 2D6, führt so zu Interaktionen wie Metoprololspiegelerhöhung.
Wirkung: (s.) Serotonin-Wiederaufnahmehemmer mit der (12/96) höchsten serotonergen Selektivität. Antriebsneutral.

☆ Fluoxetin (20 mg Kps, 20 mg/5 ml Saft) bei Depressionen mit eher apathisch-gehemmten Symptomen, Beginn mit 10 mg zur Vermeidung von Übelkeit auf 20–40 mg/d (selten höher bis maximal 80 mg/d) oder alle 2 Tage 10–20 mg bei Leber- oder Niereninsuffizienz, besonders bei älteren Patienten > 60 Jahre.
– Auch bei *Angst- und Panikattacken, Zwangsstörung, Bulimie.*
El.-HWZ -3 Tg, Norfluoxetin bis 3 Wochen. Cave lange Wash-out-Phase vor Umsetzen auf z.B. MAO-Hemmer!
UAW 30 % Ejakulationsstörungen (bei 5 von 5 Patienten Besserung nach Wechsel auf Moclobemid [Ramasubbu R: Switching to moclobemide to reverse fluoxetine-induced sexual dysfunction in patients with depression. J Psychiatry Neurosci 24 (1999) 45–50], 4 % Exantheme, Schwitzen, Tremor, initial häufig Übelkeit und Erbrechen. Hemmt das Zytochrom-P450-Isoenzym 2C und 2D6 und führt so zur dramatischen Erhöhung von Clozapin und klassischen Neuroleptika mit Auslösung extrapyramidaler Störungen auch bei Zugabe zu Metoclopramid, zu Interaktionen mit Alprazolam, trizyklischen Antidepressiva (Amitriptylin, Clomipramin, Imipramin etc.), I-C-Antiarrhythmika und (lipophilen) Betablockern (cave Reizüberleitungsstörungen mit Propranolol-Behandlung [Drake W: Heart block in a patient on propranolol and fluoxetine. Lancet 343 (1994) 425–6]), Carbamazepin, Coffein, Marcumar (!), Phenytoin, Phenothiazinen, Terfenadin, Theophyllin. s. (toxisches) Serotonin-Syndrom. Keine Änderung des Essverhaltens.
Nahezu nicht anticholinerg und anti-α-adrenerg, nicht kardiotoxisch. Erster Serotonin-Wiederaufnahmehemmer.
☆ Fluvoxamin (50/100 mg Tbl) bei eher ängstlichen Syndromen, 100–300 mg, ab 150 mg in mehreren Dosen über den Tag verteilt. Mit Marcumar nicht über 100 mg.
El.-HWZ 15 h.
UAW Hemmt das Zytochrom-P450-Isoenzym 1A2 und 3A4 und führt so zu Interaktionen s. Fluoxetin.
Wirkung: Geringer wirksam als andere Serotonin-Wiederaufnahmehemmer.
☆ Paroxetin (20 mg Tbl) unter initialen Transaminasenkontrollen 20 mg (10–50 mg, in 10 mg-Schritten steigern) nach dem Frühstück. Nicht mit Marcumar! Kann mit Lithium kombiniert werden ggf. unter vermehrten Lithium-UAW wie Tremor. Mit maximal 100 mg von tetrazyklischen AD (Maprotilin, Mianserin, Trazodon, Viloxazin). Sofort absetzen bei schweren Leberfunktionsstörungen.
– Bei major depression verkürzte die zusätzliche Gabe von Pindolol 3 x 5 mg gegenüber Plazebo die Ansprechzeit von Paroxetin 20 mg/d; am 10. Tag waren in der Verumgruppe (n = 50) mit 24/50 (48 %) mehr Responder als in der Plazebogruppe mit 13/50; für Tag 5 und 15 ergab sich kein signifikanter Unterschied [Bordet R: Effect of pindolol on onset of action of paroxetine in the treatment of major depression: intermediate analysis of a double-blind, placebo-controlled trial. Am J Psychiatry 155 (1998) 1346–51].

– Auch bei *Angst-, Panik- und Zwangsstörungen.* Von 94 Patienten mit generalisierter sozialer Phobie in einer multizentrischen randomisierten plazebokontrollierten (n = 93) Doppelblindstudie mit einer Studiendauer von 11 Wochen unter 20 mg mit ggf. wöchentlicher Steigerung um 10 mg auf maximal 50 mg waren 55 vs. 24 % nach der Clinical Global Impression (CGI) Global Improvement Item (Fremdbeurteilungsskala) stark oder sehr stark gebessert, der Punktwert auf der Liebowitz Social Anxiety Scale (Selbstbeurteilungsskala) sank um 30,5 (39 %) vs. 14,5 (17 %) Punkte 34 % unter Verum vs. 23 % unter Plazebo brachen die Studie ab [Stein M: Paroxetine treatment of generalized social phobia (social anxiety disorder). JAMA 280 (1998) 708–13].
El.-HWZ 24 h bis 3 d, Norfluoxetin bis 3 Wochen. 99 % Resorption, First-pass-Effekt von 50 %. 95 % Plasmaproteinbindung. Hoch lipophil. 64 % renal ausgeschieden.
UAW Überdosierung bis zum 42fachen ohne bleibende Schäden.
Nausea 19 %, Kopfschmerzen 14 %, Mundtrockenheit 13 %, Tremor 10 %, Obstipation 8 %, Schweißausbrüche 8 %.
Nach Absetzen (Absetzphänomene) somatische Beschwerden: 2 Kasuistiken von 48 und 36 Jahre alten Männern nach 50 mg/d über 6 Wochen (wegen Stotterns): Der erste reagierte 2 Tage nach Absetzen hypomanisch mit Agitiertheit und Aggressivität und weiter impulsiv mit suizidalen Tendenzen, spontane Rückbildung binnen zweieinhalb Wochen.
Der zweite reagierte nach Ausschleichen über 12 Tage in der zweiten Woche mit Lethargie und Schlaflosigkeit, Schwindel, verschwommenem Sehen, Übelkeit, Gereiztheit, Suizidgedanken und Tötungsabsichten auch gegen die eigenen Kinder über 9 Tage, danach spontane Rückbildung über 2–3 Tage [Bloch M: Severe psychiatric symptoms associated with paroxetine withdrawal. Lancet 346 (1995) 57]. Hemmt das Zytochrom-P450-Isoenzym 2D6 und führt so zu Interaktionen s. Fluoxetin.
☆ Nefazodon (100/200/300 mg Tbl) besonders bei ängstlich-agitierter Depression mit Schlafstörungen: Bei älteren und empfindlichen Patienten sowie bei der Umstellung von anderen Antidepressiva initial 3 Tage 2 x 50 mg, auf 400–600 mg/d.
El.-HWZ 2–4 h. Plasmaproteinbindung < 50 %.
UAW Müdigkeit (mäßig sedierend), Mundtrockenheit.
Wirkung: Phenylpiperazin, chemisch dem Tradon verwandt. Serotonin-Rezeptor-Modulator, 5-HT$_2$-Rezeptor-Antagonist (blockiert postsynaptisch) mit dadurch indirekter Stimulation der 5-HT$_{1A}$-Rezeptoren.
☆ Sertralin (50/100 mg Tbl) initial 50 mg, 50–150 mg tägliche Einmaldosis.
El.-HWZ 25 h, auch im höheren Lebensalter und bei Niereninsuffizienz. Wird hepatisch metabolisiert. Steady state nach 1 Woche.
UAW Diarrhö, Mundtrockenheit, Somnolenz oder Schlaflosigkeit, Schwindel, Tremor. Geringe Toxizität, bis zu 8 g ohne ernsthafte toxische Effekte.

Auch **Noradrenalin-Wiederaufnahmehemmung**:
☆ Mirtazapin (30/45 mg Tbl) initial 15 auf 30–45 mg einmal täglich abends unter Leberwertkontrollen und bei Auftreten von Fieber, Halsentzündungen oder anderen Zeichen einer Infektion BB und Therapieabbruch.
– In plazebokontrollierter Doppelblind-Studie gleich wirksam wie Amitriptylin, bei schwerer Depression (n = 87) so wirksam wie unter Clomipramin (n = 86). Ansprechrate 78 % gegenüber 61 % bei Trazodon.
El.-HWZ 20–24 h.
UAW Appetit- und Gewichtszunahme, Benommenheit, Mundtrockenheit am häufigsten.
bb Knochenmarkdepression (Granulozytopenie und Agranulozytose 4–6 Wochen nach Therapiebeginn, nach Absetzen reversibel), Eosinophilie. Exantheme, orthostatische Hypotonie, zerebrale Krampfanfälle, Manie, Muskelzuckungen, Parästhesien, Tremor. Ödeme. Nicht kardiotoxisch. Kein Einfluss auf das Zytochrom-P450-System.
Wirkung: Noradrenalin- und spezifisches Serotonin-Antidepressivum (NaSSA), wirkt antagonistisch an zentralen α_2-Adrenorezeptoren.
☆ Reboxetin (4 mg Tbl) 2 x 4–5 mg. Multizentrische randomisierte Vergleichsstudie an 168 Patienten, davon 79 mit Reboxetin, 89 mit Fluoxetin behandelt, dabei anscheinend besseres Ansprechen auf Reboxetin. El.-HWZ 13 h.
UAW weniger durch Hemmung des Cytochrom-P450-Systems. Wirkung: Selektiver Noradrenalin-Wiederaufnahmehemmer (NARI).
☆ Venlafaxin (37,5/50/75 mg Tbl, retard Tbl) initial 2 x 37,5, stationär 2 x 75 auf maximal 350 mg.
El.-HWZ 5, Met. 11 h. 92 % Resorption, ausgeprägter First-Pass-Metabolismus. 25 % proteingebunden, 90 % renale Ausscheidung.
UAW wie bei Serotonin-Wiederaufnahmehemmern, zusätzlich häufiger Blasenstörung, Hyperhidrosis, Tachykardien, Tremor, Unruhe durch noradrenerge Effekte.
Wirkung: Selektiver Serotonin-Noradrenalin-Reuptake-Inhibitor (SNRI), beeinflusst bei niedriger Dosis mehr das serotonerge, bei höherer Dosis das noradrenerge System. Bizyklisches Phenylethylamin-Derivat. Kurze Wirklatenz (zum Teil ab 4. Tag). Wirkung linear dosisabhängig. Responderrate 71–82 %. Keine Interaktion mit Zytochrom-P450.

☆ **MAO-Hemmer – Monoaminoxidase-Hemmer** besonders bei älteren Patienten > 60 Jahre. Wirkung antriebssteigernd.
– MAO-A-Substrat: Serotonin, Noradrenalin, Adrenalin.
Selektiver MAO-A Hemmer Moclobemid (Aurorix), z.B. auch bei atypischer Depression mit Angst- und Panikattacken.
– MAO-B-Substrat: Dopamin, Phenylethylamin.
Selektive MAO-B Hemmer Selegilin (Movergan) und Lazabemide.
– MAO-A und MAO-B-Substrat Tyramin. Nicht selektive MAO-Hemmer Phenelzin (nicht in der Roten Liste) und Trancylpromin (Jatrosom, Parnate).
☆ Moclobemid (150/300 mg Tbl) initial 300 mg postprandial, maximal 600 mg, nicht mit Clomipramin oder Selegilin. Ggf. in Kombination

mit noradrenerg wirksamen Antidepressiva wie z.B. Maprotilin.
– Bei *Panikstörung mit oder ohne Agoraphobie*.
– *Bei sozialer Phobie* 2 x 300 mg/d.
El.-HWZ 1–2 h, durch Cimetidin verzögerte Metabolisierung, hepatische Elimination. Vollständige Resorption, First-pass-Effekt 20–50 %.
KI Phäochromozytom, Hyperthyreose, akuter Verwirrtheitszustand.
UAW Antriebssteigerung, Exantheme, Kopfschmerzen, Juckreiz, geringer Prolaktinanstieg, Schlafstörung, Schwindel, Übelkeit, Verwirrtheit mit Agitation und innerer Unruhe. Einzelfälle mit Sehstörungen und Parästhesien. Hemmt das Zytochrom-P450-Isoenzym 2D6 und 2C19 und führt so zu Interaktionen mit trizyklischen Antidepressiva (Trimipramin, ggf. Maprotilin etc.), ggf. Omeprazol. Nicht anticholinerg und anti-α-adrenerg, nicht kardiotoxisch. Verstärkt Wirkung von Ibuprofen und Opiaten.
Wirkung: Wie Sulpirid substituiertes Benzamid. Nicht sedierend, reversibler Inhibitor (innerhalb 24 h) der MAO-A (RIMA) zu 70–80 % und der MAO-B zu 20–30 % mit geringerer Metabolisierung und so Zunahme der Konzentration von Noradrenalin und Serotonin. β-Adrenorezeptoren-Downregulation, α-Adrenorezeptoren-Upregulation. Antagonisiert scopolamininduzierte Gedächtnisstörungen bei jungen gesunden Patienten.
☆ Phenelzin bei atypischer Depression mit Angst und Paniksymptomen gegenüber Imipramin überlegen. Nicht selektiver MAO-Hemmer.
☆ Trancylpromin (10 mg Tbl + 1 mg Trifluperazin) bei Antidepressiva-Vorbehandlung nach einwöchigem medikamentenfreien Intervall bei eher gehemmten Syndromen Dosierung einschleichend auf 20 mg morgens, maximal 40 mg. Bei Angst und Paniksymptomen.
El.-HWZ 1,2–1,8 h.
KI andere Antidepressiva (Clomipramin!), Sympathomimetika, Parkinson-Mittel, Opiate, Hypertonie, koronare Herzerkrankung, zerebrovaskuläre Insuffizienz.
UAW RR-Krisen, Hypotonie, Schlafstörungen/ Unruhe, Schwindel. Absetzen 14 Tage vor Allgemeinanästhesie. Kein Alkohol wie Bier und Wein, Fischzubereitungen, Fleischextrakt, Geflügelleber, Hefeextrakte, gereifter stark fermentierter Käse, größere Mengen Sahne, Hülsen von Saubohnen, Schokolade, Wein. Bei Wechsel auf andere Antidepressiva 14 Tage Pause.
Wirkung: Nicht selektiver MAO-Hemmer, antriebssteigernd. β-Adrenorezeptoren-Downregulation, α-Adrenorezeptoren-Upregulation, 5-Hydroxytryptamin$_2$ (5-HT$_2$, Serotonin) -Rezeptoren-Downregulation.

Andere:
☆ Amisulprid (50/200 mg Tbl) s. Psychosen. Niedriger Dosisbereich 50–300 mg. Multizentrische Doppelblindstudie (n = 281): Unter 50 mg/d über 3 Monate 50 %ige Besserung der Ausgangswerte auf der Montgomery and Asberg Depression Rating Scale (MARDS) bei 74 % (103/139) gegenüber 67 % (87/129) unter 20 mg/d Fluoxetin und der Angstsymptomatik

nach HAM-A um 63 % gegenüber 54 % [Smeraldi E: Amisulpride versus fluoxetine in patients with dysthymia or major depression in partial remission. J Affect Disord 48 (1998) 47–56].

☆ Dosulepin (50/mite 25 mg Tbl) bei eher agitiert-ängstlichen Syndromen, abends 25–100 (225) mg. El.-HWZ 45 h.
KI/UAW (bei Intoxikation Physostigmin) s. Antidepressiva. Wirkung: Trizyklisch.

☆ Sulpirid (50/100/200 mg Tbl, 100 mg A, 25 mg/ 5 ml Saft) nicht nach 16 Uhr. Bei Depressionen leichter bis mittelschwerer Ausprägung: Ambulant bei 2373 Patienten mit 200–400 mg/d in 37 % sehr gute, 47 % gute, 12 % mäßige und 2 % schlechte Wirkung, bereits nach 1–2 Wochen deutliche und nach 4–6 Wochen gute Besserung [Hortmann E: Therapie mittelschwerer Depressionen in der Praxis. psycho 22 (1996) 753–7].
– Bei Antriebsschwäche, Stimmungslabilität oder Phobien 150–300 mg/d bzw. 10 (-15–20) mg/kg, ggf. initial 2 x 1 A i.m./i.v.
– s. tardive Dyskinesie, M. Menière, Schwindel, akute und schizophrene Psychosen, gastrointestinales Ulcus.
El.-HWZ 7,9 h. Neuroleptische Potenz 0,5.
KI manische Verlaufsform einer Depression, Epilepsie, epitheliale Mammatumoren, M. Parkinson u.a. hirnorganische Erkrankungen, Phäochromozytom, prolaktinabhängige Tumoren, cave Herzinsuffizienz.
UAW EPMS, Kopfschmerzen, Mundtrockenheit, Obstipation, Prolaktinanstieg – Galaktorrhoe, Pruritus, Schwindel (!), Tachykardie, Übelkeit. Kaum Sedierung.
Wirkung: Benzamid (wie Savoxepin). Blockiert selektiv stark postsynaptische Dopamin-D_2-Rezeptoren im Nucleus vestibularis, in der Area postrema und Autorezeptoren im limbischen System. In niedrigen Dosen sedierend, in mittleren Dosen stimmungsaufhellend und in hohen Dosen neuroleptisch. s. Neuroleptika.

☆ Johanniskraut – Hypericin – Hyperici herba (250–300 mg entspr. 0,5–0,9 mg Tbl) bei psychovegetativen Störungen, depressiven Verstimmungszuständen, Angst und nervöser Unruhe: 2–3 x 300 mg.
UAW Photosensibilisierung.
Wirkung: MAO-B-Hemmung. Phototoxisch. Umstrittenes Medikament (bei Depressionen ohne Krankheitswert), nicht ausreichend in Studien belegt.

☆ Kava-Kava Trockenextrakt – indischer Rauschpfeffer – Piperis methystici (100/ 120 mg Tbl) bei nervösen Angst-, Spannungs- und Unruhezuständen, nicht bei endogenen Depressionen.
UAW leichte Magen-Darm-Beschwerden, bei Hautgelbfärbung nach längerer Gabe absetzen. Akkomodationsstörungen, Mydriasis.
Wirkung: Angstlösend. Umstrittenes Medikament, nicht ausreichend in Studien belegt.

☆ Thioridazin (10/25 mg Tbl, 30/100/200 mg retard Tbl) s. Psychosen, ggf. 3 x 50 mg bei Depression zu Antidepressiva, auch bei allgemeiner psychovegetativer Labilität.

☆ L-Tryptophan (500 mg Tbl) nicht mit Serotonin-Wiederaufnahmehemmern, bei Depressionen vom Serotonin-Typ endogen und reaktiv, und depressiven Psychosen 3 x 1–2 Tbl. Schlafstörungen: 1–2 (–4) Tbl 30 min vor dem Schlafengehen.
El.-HWZ 2,5 h. KI Karzinoidsyndrom.
UAW Benommenheit, Kopfschmerz, Schwindel, Übelkeit. Durch Verunreinigung Ende der 80er Jahre Eosinophilie-Myalgie-Syndrom mit starker Vermehrung der Eosinophilen, Atembeschwerden und Fieber, Hautverfärbung und Hautverhärtung (Sklerodermie). Wirkung: Essentielle Aminosäure. s. 5-Hydroxytryptophan.

☆ MK-869 bei Patienten mit einer ambulant behandelten Depression in einer multizentrischen randomisierten plazebokontrollierten Doppelblindstudie mit einer Therapiedauer von 6 Wochen unter 300 mg (n = 71) vs. 20 mg Paroxetin (n = 72) vs. Plazebo (n = 70) nach 1, 2, 4 und 6 Wochen auf der 21-Punkte-Hamilton-Depressions-Skala (HAM-D) und Hamilton-Angst-Skala signifikante Besserung vs. Plazebo, 54 % Ansprechen vs. Paroxetin 46 % vs. 28 % Plazebo.
UAW 32 % Kopfschmerzen, 20 % Müdigkeit, 18 % Übelkeit, 14 % Erschöpfbarkeit [Kramer M: Distinct mechanism for antidepressant activity by blockade of central substance P receptors. Science 281 (1998) 1640–5].
Wirkung: Substanz-P-Rezeptor-Antagonist (Substanz P ist das am häufigsten vorkommende Neurokinin im ZNS mit einer besonders hohen Dichte an Substanz-P- oder Neurokinin-1-(NK-1)Rezeptoren im limbischen System und Hypothalamus.

– **Atypische Depression** mit Angst und Paniksymptomen: MAO-Hemmer Phenelzin ist überlegen gegenüber Imipramin.

– **Zweizügeltherapie**: Antidepressivum mit Neuroleptikum z.B. bei wahnhafter Depression.

Therapie außer Antidepressiva:
– Supportive Psychotherapie.

– **Lichttherapie besonders** bei saisonal abhängiger Depression durch ein weißes Breitbandlicht mit einer Lichtintensität von 2.500–10.000 Lux (an den Augen gemessen). Der Patient soll 1 m entfernt sitzen und etwa einmal pro Minute direkt in die Lichtquelle sehen. Dauer 2–4 Stunden pro Tag, von Herbst bis Frühjahr. Latenz bis zum Auftreten des antidepressiven Effekts 3–7 Tage. Non-Responder sprechen auf antidepressive Therapie an [Neumeister A: Diagnostik, Epidemiologie und Therapie der saisonal abhängigen Depression (SAD). Psycho 22 (1996) 292].

– **Schlafentzug**
Guter Effekt auf Schlafentzug (Tag 1-Responder): Serotonin-Mangel, Gabe von serotonerg wirksamen Antidepressiva.
Kein Effekt auf Schlafentzug (Tag 2-Responder): Noradrenalin-Mangel, Gabe von noradrenerg wirksamen Antidepressiva.
Ggf. partieller Schlafentzug mit Einschlafen zur gewohnten Zeit bis halb zwei Uhr morgens oder täglich um eine Stunde verschobenem Schlaf von 17–1 Uhr, 18–2 Uhr, 19–3, 20–4, 21–5, 22–6 Uhr. Wirkung auf die Serumkonzentration der Schilddrüsenhormone.

☆ Amantadine (100/150 mg Tbl, 200 mg/500 ml Fl) s. M. Parkinson; Fallbericht einer Patientin mit einer seit 11 Jahren schweren bipolaren Depression und nur während der depressiven Phase molekularbiologisch über virale Proteine und Nucleinsäuren sowie immunologisch durch Antikörper nachgewiesener Infektion durch Borna-Viren und Besserung unter Amantadinsulfat 200 mg/d über 6 Monate nach 8–11 Tagen [Bode L (Arbeitsgruppe Robert-Koch-Institut): Amantadine and human Borna disease virus in vitro and in vivo in an infected patient with bipolar depression. Lancet 349 (1997) 178–9]. In einer Studie mit 3–4 mg/kg bei 25 Patienten mit einer > 1 Jahr andauernden Major Depression Wirkung unabhängig vom Borna-Virus-Infektionsstatus.

Therapie der Manie und manisch-depressiven Erkrankung – manisch-depressiven Psychose- bipolaren affektiven Störung

(Medikamenteneinnahme möglichst unter Kontrolle zur Gewährleistung der korrekten Einnahme):

1. Reine (typische) „euphorische" Manie: 1. Wahl Lithium, alternativ Valproinsäure.
2. Manie mit psychotischen Symptomen: Meist kombiniert mit Neuroleptika 1. Wahl Valproinsäure, 2. Wahl Carbamazepin (in Kombination zu Valproinsäure).
3. Manie bei Rapid Cycling: Abklärung der Schilddrüsenfunktion und Schilddrüsenhormonbehandlung s.u. Absetzen potentiell phasenbeschleunigender Antidepressiva. Lithium, alternativ Carbamazepin oder ggf. bevorzugt Valproinsäure.
4. Mischzustände, nach DSM IV definiert durch das zeitgleiche Vorliegen der Kriterien einer Manie und Major Depression für mindestens eine Woche: 1. Wahl Valproinsäure, 2. Wahl Lithium oder Carbamazepin.

☆ Lithium (400 mg/10,8 mmol, 450 mg/ 12,2 mmol Tbl) nach bb, Nieren- und Schilddrüsenwerten, EKG (und EEG) und nach schriftlicher Information über Warnhinweise Beginn mit 1/2-0–1 Tbl = 675 mg bis auf 1–0–2 Tbl unter (12 h nach Einnahme) Spiegelkontrollen 3 Monate wöchentlich, dann monatlich auf vierteljährlich, 0,5–0,8, bei Älteren nicht über 0,6– 0,7, ggf. nicht über 0,5 mmol/l, bei besonders empfindlichen oder therapieresistenten Patienten bis 1,0 mmol/l. Kreatinin und Schilddrüsenwerte alle 6–12 Monate (ggf. Thyroxin-Einnahme). Spiegelkontrolle häufiger bei allen Konstellationen mit Dehydration wie Erkrankungen mit Fieber, Durchfall, Schwitzen, Diuretika-Einnahme, bei Bewusstlosigkeit, bei extremer Gewichtsabnahme. Absetzen bei großen chirurgischen Eingriffen. Bei Lithium-Intoxikation (> 1,5 mmol/l) Hämodialyse (mit Bicarbonat- effektiver als mit Acetatlösungen) bzw. besser kontinuierliche Hämodiafiltration (wegen des möglichen Reboundeffekts). Ggf. bei UAW Diarrhö Umsetzen von Carbonat- auf z.B. Aspartatform. Senkt Aggressivität, Impulsivität und Reizbarkeit.

– Monotherapie bei leicht hypomanischen Symptomen. Wirkungslatenz bis zu 10 Tage. Optimierung und ggf. Erhöhung des Lithium-Spiegels über 0,8 mmol/l unter Serumspiegel-

kontrollen alle 2–3 Tage vor Kombinationsbehandlung mit Neuroleptika. Kombinierte Therapie mit Neuroleptikum, Carbamazepin/ Valproinsäure oder Benzodiazepin mit stärker prophylaktischem Schutz [Peselow (1994)]. Wirkt stimmungsstabilisierend, antimanisch und leicht antidepressiv.
Lithium-Dosisreduktion im Abklingen der manischen Phase.
1. Wahl zur Phasenprophylaxe, d.h. reduziert Häufigkeit, Dauer und Schwere.
Kombination ggf. (bei 20–40 % Partial- oder Non-Respondern) mit Carbamazepin (cave UAW Bradykardie, da auch Carbamazepin in seltenen Fällen zu Bradykardie und AV-Block führen kann), selten mit Valproinsäure.
Prophylaxe bei bipolarer Störung Typ I so lange wie möglich.
Absetzen (mit hohem Risiko für ein Rezidiv) schrittweise über Wochen.

– El.-HWZ 20–22 h, bei Älteren und durch Thiaziddiuretika und nichtsteroidale Antirheumatika (außer ASS) verlängert.
– KI M. Addison, kochsalzarme Diät. Niereninsuffizienz. Epilepsie. Hypothyreose. Psoriasis.
– UAW Bradykardie (besonders bei schon vorbestehender Störung des Sinusknotens) – Herzrhythmusstörungen.
– 25 % Durst/Polyurie/Polydipsie, gastrointestinale Beschwerden, 10 % Gewichtszunahme, Hypothyreose/Struma (Thyroxin), Müdigkeit, Muskelschwäche, Nausea, Nierenveränderungen, 23 % Tremor (Betablocker).
– Lithium-Intoxikation (Werte über 1,2–1,5, vitale Bedrohung > 3,5 mmol/l): Durch Degeneration der Purkinjezellen Kleinhirn-Symptomatik mit Ataxie/Tremor (Tremor nicht obligat!), Dysarthrie, ggf. Nystagmus oder Okulomotorik-Störungen.
Herzrhythmusstörungen, Hyperreflexie, Somnolenz bis zum Koma oder Unruhe, Übelkeit und Erbrechen, zerebrale Krampfanfälle.
Fallbericht mit deutlich erhöhten Amplituden der SEP-Primärantwort und verbleibender Stand- und Gangataxie [Ferbert A: Persistierendes Kleinhirnsyndrom nach Lithium-Intoxikation. Nervenarzt 58 (1987) 764–70].
Fallbericht mit einem Spiegel von 5,8 mmol/l ohne Tremor mit dyston wirkenden Hyperkinesien, seitenbetonter Dysdiadochokinese und rascher Besserung nach Dialyse [Zahner B, Erlangen: Neurologische Symptomatik, Differentialdiagnose und Therapie der Lithiumintoxikation. (10/97) Dresden].

☆ Carbamazepin s. Epilepsie. Antimanischer, affektstabilisierender (antidepressiver?) Effekt.
2. Wahl zur Phasenprophylaxe nach bzw. in Kombination mit Lithium. Kombination (bei 20– 40 % Lithium-Partial- oder Non-Respondern) von Lithium mit Carbamazepin (cave UAW Bradykardie).

☆ Valproinsäure (150/300/500/600 mg Tbl, 300 mg A) s. Epilepsie. Akute Manie(von FDA zugelassen): Initial 20 mg/kg. Akut antimanischer Effekt unter Spiegeln von 50–100 µg/l nach 1–4 Tagen. Ähnlich wirksam wie Lithium (> Carbamazepin). 3. Wahl zur Phasenprophylaxe.

☆ Imipramin (10/25/50 mg Tbl, 25 mg/2 ml A) 4. Wahl zur Phasenprophylaxe (der Depression) gleich effektiv wie Lithium, insgesamt aber kein Vorteil der Kombination gegenüber einer Lithiummonotherapie.

☆ Gabapentin (100/300/400 mg Tbl) s. Epilepsie.

☆ **Neuroleptika** besonders bei Agitiertheit und Aggressivität, Wahn- und Verwirrtheitszuständen im Rahmen von Psychosen.
Chronische neuroleptische Behandlung bei Patienten mit affektiven Störungen vermeiden.

☆ Olanzapin (2,5/5/7,5/10 mg Tbl) s. Psychosen. Bisher nicht bei Manie zugelassen.

☆ Zotepin (25/50/100 mg Tbl) s. Psychosen. In Kombination mit einem Antidepressivum bei wahnhafter Depression oder maniformem Syndrom [Wolfersdorf M: Zotepin bei Depressionen. TW Neurologie Psychiatrie 10 (1996) 284–90].

– **Schilddrüsenhormonbehandlung** besonders bei Rapid Cycling (25–50 % Prävalenz subklinischer Hypothyreosen bei Patienten mit Rapid Cycling, 10 % unter Lithiumprophylaxe), therapie- und prophylaxeresistenter Depression, auch bei schizoaffektiven Psychosen: Nach Ausschluss von Herzrhythmusstörungen, manifester Hyperthyreose und schweren Allgemeinerkrankungen als Adjuvans hochdosiert nach klinischer Wirksamkeit. Bei Erfolg Gabe mindestens solange wie das Antidepressivum. Senkung der Amplituden und Frequenzen der manischen und depressiven Phasen [Bauer M: Adjuvante Schilddrüsenhormonbehandlung bei affektiven Psychosen. Psycho 22 (1996) 288–90]

☆ Levothyroxin – T_4 (50/100 µg Tbl) individuell einschleichend. T_4 auf den 1,5–2fachen Wert mit TSH-Suppression bzw. bis 600 µg/d vorerst über 4 Wochen. Oder:

☆ Liothyronin – T_3 (20/50/100 µg Tbl, 100/T_3 20 µg, 25/5 µg. Trijodthyronin) nach peripheren Hormonwerten Erwachsene 25–50 µg vorerst über 4 Wochen.
Wirkung von 150 µg/d T_3 entsprechend 400 µg L-Thyroxin, aber nach Absetzen von Trijodthyronin kürzerer Therapieeffekt.

Phasenprophylaktische Therapie im Anschluss an die Akut- und Erhaltungstherapie (s.o. Lithium, Carbamazepin, Valproinsäure, Imipramin) besonders bei impulsiven, aggressiven Patienten, bei affektiven Störungen mit brutalen Suizidversuchen, bei:

1. unipolarer Störung nach der 2. Episode binnen 5 Jahren, bei familiärer Belastung, schweren Episoden, raschem Wiederauftreten der 2. Episode oder Erkrankungsalter > 50 Jahre. Sonst nach der 3. Episode.
2. bipolarer Störung nach der 2. Episode binnen 3 Jahren bzw. so früh wie möglich, da sich die Krankheit verschlimmert,

über eine Dauer von mindestens 3 Jahre bzw. bei guter Verträglichkeit und Effizienz auf Dauer.
Prophylaxe bei bipolarer Störung Typ I so lange wie möglich. Vor dem schrittweisen Absetzen der (Lithium-) Therapie über Wochen Patienten über das erhöhte Suizidrisiko aufklären, engmaschige Überwachung [Ahrens B: Bipolare Störungen: ein Leitfaden für die medikamentöse Behandlung in der Praxis. psycho 22 (1996) 259–68].

3. schizoaffektiver Störung nach der 2. Episode binnen 2 Jahren.

Therapie der schizoaffektiven Psychose mit Neuroleptika: s. Psychosen.

Therapie durch Stimulation: 1. Elektrokrampftherapie – EKT mit EKT-Geräten in Kurzpulstechnik. Wirkung auf zerebrale Synapsen und auf die Serumkonzentration der Schilddrüsenhormone.
2. Repetitive transkranielle Magnetstimulation (rTMS) mit einem wassergekühlten Hochfrequenzstimulator und einer 8er-Schleifen-Spule: Stimulation durch links-präfrontale Reizung mit 10 Hz und einer Intensität von 90 % der Reizstärke, die bei Einzelreizungen einen Bewegungseffekt auslöst. An 5 Tagen 20 Reizserien über 10 s mit einminütigen Pausen bei 17 Patienten mit 11mal Besserung über 2 Wochen [Pascual-Leone A: Rapid-rate transcranial magnetic stimulation of left dorsolateral prefrontal cortex in drug-resistant depression. Lancet 348 (1996) 233–7]. Frequenzen bis 20 Hz ohne Auslösung epileptischer Krampfanfälle möglich.

♣ *Heilschlaf*
Die meisten Menschen harren still,
was wohl das Leben weiter will.
Nur, wer nicht willens, abzuwarten,
erwägt verschiedne Todesarten:
Doch lass er raten sich in Güte,
dass er vor raschem Schritt sich hüte!
Zum Sterben braucht der Mensch nur wenig,
zum Beispiel kaum ein Gramm Arsenik.
Jedoch, wenn dann der Grund nicht triftig,
blieb das Arsenik trotzdem giftig.
Was nützt es, wenn er meint, ihn reuts,
und hängt dann schon am Fensterkreuz?
Was, wenn er anders sich entschlossen
und liegt schon da und ist erschossen?
Was, wenn er mitten im Ertrinken
doch plötzlich säh noch Hoffnung winken?
Was, wenn er unterwegs zur Tiefe
den raschen Vorsatz widerriefe?
Rezept: Hat wer dergleichen vor,
leg er sich nochmals erst aufs Ohr:
Es braucht nicht jeder Menschenkummer
zur Heilung gleich den ewigen Schlummer.
[Eugen Roth]

Dermatomyositis – DM s. Polymyositis.

Desorientiertheit s. Verwirrtheit.

Dezerebration: Einklemmung s. Koma.

Diabetes insipidus

E23.2

s. Hypophyse und Hypothalamus – hypothalamische Regulation. Hypophyseninsuffizienz.

Ätiologie: Nephrogen.
– Zentrale Genese – Störung der hypothalamischen Regulation mit resultierender Hypophysen-Hinterlappen- (HHL) Insuffizienz ohne und mit Panhypopituitarismus:
Als Komplikation bei Schädel-Hirn-Trauma, Enzephalitiden (s. Herpes-Enzephalitis – Komplikationen), Meningitis (tuberculosa), M. Fabry, bei lokalen Tumoren (Kraniopharyngeome), Histiozytose.

Diagnostik: s. Therapie-Desmopressin.

Komplikation: Zentrale pontine Myelinolyse.

Therapie: ☆ Carbamazepin s. Epilepsie.

☆ Argipressin (Pitressin 20 E/1 ml A). Diabetes insipidus zentral bedingt einschließlich passagerer ADH-Insuffizienz nach neurochirurgischen Eingriffen oder Schädel-Hirn-Trauma: I.m. oder s.c. Erwachsene 5–10 E, Kinder bis 5 E.
☆ Desmopressin – DDAVP (Minirin 10 µg/0,1 ml Sprühstoß, 20 µg Einmalpipette. Minirin parenteral 4 µg/ml A) Diabetes insipidus zentral bedingt/traumatisch bedingte Polyurie/Hypophyseninsuffizienz: 1–2 x 10–20 µg. El.-HWZ 1,2 h.
– Diagnostisch zur Bestimmung der Nierenkonzentrationsfähigkeit und zur Differentialdiagnose des Diabetes insipidus:
Erwachsene 40 µg nasal oder 4 µg i.m./s.c.
☆ Lypressin (Vasopressin-Sandoz 5 E/0,1 ml Spraystoß) 3–4 x 5–10 E. Wirkung: HHL-Hormon.

Diabetes mellitus

Diabetes mellitus Typ I – primär insulinabhängig – juvenil – labil (brittle) – mit Ketoseneigung   E10
Diabetes mellitus Typ II – Alters-, Erwachsenen-Diabetes – stabil – ohne Ketoseneigung –
  nicht primär insulinabhängiger Diabetes bei Jugendlichen   E11
Diabetes mellitus in Verbindung mit Fehl- oder Mangelernährung (Malnutrition) –
  insulin- und nicht insulinabhängig   E12
Sonstiger näher bezeichneter Diabetes mellitus   E13
Nicht näher bezeichneter Diabetes mellitus   E14

mit Koma: Hyperosmolar,   .0
  mit oder ohne Ketoazidose, hyperglykämisch
mit Ketoazidose oder Azidose   .1
mit Nierenkomplikationen   .2†
mit Augenkomplikationen: .3†
  Katarakt   H28.0*
  Retinopathie   H36.0*
mit neurologischen Komplikationen: .4†
  Amyotrophie
  Mononeuropathie   G59.0*
  Mononeuritis multiplex   G58.7*
  Polyneuropathie   G63.2*
  autonome Polyneuropathie   G99.0*
mit peripheren vaskulären Komplikationen: .5†
  Gangrän
  periphere Angiopathie   I79.2*
  Ulkus
mit sonstigen näher bez. Komplikationen: .6†
  (neuropathische) Arthropathie   M14.6*
mit multiplen Komplikationen   .7
mit nicht näher bezeichneten Komplikationen   .8
ohne Komplikationen   .9
  (Altersdiabetes)   E11.9

Ätiologie:
– Typ I-Diabetes: Autoimmunerkrankung mit Autoantikörpern gegen eigene Inselzellen (ICA) bzw. gegen eigenes Insulin und Glutamatdecarboxylase (GADA). Ggf. zusätzliche Virusgenese.
– Typ II-Diabetes: Typ IIa ohne,
  IIb mit Adipositas (im Rahmen des metabolischen Syndroms mit Adipositas und arterieller Hypertonie).

Folge einer Überlastung der hormonproduzierenden Beta-Zellen. Genetische Disposition. Insulinresistenz oder Hyperinsulinämie.
LADA-Diabetes (latent autoimmune diabetes in adult).
Untergruppe mit Inselzellen-Auto-Ak (ICA bei 20 % der < 35-Jährigen) und Glutamatdecarboxylase-Auto-Ak (GADA bei 34 % der < 35-Jährigen). 94 % der Patienten mit ICA und 84 % der Patienten mit GADA wurden binnen 6 Jahren insulinpflichtig [Lancet 350 (1997) 1288-93]. Patienten mit Auto-Ak sind schlanker gegenüber Patienten ohne Antikörper und haben höhere HbA1c-Konzentrationen. Konstellation im Sinne eines langsam beginnenden Typ I-Diabetes
MODY-Diabetes („Maturity onset diabetes mellitus at young age"): Mindestens ein Verwandter 1. Grades mit Diabetes.
– Akromegalie s. Hirntumoren – Hypophysentumoren. Hyperinsulinismus durch gesteigerte STH-Sekretion führt zur Erschöpfung der B-Zellen des Pankreas.
– Sekundäre Amyloidose.
– Conn-Syndrom – primärer Hyperaldosteronismus.
– M. Cushing s. Hirntumoren – Hypophysenadenom.
– Fettsucht: Hyperinsulinismus durch verminderte Insulinempfindlichkeit hypertropher Fettzellen, führt zur Erschöpfung der B-Zellen des Pankreas.
– Hyperthyreose.

- Mukoviszidose.
- Pankreatitis.
- Phäochromozytom.
- Schwangerschaft: Mehrsekretion von HPL, dadurch Steigerung der Lipolyse, Hyperglykämie mit Glukosurie und Hyperinsulinismus.
- Stress durch Infektionskrankheiten, Verbrennungen, Verletzungen.
- Postoperativer Insulinmangel.

Anatomie/Histologie: Gefäßschäden an kleinen Gefäßen von Auge (Netzhaut), Gehirn, Niere.

Definition: Diabetes mellitus bei Nüchternwert > 125 mg/dl Plasmaglukose entspr. > 110 mg/dl Vollblut, postprandial > 200 mg/dl kapilläres Vollblut bzw. 180 mg/dl venöses Vollblut.

Diagnostik: s. Labor.

Differentialdiagnose: Hypoglykämisches nichtdiabetisches Koma   E15

Einteilung: s. Ätiologie.

Epidemiologie: Morbidität: Typ I 100.000, Typ II 2,4 Mio in den alten Bundesländern. Die kardiovaskuläre Erkrankung ist die Haupttodesursache bei Diabetes.

Klinik: s. Koma – hyperglykämisches Koma, hypoglykämisches Koma
Befund: Kognitive Defizite in Gedächtnistests bei 2/3 der Patienten mit rezidivierenden Hypoglykämien.
- Diabetische Gastroparese: Dilatation und Erschlaffung des Magens mit verzögerter Entleerung mit Oberbauchdruck 13 %, Völlegefühl, Übelkeit und morgendlichem Erbrechen.
☆ Botulinum-Toxin Typ A am Pylorus injizieren.
- Diabetische Polyneuropathie: Segmentale Demyelinisierung > axonale Degeneration, auch autonome Mitbeteiligung.
Besonderes: Necrobiosis lipoidica = besonders über den Tibiae auftretende Bindegewebsnekrose.

Komplikationen: s. ICD-Nummern. s. Prognose. s. Koma.
- Typ I-Diabetes: Nächtliche Hypoglykämien besonders nach ganztägigem Sport und nach sportlicher Betätigung am Nachmittag und Abend, da die Auffüllung der Glykogendepots über Nacht andauert. Vorsorge durch Reduktion der abendlichen Insulinmenge und/oder zusätzliche Broteinheit am Abend.

Labor: BZ-Tagesprofil (Typ I-Diabetes Blutzucker, Typ II-Diabetes Harnzucker), ggf. oraler Glukose-Toleranztest. HbA1c.
- Fructosamin (glykiertes Protein – Fructosamintest) –285 µmol/l, Diabetes –320 µmol/l befriedigend, –370 µmol/l mäßig, > 370 µmol/l schlecht eingestellt (repräsentiert die mittlere Glukosekonzentration über einen kürzeren Zeitabschnitt von 1–3 Wochen – HWZ Albumin 19 Tage – und reagiert schneller auf Veränderungen als glykierte Hämoglobine).

Prognose: s. Autonome Polyneuropathie.
- Der ungünstige Prädiktor Hyperinsulinämie wird durch Sulfonylharnstoffe verstärkt und stellt einen Risikofaktor für die Makroangio-

pathie dar: Die kardiovaskuläre Erkrankung ist die Haupttodesursache bei Diabetes. Das Schlaganfall-Risiko ist umso höher, je schlechter der Zucker eingestellt ist.
- Die Amputation der unteren Extremität ist bei Diabetikern um das 15-fache erhöht, 40–70 % aller nichttraumatischen Amputationen werden bei Diabetikern durchgeführt.

Selbsthilfegruppe – Adressen für Informationen:
- Deutsche Diabetes-Gesellschaft, BG-Kliniken Bergmannsheil, Universitätsklinik, Bürkle-de-la Camp-Platz 1, 44789 Bochum. Tel. 0234/93095-6, Fax -7; http://www.deutsche-diabetes-gesellschaft.de.
- Deutscher Diabetiker-Bund e.V., Bundesgeschäftsstelle, Danziger Weg 1, 58511 Lüdenscheid. Tel. 02351/98915-3, Fax -0.
- Deutsche Diabetes-Stiftung, Geschäftsstelle, Postfach 100267, 51302 Leverkusen. Tel. 0214/308630, Fax 3050641.

Therapie: Therapieziel bei
- Typ I: Nahezu normale Stoffwechsellage ohne schwere oder zu häufige Hypoglykämien und Vermeidung von Komplikationen.
  Diät und Insulin.
- Typ II: Reduktion der Insulinresistenz oder Hyperinsulinämie zur Vermeidung des metabolischen Syndroms.
1. Diät. Übergewichtreduzierung. Senkung erhöhter Blutlipide.
   Bewegungstherapie gerade im Hinblick auf eine Verbesserung der Insulinresistenz:
   Typ I-Diabetes: Sport ist mit dem direkten Ziel einer Verbesserung der Stoffwechseleinstellung nicht geeignet.
   Typ II-Diabetes: Regelmäßiger Sport kann das kardiovaskuläre Risikoprofil günstig beeinflussen.
   KH mindestens 50–55 %, Fett höchstens 30–35 %. „Bemerkenswert ist, dass der Eiweißverbrauch auf 15 % (0,8 g/kg) eingeschränkt werden sollte, da offenbar eine allzu eiweißreiche Ernährung gerade bei jüngeren Langzeitdiabetikern eine Glomerulosklerose begünstigt" [Mehnert H, Ärztliche Praxis 16 (1989) 1587–8].
2. Bei HbA_{1c} > 7 % zur Vermeidung einer weiteren Verstärkung der Hyperinsulinämie (Sulfonylharnstoffe!) Acarbose oder:
   Bei BMI > 30 kg/m² und Krea < 1,2 mg/dl: Metformin, bei Kontraindikation Insulin; wenn unter Metformin ein HbA_{1c} < 7 % nicht zu erreichen ist, Insulin.
   Bei BMI < 30 kg/m² ohne koronare Herzkrankheit Glibenclamid, mit koronarer Herzkrankheit Insulin; wenn unter Glibenclamid ein HbA_{1c} < 7 % nicht zu erreichen ist, Insulin.
   Die Kombination von Sulfonylharnstoffen und Metformin steigert die Sterblichkeit, so dass bei nicht erreichbarem HbA_{1c} < 7 % Insulin zu bevorzugen ist [UK Prospective Diabetes Study Group. Lancet 352 (1998) 837].
2.1 ☆Metformin-HCl (500/850 mg Tbl) unter Nierenfunktionskontrollen 1–3 Tbl/d („start low, go slow") zur Monotherapie bei unbefriedigendem Diäterfolg, in Kombination mit Sulfonylharnstofftherapie besonders bei Hyperlipoproteinämie mit VLDL-Erhöhung (Typ IIb und IV nach Frederickson), in Kombination mit Insulin bei Diabetes mellitus Typ I mit Insulinresistenz.

El.-HWZ 1,5 h, 40–60 % orale Bioverfügbarkeit.

KI Alter > 65 Jahre, akute schwere und konsumierende Erkrankungen, Alkoholismus, Herz-, Leber-, Nieren- (Krea > 1,2 mg/dl) und respiratorische Insuffizienz, Ketoazidose, perioperativ, Pankreatitis, Prädisposition zu Gewebshypoxie (koronare Herzkrankheit, arterielle Verschlusskrankheit), diabetische Retinopathie ab Stad. 2.

UAW Laktazidose, Appetitlosigkeit, Hautblässe, epigastrischer Druck, Gewichtsverlust, Nausea und Erbrechen, Malabsorption von Vitamin B_{12}.

Wirkung: Biguanid. Hemmung der enteralen Resorption, Bremsung der hepatischen Glukoneogenese, verstärkte Glukoseaufnahme der Muskulatur. Nicht insulinotrop. Senkt den Nüchternblutzucker bei Diabetikern um 20–30 %, den postprandialen Blutzucker besonders nachmittags und abends bis zu 40 %.

2.2 ☆Sulfonylharnstoffe – orale insulinotrope Antidiabetika: 2. Generation Glibenclamid, Glibornurid, Gliclazid, Gliquidon, Glisoxepid, Tolbutamid, jeweils 1–0–0 bis maximal 2–0–1 Tbl. 3. Generation Glimepirid.

KI Typ-I-Diabetes mellitus. Azidose, azidotische Dekompensation, Ketose. Geplante operative Eingriffe mit zu erwartendem Postaggressionssyndrom. Pankreasresektion. Komplettes Sekundärversagen der Sulfonylharnstofftherapie. Wegen möglicher kardiotoxischer Effekte bei koronarer Herzkrankheit nur Insulin verwenden. Die Kombination von Sulfonylharnstoffen und Metformin steigert die Sterblichkeit, so dass bei nicht erreichbarem HbA_{1c} <7 % Insulin zu bevorzugen ist [UK Prospective Diabetes Study Group. Lancet 352 (1998) 837].

UAW bb, Cholestase, gastrointestinale Irritationen, Gewichtszunahme und Hyperinsulinämie. Hypoglykämie. Wirkungsverstärkung unter Alkohol.

2.2.1 ☆Glibenclamid (Euglucon 3,5 mg) 1–3 Tbl. El.-HWZ 2,5 h, durch Leber ausgeschieden.

☆ Glibornurid (Glutril 25 mg Tbl) 1/2 bis 2 x 1 Tbl. El.-HWZ 8 h, Metaboliten.

2.2.2 ☆Glimepirid (Amaryl 1/2/3 mg Tbl) 1–6 mg einmal täglich vor dem Frühstück.

El.-HWZ 5–8 h, Hydroxy- und Carboxy-Metabolit, 99 % Plasmaproteinbindung (wird durch Acetylsalicylsäure verdrängt ohne Änderung des klinischen Effekts und der Serumkonzentration wegen rascherer Elimination der freien Substanz). Keine Kumulation.

UAW seltener schwere Hypoglykämien als bei Sulfonylharnstoffen der 2. Generation.

2.2.3 ☆Repaglinide (NovoNorm 0,5/1/2 mg Tbl) vor jeder Mahlzeit 0,5–4 mg, maximale Tagesdosis 16 mg. El.-HWZ kurz. Metabolisiert über CYP3A4.

KI < 12 Jahre, Typ-I-Diabetes. Einnahme CYP3A4-metabolisierter Medikamente wie Fluco-, Itra-, Ketoconazol und Erythromycin.

Wirkung: Carbomoylmethyl-Benzoesäurederivat. Stimuliert die Insulinfreisetzung aus der Betazelle des Pankreas (wie Sulfonylharnstoffe) über eine Hemmung der ATP-sensitiven Kaliumkanäle.

3. ☆α-Glukosidase-Hemmer bei nicht insulinabhängigem Diabetes mellitus einschleichend dosieren. Bei Hypoglykämien Gabe von Trauben- und nicht Haushaltszucker.

KI < 18 Jahre, entzündliche oder chronische Darmerkrankungen, vermehrte Darmgasbildung, Roemheld-Syndrom, Ulkus.

UAW Diarrhö, Flatulenz, Meteorismus. Resorptionsverminderung von z.B. Glibenclamid, Metformin, Digoxin, Betablockern wie Propranolol oder H_2-Antagonisten wie Ranitidin.

Wirkung: Nicht insulinotrope Antidiabetika durch Hemmung der intestinalen Disaccharidasen.

☆ Acarbose (Glucobay 50/100 mg Tbl) einschleichend von 50 mg morgens auf 3 x 100, selten bis 3 x 200 mg/d unter Kontrolle von Leberwerten bei hoher Dosis.

☆ Miglitol (Diastabol 50/100 mg Tbl) 3 x 50 nach 4–12 Wochen auf 3 x 100–150 mg. El.-HWZ 2–3 h.

4. ☆Insulin-Sensitizer – Thiazolidindione – Glitazone bei Diabetes mellitus Typ II: Verringern die Insulinresistenz (auf eigenes und zugeführtes Insulin) und erhöhen die Glukoseaufnahme in der Muskulatur. Bindung an PPAR-Gamma-Rezeptoren.

☆ Pioglitazon (Actos Tbl).

☆ Rosiglitazon (Avandia Tbl) initial 4 mg, ggf. 2 x 2–4 mg.

UAW Gewichtszunahme, Hk-Zunahme. Keine Leberfunktionsstörungen.

– Unter 4 bzw. 8 mg/d über 8 Wochen BZ-Senkung 57 bzw. 75 mg/dl und HbA_{1c}-Senkung um 1,2 bzw. 1,5 %. Bindung an Rezeptor 100–200fach stärker als bei Troglitazon.

☆ Troglitazon (Tbl) unter 200 mg (n=116) bzw. 600 mg/d (n = 116) über 26 Wochen Abnahme des glykosylierten Hb um 0,8 bzw. 1,4 %, der Nüchtern-BZ-Werte um 35 bzw. 49 mg/dl bei Insulinreduktion um 11 bzw. 29 %; Zunahme von LDL-, HDL und Gesamtcholesterol, leichte Abnahme von Triglyzerid; Gewichtszunahme um 2–4 kg [Schwartz S: Effect of troglitazone in insulin-treated patients with type II diabetes mellitus. N Engl J Med 338 (1998) 861–6].

– Bei 29 Patienten unter einmal täglich 400 mg vs. Metformin 2 x 1000 mg über 3 Monate Abnahme der Nüchtern- und postprandialen BZ-Werte um 20 bzw. 25 %, anschließend unter Troglitazon-Metformin-Kombination weitere BZ-Abnahme nüchtern um 18, postprandial um 21 % [Inzucchi S: Efficacy and metabolic effects of metformin and troglitazone in type II diabetes mellitus. N Engl J Med 338 (1998) 867–72].

UAW 1,9 % Leberfunktionsstörungen.

Wirkung: Thiazolidiodion.

5.1 ☆Insulin – Normal- oder Altinsulin bei Infusion wegen Adsorption an Plastik aus Perfusor/Infusionssystem die ersten 10 ml verwerfen.

– Spritz-Ess-Abstand/Wirkdauer von: Altinsulin (Actrapid, Insuman Rapid) 15–20 min/< 8 h; 50 % normal/50 % NPH (Insuman Comb 50) 20–30 min/< 16 h; 25 % normal/75 % NPH (Insuman Comb 25) 30–45 min/< 18 h; 15 % normal/85 % NPH (Insuman Comb 15) 30–45 min/< 22 h; 100 % NPH (Insuman Basal) 45–60 min/< 24 h.

– Typ I-, Typ IIa- und LADA-Diabetes (latent autoimmune diabetes in adult): Frühzeitige Insulineinstellung.

- Typ I-Diabetes: Intensivierte Insulintherapie (ICT) mit Festlegung der basalen Insulinversorgung (mit Verzögerungsinsulin) und aktueller Anpassung der prandialen Insulingabe an den wechselnden Bedarf mit Normalinsulin. Z.B. abends 22 Uhr Basalinsulin, prandial 2–2,5 IE pro Broteinheit (BE): Spritz-Ess-Abstand bei BZ < 50 mg/dl nach dem Essen spritzen, 51–80 mg/dl direkt vor dem Essen spritzen, 81–180 mg/dl 20 min, 181–270 mg/dl 30 min, > 270 mg/dl 40 min vor dem Essen.
- Hyperglykämisches Koma: Altinsulin initial 12 E i.v. bzw. 0,33 E/kg, dann 4–8 E/h über Perfusor bis zum Erreichen von BZ 250 mg/dl. Sollte nach 4 h noch keine Tendenz eines BZ-Abfalls erkennbar sein, 10–20 E Altinsulin i.v. als Bolus. Altinsulin s.c. erst, wenn der Patient wach ist, essen kann und der BZ um 250 mg/dl liegt. Insulinbedarf bei hyperosmolarem Koma geringer.

Wegen Hirnödemgefahr und Hypokaliämie keinen schnellen BZ-Abfall anstreben, binnen 24 h nicht unter 250 mg/dl.
- Parenterale Ernährung: 1 IE Altinsulin pro 3–4–5 g Glukose.
HWZ 10 min. 1 IE Altinsulin entspricht 2/3 IE Depotinsulin. Humaninsulin wird gentechnisch hergestellt.
5.2 Insulinpumpe mit Festlegung der basalen Insulinversorgung (mit Normalinsulin).
6. Sonstiges: ☆s. ACE-Hemmer (Hypertonie) verbessern die Insulinresistenz.
☆ Calciumdobesilat (Dexium 500 mg Kps) El.-HWZ 6 h. Wirkung: Fibrinogensenkend. Umstrittenes Medikament.

Therapie operativ: Typ I: Pankreas-Transplantation oder kombinierte Pankreas-Nierentransplantation.

Dialyse

Komplikationen: Dysäquilibrium-Syndrom: Kopfschmerzen. Krampfanfälle.
Dialyse-Enzephalopathie nach mehreren Jahren mit Sprachstörungen und Krampfanfällen durch Aluminium-Anreicherung im Gehirn.

Labor: Elektrolyt- und Nierenwerte. Eiweiß im Urin quantitativ – Biuret.

Diphtherie

Meldepflicht bei Erkrankung oder Tod.

Ätiologie/Ätiopathogenese: Erkrankung durch gram-positive aerobe Stäbchen, Corynebacterium diphtheriae, und deren Toxinbildung. Übertragung durch Tröpfcheninfektion.

Anatomie/Histologie: Polyneuropathie durch Exotoxinproduktion: Myelinopathie – demyelinisierende Neuropathie (keine „Neuritis").

Differentialdiagnose: Botulismus.

Epidemiologie: Auftreten ggf. lokal epidemisch, in Deutschland selten, häufig in tropischen Regionen und Ländern der ehemaligen Sowjetunion.

Klinik: Die Menge des anfallenden Toxins bestimmt den Schweregrad der Erkrankung allgemein und die Schwere der bei Erwachsenen häufigeren neurologischen Ausfälle.
Befund: Myokarditis mit Gefahr des Kreislaufversagens und Herztod.
Neurologische Ausfälle ab dem 3. bis 14. Tag. Nur bei der Rachen- oder Wunddiphtherie initiale Hirnnervenausfälle: Akkomodationsstörungen sowie Gaumensegelparesen mit Schluckstörungen (Dysphagie), jeweils mit Höhepunkt um den 45. Tag. Nach den Hirnnervenausfällen Entwicklung einer symmetrischen, eher proximal betonten Polyneuropathie der unteren Extremitäten mit Höhepunkt um den 90. Tag (Tetraparese). Atemlähmung ggf. schon vorher. Tiefensensibilitätsstörungen bei postdiphtherischer Polyneuropathie.

Labor: Liquor: Unauffällig, ggf. zytoalbuminäre Dissoziation.

Prognose: Abhängig von frühzeitiger Diagnosestellung und Therapie.

Therapie: s. Antibiotika-Therapie. ☆Penicillin G oder Oralpenicilline wie ☆Penicillin V oder ☆Erythromycin. 2. Wahl ☆Tetrazykline.
☆ Diphtherie-Antitoxin Behring Serum vom Pferd (20.000 E) Erwachsene 1000–2000 E/kg, Kinder 300–1000 E/kg i.m. oder i.v.

Therapie präventiv: Immunprophylaxe ist für jeden, auch im Heimatland Deutschland, notwendig.
☆ DPT-Impfstoff Behringwerke (Diphtherie 50 IE, Pertussis 4 IE, Tetanus 50 IE -Adsorbat-Impfstoff 0,5 ml A) s. DT-Impfstoff.
- Grundimmunisierung ab 3. Lebensmonat bis zum Ende des 2. Lebensjahres:
2 x im Abstand von 4–8 Wochen, 3. Impfung nach einem Jahr. Kleinkinder 75 IE.
- Auffrischung (Erwachsene 5 = fünf (!) IE): Lebenslang in Kombination mit der Tetanusimpfung alle 10 Jahre.
Bei fehlender Grundimmunisierung nur bei Krankheitsfällen in der Umgebung.
Bei letzter Impfung vor > 15 Jahren erneute Grundimmunisierung mit Erwachsenenimpfstoff (2 Impfungen mit 5 IE) oder einmalige Impfung mit Bestimmung der Diphtherie-Ak nach 4–8 Wochen.

Bei Reisenden in Länder mit Infektionsrisiko: Vor der Abreise zwei Impfungen im Abstand von 4–6 Wochen, die dritte Impfung etwa 6–12 Monate nach der zweiten Impfung.
KI akut erkrankte, rekonvaleszente und inkubierte Kinder, chronisch eitrige Erkrankungen.
Epilepsie: Diphtherie-Impfung bei bekannter Medikamentenallergie nur reduzierte Antigenkomponente „d".

UAW Fieber, lokale Rötung und Schwellung, selten ZNS-Störungen. Polyradikulitis Guillain-Barré (serogenetische bzw. postvakzinale Polyneuritis).
☆ DT-Impfstoff Behringwerke (Diphtherie 50 IE, Tetanus 50 IE -Adsorbat-Impfstoff 0,5 ml A) bis zum 10. Lebensjahr.
– Nationales Referenzzentrum für Diphtherie und Tetanus des Bundesgesundheitsamtes, Tel. 030/45473006.

Diplegie der oberen Extremitäten s. Querschnittlähmung.

Diplopie s. Doppelbilder.

Discusprolaps – Diskusprolaps s. Dorsalgie, Lumboischialgie, Zervikobrachialgie.

Dissoziative Störung s. funktionelle Störung. Konversionsstörung.

Doppelbilder – Diplopie   H53.2

s. Blickparese, multiple Hirnnervenparesen, Konvergenzparese, internukleäre Ophthalmoplegie.

Ätiologie: Binokular durch supranukleäre, nukleäre Läsion der Hirnnerven III, IV, VI oder periphere Störung,
monokular ophthalmologisch bedingt bei z.B. sklerosierter Linse mit doppeltem Brennpunkt oder irregulärem Astigmatismus.
1. Supranukleäre Läsion und nukleäre Läsion der Augenmuskelkerne III, IV, VI ggf. mit blickparetischem Nystagmus:
Enzephalitis. Encephalomyelitis disseminata: Flüchtige Doppelbilder.
Lues cerebrospinalis – Neurolues.
Hirnstammprozess (Ischämie: Basilarisverschluss und Kleinhirninfarkt > 40 %, Vertebralisdissektion).
Intoxikation: Botulinum-Toxin (auch iatrogen durch zu tiefe Injektion am Oberlid M. rectus sup., am Unterlid M. obliquus inf.), Carbamazepin, Gabapentin, Lamotrigin, Lidocain, Pergolid, Phenytoin, Topiramat.
Supranukleäre Ursachen von z.B. internukleärer Ophthalmoplegie oder Konvergenzparese (Ischämie, lokale Raumforderung).
Raumforderung mit z.B. Konvergenzparese.
Basilaris-Migräne und ophthalmoplegische Migräne.
2. Peripher neurogene Augenbewegungsstörungen – Augenmotilitätsstörungen (binokular s. Blickparese):   H49–H52
Läsion der Hirnnerven III, IV, VI (Augenmuskelnervenlähmung) ggf. mit muskelparetischem Nystagmus.
Aneurysma von z.B. A. communicans posterior oder A. cerebri posterior (anamnestisch Subarachnoidalblutung?).
Basale Meningitis, Meningoenzephalitis, Arachnopathie. Polyneuritis cranialis.

Intrakranielle Raumforderung mit Fernwirkung auf die Hirnnerven.
2.1 Nervus oculomotorius:
Beim Blick nach innen (Adduktion, Rectus medialis) des betroffenen Auges horizontale gekreuzte Doppelbilder.
Beim Blick nach oben temporal (Rectus superior) vertikale Doppelbilder, größte Kippung beim Blick nach oben nasal.
Beim Blick nach unten temporal (Rectus inferior) vertikale Doppelbilder, größte Kippung beim Blick nach unten nasal.
Beim Blick nach oben nasal (Obliquus inferior) vertikale Doppelbilder, größte Kippung beim Blick nach oben temporal.
2.2 Nervus trochlearis: Beim Blick nach unten innen (eingeschränkt) vertikale Doppelbilder. Größte Schielabweichung bei Kopfneigung zur Seite des paretischen Muskels (Bielschowsky-Phänomen). Kompensatorische Kopfneigung zur gesunden Seite. Größte Kippung beim Blick nach unten temporal.
2.3 Nervus abducens-Läsion: Beim Blick nach außen nicht gekreuzte Doppelbilder.
3. Peripher: Botulismus. Myasthenia gravis. Progressive okuläre und progressive okulopharyngeale Muskeldystrophie. Okuläre Myositis.
Strabismus paralyticus   H49
Strabismus (Heterophorie: Eso-, Exophorie, latentes Schielen) und sonstige Störungen der Augenmotilität   H50.5
Strabismus mechanisch bedingt, durch Adhäsionen, Augenmuskelfibrose, traumatisch (z.B. Blow-out-Fraktur)   H50.6
Sonstiger näher bez. Strabismus   H50.8
4. Mediales Keilbeinmeningeom (Verlagerung des Bulbus nach unten und außen).

Klinik: Anamnese: Doppelbilder nur beim Blick in die Nähe (< 1 m Entfernung) (s. Konvergenzparese)?

Dorsalgie
M54.9. Mit Myelopathie G99.2

Dorsopathie   M53.9
Schmerzen im Bereich der Brustwirbelsäule   M54.6
Interkostalneuropathie – Interkostalneuralgie   G58.0

Ätiologie: s. Lumboischialgie. Arachnopathie meist in oberen BWS-Sementen. Claudicatio spinalis durch thorakalen Bandscheibenvorfall. Plasmozytom. Pleuritis oder basale Pneumonie. Pleurodynie durch Coxsackie B – Bornholmer Krankheit – Myalgia epidemica   B33.0

Anatomie/Histologie: 75 % der thorakalen Bandscheibenvorfälle betreffen die untere BWS ab BWK 8.

Klinik: Auftreten akut, rezidivierend oder chronisch.
C_8-Th_1: Kleine Handmuskulatur, Horner-Syndrom (Sympathikus), Trömner.
Th2–12: Interkostalmuskulatur, Bauchdeckenreflex.
L_1: M. cremaster (Hodenheber), Cremasterreflex.

Nervus dorsalis scapulae-Läsion – Verletzung
C3–5 s. Plexus brachialis-Läsion
G56.8 -S44.8

Down-Syndrom
Q90.9

Drogen – Drogenabhängigkeit – Drogensucht
F19.2

Drogenmissbrauch ohne Abhängigkeit   F19.1
Drogenrausch / Drogenvergiftung   F19.0 / T50.9
Drogenpsychose – Drogenhalluzinose, drogeninduzierte Halluzinose – Paranoia   F19.5

Duane-Syndrom
H50.8

syn. Stilling-Türk-Duane-Syndrom, Türk-Stilling-Duane-Syndrom, Retraktionssyndrom.

Anatomie/Histologie: Anlagestörung mit Fibrose bzw. Fehlinnervation des M. rectus lateralis über den N. oculomotorius.

Differentialdiagnose: Abduzensparese. Enophthalmus, kontralateraler Exophthalmus.

Einteilung: Leitsymptom Bulbusretraktion mit Lidspaltenverengung bei Augenadduktion (M. rectus medialis).
– Typ 1: Abduktionsparese: Der M. rectus lateralis zeigt eine Aktivitätssteigerung (paradoxe Innervation) bei Adduktion und zugleich ein defektes Innervationsmuster bei der Abduktion. Retraktion und Lidspaltenverengung durch abnorme Kontraktion der Rektus-Muskulatur bei Abduktion.
– Typ 2: Adduktionsparese: Der M. rectus lateralis zeigt eine Aktivitätssteigerung (paradoxe Innervation) bei Adduktion. Das Innervationsmuster des M. rectus medialis bleibt normal.
– Typ 3: Kombination von Abduktions- und Adduktionsschwäche.

Epidemiologie: Auftreten ca. 1000 Fälle in der Literatur bis 1994 beschrieben. Erbgang: Kongenital, ggf. autosomal-dominant.

Klinik: Befund: Linkes Auge häufiger betroffen. Abnorme Kopfhaltung (26/33). Schwäche der Abduktion, Adduktion und Konvergenz. Hebung des ptotischen Lides bei Kaubewegungen. Besonderes: Zum Teil auch Störungen vertikaler Augenbewegungen.
– Mögliche assoziierte Fehlbildungen: Dermoid, Dysraphie, Gebiss- oder Gaumenanomalie, Gesichtsasymmetrie, Heterochromie, Hypakusis, Klippel-Feil-Syndrom, Marcus-Gunn-Syndrom, Mikrophthalmie, Spina bifida (Thalidomidschädigung).

Therapie operativ: Schieloperation abhängig von der Größe des Schielwinkels, dem Ausmaß der Retraktion und Kopfzwangshaltung [Nüßgens Z: Das Duane-Syndrom. Akt Neurol 21 (1994) 60–2].

Durafistel s. Angiome, s. spinale Angiome.

Dysästhesie und Parästhesie R20.2

Sonstige und nicht näher bezeichnete Sensibilitätsstörungen der Haut R20.8

s. dissoziierte Empfindungsstörung.

Ätiologie: Psychogene Ursache:
Psychogene Sinnesorganstörung   F45.8
- Hyperventilationstetanie (anfallsweise Parästhesien und Dysästhesien).
- Hyperkaliämie, hypokaliämische Lähmung.
- Zerebral bedingt: Posterolaterales Thalamussyndrom (Déjerine-Roussy). Ischämische Attacken (halbseitig und im Gesichtsbereich). Encephalomyelitis disseminata. Migräne. Initialer (Spannen im Gesicht) und fortgeschrittener M. Parkinson (in Off-Phasen). Restless legs-Syndrom. Parästhesien als unerwünschte Arzneimittelwirkung.
- Spinal bedingt intraspinalen Prozessen wie z.B. Encephalomyelitis disseminata, HWS-Distorsion, funikuläre Myelose, Raumforderung, Syringomyelie, Tabes dorsalis (verzögerte Schmerzleitung) etc.
- Peripher bedingt bei Neurapraxie, z.B. Engpass-Syndromen, Ergotismus, Fibromyalgie-Syndrom, Lambert-Eaton-Syndrom, lumbale Spinalkanalstenose, (s.) schmerzbetonte Polyneuropathien (AIDS, diabetisch, paraneoplastisch/ Plasmozytom), ggf. mit Burning feet-Syndrom. Pellagra. Porphyrie.

Definition: Dysästhesie: Qualitativ fehlerhafte unangenehme Missempfindung auf einen Reiz an der Hautoberfläche: Ameisenlaufen, Kribbelgefühl und Nadelstichgefühl.

Parästhesie: Missempfindung, ggf. unangenehm empfunden, ohne erfolgten Hautreiz.

Diagnostik: s. Labor, s. Röntgen. NLG und neurophysiologische Untersuchung der spinalen Überleitung mit SEP, MEP.

Klinik: Parästhesien häufig als akral betonte Kribbelparästhesien, bei Befall dünnkalibriger Fasern Kälte- und Wärmeparästhesien.
- Sensibilitätsstörungen im Gesicht: Supratentorieller Prozess eher temporobasal (selten). Infratentorieller Tumor mit Druck auf den Trigeminus. Ponstumor. Affektion des Tractus spinalis n. trigemini (spinothalamisch) mit Kälteparästhesien. Trigeminusneuralgie (Anaesthesia dolorosa). Lokale Trigeminusläsion an einem Austrittspunkt, peripher durch Brille (N. infraorbitalis). Psychogen (mit scharfer Mittellinienbegrenzung).
- Ggf. alleinige Temperaturempfindungsstörung: Intramedullärer Tumor, intramedulläres Angiom (ggf. mit Wärmehyperpathie). Funikuläre Myelose (Kältehypästhesie). Tabes dorsalis (Kältehyperästhesie).

Labor: BZ, γGT, Vitamin B_{12}, Schilling-Test, Lues-Serologie. Liquor.

Röntgen: Abhängig von der Klinik Abklärung des Spinalkanals. Bei Gesichtsparästhesien ggf. incl. HWS-Abklärung.

Dysarthrie, Anarthrie und Dysarthrophonie R47.1

Gaumensegelparese s. N. glossopharyngeus-Läsion, multiple Hirnnervenläsionen – bulbäre Symptome. s. neurologischer Befund – Koordination. s. Schluckstörungen.
1. Kortikale Dysarthrie (supranukleär, Pseudobulbärparalyse): Hemisphärendysarthrie bei Läsion des untersten Gyrus praecentralis (nahe Broca-Sprachzentrum, klinisch häufig mit Broca-Aphasie assoziiert) durch Infarkt (z.B. bilaterales vorderes Operkularsyndrom) oder Tumor; frontale Dysarthrie bei Trauma oder progressiver Paralyse. „Dysarthria-clumsy-hand-syndrome". Progressive Myoklonus-Epilepsien. MERRF-Syndrom.
- *Klinik:* Apraktische, unscharf verwaschene Sprache.
2. Kortikobulbäre Dysarthrie:
Arteriosklerotische Pseudobulbärparalyse (multiple Hirninfarkte)   G46.8
durch meist vaskulär bedingte Läsion der kortikobulbären Bahnen, der kortiko-lingualen und kortiko-fazialen Projektionen zur Zunge und orofazialen Muskulatur.
- *Klinik:* Spastische, gepresste Stimme, gelegentlich mit offenem Näseln (Gaumensegelparese); Schluckstörungen, Aspirationsgefahr.
3. Extrapyramidale Dysarthrie (Pseudobulbärparalyse) bei M. Wilson, Hallervorden-

Spatz-Erkrankung. Adrenoleukodystrophie. Metachromatische Leukodystrophie. Hepatische Enzephalopathie. Wismut-Enzephalopathie.
- *Klinik:* Bei M. Parkinson typische Palilalie: Bei längerem Sprechen wird die Sprache kontinuierlich leiser (Mikrophonie), dysarthrischer und schneller bis zum unverständlichen Murmeln. Bei Chorea und Dystonien Mikrophonie mit Hyperkinesie-bedingt stakkatoartigem, explosionsartigem Sprechen mit Tendenz zu Echolalien.
4. Zerebelläre Dysarthrie (Hirnstamm- und zerebelläre Läsionen besonders im Kleinhirnwurm linksseitig): Ischämie, pseudobulbäre Hirnnervenstörungen bei Basilaristhrombose in 44 %. Basilaris-Migräne s. Migräne. Spinozerebelläre Ataxien, kortiko-basale Degeneration, olivo-ponto-zerebelläre Atrophie. Tumor.
Hirnstamm-Enzephalitis (kindliche) oder Encephalomyelitis disseminata – Multiple Sklerose: Hirnstamm-Anfälle.
Paroxysmale Dysarthrie/Ataxie bei pontomedullärer Läsion durch ephaptische axonale Erregungsübertragung, meist über 15–45 s Dauer, das Bewusstsein bleibt erhalten, das EEG ohne Anfallspotentiale, Therapie: ✣Carbamazepin s. Epilepsie.

Zerebelläre UAW bei Intoxikation mit Alkohol, Barbituraten, Benzodiazepinen, Carbamazepin, Cotrimoxazol, Cyclosporin A, Cytarabin, Fluorouracil hochdosiert (im Rahmen einer toxischen Enzephalopathie), Lithium, Metoclopramid, Mexiletin, Neuroleptika, Phenytoin, Tocainid. Bei Bromismus.
- *Klinik:* Ataktische, skandierende Sprache, besonders bei Heredoataxien mit Störungen der Atmung und sog. Löwenstimme.
5. Hirnnervendysarthrie nukleär und peripher (Hirnnervenläsion V, VII, IX, X, XII) bedingt – Bulbärparalyse:
   Hirnstammprozesse, Insulte im Kerngebiet, Tumoren, Syringobulbie. Progressive Bulbärparalyse (amyotrophe Lateralsklerose) mit Läsion der Kerngebiete in der Medulla oblongata. Spinale bulbäre (spinobulbäre) Muskelatrophie Typ Kennedy. Polyneuritis cranialis. Familiäre Dysautonomie (Riley) s. Polyneuropathie.

6. Muskuläre Dysarthrie: Myopathien, Myasthenia gravis, Botulismus. Undeutlich heisere, oft näselnde Sprache.
[Berlit P: Dysarthrien bei neurologischen Erkrankungen. Nervenarzt 58 (1987) 272–8].

Definition: Sprechstörung – Funktionsstörung der für die Phonation und Artikulation notwendigen Muskulatur von Mund, Zunge, Pharynx und Larynx (der Sprechwerkzeuge) ohne nachweisbare Lähmung (Aphasie = Sprachstörung).

Differentialdiagnose: Motorische Aphasie.
- Aphonien bei Hysterie, bei Kehlkopferkrankungen (Heiserkeit).
- Spärliches, leises, monotones Sprechen bei Depression.
- Mutismus bei Katatonie.
- Sprachstörungen bei schizophrenen Psychosen.

Therapie: Logopädie. Bei neuroleptisch bedingter Dysarthrie ✩Biperiden.

Dysdiadochokinese

s. neurologischer Befund. s. Kleinhirnzeichen.

Ätiologie: Läsion zerebellär, extrapyramidal (M. Parkinson etc.), pyramidal (zerebrale Ischämie), selten bei Hinterstrangläsion (funikuläre Myelose, Tabes dorsalis).

Definition: Unfähigkeit zu rascher und flüssiger Alternativinnervation von Agonisten und Antagonisten.

Erektile Dysfunktion s. erektile Impotenz.

Dysgeusie s. Geschmacksstörung.

Dyskinesien s. Dystonien.

Tardive Dyskinesien – TD – Spätdyskinesien – Dyskinesia tarda

Arzneimittelinduzierte Dystonie / arzneimittelinduzierte Chorea   G24.0 / G25.4
Sonstiges arzneimittelinduziertes Parkinson-Syndrom   G21.1
s. Dystonien: Differentialdiagnose, Einteilung.

Ätiologie: s. Risikofaktoren. Neuroleptika-UAW meist nach >6monatiger Therapie: Neuroleptika-induzierte Spätdyskinesien.
- Stereotype Bewegungsstörungen sind in 90 % auf Dopaminrezeptorblocker zurückzuführen [Stacy M: Tardive stereotypy and other movement disorders in tardive dyskinesias. Neurology 43 (1993) 937–41].

Ätiopathogenese:
1. Die dopaminerge Hypothese [Straton (1980)] geht davon aus, dass Neuroleptika die dopa-

minergen Rezeptoren des nigrostriatalen Systems blockieren und mit der Zeit eine Empfindlichkeitssteigerung hervorrufen. Die meisten Neuroleptika binden vorwiegend an D_2-Rezeptoren und führen über den Autorezeptor zu einer gesteigerten Dopaminsynthese, so dass langfristig die D_1-Rezeptoren überstimuliert werden. Aber: Trotz frühzeitiger Sensibilisierung tritt die TD erst sehr viel später und nicht bei allen Patienten auf.
Die parkinsonoiden Erscheinungen entstehen durch eine zu hohe Affinität der Neuroleptika zu den D_2-Rezeptoren.

2. Die cholinerge Hypothese erklärt die TD mit dem gestörten Gleichgewicht zwischen dopaminergen und cholinergen Aktivitäten im Striatum [Klawans (1974)].
3. GABA-erge Hypothese: GABA-erge Substanzen beeinflussen direkt das Striatum oder indirekt über die Funktion der dopaminergen Zellen. Durch eine verminderte GABA-erge Hemmung der Dopaminsynthese kann es ebenfalls zu einer Überstimulierung der D_1-Rezeptoren kommen.

Anatomie/Histologie: Im N. subthalamicus Untergang glutamaterger subthalamico-pallidärer Neuronen.

Einteilung: s. Klinik.

Epidemiologie: Auftreten s. Risikofaktoren. s. Psychosen (Schizophrenie).
- Inzidenz: Neuerkrankungen unter Neuroleptika-Therapie 4 %/Jahr, d.h. nach einjähriger Therapie bei 4 %, in den ersten Jahren weitere 4 % pro Behandlungsjahr und nach 5 Jahren bei ca. 20 % der Patienten [Kissling W: Schizophrenie: Rückfallverhütung durch Neuroleptika. DÄB 90/50 (17.12.93) B-2489-93].
- Inzidenz von schweren irreversiblen Spätdyskinesien < 1 %.
- Prävalenz für persistierende TD 8 %. In ca. 20 % (0,5–65 %) unter chronischer Neuroleptika-Behandlung, ggf. bereits nach mehrwöchiger, i.d.R. nach mehrmonatiger bzw. mehrjähriger Therapie.

Klinik: s. Einteilung. Anamnese: Neuroleptika-Einnahme, Reduktion bzw. Absetzen?
Befund: Frühsymptome sind häufiges Blinzeln, Tics, unwillkürliche Zungen-Mund-Bewegungen beim Herausstrecken der Zunge, unwillkürliche Flexions- und Extensionsbewegungen der Finger, Schaukelbewegungen des Körpers.
- Tardive Dyskinesien nach chronischer Neuroleptika-Einnahme sind jeweils weniger variabel als die Grundsyndrome:
  78 % Dystonie orofazial betont (bukko-linguomastikatorisches Syndrom) mit typischer perioraler Bewegungsunruhe,
  71 % Dystonie gliedmaßen- oder rumpfbetont,
  31 % Akathisie,
  66 % (2/3 Fälle) Kombination der einzelnen Bewegungsstörungen
  [Prozentangaben in Oertel W: Basalganglienerkrankungen – Übersicht 1992–1993. Akt Neurol 21 (1994) 141–8].
- Bei 100 konsekutiven Patienten:
  78 % Stereotypien,
  als einzige Dyskinesie bei 14 %,
  mit Akathisie bei 31 %,
  75 % Dystonie,
  5 % Tremor,
  3 % Chorea,
  2 % Myoklonus [Stacy M: Tardive stereotypy and other movement disorders in tardive dyskinesias. Neurology 43 (1993) 937–41].
- Von 261 Patienten mit einem Durchschnittsalter von 76,9 Jahren, die vor dem 55. Lebensjahr (Mindestalter) kein Neuroleptikum erhalten hatten und meist wegen psychotischer Symptome mit Agitation jeweils in meist niedriger Dosis in 68 % Haloperidol, in 11 % Thioridazin einnahmen, davon 31 % aller über 1 Jahr beobachteten Patienten durchgehend über mindestens 49 Wochen, entwickelten in einer prospektiven Studie mit einer durchschnittlichen Beobachtungsdauer von 115 Wochen kumulativ 25, 34 und 53 % tardive Dyskinesien nach 1, 2 und 3 Jahren kumulativer antipsychotischer Behandlung (mit auch neuroleptikafreien Phasen); die Inzidenz war 3–5-mal höher als bei jüngeren Patienten, bei Männern und Frauen nicht signifikant unterschiedlich (in anderen Studien bei Frauen höher) und nur tendentiell ungünstiger bei bestehendem Diabetes mellitus [Woerner M: Prospective study of tardive dyskinesia in the elderly: rates and risk factors. Am J Psych 155 (1998) 1521–8].

Besonderes: s. Einteilung – Sonderformen.
- Trunkale Dystonie in 4 %, besonders bei jungen Männern, mit Retrokollis und m.o.w. ausgeprägter Rückneigung des Rumpfes.
- Sistieren therapieresistenter akustischer Halluzinationen unter Clozapin und Tetrabenazin [Lopez Zanon A: Besserung verbaler Halluzinationen nach Behandlung orolingualer Dyskinesien mit Tiaprid. Nervenarzt 64 (1993) 73–4].
- Tardive Dystonie: Bei 107 Patienten zwischen 1972–1995 in einer retrospektiven Studie mit einem mittleren Alter von 38 Jahren bei Beginn der tardiven Dystonie und einem mittleren Beobachtungszeitraum von 8,5 Jahren waren nach einer Einnahmedauer von 4 Tagen bis zu 23 Jahren, im Mittel 6,2 Jahre, die häufigsten Auslöser die Phenothiazine Trifluperazin, Fluphenazin, Flupentixol, Chlorpromazin, gefolgt von Haloperidol, selten Thioridazin, Sulpirid, auch Metoclopramid, alle Dopaminantagonisten sind als Auslöser möglich; junge männliche Patienten sind besonders prädisponiert, Männer entwickelten in früherem Alter dystone Symptome als Frauen; der Beginn war in 83 % fokal, meist kraniozervikal, im Verlauf mit segmentaler Ausbildung in 60 % und generalisierter Dystonie in 23 % bei einer mittleren Progressionszeit von 1,8 Jahren; Retro- und Antecollis waren häufiger; nur bei 14 % trat im Beobachtungszeitraum eine Remission auf, im Mittel innerhalb der ersten 5 Jahre nach Beginn und 2,6 Jahre nach Absetzen der Dopaminagonisten; Patienten, bei denen die Dopaminantagonisten nicht permanent abgesetzt werden konnten, hatten eine wesentlich geringere Wahrscheinlichkeit einer kompletten Remission; die Remissionswahrscheinlichkeit bei Patienten mit weniger als 10-jähriger Exposition war 5-mal so hoch wie bei > 10-jähriger Exposition; nach > 10-jähriger Exposition scheint die tardive Dystonie irreversibel [Kiriakakis V: The natural history of tardive dystonia: a long-term follow-up study of 107 cases. Brain 121 (1998) 2053–66].

Labor: Coeruloplasmin. Cu.

Prognose: Besserung von ca. 50 % ein halbes Jahr nach Absetzen der Neuroleptika, nach 3–5 Jahren bei ca. 60 % der Patienten.
Unter weiterer Neuroleptika-Gabe bis zu 50 % zumindest Stabilisierungen besonders bei jüngeren Patienten.
Bei persistierender TD „in 43 % -insbesondere bei dystonen Bildern- eine Besserung unter langfristiger Clozapinbehandlung".

Risikofaktoren: Alter > 50 Jahre. Auftreten früherer EPMS (Parkinsonoid). Affektive und schizoaffektive Erkrankung.
Geschlecht weiblich. Hirnorganische Vorschädigung bzw. Patienten mit kognitiven Beeinträchtigungen.
Langdauernde Anticholinergika-Therapie [Gaebel W: Tardive Dyskinesien unter Neuroleptika-Behandlung. DÄB 90/14 (9.4.93) B-744–7], zur intermittierenden Neuroleptika-Therapie unterschiedliche Angaben.

Röntgen: CCT oder MRT.

Therapie:
– Prophylaktisch: Neuroleptika-Rezidivprophylaxe so niedrig wie möglich dosieren, ggf. in Kombination mit Benzodiazepinen, Carbamazepin oder Lithiumsalzen. Keine „drug holidays", keine Anticholinergika.
– Soweit möglich Neuroleptikareduktion: Innerhalb von 3 Monaten ggf. 30 % spontane Rückbildung, bei weiteren 30 % noch binnen 5 Jahren [Eikmeier G, Essen. psycho 16 (1990) 437–45].
– „Anticholinergika sind – von Ausnahmen wie beim Pisa- und Rabbit-Syndrom abgesehen – wirkungslos oder wirken eher verschlechternd. L-Dopa, Dopaminagonisten (Bromocriptin, Amantadin) und Cholinergika (Deanol, Lecithin) … ohne überzeugenden Effekt. GABA-erge Substanzen (Baclofen, Valproinsäure, Benzodiazepine) … möglicherweise besonders bei jüngeren Patienten hilfreich. … Im Einzelfall … unter Umständen der Versuch einer pharmakologischen Charakterisierung …: Bei Verschlechterung unter einer Testdosis von Anticholinergika probatorische Gabe von Cholinergika, bei Besserung unter Apomorphin Behandlung (s. M. Parkinson) mit Dopaminagonisten" [Gaebel W: Tardive Dyskinesien unter Neuroleptika-Behandlung. DÄB 90/14 (9.4.93) B-744–7].

☆ Amantadine: Amantadin-HCl (100 mg Tbl) 200–400 mg/d und Amantadinsulfat (100/150 mg Tbl, 200 mg/500 ml Fl) s. M. Parkinson, initial 3 x 100 mg langsam steigernd bis auf 600 (–800) mg/d.
– Trunkale Dystonie: Neben Trihexyphenidyl, Tetrabenazin, Clozapin mit hoher Rate an Therapieversagern Botulinum-Toxin (problematisch), ggf. auch Korsett mit Nackenstütze zur Reduzierung der Halsreklination.

Antidopaminergika, auch Neuroleptika (in 70 % Wirkung):
1. ☆Tiaprid (100 mg Tbl, 111 mg/ 2 ml A) initial 1/4 auf 1/2 Tbl auf 3 (-6) x 100–200 mg oder 3 x 400 mg. 5 mg/kg.
UAW Spätdyskinesien (alternativ Tetrabenazin).
2. ☆Tetrabenazin (25 mg Tbl, nicht im Handel) 3 x 25–75 mg, stationär steigern bis maximal 300 mg/d.
3. ☆Clozapin (25/50/100 mg Tbl) s. Psychosen (Schizophrenie), Effekt ab 300 mg/d.
3.1 ☆Sulpirid (50/100/200 mg Tbl, 100 mg A, 25 mg/5 ml Saft) s. Depression, nicht nach 16 Uhr. 150–300 mg/d bzw. 10 (–15–20) mg/kg, ggf. initial 2 x 1 A i.m./i.v.
4. Ggf. Antidopaminergika, die die Spätdyskinesie verursacht haben, z.B. ☆Perphenazin, ☆Haloperidol.
Ggf. Kombination aus Neuroleptika, ☆Lithiumsalzen, Benzodiazepinen (< 70 % Wirkung) und Antiparkinsonmitteln.
Sonstige:
☆ Oxitriptan – 5-Hydroxy-L-tryptophan (100 mg Tbl) unter BB-Kontrollen incl. der Eosinophilen je 3 Tage 0–0–100, 100–0–100, 3 x 100 mg bzw. 100–600 mg, nicht mit Serotonin-Wiederaufnahmehemmern.
– Wirkung enttäuschend von Physostigmin.

Therapie operativ als *ultima ratio:* Stereotaktische chronische Hochfrequenz-Elektrostimulation 130 Hz s. M. Parkinson.

Dyslexie s. Alexie.

Dysphagie s. Schluckstörung.

Dysphasie s. Aphasie.

Dysphonie – Heiserkeit s. Aphonie.

Spasmodische Dysphonie R49.0

syn. laryngeale Dystonie – pharyngeale Dystonie. s. Dystonien.

Ätiologie: Idiopathisch. Striatonigrale Degeneration s. Multisystematrophie.

Diagnostik: HNO-Untersuchung.

Differentialdiagnose: Strukturelle Probleme im Larynx oder an den Stimmbändern.

Erkrankung der Larynxmuskulatur wie z.B. bei Myasthenia gravis oder einer Motoneuron-Erkrankung.

Ursachen einer (s.) Dysarthrie/Dysarthrophonie wie degenerative Erkrankungen (Kleinhirnataxien, Parkinsonismus), Pseudobulbärparalyse.

Einteilung:
1. Spasmodische Dysphonie vom Adduktortyp: Verkrampfte Stimmbildung mit gepresster Stimme sowie Pausen und Abbrüchen, als würde man ersticken („spastic dysphonia"). Sprechen ist nur mit Anstrengung möglich bis zur verbalen Inkommunikation.
2. Spasmodische Dysphonie vom Abduktortyp: Flüsternde und hauchende Stimme mit viel Luftverbrauch („whispering dysphonia"). Etwa 20 x seltener als der Adduktortyp.
3. Mischformen: Schwierig identifizierbar.
4. Laryngeale spasmodische Dyspnoe: Dystonie der laryngealen und supralaryngealen Muskulatur (Zunge) mit Dyspnoe bereits in Ruhe, nicht nur durch Sprechen induziert [Zwirner, Göttingen (20.5.95)].

Epidemiologie: Prävalenz 5/100.000 bzw. 0,005 %.

Klinik: s. Einteilung. Lachen und emotionale oder reflektorische Äußerungen sind normal.

Selbsthilfegruppe: s. Dystonie.

Therapie: s. Dystonien.
☆ Botulinum-Toxin Typ A: Wirkungseintritt ggf. bereits nach 1 Tag. Injektion (Adresse z.B.

HNO-Klinik Göttingen Frau Dr. Zwirner) bds. in die Mitte des Vocalis-Thyreoarytaenoideus-Muskelkomplexes von 2,5 E/0,1 ml Botox (100 E/Amp) oder 10–20–40 E Dysport (500 E/Amp), in 2,5 ml gelöst,

1. transoral unter indirekter lupenlaryngoskopischer Sicht mit Oberflächenanästhesie bei kooperationsfähigen Patienten.
2. perkutan unter simultaner EMG-Kontrolle durch die Membrana cricothyreoidea/Lig. conicum.
3. in Vollnarkose unter direkter mikrolaryngoskopischer Sicht.
– Adduktortyp: 3–3,75 E Dysport bilateral unter elektromyographischer Kontrolle bei 31 Patienten mit 96 % Besserung nach 7 Tagen mit einem Spitzeneffekt über 5 Wochen [Whurr R: The use of botulinum toxin in the treatment of adductor spasmodic dysphonia. J Neurol Neurosurg Psychiatry 56 (1993) 526–30]. Bis zu 100 % Besserung. UAW heisere und hauchende Stimme unter erhöhtem Luftverbrauch beim Sprechen. Verschlucken (Dysphagie) in den ersten Tagen. Kooperation mit Logopäden/Phoniater bezüglich Diagnostik und Therapie erforderlich.
– Abduktortyp: Injektion initial nur einseitig in die Stimmlippenschließer (M. cricoarytaenoideus posterior) mit UAW Stridor. Besserung nicht so deutlich wie beim Adduktortyp.
– Endoskopische Video-Quantifizierung vor und nach Injektion bei 17 Patienten [Wong D: Laryngeal image analysis following botulinum toxin injections in spasmodic dysphonia. J Otolaryngol 24/1 (1995) 64–8].

Fibromuskuläre Dysplasie I77.3

s. Hirnnervenausfälle, zerebrale Ischämie („juvenile" Infarkte), Karotisdissektion, Subarachnoidalblutung, Vertebralisdissektion.

Ätiologie: Kongenitale Gefäßwandschwäche wie das Ehlers-Danlos- und das Marfan-Syndrom (pathoanatomisch ähnlich).

Dysraphie s. Meningomyelozele.

Dyssynergia cerebellaris myoclonica Ramsay-Hunt

s. Ataxien – früh beginnende Ataxie – Myoklonus.

Dystonien – Dyskinesien G24, R25.8

Sonstiges arzneimittelinduziertes Parkinson-Syndrom	G21.1
Arzneimittelinduzierte Dystonie	G24.0
Idiopathische familiäre Dystonie	G24.1
Idiopathische nichtfamiliäre Dystonie	G24.2
Sonstige Dystonie	G24.8
Dystonie, nicht näher bezeichnet (nicht klassifizierbar)	G24.9

s. Blepharospasmus, Chorea, tardive Dyskinesie, Dysphonie, Myoklonus, Schreibkrampf, Torsionsdystonie, Torticollis spasmodicus, M. Wilson.

Ätiologie/Anatomie/Histologie: s. Einteilung. Hyperkinesen durch ein dopaminerges Übergewicht. Mitochondriale Zytopathien?

1. Idiopathisch (meist primäre) Dystonien: Sporadisch und hereditär.
2. Symptomatische (meist sekundäre) Dystonien ca. 20 % s. Differentialdiagnosen. In 35 % Putamen-Läsionen oder Läsionen im „output"-Bereich des Globus pallidus.
   – Dystonie durch Enthemmung des Thalamus bei Läsion im Bereich der motorischen Regelkreise:
   Direkter motorischer Regelkreis von Cortex über D_1-Rezeptoren im Striatum, Globus pallidus internus, Thalamus, Cortex zur Peripherie. Indirekter motorischer Regelkreis von Cortex über D_2-Rezeptoren im Striatum, Globus pallidus externus, Nucleus subthalamicus, Globus pallidus internus, Thalamus, Cortex zur Peripherie.
   – Status marmoratus im Stammgangliengebiet.

Definition:
– Dystonie (Athetose als älterer Begriff): Bewegungsstörung mit abnormer Haltung/Fehlstellung in einem oder mehreren Gelenken und/oder repetitiven anhaltenden drehenden Bewegungen als Folge überwiegend tonischer (langsamer) oder evtl. phasischer (schneller) unwillkürlicher Muskelkontraktionen von antagonistisch wirkenden Muskeln, ggf. mit rhythmischen, myokloniformen oder tremorartigen Aktivierungsmustern. Geringer Bewegungseffekt an den Gliedmaßen distal betont, tonisch schraubend mit pathologischen Gelenkstellungen.
– Hyperkinese: Unwillkürliche, spontan auftretende, nicht rhythmische (rhythmisch Tremor) Muskelkontraktionen mit mehr oder weniger deutlichem Bewegungseffekt, gesteigert durch affektive Erregung.

Diagnose: s. Einteilung. Familienanamnese.

Diagnostik: s. Labor, s. Röntgen.
– EEG, Neurographie, evozierte Potentiale.
– Biopsien: Leber: Morphologie, Cu-Gehalt. Knochenmark: Meerblaue Histiozyten, Vakuolisierung.
   Rektale Mukosa: Neuronale Einschlusskörper.
   Muskel: Mitochondriale Einschlusskörper.
   Haut: Fibroblasten für lysosomale Enzymbestimmung.
– Transkranielle Sonographie: MRT-/CCT-negative hyperechogene, meist kontralaterale (oder bilaterale) Zonen im Linsenkern.

Differentialdiagnose der generalisierten Dystonie im Kindes- und Jugendalter (u.a. sekundäre Dystonien):
– Choreoakanthozytose – Neuroakanthozytose.
– Ataxia teleangiectatica Louis-Bar.
– Neuronale Ceroidlipofuszinose.
– Juvenile Chorea Huntington.
– Familiäre paroxysmale Choreoathetose.
– L-Dopa-sensitive Dystonie (mit Parkinson-Syndrom) – Segawa-Syndrom.
– Dystonie-Parkinson-Syndrom.
– Encephalomyelitis disseminata.
– M. Fahr – bilaterale striatopallidodentale Verkalkungen.

– Fokale Läsionen unterschiedlicher Ätiologie (Hirninfarkt, frühkindlicher Hirnschaden, Tumor) im Bereich von Stammganglien, Thalamus, Hirnstamm, Halsmark (Myelopathie, Syringomyelie).
– Hallervorden-Spatz-Erkrankung (Dystonie, Dysarthrie, progrediente dementielle Entwicklung. MRT Tiger-Auge-Konfiguration).
– Perinatale Hirnschädigung (Athetose besonders bei Kernikterus).
– Infektionen (Virusenzephalitis, M. Creutzfeldt-Jakob, Panenzephalitis. HIV, kraniozervikale Dystonien bei AIDS-Infektion, Borreliose).
– CO-Intoxikation.
– Medikamenteninduzierte Dystonien (L-Dopa, Neuroleptika, 1-Methyl-4-phenyl-1,2,3,6-tetrahydropyridin – MPTP) und sonstige pharmakogene Auslösung.
– Gefäßerkrankungen (zerebrale Ischämie im Gebiet des Nucleus ruber).
– Lipidstoffwechselstörungen wie GM_1-Gangliosidose oder Hexosaminidasemangel bzw. GM_2-Gangliosidose (Gangliosidosen mit Ataxie).
– M. Parkinson.
– Bewegungsstörung bei Schizophrenie.
– Stoffwechselstörungen z.B. Aminosäuren, Lipidstoffwechsel s.o.
– Tumore.
– M. Wilson (besonders bei Patienten < 30 Jahre).

Differentialdiagnose der rhythmischen (rhythmische Dystonie), myokloniformen oder tremorartigen (dystoner Tremor) Aktivierungsmuster (Blockierbarkeit durch „geste antagonistique" Manöver!): Verschiedene Tremorformen. Zerebrale Krampfanfälle, z.B. Epilepsia partialis continua Kojewnikow.

Einteilung der Dyskinesien:
I. Primäre Syndrome:
1.a–c: Untergang glutamaterger subthalamicopallidärer Neuronen im N. subthalamicus.
1.a Chorea: Corpus striatum. Bewegungseffekt gering, blitzartig einschießend.
1.b Ballismus. Hemiballismus bei vaskulär bedingtem Ausfall des N. subthalamicus. Bewegungseffekt rumpfnah, schleudernd.
1.c Tardive Dyskinesien (Spätdyskinesien) und tardive Dystonien s. Dyskinesien, tardive.
1.d Levodopa-Dyskinesien bei M. Parkinson als Chorea, Dystonie, Myoklonus oder Tic.
2. Dystonie (Athetose als älterer Begriff): Läsion im Putamen oder im „output"-Bereich des Globus pallidus. s. Choreoathetosen.
3. Myoklonus: Blitzartige kurze unregelmäßige oder rhythmische Muskelaktionen < 100 ms ohne Bewegungseffekt.
   Abnahme des hemmenden Einflusses des Serotonin-Systems auf die Stammganglien durch Läsion der Raphe dorsalis-Kerne im Hirnstamm, aus denen die gesamte Serotonin-Versorgung stammt.
4. Tic: Abrupte zuckende und repetitive Bewegungen best. Muskelgruppen (Augen, Stirn und mimische Muskulatur).
   Bewegungseffekt mäßig stark.
II. Sekundäre Syndrome:
1. Entzündlich (Enzephalitis).
2. Idiopathische Hämochromatose.

3. Medikamentös: Levodopa-Dyskinesien bei M. Parkinson: Durch L-Dopa Hemmung des Putamen und des N. subthalamicus. Frühdyskinesien durch Neuroleptika, Metoclopramid, (Anticholinergika, trizyklische Antidepressiva, Antiepileptika, Antihistaminika).
4. Perinataler Hirnschaden.
5. Toxisch-metabolisch.
6. Tumorös.
7. Vaskulär (postapoplektisch) bei Mitbeteiligung von Stammganglienstrukturen, am häufigsten des Putamen, oft mit Schmerzsymptomatik.

Einteilung der Dystonien: s. Ätiologie.
1. Primäre Dystonien = Dystonie als einziges Symptom.
   L-Dopa-sensitive Dystonie – Segawa-Syndrom.
   Paroxysmale Dystonie, kinesiogen und nicht-kinesiogen.
2. Sekundäre Dystonien = Dystonie und andere klinische Symptome – Dystonie-plus-Syndrome.
   Dystonie-Parkinson-Syndrom.
   Dystonie-Myoklonus-Syndrom.

Einteilung der Dystonien nach der topischen Verteilung (s. Ätiologie) *und klinische Formen*:
– Fokale Dystonie (> 85 % der Dystonien im Erwachsenenalter): Nur eine funktionelle Region ist betroffen, z.B.
   Kranielle Dystonie: Blepharospasmus, oromandibuläre Dystonie vom perioralen, Kieferschließungstyp – faziobukkolinguale Dystonie oder vom Kieferöffnungstyp (Meige-Syndrom als segmentale Dystonie).
   Dystonie-Kausalgie-Syndrom s. sympathische Reflexdystrophie.
   Spasmodische Dysphonie vom Adduktortyp und Abduktortyp (laryngeale Dystonie).
   Distale Extremitätendystonien – Gliederdystonien meist aktionsinduziert s. Schreibkrampf, „over-use"-Dystonie bei Musikern (Musikerkrampf s. Klinik – Besondere Formen), bei Sportlern.
   Fußdystonie – Fußkrampf (initial bei idiopathischer Torsionsdystonie im Kindesalter, sekundär bei M. Parkinson).
   Tremoröse Dystonie.
   Zervikale Dystonie: Torticollis spasmodicus, Retrocollis, Anterocollis, Laterocollis.
– Segmentale Dystonie (zwei aneinander grenzende Körperabschnitte bzw. besonders bilaterale Segmente):
   Kraniozervikale, axiale bzw. trunkale (Nacken und Rumpf), brachiale (beide Arme oder Arm und Rumpf),
   krurale Dystonie (beide Beine oder Bein und Rumpf).
   Meige-Syndrom (*syn.* Brueghel-Syndrom): Kombination von Blepharospasmus und oromandibulärer Dystonie.
– Multifokale Dystonie (mehrere voneinander unabhängige Orte).
– Hemidystonie (ipsilateral Arm und Bein, häufig unter Beteiligung der Rumpfmuskulatur).
– Generalisierte Dystonie < 3 % (krurale Dystonie und mindestens eine weitere segmentale Dystonie).
   Idiopathische Torsionsdystonie [Csala B: Kraniozervikale Dystonien. Nervenarzt 65 (1994) 75-94].

Einteilung nach dem Alter beim erstmaligen Auftreten: Infantil (Dystonie meist generalisiert), juvenil, adult (Dystonie meist fokal).

Epidemiologie: 3 % der Dystonien sind generalisiert (Patient < 20 Jahre), 97 % fokal (Patient > 20 Jahre).
– Latenz zwischen dem schädigenden Ereignis und dem Auftreten der abnorm unwillkürlichen Bewegungen bei der posthemiparetischen Dystonie (Hemidystonie) oft erst nach Jahren (zeitliche Verzögerung bis zu 14 Jahren).
– Erbgang/Gen: s. Torsionsdystonie, dominant mit geringer Penetranz.
– Primäre generalisierte Dystonie – Dystonia musculorum deformans (Kindheit, Torsionsdystonie) dominant mit geringer Penetranz (30 %) und hoch variabler Expression, Gen DYT1 auf Chromosom 9q32–34.
– Dystonie-Parkinson-Syndrom, x-chromosomal-rezessiv vererbt, Gen DYT3 auf Chromosom Xq11.2.
– Primäre Dystonie (gemischt, generalisiert oder fokal) Gen DYT6 auf Chromosom 8p12-q12.
– Primäre fokale Dystonie bei einer deutschen Familie (Erwachsene), Gen DYT7 auf Chromosom 18p11.
– Dystonie-Myoklonus-Syndrom – Myoklonische Dystonie autosomal-dominant mit hoher Penetranz bei männlichen und niedriger Penetranz bei weiblichen Genträgern.
– Paroxysmale Dystonie Chromosom 2q33.
– Prävalenz: Spontane Dyskinesien 5 %. Alle Dystonieformen 30–60/100.000 Einwohner, insgesamt 50.000–80.000 in Deutschland, am häufigsten Blepharospasmus und Torticollis spasmodicus.
   Davon: Fokale Dystonien 30/100.000 (0,03 %), Torticollis 9/100.000, Blepharospasmus 8/100.000.
   Idiopathische (primäre) Dystonien gehäuft bei z.B. Ashkenazi-Juden.
– Inzidenz 2,4/100.000 Einwohner/Jahr.

Klinik: s. Einteilung. Extrapyramidale Symptomatik.
Anamnese: Initial starke Fluktuationen der Symptomatik mit tage- bis monatelangen Remissionen. Einfluss emotionaler Faktoren, von Stress, Müdigkeit oder Erschöpfungszuständen. Idiopathische (primäre) Dystonien sind aktionsinduziert, d.h. sie werden durch bestimmte Bewegungen ausgelöst. Blockierbarkeit durch „geste antagonistique" Manöver. Kraniozervikale Dystonien häufig assoziiert mit Angsterkrankung und Depression.
Besonderes:
– Dystonie-Myoklonus-Syndrom – Myoklonische Dystonie (*syn.* myoclonic dystonia with lightning jerks, responsive to alcohol) mit bilateral asymmetrischen, proximal betonten, aktionsverstärkten Myoklonien, mit ausgeprägter Besserung auf Alkohol, und zusätzlich dystonen Bewegungsstörungen wie Torticollis spasmodicus und/oder Graphospasmus.
– Dystoner Tremor s. Tremor – Einteilung.
– Besondere Formen der Dystonie: Zungendystonie. Lippendystonie der Bläser (Musikerdystonie). Kieferöffnungsdystonie. Ohrendystonie: Tonisch-myoklonisch. Schulterdystonie. Schreibmaschinendystonie.

Schreibkrampf mit Schreibtorticollis. Beuge-dystonie 1. und 2. Strahl beim Klavierspielen. Kausalgie-Dystonie-Syndrom häufig in Kombination mit der sympathischen Reflexdystrophie (M. Sudeck). Myoklonische Rumpfdystonie. Dystonie der Bauchmuskulatur (Bauchtanzdystonie).

Labor: Schilddrüsenwerte.
Blutausstrich (Akanthozytose, Sichelzellen, Vakuolisierung/Inklusionen der Lymphozyten).
Leukozyten: Lysosomale Enzyme.
ANA, Antiphospholipid-Antikörper (Chorea Huntington). Borrelien.
Coeruloplasmin und Cu (M. Wilson): Bei Patienten > 50 Jahre mit fokaler Dystonie nicht mehr erforderlich.
HIV. CK, Laktat, Myoglobin, Pyruvat.

Liquor: Laktat, Pyruvat. Oligoklonale Banden.
Urin: Aminosäuren. 24 h-Cu-Ausscheidung. Muko- und Polysaccharide.

Risikofaktoren der Dyskinesien: s. tardive Dyskinesien.

Röntgen: Wirbelsäule, HWS, kraniozervikaler Übergang. CCT oder MRT.
– Sekundäre Dystonien mit Läsionen im Linsenkern, ggf. im Thalamus oder Nucleus caudatus.
– ^{18}F-Dopa-PET. ^{123}J-β-CIT-SPECT.

Selbsthilfegruppe – Adressen für Informationen:
Deutsche Dystonie Gesellschaft e.V., Bockhorst 45a, 22 589 Hamburg. Tel. 040/8702133, Fax 040/875602.
Österreichische Dystonie Gesellschaft, Ottakringer Str. 180, A-1160 Wien.
Schweizerische Dystonie Gesellschaft, Tramstr. 39, CH-4132 Muttenz.

Therapie: s. Blepharospasmus, Chorea, Myoklonus, Tic, Torsionsdystonie, Torticollis spasmodicus.
– Durch 600 mg/d L-Dopa-Gabe über 8 Wochen bei Dystoniebeginn vor dem 20. Lebensjahr Segawa-Syndrom ausschließen, auch als Versuch bei symptomatischen Dystonieformen unabhängig vom Alter.
– Krankengymnastik zur Kontrakturvermeidung.
– s. Generalisierte Dystonien: Behandlungsversuch mit Anticholinergika in exzessiven Dosen und Gabaergika zunächst einzeln, dann in Kombination (Erwachsene profitieren viel seltener als jugendliche Patienten von Anticholinergika):
1. ☆Trihexyphenidyl (2/5 mg Tbl) s. M. Parkinson; initial 1 mg, pro Woche um 1–3 mg steigern auf 6–10, Retard 10–20 mg/d. Sehr langsam weiter steigern bis auf 30 mg/d (vereinzelt bis 100 mg). Oder

☆ Biperiden (2/4 mg Tbl, 5 mg A) von 2 x 1 mg bis zur Verträglichkeitsgrenze 1–2 mg wöchentlich steigern.
2. Kombination Trihexyphenidyl mit ☆Baclofen s. Spastik, (bei jungem Alter, Meige-Syndrom) oder Benzodiazepinen wie ☆Clonazepam.
3. Kombination Trihexyphenidyl mit ☆Tetrabenazin (25 mg Tbl, nicht im Handel) 3 x 25–75 mg, stationär steigern bis maximal 300 mg/d.
4. Kombination Trihexyphenidyl 6–30 mg, Tetrabenazin 75–150 mg, Pi<mozid 6–25 mg.
5. ☆Kortison: 6-Methylprednisolon (250 mg A) 1 g i.v. über 5 Tage [Kumar].
6. ☆Baclofen (5/10/25 mg Tbl. Intrathecal 0,05 mg/ 1 ml, 10 mg/20 ml, 10 mg/5 ml A) s. Spastik initial 3 x 5 auf maximal 150 mg. Axiale oder Beindystonie bei extremer Ausprägung: Baclofen intrathekal durch Pumpe, trotz höherer Dosis profitieren nicht alle Patienten gleichermaßen [Ceballos-Baumann A, München, Neurologische Akzente 5/20 (1993)]. [Albright A: Continuous Intrathekal Baclofen Infusion for Generalized Dystonias].
– Weitere therapeutische Reihenfolge: Ggf. Acetylcholin- und GABA-fördernde, Dopamin-hemmende Substanzen.
☆ Botulinum-Toxin Typ A (Clostridium botulinum Toxin).
☆ Clozapin (25/50/100 mg Tbl) s. Psychosen. Keine Zulassung. Kasuistik einer 54-jährigen Patientin mit Epilepsie seit der Kindheit und einer 5 Jahre nach Beginn einer Hemiparese aufgetretenen paroxysmalen Hemidystonie mit hoher Frequenz und ausgeprägter Beeinträchtigung der Aktivitäten des täglichen Lebens; gute antiepileptische Einstellung ohne Effekt auf die paroxysmale Dystonie, unter Clozapin 125 mg/d nahezu komplettes Sistieren der paroxysmalen Dystonie [Maurer I, Leipzig Behandlung der paroxysmalen Hemidystonie mit Clozapin. (10/97) Dresden].
☆ Tergurid (OH$_2$-Lisurid): Wirkungsmaximum bei ca. 3 x 1 Tbl.
☆ Lithium (400 mg/10,8 mmol, 450 mg/12,2mmol Tbl) s. Depression-Therapie der manisch-depressiven Psychose.
☆ Lisurid (0,2/0,5 mg Tbl. A über Fa. Schering, Berlin) s. M. Parkinson, bis 5 mg oder über Pumpe.

Therapie operativ als ultima ratio: Stereotaktische chronische Hochfrequenz-Elektrostimulation 130 Hz bzw. Thalamotomie (N. ventralis intermedius – VIM-Kern, N. ventrooralis posterior – VOP-Kern) nur bei schwersten hemidystonen Syndromen s. M. Parkinson.
s. Torsionsdystonie, s. Torticollis spasmodicus.

1. L-Dopa-sensitive Dystonie – Segawa-Syndrom   G24.8

syn. L-Dopa-responsive dystonia (DRD). Dopaminreagible Torsionsdystonie.

Differentialdiagnose (Fehldiagnosen): Psychogene Ursache. Peroneusparese, Pes equinovarus, Spitzfuß. Essentieller Tremor.

M. Parkinson: Besonders Young-onset Parkinson's disease – YOPD (< 40 Jahre), juveniler Parkinson (< 20 Jahre).

Skoliose/Kyphose. Orthopädische Diagnosen.

Epidemiologie: Auftreten oft nur bei einem Familienangehörigen durch viele Spontanmutationen und unterschiedliche Expressivität.
- Erbgang/Gen: Vermutlich genetisch heterogen. m : w = 1 : 4.
1. Autosomal-dominant bei einer Gruppe mit Mutation auf Chromosom 14q22.1 an dem Gen für das Enzym GTP-Cyclohydrolase I (GCH I): GCH I katalysiert die Umwandlung von GTP zu Tetrahydrobiopterin, einem essentiellen Kofaktor der Tyrosinhydroxylase; Tyrosinhydroxylase ist das Schrittmacherenzym der Dopaminsynthese; verminderte Synthese von GTP-Cyclohydrolase I führt zu einem Synthesemangel von Dopamin; es liegt also eine präsynaptische Störung vor [Ichinose H: Hereditary progressive dystonia with marked diurnal fluctuation caused by mutations in the GTP cyclohydrolase I gene. Nature Genet 8 (1994) 236–42].
2. Wohl autosomal-rezessiv bei einer zweiten Gruppe mit Mutation auf Chromosom 11p15 an dem Gen für die Tyrosinhydroxylase.
- Penetranz 100 %. Stark variable Expressivität von diskreten Beeinträchtigungen bis zum Vollbild. Prävalenz 0,5–1/1.000.000.

Klinik: Anamnese und Befund:
- Erkrankungsbeginn im Kindes- oder Jugendalter (erste Lebensdekade, early onset) mit dystonen Haltungen häufig in den Beinen, z.B. Supinationsstellung der Füße.
- Untere Extremität und Rumpf:
100 % Gangstörungen (Nachziehen eines Beines, „schlaksiger" oder „patschiger" Gang, Zehenballengang oder Laufen in extremer Supination)
100 % Tageszeitliche Schwankungen (ausgeprägt bei 75 %) mit Besserung in den Morgenstunden oder nach längerem Schlaf, Verschlechterung zum Nachmittag und Abend
78 % Schnelle Ermüdbarkeit bei körperlicher Anstrengung
71 % Supinationsstellung der Füße oder Spitzfußstellung
21 % Laufen auf der Fußaußenkante (oder dort stärkeres Ablaufen der Sohle)
21 % Skoliose/Hyperlordose

14 % Spontane Dorsalextension der Großzehe
14 % Beinlängenverkürzung
7 % Hyperflexion der Fußzehen
7 % Prätibiale Schmerzen
- Obere Extremität: Klinischer Test: Durch Innervation der nicht-dominanten Hand, z.B. durch Schreibaufgaben, treten dystone Haltungen oder Mitbewegungen der kontralateralen Hand oder unteren Extremität auf.
36 % Oromandibuläre Dystonie (Beeinträchtigung der Nahrungsaufnahme und Artikulation)
21 % Schreibkrampf
14 % Außenrotation der Arme
14 % Torticollis
7 % Dystonie der Finger
7 % Dopaminreagible Torsionsdystonie [Micheli F: Dopa-responsive dystonia masquerading as idiopathic kyphoscoliosis. Clin Neuropharmcol 14 (1991) 367–71].
Zudem eines oder mehrere Parkinson-Symptome wie Rigor, Bradykinesie, Tremor, Verlust von Haltungsreflexen.
- Symptomatik nach Steinberger bei 14 Patienten aus 10 untersuchten Familien [Steinberger D: Molekulargenetik und Klinik der Dopa-responsiven Dystonie. DÄB 93/24 (14.6.96) B-1271–3]:
50 % Völlige Geh- oder Bewegungsunfähigkeit (Rollstuhl)
28 % Anspannungsgefühl, „Muskelverspannungen"
21 % Akute Unfähigkeit, eine Bewegung fortzuführen („Blockierung beim Laufen")
14 % „Zittern" einer Extremität
7 % Tremor der Hände
Verlauf: Ggf. kurzfristig Progredienz mit Ausbreiten der dystonen Störung auf die gesamte untere Extremität.
In schweren Fällen Generalisation bis zu völliger Bewegungsunfähigkeit.

Therapie: Kausale Therapie durch ☆L-Dopa – Levodopa s. M. Parkinson; ohne unerwünschte Wirkungen (präsynaptische Störung) wie On-Off-Phänomene oder sekundäres Therapieversagen. Ansprechen bereits auf niedrige Dosen. Eine Dosissteigerung kann erforderlich sein, Dosen wie bei Parkinson-Patienten werden i.d.R. nie erreicht.

2. Kraniozervikale Dystonie s. Torticollis spasmodicus.

3. Oromandibuläre Dystonie – OMD – idiopathische orofaziale Dystonie
G24.4

s. Blepharospasmus.

Definition: Verkrampfungen der Muskeln des Kiefers, der Zunge und des Mundes.

Diagnostik: Beim Meige-Syndrom initial enthemmter Blinkreflex mit bilateralen R1-Komponenten bei einseitiger Reizung und sehr

frühen, amplitudenhohen und lang dauernden R2-Komponenten. Bei Einleitung einer initial erfolgreichen Baclofentherapie des Meige-Syndroms normale Blinkreflexantworten.

Differentialdiagnose: Generalisierte Erkrankungen wie z.B. Chorea Huntington mit OMD-Symptomatik.

- Medikamentös bedingte Dyskinesien (Neuroleptika – Dopamin-D_2-Antagonisten) [Weiner J: Meige syndrome (blepharospasm-oromandibular dystonia) after long-term neuroleptic therapy. Neurol (Ny) 31 (1981) 1555–6].
- Faziobukkolinguale Dystonie: Epileptische Automatismen als Aura oder bei komplex fokalen Anfällen.
- Temporomandibuläres Gelenksyndrom besonders bei leichten Formen vom Kieferschließungstyp, die oft nur aktionsinduziert beim Sprechen oder Essen auftreten und zu Schmerzen im Kiefer- und Schläfenbereich führen.
- Tetanus. Tic-Erkrankung.

Einteilung:
- Oromandibuläre Dystonie vom perioralen Typ (oberflächliche Gesichtsmuskeln).
- Oromandibuläre Dystonie vom Kieferschließungstyp (Faziobukkolinguale Dystonie).
- Oromandibuläre Dystonie vom Kieferöffnungstyp.
- Meige-Syndrom (Brueghel-Syndrom): Kombination von Blepharospasmus und oromandibulärer Dystonie.
- Linguale Dystonie zu 33 % im Rahmen eines Meige-Syndroms, bei tardiver Dyskinesie.

Schweregrad-Einteilung:
0 keine Beschwerden, keine Bewegungsstörung
1 fast beschwerdefrei, situativ ausgelöste oromandibuläre Bewegungen
2 Beschwerden, leicht ausgelöste Dyskinesien durch Essen oder Sprechen
3 mäßige oromandibuläre Bewegungen mehr als 50 % der Zeit mit Beeinträchtigung z.B. bei Lesen, Handarbeit
4 mittelschwere Dyskinesie, oromandibuläre Bewegungen praktisch ständig
5 schwere Dyskinesie, Essen und Sprechen erheblich behindert

Epidemiologie: Meige-Syndrom und faziobukkolinguale Dystonie besonders bei älteren Frauen > 50 Jahre. m : w = 1 : 2.

- Prävalenz 68/1.000.000. Nicht hospitalisierte Alterspopulation 4–8 %, geriatrisch hospitalisierte Patienten 29 %.

Klinik: s. Definition, s. Einteilung.
- Unwillkürliches und/oder unangemessenes Öffnen und Schließen des Mundes (Déviation der Mandibula) oder
  Unfähigkeit zum Öffnen des Mundes (Trismus) zum Essen, Sprechen etc.
- Beim Kieferschließungstyp leichtere aktionsinduzierte Formen -mit Übergang zu Bruxismus- bis zu dramatischen Formen mit Kiefersperre.

Selbsthilfegruppe: s. Dystonie.

Therapie: Tetrabenazin. Trihexyphenidyl. Lisurid. Lithium. Baclofen und Valproat ohne Erfolg.
☆ Botulinum-Toxin Typ A: Nach Beurteilung des Behandlungserfolgs im Bereich des M. orbicularis oculi (oft schon ausreichende Besserung) beim Meige-Syndrom ggf. oromandibuläre (dann sehr lippennahe) Injektionen. Dysport (500 E/Amp), in 2,5 ml gelöst, je Injektion 0,05 ml bis zu 1/4 A Gesamtdosis.
- Beim Kieferschließungstyp Injektionen ggf. unter simultaner EMG-Kontrolle in die Mm. masseter, temporalis, ggf. Mm. pterygoidei, submental. UAW sehr schnell Paresen der kaudalen Gesichtsmuskulatur, Schluckstörungen (Dysphagie), Sprechstörungen (Verschluss- und Reibelaute).
- Beim Kieferöffnungstyp und der lingualen Dystonie Injektionen submental, UAW häufig schwere Schluckstörungen (Dysphagie).
  Ggf. in Zusammenarbeit mit einem HNO-Arzt Injektion unter EMG-Kontrolle in den M. pterygoideus lateralis oder M. infrahyoideus mit meist nur tendenziell erreichbarer Besserung.
  Keine Injektion in die Zunge wegen schwerer UAW wie Aspiration, Dysphagie, Atemwegobstruktion im Schlaf.

4. Zervikale Dystonie s. Torticollis spasmodicus.

Myotone Dystrophie Curschmann-Steinert – Dystrophische Myotonie Curschmann-Steinert s. unter Myotonien.

Eaton-Lambert-Syndrom s. Lambert-Eaton-Syndrom.

Ehlers-Danlos-Syndrom s. Karotisdissektion, Subarachnoidalblutung Q79.6

Ehrmann-Sneddon-Syndrom s. Sneddon-Syndrom.

Einschlusskörper-Myositis s.u. Polymyositis.

Eklampsie – EPH-Gestose O15.9

Als Komplikation während der Schwangerschaft/Geburt/im Wochenbett O15.0/O15.1/O15.2

HELLP-SYNDROM O14.1

Ätiologie: Vermutet werden zerebrale Vasospasmen mit hieraus resultierenden, meist reversiblen neurologischen Ausfällen. Ähnlichkeiten zur hypertensiven Krise – hypertensiven Enzephalopathie (reversible posteriore hypertensive Enzephalopathie).
- HELLP-Syndrom: Ätiologie ungeklärt. Ggf. führt ein Ungleichgewicht von Prostazyklin zuungunsten Thromboxan A_2 zu Vasospasmen, Endothelläsionen und damit gesteigerter intravaskulärer Gerinnungsauslösung, Verbrauchskoagulopathie und Blutungskomplikationen.

Definition: Präeklampsie: Auftreten einer Hypertonie (> 140/90 mm Hg) mit Proteinurie (> 30 mg/dl) oder Ödemen nach der 20. Schwangerschaftswoche.
- Eklampsie: Auftreten charakteristischer tonisch-klonischer Krampfanfälle während der Schwangerschaft – 75 % Antepartum-, 25 % Intrapartum- und – mit schlechter Prognose – Postpartum-Eklampsie.
- EPH = Edema – Proteinuria – Hypertonia.
- HELLP-Syndrom = Hemolysis – Elevated Liver Enzymes – Low Platelets: Schwere Verlaufsform einer akuten EPH-Gestose (Sonderform der Präeklampsie) mit intravasaler Hämolyse, erhöhten Leberwerten, Thrombozytopenie, Proteinurie.

Diagnostik: EEG: Verlangsamung der Grundaktivität oder fokale Verlangsamung, Spikes, ggf. bis zu Alphakoma oder elektrischer Stille. TCD.

Epidemiologie: Heute selten (in Entwicklungsländern für 1/3 der maternalen Sterblichkeit verantwortlich).

Klinik/Komplikationen: Anamnese: Schon früher bestehende arterielle Hypertonie? Nierenkrankheit?
Befund: Hypertensive Enzephalopathie, Bewusstseinsstörung, fokale neurologische Defizite. < 10 % kortikale Blindheit, Aphasie, Parese, Psychose oder Koma.
Eklamptische Urämie.
Zerebrale Krampfanfälle auch schon bei normalen Blutdruckwerten wie 140/90 mm Hg, durchschnittlich 3 Krampfanfälle binnen 12 h. Ggf. Stauungspapille. Intrazerebrale Blutung oder Subarachnoidalblutung als Komplikation bei schwangerschaftsinduzierter Hypertonie.
- HELLP-Syndrom (s. Definition) tritt meist bei Primaparae im 2. und 3. Trimenon der Schwangerschaft, seltener (≤ 5 %) postpartal auf mit Alarmsymptomen rechtsseitige Oberbauchschmerzen, Übelkeit und Erbrechen (in 45–86 %) meist bereits vor typischen Laborveränderungen, intrazerebraler Blutung in 3,7 % oder akutem Hirnödem und zerebralen Krampfanfällen. Auch Plazentalösungen, Leberrupturen, in 8 % akutes Nierenversagen, in 4,5 % Lungenödeme. In 20 % haben die Patientinnen keine arterielle Hypertonie.
Kasuistik eines GM-Status, im CCT mit bilateralen hypodensen Läsionen, differentialdiagnostisch einer Sinusvenenthrombose ähnlich, und im MRT ausgedehnten Veränderungen im Marklager, Klinik und MRT nach 8 Tagen reversibel [Rickmann H, Karlsruhe: Grand-mal-Status beim HELLP-Syndrom. ANIM (1/98) Hamburg].
Kasuistik einer 29-jährigen Primapara mit komplikationsloser Schwangerschaft und Entbindung, am 2. Tag post partum beatmungspflichtigem Grand-mal-Status und typischen Laborveränderungen; in T2-gewichteten MRT-Sequenzen multiple ischämische Läsionen mit hämodynamischem Verteilungsmuster, auf Kortikoide (initial 100 mg/d) und Plasmapherese nach 3 Behandlungstagen nahezu restlose Rückbildung im Kontroll-MRT [Horn M: Reversible zerebrale MRT-Befunde bei akuter mikroangiopathischer hämolytischer Anämie. Nervenarzt 67 (1996) 502–5].
Kasuistik mit 11 Tage nach operativer Entlastung einer intrazerebralen Blutung auftretenden, angiographisch gesicherten Vasospasmen. [Knopp U, Lübeck: Massive intrazerebrale Blutung und verzögert auftretende Vasospasmen bei letalem Verlauf eines HELLP-Syndroms. ANIM (1/98) Hamburg].

Labor: Urinstix: Proteinurie. Ggf. disseminierte intravasale Gerinnung. AT III: Bei Eklampsie und HELLP-Syndrom ggf. erworbener Antithrombin III-Mangel. Vitamin B_6.

– HELLP-Syndrom mit führender hepatischer Symptomatik: Transaminasen- und Pankreasenzymerhöhung. Coombs-negative hämolytische Anämie mit Schistozyten, Retikulozytose und Thrombopenie (wie bei Purpura Moschcowitz – mit führender zerebraler Symptomatik – und hämolytisch-urämischem Syndrom – mit führender renaler Symptomatik), ggf. Mikrohämaturie.

Prognose des HELLP-Syndroms: Hohe kindliche Mortalität, Mortalität der Mutter um 3 %.

Röntgen: Im CCT oder MRT besonders okzipitotemporal (wohl als Ausdruck eines fokalen Ödems) reversible hypodense bzw. (in T2-gewichteten Bildern) hyperintense Läsionen. Im MRT ggf. petechiale Blutungen.

Therapie: Blutdrucksenkung (ACE-Hemmer sind wegen der Nebenwirkungen an der Niere des Fötus kontraindiziert).
☆ Magnesium (Mg-Sulfat – MgSO$_4$ + 7 H$_2$O 10 % 8,1 mval/10 ml A. 20 % Lsg. 50 % Lsg) Loading dose 4 g (etwa 20 mval) i.v., danach 1–3 g/24 h per infusionem oder 5 g i.m. alle 4 h auf Magnesiumwerte 2–3,5 mmol/l.
☆ Vitamin B$_6$ (rascher therapeutischer Effekt bei Eklampsie).
☆ Nimodipin (30 mg Tbl, 10 mg/50 ml Fl mit 23 % Alkohol) nicht mit Carbamazepin, Phenobarbital, Phenytoin (s. Subarachnoidalblutung) zur Vermeidung von Vasospasmen [Horn E: Widespread cerebral ischaemia treated with nimodipine in a patient with eclampsia. Br Med J 301 (1990) 794].
– Symptomatisch Diazepam oder Phenytoin, wirken nicht prophylaktisch, auch nicht bei MRT-Veränderungen.
– Bei Hirnödemtherapie falls erforderlich: Hyperventilation. Kein Mannit. Kortison ohne gesicherte Wirkung.
– HELLP-Syndrom: Wie bei thrombotisch-thrombozytopenischer Purpura Moschcowitz hochdosiert ☆Kortikosteroide, Plasmapherese, Frischplasma, Thrombozytenkonzentrate. ☆7S-IgG-Immunglobuline.

Therapie operativ: Rasche Notfall-Sektio.

Elektronystagmographie s. Schwindel.

Elektrounfall – Elektrotrauma s. Stromunfall.

Ellenbogenschmerz s. Sulcus ulnaris-Syndrom.

Elsberg-Syndrom s. Guillain-Barré-Syndrom – Differentialdiagnose.

Embolie

Ätiologie: Arterio-arterielle (auch Gefäßdissektion) oder kardiale Emboliequelle (Herzinfarkt etc.). Amnionflüssigkeit-/Fruchtwasser-, Fett-, Luft-Embolien.

Anatomie: Embolien und Thromboembolien. 80 % Hirnembolien, 20 % periphere Embolien (z.B. bei arterieller Verschlusskrankheit).

Klinik: Siehe Antiphospholipid-Syndrom, Antithrombin III-Mangel, Basilarisembolie, Mikroembolien bei Endokarditis. Zerebrale Ischämie (Hirnembolie, paradoxe Embolie bei offenem Foramen ovale ggf. aus Phlebothrombosen). Lungenembolie.

Therapie: s. einzelne Erkrankungen. s. Fibrinolyse.

Dissoziierte Empfindungsstörung

Störungen der Empfindlichkeit der Haut   R20.8

s. Dysästhesie.

Ätiologie: Zerebral bei einer Läsion distal des Thalamus: Je weiter kaudal (z.B. Ponstumor), desto weiter liegen Tractus spinothalamicus lateralis und Lemniscus medialis auseinander.

Spinaler Prozess: Arteria spinalis anterior-Syndrom (Sulcocommissuralis-, Radicularis magna-Syndrom). Intramedullärer Tumor. Syringomyelie/-bulbie (Hydromyelie, Gliastift), Hämatomyelie. Brown-Séquard-Syndrom. Ggf. bei zervikaler Myelopathie bzw. bei engem Spinalkanal.

Anatomie:
1. Die Vorderstrangsensibilität wird geleitet über den
1.1 Tractus spinothalamicus lateralis: Schmerz- und Temperaturempfindung. Rezeptoren: Freie Nervenendigungen (protopathische Sensibilität), eingekapselte Endorgane (epikritische Sensibilität), Krausesche Endkolben, Ruffinische Körperchen.
1.2 Tractus spinothalamicus anterior: Berührungsempfinden, Oberflächensensibilität. Rezeptoren: Merkelsche Tastscheiben v.a. in Fingerbeeren, Haarmanschetten an behaarten und Meissnersche Tastkörperchen an unbehaarten Stellen.
Das I. Neuron kreuzt in Höhe des Rückenmark-Eintrittes mit Umschaltung auf das II. Neuron und verläuft bis zum Nucleus ventralis posterolateralis thalami (VPL-Kern des Thalamus). Bei isolierter Läsion des Tractus spinothalamicus ist das Schmerz- und Temperaturempfinden deutlich, das Berührungsempfinden kaum wahrnehmbar gestört. Iatrogene Läsion bei der Chordotomie (als Schmerzbehandlung obsolet).
2. Die Hinterstrangsensibilität vermittelt Druck, Tiefensensibilität, Vibration und wird geleitet über den
Funiculus posterior mit Fasciculus cuneatus (Arme) und Fasciculus gracilis (Beine).
Die Vibration wird von den zwischen Cutis und Subcutis gelegenen Vater-Pacinischen Lamellenkörpern über dickkalibrige (Aβ-) Fasern geleitet. Weitere Rezeptoren: Golgi-Mazzonische Körperchen (Druck), Gelenkrezeptoren in Gelenkkapseln, periartikulärem Bindegewebe und in den Kreuzbändern.

Das I. Neuron verläuft ungekreuzt als Fasciculus cuneatus und Fasciculus gracilis zum Nucleus cuneatus bzw. gracilis im unteren Hirnstamm, das II. Neuron kreuzt auf die Gegenseite in der „medialen Schleife" des Hirnstamms (Lemniscus medialis) bis zum VPL-Kern des Thalamus.

Bei isolierter Läsion (funikuläre Myelose) Störung der Berührungs-, Druck-, Vibrations-, Lageempfindung (Ataxie), Dermolexie, 2-Punkt-Diskrimination, Stereognosis, Schmerzempfinden gesteigert.

3. Tractus spinocerebellaris posterior und anterior von Kernsack-Muskelspindeln (Muskeldehnung, Tiefensensibilität, Lage, Verlauf über Ia-Fasern), Kernketten-Muskelspindeln (Muskelspannung, Verlauf über II-Fasern) und Sehnenspindeln (Golgi'sches Sehnenorgan, Muskelspannung, Verlauf über Ib-Fasern). Der Tractus spinocerebellaris anterior verläuft ipsi- und kontralateral über Pedunculus cerebelli superior und der Tractus spinocerebellaris posterior ipsilateral über den Pedunculus cerebelli posterior zum Paläozerebellum.

Definition: Einschränkung der Schmerz- und Temperaturempfindung bei erhaltener Oberflächen- und Tiefensensibilität, d.h.
Ausfall der Vorderstrangsensibilität (Tractus spinothalamicus lateralis) bei erhaltener Hinterstrangsensibilität.

Encephalitis s. Enzephalitis.

Encephalomyelitis s. Enzephalomyelitis.

# Encephalomyelitis acuta	G04

# Encephalomyelitis disseminata (ED) – Multiple Sklerose (MS)	G35, Demenz
F02.8

Neuritis nervi optici – Neuritis optica	H46
Retrobulbärneuritis	H48.1

Ätiologie – Ätiopathogenese s. Labor. Zusammentreffen 1. einer genetischen Prädisposition mit 2. exogenen Faktoren.
1. Autoimmunologisch: Autoimmunprozess gegen Myelinantigene mit Proliferation und Eindringen durch die Blut-Hirn-Schranke von
a) aktiven B-Lymphozyten und konsekutiver intrathekaler Immunglobulin-Synthese,
b) autoaggressiven basischen myelinprotein-spezifischen T-Lymphozyten, die ca. 0,1 % des gesamten T-Zell-Pools ausmachen.

Danach Entzündungskaskade mit Interferon-γ, TNF-α, IL-6. Die Myeloproteine werden in den Schüben angegriffen.

TNF-α: Astrozyten produzieren TNF-α und werden durch TNF-α immunologisch aktiviert. Das TNF-α-Gen ist in der HLA-Region auf Chromosom 6 lokalisiert, von mehreren Polymorphismen ist wohl der Basenaustausch von Guanin zu Adenosin auf Position -308 im TNF-α-Promotor klinisch am wichtigsten. Vorhandensein dieses sog. TNF2-Allel ist wohl

mit einer erhöhten TNF-α-Syntheserate und einer raschen MS-Progression assoziiert, bei Trägern des Allels war eine raschere Progression von EDSS 3 zu EDSS 6 erkennbar [Mäurer M, Würzburg. DGN (9/98) München].
Proteolipidprotein (PLP) und basisches Myeloprotein (MBP) sind die häufigsten Myeloproteine im ZNS, die sehr hydrophobe 2',3'-zyklische Nukleotid 3'-Phosphodiesterase (CNPase) das dritthäufigste (aber schwierige Reindarstellung).
Wie bei anderen Autoimmunerkrankungen (systemischer Lupus erythematodes, rheumatoider Arthritis etc.) im Blut Nachweis katalytisch aktiver Antikörper, sog. Abzyme, die zur Hydrolyse von Proteinen, DNA und RNA beitragen [Baranovskii A: Polyclonal antibodies from blood and cerebrospinal fluid of patients with multiple sclerosis effectively hydrolyze DNA and RNA. Biochemistry (Mosc) 63 (198) 1239–48].

2. Slow-Virus-Infektion (?): Herpes simplex-Virus Typ 6 (HSV-6): 73 % der an der schubförmigen Form Erkrankten (36 Patienten) wiesen IgM-Antikörper auf gegenüber 18 % der Kontrollgruppe (n=66) [Jacobson S. Nature Med 3 (1997) 1394]. Aber nur 1 von 600 mit HSV-6 Infizierten erkrankt an MS.
– Hundestaupevirus (Canine distemper virus – CDV) ist stark neurotrop, schwierig von Masernvirus zu unterscheiden [Rohowsky-Kochan C: Canine distemper virus-specific antibodies in multiple sclerosis. Neurology 45 (1995) 1554–60].
– Coronaviren bei 52 %, aber nur in 11 % der histologischen Schnitte [Murray R: Detection of Coronavirus RNA and Antigen in Multiple Sclerosis Brain. Ann Neurol 31 (1992) 525–33].
3. Bakterielle Infektion: Borrelien können zu einer progredienten Enzephalomyelitis führen. Hypothese einer von Mensch zu Mensch übertragenen Multiple-Sklerose-Primäraffektion (PMSA), nach längerdauernder Exposition erkrankt ein Teil der Patienten an der Infektion [Stille W: Argumente für eine Antibiotika-Therapie der multiplen Sklerose. Können Chlamydien die Ursache sein? Arzneimitteltherapie 16 (1999) 370–3]. Heilung eines jungen Patienten mit Ofloxacin und Rifampicin [Sriram, Tennessee (1998)].
Neurophysiologisch Störung der Nervenleitung bis zum totalen Leitungsblock durch eine entmarkungsbedingte Freilegung von Kaliumkanälen mit vermehrtem Kaliumausstrom und resultierender Hyperpolarisation des Ruhe-Membranpotentials.

Anatomie/Histologie: Multifokale entzündliche Markscheidenschädigung.
– Akute Läsionen mit zellulären Infiltrationen von T- und B-Lymphozyten, makrophagenvermittelter Demyelinisierung und sekundärem Axonuntergang, Untergang von Oligodendrozyten und konsekutiver Gliawucherung von Astrozytenfortsätzen (überschießende Narbenbildung – Sklerose). Erkennbare Remyelinisation durch erhalten gebliebene Oligodendrozyten.
Axonale Abbrüche mit terminaler ovoider Axon-Schwellung stellen wohl das pathologische Korrelat der irreversiblen neurologischen

Defizite bei Encephalomyelitis disseminata dar [Trapp B: Axonal transection in the lesions of MS. N Engl J Med 338 (1998) 278–85].
– Verschiedene Formen der Encephalomyelitis disseminata, eine mit etwa 20 % axonalen Läsionen, die andere mit 80 % Axonuntergang.
– Der primär chronisch-progrediente Verlaufstyp weist im Vergleich zur sekundär progredienten Form eine geringer entzündliche Parenchymreaktion auf.
Verlauf: Im MRT am frühesten feststellbares Aufbrechen der Blut-Hirn-Schranke mit Entzündung und Markscheidenläsion, Höhepunkt der Ödembildung nach 4–6 Wochen.

Definition *des Schubs*: Auftreten bis dahin nicht bekannter neurologischer Symptome oder mindestens 4 Wochen nach Remission der vorausgegangenen Symptomatik Wiederauftreten der neurologischen Symptome,
die mindestens 24 Stunden anhalten, nicht durch äußere Einflüsse wie z.B. erhöhte Körpertemperatur zu erklären sind und
nach einiger Zeit (< 6 Monate) mindestens über einen Monat eine gewisse Remission zeigen.

Definition *des chronisch-progredienten Verlaufs*: Kontinuierliche Verschlechterung der Symptome über mindestens 6 Monate.

Diagnose: s. Einteilung nach Diagnosekriterien.

Diagnostik: s. Labor, s. Röntgen. VEP. Somatosensorisch evozierte Potentiale (SEP).
– Magnetstimulation: Bei 11 Patienten mit EDSS > 7 und mittel- bis hochgradigen Paresen der Arme unter ✫Baclofen intrathekal (durchschnittlich 147 mg/d) am Interosseus I Zunahme der MEP-Amplitude um 26 % und des Flächenwerts um 40 % bei unveränderter zentralmotorischer Leitungszeit (ca. 19 ms) und erhöhter motorischer Latenzschwelle, am ehesten durch effektivere Rekrutierung verbliebener spinaler Motoneurone über monosynaptische kortikospinale Bahnen erklärbar [Auer C, München: Intrathekal baclofen increases corticospinal output to hand muscles in multiple sclerosis. Neurology 52 (1999) 1298–9].
– Ggf. zur Verlaufsbeobachtung: Psychologische Testung mit Reaktionszeiten und alternierendem Finger-Tapping-Test:
Verlangsamung psychomotorischer Leistungen.
✫ Lidocain (2 % 5 ml = 100 mg, 20 % 5 ml = 1000 mg): Keine Gabe von Lidocain (außer zu diagnostischen Zwecken): Bei 23 von 28 Patienten durch i.v. Applikation induzierte Verschlechterung vorhandener (Verschlechterung von Visus und VEP) oder Auslösung neuer Symptome wie Paresen, Ataxie, Diplopie und Nystagmus [Sakurai M: Lidocaine unmasks silent demyelinative lesions in multiple sclerosis. Neurology 42 (1992) 2088–93].

Differentialdiagnose:
– Ataxie: Zerebelläre Heredoataxie Nonne-Pierre Marie.
Spinozerebelläre Ataxie SCA 1: Leitsymptome progrediente zerebelläre Ataxie und Augenmuskelparesen.
Anamnese: Zunehmende Gleichgewichtsstörungen mit Gangunsicherheit, Verschlechterung des Sehens und des Schriftbildes.

Befund: Vorausgehen können Nystagmus, Pyramidenbahnzeichen, eine temporale Papillenablassung. Dysarthrie.
- Leukodystrophien wie Adrenoleukodystrophie (ALD) – Adrenomyeloneuropathie (AMN).
- M. Behcet.
- Borreliose [Breuer W: Progressive Borrelia-Enzephalomyelitis – liquorpositiva sed seronegativa. Akt Neurol 16 (1989) 168–70].
- Bruzellose – Neurobruzellose (ähnliche neuroradiologische Befunde) [Bussone G: Neurobrucellosis mimicking multiple sclerosis: a case report. Eur Neurol 29 (1989) 238–40].
- Enzephalitis durch Masern, Mumps, Röteln, Herpes und Varizella-Zoster wegen unspezifischer „Mit-Reaktion" s. Labor.
- Akute disseminierte Enzephalomyelitis.
- Progressive subkortikale Gliose.
- Hashimoto-Enzephalopathie.
- Diffuse Hirnsklerose – Encephalitis periaxialis – M. Schilder – Schilder-Syndrom   G37.0
- Hirntumor s. Röntgen. Spinale Tumore.
- Zerebraler Insult – subkortikale arteriosklerotische Enzephalopathie (SAE) Binswanger (s. zerebrale Ischämie – Klinik – Binswanger Leukenzephalopathie): 78 % von 40 Patienten mit SAE erfüllten die Poser-Kriterien einer gesicherten MS, 1/3 der 50 MS-Patienten hatten eine als TIA zu bezeichnende Symptomatik. Von „lakunären Symptomen" war nur das „Dysarthria-clumsy-hand-syndrome" entsprechend der Vorzugslokalisation von Lakunen in der inneren Kapsel häufiger bei SAE-Patienten. Optikusneuritis, Parästhesien, Monoparese und Tetraspastik waren häufiger bei MS [Weiller C: MS und subkortikale arteriosklerotische Enzephalopathie in der klinischen Differentialdiagnose. Nervenarzt 63 (1992) 746–50].
- Lupus erythematodes: Kasuistik einer 30-jährigen Patientin mit rezidivierenden multifoka-len Symptomen [Menck S, Seesen: Cerebraler Lupus erythematodes als Differentialdiagnose der Multiplen Sklerose: Diagnosefindung bei einem Fall mit massiver intrathekaler IgA-Synthese. (10/97) Dresden].
- Marklagererkrankungen unklarer Genese trotz CCT, MRT, Angiographie und serologischen Untersuchungen: 4 Patienten zwischen 46 und 56 Jahren mit unauffälligem Liquor.
Eine Patientin mit in mehrmonatigen Abständen rezidivierenden mehrstündigen Attacken mit Kopfschmerzen, Aphasie und Desorientiertheit, neuroradiologisch bilateral parietookzipitalen, teils konfluierenden Läsionen, auch nach Kortikoiden und Osmodiurese ohne Veränderung über 18 Monate.
2 Patienten mit bilateralen Veränderungen und längerdauerndem Koma, von denen ein Patient verstarb und der zweite ohne neurologisches und neuroradiologisches Defizit überlebte.
1 Patientin, bei der 2 Jahre vorher ein akut ausgedehntes rechtshemisphärisches Ödem auftrat mit Koma und wochenlang dauernder Restitution bis zu einer nur minimalen persistierenden Hemisymptomatik ohne Residuen im CCT und MRT, erkrankte erneut akut an einem linkshirnigen Ödem mit erforderlicher Entlastungstrepanation; nach 5 Monaten bestand noch eine leichte Aphasie und Hemipa-

rese bei rückläufigem radiologischen Befund [Roelcke U, Heidelberg: Verläufe akuter Marklagererkrankungen ungeklärter Ursache. ANIM (26.1.90) München].
- Zentrale pontine Myelinolyse.
- Lebersche familiäre Optikusatrophie – mitochondriale Zytopathie bei Männern.
- Tropische spastische Paraparese – HTLV-1-assoziierte Myelopathie.
- Hereditäre spastische Paraplegie.
- Chronisch inflammatorische demyelinisierende Polyneuropathie mit zentraler Beteiligung (selten), MS-typische Entmarkungsherde im MRT, anamnestisch besonders Typ der chronisch rezidivierenden Polyneuritis (CRIP).
- Porphyrie (remittierende aufsteigende Lähmungen).
- Sarkoidose – Neurosarkoidose in 5 % [Reeß J: Gemeines Auftreten von Sarkoidose und MS oder Sarkoidose mit dem Vollbild einer multiplen Sklerose? Nervenarzt 63 (1992) 503–5].
- Sinusvenenthrombose.
- Spinalkanalenge – zervikale Myelopathie.
- Zerebrale Vaskulitis.
- Zerebrotendinöse Xanthomatose [Diedrich U: Cerebrotendinöse Xanthomatose: Beschreibung zweier Fälle und Differentialdiagnose zur Encephalomyelitis disseminata. Nervenarzt 60 (1989) 444–7].
- Zosterenzephalomyelitis [Sandmann J: Differentialdiagnostische und therapeutische Probleme der Zosterenzephalomyelitis. Akt Neurol 16 (1989) 165–7].

Einteilung nach Diagnosekriterien:
A. Sichere MS:
2 zeitlich voneinander abgesetzte Schübe oder Progredienz über 1 Jahr fokaler neurologischer Ausfälle („multiplicity in time and space")
plus mindestens 2 disseminierte Symptome (auch neurophysiologische Befunde)
plus typischer Liquorbefund (intrathekale IgG-Produktion, leichte lymphozytäre Pleozytose)
plus multilokuläre Entmarkungsherde der weißen Substanz im MRT (Gehirn oder Rückenmark).
B. Wahrscheinliche MS: Mindestens 2 der unter A genannten Kriterien sind erfüllt.
C. Mögliche MS: Symptomatik, welche für eine MS sprechen könnte. Bislang keine Angabe zum Verlauf und
keine Befunde, die die Diagnose stützen (Beispiel: Isolierte Retrobulbärneuritis – Optikusneuritis).
- Diagnose anhand MRT: Mindestens 4 hyperintense Herde, von denen mindestens 2 periventrikulär gelegen sein müssen.

Einteilung der Verlaufsformen: s. Prognose.
40 % schubförmig-remittierender (rezidivierend-remittierender) Typ – RR-MS. m : w = 1 : 2.
Patienten erholen sich vollständig oder nur teilweise zwischen den Schüben.
40 % sekundär chronisch-progredienter Typ – CP-MS, primär schubförmig mit Verschlechterung im Allgemeinen nach 10 Jahren.
10 % primär chronisch-progredienter Typ mit schneller Verschlechterung zu schwerer Invalidität oder Tod. m = w.
Tritt später auf. Weniger zerebrale und mehr spinale Herde.

10 % gutartiger Typ, geht nie über ein bestimmtes Stadium hinaus.
– Ambulant (im Krankenhaus)
   63 % (36 %) schubförmig,
   25 % (45 %) sekundär chronisch-progredient,
   12 % (19 %) primär chronisch-progredient [Poser S (26.9.96) in Göttingen].

Einteilung: Klinischer Score nach Kurtzke Expanded Disability Status Scale (EDSS) – Bronx-Skala [Kurtzke J: Rating neurologic impairment in MS: an expanded disability status scale (EDSS) Neurology 33 (1983) 1442–52].

0 Normalbefund: Grad 0 in allen funktionellen Systemen (FS), ggf. zerebrale Funktionen Grad 1.
1 Keine Behinderung. Funktionell bedeutungslose neurologische Normabweichungen in einem funktionellen System (Babinski-Zeichen, minimale Finger-Nase-Ataxie, vermindertes Vibrationsempfinden).
1,5 Keine Behinderung. Funktionell bedeutungslose neurologische Normabweichungen in mehr als einem FS.
2 Geringfügige Behinderung in einem FS Grad 2, andere Grad 0 oder 1,
   z.B. leichte Parese oder Spastik, leichte Gangstörung oder visuell-motorische Störung.
2,5 Geringfügige Behinderung in zwei FS Grad 2, andere Grad 0 oder 1.
3 Mittelschwere Behinderung in einem FS Grad 3, andere Grad 0 oder 1, z.B. Monoparese, leichte Hemiparese, mäßige Ataxie,
   störende sensible Defizite, mäßige Blasenstörungen, Augenstörungen, Kombination mehrerer leichter Störungen,
   oder leichte Behinderung in drei oder vier FS Grad 2, andere Grad 0 oder 1.
3,5 Voll gehfähig. Mittelschwere Behinderung in einem FS Grad 3 und einem oder zwei FS Grad 2, oder
   zwei FS Grad 3, oder fünf FS Grad 2, andere Grad 0 oder 1.
Ab 4 Einschränkung der Gehfähigkeit.
4 Relativ schwere Behinderung (in einem FS Grad 4, andere Grad 0 oder 1), die die Arbeitsfähigkeit und normale Lebensweise behindern, aber nicht unmöglich machen (12 Stunden auf den Beinen sein), und volle Selbständigkeit, maximale Gehstrecke ohne Hilfe und Pause mindestens 500 m. Sexuelle Dysfunktion.
4,5 Minimale Hilfe erforderlich, nicht mehr völlige Selbständigkeit, maximale Gehstrecke ohne Hilfe und Pause mindestens 300 m.
   Leichte Einschränkung der Alltagsaktivitäten. Ein FS Grad 4, andere Grad 0 oder 1.
5 Keine volle Arbeitsfähigkeit, maximale Gehstrecke ohne Hilfe und Pause mindestens 200 m. Deutliche Einschränkung der Alltagsaktivitäten. Ein FS Grad 5, andere Grad 0 oder 1. Oder Kombination niedrigerer Grade, die Stufe 4 überschreiten.
5,5 Maximale Gehstrecke ohne Hilfe und Pause etwa 100 m. Normale tägliche Arbeit unmöglich. FS wie Stufe 5.
6 Kurze Gehstrecke bis 100 m nur mit einseitigen Stöcken, Unterarmstützen oder Stützapparaten. In mehr als zwei FS Grad ≥ 3.
6,5 Kurze Gehstrecke bis 20 m nur mit beidseitigen Stöcken, Unterarmstützen oder Stützapparaten. FS wie Stufe 6.

7 Rollstuhlpatient, der den Stuhl ohne fremde Hilfe aufsuchen und fortbewegen kann. Kurze Gehstrecke unter 5 m.
   In mehr als zwei FS Grad ≥ 4, selten allein pyramidale Funktion Grad 5.
7,5 Rollstuhlpatient, der den Stuhl nur mit fremder Hilfe aufsuchen, aber etwas allein fortbewegen kann.
   Nicht den ganzen Tag im Rollstuhl. FS wie Stufe 7.
8 Bettlägrigkeit, längere Zeit im Rollstuhl mit erhaltener Armfunktion, pflegt sich selbst. FS wie Stufe 7.
8,5 Bettlägrigkeit, geringe Zeit im Rollstuhl mit nur gering erhaltener Armfunktion, pflegt sich nur gering. FS wie Stufe 7.
9 Bettlägrigkeit, völlige Hilflosigkeit, kann kommunizieren und essen. FS wie Stufe 7.
9,5 Bettlägrigkeit, völlige Hilflosigkeit, kann nicht kommunizieren und essen. Fast in allen FS Grade ≥ 4.
10 Tod durch MS

Funktionelle Systeme (FS): Bei A–G: V = unbekannt. 0 = normal
[Kurtzke J: Neurologic impairment in MS and the Disability Status Scale (DSS). Acta Neurol Scand 46 (1970) 493–512].
A. Pyramidale Funktionen:
   1 abnorme Befunde ohne Behinderung (Pyramidenbahnzeichen)
   2 minimale Behinderung (leichte Spastik)
   3 leichte oder mittelschwere Para- oder Hemiparese (PG 5–3), schwere Monoparese (PG 3–1)
   4 ausgeprägte Para- oder Hemiparese (PG 3–1), mittelschwere Tetraparese (PG 4–2), Monoplegie (PG 0)
   5 Para- oder Hemiplegie, ausgeprägte Tetraparese (PG 2–1)
   6 Tetraplegie
B. Zerebelläre Funktionen:
   1 abnorme Befunde ohne Behinderung
   2 leichte Ataxie
   3 mäßige Rumpf- oder Extremitätenataxie, benötigt einen Stock, Abstützen an den Wänden
   4 schwere Ataxie aller Extremitäten, benötigt Stützen oder Hilfsperson
   5 Unfähigkeit zu koordinierten Bewegungen
C. Hirnstamm-Funktionen:
   1 abnorme Befunde
   2 mäßiger Nystagmus oder anderweitige mäßige Behinderung
   3 ausgeprägter Nystagmus, deutliche Parese der äußeren Augenmuskeln, mäßige Funktionsstörungen anderer Hirnnerven
   4 ausgeprägte Dysarthrie oder andere ausgeprägte Behinderung
   5 Unfähigkeit zu sprechen oder zu schlucken (Dysphagie)
D. Sensorische Funktionen:
   1 Abschwächung von Vibrationssinn oder Zahlenerkennen an einer oder zwei Extremitäten
   2 leichte Abschwächung der Schmerz-, Berührungs- oder Lageempfindung, und/oder mäßige Abschwächung des Vibrationssinns an einer oder zwei Extremitäten; oder Abschwächung von Vibrationssinn oder Zahlenerkennen allein an drei oder vier Extremitäten
   3 mäßige Abschwächung der Schmerz-, Berührungs- oder Lageempfindung, und/oder

deutliche Abschwächung des Vibrationssinns an einer oder zwei Extremitäten; oder
leichte Abschwächung der Schmerz-, Berührungsempfindung, und/oder
mäßige Abschwächung in allen propriozeptiven Tests (Lage, Vibration, Zahlenerkennen) an drei oder vier Extremitäten
4 deutliche Abschwächung der Schmerz-, Berührungsempfindung oder Verlust der Propriozeption, allein oder kombiniert, an einer oder zwei Extremitäten, oder
mäßige Abschwächung der Schmerz-, Berührungsempfindung und/oder schwere Abschwächung der Propriozeption an mehr als zwei Extremitäten
5 weitgehender Sensibilitätsverlust an einer oder zwei Extremitäten, oder
mäßige Abschwächung der Schmerz-, Berührungsempfindung und/oder Verlust der Propriozeption am größten Teil des Körpers
6 weitgehender Sensibilitätsverlust ab unterhalb des Kopfes
E. Darm- und Blasenfunktionen.
1 leichtes Harnverhalten, leichter Harndrang
2 mäßig ausgeprägtes Harn- und/oder Stuhlverhalten, Harn- und/oder Stuhldrang, oder seltene Harninkontinenz.
Gelegentliche Einnahme von Laxantien, intermittierender Selbstkatheterismus, manuelle Blasen- oder Darmentleerung
3 häufige Harninkontinenz
4 beinahe konstant erforderliche Katheterisierung oder beinahe konstante Verwendung von Hilfsmitteln zur Stuhlentleerung
5 Verlust der Blasenfunktion
6 Verlust der Blasen- und Mastdarmfunktion
F. Visuelle und optische Funktionen:
1 Skotom, Visus besser als 1,2
2 schwächeres Auge mit Skotom und Visus > 0,6
3 schwächeres Auge mit großem Skotom oder mäßige Gesichtsfeldeinschränkung, aber Visus > 0,4–0,6
4 schwächeres Auge mit deutlicher Gesichtsfeldeinschränkung, aber Visus > 0,2–0,4, oder
Grad 3 und maximaler Visus des besseren Auges ≤ 0,6
5 schwächeres Auge mit maximalem Visus < 0,2, oder Grad 4 und maximaler Visus des besseren Auges ≤ 0,6
6 Grad 5 und maximaler Visus des besseren Auges ≤ 0,2
G. Zerebrale (mentale und geistige) Funktionen:
1 Stimmungsschwankungen
2 leichte organische Wesensänderung
3 mäßige organische Wesensänderung
4 ausgeprägte organische Wesensänderung
5 schwere Demenz
H. Andere Funktionen:
0 keine
1 andere auf die MS zurückzuführende neurologische Symptome: Spastik, Kontrakturen, Dekubitus, Harnwegsinfekt,
temporale Abblassung der Sehnervenpapille)
– Einzelne Punkte, besonders zur Blasen- und Mastdarmfunktion, sind subjektive Angaben.
– Bimodaler Verlauf der EDSS-Sores mit schnellerer Progression zwischen Score 1–5 als zwischen Score 5–7.

– Gut sind z.B. für die obere Extremität Aufgaben unter Zeit, und die Gehgeschwindigkeit.

Epidemiologie: Erkrankungsbeginn in 80 % zwischen dem 20. und 40. Lebensjahr. Der chronisch-progrediente Verlaufstyp tritt später auf. m : w = 1 : 1,7.
– Erbgang: 20fach erhöhte Erkrankungswahrscheinlichkeit in Familien Erkrankter und Konkordanzrate von 25–30 % bei eineiigen und 2–5 % bei zweieiigen Zwillingen im Sinne der genetische Prädisposition.
9 von 42 asymptomatischen Zwillingen hatten MRT-Läsionen, 3 mit unauffälligem MRT hatten pathologische VEP,
unabhängig von der Zygosität fanden sich bei 30 % der gesunden Zwillinge Auffälligkeiten [French Research Group on MS: MS in 54 twinships: concordance rate is independent of zygosity. Ann Neurol 32 (1992) 724–7].
6–7mal häufiger HLA-DW2 und HLA-DR2 auf Chromosom 6. Assoziation mit HLA-DR15, HLA-Dqw 6.
MS in Israel bei den europäischstämmigen Juden (Aschkenazim) sechsmal häufiger als bei den Juden aus dem mittleren Osten oder Nordafrika [Won O: HLA class II susceptibility to multiple sclerosis among Ashkenazi and non-Ashkenazi Jews. Arch Neurol 56 (1999) 555–60].
– Inzidenz 4–6–8/100.000/Jahr zunehmend und nicht allein durch bessere Diagnostik erklärbar [Poser S (26.9.96) in Göttingen].
– Prävalenz: 1/1000 (127/100.000) bzw. 120.000 Kranke in Deutschland, geschätzt 2 Mio weltweit, überwiegend in Nordamerika und Westeuropa. Nördlich des (Bordeaux-Venedig-Belgrad) 46. Breitengrades erhöhte Prävalenz.

Klinik: s. Einteilung, s. Prognose. Anamnese s. Symptome.
– Symptome: In der Frühphase meist Paresen, sensible Reiz- und Ausfallssymptome und Optikusläsionen,
in der Spätphase auch Spastik, zerebelläre und Blasenstörungen.
Erschöpfung, Abgeschlagenheit, Müdigkeit und Ermüdbarkeit (Fatigue) assoziiert mit einer Temperaturregulationsstörung und dem „Uhthoff-Phänomen": Klinische Befundverschlechterung vorbestehender Symptome bei Fieber bzw. sonstiger Erhöhung der Körpertemperatur um nur wenige Zehntel Celsiusgrade, erklärbar durch einen hohen Anteil an sog. borderline-Axonen, d.h. noch relativ leicht geschädigten Axonen.
85 % Sensibilitätsstörungen und zentrale Paresen.
75 % zerebelläre Symptome.
30 % Augenmuskelparesen (internukleäre Ophthalmoplegien fast pathognomonisch, durch Läsionen des medialen Längsbündels).
30 % Retrobulbärneuritis (RBN) – Optikusneuritis: s. Prognose. Zu Beginn oder im Verlauf häufig schmerzhaft, besonders bei Bulbusbewegungen.
30 % Blasenstörungen, bei EDSS 7 zu nahezu 100 %, bei 152 von 250 zurückgeschickten Fragebogen zu 64 %, davon 57 % Harndrang, 34 % Dranginkontinenz, 26 % Stressinkontinenz [Messner S, Homburg: Subjektives Be-

schwerdebild der Blasenstörungen bei Multipler Sklerose – eine Querschnittsstudie. (9/96) Göttingen].

Erektile Dysfunktion/Potenzstörungen waren bei 48 Patienten immer mit Beinparesen und Pyramidenbahnzeichen sowie Blasenstörungen (Hyperreflexie) assoziiert, die Tibialis-SEP waren meist pathologisch, die Pudendus-SEP brachten keine weitere Information [Betts C: Erectile dysfunction in multiple sclerosis. Associated neurological and neurophysiological deficits, and treatment of the condition. Brain 117 (1994) 1303–10].

33–50 % der Patienten haben Schmerzen, Trigeminusneuralgie (etwa 300mal häufiger als in der Normalbevölkerung) durch Demyelinisierung insbesondere der sensiblen Fasern des N. trigeminus im Bereich der Eintrittszone in die Brücke, im MRT nachweisbar.

– Psychische Störungen – neuropsychologische Teilleistungsstörungen: Hohe Rate an Suizidversuchen (bis 15 %).
Depressionen schwerer Ausprägung bei 5 % bei einer Lebenszeit-Prävalenz von 40 %, meist verbunden mit ausgeprägten Störungen des Visus, der Koordination, sensiblen, motorischen oder Potenzstörungen.
Psychiatrische Symptomatik als Erstmanifestation der MS nur in 2 %.
Gedächtnisstörungen häufig. Demenz in Abhängigkeit von der gewählten Definition mit einer Prävalenz von 3–28 %: Der Mini-Mental-Status-Test (MMS) scheint bei MS-Patienten keine ausreichende Signifikanz und Sensitivität zu bieten.

– Zerebrale Krampfanfälle 2–3mal häufiger als in der Normalbevölkerung.

– Verlauf immer zyklisch, Zyklen von wenigen Monaten (> 1), oft 18 Monate bis zu Jahren [Martin R, Tübingen (13.3.93) in München].

– EDSS-Verteilung mit Spitzen bei 3 und 5 (keine Gaußsche Verteilung).

Besonderes: Bradykardie als Ausdruck eines akuten Schubes: Kasuistik eines Patienten mit akut einsetzender Sinusbradykardie, linksseitiger Hypogeusie und einem frischen Herd im Bereich der Nuclei tegmenti im MRT mit Affektion der Hirnnervenkerne bzw. -bahnen V, VII und X – Bradykardie vermutlich als Vagusreizsyndrom durch Beteiligung des Nucleus dorsalis nervi vagi [Redies S, Marburg: Akute Bradykardie bei Multipler Sklerose. ANIM (1/98) Hamburg].

– Hirnnervenparesen isoliert z.B. des N. oculomotorius [Newmann N: Isolated pupil-sparing third-nerve palsy as the presenting sign of multiple sclerosis. Arch Neurol 47 (1990) 817–8], des N. abducens [Sturzenegger M: Isolated sixth-nerve palsy as the presenting sign of multiple sclerosis. Neuro-Ophthalmology 14 (1994) 43–8], des N. facialis [Johnson L: Acute peripheral facial palsy simulating Bell's palsy in case of probable multiple sclerosis with clinically correlated transient pontine lesion on magnetic resonance imaging. J Otorhinolaryngol Relat Spec 53 (1991) 362–5], des N. vestibulocochlearis mit Hörverlust [Drulovic B: Sudden hearing loss as the initial monosymptom of multiple sclerosis. Neurol 43 (1993) 2703–5].

– Impfung: Bei exponierten MS-Patienten ist die Influenza-Schutzimpfung mit inaktivierten Viren zu empfehlen, da das Risiko durch die Infektion selbst höher eingeschätzt wird. Nach Influenza-Impfung zeigt sich keine erhöhte Inzidenz von MS-Schüben, es überwiegt eher ein günstiger Einfluss. Insgesamt ist die Indikation zu einer Schutzimpfung außer einer Bevorzugung von Totimpfstoffen nicht anders als bei gesunden Personen zu stellen. Auch sollte bei der seltenen MS oder Optikusneuritis bei Kindern, wenn die Manifestation oder ein Schub in engem zeitlichen Zusammenhang mit einer früheren Impfung stand, auf weitere Lebendimpfungen verzichtet werden und z.B. der Polio-Sabin-Impfstoff mit vermehrungsfähigen Viren durch den Polio-Salk-Totimpfstoff ersetzt werden. Allerdings ist bei Patienten, die immunsuppressiv behandelt werden, der Impferfolg unsicher und Komplikationen möglich [Flachenecker P: Aktive Schutzimpfungen bei MS. DMW 120 (1995) 1513–3].

– Jo-1-Syndrom: Kasuistik einer Koinzidenz mit Encephalomyelitis disseminata [Kümmel M: Jo-1-Syndrom (Myositis und fibrosierende Alveolitis) und disseminierende Encephalitis. Akt Neurol 25 (1998) 110–1].

– Konvergenzspasmus: Kasuistik einer 25-jährigen Patientin mit 80mal täglich über bis zu 20 s auftretenden Spasmen [Postert T, Bochum: Paroxysmaler Konvergenzspasmus bei Multipler Sklerose. (9/96) Göttingen]. ☆Carbamazepin.

– Mesenzephalitis: Entwicklung bei 2 Patienten innerhalb von 4 Tagen mit 2-wöchiger Beatmungspflicht und nach stetiger Besserung später nur geringem Restdefizit [Sudau C, Berlin. ANIM (1/89) Erlangen].

– Myelopathie: Die akute transverse Myelopathie (ATM) ist nur selten das erste klinische Zeichen der MS und häufiger bei Orientalen als Kaukasiern.

– Neuromyelitis optica Devic   G36.0 [Devic E (1894)]: Variante der Encephalomyelitis disseminata? Ätiologisch wahrscheinlich postinfektiös. Auftreten sehr selten und mehr bei Jugendlichen. Klinisch akuter oder subakuter Befall des Rückenmarkes (oft mit Schmerzen beginnende Myelitis mit Querschnittlähmung) und N. opticus (Optikusneuropathie) entweder zusammen oder bis zu Jahren getrennt, mit pathologischem Rückenmark-MRT bei unauffälligem Schädel-MRT ohne Hirnstamm- oder kortikale Affektion; im Liquor keine oligoklonalen Banden [Mandler R: Devic's neuromyelitis optica: A clinicopathological study of 8 patients. Ann Neurol 34 (1993) 162–8]. Prognose trotz Einsatz von Kortikoiden, verschiedenen Immunsuppressiva und Plasmapherese meist infaust, bei Überleben der akuten Phase Erblinden, Tetraplegie und oft Beatmungspflichtigkeit. Kasuistik mit gutem Verlauf bei einem Jugendlichen unter Kortikoid-Hochdosistherapie [Kratz T, Magdeburg. DGN (9/98) München]; Kasuistik mit Vollremission auf gleichzeitige orale Gabe von Kortikoiden und Cyclophosphamid [Kailer N, Dietenbronn. DGN (9/98) München].

- Paroxysmale Phänomene (bei 9–17 % der MS-Patienten) durch ephaptische axonale Erregungsübertragung (fehlerhafte Verknüpfungen zwischen verschiedenen Nervenfasertypen) in demyelinisierten Herden: – Konvergenzspasmen s.o.
1. Selten paroxysmale Akinese.
2. Paroxysmale Ataxie und paroxysmale Dysarthrie bei pontomedullärer Läsion pathognomonisch für Encephalomyelitis disseminata: Mehrmals tägliche Anfälle von Ataxie und bulbärer Dysarthrie bis zu 15 (-45) s Dauer, ggf. mit Gefühlsstörungen im Trigeminusbezirk. Das Bewusstsein bleibt erhalten, im EEG keine Anfallspotentiale. Therapeutisch: ☆Carbamazepin s. Epilepsie.
3. Choreoathetose: ☆Carbamazepin s. Epilepsie.
4. Flüchtige Doppelbilder.
5. Tonische Hirnstamm-Anfälle –   R56.8
   spinale tonische Spasmen:
   Häufig durch Trigger wie Bewegung, Berührung oder Hyperventilation ausgelöste plötzliche unwillkürliche tonische, meist unilaterale Kontraktion der Muskeln für einige Sekunden ohne Bewusstseinsverlust. Ggf. mit paroxysmaler Dysarthrie. Selbstlimitierend. Refraktärperiode. Guter Effekt von Carbamazepin bereits in niedriger Dosierung.
   Hirnstamm-Anfälle typisch, aber nicht absolut pathognomonisch für MS: Ggf. bei vaskulärer Läsion; Kasuistik eines Patienten mit Spinalkanalenge nach Densfraktur vor Jahren ohne intramedulläre Hyperintensität im MRT [Kornhuber M (28.9.96) Göttingen].
- Schwangerschaft beeinflusst anhand der PRIMS-Studie den Krankheitsverlauf nicht: 254 Patientinnen mit 269 Schwangerschaften: Die Schubrate während der Schwangerschaft, besonders im 3. Trimenon, war niedriger und während der ersten 3 Monate post partum höher als im sonstigen Verlauf; Stillen und Epiduralanästhesie zeigten keinen Effekt auf den MS-Verlauf [Confavreux C, Lyon: Rate of pregnancy-related relapse in multiple sclerosis. N Engl J Med 339 (1998) 285–91].
- Schwangerschaft geht mit einer langanhaltenden verminderten Quote bezüglich Ausbruch einer MS einher (kann auch lediglich bedeuten, dass gesunde, sich wohl fühlende Frauen eher schwanger werden wollen) und reduziert bei MS-Patientinnen das Risiko der Entwicklung einer sekundär chronisch progredienten MS [Runmarker B: Pregnancy is associated with a lower risk of onset and better prognosis in multiple sclerosis. Brain 118 (1995) 253–61].

Labor: ACE-Titer.
- Antikörper: ANA, ANCA (MPO-ANCA, Differentialdiagnose Vaskulitis), ENA. Cardiolipin-Antikörper (autochthone Bildung).
  80–85 % erhöhte Ak gegen neurotrope Viren, besonders Masern, Mumps (> 40 %), Röteln, Herpes, Varizella-Zoster (30 %), Zytomegalie (> 50 %), zusätzlich auch Toxoplasmose (15 %) wohl als unspezifische „Mit-Reaktion" im Sinne einer polyklonalen B-Zellaktivierung.
  HTLV-1-Virus (besonders bei V.a. tropische spastische Paraparese).
  Autoantikörper gegen MBP in IgG-Fraktionen erhöht.

- Assoziation zu HLA-DR2 und HLA-DR15/Dqw6.
- ICAM-1 auf T-Zellen und Makrophagen im Blut und Liquor cerebrospinalis als Aktivitätsparameter geeignet. ICAM-1 steigen in der relativen Fluoreszenzintensität auf T-Zellen im Blut bei Patienten ohne Schub signifikant an und sinken tendenziell bei Schüben.
- Vitamin B_{12}: Assoziation von Multipler Sklerose und Vitamin-B_{12}-Mangel: 10 Patienten, davon – für einen Vitamin-B_{12}-Mangel ungewöhnlich – 8 unter 40 Jahren, nur zweimal perniziöse Anämie [Reynolds E in Arch Neurol 48 (1991) 808–11].
- Zytokine erhöht: Zytokine können direkt einen Leitungsblock am N. opticus auslösen [Youl B: The pathophysiology of acute optic neuritis. Brain 14 (1991) 2437–50].
  Interleukin-1 (IL-1) erhöht.
  Interleukin-2 (IL-2) blockiert reversibel Natriumkanäle [Brinkmeier H: Interleukin-2 inhibits sodium currents in human muscle cells. Pflügers Arch 419 (1991) R 83]).
  Tumornekrosefaktor alpha (TNF-α) der Blutleukozyten als Prädiktor für MS-Schübe. 53 % erhöhte TNF-Spiegel, wobei hohe Spiegel mit einer neurologischen Verschlechterung korrelierten [Sharief M: Association between tumor necrosis factor alpha and disease progression in patients with multiple sclerosis. N Engl J Med 325 (1991) 467–72].

Liquorbefunde:
  90–95 % oligoklonale IgG-Banden,
  90 % IgG-Quotient im Sinne intrathekaler IgG-Produktion (IgG_{Li}/IgG_{Se} : Alb_{Li}/Alb_{Se} < 0,7),
  (64-) 80–90 % IgG auf 4–6 mg/dl erhöht. 80 % Mastix-Linkskurve. 70 % Vermehrung der y-Globuline auf 14–24 rel. %.
- 35–60 % geringe Pleozytose von 12–100/3 (–150/3) Zellen, vorwiegend Lymphozyten und weniger Monozyten.
  30–35 % geringe Gesamteiweißvermehrung bis 100 mg/dl. 10 % normaler Liquor [Struppler, Besinger in Wieck HH, perimed: Labordiagnostik bei Multipler Sklerose. TW Neurologie Psych. 7 (7/8 1993) 409–16].
- Keine Schrankenstörung im Gegensatz zur Borreliose.
- Myelin Basis-Protein (MBP) steigt als Ausdruck des Myelinscheidenzerfalls an und normalisiert sich bei klinischer Besserung.
- Im Vergleich zu nicht-entzündlichem Liquor ist die neuronale Natriumkanalinaktivierungskurve zu höheren Membranpotentialen verschoben mit entsprechend höherer Natriumkanalinaktivierung und reduzierter neuronaler Erregbarkeit.
- Ferritin bei aktiver chronisch-progredienter MS mit 4,71 gegenüber 3,07 ng/ml bei Gesunden höher [LeVine S: Ferritin, transferrin and iron concentrations in the cerebrospinal fluid of multiple sclerosis patients. Brain Res 821 (1999) 511–5].

Prognose: s. Einteilung der Verlaufsformen. s. Klinik.
- Nach klinischer Erstmanifestation des schubförmig-remittierenden Verlaufstyps mit meist guter Rückbildung erneuter Schub innerhalb

eines Jahres in 25– 50 %, innerhalb von drei Jahren in 60–70 %.

Innerhalb von 10 Jahren zu 50 % Übergang in den schubförmig- oder sekundär chronisch-progredienten Verlaufstyp.

- Bei chronisch-progredientem Verlaufstyp binnen 1–2 Jahren bei 40 % der Patienten Übergang in eine stabile Krankheitsphase [Goodkin D: Exacerbation rates and adherence to disease type in a prospectively followed-up population with multiple sclerosis. Arch Neurol 46 (1989) 1107–12].

- Die Zahl der Läsionen im MRT mit Gadolinium zu Studienbeginn, nach 1 und 2 Jahren weist anhand einer Metaanalyse von 307 Patienten keinen statistischen Zusammenhang auf mit dem Grad der Behinderung (EDSS), der Mittelwert der Läsionen aus monatlichen MRT-Aufnahmen im ersten halben Jahr einen knapp signifikanten Zusammenhang (p=0,049) mit der Behinderung nach 2 Jahren und die Zahl der anfänglichen Läsionen einen signifikanten Zusammenhang (p=0,04) mit der Zahl der Rückfälle [Kappos L: Predictive value of gadolinium-enhanced magnetic resonance imaging for relapse rate and changes in disability or impairment in multiple sclerosis: a meta-analysis. Lancet 353 (1999) 964–9].

- Eine günstige Prognose ist assoziiert mit frühem Beginn, weiblichem Geschlecht und in den ersten 2 Jahren wenigen und kurz dauernden Schüben mit guter Rückbildung, dem Vorherrschen sensibler oder auf den N. opticus bezogenen Symptomen im Initialstadium [Steinbrecher A: Diagnostik und Therapie der MS. Nervenheilkunde (1995) 180–8] und dem Fehlen oligoklonaler IgG-Banden [nach sekundärem Nachweis oligoklonaler Banden etc. zuletzt bei 12 von 290 Patienten. Zeman A: A study of oligoclonal band negativ multiple sclerosis. J Neurol Neurosurg Psychiatry 60 (1996) 27–30].

- Eine ungünstige Prognose besteht bei Symptomen von mehr als 8 Wochen Dauer.

Paresen, zerebelläre und autonome Störungen haben eine schlechtere Rückbildungstendenz.

- Bei 1/3 der Patienten kommt es zu keiner permanenten, bei 1/3 nur zu einer mäßigen und bei 1/3 zu schweren Behinderungen.

- Nach 15 Jahren: 50 % der Patienten sind nach 10–15 Jahren berufsunfähig. Bei: 26–36 % benigner Verlauf mit EDSS 0–3, 50 % EDSS 6, < 20 % EDSS 8, < 5 % EDSS 10, ggf. fulminanter Verlauf in wenigen Monaten bis Jahren zum Tod [Poser S (26.9.96) in Göttingen].

Prognose bei klinisch isolierter Optikusneuritis – Neuritis n. optici: In 85 % vollständige Remission.

- Unter 1 g Methylprednisolon über 3 Tage mit oral 1 mg/kg über 14 Tage gegenüber Plazebo nach 1/2 Jahr leichter, nicht signifikanter Unterschied zugunsten der Hochdosisgruppe [Beck R: A randomized controlled trial of corticosteroids in the treatment of acute optic neuritis. N Engl J Med 326 (1992) 581–8]. Weniger Rezidive in 6–24 Monaten. Sonst kein Effekt auf die Langzeitprogression:

- Nach 1 Jahr kein Unterschied [Trobe J: One-year results in the optic neuritis treatment trial. Neur Suppl 43 (1993) A280]. In einer randomisierten Studie mit nur 66 Patienten unter 1 g Methylprednisolon i.v. über 3 Tage gegen Plazebolösung nach 6 Monaten kein Unterschied des Visus und kein Unterschied zwischen kernspintomographisch nachgewiesener lang- oder kurzstreckigen Optikusläsionen [Kapor R: Effects of intravenous methylprednisolone on outcome in MRI-based prognostic subgroups in acute optic neuritis. Neurology 50 (1998) 230–7].

- Von 83 Patienten mit isolierter Optikusneuritis bei 13 (16 %) weitere neurologische Symptome im Sinne einer MS. 49 % hatten im initialen MRT zwei oder mehrere Demyelinisierungsherde in großer Übereinstimmung mit 50 % oligoklonalen Banden im Liquor (36 % leichte Liquorpleozytose, 9,4 % Eiweißerhöhung). Liquordiagnostik zusätzlich zur MRT nach Meinung des Autors nicht notwendig [Rolak L: Cerebrospinal fluid in acute optic neuritis: Experience of the optic neuritis treatment trial. Neurology 46 (1996) 368–72].

- Binnen 2 Jahren tritt in 20 % und binnen 15 Jahren in 45–80 % eine klinisch sichere MS auf. Risiko der späteren Erkrankung an MS durch Hochdosis-Methylprednisolon-Therapie verringert, von 389 Patienten entwickelten 7,5 % nach Hochdosistherapie, 14,7 % nach 1 mg/kg Prednison oral und 16,7 % nach Plazebo eine definitive MS [Beck R: The effects of corticosteroids for acute optic neuritis on the subsequent development of MS. N Engl J Med 329 (1993) 1764–9].

- Isolierte beidseitige Optikusneuritis: Bei 23 Patienten (11 Männer, 12 Frauen, Alter 18–54, durchschnittlich 34 Jahre) trat der Beginn des Visusverlustes innerhalb von zwei Wochen auf, davon entwickelten 5 (22 %) eine MS, bei 4 Männern (17 %) lagen mitochondriale DNA-Punktmutationen vor i. S. einer Leberschen familiären Optikusatrophie (mitochondriale Zytopathie bei Männern). Die restlichen 14 Patienten (61 %) behielten die isolierte beidseitige Optikusneuritis, davon hatten 3 MS-typische Läsionen der weißen Substanz, 3 Patienten HLA-DR15/Dqw6, 1 Patient oligoklonale IgG-Banden im Liquor [Morrisey S: Bilateral simultaneous optic neuropathy in adults: clinical, imaging, serological, and genetic studies. J Neurol Neurosurg Psychiatry 58 (1995) 70–4].

- Optikusneuritis bei Kindern: Im Vergleich zu Erwachsene im Verlauf deutlich geringere MS-Wahrscheinlichkeit. Bei 94 Kindern (bis zum 16. Lebensjahr) mit Behandlung in der Mayo-Klinik zwischen 1950 und 1988 und Nachbeobachtung von 79 Kindern über fast 20 Jahre hatten nach 10 Jahren 13 %, nach 20 Jahren 19 %, nach 30 Jahren 22 % und nach 4 Jahrzehnten 26 % eine MS. Bei 7 Kindern trat die MS binnen eines Jahres auf. Bei den 37 Kindern mit unilateraler Optikusneuritis trat nur zweimal (5 %) eine MS auf, auch bei bilateraler Optikusneuritis war die MS-Wahrscheinlichkeit nicht erhöht. Eine signifikante Zunahme zeigte sich bei aufeinander folgend bilateralen (n=14) oder rezidivierenden (n=3) Optikusneuritiden [Lucchinetti C: Risk factors for developing multiple sclerosis after childhood optic neuritis. Neurology 49 (1997) 1413–8].

Röntgen: HWS: Spinalkanalweite.

MRT: Zur Diagnosestützung erforderlich sind mindestens 4 hyperintense Herde, von denen mindestens 2 periventrikulär gelegen sein müssen, aber: Hyperintense Herde (unidentified bright objects = UBO) bzw. multifokale periventrikuläre Herde finden sich auch bei 10 % der Gesunden, bei Multi-Infarkt-Syndrom – zerebralen Gefäßprozessen, Migräne, Sarkoidose, Sjögren-Syndrom, systemischem Lupus erythematodes (s. DD) und zerebellären Systemerkrankungen [Stöhr M: Das UBO-Syndrom. Eine iatrogene Schädigung durch Kernspintomographie. DÄB 91/46 (18.11.94) B-2339].

– Multifokale asymmetrische periventrikuläre und im Balken gelegene Weiße-Substanz-Läsionen (white matter lesions, Leukoaraiose): T1-gewichtete Bilder mit hypointensen Lakunen (Differentialdiagnose subkortikale arteriosklerotische Enzephalopathie Binswanger, T1 wie Liquor) und Kontrastmittel-Aufnahme (Gadolinium-DTPA) der akuten Entzündungsherde.
Als Spätbefund „schwarze Löcher" – „MS-Burden" korrelierend zur klinischen Symptomatik.
T2-gewichtete Bilder oder T2-black fluid-Sequenz mit hyperintensen Lakunen. Bewertung der Läsionslast – „MS-Burden of Disease (BOD)". Aber nicht alle Läsionen im T2-Bild entste-hen aus Entzündungsregionen mit Untergang der Blut-Hirn-Schranke, sondern haben unterschiedliche Ätiologie:
Magnet-Resonanz-Spektroskopien mit N-Acetyl-Aspartat (NAA) zeigen axonale Schäden nicht nur in makroskopisch veränderten Arealen, sondern auch in makroskopisch unauffälliger weißer Substanz, und diese Areale korrelieren genau mit der Zunahme der Behinderung [Matthews P (7/97) in Rhodos].

– Herde im Rückenmark, Hirnstamm und Zerebellum sind gegenüber supratentoriellen zerebralen Läsionen für die Behinderung entscheidend. Spinale und Hirnstamm-Läsionen treten mehr bei der chronisch progredienten Verlaufsform auf [Martin R, Tübingen (13.3. 93) in München]. Läsionen bei primär chronisch-progredienten Formen der MS sind weniger zahlreich, weniger Gadolinium anreichernd und oft auch anders angeordnet als bei schubförmigen und sekundär chronisch-progredienten Verläufen [Thompson A: Major differences in the dynamics of primary and secondary progressive multiple sclerosis. Ann Neurol 29 (1991) 53–62].

– MRT ggf. mit ringförmigen KM-Anreicherungen (Differentialdiagnose akute disseminierte Enzephalomyelitis, selten bei Borreliose).

– Hirntumor-Ähnlichkeit: Bei 24/31 solitäre, bei 7/31 multiple Läsionen, histologisch jeweils Demyelinisierungen. Nur 3 Patienten entwickelten während einer Nachbeobachtung von 9 Monaten bis 12 Jahren neue Herde. Ein Patient entwickelte Symptome 10 Tage nach Influenza-Impfung, ein Patient ein immunoblastisches Sarkom auf der Gegenseite, zwei Patienten hatten maligne Erkrankungen. Alle Patienten profitierten von Kortikoidtherapie [Kepes J: Large focal tumor-like demyelinating lesions of the brain: intermediate entity between multiple sclerosis and acute dissemi-

nated encephalomyelitis? A study of 31 patients. Ann Neurol 33 (1993) 18–27].

– MRT in frühen Stadien zur Einschätzung der Aktivität: 23 % der Läsionen bestehen weniger als 2 Monate [Martin R (26.9. 96) in Göttingen].

– Zur Therapiekontrolle Gd-Kontrast-MRT: s. Therapie-Interferon. Die meisten Läsionen bestehen nur < 1 Monat: Bei 2- statt 4-wöchigen MR-Kontrollen sind 30 % mehr Läsionen auffindbar. Auch ohne klinische Schübe treten im Gd-MR neue Läsionen auf [Martin R, Tübingen (13.3.93) in München „MR-Monitoring von Therapie und Verlauf der MS"].

– Durch Effekt auf die Blut-Hirn-Schranke drastische Abnahme der Gadoliniumaufnahme in Kernspin-Läsionen innerhalb weniger Tage nach i.v. Methylprednisolon, aber schon nach 1, besonders 4 Wochen neue Gadolinium aufnehmende Läsionen trotz klinischer Remission [Voltz R s.u.].

PET: Im Fluorodesoxyglukose-PET Abnahme des Glukosegesamtstoffwechsels um 9 % gegenüber einer Kontrollgruppe, regional am deutlichsten im superioren mesialen und superioren dorsolateralen frontalen Kortex [Bakshi R: High-resolution fluorodeoxyglucose positron emission tomography shows both global and regional cerebral hypometabolism in multiple sclerosis. J Neuroimaging 8 (1998) 228–34].

Selbsthilfegruppe – Adressen für Informationen:
– DMSG: Deutsche Multiple Sklerose Gesellschaft – Landesverband Bayern e.V. – St.-Jakobs-Platz 10, 80331 München. Tel. 089/266091/2.
– Bundesverband e.V., Rosental 5, München, Tel. 089/2608058. Vahrenwalder Str. 205–7, 30165 Hannover, Tel. 0511/633023.

Therapie: s.o. Klinik. s. Harnblase, s. Schmerzen, Spastik s. Obstipation.
Keine intravenöse Lidocain-Applikation (s. Diagnostik).

Therapie im akuten Schub (bei schubförmigem Verlaufstyp der MS < 2 Schübe/Jahr und/oder rein sensiblen Symptomen und/oder geringer Aktivität im MRT und Optikusneuritis):
☆ **Kortison**: Hochdosistherapie – Pulstherapie nach Ausschluss von Fieber oder einer akuten Infektionserkrankung incl. Tuberkulose als Ursache der Verschlechterung möglichst frühzeitig unter Magenschutzprophylaxe (Antazida oder H_2-Blocker) und Blutzuckerkontrollen morgendliche, insbesondere bei der ersten Infusion wegen anaphylaktischer Reaktion nur stationäre Gabe von 6-Methylprednisolon 1000 (500–2000) mg bzw. 15 mg/kg in 250 ml 5 % Glukose 5 (3–7) Tage, ggf. bei deutlicher Besserung am 2. oder 3. Tag absetzen. „Auch nach 7 Tagen kann die i.v. Therapie gefahrlos abrupt abgesetzt werden" [Voltz R: Aktuelle Therapie der MS – Hochdosierte intravenöse Therapie mit Kortikosteroiden. Nervenarzt 63 (1992) 773–5]. Bei Besserung erst am 4. oder 5. Tag, nicht ausreichender oder ausbleibender Besserung unter Kalium und ggf. Heparin orales Ausschleichen z.B. mit Prednisolon 1 mg/kg oder 100 mg an Tag 6, 75 mg Tag 7–9, 50 mg Tag 10–11, 25 mg Tag 12–13, 12,5 mg Tag 14– 15.

Bei Einnahme von Vitamin-K-Antagonisten wegen möglicher Verlängerung der Prothrombinzeit während bis 3 Tage nach Pulstherapie Kontrollen des Quickwertes (2 Kasuistiken mit INR-Werten > 10) [Kaufman M: Treatment of multiple sclerosis with high-dose corticosteroids may prolong the prothrombin time to dangerous levels in patients taking warfarin. Mult Scler 3 (1997) 248–9].

Indikation z.B. vierteljährlicher Applikation bei progredienter Verlaufsform noch nicht bewiesen.

Kein Effekt auf die Langzeitprogression. Pulstherapie möglichst nur maximal 4mal pro Jahr. Kortison-Hochdosistherapie mit direktem Membraneffekt, bewirkt den raschen Untergang von Entzündungszellen. In einer italienischen randomisierten Studie an 31 Patienten mit 2 gegenüber 0,5 g/d besserer EDSS ab Tag 7–60, im MRT keine Unterschiede der Herde im Gehirn und Zervikalmark [Oliveri R: Randomized trial comparing two different high doses of methylprednisolone in MS. Neurology 50 (1998) 1833–6].

– Bei Kontraindikation der Hochdosistherapie: Unter Magenschutz mit Antazida oder H_2-Blockern, Kalium und ggf. Heparin
je 1 Woche 100–50–25 mg/d 6-Methylprednisolon, je 2 Wochen 25–12,5–10–5 mg oder
je 1 Woche 100–75–50 mg/d, dann jeden 2. Tag 50–25–15–10–5 mg Prednison oder
☆Triamcinolonacetonid alle 3 Tage 80 mg intrathekal, (Triam 10/40 A. Triamhexal 10/40 mg A und Volon A 10/40/80 mg A Kristallsuspension). El.-HWZ der Kristallsuspension 3 Wochen.

1. Vermindert Dauer und Schwere von Schüben durch den kernspintomographisch dokumentierten Effekt auf die Integrität der Blut-Hirn-Schranke, nicht durch den direkten immunmodulatorischen Steroid-Effekt: Methylprednisolon hochdosiert i.v. hebt innerhalb weniger Stunden die durch Gd-Anreicherung im MRT darstellbare Blut-Hirn-Schrankenstörung auf. Wirkungseintritt erst nach 30 min.

2. Direkt nach Behandlung 78 % Reduktion der Anzahl kontrastanreichernder Läsionen (als Maß für die Blut-Hirn-Schrankenstörung), die im Sinne einer Abdichtung der Blut-Hirn-Schranke im weiteren Verlauf auch nicht mehr anreicherten. Der Effekt hielt durchschnittlich 9,6 Wochen an [Barkhof F: Limited duration of the effect of methylprednisolone on changes on MRI in multiple sclerosis. Neuroradiology 36/5 (1994) 382–7].

3. Der gegenüber Normalpersonen bei MS-Patienten signifikant erhöhte Wassergehalt in der weißen Substanz wird reduziert.

4. Hochdosis-Methylprednisolon reduziert signifikant die Produktion proentzündlicher Zytokine wie Interleukin-1, Interleukin-2, Interferon-α und Interferon-γ, TNF-α und führt zu einer Zunahme von Leukozyten [Wandinger K, Lübeck: Effect of high-dose methylprednisolone on immune functions in multiple sclerosis. (10/97) Dresden].

Optikusneuritis: Bei signifikanter Sehverschlechterung 6-Methylprednisolon 1000 mg über 3 Tage, anschließend 1 mg/kg über 11 Tage. We-

niger Rezidive in 6–24 Monaten. Sonst kein Effekt auf die Langzeitprogression. s. Prognose.

– Plasmapherese wirkungslos, allenfalls bei Nichtansprechen auf andere Behandlungen in lebensbedrohlichen Situationen wie z.B. schweren Schüben mit Hirnstamm-Symptomen. Studien widersprüchlich [The Canadian Cooperative Multiple Sclerosis Study Group: The Canadian cooperative trail of cyclophosphamide and plasma exchange in progressive MS. Lancet 337 (1991) 441–6].

***Therapie** zur Schubprophylaxe bei schubförmigem Verlaufstyp der MS* (rezidivierend-remittierender Verlaufstyp – RR-MS) mit häufigen oder schweren Schüben und hoher Aktivität im MRT nach Kortison-Schub-Behandlung mit Immunsuppressiva (unter Antikonzeption für die Therapiedauer und mindestens für weitere 6 Monate – 2 Spermatogenese-Zyklen! Alle Immunsuppressiva sind potentiell teratogen und mutagen!):

☆ **Azathioprin** (50 mg Tbl). Bis zu lebenslange Dauertherapie möglichst binnen 2 (7) Jahren nach dem ersten Schub bei jüngeren Patienten unter 50 Jahren [Seidel, DÄB Aktuelle Verlagsbeilage (3/92)] bei einem sehr schwerwiegenden Schub (s. Definition Schub) oder mindestens zwei Schüben pro Jahr bzw. bei mehr als zwei Schüben binnen 2 Jahren, bei inkompletter Remission. Leichte Reduktion der Schubhäufigkeit, kein signifikanter Effekt auf den Behinderungsgrad. Umsetzen von Azathioprin auf Interferon beta oder Copolymer-1, wenn binnen 2 Jahren 2 Schübe aufgetreten sind. Absetzen wegen der Gefahr einer erhöhten Schubneigung über 2–3 Monate. [Yudkin P: Overview of azathioprine treatment in MS. Lancet 338 (1991) 1051–5].

☆ **Copolymer-1** – COP-1 – Glatirameracetat (20 mg A). 1. Wahl bei Patienten mit rezidivierend-remittierendem Verlaufstyp (RR-MS-Schubprophylaxe) und EDSS < 2 (größter Effekt bei EDSS 0–2) besonders mit Kinderwunsch (nicht teratogen). Ggf. Kombination mit Interferon-beta.

– Bei 251 randomisierten Patienten mit EDSS < 5:
20 mg täglich s.c. über 2 Jahre 1,13 ± 0,13 Schübe gegenüber 1,68 ± 0,13 unter Plazebo (29 % weniger und signifikant geringere Behinderung bzw. Besserung des EDSS). 33/125 gegenüber 27/126 schubfrei. Wenig behinderte Patienten profitieren am meisten [Johnson K: Copolymer 1 reduces relapse rate and improves disability in relapsing-remitting multiple sclerosis: Results of a phase III multicenter, double-blind, placebo-controlled trial. Neurology 45 (1995) 1268–76]. 203/251 Patienten zeigten über 30 Monate einen verbesserten EDSS von -0,11 gegenüber einer Verschlechterung unter Plazebo von 0,34. Bei Kinderwunsch 2–3 Monate vor Beendigung der Empfängnisverhütung absetzen und innerhalb der ersten 3 Monate nach der Geburt Wiederaufnahme der Therapie.

– Bei 239 Patienten mit > 1 Schub in den vorhergehenden 2 Jahren und mindestens 1 Gd-anreichernden Herd in einer multizentrischen

randomisierten Doppelblindstudie mit einer Studiendauer von 9 Monaten nahm unter Copolymer 20 mg/d vs. Plazebo die Gesamtzahl der Gd-anreichernden T_1-Herde um 35 % ab [Comi G und Copaxone MRI Study Group]. UAW 99 % Juckreiz an Einstichstelle ohne Hautschäden. 15 % systemische vegetative Postinjektionsreaktion mit Herzjagen bzw. Palpitationen meist < 1/2 h, Auftreten bis zu 7mal. Kaum gravierende UAW. Nicht enzephalitogen. Bedeutung der Antikörper-Bildung unklar. Keine Kanzerogenität.
Wirkung: Synthetisches hydrophiles Polypeptid aus L-Alanin 42,7 %, L-Glutaminsäure 14,1 %, L-Lysin 33,8 % und L-Thyrosin 9,5 %. Mittleres Molekulargewicht 4700–13.000 D. Stört die Antigenerkennung, bindet an MHC-Moleküle und verdrängt z.B. MBP und soll die immunologische Toleranz gegenüber basischem Myelinprotein erhöhen. Verhindert die Präsentation der Markscheidenproteine als Autoantigene und damit die Aktivierung der T-Lymphozyten gegen Myelin und schützt dadurch die Markscheide vor Zerstörung. Wird hydrolytisch schnell abgebaut. Unterdrückt bzw. verhindert die EAE. Keine Immunsuppression oder Beeinträchtigung der Phagozytose. Import des israelischen Präparates (2–8° Lagerung, amerikanisches mit Kühlkette –20°) über Aventis.

☆ **Interferon beta-1**: Abends injizieren (Verschlafen der UAW). Bei Bedarf unter Prophylaxe mit Paracetamol oder einem NSAR wie Ibuprofen. Ggf. Kühlung der Injektionsstelle vor und nach Injektion, Massieren und Auftragen von Kortison-Salbe nach Injektion.
– Bei schubförmigem Verlauf unter folgenden Voraussetzungen:
Die Diagnose muss nicht nur klinisch, sondern auch laborgestützt und durch bildgebende Verfahren eindeutig sein.
Es müssen pro Jahr mindestens zwei Schübe oder ein sehr schwerwiegender Schub (s. Definition Schub) vorliegen, der/die durch eine neurologische Untersuchung dokumentiert sein sollten und nicht nur auf den anamnestischen Angaben der Patienten beruhen.
Die Patienten sind zwischen 18 und 50 Jahren, Frauen im gebärfähigen Alter ohne aktuellen Kinderwunsch, und gehfähig (EDSS < 6): Der Behinderungsgrad des Patienten darf auf der EDSS nach Kurtzke nicht mehr als 5,5 betragen, die Gehstrecke muss ohne Hilfsmittel 100 m betragen.
Nach schriftlicher Aufklärung über die häufigen und seltenen (Suizidgefährdung) UAW und Aufklärung über die rein prophylaktische Wirkung unter anfangs wöchentlichen, dann monatlichen Kontrollen von BKS, Leber-, Nierenwerten und besonders
BB (bei Leukopenie < 3000/μl Injektionsintervall verdoppeln unter BB-Kontrollen!). Umsetzen von Azathioprin auf Interferon, wenn binnen 2 Jahren 2 Schübe aufgetreten sind. Nicht im akuten Schub beginnen. Therapiereduktion bei leichteren UAW schrittweise, jedoch nicht unter 50 % der empfohlenen Dosis. Unter Interferon möglichst alle 3 Monate EDSS-Ermittlung. Interferon nach 2 Behand-

lungsjahren fortführen, wenn sich nach vollständiger klinischer Befunderhebung und bei guter Verträglichkeit der klinische Befund stabilisiert oder gebessert hat.
Therapieabbruch bei Fortschreiten der Krankheit trotz Therapie (mehr als 3 kortisonpflichtige Schübe pro Jahr, kontinuierliche Progredienz der Behinderung über 6 Monate), bei Depression oder Suizidversuch, unzuverlässiger Verabreichung.
Umsetzen auf Azathioprin, wenn binnen 2 Jahren 2 Schübe aufgetreten sind. Bei Kinderwunsch 2–3 Monate vor Beendigung der Empfängnisverhütung absetzen und innerhalb der ersten 3 Monate nach der Geburt Wiederaufnahme der Therapie.
KI Alter < 18 und > 50 Jahre. Mangelnde Compliance auch durch Krankheiten wie z.B. Alkoholismus, Demenz.
Schwere Depression, Suizidgefährdung. Krankheiten, die die Lebenserwartung deutlich herabsetzen, maligne Erkrankungen.
UAW bb-Veränderungen (vorübergehende mäßige Lymphopenie, geringgradige Neutropenie, Anämie, Thrombozytopenie).
Grippeähnliche Beschwerden/allgemeines Krankheitsgefühl (Asthenie/vermehrte Ermüdbarkeit, Fieber, Hyperhidrose, Kopfschmerzen, Myalgien, Schüttelfrost) in den ersten Wochen bis Monaten, auf Dauer nachlassend (unter 8 Mio IU IFN-β-1b in 75–85 %). Influenza-Symptome ggf. durch IL-6-Induktion, beeinflussbar (behandelbar) durch Prednisolon 30 mg/d [Martinez-Caceres E: Amelioration of flulike symptoms at the onset of interferon beta-1b-therapy in multiple sclerosis by low oral steroids is related to a decrease in interleukin-6-induction. Ann Neurol 44 (1998) 682– 5].
Entwicklung neutralisierender IFN-β-1b-Antikörper-Bildung nach 6 (–9 –12) Monaten in 22 % bzw. in 43 % (26/60) drei Monate nach Therapiebeginn: Von diesen 26 Patienten blieben 7 klinisch stabil, 12 (46 %) entwickelten schwere Schübe. Von 26 Patienten mit nicht oder nur gering angestiegenem Antikörper-Spiegel blieben 19 (73 %) klinisch stabil [Fricker J in Lancet 347 (1996) 957].
IFN-Antikörper-negative hatten eine verminderte Schubrate, aber gegenüber Antikörperpositiven eine Verschlechterung im EDSS (d.h. IFN-Ak-positive hatten bezüglich Behinderung einen besseren Effekt).
45 % Antikörper-Bildung mit Wirkungsverlust im 2. und 3. Behandlungsjahr [The IFNB MS Study Group: Interferon beta-1b is effective in relapsing remitting multiple sclerosis: Clinical results of a multicenter, randomized, double-blind, placebo-controlled trial. Neurology 43 (1993) 655–61].
Ein Antikörper-Grenztiter, bei dem IFN-Wirkungslosigkeit anzunehmen ist, ist nicht bekannt und mit klinischen Kriterien nicht bestimmbar. Im Langzeitverlauf Trend, dass Patienten mit neutralisierenden Antikörpern eine erhöhte Anzahl von neuen Entzündungsherden im MRT hatten. Patienten mit neutralisierenden Antikörpern hatten keine Hautnekrosen.
Schmerzen und Rötung an der Injektionsstelle (IFN-β-1b in 50 %), Hautreaktionen (IFN-β-1b in 12 %).

Nekrosegefahr bei subkutaner (intrakutaner?) Injektion in Hautgefäße (IFN-β-1b in 3–5 %), wohl Herxheimer-artige T-Zell-Reaktion. Kasuistik einer 28-jährigen mit typischem Befund einer Immunvaskulitis in der direkten Immunfluoreszenzuntersuchung und histologischem Befund einer lymphozytären Perivaskulitis [Günther A, Göttingen: Hautnekrose nach subkutaner Injektion von Interferon -beta-1-b bei MS – Ergebnisse einer Hautbiopsie. (9/96) Göttingen].

Depressionen (IFN-β-1b 23–28 %, Plazebogruppe 27 %). Erhöhte Leberenzyme (IFN-β-1b 16 %). Ggf. Verschlechterung mit Zunahme der Spastik (Wechsel von supraspinaler zu mehr spinaler Spastik?). Übelkeit. Erhöhung der Frühabortrate. Interaktion mit anderen Medikamenten über das Zytochrom-P450-Enzymsystem (Bestimmung der Antiepileptika-Spiegel).

Fehlendes Ansprechen oder Verschlimmerung von Schüben [Arzneimittelkommission, DÄB 93/15 (12.4.96) B-781]: Bei 16 Patienten mit intrathekaler Applikation während einer Beobachtung von 22 Monaten Anstieg der Schubrate [Milanese C: Double-blind study of intrathecal beta interferon in multiple sclerosis: chemical and laboratory results. J Neurol Neurosurg Psychiatry 53 (1990) 554–7].

Wirksamkeit: 30 % Senkung der Schubrate (IFN-β-1b in jedem der 5 Jahre). Wirken bei 70 % der Patienten nicht!

Positive Prädiktoren gibt es nicht. Bei höherer Schubrate oder höherem EDSS längere Dauer bis zur Krankheits-Progression.

Negativer Prädiktor: Schub im 1. Monat nach Therapiebeginn mit verminderter Einflussrate auf die Schubrate.

Wirkung: Zytokin. Passieren allenfalls unwesentlich die Blut-Hirn-Schranke. Binden an einem Multiprotein-Rezeptorkomplex auf der Zelloberfläche mit Auslösung einer intrazellulären Kaskade. Bewirken eine Immunmodulation (und -suppression), verändern die Zytokinexpression im Sinne einer vermehrten Produktion von inhibitorischen TH2-Zytokinen (Interleukin 10), neutralisieren die Wirkung von Interferon Gamma (antagonisieren die IFN-γ-induzierte Expression von Histokompatibilitätsantigenen der Klasse II), verbessern die Suppres- sorfunktion von bestimmten T-Lymphozyten, vermindern die Lymphozyten-Adhäsion, führen zu einer Abnahme aktivierter T-Zellen, aber nicht der B-Zellen bei MS-Patienten. Hemmen Matrix-Metalloproteasen. Besitzen antivirale, antiproliferative und immunmodulatorische Aktivität. Keine Kanzerogenität.

Interferon beta-1a – IFN-β-1a – CHO-Interferon beta-1a (nicht einfrieren, bei ≤ 25° lagern!).
1. Avonex 30 µg (6 Mio IU) in 1 ml Fl einmal wöchentlich i.m. (Wochendosis 6 Mio).
1.1 Avonex-Studie (Nordamerika) mit längerer Erkrankungsdauer (6,6 J.) und geringerer Behinderung und Schubrate vor Studienbeginn (leichterem Krankheitsverlauf) als in der Betaferon-Studie (4,7 J.):
    30 µg (6 Mio IU) i.m. wöchentlich über 2 Jahre an 301 Patienten mit schubförmigem Verlauf (Schubrate 1,2/J) und Progression bei 23 % ge-

genüber 36 % der Patienten mit Plazebo innerhalb dieser 2 Jahre. Verzögerte Progression um 37 % (definiert als eine mindestens 6 Monate anhaltende Verschlechterung um mindestens 1 Punkt auf der EDSS-Skala-Betaferon > 90 Tage) bei geringem Einfluss auf die Schubfrequenz (32 %, geringer als IFN-β-1b). Ausgangswerte für T2-gewichtete MRT-Läsionen in der Plazebo-Gruppe größer als in der Verum-Gruppe. Reduktion der β2-Mikroglobulin-Induktion (als Ausdruck der Stimulation des Makrophagensystems – Proliferationsmarker) und Trend der Wirkungsabnahme bezüglich der MRT-Aktivität. Antikörper-Bildung in 22 % ohne IFN-Wirkungsverlust [Jacobs L: Intramuscular Interferon beta-1a for Disease Progressing in Relapsing Multiple Sclerosis. Ann Neurol 39 (1996) 285–94]. Antikörper-Bildung ≥ 20 über 24 Monate in 5 % (20 % in der PRISMS-Studie), ab Titer 5-≥ 20 assoziiert mit progressiver, bis zu 80 %iger Reduktion der Neopterin-Induktion nach IFN-Injektion (offene Multicenter-Phase IV-Studie, n = 382) [Rudick R: Incidence and significance of neutralizing antibodies to interferon beta-1a in multiple sclerosis. Neurology 50 (1998) 1266–72].

1.2 Avonex-Studie (Europa): 30 µg (6) oder 60 µg (12 Mio IU) s.c. wöchentlich an 808 Patienten mit chronisch-progredientem Verlauf. Zielparameter Krankheitsprogression über 3 Jahre.
– Rekombinant, aus Hamster-Ovarzellen gentechnisch hergestellt, natürliche Aminosäurensequenz aus 166 Aminosäuren, glykosyliert. Das glykosylierte IFN-β-1a soll (in vitro) etwa 10fach potenter sein als das nicht-glykosylierte IFN-β-1b (IFN-β-1a 200 x 10⁶/mg, IFN-β-1b 20 x 10⁶/mg), bedingt durch die Carbohydrat-Seitenkette [Runkel L, Biogen Inc.: Structural Analysis of Human Interferon beta: Studies Addressing the Activity Differences Between Interferon Beta-1a and Interferon Beta-1b. (10/ 97) Dresden]. Tel. Biogen 0130/72 54 54.
2. Rebif 22/44 µg (6/12 Mio IU) Fertigspritze dreimal wöchentlich s.c. (Wochendosis 18/36 Mio).
2.1 Rebif PRISMS-Studie (9 Länder in Europa, Canada, Australien) mit Plazebo (n = 187), 22 µg (6 Mio IU, n = 189) oder 44 µg (12 Mio IU, n = 184) s.c. an 3 Tagen der Woche bei 560 Patienten (533 verfügbar, 1094 Patientenjahre) mit schubförmigem Verlauf und EDSS 0–5 (im Mittel 2,5), mittlere Krankheitsdauer 7,3 Jahre; alle 3 Monate neurologische und MRT-Untersuchung (205 Patienten monatlich über 9 Monate):
a. Schubreduktion: Mittlere Schubrate 3 Schübe/ 2 Jahre, Zielparameter Reduktion der Schubrate über 2 Jahre 2,56 – 1,82 – 1,73 Schübe (29 bzw. 32 % Schubreduktion;bis zum 1. Schub 4,5 – 7,6 – 9,6 Monate, schubfrei 14,6 – 26 – 32 %).
b. Progressionsverlangsamung: Verschlechterung des EDSS um 1 Punkt 11,8 – 18,2 – 21 Monate. Kortikoidbedarf 1,39 – 0,97 – 0,75, stationäre Aufenthalte in 2 Jahren 0,48 – 0,38 – 0,25.
c. MRT Reduktion der Gadolinium-aufnehmenden Herde in T1. Reduktion des „Burden of Disease" in T2.
2.2 Rebif-Studie (Europa): 22 µg (6 Mio IU) oder 44 µg (12 Mio IU) s.c. wöchentlich an 293 Patienten mit schubförmigem Verlauf. Ziel-

parameter Reduktion aktiver MRT-Läsionen über 1 Jahr.

2.3 Rebif-Studie (Europa): 22 µg (6 Mio IU) oder 44 µg (12 Mio IU) jeden 2. Tag s.c. über 3 Jahre an 619 Patienten mit sekundär chronisch-progredientem Verlauf. Zielparameter Krankheitsprogression über 3 Jahre.

2.4 Rebif ETOMS-Studie (Europa) von Corni: 22 µg (6 Mio IU) s.c. wöchentlich an 300 Patienten nach dem 1. Schub. Zielparameter über 2 Jahre Zeitpunkt bis zum 2. Schub.

2.5 Rebif Fieschi-Studie (Italien): 3 oder 9 Mio IU jeden 2. Tag s.c. an 68 Patienten mit schubförmigem Verlauf. Zielparameter Gd-anreichernde MRT-Läsionen über 1 Jahr.

2.6 Rebif-MASTER-Studie (Multiple Sklerose Antikörper-Status und Therapie-Evaluierung mit Rebif, Deutschland): 44 µg (12 Mio IU) 1mal wöchentlich s.c. an bis zu 1000 Patienten mit schubförmigem Verlauf. Untersuchung in Woche 0, 4, 26, 52, bei Antikörper-Bildung in Woche 78. Ares-Serono Tel. 0130/ 837579, wissenschaftlicher Beirat 07932/150418.

Interferon beta-1b – IFN-β-1b: Betaferon (9,6 Mio E A, Lagerung mit ununterbrochener Kühlkette bei 2–8° Celsius, nicht ins Kühlfach, nicht einfrieren!) 9,6 Mio E A ohne Schütteln in 1,2 ml NaCl 0,54 % auflösen, davon jeden 2. Tag s.c. (Wochendosis 28 Mio) an anderer Stelle 8 Mio E bzw. 1 ml s.c. Ggf. Beginn mit 2 Mio und stufenweiser Steigerung binnen 4 Wochen auf 8 Mio E.

– Betaferon-Studie (Nordamerika) mit kürzerer Erkrankungsdauer und stärkerer Behinderung als in der Avonex-Studie: Günstiger Verlauf bei kontinuierlicher Selbstapplikation jeden zweiten Tag s.c. über 2 Jahre auf die Schubfrequenz (30 % weniger Schübe) bei noch gehfähigen Patienten (n = 372, Verum 124 und 125, Plazebo 123) mit EDSS zwischen 0,5 und 5,5 und 2 Schüben in den 2 Jahren vor Studienbeginn (Schubrate 1,8/J):
Schubrate unter Plazebo 1,27/Jahr, unter 1,6 Mio IU 1,17/J., unter 8 Mio IU 0,84/J. in beiden Verumgruppen signifikant reduziert, 36 Patienten (31 %) schubfrei über 2 Jahre gegenüber 18 (16 %) unter Plazebo bzw. 22 % gegenüber 14 % über 3 Jahre.
Nächster Schub nach 295, unter Plazebo nach 153 Tagen (unter 1,6 Mio IU kürzer als unter Plazebo).
Unter 8 Mio Reduktion des Schweregrades der Schübe.
EDSS in allen drei Gruppen nur geringfügig (nicht signifikant) geändert, unter 8 Mio IU Trend zu verlangsamter Progression. Krankheitsprogression bei Verschlechterung von einem EDSS-Punkt über > 90 Tage (Avonex > 6 Monate). Keine schwerwiegenden UAW [The IFNB MS Study Group: Interferon beta-1b is effective in relapsing remitting multiple sclerosis: Clinical results of a multicenter, randomized, double-blind, placebo-controlled trial. Neurology 43 (1993) 655–61].

– Günstiger Effekt auf das Auftreten von Kernspinläsionen: 327 von 372 Patienten jährlich, 52 Patienten alle 6 Wochen untersucht mit 80 % medianer Senkung der Anzahl „aktiver Scans" und der Zahl neuer Läsionen [Paty D and The IFNB MS Study Group: MRI analysis of a multicenter, randomized, double-blind, placebo-controlled trial. Neurology 43 (1993) 662–67]. [The IFNB MS Study Group and the University of British Columbia MS/MRI Analysis Group: Interferon beta-1b in the treatment of MS. Neurology 45 (1995) 1277–85].

– 5-Jahres-Beobachtung: Bei den Antikörpernegativen Patienten bleibt die Wirkung wohl erhalten.
Wirkung: Nach Beginn der Beta-Interferon-Therapie (n=15) sinkt die Zahl der IFN-γ-produzierenden Zellen durchschnittlich prompt und dauerhaft ab. Ggf. als Parameter zur Therapiekontrolle geeignet [Dailey A: Interferon-gamma-secreting cells in multiple sclerosis patients treated with interferon beta-1b. Neurology 45 (1995) 2173–7], aber: Individuelle passagere Anstiege IFN-γ-produzierender Zellen werden in ≥ 47 % beobachtet [Petereit H, Köln: Interferon-Gamma-produzierende mononukleäre Zellen im Blut von Patienten mit MS unter Beta-Interferon 1b-Therapie. (9/96) Göttingen].
IFN-β-1b stimuliert in einem in vitro Modell bei 5 Probanden und 5 MS-Patienten die Expression von TGF-β1-mRNA (transforming growth factor besitzt antientzündliche Aktivität) aus Lymphozyten [Ossege L, Bochum: Stimulation der TGF-β1-mRNA Expression in Blutlymphozyten durch Interferon-beta 1b in vitro. (10/97) Dresden].
Rekombinantes, modifiziertes Interferon aus E. coli (E-coli-IFN), IFN-β-ser-17. Gegenüber humanem Interferon Fehlen einer Glykosylierung. Austausch der Aminosäure 17 = Cystein durch Serin.

Studienergebnisse mit:

☆ **Interferon beta – Fibroblasten-IFN-β** (3/4/5 Mio IE A) 30 min nach fiebersenkendem Mittel.

– 1 Mio IU intrathekal 9–10 x über 6 Monate an 69 Patienten [Jacobs L], randomisierte plazebokontrollierte Doppelblind-Studie, Nachbeobachtung 2 Jahre mit Schubreduktion gegenüber dem Krankheitsverlauf vor Therapiebeginn von 57 %, gegenüber der Plazebogruppe um 26 %. Kurtzke-Score ohne signifikanten Unterschied.

– Fibroblasten Frone-Studie (natürliches Human-Interferon beta) von Fernandez (Spanien): 9 Mio IU jeden 2. Tag s.c. 12 Monate oder nur die letzten 6 Monate an 58 Patienten mit schubförmigem Verlauf. Zielparameter aktive Läsionen im MRT über 1 Jahr.

☆ **7S-IgG-Immunglobuline** – IVIG (0,5–10 g Fl) 0,4 g/kg, maximal 30 g alle 4 Wochen bei schubförmiger und ggf. sekundär chronisch progredienter MS, z.B. bei Visusminderung mit drohender Blindheit. Ggf. positiver Effekt von IVIG auf die Remyelinisierung.

– IVIG 0,4 mg/kg initial über 5 Tage und dann einmal alle 2 Monate: Jährliche Schubrate von 3,7 ± 1,2 auf 1,0 ± 0,7 unter Behandlung, Kurtzke-Status von 4,45 auf 4,15 gegenüber 3,55 auf 3,75 in der Kontrollgruppe [Achiron A: Open controlled therapeutic trial of intravenous immune globulin in relapsing-remitting multiple sclerosis. Arch Neurol 49 (1992) 1233–6]. Studien widersprüchlich [Francis G: Lack of efficiency of IVIG in MS. Neurology

Vergleich die ersten 2 Jahre:	I. Schübe jährlich			II. schubfreie Verläufe [%]		III. EDSS-Anstieg 1 Stufe [%]	
	vor Studie	Plazebo	Verum	Plazebo	Verum	Plazebo	Verum
IFN-β-1b Betaferon (n = 217)	1,8	1,31	0,91	16	31,3	32	22
IFN-β-1a Rebif (I. n = 533)	1,5	1,28	0,91 (22 µg)	14,6	24,6	38,3	29,7
(II./III. n = 541)			0,87 (44 µg)		32,1		26,8
IFN-β-1a Avonex (n = 172)	1,2	0,9	0,61	26,4	37,6	33,3	21,1
Copolymer-1 (n = 215)	1,48	0,91	0,65	27	33,6	24,6	21,6
IVIG (I. n = 147, II./III. n = 120)	1,36	1,26	0,52	35,6	53,3	23,2	17,2
Azathioprin (n = 330)		1,01	0,85	25,7	40,1		

Schubfrequenz: Die Verumgruppe der Betaferon-Studie verhält sich etwa wie die Plazebogruppe der Avonex-Studie.

44 Suppl 2 (1994) 3575. Sorensen P: Treatment of MS with IVIG: potential effects and methodology of clinical trials. J Neurol Neurosurg Psychiatry 57 Suppl (1994) 62–4].
– Bei 75 Patienten mit monatlich 0,15–0,2 g/kg gegenüber 73 Plazebo-behandelten 31 % bzw. 14 % Besserung, 53/63 % stabiler Verlauf, 16/23 % Verschlechterung. Schubrate/Jahr vor Studienbeginn/nach 1 Jahr 1,3/0,49 bzw. 1,41/1,26, Anzahl der Schübe 62 bzw. 116, mittleres Schubintervall 720 bzw. 362 Tage, schubfreie Patienten 40 (54 %) bzw. 26 (35 %), Verminderung der Schubrate 59 % [Fazekas F: Randomised placebo-controlled trial of monthly intravenous immunoglobulin therapy in relapsing-remitting multiple sclerosis. Lancet 349 (1997) 589–93].
– Pilotstudie an 40 Patienten mit 20 g alle 2 Wochen: Konstanter Krankheitszustand oder Verbesserung (12,5 %), unter Plazebo 33 % Verschlechterung, mittlere Schubrate gegenüber Plazebo um 62,5 % niedriger [Pöhlau D, Bochum (1997)]. Keine Wirkung im akuten Schub.
– European multicenter randomized placebo-controlled double-blind study to evaluate the efficacy and safety of intravenous immune globulin in patients with secondary progressive multiple sclerosis – ESIMS, Studienleiter Hommes O, Nimwegen, Adresse Dr. Michael Diehl, Bayer-AG, Tel. 0214/308532.
☆ Cyclosporin kann wegen der Nephrotoxizität nicht mehr empfohlen werden.

Therapie immunsuppressiv (Erkrankungsdauer möglichst < 10 Jahre) bei
1. schubförmigem Verlaufstyp mit inkompletter Remission (EDSS ≥ 3) und dokumentierter Krankheitsprogredienz von mindestens 1 Punkt auf der EDSS-Skala im Jahr vor Behandlungsbeginn oder ≥ 2 Schüben/Jahr mit Übergang in Progression (und Versagen o. g. Immunmodulation),
2. sekundär chronisch progredientem Verlaufstyp und Schüben mit rascher Progression,
3. rasch chronisch progredientem Verlaufstyp der MS (ohne Schübe) und hoher Aktivität im MRT nach Kortison-Schub-Behandlung:
☆ Interferon beta-1b (s. Therapie bei schubförmigem Verlaufstyp, seit 26.1.99 zugelassen): In einer multizentrischen randomisierten plazebokontrollierten Doppelblindstudie (Betaferon-Studie Europa) bei 718 Patienten (360 Verum) mit sekundär chronisch-progredienter MS – EDSS-Eingangswert 3–6,5, klinisch aktiver Krankheitsverlauf mit mindestens 2 eindeutig definierten Schüben in der Vergangenheit oder

Verschlechterung um mindestens 1 Punkt auf der EDSS oder 0,5 zwischen EDSS 6 und 7 – unter 8 Mio IU s.c. jeden 2. Tag jeweils signifikant: 1. Verzögerung der Progredienz um 1 EDSS-Stufe um 9 Monate innerhalb der Beobachtungsdauer von 2–3 Jahren, 2. Reduktion von Anzahl (43,6 % unter IFN zu 53,1 % unter Plazebo entsprechend 31 % relative Abnahme) und Schwere der die Progression überlagernden Schübe, 3. Reduktion der Anzahl der Kortikoidbehandlungen und auch MS-bedingten Hospitalisationen, 4. Reduktion der Anzahl der neuen aktiven MRT-Läsionen und des MRT T2-Läsionsvolumen bei jährlichen Scans auf bis zu 1/4 und 5. positiver Effekt auf die Zeit bis zur Rollstuhlgebundenheit (EDSS 7, 16,7 % IFN zu 24,6 % Plazebo). Effekt bei Patienten ohne und mit aufgepfropften Schüben. 57 Patienten beendeten die Studie, vorzeitiger Studienabbruch [European Study Group on Interferon β-1b in Secondary Progressive MS: Placebo-Controlled Multicentre Randomised Trial of Interferon BBB-1b in Treatment of Secondary Progressive Multiple Sclerosis. Lancet 352 (1998) 1491–7].
☆ Methotrexat – MTX (2,5/10 mg Tbl) 2,5 auf 7,5 (10) mg/Woche vor dem Frühstück, langsam steigernd. Besserung in der Doppelblindstudie mit 60 Patienten nach 6 Monaten über 2 Jahre erkennbar, über ein Jahr keine Signifikanz im EDSS, aber im 9-hole peg test für die obere Extremität [Goodkin D: Low-dose (7,5 mg) oral methotrexate reduces the rate of progression in chronic progressive multiple sclerosis. Ann Neurol 37 (1995) 30–40]. Bei Wirkungslosigkeit nach 1 Jahr absetzen.
☆ Mitoxantron – MX (10/20/25/30 µg A) unter 4mal wöchentlichen Laborkontrollen (bb, Bili, GOT, GPT, Kreatinin) sowie jeweils 7 Tage vor der nächsten Infusion (Leuko > 4000/µl, Lympho > 4000/µl, keine Entzündungszeichen, keine Amenorrhoe), jährlichen EKG-, Echokardiographie- und Thorax-Kontrollen, mit Ondansetron 8 mg Tbl 1 Stunde vorher sowie bei Bedarf 6–8 Stunden nachher, MX 10 mg/m² über 5–30 min in 15 ml Glukose 5 % (NaCl 0,9 %) parallel zu 250 ml NaCl 0,9 % alle 3 Monate, ggf. bei sehr aktiver Erkrankung initial dreimal monatlich. Kumulative Dosis wegen des Risikos der dilatativen Kardiomyopathie nicht über 150 mg/m² bzw. maximal 150–200 mg. Therapieende bei Minderung der linksventrikulären Ejektionsfraktion um mehr als 10 % im Vergleich zum Ausgangswert oder auf < 50 % des altersentsprechenden Normwerts.

– 14 mg/m^2 alle 3 Wochen. Nach Absinken der Lymphozyten auf 1000/µl – im Schnitt nach 4 Zyklen – Applikation alle 3 Monate über 3 Jahre. Bei 21 von 30 Patienten mit stark progredienter MS keine weitere Progredienz, bei 9/30 weniger Rezidive. Bei 2 Patienten mit 106 bzw. 176 mg/m^2 kumulativer Dosis reversible Herzinsuffizienz, 1 Patient mit 207 mg/m^2 kumulativer Dosis verstarb an Herzinsuffizienz [Gonsette R (1987)].

– 13 mg/m^2 bei 29 Patienten mit 3 Schüben pro Jahr alle 3 Wochen, wegen zu häufigem Haarausfall, Übelkeit und Erbrechen nach 3 Zyklen Pause von 6 Wochen. Bei 75 % Nachlassen der Schubfrequenz, zum Teil klinische Besserung [Deeke L, Maida E, Wien].

– 12 bzw. 5 mg/m^2 gegen Plazebo (Methylenblau) alle 3 Monate über 2 Jahre in einer randomisierten Phase III-Studie bei 194 (188 evaluierbaren) Patienten mit einer Verschlechterung um mindestens 1 EDSS-Punkt (Durchschnitt 1,3/12 Monate und 1,57/18 Monate) in den vorhergehenden 18 Monaten ohne Rückbildung, Durchschnittsalter 41 Jahre, durchschnittliche Krankheitsdauer 10 Jahre: EDSS von 4,6 auf 4,48 (12 mg), 4,5 auf 4,27 (5 mg) und 4,7 auf 4,93 (Plazebo), Krankenhausaufenthalte 0,4, 0,8 bzw. 0,8, behandelte Relapse 0,4, 0,7 bzw. 1,2, Relaps nach > 20, 7 bzw. 7 Monaten, Verschlechterung bei 8, 14 bzw. 22 % und Relapsfreie Patienten 72, 59 bzw. 44 %; Mitoxantron-Effekt noch 1 Jahr nach Therapieende; bei 28 Patienten Abnahme der linksventrikulären Ejektionsfraktion [Hartung P und MIMS-Study-Group (Mitoxantrone In Multiple Sclerosis)].

– 12 mg/m^2 alle 3 Monate mit 10/10 Stoppen der klinischen Verschlechterung nach 4 Wochen bzw. 4/10 klinische Besserung [Mauch E: Die immunsuppressive Therapie der multiplen Sklerose mit Mitoxantron. Fortschr Neurol Psychiat 61 (1993) 410–7]

– 10 mg/m^2 im Abstand von 3,5 Wochen, bei der 2. Gabe Verschlechterung [Rüttinger H: Exazerbation einer multiplen Sklerose unter Mitoxantrontherapie. Akt Neurol 19 (1992) 13–5].

– 8 mg/m^2 alle 4 Wochen randomisiert doppelblind Exazerbationen bei 5 der 13 Verum- und 10 der 12 Plazebo-behandelten Patienten (Kurtzke Skala 2–5). Nach 1 Jahr keine Signifikanz der Veränderung anhand der Kurtzke-Skala und der Gadolinium-DTPA-MRT, aber Trend zu weniger vergrößernden Herden [Bastianello S: A Controlled Trial of Mitoxantrone in Multiple Sclerosis: Serial MRI Evaluation at One Year. Can J Neurol Sci 21 (1994) 266–70].

El.-HWZ 9 Tage. 90 % Eiweißbindung. Gewebespiegel oberhalb der Plasmakonzentration nach 5–22 h. Hepatobiliäre Ausscheidung.

KI Herzerkrankungen, eingeschränkte Leberfunktion.

UAW Knochenmarkstoxizität mit Leukozytennadir nach 10–12 (6–15) Tagen mit Erholung, abgeschlossen am 21. Tag. Selten schwere Thrombopenie. 7–20 % Alopezie – reversibler Haarausfall (weniger ausgeprägt als bei Doxorubicin). Amenorrhoe.

Blaufärbung von Skleren, Venen und perivenösem Gewebe, 24 h nach Gabe blaugrüner Urin.

Gastrointestinale Irritationen (Diarrhö, Magen-/Darmblutung), Leberwerterhöhung. Mukositis, Stomatitis. 3 % Kardiomyopathie, 12 % Übelkeit und Erbrechen (mittelgradig emetogen, etwas weniger ausgeprägt als bei Doxorubicin). Generiert im Vergleich zu Daunorubicin und Doxorubicin kaum Sauerstoffradikale und ist damit verträglicher.

Wirkung: Synthetisches Anthrazenedion/Anthrachinon, ein Verwandter der Anthracylinantibiotika Daunorubicin und Doxorubicin, Topoisomerase II-Hemmer mit immunsuppressiver Wirkung langfristig auf B-Lymphozyten und weniger überzeugend nur in vitro auf T-Lymphozyten. Durch Quervernetzung innerhalb und zwischen DNS-Strängen zellzyklusunabhängige Hemmung der DNS-Replikation. Antibakterielle und antivirale Wirkung.

☆ Cyclophosphamid (50 mg Drg, 100/500 mg Fl) s. Medikamente: Bei sekundär chronisch-progredienter Form (günstiger als bei primär chronisch-progredienter Form) mit Krankheitsverlauf unter 7 Jahren oder bei schwerer rezidivierend-remittierender Form als ultima ratio bei drohender Gehunfähigkeit ggf. bei jüngeren Patienten, die nicht auf Azathioprin oder IFN-β ansprechen. Ansonsten nicht allgemein empfehlenswert.

Intermittierende Pulstherapie besonders bei Patienten > 40 Jahre:

– 700 mg/m^2 i.v. 9 x monatlich, dann 6 x zweimonatlich, dann 3 x dreimonatlich. Blutbild 2mal wöchentlich bis zum Durchschreiten des Nadir (10 Tage) mit Dosisanpassung in Schritten von 100 mg/m^2 bei den folgenden Zyklen je nach Leukozytennadir (Ziel ca. 2000/µl, bei Leukos < 2000/µl Dosisreduktion, > 3000/µl Dosissteigerung) [Steinbrecher A].

– 500–700 mg/m^2 alle 6 Monate: Leichte Reduktion der Schubhäufigkeit.

– Induktionstherapien sind in der Wirkung nicht ausreichend, die Wirkung der intermittierenden Pulstherapie ist besser belegt.

– 600 mg/m^2 i.v. an Tag 1 + 4 + 7 + 10 + 13 in 250 ml NaCl 0,9 % mit nachfolgend alle 2 Monate intermittierender Pulstherapie 700 mg/m^2 i.v. über 12–24 Monate [Steinbrecher A: Diagnostik und Therapie der MS. Nervenheilkunde (1995) 180–8].

– Canadian Cooperative MS Study Group 1991: Einmalige Induktionstherapie z.B. bis zu 9 g in Einzelgaben mit 1 g i.v. (hohe Dosis!), nach 30 Monaten Plazebo eher besser.

– Kaiser-Studie [Likoski (1991)] 400–500 mg i.v. an je 5 aufeinanderfolgenden Tagen bis zur Leukopenie < 4000/µl, keine Differenz zu Folsäuregabe.

– Northeastern Study Group 1993 (Gruppe 1 + 2) in vier Dosen täglich insgesamt 5–18 g über 8–18 Tage unter gleichzeitig ACTH i.v. oder (Gruppe 3 + 4) fünf Dosen über 8 Tage unter ACTH i.m., jeweils bis zu einer Leukopenie unter 4000/µl ohne (Gruppe 1 + 3) und mit (Gruppe 2+4) zweimonatiger Auffrischtherapie mit 1 x 700 mg/m^2, von Auffrischinfusionen profitierten nur die unter 41-jährigen mit Verlauf unter 7 Jahren und nicht primär, sondern sekundär progressiver MS. Verhinderung der i.d.R. innerhalb 18 Monaten nach der Induktionsbehandlung auftretenden Reprogression, nach 30 Monaten waren 40 % stabil (s. Prognose Spontanverlauf!). [Weiner H: Intermittent cyclophosphamide pulse therapy in progressive MS: Final report of the Northeast Cooperative MS Treatment Group. Neurology 43 (1993) 910–8].

☆ Cladribin (Leustatin 10 mg A) 0,09 mg/kg pro Tag einmalige Infusion kontinuierlich über 7 Tag ein 0,9 % NaCl. Phase III-Studie in den USA. 0,7 mg/kg über einen zentralen Venenkatheter als Dauerinfusion über 1 Woche in 4 monatlichen Therapiezyklen. [Sipe J, La Jolla: Cladribine in the treatment of chronic progressive MS. Lancet 344 (1994) 9–13].
UAW Knochenmarksuppression, hohe Toxizität, 70 % schwere Neutropenien und Fieber, 31 % Infektionen. Müdigkeit, Übelkeit, Hautausschlag, Kopfschmerz, Appetitlosigkeit.
Wirkung: Purinnukleosidanalogon, durch Einbau in die DNA auf ruhende und proliferierende Lymphozyten toxisch immunsuppressiv.

Weitere Therapieversuche:
☆ Amantadine (100/150 mg Tbl, 200 mg/500 ml Fl) s. M. Parkinson; initial 3 x 100 mg langsam steigernd bis auf 600 (-800) mg/d. Gegen Müdigkeit.
☆ 4-Aminopyridin – 4-AP langsam aufdosieren, ggf. primär intravenös, dann orale Weiterbehandlung als Langzeittherapie. Indikation umstritten: 1. Nur kurzanhaltender Effekt über 4–7 h [Bever C: The effect of 4-aminopyridine in MS patients: results of a randomized, placebo-controlled, double-blind, concentration-controlled, crossover – trial. Neurology 44 (1994) 1054–9].
2. Gute Wirkung ggf. bei Patienten mit noch relativ leicht geschädigten „borderline"-Axonen z.B. mit „Uhthoff-Phänomen". Gegen Müdigkeit. Bei etwa 1/3 (70 Patienten doppelblind) deutliche Besserung des Behinderungsgrades. Beeinflusst wahrscheinlich die funktionellen Auswirkungen von Entzündung und Entmarkung [van Diemen H, Polman C, Amsterdam: 4-aminopyridine induces functional improvement in MS patients: a neurophysiological study. J Neurol Sci 116 (1993) 220–6].
KI Epilepsie.
UAW Bewusstseinstrübungen, Gangstörungen, kardiale Störungen, zerebrale Krampfanfälle, Parästhesien, Schlafstörungen, Schwindel.
Wirkung: Kaliumkanalblocker. Stimulation der Acetylcholinfreisetzung. Verwandte Substanz 3,4-Diaminopyridin – DAP ohne nennenswerten Effekt bei Multipler Sklerose.
– Monoklonale Antikörper gegen CD4 mit Wirkung gegen CD4-positive T-Zellen.
☆ 15-Desoxypergualin in Studie ohne Effekt. Zulassung wurde 1995 vom BfArM abgelehnt.
☆ ICAM-1-Antikörper (ICAM-1 = intracellular adhesion molecules- intrazelluläre Adhäsionsmoleküle).
☆ Interleukin-1 – IL1: Hemmt bei Infekt die überschießende Freisetzung der Tumor-Nekrose-Faktors und damit die Immunantwort der Hyper-Inflammation. Bei Sepsis und septischem Schock bisher keine verbesserten Überlebensraten.
☆ Interleukin-4 – IL-4. Fängt ggf. TNF-α ab.
☆ Interleukin-10 – IL-10: Antiinflammatorisches, „immunsuppressives" Zytokin. Hemmt

die Expression und Produktion proinflammatorischer Zytokine wie TNF-α und IL-1β. Die Freisetzung aus Monozyten wird über eine Bindung von Adrenalin und Noradrenalin (die bei z.B. Schädel-Hirn-Trauma massiv ausgeschüttet werden) an den Betarezeptor vermittelt (im Rattenmodell wird der IL-10-Anstieg durch Propranolol verhindert. Auslösung einer in den ersten Wochen nach Schädel-Hirn-Trauma auftretenden Immunschwäche durch IL-10-Ausschüttung bedingt?).

☆ Linomide bei Verlaufstyp schubförmig-remittierend, schubförmig-progressiv und sekundär progressiv. 2 Pilotstudien über 24 Wochen mit Abnahme der Krankheitsaktivität im MRT. 2 Phase III-Studien wurden wegen der Herzinfarkt-Inzidenz beendet.
UAW vermehrt Herzinfarkte.
Wirkung: Quinolin-3-carboxamid.
– s. Liquorfiltration mittels Pall-Filter.
☆ 5-Methoxypsoralen – 5-MOP – Ammoidin – Methoxsalen (10 mg Tbl, nicht zugelassen) nicht nach am Vortag vorausgegangenem starken Sonnenbad. Dosis 0,3–0,5 mg/kg, maximal 1,5 mg/kg an 5 Tagen. Geralen 0,6–1,2 mg/kg/d 4mal wöchentlich Mo/Di, Do/Fr mit Milch oder einer trockenen Semmel, erste 12 Stunden Sonnenbestrahlung auch durch Fensterscheiben meiden, erste 24 Stunden Sonnenbrille tragen.
– Bei vorhandenen Axonen zur Markscheidenstabilisation. Bei Respondern gute Wirkung innerhalb von Stunden auf den Optikus und Gesichtsfelddefekte, Paresen und Spastik, Miktion und Potenz. Abnahme der raschen, allgemeinen Ermüdbarkeit. Keine Wirkung auf den Vestibularis, die Sensibilität. Die Schubrate und Schubtiefe wird nicht beeinflusst. Keine Wirkung bei bereits untergegangenen oder weitgehend sklerotisch umgebauten Axonen [Koppenhöfer E, Kiel: Kaliumblocker in der Neurologie. TW Neur Psych 9 (1995) 585–91]. Psoraderm wird langsamer resorbiert als Geralen. Geralen ist nach 8–12 h weitgehend ausgeschieden.
KI orale Gabe < 12 Jahre, Albinismus und durch Licht ausgelöste Erkrankungen, Hautkrebs, Lupus erythematodes, Melanom, Behandlung gegen bösartige Erkrankungen. Nach Bestrahlung Juckreiz, Hautrötung und Bräunung.
UAW Kopfschmerzen, Nervosität, Schlaflosigkeit. Übelkeit und Brechreiz unmittelbar nach der Einnahme. Bei Langzeitgabe gesteigerte Verhornung, vorzeitige Hautalterung, fleckförmige Hautveränderungen, vereinzelt bb-, Leber- und Nierenschäden. Wechselwirkung mit Anthralin, Cumarinantikoagulantien, Griseofulvin, Methylenblau, Nalidixinsäure, Phenothiazinen, Steinkohlenteer, Sulfonamide, Sulfonylharnstoffen.
Wirkung: Kaliumkanalblocker s. 4-Aminopyridin. Photosensibilisator. Stimmungsaufhellung durch Beeinflussung des Melatoninhaushalts.
☆ Pemolin (20 mg Tbl) s. Narkolepsie. Gegen Müdigkeit.
☆ Pentoxifyllin (400/600 mg Tbl, 100/300 mg A) (?): Senkt in sehr hoher Dosis (in Synergismus mit IFN-β) TNF-α, Lymphotoxin, IFN-γ und IL-4 [Weber F, Göttingen: Synergistic effect of interferon-β (IFN-β) and pentoxifylline on

proliferation and cytokine production of human, myelin specific T cells. (9/96) Göttingen].
[Rieckmann P: The phosphodiesterase inhibitor pentoxifylline reduces early side effects of interferon-beta 1b treatment in patients with multiple sclerosis. Neurology 47/2 (1996) 604].
– Löslicher TNF-Rezeptor: Senkt TNF-α. In einer Studie von Hoffmann-La Roche ohne bzw. mit eher negativer Wirkung.
– T-Zell-Impfung – T-Zell-Vakzination mit dem Ziel der Eliminierung autoreaktiver Zellen und Produktion autoreaktiver T-Zellen. Nach extrakorporaler Vermehrung und Aktivierung autoreaktiver Zellen subkutane Inokulierung.
– Orale „antigenspezifische" Toleranzinduktion mit Rinder-Myelin (Myloral): 300 mg/d oral über 12 Monate bei 30 Patienten mit Senkung der MBO-reaktiven Zellen, der Schubrate um 50 % und besserer EDSS. Phase III-Studie an 500 Patienten. Aus 75 % Lipiden und 25 % Proteinen. Theoretisch ohne UAW. Wirkung (prinzipiell) Antigen-spezifisch. Nutzt physiologische Immunmechanismen und setzt im Darm eine Immunreaktion in Gang mit Bildung von T-Lymphozyten, die im Gehirn immunregulatorisch wirken, indem sie körpereigene immunsuppressive Substanzen, Zytokine wie z.B. TGF-α (transforming growth factor-α) freisetzen. Wirkung im Tiermodell. Bei der schubförmigen MS bei 12 von 15 Patienten erneuter Schub [Howard L: Double-Blind pilot Trial of Oral Tolerization with Myelin Antigen in MS. Science].

Therapie der Ataxie: Kühlung von Hand oder Unterarm für 45–60 s in Eiswasser mit Besserung der Ataxie in 5 von 6 Tests 15–30 min nach der Eisapplikation [Albrecht H: Lokale Eisapplikation in der Therapie der gliedkinetischen Ataxie. Klinischer Nachweis positiver Behandlungseffekte bei Patienten mit multipler Sklerose. Nervenarzt 69 (1998) 1066–73].
☆ Cannabis (2,5 mg Kps) Besserung der Ataxie in Einzelkasuistiken [Meinck H: Effect of cannabinoids on spasticity and ataxia in multiple sclerosis. J Neurol 236 (1989) 120–2].

Therapie der Poly- und Nykturie:
☆ Desmopressin – DDAVP (10 µg/0,1 ml Sprühstoß, 20 µg Einmalpipette): 1 x 20 bzw. 2 x 10 µg. Bei 22 MS-Patienten in einer plazebokontrollierten Cross-over-Doppelblindstudie über 6 Wochen unter 20 µg/d während der 6 Stunden nach Einnahme Abnahme der Miktionsfrequenz von 3,1 auf 2,4 [Hoverd P: Desmopressin in the treatment of daytime urinary frequency in patients with multiple sclerosis. J Neurol Neurosurg Psychiatry 65 (1998) 778–90].

Therapie des Tremors: Ggf. Betablocker oder INH, Gluthetimid, Benzodiazepine oder operative Therapie.
– Stereotaktische Operation als ultima ratio s. M. Parkinson: Hochfrequenz-Thalamus-Elektrostimulation des VIM-Kerns bei Mittelhirntremor (Intentionstremor) mit Reduktion der Ataxie um etwa 50 % (den Erwartungen der Patienten bezüglich Trinken aus einem Glas oder Schreiben meist nicht entsprechend).

Akute Endokarditis – subakute bakterielle Endocarditis lenta   I33.0

Ätiologie: Erreger s. Therapie. s. Bruzellose. Q-Fieber (Coxiella burneti). Besonders im Rahmen eines primären Antiphospholipid-Antikörper-Syndroms – Cardiolipin-Ak-Syndroms, einer bestehenden Herzerkrankung, einer Immunschwäche.

Definition/Diagnose: Positive Blutkulturen. Echokardiographie: Klappenvegetationen.

Diagnostik: s. Definition/Diagnose, s. Labor, s. Röntgen.

Differentialdiagnose: Meningitis.
Bei allen unklaren neurologischen Erkrankungen mit Fieber an eine bakterielle Endokarditis denken!

Klinik: Anamnese: Herzerkrankungen? Reduzierte Immunkompetenz (Diabetes mellitus, Abusus)? Fieber (subfebrile Temperaturen)? Gewichtsverlust? Krankheitsgefühl?
Neurologisch unspezifische Symptome wie Kopfschmerzen, Muskel- oder Rückenschmerzen, vermehrte Müdigkeit, Apathie, Verwirrtheit.
Befund: Fieber (nicht obligat). Hepato-/Splenomegalie. Herzinsuffizienz. Herzgeräusche (nicht obligat). Hämaturie. Hautefloreszenzen.
– Neurologische Ausfälle (Endokarditis ursächlich bei 1–3 % der zerebralen Ischämien) und/oder Psychosen (s. Anamnese) bei ≥ 30 % als Erstmanifestation, im Verlauf bei > 50 % der Patienten. Herdsymptome wie Amaurose, Hemiparese, Aphasie, Ataxie.

Bei 10 Patienten 10mal Veränderung der Bewusstseinslage (Apathie, Bewusstseinstrübung, Verwirrtheit bis zum Koma), 7/10 Paresen, 5/10 Meningismus, 2/10 zerebrale Krampfanfälle; im CCT 7mal embolische Hirninfarkte, 2mal Hirnabszesse, 1 intrakranielle Blutung [Junker J, Münster: Neurologische Defizite als Leitsymptome bakterieller Endokarditiden. ANIM (1/98) Hamburg].
– Septische Embolisation von kardialen Vegetationen mit resultierenden Hirninfarkten, (rezidivierenden) Hirnblutungen, Subarachnoidalblutungen, auch Hirnabszessen, Meningitiden. Mikroembolien treten häufig, aber sehr inkonstant auf und können auch unter suffizienter Antibiose für mindestens einen Monat anhalten [Eicke B, Mainz: Persistierende intrakranielle Mikroembolien bei bakterieller Endokarditis. ANIM (1/98) Hamburg].
– 4–12 % mykotische Aneurysmen: Durch in die Vasa vasorum verschleppte Bakterien oder Aufsplitterung des Embolus ggf. multiple Aneurysmen, A. cerebri media 4mal häufiger als andere große Hirnarterien betroffen. Die Ent-

stehung mykotischer Aneurysmen dauert Tage bis Wochen bis zu 6 Monaten. Die Aneurysmaruptur verläuft in bis zu 80 % letal.

Labor: Blutkulturen: Abnahme zu Beginn des Fiebers grundsätzlich 2 bzw. bei Endokarditis 3 Proben in je 1 Stunde Abstand.
- BB Eosinophilie bei parietaler fibroplastischer (Thromb-) Endokarditis, bei isolierten interstitiellen Myokarditiden, bei der eosinophilen (sero-) fibrinösen Perikarditis. bb (regelmäßig Thrombopenie – Zeichen der Verbrauchskoagulopathie).
- ASL o.B., erhöht ohne diagnostischen Wert. Oft Transaminasenerhöhung.
- Rheumafaktoren in > 50 % positiv.

Liquor: Ggf. Bakteriennachweis lediglich im Liquor möglich [Wilder-Smith E: Neurologische Erstmanifestationen bei bakterieller Endokarditis. In: Schwerpunkte neurologischer Intensivmedizin. perimed Notfallmedizin 19 (1991) 175–9].

Prognose: Mortalität unbehandelt 100 %, behandelt trotz Antibiotika bei 30 % wegen Veränderung des Erregerspektrums und häufiger atypischer Verläufe.
Die Prognose verschlechtert sich schnell mit zunehmender Krankheitsdauer.

Röntgen: Thorax, CCT/MRT.

Therapie: Die floride bakterielle Endokarditis stellt eine Kontraindikation für Marcumar und Fibrinolyse-Therapie dar!
- s. Antibiotika-Therapie: Zunächst kalkulierte Therapie, da der Erregernachweis häufig zu spät oder gar nicht gelingt, mit einem Staphylococcus aureus-wirksamen Antibiotikum. Antibiotika-Kombinationstherapie zur synergistischen Wirkungssteigerung (z.B. Penicillin/ Cephalosporin + Aminoglykosid).
- Bei Hirnbeteiligung (septischer Herdenzephalitis durch septische bakterielle Embolien): ☆Vancomycin und ☆Gentamycin.
1. 50–80 % Streptokokken (subakute bakterielle Endokarditis lenta), Streptococcus viridans: ☆Penicillin G + ☆Streptomycin. Alternativ ein ☆Aminopenicillin.
2. Staphylokokken (auch Staphylococcus epidermidis): ☆Vancomycin 2 x 1 g A langsam i.v. Alternativ ☆Oxacillin (oder Cephalosporin 2. Gen.) + ☆Gentamycin.
3. 10–20 % Enterokokken: ☆Vancomycin (0,5/1 g A) 2 x 1 g A langsam i.v. Alternativ ein β-Laktam-Antibiotikum (Aminopenicillin) immer zusätzlich mit Aminoglykosiden.
4. Pneumokokken: ☆β-Laktam-Antibiotika (Aminopenicillin).
5. Zur Endokarditis-Prophylaxe bei hohem Risiko für Endokarditis: ☆Vancomycin (0,5/1 g A) 2 x 1 g A langsam i.v.

Therapie prophylaktisch: Antibiotika-Prophylaxe nach abgelaufener Endokarditis zur Verhinderung von Streptokokken-Infektionen.

Therapie operativ: Ggf. Operation von mykotischen Aneurysmen wegen großer Rezidivblutungsgefahr [Hojer C: Ruptur und erfolgreiche Operation eines mykotischen Aneurysmas der A. cerebelli superior. Nervenarzt 64 (1993) 404–6].

Engpass-Syndrome – Kompressionssyndrome

syn. entrapment neuropathy.

s. periphere Nervenläsionen.

Ätiologie – Ätiopathogenese: 1. Anatomische Engstelle.
2. Mechanische Faktoren: Wiederholte Bewegungsabläufe, vermehrte Flüssigkeitsansammlung, Veränderungen an angrenzenden Knorpel- oder Knochenstrukturen (z.B. Arthritis).
3. Einlagerung von pathologischen Substanzen (Amyloid, Mukopolysaccharide).
4. Vorschädigung (Alkohol, Diabetes, Akromegalie, sonstige Polyneuropathien).

Anatomie/Histologie: 1. Verdünnung der Myelinscheide am Internodium an der Kompressionsstelle und Anschwellung gegenüber.
2. Myelinscheidenuntergang paranodal mit Bevorzugung der dickbemarkten Fasern.
3. Auftreten von Renaut-Körperchen als Hinweis auf eine Läsion der endoneuralen Kapillaren.
4. Einwanderung von Fibroblasten mit Fibrosierung von Epi- und Endoneurium.

Definition: Umschriebene Läsion eines peripheren Nerven an einer durch anatomische Strukturen (Knochen, Sehnen, Bänder oder Faszien) vorgegebenen Engstelle [Neundörfer B].

Differentialdiagnose: Hereditäre Neuropathie mit Neigung zu Druckparesen.

Einteilung: siehe Tabelle nächste Seite.

Enophthalmus s. Exophthalmus – Differentialdiagnose. H05.4

Entmarkungskrankheiten s. Leukodystrophien (metabolisch), Encephalomyelitis disseminata (entzündlich) und im weiteren Sinn Prion-Erkrankungen wie Creutzfeldt-Jakob-Erkrankung etc.

Engpass-Syndrom	betroffener Nerv	Differentialdiagnose
Incisura scapulae-Syndrom	N. supraspinatus	C4/5-Syndrom
Karpaltunnel-Syndrom	N. medianus: Lig. carpi transversum	C6-Syndrom
Sulcus ulnaris-Syndrom	N. ulnaris	C8-Syndrom
Syndrom der Loge de Guyon	N. ulnaris – Radfahrerlähmung	C8-Syndrom
Pronator teres-Syndrom	N. medianus	C6-Syndrom
Supinator-Syndrom	N. radialis: Frohsesche Arkade, verbreiterte Aponeurose des M. extensor carpi rad. brevis	C7-Syndrom
Thoracic outlet-Syndrom	(unterer) Plexus	C8-Syndrom, untere Plexuslähmung
Ilioinguinalis-Syndrom	N. inguinalis	L1-Syndrom
Piriformis-Syndrom	N. ischiadicus im Foramen infrapiriforme	L5-Syndrom, S1-Syndrom
Meralgia paraesthetica	N. cutaneus femoris lateralis	L2-Syndrom
Saphenus-Syndrom	Kompression unter der Lamina vasto-adductoria	L4-Syndrom sensibel
Saphenus-Neuropathie	Neuropathia patellae des Ramus infrapatellaris	
Peroneuskompression am Fibulakopf	N. peroneus	L5-Syndrom
N. cutaneus surae lateralis		L5-Syndrom sensibel
Vorderes Tarsaltunnel-Syndrom	N. peroneus profundus: Retinaculum Mm. extensorum inferius	L5-Syndrom
Hinteres Tarsaltunnel-Syndrom	N. tibialis: Malleolen-Kanal, Retinaculum flexorum, Lig. laziniatum	S1-Syndrom
Morton-Metatarsalgie	N. tibialis	S1-Syndrom

Enuresis o.n.A. / nichtorganisch R32 / F98.0

Enzephalitis G05

Encephalitis acuta	G04
Encephalitis postvaccinalis / sonstige Encephalitis postinfectiosa	G04.0 / G04.8
Enzephalitis, nicht näher bezeichnet (nicht klassifizierbar), Ventrikulitis	G04.9
Enzephalitis bakteriell bedingt / bei andernorts klassifizierten Viruskrankheiten	G05.0 / G05.1
Virusenzephalitis, übertragen durch Moskitos / Zecken	A83 / A84
Enzephalitis bei sonstigen andernorts klassifizierten infektiösen und parasitären Krankheiten	G05.2
Virusenzephalitis-Folgezustände	B94.1

Meldepflicht bei Erkrankung oder Tod.

Ätiologie: s. Klinik – Einzelne Formen. Bis zu 70 % der (viralen) Enzephalitiden bleiben ätiologisch ungeklärt.

Anatomie/Histologie: Fokale Gewebeschädigungen mit Nekrosen oder Neurolysen. Große perivaskuläre und aktivierte Histiozyten.
– Herpes simplex-Enzephalitis: Nekrosen in der basalen Schläfenrinde.

Diagnostik: s. Labor und Röntgen unter Klinik. EEG. Lumbalpunktion.

Differentialdiagnose: Encephalomyelitis disseminata.
– Zerebrale Gefäßprozesse – zerebrovaskuläre Insuffizienz.
– Septisch-embolische (Endokarditis) G04.2 und septisch-metastatische Herdenzephalitis (durch Bakterien)
– Hirnabszess G06.0
– Hirntumor.
– Hypoglykämie: Nekrosen vorwiegend der grauen Substanz. Kasuistik mit hypodensen symmetrischen Läsionen beidseits im Bereich des Nucleus lentiformis [Berlit P: Bitemporale CT-Hypodensie bei Hypoglykämie. Akt Neurol 17 (1990) 22–23].
– Intoxikation: Atropin/Belladonna-Intoxikation: Neben Temperaturanstieg und Leukozytose klinisch toxische Psychose mit Störung von Bewusstsein und Orientierung, Erregungszuständen, deliranter Unruhe mit Mündung in ein Erschöpfungssyndrom bis zum Koma.
– Familiäre hemiplegische Migräne (FHM): Episoden mit Koma, ggf. auch hohem Fieber, neurologischen Defiziten. Selten, ggf. bereits nach leichten Kopfverletzungen, starker körperlicher Belastung, besonders nach Angiographien (Kontraindikation für Angiographien!) Auslösung schwerer Attacken bis zur Entwicklung lebensbedrohlicher Hirnödeme. Differentialdiagnose insbesondere bei begleitendem Fieber und Liquor-Pleozytose [Schnittger C: Koma bei familiärer hemiplegischer Migräne. Akt Neurol 23 (1996) 217–9].
– Thrombotisch-thrombozytopenische Purpura Moschcowitz.
– Sarkoidose (ACE-Titer). Subakut sklerosierende Panenzephalitis.

Einteilung: s. Klinik – Einzelne Formen.

Epidemiologie: s. einzelne Formen.
Bei der Tollwut, ggf. auch bei der Frühsommer-Meningoenzephalitis Migration von Fernost in die westlichen Länder.

Klinik: Anamnese: Frühere Masernerkrankung? Durchschnittlich 4,7 Tage zwischen Auftreten erster Symptome incl. Kopfschmerzen bis zur stationären Aufnahme, in 40/105 innerhalb 24 Stunden [s.u. Hansen].
Befund: 64 % hirnorganisches Psychosyndrom: 33 % Bewusstseinsstörungen.
20–25 % primär psychiatrisches Krankheitsbild! 20 % Krampfanfälle.
Seltener Meningismus (kann im Koma fehlen!) oder Hemisyndrom.
– Ausgeprägte, schwere Enzephalitis besonders bei Herpes simplex-Enzephalitis, zentraleuropäischer Enzephalitis (CEE) und lymphozytärer Choriomeningitis (LCM).
– Reversibles „enzephalitisches" Syndrom mit Hypokinese, Myoklonien, psychoorganischen Veränderungen und triphasischen EEG-Potentialen [Schmidt S. ANIM (1/94) Karlsruhe].
– Schwindel: Enzephalitis mit vorwiegendem Schwindel durch Virusinfektion. Epidemischer Schwindel (Vertigo epidemica) bei: Herpes simplex, Herpes zoster, Masern, Mononukleose, Mumps, Pertussis.
– Nach Auslandsreisen: s. Arbo-Virus, Dengue-Virus, japanische Enzephalitis, Rift-Valley-Fieber-Virus, Sandfliegenfieber-Virus, West-Nile-Fieber.
La-Crosse-Virus-Enzephalitis –   A83.5
Kalifornische (Meningo-)Enzephalitis
(USA, Moskito-übertragen)
Murray-Valley-Virus-Enzephalitis   A83.4
(Australien, Moskito-übertragen)
Westliche Pferdeenzephalitis   A83.1
(Western-Equine-Encephalitis, USA,
Moskito-übertragen)
Östliche Pferdeenzephalitis   A83.2
(Eastern-Equine-Encephalitis, Moskito-übertragen)
Rocio-Enzephalitis   A83.6
Venezolanische Pferdeenzephalitis   A92.2
(Venezuela, Moskito-übertragen)
– Spätfolgen der Virusenzephalitis   G09

I. Einzelne Formen der Virusenzephalitiden –
virale Enzephalitiden: G05.1

Adenovirus-Enzephalitis: A85.1
– *Klinik*: Adenovirus-bedingte Infektionen: Fieber, Exantheme, Lymphknotenschwellungen, Pharyngitis, Rhinitis. Viruspneumonie (atypische Pneumonie), Konjunktivitis und Keratokonjunktivitis epidemica.
– *Komplikationen*: Myelitis transversa.
– *Labor*: Liquor: Akute lymphozytäre Meningitis.
– *Therapie*: Adenoviren bedingte Keratitis epidemica nicht kausal behandelbar. 5mal täglich lokales Antiseptikum (AT).
– Adenovirus-Meningitis   A87.1†. G02.0
AIDS-Enzephalitis (HIV-Enzephalopathie – AIDS-Enzephalopathie). s. AIDS-assoziierte progressive multifokale Leukenzephalopathie.

Arboviren-Enzephalitis: A85.8
s. Frühsommer-Meningoenzephalitis, Dengue-Virus, Encephalitis japonica (JEV)

nach Auslandsreisen. s. Toskana-Virus. Arboviren-Enzephalitis am weitesten verbreitet und am häufigsten.
– *Anatomie/Histologie*: Ggf. Gewebsnekrosen.
– *Klinik*: Plötzliches Fieber und neurologische Symptome über 4–14 (-40) Tage, schwerste Kopfschmerzen sowohl okzipital als auch diffus, Lichtempfindlichkeit (Photophobie), Konjunktivitis, Übelkeit und Erbrechen. Muskelschmerzen. Binnen 24 Stunden Desorientiertheit bis zum Koma. Besonders bei Patienten über 40 Jahren Tremor, der in seiner Lokalisation variiert. Hirnnervenbeteiligung: Augenmuskelparesen, Fazialisparesen, Nystagmus. Mono- oder Hemiparesen mit Reflexanomalien.
– *Komplikationen*: Myelitis transversa. Polyradikulitis Guillain-Barré.
– *Labor*: Antikörper-Anstieg in der 1. Woche.
– Liquor: Akute lymphozytäre Meningitis.
– *Prognose*: Kurzfristige Besserung, soweit nicht irreversible anatomische Läsionen vorliegen.

Coxsackie-Enzephalitis   A85.0†, G05.1
Enteroviren.
1. Coxsackie A (z.B. Coxsackie A7, A9):
Herpangina (fieberhafte Bläschen auf Tonsillen,   B08.5
vorderen Gaumenbögen, weichem Gaumen, Uvula und Zunge) mit Schluckstörungen (Dysphagie), Appetitlosigkeit und Diarrhö, Exanthem, Konjunktivitis, Leibschmerzen wie bei Echovirus-Erkrankung.
Coxsackie A-Enzephalitis mit Kopfschmerzen, polioähnlichen Lähmungen mit guter Prognose.
2. Coxsackie B (Coxsackie B1–6)
Myalgia epidemica (Morbus Bornholm):   B33.0
Pleurodynie mit attackenweisen thorakalen Muskelschmerzen beim Atmen, Lachen, Pressen und Fieber.
Virusmeningitis   A87.0. G02.0
Coxsackie B-Enzephalitis: Enzephalitis weniger häufig.
– *Klinik*: Ggf. periphere Fazialisparese.
Kasuistik einer 17-Jährigen mit klinisch nach Kopfschmerzen, Aphasie und Gangunsicherheit dann akinetischem Mutismus [Englert D: Bilateral symmetrische reversible Thalamusläsion im Rahmen einer Enzephalitis. Nervenarzt 58 (1987) 308–10].
– *Komplikationen*: Fazialisparese. Monoparese (Coxsackie A7). Myokarditis mit Herzrhythmusstörungen. Ggf. rezidivierende aseptische Meningitis. Myelitis transversa. Polyradikulitis Guillain-Barré (selten). Parkinson-Syndrom (Coxsackie B2).
– *Labor*: Aseptische Meningitis. Ggf. initial granulozytäre Meningitis mit überwiegend Polymorphkernigen.
Coxsackie-Viren sind beim positiven Liquorbefund fast immer auch im Rachenabstrich und im Stuhl zu finden.
Kasuistik [Englert D]: Liquoreiweiß 214 mg/dl mit IgG 26,4 mg/dl, Antikörper im Liquor gegen Coxsackie B und Serumtiter 1 : 64.
– *Röntgen*: CCT „Thalamitis" [Englert].

Dengue-Virus-Enzephalitis: A90
Karibik, Mittel- und Südamerika (Brasilien, Venezuela), Ostafrika (Senegal, Kenia, Tansania), Nigeria, Inseln im Indischen Ozean (Seychellen, Komoren), Südostasien (Thailand, Ma-

laysia, Indonesien), China, Australien, Ozeanien/Polynesien.
- *Klinik*: 2–7 Tage nach Mückenstich klassisches Dengue-Fieber mit retrobulbären und lumbosakralen Schmerzen, Myalgien, gastrointestinalen Beschwerden, makulopapulösem Exanthem, selten Enzephalitis, Myokarditis, Hepatitis, Mono- oder Polyneuropathie. In 30 % schwerste Verlaufsform hämorrhagisches Dengue-Fieber (DHF. A91) und Dengue-Schock-Syndrom (DSS). Postinfektiös lebenslange Immunität.
- *Therapie präventiv*: Immunprophylaxe: Eine Impfung ist bald möglich.

Echo-Virus-Enzephalitis
Echo-Virus-bedingte Infektionen   A85.0
- *Ätiopathogenese*: Besonders Echo 4, 6, 9, 11, 14, 18, 30, 31. Trinkwasser-bedingte Erkrankung.
- *Klinik*: Diarrhö, Exanthem, Konjunktivitis, Leibschmerzen wie bei Coxsackie-Erkrankung. Enzephalitis weniger häufig.
Ggf. periphere Fazialisparese. Polioähnliche Lähmungen mit guter Prognose. Ggf. Meningitis   A87.0†. G02.0
- *Labor*: Isolierung aus Rachen, Stuhl und Liquor.
- Liquor: Akute lymphozytäre bzw. aseptische Meningitis, ggf. initial granulozytäre Meningitis mit überwiegend Polymorphkernigen und teilweise relativ hohen Zellzahlen von bis zu 3000/μl.
- *Prognose*: Gut.

s. akute disseminierte Enzephalomyelitis.

Enteroviren: Coxsackie, Echo, Polio.   A85.0
Enterovirus Typ 71 häufig.

Epstein-Barr-Virus-Enzephalitis (EBV-Enzephalitis) s. infektiöse Mononukleose.   B27
- *Klinik*: Fieber, Lymphknoten- und Milzschwellung, Angina, Gliederschmerzen.
Akute disseminierte Enzephalomyelitis (parainfektiöse Enzephalitis) kurz vor, mit oder kurz nach Exanthem. Hirnnervenläsionen wie periphere Fazialisparese, Augenmuskelstörungen. Peripher-neurologische Störungen können auch isoliert auftreten.
Mononeuritis multiplex (besonders Armplexusneuritis). Polyradikulitis Guillain-Barré.
Assoziation mit der endemischen Form des afrikanischen Burkitt-Lymphoms und mit ZNS-Lymphomen bei AIDS.
- *Labor*: BB bis zu 20 % Pfeiffer-Zellen, 40–90 % monozytoide Lymphozyten. Eosinophilie.
Epstein-Barr-Virus (EBV). Mononukleose-Schnelltest ggf. anfangs noch negativ. Höchste Titer in der 2.–3. Woche.
- *Liquor*: Akute lymphozytäre Meningitis.
- *Prognose*: Gut.
- *Therapie*: ☆Aciclovir – ACV (800 mg Tbl, 250 mg Stammlösung 10 ml) s. Herpes simplex-Enzephalitis.

s. Fleckfieber.

s. Frühsommer-Meningoenzephalitis.

Gruppe der Hanta-Viren: Enzephalitis mit zerebralen Krampfanfällen. „Hämorrhagisches Fieber mit renalem Syndrom (HFRS)" – Nephropathia epidemica – Nephritis epidemica.

s. Herpes simplex-Enzephalitis.

HIV s. AIDS.

Influenza-Enzephalitis: J10.8. G05.1
Influenza A (☆Amantadin s. M. Parkinson) + B. s.o. akute disseminierte Enzephalomyelitis.
- *Therapie*: ☆Zanamivir bei Influenza A und B. Wirkung: Erstes wirksames Grippe-Medikament.

Japanische Enzephalitis –   A83.0
Japan-B-Enzephalitis – Encephalitis japonica (JEV):
Indien, Nepal, Südostasien (Thailand, Vietnam), Japan, Südkorea, China, Taiwan.
- *Klinik*: Moskito-übertragen 4–14 Tage nach Mückenstich Krampfanfälle, Hirnnervenausfälle, Ataxie, Bewusstseinstrübung, Tremor, Lähmungen. In 25 % tödlich. Residuen. Viruspersistenz im ZNS.
- *Therapie präventiv*: Immunprophylaxe: Impfung ist abhängig von Reiseart, Reiseziel und der epidemiologischen Situation.

Leukenzephalitis: Akute und subakute hämorrhagische Leukenzephalitis (Hurst)   G36.1
s. Mykoplasmen-Enzephalitis.

Lymphozytäre Choriomeningitis (LCM): A87.2
- *Ätiologie/Epidemiologie*: Übertragung durch Biss der Hausmaus. Selten, immer sporadisch.
- *Klinik*: Langes Prodromalstadium mit Müdigkeit, Hals-, Kreuz-, Muskelschmerzen. Oft schwerer Verlauf mit Bewusstseinstrübungen und Myoklonien.
- *Labor*: LCM-KBR aus Blut und Liquor mit Anstieg in der 3.–4. Woche. Neutralisationstest im Serum mit Anstieg in der 7.–8. Woche.
- Liquor: Auch aseptische Meningitis.
- *Prognose*: Lange Rekonvaleszenz.

Masern-Enzephalitis   B05.0, G05.1
- *Diagnostik*: EEG: Asymptomatische EEG-Veränderungen bei 50 % aller Erkrankungen! [Lackmann, G.: Masern … Päd. Pax 44 (1992) 251–6].
- *Klinik*: Diskrete Verhaltensänderungen bei ca. 50 % aller Masern-Erkrankungen. Ggf. Schwindel.
- *Komplikationen*: Auftreten ohne Zusammenhang mit dem Schweregrad der Masern-Infektion.
1. s. subakut sklerosierende Panenzephalitis.
2. Para- und postinfektiöse Enzephalitis – akute disseminierte Enzephalomyelitis: Einige (3–4, ggf. 2-> 10) Tage nach dem Exanthem Auftreten einer akuten disseminierten Enzephalomyelitis mit einer Inzidenz von 0,5–2 pro 1000 Maserninfektionen, dabei Letalität von 10–30 %. Bei 50 % der Überlebenden schwerwiegende Residuen.
3. Masern-Einschlusskörperchen-Enzephalitis (MIBE) – subakute Masern-Enzephalitis A81.1 Bei Immundefekten (Lymphome, Leukämien) 1–6 Monate nach Maserninfektion. Kasuistik eines 13-jährigen Mädchens mit M. Hodgkin [Strauß G. (4.3.95) Hannover].
4. (Meningoenzephalo-) Myelitis weltweit mindestens 36mal   G04.9
5. Otitis   B05.3
6. Polyradikuloneuritis: G61.0
7. Meist nach Abklingen des Exanthems, ggf. mit Hirnnerven-Befall besonders VII
8. Pneumonie   B05.2
9. Spondylitis bei Masern   B05.8

- *Labor*: BB Leukopenie und Eosinopenie. Ggf. unspezifische „Mit-Reaktion" bei Encephalomyelitis disseminata.
- Liquor: Pathologische Veränderungen bei 50 % aller Erkrankungen.
- *Therapie präventiv*: Immunprophylaxe mit
- ☆ Masern-Virus-Impfstoff (0,5 ml A) aktive Impfung ab 13., besser 15. Lebensmonat. Bei ungeschützten Kindern und Erwachsenen (Nachholimpfungen bei unterlassener Impfung im Kindesalter). Grundimmunisierung: 1 x MMR-Impfstoff (oder Einzelkomponenten-Impfstoff); keine Auffrischung.
  KI akut Erkrankte, Infekt, Leukämie, Lymphom. Bei Myasthenia gravis nur mit strenger Indikation.
  UAW Exanthem, Fieber, Lokalreaktion. Myelitis transversa 1/1–3 Mio. Polyradikulitis Guillain-Barré.

Moskito-übertragene Virusenzephalitis   A83.9
s. Encephalitis japonica. s. Klinik – nach Auslandsreisen: Östliche, westliche (USA) und venezolanische Pferdeenzephalitis. St.-Louis-, australische, kalifornische, Rocio-Enzephalitis.

Mumps-Enzephalitis: s. akute disseminierte Enzephalomyelitis – sehr selten   B26.2. G05.1
- *Ätiologie*: Myxovirus parotidis.
- *Klinik*: Parotitis (kann asymptomatisch sein). Ggf. periphere Fazialisparese.
  Orchitis   B26.0. N51.1
  Mumps-Meningitis   B26.1†, G02.0
  (Parotitis epidemica-M.) relativ häufig
  Mumps-Pankreatitis   B26.3. K87.1
- *Komplikationen*: Myelitis transversa. Polyradikulitis Guillain-Barré.
- *Labor*: BB initial Leukopenie und relative Lymphozytose, dann Leukozytose und Eosinophilie. Amylase, Lipase. Serum-KBR kann jahrelang erhöht bleiben. Cave: Ggf. unspezifische „Mit-Reaktion" bei Encephalomyelitis disseminata.
- Liquor: Akute lymphozytäre bzw. aseptische Meningitis, Mumps-Meningitis mit ggf. relativ hohen Zellzahlen von bis zu 3000/µl. Die Pleozytose kann wochenlang anhalten.
- *Prognose*: Nicht so gut, häufig Verhaltensstörungen und EEG-Veränderungen.
- *Therapie*: Immunprophylaxe mit
- ☆ Mumps-Impfstoff bei ungeschützten Kindern und Erwachsenen: Grundimmunisierung: 1 x MMR-Impfstoff (oder Einzelkomponenten-Impfstoff). Nachholimpfungen bei unterlassener Impfung im Kindesalter; keine Auffrischung.
  UAW Polyradikulitis Guillain-Barré (serogenetische bzw. postvakzinale Polyneuritis).

Mykoplasmen-Enzephalitis: Mycoplasma pneumoniae – weniger häufig. s. akute disseminierte Enzephalomyelitis.
- Kasuistik 1: 12 Tage nach Mykoplasmen-Infektion bei einem 53-jährigen Patienten Ausbildung einer bilateralen Optikusneuritis und einer postinfektiösen Polyneuritis mit Besserung auf Plasmapherese und Kortikoide.
- Kasuistik 2: 10 Tage nach Mykoplasmen-Infektion bei einem 28-jährigen Patienten Ausbildung einer Enzephalitis mit fokaler Herdsymptomatik, Delir bis zum Koma; bei

schwerstem Hirnödem im CCT Kortikoidgabe und Entlastungskraniektomie mit Duraerweiterungsplastik, in der Hirnbiopsie postinfektiöse hämorrhagische Leukenzephalitis (Hurst); nach 6-monatiger Rehabilitation volle berufliche und soziale Reintegration [Sixt G, Innsbruck: Postinfektiöse Optikusneuritis, Guillain-Barré-Syndrom und hämorrhagische Leukenzephalitis nach Mycoplasma pneumoniae-Infektion. ANIM (1/98) Hamburg].

Parainfluenza – Enzephalitis
- *Labor:* Antikörpernachweis durch KBR.

s. Polio: A85.0†, G05.1
Auch aseptische Meningitis. Ggf. periphere Fazialisparese.

Rasmussen-Enzephalitis s. Zytomegalie-Virus-Enzephalitis. Kasuistik einer 57-jährigen Patientin mit anamnestisch Chorioretinitis und im Alter von 54 Jahren Schmerzen, Sensibilitätsstörungen, rezidivierenden, später therapieresistenten sich ausbreitenden rechtsseitigen Myoklonien, rasch progredienten intellektuellen Störungen und binnen eines 1/2 Jahrs mutistische Bild mit linksseitigen extrapyramidalen Störungen; (*Diagnose*:) in der Hirnbiopsie herdförmig vermehrte Astrozyten und Mikrogliazellen; chronisch-entzündlicher Liquor; binnen Monaten spontane Besserung, darauf Therapieversuch mit regelmäßig intermittierend ☆7S-IgG-Immunglobuline – IVIG [Bunten S, Bremen: Adulte Form einer Rasmussen-Enzephalitis. DGN (9/98) München].
- *Differentialdiagnose*: Panenzephalitis, Prion-Erkrankung.

Respiratory Syncytial (RS) – Enzephalitis
- *Labor:* KBR-Antikörpernachweis.

Rickettsien: A77.0
s. Fleckfieber, Q-Fieber. Rocky Mountains spotted fever

Rift-Valley-Fieber-Virus-Enzephalitis (RVF) A92.4
Rifttalfieber: Ägypten/Sudan, Senegal, Namibia, Madagaskar, Südafrika.
- *Klinik*: 2–6 Tage nach Mückenstich oder aerogen von Tierkadavern bei 1 % hämorrhagisches Fieber, Retinitis, Enzephalitis.
- *Therapie präventiv*: Immunprophylaxe durch Impfung.

Röteln-Enzephalitis   B06.0
- Inzidenz bei Erkrankten 1 : 5000, direkter Virusnachweis meist negativ, Letalität bis 20 %, überlebende Patienten ohne gravierende Defizite. Postinfektiös weniger häufig s.o. Akute disseminierte Enzephalomyelitis.
Labor: Ggf. unspezifische „Mit-Reaktion" bei Encephalomyelitis disseminata.

Rota-Virus-Enzephalitis
- *Labor:* Antigen- und RNA-Nachweis im Stuhl.

Sandfliegenfieber-Virus-Enzephalitis (SFV) A93.1
- Pappataci-Fieber – Phlebotomus-Fieber: Italien, Spanien, Portugal, Balkan mit Griechenland, Zypern.
- *Klinik*: 3–5 Tage nach Mückenstich (Mücken halten sich besonders abends bodennah am Strand auf) über 2–4 Tage Fieber mit Kopfschmerzen, Lichtscheu, Konjunktivitis, Arthral-

gien, Myalgien. Aseptische Meningitis durch Serotyp SF-Toscana (TOS).
Prophylaxe durch Schutz vor Mückenstichen (Haut bedecken, mit Mückenschutz einreiben).

Slow Virus Enzephalitis   A81.9

Subakut sklerosierende Panenzephalitis: Masern vorausgegangen, Schulalter, Affektstörung, rhythmische Hyperkinesien, Tonussteigerung, zerebrale Krampfanfälle, Differentialdiagnose Leukodystrophie. ☆Azathioprin (50 mg Tbl).

s. **Tollwut** – weniger häufig s. akute disseminierte Enzephalomyelitis.

Toskana-Virus-Enzephalitis   A85.2
– *Ätiologie*: Übertragung der Arboviren durch Sandfliegen (Phlebotomus perniciosus).
– *Epidemiologie*: Häufigster viraler Erreger akuter ZNS-Infektionen bei Kindern in Zentralitalien. Auftreten zu 80 % im August und September.
– *Klinik*: Nach einer Inkubationszeit von maximal 15 Tagen Kopfschmerzen von 10–12 Tagen Dauer, Fieber, Meningismus.

Varizellen-Zoster–Enzephalitis (VZV, Herpes-Gruppe)   B01.1
in 7/105 [s.u. Hansen] – häufig s.o. akute disseminierte Enzephalomyelitis.
– *Epidemiologie*: VZV als häufigste Ursache der zerebellären Enzephalitis im Kindesalter.
– *Klinik*: Herpes zoster oticus: Häufig periphere Fazialisparese.
– Kasuistik einer 18-jährigen Patientin mit Varizella-Zoster-Infektion im Kindesalter und Reinfektion mit kleinfleckig-pustulösem Exanthem und Status epilepticus, im CCT diffuser Hirnschwellung, im EEG burst-suppression-Muster, SEP kortikal bds. ausgefallen; im MRT nach 24 Tagen hyperintense Läsionen und ein schweres Hirnödem in der T2-Wichtung, in T1 keine Substanzdefekte; unter hochdosierter Kortikoidtherapie mit Dexamethason 12 mg über 6 Tage langsame klinische Besserung (wiederkehrende Reflexe okulozephal, Husten, Kornealreflex, später Spontanatmung, Abwehrreflexe) und Rückgang der MRT-Veränderungen [Kurth T, Essen: Schwere Hirnstammenzephalitis bei Varizella-Zoster-Reinfek- tion. ANIM (1/98) Hamburg].
– *Labor*: Ggf. unspezifische „Mit-Reaktion" bei Encephalomyelitis disseminata.

West-Nile-Fieber-Enzephalitis (WNV):   A92.3
Ägypten, Mittlerer Osten, tropische Regionen Afrikas (Namibia) und Asiens, Israel, Südafrika. 3–6 Tage nach Mückenstich Meningoenzephalitis, periokuläre Schmerzen, roseoläres oder makulopapulöses, nicht juckendes Exanthem, Myalgien, Arthralgien, Lymphadenopathie, gastrointestinale Beschwerden.

Zecken-übertragene Virusenzephalitis: A84.9
s. Frühsommer-Meningoenzephalitis, zentraleuropäische Enzephalitis (CEE).
Fernöstliche Enzephalitis, durch   A84.0
Zecken übertragen – russische Frühsommer-Enzephalitis
Louping ill (Spring- und Drehkrankheit) A84.8

Zentraleuropäische Enzephalitis (CEE),   A84.1
durch Zecken übertragen: Ggf. periphere Fazialisparese.

Zoster   B02.0. G05.1

Zytomegalie-Virus-Enzephalitis,   B25.8. G05.1
besonders bei AIDS.
– *Therapie*:
☆ Ganciclovir (500 mg Fl). Rasmussen-Enzephalitis: Assoziation mit Zytomegalie. Kasuistik einer im 17. Lebensjahr erkrankten Patientin mit Wechsel von Epilepsia partialis continua und sensomotorischen Jackson-Anfällen, bei klinischer Progredienz subtotaler Temporallappenresektion mit gliotisch organisierter kortikaler Verödung und demyelinisierten Markzonen, interpretiert als Rasmussen-Enzephalitis [Plichta K, Itzehoe: Therapieresistente Anfälle bei Rasmussen-Encephalitis ohne CMV-Nachweis: Dramatischer Effekt von Ganciclovir. ANIM (1/98) Hamburg].
☆ 7S-IgG-Immunglobuline – IVIG (0,5–10 g Fl).

II. Sonstige Enzephalitiden: G05.8
Aspergillus fumigatus-Enzephalitis s. Aspergillose.
Bakterien (selten)   G05.0
s. Meningitis. s. Borreliose: Meningitis/Enzephalitis (zum Teil sehr diskret). s. Listerienzephalitis. Meningokokken-Enzephalitis.

s. M. Behcet [Huss G: Neuro-Behcet: Encephalitis und Hirnvenenthrombose – Klinik und Neuroradiologie in 5 Fällen. Nervenarzt 63 (1992) 352–8].

Bickerstaff-Enzephalitis   G05.8
(Verlaufsform unbekannter Ätiologie, keine Krankheitseinheit)
bevorzugt bei Patienten < 25 Jahre.
– *Differentialdiagnose*: Fisher-Miller-Syndrom.
– *Klinik*: Nach uncharakteristischem Vorstadium mit Krankheitsgefühl über 1–3 Wochen Befall vorwiegend des Hirnstamms mit Bewusstseinstrübung, Kopfschmerzen, Lähmungen der motorischen Hirnnerven mit Ptose, Doppelbildern und Nystagmus und Blickparesen, Trigeminuslähmung, Dysarthrie und Schluckstörungen (Dysphagie). Keine Atemstörung oder Störung der nervalen Herzregulation. Keine Extremitätenlähmungen, nur geringe sensible Störungen.
– *Labor*: Im Liquor leichte Pleozytose und Eiweißvermehrung.
– *Prognose*: Gute Prognose mit Rückbildung über Wochen bis Monate, dabei ggf. flüchtiges Parkinson-Syndrom.

Chagas-Krankheit chronisch   B57.4. G05.2

s. Encephalomyelitis disseminata – Multiple Sklerose.

Eosinophile Meningoenzephalitis B83.2. G05.2

Hashimoto-Enzephalitis s. Hashimoto-Enzephalopathie.

Hirnstamm-Enzephalitis s. paraneoplastische Enzephalopathie. Kindliche Hirnstamm-Enzephalitis z.B. mit Dysarthrie. s. Kasuistik Enzephalitis durch Varizellen-Zoster.

Impfung: G04.0
Enzephalitis im Anschluss an eine Immunisierung: 1/2000–8000 nach Tollwut-Impfung,

1/1,5 Mio nach Pocken-Impfung (s. akute diss. Enzephalomyelitis), nicht nach Frühsommer-Meningoenzephalitis-Impfung.

Immunsuppression s. Meningitis.

Limbische Enzephalitis s. paraneoplastische Enzephalopathie.

Listerienenzephalitis s. Listerienmeningitis.

Lupus erythematodes mit
Enzephalitis   M32.1. G05.8

Lymphozytäre Meningoenzephalitis: Kasuistik von 2 Patientinnen mit progredient Tremor, schwerer Akinese, Myoklonien und Opsoklonus. Im MRT hyperintense Herde in den Stammganglien und im Mesenzephalon. Dopaminerge Therapie ohne Effekt, unter Hochdosis-Kortikoid-Therapie rasche klinische Besserung mit Normalisierung der MRT-Befunde [(9/96) Göttingen].

Naegleriainfektion   B60.2. G05.2

Para- und postinfektiöse Enzephalitis s. akute disseminierte Enzephalomyelitis.

Paraneoplastische (Stammganglien-) Enzephalitis s. paraneoplastische Enzephalopathie.

Parasiten/Protozoen – Pilze (selten): s. Meningitis.
– Akanthamöben (Acanthamoeba): Keratitis, selten Enzephalitis.
– Amöbiasis: Selten Enzephalitis (häufiger Hirnabszess meist mit Leber- und Lungenbeteiligung).
– Toxoplasmose-Enzephalitis s. AIDS.

Seruminjektionen: Enzephalitis nach Seruminjektionen s. akute disseminierte Encephalomyelitis.

Toxische Enzephalitis   G92
(toxische Enzephalopathie) s. Heroin.

Toxoplasmose   B58.2, G05.2

Tuberkulöse Meningoenzephalitis A17.8†, G05.0

Komplikationen: Zerebrale Vaskulitis besonders bei bakterieller oder mykotischer, aber auch bei Herpes- oder Varicella zoster-Enzephalitis.

Labor: Blutkulturen. ACE-Titer (Sarkoidose), Amylaselipase (Mumps-Pankreatitis). Tine-Test. Virus-Ak-Titer.

Liquor: Zellzahl ggf. normal bis 70/3–100/3 Zellen, Eiweiß mäßig erhöht, Zucker regelrecht. Im Verlauf Eiweißzunahme und Vermehrung mononukleärer Zellen. MxA-Protein (GTPase, wird über IFN-α/β sezerniert) ist nachweisbar bei den viralen Enzephalitiden, die mit lymphozytären Infiltraten einhergehen [Lampe J: Expression des Interferon-induzierten Mxa-Protein bei viralen Enzephalitiden. DGN (10/97) Dresden].

Prognose *viraler Enzephalitiden*:

40 % Restitutio ad integrum.
50 % neurologisches Residualsyndrom, davon 20 % schwerst pflegebedürftig.
10 % Exitus [105 Patienten 1980–1990 an 10 Hamburger Kliniken: Hansen H in Hamburger Ärzteblatt 48/3 (1994) 66–71].
– Residuen wie Retardierung, zerebrale Krampfanfälle, Blindheit, Taubheit, Aphasien, Hemiplegien, emotionale Labilität.

Therapie: Intensive Überwachung. Bis zum Ausschluss einer Herpes simplex-Enzephalitis: Aciclovir.
– Bei zweifelhaftem Liquorbefund bis zur Diagnosesicherung antibiotische Behandlung wie bei Meningitis.
– Ggf. Hochdosis-Kortikoid-Therapie (zur Vermeidung der für den Krankheitsverlauf mitentscheidenden immunpathologischen Sekundärmechanismen).

Therapie *präventiv*: Immunprophylaxe mit
☆ Influenza-Impfstoff für chronisch Kranke, Immundefiziente, Personen mit erhöhter Ansteckungswahrscheinlichkeit, ältere Menschen. s.o. Japan-Enzephalitis.

Herpes simplex-Enzephalitis – HSE – Herpes simplex-Meningoenzephalitis
G05.1, B00.4
B00.3

Herpes simplex-Meningitis

Ätiologie: Herpes simplex-Viren (HSV 1 + 2). Immunhistochemisch lassen sich nach Inokulation an Mäusen nur wenige Tage nicht intakte Viren nachweisen: Anscheinend sind für den Krankheitsverlauf immunpathologische Sekundärmechanismen und nicht das Virus selbst entscheidend, z.B. die Expression der immunologischen Stickoxidsynthetase (iNOS) [Meyding-Lamadé U, Heidelberg].

Anatomie/Histologie: Nekrotisierende Einschlusskörpermyelitis. Eine transaxonale (kaum hämatogene) Virusausbreitung führt zu singulären Nekrosen in limbischen Strukturen der mediobasalen Schläfenrinde, frontobasal, im Gyrus cinguli und in der Insel.

Diagnostik: s. Labor, s. Röntgen. EEG: Temporaler Herd mit periodischen Komplexen.

Differentialdiagnose: s. Enzephalitis. Temporallappentumor. MELAS-Syndrom [Sharfstein S: Adult-onset MELAS presenting as herpes encephalitis. Arch. Neurol 56 (1999) 241–3].

Epidemiologie: Herpes simplex bei 15 von 105 Enzephalitiden [Hansen H, Hamburger Ärzteblatt 48/3 (1994) 66–71: 105 Patienten 1980–1990 an 10 Hamburger Kliniken].

Klinik: Verhaltensstörungen und Delir (Verwirrtheit) bis zum Koma, Aphasie, Hemiparesen, Hirnnervenausfälle.
Zerebrale fokale Krampfanfälle im Frühstadium bei > 40 %, ggf. sekundär generalisiert bis zum Status epilepticus.
– Kasuistik einer wohl hämatogenen Virusausbreitung mit multiplen Herden im hinteren Gefäßkreislauf (im Thalamus, beidseits okzipital und zerebellär) bei einem 34-jährigen splenektomierten Patienten. Radiologisch von einer bakteriellen Herdenzephalitis nicht zu differenzieren. Besserung unter Aciclovir [Jacobs A, Köln: HSE als „multiembolische Herdenzephalitis". (9/96) Göttingen].
– Kasuistik eines 68-jährigen Patienten mit Non-Hodgkin-Lymphom: 6 Monate nach einer

HSE Auftreten einer progressiven multifokalen Leukenzephalopathie wohl infolge der Non-Hodgkin-Lymphom-bedingten Immuninsuffizienz. Rösel T, Karlsruhe: HSE und progressive multifokale Leukenzephalopathie bei Non-Hodgkin-Lymphom. (9/96) Göttingen].

– Kasuistik einer über 14 Tage andauernden Aura continua ausschließlich in einem Nasenloch mit – gegenüber Plazebo – reproduzierbarer Unterbrechung durch Midazolam und einmal sekundär generalisiertem Anfall [Steinhoff B, München: Isolierte olfaktorisch-gustatorische Aura continua bei wahrscheinlicher Herpes-simplex-Enzephalitis. Akt Neurol 20 (1993) 22–4].

Komplikationen: Zerebrale Vaskulitis. Rezidive nach überstandener HSE mit Wesensänderung. Epilepsie.

– Kasuistik einer Herpes-Enzephalitis mit kurzfristiger Ausbildung binnen weniger Tage von Diabetes insipidus, Hypothyreose, Nebennierenrinden-Insuffizienz, Parkinsonsyndrom und hypophysärem Koma; unter Aciclovir und Hormon- substitution vollständige Rückbildung [Ickenstein G: Virusenzephalitis mit symptomatischem Parkinsonsyndrom, Diabetes insipidus und Panhypopituitarismus. DGN (9/98) München].

Labor: KBR: Beweisend, aber zu spät (erst nach 5–8 Tagen) und nicht therapieentscheidend ist ein vierfacher Antikörper-Anstieg. Titeranstieg bis zur 2.–3. Woche. Isolierung (2–3 Wochen) aus Rachen, Speichel und Stuhl.
Cave: Ggf. unspezifische „Mit-Reaktion" bei Encephalomyelitis disseminata.

Liquor: Aseptische Meningitis. Liquor-PCR in den ersten Tagen (in 40–50 % noch keine spezifische intrathekale IgG-Synthese) in > 90 % positiv, insgesamt mit 98 % Sensitivität und 100 % Spezifität positiv – von großer praktischer Bedeutung.

Prognose: s. Röntgen-MRT. Mortalität trotz antiviraler Therapie noch 20 %.

– Risiko der Ausbildung einer postenzephalitischen Epilepsie umso geringer, je früher im Akutstadium die Anfallskontrolle gelingt.

– Bei seriellen Nachuntersuchungen 6–26 Monate nach Krankheitsbeginn (s. Röntgen-MRT) 6/6 mnestische Störungen, 4/6 Aphasien, 4/6 Bewusstseinsstörungen, 3/6 fokale Anfälle [Meyding-Lamadé U, Heidelberg. (9/96) Göttingen].

Röntgen: Temporale, nicht an eine Gefäßregion gebundene Läsion, sekundär mit Ausdehnung auf das gesamte limbische System.

– CCT in den ersten vier Krankheitstagen negativ und nur sinnvoll zum Ausschluss der Differentialdiagnosen.

– MRT frühzeitig positiv mit Läsionen in einem oder beiden Temporallappen betont temporomedial und temporopolar, häufig auch in insulären Kortexarealen. Teilweise im Frontallappen paramedian basal und im Okzipitallappen. Die MR-Läsionen nehmen im Therapieverlauf auch bei klinischer Besserung zu, häufig (6/7) mit blutiger Imbibierung, und sind damit zur Therapiekontrolle nicht geeignet. Im akuten Stadium zytotoxisches (Steroid-resistentes) Ödem, in der 3.–4. Krankheitswoche bei Auftreten eines vasogenen Ödems durch Störung der Blut-Hirn-Schranke stärkere Kontrastmittel-Anreicherung. Das Ausmaß der bleibenden morphologischen Defekte mit pseudozystischem Umbau der Nekrosen kann erst nach 2 Monaten beurteilt werden [de Simone A: Stellenwert der Kernspintomographie in der Frühdiagnose und Verlaufsbeobachtung der Herpes-simplex-Enzephalitis. Klin Neurorad 6 (1996) 49–56].
Bei seriellen Nachuntersuchungen 6–26 Monate nach Krankheitsbeginn (s.o. Prognose) 6/6 Abnormitäten im Temporallappen, 3/6 im Gyrus cinguli, 3/5 im Parahippocampus, 2/6 pathologische Kontrastmittel-Anreicherung, bei 2/6 trotz klinischer Besserung Progredienz im MRT [Meyding-Lamadé U, Heidelberg: Herpes simplex Virus-Enzephalitis: Korrelieren klinische, neurophysiologische und magnetresonanztomographische Befunde im Langzeitverlauf? (9/96) Göttingen].

– SPECT: Fokale temporale Hyperperfusion.

Therapie: ✩Aciclovir (200/400/800 mg Tbl, 250 mg Fl.). Bei HSV 1 + 2 bereits auf den Verdacht hin ab ersten oder spätestens zweiten Krankheitstag 10 Tage 3 x 10 mg/kg.

Therapie operativ: Ggf. Entlastungstrepanation bei konservativ nicht beherrschbarer Hirndrucksteigerung.

Enzephalomyelitis

Enzephalomyelitis disseminata s. Encephalomyelitis disseminata.

Akute disseminierte Enzephalomyelitis – ADEM   G04.0

Ätiologie: s. Klinik-Anamnese. Autoimmunantwort auf ein durch einen viralen Infekt getriggertes ZNS-Antigen (wie beim Guillain-Barré-Syndrom) mit einer Hypersensibilitätsreaktion wohl auf das basische Markscheidenprotein. Erreger im Gehirn nicht isolierbar.

Anatomie/Histologie: Leukenzephalopathie. Multifokale perivenöse Entzündung mit Lymphozyten, mononukleären Zellen und konfluierenden demyelinisierenden Arealen, histologisch ähnlich der EAE. Keine Hämorrhagie.

Differentialdiagnose:
– Encephalomyelitis disseminata.
– Toxische Enzephalitis.
– Eine Virus-Enzephalitis ist ohne typische Anamnese nicht zu differenzieren.
– s. Reye-Syndrom mit Brechreiz und Erbrechen, erhöhten Ammoniakspiegeln. Keine fokalneurologischen Symptome.

Klinik: Anamnese: Plötzlicher klinischer Beginn binnen fünf Tagen bis zwei Wochen nach
1. Impfung gegen Pocken (in 1 : 5000–30.000 Fällen) nach 11–12 (8–15) Tagen, häufiger nach Erstimpfung, besonders vor dem 1. und nach dem 2. Lebensjahr. Ggf. Myelitis oder Polyradikulitis. Letalität um 50 %, Defektsyndrome in 10 %. Meldepflicht bei Verdacht, Erkrankung oder Tod.
2. Impfung gegen Tollwut (mit der Gehirngewebe enthaltenden Semple-Vakzine in 1 : 1000–5000 Fällen, nicht mehr seit Einführung des von myelinisiertem Nervengewebe freien Impfstoffes).
3. Postinfektiös nach Masern.
4. Postinfektiös nach anderen vorausgegangenen viralen Infekten, besonders Epstein-Barr-Virus (EBV) – infektiöse Mononukleose (s. Enzephalitis), Influenza A, Keuchhusten (Pertussis), Mumps (auch aseptische Meningitis). Weniger häufig nach: HIV, Borrelien, Röteln, Tollwut, Vaccinia. Varizellen-Zoster (Herpes-Gruppe): Akute disseminierte Enzephalomyelitis 3–4 (5–15) Tage nach den Hauteruptionen, gute Prognose.
5. Auch ohne vorausgegangenen Infekt.
Befund: Monophasisch verlaufende Enzephalitis oder Myelitis. Fieber und Meningismus.

Kopfschmerzen und Verwirrtheitszustände (organisch bedingte Psychosen) gehen über in Somnolenz bis zum Koma. Zerebrale Krampfanfälle zu Beginn der Erkrankung. Pupillenstörungen, Augenmotilitätsstörungen und Nystagmus als Zeichen der Hirnstammbeteiligung. Ggf. vorherrschende Kleinhirnausfälle. Häufig ist eine schlaffe Tetraparese, seltener sind Monoparesen oder Hemiplegien. Die Muskeleigenreflexe können initial fehlen, sind im Verlauf gesteigert. Babinski regelmäßig beidseits positiv. Verschiedenartige, unterschiedlich ausgeprägte Sensibilitätsstörungen. Ggf. reines Rückenmarksyndrom.

Labor: Liquor: 10/3 bis mehrere 100/3 (< 1000/3) Zellen, lymphozytäres Zellbild. Eiweiß auf 50–100 (< 200) mg/dl erhöht.

Prognose: Entwicklung eines Komas prognostisch ungünstig. Spontane Heilung innerhalb eines Monats. 10–20 % Residuen. Teilweise progressiver Verlauf mit hochgradigen Paresen und ggf. neurologischen Defiziten bis zum Tod.
Unter Kortikoid-Therapie ggf. schnelle Remission, ggf. erfordern Rezidive eine erneute Kortison-Behandlung.

Röntgen: CCT oft normal oder wenig korrelierend zur Klinik.
– MRT: In T2-gewichteten Sequenzen hyperintense, meist subkortikal in der weißen Substanz gelegene fokale oder konfluierende Herde mit häufig ringförmiger Kontrastmittel-Aufnahme, auch zerebellär, im Hirnstamm und auch spinal. MRT-Differentialdiagnose Encephalomyelitis disseminata, akute hämorrhagische Leukenzephalopathie, Vaskulitis, selten bei Borreliose.

Therapie:
1. ☆Kortikoide hochdosiert, darunter entsprechend der klinischen Besserung oder ggf. auch um Wochen verzögert rückläufige MRT-Hyperintensitäten. Bei Kortison-Nonrespondern:
2. ☆7S-IgG-Immunglobuline – IVIG hochdosiert 5 Tage 0,4 g/kg/d, maximal 30 g oder 1–2 g/kg an 2 Tagen.
3. Plasmapherese.

Akute nekrotiserende hämorrhagische Enzephalomyelitis G04.0

Ätiologie: Unbekannt.

Anatomie/Histologie: Ausgedehnte Zerstörungen mit zahlreichen kleinen Blutungsherden und Lymphozyten- und Makrophageninfiltraten in der weißen Substanz einer oder beider Hemisphären mit resultierender Kolliquationsnekrose, zum Teil auch im Hirnstamm und Rückenmark. Insbesondere Blutgefäßnekrosen. Immer ausgeprägte meningeale Entzündungsreaktionen.

Definition/Diagnose: s. Anatomie/Histologie.

Diagnostik: s. Labor.

Differentialdiagnose: Gewebsnekrosen bei Arboviren- und Herpes simplex-Enzephalitis.

Epidemiologie: Auftreten selten.

Klinik: Anamnese: Plötzlicher Beginn einige Tage nach einem Infekt der oberen Luftwege, apoplektiformer Verlauf mit zum Teil Tod binnen 48 Stunden.

Labor: Liquor: Ausgeprägtere Reaktionen als bei den demyelinisierenden Enzephalitiden mit bis zu 6000/3 Zellen, polymorphzellig, und ausgeprägter Eiweißerhöhung.

Subakute nekrotisierende Enzephalomyelopathie Leigh – Morbus Leigh – Leigh's disease s. Leukenzephalopathien.

Enzephalopathien

Meist (s.) Leukenzephalopathien (erworben), s. Leukodystrophie (vererbt). s. Enzephalitis. Selten Polioenzephalopathien, z.B. paraneoplastische Polioenzephalopathie.

Hashimoto-Enzephalopathie – Hashimoto-Enzephalitis

Chronische lymphozytäre Thyreoiditis Hashimoto   E06.3

Ätiologie: Autoimmun vermittelte Vaskulitis? Assoziation mit der Hashimoto-Thyreoiditis [Seipelt, J Neurol Neurosurg Psychiatry 66 (1999) 172–6].

Diagnose: s. Labor.

Diagnostik: EEG mittelschwere bis schwere Allgemeinveränderung, frontale intermittierende rhythmische Delta-Parenrhythmien.
– Schilddrüsen-Sonographie. Schilddrüsen-Szintigraphie. s. Röntgen.

Differentialdiagnose: Zerebrale Vaskulitis.

Klinik: Anamnese: Hashimoto-Thyreoiditis (ist nicht bei allen Patienten bekannt!)? Initialsymptomatik i.d.R. uncharakteristisch mit subakutem oder akutem Beginn und Verschlechterung des Allgemeinzustandes über wenige Wochen. Kopfschmerzen, Übelkeit.

Befund: Bewusstseinsstörungen, Urin- und Stuhlinkontinenz, Myoklonien, zerebrale Krampfanfälle, auch meningitisches Bild.
– Psychopathologische Auffälligkeiten wie Antriebsarmut, psychomotorische Verlangsamung, Wesensänderung, psychotische Episoden, dementieller Abbau.

Labor: s. Hypothyreose. Erhöht sind Titer der Thyreoglobulin-Antikörper bei > 50 % der Patienten (Kasuistik 1 : 600–6.400, n< 115 IU/ml), Schilddrüsenperoxidase (Kasuistik 1 : 25.600–51.200), mikrosomale Antikörper.

Liquor: Ggf. Pleozytose und/oder Eiweißerhöhung.

Prognose: Unter Steroid-Therapie sehr gut.

Röntgen: Angiographie (DSA) ggf. mit Zeichen der zerebralen Vaskulitis.

Therapie: Immunsuppressive Therapie mit ✩Prednisolon 1 mg/kg.

Paraneoplastische limbische Enzephalopathie   G13.1

Ätiologie: Autoimmunologische Erkrankung, induziert durch einen Primärtumor, meist bei kleinzelligem Bronchial-Karzinom. Auftreten bei oder auch vor einer Neoplasie.

Klinik: Krankheitsbeginn meist subakut, mit amnestischen Störungen, psychomotorischer Unruhe, Störung des Schlaf-Wach-Rhythmus, affektiven Symptomen und im weiteren Symptomen der Hirnstamm-Enzephalitis mit Ataxie, Störungen der Okulomotorik, Doppelbildern, Nystagmus, Schwindel, Vigilanzminderung bis zur Bewusstseinstrübung, bei weiterer Progredienz zerebrale Krampfanfälle, Opsoklonus, Myoklonus.
– Kasuistik mit Schwerpunkt im Hirnstamm und limbischen System: Ataxie, schlaffe Paresen mit Areflexie und sekundär beidseitige absolute Pupillenstarre (Edinger-Westphal-Kerne) ohne Augenmotilitätsstörungen. 6 Wochen vor dem Tod zunehmende Verwirrtheit

und Unruhe. Im Liquor intrathekal produziertes IgG [Martin P: Encephalitis mit isolierter Pupillenstörung und Ganglioradikuloneuropathie mit aufsteigender Hinterstrangdegeneration bei Bronchialcarcinom. Nervenarzt 58 (1987) 175–80].

Labor: Positive antineurale Antikörper. Anti-Yo- und gegen Neuronenkerne gerichtete Anti-Ri-Antikörper s. Paraneoplasie. Anti-Hu-, Anti-Ta-, ggf. Anti-Amphiphysin-Antikörper (Kasuistik bei Bronchial-Karzinom oder Ovarial-Karzinom, Enzephalomyelitis bei Mamma-Karzinom).

Röntgen: Im CCT oder MRT sind morphologische Veränderungen meist nicht oder erst in einem sehr späten Stadium sichtbar.

Therapie: Therapie des Primärtumors; ggf. ist Immunsuppression wirksam.

Enzephalozelen s. Meningozelen.

Ependymome s. Hirntumore.

Epidermoide s. Hirntumoren.

Epiduralhämatom – epidurales Hämatom (nach Verletzung)

s. Querschnittlähmung – spinale epidurale Blutung. s. Schädel-Hirn-Trauma.

Epilepsie   G40†, Demenz F02.8

syn. Zerebrales Anfallsleiden.
Epileptische Anfälle *syn.* epileptische zerebrale Krampfanfälle, epileptische Konvulsionen.

Epileptischer Dämmerzustand: Subakuter Verwirrtheitszustand	F05.8
Reaktiver Verwirrtheitszustand	F23.0
Konvulsionen / epileptisch / urämisch	R56.8 / G40.9 / N19

Ätiologie: s. Differentialdiagnose, s. Risikofaktoren.

- 85 % aller Epilepsien sind symptomatisch oder kryptogen. Altersepilepsie s. Klinik – Einzelne Anfallsarten.
- Okkasions-Anfälle –   G40.5
  Gelegenheitsanfall bei Schlafentzug, Stress, hormonellen Veränderungen
- Alkoholabusus (s. M. Marchiafava-Bignami, s. Alkoholismus – SESA – Subakute Enzephalopathie mit Anfällen).
- Drogen-Abusus (s. Intoxikation):
1. Kokain: Von 945 zwischen 1985 und 1988 wegen Intoxikation behandelten Patienten traten 98mal Kokain-abhängige Krampfanfälle (definiert binnen 90 Minuten nach Einnahme) auf, entsprechend bei 18,4 % der Frauen und 6,2 % der Männer. Meist bestanden einmalige generalisierte Krampfanfälle, und alle diese Patienten hatten ein normales CCT und EEG.
   Alle Patienten mit fokalen Anfällen hatten zerebrale Ischämien oder Blutungen. Bei 4 Patienten mit Einnahme hoher Dosen von 2–8 mg trat ein therapieresistenter Status epilepticus mit hoher Morbidität und Mortalität auf.
   Das Anfallsrisiko ist besonders hoch bei hohen Dosen, Frauen, Anfallskranken (kleine Dosen sind ausreichend) und bei chronischem Kokainmissbrauch [Dhuna A: Epileptogenic Properties of Cocaine in Humans. Neurotoxicology 12/3 (1991) 621–6].
2. Medikamente (-Abusus): Antibiotika wie Penicilline, Cephalosporine, Gyrasehemmer (Fluorchinolone), Anticholinergika wie auch Atropin, trizyklische Antidepressiva (Nortriptylin und Maprotilin), Neuroleptika (besonders Chlorpromazin, Promazin, Promethazin, Clozapin), Pirenzepin, Urologika wie Oxybutynin, Trospiumchlorid.
   Einzelne Antirheumatika (Acemetacin, Proglumetacin u.a.), Äther, Baclofen, Benzin, Blei, Cardiazol, Chinidin, s.o. Kokain, Cyclosporin, Diphenhydramin-Intoxikation, Disulfiram, Kortikoide, Lidocain, Lithium, einzelne Metalle, Morphin hochdosiert, Naftidrofuryl i.v., Ovulationshemmer, Theophyllin.
- Addison-Krise (GM).
- Alkalose [Schmid E, Stuttgart: Isolierter Petitmal-Status im 48. Lebensjahr bei hypochlorämischer hypokaliämischer Alkalose. Nervenarzt 58 (1987) 184–6].

- Alport-Syndrom: Kasuistik einer 37-jährigen Patientin mit Retinitis pigmentosa, Innenohrschwerhörigkeit seit früher Kindheit, schwierig einstellbaren GM-Anfällen, tubulärer und unselektiv glomerulärer Proteinurie, in der Nierenbiopsie Diagnosebestätigung mit interstitiellen Schaumzellen und Fibrose. Im MRT hypointense Zonen im Putamen bei hyper- intensem Marklager. Im EEG frontoparietal steile Abläufe. C3 erniedrigt, Liquor normal [Becker G, Würzburg: Symptomatische Epilepsie bei Alport-Syndrom. ANIM (1/89) Erlangen].
- Kavernöses Angiom – Kavernom als häufigste epileptogene Gefäßveränderung.
- Aortenbogensyndrom.
- Bartter-Syndrom (Alkalose).
- M. Behcet – Sinusvenenthrombosen.
- Intrazerebrale Blutung.
- Cogan-Syndrom: Nicht-syphilitische Keratitis mit progredienter beidseitiger Ertaubung und Gleichgewichtsstörungen.
- Eklampsie incl. HELLP-Syndrom: Intrazerebrale Blutung als Komplikation bei schwangerschaftsinduzierter Hypertonie.
- Subdurales Empyem.
- Enzephalitis mit 20 % Krampfanfällen. Meningitis – Meningoenzephalitis – Hirnabszess – Empyem.
- Encephalomyelitis disseminata und akute disseminierte Enzephalomyelitis.
- Subakute nekrotisierende Enzephalomyelopathie (M. Leigh). s. Leukenzephalopathien.
- Exanthema subitum mit initialem Krampfanfall.
- Idiopathische Stammganglienverkalkung s. M. Fahr – striato-dentato-zerebelläre Kalzinose.
- Hallervorden-Spatz-Erkrankung (Dystonie, Dysarthrie, progrediente dementielle Entwicklung. MRT Tiger-Auge-Konfiguration).
- Hirnabszess (z.B. Heroinmissbrauch): Antiepileptische Prophylaxe über 1/2-2 Jahre.
- Hirntumore.
- Perinatale Hirnschädigung: Erkrankungsbeginn in der Kindheit oder Pubertät, Retardierung; meist pathologisches EEG.
- Hirnvenen- und Sinusvenenthrombose.
- Hyperparathyreoidismus und Hypoparathyreoidismus.
- Hypertensive Enzephalopathie/Krise (fokal, GM, Synkope).
- Hyperthyreose: Thyreotoxische Krise als Ursache eines Status epilepticus.

– Hypoglykämie z.B. bei Nesidioblastose: Bei Kindern aufgrund der hypoglykämischen Hirnschädigung akut und als Spätfolge Krampfanfälle.
– Hypokaliämie.
– Hypothyreose.
– Insolation.
– Intoxikation s. o. Drogen, s. Kokain, Äther, Benzin, Blei (Encephalopathia saturnina), Lithium, Thallium. Ecstasy s. Intoxikation – einzelne Substanzen.
– Zerebrale Ischämie: Häufigste Ursache der Altersepilepsie. Vaskuläre Malformation.
1. Fokale Anfälle: 2 Kasuistiken fokaler Anfälle mit einer Dauer von wenigen Minuten bis zu einer Stunde bei dopplersonographischem Nachweis eines Internaverschlusses und Besserung auf Blutdruckanhebung (Reduktion von Antihypertensiva) [Neuhauser H, Berlin: TIAs of hemodynamic origin mimicking simple partial motor seizures. (10/97) Dresden].
2. Status komplex-fokaler Anfälle [Maravic M, Erfurt: PLEDs und Status komplex-fokaler Anfälle nach rezidivierender cerebraler Ischämie bei Exsikkose – ein Fallbericht. (9/96) Göttingen].
3. Vertebrobasiläre Insuffizienz [Karwasz R: Progrediente zerebelläre Ataxie mit zerebralen Anfällen und Demenz bei vaskulären Hypoplasien im vertebrobasilären Stromgebiet. Nervenarzt 59 (1988) 398–400].
– Hyperosmolares Koma.
– Lebertransplantation: Selten Anfälle, bei 18 Patienten (2,4 %) traten im Median 21,5 Tage nach Transplantation 14mal Grand-mal, 2mal einfach-fokale, einmal einfach-fokale und Grand-mal und einmal komplex-fokale Anfälle auf bei je dreimal metabolischer und hypoxischer Enzephalopathie, je zweimal Schlafentzug (davon 1 Patient mit idiopathischer generalisierter Epilepsie), Intoxikation mit Cyclosporin, i.v.-Gabe von Cyclosporin, je einmal ischämischem Hirninfarkt und Hirnblutung, präfinal, im Multiorganversagen, bei zu schneller Foscarnet-Aufdosierung, i.v.-Gabe von Tacrolimus, bei einem Patienten blieb die Ätiologie ungeklärt [Christe W: Potsdam: Epileptische Anfälle nach Lebertransplantation – eine seltene Komplikation. Verlaufskontrolle bei 735 Patienten. DGN (9/98) München].
– Lues (progressive Paralyse).
– Lupus erythematodes disseminatus.
– Missbildungen s. Röntgen.
– Schizenzephalie   Q04.6
1. Schizenzephalie:
   Gestörte Operkularisierung, ggf. mit zusätzlichen Fehlbildungen der Mittellinie wie Corpus callosum- bzw. Balkenaplasie – Balkenagenesie   Q04.0
2. Kortikale Dysplasien – KD: Bei KD haben 70 % eine Epilepsie. Manifestation meist zwischen dem 2. und 5. Lebensjahr, bei ausgedehnten KD früher dann mit Vorzugslokalisation temporoparietookzipital. Fokale KD sind die Ursache bei 50 % der wegen therapieresistenter Epilepsien operierten Kinder. Häufiges Vorkommen des Phänomens der sekundären bilateralen Synchronie.
3. Ektopien und periventrikuläre noduläre Heterotopie (PNH) treten häufig nur isoliert als Epilepsie auf im Gegensatz zu

sonstigen zerebralen Malformationen, Zysten – Porenzephalie   Q04.6
(lokalisationsabhängig ggf. Bewegungsstörungen)
oder zu neuronalen Migrations- und Gyrierungsstörungen, die meist mit mentaler Retardierung oder   Q04.8
neuropsychologischen Defiziten einhergehen.
– Mitochondriopathien (Kearns-Sayre-, MELAS-, MERRF-Syndrom) s. progressive Myoklonus-Epilepsien – PME bzw. juvenile Myoklonus-Epilepsie – JME. s. mitochondriale Myopathien.
– Zentrale pontine Myelinolyse.
– Früh beginnende zerebelläre Ataxie Ramsay-Hunt.
– Zentronukleäre Myopathie („myotubuläre Myopathie") s. kongenitale Myopathien.
– Zentrale Neurofibromatose (II etc.).
– Chronische Niereninsuffizienz (Dysäquilibriumsyndrom).
– Ornithintranskarbamylase-Defekt (HyperammonämieTyp II, Karbamylphosphatsynthetase-Defekt = HyperammonämieTyp I): Bei Knaben treten ab den ersten Lebenstagen Spastik, zerebrale Krampfanfälle und Koma auf, schlechte Prognose mit frühzeitigem Tod. s. zerebrale Ischämie – Differentialdiagnose.
– Panarteriitis nodosa.
– Posttraumatische Epilepsie s. Schädel-Hirn-Trauma.
– Polyzythämia vera.
– Porphyrie.
– Pseudopseudohypoparathyreoidismus: Hypokalzämie bei erhöhtem Parathormon-Spiegel.
– Purpura: Thrombotisch-thrombozytopenische Purpura (M. Moschcowitz) mit Mittelhirnsyndrom und komplex-partiellen Anfällen. Erfolgreiche Therapie mit Plasmapherese [Flotho E, Karlsruhe].
– Sarkoidose – M. Boeck.
– Sinus- und Hirnvenenthrombose, s. Sneddon-Syndrom.
– Tuberöse Sklerose (über 95 %).
– Stoffwechselerkrankungen (Einteilung unter 2.3.2 Spezifische Syndrome):
Etwa 50 Erkrankungen, u.a.
Defekte des Aminosäuren-Stoffwechsels,
Defekte des Kohlenhydratstoffwechsels,
Defekte des Porphyrinstoffwechsels,
lysosomaler Enzymdefekt,
peroxisomale Störungen,
s. einzelne Metalle.
– M. Sturge-Weber: Zerebrale Krampfanfälle bei 80 % als initiales Symptom, in > 80 % gar nicht oder schlecht einstellbar.
– Thrombangitis obliterans Winiwarter-Bürger (M. Buerger).
– Urämie, Dysäquilibriumsyndrom bei chronischer Niereninsuffizienz.
– M. Wegener.
– M. Whipple.
– Infantile spastische Zerebralparese.
– Zystizerkose.

Anatomie/Histologie: Veränderungen im epileptischen Hirngewebe sind: Neuronenverlust, Neuronenläsion, Gliose, synaptische Reorganisation, Veränderung der Neurotransmitter, Veränderungen in der Zusammensetzung von Rezeptoruntereinheiten.

Eine Ausbreitung führt zur Mitbeteiligung normalen Hirngewebes, wobei wiederholte Aktivierung zu einer reduzierten Inhibition und zu einer verstärkten Erregung führt.
- Lafora-Krankheit mit „Lafora-Körperchen" im Haut-, Leber- oder Hirnbiopsat.
- Rezeptoren:
1. GABA-A-Rezeptor Antagonist Bicucullin: Therapeutisch Benzodiazepine.
2. GABA-A-Rezeptor-Kanalblocker Picrotoxin: Therapeutisch Barbiturat.
3. GABA-B-Rezeptor: Therapeutisch GABA oder Baclofen.

Definition: s. Klinik – einzelne Anfallsarten. s. Komplikationen – Status epilepticus.
- Epileptisches Anfallsleiden: Zerebrale Krampfanfälle mit wiederholtem spontanen Auftreten bei Ausschluss von Gelegenheitskrämpfen, ätiologisch genetisch verankert (genuin, idiopathisch) oder symptomatisch bei erworbenen hirnorganischen Veränderungen.
- Gelegenheitskrämpfe s. Ätiologie, s. Klinik.
- Krampfanfallserie: Auftreten mehrerer Krampfanfälle hintereinander mit Intervallen, in denen es zu einer vollständigen Erholung des Patienten kommt (ohne vollständige Erholung s. Status epilepticus).
- Residualepilepsie: Überwiegend genuine, kongenitale, perinatale Epilepsie. Wesentlich seltener postenzephalitische, posttraumatische oder Postinfarkt-Epilepsie.

Diagnostik: s. Labor, s. Röntgen. Nach Krampfanfall immer stationäre Beobachtung außer bei bekannter Epilepsie unter fortlaufender neurologischer Betreuung nach Ausschluss insbesondere einer Kopfverletzung.
- EEG mit Provokationsmethoden (Hyperventilation, Flickerlicht) und ggf. Schlafentzugs-EEG, Langzeit-EEG.
  Fokale Verlangsamungen mit und ohne Einlagerung Epilepsie-typischer Potentiale oder generalisierter Spike-wave-Paroxysmen sprechen für einen vorausgegangenen Anfall.
  Im Status komplex-partieller Anfälle können Tiefenelektroden, ggf. bei unauffälligem Befund im Oberflächen-EEG, isolierte hippokampale, insbesondere amygdaleale Entladungen aufzeigen.
  Videodoppelbildaufzeichnung (VDA) zur Differentialdiagnose, Bestimmung der Anfallsform und Verlaufsbeurteilung.
  Bei V.a. psychogenen Anfall ggf. „NaCl-Provokation": Aufklärung der Patienten über die Notwendigkeit der medikamentösen Anfallsauslösung unter ärztlicher Aufsicht zur EEG-Anfallsbeurteilung, ggf. mit Prolaktin-Bestimmung. Sekundär (i.v.-) Gabe eines Plazebos als Gegenmittel.
- EKG z.A. Synkope bei Herzrhythmusstörungen (s. Echo-Kardiographie).
- Echokardiographie: Bei Synkopen ggf. Ausschluss einer Embolie, eines Herzklappenfehlers (Aortenstenose, Mitralstenose, Mitralklappenprolaps).
- Magnetstimulation (kontraindiziert bei Epilepsie): Schwellenintensität bei unbehandelter idiopathischer generalisierter Epilepsie mit $46 \pm 5\%$ signifikant niedriger als bei Kontrollpersonen ($56 \pm 2\%$) und unter Valproinsäure-Behandlung ($64 \pm 4\%$), Schwellenanstieg nach Valproinsäure-Behandlungsbeginn um $8 \pm 2\%$ in Korrelation zum Valproinsäurespiegel [Reutens D: Magnetic Stimulation of the Brain in Generalized Epilepsy: Reversal of Cortical Hyperexcitability by Anticonvulsants. Ann Neurol 34 (1993) 351–5].
- Postiktale Überprüfung der Sprachfunktionen als möglicher Hinweis auf eine Lateralisation (s. Temporallappen-Epilepsie).
- Wada-Test s. Klinik-Temporallappen-Epilepsie. s. Therapie operativ.

Differentialdiagnose *der epileptischen Anfällen*:
- Nichtepileptische Anfälle bzw. Bewusstseinsstörungen:
- Respiratorische Affektkrämpfe (Schreikrämpfe): I.d.R. keine Bewusstseinsstörung.
- Episodische Ataxie (besonders Typ 2) – paroxysmale Ataxien (mit Myokymie/Neuromyotonie/ Azetazolamid-responsive paroxysmale Ataxie).
- Paroxysmale (dystone oder kinesiogene) Choreoathetose.
- Extrapyramidale Dyskinesien und Myoklonien: I.d.R. keine Bewusstseinsstörung.
- Hypertensive Enzephalopathie/Krise.
- Hyperventilationstetanie: I.d.R. keine Bewusstseinsstörung.
- Hypoglykämie bei Diabetes mellitus, ggf. bei Inselzell-Adenom.
- Zerebrale Ischämie: u.a. in Kasuistiken durch blutdrucksenkende Einflüsse wie Orthostase, Hitze oder körperliche Anstrengung auslösbare rezidivierende minutenlange fokale motorische Anfälle kontralateral zu einem Internaverschluss mit aufgehobener zerebrovaskulärer Reservekapazität im Doppler-CO_2-Test [Niehaus L: Hämodynamisch bedingte transitorische ischämische Attacken – Eine Differentialdiagnose fokaler motorischer Anfälle? Nervenarzt 69 (1998) 901–4].
- Kataplexie (affektiver Tonusverlust, z.B. „Lachschlag"): Durch Emotionen ausgelöster plötzlicher fokaler oder generalisierter Tonusverlust der Muskulatur. Für die Dauer von bis zu einer Minute sind Willkürbewegungen nicht möglich, das Bewusstsein ist ungestört. Kommt in erster Linie bei Narkolepsie vor.
- Kleine-Levin-Syndrom.
- Paroxysmale (periodische) Lähmung – Kalium-abhängige Muskellähmungen: I.d.R. keine Bewusstseinsstörung.
- Lungenembolie.
- Migräne (accompagnée) mit neurologischer Aura: Einseitiger Kopfschmerz, Übelkeit und Lichtscheu. Am häufigsten Flimmerskotome (ophthalmische Migräne) statt Auren mit abnormen optischen und anderen Sinneseindrücken.
  Zentrale Ausfälle statt fokaler Anfälle (57 % rein motorisch, 35 % sensomotorisch, 8 % rein sensibel. Evtl. Generalisierung).
  EEG im Intervall mit diffuser Dysrhythmie oder herdförmiger Dysrhythmie bis maximal 1 Woche nach dem Anfall statt herdförmiger Dysrhythmie und/oder herdförmiger steiler Wellen bei Epilepsie.
  Kasuistik einer jungen Frau mit visuellen Symptomen, unspezifischen EEG-Veränderungen und, mit einer Latenz von wenigen Sekun-

den, in der Dopplersonographie Flussanstieg nur im hinteren zerebralen Gefäßkreislauf als Hinweis auf eine autoregulatorische Hyperperfusion im Rahmen erhöhter neuronaler Aktivität bei fokaler epileptischer Aktivität [Wilder-Smith E: Contribution of concurrent Doppler and EEG in differentiating occipital epileptic discharges from migraine. Neurology 41 (1991) 2005–7]. s. Klinik – Besonderes – Migräne und Epilepsie.

– Narkolepsie mit Wachanfall (s. Kataplexie – affektiver Tonusverlust, Bewusstsein erhalten): Zusätzlich Schlafdrang mit Einschlafattacken (Erweckbarkeit aus Schlafanfällen), hypnagoge Halluzinationen. EEG im Intervall normal.

– Panik-Attacken – Angsterkrankung. Vier Kasuistiken von Panik-Attacken bei Patienten zwischen 11 und 27 Jahren mit Besserung auf Clomipramin [Genton P: Panic Attacks Mistaken for Relapse of Epilepsy. Epilepsia 36 (1995) 48–51]. I.d.R. keine Bewusstseinsstörung.

– Pseudoepileptischer –   F44.8 psychogener Anfall (oder Dämmerzustand) – psychogene Bewusstseinsstörung: Irreguläre statt rhythmischer Extremitätenbewegungen, Vokalisationen nur im Anfallsbeginn. Hyperventilationstetanie. Primitivreaktion. Hysterischer Anfall: Ohnmacht, ggf. Arc de cercle. Konversion. Cave Koinzidenz von „echten" zerebralen und psychogenen Anfällen. s. Diagnostik.

– Schlaf-Apnoe-Syndrom.

– Startle Disease – Hyperekplexie: Krankhaft gesteigerte Schreckreaktion mit motorischen Antworten, d.h. Muskeltonuserhöhung mit Reflexmyoklonien: Tonische, einem Moro-Reflex ähnliche, Anspannung einer Extremität. Seltener komplexe Bewegungsabläufe ohne Bewusstseinsverlust ggf. mit Sturz. Abklingen binnen Sekunden bis längstens Minuten. Gelegentlich mit generalisierten Epilepsieformen vergesellschaftet.

– Störungen des Säure-Basen-Haushalt s. Ätiologie – Alkalose. Azidose.

– Stoffwechselbedingte Bewusstseinsstörungen s. Hypoglykämie; bei Elektrolytstörungen.

– Sturzanfälle: Plötzlicher, nicht akzidenteller Sturz ohne Bewusstseinsverlust mit Kontraktion der proximalen Muskulatur, vollständige Remission binnen Sekunden bis allenfalls Minuten. Drop attacks s. zerebrale Ischämie -vertebrobasiläre Insuffizienz. Kryptogene Sturzattacken der Frau (maladie des genoux bleus): Familiär gehäuft, ohne Auslöser ca. 1 x/Monat plötzlicher Sturz nach vorn ggf. mit Hand- oder Kniegelenkverletzungen [Kolbinger F: Sturzanfälle. Akt Neurol 21 (1994) 2–8].

– s. **Synkopen**: Morgagni-Adams-Stokes-Syndrom (MAS): Nach 3–5 s Schwindel, nach 5–10 s Somnolenz, nach 10–20 s Koma, nach 20–40 s Krämpfe, > 60 s Atemstillstand, > 3–5 min Hirntod/Exitus letalis. Bei Synkopen auch optische, akustische, vestibuläre und komplexe Auren.

– Tonische Hirnstamm-Anfälle s. Encephalomyelitis disseminata: I.d.R. keine Bewusstseinsstörung.

– Transitorische globale Amnesie s. zerebrale Ischämie.

Einteilung nach ILAE = Internationale Liga gegen Epilepsie

I.	**Fokale (partielle, lokale) Anfälle** – partielle Epilepsie ohne Angabe von Bewusstseinsstörungen: 66 % aller Anfälle idiopathisch	G40.0
I.A.	Einfache fokale Anfälle – partielle einfache zerebrale Anfälle symptomatisch mit erhaltenem Bewusstsein = ohne Generalisation mit Beschränkung der ersten klinischen und EEG Veränderungen auf einen Teil einer Hirnhemisphäre (mit elementarer Symptomatik) s. Komplikationen – Status epilepticus	G40.1
I.A.1a	Fokal mit motorischer Symptomatik ohne march Status: Epilepsia partialis continua Kojewnikow (EPC) mit oder ohne Jacksoni an March bzw. Myoklonien	G40.5
I.A.1b	Fokal motorisch mit march (motorische Jackson-Anfälle)	
I.A.1c	Versivanfälle – einfach fokaler Anfall mit motorischen Symptomen mit Versiv-Bewegung: Drehung von Kopf und Augen zur Gegenseite der neuronalen Entladung	
I.A.1d	Haltungsanfälle – Postural-Anfälle: wie Versivanfälle mit zusätzlich Anheben des Armes und Tonuserhöhung in den Beinen	
I.A.1e	Phonatorische Anfälle: Unwillkürliche Vokalisation oder Sprechhemmung	
I.A.2	Mit sensorischer Symptomatik. Status-Symptomatik komplexer als bei einzelnen Auren	
I.A.2a	Mit sensibler Symptomatik: Sensible Jackson-Anfälle	
I.A.2b	Visuelle Anfälle: einfache Lichtblitze bis zu komplexen visuellen Halluzinationen. Status ggf. bis zu homonymer Hemianopsie und iktaler Erblindung	
I.A.2c	Auditive Anfälle: einfache oder komplexe Hörwahrnehmungen	
I.A.2d	Olfaktorische Anfälle, meist unangenehm	
I.A.2e	Gustatorische Anfälle: Geschmackshalluzinationen, oft „metallisch"	
I.A.2f	Vertiginöse Anfälle: Schwindel, Gefühl des Schwankens oder Fallens	
I.A.3	Mit vegetativer/autonomer Symptomatik, dt. isolierte Aura mit vegetativer Symptomatik: Besonders im Status epigastrische Gefühle, Bauchschmerzen, Erbrechen, Darmgeräusche, Inkontinenz, Blässe, Bradykardie bis Asystolie, Erröten, Kopfschmerzen, Schweißausbruch, Piloarrektion, Pupillenerweiterung u.a., ggf. sexuelle Automatismen von Frontalhirn, Operkulum oder Gyrus cinguli ausgelöst	
I.A.4	Mit psychischer Symptomatik, dt. isolierte Aura mit psychischer Symptomatik. Selten, meist komplex fokal	
I.A.4a	Mit aphasischer Symptomatik: Status Stunden bis Tage oder diskontinuierlich 10–20 Sekunden, zum Teil mit Agraphie und Alexie kombiniert	
I.A.4b	Dysmnestische Symptome, z.B. Déjà-vu, Derealisation, Depersonalisation	

I.A.4c	Kognitive (Denk-) Störungen, z.B. Dreamy State, Zeitsinn-Störungen	
I.A.4d	Affektive Symptome, z.B. Angst, Ärger, Depression	
I.A.4e	Illusionen, z.B. Makropsie, Mikropsie	
I.A.4f	Strukturierte Halluzinationen, z.B. Szenen, Gespräche, Musik	

I.B. Komplex-fokale Anfälle/KFA – komplex-partielle Anfälle/KPA, symptomatisch G40.2
dt. psychomotorischer Anfall mit motorischer, psychischer, sensorischer, vegetativer Symptomatik.
Partielle Epilepsie mit Bewusstseinsstörungen.
Bewusstsein gestört = Unfähigkeit zu adäquater Reaktion auf exogene Reize (fehlende oder
partielle Reagibilität)
I.B.1 Einfach-fokaler Beginn (auch Aura), danach Bewusstseinsstörung
I.B.2 Bewusstseinsstörung von Anfang an
ggf. als einziges Zeichen des Anfalls = isolierte Aura mit psychischer, sensorischer, vegetativer
Symptomatik

I.C. Fokale Anfälle mit sekundärer Generalisierung G40.1
I.C.1 Einfach-fokal, dann generalisiert
I.C.2 Komplex-fokal, dann generalisiert G40.2
I.C.3 Einfach-fokal, dann komplex-fokal, dann generalisiert

II. **Generalisierte kleine Anfälle** konvulsiv, nicht-konvulsiv, Status
Petit-mal-Anfälle, nicht näher bezeichnet, ohne Grand-mal-Anfälle G40.7

II.A. Absencen (Status!): G40.3
Absencen-Epilepsie des Kleinkindalters 2–4 Jahre (Knaben), oft mit großen oder myoklonisch-
astatischen Anfällen und hoher Rezidivneigung
Pyknolepsie bei Mädchen im Schulalter, 100–1000 Anfälle pro Tag, 30 % spontanes Sistieren,
zum Teil Übergang in Grand-mal-Anfälle
II.A.1a Nur Bewusstseinsstörung
II.A.1b Mit milden klonischen Komponenten
II.A.1c Mit atonischen Komponenten: Muskel- und Haltetonus nehmen ab, Kopf/Arme sinken nach
vorn/unten, selten Umfallen
II.A.1d Mit tonischen Komponenten: Muskel- und Haltetonus nehmen zu, meist mit einer Streckbe-
wegung von Rumpf und Nacken
II.A.1e Mit Automatismen: Meist orale Phänomene (s. I.B. als Differentialdiagnose KFA: Absencen
häufiger, kürzere Dauer)
II.A.1f Mit vegetativen Komponenten:
„Gemischte Absencen": Kombination von z.B. klonischen, tonischen Komponenten und
Automatismen
II.A.2 Atypische Absencen:
EEG heterogener, ggf. irreguläre Spike-and-slow-wave-Komplexe o.a. Paroxysmen, meist
beidseitig, oft asymmetrisch
II.A.2a Ausgeprägtere Tonusveränderungen als in II.A.1
II.A.2b Kein abrupter Anfang und Schluss der Absence

II.B. Myoklonische Anfälle: G40.4
Blitz- und Nick-Anfälle oder BNS-Krämpfe (West-Syndrom)
Myoklonisch-astatische Anfälle des Kleinkindalters (Knaben) mit EEG Polyspike-wave, ggf. nur
Spike-wave oder Sharp-and-slow waves
Plötzlicher Tonusverlust mit Hinstürzen, Myoklonien der mimischen Muskulatur und oberen
Extremitäten, zum Teil gefolgt von Absencen. Meist Aufwach-Anfälle. Komplikation Petit-mal-
Status
Nonkonvulsiver Status (Inzidenz 30–40 %) über Stunden bis Wochen mit wechselnd stark
ausgeprägten kognitiven Störungen
Impulsiv Petit-mal – Janz-Syndrom

II. **Generalisierte große Anfälle – generalisierte zerebrale Anfälle**
Grand-mal-Anfälle, nicht näher bezeichnet (mit oder ohne Petit-mal-Anfälle) G40.6
Generalisierte idiopathische Epilepsie und epileptische Syndrome G40.3
Sonstige generalisierte Epilepsie und epileptische Syndrome G40.4
Sonstige Epilepsien G40.8
Epilepsien, nicht näher bezeichnet G40.9

II.C. Klonische Anfälle: EEG entspr. der Klonusfrequenz bilaterale 2–4/s Wellen oder Spike-and-
slow-wave-Komplexe

II.D. Tonische Anfälle: EEG zu Beginn kleinamplitudig 15–25/s, dann abnehmende Frequenz mit
zunehmender Amplitude

II.E. Tonisch-klonische Anfälle: (Aufwach-) Grand-mal G40.3
EEG schnelle synchronisierte Wellen um 15–20/s, noch während der tonischen Phase
Frequenzabnahme und Amplitudenzunahme, in der klonischen Phase durch langsame Wellen
durchbrochen

II.F. Atonisch (astatische) Anfälle

III. Nicht klassifizierbare zerebrale Krampfanfälle, ggf. wegen unzureichender Daten, manche
Neugeborenen-Anfälle

Einteilung nach dem Manifestationsalter in alters- und nicht altersgebunden:

1.	**Lokalisationsbezogene (fokale, lokale, partielle) Epilepsien und Syndrome**	
1.1	Idiopathisch mit altersgebundenem Beginn	
1.1.1	Benigne kindliche Epilepsie mit zentro-temporalen Spikes (Rolando) s. Klinik	
1.1.2	Kindliche Epilepsie mit okzipitalen Spikes	
1.2	Symptomatisch. Valproinsäure	

– Atypische „benigne" Partialepilepsien: Pseudo-Lennox-Syndrom, Landau-Kleffner-Syndrom (s. 3.1.4),
ESES = Electrical status epilepticus induc-ed by sleep in children: 1. Sultiam, 2. + Clobazepam
– Benigne psychomotorische Epilepsie („terror fits"): 1. Carbamazepin. 2. Sultiam?

2.	**Generalisierte Epilepsien und Syndrome**	G40.4

1. Wahl meist Valproinsäure. Barbiturate (durch Sedation spike-wave-Entladungen), Carbamazepin, Gabapentin, Phenytoin und Vigabatrin sind unwirksam bzw. können in Einzelfällen zur Exazerbation von Absencen, atonischen, tonischen und impulsiv-myoklonischen Anfällen führen!

2.1	Idiopathisch mit altersgebundenem Beginn, nach dem Erkrankungsalter geordnet (i.d.R. Valproinsäure)	
2.1.1	Benigne familiäre Neugeborenenkrämpfe – Benigne familiäre neonatale Anfälle s. Klinik	G40.3
2.1.2	Benigne Neugeborenenkrämpfe (s. 3.1.1)	G40.3
2.1.3	Benigne myoklonische Epilepsie des Kleinkindesalters (s. 3.1.2). 1. Valproinsäure, 2. + Ethosuximid	G40.3
2.1.4	Epilepsie mit pyknoleptischen Absencen (Pyknolepsie, Absencen-Epilepsie des Kindesalters. Friedmann-Syndrom)	G40.3
2.1.5	Juvenile Absencen-Epilepsie. 1. Valproinsäure, 2. + Ethosuximid	G40.3
2.1.6	Impulsiv-Petit-mal-Epilepsie (Juvenile myoklonische Epilepsie – JME)	
2.1.7	Aufwach-Grand-mal-Epilepsie (s. 3.2). s. Klinik	G40.3
2.2	Idiopathisch und/oder symptomatisch geordnet (nach dem Erkrankungsalter geordnet)	G40.4
2.2.1	Epilepsie mit Blitz-Nick-Salaam (BNS)-Krämpfen (Propulsiv-Petit-mal. West-Syndrom)	G40.4
2.2.2	Lennox-Gastaut-Syndrom – LGS	G40.4
2.2.3	Epilepsie mit myoklonisch-astatischen Anfällen	
2.2.4	Epilepsie mit myoklonischen Absencen s. Klinik Absencen	
2.3	Symptomatisch	
2.3.1	Unspezifische Ätiologie: -Myoklonische Frühenzephalopathie (symptomatisch)	G40.4
2.3.2	Spezifische Syndrome, z.B. Epilepsia partialis continua Kojewnikow, Mitochondriopathien, s. Klinik	G40.5

Progressive Myoklonus-Epilepsie (M.d.W. Valproinsäure, Phenytoin kontraindiziert), s. Ätiologie Stoffwechselerkrankungen

3.	**Epilepsien und Syndrome, die nicht als fokal oder generalisiert bestimmbar sind**	

I.d.R. 1. Carbamazepin oder Valproinsäure, 2. Phenytoin, Phenobarbital/Primidon

3.1	Mit sowohl generalisierten als auch fokalen Anfällen	
3.1.1	Neugeborenen-Krämpfe (s. 2.1.2)	G40.3
3.1.2	Schwere myoklonische Epilepsie des Kleinkindesalters (s. 2.1.3). Valproinsäure	
3.1.3	Epilepsie mit anhaltenden Spike-Wave-Entladungen im synchronisierten Schlaf	
3.1.4	Aphasie-Epilepsie-Syndrom (Landau-Kleffner-Syndrom)	F80.3
3.2	Ohne eindeutige generalisierte oder fokale Zeichen: Alle Fälle mit generalisierten tonisch-klonischen Anfällen,	

bei denen klinische und EEG-Befunde eine klare Klassifikation als generalisiert oder lokalisationsbezogen nicht erlauben, wie viele Fälle von Schlaf-Grand-mal (s. 2.1.7)
1. Carbamazepin oder Valproinsäure, 2. Phenytoin, Phenobarbital/Primidon

4.	**Spezielle epileptische Syndrome**	G40.5
4.1	Gelegenheitskrämpfe	
4.1.1	Fieberkrämpfe s. Klinik	R56.0
4.1.2	Anfälle bei anderen identifizierbaren Situationen wie Alkohol, Arzneimittel oder Drogen, hormonelle Veränderungen, Schlafentzug, Stress	
4.2	Einzelne, anscheinend unprovozierte epileptische Ereignisse („Oligo-Epilepsien")	
4.3	Epilepsien mit speziellen Formen der Anfallsauslösung (Reflexepilepsie: Abdominelle Epilepsie, Ess-Epilepsie, Leseepilepsie. Musikogene Epilepsie)	
4.4	Chronisch progrediente Epilepsia partialis continua Kojewnikow des Kindesalters (Typ 1) s. I.A.1a, s. 2.3.2	

Einteilung: Dichotomie fokal oder generalisiert weiter unterteilt in
1. primär bzw. idiopathisch (meist genetisch bedingt, oft familiär, meist keine weitere neurologische Störung, normale Entwicklung, gewöhnlich normales interiktales EEG, gutes Ansprechen auf Medikamente).
2. kryptogen (Ursache unbekannt, in vielen Fällen wohl symptomatisch mit ähnlichem Verhalten).

3. sekundär bzw. symptomatisch (Hirnerkrankung mit Entwicklungs- und neurologischen Störungen, gewöhnlich pathologisches interiktales EEG, wechselndes Ansprechen auf Medikamente).
2. + 3. als Ursache in ca. 85 % der Krampfanfälle.

Einteilung des Status epilepticus s. Komplikationen.

Häufigkeit einzelner Anfallsgruppen

36 % Komplex fokale Anfälle
14 % Einfach fokale Anfälle
7 % Fokale, ungeklärte Anfälle
3 % Nicht klassifizierbare Anfälle
14 % Fokale, klonisch-tonische Anfälle
9 % Generalisierte, klonisch-tonische Anfälle
9 % Generalisierte Absencen, Myoklonien
8 % Generalisierte andere Anfälle

Epidemiologie: Status epilepticus s. Klinik.
– Auftreten zweigipflig 1. in den ersten 4 Lebensjahren, Präpubertät und Pubertät, d.h. abhängig von der Hirnreifung,
2. jenseits des 60. Lebensjahres (Altersepilepsie s. Klinik – Einzelne Anfallsarten).
– Erbgang/Gen: [Tahvanainen E: The gene for a recessively inherited human childhood progressive epilepsy with mental retardation maps to the distal short arm of chromosome 8. Proceed. of the Nat. Acad. of Sc. USA 91 (1994) 7267–70].
– Inzidenz: 3 (2–7)/10.000 Neuerkrankungen/ Jahr. Prävalenz: m 0,65 % > w 0,5 %. Epilepsien fokal 58 %, generalisiert 34 %, unklassifizierbar 8 %.
– Prävalenz: 4 % aller Kinder haben im Verlauf der Kindheit einen zerebralen Krampfanfall, 2,5 % einen Fieberkrampf (Infektkrampf). 15/100.000 Menschen im mittleren Lebensalter und 75/100.000 Menschen über 75 Jahre.

Klinik: Eigenanamnese, ggf. Anfallsanamnese: Anfallsauslösung durch vorausgegangenen Schlafentzug, extreme Stresssituation, durch psychische Einflüsse, ggf. mit hohem Kaffee- oder Cola-Konsum, unter Alkoholkonsum oder im Alkoholentzug? Hormonelle Veränderung? Anfallsauslösung lokal durch Triggerzonen? Bewusstlosigkeit primär, sekundär oder erhaltenes Bewusstsein, ggf. wie geprüft?
– Fremdanamnese zum Anfallsgeschehen: Initialschrei? Initiale motorische Entäußerungen fokal? Augen geschlossen oder geöffnet, Blickwendung? Zungenbiss? Urinabgang? Atmung? Schmerzäußerung? Dauer (Sekunden, Minuten), rezidivierend?
Apnoische Pause (kann bis zu 3 min betragen)? Postiktale Müdigkeit oder Lähmungen?

Befund: Meningismus? Einstichstellen? Hinweis auf Frakturen (Wirbelkörperfrakturen)?
– In 60 % GM-Anfall, 70–80 % fokaler Beginn der motorischen Entäußerungen. Die tonische (30 s) ist von einer klonischen Phase gefolgt, durchschnittliche Gesamtdauer 1–3 min.
– Fokale Anfälle in 57 % rein motorisch, 35 % sensomotorisch, 8 % rein sensibel. Evtl. sekundäre Generalisierung.
– Postiktale körperliche Zeichen:
1. Zungenbiss besonders lateral typisch.
2. Enuresis und Enkopresis (bei Grand-mal- und auch fronto-orbitalen komplex-fokalen Anfällen).
3. Toddsche Parese – Todd-Paralyse –   G83.8 postiktale Parese als Folge der Erschöpfung neuronaler Aktivität mit Rückbildung bis zu einer Stunde, lediglich als Folge eines Status epilepticus über mehrere Tage.
4. Forellenphänomen: Petechiale kleinfleckige Hautblutungen insbesondere im Gesicht, am Hals und den halsnahen Abschnitten durch in der tonischen Anfallsphase auftretende Blutstauungen in den Kapillaren.

Besonderes:
– Gewalttätigkeit bei Epilepsie am häufigsten im Rahmen postiktaler sowie interiktaler Psychosen bzw. Alternativpsychosen z.B. nach komplex-partiellen Anfällen im Sinne von abwehrendem als auch zielgerichtetem aggressiven Verhalten [Kanemoto K: Violence and epilepsy: A close relation between violence and postictal psychosis. Epilepsia 40 (1999) 107–9].
– Herzrhythmusstörungen: Ursache der plötzlichen Todesfälle? Kasuistik eines Patienten mit (bei simultaner EEG-/EKG-Aufzeichnung) den GM-Anfällen vorausgehenden Asystolien von mehreren Sekunden Dauer, dennoch bei Normalisierung der kardialen Rhythmusstörungen nach Schrittmacherimplantation keine klinische Besserung der zerebralen Krampfanfälle und Persistieren der EEG-Veränderungen [J Neurol Neurosurg Psychiatry 52 (1989) 795–8].
– Menopause: Von 61 peri- und postmenopausale Patientinnen hatten 21 % eine Anfallsabnahme und 33 % eine Anfallszunahme. Bei 20 % traten erstmals in der Menopause Anfälle auf, in der Mehrzahl in den ersten zwei postmenopausalen Jahren, in 4 von 12 Fällen symptomatisch durch zerebralen Infarkt oder Tumor. Hormonelle Substitution bei 51 % der Patientinnen hatte bei 71 % keinen Einfluss auf die Epilepsie und führte nur bei 16 % zu einer Verbesserung, dabei hatte Progesteron einen günstigeren Effekt als das im Tierversuch eher anfallsfördernde Östrogen [Abbasi F: Effects of Menopause on Seizures in Women with Epilepsy. Epilepsia 40 (1999) 205–10].
– Menses – prämenstruelle Häufung: Bei 80 Patientinnen mit chronischer Epilepsie (7 wegen fehlender Anfälle oder Menses ausgeschlossen) unter viermal wöchentlichem EEG bei 5630 Anfällen während 579 Menstrualzyklen über eine Beobachtungszeit von 30 Monaten prämenstruelle Häufung besonders bei einer Anfallsanamnese über 10 Jahren, einem pathologischen EEG oder CCT [Gueirreiro C: Premenstrual seizure increase. Arq Neuro-Psychiat (Sao Paulo) 49/1 (1991) 27–32].
– Migräne und Epilepsie (s. Differentialdiagnose):
1. Zufällige Koinzidenz beider Erkrankungen.
2. Migräne kann einen bestehenden epileptischen Herd aktivieren: Migränebehandlung vermindert die Anfallsfrequenz.
Beide Erkrankungen scheinen auch bei den Syndromen der gutartigen Rolandi Epilepsie und der kindlichen Epilepsie mit okzipitalen Paroxysmen vorzukommen, bei denen die Epilepsiebehandlung generell auch die Migräne bessert.
3. Migräne kann durch einen Hirninfarkt einen epileptischen Herd verursachen.
4. Iktale Kopfschmerzen werden als Migräne verkannt.
5. Migräne als prodromales (epileptische Aura nur über Sekunden) oder postiktales Symptom. Antikonvulsiva wie Valproinsäure wirken gegen Migräne, und Migränemittel wie Flunarizin können antiepileptisch wirken [Basil C:

Migraine and epilepsy. Neurologic Clinics 12 (1994) 115–29].

- Neurologische Defizite. Kasuistik von 19 Patienten [Hilkens P: Non-convulsive status epilepticus as a cause for focal neurological deficit. Acta Neurol Scand 92 (1995) 193–7].

- Postiktale Phänomene wie Amnesie, Hemianopsie, Aphasien, Bulimie, Lungenödem über i.d.R. weniger als 24 Stunden.
  Prolongierte postiktale Enzephalopathie (Differentialdiagnose Status epilepticus!): Kasuistik bei 11 Patienten mit Verwirrtheitszuständen über 4–10 Tagen im Anschluss an wiederholte, meist generalisierte tonisch-klonische Anfälle. 9 Patienten waren grenzwertig bis leicht geistig retardiert mit Nachweis minimaler struktureller Veränderungen, insbesondere diffusen kortikalen Atrophien [Biton. Neurol 40 (1990) 963–6].

- Rhabdomyolyse.

- Tod: Plötzlicher unerklärlicher Tod des Epilepsiepatienten s. Klinik – Besonderes – Herzrhythmusstörungen, s. Prognose.

- Wirbelfrakturen nach GM-Anfällen an der BWS, LWS und auch HWS [Allen J: Acute cervical cord injuries in patients with epilepsy. J Neurol Neurosurg Psychiatry 45 (1982) 884].

Status epilepticus (s. Klinik)   G41
  Komplizierter Fieberkrampf –
  prolongierter Fieberkrampf s. Klinik.   R56.0
  Grand-mal-Status (generalisierte große
  tonisch-klonische Anfälle)   G41.0
  Petit-mal-Status (generalisierte kleine
  Anfälle Absencenstatus)   G41.1
  Sonstiger Status epilepticus   G41.8
  Status epilepticus, n. n. bez.   G41.9

a) Kontinuierlicher Status (prolongierter Anfall) oder
b) Diskontinuierlicher Status (Wiederholung mehrerer Anfälle oder Anfallsfragmente ohne vollständige funktionelle Restitution).
- *Ätiologie*: s. Prognose. < 10 % febril, 50 % akut symptomatisch binnen 1 Woche postischämisch, > 40 % durch fortschreitende oder chronische Ursachen oder unprovoziert.
  Auftreten im Verlauf einer Epilepsie begünstigt durch das Zusammentreffen ggf. mehrerer Auslösemechanismen wie Ausbildung eines Hirnödems, Fieber, Reduktion oder Wechsel der Antiepileptika, Alkohol(entzug), Schlafentzug. Besonders frontal lokalisierte Hirntumoren oder Hirntraumata mit umfangreichen Läsionen im frontalen Marklager führen zu einem Status.
  Kasuistik mit progredienter Bewusstseinstrübung bis zum Sopor innerhalb von 24 Stunden, 5 Stunden nach Aufnahme fokalen Anfällen bis zum Status epilepticus [Meyer-Lindenberg A: Subakute Enzephalopathie mit Anfällen bei Alkoholismus (SESA): Elektive Parenchymnekrose als epileptogene Läsion. EEG-Jahrestagung (10/95) Bielefeld].
  Herpes simplex-Enzephalitis.
  Thyreotoxische Krise als Ursache eines Status epilepticus.
  Kokain-induzierter Status epilepticus (s. Ätiologie).

- *Definition*: Langdauernder (zeitlich nicht definiert von 30 bzw. 15–60 min) Zustand bzw. epileptischer Anfall oder Anfallsserie von > 10 min Dauer, währenddessen es zu keiner vollständigen Erholung des Patienten kommt (binnen 10 min ist eine neuronale Schädigung möglich). Dies schließt nicht in jedem Fall eine Bewusstlosigkeit oder Bewusstseinsstörung ein.

- *Einteilung und Klinik*: Wie bei Einzelanfällen. Intervall zwischen den Krampfanfällen i.d.R. < 60 min, in 2/3 der Fälle < 30 min.
  Toddsche Parese als Folge eines Status epilepticus über mehrere Tage.

- *Epidemiologie*: Auftreten des Status epilepticus zweigipflig mit einem breiten Gipfel zwischen dem 40. und 60. (30.–40.) und zwischen dem 70. und 80. Lebensjahr. Inzidenz 40–60/ 100.000 Einwohner /Jahr. m < w.

- *Prognose des Status epilepticus*: Bei Therapiebeginn binnen 30 Minuten kann der Status epilepticus in 80 %, bei Beginn nach > 2 Stunden in 40 % durchbrochen werden. In 4–25 % Exitus, meist in den ersten Stunden bis Tagen nach Beendigung des Status, häufig an Aspiration, Bronchopneumonie, Lungenembolie, Lungenödem, einem zentralen Regulationsversagen, Herzversagen, an der Grunderkrankung. Die Prognose hängt entscheidend vom Intervall zwischen Status- und Therapiebeginn ab, wohl auch von der Ausprägung des Hirnödems und von der zugrundeliegenden Ursache des Status (Enzephalitis, Intoxikation, Karzinom, Sepsis).
  Mit zunehmender Dauer eines Status epilepticus (GM und auch PM, Absencenstatus, KFA und ESES = Electrical status epilepticus induced by sleep) wächst das Risiko für das Auftreten neurologischer Defizite, insbesondere die Gefahr einer Demenzentwicklung.

I. Konvulsiver Status: 70–80 % aller GM-Status weisen einen fokalen Beginn der motorischen Entäußerungen auf.

- *Differentialdiagnose*: Migräne mit neurologischer Aura, transitorische ischämische Attacke, M. Menière, hemifazialer Spasmus, metabolische Störungen (Glukose, Osmolarität, Calcium).

- *Klinik*: Einfach-partieller Status epilepticus überwiegend durch akute zerebrale Läsionen (Ischämie, Trauma, metabolisch, Enzephalitis, Tumor) [Stefan H: Status partieller Anfälle und nichtkonvulsiver Status epilepticus. Nervenheilkunde 10 (1991) 258–61].

- GM-Status in 2/3 durch einen akuten Prozess (9 % der symptomatischen GM-Epilepsien), in 1/3 durch eine Residualepilepsie (2 % der idiopathischen Epilepsien). Nach Beendigung des Status kann das Koma bis zu 24 h anhalten.
  Interiktal in 22 % ein Coma vigile, 35 % ein mitteltiefes und 43 % ein sehr tiefes Koma [Roger J in Vinken/Bruyn: Handbook of neurology 15 (1974) 145–88. Status epilepticus].

II. Nonkonvulsiver Status epilepticus – NCSE – Petit-mal-Status: Besonders Absencen-Status, spike-wave-stupor etc.
  Status komplex-partieller Anfälle
  – KFA-Status   G41.2

- *Differentialdiagnose*: M. Menière, Migräne mit neurologischer Aura, transitorische ischämische Attacke. Postiktale Verlangsamung.

Metabolisch bedingtes hirnorganisches Psychosyndrom (Glukose, Osmolarität, Calcium). Intoxikation. Psychogen.
- *Einteilung*: NCSE bei generalisierten Epilepsie-Syndromen,
1. NCSE bei lokalisationsbezogener (fokaler) Epilepsie a) mit fokalen EEG-Veränderungen, b) mit generalisierten EEG-Veränderungen, c) mit alternierenden EEG-Veränderungen.
2. NCSE nicht näher bestimmbar.
- *Epidemiologie*: Auftreten selten, werden häufig nicht erkannt.
- *Klinik*: NCSE weisen keine oder nur diskrete motorische Phänomene, z.B. Automatismen, auf. Über Stunden bis Wochen treten vor allem neuropsychologische Auffälligkeiten wie Bewusstseinsverlust und Verwirrtheitszustände, so Abwesenheit, Antriebsmangel, Desorientiertheit, Perseveration, Halluzinationen und wechselnd stark ausgeprägte kognitive Störungen, zum Teil auch isolierte neuropsychologische Defizite wie Aphasie.
- *Prognose*: NCSE-Mortalität bei einer Dauer < 10 h 10 %, > 10–20 h 33 %, > 20 h 85 % [Molitor (16.10.96) in Bayreuth].
- *Röntgen*: Im CCT können sich postiktal reversible fokale Ödeme zeigen.
II.1 NCSE bei Absencen-Status: Durchschnittliche Dauer 28 h [Molitor], maximal 14 Tage [Scholtes F]. Im EEG kontinuierliche Spike-wave-Aktivität. Bewusstsein fluktuierend, inadäquate Reaktionen. Automatismen und Lidmyoklonien.
II.2 NCSE bei komplex-partiellem Status – KFA-Status:
- *Differentialdiagnose*: Transitorische globale Amnesie, Hypovigilanzzustände bei Narkolepsie, Intoxikationen.
- *Klinik*: Beginn häufig mit tonisch-klonischen Anfällen, zum Teil auch Beendung durch einen tonisch-klonischen Anfall.
Tonische Elemente, Automatismen, Augenmyoklonien – Nystagmus, Gesichtsmyoklonien.
Bei 50 % der Patienten fokalneurologische Symptome wie Myoklonien, in 15 % tonische Blickdéviation [Scholtes F: Non-convulsive status epilepticus: causes, treatment, and outcome in 65 patients. J Neurol Neurosurg Psychiatry 61 (1996) 93–5].
KFA-Status münden meist in einen langdauernden Dämmerzustand und dauern meist bis zu 24 h, in Einzelfällen bis zu mehreren Monaten, so dass eine konsequente Behandlung bis hin zur Narkosebehandlung erforderlich ist [Bauer J: Klinik des Status epilepticus. In: Schwerpunkte neurologischer Intensivmedizin. perimed Notfallmedizin 19 (1991) 80–5]. Komplexe Symptomatik mit erheblichen Fluktuationen inkohärenten und inadäquaten psychomotorischen Verhaltens mit phasenhaftem Wechsel von Antriebsstörungen, Störungen der Sprache, Störungen des Gedankenablaufes. Paranoide Inhalte. Stimmungsschwankungen mit psychomotorischer Enthemmung oder impulsiver Agitation.
Bei generalisierten NCSE Bewusstseinsfluktuationen, besonders Mutismus; durchschnittliche Dauer 8,4 h [Molitor], maximal 16 Tage.
Neurologische Defizite: Kasuistik von 19 Patienten mit fokalen Zeichen wie auch Hemiparese, fazialen Automatismen, sensiblen oder visuellen Störungen, von denen 16 zudem Bewusstseinsstörungen oder Verwirrtheit zeigten [Hilkens P: Non-convulsive status epilepticus as a cause for focal neurological deficit. Acta Neurol Scand 92 (1995) 193–7].
Kasuistik mit Katatonie [Louis E: Catatonia mimicking nonconvulsive status epilepticus. Epilepsia 36 (1995) 943–5].
Kasuistik mit Dysphasie und Ödem im CCT und MRT [Murchinson J: Status epilepticus presenting as progressive dysphasia. Neuroradiology 37 (1995) 438–9].
II.3 NCSE beim Status einfach-partieller Anfälle.
II.4 NCSE bei myoklonischen Anfällen in 30–40 %.

Einzelne Anfallsarten mit Therapie:

Abdominelle Epilepsie (4.3, Reflexepilepsie) G40.5
- *Differentialdiagnose*: Abdominelle Migräne mit unauffälligem EEG.
- *Klinik*: Schmerzattacken setzen schlagartig ein für mehrere Stunden, in 80 % mit Übelkeit mit/ohne Erbrechen, bei 60 % auffallende Blässe, bei 14 % Durchfall oder Miktionsdrang, bei 8 % Bewusstseinstrübung. Die Patienten erscheinen während der Schmerzattacken bewusstseinsgetrübt, postiktal müde mit pathologischem EEG in einem oder beiden Temporallappen – Temporallappen-Epilepsie.
- *Therapie*: Phenytoin [Zarling E: Abdominal epilepsy: an unusual cause of recurrent abdominal pain. Am J Gastroenterol 79 (1984) 687–688].

Absencen (s. Einteilung nach ILAE II.A. 2.1.4 bis 2.1.7):
Generalisierte kleine Anfälle
nicht konvulsiv   G40.3
Myoklonische Absencen (2.2.4):
Generalisierte kleine Anfälle konvulsiv G40.4
- *Definition*: Ohne Aura einsetzende Bewusstseinspausen von 5–10 s, primär generalisiert.
- *Diagnostik*: EEG reguläre bilaterale generalisierte 2–4/s Spike-and-slow-wave-Komplexe, evtl. Polyspike-and-slow-wave-Komplexe.
- *Klinik*: Absencen-Epilepsie des Kleinkindalters 2–4 Jahre (2.2.4, Knaben), oft mit großen oder myoklonisch-astatischen Anfällen und hoher Rezidivneigung.
Epilepsie mit pyknoleptischen Absencen (2.1.4, Pyknolepsie bei Mädchen im Schulalter, juvenile Absencen-Epilepsie, Absencen-Epilepsie des Kindesalters, Friedmann-Syndrom). 100– 1000 Anfälle pro Tag, 30 % spontanes Sistieren, z.T. Übergang in Grand-mal-Anfälle.
Absencen oft initial bei Aufwach-Grand-mal – Aufwach-Epilepsie.
Über Sekunden heftiges Schwindelgefühl mit Benommenheit, meist bei Jugendlichen ohne erkennbare Ursache, mit Spike-wave-Komplexen über 1–2 s im EEG.
Absencen-Status! Nonkonvulsive Status epilepticus – NCSE – Petit-mal-Status sind besonders häufig Absencen-Status.
Differentialdiagnose bei Verwirrtheit.
- *Prognose*: Gut. Bei konsequenter Therapieführung im Kindesalter sehr gut behandelbar.
- *Therapie*: 1. Valproinsäure.
2. + Ethosuximid (sinnvolle Kombination, bei Erfolg Versuch der Monotherapie).
3. + Lamotrigin.
4. Clobazam.

5. Mit zusätzlichen GM Ethosuximid mit zusätzlich Phenobarbital (Ethosuximid nicht wirksam bei GM).
Aber: Barbiturate können durch Sedation spike-wave-Entladungen und evtl. sogar das Auftreten von Absencen fördern.
- Kein Carbamazepin, Phenytoin Benzodiazepine, Valproinsäure und Vigabatrin (unwirksam, können zur Exazerbation führen).

Altersepilepsie:
- *Ätiologie*: Meist fokale, symptomatische Anfälle, in erster Linie durch zerebrovaskuläre Erkrankungen (s. zerebrale Ischämie), Tumoren, metabolische Störungen und Alkoholabusus [Sanders. J Geriatr Psychiatry Neurol 4 (1991) 98– 105].
- *Definition*: Auftreten von zwei unprovozierten Anfällen mit einem zeitlichen Intervall von mehr als 24 Stunden bei über 65-jährigen Menschen hauptsächlich durch zerebrovaskuläre Erkrankungen, Tumoren, metabolische Störungen und Alkoholabusus.
- *Epidemiologie*: Auftreten bei 75/100.000 Menschen über 75 Jahre, des Status epilepticus bei 86/100.000 Menschen über 60 Jahre.
- *Diagnostik*: Im EEG interiktal seltener epilepsietypische Potentiale, aber häufiger als bei jüngeren Patienten PLEDs (periodische lateralisierte epileptiforme Entladungen), in erster Linie nach zerebralen Insulten und als prognostisch ungünstiges Zeichen zu werten.
- *Prognose*: Das Risiko für ein Anfallsrezidiv liegt nach dem ersten unprovozierten Anfall bei 40– 50 %, nach dem zweiten Anfall bei > 80– 90 %. Die Mortalität ist erhöht mit Versterben meist an der zur Altersepilepsie führenden Erkrankung oder an den Folgen eines Status epilepticus, der mit einer bis zu 50 %igen Mortalität assoziiert sein kann. Unter Therapie werden über 25 % nicht anfallsfrei.
- *Therapie*: Antiepileptika ggf. bereits nach einem ersten, sicher nach einem zweiten unprovozierten Anfall indiziert: Antiepileptika der ersten Wahl.

Aphasie-Epilepsie-Syndrom – Landau-Kleffner-Syndrom (1.2, 3.1.4):
- *Ätiologie*: Vermutlich enzephalitischer Prozess.
- *Diagnostik*: Im EEG Spitzen oder Spike-wave-Komplexe über der (meist linken) mittleren Temporalregion mit Tendenz zur Generalisation bei einsetzendem Schlaf (im Gegensatz zum Lennox-Gastaut-Syndrom).
- *Klinik*: Bis zu maximal 2 Jahre vor oder nach Auftreten von zerebralen Krampfanfällen bei Kindern meist im Alter zwischen 3–7 Jahren bei vorher normaler Sprachentwicklung unter EEG-Auffälligkeiten und meist zerebralen Krampfanfällen binnen weniger Tage bis Wochen Verlust der expressiven und rezeptiven Sprachfertigkeit, die normale Intelligenz bleibt erhalten. Bei 2/3 der Patienten bleibt ein rezeptiver Sprachdefekt mehr oder weniger bestehen.
- *Therapie*: 1. Sultiam, 2. + Clobazepam.

Aufwach-Grand-mal – Aufwach-Epilepsie G40.3 (2.1.7, II.E) und juvenile myoklonische Epilepsie mit generalisierten tonisch-klonischen Anfällen (JME – Impulsiv Petit-mal-Epilepsie – myoklonische generalisierte Anfälle – 2.1.6, II.B)

- *Ätiologie*: I.d.R. idiopathische generalisierte Epilepsie (IGE). Stressfaktoren Schlafdefizit, Alkohol, Photostimulation.
- *Diagnose*: Die Diagnose von Aufwach-GM orientiert sich nicht an der Tageszeit, sondern daran, ob die Anfälle im Wachwerden, nach dem Aufwachen (die Weckreize wirken epileptogen-aktivierend) und/oder in einer „Feierabend" vergleichbaren Entspannungssituation (kritische Phase am späten Nachmittag) auftreten.
Große Bedeutung exogener Faktoren, insbesondere Schlafmangel, Verschiebung des Schlaf-Wach-Rhythmus (spätes Zubettgehen), psychischer Stress, Alkoholgenuss, Perimenstrum [Janz D: Fallstricke bei der Diagnose einer Aufwach-Epilepsie. Epilepsie-Blätter 6 (1993) 65–70]. Bei den meisten Patienten treten die Anfälle relativ selten, oft nur alle 1–2 Jahre unter obigen Stressbedingungen auf.
Im Anfall typisches EEG-Muster des generalisierten tonisch-klonischen Anfalls, schnelle synchronisierte Wellen um 15–20/s, noch während der tonischen Phase Frequenzabnahme und Amplitudenzunahme, in der klonischen Phase durch langsame Wellen durchbrochen, mit 3/s Spike-wave-Komplexen. Interiktal gut ausgeprägte, aber amplitudeninstabile α-Aktivität, zum Teil einzelne oder Gruppen irregulärer spikes und waves und/oder Polyspike-waves sowie – besonders bei geschlossenen Augen – paroxysmale Dysrhythmien.
- *Diagnostik*: Magnetstimulation (kontraindiziert bei Epilepsie) s.o. Diagnostik.
- *Epidemiologie*: Manifestation altersgebunden in der Präpubertät mit (9-) 12–24 Jahren mit einem Gipfel in der späten Adoleszenz.
- *Klinik*: Oft initial Absencen. Bei Auftreten im Kleinkindalter Iktus ohne Aura mit bewusstlosem Zusammensinken, tonisch-klonischer Phase, vegetativen Symptomen, terminalem Schlaf und Komplikation Grand-mal-Status. Meistens treten in der initialen Phase bei Jugendlichen zuerst Petit-mal-Absencen auf (reine, nur mit GM einhergehende Verläufe sind um so seltener, je intensiver nach Absencen oder Zuckungen gefragt wird) mit klassischen 3/s Spike-wave-Komplexen, nach der Pubertät überwiegen (morgendliche) myoklonische Zuckungen vom Typ des Impulsiv-Petit-mal Myoklonus und GM-Anfälle.
- *Prognose*: Gut.
- *Therapie*: 1. Valproinsäure
2. + Lamotrigin (2. Kaliumbromid).
Keine Barbiturate, Carbamazepin, Phenytoin und Vigabatrin (unwirksam, können zur Exazerbation führen).
Therapie-Beendigung nach mindestens 8–10 Jahren Anfallsfreiheit.

Aura: Bei einfach fokalen (I.A.3, I.A.4) und häufiger komplex fokalen Anfällen (I.B.1, I.B.2).
- *Differentialdiagnose:* Migräne mit neurologischer Aura.
- *Klinik:* Paroxysmale Geruchshalluzinationen: Als Aura bei psychomotorischen Anfällen, bei Unzinatuskrise.
- Vestibuläre Aura bei Grand-mal (selten): Über Sekunden starke Bewegungsempfindung mit Übergang in Bewusstlosigkeit und generali-

sierten Krampf durch präiktale Entladungen im vestibulären Rindenfeld.

Aura continua:
- *Definition*: Länger anhaltende sensible, sensorische oder psychische Sensationen. Minimalvariante eines Status epilepticus.
- *Klinik*: Kasuistik einer über 14 Tage andauernden Aura continua ausschließlich in einem Nasenloch mit – gegenüber Plazebo – reproduzierbarer Unterbrechung durch Midazolam und einmal sekundär generalisiertem Anfall [Steinhoff B, München: Isolierte olfaktorisch-gustatorische Aura continua bei wahrscheinlicher Herpes-simplex-Enzephalitis. Akt Neurol 20 (1993) 22–4].

Benigne familiäre Neugeborenenkrämpfe G40.3
- benigne familiäre neonatale Anfälle (2.1.1, 2.1.2, 3.1.1)
- *Epidemiologie*: Auftreten selten. Erbgang/Gen: Primär idiopathisch mit autosomal-dominantem Erbgang.
  Chromosom 20q13.2–13.3 bei dem überwiegenden Teil der Familien (wie bei Frontallappen-Epilepsie), Gen für spannungsabhängige Kaliumkanäle KCNQ2 und KCNQ3.
  2 Familien Chromosom 8 [Steinlein O: Benigne familiäre Neugeborenenkrämpfe. DÄB 92/9 (3.3.95) B-433–5].
- *Diagnostik*: EEG (Videosimultanaufzeichnung): Vor der eigentlichen klonischen Phase des Anfalls bilaterale Abflachung mit Apnoe und kurzer tonischer Phase.
- *Klinik*: Typischerweise in der ersten Lebenswoche auftretende fokale oder generalisiert klonische Krampfanfälle mit spontaner Remission bis zum sechsten Lebensmonat. Keine weiteren neurologischen Auffälligkeiten.
- *Prognose*: Bei 11 % der Kinder treten in der späteren Kindheit oder im Erwachsenenalter erneut zerebrale Krampfanfälle auf.
- *Röntgen*: Kein pathologischer Befund.
- *Therapie*: Valproinsäure. Selten Carbamazepin-Monotherapie [Scheffer I: Autosomal dominant nocturnal frontal lobe epilepsy. A distinctive clinical disorder. Brain 118 (1995) 61–73].
  Keine Barbiturate, Carbamazepin, Phenytoin und Vigabatrin (unwirksam, können zur Exazerbation führen).

Benigne kindliche Epilepsie mit G40.0
zentro-temporalen Spikes – Rolando-Epilepsie (1.1.1) (infantile Petit-mal-Epilepsie)
- *Diagnose*: Im EEG einzelne oder in kurzen Gruppen auftretende Spikes ohne Verlangsamung im Herdgebiet, zentrotemporal (Differentialdiagnose Vertexwellen), evtl. zentroparietal bis parasagittal, selten frontal, in 50 % multifokal. Fokusmigration, von hinten (jüngere) nach vorn (ältere Kinder) mit Seitenwechsel möglich. EEG-Muster der Rolando-Epilepsie bei bis zu 2 % aller gesunden Kinder (Norwegen).
- *Epidemiologie*: Manifestation mit 4–11 Jahren, 20 % aller Epilepsien im Schulalter und damit 4–6mal häufiger als Absencen.
- *Klinik*: Anfallsdauer Sek. bis wenige Minuten. Anfallsformen 30 (-80) % Grand-mal, 70 % einfach fokal mit und ohne Generalisation, klonisch, tonisch, tonisch-klonisch. Gesicht und Arme häufiger als Beine betroffen. An-

fallsfrequenz gering, bei 1/7 nur ein Anfall ohne Therapie. 50–80 % der Anfälle ereignen sich aus dem Schlaf heraus: Mit Schlafeintritt deutliche und dann schnell bilaterale Zunahme der Spitzen über der Zentrotemporalregion, ggf. Grunzen im Schlaf und Faustbewegungen. Neuropsychologisch Raumperzeptions- und Körper-Schema-Störungen.
- *Prognose*: Mit 12–15, spätestens mit 18 Jahren Anfallsfreiheit.
- *Therapie*: 1. Wahl Carbamazepin, 2. Wahl Phenytoin und Valproinsäure, nach 3 Jahren abhängig vom Schlaf-EEG ggf. Absetzversuch. Alternativ 1. Sultiam, 2. + Clobazepam.

Kindliche Epilepsie mit okzipitalen Spikes G40.0
(1.1.2) *Therapie*: 1. Carbamazepin, 2. Sultiam?, 3. Phenytoin, Primidon.

BNS-Anfälle – G40.4
Epilepsie mit Blitz-Nick-Salaam (BNS)-Krämpfen – Propulsiv-Petit-mal – West-Syndrom (2.2.1) *syn.* „infantile spasms".
- *Ätiologie*: Kryptogen oder meist symptomatisch.
- *Diagnostik*: EEG Hyppsarrhythmie.
- *Prognose*: Besonders symptomatische BNS-Krämpfe mit schlechter Langzeitprognose. Teilweise Übergang in ein Lennox-Gastaut-Syndrom.
- *Therapie*: 1. ACTH, 2. Clonazepam/Clobazepam, Vigabatrin, Sultiam. Tetracosactid. Vitamin B_6.

Electrical status epilepticus induced by sleep in children – ESES (1.2):
- *Diagnostik*: Im EEG generalisierte 1,5–2,5/s Spike-wave-Potentiale während 85 % des Non-REM-Schlafes, Sistieren im REM-Schlaf.
- *Differentialdiagnose*: Landau-Kleffner- und Lennox-Gastaut-Syndrom, Rolando-Epilepsie.
- *Klinik*: Auftreten mit Einsetzen des Schlafes, ein rein elektroenzephalographischer Zustand! Verhaltensauffälligkeiten und intellektuelle Defizite, keine nächtlichen Symptome. Mit zunehmender Dauer des ESES wächst das Risiko für das Auftreten neurologischer Defizite, insbesondere die Gefahr einer Demenzentwicklung.
- *Therapie*: 1. Sultiam, 2. + Clobazepam.

Einfache fokale Anfälle s. fokale Anfälle.

Epilepsia partialis continua Kojewnikow G40.5
(EPC) mit oder ohne Jacksonian March bzw. Myoklonien (fokale motorische Herdanfälle) (I.A.1a, 2.3.2)
Chronisch progrediente Epilepsia partialis continua Kojewnikow des Kindesalters (Typ 1) (4.4).
- *Einteilung*: Typ I Auftreten zwischen dem 2. und 3. Lebensjahr mit progressivem Verlauf mit Parese der im Anfall betroffenen Extremitäten, sekundärer Generalisierung und Demenz,
- Typ II mit chronisch-entzündlichen Veränderungen (perivaskulär, intrazerebral, leptomeningeal) ggf. viral bedingt.
- *Klinik*: Epilepsia partialis continua oder fokale motorische Herdanfälle ggf. mit klinisch massiver fokaler Aktivität und lediglich Bewegungsartefakten im EEG, im Schlaf ohne motorische Entäußerungen bei Auftreten von fokalen Spikes bzw. bei einem operierten Patienten bei Lokalanästhesie Kloni bei stummem EEG und bei

zusätzlicher Allgemeinanästhesie keine klonischen Entäußerungen bei reichlich Spikes fokal im Motocortex [Niedermeyer E (3/88)].

Epilepsie mit anhaltenden Spike-Wave-Entladungen im synchronisierten Schlaf – CSWS (3.1.3). Im SPECT zu 6/10 fokal oder multifokal [Gaggero R: SPECT and epilepsy with continuous spike waves during slow-wave sleep. Child's Nerv Syst 11 (1995) 154–60].

Ess-Epilepsie (4.3, Reflexepilepsie): G40.5
Auf Kauen (49/50) oder Schlucken (1/50) epileptische Reflexantwort, 48/50 komplexe Herdanfälle, 2/50 einfach fokale Anfälle. Pathologische EEG-Veränderungen in 30 %. Häufig unbefriedigende antikonvulsive Therapie [Kaul R. Acta Neurol Scand 80 (1989) 78–80].

Fieberkrampf – FK – Infektkrampf (4.1.1): R56.0
– *Definition des komplizierten Fieberkrampfs* (mit schlechter Prognose):
1. Familiäre Belastung oder
2. im 1. oder nach dem 5. Lebensjahr oder
3. mehr als 3 Fieberkrämpfe oder
4. Dauer ≥ 15 min oder
5. EEG-Veränderungen.
– *Epidemiologie*: 2,5 % aller Kinder haben zwischen 6 Monaten und 5–6 Jahren einen Fieberkrampf, davon werden bei 25 % in der engeren Familie ebenfalls Fieberkrämpfe beobachtet. Auftreten meist im Fieberanstieg (bei Erythema subitum, Otitis media) mit tonisch-klonisch generalisierten Anfällen, ggf. fokaler Symptomatik.
– *Prognose*: Einfacher Fiberkrampf mit meist guter Prognose:
Wiederholungsrisiko 30 %, Epilepsie-Risiko 3 % entsprechend 97 % spontane Rückbildung.
– Schlechte Prognose (s. Definition) mit afebrilen Anfällen bei folgenden Risikofaktoren:
1. Fieber < 38,4 °C vor dem Fieberkrampf,
2. Fieberkrampf-Dauer ≥ 15 (20) min,
3. ≥ 5 Fieberkrampf-Rezidive,
4. Pathologische EEG-Hintergrundaktivität bei der Erstuntersuchung,
5. Krampfaktivität im EEG bei wiederholten Untersuchungen,
6. Fokale EEG-Aktivität,
7. Fieberkrampf bei Verwandten 1. Grades,
8. Mentale Retardierung,
9. Keine antikonvulsive Behandlung [Tsuboi T: Long-term follow-up of a febrile convulsion cohort. Acta Neurol Scand 84/5 (1991) 369–73]. s. Therapie I.2.

Fokale (partielle, lokale) Anfälle (I.). s. Einteilung nach ILAE. 2/3 aller Anfälle.
Einfach fokale Anfälle (I.A)- Partielle Epilepsie ohne Angabe von Bewusstseinsstörungen.
s. Komplex-fokale Anfälle (I.B).
s. fokale sekundär generalisierte GM (I.C).
– *Diagnostik*: Fokale paroxysmale Aktivität im EEG.
– *Differentialdiagnose*: Migräne mit neurologischer Aura, transitorische ischämische Attacke, M. Menière, hemifazialer Spasmus, metabolische Störungen (Glukose, Osmolarität, Calcium).
– *Klinik*: Einfach fokale Anfälle mit erhaltenem Bewusstsein = ohne Generalisation mit Beschränkung der ersten klinischen und EEG-

Veränderungen auf einen Teil einer Hirnhemisphäre (mit elementarer Symptomatik).
Die Anfälle werden zunehmend abortiver mit Überwiegen der tonischen Komponente.
Vegetative und metabolische Erscheinungen können auftreten wie eine Hyperthermie in 79 %, Apnoe/Bradypnoe/Polypnoe, Hyper- oder Hypotonie, Hypersekretion, Mydriasis, Tachykardie.
Ggf. Erlöschen der Kornealreflexe, diffuse Tonussteigerung, positiver Babinski in 50 %, davon in 2/3 unilateral, reversible Hemiparesen in bis zu 25 %.
– *Therapie*:
1.1 Monotherapie Carbamazepin (benigne fokale Epilepsien des Kindesalters sind mit Carbamazepin/Oxcarbazepin und gleich gut oder sogar besser mit Sultiam behandelbar) oder
1.2 Monotherapie Valproinsäure.
2.1 + Lamotrigin oder Vigabatrin oder Gabapentin oder
3. Monotherapie Phenytoin.
4. Monotherapie Phenobarbital/Primidon.
5. Kombination mit Clobazam oder Sultiam oder Mesuximid.

Frontallappenepilepsie: G40.0
Autosomal-dominante nächtliche Frontallappen-Epilepsie – NFLE früher: Nächtliche paroxysmale Dystonie – NPD – nächtliche paroxysmale dystone Choreoathetose.
– *Differentialdiagnose*: Paroxysmale kinesiogene Choreoathetose.
– *Epidemiologie*: Auftreten selten. Erbgang/Gen: Primär idiopathisch mit autosomal-dominantem Erbgang.
Chromosom 20q13.2–13.3 (wie bei benignen familiären Neugeborenenkrämpfen): Missense-Mutation in der Alpha-4-Untereinheit des neuronalen nikotinischen Azetylcholinrezeptors, Austausch von Serin gegen Phenylalanin.
– *Klinik*: Mit Beginn in der Kindheit partielle Epilepsie mit häufigen, heftigen und kurzen Anfällen während der Nacht. Teilweise auch tags durch psychischen Stress (Hyperventilation) ausgelöst. Im Vergleich zur (s.) Temporallappen-Epilepsie seltener Auren, häufiger tonische, klonische und hypermotorische Anfälle.
– *Therapie*: ☆Phenytoin (100 mg Tbl, 250 mg A) s. Epilepsie.

Frühe infantile epileptische Enzephalopathie mit Burst-Suppression (EIEE): Prognose schlecht.

Gelastische Epilepsie (4.3)
– *Anatomie*: Veränderungen im Hypothalamus, am Boden des 3. Ventrikels, im Gyrus cinguli oder auch Temporallappen.
– *Differentialdiagnose*: Hereditäres Angelman-Syndrom bei Kindern mit ausgeprägter geistiger Retardierung [Göbel R: Lachanfälle (gelastische Epilepsie) bei Hamartom des Hypothalamus – Fallbericht. Akt Neurol 22 (1995) 111–3].
– *Klinik*: Stereotypes Lachen von kurzer Dauer ohne adäquaten Stimulus und häufig ohne ein Gefühl der Fröhlichkeit als Epilepsie-Äquivalent, ggf. im Anschluss tonisch-klonische oder komplex-fokale Krämpfe oder Hemiklonien.

Gelegenheitskrämpfe (epileptische Reaktion 4.1):
– *Definition*: Zerebrale Krampfanfälle in ursächlicher Verbindung mit einer akuten zere-

bralen Erkrankung, Alkoholentzug, Schlafentzug oder am häufigsten (s.) Fieberkrämpfe.
– *Klinik*: Als Alkoholfolgeerkrankung (z.B. im
Alkoholentzug) einzeln oder in Serie auftretende GM ohne fokale Ausprägung, ohne
EEG-Veränderungen, ohne Indikation zur antikonvulsiven Dauertherapie. s. Epilepsie – Sozialmedizin – Fahrtauglichkeit.

Generalisierte Epilepsie mit febrilen Anfällen plus:
Erbgang/Gen: Spannungsabhängiger Natrium-
kanal SCN1B.

Generalisierte kleine Anfälle (II.) konvulsiv (s. Myoklonus), nicht-konvulsiv (s. Absencen), Status.
Klinische und EEG-Veränderungen primär bilateral.

Generalisierte Anfälle – tonisch-klonische Anfälle – Grand-mal-Anfälle – GM-Anfälle
1. Klonische Anfälle:
   EEG entspr. der Klonusfrequenz bilaterale 2– 4/s
   Wellen oder Spike-and-slow-wave-Komplexe.
   Valproinsäure oder Carbamazepin.
2. Tonische Anfälle: Meist im Schultergürtel betonte, zum Teil sehr dezente Beuge- oder Streck-
   bewegungen, ggf. kombiniert oder seitendiffe-
   rent, im Rahmen meist multifokaler Epilepsien.
   Ggf. nur Verdrehen der Bulbi mit leichter
   Streckbewegung z.B. im Schlaf. Beim Säugling
   „Salaam-Krampf".
   EEG zu Beginn kleinamplitudig 15–25/s, dann
   abnehmende Frequenz mit zunehmender Amplitude.
   Valproinsäure oder Carbamazepin. Ggf. Aktivierung durch Diazepam.
3. Tonisch-klonische Anfälle: Altersgebunden
   idiopathisch z.B. mit Aufwach-GM, zusätzlichen Absencen, Impulsiv-PM oder bilateral
   synchronen spike-wave-Komplexen: s. Aufwach-Grand-mal.
   Im EEG schnelle synchronisierte Wellen um
   15– 20/s, noch während der tonischen Phase
   Frequenzabnahme und Amplitudenzunahme,
   in der klonischen Phase durch langsame Wellen durchbrochen.
   1. Valproinsäure, 2. Phenobarbital/Primidon.
   Barbiturate können durch Sedation spike-wave-
   Entladungen und evtl. sogar das Auftreten von
   Absencen fördern. Carbamazepin und Phenytoin sind nicht wirksam bzw. können in Einzelfällen zur Exazerbation führen.
4. Atonisch (astatische) Anfälle –   G40.3
   infantile Petit-mal-Epilepsie. Sturzanfälle. Im
   EEG Polyspike-waves oder Abflachung oder
   kleinamplitudige schnelle Aktivität.

Hirnstamm-Anfälle   R56.8
s. Encephalomyelitis disseminata – Klinik –
Besonderes – Paroxysmale Phänomene.

Impulsiv-Petit-mal-Epilepsie s. juvenile myoklonische Epilepsie.

Juvenile myoklonische Epilepsie –   G40.3
JME – Janz-Syndrom – Impulsiv-Petit-mal-
Epilepsie (2.1.6, II.B) s. Aufwach-GM.
– *Ätiologie*: Gehört zu den altersgebundenen
  idiopathischen (primär) generalisierten Epilepsien (IGE).
– *Diagnose*: EEG im Anfall mit schnellen Spike-
  wave- oder 4–6 Hz-Polyspike-wave-Komplexen,
  interiktal häufig normales EEG.

– *Differentialdiagnose*: „Erschrecken".
– *Epidemiologie*: Manifestation altersgebunden
  in der Präpubertät mit (9-) 12–25 Jahren mit
  einem Gipfel in der späten Adoleszenz (14–20
  Jahre), ggf. Erkrankungsbeginn im Kleinkindalter. 2,5 (-7) % aller Epilepsien.
  Chromosom 6p21.3, bei 50 % der 68 Famili-
  enuntersuchungen von Verwandten 1. und 2.
  Grades ebenfalls Anfälle, 12 % der Familienmitglieder hatten zerebrale Anfälle, 80 % der
  selbst anfallskranken und 6 % der anfallsfrei-
  en Geschwister hatten 4–6 Hz-Polyspike-wave-
  Komplexe, 12 % der asymptomatischen Eltern
  hatten im EEG diffuse, unspezifische langsame Wellen [Delgado-Escueta A: Mapping the
  Gene for Juvenile Myoclonic Epilepsy. Epilepsia 30 Suppl. 4 (1989) 8–18].
– *Klinik*: Leitsymptom sind kurzdauernde, besonders morgens auftretende, zumeist symmetrische bilaterale Myoklonien vorwiegend an
  den oberen Extremitäten im Bereich des
  Schultergürtels und der Arme, oft begleitet
  von einer kurzen Absence.
  Das Bewusstsein bleibt i.d.R. erhalten. Bei
  80 % kommt es zu generalisierten tonisch-klonischen Anfällen.
  Auftreten wie bei Aufwach-GM (2.1.7) meist
  nach dem Aufwachen und begünstigt durch
  die gleichen Stressfaktoren (Schlafdefizit, Alkohol, Photostimulation).
  Fließender Übergang zur juvenilen Absencen-
  Epilepsie (2.1.5) wie zur Aufwach-Epilepsie
  (2.1.7).
  Im Anfall kurze Polyspike-wave-Gruppen, bei
  Auftreten von Absencen auch reguläre spike-
  waves, interiktal weniger deutlich ausgeprägt.
  Die Patienten sind i.d.R. neurologisch und in-
  tellektuell unauffällig.
– *Therapie*: Wichtig sind Einhaltung von Schlafhygiene und Alkoholabstinenz.
1. Valproinsäure,
2. + Ethosuximid jeweils über viele Jahre.
3. Phenobarbital/Primidon s.u. Generalisiert tonisch-klonisch.
– Keine Barbiturate, Carbamazepin, Phenytoin
  und Vigabatrin (unwirksam, können zur Exazerbation führen).
– Therapie-Beendigung nach mindestens 8–10
  Jahren Anfallsfreiheit und völliger EEG-Nor-
  malisierung mit langsamer Dosisreduktion
  z.B. um 300 mg alle 6 Monate [Doose H: Standardtherapien der Epilepsien des Kindes- und
  Jugendalters. Pädiatr Prax 42/2 (1991) 346–8].

Klonische Anfälle
– *Therapie*: Carbamazepin oder Valproinsäure.

Komplex-fokale Anfälle – KFA –   G40.2
Komplex-partielle Anfälle – KPA (I.B) bei
Temporallappen-Epilepsie (oder Frontallappen-Epilepsie), dt. psychomotorischer Anfall
mit motorischer, psychischer, sensorischer, vegetativer Symptomatik.
– *Diagnostik*: EEG ein- oder beidseitige, diffus
  oder herdförmig nur fronto-temporal oder besonders temporal einseitige Entladungen.
  Häufig Anfälle im Schlaf gleichmäßig in allen
  NREM-Phasen und auch im REM-Schlaf (ggf.
  „getarnt" als Träume). Meist steile Wellen oder
  Spitzen über der vorderen Temporalregion.

- *Klinik*: Partielle Epilepsie mit einfach-fokalem Beginn (auch Aura, I.B.1), danach Bewusstseinsstörung, oder Bewusstseinsstörung von Anfang an (I.B.2) ggf. als einziges Zeichen des Anfalls = isolierte Aura mit psychischer, sensorischer, vegetativer Symptomatik.
  Jeweils ohne oder mit Automatismen = unwillkürliche, elementare Bewegungsabläufe wie Kauen, Schlucken, Schmatzen, Nesteln an Körper oder Kleidern, andere stereotype Hand- oder Fußbewegungen, Vokalisationen, ggf. komplexere Handlungsabläufe. Häufig im Schlaf. Starrer Blick prognostisch im Sinne häufiger Therapieresistenz.
- *Therapie*: s. fokale Anfälle.

Kryptogene primär generalisierte GM s. Aufwach-GM.

Landau-Kleffner-Syndrom s. Aphasie-Epilepsie-Syndrom.

Lennox-Gastaut-Syndrom – LGS (2.2.2)   G40.4
- *Ätiologie*: Organischer Hirnschaden. 50 % kryptogen. In 20 % Entwicklung aus einem West-Syndrom. Ätiologische Unterteilung sinnvoll, da bei Kindern ohne zerebrale Vorschädigung mit zuvor unauffälliger psychomotorischer Entwicklung bei erzielter Anfallsfreiheit ein gutartiger Verlauf möglich ist.
- *Differentialdiagnose*: Epilepsien mit myoklonisch-astatischen Anfällen (schwierige Differenzierung).
  Atypische Verlaufsformen der benignen kindlichen Epilepsie mit zentro-temporalen Spikes – Rolando-Epilepsie.
  Fokale Epilepsien des Frontal- und Temporallappens.
  Pseudo-Lennox-Syndrom (1.2 atypische „benigne" Partialepilepsie).
- *Epidemiologie*: 1.–8. bzw. ab 4. Lebensjahr. Bei 5 % aller epileptischen Erkrankungen im Kindesalter.
- *Klinik*: Myoklonisch-astatisch mit kurzer Bewusstseinstrübung bzw. Anfälle in verschiedenen Kombinationen. Psychomotorische und geistige Retardierung. Schwerer Verlauf.
- Juveniles Lennox-Syndrom nach dem 7. Lebensjahr mit geringerer geistiger Retardierung. Häufig zunehmende EEG-Veränderungen bei eintretendem Schlaf: Tonische Anfälle (axiale tonische Extension) verbunden mit bilateralen Abläufen schneller 10–25/s Spikes und Polyspikes können sich im NREM-Schlaf in Nachtschlafableitungen bis zu 400mal wiederholen [Niedermeyer E (3/88)]. Andere Formen von Anfällen sind weniger häufig oder fehlen im Schlaf, insbesondere atypische Absencen und Sturzanfälle (die auch ohne Sturz beim liegenden Patienten auftreten können).
- *Therapie*: Valproinsäure. Felbamat als Zusatztherapie (ultima ratio) [Hirt H: Zur Nosologie des Lennox-Gastaut-Syndroms. Nervenarzt 67 (1996) 109–22].
  Keine Benzodiazepine (Exazerbation durch paradoxe Reaktion), kein Gabapentin.

Leseepilepsie (4.3, Reflexepilepsie)   G40.5
- *Ätiologie*: Variante der juvenilen myoklonischen Epilepsie (JME)?

- *Diagnostik*: s. Labor, s. Röntgen. EEG: Iktale Befunde zu 75 % (15/20) generalisiert und symmetrisch, nur zu 2/20 fokal.
- *Epidemiologie*: Erkrankungsbeginn zwischen dem 10. und 46. Lebensjahr, Median 17,5 Jahre. m < w. Form der idiopathischen fokalen Epilepsie.
- *Klinik*: Anamnese: 16/20 durch Lesen, Schreiben, Sprechen, 6/20 durch Rechnen ausgelöste Krampfanfälle: Typische Zuckungen, „Klicken" und Steifheitsgefühl in der mit Lesen verbundenen Muskulatur, vorwiegend in Unterkiefer, Lippen und Zunge.
  Andere anfallsauslösende Faktoren außer Lesen in Form von anderen linguistischen und nicht-linguistischen höheren kognitiven Vorgängen in 9/20.
  Bei 4/20 besonders morgens auftretender spontaner Myoklonus der oberen Extremität als Hinweis auf eine juvenile myoklonische Epilepsie (JME) [Radhakrishnan K: Reading epilepsy – An appraisal of 20 patients diagnosed at the Mayo Clinic, Rochester, Minnesota, between 1949 and 1989, and delineation of the epileptic syndrome. Brain 118 (1995) 75–89].
- *Therapie*: Valproinsäure oder Clonazepam.

Musikogene Epilepsie (4.3)   G40.5
Reflexepilepsie: Epileptische Anfälle mit ausschließlicher Provokation durch Musik.
Weltweit 83 Fallberichte: Nur wenige erfüllen die Kriterien einer Reflexepilepsie. Bei 14/83 (17 %) wurden die Anfälle ausschließlich durch das Hören von Musik ausgelöst. Bei 36/83 auch Anfälle, die nicht durch Musik ausgelöst werden. Als Stimuli meist ein bestimmtes Musikstück, vor allem Klavier- und Orgelmusik, 2/83 Kirchenglocken einer bestimmten Tonhöhe. Auftreten bei 4/83 Berufsmusikern, 11 Amateurmusikern, 7 besonders Musikinteressierten. Nur 8/83 hatten kein besonderes Interesse an Musik. Kasuistik einer 32-jährigen Frau in Zürich mit iktaler SPECT-Untersuchung und Hinweisen auf die limbischen mesialen Temporallappenstrukturen [Wieser H: Musicogenic Epilepsy: review of the Literature and Case Report with Ictal Single Photon Emission Computed Tomography. Epilepsia 38/2 (1997) 200–7].

Myoklonische generalisierte Anfälle   G40.3
s. Einteilung nach ILAE II.B. s. Aufwach-GM. Generalisierte kleine Anfälle (s. Impulsiv Petit-mal).
- *Therapie*: 1. Valproinsäure, 2. Phenobarbital/Primidon.
  Carbamazepin und Phenytoin sind nicht wirksam bzw. können in Einzelfällen zur Exazerbation führen.

Epilepsie mit myoklonisch-astatischen Anfällen (2.2.3) und benigne myoklonische Epilepsie des Kleinkindesalters (3.1.2):
- *Therapie*: 1. Valproinsäure, 2. + Ethosuximid. Unter Felbamat und Lamotrigin bei schwerer myoklonischer Epilepsie der Kindheit Fälle von Anfallszunahme.

Neugeborenenkrämpfe   G40.3
s. benigne familiäre Neugeborenenkrämpfe.
Die Prognose von symptomatischen Neugeborenenkrämpfen ist kritisch, wenn nicht rasch Anfallsfreiheit erzielt werden kann.

Okzipitallappenepilepsie   G40.0

Selten. In 73 % visuelle Auren, meistens im Sinne elementarer Halluzinationen. In 12 % iktale Blindheit. Selten Augendéviation, Nystagmus, Blinzeln. 1/3 der Fälle mit mehr als einem Anfallstyp durch Anfallsausbreitung auf den Frontal- oder Temporallappen: Über 50 % hatten Automatismen, über 1/3 fokale motorische Aktivität. Im EEG bei über 50 % posteriore Entladungen, aber nur bei 18 % limitiert auf den Okzipitallappen. Von 23 Patienten mit Okzipitallappen-, 5 mit Temporallappenresektion und 14 mit ausgedehnteren Resektionen waren bei Nachbeobachtung über im Mittel 17 Jahre 46 % anfallsfrei und 21 % anfallsarm [Salanova V: Occipital lobe epilepsy: electronical manifestations, electrocorticography, cortical stimulation and outcome in 42 patients treated between 1930 and 1991. Surgery of occipital lobe epilepsy. Brain 115 (1992) 1655– 80].

Paraplegie: Hereditäre spastische Paraplegie mit epileptischem Myoklonus

– Autosomal-rezessiv vererbt bei vier Verwandten mit Erkrankungsbeginn zwischen der Geburt und dem 10. Lebensjahr und Progredienz von spastischer Paraplegie, epileptischen Myoklonien, distalen Muskelatrophien, Schwerfälligkeit bis geistiger Retardierung, Ataxie, Verlust des Hörvermögens. Diagnose biochemisch gesichert [Sommerfelt, Acta Neurol Scand 84 (1991) 157–160].

Parietallappen-Epilepsie: G40.0

Einfach oder komplex fokale, sekundär generalisierte Anfälle.

Sensorisch (Elektrisieren, Prickeln, Schmerzen), Halluzinationen und illusionäre Verkennungen, Metamorphopsien, Drehschwindel (unterer Parietallappen), Sprachstörungen.

Partielle Anfälle s. Fokale Anfälle.

Photosensitive Epilepsie wird beim Fernsehen (TV) mehr durch Farbwechsel als durch schwankende Lichtintensität ausgelöst, besonders durch rotes Licht mit einer Wellenlänge über 600 nm [Nat Med 4 (1998) 265]. Rotes Licht mit Wellenlängen zwischen 625 und 704 nm ruft gegenüber blauem und grünem Licht wohl keine hemmenden, sondern nur erregende Signale hervor. Deshalb Kinder nur in gut beleuchteten Räumen aus mindestens 2 1/2 m Entfernung fernsehen lassen.

Posttraumatische Epilepsie s. Schädel-Hirn-Trauma.

Reflexepilepsie   G40.5

s. Abdominelle Epilepsie, Ess-Epilepsie, Lese-Epilepsie, musikogene Epilepsie.

Schlaf – Anfälle im Schlaf: Aphasie-Epilepsie-Syndrom (Landau-Kleffner-Syndrom).

– Aufwachepilepsie und generalisierte tonische Anfälle.
– Benigne kindliche Epilepsie mit zentro-temporalen Spikes – Rolando-Epilepsie.
– Epilepsie mit anhaltenden Spike-Wave-Entladungen im synchronisierten Schlaf.
– Electrical status epilepticus induced by sleep in children – ESES.
– Frontallappenepilepsie

– Komplex-fokale Anfälle – KFA bei Temporallappen-Epilepsie.
– Lennox-Gastaut-Syndrom.
– Epilepsia partialis continua oder motorische Herdanfälle.

Schlaf-Apnoe-Syndrom bei Epilepsie

Behandlung des Schlaf-Apnoe-Syndroms (Schlafentzug, Arrhythmien, Hypoxämie) bessert die Epilepsie [Devinsky O: Epilepsy and sleep apnea syndrome. Neurology 94 (1994) 2060–4].

SMA: Zerebrale Krampfanfälle mit Generierung in der supplementär-motorischen Area

meist mit dystonen Körperhaltungen der Arme, Beine oder des Rumpfes bei erhaltenem Bewusstsein. Auch tonische Kopfwendungen (Differentialdiagnose Versivanfälle).

Symptomatische primär generalisierte GM

s. Aufwach-GM.

Temporallappen-Epilepsie – TLE   G40.0

– *Ätiologie*: Ggf. bei M. Alzheimer, Angiomen, Herpes simplex-Enzephalitis.
– *Diagnostik*: s. Röntgen. Postiktale Überprüfung der Sprachfunktion: 34 von 68 Patienten, davon 28/35 (80 %) mit linksseitiger TLE wiesen eine postiktale Aphasie auf. Bei 6 Patienten mit linksseitiger TLE zeigte sich im Wada-Test eine bilaterale bzw. rechtsseitige Sprachdominanz, diese Patienten hatten jeweils eine früh erworbene Epilepsie mit < 6 Jahren mit erfolgtem Shift der Sprachfunktionen [Robeck S, Erlangen: Postiktale Sprachstörungen zur Diagnostik der Lateralisation von Anfällen. (9/96) Göttingen].
– *Klinik*: Meist (s.) komplex-fokale Anfälle, auch abdominelle Epilepsie, ggf. im Vordergrund stehende Angststörungen (Differentialdiagnose Angstneurose!), Aphasie-Epilepsie-Syndrom – Landau-Kleffner-Syndrom, benigne kindliche Epilepsie mit zentro-temporalen Spikes – Rolando-Epilepsie. Gelastische Epilepsie. Lennox-Gastaut-Syndrom. Verwirrtheitszustände.
Im Vergleich zur Frontallappen-Epilepsie häufiger automotorische Anfälle (91 vs. 15 %), epigastrische Auren (42 vs. 6 %), psychische Auren, Versivanfall (28 vs. 16 %) [Noachtar S, München: Anfallsunterschiede bei Temporal- und Frontallappenepilepsien. (10/97) Dresden]. Schwierige Differentialdiagnose mesial-temporale (mTLE) vs. neokortikale Temporallappen-Epilepsie (nTLE): Erhaltene Reagibilität während Automatismen nur bei mTLE. Unilaterale Dystonien bei 43 vs. 22 %, epigastrische Auren 62 vs. 33 %. Unilaterale Kloni 8 vs. 22 %, unspezifische Auren 8 vs. 25 % [Noachtar S, München. DGN (9/98) München].
– *Röntgen*: SPECT mit EEG simultan. Im postiktalen SPECT, binnen 2 Minuten nach dem enzephalographischen Anfallsende durchgeführt, bestand bei 10 Patienten mit mesialer Temporallappen-Epilepsie eine Hyperperfusion im Bereich der Amygdala auf der Seite des elektroenzephalographisch erkennbaren Anfallsbeginn [Hogan R: Perfusions patterns in postictal ^{99m}Tc-HMPAO SPECT after coregistration with MRI in patients with mesial temporal lobe epilepsy. J Neurol Neurosurg Psychiatry 63 (1997) 235–9].

– PET: Bei einseitiger mesialer TLE (mTLE) finden sich spezifische Muster signifikanter Stoffwechselminderungen auch in extratemporalen Regionen und im ipsilateralen Thalamus [Arnold (1996)]. Von 12 Patienten mit initialer akustischer oder bilateraler somatosensorischer Aura (als Zeichen des neokortikalen Anfallsbeginns) mit Manifestationsalter 6,4 ± 5,0 Jahre zeigten die 6 Patienten mit rechtsseitiger TLE eine signifikante Stoffwechselminderung des regionalen zerebralen Glukosemetabolismus (rCMRGlu) ipsilateral über mehrere Schichten des Temporallappenkortex sowie mesiotemporal. Bei 6 Patienten mit linksseitiger TLE stellte sich nur auf einer Schicht ein temporolaterales Areal mit signifikanter Stoffwechselminderung der rCMRGlu dar. Bei allen 12 Patienten fanden sich keine extratemporalen Stoffwechselminderungen im Thalamus oder frontalen Kortex, die temporoparietale Übergangsregion mit dem Wernicke-Sprachareal wurde ausgespart [Wunderlich G, Düsseldorf: Topographie interiktaler Glukosestoffwechselminderungen bei Temporallappenepilepsie mit sensorischer Aura. (9/96) Göttingen].

Tonische Anfälle s. generalisierte GM.

Verwirrtheitszustände alle 4–5 Wochen mit 2–3 Tagen Fieber und Automatismen mit bitemporalen scharfen 3–4 Hz-Wellen, gutes Ansprechen auf Carbamazepin [El-Ad B: Periodic febrile confusion as a presentation of complex partial status epilepticus. Acta Neurol Scand 82 (1990) 350–2].

Vestibuläre Epilepsie im vestibulären Kortex mit fokalen Anfällen (Schwindel).
– *Therapie*: Carbamazepin.

Komplikationen: s. Klinik – Besonderes.

Labor: Neben dem Routine-Labor Borrelien, oraler Glukosetoleranztest (oGTT), Lues-Serologie. Parathormon.
CK-Anstieg nach 3–5 Stunden mit Maximum nach 9–11 Stunden (nicht zu verwerten nach vorausgegangenen i.m. Spritzen).
– Prolaktin-Spiegel 15 min, 60 min und 24 h nach dem Anfall (zirkadiane Rhythmik). Kann auch nach Synkopen erhöht sein, steigt aber bei psychogenen Anfällen nicht an.
Prolaktin-Spiegel binnen 15–20 min nach dem Anfall abnehmen. 30, 60, 120 min bei Männern und Frauen nach epileptischen Anfällen signifikant höher als nach nicht-epileptischen Anfällen, eindeutig erhöht (definiert als Anstieg um mindestens das 3fache des individuellen Ausgangswertes) bei 73 % der Epileptiker gegenüber 7 % der Nicht-Epileptiker [Pohlmann-Eden B: Korrelation von Serumprolaktin- und Kortisonwerten mit paroxysmalen Störungen epileptischer und nicht-epileptischer Art und ihre klinische Wertigkeit. Fortschr Neurol Psychiatr 61 (1993) 363–8].
Prolaktin HWZ 32 min, basal < 20 µg/dl, sicher pathologisch > 150 µg/dl bzw. Iktus-beweisend bei Männern/Frauen > 500/700 µU/ml.
40 % der Grand-mal- und komplex-fokalen Anfälle mit Prolaktinanstieg, kein Anstieg bei Petit-mal-Anfällen [Bauer J: Objektivierbare Befunde zur retrospektiven Anfallsdiagnostik. Akt Neurol 21 (1994) 220–3].

Einzelne Patienten mit genuiner Epilepsie haben keine erhöhten postiktalen Prolaktin-Spiegel, und Patienten mit repetitiven Anfällen hatten niedrigere Prolaktinerhöhungen [Malkowicz D: Prolactin secretion following repetitive seizures. Neurology 45 (1995) 448–52].
Prolaktin-Spiegel höher bei Patienten mit komplex-fokalen Anfällen ausgehend vom Temporallappen als vom Frontallappen [Meierkord H, Berlin: Comparison of the effects of frontal and temporal lobe partial seizures on prolactin levels. Arch Neurol 49 (1992) 225–30], Bestimmung aber auch bei Frontallappenanfällen hilfreich [Bauer J: Anstieg der Serum-Prolaktinkonzentration nach Frontallappenanfällen. DMW 48 (1991) 1824–7].
Im Anfall zentrale Stimulation der Achse Hypothalamus-Hypophyse mit Anstieg auch von ACTH (und Cortisol), TSH, STH (Wachstumshormon), keine Änderung von Serotonin, Melatonin, Epinephrin und Dopamin [Rao M. Neuroendocrinology 49 (1989) 33–9].
– Schilddrüsenhormon-Serumspiegel T_3 und T_4 werden gesenkt durch Carbamazepin, Phenobarbital und Phenytoin. Bestimmung des freien Thyroxins erforderlich.
– **Liquor** bei Meningismus, bei Erstanfall z.A. einer (Meningo-) Enzephalitis incl. Borrelien- und Lues-Untersuchung.
Binnen 48 Stunden postiktal nach einem GM-Anfall in 30 % Pleozytose [Bauer J. Akt Neurol 21 (1994) 220–3], bei generalisierten und fokalen motorischen Anfällen am häufigsten 12 Stunden postiktal mit Leukozyten maximal 12/µl und Erythrozyten maximal 190/µl [Ann Neurol 23 (1988) 402–3].

– **Urin** auf Porphyrine.

Pathogenese – Pathophysiologie: Entladung von Nervenzellen mit vermehrter Häufigkeit und Synchronie. Iktale Hyperperfusion, postiktale Hypoperfusion, später bitemporale Hyperperfusion.

Prognose des Fieberkrampfes s. Definition.

Prognose: s. Klinik – Einzelne Anfallsarten. s. Therapie operativ.

– Je später eine Epilepsie auftritt, um so höher ist unabhängig von der Ätiologie das Rückfallrisiko. Bei Auftreten nach dem 12. Lebensjahr ist das Rückfallrisiko fast 2,5mal so hoch wie bei einem Erstauftreten unter 2 Jahren [Shinnar S].
– Bei einer Anfallsfreiheit von 2–4 Jahren unter antiepileptischer Dauerbehandlung bleiben etwa 70 % aller Kinder mit idiopathischem und symptomatischem Anfallsleiden anfallsfrei [Shinnar S: Discontinuing Antiepileptic Drugs in Children with Epilepsy: A Prospective Study. Ann Neurol 35 (1994) 534–5].
– Derzeit werden bei Erstbehandlung global etwa 24 % der Patienten nicht anfallsfrei. Idiopathische Epilepsien ohne Grundkrankheit in der Bildgebung sprechen besser auf Antiepileptika an als symptomatische oder kryptogene Epilepsien.
– Therapieresistenz bei Kindern meist durch generalisierte Anfälle symptomatischer Genese

Prognostischer Faktor	günstig	ungünstig
Epilepsiebeginn	nach dem 4. Lebensjahr, Spätepilepsie (s.u.!)	vor dem 2. Lebensjahr (s.u. Shinnar S)
Anfallsform	Absencen	BNS-Anfälle
	Myoklonische Impulsiv Petit-mal	Aton., ton., myoklonisch-astatische Anfälle
	Gutartige kindliche Herdepilepsie mit	Lennox-Gastaut-Syndrom
	zentrotemp. Herden (Rolando-Epilepsie)	Fokale Anfälle: einfach fokal,
		psychomotorische Anfälle – KFA besonders
		mit initial starrem Blick,
		fokaler Beginn mit sek. generalisierten GM,
	Grand-mal ohne fokale Zeichen	Status epilepticus
	(bes. Aufwach-GM, d.h. generalisierte	Kombination von > 2 Anfallstypen
	idiopathische Epilepsien) ≤ 90 % aller	50–60 % der fokalen Anfälle werden unter
	Absencen, myoklonischen und tonisch-	Therapie anfallsfrei
	klonischen Anfällen werden unter	
	Therapie anfallsfrei	
Ansprechen auf	Promptes Ansprechen auf Monotherapie,	Trotz optimaler Therapie keine längeren
die Therapie	anfallsfreie Intervalle > 6 Monate	anfallsfreien Intervalle
Ätiologie	Genetisch determinierte Epilepsie	Symptomat. Epilepsien
	(außer gen. det. symptomat. Epilepsien)	Residualsyndrome nach schweren
		diffusen Hirnschäden
Neuropsychiatrische	Negativ oder nur Minimalbefunde	Erhebliche neurologische Ausfälle
Befunde		Persönlichkeitsabbau vor Beginn oder
		im Verlauf der Epilepsie entstehend
		Verlust kognitiver Funktionen (Demenz)
		Entwicklungsstillstand im Kindesalter
EEG-Befunde		
Grundaktivität	Altersgemäß o. nur leicht verändert	Konstant mittelschwere u. schwere AV
Generalisierte, hyper-	Gut organisierte Muster z.B.	Hyppsarrhythmie, SW-Variant-Muster,
synchrone Potentiale	3–4/s Spike-Wave oder Polyspike-waves	Spike-Wave-Status
Fokale, hyper-	Umschriebene extratemp. Spitzenfoki	Temporale Foki, besonders komb. Foki,
synchrone		Multifoki.
Potentiale		Starke sek. Generalisierungstendenz
Neuroradiologische	Fehlen ausgedehnter unilateraler oder	Grobe Befunde
Befunde	diffuser Atrophien bzw. Dysgenesien bei	
	unauff. neuropsychologischen Befund	

[Matthes A: Epilepsien. Diagnostik und Therapie für Klinik und Praxis, 4. Auflage. Georg Thieme Verlag Stuttgart].

(Lennox-Gastaut-Syndrom), maligne myoklonische Epilepsien und Blitz-Nick-Salaam-Krämpfe.

– Therapieresistenz bei Erwachsenen meist (70 %) durch komplex-fokale Anfälle sowie einfach fokale Anfälle mit und ohne sekundäre Generalisierung.

– Nach Versagen einer Monotherapie sprechen ca. 25 % auf eine Zweiertherapie und nochmals 20 % auf eine Mehrfachtherapie befriedigend an.
Vigabatrin, Lamotrigin oder Gabapentin führen bei 5–10 % zu Anfallsfreiheit und bei 25–50 % zu halb so vielen Anfällen.

– Im Erwachsenenalter auftretende zerebrale Krampfanfälle zeigen bei Beobachtung über 6 Jahre keinen signifikanten Unterschied auf Behandlung mit Carbamazepin, Pheobarbital, Phenytoin und Valproinsäure, 27 % (n = 243)

blieben anfallsfrei, 75 % über ein Jahr [Heller A: Phenobarbitone, phenytoin, carbamazepine, or sodium valproate for newly diagnosed adult epilepsy; a randomised comparative monotherapy trial. J Neurol Neurosurg Psychiatry 58 (1995) 44–50].

– Die Quote der erwerbstätigen Epilepsie-Patienten zwischen 35 und 54 Jahren liegt unter 60 %.

– Plötzlicher unerklärlicher Tod des Epilepsiepatienten – PUTE – „sudden unexplained death" assoziiert mit generalisierten tonisch-klonischen Anfällen sowie niedrigen oder nicht nachweisbaren Antiepileptika-Serumspiegeln, ggf. auch mit Alkoholkonsum. Nach Art des Anfallsleidens zwischen 1 : 250 bis 1 : 350 bzw. 0,5–6 pro 1000 Patientenjahre: Bei 1535 der von 1935– 1994 in Rochester/Minnesota retrospektiv analysierten Patienten mit

Epilepsien	Anfallsfrei, keine unerwünschten Wirkungen	Noch Anfälle	Unerwünschte Wirkungen	Anfälle und unerwünschte Wirkungen
Idiopath. generalisierte + fokale Epilepsien	75 %	0 %	20 %	5 %
Symptomat. + krypt. fokale Epilepsien	35 %	15 %	20 %	30 %
Symptomat. + krypt. gener. Epilepsien	15 %	15 %	20 %	50 %
Fokale Epilepsien	33 %			

ca. 26.000 Nachbeobachtungsjahren fanden sich unter den 535 analysierten Todesfällen 9 Patienten mit PUTE (1,7 %, 8/9 mit generalisierten Anfällen), bei den 15–44-jährigen bei 8,6 % (7/81) bzw. bei 0,35 pro 1000 Patientenjahre, 24-fach höher als in der nicht epileptischen Normalbevölkerung [Ficker D: Population-based study of the incidence of sudden unexplained death in epilepsy. Neurology 51 (1998) 1270–4].
– s. operative Therapie (epilepsiechirurgischer Eingriff). s. Antiepileptika Carbamazepin, Lamotrigin, Vigabatrin.

Prognose *des Status epilepticus*: s. Klinik – Status epilepticus.

Risikofaktoren: s. Ätiologie, Prognose. Alkohol- und Medikamentenabusus, Entzugssymptomatik, Fieber, Hitzeeinwirkung, Leberausfall, Menses, Stoffwechselentgleisung, Schlafmangel/Übermüdung.

Röntgen: Epileptogene Läsionen liegen zu 80 % im Temporallappen, häufigste epileptische Läsionen sind die Ammonshorn- oder Hippokampussklerose: Sinnvoll sind transversale (MRT-)Schichten zur Längsachse der Temporallappen in 2–4 mm Schichtdicke.
– CCT nativ + mit Kontrastmittel, ggf. NNH. Positive Befunde zeigt das CCT in 25 %, MRT in 75 %, ^{99m}Tc-HMPAO-SPECT interiktal in 50 %, PET in 90 % [Stefan H (13.10.95) EEG-Tagung Bielefeld].
– MRT: Zeigt etwa 90 % aller Läsionen, besonders bei Temporallappen-Epilepsie. Gliose in T2-gewichteten Bildern als Signalanhebung oder Volumenverminderung. Von 41 Patienten finden sich bei denen mit extratemporal bedingten Epilepsien keine hippokampalen Volumenänderungen [Gilmore R: Hippocampal volumetrics differentiate patients with temporal lobe epilepsy and extratemporal lobe epilepsy. Arch Neurol 52 (1995) 819–24].
In der FLAIR-Sequenz signalintense Darstellung von Läsionen gegenüber dem hypointensen Liquor. Migrations- und Gyrierungsstörungen am besten im MRT mit stark T1-gewichteten Inversion-Recovery-Aufnahmen (IR) mit maximalem Kontrast zwischen grauer und weißer Substanz erkennbar.
2 Patienten mit mehreren fokalen Anfällen ohne sonstige neurologische Auffälligkeiten, beide mit längeren Aufenthalten in Südostasien, hatten im CCT scharfe Hypodensitäten mit Kontrastmittel-Anreicherung und korrespondierend hyperintense MRT-Veränderungen. Vermutet werden nach Berichten meist aus Indien von vor allem jungen Patienten mit fokalen Anfällen und bioptisch stets entzündlichen Infiltrationen, vorwiegend im Sinne tuberkulöser Granulome, dass es sich um lokalisierte entzündliche Veränderungen bei immunkompetenten Patienten mit einem selbstlimitierenden Verlauf handelt [Bredel-Geißler A, Mainz: Reversible CT- und MRT-Befunde bei primärfokalen Anfällen. (9/96) Göttingen].
– SPECT: Epileptogene Foki können sich als hypoperfundierte Herde darstellen.
Bei 47 Patienten mit partieller Epilepsie und normalem CCT hatten 87 % eine Hypoperfusion, in 76 % im Lobus richtig lokalisiert, in 83 % in der Hemisphäre richtig lokalisiert [Launes J: Interictal brain ^{99m}Tc-HMPAO-SPECT hypoperfusion in patients with unstable partial epilepsy and normal CT. Acta Neurol Scand 86 (1992) 558–62].
– SPECT mit EEG simultan z.B. besonders bei der schwierigen Differentialdiagnose der neokortikalen gegenüber der mesial-temporalen Epilepsie.
– PET: „In etwa einem Drittel der zur Operation gelangenden Fälle zeigt die MRT aber keine fokalen Störungen; in 60 bis 90 Prozent dieser Patienten fanden sich mittels PET hypometabole Herde.“ Bei 70–80 % aller Patienten mit komplex fokalen Epilepsien können interiktal hypometabole oder mangelperfundierte Regionen nachgewiesen werden. „Eine Sprachaktivierung erlaubt auch die Bestimmung der Sprachzentren, welche bei chirurgischen Interventionen geschont werden müssen“. „Multiple hypodense Herde weisen auf eine ungünstige Prognose für den Erfolg eines epilepsiechirurgischen Eingriffs hin“ [Heiß W: PET. DÄB 92/8 (24.2.95) B-372–8].

Selbsthilfegruppe – Adressen für Informationen:
– Dt. Sektion der Internationalen Liga gegen Epilepsie. Geschäftsstelle Kehl-Kork. Tel. 07851/3144.
– Epilepsie Beratung der Inneren Mission, Nymphenburger Str. 119 b, 80636 München, Tel. 089/126618 – 12, Fax -18.

Sozialmedizin: Epileptiker dürfen nach dem Arbeitsrecht nicht sachwidrig benachteiligt werden. Der Arbeitgeber kann beim Einstellungsgespräch fragen: „Bestehen körperliche Erkrankungen?“ oder „Waren Sie in den letzten beiden Jahren wegen einer schwerwiegenden oder chronischen Erkrankung, die Einfluss auf die vorgesehene Arbeitsleistung haben könnte, arbeitsunfähig bzw. krank?“ und eine körperliche Untersuchung verlangen.
Eine Mitteilungspflicht über die Epilepsie ohne entsprechende Nachfrage gilt nur für wenige Ausnahmen, z.B. wenn es um Tätigkeiten mit Personenbeförderung, an laufenden Maschinen, in großer Höhe oder mit Absturzgefahr geht.
Eine generelle Zulässigkeit der Frage nach einer Epilepsie ist zu verneinen. Besteht kein Fragerecht, so kann der Epileptiker seine Interessen dadurch wahren, dass er die Frage wahrheitswidrig beantwortet, ohne der Gefahr einer Anfechtung des späteren Arbeitsvertrages ausgesetzt zu sein.
Die Rechtslage ist jedoch anders zu beurteilen, wenn der Arbeitnehmer aufgrund seiner Epilepsie die Eignung für die angestrebte Position nicht hat oder in absehbarer Zeit verlieren wird. Soll ihm eine Tätigkeit übertragen werden, bei der krankheitsbedingte Fehlhandlungen und -einschätzungen zu Schäden führen können, ist die Frage nach einer Epilepsie gerechtfertigt. In diesem Fall ist bei einer wahrheitswidrigen Aussage der Arbeitsvertrag wegen arglistiger Täuschung anfechtbar.
Vor Vertragsabschluss kann der Bewerber eine ärztliche Untersuchung ablehnen mit dem Risiko, nicht angestellt zu werden.

Unterzieht er sich dieser, ist damit keine vollständige Befreiung von der ärztlichen Schweigepflicht verbunden. Inhalt der Beurteilung ist lediglich, ob der Bewerber die gesundheitlichen Voraussetzungen für den intendierten Arbeitsplatz erfüllt oder nicht. Nach geltender Rechtslage geht ein Arbeitgeber kein besonderes Haftungsrisiko bei Beschäftigung eines Epileptikers ein.

Krankheit an sich ist grundsätzlich kein Kündigungsgrund. Sollte es jedoch aufgrund der Epilepsie zu häufigen Kurzerkrankungen kommen, kann eine ordentliche Kündigung gerechtfertigt sein. Was der Arbeitgeber an krankheitsbedingten Fehlzeiten hinzunehmen hat, richtet sich nach dem Alter des Arbeitnehmers, dessen Betriebszugehörigkeit und dem bisherigen Verlauf des Arbeitsverhältnisses. Sonst kommt eine Kündigung nur in Betracht, wenn eine Versetzung an einen gefahrlosen Arbeitsplatz ausscheidet.

Anlässlich der Einstellung muss der Betroffene seine Schwerbehinderung (d.h. > 50 %) angeben, sofern er danach gefragt wird; eine generelle Offenbarungspflicht besteht nicht. Eine Lüge auf die Frage berechtigt zur Anfechtung des Arbeitsvertrages wegen arglistiger Täuschung.

Der besondere Kündigungsschutz für neueingestellte Schwerbehinderte beginnt erst nach 6 Monaten. Sofern zum Zeitpunkt der Kündigung eine Schwerbehinderung erkannt wird oder ein entsprechender Antrag auf Feststellung beim Versorgungsamt vorliegt, steht dem Schwerbehinderten der volle Sonderkündigungsschutz zu, auch wenn der Arbeitgeber nicht eingeweiht war. Jede ordentliche Kündigung bedarf dann nach § 15 SchwbG der vorherigen Zustimmung der zuständigen Fürsorgestelle; ohne sie ist sie nichtig.

Bei Verletzungen am Arbeitsplatz allein durch zerebrale Krampfanfälle ist die Kranken- und nicht die Unfallversicherung zuständig [Becker M, Richter am Arbeitsgericht Frankfurt/Main: Arbeits- und Sozialrecht bei Epileptikern. Epilepsie-Blätter 7 (1994) 75–84].

Fahrtauglichkeit – Kraftfahrzeugtauglichkeit (Gruppe 1 Führerscheinklasse A, B(E): Motorrad, PKW, Gruppe 2 C(E), D(E): Fahrgastbeförderung, Taxi, Omnibus, LKW): In Deutschland besteht Aufklärungspflicht, keine Meldepflicht (bei Meldepflicht steigt die Verleugnungsrate um 600 %).
- Fahruntauglichkeit besteht grundsätzlich bei einem Risiko auf ein Rezidiv, Ausnahme sind für Gruppe 1 1. über einen Beobachtungszeitraum von 3 Jahren ausschließlich aus dem Schlaf heraus aufgetretene Krampfanfälle, 2. über einen Beobachtungszeitraum von 1 Jahr ohne Bewusstseinsverlust aufgetretene Krampfanfälle.
- Für Fahrer der Gruppe 2 besteht erst nach 5 Jahren Anfallsfreiheit ohne Medikamenteneinnahme kein Fahrverbot mehr.
- Bei einem ersten Gelegenheitsanfall ohne klinisch oder im MRT fassbare Ursache, ohne Antikonvulsiva und ohne epilepsietypische Potentiale im EEG ≥ 3, ohne Antikonvulsiva und mit epilepsietypischen Potentialen im EEG ≥ 6 Monate Gruppe 1 Fahrverbot,

mit Antikonvulsiva und epilepsietypischen Potentiale im EEG nach 2 Jahren Anfallsfreiheit erneute Fahrtauglichkeit.
- Nach Gehirnoperationen und postoperativen Anfällen nach 6, nach epilepsiechirurgischen Anfällen und 12 Monaten Anfallsfreiheit Fahrtauglichkeit.

Therapie:

I.1 Akutbehandlung bei Fieber-, GM-Anfall und Status (II. Dauerprophylaxe. III. Besondere Aspekte bei Zusatzerkrankungen):
- Patienten nicht allein lassen, besonders den Kopf vor Verletzungen schützen (Unterlage), gefährliche Gegenstände wegräumen.
- Atemwege freihalten (besonders am Hals Kleidung lockern, Kopfseitenlage/stabile Seitenlagerung), ggf. O_2 2–4 l/min über Nasensonde, Guedel-Tubus oder Intubation. Blasenstand beachten. Puls- und RR-Kontrolle. Kein Mundkeil.
- Auf die Uhr schauen wegen der Anfallsdauer:
- Bei Dauer > 3 min (verlängerte Krampfanfälle) möglichst Arzt hinzuziehen, medikamentöse Therapie:
  Laie: Diazepam-Rectiole rektal Säugling > 4 Monate 5 mg, Kleinkinder > 15 kg 10 mg, Schulkinder 10–20 mg, Erwachsene 20–30 mg. Alternativ besser applizierbar: Tavor 1/2,5 mg Expidet lyophilisierte Plättchen.
  Bei Wirkungslosigkeit, d.h. Fortdauer des Krampfes oder erneuter Anfall, Wiederholung nach frühestens 5–10 min [Kruse R, Kehl-Kork: Vademecum Antiepilepticum 1989, 10.A.].
- Bei Dauer > 5 min oder Anfallsserie unbedingt Arzt hinzuziehen bzw. Klinikeinweisung wegen drohendem Anfallsstatus.
  Bei Diabetes (und Alkoholabusus) BZ-Stix (Hypoglykämie < 40 mg/dl sofort mit Glukose 40 % ausgleichen).
  I.v.-Zugang und Blutabnahmeröhrchen (Antiepileptika-Spiegel) vorbereiten.
  Ggf. Hirnödemprophylaxe, Exsikkose- und Azidosebehandlung, bei > 38,5 °C Fiebersenkung.
1. ☆Benzodiazepine s. Schlafstörungen. Bei Benzodiazepinintoxikation/-gabe wegen Epilepsie Flumazenil zwar kontraindiziert, aber mit eigener antiepileptischer Potenz.
1.1 ☆Clonazepam – CZP (0,5/2 mg Tbl, 1 mg/2 ml A, 2,5 mg/25 gtt) Akutbehandlung 1–3 A, Wirkungsdauer 30 min, maximal 10 mg/d (5 Amp. in 250 ml EZF über 5 h), Einzelberichte 16–36 mg/d.
1.2 ☆Diazepam (2/5/10 mg Tbl. 10 mg/2 ml A. Rectal tube 10 mg) 2–4 A i.v., 2–5 A in 250 ml EZF, maximal 100 mg/d. Rektal bzw. oral 10–40 mg, 0,3–1 mg/kg. s. Dauerprophylaxe. Oder
1.3 ☆Midazolam (Dormicum 7,5 mg Tbl, 5 mg/1 ml A, 15 mg/3 ml A, Dormicum V 5mg/5 ml) 0,05–0,1 (-0,2) mg/kg, ggf. 90 mg über Perfusor 2 ml/h. Ggf. Dosistitration 1 mg alle 2 min.
1.4 ☆Lorazepam (2 mg A i.m./i.v. A, im Kühlschrank aufbewahren) 0,044 bis (< 50 J.) 0,05 mg/kg, maximal 4 mg i.v./i.m. s. Schlafstörungen – Benzodiazepine.
1.5 Selbstapplikation bzw. im Anfall Gabe durch Angehörige bei drohendem Anfall bzw. drohender Anfallsserie unter strenger Indikations-

stellung wegen der Gefahr eines nicht mehr kontrollierbaren Abususpotential insbesondere bei Patienten mit Angstauren oder überprotektiven Betreuungspersonen, alternativ ✳Diazepam Rectiole(n), ✳Lorazepam (1/2,5 mg lyophilisierte Plättchen) sublingual oder ✳Clobazam 10 mg.

2. ✳Phenytoin (100 mg Tbl, 250 mg A). I.v. Aufdosierung (< 50 mg/min) bei Status epilepticus 18 (–30) mg/kg auf drei Portionen binnen 2 h verteilt bzw. 750 mg/10 ml in > 25 min (bei < 25–30 mg/min bzw. < 0,5 ml/min ohne atem- oder kreislaufdepressorischen Effekt), maximal 1500 mg/d, unter QRS-Kontrolle. Wirkungseintritt nach 15–20 min, maximale Gewebekonzentration nach 20–30 min. Indikation besonders nach Gabe von Benzodiazepinen oder Phenobarbital oder, wenn Atmung und Kreislauf schlecht sind.

– Wenn der Patient nach Benzodiazepin- und Phenytoingabe auf der Intensivstation ist, bei weiter bestehenden Anfällen, insbesondere bei Auftreten von Komplikationen wie Hyperthermie, sofortige Anästhesie mit 6.1 Midazolam und 6.2 Propofol, ansonsten Weiterbehandlung mit 3. Phenobarbital, 4. Valproinsäure etc.

3. ✳Phenobarbital – PB (100 mg Tbl, 200 mg A) 1–3 A i.v., wenn vorher kein Benzodiazepin (Clonazepam) gegeben wurde. Schnellsättigung 15 (5–20) mg/kg mit 50–75 mg/min, nach 12 h und dann pro Tag 3–5 mg/kg.

4. ✳Valproinsäure (300 mg A) mit 1:1 Umstellung von oder auf orale Dosis. Initial 5–10 mg/kg über 3–5 min langsam i.v. oder als NaCl 0,9 % Kurzinfusion bis zu einer Tagesdosis von 2400 mg. Kinder 20–30 mg/kg, bei unzureichender Wirkung bis 40 mg/kg unter engmaschiger Spiegelkontrolle.
Status epilepticus: Bolus mit 15 mg/kg/h, Erwachsene bis 1000 mg/h. Erhaltungsdosis bei Status 6 mg/kg/h, Erw. bis 400 mg/h.
Kasuistik einer 26-jährigen Patientin mit komplex-partiellem Status bei Enzephalitis und Therapieresistenz auf hochdosierte Kombinationen von Phenytoin, Clonazepam, Lidocain, Clomethiazol, Kortison und nach einer langdauernden Barbituratnarkose mit Methohexital beim Erwachen aus dem Koma ständig neu auftretenden Anfällen; auf Valproinsäure bis 9,2 g/d i.v. zuerst in Kombination, dann als Monotherapie und Umstellung auf oral 3,9 g/d Anfallsfreiheit [Demuth K, Würzburg: Valproat i.v. bei protrahiertem Status epilepticus: Kasuistik. (10/97) Dresden].

5. ✳Acetazolamid (250 mg Tbl, 500 mg retard Kps, 500 mg A) 250–750 mg bzw. 10 mg/kg bzw. 500 mg i.v.
El.-HWZ 2–6 h, steady state nach 2–3 Tagen, antiepileptischer Spiegel 10–14 µg/ml.
KI hyperchlorämische Azidose, Nebennierenrinden-Insuffizienz. Akute zerebrale Ischämie (s. UAW).
UAW Hyperglykämie, Hyperurikämie, Hypokaliämie, zerebrale Steal-Phänomene ggf. über Stunden.
Wirkung: Diuretikum, Karboanhydrasehemmer. Senkt die Liquorproduktion.

6. Gabe eines Narkotikums in späteren Stadien eines Status, wenn Hyperthermie, Herzrhythmusstörungen, Lungenödem, akutes Nierenversagen und andere Komplikationen zu befürchten sind:

6.1 ✳Midazolam (7,5 mg Tbl, 5 mg/1 ml A, 15 mg/ 3 ml A, 5mg/5 ml) initial 5–10 mg bzw. 0,05–0,1 (-0,2) mg/kg, dann 0,05–0,4 mg/kg/h, ggf. 90 mg über Perfusor 2 ml/h oder Dosistitration 1 mg alle 2 min.

6.2 ✳Propofol (1 % 10 mg A) unter EKG-Kontrolle. Bei intubierten und maschinell beatmeten Patienten 30 mg Boli alle 30 s zum Sistieren der Anfälle [Kuisma M, Helsinki: Propofol in prehospital treatment of convulsive status epilepticus. Epilepsia 36 (1995) 1241–3]. Narkose kombiniert mit Analgetika: Narkose-Einleitung 2–2,5 mg/kg, Narkose-Aufrechterhaltung mit Boli von 25–50 mg oder 0,1–0,2 mg/kg/min bzw. 5–10 mg/h. Sedierung beatmeter Patienten bis zu 7 Tagen Dauer.
El.-HWZ 1,8–4,1 min.
KI < 3 Jahre, Geburtshilfe außer Schwangerschaftsabbruch. Cave Fettstoffwechselstörung.
UAW Apnoe, Bradykardie, Husten, Hypotonie, Spontanbewegungen. Selten epileptiforme Anfälle (!) einschl. Opisthotonus (senkt die Krampfschwelle), vereinzelt um Stunden bis Tage verzögert auftretend, bei Epileptikern in Einzelfällen Krämpfe, Fieber (postoperativ), Venenentzündungen, Thrombosen. Paravenös schwere Gewebereaktionen. Wirkung: Keine Analgesie.

6.3 Ultima ratio: Intubationsnarkose mit ✳Thiopental-Natrium (0,5/1/2,5/5 g A) 2 g in 50 ml NaCl 0,9 % auf 5–10 ml/h, 3–5 mg/kg bis 0,5–1 g im Bolus bis zum Sistieren des Status oder bis zum „burst-suppression"-Muster unter EEG-Kontrolle. Ggf. sukzessiver Ersatz durch Phenobarbital.

7. Lumbalpunktion.

8. ✳Lidocain (2 % 5 ml = 100 mg, 20 % 5 ml = 1000 mg) oder
✳Paraldehyd (5/10 ml A DAB 7 i.m.),
✳Clomethiazol (4000 mg/500 ml 0,8 % Fl) unter Intensivüberwachung s. Alkoholismus,
✳Ketamin (50 mg/10 ml A) 0,5–1 (2) mg/kg i.v. (oder 2–4 mg/kg i.m.), ggf. Wiederholung mit 1/2 Dosis oder Dauerinfusion mit 0,5–3 mg/kg/h.

9. s. Hirnödemtherapie bei Status epilepticus und ggf. auch prolongierten Anfällen mit ✳Kortison und/oder ✳Glycerol.

– Initiale Behandlung bei 384 Patienten im Status epilepticus am erfolgreichsten mit Lorazepam in 64,8 % vs. Phenobarbital 15 mg/kg in 58,2 %, Diazepam 0,15 mg/kg mit danach Phenytoin 0,18 mg/kg in 55,8 %, Phenytoin 0,18 mg/kg in 43,7 % [Treiman D: A comparison of four treatments for generalized convulsive status epilepticus. N Engl J Med 339 (1998) 792–8].

I.2 Fieberkrampf-Therapie:
1. ✳Chloralhydrat 1–2 Rectiolen. El.-HWZ 4 min, Met. 6–10 min oder h.
2. ✳Paracetamol Supp 125–250 mg,
3. Wadenwickel,
4. bei > 38,5 °C künftig antipyretische Therapie.
5.1 ✳Diazepam < 5 Jahre maximal 5 mg, > 5 Jahre 10 mg (1 mg/min) oder
5.1 ✳Rivotril maximal 1 A à 2 mg (0,5 mg/min).
6. ✳Phenytoin 10–15 (max. 30) mg/kg.

Therapie einzelner Anfallsarten s. Klinik – Einzelne Anfallsarten.

II. Dauerprophylaxe: s. Prognose.

Kausale Therapie, Soziotherapie, Behandlung psychischer Begleiterscheinungen, medikamentöse Therapie s.u. Anfallskalender führen.

Indikation für medikamentöse Therapie abhängig von:

1. Anfallsart: Voraussichtlicher Behandlungserfolg, Wiederholungsrisiko für weitere Anfälle (fam. Belastung, EEG- oder pathologischer neurologischer Befund, bei Gelegenheitsanfällen gering, bei großen Anfällen zwischen 25 bis 80 %).
2. EEG: Patienten mit paroxysmaler EEG-Aktivität (u.U. nach Schlafentzug) sollten wegen ihres hohen Wiederholungsrisikos sofort bereits nach dem 1. Anfall eingestellt werden [Van Donselaar C, Br Med J (1991) 302].
3. Medikament: Stigmatisierung durch Medikamenteneinnahme und deren Nebenwirkungen (Gingiva-Hyperplasie, Tremor etc.).
4. Patient: Einstellung zu Medikamenten und Angst vor Nebenwirkungen, individuelle psychosoziale Konsequenzen und persönliche Risikobereitschaft bzw. Sicherheitsbedürfnis, Stigmatisierung durch Medikamenteneinnahme.

Therapie-Ziel ist die Anfallsfreiheit, nicht das pharmakotherapeutische Erreichen eines sog. „Wirkspiegels" des Antiepileptikums! Dieser kann individuell sehr unterschiedlich sein. Ggf. Serumspiegelbestimmung von Carbamazepin oder Phenytoin aus 2 Blutstropfen mit dem Analyse-Gerät Biotrack 516.

Therapie-Beendigung sofort bei Auftreten allergischer Antiepileptika-Exantheme durch Carbamazepin, Phenytoin oder Phenobarbital:
Bei 50 Kindern mit im Durchschnitt 7,5 Jahren Alter nach abruptem Absetzen in keinem Fall Verschlechterung der Anfallskontrolle oder Auftreten eines Status epilepticus, in 22 Fällen wurde kein neues Antiepileptikum verordnet ohne Auftreten weiterer Anfälle [Camfield P: Allergic Rash Due to Antiepileptic Drugs: Clin. Features and Management. Epilepsia 32/4 (1991) 554–9].
Bei Verdacht bzw. Auftreten eines Lyell-Syndroms sofortiges Absetzen aller verdächtigen, insbesondere aller in den letzten 8 Wochen neu eingenommenen Antiepileptika (bzw. in den letzten drei Wochen vorher eingenommenen Arzneimittel).

– Nach mindestens 2 (3–5) Jahren bzw. bei Aufwach-GM, Impulsiv-PM (s.o. Klinik) nach mindestens 8–10 Jahren Anfallsfreiheit.
– Dosisreduktion der Tagesdosis alle 2 Wochen um: Ethosuximid 500 mg, Phenobarbital 25 mg, Phenytoin 100 mg, Primidon 125 mg, Valproinsäure 300 mg alle 2 Wochen bis 6 Monate.
– Anfallsrezidive ca. 50 %, besonders bei Mehrfachtherapie, pathologischem neurologischen Befund, fokalen Anfällen und mehreren Anfallsarten (besonders Impulsiv-PM oder Absencen mit gleichzeitig bestehenden generalisierten GM).
Das Rezidivrisiko ist um so geringer, je rascher Anfallsfreiheit erreicht werden konnte.

Behandlung von Anfallsrezidiven ist in 80 % erfolgreich.

Einzelne Substanzen

– Forcierte Normalisierung nach Landolt: Epileptiker mit rascher EEG-Besserung und Anfallsfreiheit können psychotisch dekompensieren. Besonders bei Polytherapie, bei Monotherapie von alten und neuen Antiepileptika [Trimble M: Anticonvulsant-Induced Psychiatric Disorders. The Role of Forced Normalisation. Drug Safety 15 (1996) 159–66].
– Anzustreben ist eine ausreichend hochdosierte Monotherapie.
– Günstige Kombinationen:
Valproinsäure/Carbamazepin bei generalisierten und fokalen Epilepsien.
Valproinsäure/Ethosuximid bei Absencen, juveniler Myoklonus-Epilepsie, myoklonisch-astatischer Epilepsie.
Valproinsäure/Phenytoin bei fokaler und sekundär generalisierter Epilepsie.
Valproinsäure/Lamotrigin bei fokaler, primär und sekundär generalisierter Epilepsie, Lennox-Gastaut-Syndrom.
– Idiopathische fokale Epilepsie:
Carbomazepin/Oxcarbazepin oder VPA plus neuere „Add-on"-Präparate Gabapentin (kurze Aufdosierungszeit), Lamotrigin (lange Aufdosierungszeit über 10 Wochen), Tiagabin (lange Aufdosierungszeit 7 Wochen), Topiramat (lange Aufdosierungszeit 9 Wochen), Vigabatrin (kurze Aufdosierungszeit).
– Idiopathische generalisierte Epilepsie: VPA (ESM) plus Lamotrigin, Topiramat, Vigabatrin.

Antiepileptika – Antikonvulsiva der 1. Wahl (incl. Phenytoin):

☆ Carbamazepin – CBZ (150/200/300/400/600 mg Tbl) unter 4 x wöchentlicher bb- und γGT-, dann monatlicher bb-Kontrolle (s. UAW). Ggf. Serumspiegelbestimmung aus 2 Blutstropfen mit dem Analyse-Gerät Biotrack 516. Besonders langsame Dosissteigerung bei Patienten mit Kleinhirnatrophie, die CBZ schlechter tolerieren [Specht U, Bielefeld: Cerebellar atrophy decreases the threshold of carbamazepine toxicity in patients with chronic focal epilepsy. Arch Neurol 54 (1997) 427–31].
Initial abends 200 mg, Steigerung alle 3–5 Tage um 100 mg allmählich auf 7–10, falls nötig 15–20 mg/kg bei guter Verträglichkeit einmal abends, sonst auf 2–3 Gaben verteilt. Bei 34 % der Patienten mit komplex fokalen Anfällen oder sekundär generalisierten tonisch-klonischen Anfällen Anfallsfreiheit. Alternativ (bei UAW, besonders bei allergischem Exanthem) Oxcarbazepin, besser verträglich (Carbamazepin : OCB = 1 : 1,5).
El.-HWZ 10 h (Rote Liste 16–24 h), Epoxid als oxidatives Abbauprodukt. Proteinbindung 60–75 %. Asymptotischer Dosis-Spiegel-Verlauf. Steady state nach 6 Tagen. Toxischer Spiegel > 12 µg/ml. Abnahme der Plasmakonzentration um 10–20 % nach 2–3 Wochen infolge Autoinduktion.
Spiegelzunahme durch Cimetidin, Diltiazem/Verapamil, Imipramin/Trazodon/Viloxazin.
Spiegelsenkung durch Phenytoin, Theophyllin.
KI idiopathische generalisierte Epilepsien (u.a. Absencen, Aufwach-Epilepsie, Impulsiv-

Petit-mal o.a. myoklonische Epilepsien, M.d.W. Valproinsäure)! AV-Block. MAO-Hemmer 14 Tage vor Behandlungsbeginn absetzen. Nicht mit weiteren über Zytochrom P450 (besonders Kombination Clarithromycin/Omeprazol) abgebauten Medikamenten.

UAW: Induktion des Zytochrom-P450-Systems, senkt den Spiegel von trizyklischen Antidepressiva (z.B. Amitriptylin), Neuroleptika (z.B. Haloperidol, Psychose-Rezidivgefahr!), Clonazepam, Dexamethason, Dicumarol, Digoxin/Digitoxin, Östrogenen, Theophyllin, Valproinsäure (beschleunigte Elimination). bb extrem selten aplastische Anämie und Agranulozytose (2 % Leukopenie, bis 2000/µl akzeptabel i. S. einer reinen Leukozyten-Umverteilung mit gefülltem Knochenmark – kein Carbamazepin bei geplanter Chemotherapie mit Knochenmarktoxizität). Thrombopenie, Anämie.

Z.T. bei Retardpräparaten seltener: Akkomodationsstörungen, 5–10 % allergische Exantheme, Antiepileptika-Überempfindlichkeitssyndrom s. Phenytoin-UAW; Idiosynkrasie mit lebensbedrohlichem Multiorganversagen, die sich auch durch sehr langsames Einschleichen nicht vermeiden lässt. Ataxie, in seltenen Fällen AV-Block/Bradykardie.

Intrahepatische Cholestase ggf. bis zu 1 Jahr nach Absetzen andauernd, granulomatöse cholestatische Hepatitis in Einzelfällen noch nach Jahrzehnten, extrem selten vital bedrohliche Lebererkrankungen als Überempfindlichkeitsreaktion in den ersten 100 Tagen.

Doppelbilder, Dysarthrie.

Enzephalopathie auch bei niedrigen Spiegeln mit Desorientiertheit, Anfallszunahme, EEG-Allgemeinveränderung mit generalisierter, gruppierter, hochgespannter Theta-Delta-Aktivität [Neumann B: Die Carbamazepin-Enzephalopathie – eine seltene Nebenwirkung. Akt Neurol 21 (1994) 191–4].

Gangunsicherheit (s. Ataxie), Hypokalzämie, asymptomatische Hyponatriämie (durch NaCl-Gabe nicht korrigierbar). s. Intoxikation. Kopfschmerz, γGT- und Transaminasen-Anstieg durch Enzyminduktion. Müdigkeit. Nystagmus. Osteopathie (Vit.-D-Defizit). Photosensibilität. Schwindel. Verwaschene Sprache. Teratogen. Tremor. Übelkeit und Erbrechen. Wasserretentionssyndrom. Mehr kognitive Beeinträchtigung und weniger Gewichtszunahme, Haarausfall/Alopezie und Tremor als Valproinsäure.

Wirkung: Natriumkanal-Blocker. Blockiert wie Phenytoin, Valproinsäure, Felbamat und Topiramat die spannungsabhängigen Natriumionenkanäle.

☆ Phenytoin – PHT – Diphenylhydantoin – DPH (100 mg Tbl, 250 mg A nicht mischen, 750 mg/50 ml Infusionskonzentrat) bei einfach- und komplex-fokalen oder sekundär generalisierten Anfällen initial abends 5–6 mg/kg, alle 3 Tage um 100 mg bzw. bei < 10–15 µg/ml Plasmaspiegel in 50 mg-Schritten, ab 300 mg bzw. 15 µg/ml Plasmaspiegel in 25 mg-Schritten erhöhen (exponentieller Spiegelanstieg!). I.v.-Gabe über ≥ 10 min (cave Herzrhythmusstörungen!). Mit Vitamin D₃ 1000 IE (0,05 mg Tbl).

El.-HWZ 10–60 h dosisabhängig. Proteinbindung 87–93 %. Steady state nach 14 Tagen.

Toxischer Spiegel > 25 µg/ml. Spiegelbestimmungen wichtig bei intensivpflichtigen und komatösen Patienten wegen fehlender Intoxikationszeichen (s. UAW)! Ggf. Serumspiegelbestimmung aus 2 Blutstropfen mit dem Analyse-Gerät Bio-track 516.

Senkt Spiegel von Carbamazepin und Valproinsäure, Digitoxin, oralen Kontrazeptiva, Theophyllin. Spiegelzunahme durch (ggf. nichtsteroidale) Antirheumatika (Ibuprofen, Salicylate), Chloramphenicol, Cimetidin, Cumarin, Imipramin, Trazodon, Viloxazin und durch Valproinsäure (Verdrängung aus der Eiweißbindung und Hemmung des Phenytoin-Metabolismus mit vorübergehenden Phenytoin-UAW). Spiegelabnahme durch Aciclovir, Antazida, Folsäure und Folinsäure, Nitrofurantoin, Theophyllin, Vigabatrin (nach einigen Wochen um 20 %).

KI idiopathische generalisierte Epilepsien (u.a. Absencen, Aufwach-Epilepsie, Impulsiv-Petit-mal o.a. myoklonische Epilepsien, M.d.W. Valproinsäure)! Leukopenie. SA-Block, AV-Block 2. und 3. Grades, dekompensierte Leberinsuffizienz.

UAW bei zu schneller Injektion ventrikuläre Extrasystolen bis zu Kammerflimmern/Asystolie, Hypotonie!

Bei schneller Aufsättigung Ataxie (Kleinhirn-Symptomatik z.B. infolge Degeneration der Purkinjezellen), Doppelbilder, Nystagmus und Übelkeit, meist vorübergehend, aber auch irreversibel: Kasuistik einer 26-jährigen Patientin mit Schädel-Hirn-Trauma und Analgosedierung, die einen Monat 375 mg Phenytoin i.v. erhielt und bei der auch 6 Jahre später noch eine schwere Ataxie und kaum verständliche dysarthrische Sprache bei Kleinhirnatrophie vorliegt [Zieroth S, Homburg/Saar: Isolierte Kleinhirnatrophie nach Schädel-Hirn-Trauma und Phenytoinintoxikation. (10/97) Dresden].

bb Megaloblasten-Anämie (therapeutisch Folsäuregabe) – Knochenmarkdepression. Hyperglykämie. Hypokalzämie. IgA-Erniedrigung. Hemmung der ADH-Freisetzung.

Antiepileptika-Embryopathie   Q86.2

Antiepileptika-Überempfindlichkeitssyndrom: Arzneimittelexanthem als Spättypreaktion, Beginn meist als Eosinophilie, ggf. Stevens-Johnson-Syndrom oder Lyell-Syndrom (toxische epidermale Nekrolyse). Gleichzeitig kann eine Hepatitis auftreten. „Bei diesen Patienten besteht wegen einer gleichartigen Metabolisierung der Arzneimittel auch ein erhöhtes Risiko, ähnliche Reaktionen auf Carbamazepin zu entwickeln, so dass man bei ihnen nach Möglichkeit auf Valproinsäure als Antiepileptikum ausweichen sollte. Man kann auch Carbamazepin applizieren, sollte in diesen Fällen aber besonders sorgsam auf die Entstehung solcher Arzneimittelnebenwirkungen achten, insbesondere auf eine Eosinophilie oder ein Arzneimittelfieber, was meistens die ersten Anzeichen für die Entstehung dieser Arzneimittelreaktionen sind. Das gilt nicht, wenn an der Haut sich die Reaktion auf Phenytoin in Form einer Urtikaria oder eines Angioödems manifestiert hat. In diesen Fällen muss man nicht mit solchen ähnlichen Reaktionen auch auf andere Antiepileptika rechnen und kann ohne erhöhte Gefährdung des Patienten auf z.B. Carbamazepin wechseln" [Merk H: Klinik und Diagnostik allergischer Arzneimittelreaktionen der Haut. Bay La Ä Ka 81 (12/90) 158–63].

Akne, Anorexie. Intrahepatische Cholestase ggf. bis zu 1 Jahr nach Absetzen andauernd; Kasuistik eines akuten Leberversagens nach intravenöser Therapie eines Status epilepticus mit Phenytoin [Rösler N (14.1.94) ANIM].

Depression (?), Dyskinesien, Enzephalopathie, 50 % Gingiva-Hyperplasie, Hirsutismus, Hyperglykämie (hemmt dosisabhängig die Insulin-Freisetzung). Kognitive Störungen. Schmerzhafte Osteopathie (Vit. D-Defizit mit Hypokalzämie). Verringerte Ovulationshemmer-Wirkung. Polyneuropathie. Pseudolymphome. Bei Plasmaspiegel > 20 µg/ml VEP P100 verzögert.

Wirkung: Natriumkanal-Blocker. Blockiert wie Carbamazepin, Valproinsäure, Felbamat und Topiramat die spannungsabhängigen Natriumionenkanäle. Verstärkt die synaptische GABA-erge Inhibition.

☆ Valproinsäure (150/300/500/600/1000 mg. 300 mg A) nicht mit Acetylsalicylsäure, bei vorausgegangenen Knochenmarkstörungen unter mindestens monatlichen Laborkontrollen (bb, Leber- und Pankreaswerte) während der ersten 6 Monate. Ggf. Spiegelmessung von Carnitin (Verhältnis freies zu Acyl-Carnitin) mit evtl. Carnitinsubstitution. Bei Schwangeren mit Folsäure 5 mg/d. Bei Frauen im gebärfähigen Alter Einmaldosen über 10 mg/kg vermeiden.

– Generalisierte und auch fokale Anfälle und, wenn eine diagnostische Zuordnung in fokal oder generalisiert schwierig ist. Initial abends 10 mg/kg, nach 4–7 Tagen Erwachsene auf 20, Kinder 30, Jugendliche 20 mg/kg bei guter Verträglichkeit einmal abends (Ergenyl chrono abends 1000 mg), bei besonders gastrointestinalen UAW auf eine Morgen- und Abenddosis verteilt.

– Mittelschnelle Aufdosierung alle 3 Tage um 300 mg. Bei einem Spiegel unter 90 µg/ml vor der Morgendosis Steigerung auf 25–30 mg/kg, bei Kombinationstherapien ggf. 30–60 mg/kg erforderlich.

El.-HWZ 8–11, Rote Liste 6–19 h (Ergenyl chrono 17 h, an nicht verdauliche Matrix gebunden. Nicht nüchtern einnehmen, weil nicht magensaftresistent). Resorption 90–100 %. Proteinbindung 70–95 %. Einfluss auf das Zytochrom-P450-System unbedeutend. Steady state nach 4–6 Tagen. Toxischer Spiegel > 120 µg/ml.

Hebt Spiegel an von fast allen Antiepileptika, Phenobarbital, (den freien Anteil von) Phenytoin, am deutlichsten von Lamotrigin. Spiegelanhebung durch ASS, Spiegelsenkung durch Aciclovir und Carbamazepin (Elimination beschleunigt).

KI nicht mit Acetylsalicylsäure. Hämorrhagische Diathese, Leber- und Pankreas-Erkrankung oder tödlich ausgegangene Leberfunktionsstörung bei Geschwistern. Cave bei Blutgerinnungs- oder vorausgegangenen Knochenmarkstörungen, angeborenen Enzymmangelkrankheiten, mehrfach behinderten Kindern mit schweren Anfallsformen.

UAW bb Thrombopenie/-pathie (Thrombozytenaggregationshemmung), Panzytopenie, Fibrinogenverminderung mit Gerinnungsstörung [Zeller J: Influence of valproate monotherapy on platelet activation and hematologic values. Epilepsia 40 (1999) 186–9].

Enzephalopathie (s.u. Intoxikation): Auftreten selten, besonders bei symptomatischen Anfallsformen und antiepileptischen Mehrfachkombinationen (Kasuistik z.B. mit Vigabatrin). Klinisch Anfallshäufung, zunehmende Bewusstseinstrübung und zunehmende Allgemeinveränderung im EEG. Keine Erhöhung der Leberwerte und Wirkspiegel (Differentialdiagnosen Hepatotoxizität, Intoxikation).

Kasuistik einer 27-jährigen Frau mit malignem Hirnödem ohne Vorliegen von Leberversagen, kurz vor dem Exitus Absinken der Carnitin-Spiegel, im Urin erhöhte Laktatausscheidung [Triggs W. Int J Clin Pharmacol Ther 35 (1997) 353–6].

Gastrointestinale Störungen, Gewichtszunahme (!), Pankreatitis (hämorrhagisch).

Hepatotoxizität – Valproat-assoziiertes Leberversagen: Schwere Hepatotoxizität bzw. Lebererkrankungen bei Mehrfachtherapie und Mehrfachbehinderung (1 : 25.000–49.000) meist in den ersten 6 Monaten: Erste klinische Zeichen der drohenden Komplikation sind Übelkeit und Erbrechen, Apathie bis Koma, Ödeme oder eine Anfallshäufung bzw. gleichzeitiger fieberhafter Infekt (> 50 %), Differentialdiagnose Reye-Syndrom. 132 Todesfälle weltweit [König S: Severe hepatotoxicity during valproate therapy: an update and report of eight new fatalities. Epilepsia 35 (1994) 1005–15]. Asymptomatische Hyperammonämie oft erst nach Monaten bis Jahren, durch Carnitin behandelbar. Unterbricht als verzweigtkettige Fettsäure die normale Fettsäureoxidation. Besonders bei folgenden Erkrankungen: Alpers-Krankheit (Enzephalomyopathie), Friedreich-Ataxie, progressive heredofamiliäre zerebelläre Degeneration, neuronale Ceroidlipofuszinose, progressive neuronale Degeneration des Kindesalters (PNDC), familiäre spongiöse glioneuronale Dystrophie, progressive Myoklonus-Epilepsie, Defekte des Harnstoffzyklus.

Hyperandrogenismus: 45 % Störungen des Menstruationszyklus (Carbamazepin 19 %), 43 % polyzystische Ovarien, 17 % erhöhte Testosteron-Konzentrationen mit Hirsutismus als Zeichen des Hyperandrogenismus [Isojärvi J: Polycystic ovaries and hyperandrogenism in women taking valproate for epilepsy. N Engl J Med 329 (1993) 1383–8].

Intoxikation mit Verwirrtheit, Müdigkeit bis zum Koma, Hirnödem, Muskelschwäche, Hypo- bis Areflexie.

Gegenüber Carbamazepin weniger kognitive Beeinträchtigung (geringste UAW bezüglich Vigilanz und Verhalten) und mehr Gewichtszunahme, Haarausfall/Alopezie und Tremor als unter Carbamazepin.

Studie (318 Patienten) mit i.v. Gabe von durchschnittlich 375 mg über eine Stunde mit vorübergehenden UAW bei 54 Patienten (17 %) wie Kopfschmerzen (2,4 %), Schmerzen an der Injektionsstelle (2,2 %), Übelkeit/Erbrechen (2,2 %/1,6 %), Benommenheit (1,9 %), Schwin-

del (1,6 %), Geschmacksstörungen (1,3 %). Keine Atemsuppression, keine Änderung von EKG* und Laborparametern [Devinsky O: Safety of intravenous valproate. Ann Neurol 38 (1995) 670–4].
Teratogen (Dysraphien: 1–2 % Meningomyelozelen). Übelkeit.
Wirkung: GABA-erges Antiepileptikum: Erhöhung des GABA-Spiegels im Gehirn. Blockiert wie Carbamazepin, Phenytoin, Felbamat und Topiramat die spannungsabhängigen Natriumionenkanäle.

☆ **Barbiturate** s. Barbexaclon, s. Phenobarbital, als Schlafmittel obsolet!
– Wirkdauer ultrakurz: Hexobarbital (Evipan), Thiopental (Trapanal).
– Wirkdauer kurz: Cyclobarbital (Itridal), Pentobarbital (Nembutal, Norkotral), Secobarbital (Vesparax).
– Wirkdauer mittel: Aprobarbital (Allional), Brallobarbital (Vesparax), Heptabarbital (Medomin), Vinylbarbital (Speda).
– Wirkdauer lang: s. Phenobarbital (Luminal, Luminaletten, Bellasanol).
– Wirkdauer sehr lang: Barbital (Somnifen).
KI idiopathische generalisierte Epilepsien (u.a. Absencen, Aufwach-Epilepsie, Impulsiv-Petit-mal o.a. myoklonische Epilepsien, M.d.W. Valproinsäure): Barbiturate können durch Sedation spike-wave-Entladungen evtl. das Auftreten von Absencen fördern.
UAW Atemdepression, Erregungszustände, Hyperalgesie, bei hoher Dosis Barbiturat-induzierte Hyperthermie. Toleranzentwicklung. Fördern den Metabolismus.
Wirkung: Barbiturate erhöhen GABA-Affinität am $GABA_A$-Rezeptor mit größerem Chlorideinstrom, verbessern so die präsynaptische Hemmung mit Blockade peripherer sensorischer Signale (wie Benzodiazepine).
☆ Barbexaclon (25/100 mg Tbl) s. Phenobarbital. 300–600 mg in 1–2 Gaben.
El.-HWZ 48–144 h, Proteinbindung 45–50 %. Steady state nach 14–21 Tagen. Toxischer Spiegel > 40 µg/ml Phenobarbital, bei Intoxikation forcierte Diurese.
Senkt Spiegel von Digitoxin, Valproinsäure. Spiegelanhebung durch Valproinsäure.
UAW Megaloblasten-Anämie (Folsäure-Mangel). Erregbarkeitssteigerung. Konzentrationsstörungen. Kopfschmerzen. Obstipation. Schmerzhafte Osteopathie (Vit.-D-Defizit). Polyfibromatose (Fingerknöchelpolster, Dupuytren, Schultersteife). Schwindel. Sedierung. Übelkeit und Erbrechen. Wirkung von 25 mg Barbexaclon entspr. 15 mg Phenobarbital.
☆ Phenobarbital – PB (100 mg Tbl, 200 mg A) als Zusatztherapie bei einfach- und komplex-fokalen oder primär und sekundär generalisierten Anfällen, initial 50 mg abends alle 2 Wochen um 50–100 mg erhöhen auf 2–3–4 mg/kg in 1–2 Dosen, stationär alle 3 Tage um 100 mg bis maximal 0,8 mg/d.
El.-HWZ 48–144 h. Proteinbindung 45–50 %. Steady state nach 14–21 Tagen. Toxischer Spiegel > 40 µg/ml, bei Intoxikation forcierte Diurese. Interaktion: Fördert den Metabolismus. Senkt Spiegel von Digitoxin, Valproinsäure. Spiegelanhebung durch Valproinsäure.

Spiegelsenkung/Wirkungsverminderung durch Folsäure und Folinsäure.
UAW besonders ausgeprägt bei Kindern. bb Megaloblasten-Anämie (Folsäure-Mangel). Ataxie und Nystagmus. Verhaltensstörungen (Angst, Depressionen, Erregbarkeitssteigerung, Aufmerksamkeitsdefizit mit Hyperaktivitätsstörung – ADHD, Konzentrationsstörungen und kognitiver Leistungsabfall, Verwirrtheit). Kopfschmerzen. Obstipation. Schmerzhafte Osteopathie (Vit.-D-Defizit). Polyfibromatose (Fingerknöchelpolster, Dupuytren, Schultersteife – Schulter-Arm-Syndrom). Schlafstörungen. Sedierung. Schwindel. Tremor. Übelkeit und Erbrechen.
☆ Primidon – PRM – PRI (250 mg Tbl) Patienten über transiente und dosisabhängige Übelkeit und/oder Ataxie nach den ersten Dosen vorwarnen, dann initial 25–62,5 mg abends alle 3–7 Tage um 62,5–125 mg erhöhen auf eine abendliche Dosis von 250 mg, ggf. 500–1000 mg bzw. 10–20 mg/kg in 3 Dosen. Bei Wechsel von Phenytoin oder Carbamazepin gleiches Vorgehen mit Reduktion von CBZ oder PHT erst bei einem Phenobarbital-Plasmaspiegel von 20 µg/ml.
El.-HWZ 14–15, Met. 48–144 h, von Primidon kurz. Proteinbindung Primidon 0–30 %, PB 45–50 %. Steady state nach 2–3 Tagen.
Senkt Spiegel von Valproinsäure, Digitoxin. Spiegelsenkung/Wirkungsverminderung durch Folsäure und Folinsäure. Primidon-Spiegel von 10 µg/ml anzustreben. Toxischer Spiegel Phenobarbital > 40 µg/ml, Primidon > 10 µg/ml.
UAW wie Phenobarbital.

☆ **Benzodiazepine** s. Schlafstörungen. Toleranzentwicklung, Suchtpotential.
☆ Clobazam – CLB (10 und 20 mg Tbl) 10–30 mg, alle 4 Tage um 10 mg erhöhen auf 0,2–0,5 mg/ kg in 1–3 Dosen. Als Adjuvans bei therapierefraktärer Epilepsie, Hyppsarrhythmie und myoklonischer Epilepsie.
El.-HWZ 18–42, Met. ggf. bis 120 h. Steady state nach 3–6 Tagen.
UAW 32 % Toleranzentwicklung – Tachyphylaxie.
Wirkung: 1,5-Benzodiazepin. In 35 offenen Studien mit 2259 Patienten zeigten 65 % eine Anfallsabnahme, 18 % Anfallsfreiheit [Robertson M: The place of clobazam in the treatment of epilepsy: an update. Hum Psychopharmacol 10 (1995) 543– 63].
☆ Clonazepam – CZP (0,5/2 mg Tbl, 1 mg/ 2 ml A, 2,5 mg/25 gtt) 0,1–0,2 mg/kg (2–6 mg) in 2 Dosen.
– Akutbehandlung 1–3 A, Wirkungsdauer 30 min, maximal 10 mg/d (5 Amp. in 250 ml EZF über 5 h), Einzelberichte 16–36 mg/d.
El.-HWZ 40 h, Proteinbindung 80 %, erreicht in 10–30 s die maximale Gewebekonzentration, die Wirkung klingt nach 20–30 min ab (dann Wirkungsmaximum von Phenytoin). Steady state nach 5–7 Tagen. Toxischer Spiegel > 0,075 µg/ml.
☆ Diazepam (2/5/10 mg Tbl. 10 mg/2 ml A. Rectal tube 10 mg) 10–40 mg, 0,3–1 mg/kg.
El.-HWZ 50–80 h, aktiver Metabolit. Durch Cimetidin und Omeprazol Wirkungsverstär-

kung und -verlängerung durch Verlangsamung der Demethylierung. Steady state nach 4–10 Tagen. Toxischer Spiegel > 0,5 µg/ml. Vermindert mono- und polysynaptische Reflexe.

☆ Nitrazepam (5 mg Tbl) bei Epilepsie 0,5 mg/ kg (5–30 mg) in 2 Dosen.

Neue Antiepileptika

☆ Felbamat – FBM (400/600 mg Tbl. 600 mg/5 ml Saft) als Zusatztherapie (ultima ratio wegen UAW) bei Patienten mit therapieresistenten fokalen Anfällen mit und ohne sekundäre Generalisierung, Lennox-Gastaut-Syndrom, Sturzanfällen, ggf. auch als Monotherapie, initial von 600 bis auf 3600 mg in 4 Dosen.
El.-HWZ 14–23 h, 85 % bioverfügbar, 22–25 % Proteinbindung, Ausscheidung 95 % mit Urin. Steady state nach 4 Tagen. Antiepileptischer Spiegel 32,5 (20–45) µg/ml, linearer Anstieg zur Dosis.
Hebt Spiegel an von Carbamazepin-Epoxid, Phenobarbital, Phenytoin, Valproinsäure.
Senkt Spiegel von Carbamazepin.
Spiegelsenkung durch Carbamazepin, Phenobarbital, Phenytoin.
KI < 4 Jahre, > 65 Jahre. Niereninsuffizienz. Schwere myoklonische Epilepsie der Kindheit (Fälle von Anfallszunahme).
UAW vermutlich in 5 Fällen aplastische Anämie und hepatotoxische Schäden mit zum Teil letalem Ausgang, Appetitlosigkeit – Essstörungen, Gewichtsabnahme bei Kindern, Hepatotoxizität, Kopfschmerzen, Schlafstörungen – Insomnie, Schwindel, Übelkeit und Erbrechen. Keine Sedierung. Psychose-fördernd?
Wirkung: Blockiert wie Carbamazepin, Phenytoin, Valproinsäure und Topiramat die spannungsabhängigen Natriumionenkanäle. Verstärkung der GABA-Aktivität. Glutamat-Antagonismus.

☆ Gabapentin – GBP (100/300/400 mg Tbl) frühestens 2 h nach Antazida 1. Tag 3 x 100, 2. Tag 3 x 200, 3. Tag 3 x 300, 4. Tag 3 x 400 mg initial auf individuell bis zu 2400 mg/d in 3–4 Gaben (oder moderate Aufdosierung: je 3 Tage 1 x 400, 2 x 400 auf 3 x 400 mg mit Erhöhung in Schritten um 400 mg; schnelle Aufdosierung: je 1 Tag 1 x 400, 2 x 400 mg, täglich um 400 mg zu steigern auf 2400 mg. 1. als Add-on-Präparat, 2. als Monotherapie (ab 1999) bei fokalen Epilepsien wie komplex fokalen (KFA) und tonisch-klonischen Anfällen mit und ohne sekundäre Generalisierung bei unveränderter Initialtherapie mit Carbamazepin oder Phenobarbital, Phenytoin oder Valproat.
El.-HWZ 5–7 h, gute Resorption (bei 300–600 mg 60 %, bei höheren Dosen und mit Aluminiumhydroxidantazida geringer). Lineare Kinetik (keine Spiegelkontrollen), lipophil, passiert die Blut-Hirn-Schranke (im Gegensatz zu GABA). Clearance linear zur Kreatininclearance. Keine Eiweißbindung, Enzyminduktion, Toleranzbildung. Keine Metabolisierung (wird nicht zu GABA umgewandelt). Steady state nach 30 h. Antiepileptischer Spiegel > 2 (?) µg/ml.
Keine Interaktionen mit CBZ, PB, PHT, VPA und mit oralen Antikonzeptiva.
KI Kinder < 12 Jahre, Pankreatitis, idiopathische primär generalisierte Anfälle wie z.B. Absencen, Lennox-Gastaut-Syndrom.

UAW geringer als durch CBZ und reversibel, 13 % Ataxie (6 %), 9 % Kopfschmerzen, 11 % Mattheit (5 %), 8 % Nystagmus (4 %), 18 % Schwindel (7 %), 6 % Sehstörungen – Diplopie (2 %), 19 % Sedierung/Somnolenz (9 %), 7 % Tremor (3 %) (in Klammern UAW Mono-Standardtherapie), Diarrhö, Verwirrtheit, Übelkeit. Bei 20–30 % Anfallszunahme [Krämer G: Gabapentin. Akt Neurol 22 (1995) 114–7].
Wirkung geringer als CBZ. 50 %ige Anfallsreduktion: Bei bis zu 25 % der Patienten [Neurology 43 (1993) 2292–8],
bei einfach partiellen Anfällen mit 1200 mg bis zu 35 %, mit 1800 mg bei bis zu 39 %,
bei komplex partiellen Anfällen mit 1200 mg bis zu 29 %, mit 1800 mg bis zu 39 %,
bei sekundär generalisierten Anfällen mit 1200 mg bei bis zu 47 %, mit 1800 mg bei bis zu 60 % der Patienten [Leiderman D, Epilepsia 34 Suppl 2 (1993) 182]. Zu Therapiebeginn schwache Wirkung, ggf. sogar Anfallszunahme. Affektstabilisierend?
Zyklohexan-Essigsäure-Derivat, strukturell GABA-verwandte Aminosäure. Greift an Bindungsstelle an, die bisher unbekannt war, nicht an GABA-Rezeptoren. Scheint einen Einfluss auf die GABA-erge und glutamaterge Übertragung zu haben.

☆ Lamotrigin – LTG (5/25/50/100/200 mg Tbl) nach Aufklärung (s. UAW) über sofortiges Absetzen von Hautrötung und Exanthemen (außer bei eindeutig nicht-medikamentöser Induktion), insbesondere bei Schleimhautbefall.
Epilepsie-Monotherapie zur Erstbehandlung bei Patienten > 12 Jahre mit fokalen und sekundär generalisierten Anfällen,
Epilepsie-Zusatzbehandlung bei refraktären partiellen Anfällen wie (atypische) Absencen, atonische oder tonische sowie myoklonische Anfälle/Impulsiv Petit-mal/Janz-Syndrom, Lennox-Gastaut-Syndrom, Herdanfälle, sekundär generalisierte tonisch-klonische GM-Anfälle, KFA (und einfach fokale Anfälle). 2/97 noch nicht zugelassen für primär generalisierte Epilepsien bei Berichten von bis zu 80 % Anfallsfreiheit mit LTG-Monotherapie (Mittel der 2. Wahl bei nicht ausreichender Wirkung von Valproinsäure).

– Mit Valproat 1. + 2. Woche 25 mg alle 2 Tage, 3. + 4. Woche 25 mg/d, 5. + 6. Woche 50 mg/d, 7. Woche 75 mg/d, 8. Woche 100 mg, danach 25–50 mg/d pro Woche steigern auf maximal 400 (900) mg/d.
– Mit Enzyminduktoren CBZ, PB, PHT und PRI 1. + 2. Woche 25–50 mg, 3. + 4. Woche 100 mg, 5. + 6. Woche 200 mg, 7. Woche 300 mg, 8. Woche 400 mg bis maximal 900 mg unter frühzeitiger, ggf. vorheriger Reduktion bei hochdosierter Carbamazepin-Medikation um 10–20 % wegen Verstärkung der CBZ-Nebenwirkungen durch LTG [Stodieck S (13.3.93) München].
El.-HWZ 30 h, mit allen Enzyminduktoren wie CBZ, PB, PHT und PRI 12–15 h, mit Valproinsäure 59 h. Vollständig resorbiert mit Resorptionsmaximum nach 2,5 h, 98 % bioverfügbar, Eiweißbindung 55 %, Glukuronidierung in der Leber, rasche renale Ausscheidung, lineare Kinetik (doppelte Dosis = doppelter Spiegel). Steady state nach 6 (3–15) d. Antiepileptischer

Spiegel 1–15 (?) µg/ml. Hämoperfusion ohne Effekt auf die Elimination. Kein Einfluss auf das Zytochrom-P450-System.

Spiegel unter Valproat nach 3 Wochen, sonst nach 240 mg oral messen, Spiegel 1–4, zum Teil bis 15 µg/ml gut toleriert (40,–, Kasse wegen Kostenübernahme fragen). Spiegelabnahme erst 6 Wochen nach Valproatreduktion.

KI schwere myoklonische Epilepsie der Kindheit (Fälle von Anfallszunahme).

UAW: Toleranzentwicklung mit nachlassender Wirkung in 10 %. Keine Induktion mikrosomaler Leberenzyme, d.h. Kontrazeptiva ohne Wirkungsverlust. Psychosen in 3 %.

14 % Sedierung oder Diplopie oder Ataxie, 8 % Sedierung, 8 % Diplopie (Okulomotorik-Störungen), 6 % Asthenie, 5 % Kopfschmerzen, 3,5 % Ataxie, 3,5 % Depression, 2 % Schwindel [Betts: Human Safety of Lamotrigine. Epilepsia 32 Suppl 2 (1991) 17–21].

UAW der Haut: 3–10 % reversibles erythematöses oder makulopapulöses Exanthem 50 % nach 2 Wo., 75 % nach 3 Wo. und spätestens nach 6 Wochen als häufigster Therapieabbruchgrund, seltener bei langsamer Aufdosierung (2,4 % aller Patienten, 3,6 % bei Valproin-Mitbehandlung und 2 % bei CBZ- oder PHT-Mitbehandlung [Schmidt D]), ggf. mit schwerem Krankheitsgefühl, Fieber, Lymphknotenschwellung. Quincke-Ödem. Bullöse Exantheme, toxische epidermale Nekrolyse („Syndrom der verbrühten Haut", Lyell-Syndrom), Stevens-Johnson-Syndrom (1 : 1000, bei Kindern 1 : 300–100) meist 2–8 Wochen nach Therapiebeginn und weniger nach langsamer Aufdosierung – jeweils sofortiges Absetzen.

Wirkung: Stark dosisabhängig (wenn mit 400 mg keine Anfallsreduktion, ggf. vorsichtige Aufdosierung bis 900 mg). Triazinderivat.

– Bei 69 von 304 (23 %, zum Teil bis 30 %) erfolglos vorbehandelten Patienten mit fokalen Anfällen und sekundär generalisierten tonisch-klonischen Anfällen unter zusätzlicher Lamotrigin-Gabe Abnahme der Anfälle um 50 %, zusätzlich eine Verringerung der Schwere der Anfälle, 8 % anfallsfrei. 54 % unverändert.

a) Calciumionenströme werden verringert.

b) Verstärkung der GABA-Aktivität.

c) Hemmt in antikonvulsiven Konzentrationen die Veratrin-induzierte, präsynaptische Freisetzung endogenen Glutamats (Glutamat-Antagonist) sehr wirkungsvoll, geringer die des Aspartat, blockiert aber nicht die kaliuminduzierte Freisetzung von Glutamat und Aspartat. Damit gewisse antiischämische Schutzwirkung. Beeinträchtigt im Gegensatz zu postsynaptischen Glutamat-Inhibitoren (NMDA- = N-Methyl-D-aspartat-Rezeptor-Antagonisten wie Phencyclidin = PCP) nicht das Kurzzeitgedächtnis [Leach M: Neurochemical and Behavioral Aspects of Lamotrigine. Epilepsia 32 Suppl 2 (1991) 54–58].

d) Wirkt ähnlich wie Carbamazepin und Phenytoin durch verlängerte Inaktivierung von Natriumionenkanälen [Schmidt D: Vigabatrin und Lamotrigin. Arzneimitteltherapie 11/7 (1993) 219–36].

☆ Oxcarbazepin – OXC – OCB (150/300/600 mg Tbl) als Mono- oder Zusatztherapie bei partiellen Anfällen mit und ohne sekundäre Generalisierung, bei generalisierten tonisch-klonischen Anfällen 600–2700 mg/d in 3 Gaben (Carbamazepin : OCB = 1 : 1,5). Abbau unabhängig vom Zytochrom P450-System zum aktiven Monohydroxy-Derivat, nicht (wie bei Carbamazepin) zum Epoxid. Niedrige Eiweißbindung. Steady state nach 4 Tagen. Antiepileptischer Spiegel 10–35 µg/ml.

UAW besser verträglich als Carbamazepin, sonst Carbamazepin vergleichbar, stärker ausgeprägte Hyponatriämie.

☆ Tiagabinhydrochlorid – TGB (5/10/15 mg Tbl) als Zusatzbehandlung bei (komplex) fokalen Krampfanfällen mit und ohne sekundäre Generalisierung, welche mit anderen Antiepileptika nicht ausreichend therapierbar sind, Aufdosierung über 7 Wochen auf 35 mg, auf Dauer 30–50 (-70) mg/d in 3 Gaben.

El.-HWZ 7–9 h. Steady state nach 2 Tagen.

KI Kinder < 12 Jahre, schwere Leberfunktionsstörungen.

UAW Asthenie, Somnolenz, Schwindel. Seltener Nervosität, Tremor, Konzentrations- und Denkstörungen, Diarrhö, 5 % depressive Verstimmung und Psychosen. Kasuistik einer 66-jährigen Patientin mit fokaler Epilepsie seit der Kindheit; unter Carbamazepin 1500 und Lamotrigin 100 mg/d 1 h nach Einnahme von 30 mg Tiagabin zweimal Auftreten eines nonkonvulsiven Status, kein weiteres Auftreten nach Dosisreduktion [Holtkamp M, Berlin: Nonconvulsive status epilepticus with tiagabine. (10/97) Dresden].

Wirkung: Selektive Hemmung der GABA-Wiederaufnahme.

☆ Topiramat – TPM (25/50/100/200 mg Tbl) in 2 Dosen, einschleichend initial 25 mg/d mit ein- bis zweiwöchentlicher Steigerung um 25 (–50) mg auf 200/d bei zweimal täglicher Einnahme, dann wöchentlicher Steigerung um 50 mg ggf. bis 1000 (1200) mg/d. Über 400 mg/d keine wesentliche Wirkungszunahme. Kombinationsbehandlung bei therapieresistenten einfach- und komplex-partiellen Anfällen mit oder ohne sekundäre Generalisation, bei Lennox-Gastaut-Syndrom. In Phase III an 700 Patienten Anfallsreduktion um 50 % bei 40–44 %, um 75 % bei 19–21 %, Anfallsfreiheit bei 4–5 %. Ggf. als Monotherapie, unter 1000 mg bei 13/24 (53 %) erfolgreich. Ggf. bei primär generalisierten tonisch-klonischen Anfällen (nicht zugelassen). Keine Wirkung bei Absencen.

El.-HWZ 21 (25–30) h. Schnelle Resorption, Bioverfügbarkeit 80 %, geringe Plasma-Protein-Bindung, keine aktiven Metaboliten. Plasmaspitzenspiegel nach 2 h. Lineares Verhältnis zwischen Plasmakonzentration und Dosierung. Steady state nach 4–5 Tagen.

Spiegelsenkung durch Carbamazepin und Phenytoin um 50–70 %, Barbiturate, Valproinsäure um 13 %.

UAW besonders in der Titrationsphase Amnesie, Gedächtnis-, Konzentrationsstörungen. Ataxie. Doppelbilder und Sehstörungen. Gewichtsverlust. Müdigkeit (Benommenheit, psychomotorische Verlangsamung), Nystagmus, Parästhesien, Schwindel, Sprach- und Sprechstörungen, Tremor, Übelkeit. 15 % depressive Verstimmung, Ängstlichkeit, Nervosität, Verwirrtheit, Psychosen.

UAW kasuistisch einer Hemiparese bei Patienten mit schweren neurologischen Vorschäden, bei einem 41-Jährigen binnen eines Monats unter 50 mg/d und einer 59-Jährigen binnen 2 Monaten unter 200 mg/d, reversibel nach 8 bzw. 2 Wochen [Br Med J 318 (1999) 845].
In Tierversuchen teratogen und embryotoxisch.
Wirkung: Fructopyranoderivat. Blockiert wie Carbamazepin, Phenytoin, Valproinsäure und Felbamat die spannungsabhängigen Natriumionenkanäle. Steigert über eine Aktivierung von $GABA_A$-Rezeptoren die GABA-vermittelte neuronale Hemmung.
Glutamat-Antagonismus: Inhibiert die AMPA-Rezeptoren, eine Subgruppe der Glutamatrezeptoren.

☆ Vigabatrin – γ-Vinyl-GABA – VGB (500 mg Tbl) initial nach und unter 6monatigen augenärztlichen Gesichtsfeldkontrollen zur Kombinationsbehandlung bei therapieresistenten fokalen Epilepsieformen einschleichend mit 500 mg jeden 4. Tag steigernd auf 2 x 2 Tbl, maximal 2 x 4 Tbl (= 4 g), weniger bei Niereninsuffizienz. Die Effizienz kann bei raschem Wirkungseintritt schnell beurteilt werden. Bei Auftreten von Visusstörungen und konzentrischen Gesichtsfeldeinschränkungen sofort absetzen.
– BNS-Anfälle – West-Syndrom: 11 von 23 Kinder waren bei einer mittleren Dosis von 100 mg/ kg/d binnen 5 Wochen anfallsfrei, davon 8 Kinder bereits nach 2 Wochen. Während 11 Monaten Beobachtungszeit bei 57 % Anfallsfreiheit, davon bei allen 4 Kinder mit kryptogenen BNS-Krämpfen. Anfallsreduktion um > 50 % bei weiteren 14 % [Siemes H: Behandlung von BNS-Krämpfen mit Vigabatrin: Ergebnisse einer Add-on-Studie. Akt Neurol 22 (1995) 97–103].
– Lennox-Gastaut-Syndrom.
– Fokale Anfälle einfach und komplex fokal mit und ohne sekundäre Generalisierung im Erwachsenenalter.
– Komplex fokale Anfälle: „Vigabatrin führte bei 26 von 48 Patienten (54 %) mit komplex fokalen Anfällen (KFA) und bei 38 % der Patienten mit KFA und sekundärer Generalisierung zu einer mindestens 50 %igen Abnahme der Anfälle", in 10 einfachblind geführten Studien bei fokalen Anfällen in 55,8 ± 9,7 % (46 %) der erfolglos vorbehandelten Patienten zu einer mindestens 50 %igen Abnahme und zu 5 % Anfallsfreiheit [Schmidt D: Vigabatrin und Lamotrigin. Arzneimitteltherapie 11/7 (1993) 219– 36]. 1 g ist schon wirksam, Wirkungszunahme bei 3 g/d.
El.-HWZ 4–5–8 h, bei Niereninsuffizienz verdoppelt. Proteinbindung 0 %. Keine Metaboliten. 70 % in 24 h renal ausgeschieden. Spiegelbestimmung wegen fehlender Beziehung zur klinischen Wirkung nicht sinnvoll. Steady state nach 1–3 Tagen.
KI idiopathische generalisierte Epilepsien (u.a. Absencen, Aufwach-Epilepsie, Impulsiv-Petit-mal o.a. myoklonische Epilepsien, M.d.W. Valproinsäure)! Gravidität (teratogen), Hyperkinesien, anamnestisch bekannte Psychose und Verhaltensstörungen.

UAW: Absencen werden verstärkt! Bei Absetzen Entzugserscheinungen und GM-Serien – langsam ausschleichen!
Senkt nach 4–6 Wochen Phenytoin- und Phenobarbitalspiegel um 20–50 %, Primidonspiegel um 25 %.
Mit Carbamazepin und Mephenytoin Verlängerung der Prothrombinzeit mit Auftreten von Blut im Stuhl.
Keine hämatologischen oder hepatischen UAW. 22 %, primär bis 40 % Sedierung, 5 % Appetitsteigerung und Gewichtszunahme, Psychosen mit optischen Halluzinationen, Erwachsene 3 % depressive Verstimmung, bei Kindern 14 % Erregungssteigerung, Reizbarkeit, Aggressivität und Hyperkinesen, Vaskulitis. Zentralnervöse UAW wohl durch Anstieg der Gewebekonzentration von GABA.
Sehstörungen, Gesichtsfelddefekte bds. nasal oder bilateral konzentrisch, z.T. irreversibel, durch Netzhautschädigung [Eke T. Br Med J 314 (1997) 180–1]. Bei 4 Patienten nach 2–40 Monaten Einnahme zweimal periphere Gesichtsfeldeinschränkung, zweimal Sehunschärfe; VEP intakt und Elektroretinogramme pathologisch mit typischen Veränderungen für eine retinale Dysfunktion insbesondere der amakrinen Zellen [Krauss G: Vigabatrin-associated retinal cons system dysfunction: electroretinogram and ophthalmologic findings. Neurology 50 (1998) 614–8]. Andere Studien berichten unter 3000 mg eine VEP-Verzögerung.
Toleranzentwicklung in 10–20 % mit teils komplettem Wirkungsverlust nach 2–4 Monaten!
Wirkung: γ-Vinyl-Aminobuttersäure als synthetisches Derivat der Gammaaminobuttersäure. Hemmt GABA-Transaminase als GABA-abbauendes Enzym irreversibel. GABA im präsynaptischen Pool nach einmaliger Gabe 5 bis 6 Tage erhöht.

Weitere Antiepileptika

☆ Ethosuximid – ESM (250 mg/5 ml Saft, 250 mg Kps) alle 1–2 Wochen um 250 mg erhöhen auf 15–20 mg/kg in 1–2 Dosen (-3 zur besseren Magenverträglichkeit).
El.-HWZ 33–55 h. Proteinbindung 0–10 %. Steady state nach 8 Tagen. Toxischer Spiegel > 120 µg/ ml.
UAW gastrointestinale Störungen, Singultus, psychische UAW bis zu psychotischen Episoden, Schlafstörungen.
Wirkung: Blockade von Calciumionenströmen.
☆ Fosphenytoin 150 mg/min (3-fache Infusionsgeschwindigkeit von Phenytoin). Selbst inaktiv, wird mit einer HWZ von 8–15 min zu Phenytoin metabolisiert.
☆ Mesuximid – MSM (150 und 300 mg Kps) 600– 1200 mg/kg in 1–2 Dosen.
El.-HWZ 1,4–2,6, Metabolit N-Desmethyl-Mesuximid 28–38 h. Steady state nach 8 Tagen. Toxischer Spiegel > 80–120 µg/ml. Spiegelanhebung von PB und PHT.
UAW wie Ethosuximid, stärkere Somnolenz.
☆ Sultiam – STM (50/200 mg Tbl) einschleichend 10–15 mg/kg, 300–600 mg in 3–4 Dosen. Steady state nach 5–6 Tagen. Toxischer Spiegel > 10 µg/ ml. UAW Hyper- und Tachypnoe, Parästhesien.

Wirkung: Carboanhydrase-Inhibitor.

☆ Tetracosactid (0,25 mg A i.v., Depot 0,5/1 mg A entspr. 50/100 IE ACTH i.m.): Petit-mal-Anfälle mit interiktaler Hyppsarrhythmie/Epilepsie mit Blitz-Nick-Salaam (BNS)-Krämpfen, Propulsiv-Petit-mal, West-Syndrom, Lennox-Gastaut-Syndrom:
Säuglinge initial 0,25 mg/d auf 0,25–0,5 mg alle 2–8 d, Kleinkinder 0,25–0,5 mg/d auf alle 2–8 d, Schulkinder 0,25–1 mg/d auf alle 2–8 d. Erwachsene initial 1 mg/d i.m. bzw. bei bedrohlichen Fällen alle 12 h.
El.-HWZ 0,3–3 h. El.-HWZ Depot 12 h.
KI Dekubitus, therapierefraktäre Herzinsuffizienz, Infektionen, schwere Osteoporose, akute Psychosen, Ulzera.
UAW Schwindel, Übelkeit und Erbrechen, Urtikaria.

Sonstige

☆ Allopurinol (100/300 mg Tbl) 300 mg, Kinder < 20 kg 150 mg: Bei 84 Patienten mittlere Anfallsreduktion 10,5 % für die Gesamtzahl der Anfälle bzw. 27,9 % für sekundär generalisierte Anfälle [Allopurinol as add-on therapy in refractory epilepsy: a double-blind placebo-controlled randomized study. Epilepsia 35 (1994) 107–12]. Initial bis 600 mg, bei Niereninsuffizienz mit GFR > 60 ml/min 200 mg/d, bei GFR 0 ml/min 100 mg jeden 2. Tag.
El. HWZ 2–3, Met. 18–30 h, durch Salicylate erhöhte Ausscheidung.
UAW Hautveränderungen, Magen-Darm-Beschwerden, Muskelschmerzen. Hemmt Abbau von Azathioprin und Mercaptopurin. Hemmt Zytochrom-P450 und die Oxidation der Oxipurine Hypoxanthin und Xanthin zur Harnsäure.

☆ Beclamid (330 mg Tbl) -10 Jahre 1–3, > 10 Jahre 3–6 (Erwachsene –9) Tbl bei GM und psychomotorischen Anfällen begleitet von Verhaltensstörungen mit Aggressivität, Angst, Konzentrationsschwäche, Unruhe. El.-HWZ 3 h.

☆ Bromid (Tbl) alle 14 Tage um 600 mg erhöhen auf 600–3000 mg bzw. 10–20–50 mg/kg in 2–3 Dosen. Steady state nach 60 Tagen. Antiepileptischer Spiegel 750–1250 µg/ml. Toxischer Spiegel > 1500 µg/ml.
UAW Appetitlosigkeit. Bromakne, exfoliative Dermatitis. Polydipsie. Somnolenz (Bromismus).

III. Besondere Aspekte

– Depression: Epileptogene (relative) Potenz der Antidepressiva (s.u. Krampfschwelle) besonders durch ältere trizyklische und Antidepressiva mit noradrenerger Wirkung: Die epileptogene Wirkung ist
beträchtlich bei Nortriptylin, Maprotilin,
mäßig/beträchtlich bei Clomipramin,
gering/mäßig/beträchtlich bei Amitriptylin,
gering/beträchtlich bei Imipramin,
mäßig bei Protriptylin,
gering/mäßig bei Desipramin,
gering bei Doxepin, Trimipramin, Paroxetin,
gering/fehlend bei Mianserin, Fluvoxamin, Moclobemid,
gering/fehlend/antikonvulsiv bei Viloxazin, Trancylpromin [nach Fröscher W, Psycho 22 (1996) 369–77], [Fröscher W: Depression bei

Epilepsie. Krankenhausarzt 65 (1992) 205–209]. Imipramin, Trazodon, Viloxazin erhöhen Spiegel von Carbamazepin und Phenytoin.

– Impfungen: Keine Cholera-, Pertussis-, Paratyphus- und Typhus-Impfung. Diphtherie bei bekannter Medikamentenallergie nur reduzierte Antigenkomponente „d".

– Kontrazeptiva: Unter Antiepileptika (CBZ, Phenobarbital/Primidon, PHT) steigt das Schwangerschafts-Risiko um das 25fache, d.h. zur Kontrazeption hochdosierte Hormonpräparate mit Ethinylestradiol nicht unter 50, ggf. 80 µg.

– Kortison-Dosis muss unter Antiepileptika (CBZ, PB, PHT) für gleiche Wirksamkeit verdoppelt werden.

– Krampfschwelle erniedrigt durch Antidepressiva s.o., Antihistaminika, Chinolone (Gyrasehemmer Ciprobay, Tarivid), Neuroleptika, Piperazin (-haltige Wurmmittel), Theophyllin.

– Schwangerschaft: Beibehaltung der antiepileptischen Therapie außer Valproinsäure.
Antiepileptikaspiegel sinken ab, dabei ist die Anfallshäufigkeit zur Hälfte unverändert, zu je ein Viertel erhöht und erniedrigt [Luef G: Serumkonzentrationskontrollen der Antiepileptika in der Schwangerschaft. Nervenarzt 62 (1991) 750–3].

– Bei erfolgloser Vorbehandlung mit Carbamazepin: 1. mit Gabapentin oder Lamotrigin, 2. Valproinsäure, 3. Phenytoin, 4. Vigabatrin, 5. Phenobarbital oder Primidon.

– Bei erfolgloser Vorbehandlung mit Valproinsäure: Bei Absencen 1. Ethosuximid, 2. Clobazam.
Bei Aufwach-Grand-mal: 1. Phenobarbital, 2. Clobazam.
Bei myoklonischen Anfällen und anderen generalisierten Anfällen außer Absencen: 1. ☆Phenobarbital oder ☆Primidon, 2. ☆Clobazam, 3. ☆Piracetam, 4. ☆Bromid.
Bei fokalen oder unklassifizierbaren Anfällen: s. erfolglose Vorbehandlung mit Carbamazepin.

IV. Verhaltenstherapie, Biofeedback.

Therapie operativ: Epilepsie-Chirurgie bei Therapieresistenz über 2 Jahre besonders junger Patienten mit fokalen Anfällen, die Anfälle müssen in einem umschriebenen Herd beginnen. Multiple hypodense Herde im PET sind prognostisch ungünstig für den Erfolg eines epilepsiechirurgischen Eingriffs. Mit der H1-Spektroskopie kann präoperativ in > 90 % eine ausreichende postoperative Anfallsfreiheit prognostiziert werden. Keine Indikation bei primär generalisierten Epilepsien. Bei 35 % der Temporallappen-Epilepsien finden sich kleinere Tumoren, bei 20–25 % Missbildungen, seltener Narben, kleine Infarkte, ein Z.n. Meningitis oder Enzephalitis.

– Prognose bei der mesialen Temporallappen-Epilepsie am günstigsten mit Anfallsfreiheit bis zu 70 % und deutlicher Besserung (bis 2 Anfälle pro Jahr) bei 10 %; bei Frontallappen-Epilepsie in 40–50 % der Fälle Anfallsfreiheit.

– Bei 136 Kindern lagen in 80 % Tumoren oder kortikale Dysplasien und in 20 % eine Hippokampussklerose vor; postoperativ waren 69 % anfallsfrei, 75–80 % nach Temporallappeneingriffen, 75 % nach Hemisphärektomien und 55 % nach extratemporalen Eingriffen, 82 % bei Tumoren und 52 % bei kortikalen Dysplasien [Wyllie E: Seizure outcome after epilepsy surgery in children and adolescents. Ann Neurol 44 (1998) 740–8].

– Der Wada-Test mit Injektion von Natrium-Amytal in die A. carotis interna, früher zur Bestimmung der (dominanten) Seite der Sprachregion genutzt, erlaubt die Beurteilung der Gedächtnisleistung des linken und rechten Temporallappens zur Vermeidung einer postoperativen globalen Amnesie. Präoperativ durchgeführt, waren von 55 Patienten mit Temporallappenresektion incl. Amygdala und Hippocampus binnen 1 Jahr 80 % anfallsfrei [Loring D: Wada memory performance predicts seizure outcome following anterior temporal lobectomy. Neurology 44 (1994) 2322–4].

1. Temporale Lobektomie en bloc (TL): Homonyme Hemianopsie (ggf. Fahruntauglichkeit!) als häufigster postoperativer Defekt, bei 33 Patienten in 52 %. Patienten ohne Gesichtsfelddefekt waren weniger wahrscheinlich anfallsfrei [Tecoma E: Frequency and characteristics of visual field deficits after surgery for mesial temporal sclerosis. Neurol 43 (1993) 1235–8]. Bei 33 % der Patienten mit einer linksseitigen OP Gedächtnis- und amnestisch aphasische Störungen.

   Bei älteren Patienten lagen häufiger sekundär generalisierte Anfälle vor mit weniger gutem OP-Ergebnis (65 % gegenüber 84 % bei jüngeren Patienten). Die Morbidität war gleich [McLachlan R: Temporal lobectomy for intractable epilepsy in patients over age 45 years. Neurology 42 (1992) 662–5].

2. Amygdalo-Hippokampektomie (AH) bei Ammonshornsklerose: Größere Anteile des Mandelkerns und gleich große Anteile des Hippokampus werden reseziert. Der temporale Neokortex bleibt intakt.

   Bei MRT-nachgewiesener bilateraler symmetrischer medialer temporaler Sklerose bzw. Atrophie unilaterale Hippokampektomie mit befriedigendem postoperativen Ergebnis [Jack C: Bilateral symmetric hippocampi and surgical outcome. Neurology 45 (1995) 1353–8].

   Nach Ableitung über 5–15 Tage mit Multikontakt-Elektroden (flexibler Teflonschlauch von 1 mm Durchmesser mit 6–8 zirkulären Metall-Kontakten von je 3–4 mm Länge und 5 mm Abstand), die nach Punktion des Foramen ovale bilateral unter den mediobasalen Temporallappen geschoben wurden (zusätzlich Ableitung über Kopfhautelektroden, 22mal Sphenoidalelektroden und 5mal Subduralelektroden), konnte bei 14 von 24 Patienten mit komplexpartiellen Anfällen ein unilateraler mediobasaler temporaler Anfallsursprung und bei 3/24 unabhängige bilaterale Foki nachgewiesen werden. Bei 14 Patienten Amygdalo-Hippokampektomie, davon 11mal Anfallsfreiheit (6–25 Monate), bei 3 Patienten kam es zu seltenen isolierten Auren [Stodieck S, München: Multikontakt Foramen-Ovale Elektroden in der präoperativen Epilepsie-Diagnostik: Erfahrungen bei 24 Patienten. (9/88) Hamburg].

   Die Sphenoidalelektroden zeigten Potentialschwankungen mehr des lateralen als des me-diobasalen Temporallappens, hatten gegenüber Kopfhautelektroden T1/T2 nur selten einen Vorteil und konnten eine sichere Lateralisation eines mediobasal temporalen epileptogenen Fokus nicht gewährleisten. Die Spenoidal- und Kopfhautelektroden waren im Anfall meist sehr artefaktgestört [Stodieck S, München: Das EEG mit Spenoidal-Elektroden, was wird abgeleitet? Ein Vergleich mit Foramen ovale- und Oberflächenelektroden. (9/88) Hamburg].

3. Callosotomie.

4. Multiple subpiale Transektion (MST): Schnitte alle 5 mm zur Unterbindung transversaler Fasern unter Erhaltung der absteigenden Fasern zur Behandlung von funktionell wichtigen epileptogenen Hirnarealen, bei denen eine Resektion wegen möglicher schwerer neurologischer Defizite nicht möglich ist, z.B. in der zentralmotorischen Region, im Wernicke- oder Broca-Sprachareal, im visuellen Kortex oder gesamten Frontallappen. Defizite im Sinne leichter Hemiparesen mit guter Rückbildung. Alleinige MST bei 12 Patienten: 2/12 (16,7 %) anfallsfrei, 1/12 > 90 %-, 2/12 > 75 %-, 7/12 (58.3 %) < 75 %-Reduktion. Kein Effekt bei Rasmussen-Enzephalitis (n=1) und einem Kind mit porenzephaler Zyste.

   MST mit Resektion eines epileptogenen Areals bei 19 Patienten: 9/19 (47,4 %) anfallsfrei, 4/19 (21,1 %) > 90 %-Reduktion, 5/19 (26,3 %) > 75 %-Reduktion, 1/19 (5,3 %) mit < 75 %-Reduktion [Hufnagel A, Essen: Multiple subpiale Transektionen – eine neue epilepsiechirurgische Methode – Anfallskontrolle und Sicherheitsaspekte. (10/97) Dresden].

5. Hemisphärektomie: Kasuistik eines Patienten mit Epilepsia partialis continua seit dem 8. Lebensjahr, Ausbildung einer spastischen Hemiparese rechts und erfolgloser Stereotaxie. Nach 10 Jahren kontinuierliche Beugemyoklonien der rechten Hand mit häufiger partieller Ausbreitung auf den rechten Arm und sekundärer Generalisierung. Nach Entwicklung eines medikamentös nicht durchbrechbaren, 3 Wochen anhaltenden partiellen Status operative Entfernung der hochgradig atrophischen linken Hemisphäre. Postoperativ unter 250 mg Phenytoin 7-jährige Anfallsfreiheit, gute körperliche und mentale Entwicklung bei mäßiger geistiger Behinderung. Im EEG Theta-Delta-Herd präzentro-parieto-temporal links mit steilen Potentialen ohne Korrelation zu begrenzten kontinuierlichen Myoklonien und mit Korrelation bei Ausbreitung der partiellen Anfälle auf den Arm [Stenzel E, Penin H: Hemisphärektomie als ultima ratio bei Epilepsia partialis continua. EEG-Kongress (10/85) München].

6. Vagus-Nerv-Stimulation – VNS: Besonders bei therapierefraktären, inoperablen fokalen Epilepsien und Lennox-Gastaut-Syndrom mit mindestens 6 Anfällen pro Monat Stimulation des linken 2–3 mm dicken Nervus vagus im Halsbereich über einen implantierten Schrittmacher mit Stromstärken zwischen 0,25–3,5 mA, meist 30 s Stimulationsphase mit 5 min Stimulationspause; Senkung der Anfallshäufigkeit bei der Hälfte der Patienten um 50 %, in 3 Monaten um 25 %, Wirkung ggf. erst nach 6 Monaten.

Nebenwirkung: Während der Stimulation leise, heisere Stimme; bei chronisch-obstruktiver Lungenerkrankung unter stärkerer Stimulation

Atemnot; Aspirationsrisiko bei vorbestehender Dysphagie erhöht.

Progressive Myoklonus-Epilepsien – PME   G40.3

s. Epilepsie Einteilung 2.3.2. s. mitochondriale Myopathien (Kearns-Sayre-, MELAS- und MERRF-Syndrom).

Ätiologie: Genetisch bedingte Störung des Kohlenhydratstoffwechsels.

Anatomie/Histologie: Intrazytoplasmatische Lafora-Einschlusskörper bei Lafora-Krankheit im Haut-, Leber- oder Hirnbiopsat. Ausgeprägte Beteiligung des Neuropils am Speicherprozess.

Definition: Myoklonus: Blitzartige kurze unregelmäßige oder rhythmische Muskelaktionen < 100 ms ohne Bewegungseffekt.

Diagnose:
1. Typische Absencen, myoklonische Zuckungen und generalisierte tonisch-klonische Anfälle in fester altersmäßiger Entwicklungsfolge.
2. Zirkadianes Muster der Anfälle (oder Myokloni) morgens beim Erwachen mit zahlreichen charakteristischen Auslösern.
3. Normaler körperlicher und computertomographischer Untersuchungsbefund.
4. 80 % gute Prognose der Anfälle unter Valproinsäure.
5. Typisches EEG-Muster mit generalisierten Spikes und/oder Polyspikes und Slow-waves.

Diagnostik: s. Röntgen. EEG: Erhöhte Photosensibilität. EMG, Haut- und Muskelbiopsie (selten Hirnbiopsie), Liquor, NLG. Somatosensorisch evozierte Potentiale (SEP): Riesenpotentiale. VEP.
- Augenkonsil: Visusminderung bei Ceroidlipofuszinose (Ataxie). Cherry red spot bei Sialidose (Ataxie). Optikusatrophie bei MERRF.

Differentialdiagnose: s. Einteilung. Mitochondriale Zytopathien. Generalisierte tonisch-klonische Anfälle.
Partielle Anfälle (besonders bei einseitig auftretenden myoklonischen Zuckungen).

Einteilung:
- s. Ataxien – früh beginnende Ataxie (Dyssynergia cerebellaris myoclonica) Ramsey-Hunt.
- s. Neuronale Ceroidlipofuszinose (adulte Form Kufssche Krankheit), Lipofuszinose in Süditalien.
- Lafora-Krankheit – Myoklonuskörperkrankheit Lafora-Glück: Auftreten zwischen dem 11.–18. Lebensjahr, autosomal-rezessiv, okzipitale Anfälle, Demenz, Verhaltensauffälligkeiten, führt 2–10 Jahre nach Krankheitsbeginn zum Tod.
- Sialidosen (selten).

- Unverricht-Lundborg-Syndrom:
Unverricht: Auftreten zwischen dem 6.–13. bzw. vor dem 15. Lebensjahr, besonders in Finnland, autosomal-rezessiv, mit zudem Demenz, progressiver (s.) Ataxie, Phenytoin kontraindiziert. Rasch progredienter Verlauf mit Exitus innerhalb von 10 Jahren.
Lundborg: Auftreten Auftreten zwischen dem 15.– 20. Lebensjahr. Langsam progredienter Verlauf.
- Myoklonusepilepsie-Niereninsuffizienzsyndrom.
- MELAS-Syndrom: Status komplex-partieller Anfälle bei MELAS-Syndrom [Obhof W. ANIM (1/94) Karlsruhe].
- MERRF-Syndrom („myoclonus epilepsy with ragged-red fibers"): Tonisch-klonische Anfälle, Myoklonus etc. s. Myopathie.

Epidemiologie: Selten (5–11 % aller Epilepsien). Positive Familienanamnese. Manifestation bis zum 20. Lebensjahr.
- $tRNA^{Ser(Ucn)}$ Mutation (T7512, n = 2; 7472, n = 3) mit progressiver Myoklonusepilepsie und Innenohrschwerhörigkeit [Jaksch M, München-Schwabing. DGN (9/98) München].

Klinik: Anamnese: s. Definition, s. Diagnose. Cave: Die meisten Patienten berichten nicht von sich aus über Myoklonien.

Befund: s. Definition. Leitsymptom-Trias tonisch-klonische Anfälle, Myoklonien, progrediente intellektuelle Einbußen.
8/22 Absencen. Ataxie, Dysarthrie.

Besonderes: Einseitig auftretende myoklonische Zuckungen als Differentialdiagnose zu partiellen Anfällen. 2/22 ausschließlich nächtliche tonisch-klonische Anfälle, aber (typisch) mit morgendlichen Myokloni nach dem Erwachen [Panayiotopoulos C: Juvenile Myoclonic Epilepsy: Factors of Error Involved in the Diagnosis and Treatment. Epilepsia 32/5 (1991) 672–6].

Komplikationen:
Besonders bei falscher oder zu später Behandlung Status epilepticus, irreversible Hirnschäden mit intellektuellem Abbau.

Prognose: Vollständige Remission des Anfallsleidens unter einer Therapie mit Valproinsäure bei 80 % der Patienten.
Meist tödlich verlaufend.

Röntgen: CCT unauffällig.

Therapie: M.d.W. Valproinsäure (ggf. Kombination mit Ethosuximid), Clonazepam.
Phenytoin ist kontraindiziert!

Epidurales Hämatom s. Schädelhirntrauma.

Episode: Amnestische Episode s. transitorische globale Amnesie.

Epstein-Barr-Virus s. Mononukleose, klinisch Enzephalitis, Meningitis, Myelitis, Guillain-Barré-Syndrom.

Erbrechen s. Übelkeit.

Ergotherapie: Pflegebedürftigkeit s. zerebrale Ischämie – Einteilung.

Akuter Erregungszustand s. Psychose. s. Verwirrtheitszustand.

Erschöpfungssyndrom s. Chronic-fatigue-Syndrom.

Exophthalmus   H05.2

syn. Protrusio bulbi. s. Doppelbilder.

Ätiologie:
- Endokrine(r) hyperthyreoter Exophthalmus – E05.0†, H06.2*
- Ophthalmopathie (Orbitopathie) s. M. Basedow. Ggf. auch einseitig. Mit Augenmotilitätsstörungen.
- Akute Entzündung der Orbita   H05.0
- Chronisch entzündliche Affektion der   H05.1 Orbita (Granulom)
- Orbitaödem, Orbitablutung/Orbitahämatom, Pseudoexophthalmus   H05.2
- Optikusgliom meist mit Sehstörungen und Gesichtsfeldeinschränkungen.
- Orbita-Tumoren. Retrobulbäre Blutung, Angiome. Retroorbitale Tumoren, Keilbeinmeningeome mit Achsenverlagerung nach außen unten und Doppelbildern.
- A. carotis-Sinus cavernosus-Fistel (meist aus der A. carotis interna, selten externa) meist traumatisch bedingt, mit Chemosis. Pulsieren ist nicht obligat. Rückgang bei gleichseitiger Karotiskompression. Strömungsgeräusch. Sekundär Augenmuskelparesen und Visusminderung.
- Sinusvenenthrombose.
- Selten: Fibröse Dysplasie. Okuläre Myositis.

Diagnostik: Augenärztliches Konsil – Exophthalmometrie.

Differentialdiagnose: Exophthalmus vorgetäuscht durch alte Fazialisparese.
- Kontralateraler Enophthalmus: Horner-Syndrom, angeborene Orbitawanddefekte, seniler Enophthalmus, postoperativer-posttraumatischer Enophthalmus. Pseudoenophthalmus (Ptose und Mikrophthalmus). Duane-Syndrom.

Klinik: Anamnese: Schmerzen orbital oder retrobulbär? Doppelbilder? Schilddrüsenerkrankung (Schwitzen, Tremor, Tachykardie)? Kopfgeräusche?

Labor: TSH, T_3, T_4. TSH-Rezeptor-Ak (TRAK).

Röntgen: MRT zerebral, ggf. mit MRA.

Therapie: Abhängig von der auslösenden Ursache.

Extrapyramidale Syndrome (extrapyramidal-motorisches System) s. Stammganglien.

M. Fabry – Angiokeratoma corporis diffusum Fabry   E75.2†, Demenz F02.8

s. M. Gaucher, M. Niemann-Pick.

Ätiologie: Sphingolipidose durch Mangel an Ceramidtrihexosidase (α-Galaktosidase-Mangel) mit Ablagerung der Glukolipide Di- und Trihexoglyceramid.

Epidemiologie: Auftreten bei Jugendlichen. Erbgang: X-chromosomal.

Klinik: Anamnese: Fast obligat brennende Extremitätenschmerzen zum Teil bereits früh in der Pubertät. Akroparästhesien an Händen und Zehen durch Wärme verstärkt mit gutem Ansprechen auf Paracetamol.
Befund: Phakomatose (neurokutanes Syndrom). Die Patienten werden bei Wärme tiefrot. Kleine Effloreszenzen durch Angiokeratome. Ggf. Diabetes insipidus, Menière-artige Erscheinungen, Psychosyndrom. Mikroangiopathie. Hypertrophe Kardiomyopathie mit Ausbildung einer Herzinsuffizienz. Niereninsuffizienz. Zerebrale Insulte.

Labor: α-Galaktosidase in Leukozyten. Urin-Glukolipide.

Therapie: Bei Extremitätenschmerzen ☆Paracetamol, ☆Thrombozytenaggregationshemmer, ggf. ☆Phenhydan.

Facettensyndrom s. Zervikobrachialgie, Dorsalgie, Lumbalkanalstenose, Lumboischialgie.

Nervus facialis: s. Fazialis. Verletzung des N. facialis   S04.5

M. Fahr – idiopathische Stammganglienverkalkung – bilaterale striatopallidodentale Verkalkungen   G23.8

syn. striato-dentato-zerebelläre Kalzinose.

Ätiologie der Stammganglienverkalkung:
– Hypoparathyreoidismus (Ca und Parathormon erniedrigt) und Pseudohypoparathyreoidismus (Ca erniedrigt, Parathormon erhöht) s. Hypokalzämie. Auch bei asymptomatischen Patienten mit normalem Kalzium- und Parathormon-Stoffwechsel.
– Seltenen Ursachen: Hyperparathyreoidismus, Cockayne-Syndrom, renale Hypomagnesiämie, Carboanhydrase-II-Mangel, Down-Syndrom, systemischer Lupus erythematodes.

Klinik: s. Hypokalzämie. M. Fahr: Familiäres extrapyramidales autosomal-rezessives Syndrom mit Beginn < 30 Jahre. Im jüngeren Alter selten Dystonie, Rigor und Akinese, Ataxie, Spastik, okulomotorische Störungen, zerebrale Krampfanfälle, z.T. Retardierung bzw. Demenz. Ausschluss eines idiopathischen oder erworbenen Hyperparathyreoidismus. Sonstige Stammganglienerkrankungen meist ohne Krankheitswert.

Labor: Calcium, Parathormon.

Röntgen: Striato-dentato-zerebelläre Kalzinose, Stammganglienverkalkung.

Fahrtauglichkeit – Fahruntauglichkeit s. Epilepsie – Sozialmedizin.

Fasciculus longitudinalis medialis s. internukleäre Ophthalmoplegie.

Nekrotisierende Fasziitis

Ätiologie – Einteilung: Primäre Fasziitis sehr selten, bei Fibromyalgie-Syndrom.
– Sekundäre Fasziitis selten im Rahmen primär myositischer Prozesse, z.B. im Rahmen einer Polymyositis bei progressiver Sklerodermie, Polymyositis granulomatosa bei Sarkoidose.
– Nekrotisierende Fasziitis bei Streptokokken-Infektion (Streptokokken-Gangrän), bei toxi

schem Schock-Syndrom zu 60 % durch β-hämolysierende Streptokokken der Gruppe A (sog. Typ 2) oder durch Mischinfektionen mit Anaerobiern, gramnegative Bakterien oder Enterokokken (sog. Typ 1), z.B. Fournier'sche Gangrän.

Diagnose: Biopsie. Die Diagnose kann nicht abgewartet werden – Therapiebeginn ist vor Diagnosestellung erforderlich!

Differentialdiagnose: Gasbrand (Clostridium perfringens). Erysipel („Cellulitis"). Meleney synergistische Gangrän (anaerobe Kokken und Staphylococcus aureus).

Epidemiologie: Inzidenz: 1,5 Neuerkrankungen/J. und 100.000 Einwohner. Infektionsrisiko für die Umgebung 3,2 pro 1000 Kontakte.

Klinik: Tiefsitzende Infektion des Subkutangewebes mit fortschreitender Zerstörung von Faszien und Fett: Nach initial schmerzhafter Schwellung treten in Verlauf mit klarer Flüssigkeit gefüllte Blasen auf. Es entstehen dunkelrote, fleckige Erytheme. Die Schmerzhaftigkeit der betroffenen Hautareale kann nach Nekrose der Hautnerven in ein Taubheitsgefühl übergehen. Frühzeitig treten charakteristische Zei-

chen des septischen Schocks und Organversagens auf.

Labor: BB Linksverschiebung, Thrombopenie. Eosinophile Fasziitis: Eosinophilie. Azotämie, Hypokalzämie, Hypoalbuminämie, Hämaturie, CK-Erhöhung.

Prognose: s. Streptokokkeninfekt, s. toxisches Schock-Syndrom. Nur bei sofortigem Therapiebeginn nicht letal.

Röntgen: MRT: Akute Fasziitiden weisen ausnahmslos (n=12) in den Short-T1-Inversion-Recovery Sequenzen (STIR bzw. Fettunterdrückungs-Sequenz mit der höchsten Sensitivität für Muskelödeme) eine signalintense Auftreibung des perimuskulären Bindegewebes auf, fasziale Ödeme finden sich auch bei Perimyositis und (12/38) Vaskulitiden [Beese M, Hamburg: MRT in der Diagnostik der Fasziitis und Epimyositis. (9/95) Erlangen].

Therapie: Streptokokkeninfekt: ☆Penicillin G, ggf. ☆Clindamycin. Mischinfektion bzw. fehlender Erregernachweis: ☆Breitbandpenicillin, ☆Aminoglykosid, ☆Clindamycin, ☆Cephalosporine. Ggf. ☆7S-Immunglobuline.

Therapie operativ: Unverzügliches chirurgisches Wunddébridement.

Faszikulationen – Faszikulieren   R25.3

Ätiologie:
- Spinozerebelläre Atrophie Typ 1 25 %, Typ 2 75 %; Typ 3 (Machado-Joseph-Ataxie) mit faziolingualem Faszikulieren.
- Rückenmark: Intramedullärer Tumor, vaskuläre Läsionen (A. spinalis anterior-Syndrom). Syringomyelie.
- Motoneuronerkrankungen:
  Amyotrophe Lateralsklerose.
  Muskelatrophien, besonders spinale bulbäre (spinobulbäre) Muskelatrophie Typ Kennedy – Kennedy-Syndrom.
  Neuropathisches Post-Polio-Syndrom.
- Benigne Faszikulationen [Bischoff C: Ausgedehntes, andauerndes Unterschenkelfaszikulieren als isoliertes Syndrom – eine klinische und elektromyographische Verlaufsuntersuchung. Fortschr Neurol Psychiatr 58 (1990) 237–240]. Beginn bei 19 von 121 Patienten nach einem viralen Infekt [Blexrud M: Long-term-follow-up of 121 patients with be-

nign fascilations. Ann Neurol 34 (1993) 622–5].
- Myalgie-Faszikulations-Crampus-Syndrom s. Krampus-Syndrom.
- Medikamentös: Atropinintoxikation – cholinerge Krise, Cholinesterase-Hemmer (z.B. im Rahmen einer Myasthenie).
  Lithiumintoxikation.
- Krampf-Faszikulations-Syndrom nach Denny-Brown und Foley. Krampus-Faszikulations-Myalgie-Syndrom.
- Neuromyotonie.
- Radiogene Plexus- oder Nervenläsion (peripher Läsionen mit progredienter Ummauerung).
- Polyneuropathien: Hereditäre motorisch-sensible Neuropathie Typ II (neuronale Form), besonders häufig mit Faszikulationen.
  Multifokale motorische Neuropathie.

Differentialdiagnose: Myoklonien. Frieren. Differentialdiagnose bei amyotropher Lateralsklerose.

Fatigue-Syndrom s. Chronic-fatigue-Syndrom.

Periphere (idiopathische) Fazialisparese   G51.0

Störungen / Affektion des N. facialis   G51 / G51.9

s. Fazialissynkinesien. s. multiple Hirnnervenparesen.

Ätiologie: 75 % idiopathisch (Bell'sche Parese).
- Entzündlich (bakteriell, viral, immunologisch): Lymphozytäre Meningitis – Z.n. Meningitis.

Borreliose – Meningopolyneuritis Bannwarth (ggf. beidseitig). Leptospiren. CEE (Zentraleuropäische Enzephalitis), Coxsackie, Echo,

Herpes zoster oticus, Mumps, Polio. Sarkoidose. Tuberkulose. Guillain-Barré-Syndrom oder Polyneuritis cranialis (beidseitig oder mehrere Hirnnerven). Encephalomyelitis disseminata [Johnson L: Acute peripheral facial palsy simulating Bell's palsy in case of probable multiple sclerosis with clinically correlated transient pontine lesion on magnetic resonance imaging. J Otorhinolaryngol Relat. Spec. 53 (1991) 362–5].
- Lokale Prozesse intrazerebral (Tumoren der Schädelbasis): Akustikusneurinom, Kleinhirnbrückenwinkeltumoren (meist mit Trigeminusmitbeteiligung), Felsenbeinmeningeome (iatrogene Läsion). Gradenigo-Syndrom (HN V₁, VI, VII).
- Lokale Prozesse extrazerebral: Mittelohrprozesse. Cholesteatom, Mastoiditis (Komplikation der Otitis media), Parotitis. Parotistumor (bei Fazialisparese erwiesene Malignität). M. Boeck.
- Trauma, z.B. Felsenbeinfraktur – S04.5 N. facialis-Verletzung
- Iatrogene Läsion des Fazialis (Z.n. Otosklerose-Operation, Lymphknotenexzision).

Anatomie: Nervus facialis (VII. Hirnnerv). Verlässt die Schädelbasis (mit HN VIII) durch den Porus acusticus internus.
- Nucleus nervi facialis im pontinen Tegmentum mit motorischer Funktion: Innerviert die mimische Gesichtsmuskulatur (Mm. frontalis, zygomaticus, risorius, triangularis, orbicularis oculi, mentalis), Platysma, M. stylohyoideus, M. digastricus.
Fasern verlaufen um den Abduzenskern (inneres Fazialisknie), führen zum Fazialishöcker am Boden der Rautengrube.
Mit N. intermedius und VIII. Hirnnerv in den Meatus acusticus internus.
Seitwärts ohne VIII. im Canalis facialis (Canalis Falloppii) bis zum Ganglion geniculi, scharf nach unten gerichtete Biegung (äußeres Fazialisknie), Foramen stylomastoideum, Pes anserinus.
Verschaltungen für Blinzel-, Korneal-, Orbicularis oculi- (Glabella-) Reflex, von Stammganglien (M. Parkinson) und Zwischenhirn (emotionale mimische Ausdrucksbewegungen).
- Nucleus salivatorius superior mit viszeral parasympathischer Funktion:
Nasen- und Tränendrüsen (Glandula lacrimalis. N. petrosus superfic. major geht im Ganglion geniculi ab, anastomosiert in variabler Höhe zum N. trigeminus – Tränensekretionstest nach Schirmer),
Speichelsekretion Glandula sublingualis und submandibularis (Chorda tympani zum N. lingualis (V.3), s. IX. Hirnnerv).
- Nucleus tractus solitarii (VII., IX., X. HN) zum Ganglion geniculi mit Funktion (viszeral afferent) sensibel und sensorisch:
Geschmack vordere 2/3 der Zunge (hinteres Drittel IX. HN),
Verlauf mit dem N. lingualis des Trigeminus.
- Ganglion geniculi mit sensibler Funktion: Sensibilität äußeres Ohr und retroaurikulär, Gehörgang-Anteil, Membrana tympani außen.
- Idiopathische Fazialisparese: Akute Schwellung und Kompression des Facialis im knöchernen Canalis Falloppii.

Diagnostik: s. Labor, s. Röntgen. Bei stationärer Behandlung (besonders bds. Parese) Lumbalpunktion (z.A. Borreliose, Herpes).
- HNO-Konsil z.A. von Herpesbläschen auf dem Trommelfell oder Mittelohrprozessen.
- EMG, insbesondere nach 2 Wochen EMG des M. orbicularis oculi zur Beurteilung der Prognose des Augenschlusses. Ggf. Blinkreflex – Orbicularis oculi-Reflex.

Differentialdiagnose:
- Periphere nukleäre Fazialisparese: Läsion am Fazialisknie, der VI. Hirnnerv ist meist mitbetroffen. Ggf. isolierte Hirnnervenparese bei lakunärer Hirnstamm-Ischämie (selten!).
- Zentrale (= supranukleäre) Fazialisparese: Stirnmuskeln und M. orbicularis oculi erhalten Impulse vom kontra- und ipsilateralen Tractus corticonuclearis, d.h. die Innervation des Stirnastes bleibt bei zentraler Läsion erhalten: Der Stirnast ist nicht betroffen, der Augenschluss allenfalls leicht.
- Entzündung des Ganglion geniculi G51.1 nach Zoster B00.2. G53.0
- Bösartige Neubildung C72.5
- Verletzung des N. facialis.
- Melkersson-Rosenthal-Syndrom.
- Myasthenia gravis, Myopathien (beidseitig).

Klinik: Anamnese: Vorausgehend oder begleitend ziehender Schmerz ipsilaterale Halsseite. Plötzliches Einsetzen binnen Stunden.
- Prüfung der mimischen Muskulatur und Befund bei peripherer Parese:
- M. frontalis: Stirnrunzeln, Augenbrauen hochziehen (gegen Widerstand).
- Mm. zygomaticus, risorius, triangularis, orbicularis oculi (Kornealreflex, Augen zukneifen), mentalis: Backen aufblasen, Naserümpfen. Nicht innervierter, hängender Mundwinkel beim Zähne zeigen, Lachen, Mund spitzen, Pfeifen, Mund vorstülpen.
- Parese distal am Pes anserinus: Der Stirnast ist betroffen, der Augenschluss nicht voll möglich (Bell'sches Phänomen, Lagophthalmus).
- Parese bei weiter proximal gelegener Läsion (s.o. Ganglion geniculi): Zusätzlich
1. Speichelsekretion gestört (Nucleus salivatorius superior) Glandula sublingualis und submandibularis.
2. Geschmacksempfindung der vorderen 2/3 der Zunge gestört (Chorda tympani. Zusammen mit VII., IX., X. HN, s.o. Nucleus tractus solitarii).
3. Hyperakusis (N. stapedius): Stapediusreflex gestört.
4. Nasen- und Tränendrüsen-Sekretion gestört (N. petrosus superficialis major).
- Initial auch leichte Sensibilitätsstörungen im Wangenbereich möglich.
- Doppelseitige Fazialisparese nahezu ausschließlich durch Borreliose.

Komplikation: Durch Lagophthalmus ab 3 mm, häufig mit einer Hyposekretion der Tränendrüsen verbunden, drohen Keratopathie sowie Ulzeration mit Perforation und Verlust des Auges.

Labor: Herpes- und Varizella-Zoster-Titer. Epstein-Barr-Virus (EBV). Borrelien-Titer. Leptospiren-KBR.

Lumbalpunktion (stationär, besonders bei kompliziertem Verlauf).

Prognose: In 70 % Rückbildung binnen Wochen mit kompletter Remission.

Risikofaktoren: Diabetes mellitus, arterieller Hypertonus.

Röntgen: Schüller. CCT/MRT (bei V.a.zentrale Fazialisparese).
– MRT: Bei idiopathischer Fazialisparese ist in der intrakanalikulären Verlaufsstrecke bereits nach wenigen Tagen eine pathologische Anreicherung von Gadolinium sichtbar, ohne dass diese Befunde mit dem Schweregrad der Lähmung und der Prognose korrelieren [Müller-Vahl H: Erkrankungen peripherer Nerven. Akt Neurol 23 (1996) 1–6].

Therapie: Elektrische Reizstromtherapie ist kontraindiziert.
– Sofortige Kortisontherapie (unter gleichzeitigem Ausschluss einer Infektion mit Borrelien oder Herpesviren) mit z.B.
☆ Prednisolon 1 mg/kg bis 200 mg/d per os oder als Infusion über 5 Tage oder ☆6-Methyl-Prednisolon initial 80 mg.
☆ Hydroxyäthylstärke – ☆HES – ☆Haes 10 % 200/ 0,5 500–1000 ml (ggf. mit ☆Pentoxifyllin)

unter Kontrolle von Kreatinin, Dosis individuell der kardialen Belastbarkeit anzupassen!
– Ggf. besonders Uhrglasverband, tags Actovegin-Augengel und nachts Bepanthen-AS.
– Krankengymnastische Fazialis-Übungen.
– Lidbeladung („Lidloading") durch externe Bleigewichte, zur Hautschonung nur tagsüber getragen. Die Bleiplättchen von 0,8 mm Dicke (aus dem Metallfachhandel) können gebogen, an das Lid individuell angepasst und mit der Schere geschnitten (Länge 20 mm, Breite 6–8 mm, Gewicht ca. 1,8 g) bzw. bei abnehmender Parese kontinuierlich verkleinert werden. Anbringung mit doppelseitigem Klebeband.
– Kausale Therapie bei entsprechender Ätiologie, s. Borreliose, s. Herpes etc.

Therapie operativ:
– Bei irreparablen Fazialisparesen: Blepharorraphie. Nerven- und Muskeltranspositionen, z.B. Pfropfung des ipsilateralen N. hypoglossus in den peripheren Fazialisstumpf.
– Lidbeladung („Lidloading") durch – potentiell reversible – Goldimplantation bei fehlender Funktion des M. orbicularis oculi unter diesen Muskel und auf der Levatoraponeurose. Die Lidöffnung durch den M. levator und die Kraftfahrzeugtauglichkeit bleiben erhalten [Müller-Jensen K, Karlsruhe: Behandlung des fehlenden Lidschlusses. DÄB 12/94 (21.3.97) B-586–9].

Fazialisspasmus s. Spasmus hemifacialis

Fazialissynkinesien   G51.8

Faziale Myokymie (Encephalomyelitis disseminata ausschließen)   G51.4

Ätiologie: Postparetisch.

Diagnostik: s. Fazialisparese. Masseter-Reflex.

Therapie: s. Blepharospasmus. s. Spasmus hemifacialis.
☆Botulinum-Toxin Typ A: Dosis individuell auf die Störung abgestimmt.
– Ggf. Korrektur einer Gesichtsasymmetrie (bei Brauenhochstand Injektion in den M. frontalis) als Residualzustand nach einer peripheren Fazialisparese oder Botulinum-Therapie der nicht-paretischen Seite zum Angleichen an die paretische Seite.
– Wirkungsdauer länger als bei Blepharospasmus und Dystonien ggf. durch langsamere

Reinnervationsmechanismen des geschädigten N. facialis. s.u. Krokodilstränen.
– Hypoglossus-Facialis-Anastomosen: Bei Mitinnervation des Auges – Synkinesien des Orbicularis oculi – Botox (100 E/Amp) 1,25 E median am Unterlid, sonst am Oberlid und lateral 2,5 E [Laskawi R, Göttingen (20.5.95)].
– Krokodilstränen nach Fazialis- und auch ggf. Abduzensparesen: Ruhigstellen der Tränendrüse, besser erreichbar beim Blick nach median durch Botox (100 E/Amp) 2,5–5 E in die Pars palpebralis [Badarny S: Treatment of post Bell's palsy facial synkinesis with botulinum toxin injections. Neurology 44, Suppl 2 (1994) 339].

Felsenbeinfraktur (Felsenbeinlängsfraktur, Felsenbeinquerfraktur)   S02.1

Klinik: Labyrinthausfall. Fazialisparese.

Nervus femoralis-Läsion
G57.2

Nervus femoralis-Verletzung
S74.1

s. Plexus lumbosacralis-Läsion. s. periphere Nervenläsionen.

Ätiologie: Operationen: Herniotomie (Bassini Naht), Totalendoprothese (TEP).
- Blutung retroperitoneal z.B. unter Marcumar bei besonderer Disposition des M. iliopsoas für intra- bzw. perimuskuläre Blutungen [Menger H: Subakute Paraparese durch beidseitige retroperitoneale Hämatome unter Antikoagulantientherapie. Akt Neurol 20 (1993) 218–20].
- Saphenus-Läsion durch Varizen-Operationen.

Anatomie/Histologie: N. femoralis wird gebildet aus den Wurzeln L (1)2–4.

Differentialdiagnose: Diskusprolaps L3 oder L4. Diabetes mellitus (Mononeuritis multiplex). Muskeldystrophie mit ggf. isoliertem Befall des Oberschenkels. Kniegelenksläsionen mit arthrogener Muskelatrophie. Rhabdomyolyse [Bauer M, Berlin: Rhabdomyolyse der Mm. iliaci mit akuter, proximaler Paraparese der Beine. Akt Neurol 21 (1994) 183–4].

Klinik: Anamnese: Diabetes mellitus? Marcumar? Herniotomie, Totalendoprothese? Gynäkologische Operation (auch vaginale Operation durch Instrumentendruck)?

Befund: Parese bzw. Ausfall des
M. iliacus und pectineus (Prüfung von Beugung und Innenrotation der Hüfte) und M. psoas major.
M. sartorius (Prüfung von Beugung, Adduktion und Außenrotation der Hüfte),
M. quadriceps femoris (Prüfung von Kniestreckung – und Hüftbeugung) und PSR-Abnahme.
- Sensibilitätsstörungen im Gebiet des N. saphenus an der Innenseite des Oberschenkels und inneren vorderen Quadranten des Unterschenkels.

Besonderes: Femoralisneuralgie: G58.8
Schmerzsyndrom medial und distal der Kniescheibe, verursacht durch chronische Kompression des R. infrapatellaris des N. femoralis beim Durchtritt durch die Fascia cruris unterhalb des medialen Condylus femoris oder iatrogen als Folge von Meniskus-Operationen: M23.3
Meniskusläsion/innere Kniegelenksschädigung

Fibrinolyse – Thrombolyse

s. Basilarisinsuffizienz, zerebrale Ischämie, bei Arterienverschluss, Lungenembolie, Herzinfarkt, Phlebothrombose. Vor Therapiebeginn Blutgruppe, bb (Hb $> 10\,$g/dl), Hk $> 25\,\%$, Thrombozyten ($> 100.000/\mu$l), Quick $> 40\,\%$ (INR $< 1,7$).

Absolute Kontraindikationen:	Relative Kontraindikationen:
Alter (> 80 Jahre, < 18 Jahre). Entbindung < 1 Monat. Schwangerschaft.	ASS, Ticlopidin, Clopidogrel
Aktuelle Antikoagulation (Heparin $< 48\,$h vorher PTT-wirksam, Marcumar mit Quick $< 40\,\%$, INR $> 1,7$).	(KI für zerebrale Lyse in rt-PA-Produktinformation).
Vor kurzem (nicht exakt definiert) intramuskuläre Injektionen (Impfungen?).	Vor weniger als 10 Tagen.
Aktuelle Blutungsanamnese z.B. im Magen-Darm-Trakt: Akute Colitis oder Pankreatitis.	Chronische Darmerkrankungen.
Aktuelle Blutungsanamnese im Urogenitaltrakt.	
Vor weniger als 10 Tagen: Trauma (schwere Verletzungen oder Blutungen), größere Operationen, kardiopulmonale Reanimation mit Herzmassage, ulzerierende Wunden oder Biopsie (z.B. im Magen-, Darm- oder Urogenitalbereich),	Vor weniger als 30 Tagen. Vor weniger als 30 Tagen. Intubierter und beatmeter Patient.
Einstich in nicht unterdrückbare Gefäße wie V. subclavia und V. jugularis interna.	Hämorrhagische Diathese.
Vor weniger als 6 Wochen: Ulkusanamnese.	
Vor weniger als 3 Monaten: Zerebraler Insult, Blutung im Gehirn, Operationen (Kraniotomie) am Gehirn oder Rückenmark.	
Vor weniger als 3 Monaten: Schädelhirntrauma. Nachweis von Aneurysmen. Ulcus ventriculi oder duodeni. Ösophagusvarizen.	
Vorausgegangener größerer Mediainsult (intervallunabhängig).	
Aortenaneurysma und arteriovenöse Missbildungen.	
Bluthochdruck unkorrigierbar $> 180\,$mm Hg systolisch bzw. $110\,$mm Hg diastolisch.	
Diabetes mellitus mit proliferativer diabetischer Retinopathie.	
Floride bakterielle Endokarditis (Echokardiographie!). Perikarditis.	
Schwere Leber- oder Niereninsuffizienz, aktive Hepatitis.	Alkoholismus oder Drogenkonsum mit erhöhtem Blutungsrisiko.
Schwere konsumierende Erkrankungen oder Malignom mit erhöhtem Blutungsrisiko.	
Schwerer Sturz (z.B. auf die hemiplegische Seite, den Patienten oft nicht erinnerlich – Fremdanamnese!)	

– Kontraindikation für Streptokinase: Allergische Diathese, Betablocker-Therapie, Re-Fibrinolyse binnen 6 Monaten.

Indikationen – Einschlusskriterien für eine Lyse der A. basilaris s. Basilarisinsuffizienz: Basilaristhrombose oder Basilarisembolie.

Indikationen für eine Lyse der A. cerebri media (nicht mit Streptokinase): s. zerebrale Ischämie – Therapie.

Labor: PTT/Quick 2 (ggf. 4), 12 Stunden nach Lysebeginn, am Folgetag PTT/Quick, bb, AT III und Fibrinogen.
– Nach rt-PA-Lyse
1. Anstieg des D-Dimers (als Fibrinolyse-Marker) bis zu 48 h bis auf das zehnfache,
2. des Fibrinmonomers (als Marker der Gerinnung) bereits nach < 1 h bis zu 48 h bis auf das sechsfache im Sinne eines Rebound des Gerinnungssystems [Fassbender K, Mannheim: Effekte der rt-PA-Thrombolyse und Heparintherapie auf Gerinnung und Fibrinolyse beim akuten ischämischen Insult. ANIM (1/98) Hamburg].

Im Anschluss an Fibrinolyse:
☆ Heparin meist unfraktioniert high-dose, bei zerebraler Ischämie nach 24 h. Bei venösen Thrombosen und Lungenembolien nach rt-PA 30.000 IE, Streptokinase 15–20.000 IE, Urokinase 25–30.000 IE [Haremberg J: Antikoagulation bei Thrombolysetherapie: Bedeutung und Zukunftsperspektiven. Innere Medizin 48 (1993) 283–8].

Maßnahmen bei bedrohlicher Blutung bzw. Blutungskomplikation:
1. Sofortiger Lyse-Therapieabbruch: Fibrinolytikum und Heparin abstellen, mechanische Kompression der Blutungsstelle.
2. Bestimmung von bb und Gerinnung und Gabe von Ery-Konzentraten, Frischplasma 600–1000 ml in 1–2 h, ggf. Plättchenkonzentrat.
3. Antifibrinolytika: Tranexamsäure (Ugurol) 1g i.v., Aprotinin (Trasylol) 1 Mio IE als Kurzinfusion i.v.
4. Fibrinogensubstitution neben Frischplasma mit Haemocomplettan HS bei Fibrinogen < 40 mg/dl 3–6 g in 1–2 h, bei 40–80 mg/dl 2 g in 30 min.
5. Wenn Heparin wirksam ist: Protamin 1000: 3 ml i.v.

Fibromyalgie-Syndrom   M79.0

syn. Fibrositis, generalisierte Tendomyopathie – GTM: Rheumatismus ohne nähere Angabe und Fibrositis.
Einzelne Symptome werden erfasst durch (Differentialdiagnose) Fibromyositis, Myofasziitis, Myofibrositis, myofasziales Syndrom, Spannungsrheumatismus, generalisierter Weichteilrheumatismus.
s. Borreliose, Chronic-fatigue-Syndrom.

Ätiologie: Ungeklärt, multifaktoriell. Psychosomatisch? Generelles Erschöpfungssyndrom? s. Klinik Besonderes.

Definition: Fehlen einer lokalen Entzündungsreaktion s. Labor. Schmerzursprung in den Weichteilen.
– Primäre Fibromyalgie: Es bestehen keine zugrunde liegenden Erkrankungen. Selten. Existenz als nosologische Entität wird in Frage gestellt nach Verlaufsuntersuchung von 25 Patienten, von denen bei keinem einzigen die Diagnose „primär" aufrecht erhalten werden konnte [Forslin K. Br J Rheumatol 29 (1990) 368–70].

Diagnose: s. Klinik.
I. Über 3 Monate anhaltende generalisierte Schmerzen an Achsenskelett, oberer und unterer Extremität, rechter und linker Körperhälfte (in allen vier Körperquadranten und entlang des Achsenskeletts) sowie
II. Druckschmerzen an mindestens 11 von 18 spezifischen Kontrollpunkten („tender points", als Ausdruck von Tendomyosen, Insertionstendinosen, Übergangstendinosen, Periarthropathien und Kostochondrodynien): Beidseits
   1. der subokzipitale Muskelansatz,

2. die anterioren Intertransversalräume C5 bis C7,
3. der Musculus trapezius in der Mitte zwischen Halsansatz und Akromion,
4. die Mitte des M. supraspinatus über der Spina scapulae,
5. die Knorpel-Knochen-Grenze der 2. Rippe.
6. 2 cm distal des lateralen Epicondylus des Ellenbogens,
7. der obere äußere Quadrant der Glutealmuskulatur,
8. der Trochanter major,
9. das Fettpolster oberhalb der medialen Kniegelenklinie.
   Stirn, Daumennagel, Mitte Unterarminnenseite.
– Diagnose bei Vorliegen von I. + II. mit einer Sensitivität von 88 % und Spezifität von 81 % [American College of Rheumatology – ACR].

Diagnostik: Muskelbiopsie unspezifisch.
– Psychometrische Untersuchungen mit gehäuft Zeichen einer Depression, Hypochondrie, Hysterie.
– Im Schlaf-EEG häufig Störung der Delta-Wellen in der Non-REM-Phase, durch niedrig dosierte Antidepressiva normalisierbar.

Differentialdiagnose: Lokalisierte myofasziale Schmerz-Syndrome.
Hypertone Tendomyosen: Dekontraktionsschmerz.
Hypotone Tendomyosen: Kontraktionsschmerz.
– Sekundäre Fibromyalgie bei rheumatischen Erkrankungen wie rheumatoide Arthritis (10–15 %

erfüllen die Kriterien), Spondylarthritis, Lupus erythematodes, bei Schilddrüsenerkrankungen, psychischen Störungen, nach Traumen oder monoton belastenden Tätigkeiten.

Kollagenosen (besonders bei Sicca-Syndrom), Polymyalgia rheumatica (BKS), Polymyositis (CK), Polyneuropathie, Raynaud-Syndrom, psychogener Rheumatismus (Überschneidungen anzunehmen!).

Epidemiologie: Auftreten in 90 % bei Frauen mittleren Alters. Inzidenz: Häufiger als rheumatoide Arthritis. Prävalenz 1/100.

Klinik: s. Diagnose.

Anamnese: Als Auslöser in 50 % Trauma, Stress-situation, Operation, psychische familiäre Belastung.

- Zu Beginn ggf. lokalisierte myofasziale Schmerz-Syndrome wie z.B. Zephalgie mit Entwicklung binnen ca. 7 Jahren zur Fibromyalgie:
- Großflächige Weichteilschmerzen bzw. Muskelschmerzen am ganzen Körper vor allem des Achsenskeletts mit Betonung des Hals- und Lumbalbereiches, z.B. seit Jahren diffuse ziehende Schmerzen in Rücken, Nacken, Armen und Beinen.

Schmerzverstärkung bei feuchter Witterung, Kälte, starker körperlicher Anstrengung, seelischen Belastungen, Lärmeinfluss, bei Schlafstörungen.

- Funktionelle Symptome: Atembeschwerden, Dysurie, gastrointestinale Beschwerden, Globusgefühl, Kopfschmerzen/Migräne, Menstruationsstörungen, Schlafstörungen/schnelle Ermüdbarkeit.
- Weitere Symptome: Arthralgien z.B. in den Fingergelenken, Morgensteifigkeit, subjektiv empfundene Schwellungszustände und Parästhesien an den Händen, Karpaltunnel-Syndrom.

Befund: Vegetative Symptome: Kalte Akren/Raynaud-Syndrom, Hyperhidrosis, Dermographismus, respiratorische Arrhythmie, orthostatische Hypotonie, Mundtrockenheit, Tremor.

- Psychisch: Patienten erscheinen depressiv, geordnet, perfektionistisch und anspruchsvoll. Ggf. Depression mit Angststörungen.

Die Anzahl der schmerzhaften Druckpunkte beschreibt bei positiver Korrelation mit Allgemeinsymptomen wie Müdigkeit und Depression weniger das Ausmaß der Muskelerkrankung als vielmehr das Ausmaß des generellen Erschöpfungssyndroms [Croft P: Population study of tender point counts and pain as evidence of fibromyalgia. Br Med J 309 (1994) 696–9].

- Verlauf chronisch-progredient, schubförmig-progredient, rezidivierend. Bei 30 % Berufswechsel, 10 % EU, 6 % Invalidenrente [Carthey: Socioeconomic impact of fibrositis: A study of 81 patients with primary fibrosis. Am J Med 81 (1986) 78–84]. Symptombesserung im höheren Alter.

Besonderes: Fibromyalgie als Folgeerkrankung einer Lyme-Borreliose, durchweg mit Beteiligung mehrerer Organsysteme, in 8 % (22 von 287 Patienten) spätestens 6 Monate nach Antibiotika-Therapie [Dinerman H: Ann Intern Med 117 (1992) 4: 281–5].

Labor: Fehlen einer lokalen Entzündungsreaktion: Normal sind BKS und Akute-Phase-Proteine, Rheumafaktoren und antinukleäre Antikörper (ANA), Muskelenzyme.

- Somatomedin erniedrigt (70 Patienten mit 124,7 ± 47, Ktr.-Grp. 175,2 ± 600 ng/ml) [Bennett R: Arthritis Rheum 35/10 (1992) 113–6].

Prognose: s. Klinik Verlauf.

Röntgen: MRT ohne pathologische Befunde.

Therapie: Aufklärung mit Hinweis, dass die Fibromyalgie keine organischen Schäden setzt und nicht zu Gelenkdestruktionen wie die PCP führt.

Bewegungsübungen im warmen Wasser. Sport – kardiovakuläres Fitnesstraining.

Entspannungsübungen ohne oder mit EMG-Feedback (hoher Aufwand).

Sonstige physikalische Maßnahmen individuell zu erproben, mit geringem Langzeiteffekt.

Bei Tendomyosen Querfriktionen nach Cyriax.

☆ Amitriptylin (10/25 mg Tbl, 25/50/75 mg ret Tbl. 50 mg A) s. Depression. 10–25 mg zur Nacht [Habscheid W: Fibromyalgie, eine wichtige – aber schwierige Diagnose? Bay Int 13/6 (1993) 15–21].

☆ Tolperison (50 mg Tbl) 3 x 50–150 mg, bis 6 Jahre 5 mg/kg, 6–12 Jahre 2–4 mg/kg ggf. in Flüssigkeit auflösbar.

- Nichtsteroidale Antirheumatika und Kortikoide sind wirkungslos.

Fieberkrampf s. Epilepsie Definition und Therapie.

FIM-Skala – Functional Independence Measure – funktionelle Selbständigkeitsmessung. s. zerebrale Ischämie – Einteilung.

Fischbandwurm – Diphyllobothrium latum – Botriocephalus latus
s. funikuläre Myelose – Vitamin-B_{12}-Mangel.

Fisher-Syndrom s. Miller-Fisher-Syndrom: Akute infektiöse Polyneuritis.

Klassisches Fleckfieber – epidemisches Läusefleckfieber   A75.0

Fleckfieber durch Rickettsia typhi (mooseri) – murines Fleckfieber   A75.2
Fleckfieber durch Rickettsia tsutsugamushi (orientalis)/Milbenfleckfieber/Tsutsugamushi-Fieber A75.3
Rickettsiosen durch Zecken übertragen – Zeckenbissfieber   A77

Meldepflicht bei Verdacht, Erkrankung und Tod.

Ätiologie: s. Epidemiologie.

Diagnostik: s. Labor.

Epidemiologie: Spielt im westeuropäischen Raum keine Rolle. Akute, zyklische Infektion durch Rickettsia prowazekii im Rahmen von Seuchen in Kriegs- und Notzeiten und in Gebieten mit mangelnden hygienischen Verhältnissen, in denen sich Kleiderläuse halten können. Die Übertragung auf den Menschen erfolgt durch Biss oder perkutan durch erregerhaltigen Kot infizierter Kleiderläuse, seltener aerogen. Der Mensch ist das einzige Erregerreservoir. Keine Übertragung von Mensch zu Mensch. Die Laus infiziert sich beim Blutsaugen am infizierten Menschen, sie setzt beim Saugen Kot ab. Durch Kratzeffekte durchdringen die Rickettsien die Haut.

Klinik: Anamnese: Vorausgegangener Pruritus? Juckende Hautstellen?
Befund: Nach einer Inkubationszeit von 7–14 Tagen plötzlicher Beginn mit Kopf- und Gliederschmerzen/Myalgie.
– Binnen 2–3 Tagen Fieberanstieg bis 40 °C mit einer anhaltenden Kontinua, die lytisch endet. Splenomegalie. Häufig bakterielle Sekundärinfektionen und Thrombosen.
– Am 4.–7. Fiebertag makulöses Hautexanthem an der seitlichen Thoraxwand, das sich auf Stamm und Extremitäten ausbreitet. Gesicht, Hals, Handflächen und Fußsohlen bleiben frei. Das Gesicht wirkt aufgedunsen und gerötet. Konjunktivitis mit Lichtscheu. Die einzelnen rosaroten Effloreszenzen unterschiedlicher Größe sind initial eindrückbar, später petechial und ggf. konfluierend.

– Mit Beginn des Exanthems Auftreten vaskulärer und neurologischer Symptome:
– **Enzephalitis** mit Delir, Schlafstörungen bis zur Schlaflosigkeit oder auch Somnolenz bis zum Koma, Fazialisparesen, Dys-oder Hyperkinesien. Ggf. Sinusvenenthrombose mit Hemiplegie. Spastizität. Polyneuropathie und Polyradikulitis Guillain-Barré. Postinfektiöses Parkinsonoid.
– Zentral bedingte Kreislaufstörungen mit Tachykardie, Hypotonie, Zyanose.
– Verzögerte Rekonvaleszenz oder ggf. Exitus letalis meist durch Herz- und Kreislaufversagen oder Urämie.
Besonderes: Postinfektiös solide Immunität gegen exogene Reinfektionen, jedoch können Rickettsien über Jahrzehnte im RES des Menschen persistieren, so kann nach Jahren als Fleckfieber-Spätrezidiv rekurrierend auftreten die
– **Brill-Zinsser-Krankheit:**   A75.1
Kürzerer und leichterer Krankheitsverlauf als bei der Primärinfektion mit negativer Weil-Felix-Reaktion.
Labor: KBR. Weil-Felix-Reaktion ab dem 8.–10. Krankheitstag positiv.
Therapie: Intensivüberwachung von Herz, Kreislauf und Nierenfunktion sowie Vermeidung von Sekundärinfektionen.
s. Antibiotika-Therapie. Möglichst frühzeitiger Therapiebeginn. Unter Antibiose kommt es binnen 2 Tagen zum Entfiebern.
✩ Tetrazykline – Tetracyclin. Oder ✩Chloramphenicol (0,25/0,5 g Kps, 1 g pro inj).
Therapie prophylaktisch durch Läusebekämpfung und Immunprophylaxe durch Schutzimpfung.

Foix-Alajouanine-Syndrom s. (spinale) Angiome.

Folsäure-Mangel s. funikulare Myelose.   E53.8

Foramen jugulare-Syndrom s. multiple Hirnnervenparesen, s. beteiligte Hirnnerven IX–XI.

Foville-Syndrom s. Hirnstamm-Syndrome.

Fragiles X-Syndrom – Fra (X)-Syndrom   Q99.2

syn. Martin-Bell-Syndrom.

Definition: Häufigste Form der erblichen geistigen Behinderung.

Epidemiologie: Erbgang/Gen: x-chromosomal-rezessiv. „Fragile Stelle" auf Chromosom Xq2.

FMR-1-Gen (fragile X mental retardation). CGG-Triplett-Repeatexpansion bei den Formen FRAXA, FRAXE, FRAXF auf mindestens 200–4000 (normal 6–54). Jeder 5. männliche Genträger ist ohne Behinderung, jede 3. Überträgerin ist geistig behindert. Prävalenz 6/10.000 bzw. 0,06 %.

Klinik: Männer häufig mit fazialer Dysmorphie mit länglichem Gesicht, vorspringender Stirn, langer Nase, langem Kinn und großen Ohren. Makroorchidie.

Frambösie   A66.9

M. Friedreich – Friedreich-Ataxie s. Ataxien. Heredoataxie.

Frühsommer-Meningoenzephalitis – FSME   A84.1

syn. Zentraleuropäische Enzephalitis (CEE oder ZEE), tick-borne encephalitis (TBE). s. Enzephalitis.

Ätiologie: Arbovirus – arthropod-borne animal viruses, RNA-Viren wie bei
Russische Frühjahr-Sommer-Enzephalitis (RSSE), Enzephalitis japonica, Pferdeenzephalitis in USA, St. Louis-Enzephalitis,
Looping ill Virus bei englischen Schafen mit fakultativem Übergang auf Menschen.
Gelbfieber-, West-Nil-Virus.
- Übertragung durch Ixodes ricinus (gemeine Zecke/ Holzbock, zu 0,1–0,2 %, in Endemiegebieten bis 0,5 % infiziert), durch Mücken oder durch virushaltige, nicht pasteurisierte Milch. Keine Virusübertragung von Mensch zu Mensch.

Anatomie/Histologie:
Knötchenförmige Polioenzephalitis besonders an Hirnstamm, motorischen Hirnnerven-Kernen und der Vorderhornsäule.

Diagnose: Labor FSME-Titer.

Diagnostik: s. Labor, s. Röntgen.
- Im EEG 63 % Allgemeinveränderungen, 24 % Herdbefund, 13 % ohne path. Befund.

Differentialdiagnose: Borreliose. Polio. Mononukleose.

Differentialdiagnose der meningoradikulitischen Form mit schlaffer Parese:
- Spinale Muskelatrophie.
- Muskeldystrophie.
- Neuralgische Schulteramyotrophie (Schmerzen!). Familiäre neuralgische Neuropathie mit Prädilektion des Plexus brachialis.
- Poliomyelitis anterior acuta.
- Polymyositis (mehr mittleres Alter, m : w = 1 : 2, rascher progredient mit Schüben und Remissionen).
- Syringomyelie ggf. auch schlaffe Parese + Sensibilitätsstörungen!

Einteilung nach Duniewicz:
90 % Krankheitsbilder 1 + 2.
10 % Krankheitsbilder 3–5 mit biphasischem Verlauf, von denen ca. 50 % mit einer Restitutio ad integrum und 50 % schwer verlaufen.

1. Inapparente-subklinische Infektionsverläufe auf 60–70 % (3–10:1 zu klinisch apparenten) geschätzt.
2. Abortive Grippe-ähnliche Verläufe in 10–20 %.
3. Meningitische Form (6 % bzw. ca. 60 % der klinisch apparenten Verläufe).
4. Meningoenzephalitis (2,5 % bzw. ca. 25 % der klinisch apparenten Verläufe).
5. Meningoradikulitische Form (incl. Hirnnerven 1,5 % bzw. ca. 15 % der klinisch apparenten Verläufe) und Meningoenzephalomyelitis (myelitische – paralytische Form) [Köck T].

Epidemiologie: Auftreten 30mal häufiger als Polio.
- Jahres-Temperaturgrenze bei durchschnittlichen Temperaturen unter 8 °C
- Höhengrenze ca. über 600 m (Borrelia burgdorferi ist nicht höhenlimitiert):
In Lagen über 500 bis 1000 m ist der natürliche Kreislauf des FSME-Virus fragmentiert und die Übertragung auf den Menschen seltener, für die Ausbreitung des Erregers in größere Höhen dürfte die Klimaveränderung mit Erhöhung der Jahresmitteltemperatur verantwortlich sein.
- Zecken sind zwischen Mitte April und Anfang November (Juni–September) aktiv, Erkrankungsgipfel ist im Hochsommer. Infektionen treten frühestens im März, spätestens im November auf, 2/3 der Patienten werden zwischen Juni und September aufgenommen.
In Endemiegebieten sind 0,1–4,5 % der Zecken (unterschiedliche Angaben: jede 100. bis 1000. Zecke) infiziert.
- Durchseuchungsrate der dt. Landbevölkerung ca. 1,6 %, Beamte 0,4 %, bei Forstbediensteten 4,6 % und Landwirten 3,3 %, Beerensammler (10 % berufsbedingt, 12 % im eigenen Garten). In Endemiegebieten Baden-Württemberg und Kreis Grafenau/Bayern 6–8 %. Impfrate in Bayern 17 %, in Baden-Württemberg 3 %. Weitere Endemiegebiete in Österreich, Schweiz, Südschweden, Slowenien und Tschechien (zuerst 1948 in der Tschechoslowakei aufgetreten), Ungarn, baltische Staaten (Lettland, Li-

tauen) und Russland. Selten außerhalb von Endemiegebieten.
- Biotope sind Misch- und Auwälder an Wasserläufen, keine reinen Nadelwälder, besonders Südhänge mit niedrigem Strauchwerk.
- Inzidenz: Zunehmend trotz Impfungen: 1992 60– 120, 1993 260, 1994 270 Neuerkrankungen/ Jahr (210 in Baden-Württemberg, 58 in Bayern, 2 in Hessen).

Klinik: s. Einteilung, s. Prognose.
Anamnese der klinisch apparenten Verläufe (s. Einteilung): Zeckenbiss (?) in 60–80 % erinnerlich, schmerzlos: Im Gegensatz zu Larven (3 Beinpaare) können die stecknadelkopfgroßen Nymphen (4 Beinpaare) wie adulte männliche Zecken die menschliche Haut durchdringen und infizieren, fallen aber nach kurzem Saugakt wieder ab. Nur die adulten Weibchen verankern sich, um genügend Blut für die Eiproduktion zu gewinnen, und werden entdeckt. Eine schnelle Entfernung der Zecken bewahrt vor Borreliose, aber nicht vor FSME.
- Inkubationszeit 7–12 (3–28) Tage.
90 % der Patienten sind asymptomatisch oder machen nur die erste Phase als unspezifischen Infekt durch.
10 % der Patienten machen die zweite Phase durch, davon in 60–80 % mit biphasischem Fieberverlauf: Während der Virämie 3–4 Tg dauerndes Vorstadium mit uncharakteristischer grippeartiger Symptomatik.
Nach beschwerdefreiem Intervall von 8–14 Tg ggf. Übergang in das 2. Stadium (2–4 Wochen nach Infektion) mit starken Kopfschmerzen, Mattigkeit, Schwindel, Übelkeit und Erbrechen. Befund: In 40 % klinisch schwer verlaufende Krankheitsbilder, meist bei Patienten über 45 Jahren.
3. Meningitis in 25–56 % mit Fieber bis 39 °C, Meningismus, Kopfschmerz, Schwindel und Übelkeit, heilt meist nach 3–5 Tg ohne Komplikationen ab.
4. Meningoenzephalitis in 34–66 % mit meningealen und schwersten enzephalitischen Symptomen wie Koma, psychischen Auffälligkeiten bis zu ausgeprägten Psychosen, Sensibilitätsstörungen,
Fieber über 39 °C in 60 % mit einer Dauer bis zu 10 Tagen Letalität s. Prognose.
Schwere Enzephalitis nach Zeckenstich und passiver Immunisierung mit im MRT nachgewiesenen bithalamischen Läsionen [José M. ANIM (1/94) Karlsruhe].
5. Meningoradikulitis – Meningoenzephalomyelitis (myelitische – paralytische Form) in 9 % mit besonders armbetonten schlaffen Paresen, Fieber, Meningismus. s. Prognose. Komplikation durch entzündliche Herzaffektionen u.a. Organaffektionen.

Labor: Borrelien-Titer z.A. Borreliose.
- Beweisende FSME-Ak-Titer in Serum und Liquor (KBR, NT, HAH) lassen sich oft erst in der Kontrolluntersuchung in der 2. Krankheitsphase nachweisen. Ggf. IgM-Serumantikörper (ELISA, IFT) in der Akutphase. Bei IgG-Ak sind vierfache Titeranstiege anhand von zwei Verlaufsseren oder hohe Titer zu fordern [Ackermann DÄB 83/24 (13.6.86)]. Meningoradikulitische Form s. Labor Polio.

Liquor: Gering- bis mäßiggradige lymphomonozytäre (polymorphkernige) Pleozytose. In ca. 90 % erhöhte Zellzahl von 18–1170/3 Zellen [Roggendorf M: FSME in Süddeutschland. Münch Med Wschr 123 (1981) 1407–11].
3. Meningitis 17–1760/3 (Mittel m 320, Standardabweichung SD 372), Eiweiß 24–237 mg/dl (m 84, SD 41).
4. Meningoenzephalitis im Durchschnitt höhere Pleozytose 44–2230/3 (m 572, SD 613), Eiweiß 29–235 mg/dl (m 108, SD 57).
5. Meningoradikulitis 3–1600/3 (m 335, SD 452), Eiweiß 32–232 mg/dl (m 105, SD 44).

Prognose: s. Einteilung, s. Klinik.
80 % komplikationsfreier Verlauf, bis 95 % Ausheilung ohne Defizit, 5–7 % Defektheilungen, 2 % Letalität.
3. Meningitis: Verlauf in 97 % völlig komplikationslos, Hospitalisierung 27 (11–102) d [Köck T], keine dauernden Defekte nach rein meningitischem Verlauf.
4. Meningoenzephalitis: Verlauf in 79 % benigne, sonst Restsymptomatik Abgeschlagenheit, Kopfschmerzen, Lichtempfindlichkeit. Hospitalisierung 32 (10–70) Tg [Köck T]. Defektheilung in 25–70 %. Letalität 1–2 %.
5. Meningoradikulitis: Verlauf bei 4 Patienten (24 %) völlig komplikationslos, bei 17 Patienten (15 %) in 3/17 Fazialisbefall, 6/17 (35 %) erhebliche, motorische Defizite im Bereich der proximalen oberen Extremität (Schultergürtel) [Köck T], d.h. besonders in höherem Alter Poliomyelitis-ähnliche schwere Defekte im Sinne schlaffer Lähmungen. Hospitalisierung 44 (SD 31) Tage.

Röntgen: CCT, besser MRT.

Therapie: Zecken sollen möglichst weit vorn am Kopf gefasst und frühestmöglich mit einer leichten Linksdrehung und einem leichten Ruck gerade aus der Haut gezogen werden ohne vorheriges Auftropfen von Öl, Klebstoff o.ä. Evtl. verbliebene Zeckenteile sollen schnellsten entfernt werden.
- Bei Meningitis, Meningoenzephalitis oder -radikulitis mindestens 10 Tage absolute Bettruhe.
☆ FSME-Immunglobulin – passive Immunisierung (1/2/5 ml i.m., in 1 ml 100–170 mg humanes Immunglobulin mit FSME-Titer mindestens 1:640). Präexpositionell mit 0,05 mg/kg Schutz für ca. 4 Wochen.
Bis 48 (72) h nach Exposition 0,1 ml/kg (keine Zulassung mehr für Kinder, bisher Kinder unter 3 Jahre innerhalb 24 h 0,05 mg/kg),
48 bis 96 h nach Exposition 0,2 ml/kg mit 60 % Infektionsschutz,
> 96 h nach Exposition kein Immunglobulin mehr (vereinzelt 0,3 ml/kg ab 6. Tag nach Zeckenbiss).
Ggf. Enzephalitis trotz passiver Immunisierung [José M. ANIM (1/94) Karlsruhe].
KI Kinder, absoluter IgA-Mangel bei gleichzeitigem Vorhandensein von Antikörpern gegen IgA.
UAW Druckschmerz an der Injektionsstelle. Allergische und Kreislaufreaktionen. Übelkeit und Erbrechen.
Bei Gabe nach > 96 Stunden besteht die Gefahr einer ungünstigen Beeinflussung des Ver-

laufs einer FSME infolge einer verzögerten Bildung spezifischer Antikörper nach passiver Immunisierung: Kasuistik einer schweren meningoenzephalomyelitischen Form [Malzacher V, Sindelfingen: Postexpositionelle passive Immunisierung gegen die FSME – Fallbeispiel eines Impfversagers. (9/96) Göttingen].

Wirkung: Passive Impfung.

Therapie präventiv: Immunprophylaxe mit

☆ FSME-Vakzine: Aktive Immunisierung (1,5 µg FSME-Virus Stamm K 23 in 0,5 ml i.m. 1 µg in 0,5 ml Fertigspritze) bei Risikogruppen Jäger und Waldarbeiter, bei dauerndem Aufenthalt in Endemiegebieten, Reisende in Herd- und Endemiegebiete vor Exposition 0,05 ml/kg Grundimmunisierung an Tag 0 + 28 (1/2–3 Monate Abstand) + nach 9–12 Monaten, Schnellimmunisierung an den Tagen 0, 7 und 21. Auffrischung alle 3 Jahre.

KI Kinder < 18 Monaten. „Bei bekannter oder vermuteter Autoimmunerkrankung (Iridozyklitis, Encephalomyelitis disseminata – Multiple Sklerose) muss das Risiko einer möglichen Infektion gegen das Risiko einer ungünstigen Beeinflussung der Autoimmunerkrankung durch die Impfung abgewogen werden."

UAW Impfung gut verträglich, bei 4–20 % UAW im Sinne leichter Allgemeinsymptome, bei den folgenden Injektionen ist der Anteil geringer. 13 % lokaler Schmerz an der Injektionsstelle. 5 % Kopfschmerzen. 4 % Gliederschmerzen. 0,1 % Fieber < 39 °C. Selten enzephalitische Reaktionen: „Bei Patienten mit Autoimmunerkrankungen, wie z.B. Multipler Sklerose oder Iridozyklitis, kann es durch die Impfung zur Auslösung eines Schubes dieser Erkrankungen kommen".

In 20 von 40.000–60.000 Fällen neurologische Symptome wie Meningismus, Fazialisparese, Vestibularis-Ausfall, Vestibulopathie, Gangataxie, Hemisyndrom, sensible Ausfälle distal L1, aszendierende Polyradikulitis (dann die für Polyradikulitis übliche hochdosierte Immunglobulin-Therapie).

Wirkung: Aktive Impfung (Totvakzine). Serokonversion nach 1. Injektion in 50–70, nach der 2. in 70–95, nach der 3. in 95–100 %. Frühestmöglicher Impfschutz 14 Tage nach der 2. Impfung. Antikörper bei 80–90 % noch nach 3 Jahren nachweisbar. Vergütung von den Krankenkassen.

– Immunglobulin (Gamma-Venin) 2,5 g über 3–5 d ohne signifikanten Unterschied zur unbehandelten Gruppe [Köck T: Zur Klinik der Frühsommer-Meningoenzephalitis (FSME) in der Steiermark. Nervenarzt 63 (1992) 205–8].

Funktionelle Störungen psychischen Ursprungs, dissoziative, somatoforme und neurotische Störungen

s. Schlafstörungen.

Sonstige somatoforme Störungen an endokrinem System, Haut, Muskulatur und Skelett-
  system, Urogenitalsystem:
  Psychogene Dysmenorrhoe, Dysphagie incl. „Globus hystericus", Pruritus, Torticollis (?),
  Zähneknirschen   F45.8
Somatoforme Störung nicht näher bezeichnet   F45.9

− Andere neurotische Störungen   F48
Neurasthenie – Ermüdungssyndrom   F48.0
Depersonalisations- und Derealisationssyndrom   F48.1
Sonstige neurotische Störungen: Beschäftigungsneurose incl. Schreibkrämpfen,
  Angstneurose, hysterische Neurose   F48.8
Neurotische Störung nicht näher bezeichnet   F48.9
Sexuelle Funktionsstörung   F52.9
Psychogene (körperliche) Funktionsstörung nicht näher bezeichnet   F59

Funikuläre Myelose s. Myelose.

Fußschmerzen s. Lumboischialgie.   M79.6

Ätiologie: Statische Fußbeschwerden, Fußfehlstatik (Spreizfuß, Plattfuß, Gicht)   R29.8
Fußdeformitäten bzw. Gelenkdeformierungen / angeboren   M21.6 / Q66.9
Fußarthrose, Fußwurzelarthrose / Fußarthritis   M19.8 / M13.1
Arterielle Verschlusskrankheit, M. Raynaud.
  Fußgangrän   R02
Polyneuropathie.
Morton-Metatarsalgie s. Nervus tibialis.
Tarsaltunnelsyndrom s. Nervus tibialis, s. N. peroneus.
Traumatisch: Z.n. Fraktur (Fuß, Fußwurzel) / multipel   S92.9 / S92.7
  Fußwurzelknochenfraktur   S92.2
  Fuß(gelenk)distorsion, -zerrung, -verstauchung   S93.6
  Fuß- und Fußgelenkprellung   S90.3
  Sprunggelenkzerquetschung   S97.0

Monoklonale Gammopathie unklarer Bedeutung – MGUS s. Polyneuropathie.

Gang s. Gangstörung.

Gangliogliome s. Hirntumoren.

Ganglion geniculi-Neuralgie s. Trigeminusneuralgie – Differentialdiagnose.

Gangliosidosen

E75†, Demenz F02.8

s. M. Niemann-Pick.

Ätiologie: Lipidstoffwechselstörung.

Labor: s. M. Niemann-Pick. Lysosomale Enzyme aus Serum, Leukozyten- und Fibroblastenkulturen.

Differentialdiagnose: Neuronale Ceroidlipofuszinose.

I. Hexosaminidasemangel oder GM$_2$-Gangliosidose E75.0†

Diagnostik: s. Labor, s. Röntgen. Abdomensonographie. Rektumbiopsie: Evtl. Schaumzellen.

Epidemiologie: Juvenile Form mit Auftreten im 1.–24. Lebensjahr (s.u.!), adulte Form später.
– Erbgang/Gen: Autosomal-rezessiv. Sehr variable (> 12) Phenotypen.

Klinik: Amaurose, Makrozephalie, dementieller Abbau, zerebrale Krampfanfälle, Ataxie, Spastik (u.a. Motoneuronerkrankung), Polyneuropathie. Dystonien erst im weiteren Verlauf. Übergänge zu Tay-Sachs. Mitbeteiligung von Leber und Milz.
– Adulte Form der GM$_2$-Gangliosidose Typ B1 (Tay-Sachs): Kasuistik eines 43-jährigen Patienten mit seit 10 Jahren fortschreitender

Schwäche, Zungenfibrillieren, in allen Muskeln Faszikulationen, allseits mittellebhaften MER, keine Pyramidenbahnzeichen. Aktivität lysosomaler Enzyme mit einer Restaktivität von Hexosaminidase < 1 %. Im MRT zerebelläre Atrophie (Ataxie) [Ein differentialdiagnostischer Beitrag zur atypischen Motoneuronenerkrankung – GM$_2$-Gangliosidose Typ B1. (9/96) Göttingen].

Labor: β-Hexosaminidase A, B oder S erniedrigt.

Röntgen: CCT/MRT: Stammganglienatrophie.

II. GM$_1$-Gangliosidose E75.1†

Epidemiologie: Auftreten im 2.–30. Lebensjahr. Erbgang autosomal-rezessiv.

Klinik: Generalisierte Dystonie (bei jüngeren Patienten) oder auch lokalisierte bis isolierte aktionsinduzierte Form, Pyramidenbahnzeichen, Rigor, zerebelläre Ataxie. Katarakt. Ggf. dementielle Entwicklung bzw. kognitive Defizite bei jüngeren Patienten. Selten zerebrale Krampfanfälle.

Labor: β-Galaktosidase fast vollständig reduziert.

Röntgen: CCT/MRT: Nucleus caudatus-Atrophie.

Gangliozytome s. Hirntumoren.

Gangstörung

Ataktischer, taumelnder Gang	R26.0
Spastisch paretischer Gang	R26.1
Gehbeschwerden andernorts nicht klassifiziert	R26.2
Standunsicherheit o.n.A.	R26.8

Ätiologie: Zerebral-ataktische Gangstörungen s. Ataxie. Intoxikation mit Carbamazepin, Lithium, Wismut.
– Dystone Gangstörungen s. L-Dopa-sensitive Dystonie.
– Spastische Gangstörungen s. Spastik. Z.B. metachromatische Leukodystrophie. M. Nie-

mann-Pick. s. Adrenoleukodystrophie, zerebrale Amyloid-Angiopathie, Encephalomyelitis disseminata, Wernicke Enzephalopathie.
s. zerebrale Ischämie – Klinik – Binswanger: Subkortikale arteriosklerotische Enzephalopathie (SAE) Binswanger, Normaldruck-Hydro-

zephalus (s. Differentialdiagnosen) und Corpus callosum-Infarkt: „Frontale" Gangstörung. s. M. Parkinson.
- Spinal-ataktische Störung.

- Periphere Störung, auch lumbale Spinalkanalstenose. Polyneuropathien und hereditäre motorisch-sensible Neuropathie besonders Typ I und III. Periphere Nervenläsionen.

Idiopathische senile Gangstörung   R26.2

s. orthostatischer Tremor.

Ätiologie: Ungeklärt.

Definition/Diagnose: Ausschlussdiagnose! Ausschluss einer Hemi-, Para-, Tetraparese bzw. -spastik, einer Myopathie, Myelopathie, Systemdegeneration (M. Parkinson), einer Ataxie bzw. zerebellären, vestibulären oder Hirnstammläsion, einer Polyneuropathie oder ZNS-wirksamer Medikamente.
- Verlangsamtes Gehen im gesunden Alter beruht neben veränderten lokomotorischen Synergien auch auf einer gestörten Balance im Gehen.
- Gestörte oder aufgehobene Initiierung des Gehens betrifft immer auch die (antizipatorische) Haltungsanpassung. Weitere apraktische Störungen für axiale Bewegungen außerhalb des Gehens sind nachweisbar.
  Eine „Gang-Apraxie" per se bzw. eine isolierte lokomotorische Dysfunktion sind nicht abgrenzbar.
- Bei fortgeschrittener Demenz tritt für das Gehen die posturale Beeinträchtigung in den Vordergrund.

Höhere Grade der senilen Gangstörung (endend mit einer Destruktion des Gangablaufes) korrelieren mit Demenz, Enthemmungszeichen und mit Leukoaraiose im CT. Derartige Gangstörungen mit mindestens zwei dieser Zusatzbefunde repräsentieren offenbar eine gemeinsame klinische Endstrecke.

Diagnostik: s. Röntgen.

Differentialdiagnose: s. Normaldruck-Hydrozephalus.

Klinik: Anamnese: Sturzamnamnese.
Befund: Kleinschrittiger, zögernder, langsamer Gang. Beim Umdrehen oder bei Ablenkung der Aufmerksamkeit verkürzen sich die Schritte weiter bis zum Trippeln auf der Stelle. Füße zum Teil wie angeklebt.
Eine unterschiedlich ausgeprägte Rumpfstabilität oder -ataxie führt zu Fallneigung und Stürzen [Vieregge P (1994)].

Röntgen: CCT z.A. eines Normaldruck-Hydrozephalus.

Gastroparese s. Diabetes mellitus.

M. Gaucher – Glukozerebrosidose   E75.2†, Demenz F02.8

s. M. Niemann-Pick.

Ätiologie: Sphingolipidose, lysosomale Lipidspeicherkrankheit durch Defekt des Glukozerebrosidase-Gens, so dass Zerebroside, Glukosphingolipide nicht abgebaut werden können.

Einteilung: Typ I: Nicht neuronopathische Verlaufsform am häufigsten.
Typ II: Akute neuronopathische Verlaufsform.
Typ III: Adulte neuronopathische Verlaufsform.

Epidemiologie: Erbgang/Gen: Autosomal-rezessiv. Über 90 beschriebene Mutationen des Glukozerebrosidase-Gens (GC-Gen).

Prävalenz am höchsten bei Ashkenazi-Juden. Etwa 1700 Patienten weltweit, 100 in Deutschland.

Klinik: Spleno-Hepatomegalie, neurologische Ausfälle.

Therapie: – Knochenmarktransplantation (Letalität ≥ 10 %). – Gentherapie (Prof. Barranger).
☆ Alglucerase (humane Glukozerebrosidase-betaglukosidase, teuer) 3 x 2,3 E/Woche (27,6 E/kg/Monat) ausreichend, Standarddosis 50–60 E/kg alle 2 Wochen. Kann den Enzymmangel kompensieren.

Gaumensegelparese s. N. glossopharyngeus-Läsion. Schluckstörungen – Dysphagie, N. vagus (s. Aphonie), Dysarthrie.

Gaumensegeltremor – GT – PT

syn. Gaumensegelmyoklonus, Gaumensegelmyorhythmie, „Gaumensegelnystagmus".
s. Myorhythmie. s. Tremor.

Ätiologie (1.) des essentiellen Gaumensegeltremors (EGT): Ungeklärt.

Ätiologie/Anatomie/Histologie (2.) bei symptomatischem Gaumensegeltremor (SGT): Umschriebene Hirnstamm- oder Kleinhirnläsion mit Läsion der zentralen Haubenbahn. Hypertrophe Degeneration der unteren Olive s. Röntgen. Aktivierung des M. levator veli palatini, der nur ossär inseriert und den freien Rand des Gaumensegels bewegt.

Definition/Diagnose: Unwillkürliche rhythmische Hyperkinese des weichen Gaumens und fakultativ weiterer Hirnnerven-versorgter Muskeln mit zum Tremor synchron auftretendem klickenden Ohrgeräusch. Bei SGT auch rhythmische Hyperkinese von Extremitätenmuskeln.

Diagnostik: s. Röntgen.

Einteilung: 1. Essentieller Gaumensegeltremor – EGT – EPT. 2. Symptomatischer Gaumensegeltremor – SGT – SPT.

Klinik (1.) des essentiellen Gaumensegeltremors: Rhythmische Aktivierung des M. tensor veli palatini, der teilweise am Tubenrand ansetzt und mit jeder Kontraktion eine plötzliche, mit einem Ohrklick verbundene Tubenöffnung verursacht. Rhythmische Aktivität auf den Hirnstamm begrenzt. Hyperkinese sistiert im Schlaf.
– Kasuistik eines 21-Jährigen mit der Fähigkeit, den Ohrklick willkürlich zu provozieren, zu beschleunigen (bis auf 150 Hz) oder verlangsamen und zu unterdrücken. Subjektiv und objektiv übereinstimmende Seitenbetonung mit Kontraktionen des M. tensor veli palatini und vereinzelt auch des M. levator veli palatini. Klinik und Befund bei der Schwester identisch. Anti-Glutaminsäure-Antikörper im Serum negativ. Zuordnung zu EGT oder SGT problematisch [Klein C, Lübeck: Willkürinnervation bei Gaumensegeltremor. DGN (10/97) Dresden].

Klinik (2.) des symptomatischen Gaumensegeltremors: Befund: Patienten sind i.d.R. behindert durch eine Hirnstamm- oder Kleinhirnläsion. Zerebelläre Funktionsstörung kontralateral zur Olivenhypertrophie. Der Rhythmusgeber ist sehr stabil, die Hyperkinese persistiert im Schlaf. Die rhythmische Aktivität ist nicht auf den Hirnstamm begrenzt. Ausbreitung auf die Motoneurone des Rückenmarkes.

Röntgen (2.) bei symptomatischem Gaumensegeltremor: MRT: Hyperintense Markierung der unteren Olive.

Therapie (1.): EGT-Therapieversuche des Ohrklicks mit Phenytoin, Carbamazepin oder 5-Hydroxy-L-tryptophan (100 mg Tbl), ggf. Botulinum-Toxin in den Tensor veli palatini (UAW Schluckstörungen!).

Therapie (2.): SGT: Bei Oszillopsien ggf. lokale Injektionen von Botulinum-Toxin in die Augenmuskeln [Deuschl G: Therapie des Tremors. Akt Neurol 25 (1998) 248–61].

Gedächtnis s. Amnesie.

Gefäßmissbildungen s. Angiome, spinale Angiome.

Gehirnerschütterung s. Schädel-Hirn-Trauma.

Gehör s. Hörverlust.

N. genitofemoralis-Läsion – Genitofemoralis-Syndrom   G57.8

Ätiologie: Meist iatrogen als Folge einer Herniotomie. Ggf. als Engpass-Syndrom beim Durchtritt durch die Faszien unmittelbar oberhalb vom Darmbeinkamm.

Klinik: Anamnese: Herniotomie? Befund: Sensibilitätsstörungen unterhalb des Leistenbandes.

Gerinnungsstörung s. Hirnblutung: Übermäßiger Alkoholkonsum stört die Blutgerinnung und erhöht die Risikofaktoren arterielle Hypertonie und Übergewicht.
Gerinnungsstörungen z.B. bei Leukämien, Thrombopathien.

Germinome s. Hirntumoren.

Gerstmann-Sträussler-Syndrom – GSS   A81

syn. Gerstmann-Sträussler-Scheinker-Syndrom.

Ätiologie: Creutzfeldt-Jakob-Virus? [Masters C: Creutzfeldt-Jakob-disease virus isolations from the Gerstmann-Sträussler syndrome. Brain 104 (1981) 559–88]

Anatomie/Histologie: Spongiöse Enzephalopathie mit charakteristischen Amyloidplaques. Degenerative Veränderungen mit Demyelinisation in Groß- und Kleinhirn unter Beteiligung der Hinterstrangs-, spinozerebellären und Pyramidenbahn.

Definition/Diagnose: Subakute spongiforme Enzephalopathie. s. Klinik. Eigenständiges Krankheitsbild?

Differentialdiagnose: M. Creutzfeldt-Jakob. Encephalomyelitis disseminata. Progressive subkortikale Gliose. Heroin-Leukenzephalopathie.

Epidemiologie: Auftreten hereditär, familiär ererbte Mutation im PrP-Gen. 1996 etwa 50 betroffene Familien bekannt.
Erbgang: Autosomal-dominant. Erkrankungsbeginn mit 25–29 Jahren. Ubiquität, selten sporadisch.

Klinik: Ataxie und Demenz. Häufig Pyramidenbahnzeichen, Hinterstrangsymptome.
Zerebellär: Dysarthrie, Nystagmus, Extremitätenataxie, Intentionstremor, Muskelhypotonie.
– In Spätstadien oft generalisierte Muskelrigidität. Nur gelegentlich Myoklonien, bulbäre und Hirnstamm-Symptome.

Prognose: Progredient mit einer Krankheitsdauer von 2–6 (–10) Jahren.

Geruchsstörung – Geruchsempfindungsstörung – Riechstörung (Anosmie, Dysosmie) s. N. olfactorius-Läsion.

Geschmacksstörung – Dysgeusie

Parageusie   R43.2
Kombinierte Störungen des Geruchs- und Geschmackssinnes   R43.8

s. N. glossopharyngeus.

Ätiologie: s. Klinik-Anamnese.
– Iatrogen: Chemotherapie s. Medikamente. Strahlentherapie. Intraorale bzw. pharyngeale Resektionen. Hypophysektomie. Temporallappenchirurgie. Trauma von N. lingualis (V_3), Chorda tympani, N. facialis oder N. glossopharyngeus.
– Internistisch endokrin: M. Cushing. Diabetes mellitus. Hyperthyreoidismus, Hypothyreoidismus. Menstruation. Nebennierenrinden-Insuffizienz. Pseudohypoparathyreoidismus: Hypokalzämie bei erhöhtem Parathormon-Spiegel. Schwangerschaft.
– Internistisch gastrointestinal: M. Crohn (Metallgeschmack). Reflux-Ösophagitis. Zystische Fibrose. Akute Hepatitis. Leberzirrhose. Chronische Niereninsuffizienz (Metallgeschmack).
– Internistisch stoffwechselbedingt: Anazidität, Eisenmangel, Hyperkaliämie. Vitamin A-Mangel – A-Avitaminose. Vitamin B_{12}-Mangel. Zinkmangel.
– Kongenitale Störungen: Turner-Syndrom (Sauer-Bitter-Schwelle).
– Lokale Störungen: Lokale Schleimhautveränderungen. Entzündungen (viral, bakteriell, mykotisch, parasitär). Z.n. grippalem Infekt.

Hansen-Erkrankung. Mangelnde Mundhygiene. Mund-Zungen-Brennen. Speicheldrüsentumoren, besonders Karzinome. M. Sjögren. Zahnprothesen.
– Medikamenten-UAW: ACE-Hemmer, Acetylsalicylsäure, Allopurinol, Amphetamin, Amphotericin B, Amrinon, Auranofin, Azathioprin, Baclofen, Benzodiazepine, Biguanide, Bleomycin, Captopril, Carbamazepin, Carbimazol, Chloramphenicol, Chlorhexidin (lokale Anwendung), Clofibrate, Colestyramin, Dipyridamol, Disulfiram, L-Dopa, Doxycyclin, Enalapril, Ethambutol, Fleroxacin, 5-Fluorouracil, Gold, Griseofulvin, Kortikoide, Lincomycin, Lithium, Methimazol, Metronidazol, Mexiletin, einzelne Neuroleptika, Nifedipin, Nikotin, Oxyfedrin, D-Penicillamin, Phenylbutazon, Prothionamid, Selen, Terfinabin, Tetrazykline, Thiamazol, Thiourazile, Valproinsäure, Zopiclon.
– Neurogen: Bulimie (Sauer-Bitter-Schwelle). Depression. Familiäre Dysautonomie. Encephalomyelitis disseminata.
Epileptische Geschmackshalluzinationen – gustatorische Anfälle. Hirnstamm-Tumor. Diabetische Polyneuropathie (selten).

– Sonstige: Idiopathische Geschmacksstörung (mit Hyposmie und Dysosmie).
Idiopathische Hypogeusie (seltene Rezeptorenstörung mit Dysphagie, Hyposmie und Dysosmie).
Tumorleiden. Z.n. schwerer Hautverbrennung.

Ätiologie der einseitigen Geschmacksstörung: Läsion des N. lingualis (V₃), der Chorda tympani.
– Fazialisparese: Die vorderen 2/3 der Zunge werden vom N. facialis innerviert.
– Glossopharyngeus-Parese: Das hintere Drittel der Zunge wird vom N. glossopharyngeus innerviert.

– Glossopharyngeus-Affektion (u.a. bei Foramen jugulare-Syndrom mit X. und XI. Hirnnerv, s. multiple Hirnnervenparesen).

Diagnostik: s. Röntgen.

Klinik: Anamnese s. Ätiologie. Seit wann? Geruchsstörung dabei (s. N. olfactorius)?
Seitengetrennte Prüfung aller Qualitäten (süß, sauer, bitter, salzig).

Röntgen: Bei V.a. Schädelbasisprozess MRT oder CCT mit basaler Dünnschichtung.

Therapie: Bei Salzgeschmack Therapieversuch mit Spironolactone s. ✭Kaliumcancreonat. Erhöht den Magnesiumspiegel.

Gesichtsfelddefekt – Gesichtsfeldausfall H53.4

s. Blindheit, N. opticus, Optikusatrophie, Optikusneuritis, Sehstörung, Gesichtsfelddefekt, Hirntumor – Optikusgliom.

Ätiologie: Quadrantenanopsie oft als Vorstadium der kompletten Hemianopsie.
– Homonyme Hemianopsie: Zerebrale Läsion der Sehbahn hinter dem Chiasma opticum bei homonymer Quadrantenanopsie nach unten im Parietallappen, bei homonymer Quadrantenanopsie nach oben im Temporallappen, meist zerebrale Ischämie, Tumor, Encephalomyelitis disseminata, Z.n. Enzephalitis oder Contusio cerebri.
– Bitemporale Hemianopsie: Hypophysenadenom mit suprasellärer Ausdehnung, destruierende Sellaprozesse. D35.2
– Binasale Hemianopsie (Rarität): Von vorn auf das Chiasma opticum einwirkende Tumorprozesse wie Olfaktorius-Meningeom, frontales Meningeom oder Neurinom.
– Medikamentös: Ethambutol, Vigabatrin. Monokulär s. Sehstörung.
– Psychogene Störung F45.8

Klinik: Anamnese: Anstoßen am Türrahmen? Herzfehler, frühere Amaurosis fugax, vaskuläre Faktoren? Endokrine Störungen, Potenz- oder Regelstörung, verminderter Bartwuchs? Anfallsartige Augenschmerzen (Glaukom)?
Befund bei monokulärem Gesichtsfelddefekt: Konzentrische Gesichtsfeldeinengung oder Bogenskotom, Ringskotom, Zentralskotom, Bjerrumskotom, vergrößerter blinder Fleck.

Atypischer Gesichtsschmerz G50.1

Kopfschmerzen oder Gesichtsschmerzen o.n.A. R51

Ätiologie: Auslösung und Verstärkung am häufigsten durch chirurgische Eingriffe an Zähnen oder Kiefer.
– Hypothesen: Konversionsstörung, Störung des trigeminovaskulären Systems, sympathische Reflexdystrophie, zentrale Schmerzregulationsstörung.

Definition/Diagnose: Inhomogenes Syndrom orofazialer Schmerzen ohne organische Ursache und ohne die Charakteristika der Hirnnervenneuralgien.

Diagnostik zum Ausschluss symptomatischer Ursachen: s. Labor, s. Röntgen. Lumbalpunktion. Zahnärztliches, HNO-ärztliches, augenärztliches und psychiatrisches Konsil. Trigeminus-SEP.

Differentialdiagnose: s. Trigeminus-Neuralgie – Differentialdiagnose. Sinus cavernosus-Syndrom.

Epidemiologie: Auftreten im 3.–5. Lebensjahrzehnt. m : w = 1 : 2–3.

Klinik: Anamnese: Vorausgegangener Schnupfen oder grippaler Infekt (Sinusitis)? Frühere Gesichtsverletzungen (Narbenneurom)? Triggerzonen (Neuralgien)? Zahn- oder kieferchirurgische Eingriffe an Zähnen oder Kiefer, Nebenhöhlenoperationen, neurochirurgische Eingriffe? Pulpitis oder andere Zahnerkrankungen?
Mittelgradiger Dauerschmerz mit tageszeitlichen Intensitätsänderungen und intermittierenden Exazerbationen. Diskrepanz zwischen der noch vollen Berufstätigkeit und den zum Teil als „unerträglich" geschilderten Schmerzen.
Lokalisation am häufigsten periorbital, an der Wange, infraorbital im Bereich der Nasolabialfalte, bei 2/3 einseitig mit möglichem Seitenwechsel, bei 1/3 beidseitig. Keine Triggerpunkte oder Provokationsmechanismen.
Befund: Keine neurologischen Defizite, Kornealreflex seitengleich. Keine Zuordnung zu einem peripheren Nerven oder einer Nervenwurzel möglich. Bei 2/3 der Patienten psychische Erkrankungen wie Depression, Persönlichkeitsstörungen oder Psychosen.
Besonderes: Verschleierung des klinischen Bildes durch Sekundärschäden bei vorausgegangenen Eingriffen.

Labor: Zirkulierende Antikörper, ANCA (Differentialdiagnose Vaskulitis), APCA. ACE-Titer. Borrelien, Lues, HIV, Toxoplasmose. Vitamin B_{12}.

Prognose: Schlechteste Prognose unter allen Gesichtsschmerzen. Verlauf im Einzelfall nicht vorhersehbar.

Röntgen: Schädel-CT oder -MRT.

Therapie: Nicht-medikamentös TNS, Entspannungsübungen, Psychotherapie.

☆ Amitriptylin (10/25 mg Tbl, 25/50/75 mg retard Tbl. 50 mg A) s. Depression.

☆ Clomipramin (10/25/75 mg Tbl, 25 mg A) s. Depression.

☆ Thioridazin (10/25 mg Tbl, 30/100/200 mg retard Tbl) s. Psychosen, 75–200 mg.

☆ Carbamazepin (150/200/300/400/600 mg Tbl) s. Epilepsie, initial abends 200 mg, Steigerung alle 3–5 Tage um 100 mg.

☆ Phenytoin (100 mg Tbl, 250 mg A) s. Epilepsie.

☆ Baclofen (5/10/25 mg Tbl) s. Spastik

Therapie operativ: Blockade des Ganglion cervicale superius/medium mit Opioid bzw. Lokalanästhetika.

Gilles-de-la-Tourette-Syndrom (Tourette-Syndrom) s. tardive Dyskinesie, s. Tic.

Glasgow-Coma-Scale – GCS s. Hirnstamm-Reflex-Score.

	GCS-Score		
Augen öffnen:	4	spontan	
	3	bei Ansprache / Aufforderung	
	2	auf Schmerzreiz	
	1	kein Augenöffnen	
Beste motorische Antwort:	6	befolgt Aufforderung	
	5	gezielt (e Schmerzreaktion)	
	4	Beugen (ungezielte Schmerzreaktion)	
	3	abnormes Beugen (Beugesynergismen bei Schmerzreiz)	
	2	Streckbewegung (Strecksynergismen bei Schmerzreiz)	
	1	keine Reaktion	
Beste verbale Reaktion:	5	orientiert	
	4	konfus, verwirrt	
	3	inadäquate Worte, Wortsalat	
	2	unverständliche Laute	
	1	keine verbale Reaktion	
Pupillenreaktion:	5	normal	L +
	4	eng / weit,	L (+)
	3	verengt	L –
	2	erweitert, rund	L –
	1	Mydriasis, entrundet	L –
Blickbewegung:	5	fixiert	
	4	schwimmend konjugiert	
	3	Déviation konjugiert	
	2	dyskonjugiert	
	1	starr gerade	
Summe	5–24	(min., max.)	

[Teasdale G: Assessment and prognosis of coma after head injury. Acta Neurochir 34 (1976) 45–55].

	Score	
Schädel-Hirn-Trauma		
Ggf. CCT:	3	Normalbefund
	2	Kontusionsherde, Blutungen oder Ödeme ohne Kompression oder Verlagerung der Mittelstrukturen
	1	Kontusionsherde, Blutungen oder Ödeme mit Kompression oder Verlagerung der Mittelstrukturen
Ggf. 24-h-Verlauf:	3	3 klinische Symptome gebessert bzw. Normalbefund
	2	2 klinische Symptome gebessert bzw. Normalbefund
	1	1 klinisches Symptom gebessert bzw. Normalbefund
	0	Kein klinisches Symptom gebessert

[Neunzig H: Schweregrade und Prognose traumatischer Hirnschädigungen – Skalen und polygraphische Überwachung. In: Schwerpunkte neurologischer Intensivmedizin. perimed Notfallmedizin 19 (1991) 108–11].

Hirnstamm-Reflex-Score (Liege-Skala)	
	Score
fronto-orbikular	5
vertikal-okulo-vestibulär	4
Pupillenreaktion auf Licht	3
horizontal-okulo-vestibulär	2
okulo-kardial	1
kein Reflex auslösbar	0

Glasgow-Outcome-Scale – GOS

[Jennett B: Assessment of outcome after severe brain damage. Lancet (1975) 480–4].

1 Tod (ohne Wiedererlangen des Bewusstseins nach der Hirnläsion)
2 Apallisches Syndrom (Coma vigile): Nicht kontaktfähiger Patient mit geöffneten Augen und vegetativem Status
3 Schwere Behinderung: Patient ist auf Hilfe Dritter angewiesen aufgrund körperlicher und/oder geistiger Behinderung

4 Mäßige Behinderung: Patient ist deutlich behindert – aber er ist im Alltag unabhängig von Hilfsmitteln, kann öffentliche Verkehrsmittel benutzen, in einer geschützten Werkstatt arbeiten
5 Geringe Behinderung: Rückkehr ins normale Leben mit leichten neurologischen Ausfällen

Gliederschmerzen s. Schmerz.   M79.6

Glioblastom und maligne Gliome Gehirn / Nervensystem   C71 / C72.9

syn. Glioblastoma multiforme (WHO-Grad IV).
s. Hirntumoren.

Ätiologie: Unbekannt, ggf. führen genetische Veränderungen zu einer Apoptoseresistenz mit hierdurch auch begründeter Therapieresistenz. Bei malignen Gliomen häufig Verlust eines funktionstüchtigen p53-Gens (p53 ist ein Mediator der Apoptose nach Bestrahlung oder Zytostatikaexposition).
– Protein-Kinase C – PKC ist bei bösartigen Gliomen bis zu 1000fach erhöht und korreliert mit der Wachstumsgeschwindigkeit. Ggf. schützt hohe PKC-Aktivität die Gliomzelle vor dem programmierten Zelltod.
– P-Glykoprotein – p-Gp, 170 kD schweres Protein, ist im gesunden Gehirn nur in den Endothelien der Kapillaren anzutreffen und scheint eine Funktion an der Blut-Hirn-Schranke zu haben. Ist in Tumorzellen in der Zellmembran und am Golgi-Apparat lokalisiert [Leweke F, Gießen: Immunhistochemischer Nachweis von p-Glycoprotein in Gefäßproliferaten von Glioblastomen. (10/97) Dresden]. Pumpt an der Glioblastomzelle aktiv zytotoxische Substanzen aus der Zelle heraus und führt z.B. zur Resistenzbildung gegen Vincaalkaloide (wird in vitro gehemmt durch Verapamil).

Anatomie/Histologie: Buntes multiformes histologisches Bild mit Hämorrhagien, Zysten, Nekrosen/Gewebsuntergang von > 90 %, Gefäßproliferation mit defekter Blut-Hirn-Schranke und vasogenem Ödem.
– Äußerst variables topographisches Muster. Wachsen i.d.R. infiltrierend weit über die im T2-gewichteten MRT erkennbare Grenze hinaus. Ggf. multizentrisches Wachstum.
– Glioblastom-Rezidive in 95 % innerhalb des 2 cm Sicherheitsabstandes.

Differentialdiagnose (besonders auch radiologisch): Hirnabszess. s. Encephalomyelitis disseminata – Röntgen.

Einteilung des klinischen Schweregrades anhand der Karnofsky-Skala: s. Tabelle.

Epidemiologie: 50 % aller Gliome. Altersmedian maligner Gliome 58 Jahre, 20–35 % der Erkrankten sind unter 40 Jahre alt.
– Inzidenz: 3 (0,5–6) Neuerkrankungen/J. und 100.000 Einwohner, knapp 5000/J. in Deutschland.

Karnofsky-Index

100 %	normal, keine Beschwerden oder Krankheitszeichen	Normale Aktivität und Arbeit,
90 %	geringfügige Symptome, normale Lebensführung möglich	keine besondere Versorgung erforderlich
80 %	Symptome, die mit Anstrengung eine normale Lebensführung zulassen	
70 %	Selbstversorgung noch möglich, normale Aktivitäten nicht möglich	Arbeitsunfähigkeit. Patient kann zu
60 %	Selbstversorgung mit gelegentlicher Hilfe noch möglich	Hause leben und sich weitgehend selbst
50 %	angewiesen auf häufige Hilfe und medizinische Versorgung	versorgen, benötigt m.o.w. Hilfe
40 %	behindert und pflegebedürftig, noch nicht hospitalisiert	Selbstversorgung nicht mehr möglich,
30 %	schwer behindert, hospitalisiert	benötigt Krankenhauspflege oder
20 %	schwerkrank, stationäre Behandlung unerlässlich	gleichwertige Versorgung, Krankheit ggf.
10 %	moribund	rasch progredient

Klinik: Bei bösartigen Tumoren (Gliomen) häufigste Klage ist eine frühzeitige Erschöpfung.
- Selten akute exogene Psychose [Roßberg C: Intramedulläres Glioblastoma multiforme mit ungewöhnlicher, intrakranieller Meningeosis neoplastica. Nervenarzt 59 (1988) 401–4].
- Wie bei anderen Krebserkrankungen besonders postoperativ deutlich erhöhtes Thromboserisiko im Sinne eines paraneoplastischen Syndroms.

Labor: Ggf. BKS, CRP, Blutkultur z.A. Hirnabszess.

Prognose: s. Therapie. s. Hirntumoren.
- WHO-Grad III: Ansprechen auf Chemotherapie: Oligodendrogliale Tumore – Oligodendrogliome und Oligoastrozytome sind generell chemosensitiver und prognostisch günstiger als die übrigen Gliome („reine" Oligodendrogliome > Mischgliome > Astrozytome), anaplastische Astrozytome besser als Glioblastome (aber häufig rascher Übergang in ein Glioblastom). Unter Strahlentherapie Verdoppelung des medianen Überlebens, absolut um 4–5 Monate.
- WHO-Grad IV: Prognostische Faktoren sind Alter und Karnofsky-Index des Patienten, außerdem Ausmaß der Tumorresektion, Strahlentherapie und Chemotherapie. Ansprechraten auf Chemotherapie bei malignen Gliomen primär 30–80 %, bei Rezidiven 10–30 %.
  Mediane Überlebenszeit ohne Therapie 2–4 Monate, mit Resektion (s. Therapie operativ) 4 Monate. Postoperative Bestrahlung verlängert die Überlebenszeit um 3–5 Monate: Mediane Überlebenszeit mit Resektion (s. Therapie operativ) und perkutaner Strahlentherapie 10 (8– 18) Monate, 35–50 % der Patienten überleben postoperativ 1 Jahr, 10–20 % 2 Jahre. 5-JÜR 2–4 %.
  Mediane Überlebenszeit mit Radiotherapie durch zusätzliche Chemotherapie mit Nitrosoharnstoff um weitere 3 von 10 auf 13 Monate verlängert (Überlebenszeit mit BCNU + Teniposid/VM 26 bei den anaplastischen Oligodendrogliomen doppelt so lang wie bei den anaplastischen Astrozytomen), der Anteil der mehr als 1 1/2 Jahre Überlebenden nimmt von 5–15 auf 20–35 % zu, es gibt eine kleine Gruppe sog. Langzeitüberleber (nach 12 Monaten noch kein, nach 18 Monaten signifikanter Unterschied) mit Profit durch Chemotherapie, meist Patienten unter 45 Jahre und mit hohem Karnofsky-Index > 70.
  Amerikanische Gruppe mit 22/22 Bestrahlung mit 60 Gy, 20/22 Chemotherapie, mittlerem Alter von 38 Jahren und initialem Karnofsky Index von 87 [Vertosick F: Long-term survival after the diagnosis of malignant glioma: a series of 22 patients surviving more than 4 years after diagnosis. Surg Neurol 38 (1992) 359–63].

Röntgen: s. Hirntumoren. CCT/MRT-Kontrolle alle 3 Monate.

Strahlentherapie – Radiotherapie (nach Korrektur einer Anämie): s. Hirnmetastasen. Mäßige Strahlenresistenz. Indikation abhängig von der Art des Tumors.
- Perkutane Strahlentherapie möglichst nach Korrektur einer Anämie und ggf. unter Korti-

sonschutz: Herdbestrahlung incl. Ödem (Ausdehnung vor Kortisongabe) plus 2 cm Sicherheitsabstand. Akzelerierte Radiotherapie 45 Gy in 15 Fraktionen oder, bei stationären oder unmittelbar in Kliniknähe wohnenden Patienten, 2mal täglich bis 1,75 Gy bei mindestens 6–8 Stunden Abstand auf 57,75 Gy mit Boost bei einem Zielvolumen ≤7 x 7 cm.
- Keine alleinige Ganzhirnbestrahlung (dementielle Entwicklung bei Strahlenenzephalopathie)! Multizentrische NOA-01-Studie der Neuroonkologischen Arbeitsgemeinschaft (NOA) der Deutschen Krebsgesellschaft: Gesamtes Großhirn 40 Gy mit 2 Gy Einzeldosen 5mal/ Woche, nach 5–10-tägiger Pause Herdbestrahlung 20 Gy incl. 2 cm Sicherheitsabstand bezogen auf die 80 % Isodose in 10 Einzelbestrahlungen).
- Strahlensensibilisierung ggf. mit Jododeoxiuridin.
- Intraoperative Elektronen-Strahlentherapie (n = 37) nur signifikant von Nutzen bei Grad IV-Gliomen, nicht bei Gliomen III° [Maasjosthusmann U, Münster: Histopathological Findings in Patients with Malignant Gliomas Treated by Intraoperative Radiation Therapy (IORT). (9/96) Göttingen].
- Bor-Neutroneneinfangtherapie (1999 Phase 1) mit ^{10}Bor im High-Flux-Reaktor (HFR) in Petten/ NL bei makroskopisch vollständig entferntem Tumor, Koordination Prof. W. Sauerwein, Strahlenklinik Uni Essen.

Strahlenchirurgie: Bei tiefer Lage und abgrenzbaren malignen Gliomen mit einem maximalen Durchmesser von 3,5 cm (in Kombination mit einer externen Bestrahlung) interstitielle Radiochirurgie („Brachytherapie") durch Implantation von intratumoralen Seeds mit flüssigem ^{125}Jod in 4,5 mm langen und 0,8 mm dicken Titaniumröhrchen (Gamma- und Röntgenstrahlung) mit 60 Tagen Halbwertzeit.

Therapie (auch der anaplastischen Mischgliome und anaplastischen Astrozytome WHO Grad III):
- Septische Komplikationen können sowohl unter Chemotherapie als auch unter hochdosierter Kortikoidtherapie auftreten.

I. Hirnödemtherapie z.B. mit
☆ Glyzerin-Saft DAB 85 % – Glyzerol (10 % 500 ml Fl) s. Hirndruck – Hirnödemtherapie.
☆ Boswellia-Säuren – Boswellia-serrata – Indischer Weihrauch (H 15 Ayurmedica 400 mg Tbl) nach dem Essen wegen des intensiven Geschmacks 3 x 2–3 auf 3 x 1 Tbl. Glioblastom, Astrozytom, Hirnmetastasen, zytotoxische Ödeme: 3 x 3 Tbl mit antiödematösem Effekt stärker als 16 mg Dexamethason [Simmet, Bochum, Studie mit 30 Patienten (telefonische Mitteilung 17.1.97)]. Von 29 Patienten (5 mit 3 x 400, 9 mit 3 x 800 mg) bei 14 Patienten mit 3 x 1200 mg nach 1 Woche Tumorödemreduktion um 33,61 ± 6,27 % mit deutlicher klinischer Besserung. Kein Einfluss auf die Tumorgröße. Lipophil, penetrieren die Blut-Hirn-Schranke. Hemmen nichtkompetitiv die Aktivität der 5-Lipoxygenase und damit der Leukotrien-Synthese: Leukotriene sind (mit Prostaglandinen) für die Ödembildung verantwortlich, ausgeschiedene Leukotrienabbauprodukte korrelieren bei Gliom-

patienten mit der Ausprägung des perifokalen Ödems. Bei in vitro-Inkubation von Gliomzell-Linien konzentrationsabhängige Abnahme vitaler Tumorzellen (proliferationshemmende Wirkung?) [Böker D: Die Rolle der Boswellia-Säuren in der Therapie maligner Gliome. DÄB 18/94 (2.5.97) A-1197–9].

UAW reversibel Hautexanthem (2/29), Übelkeit und Erbrechen (1/29).

Wirkung: Gummiharz von Boswellia serrata Roxb. Pentazyklische Triterpene, Antirheumatika aus der Ayurveda-Medizin. Acetyl-11-keto-Boswelliasäure wirkt in vitro am stärksten [Ammon H: Salai-Guggal-(Indischer Weihrauch-) Gummiharz aus Boswellia serrata. DÄB 12/95 (5.1.98) A-30–1].

☆ Kortison: Kortikoide wirken gegen das perifokale Ödem, beeinflussen die Blut-Hirn-Schranken-Funktion und können die Wirkung von Zytostatika limitieren: In Zellkulturuntersuchungen kommt es unter Applikation von Kortikoiden zu einem Wirkverlust von Zytostatika wie von Cytarabin/ARA-C, Nitrosoharnstoffen, Teniposid, Vincristin [Weller M, Tübingen: Beeinträchtigt Dexamethason die Wirkung der Chemotherapie bei malignen Gliomen? (10/97) Dresden]. Zur Antiemese sind Kortikoide, z.B. Dexamethason zu Beginn und 6 h nach Chemotherapie 8 mg i.v. zwar effektiv, aber im Hinblick auf potente Antiemetika entbehrlich.

II. Therapie operativ – die Tumorresektion wird kontrovers beurteilt: 1. Das Ausmaß der Tumorresektion korreliert mit der Prognose, Patienten mit alleiniger Biopsie überleben kürzer und mit schlechterer Lebensqualität [Kiwit J: Survival in malignant glioma: analysis of prognostic factors with special regard to cytoreductive surgery. Zentralbl Neurochir 57 (1996) 76–8]. 2. Partielle bis weitgehende Tumorresektion zur Hirndruckentlastung nur bei erheblichem Masseneffekt und nicht diffus-infiltrierender Tumorlokalisation außerhalb einer eloquenten Region mit Entfernung der nekrotischen Tumoranteile und mit anschließender Strahlentherapie. Das maligne Gliom ist keine lokalisierte Erkrankung, eine totale operative Entfernung ist nicht möglich. Wegen der Fähigkeit der Gliomzellen zur Migration ist praktisch immer mit einem Rezidiv zu rechnen. „Zwischen dem Ausmaß der Resektion und der Dauer des Überlebens besteht kein Zusammenhang, falls der Patient postoperativ eine Radiotherapie erhält." Entsprechend kein signifikanter Unterschied zwischen Resektion und diagnostischer Biopsie [Ostertag C: Leitlinien in der Diagnostik und Therapie der hirneigenen Tumoren. Nervenheilkunde 14 (1995) 175–9].

Therapieoption ☆BCNU – Carmustin: Intraoperatives Einbringen von bis zu 8 Einlagen BCNU-getränktem Implantat – Gliadel „Waffeln" 200 mg mit 7,7 mg Carmustin.

Computer-kontrollierte und geführte Resektionstechniken („brain navigation") sind besonders bei ungünstig gelegenen (eher gutartigen) Tumoren vorteilhaft und bei diffus infiltrierenden malignen Gliomen nur beschränkt hilfreich.

Bei Rezidiven und ausreichendem AZ (Karnofsky > 70 %) Nachoperation oder /und ggf. fokussierte Bestrahlung.

Strahlennekrose besonders bei raumfordernder Wirkung resezieren, häufig finden sich darin bereits wieder Tumorzellen.

III. Chemotherapie (s. Prognose) nach Operation bzw. Gewinnung der Histologie (s. II.): 1. Zyklus meist nach Abschluss der Wundheilung vor (ggf. während oder nach) Strahlentherapie.

Möglichst ohne Kortison, weil diese die Chemotherapie-Wirksamkeit reduzieren können. WHO III° bei Erreichen einer Vollremission 4 Zyklen.

WHO IV° (anaplastishe Astrozytome, Glioblastome u. a.) Wiederholung 5–7mal (1 Jahr) bzw. bis zur Tumorprogression/Rezidiv; Beendigung der Chemotherapie nur, wenn kein Tumor im CCT nachweisbar ist.

Schlechter Allgemeinzustand, Karnofsky < 50 % (pflegebedürftig): Keine Chemotherapie.

III.1. Multizentrische NOA-01-Studie der Neuroonkologischen Arbeitsgemeinschaft (NOA) der Deutschen Krebsgesellschaft: Risikoadaptierte multimodale Therapie maligner Gliome mit ACNU + VM 26 (Teniposid) vs. ACNU + AraC bei Patienten zwischen 16–70 Jahren mit supratentoriellen Gliomen III°–IV° unter Heparin-Thromboseprophylaxe.

Zyklen alle 6–8 Wochen bzw. nach Blutbilderholung, Leukos > 4000/µl, Thrombos > 100.000 µl, Hb > 10 g/l, Krea < 2 mg/dl, Bilirubin < 3 mg/dl.

Wöchentliche Kontrollen von BB, vor jedem Zyklus Leber- und Nierenwerte, Applikation unter Antiemetika-Schutz (Triflupromazin, falls unzureichend Ondansetron o. a.).

Cave hämatologische UAW IV° (Leukopenie < 1000/µl, Thrombozyten < 25.000/µl), jedoch ist bei stärkerer Myelosuppression ein besseres Tumoransprechen erkennbar.

III.1.1 Mäßiger Allgemeinzustand, Karnofsky ≥ 50–60 % (etwas hilfsbedürftig): ACNU-Monotherapie 100 mg/m^2 (100 % Standarddosis) Tag 1.

III.1.2 Guter Allgemeinzustand, Karnofsky ≥ 70 % (selbständig), mit Strahlentherapie: ACNU 90 mg/m^2 (90 % Standarddosis) Tag 1 + Teniposid/VM 26 60 mg/m^2 Tag 1–3. Charakteristisches zweizeitiges Absinken der Zellzahlen zuerst durch Teniposid/VM 26 (Nadir < 20 Tage), später von ACNU (Nadir > 20 Tage).

☆ ACNU (50 mg A, nicht über 25 °C lagern) unter wöchentlichen Kontrollen von bb, Ges. EW, Hst, Krea, Hs, Bili, GOT, GPT, GGT und AP, mit Triflupromazin Supp gleichzeitig und 2–6 h nach Infusion, ggf. + 50 mg Metoclopramid, in 250 ml NaCl 0,9 % über 10 min (ggf. 50 mg/10 ml Aqua i.v.) bei Leukos > 4000/mm^3 und Thrombos > 100.000/mm^3 alle 6–8 Wochen am Tag 1.

– Dosisreduktion auf 75 % der zuletzt verabreichten Dosis bei Leukos < 1500/mm^3 oder Thrombos < 50.000/mm^3 nach dem 20. (25.) Tag bzw. 5–6 Wochen oder blutigen Durchfällen während der Therapie.

– Dosissteigerung auf 100 mg/m² ab dem 2. Zyklus, wenn im 1. Zyklus der späte (ACNU-) Nadir nach dem 25. Tag über Leukos > 2500/mm³ und Thrombos > 75.000/mm³ gelegen hat, es sei denn, der frühe (Cytarabin bzw. Teniposid/ VM 26-) Nadir sank unter Leukos < 1500/mm³ oder Thrombos < 30.000/ mm³.

– Gut liquorgängig, > 30 % des Serumspiegels werden erreicht.
KI Leukos < 4000/mm³, Thrombos < 100.000/ mm³.
UAW s. Kontrollen, Übelkeit und Erbrechen 1–8 h nach Applikation bis maximal 2–3 d. Früher Leukozytennadir nach 8–14 Tagen, Thrombozytennadir nach 3–5 Wochen (30.–35 Tag), Leukozytennadir nach 4–6 Wochen (40. Tag), Normalisierung binnen 2 Wochen, bei wiederholter Gabe wegen kumulativer Toxizität ggf. Erschöpfung der hämatopoetischen Reserven. Immunsuppression. Keine Lungenfibrosen wie bei BCNU und keine Progredienz bei BCNU-Vorbehandlung. Wirkung: Alkylierend (Nitrosoharnstoff).

☆ Teniposid (VM 26 50 mg A, nicht wasserlöslich) in 250 ml Glukose/NaCl 0,9 % über 20–30 min. Nach 1 Supp Triflupromazin 60 mg/m² i.v. Tag 1–3 mit (unmittelbar nach) ACNU unter Kontrollen s. ACNU.

– Dosis auf 75 % der zuletzt verabreichten Dosis bei Leukos < 1500/µl oder Thrombos < 50.000/ µl zwischen dem 10.–20. Tag.

– Dosis auf 120 %, wenn in den ersten Zyklen der frühe Nadir (Tag 10–20) über Leukos > 2500/µl und Thrombos > 75.000/µl gelegen hat, es sei denn, der späte (ACNU-) Nadir sank unter Leukos < 1000/µl oder Thrombos < 30.000/µl.

– Schlecht liquorgängig, < 1 % des Serumspiegels werden erreicht.
KI Knochenmarkmetastasen.
UAW ca. 15 % Alopezie, Anaphylaxie, Diarrhö, Hypotonie/Tachykardie, Inappetenz/Gewichtsverlust im Intervall, Knochenmarkdepression geringer als bei Alkylantien mit Leukozyten-Nadir nach 1–2 Wochen ausgeprägter als Thrombozyten-Nadir nach 2–3 Wochen, 10– 20 % milde Polyneuropathie, Thrombophlebitis, Stomatitiden, ca. 15 % Übelkeit und Erbrechen. Überempfindlichkeitsreaktionen mit Blutdruckabfall, Bronchospasmus, Dyspnoe, Fieber, Schüttelfrost, Tachykardie. Wirkung: Epipodophyllotoxin (wie Etiposid), Abkömmling der Spindelgifte.

III.1.3 Wie III.1.2. ACNU 90 mg/m² (90 % Standarddosis) an Tag 1 alternativ (statt Teniposid/ VM 26 s.o.) mit

☆ Cytarabin – ☆Cytosinarabinosid – ARA-C (40/ 100/1000 mg A, in wäss. Lösg. instabil, nicht über 25 °C lagern) 120 mg/m² an Tag 1–3 (an Tag 1 im Anschluss an die ACNU-Infusion) in mindestens 500 ml EZF oder Glukose 5 % über 2–4 h, wegen UAW prophylaktisch mit Kortikoiden, unter 2mal wöchentlichen Kontrollen des BB. Nicht zusammen mit Methotrexat oder 5-Fluorouracil. Bei Leukos < 1500/µl oder Thrombos < 50.000/ µl zwischen dem 10.–20. Tag auf 75 % der zuletzt verabreichten Dosis. Cytarabin wird ab dem 3. Zyklus um 20 % angehoben, wenn in den ersten Zyklen der frühe Nadir (Tag

10–20) über Leukos > 2500/µl und Thrombos > 75.000/µl gelegen hat, es sei denn, der späte (ACNU-) Nadir sank unter Leukos < 1000/µl oder Thrombos < 30.000/µl.

– 150 mg/m² in mindestens 500 ml EZF über 2–4 Tage alle 3 Wochen bzw. nach Blutbilderholung, ggf. Reduktion auf 75 % [Krauseneck P: ACNU und Ara-C in der Rezidivtherapie maligner Gliome – Randomisierte Phase-II-Studie. Akt Neurol 19 (1992) 89–96].
El.-HWZ 2 h. Gut liquorgängig, > 30 % des Serumspiegels werden erreicht. KI medikamentös induzierte Knochenmarksuppression.
UAW bb Myelosuppression mit Nadir 10.–14. Tag (unter Hochdosis Neutropenie-Phasen bis zu 30 Tagen) deutlich, aber rasch reversibel. Charakteristisches zweizeitiges Absinken der Zellzahlen zuerst durch Cytarabin (Nadir < 20 Tage), später von ACNU (Nadir > 20 Tage). Atembeschwerden. Augenbeschwerden. Blutungen.
„Cytarabin-Syndrom" mit makulopapulösem Ausschlag, Fieber, Myalgien, Knochen- und Brustschmerzen 6–12 h nach Applikation, prophylaktisch mit Kortikoiden. Übelkeit und Erbrechen (mittelgradig emetogen). Gastrointestinale UAW bis Ileus. Gefäß- und Schleimhautentzündungen. Haarausfall / Alopezie. Hautausschlag/-rötung. Geringe Herzrhythmusstörungen. Lungentoxizität (Pneumonie). Mutagenität (nach Therapie 6 Monate Antikonzeption).
Neurotoxizität ab 20 g/m² Cytarabingesamtdosis mit 18 % (8–47 %) Inzidenz. Einteilung nach Lazarus (1981):

1. Leichte, reversible Symptome.
2. Mäßig schwere, reversible Symptome, die allenfalls geringe Hilfe Dritter bei häuslichen Aufgaben erfordern.
3. Schwere, letztlich reversible Symptome, die den Patienten so behindern, dass er häusliche Aufgaben nicht mehr allein bewältigen kann.
4. Lebensbedrohliche oder irreversible Symptome (54 g/m² bei Lazarus).

Kasuistik bei 37-jähriger Patientin mit Kleinhirn-Symptomen beim 3. Chemotherapiezyklus mit 8,5 g wegen AML und Cytarabingesamtdosis von 40,66 g/1,8m² oder 22,5 g/m², nachdem 30 g in 3 Tagen beim 2. Zyklus gut vertragen wurden: Ataxie und Dysarthrie, pathologische Zeigeversuche, Steh- und Gehunfähigkeit. Keine sensomotorischen oder psychopathologischen Defizite, keine Kopfschmerzen oder Schwindel. Nach Absetzen binnen 10 Tagen vollständig reversibel. Histopathologisch wurde eine Degeneration der Purkinjezellen, teilweise auch im Nucleus dentatus beschrieben [Leferink J: Schweres zerebelläres Syndrom durch Zytarabin (Alexan) bei Leukämiebehandlung. Akt Neurol 22 (1995) 186–8].
Ggf. Nystagmus, Hirnnervenausfälle, akutes rasch reversibles Psychosyndrom und Verwirrtheit (besonders bei vorbestehendem Psychosyndrom), kognitive Defizite, Persönlichkeitsveränderungen, Koma, zerebrale Krampf- anfälle. Seltener Gelenk-, Kopf-, Muskelschmerzen. Sepsis.

– Intrathekal appliziert reversible Paraparesen, progrediente nekrotisierende Enzephalopathien, zerebrale Krampfanfälle.

Wirkung: Antimetabolit durch Interferenz der DNA-Synthese in der S-Phase des Zellzyklus, als Pyrimidinanalogon von Cytosin mit kompetitiver Hemmung der DNA-Polymerase und damit DNS-Synthese.

III.2 PCV-Polychemotherapie mit Procarbazin, CCNU und Vincristin (oder Vinblastin) mit deutlichem Effekt bei anaplastischen und rezidivierenden, „aggressiven" Oligodendrogliomen (ggf. bei anaplastischen Oligodendrogliomen als primäre Therapie). Intensiviertes PCV-Schema mit bis zu 70 %iger Ansprechrate auch bei Patienten in mäßigem Allgemeinzustand, ggf. bei anaplastischen Mischgliomen, anaplastischen Astrozytomen (statistisch signifikant besser als BCNU), primitiven neuroektodermalen Tumoren (PNET), sekundär nach Methotrexat bei primären ZNS-Lymphomen.
Patient ist an Tag 1 und 15 im Krankenhaus. Von Tag 30 bis 56–60 wird eine Pause eingelegt, danach bei Leukos > 3500/µl und Thrombos > 100.000/µl bzw. nach Blutbilderholung erneuter Zyklus alle 8 Wochen 5–7mal (1 Jahr) bzw. bis zur Tumorprogression oder Rezidiv; Beendigung der Chemotherapie nur, wenn kein Tumor im CCT nachweisbar ist.
Wöchentliche Kontrollen von BB, ggf. Gabe von GCSF s.c., vor jedem Zyklus Leber- und Nierenwerte (Procarbazin!).
Kumulative Myelotoxizität unter Procarbazin + CCNU mit Thrombozyten- und Leukozytennadir oft erst nach 4–6 Wochen, ggf. erst im Verlauf mehrerer Zyklen mit erforderlicher Dosisreduktion und Verzögerung der Zyklen. Bei Nadir mit Leukozyten < 1500/µl oder Thrombozyten < 50.000/µl nach dem 25. Tag Reduktion von CCNU auf 75 % bzw. vom 10.–20. Tag Reduktion von Procarbazin auf 50 mg/m².
☆ CCNU – Lomustin (40 mg Kps) – nach 8 mg i.v. Ondansetron – an Tag 1 + 15 je 50 mg/m² oral, 4–8 h später 4 mg Ondansetron i.v.
Bei Nadir (> 25. Tag) mit Leukozyten < 1500/µl oder Thrombozyten < 50.000/µl Reduktion auf 75 %.
El.-HWZ Metaboliten 72 h. Gut liquorgängig, > 30 % des Serumspiegels werden erreicht. Wegen oraler Einnahme etwas problematische Bioverfügbarkeit.
KI Niereninsuffizienz.
UAW bb Hämatopoese-Störung, > 50 % Übelkeit und Erbrechen nach 4–6 h (hochgradig emetogen), häufig verzögert. Lungenfibrose.
Wirkung: Alkylierend (Nitrosoharnstoff).
☆ Vincristin (1 mg A) unter prophylaktischer Laxantiengabe und Harnsäure-Kontrollen, nicht mit Itraconazol, an Tag 1 + 15 1 mg/m² (maximal 2 mg) i.v. über 30 min nach CCNU. Bei Polyneuropathie absetzen.
El.-HWZ 85 h. Sehr schlecht liquorgängig, < 1 % des Serumspiegels werden erreicht. Wird wie Itraconazol über das Zytochrom-P450-Isoenzym 3A eliminiert (verlängerte Wirkzeit von Vincristin).
KI Strahlentherapie auch der Leber.
UAW bb Leukopenie. Alopezie. Krämpfe.
UAW gastrointestinal: Abdominalschmerzen, Obstipation. Ileus, bei einer Tagesdosis von 0,5 mg/m² in 6 %, von 1 mg/m² in 70 %, mit

Erholung binnen 5–12 Tagen nach Absetzen von Vincristin; Kasuistik bei M. Parkinson unter 0,16 mg/m² [Leker R: Vincristine-induced paralytic ileus in Parkinson's disease. Park Rel Disord 3 (1997) 109–10]. Übelkeit und Erbrechen (schwach emetogen).
UAW 10–20 % Polyneuropathie (depolymerisiert die axonalen Mikrotubuli und formt Parakristalle. Prophylaxe mit Org 2766).
Wirkung: Vinca-Alkaloid, wirkt über die Depolymerisation der Mikrotubuli antimitotisch. Wirkung wird durch Verapamil erhöht!
☆ Procarbazin (50 mg Kps) – mit Metoclopramid 50 mg bzw. bei Nichterfolg Ondansetron 2–3 x 4 mg/d – unter engmaschiger Kontrolle von bb besonders in der 3. Woche, auch bei Tumorprogression bzw. Rezidiv unter ACNU/VM 26, ambulant durchführbar, 75 mg/m² Tag 2–29. Bei Nadir (10.–20. Tag) mit Leukozyten < 1500/µl oder Thrombozyten < 50.000/µl Dosisreduktion auf 50 mg/m².
KI bb Leuko- und Thrombopenie, Leber- und Nierenschaden.
UAW bb. Haarausfall/Alopezie (Therapie abbrechen), allergische Hautreaktionen, Leberenzymanstieg. Latente Übelkeit und Erbrechen (schwach emetogen, wird von Patienten, die vorher mit ACNU und VM 26 behandelt wurden, gut vertragen – „Hornhaut auf der Area postrema", schlecht verträglich mit Alkohol und tyraminhaltigen Speisen, RR-Krisen in Verbindung mit Sympathomimetika.

III.3 ☆BCNU – Carmustin (100 mg Fl) Tag 1–3 80 mg/m² über 30 min bzw. einmal 200 mg/m² i.v. über 90 min alle 6 Wochen.
El.-HWZ 1,5 (± 2) h. Gut liquorgängig, > 30 % des Serumspiegels werden erreicht. BCNU wurde zugunsten ACNU verlassen wegen UAW: 10– 20 % unvorhersehbare, teilweise letale interstitielle Pneumonie und Lungenfibrose. UAW Übelkeit und Erbrechen (hochgradig emetogen), Gynäkomastie, verzögert nach 9–43 Tagen. Wirkung: Alkylierend (Nitrosoharnstoff).

IV. Antiemetika s. Übelkeit. s.o. ☆Kortison. ☆Triflupromazin (10/25/50 mg Tbl, 10/20 mg A, 70 mg Supp), ☆Metoclopramid (10 mg Tbl, 10/50 mg A, 10/20 mg Supp, 4 mg/ ml = 12 gtt, 5 mg/5 ml = 1 Teel. Saft), ☆Alizaprid (50 mg Tbl, 50/250 mg A), ☆Setrone.

V. ☆GCSF – ☆G-CSF – rekombinanter humaner Granulozyten-Kolonien stimulierender Wachstumsfaktor (Filgastrim 30/48 A mit 300/480 µg bzw. 30/48 Mio IE aus E. coli K 12, Lenogastrim 13/34 bzw. 13,4/33,6 Mio IE aus Ovarialzellen des chinesischen Hamsters) 5 µg/kg s.c. bzw. < 75 kg 300 µg/d, > 75 kg 480 µg/d zur Verkürzung der Dauer von myelotoxisch bedingten Neutropenien frühestens 24 h nach zytotoxischer Hochdosis-Chemotherapie bei nicht-myeloischer maligner Erkrankung. Absetzen von GCSF, wenn die Leukozyten 3 Tage über 3000/mm³ liegen. Fortsetzung der Chemotherapie frühestens 48 Stunden nach Absetzen von GCSF.
El.-HWZ Filgastrim und Lenogastrim 3,5 h.
KI maligne myeloische Erkrankung, schwere Niereninsuffizienz.

UAW Dysurie, Knochen- und Muskelschmerzen, Übergang myelodysplastischer Syndrome in akute myeloische Leukämien.
Wirkung: Wird gentechnisch hergestellt.

☆ **Thrombopoietin** – Megakaryocyte Growth and Development Factor (MGDF, megakaryozytenstimulierender Wachstumsfaktor – MSGF) zur Prävention einer Thrombopenie durch Chemotherapie oder Stammzelltransplantation.
Wirkung: Reifung von Megakaryozyten und Stimulation von Blutplättchen.

VI. Bei Rezidiven oder Progredienz und ausreichendem AZ (Karnofsky ≥ 50 %): Nachoperation oder/und ggf. fokussierte Bestrahlung, Wiederaufnahme (gute primäre Wirksamkeit mit langem rezidivfreien Intervall) oder Wechsel der Chemotherapie, z.B. von Nitrosoharnstoffen bzw. PCV zu

1. ☆Temozolomid (Temodal 5/20/100/250 mg Kps) nach Standardtherapie bei Glioblastom-Rezidiv oder -Progredienz, Neutrophilen > 1500/µl und Thrombozyten > 100.000/µl, 200 mg/m² (niedrigste empfohlene Dosis 100 mg/m²) alle 28 Tage über 5 Tage nüchtern einnehmen; bei vorheriger Chemotherapie initial 150 und (Neutrophile > 1500/µl, Thrombozyten > 100.000/µl) sekundär 200 mg/m². Ggf. (früheres starkes Erbrechen III–IV°) unter Antiemetika. Blutbildkontrolle an Tag 22, wöchentlich bis zum Wiederanstieg der Neutrophilen auf > 1500/µl und Thrombozyten > 100.000/µl. Bei Abfall der Neutrophilen auf < 1500/µl oder Thrombozyten < 100.000/µl folgender Zyklus mit niedrigerer Dosisstufe.

– Randomisierte multizentrische Phase-III-NOA-04-Studie der Neuroonkologischen Arbeitsgemeinschaft (NOA) der Deutschen Krebsgesellschaft bei oligoastrozytären Tumoren WHO-Grad III mit PCV oder Temozolomid zum Vergleich und zur Frage der zeitlichen Abfolge zwischen adjuvanter Strahlentherapie und Chemotherapie (geplant n = 300, pro Arm 100 Patienten): Nach Operation und histologischer Diagnosesicherung anaplastisches Oligodendrogliom, Oligoastrozytom oder Astrozytom III° primär Strahlentherapie (Arm A) oder PCV (Arm B) oder Temozolomid (Arm C); bei Progression PCV (A1) oder Temozolomid (A2) und weiterer Progression im crossover-Design von PCV bzw. Temozolomid, in Arm B und C sekundär Strahlentherapie und bei weiterer Progression im crossover-Design von PCV bzw. Temozolomid [Adresse PD Dr. M. Weller, Neurologische Univ.-Klinik, Hoppe-Seyler-Str. 3, 72076 Tübingen, Tel. 07071/298–6529].

– Multizentrische randomisierte plazebokontrollierte Phase-II-Doppelblindstudie bei Patienten mit nach Standardtherapie rezidivierendem oder progredientem Glioblastom und in 67 % vorhergehender Nitrosoharnstoff-Chemotherapie, Altersmedian 51 Jahre, alle 28 Tage bei 112 Patienten gegenüber 113 Patienten mit Procarbazin 150 bzw. 125 mg/m² im 56 Tage-Zyklus:
Progressionsfreie Überlebenszeit (PFS) nach 6 Monaten 21 vs. 8 %, mediane PFS 2,9 vs. 1,9 Monate (12 bzw. 8 Wochen), mediane Überlebenszeit 7,3 vs. 5,7 Monate, Überleben nach 6

Monate 60 % vs. 44 % [Newland E: Temozolomide: a review of discovery, chemical properties, preclinical development and clinical trials. Cancer Treat Rev 23 (1997) 35–61].

– Unkontrollierte britische Multicenterstudie (n = 138 bzw. 162) bei Patienten mit anaplastischem Astrozytom und in 29 % vorhergehender Chemotherapie, Altersmedian 42 Jahre: Ansprechrate anhand MRT 8 %. Progressionsfreie Überlebenszeit (PFS) nach 6 Monaten 19 %, mediane PFS 2,1 Monate, Gesamtüberlebenszeit 5,4 Monate.

– US-Studie (n = 27) mit Temozolomid (n = 19) vs. Procarbazin (n = 8).
El.-HWZ 1,8 h. Rasche, vollständige Resorption, Wirkform Monomethyl-triazenoimidazol-carboxamid – MTIC.
KI DTIC-Unverträglichkeit.
UAW bb Thrombopenie 19 %, Neutropenie 17 % mit Nadir 21.– 28. Tag. Übelkeit 42 % und Erbrechen 35 %. Müdigkeit 21 %, Obstipation 15 %, Kopfschmerzen 13 %.
Wirkung: Imidazotetrazin-Derivat, DTIC-verwandtes Alkylans und Prodrug, wird zu Methyltriazenimidazolcarboxamid (MTIC) umgewandelt.

2. ☆Procarbazin (s.o.) mit 20–28 % objektiven Remissionen oder

2.1 ☆Polychemotherapie mit Procarbazin und 5-Fluorouracil.

☆ Procarbazin (50 mg Kps) Tag 2–21 150 mg/m² oral in 3 Dosen.

☆ Fluorouracil – ☆5-Fluorouracil – 5-FU (Kps, Trinklsg, 250/500 mg A) mit 4 x 20 mg Metoclopramid beginnend 30 min vor der Chemotherapie. Tag 1 1000 mg/m² i.v. über 4 h in Glukose oder Tag 1–3 400 mg/m² i.v. alle 6 Wochen. Nicht zusammen mit Cytarabin.
El.-HWZ 0.3, Met. 70 h. Wirkungsverstärkung durch Calciumfolinat/Folinsäure. Capecitabine als 5-FU-Prodrug. KI Knochenmarkdepression.
UAW bb Hämatopoesestörung, Dermatitis, Diarrhö/gastrointestinale Irritationen, Haarausfall/ Alopezie, Mukositis/Stomatitis.
Neurotoxizität (durch Blockade des Zitratzyklus): Enzephalopathie in 2 Kasuistiken:

a. Nach 4,5 g in 24 h mit 1 g Folinsäure binnen 12 h stuporöses Psychosyndrom und GM-Anfälle, im EEG fokal betonte erhöhte Anfallsbereitschaft, nach 4 Tagen rückläufig.

b. Nach 3 g in 24 h mit 0,5 g Folinsäure am Folgetag reversible psychomotorische Unruhe und Agitiertheit, beim 2. Zyklus nach 1 Woche in gleicher Dosierung zusätzlich Stand- und Gangataxie, Dyskinesien und zerebelläre Dysarthrie. Nach 3 Monaten lagen noch eine zerebelläre Ataxie und Bradykinese vor bei unauffälligem psychischem Befund. In beiden Fällen unauffälliges CCT und MRT [Haensch C, Wuppertal: Toxische Enzephalopathie durch 5-Fluorouracil/Folinsäure-Hochdosis-Chemotherapie. (10/97) Dresden].
Übelkeit und Erbrechen (schwach emetogen, I°), Ulzera der Magen-Darm-Schleimhaut.

3. ☆Cytarabin/ARA-C (s.o.).

4. Ggf. experimentelle Chemotherapie mit Phase II-Substanzen (bisher keine bessere Ansprechrate und Wirksamkeit als bei Nitrosoharnstoffen):

☆ Carboplatin (50/150/450 mg Fl) bei Rezidiven trotz fehlender Liquorgängigkeit mit bis zu 35 % objektiven Remissionen.

☆ Dibromodulcitol (DBD) [Hildebrand J: Adjuvant therapy with dibromodulcitol and BCNU increases survival of adults with malignant gliomas. Neurol 44 (1994) 1479–83].

☆ Paclitaxel (30 mg/5 ml Fl). Sehr schlecht liquorgängig, < 1 % des Serumspiegels werden erreicht.

☆ RMP-7, Bradykinin-Abkömmling, bewirkt eine weitere Öffnung einer leicht gestörten Blut-Hirn-Schranke und verbessert damit das Vordringen des Kombinationspräparates in randständige Tumorwachstumszonen. Mit Carboplatin in 30 % objektive Tumorverkleinerung und in 49 % Stabilisierungen [Gregor A: RMP-7 and carboplatin in recurrent malignant glioma (abstract). J Neuro-Oncol 35 Suppl 1 (1997) 54].

☆ Tamoxifen (10/20/30/40 mg Tbl) 20–40 mg/d zu Beginn unter 14-tägiger Kontrolle von Thrombozyten und Calcium. Ambulant durchführbar, langsame Dosissteigerung bis auf 200–240 mg/d. Geeignet zur Kombination wegen fehlender hämatotoxischer UAW.

– Unter 200 mg/d bei Männern bzw. 160 mg/d bei Frauen trat bei 4 von 20 Patienten (20 %) mit Glioblastom und 4 von 12 Patienten (33 %) mit anaplastischem Astrozytom eine Tumorrückbildung um > 50 % der kontrastaufnehmenden Strukturen auf, weitere 6 Patienten (19 %) zeigten eine Stabilisierung; die mittlere Überlebenszeit seit Diagnosestellung/ seit Gabe von Tamoxifen lag bei Patienten mit Glioblastom bei 17,4/7,2 Monaten, bei Patienten mit anaplastischem Astrozytom bei 42,5/16 Monaten [Couldwell W: Treatment of recurrent malignant gliomas with chronic oral high-dose tamoxifen. Clin Cancer Res 2 (1996) 619– 22]. Führt hochdosiert durch Hemmung der Proteinkinase C (PKC) bei 30 % der Gliome zur Verlangsamung des Tumorwachstums. Die Ansprechrate liegt unter der von „etablierten" Therapien.
El.-HWZ 7–10, Met. 13 Tage.
KI der Hormontherapie bei ausgedehnter viszeraler Metastasierung.
UAW bb Thrombozytopenie, Benommenheit, Flüssigkeitsretention, gastrointestinale Irritationen, Hautausschlag, Hitzewallungen, Hyperkalzämie, Kopfschmerzen, Pruritus vulvae, ggf. Induktion von Uterus-Karzinom, Scheidentrockenheit und uteriner Blutung, erhöhtes Thromboserisiko um 1–2 %, chronische Übelkeit.
Wirkung: Hormonblocker, Antiöstrogen (Östrogene verstärken das Wachstum hormonabhängiger Mamma-Karzinome), wirkt aber auch östrogenagonistisch.
Wirkung: Senkung kardiovaskulärer Erkrankungen um 20 %, Senkung des Osteoporose-Risikos, Senkung der Serumlipide (Cholesterin um 15 %).

☆ Topotecan (4 mg Fl) bei Glioblastom und anaplastischen Gliomen 0,5 (0,3–0,7) mg/m², ggf. entsprechend 4 mg alle 5 Tage (oder niedriger!), als 21 Tage Dauerinfusion mittels Pumpe (Fresenius Ultra-Flow, Baxter LV 1,5, Medac) über einen Port, Nadel alle 7 Tage wechseln.
Gut liquorgängig (> 30 % des Serumspiegels werden erreicht) mit Ansprechen zerebraler Metastasen.

– Alle 28 Tage Startdosis von 0,4 mg/m²/d über 21 Tage mit 11,5 % (n = 3) Ansprechrate, 15,4 % (n = 4) stabiler Erkrankung und 61,5 % (n = 16) Progression. Bei 62 Zyklen an 26 Patienten 11,5 % (n = 3) Granulozytopenien, je 7,7 % (n = 2) Infektionen bzw. Anämien, Übelkeit und Erbrechen, je 3,8 % (n = 1) Thrombopenie bzw. Leukopenie, Fieber, Diarrhö [Kyritsis A: Phase II trial of topotecan (T) as a continuous intravenous infusion (CIV) in patients with high-grade gliomas].
El.-HWZ 2–3 h, keine Metaboliten. 35 % Proteinbindung, 20–60 % renale Ausscheidung.
KI Neutrophile < 1500/µl (vor 1. Zyklus, bei Folgebehandlungen > 1000/µl), Thrombozyten < 100.000/µl, bei Folgebehandlungen Hb < 9 g/dl.
UAW bei 1,5 mg/m² über 5 Tage: bb Myelosuppression: Mit mittlerer Zeitdauer bis zum Auftreten von 9 Tagen schwere Neutropenien < 500/µl, beim ersten Zyklus in 60 %, mit einer Dauer von ≥7 Tagen (IV°) in 20 %, insgesamt in 79 %. Mittlere Verlaufsdauer 7 Tage.
Mit mittlerer Zeitdauer bis zum Auftreten von 14 Tagen Thrombopenie < 25.000/µl in 23 %, Thrombopenie 25–50.000/µl in 20 %. Mittlere Verlaufsdauer 5 Tage. Anämie mit Hb <7,9 g/dl in 36 %, Erythrozytentransfusionen in 54 % erforderlich.
42 % vollständige Alopezie. 68 % Übelkeit und 44 % Erbrechen. Diarrhö 26 % – Obstipation 14 %. Stomatitis 20 %.
Wirkung: Selektiver DNS-Topoisomerase-I-Hemmer (wichtig für die RNA-Transkription). Semisynthetisches wasserlösliches Camptothecin-Derivat (Alkaloid). Wirkt als Radiosensitizer.

Weitere:
– Aziridinylquinon (Diazoquon, AZQ). Cisplatin, Dianhydrogalacticol (DAG), Dacarbazin – DTIC (s. Sarkome), Hydroxyharnstoff, Methotrexat-Hochdosis, Nitrosoharnstoffe HeCNU und PCNU, Streptozocin, Thiotepa, VP 16 (= Etoposid). Radiosensitizer Misonidazol und halogenierte Pyrimidine.

In vitro: ☆ Johanniskraut – Hypericin – Hyperici herba (250–300 mg entspr. 0,5–0,9 mg Tbl) s. Depression, 0,3 mg/kg/d. Gute Wirksamkeit bei menschlichen Gliomzellen [Weller M, Tübingen: Apoptose maligner Gliomzellen nach Behandlung mit licht-aktiviertem Hypericin. (9/ 96) Göttingen]. Hemmt die Protein-Kinase C (PKC).

☆ CD95-Ligand – CD95 (Fas/APO-1)-Ligand. Zytotoxisches Zytokin aus der TNF-Familie mit antiproliferativen Effekten gegen Gliomzellen und Synergismus mit Doxorubicin, 5-Fluorouracil, Taxol, Teniposid und Vincristin [Roth W, Tübingen: Immunochemotherapie maligner Gliome mit CD95-Ligand und Zytostatika. (9/96) Göttingen].

☆ Oncostatin M – OSM. Neuropoetisches Zytokin. Hemmt in Zelllinien humaner Gliome die Proliferation stärker als der Leukaemia Inhibitory Factor (LIF) und führt zu einer deutlichen Differenzierung des Zellphänotyps von einer uniform polygonalen Morphologie hin zu einem astrozytären Zellbild [Stögbauer F,

Münster: Inhibition von Proliferation sowie Induktion von Differenzierung in humanen Gliomzelllinien. (10/97) Dresden].

VII. Interstitielle Mikrowellen-Hyperthermie (IHT): Bei 9 Patienten bis zu 6 Katheter in das verbliebene Tumorgewebe zur IHT an Tag 3, 6 und 9 postoperativ auf 42°, die nur in Teilen des Zielvolumens erreicht wurden, einmal kombiniert zur interstitiellen Radiochirurgie („Brachytherapie") mit ^{192}Ir, 5mal kombiniert mit externer Bestrahlung und 3mal kombiniert mit ACNU. Verbesserung der Überlebenszeit [Maier-Hauff K: The Importance of Interstitial Microwave Hyperthermia in the Treatment of Malignant Cerebral Gliomas. (9/96) Göttingen].

Therapie operativ: s. Hirntumoren.

Gliomatosis cerebri   C71

syn. diffuse zerebrale Tumorerkrankung.

Definition/Diagnose: Stereotaktische Biopsie in Kombination mit (Klinik und) typischem MRT-Befund. Cave postbioptische Hirndruckkrisen (intensives postoperatives Monitoring erforderlich).

Differentialdiagnose: Diffuses Astrozytom, Herpes simplex-Enzephalitis, Sinusvenenthrombose.

Epidemiologie: Über 80 beschriebene Fälle in der Literatur.

Klinik: 30–40 % Psychosyndrom, 30 % zerebrale Krampfanfälle, 20–40 % Herdneurologie, 20–30 % Kopfschmerzen. Komplikation: Extrazerebrale Gliomatose.

Röntgen: MRT: In den T2-gewichteten Aufnahmen in beiden Hemisphären diffuse Hyperintensitäten ohne Kontrastmittel-Anfärbung. Meist deutliche Raumforderung.

Therapie: s. Glioblastom. Therapieversuch der hochdosierten Strahlentherapie.

Gliome s. Glioblastom, s. Hirntumoren – benigne Gliome (WHO-Grad I–II).

Progressive subkortikale Gliose – PSG   G93.8

syn. präsenile gliale Dystrophie nach Seitelberger [Bergmann M in Fortschr Neurol Psychiatr 59 (1991) 328–34].

Anatomie/Histologie: Diffuse Astroglia-Wucherung.

Differentialdiagnose: Creutzfeldt-Jakob, Gerstmann-Sträußler-Syndrom, Encephalomyelitis disseminata – Multiple Sklerose.

Epidemiologie: über 20 Fälle in der Literatur.

Klinik: Befund: Aktionsmyoklonien bis zur Epilepsia partialis continua, Demenz, Myoklonien, zerebelläre und zerebrale Ausfälle.

Prognose: Rasch progredient bis zum Tod.

Röntgen: CCT. MRT s. Anatomie.

Globoidzell-Leukodystrophie- M. Krabbe – s. Leukodystrophie.

Nervus glossopharyngeus-Läsion   G52.1

s. Dysarthrie, Gaumensegeltremor, Geschmacksstörung, Hirnnervenparesen, Schluckstörungen – Dysphagie. s. N. vagus (s. Aphonie).

Ätiologie der Gaumensegelparese: Gefäßmissbildungen (Angiom).   K13.7
– Zerebrale Ischämien supratentoriell (Operkulum-Syndrom). Infratentoriell im Kerngebiet (Pseudobulbärparalyse s. zerebrale Ischämie – Klinik – Besonderes). s. Hirnstamm-Syndrome – Wallenberg-Syndrom.

– Tumoren intrakraniell (Gliom, Meningeom, Neurinom, Akustikusneurinom) der mittleren oder hinteren (Druckwirkung) Schädelgrube, der knöchernen Schädelbasis (Metastasen), Pharynxtumoren. N. vagus (Ausfall). Syringomyelie. Bösartige Neubildung   C72.5

- Glossopharyngeus-Affektion selten isoliert wegen der engen Beziehung zum X. und XI. Hirnnerv im Foramen jugulare, Foramen jugulare-Syndrom s. Hirnnerven.
- Progressive Bulbärparalyse (amyotrophe Lateralsklerose).
- Peripher: Polyneuritis cranialis, z.B. bei Diphtherie. Myasthenia gravis.
- Nervus glossopharyngeus-Verletzung   S04.8

Anatomie: IX. Hirnnerv, verlässt die Schädelbasis (mit X und XI) durch das Foramen jugulare.
- Nucleus ambiguus (s. X. + XI.) mit motorischer Funktion: Pharynxmuskeln, M. stylopharyngeus.
- Nucleus salivatorius inferior mit viszeraler Funktion: Speichelsekretion Glandula parotis (s. VII.).
- Ganglion inferius: Geschmack hinteres 1/3 der Zunge (s. VII.).
- Ganglion superius: Sensibel hinteres 1/3 der Zunge (s. VII.) und Pharynx (Würgreflex), Mittelohr, Tuba Eustachii.

Diagnostik: s. Röntgen. HNO-Konsil. Lumbalpunktion bei V.a. asymmetrische Neuritis cranialis.

Klinik: Anamnese bei Gaumensegelparese: Näselnde Sprache plötzlich (Ischämie), langsam progredient aufgetreten oder schon immer? Flüssigkeit in der Nase? Verschlucken (Vagusausfall einseitig)? Lokale (Kopf-, Nacken-) Schmerzen, maligne Erkrankungen (Tumor)? Zerebrale Ischämien (Pseudobulbärparalyse)?

Befund: Sensibilitäts- und Geschmacksstörungen am hinteren Zungendrittel, Sensibilitätsstörungen an Gaumensegel, Tonsillennische, oberem Pharynx und in einem kleinen Bereich vor dem äußeren Gehörgang.
Symmetrie bzw. Herabhängen des Gaumensegels auf der gelähmten Seite (auch bei Vagusläsion).
Würgreflex abgeschwächt oder ausgefallen.
Positives Kulissenphänomen (auch bei Vagusläsion): Beim Auslösen des Würgreflexes (weniger deutlich beim Phonieren) Verziehen der Rachenhinterwand zur gesunden Seite.
Bei intaktem N. vagus (übergreifende Innervation) liegen Schluckstörungen entweder gar nicht oder nur sehr gering ausgeprägt vor.
- Aphonie als Hinweis auf eine Vagus-Mitbeteiligung?

Röntgen: Nativ- und CCT-/MRT-Aufnahmen ggf. mit Schädelbasis-Dünnschichtung.

Glossopharyngeus-Neuralgie

G52.1

Differentialdiagnose: s. Trigeminusneuralgie – Differentialdiagnose. Eiscremekopfschmerz (ice cream headache): Nach Kontakt des Gaumens mit Kaltem binnen weniger s mit Maximum binnen 1 min, selten bis 5 min Schmerzen meist in Stirnmitte, zum Teil auch temporal oder retroorbital.

Klinik: Schlucken ohne zu große Schmerzattacken nur bei Kopfneigung zur gesunden Seite möglich (häufig Kopfschiefhaltung zur gesunden Seite). Triggerzone in der gesunden Gegend.

Therapie: s. Trigeminusneuralgie.

Nervus glutaeus s. Nervus gluteus.

Nervus gluteus inferior-Läsion

G57.8, S74.8

s. Plexus lumbosacralis-Läsion. s. periphere Nervenläsionen.

Anatomie/Histologie: Aus den Wurzeln L5-S2.

Diagnostik: EMG aus dem M. gluteus maximus.

Klinik: Anamnese: Aufstehen aus dem Sitzen und Treppensteigen sind erschwert.

Befund: Parese des M. gluteus maximus mit Behinderung der Streckung und Dorsalflektion im Hüftgelenk und tiefer stehender Infraglutealfalte. Prüfung in Bauchlage mit Abheben des Oberschenkels von der Unterlage.

Nervus gluteus superior-Läsion   G57.8, S74.8

s. Plexus lumbosacralis-Läsion. s. periphere Nervenläsionen.

Ätiologie: Iatrogen z.B. durch i.m.-Injektion (Spritzenlähmung).
Postoperativ besonders bei Azetabulumfrakturen, seltener bei TEP (eher Femoralisparesen).
– Trauma: Besonders bei hinterer Hüftgelenksluxation, -frakturen (Azetabulumfraktur) und -luxationsfrakturen durch direkte oder indirekte Unfallmechanismen als Früh-oder Spätparese: Kasuistik mit zunehmender Parese und Schmerzen 4 Monate nach hinterer Luxationsfraktur des Hüftgelenks durch ektope Ossifikationen (zwischen Azetabulum und Trochanter major). Besserung nach operativer Dekompression und Nachbestrahlung mit 15 Gy [Terborg C, Jena: Spätparese des N. ischiadicus und des N. gluteus superior nach OP einer Azetabulumfraktur. Akt Neurol 24 (1997) 163–6].

Anatomie/Histologie: Aus den Wurzeln L4-S1.

Diagnostik: EMG aus dem M. gluteus medius.

Differentialdiagnose: Muskeldystrophie (Beckengürtelform).

Klinik: Anamnese: I.m.-Spritze?

Befund: Ausfall der Oberschenkelabduktoren und -innenrotatoren (Hüftgelenk), d.h. des M. gluteus medius und M. gluteus minimus mit Parese der Innenrotation der Hüfte bei leichter Beugestellung und des M. tensor fasciae latae mit Parese der Hüftabduktion. Prüfung der Beinabduktion in Seitenlage.
Positives Trendelenburg-Zeichen.

Glykogenosen – Glykogenspeicherkrankheiten s. Myopathien bei Störungen des Glykogenstoffwechsels. s. Myoglobinurie.

Intrakranielles Granulom   G06.0

Intrakranielles Granulom bei andernorts klassifizierten Krankheiten   G07

Intraspinales Granulom   G06.1

Lymphomatoide Granulomatose

Ätiologie: Primäre Immunvaskulitis – granulomatöse Angiitis.

Diagnose/Diagnostik: s. Labor, Hautbiopsie, ggf. Lungenbiopsie.

Differentialdiagnose granulomatöser Erkrankungen: s. Bruzellose, allergische Granulomatose Churg-Strauss, Wegener Granulomatose.

Klinik: ZNS-Beteiligung 30 % (rezidivierende Ischämien und Hirninfarkte), PNS-Beteiligung 25 % (Polyneuropathie). Befall von Haut und Lunge.

Labor: Lymphozytose bei Leukopenie.

Graphospasmus s. Schreibkrampf.

Grippe s. Influenza-Virus.

Guillain-Barré-Strohl-Syndrom s. Polyradikulitis.

Hämangiome s. Angiome.

Hämatom s. Querschnittlähmung – spinale epidurale Blutung, Schädel-Hirn-Trauma (Epiduralhämatom, Subduralhämatom), chronisches Subduralhämatom.

Idiopathische Hämochromatose – IHC E83.1

Ätiologie: Hereditärer Defekt der Eisenresorption.

Anatomie/Histologie: Nur vereinzelt Eisenablagerung in den Stammganglien. Ablagerung von Eisen vor allem in Aorta, endokrinen Organen (sek. Behaarung vermindert, Hodenatrophie), Herzmuskel (Fibrose, therapierefraktäre Arrhythmien), Leber (Siderose und Fibrose der Parenchymzellen, Pigmentzirrhose), RHS, Speicheldrüsen.
– Bronzediabetes: Pankreasfibrose mit Zerstörung der Inselzellen und konsekutivem Diabetes mellitus.
Melaninzunahme mit Braunfärbung (brauner Teint) der Haut.

Differentialdiagnose: Sekundäre Hämochromatose mit Ablagerung von Hämosiderin durch hämolytische Anämie (portocavaler Shunt), iatrogen parenterale Gabe (Ausfall des Mukosablocks), Transfusionssiderose.

Diagnostik: s. Labor, s. Röntgen. Abdomen-Sonographie.

Epidemiologie: Auftreten bei Männern. Erbgang: Autosomal-rezessiv, zum Teil dominant (?).

Klinik: Befund: Häufig Innenohrschwerhörigkeit. Rheumatoide Arthritis in 20 %.
– Neurologische Komplikationen ggf. als Erstsyndrom: Parkinsonoid [Schröder J: Extrapyramidales Syndrom bei idiopathischer Hämochromatose (IHC). Nervenarzt 58 (1987) 577–8]. Polyneuropathie. Hirnorganisches Psychosyndrom.

Labor: Eisenbindungskapazität (EBK) > 90 % gesättigt, Fe > 200 μg/dl, Ferritin erhöht, Transferrin erniedrigt.

Röntgen: MRT: In T2-betonten Aufnahmen Signalabschwächung in den Stammganglien.

Therapie: Aderlasstherapie.

Paroxysmale nächtliche Hämoglobinurie – PNH

s. zerebrale Ischämie – Ätiologie – hämatologische Ursachen.

Hämosiderose s. Siderose.

Halbseitenlähmung s. Hemiparese – Hemiplegie. s. Lähmungen – zerebral bedingte Lähmung.

Hallervorden-Spatz-Erkrankung – Hallervorden-Spatz-Syndrom G23.0

syn. choreoathetotische neuroaxonale Dystrophie.

Anatomie/Histologie: Myelinscheiden- und Nervenzelluntergang mit Gliose, abnorme Ablagerung von Eisen, Kalk und Gliapigmenten wie Neuromelanin und Lipofuszin in Pallidum und Zona reticularis der Substantia nigra.

Diagnostik: s. Röntgen. Elektroretinographie.

Epidemiologie: Auftreten familiär, autosomal-rezessiv, bei Kindern zwischen dem 1.–10. Lebensjahr, selten später.

Klinik: Befund: Progrediente beinbetonte Rigidität, Akinese, Choreoakanthozytose, extrapyramidale Dysarthrie, ggf. Chorea – Choreo-

athetose, Demenz bzw. progrediente dementielle Entwicklung. Selten Myoklonien. Zerebrale Krampfanfälle.
Dystonie als initiale Symptomatik in 20 %, auch zunächst als rein fokale Dystonie (lingual, Blepharospasmus, Opisthotonus), Pes equinovarus.
– Ggf. mit HARP-Syndrom (Hypobetalipoproteinämie, Akanthozytose, retinale Degeneration, Pallidumdegeneration).
– Fallbericht mit später Symptomatik: Ab dem 14. Lebensjahr progrediente Sprachstörung, einige Jahre später zunehmende motorische Ungeschicklichkeit. Mit 31 Jahren extrapyramidale Symptomatik mit athetoid-dystoner

Störung und beginnende Fehlstellung der Hand- und Fingergelenke. Muskeleigenreflexe mittellebhaft, keine Pyramidenbahnzeichen. Dysarthrie, dementieller Abbau. Liquor unauffällig. EEG unauffällig. VEP, somatosensorisch evozierte Potentiale (SEP), AEP leicht pathologisch. Im CCT und MRT leichte innere und äußere Hirnatrophie. In der Rektumbiopsie elektronenmikroskopisch in Mukosa und Submukosa unterschiedliche Stadien axonaler Auftreibungen mit Ansammlung degenerativ veränderter Organellen mit tubulovesikulären Strukturen [Arendt G, Düsseldorf: Klinische Beobachtungen bei einer bioptisch gesicherten juvenilen Form der neuroaxonalen Dystrophie. (9/84) Heidelberg].

Labor: „Sea blue" Histiozyten im Knochenmark.

Prognose: Tod meist vor dem 30. Lebensjahr.

Röntgen: CCT normal oder unspezifische symmetrische Dichteminderung im Pallidum, ggf. auch Hyperdensität mit radiologischer Differentialdiagnose: CO_2-Intoxikation (Hypoxämie), Hypoxie, idiopathisch bilaterale Pallidumnekrose, Neuroakanthozytose, „Status dysmyelinatus".
- MRT unspezifische bilaterale Pallidumnekrosen, bei MRT-Hochfelduntersuchung (2,0 T) bilateral symmetrische Signalabschwächung mit im Dunkel sichtbarem Pallidum (Tiger-Auge-Konfiguration – „eye of the tiger-sign") durch den feldstärkeabhängigen T2-Effekt von vorwiegend Eisen als charakteristisches Läsionsmuster [Schneider S: Kernspintomographie und Differentialdiagnose der Hallervorden-Spatz-Krankheit. Nervenarzt 63 (1992) 105–7]. Nucleus caudatus-Atrophie.

Halsrippe – überzählige Rippe der Halsregion s. Zervikobrachialgie   Q76.5

Halsrippen-Syndrom s. Thoracic outlet-Syndrom.

Halssympathikus-Verletzung – Verletzung zervikaler sympathischer Nerven   S14.5

Halswirbelsäule – HWS

s. Querschnittlähmung, Wirbelfrakturen, Zervikale Myelopathie, Zervikobrachialgie.

Anatomie: Der Vertebralis-Durchfluss ist am besten bei leichter Inklination mit 8° Flexion.

Röntgen: Abstand Atlas-Densspitze < 2–3 mm, Kinder < 5 mm.

- Sagittaldurchmesser des Wirbelkanals > 13 mm.
- Kleinhirntonsillen im MRT bis 5 mm oberhalb des Foramen magnum normal ohne Hinweis auf eine kraniozervikale Übergangsstörung.
- Osteochondrose am beweglichsten Segment HW 5/6 am deutlichsten ausgeprägt.
- Prävertebraler Weichteilschatten an der unteren HWS < 2 cm.

HWS-Distorsion – komplexe Distorsion der HWS   S13.4

Contusio spinalis cervicalis - Kontusion und Ödem des zervikalen Rückenmarks   S14.0

syn. HWS-Beschleunigungstrauma, HWS-Schleudertrauma, Verstauchung und Zerrung der HWS.
s. Zervikale Myelopathie.

Ätiologie persistierender Schmerzen: Die Existenz von auf ein HWS-Schleudertrauma ursächlich zurückzuführenden persistierenden Beschwerden und Schmerzen ist umstritten! Hypothetisch Reaktion der Nozizeptoren im Bereich der oberen Halswirbelsäule und Veränderung der intrakraniellen Perfusion über vegetative Bahnen.

Begutachtung: s. Prognose.

Definition des HWS-Schleudertraumas: Ruckartige Reflexion des Kopfes mit einem Schereffekt auf die mittlere Halswirbelsäule, besonders nach Heckkollisionen. Eine HWS-Verletzung durch einen Verkehrsunfall ist in der Regel ausgeschlossen, wenn bei der medizinischen Untersuchung keine unfallbedingten Veränderungen objektivierbar sind und der Insasse bei der Kollision in normaler Sitzposition ohne extreme Verdrehung des Kopfes gesessen hat und die kollisionsbedingte Geschwindigkeitsänderung des gestoßenen Fahrzeugs unter 11 km/h liegt.

Diagnostik: s. Röntgen.

Differentialdiagnose der Wurzelschädigung bei radikulärer Ausstrahlung: Plexuszerrung auf der Seite des über die Schulter verlaufenden Gurtes.

Einteilung: *Gradeinteilung der HWS-Distorsionen nach Erdmann:* siehe Tabelle unten.

Klinik: Anamnese: Bestanden früher bereits Nackenschmerzen oder Wirbelsäulenbeschwerden?
Schleuderte das Fahrzeug (dann kommt es selten zur HWS-Distorsion)?
War die Sitzpositition normal oder der Kopf deutlich verdreht?
Beschwerdefreies Intervall (maximale Dauer 24 h; je kürzer, desto schwerer Trauma und Verlauf)?
Schmerzen im Bereich der HWS, der Schultern und Arme (radikuläre Ausstrahlung)?
Muskelschwäche und Sensibilitätsstörungen (radikuläre Ausstrahlung)?
Schwindel, Übelkeit und Erbrechen, Kopfschmerzen, Hör- und Sehstörungen, Schluckbeschwerden (Dysphagie)?
Befund: HWS-Bewegungseinschränkung sowie Druckdolenz und Myogelosen der paravertebralen Muskulatur.
Besonderes: Kasuistik eines Sängers mit posttraumatischem Versagen der Stimme bei längerem Sprechen und Singen hoher Töne durch Lähmung des M. cricothyreoideus, der vom Ramus externus der Pars cricopharyngea des N. laryngeus superior versorgt wird [Brademann G: N. laryngeus-superior-Parese nach Schleudertrauma. Laryngo-Rhino-Otologie 77 (1998) 3–6].

Prognose: Folgenlose Ausheilung mit i.d.R. Abklingen der Beschwerden innerhalb von 4–8 Wochen bzw. von neuropsychologischen Defiziten innerhalb von 6 Monaten. Selten Persistieren über Monate bis Jahre.
In der gutachterlichen Beurteilung bei enger kausaler Beziehung zwischen dem Unfallereignis und Spätschäden und lückenlos dokumentierter „Brückensymptomatik" Minderung der Erwerbsfähigkeit von 10 bis 30 % über eine begrenzte Zeit, meist nicht länger als 1 Jahr, ganz selten Dauerrente [Tegenthoff M: Das sog. Schleudertrauma der Halswirbelsäule. DMW 116/26 (1991) 1030–4]. Es muss juristisch der Tatbestand der Körper- bzw. Gesundheitsverletzung im Sinne des § 823 BGB vorliegen, die geklagten HWS-Beschwerden müssen nachgewiesen werden und die HWS-Verletzung mit an Sicherheit grenzender Wahrscheinlichkeit feststehen.

Röntgen: HWS in vier Ebenen: Unkovertebrale Aufklappung ggf. nur auf Schrägaufnahmen sichtbar. Prävertebraler Weichteilschatten an der unteren HWS normal < 2 cm. Frühestmöglich nach Fraktur- und Luxationsausschluss gehaltene Funktionsaufnahmen (bei passiver Bewegung größeres, bei aktiver Bewegung geringeres Bewegungsausmaß). Densaufnahme. Bei ausbleibender Besserung Röntgenkontrolle nach 6–7 Wochen.

Therapie: Bei Frischverletzten keine Psychopharmaka wegen einer höheren Tendenz der Chronifizierung. Erste Woche keine Mechanotherapie, keine Wärmeanwendung. Back school für die HWS: Keine Reklination. Keine Arbeit über dem Kopf, keine abrupten Drehbewegungen. Beim Laufen Kinn nach unten. Beim Radfahren hoher Lenker. Kein Brust-, sondern Rückenschwimmen.
– Leichte Schleudertraumen: Keine Ruhigstellung, allenfalls nach der ersten Woche krankengymnastische Übungen.
Keine Krankschreibung: In einer randomisierten, kontrollierten und untersucherseitig verblindeten Studie (n = 201) hatte die Gruppe der nicht mit Halskrawatte versorgten und nicht arbeitsunfähig geschriebenen Patienten, die ihrer üblichen Tätigkeit nachgingen, nach 6 Monaten signifikant weniger subjektive Beschwerden (Schmerzen, Aufmerksamkeits- und Gedächtnisstörungen) als die Gruppe der teilimmobilisierten und krankgeschriebenen Patienten; dabei bestanden keine statistisch bedeutsamen Unterschiede für objektivierbare Parameter wie Nackenbeweglichkeit und Dauer der krankheitsbedingten Abwesenheit vom Arbeitsplatz [Borchgrevink G: Acute treatment of whiplash neck sprain injuries. A randomized trial of

Symptome	Distorsionsgrad		
	I	II	III
freies Intervall	+	+/–	–
neurologische Herdsymptome	–	+	+
(z.B. Parästhesien in Händen und Armen)			
positive Röntgenbildmerkmale primär	–	–	+
positive Röntgenbildmerkmale sekundär	–	–/+	+
Dauerschaden	–	–/+	+

[Erdmann H: Kriterien für die Einschätzung der Minderung der Erwerbsfähigkeit nach Wirbelsäulenverletzungen. Schriftenreihe Unfallmed. Tagung der (...) Berufsgenossenschaften 36 (1978) 281–92].

Einzelfragen an den Gutachter:

	I	II	III
Dauer der unfallbedingten Arbeitsunfähigkeit (Wochen)	1–3	2–4	≥6
Unfallbedingte Minderung der Erwerbsfähigkeit nach Wiedereintritt der Arbeitsfähigkeit	20 % über 0–4 Wochen	20 % 6 Monate, dann 10 % 6 Monate	30 % 6 Monate, dann 20 % 24 Monate, dann 10–20 % Dauerrente

[Erdmann H: Die Wirbelsäule in Forschung und Praxis: Schleuderverletzungen der Halswirbelsäule, Erkennung und Begutachtung. Hippokrates Stuttgart (1973)].

treatment during the first 14 days after a car accident. Spine 23 (1998) 25–31].
- Mittelschwere bis schwere Schleudertraumen: Halskrawatte – „Halskrause" – Schanz'sche Krawatte, ggf. ist statt einer weichen eine steife oder maßangeschäumte Krawatte erforderlich. Indikation nur bei deutlich beeinträchtigter Haltefunktion der Wirbelsäule, dann primäre Ruhigstellung bei leichter Inklination mit 8° Flexion („wohltätige Halsversteifung", bester Vertebralis-Durchfluss). Das Kinn darf nicht zu hoch fixiert sein! Frühzeitige Abnahme der Halskrawatte.

Auch im Verlauf keine Reklination oder Torsion, sondern Extension unter Inklination. Später Schulter-Nacken-Massagen in Flexion im Sitzen oder in Flexion im Liegen mit einem Loch in der Liege für den Schädel bzw. Gesicht. Glisson-Extension in Flexion für die Höhe HW5/6, mehr Zug am Hinterkopf.

Therapie operativ: HW1/2: Transartikuläre Verschraubung nach Magerl ggf. mit dorsaler Platte zum Erfassen des Okziput.

Hamartome s. Hirntumoren.

Hand – Handschmerz   Gelenkschmerzen   M25.5

Ätiologie von Handschmerzen: s. Zervikobrachialgie, Plexus brachialis. Karpaltunnel-Syndrom. Syndrom der Loge de Guyon. Schwerpunkt-

Polyneuropathie. Cheiralgia paraesthetica. Sympathische Reflexdystrophie. Dupuytren'sche Kontraktur. Polyarthritis. M. Raynaud.

Harnblase – Blasenentleerungsstörung – Harninkontinenz
Neurogene Blasenstörung   N31.9, G83.4

Harninkontinenz o.n.A.	R32
Stressinkontinenz / postoperativ	N39.3 / N99.8
Neurogene Inkontinenz	N31.0
Inkontinenz organische Ursache, Überlauf-, Reflexinkontinenz; Drang- (Urge-)	N39.4

Ätiologie:
- Zentral-neurologische Erkrankungen durch Detrusor-Instabilität: Subkortikale arteriosklerotische Enzephalopathie (SAE) Binswanger.
Multi-Infarkt-Demenz. Epilepsie. Normaldruck-Hydrozephalus (Spätsymptom). Neurodegenerative dementielle Erkrankungen. M. Parkinson: Meist Beeinträchtigung der Harnspeicherfunktion. Spinal komplette oder inkomplette Querschnittläsionen jeder Ätiologie.
  1. Detrusor-Überaktivität – Detrusor-Hyperreflexie mit unkontrollierbaren Blasenkontraktionen durch Funktionsstörung der hemmenden Fasern vom Großhirn zum sakralen Blasenzentrum (Reflex-Inkontinenz), häufigster Grund der Inkontinenz.
  2. Detrusor-Unteraktivität – Detrusor-Hyporeflexie mit großen Restharnmengen bzw. Überlauf-Inkontinenz, zu 10 % Grund der Inkontinenz.
Peripher-neurologische Erkrankungen mit atonischer neurogener Blase (Funktionsstörung der von der Blase zum sakralen Blasenzentrum ziehenden Fasern mit dem Unvermögen, die Blasenfüllung zu registrieren):
Autonome Polyneuropathien (die diabetische Neuropathie ist die häufigste Ursache!).

Belastungs- bzw. Stressinkontinenz zweithäufigster Grund der Inkontinenz. Auftreten besonders bei Frauen und tagsüber.
Dranginkontinenz (zusammen mit der Stressinkontinenz weit über 50 % der Inkontinenzen) bei Infektionen.
Arzneimittel-UAW.
Internistische, gynäkologische Erkrankungen.
Zu große Urinproduktion z.B. bei exzessiver Flüssigkeitsaufnahme, diuretischer Wirkung von Alkohol, Coffein, Theophyllin,
bei Hyperglykämie oder Hyperkalzämie.
Urologische Erkrankungen meist mit Harnwegsobstruktionen wie Harnblasenhalsstenose, Harnröhrenstenose.
Auch Harnblasendivertikel, Harnwegsinfekt.
Psychisch bedingte Inkontinenz – psychosomatische Erkrankungen.

Anatomie: Blasenzentren: 1. Frontales, 2. pontines, 3. Th 12 -L2, 4. S2 -S4, 5. Plexus.
Sensible Innervation über den N. pelvicus und N. hypogastricus.

Diagnostik: Urinstatus und Urinkultur z.A. eines Harnwegsinfektes.
- Urodynamische Untersuchung: Max. Detrusordruck 60 cm H_2O.
Compliance < 10 ml/cm H_2O Gefahr der Harnstauungsniere, normal > 20 ml/cm H_2O.

Blasenvolumen beim definitiven Harndrang (VolDH) – Blasenvolumen beim ersten Harndrang (VolEH) = Kontinenzreserve (KR).

a) Bei ungenügend inhibiertem Detrusor mit Instabilität bzw. Hyperreflexie liegt die Kontinenzreserve unter 100 ml.

b) Atonische Überlauf-Blase.

Einteilung der Inkontinenz: s. Ätiologie.
Reflex-Inkontinenz. Belastungs- bzw. Stressinkontinenz. Dranginkontinenz.
Überlauf-Inkontinenz.
Psychisch bedingte Inkontinenz.

Epidemiologie: Auftreten bei 15–30 % der Menschen im höheren Alter und bei 50 % der Patienten geriatrischer Abteilungen.

Therapie bei Detrusor-Hyperreflexie, unvollständiger spastischer Blasenentleerungsstörung und hierdurch bedingter Inkontinenz:

Therapie der Wahl ist Ruhigstellen der Blase (falls erforderlich) durch intermittierenden Einmalkatheterismus (ISK) und/oder:

☆ Desipramin (25 mg Tbl) s. Depression, 75–150 mg.

☆ Imipramin (10/25/50 mg Tbl, 25 mg/2 ml A) s. Depression, 75–150 mg.

☆ Oxybutynin (5 mg Tbl) 2–3 (-4) x 5 mg, Kinder maximal 15 mg. El.-HWZ 1–2,3 h.
KI Pollakisurie oder Nykturie infolge Herz- oder Niereninsuffizienz oder subvesikaler organischer Abflussstörung wie Prostatahyperplasie, Miktionsstörung mit Restharnbildung. Megacolon. Mechanische Stenosen des MDT. Engwinkelglaukom. Myasthenia gravis. Zerebralsklerose. Kinder unter 5 Jahren.
UAW s. Anticholinergika, Herzklopfen, Müdigkeit, Mundtrockenheit, Schwindel, Übelkeit. Wirkung anticholinerg, verstärkt durch Amantadin, Chinidin, trizyklische Antidepressiva.

☆ Trospiumchlorid (5/15/20/30 mg Tbl) 3 x 5–15 mg bei Pollakisurie, Nykturie, vegetativen Blasenfunktionsstörungen wie Reizblase, sensorische Dranginkontinenz, entzündlich bedingter Dysurie, spastischer Blase, Spasmen des Magen-Darm-Traktes und der Gallenwege. El.-HWZ 5–15 h.
KI Glaukom, obstruktive Erkrankung, Myasthenia gravis. Wirkung: Polysynaptisch wirksam.

☆ Emeproniumbromid (200 mg Tbl) 3 x 200 mg bei Reizblase, chronischer Zystitis. El.-HWZ 1 h.
KI Prostataadenom mit Restharnbildung, mechanische Stenosen.
UAW s. Anticholinergika Akkomodationsstörungen, Mundtrockenheit. Wirkung: Polysynaptisch wirksam.

☆ Flavoxat (100 mg Tbl) 3–4 x 100–200 mg bei Spasmen des Urogenitaltraktes, Reizblase, Dys- und Pollakisurie.
El.-HWZ 3, Met. 8 h.
KI obstruktive Erkrankungen.
Wirkung: Direkt muskelwirksam.

☆ Hyoscyamin (0,2 mg Tbl, 0,4 mg/30 gtt) ab 14 Jahre 3 x 0,2–0,4 mg (3 x 1–2 Tbl) bei schmerzhaften spastischen Miktionsstörungen zur Detrusordämpfung. UAW s. Anticholinergika.
Wirkung: Parasympatholytikum, Spasmolytikum.

☆ Tolterodin (2 mg Tbl) bei Dranginkontinenz 2 x 2 mg, bei eingeschränkter Leberfunktion 2 x 1 mg, nicht mit Zytochrom P450 (CYP 3A4) hemmenden Medikamenten wie Makrolidantibiotika und Azol-Antimykotika.
El.-HWZ 2–3, Met. 3–4 h. Bioverfügbarkeit 65 % (Langsammetabolisierer mit CYP 2D6-Mangel) bzw. 17 % bei Schnellmetabolisierern. 77 % renale Ausscheidung.
KI/UAW s. Anticholinergika, schwere Colitis ulcerosa, toxisches Megacolon. Weniger Mundtrockenheit als unter Oxybutynin.
Wirkung: Kompetitiver Muscarinrezeptor-Antagonist.

☆ Botulinum-Toxin Typ A bei Detrusor-Sphinkter-Dyssynergie: Botox (100 E/Amp) 100 E in 4 bzw. 2 ml über normalen Teflonschlauch bei 4 Patienten mit Encephalomyelitis disseminata bds. lateral mit kurzer Wirkdauer von etwa 2 Monaten. Höhere Dosis bei Querschnittlähmung erforderlich. 2mal guter, 1mal mäßiger, 1mal kein Effekt [Jost W (20.5.95) Göttingen]. 150–200 E bei 21 von 24 Patienten mit signifikanter Reduktion des maximalen urethralen Druckprofils um 48 %, davon bei 8 Patienten komplette Aufhebung und 7 Patienten eine verminderte Detrusor-Sphinkter-Dyssynergie über 2–9 Monate [Schürch B, Zürich]. 20–80 E bei 11 Patienten mit Rückenmarkschädigung [Dykstra D: Treatment of detrusor-sphincter dyssynergia with botulinum A toxin: A double-blind study. Arch Phys Med Rehabil 71 (1990) 24–6].

☆ Capsaicin (0,03 % Liniment, 0,05 % Salbe. 0,05 % Liniment. 0,075 % in England): Intravesikale Capsaicininstillation von einmalig 0,025–0,05 % in 100 ml NaCl 0,9 %.

– Falls bei intermittierendem Einmalkatheterismus unter o.g. ruhigstellenden Maßnahmen in den Intervallen keine Harnkontinenz erreicht werden kann, ggf. Kombination mit Kondom, z.B. InCare selbsthaftende Anti-Reflux-Kondome mit abnehmbarer Spitze, damit das Kondom zum Katheterisieren nicht ständig entfernt werden muss.

Ggf. Verhaltenstherapie – Verhaltenstraining z.B. in der Geriatrie bei Detrusor-Überaktivität : Bei einer Kontinenzreserve (KR s. Diagnostik) von 120 ml und angenommener Urinproduktion von 60 ml/h ist alle 2 h eine Miktion erforderlich zum Vermeiden einer Inkontinenz.

Tonisierung des Blasenhalses – Stärkung des Beckenbodens: Beckenbodengymnastik. Frauen: Östrogen. Elektrostimulation.

☆ Atropinsulfat (0,25 mg Drg, 0,5 mg/30 gtt) bei Dysurie, Inkontinenz, Reizblase 3 x 0,25 mg.

☆ Midodrin (2,5 mg Tbl) 2 x 1/2 auf 2 x 1 (3 x 2) Tbl bei Hypotonie, Inkontinenz.

☆ **Alpha-Rezeptorenblocker – Alpha-Blocker**. s. Hypertonie. Selektive 1A und uroselektive 1C-Blocker. Nicht mit Kalzium-Antagonisten.

☆ Alfuzosin (2,5 mg Tbl) abends 2,5 mg auf 3 (–4) x 2,5 mg, nicht zusammen mit Calciumblockern.
El.-HWZ 4–6 h. KI/UAW s. Alpha-1-Rezeptorenblocker. UAW geringer als bei Terazosin.
Wirkung: Uroselektiver Alpha-1C-Rezeptorenblocker mit Relaxation der glatten Muskulatur in Prostata und Harnblase. Verbesserung des

Symptom-Score um 50 % bei geringer Restharnreduzierung und mäßigem Flow-Anstieg.

☆ Doxazosin (1/2/4 mg Tbl) 1 x 1–16 mg. El.-
HWZ 22 h.

☆ Tamsulosin (0,4 mg ret Kps) 0,4 mg/d nach dem
Frühstück. Uroselektiver Alpha-1A-Blocker.

☆ Terazosin (1/2/5 mg Tbl) von 2 langsam auf 5–
10 mg/d am Abend bei leichter bis mittelschwerer Symptomatik.

– Ggf. ☆Baclofen (s. Spastik) zur Minderung der
Beckenbodenspastik.

*Therapie bei unvollständiger schlaffer Blasenent-
leerungsstörung*: Der Crédé'sche Handgriff ist
obsolet!
Intermittierender Einmalkatheterismus (ISK) mit
z.B. Lofric oder Vialog libero ggf. unter Ruhigstellung der Blase und Inkontinenzbehandlung.

Operationen: Scheidenplastik. Fixationoperation
(Marshall-Marchetti-Krantz; Stamey-Perey-
ra). Suspensionsplastik (Goebell-Stoeckel),
Sphinkterprothese (Scott), Neo-Urethra (Bar-
nes und Wilson).

Hartnup-Syndrom s. Vitamin B_1-Mangel s. Vitamin B_1. Wernicke-Enzephalopathie.

Hashimoto-Enzephalitis s. Enzephalitis.

Heiserkeit – Rekurrensparese s. Aphonie, N. vagus.

HELLP-Syndrom s. Eklampsie, intrazerebrale Blutung, Epilepsie.

Hemiballismus s. Ballismus.

Chronisch paroxysmale Hemikranie – CPH
s. Trigeminusneuralgie – Differentialdiagnose.

Hemiparese – Hemiplegie   G81

Schlaffe Hemiplegie   G81.0
Spastische Hemiplegie s. zerebrale Ischämie.   G81.1

s. Lähmungen – zerebral bedingte Lähmung.

Heparin
Heparin-induzierte Thrombozytopenie – Heparin-assoziierte Thrombozytopenie (HAT)
s. Rote Kiste – Heparin.

Hepatolentikuläre Degeneration s. M. Wilson.

Hereditäre motorisch-sensible Neuropathie s. unter Polyneuropathie.

Heredoataxien – zerebelläre Heredoataxie Nonne-Pierre Marie s. Ataxien.

Heroinabhängigkeit   F11.0, Heroinintoxikation T40.1

Heroin wird i.v. gespritzt oder auf Aluminiumfolie
erhitzt und die Dämpfe als Pyrolysat inhaliert/

geraucht: Um hohe Konzentrationen zu erreichen, ist ein hoher pH-Wert erforderlich, z.B.

durch Zufügen von Barbituraten oder Koffein als „brown sugar" oder „Chinese Heroin" bekannt mit Heroinkonzentrationen bis zu 80 %.

Ätiologie der klinischen Komplikationen: Allergische oder toxische Reaktion auf Heroin. Intoxikation mit akutem Auftreten nach intravenöser Heroinapplikation, als Schädigungsmechanismus ggf. hyperergisch-allergische Angiitis denkbar. Rolle der Kontaminationsstoffe des Heroins ungeklärt [Altenkirch H: Akute zerebrale und spinale Komplikationen nach Heroinmißbrauch. Akt Neurol 11 (1984) 191–3].

Komplikationen: Funktionsstörungen nahezu aller innerer Organe. Crush-Syndrom und Rhabdomyolyse. Erhöhte Infektionsgefährdung mit septischen Komplikationen (s. spinale und zerebrale Abszesse).

– Zerebral: Psychosen s.u. Heroin-Leukenzephalopathie. Akute lebensbedrohliche Zustände durch Atemdepression mit Aspiration und kardiovaskuläre Dekompensation. Abszesse (auch Meningitis). Zerebraler Insult durch entzündlich-toxische Vaskulitis: Hirnnekrosen infolge Ischämie.
– Spinal: Abszesse (Lumboischialgie). Myelitis transversa – Myelopathie – Querschnittsmyelitis.
– Peripher: Plexusläsionen durch druckbedingte, nicht von außen kommende Schädigung des Nervenplexus durch eine lokale Aufquellung der Muskulatur im Rahmen einer Rhabdomyolyse [Delcker A: Akute Plexusläsionen bei Heroinabhängigkeit. Nervenarzt 63 (1992) 240–3]. Polyradikuloneuropathie und Injektionsneuropathien. Polyneuropathie. Maligne Hyperthermie. Tetanus.
– Vegetative Krisen bei relativem Entzug.

Heroin-Leukenzephalopathie – Heroin-induzierte Leukodystrophie G92

Anatomie/Histologie: Spongiöse Degeneration mit zentralen Nekrosen und einer diffusen Entmarkung im Marklager.

Klinik: Anamnese: Meist Inhalation von verunreinigtem Heroin, in Kasuistiken nach Injektion (mit Kokain). Bewusstseinsstörung nach organischem Psychosyndrom. Häufig drogenfreies Intervall vor dem Auftreten der spongiformen Veränderungen [Stoltenburg-Didinger G: Diffuse progressive multifokale spongiöse Leukenzephalopathie nach Inhalation von Heroin – Ein Fallbericht. Akt Neurol 22 (1995) 107–10].

Befund: Axiale Ataxie, dystone Bewegungsstörungen, Psychosyndrom, kurzfristige Progredienz bis zum Mittelhirnsyndrom.

Prognose: In Einzelkasuistiken wird über Wochen bis Monate ein günstiger Verlauf mit Rückbildung der klinischen und auch MRT-Veränderungen beschrieben.

Röntgen: Im CCT diffus hypodenses Marklager von Groß- und Kleinhirn. MRT: Flächenhafte konfluierende, besonders bifrontale Hypodensitäten im supratentoriellen Marklager.

Therapie: Keine spezifische Therapie bekannt.

Herpangina s. Enzephalitis – Coxsackie A.

Herpes simplex-Infektion B00.9

Eczema herpeticum	B00.0
Herpes genitalis (recidivans) – Herpes urogenitalis:	A60.0
HSV-2 mit Zunahme der Prävalenz von 16 auf 21 % binnen 2 Jahrzehnten.	
Herpes labialis (recidivans), Stomatitis aphthosa	B00.1
Herpes-Meningitis	B00.3
Herpes-Meningoenzephalitis (s. Enzephalitis)	B00.4, G05.1
Mit ophthalmischen Komplikationen	B00.8
Adie-Syndrom	B00.1
Herpetische Sepsis	B00.7
Erythema exsudativum multiforme durch Herpes simplex	B00.0
Periphere Fazialisparese / Herpes oticus	B00.1 / B00.8
Keratitis dendritica – Herpes corneae	B00.5

– Keratitis dendritica – Herpes corneae: 5mal täglich Trifluorthymidin-AT, da Aciclovir Thymidinkinase-negative Viren nicht erfasst. Stromale Herpes-Keratitis: 5mal täglich Aciclovir-AS.

– Herpes simplex-Myelitis: Akute Querschnittmyelitis.
– Neuronitis vestibularis: Erhöhte Konzentration von Herpes simplex-Virus-DNA in vestibulären Ganglienzellen.

– Herpes simplex-Virus Typ 6 (HSV-6): 73 % der an der schubförmigen Form der MS Erkrankten (36 Patienten) wiesen IgM-Antikörper auf gegenüber 18 % der Kontrollgruppe (n = 66) [Jacobson S. Nature Med 3 (1997) 1394]. Aber nur 1 von 600 mit HSV-6 Infizierten erkrankt an MS.
– Es gibt 8 bekannte Typen menschlicher Herpes-Viren.
1. Humanes Herpes-Virus Typ 6 (HHV-6) – Lake-Tahoe-Virus: Myalgie.
2. Humanes Herpes-Virus Typ 8 (HHV-8): 38 von 39 Biopsaten von Sarkoidose-Patienten waren für HHV-8-DNA-Abschnitte positiv

(Kontrollgruppe 5 %) [Lancet 350 (1997) 1655]. In Kaposi-Sarkomen s. AIDS.

Therapie:
☆ Aciclovir (200/400/800 mg Tbl, 250 mg Fl. Salbe. AT). Herpes simplex und primärer Herpes genitalis 5 Tage 5 x 200 mg Tbl.
☆ Brivudin (125 mg Tbl) s. Herpes zoster.
☆ Penciclovir (2 g Creme) bei rezidivierendem Herpes labialis alle 2 Stunden, am 2. Tag möglichst 10–12mal auftragen.
El.-HWZ 2 h. KI immunsupprimierte Patienten, nicht auf Schleimhäuten oder am Auge. UAW Brennen, Stechen, Taubheitsgefühl.

Herpes zoster-Infektion

	B02, ohne Komplikationen B02.9
Herpes zoster generalisatus	B02.7
Mit Meningitis / (Meningo-) Enzephalitis	B02.1, G02.0 / B02.0, G05.1
Mit Beteiligung anderer Abschnitte des Nervensystems	B02.2
Ganglion geniculi-Entzündung, postherpetische Trigeminus-Neuralgie	B02.2. G53.0
Polyneuropathie	G63.0
s. Komplikationen Zosterenzephalomyelitis, Polyradikuloneuritis.	
Herpes zoster ophthalmicus (s. Enzephalitis)	B02.3
Blepharitis	H01.0
Iritis oder Iridozyklitis	H22.0
Skleritis	H19.0
Keratitis oder Konjunktivitis oder Keratokonjunktivitis	H19.2
Herpes zoster oticus	B02.2
Herpes zoster labialis	B02.9
Mit sonstigen Komplikationen (z.B. Dermatitis, Vaskulitis)	B02.8

syn. Gürtelrose, Gesichtsrose.

Ätiologie: Nach der Erstinfektion durch das Varizella-Zoster-Virus (VZV) kann es zur Persistenz des Erregers kommen. Eine Reaktivierung kann im zunehmenden Lebensalter bei Abwehrschwäche wie Immunsuppression, Diabetes mellitus, konsumierenden Erkrankungen, im Alter, unter besonderen Belastungen („stressful life events") oder ohne erkennbare Ursache ausgelöst werden.

Anatomie/Histologie: In der Akutphase akute Ganglionitis bzw. Radikuloneuritis mit lymphoplasmazellulären Zellinfiltrationen, in ausgeprägten Fällen hämorrhagische Nekrosen mit Degeneration von Ganglienzellen und Abbau durch Satellitenzellen („Neuronophagie"). Nekrosen der Gefäßwände und auch Gefäßthrombosen in den Ganglien. Es bleiben Ganglienzellnekrosen im betroffenen Spinalganglion zurück. Es scheinen die großkalibrigen myelinisierten Fasern relativ selektiv betroffen zu werden mit einem Verlust ihrer vorwiegend inhibitorischen Funktion auf das Hinterhorn.

Diagnostik: s. Labor, s. Röntgen. Bei Myelitis somatosensorisch evozierte Potentiale (SEP) und VEP (Differentialdiagnose E. diss.).

Klinik: Anamnese: Erstinfektion mit Varizella-Zoster-Virus (VZV)? Initial neuralgische (radikuläre) Schmerzen im Bereich des später betroffenen Dermatoms.
Befund: Bei Reaktivierung nach dem initialen Schmerzsyndrom i.d.R. binnen Stunden bis

Tagen Ganglionitis (am häufigsten thorakal) mit segmentaler Verteilung typischer Hautveränderungen (kleine Papeln, später flüssigkeitsgefüllt, nach 5–11 Tagen krustig) und konsekutiv narbiger Abheilung mit Pigmentanomalien (Hyperpigmentierung).
– Zoster ophthalmicus mit möglichen Komplikationen Keratitis, Chorioiditis und Iritis, ggf. Optikusneuritis. Initial Augenschmerzen und gerötetes Auge, Effloreszenzen können ggf. erst Tage später auftreten.
– Zoster oticus: Meist heftiger Drehschwindel, Übelkeit und Erbrechen. Erythem und Bläscheneruption in der Ohrmuschel oder äußerem Gehörgang, ggf. nur am Trommelfell. Auch unspezifische Allgemeinsymptome wie Abgeschlagenheit, leichtes Fieber. Schmerzen können bis 4 Wochen dauern. Als Komplikation meist periphere Fazialisparese mit schlechter Prognose.
Die meningeale Beteiligung bleibt klinisch stumm und äußert sich nur in einer geringen lymphozytären Pleozytose des Liquors.
Nur vereinzelt starke entzündliche Veränderungen im ZNS im Sinne einer Enzephalitis, Meningitis oder Myelitis.
Besonderes: Myelitis ggf. mit Optikusneuritis – Neuritis nervi optici vergesellschaftet.
– „Herpes sine Zoster": Zoster-Effloreszenzen bei Varizella-Zoster-Myelitiden und Optikusneuritis nicht obligat.
– Herpes zoster-Meningoradikulitis, z.B. bei AIDS.

Komplikationen: Postzosterische Neuralgie (s.u.) bei über 4 Wochen dauernden Schmerzen.
- Die granulomatöse Angiitis des ZNS als Komplikation des Herpes zoster ophthalmicus [Terborg C. ANIM (1/94) Karlsruhe].
- Zosterenzephalomyelitis: Kasuistik mit im Liquor 8mal so viel Zosterantikörper pro Gewichtseinheit IgG wie im Serum bei fehlender ortsständiger Immunantwort gegen Herpes-, Masern-, Röteln-Viren. Trotz frühzeitig Aciclovir Progredienz über einen Monat mit aufsteigender Querschnittsymptomatik, verlängerten VEP und spinalen Signalanhebungen im MRT. Unter erneuter Aciclovir-Behandlung mit Methylprednisolon 50 mg/d Rückbildung [Sandmann J: Differentialdiagnostische und therapeutische Probleme der Zosterenzephalomyelitis. Akt Neurol 16 (1989) 165–7].
- Polyradikuloneuritis.

Labor: PCR besonders bei fehlenden Effloreszenzen und bei Immunsuppression. Antikörper positiv bei 63 % (ggf. alte Infektion), davon 30 % PCR-positiv im Sinne einer akuten Infektion [n = 41, Bamborschke (26.9.96) in Göttingen].

Liquor: Geringe lymphozytäre Pleozytose bis 700/3 Zellen mit Eiweißerhöhung. Intrathekale Antikörpersynthese gegen das VZV (ELISA). Bei Zostermyelitis meist oligoklonale Banden im Sinne der ortsständigen Immunglobulinsynthese positiv.
- Liquor-PCR von VZV mit 93 % Sensitivität und 100 % Spezifität positiv von praktischer Bedeutung.

Prognose: Zostermyelitis i.d.R. mit schwerem Verlauf.

Röntgen: MRT: Ggf. spinale Signalanhebungen.

Therapie: Lokal antiseptische Therapie mit Rivanol-Zink-Schüttelmixtur. Topisch applizierbare Virustatika sind ohne Wirkung auf Ausbreitung und Abheilung der Zostereffloreszenzen und nicht empfehlenswert.
- Analgetika-Therapie s. Schmerz. Bei Versagen der konventionelle Schmerztherapie ggf. Einsatz von Kortikoiden: Verkürzen die Phase des akuten Zosterschmerzes, verringern jedoch nicht das Auftreten der postzosterischen Neuralgie.
- Infiltrationsbehandlungen in der Frühphase sollen (lt. Schmerzambulanzen) die Inzidenz der postzosterischen Neuralgie verringern.

Therapie virostatisch: Kann in der Frühphase den akuten Zosterschmerz bzw. Zoster-assoziierten Schmerz lindern.
- Sofortige antivirale Behandlung bei Patienten > 50 Jahre, immunsupprimierten Patienten (durch Grundkrankheit oder Therapie bedingt), Patienten mit Zoster im Kopfbereich oder mit ausgedehntem kutanen Befall > 1 Segment oder abberrierenden Bläschen, Patienten mit hämorrhagischen Läsionen oder Schleimhautbefall.
- Therapiebeginn sofort bzw. so früh wie möglich mindestens binnen 72 Stunden nach Beginn der Hautsymptome.

- Ein späterer Therapiebeginn ist noch sinnvoll, solange frische Bläschen erkennbar, oder bei Immunsuppression, floridem Zoster ophthalmicus oder oticus, oder Anzeichen auf eine viszerale Ausbreitung [Wutzler P: Antivirale Therapie des Zoster. DÄB 95 (16.1.98) A-95-7].
☆ Aciclovir (200/400/800 mg Tbl, 250 mg Fl. Salbe. AT). Bei Immunkompetenten 5 (–7) Tage 3 x 5 mg/kg i.v. im Abstand von 8 Stunden bzw. oral 5 x 800 mg im Abstand von 4 Stunden tagsüber, bei Immunsupprimierten 10 Tage 3 x 10 mg/kg i.v. im Abstand von 8 Stunden.
21-tägige Therapie (zusätzlich 40 mg Prednisolon ohne weiteren Effekt) [Wood M: A randomized trial of aciclovir for 7 days or 21 days with and without prednisolone for treatment of acute herpes zoster. N Engl J Med 330 (1994) 896–900].
- Zoster ophthalmicus: 10 Tage 5mal täglich Aciclovir-AT und 3 x 10 mg/kg i.v. bzw. 5mal täglich 800 mg Tbl.
☆ Brivudin (125 mg Tbl) bei Herpes simplex-Virus Typ 1 (HSV-1)-Infektionen, schweren mukokutanen Erkrankungen und Herpes zoster 4 x 1 Tbl alle 6 h bzw. 4–3 (–2) x 125 mg/d, Kinder 3 x 5 mg/kg im Abstand von 8 h jeweils über 5 Tage, in schweren Fällen 7–10 Tage. El.-HWZ 23 h, gute Resorption.
KI HSV-1-Infektionen ohne Tumorgrundleiden bzw. Abwehrschwäche. Einnahme von Fluorouracil oder anderen Antimetaboliten.
UAW gastrointestinale Irritationen, Kopfschmerzen, Schwindel.
Wirkung: Virostatikum, hemmt die Virusreplikation 200–1000fach stärker als Aciclovir.
☆ Famciclovir (125/250 mg Tbl) 3 x 250 mg über 7 Tage. El.-HWZ 2 h. Besser enteral resorbierbar als Aciclovir.
Wirkung: Virostatikum, Prodrug von Penciclovir.
☆ Valaciclovir – ValACV (500 mg Tbl) 3 x 1000 mg alle 8 h über 7 Tage.
El.-HWZ 3 h. Mit 55 % bessere orale Bioverfügbarkeit als Aciclovir.
KI < 18 Jahre.
UAW Kopfschmerzen, Übelkeit und Erbrechen, gastrointestinale Irritationen.
Wirkung: Wie Aciclovir Hemmung der viralen Polymerase, obligater Kettenabbruch. Ggf. nach Transplantationen prophylaktisch wirksam.
☆ Foscarnet (24 mg/ml, 250/500 ml Fl) bei akuten, mukokutanen Infektionen durch aciclovirresistente Herpesviren 3 x 40 mg/kg/d i.v. alle 8 h über 2–3 Wochen. Nur bei Resistenzentwicklung (auch Kreuzresistenzen!) gegenüber Virustatika und in kritischen Fällen. Bei den seltenen Varizella-Zoster-Virus-Stämmen mit Mutationen im Polymerase-Gen unwirksam.
Weitere Therapieversuche: Interferon und Vitamin B ohne Effekt.
☆ Cytidin – Uridin (2,5/0,6 mg Kps, A 5/1,2 mg) 2 Kps/d, 2 A/Woche i.m.
☆ Interferon beta – Fibroblasten-IFN-β (3/4/5 Mio IE A) 30 min nach fiebersenkendem Mittel. El.-HWZ Fiblaferon 1,5 h.
- Schwere virusbedingte Erkrankungen, Herpes zoster generalisatus, Varizellen bei Immunsupprimierten, virale Innenohrinfekte mit Hörverlust: 3–6 Tage 0,5 Mio/kg, maximal 25 Mio/ Tag.

Postherpetische Neuralgie – PHN – Postzosterische Neuralgie – PZN – Zoster-Neuralgie

B02.2. G53.0

Ätiologie: Herpes zoster-Infektion. s. Risikofaktoren.

Definition/Diagnose: Persistierende Schmerzen über 4 Wochen nach Abheilen der Effloreszenzen.
- Chronische postherpetische Neuralgie bei persistierenden Schmerzen seit mehr als 3 Monaten nach Abheilen der Effloreszenzen.

Differentialdiagnose (besonders bei „Herpes sine Zoster"):
- Encephalomyelitis disseminata – Neuromyelitis optica.
- Bei Gesichtsschmerzen: Neuralgien (kein Dauerschmerz) s. Trigeminusneuralgie, Nervus intermedius-Neuralgie (s. Kopfschmerzen).
- Symptomatische Trigeminuspathien, z.B. bei parasellären retroorbitalen raumfordernden Prozessen.
- Vertebragene Schmerzsyndrome.

Epidemiologie: Auftreten bei 10–15 % aller Zoster-Patienten, mit steigendem Alter zunehmend mit 50 % bei 60-jährigen bis auf 70 % bei 70–80-Jährigen. Besonders bei sakralem und zervikalem Zoster hohes Risiko.

Klinik: „Deafferentierungsschmerz". Berührungsüberempfindlichkeit („Allodynie"), quälender Dauerschmerz von brennendem Charakter, Gefühl des „Wundseins". Dazu auch attackenweise einschießende, brennende oder stechende, minutenlang dauernde Schmerzen, ähnlich einer Trigeminusneuralgie. Schmerzirradiation in die benachbarten Dermatome, aber weiterhin Schmerzmaximum im primär betroffenen Dermatom.

Risikofaktoren: Höheres Lebensalter (s. Epidemiologie).
- Vorbestehende – ggf. klinisch nicht manifeste – Polyneuropathie, Diabetes mellitus [McCulloch D: The Practitioner 226 (1982) 531–2].
- Hohe Intensität des akuten Zosterschmerzes in der Frühphase.
- Totale Analgesie im betroffenen Dermatom.
- Ausmaß der neuronalen Läsion im betroffenen Dermatom, Ausmaß der eingeschränkten Funktion der (mechanosensitiven) Aβ-Fasern (mit einer Sensitivität für den Vibrationstest von 73 %) [Baron R: Afferent large fiber polyneuropathy predicts the development of postherpetic neuralgia. Pain 73 (1997) 231–8].

Therapie: Bei Schmerzen über 4 Wochen
- Sympathikusblockaden: Sie sind allenfalls in der Frühphase effektiv. Alternativ Interkostalblockaden oder ganglionäre lokale Opioidanalgesie (GLOA).
- Systemische Schmerztherapie s. Schmerz – neuralgischer – neuropathischer – Schmerz, mit:

☆ Amantadine (100/150 mg Tbl, 200 mg/500 ml Fl) s. M. Parkinson; Amantadinsulfat (PK Merz Fl) 2–3 x 200 mg i.v.
☆ Antidepressiva, ☆Antiepileptika s. Epilepsie:
☆ Carbamazepin (150/200/300/400/600 mg Tbl), mindestens 600–800 mg/d. Alternativ
☆ Gabapentin (100/300/400 mg Tbl). Zur Schmerzlinderung hohe Dosierung erforderlich. Bei 229 Patienten (primär 292, 113 Verum, 116 Plazebo) im Median 27 Monate nach Abheilung des Exanthems mit einer Schmerzintensität von mindestens 40 % auf einer visuellen Analogskala (VAS) in einer multizentrischen randomisierten plazebokontrollierten Doppelblindstudie hatten nach einer 4-wöchigen Titrationsphase bis zur maximal tolerierten Dosis und weiterer Gabe dieser Dosis über 4 Wochen (mittlere Dosis bei 83 % mindestens 2400 mg/d, bei 65 % 3600 mg/d) eine signifikante Schmerzreduktion von 6,3 auf 4,2 (6,5 auf 6,0 unter Plazebo); 43 % (Plazebo 12 %) der Patienten berichteten eine deutliche Schmerzlinderung [Rowbotham M for the Gabapentin Postherpetic Neuralgia Study Group. Gabapentin for the treatment of postherpetic neuralgia. A randomized controlled trial. JAMA 280 (1998) 1837–42].
☆ Phenytoin.
Ggf. Therapieversuch mit ☆7S-IgG-Immunglobuline – IVIG (0,5–10 g Fl), ☆L-Dopa (125 mg Tbl, s. M. Parkinson) oder retardierten Opiaten.

Therapie lokal: Transkutane Nervenstimulation s. Schmerz – Therapie. Kryoanalgesie.
☆ Acetylsalicylsäure – ASS (100/300/500 mg Tbl, 0,5 g A) 1000 mg in Äther bzw. in 30 ml Dichlormethan aufgelöst, lokal applizieren.
☆ Capsaicin (0,03 % Liniment, 0,05 % Salbe. 0,05 % Liniment. 0,075 % in England), wenn eine medikamentöse Therapie erfolglos war, dreimal täglich (4–5x) über 2–3 (6–8) Wochen mit Handschuhen einzureiben, danach Auslassversuch. Nicht an Schleimhäute, keine zusätzliche Wärmeanwendung. Multicenterstudie an 143 Patienten mit Besserung bei 75 % der Verum-behandelten Patienten (34 % Plazebogruppe). Analgetischer Effekt zum Teil über 2 Jahre.
☆ Lidocain (2 % 5 ml = 100 mg, 20 % 5 ml = 1000 mg, Gel 2 %, Spray, Salbe, Creme, Spray, 5 ml A).
☆ Bupivacain (Carbostesin 5 ml 0,5 % A) 0,25 % zur Infiltrationsanästhesie und/oder
☆ Triamcinolonacetonid (10/40/80 mg A Kristallsuspension).

Therapie operativ: Thermokoagulation der Substantia gelatinosa Rolandi im Bereich der Wurzeleintrittszone (DREZ-Thermokoagulation). Chordotomie, Rhizotomie und stereotaktische Thalamotomie sind ineffektiv.

Herzfrequenzvariation – Herzfrequenzvariabilität (HFV) – Herzratenvariabilität (HRV)

- Hinweis auf eine autonome Störung (im Nucleus vagalis dorsalis).
- Pathologische Verminderung mit schlechter Prognose bei (s.) autonomer Polyneuropathie (besonders diabetischer Polyneuropathie), ggf.

auch bei M. Parkinson; medikamentös bedingt, u.a. tri- und tetrazyklische Antidepressiva, klassische Neuroleptika.
- Ggf. pathologische Zunahme bei Guillain-Barré-Syndrom (mit schlechter Prognose).

Herzstillstand – Herz-Kreislaufstörung I46.9

Mit erfolgreicher kardiopulmonaler Reanimation – CPR I46.0

Prognose: Nur etwa 10 % aller Reanimierten können wieder nach Hause entlassen werden. Eine „Do-not-resuscitate-order" (DNO-Order, DNRO) wurde 1994 auf der Neurologischen Intensivstation Erlangen mit einer Gesamtsterblichkeit von 12 % im Behandlungsverlauf bei 15 % der Patienten aufgestellt, im Mittel nach 5,3 Tagen, und in 4 % im Verlauf korrigiert. Entscheidende Kriterien waren 1. „Prognose", 2. „Alter des Patienten". Von An-

gehörigen wurden therapielimitierende Maßnahmen oft in einer frühen Phase abgelehnt, nach 3–4 Wochen befürwortet, und nach 6–8 Wochen wieder abgelehnt mit der Forderung nach maximaler Therapie [Erbguth F: Therapielimitierung „Keine Reanimation" bei neurologischen Intensivpatienten. Kriterien, Probleme und Einstellungen von Angehörigen, Ärzten und Pflegepersonal. ANIM (1/96) Saarbrücken].

Hexosaminidasemangel s. Gangliosidose.

Hilflosigkeit: Pflegebedürftigkeit s. zerebrale Ischämie – Einteilung.

Hippel-Syndrom s. Von-Hippel-Lindau-Syndrom.

Hirnabszess – intrakranieller Abszess G06.0

Extra- und subduraler Abszess, nicht näher bezeichnet G06.2
Intrakranielle Abszesse bei andernorts klassifizierten Krankheiten G07

s. Meningitis.

Ätiologie:
- Bakteriell: Fortgeleitet (otogen, rhinogen). Metastatisch (Bronchiektasen, Empyem, Furunkel, Lungenabszess, Phlegmone). Septisch-embolisch (Endocarditis lenta) – G08 septische Embolien. Paradoxe Embolie [v Arnim W: Hirnabszeß nach Erysipel bei offenem Foramen ovale. Akt Neurol 26 (1999) 40–1]. Posttraumatisch.
- Bakterielle Erreger: Staphylococcus aureus, Bacteroides, anaerobe Streptokokken. Gonokokken A54.8 Bei otogenen Abszessen oft E. coli, Proteus, Klebsiella. Selten Nocardia asteroides A43.9 (ggf. mit Lungennokardiose s.u.).
- Amöbenruhr durch Entamoeba A06.6 histolytica im Rahmen einer Amöbiasis meist mit Leber- und Lungenbeteiligung,

Meldepflicht bei Verdacht, Erkrankung und Tod).
- Schistosomiasis B65
- Toxoplasma gondii (bei AIDS), Pilze B58.9
- Tuberkulöser Hirnabszess A17.8
- Heroinmissbrauch.
- Herz- und Herz-Lungen-Transplantation: Zwischen dem 11. und 360. Tag postoperativ [Hall W: Central Nervous System Infections in Heart and Heart-Lung Transplant Recipients. Arch Neurol 46 (1989) 2 173–7].
- Immunsuppression (s. Immuninsuffizienz): Kasuistiken: 1. Abszedierende Superinfektion (Nocardia-Sp.) einer intrazerebralen Karzinom-Metastase bei einem immunsupprimierten Patienten [Wirtz C. Poster ANIM (1/94) Karlsruhe]. 2. Multiple Hirnabszesse durch Salmonella typhimurium (Typhus A01.0) bei einer immunsupprimierten Patientin [Griese H. ANIM (1/94) Karlsruhe].
- Als Komplikation einer (Meningokokken)-Meningitis subduraler Abszess.

– M. Osler-Rendu: Hirnabszess möglich wegen der häufig vorhandenen Rechts-Links-Shunts in der Lungenstrombahn.

Diagnostik: s. Labor, s. Röntgen. Streuherdsuche: Z.B. Echokardiographie, NNH.

Differentialdiagnose: Zerebraler Insult. Hirntumor.

Klinik: Anamnese: Wie bei einem Hirntumor. Heroin?
Befund: Klassische Trias Kopfschmerzen, Fieber, neurologische Herdsymptome nur in 50 %. Hirndruckzeichen, Meningismus. Oft zerebraler Krampfanfall. Demenz.

Labor: Fieber und erhöhte BKS in 66 %. Liquor uncharakteristisch, oft mäßige Pleozytose.

Prognose: Mortalität von 40–60 % auf < 10 % gesenkt (CCT, neue Antibiotika). Höchstes Risiko geht von einer intraventrikulären Abszessruptur aus.

Röntgen: CCT-Kontrollen immer nativ und mit Kontrastmittel. MRT.

Therapie: s. Antibiotika-Therapie. Kombination von
☆ Cefotaxim (0,5/1/2 g Fl) 4–6 x 2 g oder

☆ Ceftriaxon (0,5/1/2 g Fl in NaCl) 2 x 2 g jeweils plus ☆Metronidazol 3–4 x 0,5 g plus
☆ Rifampicin 0,6 g, bei V.a. oxacillinresistente Staphylokokken statt Rifampicin alternativ
☆ Vancomycin (0,5/1 g A) 2 x 1 g.
– Ggf. Kombination von ☆Metronidazol mit ☆Penicillin G 20–40 Mio bzw. *Flucloxacillin.
☆ Metronidazol 1,5–2 g/d i.v., sekundär 3 x 400 mg oral, per inf. 5 ml/min, Kinder 20–30 (67,5) mg/ kg/d. Gute Diffusion.
☆ Fosfomycin (2/3/5 g Fl). Gute Diffusion nur bei entzündeten Meningen.
☆ Kortison abhängig von der Raumforderung, z.B. bei drohender Herniation, multiplen Abszessen, ausgeprägtem Ödem.
– Antiepileptische Prophylaxe über 1/2–2 Jahre.
– Intraventrikuläre Abszesse wöchentlich mit CCT kontrollieren, bei Abszessdurchmesser > 2 cm und erweiterten Ventrikeln Aspiration unter CCT-Kontrolle auch mit intrathekaler Antibiotikaapplikation [Takeshita M: Current treatment strategies and factors influencing outcome in patients with bacterial brain abscess. Acta Neurochir 140 (1998) 1263–70].

Therapie operativ: Frühzeitige Herdsanierung.

Hirnatrophie

Umschriebene (lobäre) Hirnatrophien – progressive fokale kortikale Degeneration
Frontalhirnatrophie s. Demenz (M. Pick)   G31.0
Diffuse Hirnatrophie (Großhirnrinde, Hypophyse, Kleinhirn)   G31.9
Hirnhypoplasie   Q02

Hirndruck – erhöhter intrakranieller Druck (ICP) – Hirnödem   G93.5, G93.6

Benigne Hirndrucksteigerung   G93.2

Ätiologie des erhöhten Hirndrucks und von Hirnödemen:
– Raumfordernder ausgedehnter ischämischer Hirninfarkt (Thrombose, Thromboembolie), Hirnembolie. Hirnödem als wichtigste Komplikation des Hirninfarktes. Ödemmaximum zwischen dem 3.–5. Tag.
– Intrazerebrale Blutung.
– Hypertensive Enzephalopathie/Hochdruckenzephalopathie.
– Hypoxie mit diffusem Hirnödem nach Reanimation.
– Infektionen: Abszess, Empyem, Enzephalitis, Meningitis.
– Schwere Intoxikation.
– Metastase.
– Pseudotumor cerebri.
– Schädel-Hirn-Trauma mit diffusem Hirnödem, Hirnkontusion, Epidural- oder Subduralhämatom.
– Sinusvenenthrombose.
– Stoffwechselerkrankungen: Aminosäurestoffwechselstörung z.B. Ornithintranskarbamylase-Mangel (s. Epilepsie, s. zerebrale Ischämie – Differentialdiagnose).

– Subarachnoidalblutung.
– Tumor.

Diagnostik: s. Labor, s. Röntgen. EEG: Allgemeinveränderung. Keine Lumbalpunktion (Kontraindikation! Liquordruck > 200 mm H$_2$O).

Klinik: Anamnese: Hartnäckige Kopfschmerzen (diffus, andauernd, am Morgen ausgeprägter), Erbrechen (nüchtern), Visusstörungen wie Schleier- oder Nebelsehen, Schwindel.
Befund: Auftreten der intrakraniellen Drucksteigerung nach Erschöpfung der begrenzten Kompensationsmechanismen wie Liquorverschiebung (Ventrikel, Zisternen, Subarachnoidalraum) und Blutvolumenverschiebung, Hirngewebsdeformierung.
Psychomotorische Störungen, Vigilanzstörungen (Apathie, Benommenheit bis zum Koma). Stauungspapille (frühestens nach Stunden).
Bei drohender Einklemmung Warnsymptom Singultus, Bradykardie, Hypertonie, Pupillenstörungen – einseitige Mydriasis durch Okulomotoriusparese (obere Einklemmung), Parästhesien oder Opisthotonus (untere Einklemmung), Streckspasmen.

Mittelhirnsyndrom (Koma 3° nach Frohwein) – obere (tentorielle) Einklemmung: Lichtstarre, enge bis mittelweite Pupillen, erhöhter Muskeltonus (Beuge- und Strecksynergismen), Hemiparese, Pyramidenbahnzeichen, vegetative Überfunktion (Hyperventilation, Tachykardie, vermehrte bronchiale Schleimsekretion).
Der Koma-Grad korreliert mit dem intrakraniellen Druck, aber: Bei Mittelhirnsyndrom im Rahmen eines Polytraumas (Koma Grad 3) findet sich in 38 % ein normaler intrakranieller Druck.
Bulbärhirnsyndrom (Koma 4° nach Frohwein) – untere Einklemmung im Foramen magnum: Weite lichtstarre Pupillen, Erlöschen der Hirnstammreflexe, fehlende Abwehrbewegungen, schlaffer Muskeltonus (schlaffe Tetraplegie), erloschene Atmung und vegetative Paralyse (Kreislaufstörungen, Prognose infaust).

Labor: Serumosmolarität sollte 330 mosm/l nicht überschreiten.

Pathogenese: 1. Zytotoxisches, Steroid-resistentes Hirnödem bei vaskulären Prozessen.
2. Vasogenes, Steroid-sensitives Hirnödem z.B. bei Tumoren oder arterieller Hypertonie mit Marklagerveränderungen und Schrankenstörungen.

Röntgen: CCT.
– Schädel nativ beim Kind: Ggf. Nahtverbreiterung, Nahtsprengung.
– Schädel nativ beim Erwachsenen: Ggf. -bei langsamer Progredienz- verstärkte Impressiones digitatae (Wolkenschädel), Erweiterung der Sella turcica und Druckatrophie von Dorsum sellae und Proc. clinoidei. Bei einseitiger Raumforderung Verlagerung der verkalkten Epiphyse.

Therapie des Hirnödems: s. Glioblastom-Therapie. Oberkörperhochlagerung 30°. Analgesie (keine Morphine wie Fortral und Temgesic) und Sedierung. Einschränkung der Flüssigkeitszufuhr, Vermeidung einer Hyponatriämie bzw. zu schnellen Korrektur einer Hypernatriämie. Vermeidung einer Hyperglykämie.
– Freihalten der Atemwege, frühzeitige Indikation zur Intubation und Beatmung mit Analgosedierung zur Verhinderung intrakranieller Druckanstiege durch Husten, Pressen etc., evtl. mit kontrollierter Hyperventilation (pCO$_2$ 25–30 bzw. < 35 mm Hg, normales O$_2$).
– RR-Einstellung auf Werte zwischen 160–180 mm Hg, bei RR < 120 mm Hg systolisch Dopamin:
☆ Dopamin (250/500 mg/50 ml A, ab pH > 8 über Stunden inaktiviert!) über Perfusor 250 mg auf 50 ml NaCl/Glu 5 % = 5 mg/ml, „Nierendosis" 0,5–5 µg/kg/min ggf. bei 70 kg schweren Patienten 1,5–3 ml/h, „Kreislaufdosis" nach Behebung eines Volumenmangels und nach Wirkung 6–10 µg/kg/min ggf. bei 70 kg schweren Patienten 4–10 (20–50 mg/h) bis später maximal 18 ml/h, bei Diureserückgang mit Furosemid 80–120 mg/d. El.-HWZ 1–3 min.
– Bei Hirnödem im Rahmen von Abszess (mit Antibiose), Metastase oder Tumoren (mit perifokalem Ödem):
☆ Kortikoide wie ☆Dexamethason (1,5/4 mg Tbl, 4/8/20/40/48/100/120 mg A). Initial 10 mg i.v., dann 4 mg alle 6 h.

☆ Furosemid (40/500 mg Tbl, 20 mg/2 ml und 250 mg/25 ml A. Liquidum). Wirkungseintritt erst nach 20–30 min.
☆ Glyzerin unter Kontrolle von Blutzucker (4,5 kcal/g!) und Osmolarität (< 330–340 mosm/l) und ggf. mit gleichzeitiger Insulin-Korrektur der verbundenen Hyperglykämie.
1. Saft DAB 85 % (mit z.B. Grapefruitsaft auf 50 % verdünnen) bei ausreichendem Hustenreflex 4 (–5) x 50 ml (wie 125 ml 40 %) bzw. 0,5–1 g/kg alle 4 h, maximal 6 g/kg/d.
50 g oral in Übereinstimmung mit epiduraler Druckmessung mittels TCD doppelt so lange wirksam wie 50 g Sorbit- oder Mannit-Kurzinfusion [Becker S: Transkranielle Dopplersonographie zur Überwachung der Hirnödemtherapie. ANIM (1/96) Saarbrücken].
Gesicherte Hirnödemwirkung nur nach oraler Gabe von 50 %iger Lösung [Spranger M: Zerebrale Durchblutungsstörungen. Akt Neurol 21 (1994) 32–7].
2. Glyzerol (10 % 500 ml Fl) 250 mg/d über (2) 3–4 h (bei 70 kg < 125 ml/h), 1 g/kg, unter bb-Kontrolle maximal 4mal/d.
UAW Hämolyse, Hyperglykämie (Abbau von Glyzerin über Glycerophosphat zu Glukose, Triglyzeriden und Phospholipiden). Hyperosmolares Koma mit hoher Letalität. Venenreizung der 10 %igen Lösung (1379 mosm/l).
☆ Hydroxyäthylstärke – ☆HES – ☆Haes 6 %, 200/ 0,6–0,66, 7,5 % NaCl, unter Kontrolle von Kreatinin 100 ml über 15 min mit Wirkung über 4 h. Effekt bei allen 16 mit Haes behandelten Patienten vs. 10 von 14 mit 40 g Mannit über 15 min behandelten Patienten, maximale Hirndrucksenkung nach Haes deutlicher als nach Mannit, nach 1 h gleich; Haes führt im Gegensatz zu Mannit zu keiner Steigerung des zerebralen Perfusionsdrucks [Schwarz S, Heidelberg: Hirnödemtherapie nach Schlaganfall: Mannitol versus hypertone (NaCl 7,5 %) Hydroxyethyl-Stärke (HES) Lösung. ANIM (1/98) Hamburg].
☆ Mannit – Mannitol (20 % 50 g/250 ml Fl) unter Kontrolle der Serumosmolarität < 330 mosm/l. Infusion über ZVK über < 30 min, 10 % 125 ml alle 4 h (75 kg), 20 % 50 ml alle 4 h bis 125 ml alle 6–8 h (75–100 kg) entspr. 1 g/kg/d. Notfallmäßig bis 200 ml 20 % (40 g) über 15 min mit Wirkung über 4 h.
Wird im Unterschied zu Sorbit und Glycerin nicht metabolisiert, beeinflusst nicht den Glukosestoffwechsel. Elimination langsamer als bei Sorbit und wohl auch Glycerin. Wird ausschließlich renal ausgeschieden.
KI Dehydratation.
Wirkung: Osmotherapie. Hirndrucksenkung über 4 h. Verbessert die zerebrale Perfusion, gemessen vor und 30 min nach Infusion anhand der CBF mittels Xenon-Inhalation [Grossmann W, München-Harlaching. ANIM (1/98) Hamburg].
☆ Sorbit (40 % 100 g/250 ml Fl) unter Kontrolle der Serumosmolarität < 330 mosm/l initial über ZVK 250 ml in 20 min, dann alle 6 h 50 ml in 5 min, 1,5 bis maximal 6 g/kg/d. Wirkung maximal 3,5 h (1–2 h). Wirkungseintritt nach ca 15 min. Zur Osmotherapie.
☆ Tris – Trometamol (36,34 % 20 ml A, 500 ml Fl) nach Osmotherapie 2. Wahl wegen Senkung

des CBF: Nach Hyperventilation und THAM 1 mg/kg als i.v.-Bolus und bei Erfolg über Perfusor mit Ziel-pH 7,5–7,55 bei 3 von 10 Patienten Senkung des CBF um > 10 %, so dass ein erweitertes Monitoring der zerebralen Hämodynamik erforderlich ist [Keller E, Heidelberg: Die Überwachung des Zerebralen Blutflusses (CBF) unter Hirndrucktherapie beim akuten raumfordernden Hemisphäreninfarkt. ANIM (1/98) Hamburg].

Bei Anstieg der Hirndruckwerte > 25 mm Hg Testdosis 10 ml 0,3-molar über 3–5 min, bei Hirndrucksenkung und guter Verträglichkeit 0,02– 0,13 ml/kg/h, gesteuert über den Hirndruckabfall, den pH-Wert < 7,55 und BE < 8. Gegen Alkalosen Arginin-HCl [Münkel K:

THAM-Therapie: Ein wirksamer Behandlungsansatz zur Hirndrucksenkung bei schwerem Schädel-Hirn-Trauma. ANIM (1/96) Saarbrücken].

Azidose: Nach Ausgleich einer Hypovolämie initial 5 ml/kg Tris-steril in 30 min, maximal 0,5 mg/kg = 12,5 ml/kg. THAM 0,3-molar in mg = kg x negativer Baseexzess. Trispuffer : NaHCO$_3$ = 2 : 1.

El.-HWZ 7 h. UAW Atemstillstand.

Wirkung: Azidosetherapeutikum mit Herabsetzung der CO_2-Konzentration durch Eliminierung über die Niere.

Therapie operativ: Entlastungskraniotomie s. zerebrale Ischämie.

Hirnkompression nichttraumatisch (Compressio cerebri), Hirn(stamm)herniation   G93.5

Hirnmetastasen s. vor Hirntumoren.

Hirnnerven – Hirnnervenstörungen – Hirnnervenparesen – multiple Hirnnervenausfälle   G52.7

Multiple Hirnnervenlähmungen bei andernorts klassifizierten infektiösen und parasitären
  Krankheiten   G53.1
Multiple Hirnnervenlähmungen bei Sarkoidose   G53.2
Multiple Hirnnervenlähmungen bei Neubildungen   G53.3
  Gutartige Neubildungen der Hirnnerven (Akustikusneurinom)   D33.3
  Unsicheres oder unbekanntes Verhalten   D43.3
Sonstige Krankheiten der Hirnnerven bei sonstigen andernorts klassifizierten Krankheiten   G53.8
Hirnnervenverletzungen   S04

s. Doppelbilder – Diplopie, Dysarthrie, einzelne Hirnnerven, Hirnstamm-Syndrome, Ophthalmoplegie, Schädelbasis.

Ätiologie der Läsion und Anatomie: Schädigung der Kerngebiete oder peripher im Nervenverlauf.
siehe Tabelle auf nächster Seite

– Multiple, variable Hirnnervenparesen bei: Diabetes (meist mit Schmerzen), basale Meningitis oder Meningeosis, Neuroborreliose-Polyradikulitis (meist mit Schmerzen), Polyneuritis cranialis, Paraproteinämie, Vaskulitiden: Cogan-Syndrom, Panarteriitis nodosa, benigne oder maligne Tumoren mit knöchernen Veränderungen im Bereich der Schädelbasis, Traumen (Frakturen der okzipitalen Kondylen).

Megadolichobasilaris als seltene, ggf. mechanische Ursache von isolierten oder kombinierten (VI–X) Hirnnervenstörungen.

Arteriovenöse Malformationen – Durafistel („Steal"-Mechanismus, die Hirnnerven werden von Ästen meningealer Arterien versorgt).

Moebius-Syndrom: Q87.0
Abduzens- und Fazialisparese bzw. -plegie bei zumeist angeborener Kerndysplasie bzw. Kernaplasie, häufig beidseits, ggf. können neben VI + VII auch die Hirnnerven III, V, XI und XII betroffen sein. Fakultativ Fehlbildungen an Kopf, Brustkorb oder Extremitäten.

Ätiologie bulbärer Symptome: Bulbäre Symptomatik bei Paresen der durch die unteren Hirnnerven innervierten Muskeln, supranukleär, nukleär, peripher neurogen oder muskulär bedingt.

Hirnnerven	Hirnnervenaustritt aus der Schädelbasis durch folgende Foramina-Syndrome
I Olfactorius	Lamina cribrosa
II Opticus	Fissura orbitalis superior: II, III, IV, V$_1$, VI
I + II	Frontobasaler Prozess (z.B. Meningeom), klinisch ggf. mit Frontalhirnsyndrom.
III Oculomotorius	Fissura orbitalis superior: II, III, IV, V$_1$, VI
IV Trochlearis	Fissura orbitalis superior: II, III, IV, V$_1$, VI

V Trigeminus:

V₁ N. ophthalmicus	Fissura orbitalis superior: II, III, IV, V$_1$, VI
V₂ N. maxillaris	Foramen rotundum
V₃ N. mandibularis	Foramen ovale
VI Abducens	Fissura orbitalis superior: II, III, IV, V$_1$, VI
II, III, IV, V$_1$ (N. ophthalmicus), VI	Syndrom der Orbitaspitze
III, IV, V$_1$ (N. ophthalmicus), VI	Fissura orbitalis superior-Syndrom (Kopfschmerz?)
	Sinus cavernosus-Syndrom (Exophthalmus, Chemosis?)
VII Facialis	Porus acusticus internus: VII, VIII
V$_1$, VI, VII	Syndrom der Felsenbeinspitze (Gradenigo-Syndrom)
VIII Vestibulocochlearis – Statoacusticus	Porus acusticus internus: VII, VIII
V$_1$, V$_2$, VI, VII, VIII	Syndrom des Kleinhirnbrückenwinkels (im Verlauf Hemiataxie)
IX Glossopharyngeus	Foramen jugulare: IX, X, XI. Austritt aus dem Hirnstamm lateral.
X Vagus	Foramen jugulare: IX, X, XI. Austritt aus dem Hirnstamm lateral.
XI Accessorius	Foramen jugulare: IX, X, XI. Austritt aus dem Hirnstamm lateral.
IX, X, XI	Foramen jugulare-Syndrom: Affektion/Läsion an oder außerhalb der Schädelbasis.
	Siebenmann-Syndrom = traumatisches Foramen jugulare-Syndrom bei Schädelbasisfrakturen mit Beteiligung des Foramen jugulare.
	IX–XI (nicht XII) sind Kiemenbogennerven, d.h. sie innervieren in der Wand des Kopfdarmes Körperabschnitte viszeraler Herkunft.
XII Hypoglossus	Canalis hypoglossi. Austritt aus dem Hirnstamm medial an der Grenze zwischen Pyramide und Olive.
IX, X, XI, XII (kaudale Hirnnerven)	Syndrom des kraniozervikalen Übergangs (Collet-Sicard-Syndrom = Foramen jugulare-Syndrom mit einseitiger Hypoglossusparese).
IX, X, XI, XII, Halssympathikus	Syndrom des Retropharynx (Villaret) mit homolateralem Horner
V–XII	Syndrom der Schädelbasis bzw. Hemibasis (Garcin-Syndrom): Einseitige Läsion aller oder mehrerer der Hirnnerven V–XII bei infiltrierend wachsenden Tumoren der Schädelbasis, meist vom Rhinopharynx ausgehend.

1. Supranukleär bzw. zerebrovaskulär bedingt
   I67.9
   Pseudobulbärparalyse bei zerebralem Gefäßprozess ohne Atrophie, ohne Faszikulieren, mit gesteigertem Masseterreflex.
   Bilaterales vorderes Operkularsyndrom. Encephalomyelitis disseminata, Creutzfeldt-Jakob-Erkrankung.
2. Nukleär bedingt: Hirnstammprozess mit Läsion der Kerngebiete (vaskulär, Tumor). Progressive Bulbärparalyse (amyotrophe Lateralsklerose) mit Atrophien und Faszikulieren. Basiläre Impression. Poliomyelitis bulbäre Form. Paraneoplastisch. Syringobulbie, Syringomyelie.
3. Peripher bedingt: Polyneuritis cranialis. Basiläre Impression.
   Bei Aneurysma extrakraniell der A. carotis interna: Kasuistik mit akuten einseitigen Kopfschmerzen und anschließend ipsilateralen Ausfällen der Hirnnerven IX, X und XII und Horner-Syndrom bei thrombosiertem extrakraniellen Aneurysma mit Verschluss der A. carotis interna und Irreführung durch eine IgG-Paraproteinämie, verdächtigt als extramedulläres Plasmozytom. Differentialdiagnose Migräne, Arteriitis temporalis [Doerr M, Freiburg: Multiple Hirnnervenausfälle und Horner-Syndrom bei extrakraniellem Aneurysma der A. carotis interna. Akt Neurol 12 (1985) 161–3].
   Foramen jugulare-Syndrom (IX–XI) und Collet-Sicard-Syndrom (IX–XII:
   - Entzündung (tuberkulöse und luetische Meningitis, Sarkoidose, chronische Otitis, Pharynx-Phlegmone), Osteolyse, Plasmozytom.

   - Trauma: Schädelbasisfraktur (Siebenmann-Syndrom); Schuss-, Hieb- und Stichverletzungen.
   - Tumor: Extrakraniell besonders Karzinome. Intra- bzw. intra- und extrakraniell Glomus jugulare-Tumor, Meningeom, Neurinom, Cholesteatom, Chordom, Chondrom, Epidermoid-Tumor, Karzinome und Sarkome des Rhinopharynx, Metastasen.
   - Vaskulär: Carotis interna-Aneurysma, fibromuskuläre Dysplasie, Phlebitis, Vena jugularis interna-Thrombose.
4. Muskulär bedingt (DD des Foramen jugulare-Syndroms): Myasthenia gravis. Polymyositis, atypische Myopathie. Thyreotoxikose mit Bulbärparalyse.

Klinik bulbärer Symptome: Anamnese: Familiäre Belastung? Vorausgegangenes HWS-Trauma (Hämatobulbie)? Risikofaktoren, frühere zerebrale Ischämien, bulbäre Symptome akut (ischämisch bedingte Pseudobulbärparalyse) oder langsam progredient aufgetreten (degenerativ bedingt), fluktuierend oder abends deutlicher (Myasthenie)? Kurzatmigkeit (N. phrenicus, spinaler Prozess)?
- Foramen jugulare-Syndrom: Gaumensegelparese mit Kulissenphänomen, Hypästhesie am weichen Gaumen und in der Tonsillennische mit herabgesetztem Würgreflex, Geschmacksstörung am hinteren Zungendrittel, Rekurrensparese mit Heiserkeit, einseitige Parese des M. sternocleidomastoideus und Trapezius.

Hirnödem s. Hirndruck.

Hirnorganisches Psychosyndrom s. Psychosyndrom.

Hypoxischer Hirnschaden

Zerebrale Anoxie, anoxische Enzephalopathie   G93.1
Lance-Adams-Syndrom s. Myoklonus   G93.1
Intrauterine Hypoxie erstmals vor Wehenbeginn   P20.0
Intrauterine Hypoxie während Wehen und Entbindung festgestellt   P20.1

Ätiologie:
– Zerebrale Hypoxie: Hypoxische Anoxie, anämische Anoxie, zerebrale Ischämie.
  Herzstillstand (mit Reanimation). Herzfehler.
  Thorakale Bagatelltraumen: Kasuistik eines
  17-Jährigen mit Tritt gegen die Thoraxwand
  bei Rauferei und bis dahin nicht bekannter
  obstruktiver Kardiomyopathie, ein 19-Jähriger
  Torwart nach gefangenem Schuss ohne kardiale Vorschädigung [Rechlin T: Hypoxämische Hirnschädigung als Folge von Bagatelltraumen des Herzens. ANIM (1/90) München].
– Kohlenmonoxid-Intoxikation (CO-Intoxikation) s. Intoxikation.
– Schädel-Hirn-Trauma.

Diagnostik: s. Röntgen, s. Intoxikation – Kohlenmonoxid. SSEP s. Prognose. Myoklonus.

Klinik: s. Apallisches Syndrom. Demenz. Verwirrtheitszustände. Kontrakturen.

Labor – Prognose:
– S-100 Protein (Aktivitätsmarker für Astroglia)
  war bei 14 Patienten mit schlechtem Therapieergebnis gegenüber 10 Patienten mit geringen
  neurologischen Defiziten signifikant erhöht,
  maximal am 2. Tag mit 1,71 (0,05) µg/l, 3. Tag
  mit 0,82 (0,0) µg/l; alle Patienten mit erhöhtem
  S-100 an Tag 3 und 7 hatten eine schlechte Prognose [Schreiner A, Mannheim: Neuron-specific
  enolase and S-100 Protein: Reliable prognostic
  markers for the neurological outcome after hypoxic brain injury. (9/96) Göttingen].
– Neuronspezifische Enolase (NSE, n ≤ 35 ng/ml)
  tägliche Kontrolle die ersten 5 Tage: Erhöht bei
  fokaler und diffuser ischämischer Hirnschädigung mit Maximum im Serum nach 3–4 Tagen.
  Nicht tauglich zur Unterscheidung zwischen
  TIA und definitivem Hirninfarkt [Iglseder B:
  Beitrag der neuronspezifischen Enolase (NSE)
  zur Früherfassung bleibender neurologischer
  Defizite bei zerebrovaskulären Erkrankungen.
  Akt Neurol 22 (1995) 93–6].

Signifikant erhöht bei 14 Patienten mit
schlechtem Therapieergebnis gegenüber 10 Patienten mit geringen neurologischen Defiziten,
am 2. Tag 48 (12,7) µg/l, 3. Tag 72,7 (11,5) µg/l,
7. Tag 53,9 (9,9) µg/l; alle Patienten mit > 2,5-
fach erhöhtem NSE bei Aufnahme hatten eine
schlechte Prognose, alle Patienten mit erhöhtem NSE an Tag 3 verstarben [Schreiner A,
Mannheim: Neuron-specific enolase and S-100
Protein: Reliable prognostic markers for the
neurological outcome after hypoxic brain injury. (9/96) Göttingen].
NSE zwischen dem 3. und 5. Tag > 120 ng/ml
bei hypoxischem Hirnschaden spricht für eine
schlechte bzw. infauste Prognose.
Von 8 reanimierten Patienten verstarben 2 (GOS
1), ein Patient verblieb im apallischen Syndrom
(GOS 2), diese 3 Patienten hatten initial hohe
Konzentrationen von S 100 und NSE (S 100 –
Santec 100 lag bei 91 % von 23 gesunden Probanden unter 0,15 µg/ml, NSE in 87 % unter
12,5 ng/ml) mit Persistenz hoher Werte über 5
Tage, bei besserem Behandlungsergebnis (GOS
3–5) waren die Werte spätestens nach 48 h
normalisiert [Pfeifer R: Serumkonzentration
von Sangtec 100 und Neuronenspezifischer
Enolase – eine nichtinvasive Methode zur Beurteilung der Schwere des hypoxisch-ischämischen Hirnschadens nach komplexer Reanimation (CPR). ANIM (1/98) Hamburg].
– Fehlende N35-N70 sind trotz normalem
  Primärkomplex (N20/P25) mit einer ungünstigen Prognose verbunden [Lechner C, MPI
  München: Frühprognose des hypoxischen
  Hirnschadens mit Long-latency-SSEP und serieller Messung der neuronenspezifischen Enolase. (9/98) München].

Prognose: Das Lance-Adams-Syndrom korreliert
infolge diffuser Schädigung kortikaler und thalamischer Strukturen mit einer ungünstigen
Prognose.

Therapie: s. apallisches Syndrom.

Diffuse Hirnsklerose – Encephalitis periaxialis – M. Schilder   G37.0

Hirnstamm-Anfälle   R56.8
s. Encephalomyelitis disseminata – Klinik – Besonderes – Paroxysmale Phänomene.

Hirnstamm-Syndrome

s. intrazerebrale Blutung – Hirnstamm-Blutung.
s. zerebrale Ischämie.

Ätiologie:
- Tonische Hirnstamm-Anfälle (Spinale tonische Spasmen) s. Encephalomyelitis disseminata.
- Hirnstamm-Blutung s. intrazerebrale Blutung.
  I61.3
- Hirnstamm-Infarkt bedingt durch Verschluss oder Stenose der
  A. basilaris / der A. vertebralis   G46.3 / G45.0
  s. zerebrale Ischämie.
- HWS-Affektion: s. Einteilung. HWS-Trauma [Prestar F: „Paralysis cruciata"- ein seltenes Hirnstammläsionssyndrom nach HWS-Trauma. Nervenarzt 64 (1993) 396–400].. Atlantookzipitale Instabilität (s. Tuberkulose).

- Megadolichobasilaris als seltene Ursache von Hirnstamm-Ischämien, isolierten und kombinierten (VI–X) Hirnnervenstörungen.
- Syringobulbie/Syringomyelie: 1. Kasuistik bei 72-Jährigem mit bisher nicht bekannter Syringomyelie und akuter einseitiger Hypoglossus- und Glossopharyngeusparese, im Bereich $C_{2/3}$ Schmerzen und in C_4 gestörtem Temperaturempfinden ohne sonstige Ausfälle;
  2. Kasuistik bei 73-Jährigem mit bekannter Syringomyelie und akutem Auftreten über 24 h von Drehschwindel, rotatorischem Nystagmus, Dysarthrie und Dysphagie [Saskia H: Paroxysmale Hirnstamm-Symptome bei Syringomyelie: Eine seltene Differentialdiagnose der vertebrobasilären Insuffizienz. DGN (9/98) München].

Einteilung: siehe Tabelle

Name	ipsilateral	kontralateral	Lokalisation
Parinaud-Syndrom (Syndrom der Vierhügelplatte)	Vertikale Blickparese nach oben	Konvergenzschwäche	obere Vierhügel
	Vertikale Blickparese nach unten oder vertikaler Nystagmus	Konvergenzschwäche (Schlaf-Wach-Rhythmus gestört)	untere Vierhügel
Nothnagel-Syndrom	**III. HN** Okulomotoriusparese	Hemiataxie	Vierhügelgegend
Weber-Syndrom (Hemiplegia oculomotoria alternans)	Okulomotoriusparese	Hemiparese, Ataxie, Intentionstremor, Rigor	Mittelhirnfuß
Claude-Syndrom (unteres Rubersyndrom)	Okulomotorius- o. Blickparese	Hemiparese, Hemiataxie	Mittelhirn, Nucleus ruber
Benedikt-Syndrom (unteres Rubersyndrom)	Okulomotorius- o. Blickparese zur Herdseite schwankender Gang	Hemiparese, Hemiataxie, Intentionstremor, Rigor, Myorhythmien, oft kein Babinski	Mittelhirn, Nucleus ruber
Raymond-Céstan-Syndrom	Blickparese zur Herdseite (VI.)	Sensibilitätsstörung (evtl. auch Trigeminus)	orale Brückenhaube, A. cerebelli sup.
Paramedianes Ponssyndrom	(Ataxie)	Parese, Ataxie, Hypotonie	Aa. paramedianae
Laterales Brückensyndrom	V. HN, Ataxie, (Horner) ggf. Gaumensegelmyorhythmie	Dissoz. Hemihypästhesie	laterale Brücke, Aa. circumferentes breves o. AICA
Gasperini-Syndrom	**V.-VIII. HN**, Blickparese, Hörstörung, Nystagmus, Ataxie, zerebelläre Sprachstörung	Dissoz. Hemihypästhesie	kaudale Brückenhaube,
Foville-Syndrom	**VI. HN**, evtl. Fazialisparese	Hemiparese	kaudale Brückenhaube, A. cerebelli sup.
Millard-Gubler-Syndrom (Hemiplegia facialis alternans)	**VII. HN** nukleäre Fazialisparese	Hemiparese	kaudale Brückenhaube, A. cerebelli sup.
Brissaud-Syndrom	Faziale Myokymien oder persistierende tonische Fazialiskontraktionen	Hemiparese	kaudale Brückenhaube
Avellis- (X), Schmidt- (X–XII), Tapia- (X, XII, ggf. XI), Vernet-, Céstan-Chenais-Syndrom	jeweils Gaumensegel- und Rachenhinterwandparese	jeweils Hemiparese und Hemihypästhesie	laterale Oblongata
Déjérine-Syndrom (mediales Oblongata-Syndrom)	**XII. HN** Hypoglossusparese	schlaffe Hemiparese mit Pyramidenbahnzeichen	mediale Oblongata
Jackson-Syndrom	Hypoglossusparese (ggf. + X)	Hemiparese, Hypästhesie bes. Hinterstrang (Ataxie)	untere paramed. Oblongata, A. spinalis anterior
Hemiplegia cruciata	Beinparese	Armparese	Pyramidenkreuzung

Wallenberg-Syndrom   I63.5, G46.3

syn. Syndrom der dorsolateralen Medulla oblongata durch Ischämie der A. cerebelli inferior posterior (PICA).
s. Borreliose – Vaskulitis, Schwindel I. Labyrinthischämie, II. Akutes Unterwurmsyndrom.
s. Vertebralisdissektion.
Anatomie: Arteria cerebelli inferior posterior-Infarkt (PICA-Infarkt). Bilaterale PICA-Infarkte bei Basilaristhrombose, Basilarisstenose bei distalen PICA-Abgängen oder kasuistisch bei unpaariger, nur einseitiger Anlage der A. cerebelli inferior posterior.
Klinik: Klinisch relevanteste Hirnstamm-Symptomatik. Plötzlich heftiger Drehschwindel mit Erbrechen über Tage bis Wochen.
1. Ipsilateral:
– Sympathikus-Bahn: Horner-Syndrom, Hypohidrosis, Vasodilatation im Gesicht.
– V. Hirnnerv mit Tractus trigeminus: Analgesie und Thermästhesie, ggf. Ageusie, Dysarthrie.
– Area postrema: Übelkeit/Erbrechen.
– VIII. Hirnnerv: Ipsiversiv Schwindel (mit Zwangshaltung des Kopfes mit Kippung zur kranken Seite und Augentorsion – Ocular tilt-Reaktion – mit ipsiversivem Schwindel bei Tonusdifferenz des vertikalen vestibulo-okulären Reflexes in der Rollebene, *Therapie:* Carbamazepin),
Nystagmus (auch peripher mitbedingter Nystagmus, meist zur Herdseite rotierender Spontannystagmus),

Fallneigung nach ipsilateral, Hypakusis.
– IX. + X. Hirnnerv (N. ambiguus): Stimmbandparese (Dysarthrie, Heiserkeit), Gaumensegelparese (Schluckstörung/Dysphagie), Rachenhinterwandparese.
– X. Hirnnerv: Tachykardie, Dyspnoe.
– Tractus spinocerebellaris anterior: Hemiataxie und Hypotonie.
– Selten Tractus tegmentalis centralis: Gaumensegelmyorhythmien, Substantia reticularis: Singultus.
2. Kontralateral: Tractus spinothalamicus: Kontralaterale dissoziierte Empfindungsstörung (Analgesie und Thermästhesie).
Besonderes: Bei initial latenter Fazialisparese mit Hypolakrimation nach 6 Monaten sekundär Auftreten minutenlanger tonischer Fazialiskontraktionen wohl durch Hyperexzitabilität im Bereich des Fazialiskerns bei postenzephalitischen Umbauvorgängen [Zieroth S, Halle: Intermittierende tonische Fazialiskontraktion nach Enzephalitis der Medulla oblongata. (9/96) Göttingen].
Im NREM-Schlaf zunehmende Hypoventilation mit reduzierter Atemfrequenz und Atemtiefe, im REM-Schlaf zusätzlich pharyngeale Obstruktion mit Abfall der Sauerstoffsättigung bei Fehlen von atmungskorrelierten Arousalreaktionen [Schäfer D, Witten: Differenzierung zentraler Atmungsstörungen im neurologischen Schlaflabor mit nichtinvasiver Messtechnik. (10/97) Dresden].

Hirnstamm-Reflex-Score (Liege-Skala) s. Glasgow-Coma-Scale.

Hirntod

Ätiologie:
– Primäre Hirnschädigungen sind insbesondere schwerste Hirnverletzung, (spontane) intrakranielle Blutung, Hirninfarkt,
seltener auch maligne Hirntumoren oder akuter Verschluss-Hydrozephalus (1.1.).
– Sekundäre Hirnschädigung kann die Folge von Hypoxie, von kardial bedingtem Kreislaufstillstand oder andauerndem Schock sein.

Anatomie – Histologie: „Irreversible Nekrose des menschlichen Gehirns nach einer vollständigen Anoxie von 5 bis 8 Minuten.
Aus diesen physiologischen und pathologisch-anatomischen Befunden ist zu folgern, dass der Nachweis eines vollständigen zerebralen Zirkulationsstillstands über mehr als 8 Minuten zu Recht als sicherer Beweis des vollständigen und irreversiblen Funktionsausfalls des gesamten Gehirns gilt. Damit kann bei Vorliegen der klinischen Zeichen des Funktionsausfalls des gesamten Gehirns der Tod unmittelbar und ohne weitere Wartezeit festgestellt werden" [Haupt, Schober, Angstwurm, Kunze: Die Feststellung des Todes durch den irre-

versiblen Ausfall des gesamten Gehirns – („Hirntod"). DÄB 90/45 (12.11.93) B-2222].

Definition: „Zustand des irreversiblen Erloschenseins der Gesamtfunktion des Großhirns, des Kleinhirns und des Hirnstamms bei einer durch kontrollierte Beatmung noch aufrechterhaltenen Herz-Kreislauffunktion. Der Hirntod ist der Tod des Menschen" [Wiss. Beirat Bu-Ärzte-Ka: Kriterien des Hirntodes. DÄB 88/49 (5.12.91) B-2855–60].
„Die klinische Untersuchung mit zweimaligem Nachweis der Symptome Koma, Ausfall aller Hirnstammreflexe und Apnoe … ist zuverlässig und erlaubt die zweifelsfreie Diagnose des Todes … Der vollständige und endgültige Funktionsausfall des Gehirns kann ohne apparative Zusatzuntersuchungen zweifelsfrei nachgewiesen werden" [Haupt, Schober, Angstwurm, Kunze: Die Feststellung des Todes durch den irreversiblen Ausfall des gesamten Gehirns – („Hirntod"). DÄB 90/45 (12.11.93) B-2222].

Diagnose – Diagnostik: Durchführung durch zwei Untersucher. Beide Ärzte müssen unabhängig von einem Transplantationsteam sein, wenigstens einer muss über mehrjährige Erfahrungen in der Intensivbehandlung von Patienten mit schwerer Hirnschädigung verfügen.

„Die Diagnose des Hirntodes stützt sich auf
die exakte Einhaltung von Voraussetzungen (1.1. und 1.2.),
die Feststellung der klinischen Symptome von Koma, Hirnstamm-Areflexie und Atemstillstand, sowie
auf den Nachweis der Irreversibilität des Hirnfunktions-Verlustes" (2.1. bis 2.7.) [Wiss. Beirat Bundes-Ärzte-Kammer: Kriterien des Hirntodes. DÄB 88/49 (5.12.91) B-2855– 60].

1.1. Voraussetzungen: Vorliegen einer akuten schweren primären oder sekundären Hirnschädigung (s.o. Ätiologie).
Bei den primären Hirnschädigungen ist zwischen supratentoriellen und infratentoriellen Schädigungen zu unterscheiden: Bei primärer infratentorieller Hirnschädigung ist eine EEG-Kontrolle zwingend erforderlich
[Frowein R: Hirntod-Diagnostik bei primärer infratentorieller Hirnschädigung. Nervenarzt 58 (1987) 165–70].

1.2. „Mit einer jeden vernünftigen Zweifel ausschließenden Gewissheit" muss der Ausschluss sichergestellt sein von
Intoxikation,
neuromuskulärer Blockade (Relaxation),
Unterkühlung (primäre Hypothermie),
endokrinem oder metabolischem Koma,
Kreislaufschock (systolischer RR)
als mögliche Ursache oder wesentliche Mitursache des Ausfalls der Hirnfunktion im Untersuchungszeitraum.

2. Maßgebliche klinische Symptome des Ausfalls der Hirnfunktion:
2.1. Bewusstlosigkeit (Koma),
2.2. Lichtstarre beider wenigstens mittel-, meistens maximal weiter Pupillen, wobei keine Wirkung eines Mydriatikums vorliegen darf,
2.3. Fehlen des okulozephalen Reflexes,
2.4. Fehlen des Kornealreflexes.
2.5. Fehlen von Reaktionen auf Schmerzreize im Trigeminusbereich,
2.6. Fehlen des Pharyngeal-/ Trachealreflexes,
2.7. Ausfall der Spontanatmung: Apnoe-Test mit Hypoventilationsphase, d.h. nach vorausgehender Beatmung mit 100 % Sauerstoff Reduzierung des Ventilationsvolumens auf ein Viertel des Ausgangsvolumens, bis der $paCO_2$-Wert mindestens 60 mm Hg erreicht hat, und danach Diskonnektionsphase, d.h. unter hinreichender Insufflation von Sauerstoff in den Endotrachealkatheter die Diskonnektion zur Objektivierung der Apnoe.
„Der Ausfall der Spontanatmung ist bewiesen, wenn in einer angemessenen Frist keine spontanen Atemzüge auftreten" [Wiss. Beirat Bu-Ärzte-Ka: Kriterien des Hirntodes. DÄB 88/49 (5.12.91) B-2855–60].
Bei 1400 Tests in über 20 Jahren wurden nie Hirndruckanstieg oder eine Myokardischämie ausgelöst [Angstwurm (26.9.96) in Göttingen].
2.8. ☆Atropin (Atropinsulfat 0,5 mg/1 ml A). Atropintest bei Hirntoten (nicht vorgeschrieben): Die Tachykardie durch Atropin ist an die Intaktheit zentraler parasympathischer Rezeptoren (dorsales Vagus-Kerngebiet) im unteren

Hirnstamm gebunden und im Hirntod vollständig erloschen. Primär langsam intravenöse Testdosis von 0,5 mg (1 A) führt bei Gesunden zu einer deutlichen Herzfrequenzzunahme, bei Hirntoten sind sekundär 2 mg (4 A) im Bolus ohne Effekt.

3. Ohne ergänzende Untersuchungen entsprechend Ziffer 3 müssen die unter Ziffer 2 aufgeführten Ausfallssymptome mehrmals übereinstimmend nachgewiesen werden (Beobachtungszeit)
bei Erwachsenen und älteren Kindern nach primärer Hirnschädigung whrd. mindestens 12 Stunden,
bei Erwachsenen und älteren Kindern nach sekundärer Hirnschädigung whrd. drei Tagen,
bei Neugeborenen und Säuglingen whrd. 72 Stunden (drei Tage),
bei Kleinkindern bis zum vollendeten zweiten Lebensjahr whrd. 24 Stunden.
Ergänzende Untersuchungen, nach denen bei beweisendem Befund und nur bei Vorliegen der o.g. Bedingungen (1.) und klinischen Symptome (2.) sofort der Hirntod festgestellt werden kann:

3.1. EEG mit mindestens acht Skalpelektroden bei einem Mindestabstand von 10 cm, Beurteilung durch einen erfahrenen Arzt.
Bei primärer infratentorieller Hirnschädigung ist eine EEG-Kontrolle zwingend erforderlich.
Bei sekundärer Hirnschädigung sollte ein Null-Linien-EEG frühestens sechs Stunden nach Eintritt der Hirnschädigung abgeleitet werden.
Während einer kontinuierlichen Registrierung über mindestens 30 Minuten eine hirnelektrische Stille (Null-Linien-EEG).
Wegen der physiologischen Unreife des Gehirns muss, bevor der Hirntod festgestellt werden kann
bei Neugeborenen und Säuglingen die EEG-Registrierung nach 72 Stunden,
bei Kleinkindern bis zum vollendeten zweiten Lebensjahr nach 24 Stunden wiederholt werden.

3.2. Evozierte Potentiale:
FAEP: Bei primärer supratentorieller und bei sekundärer Hirnschädigung in mehrfachen Untersuchungen schrittweises bilaterales Erlöschen der intrazerebralen Komponenten, Welle III–V der FAEP (gilt nicht bei Neugeborenen).
Bei erstmaliger Untersuchung der FAEP erst nach der Apnoe – vorbestehende Taubheit muss ausgeschlossen sein – erlaubt das sofortige Fehlen der Wellen III–V dieselben Rückschlüsse wie das schrittweise Erlöschen, sofern mindestens die Welle I bilateral eindeutig erhalten ist.
Medianus-SEP: Der bilaterale Ausfall der bei Voruntersuchungen vorhandenen SEP-Komponenten weist auf einen Funktionsausfall des Großhirns hin, sofern eine primär infratentorielle Läsion und eine Verletzung des Halsmarks sowie des peripheren Nervenabschnitts ausgeschlossen sind.

3.3. Zerebrale Panangiographie: Trotz sicherer Aussage umstritten, da aus juristischer Sicht eine diagnostische Methode, die keine therapeutischen Konsequenzen für den Patienten hat, diesen nicht gefährden darf (allergischer Schock, Blutungen etc.!).
Ultraschalluntersuchungen der extrakraniellen und basalen intrakraniellen Gefäße einschließ-

lich der A. basilaris durch einen in dieser Methode speziell erfahrenen Untersucher, „wenn bei mindestens zweimaliger Untersuchung im Abstand von wenigstens 30 Minuten einer der folgenden Befunde beidseitig dokumentiert wird:
1. Biphasische (oszillierende) Strömung mit gleich ausgeprägter antero- und retrograder Komponente, oder
kleine frühsystolische Spitzen, die kleiner als 50 cm/s sind, und sonst
fehlende systolische und diastolische Strömung in den Aa. cerebri mediae und Aa. carotides internae intrakraniell sowie in den übrigen beschallbaren intrakraniellen Arterien und den extrakraniellen Aa. carotides internae und Aa. vertebrales.
2. Ein Fehlen der Strömungssignale bei transkranieller Beschallung der Hirnbasisarterien kann nur dann als sicheres Zeichen eines zerebralen Kreislaufstillstandes gewertet werden, wenn derselbe Untersucher einen Signalverlust bei zuvor eindeutig ableitbaren intrakraniellen Strömungssignalen dokumentiert hat und an den extrakraniellen hirnversorgenden Arterien ebenfalls ein zerebraler Kreislaufstillstand nachweisbar ist" [Wiss. Beirat Bu-Ärzte-Ka: Kriterien des Hirntodes. DÄB 88/49 (5.12.91) B-2855–60].

Unsicher und von der Erfahrung des Untersuchers abhängig. Ausschluss von Patienten mit großen Trepanationslücken [Reutern M: Zerebraler Zirkulationsstillstand. Diagnostik mit der Dopplersonographie. DÄB 88/49 (5.12.91) B-2844–8].
SPECT mit Technetium 99m-HMPAO – zerebrale Perfusionsszintigraphie (in den USA seit 1981 als Untersuchungsmethode zur Hirntodfeststellung anerkannt) „hat die Vorteile der nichtinvasiven Untersuchungsmethode am Krankenbett, der intravitalen Kontrolle durch Mitbeurteilung anderer Organe und der geringen Strahlenbelastung". Nach i.v.-Gabe von 370 MBq (10 MCI) mit ^{99m}Tc markiertes HMPAO (Hexamethyl-Prophylenaminoxim; Ceretec, Amersham) sequentielle Aufnahmen über jeweils 2–60 s in anteriorer Projektion und planare Aufnahmen nach 10 und 20 min in anteriorer und lateraler Projektion.
Bei negativer Szintigraphie bei 6 von 9 zusätzlich mit EEG untersuchten Patienten noch erhaltene kortikale Restaktivität im Delta- und Subdelta-Bereich [Berlit P: HM-PAO-Hirnblutflußszintigraphie in der Manifestationsphase des Hirntodes. Nervenarzt 63 (1992) 101–4].
(Der Blinzelreflex erlischt klinisch mit dem Eintreten der Hirnstamm-Areflexie)

Hirnmetastasen

C79.3

Intrakranielles Granulom

G06.0

s. Meningeosis carcinomatosa/neoplastica.
    s. Meningeosis melanoblastica.
s. Hirntumoren-Einteilung XI.
    s. Lymphome. Metastatische Tumoren.

Ätiologie:
– 44-> 50 % Bronchial-Karzinom (meist unbekannter Primärtumor, zerebrale Metastasen in 35 %, davon bei Diagnosestellung in 54 % multipel),
– 19 % Mamma-Karzinom (Hirnmetastase i.d.R. bei bereits vorbekanntem Primärtumor, zerebrale Metastasen in 21 %),
– Melanom (meist bekannter Primärtumor, zerebrale Metastasen in 50 %, davon bei Diagnosestellung in 59 % multipel),
– Nieren-Karzinom (zerebrale Metastasen bei Tumoren des Urogenitaltrakts in 17 %, bei Hypernephrom in 69 % Solitärmetastasen),
– Chorioepitheliom, Schilddrüsen-Karzinom, kolorektale Karzinome (meist bekannter Primärtumor). Zervix- und Uterus-Karzinom [Prozentangaben aus Neubauer U: Metastasen im zentralen Nervensystem. Nervenheilkunde 12 (1993) 140–3].

Anatomie: Hirnmetastasen treten entsprechend der Durchblutungsrate auf, zu 80 % in den Großhirnhemisphären, 16–18 % im Kleinhirn und 2–3 % im Hirnstamm. Als Ausnahme metastasieren Tumoren des Gastrointestinaltrakts, des Uterus und der Prostata zu 53 % solitär infratentoriell, zu 40 % ins Kleinhirn und zu 13 % in den Hirnstamm.

Differentialdiagnose: Hirnabszess, hirneigene Tumoren, intrazerebrale Blutungen (bei Tumoreinblutung), selten Hirninfarkte.

Epidemiologie: Altersgipfel mit 50 Jahren. 10–14 % aller intrakraniellen Tumoren. Auftreten bei 25 % mit malignen Tumoren, davon in 33 % als Erstmanifestation eines Primärtumors.

Klinik: Allgemeine Hirndruckzeichen (Kopfschmerzen 49 %, Übelkeit und Erbrechen 19 %, Schwindel 19 %), fokal-neurologische Ausfälle (Lähmungen 45 %, Sprachstörungen 18 %, Gangstörungen 15 %, Sehstörungen 14 %), Wesensänderung 27 %, zerebrale Krampfanfälle 16 % (n = 243) [Hamann G: Hirnmetastasen als Erstmanifestation einer Tumorerkrankung. Nervenarzt 64 (1993) 104–7].
Metastasen oft multipel, mit großem Ödem.

Komplikationen: Tumoreinblutungen besonders bei Nieren-Karzinom- und Melanom-Metastasen.

Labor: Liquorzytologie.

Prognose: 1-JÜR aller Patienten mit zerebralen Metastasen < 20 %. Mittlere Überlebenszeit 1. ohne Therapie 1 Monat, 2. mit Kortison 2 Monate, mit Strahlentherapie 3–6 Monate und 1-JÜR 10 %, bei Bronchial-Karzinom deutlich unter 10 %, 3. mit Strahlen- und operativer Therapie 9–19 Monate mit 1-JÜR bis 40 %. Prognose bei Mamma-Karzinom signifikant besser. Bronchial-Karzinome haben die schlechtere Prognose mit kürzerem Intervall gegenüber Mamma-Karzinom, malignem Melanom und Nieren-Karzinom mit längerem Intervall zwischen Diagnose des Primärtumors und Hirnmetastase.

Röntgen: Im CCT und MRT kleiner Tumor mit großem Ödem. Für das Therapieregime entscheidend ist, ob keine, eine oder multiple Metastasen vorliegen.

- CCT ohne und mit KM: Double-Dose-Delay-Technik mit der doppelten Dosis und einer Wartezeit zwischen der Injektion und dem Beginn der CT-Untersuchung von 15–30 min.
- MRT (s. Hirntumoren): Bei Untersuchung von 92 Patienten war eine Hochdosis-KM-MRT (mit dreifacher Dosis, 3 x 0,2 mmol/kg) nur dann sinnvoll, wenn die Einfachdosis keine eindeutige Beurteilung zuließ oder eine solitäre Metastase vorlag (bei 3 von 10 Patienten konnten multiple Metastasen nachgewiesen werden), und nicht sinnvoll, wenn die Standarddosis-MRT keine Metastase zeigte [Sze G: Comparison of single- and triple-dose contrast material in the MR screening of brain metastases. AJNR 19 (1998) 821–8].
Ggf. Verbesserung des Kontrast-Rausch-Verhältnisses mit sog. Magnetisation-Transfer-Techniken.
- Ggf. Angiographie.

Therapie:

I. **Solitäre Hirnmetastase** (= keine weitere Metastase im ganzen Körper): Operation
+ postoperativ konventionelle Ganzhirnbestrahlung 20 x 2 Gy (keine Einzeldosen > 2 Gy)
+ lokoregionale Tumoraufsättigung von 20 (15–25) Gy bis zu einer gesamten Herddosis von 60 (55–65) Gy.
Ggf. hyperfraktioniert z.B. 2-mal tägliche Ganzhirnbestrahlung mit 2 x 1,2 Gy (Verkürzung der Gesamtbestrahlungsdauer bei etwa gleicher Effizienz und Nebenwirkungsrate).
Ggf. Chemotherapie bei chemosensiblen Tumoren (kleinzelliges Bronchial-Karzinom, Mamma-Karzinom) s.u.

- *Strahlenchirurgie – Radiochirurgie*:
Durch Einsatz von 1.–2. und stereotaktische Zielbestimmung „messerscharf" begrenzte Gewebszerstörung (Strahlenchirurgie).
1. und 2. wegen ausgeprägter Ödembildung nur bei nicht in der Mittellinie gelegenen Herden < 4, möglichst < 3 cm Durchmesser. Die Dosis fällt im Quadrat zur Entfernung von der Strahlenquelle ab.
Bei Rezidiven erneute Bestrahlung kleiner Areale auch nach bereits erfolgter konventioneller Bestrahlung.
- 1. Adaptierter Linearbeschleuniger – LINAC. Erfolgsquoten von 85–95 % und kurze Hospitalisationszeit, ggf. Einsatz bei wenig strahlensensiblen Solitärmetastasen von Melanomen, Hypernephromen, nicht kleinzelligen Bronchial-Karzinomen, Mamma-Karzinomen, kolorektalen Karzinomen und Sarkomen mit Einzeldosen von 15–25 Gy, darunter bei 12 Patienten in jedem Fall Schrumpfung oder Wachstumsstillstand [Sturm V: Strahlenchirurgie in der Behandlung von intrakraniellen Tumoren und Gefäßmißbildungen. DÄB 23/94 (6.6.97) A-1566–71]. Auch bei Rezidiven oder

nach vorausgegangener Ganzhirnbestrahlung. In einer Sitzung Behandlung von maximal 3 Metastasen mit Durchmessern unter 2,5 cm. Durchführung als 1. Konvergenzbestrahlung als Einzeitbestrahlung – klassische Radiochirurgie – oder als 2. fraktionierte Konvergenzbestrahlung.

- 2. Gamma-Knife-Strahlentherapie – nicht invasive stereotaktisch gesteuerte perkutane Einzeldosis-Konvergenzbestrahlung („Radiosurgery" nach Lars Leksell, Stockholm) mit 201 ^{60}Kobalt-Quellen, Dosen zwischen 30 und 125 Gy, spezifische Aktivität der einzelnen Quelle 150 Curie/g. Der Kopf des Patienten wird unter Lokalanästhesie in einem stereotaktischen Rahmen fixiert und anhand der CCT-, MRT- und DSA-Daten das Strahlenfeld berechnet mit maximal steilem Dosisabfall an den Rändern. Der Strahl jeder einzelnen Kobaltquelle wird vorkollimiert (begrenzt), die Sekundärkollimation erfolgt mit einem Helm mit 4,8, 14 oder 18 mm großen Kollimatoröffnungen [Wowra B: Radiochirurgie mit dem Gamma-Knife. MMW 138 (1996) 335–6].
- 3. Interstitielle Radiochirurgie (Brachycurietherapie, „Brachytherapie") bei abgrenzbaren Tumoren durch
a) Implantation von intratumoralen Seeds mit flüssigem ^{125}Jod in 4,5 mm langen und 0,8 mm dicken Titaniumröhrchen (Gamma- und Röntgenstrahlung) mit 60 Tagen Halbwertzeit oder mit ^{192}Iridium, ggf. in Kombination mit einer externen Bestrahlung.
b) ^{192}Iridium-Kontaktbestrahlung mit der Gamma-Med-Kanone, wobei der Strahler mit einem motorgesteuerten Ansatz in das stereotaktisch berechnete Tumorzentrum gebracht wird.
- Adressen:
- 1. Adaptierter Linearbeschleuniger – LINAC: Radiolog. Klinik der Universität Heidelberg u. Dt. Krebsforschungs-Zentrum, Prof. Dr. Wannenmacher, Tel. 06221/567611.
Radiolog. Klinik der Universität Köln, Prof. Dr. Sturm, Tel. 0221/4785450.
Radiolog. Klinik der Universität Marburg, Frau Prof. Dr. Engenhart, Tel. 06421/286434.
Radiolog. Klinik der Technischen Universität München, Prof. Dr. Molls, Tel. 089/41400.
Radiolog. Klinik der Universität Tübingen, Prof. Dr. Bamberg, Tel. 07071/292166.
- 2. Gamma-Knife Unit München, PD Dr. Wowra, Tagesklinik Nova, Ingolstädter Str. 166, 80939 München, Tel. 089/318104-10/413, Fax 089/318104-16.

II. **Singuläre Hirnmetastase** (= weitere Metastase im Körper): Chemotherapie bei chemosensiblen Tumoren + fokussierte Tumorbestrahlung + Ganzhirnbestrahlung 20 x 2 Gy, ggf. alternativ Operation ± Ganzhirnbestrahlung. Alleinige Chemotherapie (Ansprechrate 80 %) besonders bei aggressiven, strahleninsensitiven Keimzelltumoren, bei Nichtansprechen lokoregionale Tumorbestrahlung.

III. **Multiple Hirnmetastasen**: Ganzhirnbestrahlung 20–30 x 2 Gy + Chemotherapie, ggf. zuerst alleinige Bestrahlung. Bei schlechtem AZ und Überleben ≤ 6 Monaten 10 x 3 Gy.

Therapie des Primärtumors: Bei metastatischem ZNS-Befall die für den Primärtumor zur Ver-

fügung stehende Chemotherapie durchführen.
s. Hirndruck-Therapie.

- Bronchial-Karzinom: EORTC-Studie (European Organisation for Research and Treatment of Cancer) mit bei sekundärer Anwendung 23 % Remission, besonders effektiv bei Hirnmetastasen.
- ☆ ACNU (50 mg A, nicht über 25 °C lagern) s. Glioblastom. Indikation: Kleinzelliges Bronchial-Karzinom bzw. dessen Hirnmetastasen, M. Hodgkin, chronisch myeloische Leukämie, Non-Hodgkin-Lymphome.
- ☆ Etoposid – VP 16 (100 mg Fl, 50/100 mg Kps) bei Leukos > 4000/µl und Thrombos > 100.000/µl. Klein- und nicht-kleinzelliges Bronchial-Karzinom. Chorion-Karzinom. Akute myeloische Leukämie. Hodentumoren. M. Hodgkin. Non-Hodgkin-Lymphom. Ovarial-Karzinom.
- Liposarkom: Auftreten häufiger bei tuberöser Sklerose. Kasuistik einer 36-Jährigen mit operativ reseziertem Primärtumor im Retroperi-

toneum, 2 Monaten später Hirn- und 4 Monate später Lungenmetastase. Unter einer Therapie mit Cyclophosphamid, Vincristin, Adriamycin, Dacarbazin – CYVADIC, Wechsel von Cyclophosphamid und Vincristin auf Vindesin und Ifosfamid, nach 3 Wochen Intervall dann Therapieregime mit Cisplatin und Etoposid völliges Verschwinden beider Metastasen ohne Rezidiv über 2 Jahre [Kobayashi K (japanisch): A case of metastatic liposarcoma originating in the retroperitoneum successfully treated with combination chemotherapy. Gan To Kagaku Rycho (1999) 385–8].

Therapie operativ: Indikation bei Solitärmetastase, sonst Ganzhirnbestrahlung und Chemotherapie. Operationsmortalität bis 1 Woche postoperativ < 2 %, bis 30 Tage postoperativ 5,6 % bzw. beim Bronchial-Karzinom 12,5 % [Neubauer U: Metastasen im zentralen Nervensystem. Nervenheilkunde 12 (1993) 140–3].

Hirntumoren

Benigne zerebrale Neoplasmen – gutartige Hirntumoren	D33
supratentoriell / infratentoriell	D33.0 / D33.1
Hirntumoren unsicheren oder unbekannten Verhaltens supratentoriell / infratentoriell	C43.0 / C43.1
Maligne zerebrale Neoplasmen – bösartige Hirntumoren s. Anatomie	C71
Hirnzyste, arachnoidale, porenzephalische, meningeale Zyste, Zyste III. Ventrikel	G93.0
Epidermoid- / Dermoidzyste	L72.0 / D36.9
Angeborene Gehirnzysten	Q04.6
Erworbene periventrikuläre Zysten beim Neugeborenen	P91.1
Abnorme Befunde bei der bildgebenden Diagnostik des Zentralnervensystems	R90
Abnorme Befunde bei der bildgebenden Diagnostik des Zentralnervensystems – intrakranielle Raumforderung	R90.0

Lage und Histologie:	bösartig
Frontal: Meningeome > > Glioblastome > Oligodendrogliome > Astrozytome > > Metastasen u.a.	C71.1
Temporal: Glioblastome > Meningeome > Oligodendrogliome > Astrozytome > Metastasen u.a.	C71.2
Parietal: Meningeome > > Glioblastome > > Astrozytome > Oligodendrogliome und andere	C71.3
Okzipital: Meningeome ≥ Glioblastome > Oligodendrogliome ≥ Angiome, Aneurysmen u.a.	C71.4
Hirnventrikel (außer IV. Ventrikel)	C71.5
Corpus callosum, supratentoriell o.n.A.	C71.0
Zerebellum	C71.6
Hirnstamm, infratentoriell o.n.A., IV. Ventrikel	C71.7
Gehirn, mehrere Teile überlappend	C71.8
Bösartige Neubildung Gehirn und andere Teile des Zentralnervensystems, mehrere Teilbereiche überlappend	C72.8

s. einzelne Formen. s. Glioblastom, Hirndruck, Hirnmetastasen.

Ätiologie: Der Vaskuläre endotheliale Wachstumsfaktor (VEGF) ist einer der Hauptwachstumsfaktoren, der die Neovaskularisation in astrozytären Gliomen stimuliert. Er wird von glialen Tumorzellen, von der Mehrheit astrozytärer Gliome und häufiger von malignen als von niedrig malignen Gliomen exprimiert und von einem Rezeptor an der Zelloberfläche von Kapillarendothelien erkannt.
Vermutlich haben WHO Grad II-Astrozytome mit VEGF-Expression eine schlechtere Prognose [Schlegel U, Bonn: VEGF-Expression in astrozytären Gliomen. (9/96) Göttingen].

Anatomie/Histologie: Nicht selten Veränderung der biologischen Aktivität: „Malignisierung".

Die bösartigen Tumoren setzen von seltenen Ausnahmen abgesehen keine Metastasen.
- WHO Grad II: Isomorphie,
  III: Pleomorphie und vaskuläre Proliferation,
  IV: III plus zusätzliche Nekrosen.
- Kinder: Supra- und infratentorielle Tumoren gleich häufig (Erwachsene supra- > infratentoriell).
  Erstes Lebensjahr: Häufig Plexustumoren und Teratome. Supratentorielle und höhergradige Tumoren (WHO III/IV in > 75 %).
- In den ersten 4 Lebensjahren 33 % Astrozytome, 20 % primitive neuroektodermale Tumoren (PNET) incl. Medulloblastom des Kleinhirns (s. Definition), 15 % Ependymome (des IV. Ventrikels), Kraniopharyngeome, Pinealis-Tumoren.
- Ältere Kinder: 15–20 % Medulloblastome.

70–80 % Gliome (pilozytisches Astrozytom/ Kleinhirn-Spongioblastom, Optikus-Gliome). Hirnstamm-Gliome: Meist Astrozytome im Pons, 40 % Hydrozephalus (Medulloblastom 100 %), selten operabel, meist Strahlentherapie (nach Korrektur einer Anämie).

- 21–45. Lebensjahr: Astrozytom und Oligodendrogliom der Großhirnhemisphären, Meningeome, Hypophysenadenome, Kleinhirnbrückenwinkel-Neurinom, Angioblastom des Kleinhirns (Lindau-Tumor).
- 45.–65. Lebensjahr: Glioblastom, Meningeom, Neurinom, Metastasen.

Definition: Gliome: Tumoren, die sich histogenetisch von der Neuroglia (d.h. dem interstitiellen Stütz- und Ernährungs-Gewebe) ableiten wie Astrozytome (20 %), Ependymome, Glioblastome (50 %), Oligodendrogliome.

- Primitiver neuroektodermaler Tumor (PNET): Gruppe maligner Tumoren bei Kindern und Jugendlichen, die sich von undifferenzierten Vorläuferzellen der periventrikulären Matrixzellen ableiten mit raschem infiltrativem Wachstum, Neigung zu Metastasen und ausgeprägter Strahlensensibilität, z.B. Medulloblastom, Pineoblastom.

Diagnostik: s. Röntgen. Liquorzytologie. Ggf. VEP, AEP, somatosensorisch evozierte Potentiale (SEP).

- EEG: Hirntumoren sind elektrisch inaktiv, die EEG-Veränderungen stammen aus der ödematösen Randzone.
  Bei Thalamus-Tumor anteriorisierte α-Tätigkeit. Bei Tumor im Trigonumbereich parietookzipitale Projektion.
- Stereotaktische Hirnbiopsie (z.B. mit dem Stereotaxie-Gerät nach Leksell) i.d.R. in Lokalanästhesie mit 5–10 Proben von je 1 mm³ Gewebe. Indiziert bei: 1. Inoperabilität (multiple Prozesse, Lokalisation oder Patient inoperabel); 2. zur Differentialdiagnose Abszess-malignes Gliom, Infarkt-Low-grade-Gliom, Tumorrezidiv-Strahlennekrose; 3. zum Grading (bei Verdacht auf ein Gliom muss die Gewebediagnose gesichert werden); 4. bei unklaren Prozessen (Enzephalitis); 5. diagnostisch und therapeutisch bei Abszess oder Zyste. Morbidität von 4 %, persistierend von 1,2 %, perioperative Letalität von 0,7 %. „Komplikationen, vorwiegend Blutungen, treten vorzugsweise am ersten Tag nach der Operation auf. … Falls ein Tumor Zysten aufweist, ist im Rahmen des stereotaktischen Eingriffs eine rasche Volumenreduktion zu erzielen. Die stereotaktische Biopsie hat die explorative Kraniotomie oder Probekraniotomie völlig ersetzt" [Ostertag C].

Differentialdiagnose (besonders auch radiologisch): Blutungen. Enzephalitis. s. Encephalomyelitis disseminata – Röntgen [Märkel S: Fehldiagnose Hirntumor bei Multipler Sklerose. Nervenheilkunde 7 (1988) 342–4]. Hirnabszess. Infarzierung. Metastasen.

Einteilung s. Prognose/klinische Gradeinteilung.

Einteilung der Gliome topographisch:
Typ I: Tumor relativ gut abgrenzbar, solide, mit geringer Zellinfiltration an den Rändern (25 %).
Typ II: Tumor mit einem soliden Anteil, aber ausgedehnter Zellinfiltration (58 %).
Typ III: Tumor, der nur aus infiltrierenden Tumorzellen besteht (17 %), für eine lokale Behandlung unzugänglich [Ostertag C].

Einteilung des klinischen Schweregrades anhand der Karnofsky-Skala s. Glioblastom.

Einteilung: WHO-Klassifikation der Hirntumoren	Grad	Anteil aller Hirntumoren
I. Tumoren des neuroepithelialen Gewebes – Gliome		58 %
A. Tumoren der Astrozyten		
1. Astrozytome		6 %, (10) –20 % aller Gliome
a. Fibrillär	2°	
b. Protoplasmatisch	2°	
c. Gemästetzellig – gemistozytisch	2°	
2. Pilozytisches Astrozytom	1°	3 % (Kinder häufiger!)
3. Subependymales Riesenzell-Astrozytom (ventrikulärer Tumor der tuberösen Sklerose)	1°	
4. Astroblastom		
5. Anaplastisches (malignes) Astrozytom	3°	4 %
B. Tumoren der Oligodendroglia		8 %
1. Oligodendrogliome	2°	5 %
2. Gemischtes Oligoastrozytom (Mischgliom)	2–3°	
3. Anaplastisches (malignes) Oligodendrogliom	3–4°	
C. Tumoren des Ependyms und des Plexus chorioideus		selten
1. Ependymome und Varianten:		2–4 %
a. Myxopapilläres Ependymom	1–2°	
b. Papilläres Ependymom	1–2°	
c. Subependymom	1–2°	
2. Anaplastisches (malignes) Ependymom	3–4°	
3. Plexuspapillom (Papillom des Plexus chorioideus)	1°	
4. Anaplastisches (malignes) Plexuspapillom	3–4°	
D. Tumoren der Glandula pinealis (Epiphyse, Zirbeldrüse) – Pinealome		Kinder häufiger!
1. Pineozytom (Pinealozytom) isomorph und anisomorph – gutartig	1–3°	D44.5
2. Pinealom unsicheren Verhaltens		D35.4
3. Pineoblastom (Pinealoblastom) – bösartig	4°	C75.3
E. Neuronale Tumoren		
1. Gangliozytom	1°	

Einteilung: WHO-Klassifikation der Hirntumoren	Grad	Anteil aller Hirntumoren	
2. Gangliogliom	1–2°		
3. Ganglioneuroblastom	1–2°		
4. Anaplastisches (malignes) Gangliozytom und Gangliogliom	3–4°		
5. Neuroblastom	3–4°		
F. Gering differenzierte und embryonale Tumoren			
1. Glioblastome und Varianten	4°	15 % (50 % aller Gliome)	
a. Glioblastom mit sarkomatöser Komponente (gemischtes Glioblastom und Sarkom)	4°		
b. Riesenzell-Glioblastom (Monsterzellsarkom)	4°		
2. Medulloblastom und Varianten:	4°	2–3 % (Kinder 15–20 %)	
a. Desmoplastisch	4°		
b. Medullomyoblastom	4°		
3. Medulloepitheliom	4°		
4. Primitives polares Spongioblastom s. pilozytisches Astrozytom	4°	7 %	
5. Gliomatosis cerebri	4°		
II. Tumoren der Nervenscheidenzellen			D36.1
A. Neurilemmom (Schwannom, Neurinom) – s. Akustikusneurinom, Trigeminus-Tumoren	1°	7 %	
B. Anaplastisches (malignes) Neurilemmom (Schwannom, Neurinom)			
C. Neurofibrom	1°		D36.1
D. Anaplastisches (malignes) Neurofibrom (Neurofibrosarkom, neurogenes Sarkom)	(2-) 4°	1 % alle Sarkome	
III. Tumoren der Meningen und verwandter Gewebe			
benigne			D32.0
unsicheren Verhaltens			D42.0
maligne			C70.0
A. Meningeom		19 %	D32.0
1. Meningotheliom (endotheliomatös, synzytial, arachnotheliomatös)	1–2°		
2. Fibrös (fibroblastisch)	1–2°		
3. Transitional (gemischt – Mischtyp)	1–2°		
4. Psammös	1–2°		
5. Angiomatös	1–2°	1 %	
6. Häangioblastisch			
7. Hämangioperizytisch – Hämangioperizytom	2–4°		
8. Papillär	2–4°		
9. Anaplastisches (malignes) Meningeom	2–4°	D70.9	
B. Meningeale Sarkome	3–4°	3 %	
1. Fibrosarkom	3–4°		
2. Polymorphzelliges Sarkom	3–4°		
3. Primäre meningeale Sarkomatose	4°		
C. Xanthomatöse Tumoren			
1. Fibroxanthom	1–3°		
2. Xanthosarkom (malignes Fibroxanthom)	1–3°		
D. Primäre melanotische Tumoren			
1. Melanom			
2. Meningeale Melanomatose			
E. Sonstige			
IV. Primär maligne Lymphome – zerebrale Lymphome – ZNS-Lymphome	3–4°	1 % (2–3 % bei AIDS)	
V. Tumoren vaskulären Ursprungs			
A. Hämangioblastom (kapilläres Hämangioblastom) – Angioblastoma Lindau	1°	1 %	
B. Hämangioperizytom	3–4°		
VI. Keimzelltumoren			
A. Germinom	3–4°	0,1–3,4 %	
B. Embryonales Karzinom	3–4°		
C. Chorion-Karzinom	3–4°		
D. Teratom	1°		
VII. Sonstige Missbildungstumoren und tumorähnliche Veränderungen		12 %	
A. Kraniopharyngeom	1°	2 % (Kinder häufiger!)	
B. Zyste der Rathkeschen Tasche	1°		D44.3
C. Epidermoidzyste mit Dermoiden und Teratomen	1°	1,5 %	L72.0
D. Dermoidzyste	1°		D36.9
E. Kolloidzyste des III. Ventrikels, arachnoidale Zyste	1°		G93.0
F. Enterogene Zyste			G93.0
G. Sonstige Zysten (Arachnoidalzyste, porenzephalische Zyste)			G93.0

Einteilung: WHO-Klassifikation der Hirntumoren	Grad	Anteil aller Hirntumoren	
H. Lipom	1°?		Hypophyse D17.7
I. Choristom (Pituizytom, „Granularzell-Myoblastom")	1°?		D21.9
J. Hypothalamisches neuronales Hamartom	1°?		
K. Nasale gliale Heterotopie (nasales Gliom)	1°?		
VIII. Vaskuläre Fehlbildungen			
A. Kapilläre Teleangiektasie			D18.0
B. Kavernöses Hämangiom			D18.0
C. Arteriovenöse Fehlbildung			
D. Venöse Fehlbildung			
E. Sturge-Weber-Krankheit (zerebrofaziale bzw. zerebrotrigeminale Angiomatose)			Q85.8
IX. Tumoren des Hypophysenvorderlappens		8 %	
gutartig			D35.2
unsicheren Verhaltens (Hypophysenteratom)			D44.3
bösartig			C75.1
A. Hypophysenadenome	1°	12 %	D35.2
1. Azidophil	1°		
2. Basophil (mukoidzellig)	1°		D35.2. E24.0
3. Gemischt azidophil-basophil	1°		
4. Chromophob	1°		D35.2
B. Hypophysäres Adenokarzinom	3°		C75.1
X. Lokale Ausbreitung regionaler Tumoren			
A. Glomus jugulare-Tumor (Chemodektom, Paragangliom)	1–4°		D35.6, D44.7, C75.5
B. Chordom	1–4°		
C. Chondrom	1–4°		
D. Chondrosarkom	1–4°		C75.5
E. Olfaktorius-Neuroblastom (Ästhesioneuroblastom)	1–4°		
F. Adenoid-zystisches Karzinom (Zylindrom)	1–4°		
G. Sonstige			
XI. Metastatische Tumoren	1–4°	14 %	
XII. Unklassifizierte Tumoren			

Epidemiologie: Alle Altersgruppen sind betroffen, Auftreten der Hirntumoren ist nicht von degenerativen Veränderungen abhängig.
– Inzidenz: 8,2 Neuerkrankungen/Jahr und 100.000 Einwohner (USA 1973/4), davon 58 % Gliome. Prävalenz 1/100. Maligne Tumoren sind bei Männern, benigne bei Frauen häufiger. Bei Kindern sind Hirntumoren nach Leukämie die zweithäufigsten Neoplasmen.

Klinik: Symptomatik abhängig von der Lokalisation.
1. Lokalsymptome (neurologische Herdsymptome oder Krampfanfälle):
– Frontallappen: Basal Anosmie, psychische Störungen, frontale Wesensänderung. Generalisierte Krampfanfälle, Status epilepticus.
– Motorische Zentralregion: Fokale Krampfanfälle, kontralaterale Hemiparese.
– Dominante Hemisphäre: Motorische Aphasie.
– Parietallappen: Kontralaterale Hemihypästhesie, fokale sensible und generalisierte Krampfanfälle. Konstruktive Apraxie.
– Gyrus angularis: Alexie und Wortblindheit (mit Teilen des Okzipitallappens). Dominante Seite amnestische Aphasie, Agraphie. Astereognosie. Re-Li-Differenzierung, räumliches Vorstellungsvermögen und Raumorientierung (kontralateral): Auslösung visueller Reflexsakkaden nach kontralateral (posteriorer parietaler Kortex). Quadrantenanopsie nach unten, Unaufmerksamkeits-Hemianopsie (Neglect), verminderter optokinetischer Nystagmus. Symbolisches Denken, Wort- und Zahlenverständnis (mit Teilen des Temporallappens). Gerstmann-Syndrom (Begriff obsolet) bei Läsion zwischen Gyrus angularis und Okzipitallap-

pen: Körperschemastörung mit Fingeragnosie, Akalkulie, Re-Li-Verwechslung.
– Temporallappen: Generalisierte oder psychomotorische Krampfanfälle. Homonyme Hemianopsie nach oben. Koordination visueller Sinneseindrücke. Dominante Seite sensorische Aphasie.
– Keilbeinflügelbereich: Stauungspapille bis zur Optikusatrophie (Foster-Kennedy-Syndrom). Okulomotoriusparese. Ophthalmicus-Läsion.
– Okzipitallappen: Gesichtsfeldausfälle. Alexie.
– Hypophysen- und suprasellärer Bereich: Endokrinologische Ausfälle. Chiasma-Syndrom mit bitemporaler Hemianopsie.
– Kleinhirnbrückenwinkelbereich: Langsam progrediente Schwerhörigkeit, Vestibularisausfall, Läsion der HN V, VI, VII. Bei größerer Ausdehnung zerebelläre Symptomatik.
– Hirnstamm: Hirnnervenschädigungen (VIII, II, V, III, VI etc.), Okklusivhydrozephalus.
– Kleinhirn: Zerebelläre Symptomatik wie Ataxie, Nystagmus, Intentionstremor, Adiadochokinese, Okklusivhydrozephalus.
2. Allgemeine Hirndruckzeichen durch Liquorzirkulationsstörungen mit (Morgen-) Kopfschmerz, Kopfschiefhaltung, Übelkeit und (schwallartigem) Erbrechen besonders bei Kindern und Tumoren der hinteren Schädelgrube.
Besonderes: Auftreten von Gliom, Meningeom und Hypophysenadenom bei 3 Patienten mit Aneurysmen [Plangger C, Innsbruck: Gleichzeitiges Vorkommen von Hirntumoren und Aneurysmen. Nervenarzt 58 (1987) 279–86].
– Paroxysmale Phänomene wie Konvergenzspasmen bei Tumoren der hinteren Schädelgrube.

Komplikationen: Intrakranielle Blutungen bei 1 %
der Hirntumoren, die i.d.R. maligne sind wie
Glioblastom, anaplastisches Astrozytom, oder
bei Metastasen.

Labor: Liquorzytologie.

Prognose s. Astrozytom, s. Gliome.

*Prognose anhand der klinischen Gradeinteilung
der Hirntumoren nach WHO:*

Biologischer Charakter	Postoperative Überlebenszeit	Tumor	
Grad I – Benigne	> 5 Jahre	Zerebelläres Astrozytom	
		Zerebelläres Hämangioblastom	
		Hypophysenadenom	
		Kraniopharyngeom	
		Meningeom	(auch semimaligne)
		Neurinom	(auch semimaligne)
Grad II – Semibenigne	3–5 Jahre	Astrozytom	(auch semimaligne)
		Ependymom	(auch semimaligne)
		Oligodendrogliom	(auch semimaligne)
Grad III Semimaligne	2–3 Jahre	Astrozytom mit histologischer Malignität	
		Meningeom mit histologischer Malignität	
		Neurinom mit histologischer Malignität	
Grad IV Maligne	5–15 Monate	Glioblastom	
		Medulloblastom/PNET	
		Sarkom, Germinom	

– Kinder haben trotz gleicher Histologie eine
schlechtere Prognose bei Medulloblastomen/
PNET mit supratentoriellem als mit infratentoriellem Sitz.

Röntgen: Ggf. Schädel-Nativaufnahme.
CCT oder MRT 1. zur Diagnostik,
2. am 1.–5. Tag postoperativ Gd-MRT zur Bestimmung des Resttumors (77 % Tumorrest-
Sensitivität),
3. zur Verlaufsbeurteilung bei WHO II° alle 6, III°
alle 3–6, IV° alle 3 Monate. Schwierige Differenzierung zwischen Tumorprogression und Strahlennekrose: Bei 51 Patienten 30mal Tumorprogredienz, 3mal Strahlennekrose und 17mal beides [Forsyth P: Radiation necrosis or glioma
recurrence: is computer-assisted stereotactic
biopsy useful? J Neurosurg 82 (1995) 436–44].
– MRT: In T1-gewichteten Bildern Darstellung
des Ödems, die Tumorgröße selbst ist bei
Gadoliniumgabe erkennbar.
Kolloidzysten mit stark unterschiedlichem Signalverhalten, z.B. deutliche T1-Hyperintensität.
– Angiographie: Gefäßverlagerungen oder
bei WHO-Grad III Gefäßneubildungen, pathologische Gefäße wie AV-Kurzschlüsse und
„frühe" Venen.
– PET: Merkmale der malignen Transformation
(wie in anderen malignen Tumoren) sind
1. die Zunahme der nichtoxidativen Glykolyse
mit verstärkter Laktatbildung,
2. über Stoffwechselnebenwege der zunehmende Glukose-Verbrauch zur Synthese von
NADPH.
Hohe Stoffwechselraten besonders in zelldich-
ten Tumoren. Korrelation zwischen metabolischer Rate von Glukose zur Prognose noch enger als zum Tumorgrad (metabolische Rate er-
rechnet relativ zum kontralateralen normalen
Hirngewebe).
PET-Indikationen:
Bei Verdacht auf Gliom im ^{18}F-Fluordeoxyglu-
kose-FDG-PET (Marker des Zuckerstoffwechsels) Bestimmung des Biopsieortes.
Diagnostik bei Low-grade-Gliomen: Mit ^{11}C-
Methionin (kurzlebig) und quantitativ mit ^{18}F-
Tyrosin erhöhter Aminosäureumsatz nachweis-

bar infolge gesteigerten Transports ins Gewebe.
Rezidivdiagnostik: 1. Bei Low-grade-Gliomen.
2. Erkennen der malignen Entdifferenzierung
eines Gliom-Rezidivs mit FDG. „Tumorrezidive machen sich frühzeitig durch Anstieg des
Stoffwechsels im tumorverdächtigen Gebiet
bei Absinken im übrigen Gehirn bemerkbar.
Sie können auf diese Weise von strahlenbe-
dingten Nekrosen unterschieden werden, was
häufig mit CCT und MRT nicht gelingt, da
sowohl Strahlennekrosen und Tumorrezidive
raumfordernd wirken und eine Schrankenstörung mit vermehrter Kontrastmittelauf-
nahme aufweisen können" [Heiß W: PET.
DÄB 92/8 (24.2.95) B-372–8].
High-grade-Gliome mit FDG: Korrelation
zwischen metabolischer Rate von Glukose und
Tumorgrad: Signifikant höherer Glukoseumsatz (Hexokinasereaktion = Phosphorylierung
der Glukose) und Laktatbildung in malignen
Gliomen III° und IV° als in niedriggradigen
Astrozytomen, nachweisbar in der Protonen-
Magnet-Resonanz-Spektroskopie.
Bestimmung der biologischen Aggressivität
von Gliomen.
– SPECT: Zur Differenzierung zwischen Tu-
morprogression und Strahlennekrose ggf.
Thalliumszintigraphie bzw. ^{123}J-α-Methylty-
rosin-SPECT (^{123}IMT-SPECT).

Strahlentherapie (nach Korrektur einer Anämie):
Indikation abhängig von der Art des Tumors.
s. Glioblastom. s. Hirnmetastasen.
Durch die vorherige Inaktivierung des zell-
ständigen ErbB-Rezeptors soll eine Steigerung
der Strahlensensitivität von Gehirntumorzellen
um bis zu 60-fach möglich sein [University of
Pennsylvania(1998)].

Strahlenchirurgie: s. Hirnmetastasen. s. Gliome.

Therapie: s. Hirndruck-Therapie. s. Glioblastom-
Therapie. WHO-Grad II Bestrahlung oder abwarten, III Bestrahlung und Chemotherapie,
IV Bestrahlung und abhängig vom Allgemeinzustand Chemotherapie.
– Ggf. antikonvulsive Therapie (Carbamazepin
oder Phenytoin).

☆ Glyzerin-Saft DAB 85 % – Glyzerol (10 % 500 ml Fl) s. Hirndruck – Hirnödemtherapie.
☆ Kortikoide wirken vor allem gegen das perifokale Ödem, bei Lymphomen chemotherapeutisch.
– Chemotherapie: Problematisch durch schlechtes Überwinden der Blut-Hirn-Schranke, ggf. intrathekale Applikation lumbal, über ein Rickham- oder Ommaya- Reservoir.
– Polychemotherapie mit Procarbazin, CCNU und Vinblastin bei anaplastischem Astrozytom, anaplastischem Oligodendrogliom, anaplastischen Mischgliomen, primitiven neuroektodermalen Tumoren (PNET) s. Glioblastom-Therapie.

Therapie operativ: Liquorableitende Maßnahmen. Stereotaxie. Offene Resektion auch zur Druckentlastung.
Prinzipiell bei Operabilität abhängig von Lage und Art des Tumors (WHO Grad I und mit Einschränkung II), Patienten-Status.
Prolaktinome ggf. konservativ.

Akustikusneurinom (II.A.)
s. Akustikusneurinom.

Angioblastome (V.A) D48.1
syn. Hämangioblastom – kapilläres Hämangioblastom – Lindau-Tumor. s. Von-Hippel-Lindau.

Anatomie/Histologie: Benigner, aus Kapillaren oder kavernösen Gefäßen und gern verfettenden Zwischenzellen bestehender solider Tumor vaskulären Ursprungs, WHO Grad I, der vom Dach des IV. Ventrikels ausgeht und in einer Kleinhirnhemisphäre lokalisiert ist.
Um den Tumor bildet sich eine größere flüssigkeitsgefüllte Zyste (im Kleinhirn meist zystisch).

Epidemiologie: Altersgipfel mit 25–60 Jahren. 1 % aller Hirntumoren.
– Erbgang: Von Hippel-Lindau-Syndrom autosomal-dominant auf Chromosom 3p2.

Klinik: Befund: Ataxie bzw. Gangstörung. Hirndruckzeichen: Kopfschmerzen, häufig Stauungspapille, plötzlich auftretende Einklemmungserscheinungen, die durch Bewegungen ausgelöst werden und sich beim flachen Liegen bessern.

Prognose: Postoperative Überlebenszeit > 5 Jahre.

Röntgen: Angiographisch Anfärbung der angioblastischen Tumoranteile.

Therapie: Fraglich strahlenempfindlich.

Therapie operativ: Tumorexstirpation.

Astrozytom (I.A.) s. (niedergradige) Gliome.

Anatomie/Histologie: Lokalisation meist in den Hemisphären. Häufig Zysten und Verkalkungen. Astrozytome des Kleinhirns, Mittelhirns, der Stammganglien und um den III. Ventrikel s. Spongioblastome.
1. WHO I° pilozytisches Astrozytom (3 %) infratentoriell (z.B. Kleinhirn-Astrozytom, Spongioblastom) bzw. supratentoriell mittelliniennah (Tumoren der Mittellinie) häufiger bei Kindern, meist gutartig und langsam wachsend, meist zystisch, histologisch Rosenthal'sche Fasern und grobe Gliafasern, wie sie subventrikulär gefunden werden. Immunhistochemisch Expression von saurem Gliafaserprotein. Bei operativer Entfernung Heilung. Mäßig strahlenempfindlich.
2. WHO II° isomorphe Astrozytome (supratentoriell, Erwachsenenalter):
   a. Fibrillär (bilden ein zystisches Netzwerk),
   b. Protoplasmatisch,
   c. Gemästetzellig – gemistozytisch bei > 20 % zytoplasmareiche Gemistozyten.
3. WHO III° polymorphe Astrozytome C71 mit erhöhter zellulärer Polymorphie und Gefäßproliferation: Subependymales Riesenzell-Astrozytom (ventrikulärer Tumor der tuberösen Sklerose).
4. WHO IV°: C71
   Astroblastom. Anaplastisches (malignes) Astrozytom 4 %. Glioblastome (Auftreten von Nekrosen).
– WHO Grad I + II transformieren in 70–80 % zu Astrozytomen WHO Grad III–IV.

Diagnostik: s. Hirntumoren.

Differentialdiagnose: Histologische Differentialdiagnose: Tuberöse Sklerose (s. Einteilung Hirntumoren). Radiologische Differentialdiagnose des multilokulären Astrozytoms: Histiozytose X (Skelettszintigraphie).

Epidemiologie: Mit 33 % häufigste kindliche Hirntumoren. Altersgipfel mit 30–45 Jahren (Auftreten um das 4. Lebensjahrzehnt). 6 % aller Hirntumoren, 20 % aller Gliome.

Prognose: s. Hirntumoren, s. Gliome. Bei Patienten unter 21 Jahren pilozytische Astrozytome 95 % 5-JÜR, fibrilläre Astrozytome 45 % 5-JÜR.

Röntgen: Niedergradige Astrozytome Grad I + II zeigen im CCT keine Kontrastmittel-Anreicherung.

Therapie s. Gliome: Therapie der niedergradigen Gliome.

Therapie der anaplastischen Astrozytome s. Glioblastom-Therapie:
I. Therapie operativ: Zur Diagnostik (Histologie). Meist operativ unscharf abgrenzbar.
II. Radiatio (geringe Strahlenempfindlichkeit).
III. Chemotherapie: Patienten mit anaplastischen Astrozytomen, jünger als 60 Jahre mit einem Karnofsky-Index von mindestens 70 profitieren sicher von einer Chemotherapie, d.h. Polychemotherapie mit Procarbazin, CCNU und Vinblastin (PCV) [Schlegel U: Neue Entwicklungen in der Chemotherapie von Hirntumoren. Akt Neurol 21 (1994) 39–46]. Größere Wirksamkeit von PCV oder ACNU + Teniposid/VM 26 gegenüber ACNU-Monotherapie noch nicht belegt.

Dysembryoplastische neuroepitheliale Tumoren – DNT C71.9
Gutartige Tumoren, fallen durch zerebrale Krampfanfälle auf.

Ependymom (I.C.) C71.9
s. (niedergradige) Gliome.

Anatomie/Histologie: Ependymome bilden eine deutlich heterogene Gruppe, werden oft mit Plexuspapillomen zu einer Gruppe zusammengefaßt.

1. Ependymome und Varianten (WHO I°–II°):
   a. Myxopapilläres Ependymom,
   b. Papilläres Ependymom,
   c. Subependymom mit sehr faserreicher Matrix und Grüppchen von Zellen um kleine Zysten.
2. Anaplastisches (malignes) Ependymom (WHO III°).

– Das Ependymom des Foramen Monroi ist oligodendrogliomähnlich gebaut und aufgrund immunhistochemischer und elektronenmikroskopischer Kriterien als zentrales Neurozytom, ein Tumor der neuronalen Reihe, klassifiziert.
– Meist parietal und okzipital gelegen. Im Kleinhirn maligne.
– Pseudorhythmische Zell- und Gefäßanordnungen, oft mit Tigerung durch die Anordnung Zellen – Fasern – Zellen. Z.T. rosettenartige Bildungen und echte Rosetten z.B. um ein Gefäß oder um einen drüsenlumenähnlichen Hohlraum.

Epidemiologie: Nach Astrozytomen und Medulloblastomen mit 15 % dritthäufigste kindliche Hirntumoren. Altersgipfel mit 7–10 Jahren, bis zum 50. Lebensjahr langsam abnehmend. 2 % aller Hirntumoren.

Klinik: Es überwiegen gutartige Verläufe.

Therapie: Wie Plexuspapillome strahlenempfindlich, vor allem die Formen mit gesteigerter Wachstumstendenz.

Epidermoid   L72.0. G93.0
Epidermoidzyste 3. Ventrikel

Epidemiologie: Altersgipfel mit 25–45 Jahren.

Gangliogliome (I.E.2) s. (niedergradige) Gliome.

Definition: Gutartiger neuronaler Tumor bzw. Mischtumor aus Neuronen und Gliazellen. WHO I°.

Epidemiologie: Auftreten selten.

Klinik: Fokale Krampfanfälle so häufig wie komplex-fokale Anfälle.

Prognose: Langsam wachsend, relativ benigne.

Röntgen: CCT hypodens bis isodens, Kalzifikationen häufig [Tampieri] bzw. selten [Isla A: Gangliogliomas: clinical study and evolution. J Neurosurg Sci 35 (1995) 193–7].
– MRT uneinheitlich, zum Teil hochintensives zystenähnliches Signal der Protonen- und der T 2-gewichteten Aufnahmen, zum Teil protonengewichtetes Signal inhomogen, in 2/19 MRT unauffällig [Tampieri. AJNR 12 (7/8/91) 749– 55].

Gangliozytom (I.E.1)   D36.1
Neuronaler Tumor WHO I°.
„Maligne Gangliozytome" sind strahlenempfindlich.

Röntgen: CCT: Gangliozytome verhalten sich wie graue Substanz, sind ggf. absolut isodens ohne Kontrastmittel-Anreicherung. Lage oft mediotemporobasal.

Germinom (VI.A.)   C62.9
Keimzelltumor. 0,1–3,4 % aller intrakraniellen Tumoren. Unter Strahlentherapie 85–100 % Heilung über 5–10 Jahre [Horowitz M: Central nervous system germinomas. A review. Arch Neurol 48 (1991) 652–7]. WHO IV°.
Germinome der Pinealis zeigen einen deutlichen Zweizellentyp und wirken raumfordernd mit Kompression des Aquädukts.

Glioblastom (I.F.1) s. Glioblastom.

Niedergradige Gliome (I.)
s. Einteilung nach WHO I. A–F.
s. einzelne Formen (Astrozytome, Oligodendrogliome etc.).
Hirntumoren unsicheren oder unbekannten Verhaltens supratentoriell   C43.0
infratentoriell   C43.1

Anatomie/Histologie: Astrozytome, Oligoastrozytome, Oligodendrogliome mit Malignitätsgraden I–II. Lage meist lobär, bevorzugt im frontalen und temporalen Marklager, bei Kindern am häufigsten in Kleinhirn, besonders bei Kindern < 5 Jahre auch im Dienzephalon. 15–20 % der Kinder mit niedergradigen Gliomen haben eine Neurofibromatose Typ 1 (NF-1).
Die verschiedenen Gliome, sicher astrozytäre, möglicherweise auch ependymäre Tumoren, machen eine gemeinsame Entwicklung in Richtung auf das Gliob astoma multiforme durch.

Epidemiologie: Altersmedian 34 Jahre.
– Gliome stellen mehr als 50 % der Hirntumoren in der Kindheit, davon sind 80 % niedergradig.
– Inzidenz aller Gliome: 5–7,5/100.000 Einwohner/J.

Klinik: Zerebrale Krampfanfälle bei 20–40 %, zusätzlich bei 30 % im weiteren Verlauf.

Prognose: Niedergradige Gliome Grad I und II mit geringer Wachstumsgeschwindigkeit, ohne Gefäßneubildung und Tumornekrosen.
– Prognostisch günstiger Faktor ist eine Epilepsie als einziges Frühsymptom, ein junges Lebensalter bei der Erstdiagnose: Patienten < 18 Jahre 5-JÜR 84 %, 18–40 Jahre 5-JÜR 64 %, > 40 Jahre 56 %.
– 5-JÜR 19–35 %, nach Resektion und perkutaner Radiotherapie 5-JÜR bis zu 50 %. Nach interstitieller Radiochirurgie bei fibrillä-ren Astrozytomen 5-JÜR 65 %, 10-JÜR 48 % [Ostertag C].
– Nach interstitieller Radiochirurgie bei solitä-ren umschriebenen Tumoren mit einem Durchmesser unter 4 cm in jeder Lokalisation: 5- bzw. 10-JÜR bei pilozytischen Astrozytomen 85 bzw. 83 % (97 Patienten), 5- bzw. 10-JÜR bei WHO-Grad II-Astrozytomen 61 bzw. 51 % (250 Patienten),

5-JÜR bei Oligoastrozytomen 49 % (60 Patienten),

5-JÜR bei Oligodendrogliomen 50 % (27 Patienten),

5-JÜR bei gemistozytischen Astrozytomen 32 % (21 Patienten).

Todesursache meist maligne Transformation, radiogene Komplikationen bei 3 % [Kreth F, Freiburg: Interstitial radiosurgery of low-grade gliomas. J Neurosurg 82 (1995) 418– 29].

– Niedergradige supratentorielle Astrozytome: Von 90 Patienten betrug die mittlere Überlebenszeit 3 Jahre, die 5-JÜR 27 %, die 10-JÜR 14 %; die frühzeitige Operation ist nur bei neurologischen Ausfällen vorteilhaft, bei klinisch alleiniger Epilepsie bietet sie gegenüber der Spätoperation keine Vorteile [van Veelen M: Supratentorial low grade astrocytoma: prognostic factors, dedifferentiation, and the tissue of early versus late surgery. J Neurol Neurosurg Psychiatry 64 (1998) 581–7].

– Anaplastisches Astrozytom mit oligodendroglialer Komponente mit deutlich besserer Prognose als ohne oligodendrogliale Anteile.

– Gemistozytisches Astrozytom mit deutlich schlechterer Prognose: 5-JÜR 30 % unabhängig vom Alter.

Röntgen: CCT/MRT-Kontrolle bei WHO-Grad II alle 6, bei WHO-Grad III alle 3–6, WHO-Grad IV alle 3 Monate.

Therapie: s. Hirnmetastasen.

– Gliome, niedergradig und nicht resezierbar **bei Kindern**: Induktion mit ✻Carboplatin über 1 h 175 mg/m² über 4 Wochen, dann 2 Wochen Pause, dann 4 Wochen Applikation, ✻Vincristin 1,5 mg/m² (maximal 2 mg, 1 mg A) als wöchentlicher Bolus über 10 Wochen. Bei röntgenologischer Reaktion und wenigstens klinischer Stabilität sowie Neutrophilen > 1000/µl und Thrombozyten > 100.000/µl Erhaltungsdosis von 4mal wöchentlich Carboplatin 175 mg/m² und Vincristin 1,5 mg/m² (maximal 2 mg) wöchentlich die ersten 3 Wochen jedes 6-Wochen-Zyklus mit 3 Wochen Pause, bei klinischer Stabilität oder Verbesserung insgesamt 12 Zyklen. Therapieabbruch bei Fieber oder Neutropenie mit lokaler Infektion, Therapieverzögerung um 1 Woche bei Neutrophilen < 500/µl und Thrombozyten < 50.000/µl. 54 von 78 Kindern (56 %, im Mittel 3-jährig, von 3 Monaten bis 16 Jahren) reagierten auf die Therapie, die progressionsfreie 2-JÜR betrug 75 ± 6 %, die progressionsfreie 3-JÜR 68 ± 7 % bzw. bei Kindern < 5 Jahre 74 ± 7 %, bei Kindern > 5 Jahre 39 ± 21 % [Packer R: Carboplatin and vincristine chemotherapy for children with newly diagnosed progressive low-grade gliomas. J Neurosurg 86 (1997) 747–54].

– Bei WHO-Grad II Strahlentherapie oder ggf. abwartende Haltung, bei WHO-Grad III Strahlentherapie und zusätzliche Chemotherapie.

– **Patienten unter 45 Jahren** (35 Jahren) mit fibrillären oder protoplasmatischen Astrozytomen, Oligodendrogliomen und Oligoastrozytomen ohne neurologische Symptomatik und ohne erkennbare Progression: Abwartende Haltung. Bei 26 Wait- und 20 No-Wait-Patienten bezüglich Lebenserwartung und -qualität kein Unterschied [Recht L, Worchester: Suspected low-

grade glioma: is deferring treatment safe? Ann Neurol 31 (1992) 431–6].

Bei Progression umschriebener und zugänglicher Tumoren Resektion oder interstitielle Radiotherapie. „Auf eine Strahlentherapie würde man bis zum Auftreten eines Rezidivs verzichten" [Ostertag C].

Interstitielle Radiotherapie besonders bei umschriebenen, tiefgelegenen oder in eloquenten Hirnarealen lokalisierten Gliomen.

„Sind die Tumoren primär diffus-infiltrativ, ist nach Sicherung der Artdiagnose durch eine stereotaktische Hirnbiopsie zunächst eine abwartende Haltung gerechtfertigt" [Ostertag C].

– **Patienten über 45 Jahren** (ggf. bereits über 35 Jahren): Jenseits des 40. Lebensjahres steigt die Rate der spontanen Tumordifferenzierung, d.h. die Tendenz dieser Tumoren zur Malignisierung, steil an.

Nach bioptischer Sicherung ggf. primäre Radiotherapie bzw. interstitielle Radiochirurgie (s. Prognose), ansonsten Resektion und postoperative perkutane Strahlentherapie (stereotaktische Konvergenzbestrahlung). Strahlentherapie wird bei Patienten über 40 Jahren weitgehend einhellig befürwortet [Ostertag C: Leitlinien in der Diagnostik und Therapie der hirneigenen Tumoren. Nervenheilkunde 14 (1995) 175–9].

Gemistozytisches Astrozytom wegen deutlich schlechterer Prognose: Resektion bzw. Radiochirurgie und sofort anschließende perkutane Strahlentherapie unter Kortisonschutz und nach Korrektur einer Anämie mit einer Herdbestrahlung auf ein eingeschränktes Feld von 50–60 Gy in 2 Gy Einzeldosen 5mal/Woche.

– Chemotherapie nur ausnahmsweise bei rasch wachsenden und noch nicht in WHO-Grad III übergegangenen Gliomen WHO-Grad II, insbesondere von gut auf Chemotherapie ansprechenden Oligodendrogliomen.

Strahlenchirurgie: s. Hirnmetastasen. Interstitielle Radiochirurgie („Brachytherapie" durch intratumorale Jod-125-Seeds) oder Afterloading bei topographischem Gliomtyp Grad I und mit Einschränkung II (s. Einteilung) und kleinen (< 4 cm Tumordurchmesser), nicht oder nur subtotal resezierbaren benignen Gliomen, ggf. als alleinige Therapie [Sturm V]. Wegen der langen HWZ von 60 Tagen bei Gliomen Grad III und IV nicht ausreichend (!), um ein weiteres Tumorwachstum zu vermeiden.

Höhergradige Gliome – maligne Gliome (I.)

WHO-Grad III (anaplastische Astrozytome, Oligodendrogliome oder Oligoastrozytome) und WHO-Grad IV s. Glioblastom.

Hamartom

Anatomie/Histologie: Gutartige, knotige Geweberänderungen aus organtypischem, aber fehlentwickeltem Gewebe.

Klinik: Stereotypes Lachen von kurzer Dauer ohne adäquaten Stimulus als Epilepsie-Äquivalent, ggf. im Anschluss tonisch-klonische oder kom-

plex-fokale Krämpfe oder Hemiklonien [Göbel R: Lachanfälle (gelastische Epilepsie) bei Hamartom des Hypothalamus – Fallbericht. Akt Neurol 22 (1995) 111–3].
- Hamartome im (posterioren) Hypothalamus zeigen häufig Anschluss an das Tuber cinereum und die Corpora mamillaria (mit Hormonstörungen oder gelastischen Anfällen). Manifestationsalter meist < 2 Jahre, in 90 % Pubertas praecox (GnRH-Analoga). 50 % der Patienten haben einen niedrigen Intelligenzquotienten und zerebrale Krampfanfälle. Bei großen Hamartomen infolge Kompression des Pons Ataxie und Nystagmus, sonst meist keine neurologischen Auffälligkeiten.

Hirnmetastasen (XI.)

s. Hirnmetastasen vor Hirntumoren.

Hypophysenadenome (IX.A.)   D35.2

IX.B. Hypophysäres Adenokarzinom   C75.1
Hypophysenlipom   D17.7

Ätiologie: Monoklonaler Ursprung der meisten Hypophysentumoren durch eine fehlende genetische Kontrolle der lokalen Zellproliferation (klonale Expansion). Irreversible DNA-Mutationen von Hypophysenzellen z.B. bei der Multiplen endokrinen Neoplasie.

Anatomie/Histologie: In der normalen Hypophyse finden sich ca. 50 % chromophobe und 37 % eosinophile Zellen.
1. Azidophil.
2. Basophil (mukoidzellig).
3. Gemischt azidophil-basophil.
4. Chromophob: Endokrinologisch stumm oder Hypophyseninsuffizienz.

Diagnose/Diagnostik: s. Labor, s. Röntgen. EEG-Veränderungen nur bei Durchbruch durch das Diaphragma, besonders bei Abdrücken der kleinen Keilbeinvene im Sinne eines temporalen Herdes.

Einteilung: s. Anatomie/Histologie.

Epidemiologie: Altersgipfel mit 25–55 Jahren. 12 % der intrakraniellen Tumoren.
Chromophobe sind 4mal so häufig wie eosinophile Tumoren, basophile Tumoren sind selten.

Klinik: Überfunktion der Hypophyse   E22
(bei endokrin aktiven Tumoren).
Bei suprasellärer Ausdehnung Druck auf das Chiasma opticum, ggf. Chiasma-Syndrom mit Sehstörungen wie einer bitemporalen Hemianopsie.
- Bei ausgefallener endokriner Funktion (chromophobe Hypophysenadenome) ggf. Amenorrhoe,
Impotenz (chromophobe Hypophysenadenome mit Hodenatrophie), Addison-Syndrom, sekundäre Hypothyreose.
- Endokrin aktive Tumoren: s.u.

Labor: ACTH, Cortisol. TSH, T_3, T_4. Prolaktin. BZ und oGTT, STH.

Röntgen: Schädel/CCT/MRT: Sella-Erweiterung (Ballonsella)und ggf. Sella-Destruktion (nicht bei basophilen Tumoren).

Strahlenchirurgie: s. Hirnmetastasen. Meist nur mäßig strahlenempfindlich. Als Indikation „relativ große Makroadenome, i.d.R. Rezidive oder Resttumoren nach vorausgegangenen Operationen mit suprasellärem und/oder parasellärem Wachstum und Invasion des Sinus cavernosus". Hohes Risiko der strahlungsbedingten hypothalamisch-hypophysären Insuffizienz. „Wegen der räumlichen Nähe zu Risikostrukturen (optisches System, motorische Augenmuskelnerven, Hypothalamus, medialer Temporallappen und ggf. Hirnstamm) kann nur etwa ein Fünftel der bei Mikroadenomen applizierbaren Dosen gegeben werden".
- Mit Linearbeschleuniger bei 45 % wesentliche Verkleinerung, in 53 % Wachstumsstillstand der Adenome, bei Akromegalie beste Wirkung auf die Hormonausschüttung [Sturm V: Strahlenchirurgie in der Behandlung von intrakraniellen Tumoren und Gefäßmißbildungen. DÄB 23/94 (6.6.97) A-1566–71].
- Strahlenchirurgie in den 70er und 80er Jahren in Boston, Berkeley und Stockholm von kleinen intrasellären Mikroadenomen mit großem Abstand zu den Sehnerven und dem Chiasma opticum mit Einzeldosen von 40–100 Gy.

Therapie operativ: Einer okulären Neuromyotonie mit anfallsartigen, 10–40 s dauernden Augenmuskelparesen liegt meist (80 %) eine Hypophysen-OP zugrunde.

1. Basophiles Hypophysenadenom   E24.0
mit hypophysärem (ACTH-abhängigem) Cushing-Syndrom

- Korrelieren (nicht ursächlich) mit Cushing-Syndrom, in 66 % durch ACTH-releasing faktor im Zwischenhirn, in 33 % durch NNR-Überfunktion.

Labor: ACTH, Cortisol.

Röntgen: Nie raumfordernd, keine Sella-Erweiterung.

Therapie: Strahlentherapie: Relativ gut strahlenempfindlich.
☆ Octreotid (s. eosinophiles Hypophysenadenom) in Kombination mit ☆Ketoconazol besonders auch für die Langzeittherapie schwerer Formen von Hyperkortisolismus.

2. Eosinophiles Hypophysenadenom mit Akromegalie – STH-produzierende Tumoren
                                        E22.0, D35.2

Klinik: Bei suprasellärer Ausdehnung Chiasma-Syndrom. Cutis verticis gyrata, Schweißneigung erhöht, Struma. Diabetes mellitus (Hyperinsulinismus durch gesteigerte STH-Sekretion führt zur Erschöpfung der B-Zellen des Pankreas.

Labor: STH erhöht, durch oGTT nicht supprimierbar. BZ. TSH erhöht, T_3, T_4.

Therapie: OP: Transsphenoidale Adenektomie mit Remissionsraten von 85 % bei Mikroadenomen bzw. 30 % von Makroadenomen.
☆ Octreotidacetat (50/100/500/1000 A) initial 2 x 50–100 μg/d s.c. täglich steigernd.
1. Zur präoperativen STH/hGH-Suppression. Die szintigraphische Darstellung von Somatostatin-Rezeptoren auf Hypophysentumoren

mit radioaktiv markiertem Octreotid (In-111-Octreotid-Szintigraphie) korreliert nicht zuverlässig mit dem Grad der therapeutischen Wirksamkeit der Substanz.

2. Postoperative Suppression nach inkompletter Tumorentfernung, oder bis zur vollen Wirkung der Strahlentherapie. Dosisanpassung anhand der STH/hGH-Spiegel, meist 300 µg/d, bis auf 1,5 mg/d.

☆ Bromocriptin (2,5/5/10 mg Tbl) s. M. Parkinson, initial 1,25 mg abends, jeden 2.–7. Tag um 1,25 mg steigern auf 10–40–120 mg.

– Strahlentherapie nach inkompletter Entfernung: Relativ gut strahlenempfindlich.

3. Prolaktinome   Hyperprolaktinämie E22.1

Anatomie/Histologie: Oft invasives Wachstum, selten metastasierend (8 Fälle) [Popovic E: Malignant prolactinomas. Neurosurgery 29 (1991) 127–130].

Labor: Prolaktin (> 150 µg/l).

Pathogenese: Hyperprolaktinämie bei nicht-prolaktin-sezernierenden Hypophysenadenomen wohl durch Druck auf den Hypophysenstiel. Bei 6 von 42 operierten Patienten mit dieser „sekundären Hyperprolaktinämie" kein Unterschied bezüglich Größe, intrasellärem Druck und suprasellärem Anteil gegenüber Hypophysenadenomen ohne „sekundäre Hyperprolaktinämie". Postuliert wird eine unbekannte metabolische Störung als Grund der Hyperprolaktinämie [Kruse A: Hyperprolactinaemia in patients with pituitary adenomas. The pituitary stalk compression syndrome. Br J Neurosurg 9 (1995) 453–7].

Therapie: Das Ansprechen von Prolaktin-sezernierenden Adenomen auf Dopaminagonisten ist wesentlich an das Vorhandensein von Dopamin-D_2-Rezeptoren auf den Tumorzellen zurückzuführen. 10–15 % der Patienten sind Non-Responder, weil ihnen die Rezeptoren fehlen. C. Missale (Brescia) zeigte in in-vitro und tierexperimentellen Studien, dass Prolaktinomzellen von Nonrespondern Rezeptoren für den Nerve growth factor tragen.

☆ Dopaminagonisten s. M. Parkinson. Kombination von Antiöstrogenen und Dopaminagonisten wegen synergistischer Effekte. ☆Bromocriptin (2,5/5/10 mg Tbl) s. M. Parkinson.

☆ Cabergolin (0,5/1/2/4 mg Tbl) s. M. Parkinson. Initial 0,5 mg/Woche mit Steigerung um 0,5 mg in monatlichen Abständen, ab 1 mg in mehreren Gaben (2mal wöchentlich) bis zu 4,5 mg/ Woche. Prolaktin-Inhibition nach einer Einzeldosis über 2 Wochen. Prolaktinnormalisierung in 83 % (Bromocriptin 59 %) und Wiederherstellung ovulatorischer Zyklen in 72 % (Bromocriptin 52 %).

☆ Quinagolid (25/50/75/150 µg Tbl) s. M. Parkinson. 1.–3. Tag 25, 4.–6. Tag 50, ab 7. Tag 75 µg/d. Prolaktin-Inhibition nach einer Einzeldosis über 2 Wochen. Bei 1/3 der Bromocriptin-resistenten Patienten effektiv. In 60 % Tumorschrumpfung von > 25 %. Wird auch von Patienten mit Bromocriptin-Intoleranz bzw. -Resistenz toleriert.

Keimzelltumoren (VI.)

s. Germinome. Embryonales Karzinom, Chorion-Karzinom, Teratom.

Klinik: Intrakranielle Keimzelltumoren invadieren den Hypothalamus direkt oder breiten sich durch Aussaat in die Ventrikel oder in die Subarachnoidalräume aus.

Therapie: Alleinige Chemotherapie (Ansprechrate 80 %) besonders bei aggressiven, strahleninsensitiven Keimzelltumoren, bei Nichtansprechen lokoregionale Tumorbestrahlung.

Kraniopharyngeome –

Hypophysengangstumor (VII.A.)   D44.4

Ätiologie: Missbildungstumor aus Resten des Ductus craniopharyngeus (Weg der Hypophyse). Adamantinöser und squamöser Typ.

Anatomie/Histologie: Wächst neben der Hypophyse. Histologisch gutartig, Adhäsionen.

Diagnostik: EEG-Veränderungen durch Liquoraufstau bei Kompession des III. Ventrikels oder Aquädukts.

Epidemiologie: Altersgipfel mit (5-) 13–17 Jahren (≤ 50 % vor dem 20. Lebensjahr), langsam abnehmend, und 65–74 Jahren.

Klinik: Bei Kindern meist Symptome intrakranieller Drucksteigerung und öfter als bei Erwachsenen Veränderung des Schlaf-Wach-Rhythmus.

– Bei Erwachsenen häufiger Gesichtsfeldstörungen (Chiasmasyndrom wie bitemporale Hemianopsie in 50 %) und Sehstörungen.

– Endokrinologische Störungen (Hypophyse, Hypothalamus) bei Kindern in 65 %, Minderwuchs infolge STH-Mangels in 43 %, Diabetes insipidus in 22 %. Postoperative endokrinologische Störungen fast in 100 %.

Röntgen: Suprasellärre Verkalkung.

Prognose: s. Hirntumoren. Bei Kindern hohe postoperative Morbidität bei ausgezeichneten Überlebensraten.

Strahlentherapie: Fragliche Strahlenempfindlichkeit. Postoperative Strahlentherapie soll das Rezidivrisiko senken.

Strahlenchirurgie: s. Hirnmetastasen. Tumorranddosen von 9–12 Gy [Sturm V: Strahlenchirurgie in der Behandlung von intrakraniellen Tumoren und Gefäßmißbildungen. DÄB 23/94 (6.6.97) A-1566–71]. Bei großen zystischen Kraniopharyngeomen mit hohem Rezidivrisiko stereotaktische intrakavitäre Bestrahlung mit Betastrahlern wie [90]Yttrium, [186]Rhenium oder [32]Phosphor.

Therapie operativ: Vollständige Tumorresektion senkt das Rezidivrisiko. Wegen Adhäsionen ist oft nur eine subtotale Operation möglich. Zysten: Drainage, ggf. intrazystische Bestrahlung (Radiumspickung).

Therapie: Chemotherapie.

Primär zerebrale Lymphome – primäre ZNS-Lymphome (IV.) s. Lymphome.

Medulloblastom (I.F.2)   C71.6

Anatomie/Histologie: Gehören bei Kindern und Jugendlichen zu den primitiven neuroektodermalen Tumoren (PNET, ein Teil weisen eine neuronale, gliöse oder ependymäre Differenzierungstendenz auf), die sich von undifferenzierten Vorläuferzellen der periventrikulären Matrixzellen ableiten mit raschem infiltrativem Wachstum und Neigung zu Metastasen. Sehr zelldicht mit vielen Mitosen, entweder unstrukturiert mit kleinen Zellen oder angedeutet rhythmische Anordnung auch mit Rosetten. WHO IV°. Tumor kommt praktisch immer in der hinteren Schädelgrube vor und bricht in den IV. Ventrikel ein. Metastasieren auf dem Liquorweg.

Epidemiologie: Nach Astrozytomen mit 15–20 % zweithäufigste kindliche Hirntumoren, häufiger als Ependymome. Altersgipfel mit 7–13 Jahren, kaum nach dem 25. Lebensjahr. m < w. Inzidenz in Dänemark bei 3,2/100.000 Kindern < 15 Jahre.

Klinik: Hydrozephalus durch Ventrikelobstruktion bzw. Aquäduktstenose. Zerebelläre Störungen – Ataxie.
Metastasierung (Abtropfmetastasen) über den Liquor: Bösartigster Tumor des Kleinhirns.

Prognose: Kinder haben trotz gleicher Histologie eine schlechtere Prognose bei Medulloblastomen/PNET mit supratentoriellem als mit infratentoriellem Sitz. Bei 180 Kindern mit Diagnose zwischen 1960 und 1984 und Nachbeobachtung bis 1996 5-JÜR nach OP und Strahlentherapie 23 %, zwischen 1960–1964 8 % und 1980–1984 36 %; 25-JÜR 16 %. Günstige Verläufe nach Shuntimplantationen, radikaler Tumorentfernung und Strahlentherapie der kraniospinalen Achse [Agerlin N: Childhood medulloblastoma in Denmark 1960–1984. A population-based retrospective study. Child's Nerv Syst 15 (1999) 29–37].

Therapie: Ventrikel-Drainage; präoperative Chemotherapie verkleinert den Tumors und verringert das Risiko von Abtropfmetastasen; Tumor-OP. Ausgeprägte Strahlensensibilität, Bestrahlung ist sehr wirksam.
– Teniposid, Etoposid und Mafosfamid anhand des dreistündigen ^{3}H-Thymidin-Einbautest am wirksamsten, Vincristin und Methotrexat am wenigsten wirksam [Schabet M, Tübingen: In vitro Befunde zur Chemosensitivität von Medulloblastomen. (9/96) Göttingen].

Meningeome (III.A.)   D32.9

Anatomie/Histologie: (19 % aller Hirntumoren).
Meningeom unsicheren Verhaltens   D42.0
1. Meningotheliom WHO I°   D32.0
   (endotheliomatös, synzytial, arachnotheliomatös)
2. Fibrös (fibroblastisch, fibromatös)
3. Transitional (gemischt)
4. Psammös
5. Angiomatös
6. Hämangioblastisch
7. Hämangioperizytisch – Hämangioperizytom
8. Papillär
9. Anaplastisches (malignes) Meningeom C70.9
s. sekretorisches Meningeom.

– Benigne WHO Grad I, 7 % WHO Grad II und III. Atypische Meningeome WHO II°, maligne WHO III°. Meningealsarkome WHO IV°. Oft Knochenbeteiligung/Hypertrophie, wachsen langsam verdrängend und komprimierend mit niedriger Mitoserate.
– Lokalisation: Falx, Keilbeinflügel, parasagittale Konvexität, Olfactorius-Rinne, Tentorium, Tuberculum sellae, Ventrikel.
– Meningeome besitzen Rezeptoren für weibliche Geschlechtshormone (Östrogen und Progesteron), überzufällige Koinzidenz mit Mammatumoren, besonders Wachstum in der Schwangerschaft. Histologisch kreisförmige Tumorzellanordnungen, die von gefäßbindegewebetragenden Septen getrennt werden. Einrollungsfiguren mit einem zentralen Kalkkern (Psammomkörner) sind typisch.
Meningealsarkome haben viele Mitosen und noch die parallele Ausrichtung der Tumorzellen.

Epidemiologie: Altersgipfel mit 40–55 Jahren. m : w = 2 : 3. Größte Gruppe der gutartigen Tumoren. Inzidenz: 1–3 Neuerkrankungen/J. und 100.000 Einwohner.

Prognose asymptomatischer Meningeome: Von 57 Patienten mit im Mittel 32 Monaten (6 Monate bis 15 Jahre) Nachbeobachtung wurde keiner durch Tumorwachstum symptomatisch. Von 45 mit CCT im Mittel über 29 Monaten (3–72 Monate) nachuntersuchten Patienten hatten 35 kein Tumorwachstum, 10 zeigten ein Wachstum von 0,2 cm über 180 Monate bis zu 1 cm über 12 Monate mit einem Durchschnitt von 0,24 cm/Jahr [Olivero W: The natural history and growth rate of asymptomatic meningeomas: a review of 60 patients. J Neurosurg 83 (1995) 222–4].
Totale Resektion von Sinus cavernosus-Meningeomen mit hoher Morbidität und Rezidivrate verbunden.

Röntgen: Schädel nativ. CCT: Ausgeprägte Kontrastmittel-Anreicherung. Verkalkungen.
– MRT: Hyperintensität in T2-gewichteten Bildern bei stark vaskularisierten Meningeomen weicher Konsistenz [Chen T: Magnetic resonance imaging and pathological correlates of meningeomas. Neurosurgery 31 (1992) 1015–22].

Strahlentherapie: Trotz Strahlenresistenz mit Ausnahme der seltenen „malignen Meningeome" postoperative Strahlentherapie bei aufgrund der Lokalisation oder Ausdehnung nicht in sano operablen Tumoren. Wachstumsstillstand ist bei benignen und malignen Meningeomen über einige Jahre möglich.

Strahlenchirurgie: s. Hirnmetastasen. Bei Meningeomen der Schädelbasis (besonders mediale Keilbeinmeningeome mit Invasion des Sinus cavernosus, Clivusmeningeome) Tumorranddosen von 10–15 Gy [Sturm V: Strahlenchirurgie in der Behandlung von intrakraniellen Tumoren und Gefäßmißbildungen. DÄB 23/94 (6.6.97) A-1566–71].

Therapie operativ: Die Behandlungsstrategie zielt auf Dekompression und bei progressiven Tumoren Strahlentherapie (Wachstumsstillstand, keine Tumorreduktion) und medikamentöse Therapie.

Therapie: Nicht vollständig resezierbare, progrediente oder rezidivierende, nicht anaplastische Meningeome (nicht zugelassen):

☆ Mifepriston: Inoperable Meningeome: Von 14 Patienten über 2–31 Monate 5 Responder und 3 mit subjektiver Besserung [Grunberg S: Treatment of unresectable meningeomas with the antiprogesterone agent mifepristone. J Neurosurg 74 (1991) 861–6].

☆ Hydroxycarbamid (500 mg Tbl) auch in Kombination mit einer Strahlentherapie unter Kontrollen den ersten Monat 2mal wöchentlich, dann 1mal wöchentlich von bb, Krea, Harnsäure und Transaminasen 80 mg/kg jeden 3. Tag oder 20–30 mg/kg/d (anhand des niedrigeren Gewichts, tatsächliches oder Sollgewicht), ggf. einschleichend auf 3 x 500 mg. Abbrechen bei Fortschreiten der Erkrankung unter 4 Wochen Therapie, bei Leukopenie < 2500/µl oder Thrombopenie < 100.000/µl bis zum Erreichen der Normalwerte, bei Auftreten einer Anämie Erythrozytengabe ohne Therapieabbruch. Unter Langzeitgabe von 1000–1500 mg/d bzw. 20 mg/kg/d bei 4 Patienten Rezidivverhütung bzw. nach 6 Monaten Verkleinerung um bis zu 74 % [Schrell U: Hydroxyurea for treatment of unresectable and recurrent meningiomas. II. Decrease in the size of meningiomas in patients treated with hydroxyurea. J Neurosurg 86 (1997) 840–4. I. Inhibition of primary meningioma cells in culture and in meningioma transplants by induction of the apoptotic pathway. J Neurosurg 86 (1997) 845–52].

– Anaplastische Formen: Neben Standard-Strahlentherapie Therapieversuch mit einem Chemotherapie-Sarkomschema.

Sekretorisches Meningeom

Anatomie/Histologie: Glandulär-epitheliale Differenzierung meningothelialer Zellen mit sekrethaltigen intra- und interzellulären Drüsenlumina. Die zahlreichen, unterschiedlich großen Sekrettropfen werden als „hyaline Einschlüsse" oder „Pseudopsammomkörper" bezeichnet, haben aber nicht den geschichteten Aufbau und die Kalzifizierung der echten Psammomkörper. CEA regelmäßig nachweisbar.

Epidemiologie: Auftreten selten. m < w.

Klinik: Anamnese: Initial 15/30 Kopfschmerzen, 8/30 Krampfanfälle.
Befund: Ausgeprägte Ödembildung bei 85 %, bei 2/3 in der gesamten Hemisphäre. Bei 30 Patienten (3 Männer, 27 Frauen) mit Durchschnittsalter 56 (30–83) Jahre in 9/30 im Bereich des Keilbeinflügel, 7/30 an der frontalen Konvexität [Probst-Cousin S: Das sekretorische Meningeom – eine klinikopathologische Studie. (9/96) Göttingen].

Labor: CEA-Serumspiegel ggf. erhöht.

Prognose: Trotz der ausgeprägten Neigung zu Hirnödemen günstig.

Missbildungstumoren

sind alle Arten von Zysten:

Ependymale (epitheliale), Kraniopharyngeomzysten	G93.0
Epidermoid- / Dermoidzysten	/ L72.0 / D36.9

Neurinom – Neurilemmom – Schwannom –

Schwannzelltumor (II.A. – Tumoren der Nervenscheidenzellen)   D36.1
s. Akustikusneurinom. s. Trigeminus-Tumoren.

Anatomie/Histologie: Neurinome bestehen aus bipolaren Zellen mit schlanken Kernen, die ihre in langen Faserfortsätze austrahlenden Zellen in Palisaden anordnen und so das Bild von (Fisch-) Zügen entstehen lassen.
Die malignen Varianten (anaplastisches Neurinom) weisen eine erhöhte mitotische Tätigkeit auf.

Epidemiologie: 9 % Kleinhirnbrückenwinkeltumoren, davon 80 % Akustikusneurinome,
Rest sind Meningeome, Epidermoide, Neurinome des N. trigeminus, N. facialis, N. glossopharyngeus, Aneurysmen, AV-Missbildungen, Metastasen, Cholesteatome, Arachnoidalzysten, Gliome u.a.).

Neuroblastom (E.5)   C74.9

Neuronaler Tumor. Periphere Neuroblastome sind häufige Tumoren des Kindesalters. Zentrale und periphere Neuroblastome bestehen aus unreifen kleinen Rundzellen.

Oligodendrogliome (I.B.1)   C71.9

s. (niedergradige) Gliome. s. Astrozytome.

Anatomie: Frontale bis parietale Lage.
1. WHO II° isomorphe Oligodendrogliome (5 % der Hirntumoren).
2. WHO III° polymorphe Oligodendrogliome mit erhöhter zellulärer Polymorphie und Gefäßproliferation, gemischte Oligoastrozytome.
3. WHO IV° anaplastisches (malignes) Oligodendrogliom.

Epidemiologie: Altersgipfel mit 40 Jahren.

Klinik: Oft zerebrale Krampfanfälle.

Röntgen: Im Großhirn Verkalkungen.

Prognose: s. Hirntumoren.

Therapie s. Gliome: Therapie der niedergradigen Gliome.

Therapie der anaplastischen Oligodendrogliome:
I. Therapie operativ: Zur Diagnostik (Histologie).
II. Radiatio (geringe Strahlenempfindlichkeit).
III. Polychemotherapie mit Procarbazin, CCNU und Vinblastin [Schlegel U: Neue Entwicklungen in der Chemotherapie von Hirntumoren. Akt Neurol 21 (1994) 39–46] (EORTC-Studie – European Organisation for Research and Treatment of Cancer – bei anaplastischen Oligodendrogliomen: Bestrahlung vs. Bestrahlung + PCV) s. Glioblastom-Therapie.

☆ ACNU (50 mg A) + *Teniposid/VM 26 s. Glioblastom-Therapie.

☆ Melphalan (2/5 mg Tbl, 50 mg A): Ansprechen in 55 % bei Rezidiven eines anaplastischen Oligodendroglioms [Brown M: Differential response of recurrent oligodendrogliomas vs. astrozytomas to intravenous melphalan. Neurology 40 Suppl. 1 (1990) 397].

Optikus-Gliom   D33.3

Ätiologie: 30–70 % im Rahmen einer Neurofibromatose.

Anatomie/Histologie: Primäre Lokalisation in 25 %
ein N. opticus, 35 % Chiasma, 40 % Chiasma
und Hypothalamus.
Pilozytisches Astrozytom, Spongioblastom des
N. opticus.

Klinik: Anamnese: Kopfschmerzen?
Befund: Exophthalmus. Primäre Optikusatrophie mit Visusverfall und Gesichtsfeldeinschränkungen, seltener Stauungspapille. Bei
Lage im Chiasma Einwachsen in beide Nervi
optici mit beidseitiger Visusminderung und
hypothalamischen Symptomen.

Röntgen: Rhese-Aufnahmen. CCT auch mit koronaren Schichten. MRT.

Therapie: Bei Verschlechterung Strahlentherapie
(s.o. Anatomie). Als Strahlenspätfolge (bei Bestrahlung im Kindesalter) ggf. Retardierung,
Hypophyseninsuffizienz, Gefäßverschlüsse bis
zum Moya-Moya-Syndrom.

Pinealisparenchymtumoren (I.D.)

1. Pineozytom (Pinealozytom): WHO I°   D44.5
Gutartig, mit kleinen Rundzellen und großen
Rosetten. Strahlenempfindlich, jedoch weniger als die Pineoblastome. Häufiger bei Kindern!
1.1 Pinealome unsicheren Verhaltens   D44.5
2. Pineoblastom (Pinealoblastom):   D75.3
Bösartig, nieder differenzierter, mitotisch aktiver Tumor.
Gehören bei Kindern und Jugendlichen zu
den primitiven neuroektodermalen Tumoren
(PNET), die sich von undifferenzierten Vorläuferzellen der periventrikulären Matrixzellen ableiten mit raschem infiltrativem Wachstum, mit Neigung zu Metastasen und ausgeprägter Strahlensensibilität.

Plexuspapillome (I.C.3+4)   D33.0
– Kopieren die Strukturen des Plexus chorioideus.
Sind i.d.R. benigne (WHO I°). Wie Epen-
dymome strahlenempfindlich, vor allem die
Formen mit gesteigerter Wachstumstendenz.

Prolaktinome s. Hypophysenadenome.

Zerebrales Rhabdomyosarkom   C49.9

Epidemiologie: Auftreten meist bei Kindern, selten
bei Erwachsenen.

Prognose: I.d.R. sehr schlecht.

Therapie: Kasuistik eines primär frontoparietalen
embryonalen Rhabdomyosarkoms, nach Operation, Strahlentherapie und Chemotherapie –
mit Cyclophosphamid, Vincristin, Adriamycin, Dacarbazin – CYVADIC über 30 Monate postoperativ kein Rezidiv [Celli P: Primary
rhabdomyosarcoma of the brain: observations
on a case with clinical and radiological evidence
of cure. J Neurooncol (1998) 259–67].
☆ Vincristin (1 mg A) unter prophylaktischer Laxantiengabe und Harnsäure-Kontrollen, nicht
mit Itraconazol. Kinder 2, Erwachsene 1,4 mg/
m² 1 x wöchentlich.

Sarkome   C49.9

Anatomie/Histologie:
I.F.1a. Glioblastom mit
sarkomatöser Komponente
(gemischtes Glioblastom und Sarkom) C71.9
II.D. Anaplastisches (malignes) Neurofibrom
(Neurofibrosarkom, neurogenes Sarkom) C47.9
III.B. Meningeale Sarkome: C70.9
1. Fibrosarkom.
2. Polymorphzelliges Sarkom.
3. Primäre meningeale Sarkomatose.
III.C.2. Xanthosarkom (malignes Fibroxanthom)
C49.9
V.B. Monsterzelluläres Sarkom   C71.9
X.D. Chondrosarkom   C41.9

Diagnostik: Liquor (Zellen histologisch) incl. CEA-
Spiegel.

Therapie: Strahlenempfindlich.
I. Alle 3 Wochen über 1 Tag:
1. Prähydratation mit 1,25 g/m² ☆Mesna (200/400
mg A) in 2 l NaCl-Glukose-Mischung.
2. ☆Mannit – Mannitol (20 % 50 g/250 ml Fl)
250 ml in 30 min.
3.1 ☆Cyclophosphamid (50 mg Drg, 100/500 mg
Fl) 5 g/m² in 3 l NaCl-Glukose-Mischung über
24 h + 2,5 g/m² Mesna über 24 h.
3.2 ☆Doxorubicin (10/20/50 mg A) 50 mg/m² i.v.
mit ☆Carnitin 3 g/d zur Kardiomyopathieminderung.
4. Posthydratation mit 1,25 g/m² ☆Mesna (200/
400 mg A) in 2 l NaCl-Glukose-Mischung (s.
Prähydratation).
II. ☆Dacarbazin – ☆DTIC (100/200 mg A) unter
bb-, Leber- und Nierenfunktionskontrollen
(CYVADIC-VADIC-Schema)
250 mg/m² Tag 1–5 alle 3 Wochen mindestens
4 Behandlungszyklen.
El.-HWZ 5 h. KI Leukopenie, Thrombozytopenie.
UAW bb Leukopenie und Thrombozytopenie
dosisabhängig mit Talwerten am 21.–25. Tag.
Allergische Erscheinungen. Gastrointestinal.
Grippeähnliche Beschwerden mit Fieber, Schüttelfrost und Muskelschmerzen. Kopfschmerzen.
Potentielle Mutagenität. Parästhesien im Gesicht
mit Rötung. Sehstörungen. Übelkeit und Erbrechen (höchstgradig emetogen). Verwirrtheit.
Wirkungsverstärkung durch Carmustin, Cyclophosphamid, Doxorubicin, Fluorouracil, Lomustin, Methotrexat.

III. ABVD-Schema: Zyklus wiederholen an Tag 57
bei ansteigender Tendenz (nach Durchschreiten
des Nadir) mit Leukos > 2500/mm³ und Thrombos > 80000/mm³. Bei Leukos < 2500/mm³ und
Thrombos < 80000/mm³ Blutbildkontrollen 3, 7,
10 und 14 Tage später erneut. Bei Erreichen der
Leukos > 2500/mm³ und Thrombos > 80000/
mm³ Fortsetzung der Therapie.
– Bei Myelosuppression unter ABVD und Verzögerung bis zu zwei Wochen keine Dosisreduktion,
bei Verzögerung um mehr als zwei Wochen Dosisreduktion auf Doxorubicin 75 %, Bleomycin
bleibt bei 100 %, Vinblastin 75 %, DTIC 75 %.
– Neurologische Komplikationen Lhermitte-
Syndrom, Myelopathie, Polyneuropathie.
☆ Doxorubicin (10/20/50 mg A) mit Carnitin
3 g/d zur Kardiomyopathieminderung 25 mg/
m² i.v. an Tag 29 + 43.

El.-HWZ 30–33 h, Metaboliten. Sehr schlecht liquorgängig, < 1 % des Serumspiegels werden erreicht.

KI entzündliche Herzerkrankungen, Herzrhythmusstörungen.

UAW 75 % Haarausfall/Alopezie, 36 % Übelkeit und Erbrechen (mittelgradig emetogen), Kardiomyopathie (Carnitin) mit Herz-Rhythmus-Störungen, periphere Neuronopathie. Alternativ ggf. Mitoxantron.

Wirkung: Anthracyclin. Anthrachinon-Antibiotikum.

☆ Bleomycin (15 mg Fl) 10 mg/ m² i.v. an Tag 29 + 43. El.-HWZ 1,5 h.

☆ Vinblastin (10 mg Fl). Nicht intrathekal! 6 mg/ m² i.v. an Tag 29 + 43.

☆ Dacarbazin – ☆DTIC (100/200 mg A, s.u. II.) unter bb-, Leber- und Nierenfunktionskontrollen

375mg/m² i.v. an Tag 29 + 43 (andere Quelle 150 mg/m²/d an Tag 1–5 alle 4 Wochen).

☆ GCSF (s. Glioblastom) 5 µg/kg s.c. bzw. < 75 kg KG 300 µg/d, > 75 kg KG 480 µg/d zur Verkürzung der Dauer von myelotoxisch bedingten Neutropenien bei ABVD frühestens ab Tag 2 bzw. Tag 16 nach Beginn von ABVD. Absetzen von G-CSF, wenn die Leukozyten 3 Tage über 3000/mm³ liegen. Fortsetzung der Chemotherapie frühestens 48 Stunden nach Absetzen von GCSF.

IV. ☆Docetaxel (20/80 mg A) nach Bestimmung der Leberwerte und unter Leukozyten-Kontrolle nach 20 mg Dexamethason oral 12 und 6 h vor der Infusion (zur Verzögerung oder Reduzierung der Flüssigkeitsretention) sowie 50 mg Diphenhydramin und 50 mg Ranitidin 50 mg i.v. Bei 200 zuvor therapierten Patienten kam es unter 100 mg/m² zu 67 Vollremissionen unabhängig von der Art und Lokalisation der Neoplasien. Ggf. mit Doxorubicin, Epirubicin oder Vinorelbin.

Spongioblastom des Kleinhirns   C71.9
(I.F.4. Primitives polares Spongioblastom)

syn. Astrozytome des Kleinhirns bei Kindern und Jugendlichen.
s. pilozytisches Astrozytom. s. Optikusgliom.

Ätiologie: Gelegentlich im Rahmen einer Neurofibromatose.

Anatomie/Histologie: Kleinhirn. Bei klinischen Symptomen häufig bereits Tumordruck auf die Medulla oblongata.

Epidemiologie: Altersgipfel mit 7–13 Jahren, kaum nach dem 25. Lebensjahr.

Klinik: Anamnese: Okzipitaler Kopfschmerz? (Zerebrales) Erbrechen?

Befund: Nystagmus bei Blickwendung zur Herdseite langsamer und gröber.
Häufig Zwangshaltung des Kopfes mit Kippung zur kranken Seite (ocular tilt) mit leichter Anhebung des Kinns zur Gegenseite.
Fallneigung und Abweichen nach ipsilateral, ipsilaterale Ataxie und Muskelhypotonie.
Hydrozephalus internus bei Aquäduktverlegung mit Hirndrucksymptomatik.

Prognose: Postoperativ gut, da meist gut operabel, mit rascher Besserung.

Röntgen: CCT, MRT: Hypodens. Infratentoriell meist große Zysten. KM-Anreicherung besonders in soliden Randgebieten.

Spongioblastome der Stammganglien,   C71.9
des Thalamus und Hirnstamms
(I.F.4. Primitives polares Spongioblastom)

Klinik: Nur diskrete neurologische Symptome, erst spät Hirndruckzeichen mit Stauungspapille und Kopfschmerzen. Ggf. schubförmige Verschlechterungen und auch Remissionen wohl durch wechselnde Nachbarschaftsreaktionen.

Prognose: Mittel- bis langfristig schlecht.

Röntgen: CCT, MRT: Hypodens. Infratentoriell meist große Zysten. KM-Anreicherung besonders in soliden Randgebieten.

Therapie: Shunt-Operationen. Strahlentherapie. Tumorexstirpation ist nicht möglich.

Hirnvenenthrombose s. M. Behcet. s. Sinusvenenthrombose.

Hirnverletzung s. Schädel-Hirn-Trauma.

Hirnzyste s. Hirntumoren – Hirnzyste, Epidermoidzyste.

Histiozytose   D76.3

Histiozytose bösartig   C96.1

Anatomie/Histologie: Bei der chronischen, disseminierten Form der Histiozytose (Hand-Schüller-Christian-Erkrankung) primär hypothalamische Beteiligung mit Langerhans-Zellen.

Klinik: In 50 % Trias Exophthalmus, lytische Knochenläsionen und Diabetes insipidus. Bei Beginn vor der Pubertät in 40 % Verzögerung des Wachstums infolge von Abnormitäten bei der Bildung und/oder Sekretion von GnRH.

Labor: Prolaktin (ggf. Hyperprolaktinämie).

Hitzeschäden   T67.9

Hitzschlag und Sonnenstich (Insolation, Thermoplegie, Hitzefieber)	T67.0
Hitzekollaps – Hitzesynkope	T67.1
Hitzekrämpfe – Hitzetetanie	T67.2
Hitzeerschöpfung / durch Salzverlust / durch Wasserverlust	T67.5 / T67.4 / T67.3
Hitzeermüdung passager, Hitzemüdigkeit vorübergehend	T67.6
Hitzeödem	T67.7
Sonstige Schäden durch Hitze und Sonnenlicht / nicht näher bezeichnete Hitzeerschöpfung	T67.8
Hitzeausschlag – Hitzefrieseln / Hitzeurtikaria / Sonnenbrand	L74.0 / L50.2 / L55

HIV s. AIDS.

HMSN – Hereditäre motorisch-sensible Neuropathie s. unter Polyneuropathie.

Hochspannungsunfall s. Stromunfall.

M. Hodgkin – Lymphogranulomatose – Hodgkin-Lymphom s. Lymphome.

Hörstörung   H93.2

Hörminderung – Hörverlust – Taubheit / zentral-neural	H91.9 / H90.5
Hörverlust durch Schallleitungsschwerhörigkeit / einseitig	H90.0 / H90.1
Hörverlust durch Schallempfindungsschwerhörigkeit / einseitig	H90.3 / H90.4
Hörverlust kombiniert, bds.	H90.6
Hörnervenaffektion	H93.3
Idiopathischer Hörsturz	H91.2
Traumatische Trommelfellruptur	S09.2

Ätiologie – Differentialdiagnose:

1. Akute Hörminderung häufig eher otogen, selten zerebale Hörstörung:
   Gehörgangsverschluss durch Ohrenschmalz – Zeruminalpropf   H61.2
   Tumor, Ekzem. Verletzung der Gehörkette, Felsenbeinfraktur. Lärmeinwirkung. Hörsturz, M. Menière (Haarzellschädigung). Virale Innenohrinfekte (auch konnatale Zytomegalie). Liquorunterdrucksyndrom.
   Tubenfunktionsstörungen, Tubenbelüftungsstörung, Tubeninsuffizienz   H69.8
   Tubenkatarrh (Verschluss nach rascher Überwindung großer Höhendifferenzen) H68.0
   Tubenmittelohrkatarrh   H65.9
   Akute Labyrinthitis   H83.0
   (bei Otitis media, bei eitriger Labyrinthitis verbleibende Taubheit)
   Labyrinthkontusion   H83.2
   Labyrinthotosklerose   H80.2

   Akute vaskulär bedingte Hörminderung: Basilarismigräne. Labyrinthischämie mit und ohne Hörverlust. Selten Arteria cerebelli inferior anterior-Infarkt s. Klinik. Basilaris-Verschluss. Kleinhirninfarkt (13 %). Gasperini-Syndrom.
   Epileptische auditive Anfälle.
   Entzündlich bedingt mit nukleärer Läsion im Hirnstamm [Drulovic B: Sudden hearing loss as the initial monosymptom of multiple sclerosis. Neurol 43 (1993) 2703–5].

2. Chronische Hörminderung eher neurogen und internistisch: Läsion der Hörbahn mit: Cochlea (Cortisches Organ), Nervus (VIII. HN) und Nucleus cochlearis, Olive, Lemniscus lateralis, Colliculus inferior, Corpus geniculatum mediale, Heschl'sche Querwindung (Rinden- und Seelentaubheit).
   Adrenoleukodystrophie.   Alport-Syndrom.
   Akustikusneurinom (kann in seltenen Fällen mit einer Tieftonschwerhörigkeit beginnen) – Tumoren der hinteren Schädelgrube – Neurofibromatose 2 – Trigeminus-Tumoren.
   Friedreich-Ataxie. Infantil beginnende spinozerebelläre Ataxie (IOSCA). Spinozerebelläre Ataxie 2. Olivo-ponto-zerebelläre Atrophie. Cogan-Syndrom. Subakute nekrotisierende Enzephalomyelopathie Leigh. Idiopathische Hämochromatose. Metachromatische Leukodystrophie.
   Mitochondriale Myopathien – mitochondriale Taubheit (beim MERRF- und häufig beim MELAS-Syndrom).
   Dystrophische Myotonie Curschmann-Steinert. Neutralfettspeicherkrankheit.
   Otogen bedingt: Cholesteatom. Otosklerose (meist symmetrische Hörstörung, oft mit Ohrgeräuschen).
   M. Refsum.
   Ototoxizität von Antibiotika   H91.0
   (Aminoglykoside incl. Streptomycin, Cephalosporinen, Erythromycin, Glykopeptiden, Vancomycin), nichtsteroidalen Antirheumatika

incl. Acetylsalicylsäure, Chinidin, Furosemid und Omeprazol.

Anatomie: Die A. labyrinthi (aus der A. vertebralis) teilt sich in die A. cochlearis und A. vestibularis. Die Schneckenvaskularisation unterliegt auch sympathischen und parasympathischen Einflüssen.

Diagnostik *z.B. bei Hörsturz*: HNO-Konsil/ HNO-ärztliche Untersuchung mit Audiometrie, Prüfung der Mittelohrreflexe (Stapediusreflex) und Gleichgewichtsprüfung. AEP. Bei pathologischem Befund bei einer dieser Untersuchungen MRT des Schädels und Elektronystagmographie bzw. elektronystagmographische Gleichgewichtsprüfung. Ansonsten s. Grunderkrankung.

Klinik: Antibiotikabehandlung? Schwindel? Tinnitus?
– 2 Kasuistiken mit initialem Hörverlust bei AICA-Infarkten: Patient 1 mit initial Schwindel und bds. Hörverlust, bilateralem progredienten AICA-Infarkt und dopplersonographisch nachweisbarem Basilaris-Verschluss, kurzzeitig gebessertem Hörvermögen bei vorübergehender partieller Rekanalisierung. Im Verlauf sensible Trigeminusstörung rechts, Schluckstörung, Dysarthrie und Ataxie. Patient 2 mit rechtsseitigem Hörverlust, Schwindel und Erbrechen bei AICA-Infarkt rechts und Läsionen im Pons und im Pedunculus cerebellaris medius, zusätzlich Trigeminusbeteiligung und Abduzensparese rechts, Blickrichtungsnystagmus nach links (zur Gegenseite) und beidseitiger Ataxie [De-

schauer M: Hörverlust als Leitsymptom von Arteria cerebelli inferior anterior-Infarkten. Fortschr Neurol Psychiatr 66 (1998) 109–12].
– Hörsturz, die abrupte Verschlechterung des Hörvermögens bis zur Ertaubung, tritt ohne und in 70 % mit vestibulären Symptomen auf.

Prognose *bei Hörsturz*: Das Gehör erholt sich in 40–75 % auch ohne Behandlung. Besonders gut ist die Erholungsfähigkeit bei Tiefton-Hörstürzen.

Therapie *z.B. bei Hörsturz*: Bettruhe, Rauchverbot, bewusstes Maßhalten bei Essen und Trinken. Z.B. sog. „Hörtropf-Schema":
☆ Hydroxyäthylstärke – *HES – *Haes 10 % 200/ 0,5 500–1000 ml (mit *Pentoxifyllin s.u.) unter Kontrolle von Kreatinin, Dosis individuell der kardialen Belastbarkeit anzupassen!
☆ Pentoxifyllin (300 mg A) 10 Tage i.v. 300 mg in Haes bzw. ab 3. Tag in 250 ml NaCl. Oral 3 x 400 mg bis zum 10. Tag.
– Individuell in Einzelfällen einsetzen:
☆ Acetylsalicylsäure nur im ganz frühen Stadium, nie länger als 5 Tage wegen der Ototoxizität.
☆ Glukose 5 % bzw. Diabetiker NaCl 250 ml + ☆Vitamin-/Multivitamin-Komplex (Multibionta N 10 ml A) 3.–10. Tag + ☆Xylocain 2 % 3. + 4. Tag 10, 5. + 6. Tag 12, 7. + 8. Tag 14, 9. + 10. Tag 16 ml.
☆ 6-Methylprednisolon 1.–4. Tag 250 – 200 – 150 – 100 mg i.v., 5. + 6. Tag oral 80, 7. + 8. Tag 60, 9. + 10. Tag 40, 11. + 12. Tag 20 mg oral (nicht bei Diabetikern). Bei Patienten unter 70 kg mit 200 mg beginnen.

Hörsturz s. Hörstörung.

Horner-Syndrom G90.2

Ätiologie: Idiopathische Störung der sympathischen Innervation.

1. Zentrales Horner-Syndrom (seltener)

Ätiologie: Läsion des zentralen Sympathikus: Zerebrale Ischämie (z.B. beim Wallenberg-Syndrom – dorsolaterale Medulla oblongata). Lues.

Anatomie: Läsion im Verlauf der zentralen sympathischen Bahn von Hypothalamus im Tegmentum des Mittelhirns und Formatio reticularis nach lateral in die Medulla oblongata zum Centrum ciliospinale im Rückenmark-Seitenhorn auf der Höhe C8-Th2.

Klinik: Anhidrosis und Vasodilatation der gesamten gleichseitigen Körperhälfte.

2. Peripheres Horner-Syndrom

Ätiologie: Läsion des peripheren Sympathikus:
1. Präganglionär im Bereich der Nervenwurzel C8 oder Th1 durch Trauma (Hinweis auf einen Nervenausriss der Wurzel C8 oder Th1) oder Tumor, selten Bandscheibenvorfall.

2. Postganglionär im Bereich des Plexus brachialis durch Trauma (untere Armplexusläsion Klumpke), Tumor (Pancoast-Tumor, Mediastinal-Tumor, Struma) oder Stellatum-Blockade. Läsion des sympathischen Halsgeflechts (Karotisdissektion mit z.B. Pseudoaneurysma, Lymphknotenerkrankung, lokale Operation, Narbenbildung).
Kasuistik mit akuten einseitigen Kopfschmerzen und anschließend ipsilateralen Ausfällen der Hirnnerven IX, X und XII und Horner-Syndrom bei thrombosiertem extrakraniellen Aneurysma mit Verschluss der A. carotis interna [Doerr M, Freiburg: Multiple Hirnnervenausfälle und Horner-Syndrom bei extrakraniellem Aneurysma der A. carotis interna. Akt Neurol 12 (1985) 161–3].

Anatomie: 1. Präganglionär Verlauf vom Centrum ciliospinale über die Wurzel (C8) Th1 (Th2) bis zum Ganglion cervicale superius,
2. postganglionär im Halssympathikus mit der A. carotis interna.

Diagnostik: s. Labor. Kokain (4 % Cocainhydro-chloridlösung) in Abständen von 3 Minuten 3-mal einen Tropfen führt im Normalfall im Laufe von 45 Minuten zur leichten Pupillener-weiterung, bei zentralem und präganglionären Horner-Syndrom zur deutlicheren Pupillener-weiterung der vorher miotischen als der ge-sunden Pupille (umgekehrte Anisokorie), nicht bei peripherem postganglionären Horner-Syndrom (die Anisokorie nimmt zu).

Eine Entrundung der Pupille kann nach Aus-schluss iritischer Prozesse vor allem auf eine Lues hinweisen.

Differentialdiagnose: Gesichtsasymmetrie. Kon-tralateraler Exophthalmus.

Klinik: Störung des M. dilatator pupillae (Miosis), M. tarsalis superior (Ptosis – Lidspaltenveren-gung), M. orbitalis (Enophthalmus) (werden hauptsächlich über die Wurzel Th1 innerviert)

+ Anhidrosis und Vasodilatation der betroffe-nen Gesichtshälfte.

1. Bei isolierten Wurzelausrissen (Läsion prägan-glionär) ist die Schweißreaktion im Ninhydrin-Test ungestört und nach Gabe von Parasym-pathominetika erhalten, auf thermische Reize erloschen (die sudorimotorischen Fasern für Kopf, Hals und Schulter verlaufen über die Wurzeln Th2/3 und 4, für Oberkörper und Arm über die Wurzeln Th5–7).

– Kasuistik bei Bandscheibenvorfall Th1/2 mit un-auffälligem Ninhydrin-Test, einseitig verzöger-ten somatosensorisch evozierten Potentiale (SEP) des N. cutaneus antebrachii medialis (C8-Th1) [Grüsser C: Horner-Syndrom als Folge eines thorakalen Bandscheibenvorfalls. Akt Neurol 23 (1996) 215–6].

2. Bei postganglionärer Läsion distal vom Grenz-strangganglion ist die Schweißreaktion voll-ständig aufgehoben.

Labor: Lues-Serologie.

Hunt-Neuralgie s. Trigeminusneuralgie – Differentialdiagnose.

HWS s. Halswirbelsäule.

HWS-Distorsion s. Halswirbelsäulen-Distorsion.

Hydrozephalus   G91

Ätiologie/Einteilung:

Hydrocephalus communicans	G91.0
Verlegung der Zisternen z.B. nach Meningitis durch entzündliche Verklebungen, Verlegung des Subarachnoidalraums durch rezidivierende Blutungen, Subduralhämatom, Sinusvenenthrombose	
Hydrocephalus occlusus	G91.1
Hydrocephalus bei Neubildungen: Tumoren intraventrikulär (III. Ventrikel, u.a. Kolloidzyste), hintere Schädelgrube	G94.1
Normaldruck-Hydrozephalus – Hydrocephalus ohne Hirndrucksteigerung	G91.2
Hydrocephalus e vacuo (Hirnatrophie unterschiedlicher Ätiologie)	G91.8
Posttraumatischer Hydrozephalus	G91.3
Hydrozephalus nicht näher bezeichnet	G91.9
Hydrozephalus bei andernorts klassifizierten Krankheiten	G94.2
Hydrozephalus bei andernorts klassifizierten infektiösen und parasitären Krankheiten	G94.0
Hydrozephalus durch angeborene Toxoplasmose	P37.1
Angeborener Hydrozephalus: Fehlbildung des Aquädukts (fehlende Anlage, Stenose, Gliose),	Q03.0
Atresie (Obliteration) der Apertura mediana (Foramen Magendi) oder	Q03.1
der Aperturae laterales (Foramina Luschkae), s. Dandy-Walker-Syndrom	
zervikookzipitale Missbildungen, besonders Arnold-Chiari-Syndrom, Meningozele	

s. Meningozelen.

Definition/Diagnose: Z.B. ventrikulokranialer Quotient: Weite der Vorderhörner in Schnitt-ebene der Nuclei caudati dividiert durch den Transversaldurchmesser des Gehirns > 0,15.

Diagnostik: EEG: Lateralverdrängung thalami-scher retikulärer Fasern mit stets beidseitiger Amplitudenzunahme, α-Verlangsamung und

sinusoidale Gruppen. Bei Stauungspapille > 2 dpt. Allgemeinveränderung.

Therapie operativ: Externe oder interne Shunt-anlage: Komplikation der   G04.9 Shuntinfektion und Ventrikulitis mit erforderlicher antibiotischer Therapie und Shuntentfernung mit Ersatz durch einen exter-nen Shunt (ggf. nicht bei Staph. epidermidis unter Vancomycin/Rifampicin).

– Shuntinfektion mit koagulase-negativen Staphylokokken:

☆ Vancomycin (0,5/1 g A) 20 mg/d intraventrikulär, und

☆ Rifampicin oral oder intravenös [Treatment of infections associated with shunting for hydrocephalus. Working party on the use of antibiotics in neurosurgery of the British Society for Antimicrobial Chemotherapy, Univ Nottingham].

– Intrakranielle Druckminderung nach ventrikulärem Shunt: G97.2
Gefahr der Überdrainage (trotz Einsatzes verstellbarer Druckventile) mit Ausbildung von Hygromen, subduralen Ergüssen und Hämatomen.
Mechanische Komplikation durch einen ventrikulären, intrakraniellen Shunt   T85.0

Normaldruck-Hydrozephalus – NPH   G91.2

syn. normal pressure hydrocephalus.
s. Hydrozephalus.

Diagnostik: s. Röntgen. Lumbalpunktion („Liquor-trapping") von ≥ 30 ml mit Beurteilung einer anschließenden klinischen Besserung. Epidurale Druckmessung mit Bestimmung von Häufigkeit und Amplitudenmodulation der B-Wellen.
– Lumbaler Infusionstest mit Messung des Liquorabflusswiderstands R_{out} (normal bis 12 mm Hg/ ml/min).
– Intraventrikuläre Bolusinjektion i.d.R. nur bei Patienten, bei denen eine Drainage zur Dauerdruckmessung angelegt wird.

Differentialdiagnose: M. Alzheimer.
– M. Parkinson: Eher schlurfender Gang; NPH ohne Rigor, aber bei einzelnen Patienten auch Ruhetremor!
– „Pseudo-Parkinson-Syndrom", angloamerikanisch „Parkinsonismus der unteren Körperhälfte" mit parkinsonartiger Gangstörung bei gut erhaltener Mobilität im Bereich der oberen Extremitäten, besonders bei Schädigungsprozessen im frontalen Marklager; auch bei der (s. zerebrale Ischämie – Klinik – Binswanger) subkortikalen arteriosklerotischen Enzephalopathie (SAE) Binswanger: „Frontale" Gangstörung.

Klinik: Leitsymptom Trias breitbeinige, ataktisch anmutende Gangstörung und (als Spätsymptome!) Harn-Inkontinenz und Demenz.

Röntgen: CCT/MRT: Ventrikelvergrößerung, Liquordiapedese und angepresstes kortikales Relief.
– Die nuklearmedizinische Zisternographie (Liquorraum-Szintigraphie) ist entbehrlich geworden.

Therapie operativ: Patienten mit Demenz, aber ohne Gangstörung profitieren nicht von einer Operation. Liquorableitung s. Diagnostik. [Dauch W: Der Normaldruck-Hydrocephalus. Fortschr Neurol Psychiatr 58 (1990) 178–190].

Hypästhesie s. Dysästhesie.

Hyperabduktionssyndrom – Pectoralis-minor-Syndrom
s. Thoracic outlet-Syndrom.

Hyperästhesie s. Dysästhesie   Q20.3

Hyperaldosteronismus   E26.9
primär (Conn) / sekundär / (s.) Bartter-Syndrom   E26.0 / E26.1 / E26.8

Hypercalcämie s. Hyperkalzämie, hyperkalzämisches Koma.

Hypercholesterinämie s. zerebrale Ischämie – Risikofaktoren, Therapie.

Hyperekplexie – Hyperexplexia s. Startle Disease.

Hyperglykämie s. Diabetes mellitus. s. Koma. -Hyperosmolarität ohne Azidose. -Ketoazidose mit Kußmaul-Atmung. -Laktatazidose (Biguanide: Metformin).

Hyperhidrose – Hyperhidrosis   G90.8

Hyperhidrose umschrieben / generalisiert   R61.0 / R61.1
Hyperhidrose nicht näher bezeichnet oder Nachtschweiß, übermäßiges Schwitzen   R61.9

syn. pathologisches Schwitzen – pathologische Schweißneigung.

Ätiologie: Idiopathisch. s. Adie-Syndrom – Klinik – Ross-Syndrom. Prädelir und Delir. Fibromyalgie-Syndrom, Hyperthyreose – thyreotoxische Krise, Hypoglykämie, Neuromyotonie. M. Parkinson. Autonome Polyneuropathien, u.a. hereditäre sensible Neuropathie Typ III – familiäre Dysautonomie – Riley-Day-Syndrom. Hohe Querschnittlähmung mit autonomer Hyperreflexie. Sympathische Reflexdystrophie. Vegetative Entgleisung bei Schädel-Hirn-Trauma oder Subarachnoidalblutung. UAW von Interferon beta, Venlafaxin, Xanomelin.

Diagnostik: Ninhydrin-Schweißtest nach Moberg als quantitative Methode.

– Minor-Schweißtest – Jod-Stärke-Test (*Materialien*): Achselhöhle trockenwischen (*Einmaltücher*), *Lugol'sche Lösung* (Jod 3,0, K-Jodid 6,0, Aqua dest. ad 150,0) mit *gestielten Wattetupfern* auftragen (Tupfer jeweils nur einmal verwenden), *Mondamin-Speisestärke* mit *feinem Haushaltssieb* dünn darüberstäuben. Warten, bis sich das hyperhidrotische Areal deutlich abzeichnet, ohne sich durch Auslaufen des Schweißes zu vergrößern, und das Areal mit *wasserfestem Hautmarker-Stift* (Edding 400) kennzeichnen. Dann Lugol'sche Lösung mit Einmaltüchern abtupfen und Areal ausmessen.

– Sympathische Hautantwort (SHA) als qualitative Methode [Rommel O, Bochum: Vergleichend Untersuchung zwischen der sympathischen Hautantwort, dem Ninhydrin-Schweißtest und dem Minor-Schweißtest bei peripheren und zentralen Schweißsekretionsstörungen. (16.9. 95) Erlangen].

Therapie:

☆ Bornaprin (4 mg Tbl) s. M. Parkinson. Initial 1/2 Tbl alle 2 Tage um 1/2 Tbl steigern auf 6–12 mg/d. El.-HWZ 30 h.

☆ Salbeiextrakt (80 mg Drg) Tagesschweiß 3 x 1–2, Nachtschweiß 1–4 Drg.

☆ Methenamin (500/1000 mg Drg, Salbe) 3–4 x 1000 mg. El.-HWZ 1, Met. 8–14 h.

☆ Scopolamin – N-butyl-bromid s.c. bis 3 mg/d. TTS 2,5 cm²/1,5 mg mit 1 mg/72 h Wirkstofffreigabe: Pflaster hinter das Ohr kleben, volle Wirkung nach 4–6 h, hält ca. 3 Tage an.

☆ Botulinum-Toxin Typ A. Wirkung bei fokalem Schwitzen, weil die ekkrinen Schweißdrüsen postganglionär sympathisch cholinerg versorgt werden und durch Botulinumtoxin inaktiviert werden können. Wirkbeginn nach 3 Tagen mit vollem Effekt nach 5–6 Tagen, Wirkdauer 4–6 bis vereinzelt 12 Monate. Zur

Anästhesie der streng intradermalen Injektionen Leitungsanästhesie oder Vorbehandlung der zu infiltrierenden Hautfläche mit Emla-Creme mit Einwirkung über 1 Stunde.

– Handfläche: Injektion von Botox (100 E/Amp) 2,5 E/cm² Handfläche [Naumann M, Würzburg: Botulinum toxin for palmar hyperhidrosis. Lancet 349 (1997) 252] bzw. Dysport (500 E/Amp), in 5 ml gelöst, 0,1 ml bzw. 10 E je Injektionsstelle (bis 12,5 E/cm²).

Selbstversuch mit 120 E Dysport s.c. an 6 Stellen der linken palmaren Handfläche mit ausgeprägter Reduktion der spontanen Schweißsekretion zwischen Tag 7 und der 12. Woche unter einer minimalen transienten Schwäche des linken M. opponens digiti minimi [Schnider P, Wien: Botulinum A toxin injection in focal hyperhidrosis. Br J Dermatol 134 (1996) 1160–1]. [Schnider P: Double blind trial of botulinum A toxin for the treatment of focal hyperhidrosis of the palms. Br J Dermatol 136 (1996) 548–52].

UAW Hämatome, bei palmarer Injektion geringgradige Schwäche der kleinen Handmuskulatur.

– Axilla: Nach Injektion von Dysport (500 E/Amp) 400 E bei 6 Patienten nach 1 Woche Reduktion der Schweißmenge pro Minute auf 4–9 % der Ausgangswerte [Heckmann M, München: Axilläre Hyperhidrose: Erfolgreiche Behandlung mit Botulinumtoxin-A. Hautarzt 49 (1998) 101–3]. [Bushara K: Botulinum toxin – a possible new treatment for axillary hyperhidrosis. Clin Exp Dermatol 21 (1996) 276–8]. [Bushara K: Botulinum toxin and sweating. J Neurol Neurosurg Psychiatry 57 (1994) 1437–8].

– Gustatorisches Schwitzen – Frey'sches Syndrom: Nach erforderlicher großzügiger Resektion von Parotistumoren wie Zystadenolymphomen incl. der parasympathischen Drüsenzellen sprossen die denervierten parasympathischen Fasern aus und gewinnen Anschluss an die sympathischen Schweißzellen. Beim Essen gustatorisches Schwitzen. Nach Jodstärke-Test nach Minor Einteilung der hyperhidrotischen Region in 1–2 x 1–2 cm große Felder mit Gabe von je 2,5 E (100 E/Amp) entspr. 0,1 ml von 4 ml, gesamt 10–50 E s.c. Bei Beobachtung bis zu 14 Monaten bisher keine Reinnervation [Drobik C, Laskawi R, Göttingen: Therapie des Frey-Syndroms mit Botulinum-Toxin. HNO 43 (1995) 644–8].

Therapie operativ: Sympathektomie – Risiko Post-Sympathektomie-Schmerz. Axilläre Hautresektionen.

Hyperkaliämie s. paroxysmale (periodische) Lähmung. E87.5

Hyperkalzämie E83.5†, Demenz F02.8
s. hyperkalzämisches Koma. s. Hyperparathyreoidismus.

Hyperkinesen s. Dyskinesen, extrapyramidale Erkrankungen.

Hyperlipoproteinämie s. zerebrale Ischämie – Risikofaktoren, Therapie.

Hypermagnesiämie
Oft mit Hyperkaliämie. Bei renaler Insuffizienz. Reflexminderung, Koma. Gabe von Kalziumglukonat 10 %.

Hypermobilitätssyndrom
Ehlers-Danlos-Syndrom und Marfan-Syndrom s. Karotisdissektion.

Familiäre Bänderschwäche / Bänderschwäche o.n.A. M35.7 / M24.2

Hypernatriämie

Hyperosmolalität und/oder Hypernatriämie. Hyperosmolares nicht diabetisch bedingtes Koma E87.0

Ätiologie: Internistische Ursachen. Iatrogen durch Natrium-haltige Lösungen, auch Penicillin, Fosfomycin, Kochsalzintoxikation.

Anatomie: Wasserverschiebung vom Intrazellulär- in den Extrazellulärraum mit resultierender Dehydratation des Gehirns und Rupturen der basalen Venen und Sinusvenenthrombose!

Klinik: Muskeltonuserhöhung, Muskelzittern, Myoklonien, hirnorganische Psychosyndrome, zerebrale Krampfanfälle, Bewusstseinsstörun-

gen bis zum Koma mit Zeichen der transtentoriellen Einklemmung. Entscheidend für das Ausmaß und Schweregrad des klinischen Bildes ist die Geschwindigkeit der Ausbildung einer Hypernatriämie.

Prognose: Ungünstiger mit höherer Mortalität als bei der Hyponatriämie (9–12 %).

Therapie: Langsamer Ausgleich über Tage. Gefährlichste Komplikation ist die Ausbildung eines malignen Hirnödems.

Hyperparathyreoidismus – HPT E21.3
Primärer HPT z.B. paraneoplastisch, im Rahmen der multiplen endokrinen Neoplasie
Typ IIa (15–20 %) und Typ I E21.0
Sekundärer HPT durch z.B. Vitamin D-Mangel. E21.1

Differentialdiagnose: Zerebrale Ischämie z.B. im Hirnstamm. s. M. Fahr.

Klinik: Erregungszustand mit rasch progredienter Bewusstseinsstörung bis zum (parathyreoidalen) Koma (s. hyperkalzämisches Koma). Zerebrale Krampfanfälle. Pseudotumor cerebri. Myalgien und Myopathien, ggf. Myoklonien. Selten Hyperventilationstetanie, differentialdiagnostisch amyotrophe Lateralskleroseähnliches Bild.
– Bei chronischem HPT Demenzentwicklung. Nephrolithiasis, Pankreassteine ($CaCO_3$-Stei-

ne), Polyneuropathie, Osteoporose. Primärer HPT mit Osteodystrophia fibrosa cystica generalisata (von-Recklinghausen-Krankheit des Knochens).

Labor: Ca (Hyperkalzämie), Parathormon. Pyridinolin und Desoxypyridinolin bei primärem HPT erhöht.

Röntgen: s. M. Fahr. MRT: Bei zerebraler Symptomatik diffuse Leukenzephalopathie.

Hypersalivation

Ätiologie: Schluckstörungen bei amyotropher Lateralsklerose, M. Parkinson, nach Tumoroperationen im Bereich des Oro- und Hypopharynx, durch dystone Bewegungsmuster der
pharyngealen Muskulatur, bei entzündlichen
Speicheldrüsenerkrankungen (Sialolithiasis mit

konsekutiver Sialadenitis). Tetanus. Cholinerge
Krise bzw. Überdosierung von Cholinesterasehemmern. UAW auch von Ketamin.

Therapie: s. amyotrophe Lateralsklerose – Therapie.

Zerebrale Hypersensitivitätsvaskulitis s. Vaskulitis.

Hypersomnie organisch bedingt   G47.1

s. Schlaf-Apnoe-Syndrom. s. Schlafstörungen.

Ätiologie: s. Einteilung.

Diagnostik: s. Labor, s. Röntgen. Doppler. EEG.
Nachtschlafpolygraphie und multipler Schlaf-
Latenz-Test (MSLT).

Differentialdiagnose: s. Einteilung.
- Absencen.
- Fleckfieber (Weill-Felix-Reaktion + KBR).
- Hirnstamm- und Hypothalamus/Thalamus-
  Läsion (CCT): Atemregulationsstörungen mit
  zum Teil tödlichem Ausgang bei Läsion respi-
  ratorischer Neurone in der rostralen pontinen
  retikulären Formation und in der Medulla
  oblongata.
- Paroxysmale hypo- oder hyperkaliämische
  Lähmung.
- Encephalomyelitis disseminata.
- Schlafkrankheit (Trypanosoma rhodiense,
  durch Mückenstich übertragen).
- Vertebralisinsuffizienz (Doppler).

Einteilung:
- s. Schlaf-Apnoe-Syndrom und Schlafstörungen – schlafabhängige zentrale alveoläre Hypoventilation.
- Primäres Schlaf-Apnoe-Syndrom – Undines
  Fluch [Thonke S: Zentrales Versagen der automatischen Atemregulation als Folge eines einseitigen Infarktes der dorsolateralen Medulla
  oblongata -ein Einzelfallbericht. ANIM (1/94)
  Karlsruhe].
- Narkolepsie: Schlafanfälle, affektiver Tonusverlust (Kataplexie), hypnagoge Halluzinationen, Wachanfälle.
- Idiopathische ZNS-Hypersomnie.
- Hypersomnie, assoziiert mit:
1. Alkohol- oder Drogenmissbrauch (z.B. Gewöhnung oder Entzug von ZNS-stimulierenden
   Substanzen oder andauernder Missbrauch von
   Beruhigungsmitteln).
2. schlafabhängigem (nächtlichem) Myoklonus
   und „Restless legs".
3. pharmakologischen (s.o.) oder toxischen Einflüssen und weiteren Bedingungen wie hormonellen Störungen (z.B. menstruationsabhän-

gig), Kleine-Levin-Syndrom – periodische Hypersomnie, neurologischen Störungen.
4. psychiatrischen Erkrankungen (z.B. affektive
   Psychosen, funktionelle Störungen).
5. psychophysiologischer Überforderung (z.B. vorübergehende oder andauernde Stress- und An-
   passungssituationen).
- Übermüdung durch insuffizienten Schlaf.
- Nichtorganische Hypersomnie   G51.1
- Fehlangabe: Langschläfer ohne gröbere Beschwerden und ohne objektive Befunde.

Epidemiologie: Schlaf-Apnoe-Syndrom häufigste,
Narkolepsie zweit- und idiopathische ZNS-
Hypersomnie dritthäufigste Ursache einer Hy-
persomnie. Hypersomnie-Prävalenz 3–6/10.000.

Klinik: Anamnese bei idiopathischer ZNS-Hypersomnie: Manifestationsalter i.d.R. im 2. und
3. Lebensjahrzehnt. Konstant erhöhte Tagesmüdigkeit, die willkürlich überwunden werden kann. Wenig imperative, jedoch lange und
nicht erholsame Tagesschlafperioden. Erschwertes morgendliches Erwachen mit Schlaftrun-
kenheit wie ein Dämmerzustand nach dem
Aufstehen charakteristisch. Nachtschlaf verlängert und sehr tief und subjektiv traumlos
[Schönbrunn E: Diagnose und Differentialdiagnose der idiopathischen ZNS-Hypersomnie.
Akt Neurol 18 (1991) 100–4].

Labor: Narkolepsie mit Assoziation zu HLA-
DR2. Lues. Trypanosoma rhodiense. Weill-
Felix-Reaktion + KBR (Fleckfieber).

Prognose: Idiopathische ZNS-Hypersomnie ohne
Spontanremissionen.

Röntgen: CCT/MRT.

Therapie: ☆L-Dopa.
☆ Imipramin (10/25/50 mg Tbl, 25 mg/2 ml A) s.
  Depression, 3 x 25 mg gegen die Kataplexie.
☆ Methylphenidat (10 mg Tbl) s. Narkolepsie.
☆ Methysergid (4,2 bzw. 3 mg Tbl) initial 1/2 bis
  auf 2 x 1 Tbl nach den Mahlzeiten maximal 3
  Monate.

Hypertensive Enzephalopathie – Hypertensive Krise   G67.4, I10–I15

syn. Hochdruckenzephalopathie.
s. zerebrale Ischämie, s. arterielle Hypertonie.

Ätiologie: Immer durch ein Hypertonie-bedingtes Hirnödem. Zerebrales Ödem durch Versagen der Autoregulation des zerebralen Blutflusses.

Definition/Diagnose: Ausschlussdiagnose! Plötzlich starker Blutdruckanstieg bei typischer Symptomatik.

Diagnostik: s. Labor, s. Röntgen. Am Fundus retinale Blutungen, ggf. Papillenödem.

Differentialdiagnose: Basilaristhrombose, Hirninfarkt s. zerebrale Ischämie, Enzephalitis, Epilepsie, Subarachnoidalblutung, Vaskulitis.

Differentialdiagnose der Blutdruckkrisen: Phäochromozytom.

Klinik: Anamnese: In der Regel (initial) Sehstörungen.
- Primär Abgeschlagenheit, starke Kopfschmerzen, Übelkeit und Erbrechen. Sekundär rasch zunehmende Bewusstseinstrübung bis zum Koma, generalisierte Krämpfe. Häufig Nystagmus, Paresen, Pyramidenbahnzeichen, Reflexdifferenzen. Rückbildung innerhalb weniger Stunden nach Senkung des Blutdruckes.
- Wohl Sonderform der hypertensiven Enzephalopathie: Reversible posteriore hypertensive Enzephalopathie: Kopfschmerzen, kortikale Sehstörungen, hirnorganisches Psychosyndrom und zerebrale Krampfanfälle. Auftreten selten, bei Präeklampsie und Eklampsie postpartal, bei renaler Insuffizienz und bei immunsupprimierten Patienten. Hinweise für eine mögliche Persistenz kognitiver Störungen [v Oertzen J, Bonn: Reversible posteriore hypertensive Enzephalopathie. (10/97) Dresden].

Labor: s. arterielle Hypertonie-Labor. Katecholamine.

Röntgen: CCT negativ oder Hirnödem.
- Reversible posteriore hypertensive Enzephalopathie: Im T2-gewichteten MRT parietookzipital betonte Hyperintensitäten (unter Antihypertonika rückläufig) kortikal/subkortikal oder [Hinchey J: A reversible posterior leucoencephalopathy syndrome. N Engl J Med 334 (1996) 494–500] in der weißen Substanz betont.

Therapie: s. arterielle Hypertonie, s. zerebrale Ischämie. Auch bei exzessiv erhöhten Blutdruckwerten muss eine abrupte Blutdrucksenkung unbedingt vermieden werden: Normotone Blutdruckwerte reichen bei vorgeschädigten und verengten Gefäßen mit gestörter Autoregulation oft nicht mehr aus, die Organperfusion sicherzustellen. Nach zu aggressiver Blutdrucksenkung wurden Fälle von irreversibler Erblindung und Paraparese sowie (rückbildungsfähiger) akuter Niereninsuffizienz berichtet.
- „Da die untere Grenze der zerebralen Autoregulation nach Senkung des Blutdrucks um etwa 25 % erreicht ist und bei schneller Senkung um 50 % und mehr zerebrale Ischämie oder Infarzierung provoziert werden können, ist das therapeutische Ziel eine Senkung des arteriellen Mitteldrucks um 20–25 % oder des diastolischen Drucks auf 100 mm Hg innerhalb der ersten Stunde. Bei Verschlechterung der neurologischen Symptomatik nach erfolgter Blutdrucksenkung ist eine Unterbrechung der antihypertensiven Therapie und ein Ansteigen des Blutdrucks anzustreben. Die erneute Drucksenkung muss dann noch langsamer durchgeführt werden. ... Clonidin sollte wegen seiner sedierenden Wirkung und Verschleierung der neurologischen Symptomatik vermieden werden" [Kolloch R: Therapie der hypertensiven Krise. Suppl. DÄB 90/22 (4.6.93)].
- ☆ Isosorbiddinitrat (5/20/40/60 mg Tbl. 10 mg A, 100 mg Fl) als Mittel der Wahl: Spray 1–3 Hub à 1,25 mg oder 5–15 mg bzw. 5 mg Tbl alle 1–2 h. 2 x 20 oder 1 x 40–80 mg/d.
- ☆ Nitroglyzerin über Perfusor mit initial 3 mg/h auf sekundär 2–7 mg/h (5–10 µg/min, ggf. steigerbar bis maximal 200 µg/min bzw. 0,5 bis maximal 10 µg/kg/min i.v.).
- ☆ Urapidil (30/60/90 mg ret Tbl, 25/50 mg A) sehr langsam 6,25–25–50 mg i.v.; auch bei Hirndruckzeichen. Perfusor: 150 mg (3 A) auf 50 ml NaCl = 3 mg/ml nach Wirkung, beim 70 kg schweren Patienten 3–10 ml/h.
- ☆ Enalapril (1,25 mg A entspr. 2,5 mg oral) i.v. max 5 mg/6 h. s. arterielle Hypertonie.
- ☆ Captopril (12,5/25/50 mg Tbl) s. arterielle Hypertonie. 3 x 12,5–25 (–50) mg. Wirkungseintritt meist binnen 30 Minuten.
- ☆ Diazoxid (300 mg/20 ml A, 25/100 mg Kps) nach Vorbehandlung mit großen Dosen anderer Antihypertensiva wie Betablocker: 30 min nach 40–80 mg Furosemid wegen Natrium-Retention erst 1/4 A (75 mg) langsam i.v. Wenn nach 10 min kein RR-Abfall, 1/2 A. Wenn nach 30 min kein RR-Abfall, 1 A (300 mg), maximal 1 A alle 4 h.
El.-HWZ 28 h. KI Hypokaliämie.
UAW Hypokaliämie, Natrium-Retention, Übelkeit und Erbrechen.
Wirkung: 4–6 h, Antihypertonikum, Antihypoglykämikum.
- ☆ Nitroprussid-Natrium (60 mg A) unter Intensivüberwachung und minütlichen RR-Kontrollen lichtgeschützt zentral (ZVK) über Perfusor 60 mg in 0,9 % Na-Zitrat auflösen auf 50 ml Glukose 5 % = 1,2 mg/ml Testdosis 1 ml/h langsam nach Wirkung bis 30 ml/h titrieren (in 2-minütlichen Abständen einschleichend 0,3 bis 0,8, später 1–6 µg/kg/min),
immer mit Natriumthiosulfat im Verhältnis 1 : 10 (zur Verstoffwechslung zu weniger giftigem Thiozyanat), spätestens beim 70 kg schweren Patienten mit über 7 ml/h (8,4 mg/h, 2 µg/kg/min) unter Kontrollen des Zyanidspiegels.
El.-HWZ 2–6 min, Met. 170 h.
KI Aortenisthmusstenose, metabolische Azidose, Hypothyreose, Hypovolämie, Leber'sche Optikusatrophie, Tabakamblyopie, Vitamin B_{12}-Mangel.
UAW Hypotonie, Tachykardie, Muskelzucken, Gefahr der Zyanidintoxikation besonders bei Leberinsuffizienz.
Wirkung: Stärkster Vasodilatator, Antihypertonikum.

– Nicht mehr erste Wahl:
☆ Nifedipin (5/10/20 mg Tbl, 5 mg/50 ml) 5–10
  mg sublingual ggf. mehrfach. Perfusor lichtgeschützt: 5 mg (1 A) auf 50 ml = 0,1 mg/ml, nach

Wirkung ggf. bei 70 kg schweren Patienten
6–12 ml/h (0,6–1,25 mg/h). s. arterielle Hypertonie.
– PEEP-Beatmung s. Ateminsuffizienz.

Maligne Hyperthermie – MH   T88.3

Ätiologie bzw. Prädisposition: Familiäre Belastung,
chronischer Alkoholismus, latente oder manifeste Myopathie, besonders bei erhöhtem CK.
– Zusätzliche Gabe von:
  depolarisierenden Muskelrelaxantien wie Suc-
  cinylcholin und Dekamethonium (nicht depolarisierende Muskelrelaxantien sind gefahrlos);
  Amid-Lokalanästhetika / Inhalations-Lokal-
  anästhetika, u.a. Halothan, Enfluran, Isofluran in absteigender Gefährlichkeit, Lachgas ist
  wohl nicht stimulierend;
  trizyklische Antidepressiva. Ecstasy s. Intoxikation – einzelne Substanzen. Heroin. MAO-
  Hemmer. Paracetamol. Chlorierte Phenothiazine. Röntgenkontrastmittel. Salicylsäure.
– Spontanes Auftreten getriggert durch phy-
  sischen oder emotionalen Stress im Sinne erhöhter sympathischer Aktivität.
  Triggersubstanzen lösen nur in der Hälfte der
  Fälle bei der ersten Anästhesie einen Zwischen-
  fall aus.

Differentialdiagnose: Malignes Neuroleptika-Syndrom.

Epidemiologie: Meist bei 15–30-jährigen. m : w =
2 : 1, bei Frauen milderer Verlauf.
– Erbgang/Gen: Autosomal-dominant, Chromosom 19q12–13.2 (RYR1-Region), aber nicht bei
  allen Patienten (genetisch heterogen). RYR1
  ist das Gen für den muskulären Ryanodinre-
  zeptor, den Ca^{2+}-freisetzenden Kanal des sarkoplasmatischen Retikulums.
  Assoziation mit kongenitalen Myopathien wie
  Central-core-disease, Muskeldystrophie Duchenne, chondrodystropher Myotonie.
– Inzidenz: 1 Fall auf 15.000 Narkosen. – Prävalenz 1/7000–100.000.

Klinik: s. Pathophysiologie.
Befund: Anstieg der Körpertemperatur um 1 °C
binnen 5 min. Hyperthermie, Muskelrigidität/
-steifigkeit 60–70 % ggf. nur auf einzelne
Muskelgruppen beschränkt wie beim Masse-
terspasmus oder generalisiert, Myoglobinurie
(durch Rhabdomyolyse und Hyperkaliämie),
Schwitzen, Tachykardie/Herzrhythmusstörun-
gen, Tachypnoe, Zyanose.
„Die MH kann auch erst 24 Stunden nach
Narkose-Ende auftreten. Es wird sogar von
Patienten berichtet, die vor dem Auftreten der
MH mehrere gleichartige Narkosen komplikationslos toleriert hatten. Gelegentlich entwickelten sich die Symptome der MH im Zusammenhang mit Stress u.ä. völlig unabhängig
von der Zufuhr irgendwelcher Anästhetika"
[Schneider S: Maligne Hyperthermie. DÄB
80/45 (11.11.83) 41–4].

Labor: Metabolische Azidose. Gerinnungsstörungen und Transaminasen-Anstieg.

– CK bei Anlageträger in 70 % bis 100 U/l, in
  der Krise bis 20.000 U/l erhöht.
– Kalium bis mehr als 7 mmol/l als Zeichen des
  Muskelfaser-Zellunterganges.
– Laktat 20–30 mg/dl.
– Myoglobinurie.
– Nerv-Muskel-Präparat in Ringer (in vitro-
  Muskelfaser-Kontraktions-Test) mit Muskel-
  kontraktion auf 0,6 % Halothan, Succinylcho-
  lin oder geringe Mengen Coffein indiziert bei:
  Familiäre CK-Erhöhung (Anlageträger CK-100,
  Krise -20.000 U/l).
  Persistente CK-Erhöhung nach Ausschluss an-
  derer Ursache (ca. 80 % Anlage zur MH).
  MH-Anlageträger (CK-100 U/l) bzw. gesicher-
  te MH in der Familie.
  MH-Krise in der Eigenanamnese (CK-20.000 U/l).
  MH-verdächtige Komplikationen in der Ei-
  genanamnese.
  Narkosezwischenfall.
  Neuromuskuläre Erkrankung (metabolische
  Myopathie, Central-core-disease, King-Den-
  borough-Syndrom mit Kleinwuchs, Ptose,
  Skoliose und weitere Skelett- oder Muskel-
  symptome).
  „Die Kostenübernahme für die jährlich etwa
  200 Tests an den sieben deutschen Zentren ist
  bisher völlig ungesichert" [Lehmann-Horn F:
  Maligne Hyperthermie. DÄB 90/38 (24.9.93)
  B-1837–9]. Prädisposition s. Ätiologie.
– Thrombozyten-Halothan-Expositionstest.

Pathophysiologie: Calcium-Ausschüttung aus terminalen Zisternen = myoplasmatisches Ca^{2+}
erhöht.
„Defekt der Calciumwiederaufnahme ins sar-
koplasmatische Retikulum … . Die daraus resultierende, persistierende intrazelluläre Erhöhung des Calciumgehaltes führt zu einer
Dauerkontraktion, die klinisch als Muskelrigidität imponieren. Die dazu erforderliche Energie muss nicht nur schnell, sondern auch in extrem großen Mengen bereitgestellt werden, so
dass es in kürzester Zeit zur Erschöpfung aller
Reserven der aeroben Glykolyse kommt. Der
Sauerstoffbedarf überschreitet schnell das
Sauerstoffangebot, die anaerobe Glykolyse
überwiegt. Der daraus resultierende Anstieg
der Laktatkonzentrationen führt zu einer intrazellulären Azidose, der gleichzeitig bestehende Sauerstoffmangel verursacht eine Gewebshypoxie.
Reflektorisch kommt es zu einer überschießenden Katecholaminausschüttung mit nachfolgender Tachykardie. Aus dem Zusammentreffen von Gewebshypoxie und Tachykardie
entstehen Arrhythmien mit Blutdruckabfall
… . Gleichzeitig werden Tachypnoe und
Hyperventilation beobachtet" [Schneider S
s.o.].

Prognose: Vom Verlauf der Temperaturerhöhung abhängig. „Erreichte die Körpertemperatur in der ersten Stunde Werte von über 40 °C, war der Krankheitsverlauf meist fatal.
Stieg die Temperatur nur langsam, um etwa 1 °C/30 min, verlief das Geschehen meist günstiger [Schneider S s.o.].
Letalität unbehandelt 60–80 %, z.Zt. 10 %.

Therapie: Sofortiger Stop der Triggersubstanz.
– Bei **MH während der Narkose** sofort Narkosegerät auswechseln, Hyperventilation mit reinem Sauerstoff mit Anstreben einer endexspiratorischen CO_2-Konzentration von etwa 5 Vol. %. Oberflächenkühlung. Isotone kaliumfreie Flüssigkeitszufuhr und Azidoseausgleich. Heparinisierung. Diuretika (Furosemid) bei Urinausscheidung < 1,5 ml/kg/h. CK-, Elektrolyt-, Säure-Basen-, Gerinnungs-Kontrollen.
Dantrolen initial 1 mg/kg i.v., dann weitere Gabe bis zum Nachlassen der Symptomatik, mittlere Gesamtdosis ca. 2,5 mg/kg.

– Bei **MH-Prädisposition bzw. -Gefährdung** während der letzten 24 h vor Narkosebeginn Dantrolen oral 4 mg/kg in 4 Einzeldosen, davon die letzte 4 h vor Narkoseeinleitung.
Zur Prämedikation kein Atropin (keine Triggersubstanz, kann aber eine zentral bedingte Steigerung der Wärmeproduktion verursachen), kein Phenothiazin.
Erlaubt sind Barbiturate, Benzodiazepine wie Diazepam, Fentanyl/Droperidol,
nicht depolarisierende Muskelrelaxantien wie Pancuronium, Sauerstoff, zur Analgesie Opiate und Lachgas.
☆ Dantrolen (25/50 mg Tbl., i.v. 20 mg Fl mit pH 9,5!) s. Spastik. 2,5 mg/kg über 5 min alle 5 min bis zur Gesamtdosis von maximal 10 mg/kg (bei Wirkungslosigkeit, d.h. keine Normalisierung von Herzfrequenz, Atem-Minuten-Volumen, ausgeatmeter CO_2-Konzentration, Kalium, Körpertemperatur, ggf. Diagnose in Zweifel ziehen), gelegentlich zum endgültigen Beherrschen noch höhere Dosis. Danach 1 mg/ kg alle 6 h i.v. über 72 h. Gesamtdosis ggf. bis 30 mg/kg.

Hyperthyreose – Thyreotoxikose

s. Koma – hyperthyreotes Koma – thyreotoxische Krise

E05.9

E05.5

Ätiologie: Funktionelle Autonomie uni- oder multilokulär, disseminiert.

Hyperthyreose mit diffuser Struma – immunogen	E05.0
Hyperthyreose mit diffuser Struma – autoimmunogene Hyperthyreose s. M. Basedow	E05.8
Toxische uninoduläre Struma / toxische multinoduläre Struma	E05.1 / E05.2
Hyperthyreose durch ektopisches (versprengtes) Schilddrüsengewebe	E05.3
Hyperthyreosis factitia	E05.4
Sonstige Hyperthyreose, Überproduktion von Thyreotropin	E05.8
Thyreotoxikose bei chronischer Thyreoiditis	E06.2

Definition/Diagnose: Autonomie bedeutet eine Aktivität der Schilddrüse, die nicht der zentralen Regelkontrolle durch die Hypophyse untersteht. Sie wird gesichert (oder ausgeschlossen) durch die Schilddrüsen-Szintigraphie. Autonomie ist wahrscheinlich bei:
Fehlen infiltrativer Zeichen der Autoimmunorbitopathie bzw. Dermatopathie, negativen Antikörpern, Strumaendemie, Alter über 50 Jahren, bei Spontanentwicklung mit nur langsam einsetzender Hyperthyreosesymptomatik (maskiert, oligosymptomatisch), rascher Hyperthyreosemanifestation (Demaskierung) nach Jodexposition, bei langer Strumaanamnese, uni- und multinodulärer sowie großer Struma, sonographisch Knotenstruma und inhomogener Tc-Nuklidspeicherung.

Diagnostik: s. Labor, s. Röntgen. Sonographie.
Vor Diagnostik mit jodhaltigem Kontrastmittel ggf. Einnahme von ☆Natriumperchlorat (300 mg/15 gtt) initial 3–5 x 20 gtt.

Klinik: Neigung zu Diarrhöen, Haarausfall/Alopezie, erhöhter Schweißneigung/Hitzeunverträglichkeit.
– Jüngere Patienten: Die Diagnose wird zu häufig vermutet.
– Ältere Patienten: Die Diagnose wird wegen der oft oligosymptomatischen Klinik, häufig kardial maskiert mit Rhythmusstörungen oder unklarer Gewichtsabnahme oder Adyna-

mie, zu selten vermutet. Oft Ursache einer therapierefraktären Herzinsuffizienz, einer arteriellen Hypertonie. Entwicklung einer Osteoporose (s. Labor Pyridinolin).

Komplikationen: Endokrine Ophthalmopathie s. M. Basedow.
Thyreotoxische Herzkrankheit I43.8
Hyperglykämie und Auftreten eines Diabetes mellitus: Blutzuckerentgleisung bis zum Coma diabeticum.
Hypokaliämische Lähmung. Myalgien. Myopathie. Polyneuropathie. Restless legs. Schlafstörungen. Verstärkter physiologischer Tremor. Verwirrtheitszustände.
– Hyperthyreotes Koma –
thyreotoxische Krise: E05.5
Länger bestehende unbehandelte Hyperthyreose. Postoperativ nach Operation hyperthyreoter Strumen.
Schlanke Patienten mit roter Hautfarbe. Hyperthermie bis 41 °C. Adynamie (ggf. hypokaliämische Lähmung!). Diarrhöen und Erbrechen. Hyperhidrosis, Tachykardie, Tremor. Kasuistisch thyreotoxische Krise als Ursache eines Status epilepticus.

Labor: Ausschluss der Hyperthyreose bei normalem TSH. Nachweis der Hyperthyreose bei erniedrigtem TSH (ggf. bei Hypophysentumor erhöht im Sinne sekundärer bzw. TSH-Hyperthyreose) bzw. negativem TRH-Test und

1. fT_4 erhöht (isolierte T_4-Hyperthyreose) oder
2. fT_4 normal und T_3 erhöht (isolierte T_3-Hyperthyreose) oder
3. bei normalem T_3 ggf. TBG erniedrigt oder
4. subklinisch bei supprimiertem TSH und noch normalen peripheren Hormonwerten.
BZ wegen Insulinbedarfssteigerung.
Vitamin B_{12} wegen Bedarfsteigerung.
Neutrophile Granulozytosen ohne Entzündungsreaktion, meistens ohne Linksverschiebung. Cholesterin erniedrigt.

Röntgen: Tc-Szintigraphie: Anreicherung eines/mehrerer (autonomer) Adenome. Diffuse Anreicherung bei M. Basedow.
Keine Anreicherung/Speicherung bei Hyperthyreosis factitia (Hormon, Jodbelastung) oder Thyreoiditis.

Strahlentherapie: Radio-Jod-Therapie unter Abschirmung.

Therapie: ☆Lithium (400 mg/10,8 mmol, 450 mg/12,2 mmol Tbl) mit sofortiger, Thyreostatika mit verzögerter Wirkung.
☆ Carbimazol (5/10 mg Tbl) nach Aufklärung, dass bei grippeähnlichen Symptomen wie z.B. Fieber, Schüttelfrost, Halsschmerzen und Mundschleimhautentzündungen als ersten möglichen Anzeichen einer Blutbildstörung sofort der Arzt aufgesucht werden muss, unter bb-Kontrollen (10–) 30–60 mg in 3–4 Dosen, meist nach 4–8 Wochen bei Erreichen normaler Schilddrüsen-Werte mit Reduktion auf 5–20 mg, ggf. mit 50–100 µg L-Thyroxin, über 12–18 Monate. Kinder 0,5–0,7 mg/kg. Dosis bei eingeschränkter Leberfunktion möglichst niedrig. Bei starker Schilddrüsenvergrößerung mit Einengung der Luftröhre wegen möglichen Schilddrüsenwachstums nur kurzfristige Einnahme unter Kontrolle. Weiteres Wachstum der bereits vergrößerten Schilddrüse unter Carbimazol bei supprimiertem TSH ist Folge der Grunderkrankung und durch zusätzliche Gabe von L-Thyroxin wenig zu beeinflussen.
☆ Thiamazol (5/20 mg Tbl, 40 mg A) 4–5 auf 1/4– 1/2 1 Tbl, 3–4 A bis maximal 4×2 A i.v. unter bb-Kontrollen, sekundär zur Vermeidung strumigener Effekte und endokriner Ophthalmopathie Kombination mit kleinen Dosen Schilddrüsenhormon.

Plummern: ☆Natriumperchlorat (300 mg/15 gtt) zur Hyperthyreose-Vorbehandlung: Initial 40–50, maximal 75 gtt auf 4–6 Dosen verteilt. Nicht länger als 10 Tage, sonst Wirkungsabnahme.

Arterielle Hypertonie

s. Hypertensive Enzephalopathie/Krise.

Ätiologie: Essentielle (primäre) Hypertonie 90– 95 %	I10
Hypertensive Herzkrankheit ohne / mit (kongestiver) Herzdekompensation	I11.9 / I11.0
Hypertensive Nierenkrankheit ohne / mit Niereninsuffizienz	I12.9 / I12.0
Hypertensive Herz- und Nierenkrankheit – Hypertonie mit Herz- und Nierenkrankheit	I13.9
Hypertensive Herz- und Nierenkrankheit mit (kongestiver) Herzinsuffizienz	I13.0
Hypertensive Herz- und Nierenkrankheit mit Niereninsuffizienz	I13.1
Hypertensive Herz- und Nierenkrankheit mit (kongestiver) Herzinsuffizienz u. Niereninsuff.	I13.2
Sekundäre Hypertonie 5 %:	I15
– Renal: Renovaskuläre Hypertonie	I15.0
Renoparenchymale Hypertonie, bei Nierentumoren (incl. Reninom)	I15.1
– Endokrin: Adrenomedullär (Phäochromozytom),	I15.2

adrenokortikal (primärer Hyperaldosteronismus, Cushing-Syndrom, Mineralokortikoid-Syndrome, Enzymdefekt der Steroidsynthese).
– Aorten-Isthmusstenose.

Anatomie/Histologie: Die Intima wird am deutlichsten beansprucht, die Gefäßwände werden dicker, die Elastizität läßt nach mit verminderter Reaktion auf Blutdruckschwankungen. Ggf. Aneurysmenbildung. Fibrinoide Verquellung der Arterien, bei Blutdrucknormalisierung binnen weniger Tage rückläufig.

Definition/Diagnose: RR normal systolisch/diastolisch $\leq 130/\leq 85$ bzw. Hypertonus bei Werten im Ruhezustand $>130/85$ [WHO (2/99)], Grenzwert-Hypertonie $> 130–159/86–94$, manifeste Hypertonie $\geq 160/\geq 95$ mm Hg. Ziel-RR bei Nierenerkrankungen ggf. bis maximal 125/85.

Diagnostik: s. Labor, s. Röntgen. Nierenarterien-Sonographie (Farbdoppler).
– RR-Messung nach mindestens 5 min Ruhe mit luftleerer, eng anliegender Manschette, Unterarm in Herzhöhe. RR-Messung möglichst sofort nach dem Aufwachen (höchste Werte).
– Ambulante Blutdruckmessung (ABDM) vor antihypertensiver Therapie bei:
Verdacht auf „Praxishypertonie" (white collar hypertension).
Diskrepanz zwischen der Höhe des Gelegenheitsblutdrucks und dem Ausmaß der Organschäden.
Deutliche Unterschiede zwischen den Werten der Selbstmessung und des Gelegenheitsblutdrucks (syst. > 20, diast. > 10 mm Hg).
Verdacht auf fehlenden nächtlichen Blutdruckabfall (bei 2/3 der sekundären Hypertonien incl. diabetische Nephropathie, Schlaf-Apnoe-Syndrom und nach Herz- und Nierentransplantation, besonders bei gegenläufigem Verhalten von Herzfrequenz und RR, bei 1/3 normal).

Möglichkeit des Auftretens krisenhafter Blutdruckanstiege (Schwangerschaftshypertonie und Präeklampsie).

Differentialdiagnose – Differentialätiologie:
- Blutdrucksteigerungen durch Aorteninsuffizienz. Ausgeprägte Bradykardie.
- Transitorische Blutdrucksteigerungen bei Erkrankungen des ZNS (Enzephalitis, Hirndruck, Poliomyelitis).
- Transitorische Blutdrucksteigerungen bei akuten Vergiftungen durch Kohlenmonoxid, Blei, Thallium u.a. Hyperthyreose.
- Blutdrucksteigerungen durch Pharmaka wie nicht-steroidale Antirheumatika, Carbenoxolon, Ciclosporin (Cyclosporin A), Lakritze, Ovulationshemmer, Steroide.

Einteilung: s. Ätiologie.

Epidemiologie: Prävalenz bis 25 %, bei stark übergewichtigen Männern dreimal häufiger als bei Normalgewichtigen, bei stark übergewichtigen Frauen siebenmal häufiger. Eine erbliche Vorbelastung wird bei 2/3 der Patienten angenommen.
- Inzidenz bei 30–39-jährigen Männern/Frauen 10 bzw. 2,7 %, bei 60–69-jährigen 21 bzw. 18 %, um 70 Jahre 40 %. Männer 18 %, Frauen 11 %. Nord-Süd-Gefälle von Finnland nach Kreta.
- Lebenserwartung eines 45-jährigen Hypertonikers mit RR 150/100 mm Hg um 11 1/2 Jahre kürzer als bei einem Normotoniker mit 120/80 mm Hg, bei Frauen entsprechend um 8 1/2 Jahre.

Klinik: Gehirnerkrankungen: Zerebrale Ischämie (TIA, Amaurosis fugax, PRIND, Infarkt) durch Makroangiopathie, lakunäre Infarkte (Multiinfarktenzephalopathie bzw. subkortikale arteriosklerotische Enzephalopathie) durch Mikroangiopathie.
Hirnblutung: Kugelblutung, Massenblutung durch Mikroangiopathie.
Subarachnoidalblutung durch Aneurysma.
Akute hypertensive Enzephalopathie durch Hirnödem.
- Schwangerschaft: In der ersten Hälfte (auch bei Hypertonikerinnen) Blutdruckabfall. Schwangerschaftshochdruck bei RR > 130/85 bzw. RR gegenüber dem Schangerschaftsanfang um systolisch > 30, diastolisch > 15 mm Hg.

Labor: Adrenalin + Noradrenalin + Dopamin im Sammelurin, Aldosteron, Aldosteron-18-Glukuronid im Urin, β_2-Mikroglobulin, Cortisol (Tagesprofil), Hydroxyindolessigsäure und Serotonin – 5-HIES 3 x im Sammelurin unter Diät, Katecholamine, Metanephrin im Urin, Renin/Angiotensin, Vanillinmandelsäure im Urin (und Homovanillinmandelsäure im Urin). Harnsäure (Hyperurikämie).

Prognose: s. Epidemiologie. Frühzeitige Blutdruckbehandlung kann das Schlaganfall-Risiko um 40 % senken.

Röntgen: Captopril-Nierenszintigraphie des nüchternen Patienten mit 50 mg Captopril per os, 10 mg/kg Flüssigkeit i.v. und ^{99m}Tc-MAG3, am Folgetag ohne Captopril.

Selbsthilfegruppe – Adressen für Informationen:
Deutsche Liga zur Bekämpfung des hohen Blutdrucks e.V. Deutsche Hypertoniegesellschaft, Postfach 102040, 69010 Heidelberg, Tel. 06221 – 411774, Fax 402274. Herz-Kreislauf-Telefon: 06221/474800 (Mo–Fr 9–17 Uhr). http://www.paritaet.org/RR-Liga.

Therapie:
* ♣ *Blutdruck*
Obzwar wir sonst es gar nicht schätzen,
wenn andre uns heruntersetzen,
so sind wir doch dem Arzte gut,
der solches mit dem Blutdruck tut.
[Eugen Roth]
- s. Therapie der Hypertensiven Enzephalopathie/ Krise. Diagnose und Therapie erfolgt meist erst dann, wenn (nach Jahrzehnten) bereits Herz-Kreislauf-Erkrankungen eingetreten sind.
- Therapieziel sind Blutdruckwerte bis bzw. unter 130/85 mm Hg (s. Felodipin HOT-Studie, Nitrendipin „Syst-Eur"-Studie).
- Gewichtsabnahme: Jedes Kilo Gewichtabnahme senkt den Blutdruck systolisch um 2, diastolisch um 1 mm Hg.
- Salzarme Kost: Statt Salz als Ersatz viel Kräuter und Gewürze. Der Salzkonsum muss von 10–12 auf 5–6 g/d halbiert werden. Eine Einsparung von 3 g Kochsalz senkt den Blutdruck systolisch um 5–7 mm Hg. Der antihypertensive Effekt fast aller Antihypertonika verstärkt sich bei salzarmer Ernährung, allerdings nur bei salzsensitiven Patienten, bei etwa jedem zweiten Hochdruckkranken und jedem vierten Normotoniker. Etwa gleich häufig kann der Blutdruck unter streng salzarmer Kost sogar ansteigen. Auch kann die geistige Leistungsfähigkeit, Konzentrationsfähigkeit, Kurzzeitgedächtnis sowie Geschwindigkeit der Informationsverarbeitung beeinträchtigt werden [DÄB 92/20 (19.5.95) B-1048].
- Entspannungstechniken wie progressive Muskelrelaxation nach E. Jacobsen oder autogenes Training.
- Die maligne Hypertonie mit akuten neurologischen Herdzeichen oder einem Lungenödem stellt einen hypertensiven Notfall dar. „Unter antihypertensiver Therapie mit effektiver Senkung des Blutdruckes bilden sich hypertensive Gefäßschäden und Niereninsuffizienz bei maligner Hypertonie meist rasch zurück. Die akute fibrinoide Arteriolonekrose schwindet im Gegensatz zur myointimalen Proliferation binnen Tagen und führt zur Rückbildung der Organischämie" [Ganten D, DÄB 89/31/32 (3.8.92) B-1653].
Bei maligner Hypertonie ohne akute Komplikationen (hypertensive Enzephalopathie oder Linksherzdekompensation mit Lungenödem) ist eine orale Therapie mit langsamer Senkung der diastolischen Blutdruckwerte auf 100 bis 110 mm Hg binnen 48 Stunden ausreichend.
- Therapieende: Vorsichtiger, nicht abrupter Absetzversuch bei milden Bluthochdruckformen nach ≥1 Jahr, in anderen Fällen nach > 2–3-jähriger Therapie mit hoher Wahrscheinlichkeit des Wiederanstiegs.
- Monotherapie Diuretikum oder ACE-Hemmer oder Betablocker oder Kalzium-Antagonist.
- Zweierkombination Diuretikum plus ACE-Hemmer oder Betablocker oder Kalzium-Antagonist oder Kalzium-Antagonist plus ACE-Hemmer oder Betablocker.

Begleiterkrankungen	Bevorzugtes Antihypertensivum
Ältere Patienten > 65 Jahre	Diuretika und Kalzium-Antagonisten.
Asthma bronchiale und	ACE-Hemmer, Kalzium-Antagonisten und Alpha-1-Blocker.
Obstruktive Ventilationsstörungen	Betablocker sind kontraindiziert.
Diabetes mellitus	Bei jüngeren Patienten mit Typ-I- und II-Diabetes mellitus, insbesondere bei Proteinurie, ACE-Hemmer. Niedrig dosierte Beta$_1$-selektive Blocker, keine nicht selektiven Betablocker. Kalzium-Antagonisten (s. Felodipin, Nitrendipin). Bei älteren Patienten mit Typ-II-Diabetes mellitus entsprechend den Begleiterkrankungen.
Gicht/Hyperurikämie	Möglichst keine Diuretika.
Gravidität	Körperliche Schonung, Vermeidung von Belastung, Bettruhe in Seitenlage. Relativ Beta$_1$-selektive Blocker oder Alpha-Methyldopa.
Koronare Herzerkrankung,	Betablocker ohne intrinsische Aktivität (ISA).
vorausgegangener Myokardinfarkt,	ACE-Hemmer bei systolischer Dysfunktion.
Angina pectoris	Kalzium-Antagonisten von Nicht-Dihydropyridin-Typ.
Linksherzhypertrophie	ACE-Hemmer, Betablocker, Kalzium-Antagonisten und zentrale Antisympathotonika.
Herzinsuffizienz	ACE-Hemmer und Diuretika. Kaliumcancreonat – Spironolacton.
Isolierte systolische Hypertonie	Bei älteren Patienten nach Diuretikagabe langwirkende Kalzium-Antagonisten vom Dihydropyridintyp.
Hyper-/Dysproteinämie	Alpha-1-Blocker besitzen einen eher günstigen Effekt.
Niereninsuffizienz	Bei Krea > 2 mg/dl Schleifendiuretika. Cave Hyperkaliämie bei kaliumsparenden Diuretika besonders in Kombination mit ACE-Hemmern. Cave Dosisanpassung.
Benigne Prostatahyertrophie	Alpha-1-Blocker.
Zerebrale Ischämie	ACE-Hemmer. Nicardipin, Nimodipin. Urapidil auch bei Hirndruckzeichen. Kein Hydralazin, Nifedipin, Nitroglyzerin insbesondere bei erhöhtem Hirndruck!

☆ **ACE-Hemmer – Angiotensin-Converting-Enzym-Hemmer** bei essentieller Hypertonie. HWZ [h] in Klammern: Benazeprilhydrochlorid, Enalapril (11), Fosinopril (11,5), Lisinopril (12), Perindopril (25), Quinapril (3), Ramipril (13–17). Gabe unter bb-Kontrollen alle 2 Wochen bis 3 Monate und monatlichen Urineiweißkontrollen über 8 Monate. Mit Diuretika, die das Renin-Angiotensin-System aktivieren, das durch ACE-Hemmer geblockt wird. Metabolische UAW der Diuretika, insbesondere die Hypokaliämieneigung, werden durch ACE-Hemmer reduziert. Bei gleichzeitiger Allopurinolgabe Leukozyten-Kontrollen. Bei gleichzeitiger Lithiumgabe Lithium-Kontrollen. Absetzen bei Leukopenie mit Infekten wie z.B. Halsentzündung oder geschwollenen Lymphknoten, Fieber. KI hereditäres angioneurotisches Ödem oder Neigung hierzu. Aortenstenose/Mitralstenose oder andere Ausflussbehinderungen der linken Herzkammer (hypertrophe Kardiomyopathie). Nierenarterienstenose. Autoimmun- oder Kollagenkrankheit wie z.B. Lupus erythematodes, Sklerodermie besonders bei gleichzeitiger Niereninsuffizienz. Primärer Aldosteronismus, dessen erhöhte Plasma-Aldosteron-Werte nicht vom Renin-Angiotensin-System abhängig sind. UAW Blutbildveränderungen. RR-Abfall (Hypotonie) bei erster Gabe abhängig von der Reninhöhe (first dose effect) oder diuretischen Vorbehandlung. Antidot Angiotensin (Hypertensin Ciba). 5–20 % Husten – reversibel in 4 Tagen nach Absetzen bzw. behandelbar mit Diclofenac 25 mg/d – ggf. bis zu Dyspnoe, Auslösung oder Verstärkung von Bronchospasmen und Bronchialasthma. Rhinitis. Allergie und allergisches Exanthem, anaphylaktoide Reaktionen bei Dialyse oder Hämofiltration mit Polyacrylnitrilmethallylsulfonat-Membranen und bei Lipidapherese [Arzneimittelkommission DÄB 90/40 (8.10.93)]. Pruritus.

Angioneurotisches Ödem im Sinne einer pseudoallergischen Reaktion mit einer Prävalenz von 1/3000 bzw. 0,1–0,2 % binnen Stunden bis Monaten. In einigen Fällen erst nach jahrelanger komplikationsfreier Gabe: „ACE-Hemmer beeinflussen nicht nur den Angiotensinogen-Metabolismus, sondern ebenfalls den Abbau anderer Peptide, wie z.B. das Bradykinin und die Substanz P. Dadurch können Entzündungsreaktionen verstärkt werden, was diese Angioödemreaktionen begünstigt. ... Patienten, die auf einen ACE-Hemmer solche Angioödemreaktionen hatten, sollten auf die gesamte Gruppe der ACE-Hemmer verzichten ..." Bei einer bullösen Reaktion bzw. einer Pemphigus-artigen Reaktion z.B. auf Captopril kann man auf einen anderen ACE-Hemmer wechseln [Merk H: Klinik und Diagnostik allergischer Arzneimittelreaktionen der Haut. Bay La Ä Ka 81 (12/90) 158–63]. Sofort 0,3–0,5 mg Epinephrin s.c. oder langsam 0,1 mg i.v. unter EKG- und RR-Kontrolle, danach Glukokortikoide, ggf. Antihistaminika und H$_2$-Rezeptorenblocker. Angioödem in Allergiepass eintragen! Hyperkaliämie – keine Kombination mit kaliumsparenden Diuretika oder Cotrimoxazol (wegen der strukturellen Ähnlichkeit von Cotrimoxazol mit Triamteren): Unkomplizierte Harnwegsinfekte unter ACE-Hemmern nur 3 Tage behandeln. Hypoglykämien durch Wechselwirkungen mit Insulin, Sulfonylharnstoffen und Biguaniden [DÄB 91/21 (27.5.94) B-1162]. Leberfunktionsstörungen, Muskel- und Gelenkschmerzen. Niereninsuffizienz. Tachykardie. Übelkeit und Erbrechen.

ZNS-Störungen wie Geschmacksstörung, Kopfschmerzen, Müdigkeit, Schwäche, Schwindel, Verwirrtheit.

Wirkungsmechanismus: Durch ACE- und Angiotensin-Hemmung wird Renin erhöht, nicht kombinieren mit Betablockern. Aldosteron wird nur kurzfristig gesenkt („Aldosteron-Escape").

Wirkung: Wirken 24 h, verbessern die Insulinresistenz (s. UAW Hypoglykämien) und schützen vor diabetischer Nephropathie. Senken die Protein- oder Albuminausscheidung um 45 %. Trotz Blutdruckabfalls keine Abnahme der Hirnperfusion. Wirkung bei gleichzeitiger Gabe von Schmerz- oder entzündungshemmenden Mitteln vermindert.

☆ Benazeprilhydrochlorid (5/10/20 mg Tbl. 10 mg mit 12,5 mg Hydrochlorothiazid) 2,5 auf morgens 5–10 mg, dreiwöchige Steigerung auf maximal 40 mg/d. Bei Patienten > 65 Jahre, mäßiger Nieren- und Leberinsuffizienz maximal 10 mg.

☆ Captopril (12,5/25/50 mg Tbl. 25/50 mg mit 25 mg Hydrochlorothiazid Tbl) 3 x 12,5–25 (–50) mg 1 h vor oder 2 h nach dem Essen.
El.-HWZ 2, Met 12 h. Wirkungseintritt meist binnen 30 Minuten.

☆ Enalapril (2,5/5/10/20 mg Tbl, 1,25 mg A entspr. 2,5 mg oral. 10 mg + 25 mg Hydrochlorothiazid) initial 2,5–5, maximal 40 mg, i.v. max 5 mg/ 6 h. El.-HWZ 11 h. Wirkungseintritt meist binnen 30 min.

☆ Fosinopril (10/20 mg Tbl) initial morgens 10 auf ggf. nach > 3 Wochen 20 mg, maximal 40 mg/d. El.-HWZ 11,5 h.

☆ Lisinopril (2,5/5/10/20 mg Tbl) 2,5–40 mg. El.-HWZ 12 h.

☆ Perindopril (4 mg Tbl) 2 auf 4–8 mg morgens. El.-HWZ Met. 25 h.

☆ Quinapril (5/10/20 mg Tbl) 2,5–40 mg. El.-HWZ Met. 3 h.

☆ Ramipril (1,25/2,5/5 mg Tbl. 5 mg mit 6 mg Piretanid Tbl) 1,25–5–10 mg. Nicht nur Diabetiker, auch Patienten mit Nephropathie profitieren von Ramipril, bei 78 Patienten war die Nephroprotektion gegenüber 88 Patienten mit Nephropathie unter Plazebo hochsignifikant und die Dialysepflicht verzögert [Ramipril Efficacy In Nephropathy – REIN-Studie. Lancet 349 (1997) 1857–63]. El.-HWZ 13–17 h, Metabolit Ramiprilat. Keine Dialyse oder Hämofiltration mit Polyacrylnitril-methallylsulfonat-high-flux-Membranen.

☆ **Angiotensin-II-Rezeptor-Antagonisten – ☆AT₁-Rezeptor-Antagonisten – ☆AT₁-Blocker – Sartane** bei essentieller, nicht organbedingter Hypertonie.
El.-HWZ ausreichend für tägliche Einmalgabe. Hohe Proteinbindung. Werden über das Cytochrom-P450-Isoenzym CYP2C9 eliminiert. Wirkungsabnahme durch Phenytoin, -zunahme durch Cimetidin.
KI Kinder, Aorten- oder Mitralklappenstenose bzw. hypertrophe Kardiomyopathie, primärer Hyperaldosteronismus, Natrium- oder Volumenmangel, Nierenarterienstenose.
Wirkung: Verhindern die Vasokonstriktion. Angiotensin II ist das primäre vasoaktive (vasokonstriktive) Peptidhormon des Renin-Angiotensin-Aldosteron-Systems, bindet an AT₁- und AT₂-Rezeptoren.

☆ Candesartan (4/8/16 mg Tbl) einmal täglich 4–8 (–16) mg/d. El.-HWZ 9 h. 14 % bioverfügbar, 99,5 % Plasmaproteinbindung.
KI Cholestase. UAW Bauchschmerzen, Bronchitis, Diarrhö, grippeähnliche Symptome, Husten, Kopfschmerzen, periphere Ödeme, Rückenschmerzen, Schnupfen, Schwindel, Übelkeit.
Wirkung: Nichtkompetitive Hemmung (wie Telmisartan). Hohe Spezifität auf den AT₁-Rezeptor. Längere und 10mal stärkere Wirkung als Losartan.

☆ Eprosartan (300/400 mg Tbl) einmal täglich 300–600 mg/d, bei unzureichender Wirkung binnen 2–3 Wochen auf 800 mg/d.
El.-HWZ 5–9 h. Resorption nach Einzeldosis 300 mg um 13 %. Plasmaproteinbindung 98 %. 2/3 wird über den Darm und 1/3 über die Niere ausgeschieden.
UAW 10 % Kopfschmerzen und andere jeweils nicht häufiger als unter Plazebo.
Wirkung: Kompetitive Hemmung. Angiotensin-II-Rezeptor-Antagonist vom nicht-biphenylischen Tetrazoltyp.

☆ Irbesartan (75/150/300 mg Tbl) einmal täglich: 150 mg ggf. auf 300 mg/d. El.-HWZ 11–15 h. 60–80 % bioverfügbar, 90 % Plasmaproteinbindung.

☆ Losartan (50 mg Tbl, mit 12,5 mg Hydrochlorothiazid) 1 (–2) x 50 mg/d.
El.-HWZ 2 bzw. Metabolit 6–9 h, 23–33 % bioverfügbar, 99 % Plasmaproteinbindung, 2/3 über die Leber und 1/3 über die Niere ausgeschieden.
UAW Schwindel, selten Hautausschlag, 1,5 % Hyperkaliämie.
Wirkung: Kompetitive Hemmung.

☆ Telmisartan (40/80 mg Tbl) El.-HWZ 24 h. Wirkung: Nichtkompetitive Hemmung (wie Candesartan).

☆ Valsartan (80/160 mg Tbl) 80–320 mg einmal täglich. El.-HWZ 6–9 h. 25 % bioverfügbar, 95 % Plasmaproteinbindung.

☆ **Alpha-Rezeptorenblocker** besonders bei gleichzeitiger Harnblasenentleerungsstörung. Mit Ca-Antagonisten Wirkungsverstärkung, da verschiedene Ansatzpunkte zur peripheren Vasodilatation vorliegen. Auf Tachykardie achten, ggf. kombinieren mit bradykardisierenden Substanzen wie Betablockern.
KI < 12 Jahre. Herzinsuffizienz, bedingt durch mechanische Funktionsbehinderung wie Aorten- oder Mitralklappenstenose, Perikarderkrankungen. Orthostatische Hypotonie.
UAW Benommenheit, Blutdrucksenkung/Hypotonie (cave Interaktionen mit anderen blutdrucksenkenden Mitteln!), retrograde Ejakulation, Kopfschmerzen, Magen-Darm-Beschwerden, Müdigkeit/Benommenheit, Ödeme, Palpitationen und Tachykardie, Schwächegefühl, Schwindel bei Lageänderung. Übelkeit.
Wirkung: Postsynaptische Alpha-1-Rezeptorenblockade. Alpha-Rezeptoren werden über das adrenerge System gesteuert und bestimmen den Tonus der glatten Muskulatur. Periphere Vasodilatation.

☆ Doxazosin (1/2/4 mg Tbl) 1 x 1–16 mg. El.-HWZ 22 h.

☆ Phenoxybenzamin (1/5/10 mg Tbl) langsam steigernd auf 20–60 mg, bei Phäochromozytom bis 240 mg/d. El.-HWZ 3–4 h.
☆ Prazosin (1/2/4/5/6 mg Tbl) 0,5-max 20 mg/d. El.-HWZ 2,5–2,9 h, Tachyphylaxie.

☆ **Betablocker.** Ohne und mit ohne intrinsische Aktivität (ISA). Beta$_1$-selektive (kardioselektive) Blocker: Acebutolol, Atenolol, Betaxolol, Bisoprolol, Metoprolol, Nebivolol, Talinolol. Kombination mit Diuretika wegen des additiven Wirkmechanismus: Diuretika stimulieren das Renin-Angiotensin-System, Betablockern hemmen es. Kombination ggf. mit Dihydralazin.
Nicht mit Ca-Antagonisten vom Diltiazem-Typ. Nicht mit Clonidin, Guanfacin und Moxonidin wegen gleicher Wirkungsweise, Bradykardie und Verminderung des Herzzeitvolumens. Nicht mit MAO-Hemmern außer MAO-B-Hemmern. Ausschleichend absetzen.
KI arterielle Verschlusskrankheit. Metabolische Azidose/Schock. AV-Block 2° und 3° und SA-Block, Bradykardie < 50/min und Sick-Sinus-Syndrom. Manifeste bzw. dekompensierte Herzinsuffizienz NYHA III und IV. Hypotonie. Unbehandeltes Phäochromozytom.
Relative KI Psoriasis (Auslösung!). Vitiligo wegen Beschleunigung der Ausbreitung [Brit J Dermatol 132 (1995) 169].
Bei Patienten mit hyperreagiblem Bronchialsystem, Asthma bronchiale, Atemwegsobstruktion und bei Diabetes mellitus auch keine kardioselektiven Betablocker. Bei Sportlern nur kardioselektive Betablocker wegen der geringeren Hypoglykämie-Gefahr.
UAW s. KI, Bradykardie (Antidot Atropin), Bronchospasmus besonders unselektive Betablocker. Diabetes-Verschlechterung. Diarrhö. Periphere Durchblutungsstörungen. Depressive Verstimmung. Betablocker-Entzugssyndrom mit Angina pectoris bis zu Myokardinfarkten. Gastrointestinale Irritationen. Haarverlust. Herzinsuffizienz. Hypotonie (Antidot Adrenalin). Kopfschmerzen. Müdigkeit. Potenzstörungen. Schlafstörungen. Schwindel. Übelkeit und Erbrechen.
Überdosis und zu starke Bradykardie: Atropin 1 mg i.v., bei nicht ausreichender Wirkung Orciprenalin 1 A 0,5 mg langsam i.v.
Wirkung: Fibrinogensenkend, erniedrigen Renin und Angiotensin (theoretisch nicht kombinieren mit ACE-Hemmern). β-Adrenorezeptoren sind ubiquitär im zentralen und peripheren Nervensystem verteilt.
☆ Acebutolol (200/400 mg Tbl, 25 mg A) maximal 800 (–1200) mg, i.v. bis 100 mg. El.-HWZ 2–4 h, Met 8–13 h. Selektiver Betablocker.
☆ Atenolol (25/50/100 mg Tbl, mit 25 mg Chlorthalidon) maximal 400 mg/d. El.-HWZ 6–9 h. Kardioselektiver Blocker.
☆ Bisoprolol (5/10 mg Tbl) morgens nüchtern 2,5–10 mg. El.-HWZ 10–12 h. Selektiver Betablocker.
☆ Carvedilol (12,5/25 mg Tbl) bei Herzinsuffizienz zugelassen. 2 Tage 12,5 auf 25 mg, nach frühestens 14 Tagen auf 2 x 25 mg/d. El.-HWZ 6–7 h. Wirkung: Alpha- und Betablocker.
☆ Metoprolol (50 mg/100/200 mg Tbl, 5 mg A, 100 mg mit 12,5 mg Hydrochlorothiazid, mit Chlorthalidon. 50 mg mit 15 mg Nifedipin)

2 x 25–50, maximal 200 mg/d. I.v. < 1 mg/min, maximal 20 mg/d i.v. El.-HWZ 3–4, Met. 8 h. Kardioselektiver Betablocker.
☆ Nadolol (15/30 mg Tbl) 1 x tgl 60–240, maximal 360 mg/d. El.-HWZ 16 h. β$_1$- < β$_2$-Rezeptoraffinität.
☆ Pindolol (15 mg Tbl, 0,4 mg/2 ml A, 20 gtt/1 ml/5 mg, 5 mg mit 5 mg Clopamid) 3 x 20 gtt, 3 x 1 Tbl, maximal 3 x 2 Tbl/d. El.-HWZ 3–4 h.
☆ Propranolol (10/40/80/160 mg Tbl. 1 mg A. 80 mg mit 12,5 mg Hydrochlorothiazid und 25 mg Triamteren maximal 2 x 2 Tbl) 3 x 10–80 mg, wegen möglicher Interaktion nicht mit Fluoxetin [Drake W: Heart block in a patient on propranolol and fluoxetine. Lancet 343 (1994) 425–6]. El.-HWZ 4–6 h. β$_1$- = β$_2$-Rezeptoraffinität.

☆ **Diuretika** – Saluretika: Besonders bei Herzinsuffizienz mit Neigung zu Ödemen oder Dyspnoe.
Kombination mit ACE-Hemmern, die das Renin-Angiotensin-System blockieren, das durch Diuretika aktiviert wird, und so eine neurohumorale Gegensteuerung vermeiden. Metabolische UAW der Thiaziddiuretika, insbesondere die Hypokaliämieneigung, werden durch ACE-Hemmer reduziert.
Kombination mit Betablockern wegen des additiven Wirkmechanismus: Diuretika stimulieren das Renin-Angiotensin-System, Betablocker hemmen es.
KI Coma hepaticum, Hypokaliämie (nicht bei kaliumsparenden Diuretika wie Amilorid, Kaliumcancreonat/Spironolacton, Triamteren), Hyponatriämie, Hypovolämie, Überempfindlichkeit gegen Sulfonamide (Furosemid, Xipamid).
KI bei Niereninsuffizienz für kaliumsparende Saluretika.
UAW metabolische Alkalose, Dehydratation, Gichtfallauslösung durch Harnsäureanstieg (Hyperurikämie), Herabsetzung der Glukosetoleranz, Hyperglykämie, Hyperurikämie, Hypokaliämie (durch Kombination mit ACE-Hemmern vermeidbar), Hypokalzämie, Hyponatriämie/Hyponatriämie-Syndrom mit Erbrechen-Kollaps-Schwindel, Hypotonie, Reninanstieg, Thrombosegefahr (Hämokonzentration). Thiaziddiuretika Purpura Schönlein-Henoch.

1. Nicht kaliumsparende Schleifendiuretika Etacrynsäure, Furosemid, Piretanid, Torasemid, Xipamid.
☆ Etacrynsäure (50 mg Tbl, 50 mg A) initial 1 auf bis 3 Tbl/d. El.-HWZ 1–4 h.
☆ Furosemid (40/500 mg Tbl, 20 mg/2 ml und 250 mg/25 ml A. Liquidum. Mit 50/100 mg Spironolacton). El.-HWZ 1 h.
UAW bb Leukopenie, Thrombopenie. Intrahepatische Cholestase. Allergische Reaktionen. Verstärkt Ototoxizität von Aminoglykosiden.
☆ Piretanid (3/6 mg Tbl. 6 mg, 12 mg/5 ml und 60 mg/20 ml A. 6 mg mit 5 mg Ramipril) morgens 3–6 bis morgens und mittags 6 mg nach dem Essen. El.-HWZ 1,7 h. UAW s. Diuretika. Übelkeit und Erbrechen.
☆ Torasemid (5/10/200 mg Tbl. 10 mg/2 ml, 20 mg/4 ml A. 200 mg/20 ml A maximal 0,4 ml/min) 5–20 mg oral, i.v. 10–20 mg bis zu 40 mg über 3 Tage.

El.-HWZ 3–4 h. Fast vollständige Resorption, 80– 89 % Bioverfügbarkeit, 99 % Plasmaproteinbindung.
UAW gastrointestinale Irritationen, Kopfschmerzen, Müdigkeit.

☆ Xipamid (10/40 mg Tbl) 10–20–40 mg/d morgens nach dem Frühstück. El.-HWZ 2 h. Wirkung ergänzend zum Furosemid.

2. Nicht kaliumsparende Thiaziddiuretika Bemetizid, Butizid, Chlorthalidon, Clopamid, Hydrochlorothiazid, Mefrusid.

☆ Chlorthalidon (50/100 mg Tbl. 25 mg mit Atenolol, mit Metoprolol) 12,5–25 mg/d. El.-HWZ 44–48 h.

☆ Hydrochlorothiazid (25/50 mg mit 5 mg Amilorid (10:1), 25 mg mit 50 mg Triamteren (1:2), 12,5 mg mit 80 mg Propranolol und 25 mg Triamteren. 12,5 mg mit 10 mg Benazeprilhydrochlorid. 25 mg mit 10 mg Enalapril) 25–50 mg/d. El.-HWZ 6–14 h.

☆ Mefrusid (25 mg Tbl) 1–2, maximal 4 Tbl/d.

3. Kaliumsparend z.B. Amilorid, Kaliumcancreonat/Spironolactone und Triamteren (nicht mit ACE-Hemmern kombinieren). UAW Hyperkaliämie.

☆ Amilorid (5 mg mit 50 mg Hydrochlorothiazid) 5–10 mg/d.
El.-HWZ 6–9 h. KI Kinder, schwere Hyponatriämie, Niereninsuffizienz (unwirksam bei Kreatinin > 1,8 mg/dl).
UAW s. Diuretika und Exantheme/Urtikaria. Wirkung über 24 h.

☆ Kaliumcancreonat – Spironolacton (25/50/100 mg Tbl. 200 mg A. 50 mg mit 5 mg Thiobutazid, 50/100 mg mit 20 mg Furosemid) unter Elektrolyt- und Kreatinin-Kontrollen 200 mg auf 100 mg/d i.v., maximal 800 mg/d, als Dauertherapie 50–200 mg/d.
El.-HWZ 1,3, Met. 10–18 h.
UAW allergische Reaktionen. Metabolische Azidose, Hypermagnesiämie. Diarrhö/Obstipation. Gynäkomastie, Menstruationsstörungen. Immunsuppression (Glukokortikoid-entsprechende Hemmung der Infektabwehr). Müdigkeit, Schwindel, Sensibilitätsstörungen, Übelkeit, Verwirrtheit. Verschlechtert die therapeutische Wirkung von Amitriptylin.
Wirkung durch Salicylate vermindert. Kompetitiver Aldosteronantagonist. Kaliumsparend und natriumsenkend. Erhöht den Magnesiumspiegel.

☆ Triamteren (50 mg mit 25 mg Hydrochlorothiazid, mit 25 mg Bemetizid, 25 mg mit Propranolol) 50–100 mg/d. El.-HWZ -4 h. Wirkung bis 24 h.

☆ **Kalzium-Antagonisten – ☆Kalziumantagonisten – ☆Calcium-Antagonisten.** Mit Alpha-Rezeptorenblockern Wirkungsverstärkung, da verschiedene Ansatzpunkte zur peripheren Dilatation vorliegen. Auf Tachykardie achten, ggf. bradykardisierende Substanz wie Betablocker hinzugeben.
KI höhergradige Aortenstenose. AV-Block II° und III°, SA-Block, Herzinsuffizienz NYHA III und IV (Diltiazem), Hypotonie, Sinusknotensyndrom. Hirndruck. KI für Dihydropyridine (Nifedipin): Instabile Angina, akuter Herzinfarkt vor weniger als 4 Wochen.

UAW Allergie, AV-Überleitungsstörungen/Bradykardie (Diltiazem), Exanthem, Flush, Hautrötung mit Wärmegefühl, Herzinsuffizienz, Hypotonie, Infertilität bei Männern (Wirkung auf Kalziumkanäle der Samenzellen), Kopfschmerzen, Obstipation (Hemmung der intestinalen Motorik), Ödeme, Somnolenz, Übelkeit und Erbrechen.
UAW Dihydropyridine, besonders Nifedipin: Ungünstige Stimulation des sympathischen Nervensystems mit Tachykardie und möglicher Auslösung einer Angina pectoris (Übersterblichkeit!). Thrombozytopenien (Nifedipin 0,5 %). Intrahepatische Cholestase. In Einzelfällen Hyperglykämie.
Wirkung: Afterload erniedrigt.
Wirkung des Dihydropyridin-Typs und von Diltiazem mit Grapefruitsaft verstärkt wegen Kumulation (Zunahme der Blutkonzentration) durch Interaktion mit Zytochrom-P450.

1. Dihydropyridin-Typ: Amlodipin, Felodipin, Lacidipin, Isradipin, Nicardipin, Nifedipin, Nilvadipin, Nimodipin, Nisoldipin, Nitrendipin, Prenylamin.

☆ Amlodipin (5/10 mg Tbl, nicht mit Grapefruitsaft wegen Kumulation) stationär die ersten Tage 10 mg, dann 5 mg/d. Ambulant morgens 5 mg, nach 4–6 Wochen ggf. 10 mg.
El.-HWZ 35–50 h, 64–80 % Bioverfügbarkeit, 97 % Eiweißbindung, renale Ausscheidung. Wirkbeginn nach 7–10 Tagen.

☆ Felodipin (2,5/5/10 mg Tbl) 5–10 mg/d. HOT-Studie, multizentrische randomisierte plazebokontrollierte Doppelblindstudie über 3,5 Jahre an 19.000 Patienten im Alter zwischen 50 und 80 Jahren mit einem diastolischen Blutdruck von ≥ 100 und ≤ 115 mm Hg, unter doppelblinder Gabe bei 50 % der Patienten von Acetylsalicylsäure 75 mg/d, mit 1. Gabe von 5 mg Felodipin und, falls nicht ausreichend, jeweils zusätzlich schrittweise 2. Betablocker oder ACE-Hemmer, 3. Erhöhung von Felodipin und 4. des Kombinationspartners, 5. zusätzlich Diuretikum: 78 % wurden mit einer Kombinationstherapie behandelt. Bei 90 % der Hypertoniker konnte der diastolische Blutdruck auf < 90 mm Hg gesenkt werden, der diastolische RR erreichte in 3 Zielgruppen 85, 83 und 81 mm Hg, der maximale Nutzen wurde bei einem Wert von 139/83 mm Hg erreicht, das Herzinfarktrisiko sank in der Zielgruppe ≤ 85 mm Hg um 25 %, bei ≤ 85 mm Hg um 28 % im Vergleich zur Zielgruppe ≤ 90 mm Hg. Die Schlaganfallgefahr war bei einem RR von 142/80 mm Hg am geringsten. Kardiovaskuläre Ereignisse wie Herzinfarkt, Schlaganfall oder kardiovaskulärer Tod konnten etwa 5– 10-mal pro 1000 Patienten vermieden werden, wobei besonders die Untergruppe der Diabetiker profitierte. Eine Senkung des RR unter 120/70 nutzte den Patienten nicht weiter, schadete aber auch nicht. Unter ASS 36 % weniger Herzinfarkte bei allerdings vermehrt nichttödlichen Blutungskomplikationen [Hanson L: Effects of intensive blood pressure lowering and low-dose aspirin in patients with hypertension: principal results of the Hypertension Optimal Treatment (HOT) randomised trial. Lancet 351 (1998) 1755–62].

El.-HWZ 11–18 h. KI instabile Angina pectoris, AV-Überleitungsstörungen 2. und 3. Grades, hypertroph obstruktive Kardiomyopathie, höhergradige Mitralstenose, akuter Myokardinfarkt (8 Wochen), Schlaganfall (6 Monate).

☆ Isradipin (2,5 mg Tbl) El.-HWZ 8,4 h, 16–18 % bioverfügbar.

☆ Lacidipin. El.-HWZ 14 h.

☆ Nicardipin (20/30 mg Kps) 2–3 Kps/d. El.-HWZ 2–4 h.

☆ Nifedipin (5/10/20 mg Tbl, 5 mg/50 ml. 15 mg mit 50 mg Metoprolol) 2–3 x 20 mg (bei Prinzmetal-Angina bis 120 mg). Lichtgeschützt über Perfusor: 5 mg (1 A) auf 50 ml = 0,1 mg/ml, nach Wirkung ggf. bei 70 kg schweren Patienten 6–12 ml/h (0,6–1,25 mg/h). El.-HWZ 1,7–3,4 h, 50–70 % bioverfügbar. Nicht liquorgängig.

☆ Nimodipin (30 mg Tbl, 10 mg/50 ml Fl mit 23 % Alkohol) nicht mit Carbamazepin, Phenobarbital, Phenytoin. s. zerebrale Ischämie. El.-HWZ 55 min. Liquorgängig. UAW neurologische Symptome bei Hypervolämie.

☆ Nisoldipin (5/10 mg Tbl) bei koronarer Herzerkrankung 2 x 1 (–2) Tbl. El.-HWZ 8–15 h.

☆ Nitrendipin (10/20 mg Tbl) 10–20 (bis 2 x 20) mg/d nach der Mahlzeit unzerkaut. „Syst-Eur"-Studie multizentrisch, plazebokontrolliert, doppelblind bei 4.695 Patienten über 60 Jahren mit isolierter systolischer Hypertonie 160–219 mm Hg, diastolisch < 95 mmHg, 10–40 mg/d bis zur systolischen Blutdrucksenkung um mindestens 20 mm Hg oder auf < 150 mm Hg (falls nötig mit 5–20 mg Enalapril und/oder 12,5– 25 mg Hydrochlorothiazid) mit 0,8 gegenüber Plazebo 1,4 % Schlaganfällen (Risikoreduktion für Schlaganfälle 42 %, für tödliche und nichttödliche kardiovaskuläre Ereignisse 31 %). Eine fünfjährige Behandlung von 1000 Patienten vermeidet 29 Schlaganfälle [Lancet 350 (1997) 757], [SHEP Cooperative Research Group. Prevention of stroke by antihypertensive drug treatment in older persons with isolated systolic hypertension. JAMA 265 (1991) 3255–64]. In einer Posthoc-Analyse der Untergruppe der zum Zeitpunkt der Randomisation 492 Diabetiker (10,5 %) sank gegenüber Nichtdiabetikern unter Verum der Blutdruck um 8,6 gegenüber 10,3 mm Hg, die Gesamtmortalität um 41 gegenüber 8 %, Schlaganfälle um 69 gegenüber 36 %, kardiovaskuläre Ereignisse in beiden Gruppen um 34 %, damit war der therapeutische Nutzen bei Diabetikern am höchsten [Tuomilehto J, for the Systolic Hypertension in Europe Trial Investigators. Effects of calcium-channel blockade in older patients with diabetes and systolic hypertension. NEJM 340 (1999) 677–84]. El.-HWZ 8–12 h.

2. Diltiazem- und Verapamiltyp: Nicht mit Betablockern kombinieren.

☆ Diltiazem (60/90/120/180/240 mg retard Tbl, 10/25/100 mg A) 3 x 60 mg Tbl bzw. 1–2 x 90–120 mg ret Tbl.

– Perfusor: 100 mg in 50 ml NaCl = 2 mg/ml unter Monitorkontrolle initial 0,3 mg/kg über 5 min, dann 6–30 ml/h (12–60 mg/h). El.-HWZ 4–9 h, 40–50 % bioverfügbar. Erhöht den Carbamazepin-Spiegel. Antiarrhythmikum Klasse IV. Senkt Herzfrequenz, myo-

kardiale Kontraktilität, Sinusaktivität, AV-Knotenüberleitung.

☆ Fendilin (50/75/100 mg Tbl) 3 x 50 bis 2 x 75–100 mg/kg. El.-HWZ 20 h.

☆ Gallopamil (25/50/100 mg Tbl) 3–4 x 25 (bis maximal 50) mg oder 2 x 1 Ret. Tbl. El.-HWZ 3,5–8 h.

☆ Prenylamin (60 mg Tbl) 3–6 Tbl/d bei koronarer Herzerkrankung, Herzrhythmusstörungen, hyperkinetischem Herzsyndrom. KI AV- und intraventrikuläre Reizleitungsstörungen, Bradykardie. UAW Sedierung.

☆ Verapamil (40/80/120/240 mg Tbl, 5/50 mg A) 3–4 x 80 mg, 1–2 x 240 mg, nicht mit Betablockern wegen AV-Block-Auslösung oder Bradykardie-Verstärkung.

– Perfusor: 50 mg (1 A) auf 50 ml NaCl = 1 mg/ml, initial 5 mg i.v. über 3 min, dann 4–8 ml/h (4–8 mg/h), maximal 100 mg/d. El.-HWZ 3–7, Met. 12 h, 10–30 % bioverfügbar. Nicht liquorgängig. KI Cordichin: Instabile Angina pectoris, Herzklappenfehler rheumatischer Genese, operationsbedürftige Vitien, Hypokaliämie bzw. K < 4,5 mmol/l, Hypomagnesiämie, Präexcitationssyndrom und QT-Syndrom, Vorhofthromben (nicht ausreichend organisiert). UAW AV-Überleitungsstörungen/Herzrhythmusstörungen (senkt Herzfrequenz, myokardiale Kontraktilität, Sinusaktivität, AV-Knotenüberleitung). Erhöht den Carbamazepin-Spiegel. Besonders Cordichin: QT-Zeit-Verlängerung. Hypotonie, Obstipation. Wirkung: Antiarrhythmikum der Klasse IV. Erhöht die Empfindlichkeit für Zytostatika wie Vindesin, Vinblastin, Cisplatin, Mitomycin, Ifosfamid (Holoxan) bei Einzeldosierung mit Ansprechrate von ca. 15 % und mit verlängerter mittlerer Überlebenszeit bei fortgeschrittenem nichtkleinzelligen Bronchial-Karzinom. In vitro Hemmung der Resistenzbildung gegen Vincaalkaloide durch P-Glykoprotein [Millward M. Cancer 67 (1993) 1031–5].

3. ☆Vasopeptidase-Inhibitor:

☆ Omapatrilat: IMPRESS-Studie (n = 573): Bei Herzinsuffizienz dem Lisinopril überlegen. OUVERTURE-Studie (n = 4420) gegenüber Enalapril soll einen kardioprotektiven Effekt erbringen. UAW vorübergehende Gesichtsrötung, Husten, Kopfschmerzen. Wirkung: Hemmt das Angiotensin-Converting-Enzym und die für den Abbau der natriuretischen Peptide (ANP, BNP, CNP) verantwortliche neutrale Endopeptidase, damit werden die Gefäße erweitert, mehr Natrium ausgeschieden und die Gefäßwandproliferation verhindert.

Zentral angreifende Antihypertensiva:

☆ Clonidin (75/150/300 μg Tbl, 250 μg Depot Perlongette. 150/750 μg A. TTS-Clonidin. Tbl mit 15 mg Chlorthalidon) nicht mit Betablockern wegen gleicher Wirkungsweise, Bradykardie und Verminderung des Herzzeitvolumens. 2 x 75–300 μg. Bei hohen morgendlichen Werten ggf. abendliche Depotgabe. Hypertensive Krise: Keine Indikation wegen der sedierenden Wirkung und Verschleierung der neurologischen Symptomatik. El.-HWZ 9–15 h. KI AV-Block II° und III°, Sick-Sinus-Syndrom und Bradykardie, Hypotonie,

frischer Myokardinfarkt, Phäochromozytom.
UAW Bradykardie (Antidot Priscol 20–30 mg), Müdigkeit, Mundtrockenheit, Potenzstörungen, initialer RR-Anstieg und RR-Krise bei plötzlichem Absetzen (Rebound), Sedation, Salz- und Wasserretention.
Wirkung: Zentrales α_2-Sympathomimetikum/Rezeptor-Antagonist. Antispastisch. Antihypertensiver Wirkungseintritt in 30–60 min.
☆ Moxonidin (0,2/0,3/0,4 mg Tbl) 0,2–0,6 mg/d, Einzeldosis nicht über 0,4 mg. Nicht mit Betablockern wegen gleicher Wirkungsweise, Bradykardie und Verminderung des Herzzeitvolumens. El.-HWZ 2,2–2,8 h.
UAW 36 % Müdigkeit (72 % Clonidin), 35 % Mundtrockenheit (69 % Clonidin), 13 % Kopfschmerzen (18 % Clonidin), Schlafstörungen, Schwäche, Schwindel, Sedierung.
Wirkung: Imidazolin-Rezeptor-Antagonist, bindet selektiver an den Imidazolinrezeptoren in der rostralen ventrolateralen Medulla oblongata als Clonidin. Wirkt durch Vasodilatation ohne Herzfrequenz- und Herzzeitvolumenanstieg. Senkt fast ausschließlich den peripheren Widerstand. Senkt die Plasmanoradrenalinkonzentration und die Plasmareninaktivität. In Wirkung und UAW ACE-Hemmern vergleichbar.
☆ Urapidil (30/60/90 mg ret Tbl, 25/50 mg A) 2–3 x 60 oder 2 x 90 mg, sehr langsam 6,25–25–50 mg i.v.; auch bei Hirndruckzeichen. Perfusor: 150 mg (3 A) auf 50 ml NaCl = 3 mg/ml nach Wirkung, 3–10 ml/h bei 70 kg schweren Patienten.
El.-HWZ 2–3 h. UAW Palpitationen, Schwächegefühl, Schwindel, Übelkeit.
Wirkung: Postsynaptischer Alpha-1-Rezeptorenblocker. Wirkungsverlust.
☆ Dihydroergotoxin (2/4 mg Tbl, 0,3 mg/1 ml A, 1,5 mg/5 ml A, 1 mg/20 gtt, 2 mg/20 forte gtt)

2–3 x 2 mg oder 1–2 x 4 mg, 3 x 20–40 gtt, 2–3 x 20 forte gtt, 1–2 x 1–2 A i.m./i.v.
El.-HWZ 13–15 h. UAW Hypotonie, Schwindel. Wirkung α-lytisch.
☆ Guanfacin (1/2 mg Tbl). Nicht mit Betablockern wegen gleicher Wirkungsweise, Bradykardie und Verminderung des Herzzeitvolumens. El.-HWZ 20 h.
Wirkung: Zentrales α-Sympathomimetikum.
☆ Methyldopa (250/500 mg Tbl. 250 mg mit 10 mg Mefrusid) einschleichend 250 auf 3–4 x 250–500 mg, auch bei Schwangeren möglich unter Krea-Kontrolle. El.-HWZ 1,8 h.
KI akute Lebererkrankung, schwere Nierenfunktionsstörung.
UAW hämolyt. Anämie, Fieber, gastrointestinale Irritationen, Leberschäden, Mundtrockenheit, Natrium- und Wasserretention, Potenzstörungen.

Weitere:
☆ Dihydralazin (25 mg Tbl, 25 mg/2 ml A) 3 x 12,5–25 mg, nicht über 100 mg besonders wegen Lupus erythematodes-like syndrome, Antidot Arterenol. Bei Hypertonie nicht erste Wahl. El.-HWZ 4–5 h.
KI Angina pectoris/koronare Herzerkrankung, Aortenaneurysma, Herzklappenstenosen, Lupus erythematodes.
UAW bb Leukopenie. Exantheme/Pruritus/Urtikaria. Gastrointestinale Irritationen. Migräneartige Kopfschmerzen. Tachykardie, Schwindel, bei Dauertherapie Polyneuritis.
☆ Diazoxid s. Hypertensive Krise.

Obsolet: ☆Reserpin: El.-HWZ 150–270 h. UAW Depression! Rhinitis reserpina. Die Reserpinmiosis kann schon nach einmalig 10 mg über Tage andauern.

Hyperventilations-Tetanie s. Tetanie.

Hypervitaminose

Hypervitaminose A / B_6 / D

E67.8

E67.0 / E67.2 / E67.3

Nervus hypoglossus-Läsion

G52.3

s. (multiple) Hirnnervenläsionen, Hirnstammsyndrome.

Ätiologie der einseitigen Hypoglossusläsion – Hypoglossus-Parese:
– Verletzung des N. hypoglossus: S04.8
Iatrogen nach Karotis-Thrombendarteriektomie, selten nach Tonsillektomie.
Fraktur des okzipitalen Kondylus: Vereinzelt isolierte, ggf. erst sekundär auftretende Hypoglossusparese durch Dislokation des Knochenfragmentes oder durch Druckwirkung infolge Kallusbildung. Schussverletzung.
– Affektion des N. hypoglossus:

Arnold-Chiari-Malformation. Durale AV-Fistel. Entzündlich bedingte Veränderungen der Schädelbasis (basale Meningitis) bzw. des kraniozervikalen Übergangs. Infektiöse Mononukleose. Sarkoidose.
Canalis hypoglossi-Läsion z.B. tumorös: Hypoglossusneurinom, Clivus-Chordom, Metastasen.
Karotisdissektion [Zipp F: Isolierte einseitige Hypoglossusparese bei Karotisdissektion. Nervenarzt 64 (1993) 535–8].
Ausgeprägtes Kinking der A. carotis.
Syringomyelie.
Tumor: Bösartige Neubildung C72.5

– Vaskulär bedingte Läsion:
  1. Kleinhirninfarkt im Gebiet der A. cerebelli inferior posterior.
  2. Hirnstamm-Syndrom: Déjérine-Syndrom (mediales Oblongata-Syndrom) mit ipsilateral Hypoglossusparese und kontralateral schlaffer Hemiparese mit Pyramidenbahnzeichen.
– Mundhöhle: Periphere Zungen- bzw. Zungengrundtumoren (Plattenepithelkarzinom). Phlegmonöse Angina.

Anatomie: XII. Hirnnerv, verlässt den Hirnstamm medial an der Grenze zwischen Pyramide und Olive, die Schädelbasis durch den Canalis hypoglossi. Nucleus n. hypoglossi mit motorischer Funktion: Innerviert die Zungenmuskulatur.

Differentialdiagnose: Frische zentrale Parese mit Zungenabweichen auf die gelähmte Seite hin wird bald kompensiert. Amyotrophe Lateralsklerose mit Bulbärparalyse. Myasthenia gravis.

Klinik der einseitigen Hypoglossus-Parese:
– Bei peripherer Parese oft initial okzipitale Schmerzen. Oft, häufig aber nur geringe Dysarthrie.
– Parese der Zungenhälfte (Mm. genioglossus, hyoglossus, styloglossus, der Longitudinal- und Transversalmuskeln und der kaudalen Zungenbeinmuskeln) mit Zungenabweichen auf die gelähmte Seite, Atrophie bei Innervation erkennbar an gerunzelter Schleimhaut und wellig eingezogenem Rand, in Ruhe hypotone und eher als „geschwollen" angegebene Zungenhälfte. Keine Sensibilitätsstörungen.

Klinik der beidseitigen Hypoglossus-Parese: Massive Dysarthrie (verwaschene Sprache) bei bewegungslos im Mund liegender Zunge. Labiallaute sind noch am besten möglich. Kauen, Schlucken und Trinken sind stark erschwert.

Röntgen: Feinschicht-CT der Schädelbasis.

Hypoglykämie s. hypoglykämisches Koma. s. Diabetes mellitus.   E16.2

Hypoglykämie bei Diabetes / insulinbedingt / postoperativ   E14.8 / E16.0 / E16.1

Hypokaliämie   E87.6

s. paroxysmale (periodische) Lähmung.

Diagnostik: EKG: Sinustachykardie, supraventrikuläre und ventrikuläre Extrasystolen, nach vorheriger ventrikulärer Tachykardie Kammerflimmern (wie bei Hyperkaliämie). T flach biphasisch, ST-Senkung. Großes U in II und V_{2-5}, T < U (normal U < T).

Hypokalzämie – Hypokalziämie   E83.5

s. Koma. s. Tetanie.

Ätiologie: Niedrige diätetische Kalziumzufuhr. Höheres Lebensalter infolge verminderter Kalziumresorption und reduzierter 1,25-$(OH)_2$-Vitamin-D_3-Produktion. Bei Männern > 65 Jahre entspricht die Kalziumhomöostase derjenigen der Frau.
– 1,25-$(OH)_2$-Vitamin-D_3-Mangel bei falscher Ernährung mit verminderter Vitaminzufuhr, unzureichender Sonnenlichtexposition, gestörter Vitamin-D-Aktivierung oder erworbener Resistenz.
– Hypalbuminämie. Ggf. durch Arzneimittel, Sexualhormone.
– Intoxikation, z.B. Cadmium.
– Malabsorption, Malassimilationssyndrom, Postgastrektomie-Syndrom.
– Malignom mit osteoplastischer Metastasierung.
– Akute Pankreatitis.
– Tropische Sprue   K90.1
– Hypoparathyreoidismus: E20.9
  Parathyreoidektomie nach Struma-Operation. Sehr selten idiopathisch; einzelne Familien mit autosomal-dominantem Erbgang.

  Autoimmun – idiopathisch / mit (parathyreogener) Tetanie   E20.0 / E20.9
– Pseudohypoparathyreoidismus: E20.1
  Hypokalzämie bei erhöhtem Parathormon-Spiegel mit ggf. Demenz, Geschmacksstörung, auch Epilepsie – zerebrale Krampfanfälle.

Diagnostik: EKG: QT-Verlängerung.
  EEG: Allgemeinveränderung.

Klinik: Anamnese: s. Ätiologie.
– Tetanischer Anfall s. Tetanie.
– Langzeitfolgen der Hypokalzämie: Kataraktbildung (Cataracta tetanica), Haar- und Nagelwuchsstörungen, Osteoporose. Bei Kindern Zahnschmelzhypoplasie und Kariesanfälligkeit. Auch extrapyramidale Bewegungsstörungen (paroxysmale Choreoathetosen), psychische Veränderungen wie psychomotorische Verlangsamung bis zur Demenzentwicklung. Sekundäres Parkinson-Syndrom, metabolische Polyneuropathie, Pseudotumor cerebri.

Labor: Hypokalzämie, Parathormon (PTH) erniedrigt. Hyperphosphatämie. CK oft erhöht. Calcitonin.

Röntgen: s. M. Fahr.
- CCT: Besonders bei Hypoparathyreoidismus Verkalkungen (meist ohne Krankheitswert) symmetrisch der Stammganglien, des Nucleus dentatus und ggf. frontalen Marklager.
  Evtl. Übersicht der Hände: Ggf. Kapselbandverkalkungen z.B. der Fingermittel- und Fingerendgelenke.

Therapie: ☆Calcium – Kalzium (0,2 g Tbl, 0,5/1 g Brause-Tbl, Kalziumglukonat 10 %/20 % A) nicht zusammen mit Fluoriden, Tetracyclinen, HCO$_3$ (fällt aus), nicht i.v. bei Digitaliseinnahme, cave mit über 500 IE Vitamin D.
- ☆ Dihydrotachysterol (A.T. 10 0,5 mg Perle = 15 gtt) unter Kalziumspiegelkontrollen (besonders bei Nierensteinen) als Parathormon-Ersatz, cave Kombination mit Thiaziden.
- Hypoparathyreoidismus, Pseudohypoparathyreoidismus: Anfallstherapie 10–15 mg oral, Dauertherapie 0,5–1,5 mg/d.
  KI Hyperkalzämie, Vitamin D-Überdosierung, Hyperventilationstetanie.
  UAW Hyperkalzämie.

Hypokinetische rigide Syndrome s. Stammganglienerkrankungen.

Hyponatriämie E87.1

Ätiologie: s. Zentrale pontine Myelinolyse – Ätiologie. Diuretika-induziert.
Wasserintoxikation, durch Verdünnung E87.7
Addison-Krise s. Nebennierenrinden-Insuffizienz.

Anatomie/Histologie: s. Pathophysiologie.

Einteilung: Leichte Hyponatriämie ohne Anfälle oder Bewusstseinsstörungen. Schwere Hyponatriämie < 120 mmol/l.

Epidemiologie: Auftreten bei Krankenhaus-Patienten 1 %. Prävalenz 1/50 = 2 %.

Klinik: Anamnese: Kurzfristig große Trinkmenge? Diuretika-Einnahme? Habituelles Erbrechen?
Befund bei schwerer Hyponatriämie (Na < 120 mmol/l): Hyponatriämische Enzephalopathie, Übelkeit und unklares Erbrechen, Kopfschmerzen, exogene Psychosen mit Verwirrtheit, Grand-mal-Anfälle, Bewusstseinsstörungen bis zum Koma. Ggf. Atemstillstand.
Besonderes: Kasuistik mit somnolenter Bewusstseinsstörung und psychomotorischer Unruhe nach 50 mg Hydrochlorothiazid und 100 mg Triamteren über 12 Tage, langsamer Normalisierung des Natriumspiegels 6–11 mmol/l die ersten 3 Tage und Restitutio ad integrum [Haensch C: Reversible exogene Psychose bei Thiazid-induzierter Hyponatriämie von 97 mmol/l. Nervenarzt 67 (1996) 319–22].

Komplikationen: Entwicklung einer zentralen pontinen Myelinolyse.

Labor: Hypoosmolalität. Hypotone Hyperhydratation.

Pathophysiologie: Wasserverschiebung vom Extrazellulär- in den Intrazellulärraum mit resultierendem intrazellulären Ödem – Hirnödem!

Prognose: Mortalität 9–12 %.

Therapie: Diuretika absetzen. Flüssigkeitsrestriktion.
- Leichte Hyponatriämie: Unter engmaschigen Kontrollen leichte orale Salzzufuhr (ca. 10 g/d).
- Schwere Hyponatriämie: Unter mehrfach täglichen (stdl.) Kontrollen i.v.-Gabe von isotonen Kochsalzlösungen.
- Langsame Normalisierung des Natriumspiegels (Vermeidung einer zentralen pontinen Myelinolyse!) mit Anstieg < 1 mmol/l/h bzw. < 12 mmol/l/ 24 h (z.B. 6–11 mmol/l die ersten 3 Tage)! < 24 mmol/l 48 h! Lieber leichte Hyponatriämie statt Hypernatriämie.
- ☆ Natriumchlorid – NaCl (10 ml 0,9 % A, 500 ml 0,9 % Fl, 10 ml 20 % A, Kps. 100 mmol entsprechen etwa 6 g NaCl): Primär Wasserrestriktion. Vorsichtige Nomalisierung mit 0,9 % NaCl.

Hypoparathyreoidismus s. Hypokalzämie.

Hypophosphatämie – Phosphormangel E83.3

Ätiologie: UAW von Biphosphonaten. Malnutrition bei z.B. chronischem Alkoholismus.

Klinik: Polyneuropathien mit Hirnnervenbeteiligung.
- Kasuistik mit Schluckstörungen (Dysphagie), generalisierter Muskelhypotonie, Apnoe und Verschlechterung durch hochkalorische Glukosegabe. Erfolgreiche Therapie durch Phosphat-Substitution mit Anheben des PO$_4$-Spiegels von 0,32 mmol/l auf Normwerte [Kasuistik von Winkler J: Zentrale Atemstörung bei Hypophosphatämie. ANIM (1/89) Erlangen].

– Kasuistik einer Hypophosphatämie von 0,02 (n ≥ 0,8) mmol/l bei einer alkoholkranken 40-jährigen Patientin mit Ketoazidose und hypoamnestischem Psychosyndrom; im CCT bilaterale Thalamus- und Stammganglienveränderungen. Unter Phosphatsubstitution Rückbildung des Psychosyndroms und der CCT-Veränderungen. Im MRT später Pons-veränderung wie bei einer pontinen Myelinolyse bzw. radiologische Befunde ähnlich einer spongiösen multifokalen Leukenzephalopathie nach Heroininhalation [Huhn A, Berlin: Iatrogene Hypophosphatämie mit passagerer schwerer peripherer und cerebraler Symptomatik. ANIM (1/98) Hamburg].

Hypophyse und Hypothalamus – Hypothalamische Regulation

Akromegalie und Gigantismus, Akromegalie bei eosinophilem Hypophysenadenom   E22.0
Sonstige Hypophysen-Überfunktion   E22.9
Hypophysäre Fettsucht   E23.6

s. Hirntumoren – Hypophysenadenome. Hypophysenunterfunktion s. M. Addison, Nebenniereninsuffizienz.

Anatomie: Der Hypothalamus sezerniert Releasing-Hormone (RH): CRF, LH-RH, TRF.
– Der Hypophysen-Vorderlappen (HVL, Adenohypophyse) sezerniert:
ACTH (Steuerung u.a. durch CRF aus dem Hypothalamus) stimuliert die Nebennierenrinde (NNR) zur Ausschüttung von Cortisol.
TSH (Steuerung u.a. durch TRF aus dem Hypothalamus) stimuliert die Schilddrüse.
Follikelstimulierendes Hormon (FSH) stimuliert die Eireifung in den Eierstöcken bzw. die Samenreifung in den Hoden.
Luteinisierendes Hormon (LH) stimuliert den Eisprung, die Gelbkörperbildung und die Gestagensynthese, beim Mann die Testosteronbildung im Hoden.
Prolaktin (LTH) aktiviert die Milchproduktion.
Wachstumshormon (STH) stimuliert die Leber, beeinflusst den Zuckerstoffwechsel.
Melatonin-stimulierendes Hormon (MSH) beeinflusst die Melatonin-Produktion in der Epiphyse.

– Der Hypophysen-Hinterlappen (Neurohypophyse, HHL) sezerniert:
Adiuretin (ADH, Vasopressin) fördert die Wasserrückresorption in der Niere (s. Diabetes insipidus),
Oxytocin (Kontraktionen des schwangeren Uterus, Milchsekretion).

Labor: CRF, ACTH, ADH. Follikelstimulierendes Hormon (FSH). Gn-RH-Test, STH (hGH), TRH-Test, TSH. Prolaktin. Luteinisierendes Hormon (LH).
☆ Gonadorelin. Diagnostisch (LH-RH 0,025/0,1 mg A): LH-RH-Test. El.-HWZ 6 min. Hypothalamushormon.

♣ *Anhängliche Liebe*
Herr Hypo fragte Fräulein Physe,
ob sie sich von ihm freien ließe?
„Gewiss", rief Fräulein Physe froh,
„Herr Hypomann, dem ist wohl so!"
Nun bilden sie ein Leben lang
den weltbekannten Hirnanhang!
[Lutz Dönges alias Hieronymus Caesar]

Hypophysenadenome s. Hirntumoren.

Hypophyseninsuffizienz – Panhypopituitarismus   E23.0

Hypophysenvorderlappen-Insuffizienz, Hypophysennekrose (postpartal)   E23.0
Hypophysärer Zwergwuchs – Minderwuchs   E23.0
Hypophysenstörung (iatrogen)   E23.7
Kachexie – Kretinismus – sonstige Hypophysenvorderlappenstörungen   E23.0
Hypophysenabszess / Hypophysenamyloidose   E23.6 / E85.4
Hypophysenatrophie / Hypophysenentzündung – Hypophysitis   G31.9 / G04.9
/ Hypophysensyphilis   / A52.7
Hypophysen-Infarkt (s. zerebrale Ischämie) – Hypophysendystrophie   E23.6

Differentialdiagnose: Anorexia nervosa.
– Hypothyreotes Koma (Myxödem-Krise) ohne Verlust der Sekundärbehaarung oder Testesatrophie.
– Primäre Nebennierenrinden-Insuffizienz mit hyperpigmentierter, brauner Haut.

Klinik: Anamnese: s. Komplikation hypophysäres Koma/Krise. Simmonds-Sheehan-Syndrom postpartal.
Befund bei Hypophysen-Vorderlappen-Insuffizienz:

MSH-Mangel: Blasse oder „alabasterartige" Haut (Differentialdiagnose NNR-Insuffizienz braune Haut).

Gonadotropin-Mangel: Spärliche Körperbehaarung, meist völliger Verlust der Sekundärbehaarung, evtl. Testesatrophie.

ACTH-Mangel: Hypotonie, Hypoglykämie, Exsikkose. Hypophysäre Kachexie.

TSH-Mangel: Bradykardie, Hypothermie, Hypoventilation mit Hyperkapnie (CO_2-Narkose). Trockene, zum Teil pastöse Haut.

– Hypophysenhinterlappen s. Diabetes insipidus (Insuffizienz), s. zentrale pontine Myelinolyse – Syndrom der inadäquaten ADH-Sekretion.

Besonderes: „Empty Sella" mit Auswalzung des Hypophysenkörpers am Boden der Sella turcica, ggf. Begleitprolaktinämie.

Komplikationen: Hypophysäres Koma/Krise als Endzustand einer jahrelang vorbestehenden chronischen HVL-Insuffizienz mit Merkmalen für einen Hypogonadismus, eine sekundäre Hypothyreose und sekundäre Nebennierenrinden-Insuffizienz.

Auslöser sind Stresssituationen wie starke körperliche Belastungen, Infekte, Traumen.

Labor: BZ Hypoglykämie. TSH, T_3 + T_4. 2 mg Dexamethason-Hemmtest (Cortisol-Abnahme auf z.B. 1/10 normal).

Cortisolmetaboliten im Urin vor + nach ACTH-Belastung, Gonadotropin im Urin.

Metopiron-Test (Metopiron hemmt NNR-Kortison-Synthese = normal ACTH-Anstieg, 17-OH-Steroide im Urin erhöht).

Prognose des hypophysären Komas sehr ungünstig.

Therapie: Sofort-Therapie des hypophysären Komas identisch mit der Therapie der Addison-Krise:

1. Erhaltung oder Wiederherstellung der Vitalfunktionen.
2. ☆Kortison: ☆Hydrocortison (10 mg Tbl, 25 mg A) initial 250 mg, über Perfusor: 250 mg (10 A) auf 50 ml NaCl = 5 mg/ml 0,8–2 ml/h (4–10 mg/h). El.-HWZ 1,5 h. (2. Wahl 50 mg Prednisolon i.v.).
3. Volumenersatz mit 0,9 % NaCl 500 ml/2 h.
4. Hypoglykämiebehandlung mit 40 % Glukose 20–40 ml i.v.

– Sekundäre Dauertherapie: Kortison-Reduktion auf 37,5–25 mg Kortisonazetat. T_4 0,025 mg auf 0,1–0,3 mg/d. Depottestosteron – Androgen bzw. Östrogen.

☆ Testosteron (Testosteronenantat, 25/Depot 50/ 100/250 mg A. Testosteronundecanoat Tbl. Transdermales System täglich transskrotal wegen in diesem Bereich 40mal höherer Resorption als am Unterarm) bei Mangel (< 12 ng/l bzw. 12 nmol/l bei morgendlicher Bestimmung) nach Ausschluss eines Prostata-Karzinoms und unter regelmäßigen Kontrollen von PSA, bb, Prostatasonographie. 250 mg Depot-Testosteron (Testosteronenantat) alle 4 Wochen i.m. oder Testosteronundecanoat Kps 3–4/d.

☆ Choriongonadotropin – HCG (250/500/1000/ 1500/5000 IE A i.m.) 1000 E/Woche.

☆ Gonadorelin: Hypothalamische Ovarialinsuffizienz durch endogenen GnRH-Mangel mit und ohne Beteiligung anderer kausaler Faktoren wie Hyperprolaktinämie, Hyperandrogenämie (0,8/3,2 A).

Hyposomnie s. Schlafstörungen.

Hypothyreose

Systematrophie, vorwiegend das Zentralnervensystem betreffend, bei Myxödem E00.1, E03†, G13.2
Kongenitale Hypothyreose mit diffuser Struma (simplex) / ohne Struma E03.0 / E03.1
Erworbene Hypothyreose E03.9
  Hypothyreose nach medizinischen Maßnahmen:
  Postoperativ (Z.n. Strumaresektion, Strumektomie), E89.0
  Hypothyreose durch (Radio-) Jodbehandlung oder sonstige iatrogene Hypothyreose E03.2
  Hypothyreose postinfektiös E03.3
  Schilddrüseninfarkt bei Hämorrhagie E07.8
  Hypothyreose durch Jodmangel E01.8
  Hypothyreote Struma nodosa E03.9
  Nichttoxische uninoduläre Struma E04.1
  Nichttoxische multinoduläre Struma E04.2

Ätiologie: s.o., s. Anamnese. Jodmangel (Struma), Thyreoiditis.

Diagnostik: s. Labor. Sonographie: Bei Thyreoiditis Hashimoto große aufgelockerte Schilddrüse (diffuse Echoarmut), bei atrophischer Thyreoiditis kleine Schilddrüse.
Bei kaltem Knoten Feinnadelbiopsie.

Differentialdiagnose des hypothyreotem Komas: Hypophysäres Koma mit Verlust der Sekundärbehaarung, evtl. Testesatrophie.

Klinik: Anamnese: Schilddrüsenerkrankung? Radiojodtherapie? Operation? Medikamente?
– Hashimoto-Enzephalitis s. Enzephalitis.

- Psychische Symptome: Denkverlangsamung 93 %, Gedächtnisstörungen 65 %, Irritierbarkeit 60 %, verminderte Lernfähigkeit 53 %, Wahn 39 %, Halluzinationen 37 %, Agoraphobie 36 %.
1. Kasuistik einer jungen Frau mit 1 1/2-jähriger Psychopharmaka-Behandlung und Restitution binnen 3 Monaten unter Hormonsubstitution [Haberfellner E: Psychotische Manifestation einer Hypothyreose. Nervenarzt 64 (1993) 336– 9].
2. Kasuistik eines 39-jährigen Patienten mit Hypothyreose und Vitamin-B_{12}-Mangel auf dem Boden einer Autoimmunerkrankung, vollständige Rückbildung unter Vitamin-B_{12}- und Schildrüsenhormon-Substitution [Modell S: Paranoide Psychose bei einem Patienten mit Hypothyreose und Vitamin-B_{12}-Mangel. Nervenarzt 64 (1993) 340–2].
- Sekundäre Hypothyreosen treten meist nicht isoliert, sondern mit weiteren hypophysären Störungen auf.
- Befund der Jodmangelkrankheiten:
1. Fetus: Aborte/Fehlgeburten/Anomalien, erhöhte perinatale und kindliche Sterblichkeit. Neurologischer und myxödematöser Kretinismus: Mentale Defekte, Kleinwuchs, Taubheit, spastische Diplegie, Schielen.
2. Neugeborene, Kinder und Jugendliche: Psychomotorische Störungen, angeborene Struma, angeborene Hypothyreose, retardierte körperliche Entwicklung, verminderte geistige Leistungsfähigkeit.
3. Erwachsene: Zusätzlich Struma mit lokalen Komplikationen, jodinduzierte Hyperthyreose. Ggf. Myxödem.

Komplikationen: Hypothyreotes Koma – E03.5 Myxödem-Krise: Auftreten nur nach jahrelang unbehandelter Hypothyreose. Z.n. Strumaresektion? Z.n. Strahlentherapie?
Befund: Bradykardie. Hypothermie (23–35 °C). Hypoventilation (CO_2-Narkose). Areflexie.
Besonderes: Präkoma bei Hypothyreose mit Theta/ Delta-Aktivität im EEG und mäßigem Hirnödem im CCT anamnestisch 4 Monate nach Strumektomie und Absetzen von L-Thyroxin. TSH noch normal bei erniedrigtem T_3 und T_4 [Kasuistik. Martin R (1/88) in Würzburg].

Labor: Ausschluss der Hypothyreose i.d.R. bei normalem TSH.
- Subklinische Hypothyreose bei erhöhtem TSH bzw. überschießendem TRH-Test und noch normalen peripheren fT_4.
- Nachweis der Hypothyreose bei: TSH erhöht und fT_4 erniedrigt (iatrogen? Thyreostatika? Bestrahlung?). T_3 bleibt kompensatorisch lange Zeit normal und ist nicht zur Hypothyreose-Diagnostik geeignet. Mikrosomale (MAK, TAK) und Thyreoglobulin-Antikörper erhöht bei Thyreoiditis.

Röntgen: Thorax, ggf. Tracheazielaufnahme.

Therapie (bei Hypothyreose und Jodmangelstruma): ✩Jodid (100/200 µg Tbl) und/oder ✩Levothyroxin – T_4 (50/100 µg Tbl) oder ✩Liothyronin – T_3 (20/50/100 µg Tbl, 100/T_3 20 µg, 25/5 µg. Trijodthyronin) jeweils individuell einschleichend.

Hypoventilation s. Ateminsuffizienz. s. Schlaf-Apnoe-Syndrom.

Zerebrale Hypoxie s. hypoxischer Hirnschaden.

Iatrogene Läsionen s. Plexus-Läsion.

N. iliohypogastricus-Läsion s. Bauchwandparese. G57.8

Ilioinguinalis-Syndrom

G57.8

syn. Inguinaltunnel-Syndrom.
s. Bauchwandparese. s. Lumboischialgie.

Ätiologie: s. Klinik. Kompressionssyndrom des N. ilioinguinalis: Spontanes Engpass-Syndrom durch chronische mechanische Druckschädigung des sensiblen Endastes infolge des ungünstigen Verlaufs (s. Anatomie).

Anatomie/Histologie: N. ilioinguinalis aus Wurzel L1 (–L2). Innerviert die kaudalen Anteile der queren Bauchmuskeln (M. obliquus abdominis externus und abdominis internus).
– Der sensible Endast muss beim Durchtritt durch die Faszien des queren Bauchmuskels M. obliquus abdominis externus unmittelbar oberhalb vom Darmbeinkamm zweimal die Richtung um fast 90° wechseln.

Diagnose: Testinfiltration mit Lokalanästhetikum.

Differentialdiagnose: Hüftgelenksaffektionen. L2-Syndrom.

Klinik: Anamnese: Schmerzen und Sensibilitätsstörungen in der Symphysengegend und Leistenbeuge, teilweise bis zur Oberschenkel-Innenseite. Ilioinguinalisneuralgie mit schmerzhafter Spina iliaca ventralis.
Befund: Zwangshaltung, der Oberschenkel wird leicht adduziert und innenrotiert. Druckschmerz 2 Finger medial der Spina iliaca anterior superior. Sensibilitätsstörungen in der medialen Leistenregion und an der Oberschenkel-Innenseite. Schmerzverstärkung bei Überstrecken und Innenrotation des Hüftgelenkes (umgekehrter Lasègue positiv) sowie bei Anspannen der Bauchmuskulatur.

Therapie: Lokale Infiltration mit einem Lokalanästhetikum, evtl. mit Kortikoden. Als ultima ratio Neurolyse (selten erforderlich).

Immuninsuffizienz

s. Meningitis unter Immunsuppression und bei Immuninsuffizienz.

Ätiologie: Alkohol- und Drogenabusus, Diabetes mellitus, Leukose, konsumierende Erkrankung, Erkrankung der Immunabwehr. Immunsuppressive Therapie.

Definition der myeloischen Insuffizienz: Abwehrschwäche durch Abnahme der Granulozyten auf Werte < 700/µl z.B. im Rahmen einer Agranulozytose, Leukämie, Panmyelophthise.

Diagnostik: s. Ätiologie, s. Klinik.
Severe combined immundeficiency – SCID: DNA-Diagnostik.

Klinik: Häufige Fieberursachen bei myeloischer Insuffizienz:
1. Bakterielle Infektionen: Anaerobier – Bacteroides. Enterobakterien wie E. coli, Klebsiellen, Pseudomonas. Legionellen.

Listerien – Listeria monocytogenes s. bakterielle Meningitis. Mykobakterien. Staphylokokken. s. Tuberkulose.
2. Parasitäre Infektionen: Pneumocystis carinii, Giardia lamblia (Metronidazol). Toxoplasma gondii/Toxoplasmose s. AIDS-assoziierte Erkrankungen.
2.1 Pneumocystis carinii-Pneumonie: Auftreten im ersten Jahr nach Transplantation achtmal häufiger als in den nachfolgenden Jahren. Prävalenz nach Transplantation von: Herz-Lunge 33 %, Leber 11 %, Herz 4 %, Niere 4 %.
3. Pilzinfektionen: Aspergillus fumigatus (Aspergillus-PCR). Candida albicans. Mucor (Schimmelpilz). Candida torulopsis.
Kryptokokken – Cryptococcus neoformans (aber 50 % Auftreten ohne vorhandene Immunsuppression! Tuschepräparat. Latex-Agglutinations-Schnelltest.
4. Virusinfektionen: Hepatitis, Herpes simplex, Herpes zoster, Mononukleose, Papova, Varizellen, Zytomegalie u.a.

Immunologie – Immunvaskulitis

s. einzelne Autoimmunerkrankungen bzw. neuroimmunologische Erkrankungen wie Dermatomyositis – Polymyositis, Guillain-Barré-

Syndrom, Encephalomyelitis disseminata, parainfektiöse Enzephalomyelitis, Lambert-Eaton- (myasthenes) Syndrom, systemischer

Lupus erythematodes, Polyneuropathie, Vaskulitis.
- Typisches Merkmal immunologischer Erkrankungen ist eine erhöhte Koinzidenzrate untereinander.

- Nachweis katalytisch aktiver Antikörper im Blut, sog. Abzyme, die zur Hydrolyse von Proteinen, DNA und RNA beitragen, bei z.B. systemischem Lupus erythematodes, rheumatoider Arthritis etc. und Encephalomyelitis disseminata.

Impfung s. akute disseminierte Enzephalomyelitis, Meningitis, Epilepsie – zerebraler Krampfanfall, Guillain-Barré-Syndrom.

Erektile Impotenz – Erektile Dysfunktion   psychogen F52.2

Ätiologie der neurogen bedingten erektilen Dysfunktion: s. Risikofaktoren.
Posttraumatisch   N48.4
- Zentrale zerebrale und spinale neurogene Erkrankungen: Parkinson-assoziierte Erkrankungen mit autonomen Störungen, z.B. Multisystematrophien wie olivo-ponto-zerebelläre Atrophie. Schlaf-Apnoe-Syndrom. Chromophobe Hypophysenadenome mit Hodenatrophie. Degenerative zerebrale und spinale Erkrankungen. Spinale Raumforderungen – (in)komplette Querschnittlähmungen.
- Periphere neurogene Erkrankungen: Lambert-Eaton-Syndrom. Autonome Polyneuropathien, z.B. diabetische Polyneuropathie.
- Sonstige: Arterielle Durchblutungsstörungen. Organische Bleivergiftung. Hämochromatose. Primäre orthostatische Hypotonie. Leberzirrhosen. Lösungsmittel-Syndrom (bei 22 %).
- Medikamente: Trizyklische (TCA) und tetrazyklische Antidepressiva. Guanethidin (Ejakulationsstörungen). Finasterid – Zyproteronacetat. Interferon alpha – IFN-α. Neuroleptika.

Diagnostik: Ausschluss einer urologischen Ursache.
- Penile sympathische Hautantwort (PSHA): Bei 20 Probanden in 80 % nach 1–1,6 s ableitbar. Bei 50 Patienten in 78 % ableitbar mit Latenzen zwischen 1,24–3,64 s. Latenzen > 1,8 s sprechen für eine neurogene Ursache der erektilen Dysfunktion, fehlende Potentiale erlauben keine Aussage [Jost W: Die penile Hautantwort in der Diagnostik der erektilen Dysfunktion. (16.9.95) Erlangen].
- Das EMG des willkürlichen Sphincter ani und die Pudendus-SEP liefern nur Aussagen über das somatische Nervensystem.
- Corpus cavernosum-EMG (C-EMG) mit ungeklärtem Stellenwert.

Differentialdiagnose: Psychogene erektile Dysfunktion (in Klammern bei organischer bedingter Impotenz): Beginn abrupt (schleichend), nächtliche Erektion vorhanden (erloschen), Libido erloschen (vorhanden).

Klinik: Männliche Infertilität.

Pathophysiologie: 1. Bei erektiler Dysfunktion wird nach sexueller Stimulation zu wenig Stickstoffmonoxid (NO) freigesetzt (z.B. bei nervalen Störungen); NO aktiviert zu gering die Bildung von cGMP.
2. Oder: Der Schwellkörper spricht (z.B. bei Gefäßschäden) nicht ausreichend auf NO an.

Risikofaktoren: Alkoholkonsum, Nikotinkonsum, arterielle Hypertonie, Diabetes mellitus.

Therapie:

1. ☆Sildenafil (25/50/100 mg Tbl) nicht mit Nitraten und NO-Donatoren wie z.B. Molsidomin, Nitroprussidnatrium (Potenzierung mit ausgeprägtem Blutdruckabfall) höchstens einmal täglich 50 (25–100) mg eine Stunde vor dem Geschlechtsverkehr mit Verbesserung der Erektionsfähigkeit bei durchschnittlich 70 %. Initialdosis 25 mg bei Patienten > 65 Jahre, Leber- oder schwerer Niereninsuffizienz (Krea-Clearance < 30 ml/min).
El.-HWZ 3–5 h. KI Patienten < 18 Jahre, Frauen. Instabile Angina pectoris, s.o. Einnahme von Nitraten oder NO-Donatoren, kürzlich erlittener Schlaganfall oder Herzinfarkt, schwere Herzinsuffizienz, Hypotonie < 90/50 mm Hg, schwere Leberinsuffizienz. Erblich bedingte degenerative Netzhauterkrankung wie Retinitis pigmentosa. Vorsicht bei anatomischen Penismissbildungen oder Priapismusprädisponierenden Erkrankungen (z.B. Sichelzellanämie, Leukämien, Plasmozytom).
UAW dosisabhängig Flush, Kopfschmerzen (≥ 50 %), Rückenschmerzen, verändertes Farbsehen (bei 100 mg 11 %). Keine Steigerung der Libido (kein Aphrodisiakum).
Wirkung peripher: Selektiver Hemmstoff der Phosphodiesterase vom Typ V (PDE V), das im Corpus cavernosum den Abbau von cGMP vermittelt, welches nach sexueller Stimulation gebildet wird und im Penis eine Entspannung der glatten Muskulatur, lokale Vasodilatation und Durchblutungsverstärkung bewirkt. Wirkung wird durch CYP-3A4-Inhibitoren verstärkt.

♣ *Bei riesigen Nebenwirkungen*
essen sie die Packungsbeilage
und tragen sie ihre Frau zum Apotheker.

☆ Yohimbin (5 mg Tbl) 1–3 x 1–2 Tbl für 3–4 Wochen. El.-HWZ 0,6 h. KI Hypotonie.

UAW Erregungszustände, Händezittern.
Wirkung: α_2-Antagonist.

2. Vakuumpumpe bestehend aus Plastikzylinder, Pumpe und Abschnürring, wenig aufwendig und mit wenigen lokalen Nebenwirkungen.

3.1 Schwellkörper-Autoinjektions-Therapie (SKAT) intrakavernös mit

3.1.1 ✩Alprostadil (20 µg A) SKAT: 20 µg auf 1 ml intrakavernös.
El.-HWZ 0,08–0,16 h.
KI frischer Herzinfarkt (innerhalb der letzten 6 Monate), schwere koronare Herzkrankheit oder Herzinsuffizienz, Herzrhythmusstörungen, ausgeprägte Atemnot bzw. schwere chronisch obstruktive Lungenerkrankung.
UAW Blutdruckabfall, Diarrhö, Fieber, Kopfschmerzen, zerebrale Krampfanfälle, Tachykardie, Verwirrtheit.
Wirkung: Prostaglandin E 1.

3.1.2 ✩Papaverin 15 mg pro ml mit ✩Phentolamin 0,5 mg pro ml. UAW von Phentolamin:

Lokale Reizung wegen niedrigem pH von 5–6, Tachykardie.

3.2 Medical Urethral System for Erection (MUSE) Injektionsset zur transurethralen Applikation (ohne erforderliche Injektion) von

✩ Alprostadil (s.o.) 125–500 (–1000) µg in Gelform urethral. UAW 11 % leichtes Brennen, 7 % penile Schmerzen.

4. Elektrostimulation der quergestreiften ischiocavernösen Muskulatur 2 x 20 min täglich über 3 Monate [Derouet H, Homburg/Saar].

Psychogene Impotenz: Psychotherapeutische Behandlung. Unter ✩Yohimbin 3 x 5 mg/d und ✩Trazodon (25/50/100 mg Tbl) 50 mg/d über 8 Wochen sprachen 71 % der 55 Patienten ganz oder zum Teil auf die Therapie an, bei Absetzen nach 3 bzw. 6 Monaten 58 bzw. 56 % [Montorsi F: Effect of Yohimbine-Trazodone on Psychogenetic Impotence. Urology 44 (1994) 732–6].

Therapie operativ: Penis-Implantat als ultima ratio mit dem Nachteil der irreversiblen Zerstörung der Schwellkörper-Struktur.

Basiläre Impression
s. Zervikobrachialgie – Differentialdiagnose. s. (multiple kaudale) Hirnnervenparesen.

Incisura scapulae-Syndrom s. N. supraspinatus.

Influenza

s. Komplikationen: Enzephalitis, akute disseminierte Enzephalitis, Myelitis transversa, Polyneuritis und idiopathische Polyradikulitis Guillain-Barré, Reye-Syndrom.

Epidemiologie: Jährlich versterben in D 8000 Patienten an Influenza.

Therapie: ✩Zanamivir (5 mg Pulver) bei Influenza A und B nur zur Behandlung und nicht zur Prophylaxe zugelassen.
Wirkung: Verkürzt die Dauer und lindert die Symptome. Erstes wirksames Grippe-Medikament, blockiert das Virus-Enzym Neuraminidase auf der Oberfläche des Virus, das zum Eindringen in die Zelle erforderlich ist.

Therapie präventiv: Immunprophylaxe mit
✩ Influenza-Impfstoff (Grippe-Totimpfstoff mit inaktivierten Viren) für chronisch Kranke, Immundefiziente, Personen mit erhöhter Ansteckungswahrscheinlichkeit, ältere Menschen. s.

Encephalomyelitis disseminata. Nach Impfung in Einzelfällen falsch positive HIV-Testergebnisse.
UAW Polyradikulitis Guillain-Barré jeweils binnen 10 Tagen mit schwerem Verlauf (AkdÄ: Drei Verdachtsfälle von postvakzinalen Guillain-Barré-Syndromen. DÄB 13/94 (28.3.97) B-688]. Wirksamkeit nur 1 Jahr gegen die aktuellen Virusstämme.
– Ein Lebendimpfstoff wird entwickelt, die aktiven Viren verursachen eine leichte Infektion, bewirken eine breitere Reaktion des Immunsystems mit Antikörpern nicht nur gegen die variablen Oberflächeneiweiße, sondern auch gegen stabilere Moleküle im Virusinneren mit Wirksamkeit über mehrere Jahre [JAMA 282 (1999) 137].

Informationszentren bei Vergiftung s. Intoxikation.

Injektionsneuropathien   T80.9
Ätiologie: Z.B. iatrogen. Durch Selbstinjektion bei Missbrauch (Heroin etc.).

Inkontinenz s. Harnblase.

Insomnie s. Schlafstörungen.

Respiratorische Insuffizienz s. Ateminsuffizienz.

Vertebrobasiläre Insuffizienz s. Basilarisinsuffizienz.

Zerebrovaskuläre Insuffizienz – zerebraler Insult
s. zerebrale Ischämie. s. intrazerebrale Blutung. s. Subarachnoidalblutung.

Interkostalneuropathie – Interkostalneuralgie   G58.0

Interosseus anterior-Syndrom – Nervus interosseus anterior-Syndrom des
N. medianus s. N. medianus.   G56.1

Kausalgie   G56.4

Intoxikationen und toxische Wirkungen – Neurotoxikologie   T36–65†,
     Demenz F02.8

s. Alkohol-Intoxikation. Durch Trinkwasser-bedingte Erkrankungen.

Informationszentren bei Vergiftung u.a.:
     München, II. Medizinische Klinik rechts der Isar der Technischen Universität. Tel. 089/402211. Zentrale 41401.
     Nürnberg, II. Medizinische Klinik des Städtischen Klinikums. Tel. 0911/3982451. Zentrale 3981.

Anatomie/Histologie: s. Polyneuropathien.

Einzelne Substanzen
Acetyl-ethyl-tetra-methyltetralin (AETT): Myelinopathie.
Acrylamid – neurotoxisch: Zentral-periphere distale Axonopathie – „dying back"-Neuropathie. Arbeitsplatz-Intoxikation Japan und USA 1960–70.

Äthanol (s. Alkohol)	T51.0
Ätzende aromatische Verbindungen	T54.1
Säuren (Salzsäure, Schwefelsäure)	T54.2
Ätzalkalien	T54.3
(Kaliumhydroxid, Natriumhydroxid)	
Alkohol: Äthylalkohol	
s. akute Alkoholintoxikation.	F10.0,
mit Tablettenintoxikation	T51.9
Fuselöl	T51.3
Isopropylalkohol	T51.2
Methylalkohol / sonstige Alkohole	T51.1 / T51.8
Alpharezeptorenblocker	T44.6
Alpharezeptorenstimulantien	T44.4
Mutterkorn-Alkaloide	T48.0
Amalgam	T88.7

Amantadin	T42.8
Amphetamin s. Stimulantien	
Intravenöse Anästhetika	T41.1
Antibiotika: Penicilline	T36.0
Cephalosporine	T36.1
Chloramphenicol-Gruppe	T36.2
Makrolide	T36.3
Tetrazykline	T36.4
Aminoglykoside	T36.5
Rifamycine	T36.6
Sulfonamide	T37.0
Sonstige Antibiotika	T36.8
Antimykobakterielle Arzneimittel	T37.1
Antimalariamittel	T37.2
Anthelminthika	T37.4
Anticholinergika: Bei chronischer Einnahme Demenzentwicklung.	
Antidepressiva	Y49.0, Y49.1
Tri- und tetrazyklisch	T43.0
MAO-Hemmer	T43.1
Sonstige Antidepressiva	T43.2
Antiepileptika (s. Carbamazepin):	Y46.2
Hydantoine	T42.0
Succinimide und Oxazolidine	T42.2
Valproinsäure	T42.6
Antikoagulantien	T45.5
Antimon und -verbindungen s. Metalle	
Antimykotika bei systemischer Anwendung	T36.7
Arsen und -verbindungen	T57.0
(letale Dosis 300 mg)	

– ***Diagnostik***: Arsennachweis in Haaren und Nägeln.
– ***Klinik***: Exsikkose durch Erbrechen und akute Diarrhö (toxische Enterokolitis) mit Mundtrockenheit, Tenesmen, Wadenkrämpfen. Ggf.

Exitus letalis nach 1–2 Tagen im Kollaps. Polyneuropathie z.B. nach 3 Wochen, Mees'sche Streifen. Demenz.
- *Therapie*: Hämodialyse. ☆Dimercaprol (2 ml A) 250 mg alle 4 h. El.-HWZ 1 h.

Arzneimittel – Medikamente – T50.9
Tabletten s. einzelne Präparate

Atropin – Belladonna: T44.3
- *Differentialdiagnose*: Botulismus.
- *Klinik*: s. anticholinerges Syndrom. Neben Temperaturanstieg (warme Haut, Tachykardie) und Leukozytose klinisch toxische Psychose mit Störung von Bewusstsein und Orientierung, Erregungszuständen, deliranter Unruhe mit Mündung in ein Erschöpfungssyndrom bis zum Koma.
- *Therapie*: ☆Pilocarpin 0,01–0,05 mg langsam i.v. und Kohle.

Barbiturate, Phenobarbital T42.3, Y47.0, F13.0
(Thiobarbiturate T41.1)
- *Klinik*: Lagenystagmus und Lageschwindel. Bei chronischer Einnahme dementielle Entwicklung.
- *Therapie*: Forcierte alkalische Diurese.

Beeren und sonstige Pflanzen, T62.1
als Nahrungsmittel gegessen

Benzodiazepine: T42.4, Y47.1, F13.0
- *Therapie*: ☆Flumazenil s.u.

Benzol: T52.1. F18.0
Lösungsmittel. Polyneuropathie wie auch bei Styrol und Toluol umstritten
Benzol-Homologe T52.2
(Toluol – Methylbenzol, Xylol – Dimethylbenzol)

Beryllium und -verbindungen T56.7
Berylliose (Lunge) J63.2
Betablocker T44.7
Betarezeptorstimulantien T48.6
Salbutamol T44.5

Beta-n-oxalylamino-L-alanin (BOAA) – Lathyrismus durch Kichererbsen (lathyrus sativus) mit dem einer ALS-ähnlichen Degeneration des oberen und unteren Motoneurons. – Prävalenz in Afrika und Asien bis zu 2,5 %.
Umwelt-Katastrophe Bangladesh 1971/72.

Beta-n-methylamino-L-alanin (BMAA): Parkinson-ALS-Demenz-Komplex (Guam).

Polybromierte Biphenyle (PBB) – neurotoxisch.
Umwelt-Katastrophe USA 1973 durch PBB-haltiges Feuerschutzmittel nach 8 Monaten erkannt.
- *Klinik*: Halogenakne, Alopezie, Hepatopathie, Neuropathie.

Polychlorierte Biphenyle (PCB) – neurotoxisch.
Umwelt-Katastrophe Japan 1968 („Yusho-Katastrophe") nach 6 Monaten erkannt.
- *Klinik*: Nach 3 Monaten Polyneuropathie, die nach 6–8 Jahren in unverminderter Stärke zu sehen war.

Blausäure: *Therapie*: 4-DMAP. T57.3
Blei und -verbindungen einschl. Dämpfe T56.0
(s. Metalle), anorganische, organisch
- *Klinik*: Bleikolik. Akute Diarrhö. Transitorische Blutdrucksteigerungen. Bei chronischer Einnahme dementielle Entwicklung.
Bleipolyneuritis – Bleilähmung G62.2
Bleischrumpfniere N26
Bleigicht M10.1

Bromverbindungen: Bromhidrosis L75.0
- *Therapie*: Forcierte Diurese.

2-t-Butylazo-2-hydroxy-S-methylhexan (BHMH) – neurotoxisch. Arbeitsplatz-Intoxikation USA 1979.

Cannabis: Akute Intoxikation T40.7. F12.0
Missbrauch ohne Abhängigkeit – F12.1
akuter Abusus
Abhängigkeitssyndrom – F12.2
chronischer Abusus
Entzugssyndrom / mit Delir F12.3 / F12.4
Psychotische Störungen F12.5
Amnestisches Syndrom – F12.6
Korsakow-Syndrom – Korsakow-Psychose
Restzustand und verzögert auftretende F12.7
psychotische Störung – Enzephalopathie, Demenz
Sonstige / nicht näher bezeichnete F12.8 / F12.9
psychische und Verhaltensstörung

Carbamazepin (CBZ) T42.1. Y46.4
- Kasuistik einer 33-jährigen Patientin mit suizidaler CBZ-Einnahme und Plasmaspiegel 81 μg/ml; Schock und beatmungspflichtiges Koma mit areaktiven Pupillen, Ausfall aller Hirnstammreflexe, intermittierendes Vorhofflimmern, Hyperthermie, Rhabdomyolyse, Burstsuppression im EEG, Verlust der evozierten Potentiale; nach 14 Tagen komplette klinische und neurophysiologische Normalisierung [Bertram M, Heidelberg: Schwere Carbamazepin-Intoxikation: Überleben ohne Defizit trotz initial ausgefallener akustischer und somatosensibler Potentiale. Poster ANIM (1/98) Hamburg].

Chinin T37.2
Chloralhydrat: Letal sind 4–40 g. Y49.8, F13.0
Chlordecone (Kepone) – neurotoxisch. Arbeitsplatz-Intoxikation USA 1975.

Chlorgas T59.4
Chlorgas-Kohlenwasserstoffe T53.6
Chloroform, Trichlormethan T53.1
(Kohlenwasserstoff)
Chrom: *Klinik*: Akute Diarrhö. T56.2
Cholinesterasehemmer T44.0
Clioquinol (halogeniertes Hydroxychinolin) s. subakute Myelooptikoneuropathie – neurotoxisch, Polyneuropathie: Zentrale distale Axonopathie (Rückenmark). Erkrankungsausbruch 1950 in Japan.
- *Therapie*: ☆Carbamazepin s. Epilepsie.
Clonidin T46.5
Codein s. Opioide

☆ Coffein (0,2 g Compretten. Tasse Kaffee 50–150 mg, Tasse Tee 25–50 mg) s. Stimulantien, s. Schmerz.
UAW Kopfschmerzen (auch bei abruptem Absetzen), Magen-Darm-Beschwerden, Müdigkeit, Muskelschmerzen, Nervosität, Tachykardie, Tremor, innere Unruhe, vegetative Symptome. Intoxikation ab 500 mg mit zusätzlich Fieber und Hypertonie, ab 1 g Delir, zerebrale Krampfanfälle. Letale Dosis bei 10 g per os bzw. 60 mg/kg [Lebensgefährliche Coffeinintoxikation unter Verwendung von Kaffee als Rauschmittel. Wien Klin Wschr 106/11 (1994) 359–61].
- *Differentialdiagnose*: Intoxikation mit Phenylalkylaminen (z.B. Amphetamin), Methamphetamin, anderen Methylxanthinen (Theophyllin, Theobromin). Differentialdiagnose wegen des hämatinartigen Mageninhaltes mit einer gastrointestinalen Blutung, wegen zere-

braler Krampfanfälle mit einem Schädel-Hirn-Trauma.

CS₂ s. Schwefelkohlenstoff.

Dichlormethan, Methylenchlorid   T53.4
(Kohlenwasserstoff)

Digitalis: T46.0
- *Klinik*: Diarrhö. Bei AV-Überleitungsstörung keine K-Ionen, weil diese die AV-Erregungsleitung hemmen.
- *Therapie*: ☆Phenytoin (100 mg Tbl, 250 mg A) s. Epilepsie. Als Klasse Ib-Antiarrhythmikum nur bei Digitalisintoxikation indiziert. s. Antiarrhythmika Klasse I – CAST-Studie.

1,4-Diketone: Zentral-periphere distale Axonopathie – „dying back"-Neuropathie.

Dimethylaminopropionitril (DMAPN) – neurotoxisch: Proximale Axonopathie.
Arbeitsplatz-Intoxikation USA 1976 nach 2 Jahren erkannt mit toxischer Cauda-Symptomatik.

Dioxin – 2,3,7,8-TCDD – neurotoxisch. Umwelt-Katastrophe Italien 1976 („Seveso-Dioxin").

Drogen   T50.9. Mit Psychose F19.5

Ecstasy (MDMA, Hauptmetabolit 3,4-Methylendioxymethamphetamin, „Szenenamen" 4-MTA, PPP, 2C-T-2, Mebroqualon) und sein Analogon „Eve" (Hauptmetabolit 3,4-Methylendioxyethamphetamin – MDE) s. Stimulantien.
- *Klinik*: Anamnestisch Schwindel, Kopfschmerzen, Hitze- und Kältewallungen, Übelkeit und Erbrechen, Erschöpfung in der Spätphase.
Befund: Mydriasis, Nystagmus, Mundtrockenheit, Reflexsteigerung.
Neurologische Komplikationen (bis hin zu Todesfällen): Zerebrale Krampfanfälle bis hin zu Grand-mal-Serien, zerebrale Ischämie, Subarachnoidalblutung, Sinusvenenthrombose, (maligne) Hyperthermie, Rhabdomyolyse.
Internistisch disseminierte intravasale Koagulation, Hepatopathien mit akutem Leberversagen, Elektrolytstörungen bei Exsikkose oder SIADH, arterielle Hypertonie oder Hypotonie, Tachykardie.
Psychiatrische Komplikationen: Angstzustände, Panikattacken; Flashbacks, paranoide und atypische Psychosen, affektive Psychosen (teils mit Suizidalität).
- *Röntgen*: Gegenüber einer Kontrollgruppe im PET mit dem den Serotonintransporter spezifisch markierenden Liganden C11-McN-5652 generalisiert (in allen 12 untersuchten Hirnarealen) verminderte spezifische zerebrale Bindung bei 14 auch über Anzeigen rekrutierten Patienten, die im Durchschnitt über fast 5 Jahre 6-mal/Monat MDMA einnahmen mit einer Pause zumindest die letzten 3 Wochen vor der PET (Urin-Screening die letzten 48 h vorher); die Minderung der spezifischen Ligandenbindung war negativ korreliert mit dem Ausmaß des MDMA-Konsums; schwierig ist im Hinblick auf die bei MDMA-Konsumenten häufige Polytoxikomanie die Abgrenzung der durch MDMA-bedingten gegenüber durch andere Suchtmittel (Amphetamine, Kokain!) bedingten neurotoxischen Wirkungen [McCann U: Positron emission tomographic evidence of toxic effect of MDMA („Ecstasy") on brain serotonin neurons in human beings. Lancet 352 (1998) 1433–7].
Wirkung: Amphetamine sind indirekt wirkende Sympathomimetika, sie fördern die agoni-

stische Wirkung an Adrenorezeptoren v.a. durch Freisetzung von Serotonin, Dopamin und Noradrenalin. Stimulation durch Aktivierung des mesokortikolimbischen Systems. In Tierversuchen an Nagern und Menschenaffen bereits durch eine Einmaldosis von 20 mg/kg oder mehrere Einzelgaben von 4 x 5 mg/kg zum Teil irreversibler Untergang serotonerger Axone und Nervenendigungen. Ggf. ist die Entwicklung depressiver Erkrankungen zu befürchten. Für die Neurodegeneration scheinen Metaboliten verantwortlich zu sein, die über einen Anstieg der freien Radikale oxydativen Stress und Membranschädigungen verursachen [Green A: Ecstasy and neurodegeneration. Brit Med J 312 (1996) 1493–4].

Erdölprodukte s. toxisches Ölsyndrom   T52.0

Ethylenglykol: T52.3
Lösungsmittel für Farben und Gefrierschutzmittel, Oxalatkristalle in der die Hirnnerven umscheidenen Arachnoidea. Wird durch Trinken aus Versehen oder in Selbstmordabsicht eingenommen. 6–18 Tage nach leichten Intoxikationen v.a. Hirnnervenausfälle, insbesondere des N. facialis bds. oder auch von Hirnnerv II, V, VIII, IX, X, XII. Lösungsmittel-induzierte Polyneuropathie.

Fisch und Schalentiere,   T61.2
als Nahrungsmittel gegessen

Fluorgase und Fluorwasserstoffe   T59.5
    Fluorchlorkohlenwasserstoffe (FCKW)   T53.5
Freon (Kühlflüssigkeit)

Formaldehyd (s. Gase)   T59.2

Gärgas   T59.8

Gase, Dämpfe und Rauch   T59.9
    (s. Chlorgas, Chlorgas-Kohlenwasserstoffe, Formaldehyd, Freon, Schwefeldioxyd, Stickstoffdioxyd, Tränengas, Zyanwasserstoffsäuregas)
    Therapeutische Gase   T41.5
    (Kohlendioxid, Sauerstoff)
    Verflüssigte Petroleumgase   T59.8
    Sonstige Gase, Dämpfe und Rauch   T59.8

Gifte von: (See-) Schlangen   T63.0
    Reptilien und Echsen   T63.1
    Skorpion   T63.2
    Spinnen   T63.3
    sonstigen Arthropoden   T63.4
    durch Fischkontakt   T63.5
    Kontakt mit sonstigen Meerestieren   T63.6
    (Qualle, Schalentiere, Seeanemone, Seestern)

Halluzinogene (Psychodysleptika) s. Cannabis
    LSD – Lysergid   T40.8
    Mescalin, Psilocin, Psilosybin   T40.9
- *Klinik*: Akute Intoxikation   F16.0, Y49.6
    Missbrauch ohne Abhängigkeit –   F16.1
    akuter Abusus
    Abhängigkeitssyndrom –   F16.2
    chronischer Abusus
    Entzugssyndrom / mit Delir   F16.3 / F16.4
    Psychotische Störungen   F16.5
    Amnestisches Syndrom –   F16.6
    Korsakow-Syndrom – Korsakow-Psychose
    Restzustand und verzögert auftretende F16.7
    psychotische Störung – Enzephalopathie, Demenz
    Sonstige psych. u. Verhaltensstörung   F16.8
    N. n. bez. psych.u. Verhaltensstörung F16.9

Heroin (s. Heroin-Leukenzephalopathie)
    s. Opioide.

Hexachlorophen: Myelinopathie.

Hexakarbone: T53.7. F18.0
Chlorgas-Kohlenwasserstoff-Lösungsmittel in der Leder-, Schuh-, Holz- und Farbenindustrie. Lösungsmittel-induzierte Polyneuropathie, zentral-periphere distale Axonopathie – „dying back"-Neuropathie. Bei Jugendlichen „glue sniffers neuropathy". Erst Wochen bis Monate nach Exposition Missempfindungen mit rasch sich ausbildenden Atrophien und geringen sensiblen Störungen. PSR gesteigert und positiver Babinski als Zeichen der Mitbeteiligung des I. Motoneurons.

Hexachlorbenzol (s. Lösungsmittel) – F18.0
neurotoxisch.
Umwelt-Katastrophe Türkei 1954 („türkische Porphyrie").

n-Hexan – neurotoxisch (axonale Degeneration).
Arbeitsplatz-Intoxikation Europa, Japan 1969–76.

Hypnotika s. Sedativa

Iminodipropionitril (IDPN): Proximale Axonopathie.

Inhalationsanästhetika T41.0
Insektizide s. Organophosphat
Kadmium und -verbindungen
Kalziumantagonisten T46.1
Kohlendioxid T59.7
Kohlenmonoxid – T58†, Demenz F02.8
CO-Intoxikation:
– *Diagnostik*: s. Labor, s. Röntgen.
EKG: In 4/5 hypoxisch bedingte Erregungsrückbildungsstörungen.
– *Klinik*: Stechender Geruch in der Wohnung? Transitorische Blutdrucksteigerungen oder Hypotonie. Befund: Miosis. Bei 5/5 Patienten Mittelhirnsyndrom mit Bewusstlosigkeit von 18 Stunden bis 8 Tagen. Hypoxischer Hirnschaden, ischämische Optikusneuropathie, Demenz, symptomatische Dystonie. Kasuistik: Wohnung über defekten Backöfen und unerklärliches Torkeln der Katze [Wahlländer-Danek U, München: Synkopen, rezidivierende Hypotonie, Kopfschmerzen und Fieber bei einem Paar mit einer kranken Katze. Poster ANIM (1/98) Hamburg].
– *Labor*: Carboxy-hämoglobin (CO-Hb) um 25 %. Säure-Basen-Status in 5/5 normal.
– *Röntgen*: CCT bei 4/5 Patienten mit bilateral-symmetrischen, unscharf begrenzten hypodensen Zonen im Pallidum. Bei Kontrollen im CT ggf. völlige Befundnormalisierung, im MRT hyperdense Zonen im Pallidum.
– *Prognose*: 2/5 Patienten bei Entlassung unauffällig, bei 2/5 Patienten Residualsymptomatik mit leichten psychoorganischen und extrapyramidalen Symptomen auch bei der Nachuntersuchung nach über einem halben Jahr. 1/5 apallisches Syndrom über mehr als 2 Monate. Prognose abhängig von der Dauer der Bewusstlosigkeit.
Gute Prognose bei unauffälligem initialen CT mit folgenlosem Ausheilen der Vergiftung (1/5 Patient).
Schlechte Prognose bei über die Pallida hinausgehenden Läsionen auch der weißen Substanz (1/5 Patient mit apallischem Syndrom) mit sekundären Ventrikelerweiterungen [Klostermann W: CO-Intoxikation in der neurologischen Intensivstation. In: Schwerpunkte neurologischer Intensivmedizin. perimed Notfallmedizin 19 (1991) 214–7].
– *Therapie*: Beatmung mit reinem Sauerstoff.

Sonstige Kohlenwasserstoffgase s. Gase

Kokain: s. Amphetamine.
Akute Intoxikation T40.5, F14.0
Missbrauch ohne Abhängigkeit – F14.1
akuter Abusus
Abhängigkeitssyndrom – F14.2
chronischer Abusus
Entzugssyndrom / mit Delir F14.3 / F14.4
Psychotische Störungen F14.5
Amnestisches Syndrom – F14.6
Korsakow-Syndrom – Korsakow-Psychose
Restzustand und verzögert auftretende F14.7
psychotische Störung – Enzephalopathie, Demenz
Sonstige psych. u. Verhaltensstörung F14.8
N. n. bez. psych. u. Verhaltensstörung F14.9
Bewirkt eine zentrale Vasokonstriktion. Wirkungsverstärkung in Kombination mit Alkohol, mit dem die Leber Kokaethylen synthetisiert, das stärker und länger wirkt als Kokain.
– *Diagnostik*: Kokain und Kokaethylen (sowie Alkohol) in Serum und Urin.
– *Klinik*: Arteriitis. Insult nach i.m. Applikation [Kasuistik von Brust u. Richter (1977)], Mittelhirnsyndrom (Kasuistik mit Nachweis von Kokain (Crack) im Urin) [Kuhn W: Akute neurovaskuläre Komplikationen nach Kokainabusus. ANIM (1/88) Würzburg].
Zerebrale Krampfanfälle (s. Epilepsie – Ätiologie): Generalisierte Krampfanfälle mit meist normalem CCT und EEG. Fokale Anfälle bei zerebralen Ischämien oder Blutungen. Ggf. eher therapieresistenter Status epilepticus mit hoher Morbidität und Mortalität. Das Anfallsrisiko ist besonders hoch bei hohen Dosen, Frauen, Anfallskranken (kleine Dosen sind ausreichend) und bei chronischem Kokainmissbrauch [Dhuna A: Epileptogenic Properties of Cocaine in Humans. Neurotoxicology 12/3 (1991) 621–6].
Kasuistik mit Auftreten nach Schnupfen von Kokain mit Tetraparese und dissoziierten Empfindungsstörungen unter C3 [Kuhn W: Akute neurovaskuläre Komplikationen nach Kokainabusus. ANIM (1/88) Würzburg].
Motorische und psychische Unruhe bis zu Verwirrtheitszuständen. Hitzegefühl, Mydriasis, Schwitzen, Somnolenz, Tachykardie.
Bei 154 Kokainkonsumentinnen gegenüber Frauen ohne Drogenkonsum höhere Zahl an Frühaborten (28 vs. 14), Todgeburten (3 vs. 1) und abhängig von der täglichen Kokaindosis im Trimenon 1 und 3 und während der gesamten Schwangerschaft negative Korrelation zur Körperlänge und Kopfumfang des Neugeborenen [Eyler F: Birth outcome from a prospective, matched study of prenatal crack/cocaine use: I. Interactive and dose effects on health and growth. Pediatrics 101 (1998) 229–37].
– *Therapie*: ☆Flupentixol (0,5/5 mg Tbl) maximal 20 mg/d und ☆Flupentixoldecanoat (Depot 20 mg/2 % und 100 mg/10 % A). In den USA überwiegend als Anti-Craving-Substanz, besonders bei Kokain-Konsumenten, im Einsatz.

Kühlflüssigkeit s. Freon.

Kupfer s. Metalle.

Lebensmittelvergiftung, bakterielle   A05.9
  durch Bacillus cereus   A05.4
  Clostridium botulinum   A05.1
  Clostridium perfringens (Clostridium welchii),
  Enteritis necroticans   A05.2
  Staphylokokken   A05.0
  Vibrio parahaemolyticus   A05.3
Leptophos – neurotoxisch. Arbeitsplatz-Intoxi-
  kation USA 1976.
Lithium: T43.2. Y49.2
– *Ätiologie* nach langfristig kochsalzarmer Diät,
  Diuretika (Thiazide), Niereninsuffizienz.
– *Klinik*: Abdominalschmerzen, Bewusstseins-
  störung (Somnolenz bis Koma), Diarrhö,
  Dysarthrie, Faszikulationen, Muskelrigor und
  -schwäche, Nausea und Erbrechen, Oligurie,
  Polydipsie, Schwindel, Tremor.
– *Therapie*: Forcierte Diurese mit Furosemid,
  NaCl-Infusionen, Hämodialyse.
Flüchtige Lösungsmittel, Lösungsmittelgemische
  von aliphatischen, aromatischen und halogenier-
  ten Kohlenwasserstoffe in Lacken, Farben, Ver-
  dünnern und Klebern. s. Gase: Petroleumgase. s.
  Benzol, Ethylenglykol, Methyl-Ethyl-Keton,
  Methyl-n-Butyl-Keton, Schwefelkohlenstoff, Te-
  trachlorkohlenstoff, Triorthokresylphosphat.
  Terpentin s. Lösungsmittelsyndrom. Sonstige
  Chlorgas-Kohlenwasserstoff-Lösungsmittel s.
  Hexachlorbenzol, Hexakarbone. s. Nitroglykol
– *Klinik*: Akute Intoxikation   F18.0. T53.9
  Missbrauch ohne Abhängigkeit –   F18.1
  akuter Abusus
  Abhängigkeitssyndrom –   F18.2
  chronischer Abusus
  Entzugssyndrom / mit Delir   F18.3 / F18.4
  Psychotische Störungen   F18.5
  Amnestisches Syndrom –   F18.6
  Korsakow-Syndrom – Korsakow-Psychose
  Restzustand und verzögert auftretende F18.7
  psychotische Störung – Enzephalopathie, De-
  menz
  Sonstige psych. u. Verhaltensstörung F18.8
  N. n. bez. psych. u. Verhaltensstörung F18.9
  Sensible Polyneuropathie mit autonomer Be-
  teiligung
  Erektile Impotenz
Lokalanästhetika   T41.3
LSD – Lysergid s. Halluzinogene
Mangan und -verbindungen   T57.2
Medikamente s. Arzneimittel
Metalle (s. Arsen, Beryllium,   T56.9
  Blei, Chrom, Mangan, Quecksilber, Thalli-
  um, Zink)
  Antimon und -verbindungen   T56.8
  Kadmium und -verbindungen   T56.3
  Kupfer und -verbindungen   T56.4
  Zinn und -verbindungen   T56.6
  sonstige Metalle   T56.8
Methyl-Ethyl-Keton (MEK) führt zur hoch-
  gradigen Potenzierung der Neurotoxizität
  von hexanhaltigen Lösungsmitteln (mit MEK
  vergällt zur Eindämmung des Missbrauches
  durch Schnüffler als Rauschmittel) mit Auslö-
  sung toxischer Neuromyelopathien.
Methylisothiocyanat – neurotoxisch. Umwelt-
  Katastrophe Bhopal/Indien 1984.
Methyl-n-Butyl-Keton (MBK) – neurotoxisch.
  Arbeitsplatz-Intoxikation USA 1973 mit Polyneuropathien nach Austausch gegen Methyl-
  iso-Butyl-Keton (MIBK).

Methylphenyltetrahydropyridin (MPTP) ab 1979
  mit toxisch wirksamem Metabolit 1-Methyl-
  4-phenylpyridinium (MPP$^+$ entsteht mittels
  Monoaminoxidase MAO-B, blockierbar durch
  Deprenyl):
– *Klinik*: Parkinson-Syndrom ohne Demenz, au-
  tonome oder zerebelläre Störungen und ohne
  Pyramidenbahnzeichen.
Methylquecksilber s. Quecksilber
Morphin s. Opioide
Muskatnuss – Myristicin: *Klinik*: Binnen weniger
  Stunden Bauchschmerzen, Übelkeit und Er-
  brechen. Ggf. Blutdruckanstieg und Tachykar-
  die, Mundtrockenheit, Mydriasis, Desorien-
  tiertheit bis zu Halluzinationen oder Todes-
  angst, Euphorie, komatöse Zustände, Schwin-
  del, zerebrale Krampfanfälle.
Muskelrelaxantien, zentral wirkend   T48.1
Neuroleptika   Y49.3, F13
  auf Butyrophenon- oder   T43.4
  Thioxanthenbasis
  auf Phenothiazinbasis   T43.3
Nikotin, Tabak: – akute Intoxikation F17.0. T65.2
  Missbrauch ohne Abhängigkeit –   F17.1
  akuter Abusus
  Abhängigkeitssyndrom –   F17.2
  chronischer Abusus
  Entzugssyndrom / mit Delir   F17.3 / F17.4
  Psychotische Störungen   F17.5
  Amnestisches (Korsakow-)Syndrom   F17.6
  Restzustand und verzögert auftretende F17.7
  psychotische Störung – Enzephalopathie, De-
  menz
  Sonstige psych. u. Verhaltensstörung F17.8
  N. n. bez. psych. u. Verhaltensstörung F17.9
Nitrit: *Therapie*: 4-DMAP.
Nitroglykol (s. Lösungsmittel):   F18.0
  Brechreiz, Schwindel, zerebrale Krampfanfälle
Nitrostigmin (Parathion/E 605):
  1 mg letal (Lungenödem).
– *Therapie*: Obidoxim nur in Verwendung mit
  Atropin.
Toxisches Ölsyndrom –   T52.0
  toxisches Speiseöl-Syndrom – toxic oil syn-
  drome – neurotoxisch
  Umwelt-Katastrophe Spanien 1981/82.
Opioide: Opium   T40.0. F11.0
  (und verwandte Narkotika)
  Heroin (s. Heroin-Leukenzephalopathie) T40.1
  Codein, Morphin   T40.2
  Pethidin (und sonstige synthetische T40.4
  Betäubungsmittel)
– *Klinik*: Lagenystagmus und Lageschwindel,
  vertikaler Spontannystagmus nach unten.
  Akute Intoxikation   F11.0
  Missbrauch ohne Abhängigkeit –   F11.1
  akuter Abusus
  Abhängigkeitssyndrom –   F11.2
  chronischer Abusus
  Entzugssyndrom / mit Delir   F11.3 / F11.4
  Psychotische Störungen   F11.5
  Amnestisches (Korsakow-)Syndrom   F11.6
  Restzustand und verzögert auftretende F11.7
  psychotische Störung – Enzephalopathie, De-
  menz
  Sonstige psych. u. Verhaltensstörung F11.8
  N. n. bez. psych. u. Verhaltensstörung F11.9
– *Therapie*: ☆Levallorphan (1 mg A) bei Mor-
  phin-induzierter Atemdepression 5 A i.v. alle
  15 min bis maximal 40 mg.

Organophosphat- (E 605) und   T60.0
Carbamat-Insektizide
– *Therapie*: ☆Atropin (Atropinsulfat 0,5 mg/1 ml
A): 100 mg/10 ml A.
Oxalsäure   T54.2
Paracetamol: *Therapie*: ☆N-Acetylcystein 150 mg/
kg unverdünnt binnen 15 min i.v., dann bis zur
4. Stunde 50 mg/ kg auf 500 ml Glukose 5 %,
dann bis zur 20. Stunde 100 mg/kg auf 1000 ml
Glukose 5 %.
☆L-Methionin – Methionin (500 mg Tbl) bin-
nen 10 h 5 Tbl alle 4 h bis zu 20 Tbl Gesamt-
dosis.
Anti-Parkinson-Mittel s. Amantadin, Anticholin-
ergika
Sonstige Pestizide, anderweitig nicht   T60.2
klassifiziert (s. Organophosphate)
Verflüssigte Petroleumgase s. Gase
Pflanzen- und sonstige Pilzgifte   T62.2
Phenobarbital s. Barbiturate
Phenol   T54.0
Phenytoin s. Antiepileptika
Phosgen   T59.8
Phosphor – chronische Intoxikation: T57.1
Netzhautblutung, Osteomyelitis, Verdauungs-
störung.
Pilze, als Nahrungsmittel gegessen   T62.0
Polytoxikomanie s. psychotrope Substanzen
Psychodysleptika s. Halluzinogene
Psychotrope Substanzen (außer Alkohol, Canna-
binoide, Halluzinogenen, Kokain, flüchtigen
Lösungsmitteln, Nikotin/Tabak, Opioide,
Sedativa und Hypnotika, Stimulantien incl.
Koffein) und Polytoxikomanie:
– *Klinik*: Akute Intoxikation   F19.0
Missbrauch ohne Abhängigkeit –   F19.1
akuter Abusus
Abhängigkeitssyndrom –   F19.2
chronischer Abusus
Entzugssyndrom / mit Delir   F19.3 / F19.4
Psychotische Störungen   F19.5
Amnestisches (Korsakow-)Syndrom   F19.6
Restzustand und verzögert auftretende   F19.7
psychotische Störung – Enzephalopathie, De-
menz
Sonstige psych. u. Verhaltensstörung   F19.8
N. n. bez. psych. u. Verhaltensstörung   F19.9
Pyrethoide (Dyfluthrin, Dypermethrin, Deltame-
thrin, Permethrin) zählen zu den weitest ver-
breiteten Insektiziden (Fliegenspray).
– *Klinik*: Wirken akut exzitatorisch, Auslösung
zerebraler Krampfanfälle. Gastrointestinale
Beschwerden. Permethrin am meisten neuro-
toxisch, i.d.R. keine bleibenden Schäden.
Quecksilber und -verbindungen   T56.1
– *Klinik*: Akute Diarrhö (toxische Enterokolitis)
mit häufigen, oft blutigen schwarz gefärbten
(HgS) Stühlen bei oraler Zufuhr oder verzö-
gert als Ausscheidungskolitis. Bei chronischer
Einnahme Demenz.
Methylquecksilber – neurotoxisch: Zentrale
Neuronopathie
Umwelt-Katastrophe Japan 1968–70 („Mina-
mata"), Irak 1971/72.
Rauch s. Gase
Säuren s. ätzende Verbindungen
Salicylat, Salicylsäure   T39.0
Schlafmittelintoxikation   T42.7
(s. Barbiturate, Benzodiazepine, Chloralhy-
drat): Ggf. Vita minima.

Schwefeldioxyd   T59.1
Schwefelkohlenstoff – CS_2:   T65.4. F18.0
Lösungsmittel in der Kunststoff- und Gummi-
industrie, in Viskosewerken.
Akute Intoxikation mit ZNS-Symptomen, Par-
kinson-Syndrom.
Chronische Intoxikation durch Inhalation mit
vorwiegend symmetrisch-sensomotorischer
Lösungsmittel-induzierter Polyneuropathie,
häufig autonome und ggf. Hirnnerven-Stö-
rungen, NLG leicht verzögert (primär axonale
Läsionen). Periphere und zentrale distale Axo-
nopathie – „dying back"-Neuropathie.
Schwefelwasserstoff. *Therapie*: 4-DMAP.   T59.6
Sedativa und Hypnotika:
Akute Intoxikation   F13.0
Missbrauch ohne Abhängigkeit –   F13.1
akuter Abusus
Abhängigkeitssyndrom –   F13.2
chronischer Abusus
Entzugssyndrom / mit Delir   F13.3 / F13.4
Psychotische Störungen   F13.5
Amnestisches (Korsakow-)Syndrom   F13.6
Restzustand und verzögert auftretende   F13.7
psychotische Störung – Enzephalopathie, De-
menz
Sonstige psych. u. Verhaltensstörung   F13.8
N. n. bez. psych. u. Verhaltensstörung   F13.9
Seife nach Abort   O08.2
Stickstoffoxide: Stickstoffdioxid   T59.0
Stimulantien (außer Kokain und Cannabis):
s. Coffein, Ecstasy.
Amphetamin   Y49.7
– *Klinik*: Akute Intoxikation   F15.0
Missbrauch ohne Abhängigkeit –   F15.1
akuter Abusus
Abhängigkeitssyndrom –   F15.2
chronischer Abusus
Entzugssyndrom / mit Delir   F15.3 / F15.4
Psychotische Störungen   F15.5
Amnestisches Syndrom – Korsakow-Syndrom
– Korsakow-Psychose   F15.6
Restzustand und verzögert auftretende   F15.7
psychotische Störung – Enzephalopathie, De-
menz
Sonstige psych. u. Verhaltensstörung   F15.8
N. n. bez. psych. u. Verhaltensstörung   F15.9
Strychnin und -salze   T65.1
Tabak s. Nikotin
Tabletten s. Arzneimittel.
Mineralisches Terpentin (white spirit)   F18.0
s. Lösungsmittel-Syndrom.
Tetrachloräthylen, Tetrachloräthen,   T53.3
Perchloräthylen (Kohlenwasserstoff)
Tetrachlorkohlenstoff,   T53.0. F18.0
Tetrachlormethan s. Lösungsmittel. Polyneu-
ropathie umstritten
Thallium: Klassischer Bestandteil   T60.4
von Rodentiziden (Rattengift), Verwendung bei
der Herstellung von optischen Linsen, Halblei-
tern, Feuerwerkskörpern etc.
– *Klinik*: Symptome bei chronischer Vergiftung
unspezifisch. Demenz, Verwirrtheit, zerebrale
Krampfanfälle bis zu Ateminsuffizienz/Hypo-
ventilation, transitorische Blutdrucksteigerungen (Differentialdiagnose Phäochromozytom)
und Tachykardie, Polyneuropathie, ggf. Ileus.
Dermatologisch z.B. periorale, krustöse Dermatitis, Stomatitis, Hyperkeratose an Händen
und Füßen, Meessche Querstreifen.

Haarausfall im Bereich der seitlichen Augenbrauen. Dunkle Verfärbung der Haarwurzeln im Polarisationsmikroskop.
- *Therapie*: Magenspülung mit 1 % NaJ, forcierte Diurese. Eisen (III)-hexacyanoferrat. Berliner Blau und Mannitol über die Magensonde.

Tiergifte (durch Tierbiss) T14.1
Tränengas T59.3
Tranquilizer s. Benzodiazepine, Neuroleptika. Missbrauch F13.1, Abhängigkeit F13.2
Triäthyl-Zinn (Stalinon) – neurotoxisch: Myelinopathie. Umwelt-Katastrophe Frankreich 1954.
Trichloräthylen, Trichloräthen T53.2 (Kohlenwasserstoff)
Trichlormethan (Kohlenwasserstoff) T53.1
Trichlormethyl-1,2,3,4-tetrahydro-β-carbolin – TaClo und Derivate können in vivo als Kondensationsprodukt aus Chloraldurat und Tryptamin entstehen. Hochpotente Neurotoxine, inhibieren den Komplex I der mitochondrialen Atmungskette in 10–20fach geringerer Konzentration als MPTP/MPP$^+$. β-Carboline können auch durch die Exposition mit chlorierten Lösungsmitteln gebildet werden. Einige Derivate hemmen zusätzlich den Komplex II mit Unterbindung des gesamten oxidativen Energiestoffwechsels.

Triorthokresylphosphat (TOCP, Tri): Weichmacher für Lacke, Kunststoffe und Hydraulikflüssigkeit. Zentral-periphere distale Axonopathie – „dying back"-Neuropathie – sowie Degeneration der Hinterstränge und Pyramidenbahn. Umwelt-Katastrophe Marokko 1959.
- *Differentialdiagnose*: Amyotrophe Lateralsklerose.
- *Klinik*: Aufnahme über die Haut, den Gastrointestinaltrakt oder durch Inhalation. Nach 1–3 Wochen rasch aufsteigende Paresen und periphere neurotrophisch-vasomotorische Störungen der Haut wie Hyperhidrosis, Zyanose oder Kühle.
[Neundörfer B: Polyneuropathien unter Lösungsmitteleinwirkung. Fortschr Neurol Psychiatr 66 (1998) 539–44].

Uran T66
Vinylchlorid: Bandförmige Akroosteolyse der Fingerendglieder, Hepatopathie, Milztumor, Raynaud-Symptomatik, Sklerodermie.
Vitamin D E67.3
Wasserintoxikation: E87.7
(s. zentrale pontine Myelinolyse)
- *Klinik*: Durch Polydipsie hypotone Hyperhydratation, Hyponatriämie, Hypoosmolarämie, Verwirrtheit, Desorientiertheit, Benommenheit bis hin zum Koma, zerebrale Krampfanfälle [Trabert W: Klinische und computertomographische Verlaufsuntersuchung einer selbstinduzierten Wasserintoxikation. Nervenarzt 58 (1987) 637–9].
Wismut: Bei chronischer Einnahme T65.8 ggf. nur chronische Obstipation, zunehmende Enzephalopathie: Initial über wenige Wochen zunehmende Müdigkeit, Verstimmung, Kopfschmerzen und Tremor. Dann rasche Verschlechterung binnen 1–2 Tagen mit Verwirrtheit, myoklonischen Zuckungen, zerebelläre Symptome wie Dysarthrie, Ataxie und Gangstörungen, Demenz. Selten zerebrale Krampfanfälle, meist ausgeprägte EEG-Veränderungen, im CCT hyperdense Stammganglien.

Zink und -verbindungen T56.5
Zinkpyridinethion: Zentral-periphere distale Axonopathie – „dying back"-Neuropathie.
Zyanide, Zyanwasserstoff: T65.0
- *Therapie*: 4-DMAP und Natriumthiosulfat.
Umwelt-Katastrophen und Arbeitsplatz-Intoxikation aus [Altenkirch H: Neurotoxikologie – … . Nervenheilkunde 8 (1989) 60–6].

Allgemeine und spezielle Therapie:

Forcierte Diurese z.B. mit NaCl-Infusionen, AKE, BVK, Vitamin C, Furosemid, Mannit (ggf. Anlegen eines Dauerkatheters!).
☆ Kohle (0,25 g Compretten, 0,75 g Granulat, 50 g in 400 ml Suspension) zur Resorptionsverhütung (Magenspülung) bis 1 g/kg bei akuten oralen Vergiftungen und Medikamentenüberdosierungen; nicht wirksam bei organischen und anorganischen Salzen, Äthanol, Lösungsmitteln, Cyanid, Eisensalzen, Ethylenglykol (Lösungsmittel), Lithium, Methanol, Thallium. KI ätzende Stoffe wie starke Säuren oder Laugen. UAW Obstipation, Schwarzfärbung des Stuhls.
☆ Dimercaprol (2 ml A) 250 mg alle 4 h. El.-HWZ 1 h. Wirkung: Antidot bei **Metall**vergiftungen.
☆ 4-DMAP (250 mg A) bei schwerer Intoxikation mit **Blausäure, Nitrit, Schwefelwasserstoff, Zyaniden** maximal 3,25 mg/kg, bei 70 kg schweren Patienten 1 A i.v., bei mittelschwerer Intoxikation 1 mg/kg.
☆ Edetinsäure – Ethylendiamintetraessigsäure – EDTA – Natriumcalciumedetat (Calcium vitis 20 % 5/10 ml A): **Diagnostischer Bleitest. Akute, chronische oder latente Bleivergiftung. Entfernung von Schwermetallen wie Blei, Cadmium, Chrom, Kobalt, Kupfer, Mangan, Nickel, Quecksilber, Vanadium, Zink** und Entfernung von **Radioisotopen wie Uran**: Je nach Schwermetall-Konzentration 10–20 mg in 5–10 Zyklen über 3 Tage, dann 3 Tage Pause. **Diagnose und Therapie der Eisenspeicherkrankheit.** El.-HWZ 20–60 min.
UAW verzögerte Fieberreaktion, Hypotonie, Nierenfunktionsstörung, Thrombophlebitis, Zinkverarmung.
☆ Eisen (III)-hexacyanoferrat (0,5 g Kps) bei akuter und chronischer **Thallium**intoxikation mit Flüssigkeit oder in warmem Wasser aufschwemmen 6 Kps alle 2 h bis 20 g/d, bei Thallium noch im oberen Gastrointestinaltrakt 6 Kps auf einmal.
☆ Flumazenil (0,5/1 mg A) bei **Benzodiazepin**intoxikation initial 0,2 mg innerhalb von 15 s, bei fehlendem Effekt in Minutenabständen 0,1 mg (üblich 0,3–0,6 mg) bis maximal 1 mg. El.-HWZ 53 min.
KI Alter < 15 Jahre, bei vegetativen, motorischen oder kardialen Anzeichen schwerer tri- oder tetrazyklischen Antidepressiva, Intoxikation.
KI relativ bei Benzodiazepingabe wegen Epilepsie (Flumazenil mit eigener antiepileptischer Potenz).
UAW Angstgefühl und Herzklopfen, Übelkeit und Erbrechen.
Wirkung: GABA-A-Antagonist. Aufhebung der zentral dämpfenden Wirkung von Benzodiazepinen. Eigene antiepileptische Potenz.
☆ Naloxon (0,4 mg A) bei **Opiat**intoxikation Dosierung nach Wirkung initial 0,4–2 mg (1–5 A)

i.v., Wiederholung nach 3 min bis zu 3mal möglich.

El.-HWZ 1 h, ggf. Nachinjektion erforderlich.

UAW: Bei Oiatabhängigen akutes Entzugssyndrom. Bei zu plötzlicher Antagonisierung Asystolie, Erbrechen, Hypertonus, zerebraler Krampfanfall, Schwindel, Tachykardie, Tremor.

Wirkung: Opiat- (Morphin-) Antagonist.

☆ Natriumthiosulfat (10 ml 10 % A, 500 ml 10 % Fl) **Alkylantien**: 100–500 mg/kg (max 35 g bei 70 kg schweren Patienten).

Zyanidvergiftung: 6–12 g (6–12 A) langsam i.v. sofort nach 4-DMAP.

KI Asthmatiker mit bekannter Sulfidüberempfindlichkeit. UAW Hypotonie bei zu schneller Injektion.

Wirkung: Antidot bei Metallvergiftung. Schwefeldonator.

☆ Obidoximchlorid (0,25 g/1 ml A i.v./i.m.) nur 5– 15 min nach 2–5 mg Atropin zu applizieren! **Insektizid**vergiftung (Parathion/E 605) aus der Gruppe der Organophosphate (Alkylphosphate, Alkylthiophosphate, Phosphorsäureester, Thiophosphorsäureester): Möglichst innerhalb der ersten 6 h nach Ingestion (nach > 8 h nicht mehr sinnvoll) 0,25 g (1 A) langsam i.v., ggf. in Abständen von 2 h noch 1–2mal wiederholen oder (2-) 5 mg i.v./i.m. alle 5–15 min bis zur Pupillenerweiterung. Kinder 4–8 mg/kg.

El.-HWZ 1,5–2,5 h.

KI Intoxikation mit Carbamaten.

UAW Hitze- und Spannungsgefühl im Kopf, Kälteempfinden, Tachykardie, Übelkeit.

Wirkung: Cholinesterasereaktivator.

☆ **Pilocarpin**: **Atropin**-Intoxikation: Pilocarpin 0,01–0,05 mg langsam i.v. und Kohle.

☆ **Physostigmin** (2 mg/5 ml A) unter EKG- und RR-Kontrolle. Bei zentral-anticholinergem Syndrom und akuter Intoxikation mit **Anticholinergika** oder **Alkohol** auch als Diagnostik ex juvantibus: 0,04 mg/kg bzw. 2 (–4, ggf. für einen ausreichenden Effekt sogar 8) mg langsam i.v. oder i.m. Binnen 30 (15) min Rückgang psychopathologischer und peripher anticholinerger Symptome [Kotterba S: Zentrales anticholinerges Syndrom bei Intensivpatienten. Akt Neurol 22 (1995) 140–4].

Bei Wirksamkeit 1/2–2 A alle 8 h bis maximal alle 20 min oder über Perfusor 2 mg/h.

– Fallbericht ggf. 6 mg/h auf 4 auf 2 mg/h erforderlich zur Beherrschung von Extrasystolen bei Dosulepinintoxikation [Schulz M: Successful physostigmine treatment of acute dothiepin intoxication. Pharmazie 49 (1994) 614].

☆ **Toloniumchlorid** (10 ml A) Wirkung: Antidot gegen Blutgifte, Methämoglobinantidot.

☆ **Amiphenazol** (150 mg A) bei respiratorischer Azidose, Atemdepression infolge Intoxikation durch atemdepressive Medikamente, akuter und subakuter respiratorischer Insuffizienz, nicht in Glukose, 150 mg i.v./i.m. ggf. stdl. wiederholen.

Intrakranielle Drucksteigerung s. Hirndruck (benigne Hirndrucksteigerung).

Intraspinale Raumforderung s. spinale Raumforderung, Querschnittlähmung.

Intrazerebrale Blutung s. Blutung.

Intubation s. Ateminsuffizienz.

Spinale Ischämie s. Angiome, spinale. s. Querschnittlähmung.

Akute zerebrale Ischämie – zerebraler Insult – „Apoplexie" – „Schlaganfall" – „Stroke" I63–I64

syn. zerebrale Durchblutungsstörung, akute zerebrale Hypoxidose.

s. Aphasie, Basilarisinsuffizienz, intrazerebrale Blutung, Karotisdissektion, Hemiparese, Vertebralisdissektion.

A. Ohne resultierenden Hirninfarkt Verschluss und Stenose

– *Klinik*: Asymptomatisch: Zufallsdiagnose einer asymptomatischen Stenose oder eines Verschlusses der Karotiden (oder A. vertebralis) bei gutem Kollateralkreislauf, oder stummer Infarkt.

– *Klinik*: TIA mit völliger Rückbildung der fokalen neurologischen Symptome binnen 24 h,
   i.d.R. < 1 h, 50 % in < 10 min.
   In 35 % bestehende Hypertonie, in 30 % nachweisbare strukturelle Hirnläsion. Makroangiopathie.
   Patienten mit TIA's und CCT-gesicherten Läsionen sind älter und haben häufiger höhergradige Karotisstenosen als Patienten mit TIA's und normalem CCT [Eliasziw M: Prognosis for patients following a transient ischemic attack with and without a cerebral infarction on brain CT. Neurology 45
   (1995) 428–31]. 15 % der Patienten haben TIA's vor dem Infarkt.
– *Klinik*: (Prolongiertes) reversibles ischämisches neurologisches Defizit – (P)RIND mit Fokalneurologie > 24 h und nach 1 Woche vollständiger Rückbildung oder minimalen, im Alltag nicht beeinträch-
   tigenden Restsymptomen. Makroangiopathie.

– *Klinik*: Progredienter Infarkt (progressive stroke – stroke in progression / in evolution) – in 35–50 %
   bestehende
   Hypertonie. Makroangiopathie. In 85 % schlechtes Therapieergebnis (mod. Rankin Scale 4–6 nach
   3 Monaten).
– *Klinik*: Kompletter, vollständiger Infarkt (completed stroke). Makroangiopathie.
– Teilweise rückgängige Ausfälle (mild stroke).
– Ausgeprägte manifeste Ausfälle (severe stroke).

*Ätiologie des Schlaganfalls ggf. mit apoplektiform
auftretender (ischämisch bedingter) Hemipa-
rese/-plegie*: s. Pathogenese. s. Diagnostik-Echo-
kardiographie. s. Differentialdiagnose, s. Labor,
s. Risikofaktoren.

A. 2–5 % Subarachnoidalblutung.
B. 15 % hämorrhagisch bedingte Insulte durch
   primäre Blutung (Enzephalorrhagie) s. intrazerebrale Blutung.
C. 75–85 % ischämisch thromboembolisch bedingte zerebrale Insulte (Enzephalomalazie,
   Hirninfarkt), davon
1. 15–30 % kardiogene Emboliequellen (von den
   85 % ischämisch bedingten Infarkten als häufigste alleinige Ursache, jeder vierte Insult entsteht durch eine kardiogene Embolie): Thromboembolie zerebraler Arterien mit plötzlich
   auftretendem Territorialinfarkt und Defizit,
   meist ohne progrediente Entwicklung, Rezidivgefahr in den ersten 14 Tagen von 3–9 %. Davon:
   – 45 % nichtrheumatisches Vorhofflim-   I48
     mern, bei 15–25 % aller Schlaganfallpatienten.
     Schlaganfall-Risiko 5 % pro Jahr. Bei 0,9 %

(2/239) der Patienten mit Sinusrhythmus und
bei 17,9 % (9/39) der Patienten mit Vorhofflimmern aus insgesamt 271 Patienten mit zerebraler Ischämie wurde ein Thrombus sicher
nachgewiesen [Dißmann R: Indikation der
transösophagealen Echokardiographie nach zerebraler Ischämie. DMW 118 (1993) 1509–14].
– 15 % akuter Herzinfarkt: I21
  Bei 3 % der Patienten mit einem akuten Myokardinfarkt komplizierender zerebraler Insult
  (Schlaganfall-Risiko 3 %) innerhalb 1 Woche,
  meist am 3. bis 5. Tag infolge der Assoziation von zerebraler und koronarer Arteriosklerose.
  Besonders bei transmuralem Infarkt ist das Risiko muraler Thromben erhöht. Bei Insult
  mehr als 3 Monate nach akutem Herzinfarkt
  42 % (40/94) mit akinetischem linken Ventrikel,
  12 % (11/94) mit echokardiographisch sichtbarem Thrombus [Martin R: Mechanisms of late
  stroke after myocardial infarct: the Lausanne
  Stroke Registry. J Neurol Neurosurg Psychiatry
  56 (1993) 760–4]. Überwiegend schwerer Verlauf [Hornig C: Hirnembolien nach Herzinfarkten. Akt Neurol 17 (1990) 1–11].

- 10 % Herzwandaneurysma – I25.3
Ventrikelaneurysma, Schlaganfall-Risiko 5 %
- 10 % rheumatische Herzerkrankung, I01
Schlaganfall-Risiko 20 %
- 10 % künstliche Herzklappe, Schlaganfall-Risiko 1–4 % pro Jahr.
- 10 % sonstige s. Endokarditis, Kardiomyopathie, papilläres Fibroelastom; (Vorhof-) Myxom
(kann eine Vaskulitis vortäuschen), Rhabdo-
myom (z.B. Auftreten im Rahmen einer tuberösen Sklerose) [Prozentangaben Busse O].
- Offenes Foramen ovale I51.0
(paradoxe Embolie): Prävalenz 20–35 %, im
höheren Lebensalter noch bei 20 %, Durchmesser meist 2–8 mm. „Der positive Nachweis
eines Rechts-Links-Shunts ist aber bei der bekannt hohen Prävalenz eines latent offenen
Foramen ovale nur in einigen Fällen mit der
Ursache des Insults gleichzusetzen. ... bei Sektionen in etwa 30 % ...; die Häufigkeit nimmt
dabei mit zunehmendem Lebensalter um 14
Prozentpunkte ab".
Prävalenz echokardiographisch bei 6–18 %
der gesunden Kontrollpersonen und bei 40–
50 % der jüngeren Kranken mit hirnemboli-
scher Symptomatik, mit der TCD-Kontrast-
methode in 28 % bzw. 41 % [Teague] und
42 % [Karnik]. Wegen größerer Toleranz der
Lunge meist Fehlen pulmonaler Symptome.
Nach Herzkatheter-Untersuchung bei 11 Patienten keine Indikation zur Korrektur des Vor-
hofseptumdefektes [Hartmann C: TCD-Kon-
trastuntersuchung – eine ideale Methode zum
Nachweis einer paradoxen Hirnembolie? Nervenarzt 63 (1992) 761–762].
Kasuistik mit rezidivierenden zerebralen Durchblutungsstörungen eines eineiigen Zwillings mit
38, 48 und 51 Jahren, des Bruders einmalig mit
53 Jahren [Jost V, Homburg: Offenes Foramen
ovale bei eineiigen Zwillingen. (10/97) Dresden].
Von 59 Patienten (35 m, 24 w, 46 ± 16 Jahre)
mit offenem Foramen ovale und kryptogener
zerebraler Ischämie hatten 13 (22 %) eine tiefe
Beinvenenthrombose und 6 eine ausgeprägte
Varikosis; bei 12 (20 %) war der Insult das
zweite Ereignis; während der Nachbeobachtung von 35 ± 26 Monaten unter 25mal Antikoagulation und sonst ASS-Therapie von 100
mg/d trat bei 5 Patienten (8,5 %) ein erneuter
Insult auf [Klötzsch C, Aachen: Insultrezidive
bei Patienten mit paradoxer Hirnembolie. (10/
97) Dresden]. Ein kardialer Rechts-Links-Shunt
findet sich bei 40–70 % aller Patienten mit
sog. kryptogenem Hirninfarkt; häufig findet
sich dabei eine pathologische APC-Ratio.
- Vorhofseptum-Aneurysma I51.0
(in der TEE bei 8 % der Gesamtbevölkerung,
15 % der Stroke und 4 % der Non-Stroke-Pa-
tienten). *Klinische Hinweise*: Herzrhythmusstörungen, Karotisverschluss ohne arteriosklerotische Veränderungen, Thrombennachweis an Herzklappen in der transösophagealen
Echokardiographie (TEE).
Therapie: Heparin high-dose i.v. PTT-wirk-
sam auf 60–70 s, später Marcumar.
2.–4.: „Large-vessel-disease":
2. 20–30 % arterio-arterielle Emboliequellen von
Plaques aus mittelgroßen (Plaques an der A.
carotis interna, A. basilaris) und großen Gefäßen (Aortenbogen zwischen Aortenklappe

und Ostium der A. subclavia li), davon bis 10 %
aus der Aorta ascendens [Rechlin T: Eine seltene Ursache rezidivierender Hirnarterienem-
bolien: Thrombus der Aorta ascendens. Med
Klinik 87 (1992) 47–49]. Kryptogene Infarkte
sind wohl meistens embolisch.
- Ulzerierte Plaques im Aortenbogen zeigten
sich bei 26 % der 239 Patienten mit zerebrovaskulären Erkrankungen (183 Ischämien, 56
Hämorrhagien) von 500 autopsierten Patienten mit zerebrovaskulären und anderen neurologischen Erkrankungen.
- Aortenbogen-Ulzera in 61 % bei 28 von 183
Patienten ohne fassbare Ischämie-Ursache
[Amarenco P: The prevalence of ulcerated
plaques in the aortic arch in patients with
stroke. N Engl J Med 326/4 (1992) 221–225].
- Karotisverschluss mit 5 % Rezidivinfarkten/
Jahr durch Ablösung von Thromben.
Klinische Hinweise: Vorausgegangene körperliche Belastung oder ggf. langes Sitzen. Generalisierte Plaques in der A. carotis communis,
Thrombennachweis aortal im transösophagealen Echo.
Therapie: Evtl. Sofort-Karotis-OP s. 3. Heparin high-dose, prophylaktisch Marcumar, ASS
oder Ticlopidin oder Clopidogrel.
3. Arteriosklerotische Makroangiopathie – Karotisstenosen > 70 % oder -verschluss (in 3–
10 % aller Infarkte) mit primär Gefahr arterio-
arterieller Embolien durch thrombotische Auflagerungen, sekundär hämodynamischer Wirksamkeit und dadurch extrakraniell hämodynamisch bedingten Infarkten (Endstrom-
bahn- oder Grenzzoneninfarkt mit Hemiparese/
Hemihypästhesie).
Low flow infarct durch subtotale Stenosen von
mindestens 95 % mit gleichzeitiger Störung
des Kollateralkreislaufes über den Circulus arteriosus Willisii entsprechend Einschränkung
der vasomotorischen Reserve des Hirnkreis-
laufes [Ringelstein, Symposium on Stroke Prevention (13./14.4.1992) Berlin]. Rezidivgefahr
im 1. Monat 10 %.
- *Klinische Hinweise*: Vorausgegangene TIAs.
Vaskuläre Risikofaktoren. Auftreten (Inzidenz)
häufiger bei Männern besonders mit Auftreten eines Blutdruckabfalls, arterieller Hypertonie, Diabetes mellitus. Dopplersonographie:
Arteriosklerotische Stenose.
- *Therapie*: Bei hochgradigen Karotis-Stenosen
> 70 % Karotis-Thrombendarteriektomie:
a) Infarktareal < 1 cm: Sofort-OP;
b) Infarktareal 1–4 cm und gute Kollateralversorgung bzw. kein größerer intrakranieller Gefäßverschluss: Heparin high-
dose und Frühoperation nach 14 Tagen;
c) Infarktareal > 4cm oder intrakranieller
Gefäßverschluss: Operation in Abhängigkeit von der klinischen Symptomatik
und nach Demarkierung des Infarktareals (6–8 Wochen).
a–c) *Weitere* Sekundärprophylaxe mit ASS
oder Ticlopidin oder Clopidogrel.
4. 15–20 % Atherosklerose I67.2
(Atheromatose) der Hirnarterien – zerebrale
Arteriosklerose
Intrakranielle Stenose oder Verschluss – athe-
rosklerotisch intrakranielles Mikroatherom
(in größeren Gefäßen als bei lakunären Infark-

ten, meist MCA) bei älteren Patienten mit vorausgegangenen TIA's, initial progressiver Entwicklung und Rezidivgefahr im 1. Jahr von 5–10 %. Transkranieller Doppler (TCD). Akut ASS. Prophylaktisch ASS, Ticlopidin oder Clopidogrel. Statine.

5. „Small-vessel-disease": I67.3
15–20 % progressive subkortikale vaskuläre Enzephalopathie – zerebrale Arteriosklerose *syn*. thrombotische zerebrale Mikroangiopathie – Multiinfarktenzephalopathie – subkortikale arteriosklerotische Enzephalopathie (SAE) Binswanger (Binswangersche Enzephalopathie) s. Klinik.
Hypertensive Enzephalopathie I67.4

6. 5 % durch andere Ursachen: s. Labor. s. Risikofaktoren. Prophylaktisch individuelle Therapie.
Zerebrovaskuläre Krankheit, nicht näher bezeichnet I67.9
Sonstige näher bezeichnete **zerebrovaskuläre Krankheiten:** I67.8
– Angiom – AV-Fistel I67.1
(s.u. Gefäßwandschwäche: Zerebrales Aneurysma o.n.A. oder nichtrupturiert)
– Basilaristhrombosen s. Basilarisinsuffizienz.
– Cadasil Arteriopathie bzw. erbliche I67.8 Mikroangiopathie s. Klinik. Differentialdiagnose der rezidivierenden Hirninfarkte.
– Dissektion intrakranieller Arterien, I67.0 nichtrupturiert
– Gefäßmissbildungen s. Angiom/AV-Fistel, Gefäßhypoplasie.
– Gefäßwandschwäche:
a) s. Karotisdissektion,
b) s. Vertebralisdissektion.
c) Nichtrupturiertes zerebrales Aneurysma I67.1 Aneurysma dissecans intrazerebral zu 55 % an der A. cerebri media, zu 40 % an der A. basilaris [Kleinert R: Kongenitale Gefäßwand-Schwäche und Aneurysma dissecans der Arteria cerebri media als Ursache eines anämischen Hirninfarktes bei einer jungen Frau. Nervenarzt 57 (1986) 35–7].
d) Ehlers-Danlos-Syndrom, Marfan-Syndrom (beide pathoanatomisch ähnlich), fibromuskuläre Dysplasie s. Karotisdissektion.
– Vasospasmen: Kasuistisch auch extrakranielle Vasospasmen mit reversibler Stenose der A. carotis interna.

Vaskulitiden immunologisch mit zerebraler Arteriitis: Mit Vaskulopathien bei 1 % der zerebralen Durchblutungsstörungen.
– Isolierte Angiitis des ZNS.
– Arteriitis temporalis (Riesenzellarteriitis) s. Polymyalgia rheumatica.
– M. Behcet – Sinusvenenthrombosen.
– Cogan-Syndrom: Nicht-syphilitische Keratitis mit progredienter beidseitiger Ertaubung und Gleichgewichtsstörungen.
– Allergische Granulomatose Churg-Strauss. Lymphomatoide Granulomatose.
– Zerebrale Hypersensitivitätsvaskulitis.
– Lues cerebrospinalis, vaskuläre Form und progressive Paralyse (Neuro-Lues).
– Lupus erythematodes M32.1, I68.2
(Auftreten von Antiphospholipid-Ak, stark mit dem Risiko ischämischer Hirninfarkte assoziiert): Arterielle und venöse Thrombosen.
– Moya-Moya-Syndrom I67.5

– M. Osler – Rendu-Osler-Weber-Syndrom (auch Hirnabszess möglich wegen der häufig vorhandenen Rechts-Links-Shunts in der Lungenstrombahn).
– Panarteriitis nodosa.
– Papulosis maligna atrophicans Kohlmeier-Degos – M. Kohlmeier-Degos (prognostisch ungünstige disseminierte Vaskulopathie mit gastrointestinalen Beschwerden und Hautveränderungen. s. Antiphospholipid-Ak).
– Sjögren-Syndrom.
– Sneddon-Syndrom – Ehrmann-Sneddon-Syndrom: Mit Stenosen und Gefäßverschlüssen sowie fokalen Intimahyperplasien und Livedo racemosa.
– Takayasu-Syndrom – Aortenbogen- M31.4 Syndrom – Aortenbogenarteriitis – pulseless disease: 40 % ZNS-Beteiligung. Stenosen und (sekundär-thrombotische) Verschlüsse der A. carotis communis und externa.
– Thrombangitis obliterans von Winiwarter-Bürger (entzündlich autoimmunologisch).
– Postinfektiöse Vaskulitis: Kasuistik eines 12-jährigen bis dahin gesunden Mädchens mit Ischämie bei Stenosen der A. carotis interna und A. cerebri media bei Eosinophilie, erhöhtem Antistreptolysin-Titer und Liquorpleozytose wohl nach abgelaufenem Infekt, jedoch normaler BKS, und Rückbildung der Stenosen unter Prednison [Köhler G, Hamburg-Altona: Postinfektiöse cerebrale Vaskulitis im Kindesalter. (9/96) Göttingen].
– Wegener-Granulomatose: Kopfschmerzen, erhöhte BKS. Psychische Veränderungen, zerebrale Krampfanfälle. Verschattung der Ethmoidalzellen im CCT. Multiple zerebrale Läsionen im CCT. *Therapie*: Prednison 1 mg/kg über 14 Tage, Reduktion abhängig von Klinik, BKS, Doppler.

Sonstige Vaskulopathien:
– Arteriitis durch Listerien (A32.8), bei Lues (A52.0), bei Tuberkulose (A18.8) I68.1
– Zerebrale Arteriitis, andernorts nicht klassifiziert I67.7
– Abusus s. Heroin, Kokain, Medikamente.
– Borreliose: Rezidivierende ischämische Infarkte [Belau C: Zerebrovaskuläre Manifestation einer chronischen Neuroborreliose. Akt Neurol 18 (1991) 65–68] [Breuer W: Progressive Borrelia-Enzephalomyelitis – liquorpositiva sed seronegativa. Akt Neurol 16 (1989) 168–70]. Vaskulitis bzw. meningovaskuläre Form mit kasuistisch inkomplettem Wallenberg-Syndrom.
– Heroin-Intoxikation. Akutes Auftreten nach intravenöser Heroinapplikation, als Schädigungsmechanismus ggf. hyperergisch-allergische Angiitis denkbar. Rolle der Kontaminationsstoffe des Heroins ungeklärt [Altenkirch H: Akute zerebrale und spinale Komplikationen nach Heroinmißbrauch. Akt Neurol 11 (1984) 191– 3].
– Kokain: Arteriitis. Meist einmalige generalisierte Krampfanfälle (s. Epilepsie – Ätiologie), alle Patienten mit fokalen Anfällen hatten zerebrale Ischämien oder Blutungen [Dhuna A: Epileptogenic Properties of Cocaine in Humans. Neurotoxicology 12/3 (1991) 621–6]. Insult nach i.m. Applikation [Kasuistik von Brust u. Richter (1977)], Mittelhirnsyndrom (Kasuistik mit Nachweis von Kokain (Crack)

im Urin) [Kuhn W: Akute neurovaskuläre Komplikationen nach Kokainabusus. ANIM (1/88) Würzburg].

– Medikamente (Drogen s. Heroin, s. Kokain): D-Norpseudoephedrin (Mirapront N) [Myokardinfarkt und multiple Hirninfarkte bei langdauernder Einnahme von D-Norpseudoephedrin. Schmidauer Ch. ANIM (1/94) Karlsruhe].

– Meningitis-Komplikation besonders bei Meningokokkenmeningitis.

Sonstige, nicht primär zerebral bedingte Ursachen:

– Sonstige zerebrovaskuläre Störungen bei andernorts klassifizierten Krankheiten   I68.8
– Alkoholintoxikation (durch verminderte fibrinolytische Aktivität und Steigerung des Faktor VIII-Komplexes).
– Arteriovenöse Malformationen der Lunge.
– Embolien aus Lungenvenenthrombosen, Embolien aus Riesenaneurysmen der Hirnarterien, Tumorembolie.
– Hämatologische Ursachen (< 8 %) und Gerinnungsstörungen – Koagulopathien: Antiphospholipid-Antikörper. Exsikkose (erhöhter Hk). Hyperviskositätssyndrome – erhöhte Blutviskosität (s. Risikofaktoren) z.B. bei erhöhtem Hämatokrit. Disseminierte intravasale Gerinnung: Durch Fibrinthromben in kleinen Gefäßen und hämorrhagische Läsionen insultartige Episoden oder enzephalopathische Bilder. Paroxysmale nächtliche Hämoglobinurie (die Komplementaktivierung stimuliert indirekt die Thrombozytenaggregation und Hyperkoagulabilität und kann außer zu Phlebothrombose auch zu zerebralen venösen Thrombosen führen). Leukämien (verursachen durch Thrombopenie oder direkte ZNS-Infiltration eher intrazerebrale Hämorrhagien als arterielle Verschlüsse). Ovulationshemmer und Rauchen. Paraproteinämien wie Plasmozytom und M. Waldenström mit enzephalopathischen Bildern mit Ataxie, Kopfschmerzen, Konzentrationsschwäche, Lethargie, Somnolenz bis zum Koma, Visusminderung. (Sekundäre) Polyglobulien. Polyzythämia vera. Sichelzellanämie (insbesondere bei Homozygotie, in 75 % bei Kindern unter 15 Jahren, in > 75 % stumme Infarkte). Heparinassoziierte Thrombozytopenie. Thrombozytosen, essentielle Thrombozythämie (Kopfschmerzsymptomatik).
s. Labor: Besonders Gerinnungsstörungen Faktor V-Leiden, Protein C-Mangel, Protein S-Mangel.   D68.8
Thrombotisch-thrombozytopenische Purpura Moschcowitz – M. Moschcowitz s. Purpura.
– Alternierende Hemiplegie der Kindheit: Selten. Beginn binnen 18 Monaten nach der Geburt. Die Attacken dauern Stunden bis Tage, die Kinder verschlechtern sich üblicherweise progressiv psychologisch und neurologisch. Im SPECT während der Attacken primär Hypoperfusion, gefolgt von relativer Hyperperfusion, während der die Symptome persistieren [Aminian A: Alternating hemiplegia of childhood: studies of regional cerebral blood flow using ^{99m}Tc-hexamethylpropylene amine oxime single-photon emission computed tomography. Ann Neurol 33 (1993) 43–7].
– Herzoperation – Kardiochirurgie   I25.8
(aortokoronarer Venenbypass – ACVB) Aortenklappenersatz nach

Aortenklappenstenose   I35.0
Aortenklappeninsuffizienz   I35.1
s. Klinik – Besonderes – Depression, psychopathologische Ausfälle, s. Therapie. Zerebrale Insulte bei bis zu 3 % der Operierten (davon 20 % tödlich) treten zu 2/3 in den ersten 2 Tagen postoperativ, sonst binnen 9 Tagen auf, meist durch arterio-arterielle Emboliequellen, besonders aus dem Aortenbogen (Abklemmen), selten durch Luftembolien, Einsatz der Herz-Lungen-Maschinen, Volumenmangel oder Blutdruckabfall.
– Hypoglykämie (auch als DD): Nekrosen vorwiegend der grauen Substanz. Kasuistik mit hypodensen symmetrischen Läsionen beidseits im Bereich des Nucleus lentiformis [Berlit P: Bitemporale CT-Hypodensie bei Hypoglykämie. Akt Neurol 17 (1990) 22–23].
– Intravaskuläre Lymphome (selten, können klinisch und angiographisch das Bild einer primären ZNS-Angiitis vortäuschen).
– Malignome: Paraneoplastische Gerinnungsstörungen möglich insbesondere bei multiplen Gefäßverschlüssen, gleichzeitigen arteriellen und venösen Thromboembolien sowie Therapieresistenz gegen Antikoagulantien.
– MELAS-Syndrom: Mitochondriale Enzephalopathie mit Laktatazidose und Schlaganfall-Episoden („mitochondrial encephalopathy, lactic acidosis and stroke-like episodes").
– Nephrotisches Syndrom.
– Pseudoxanthoma elasticum.
– Obstruktive Schlafapnoe – Schlaf-Apnoe-Syndrom s. Klinik, s. Risikofaktoren.
– Trauma, z.B. Verkehrsunfall, Schädel-Hirn-Trauma: Traumatisch-bedingte Carotis interna-Thrombosen (s. Karotisdissektion) in 2–3 % schwerer Schädel-Hirn-Traumen mit Karotis- und Media-Verschlüssen [Kessler Ch: Plättchen-szintigraphische Befunde bei Carotisthrombosen nach Halswirbelsäulen-Schleudertrauma. Nervenarzt 58 (1987) 428–31]. Traumatische Dissektion. Mobilisierung eines Vorhofthrombus oder Plaque, Hyperkoagulabilität z.B. im Rahmen eines Crush-Syndroms auch mit Fibrinogenerhöhung.
– Vorhofflimmern: s.o. 1. Kardiogene Emboliequellen.

„Juvenile" Infarkte mit Auftreten von Infarkten unterhalb des 40. Lebensjahres in 3–4 %, davon
1. 33 % embolisch bedingt.
2. 18–25 % durch Arteriosklerose.
3. 20 % (18–27 %) durch entzündliche und nichtentzündliche Angiopathien (Vaskulopathien).
4. Bis 30 % hämatologische Erkrankungen – s. Labor.
5. 3 % Migräne – Migräneattacke s. Antiphospholipid-Antikörper, s. Klinik – Besonderes. Ergotismus.
6. 10 % „idiopathische Hirninfarkte" gehäuft in Wintermonaten [in Wagner G. Nervenheilkunde 7 (1988) 237–240], davon ca. 50 % bei 31–40-jährigen, 6,5 % bei unter 20-jährigen [168 Patienten bei: Berlit P: Zerebrale Ischämien bei jungen Erwachsenen. Fortschr Neurol Psychiatr 59 (1991) 322–327].
7. Nach Alkoholexzess. Ergotismus. Karotistrauma. Koinzidenz mehrerer Risikofaktoren mit Migräne.

8. Im Wochenbett bzw. 6 Wochen nach Entbindung [Mas J: Stroke in pregnancy and puerperium. J Neurol 245 (1998) 305–13].

„Juvenile" Infarkte mit Auftreten von Infarkten unterhalb des 45. Lebensjahres (n = 229), davon in:

1. 29,1 % (n = 67) ungeklärt bei allerdings Hinweisen für eine embolische Genese,
2. 19,6 % Makroangiopathie,
3. 17,4 % Dissektionen und fibromuskuläre Dysplasie,
4. 9,2 % Migräne,
5. 7,9 % kardiale Embolien,
6. 6,6 % Vaskulitiden;
7. seltener Mikroangiopathie, Hyperkoagulopathien, Gefäßkompressionen, hämatologische Erkrankungen und andere Arteriopathien. Bei den initialen 106 Patienten traten bis zu den Nachuntersuchungen nach durchschnittlich 5,8 Jahren in 7,6 % Rezidive auf [Weidauer S, Darmstadt: Juvenile Hirninfarkte – ätiologische und prognostische Aspekte. DGN (9/98) München].

Anatomie/Histologie: s. Klinik M. Binswanger, Arteriopathie CADASIL. s. Pathophysiologie, s. Basilarisinsuffizienz.

Auch flüchtige neurologische Symptome (TIA) können Ausdruck eines Infarktes sein.

– Circulus arteriosus Willisii: In 20 % normal angelegt, Hypoplasien der A. communicans anterior in 10 %, der A. communicans posterior in 20 %, der A. communicans anterior und posterior in 30 %. A. cerebri posterior-Versorgung über die Carotis interna/Communicans posterior in 20 % [Krayenbühl und Yasargil (1979)].
Ein Verschluss oder eine hochgradige Stenose der Carotis interna wird i.d.R. durch den Circulus arteriosus Willisii weitgehend kompensiert, hauptsächlich über die A. communicans anterior mit Strömungsumkehr des A1-Segmentes der kontralateralen A. cerebri anterior. Die hieraus resultierende kompensatorische Strömungsbeschleunigung im vorderen Abschnitt des Circulus arteriosus Willisii darf nicht mit einer arteriosklerotischen Stenose verwechselt werden.
– Idiopathische zystische Medianekrose Erdheim-Gesell mit Höhlenbildung von mukoider Substanz nach reaktionslosem Schwund glatter Muskelfasern und später auch elastischer Fasern. Entstehen eines Aneurysma dissecans. PAS-Färbung mit fokalen alzian-positiv sauren Mucopolysaccharid-Ablagerungen.
– Carotis: 1. Gefäßschlängelung (Tortuosity, auch angeboren). 2. Schlingenbildung (Coiling, auch angeboren, klinisch kaum relevant). 3. Knickbildung (Kinking): Gefäßabknickung um ≥ 90°, Stromflusszunahme um ≥ 40 %. Ggf. erhöhtes Dissektionsrisiko.
– Vertebralis: Arteriosklerotische Veränderungen, Knickstenosen, Dissektion, fibromuskuläre Dysplasie, Arteriitis, knöcherne Kompression. 4 Segmente:

V_0: Abgang (entspringt beidseits zu 90 % aus der ansteigenden A. subclavia vor dem Truncus thyreocervicalis, zu 4 % re dahinter und zu 4 % li aus dem Aortenbogen. Aplasien sehr selten).

V_1: Prävertebraler Abschnitt bis zum knöchernen Kanal.

V_2: Verlauf durch den knöchernen Kanal zwischen HWK 6 und HWK 2, zu 90 % Eintritt über das Foramen costotransversarium in Höhe HWK 6, in 5 % in Höhe HWK 5 in den Knochenkanal: Stenosen. Verbindungen von Ästen des Truncus thyreocervicalis.

V_3: Atlasschlinge, Verbindungen zur A. occipitalis.

V_4: Intrakranieller Verlauf bis zur Vereinigung zur A. basilaris.

Definition: s. Einteilung.
– Ein ischämischer Insult ist Ausdruck einer akuten regionalen Durchblutungsstörung des Gehirns mit Auftreten eines fokal neurologischen Defizits, das flüchtig (TIA, PRIND) oder dauerhaft sein kann.
– Ein ischämischer Infarkt ist eine bleibende strukturelle ischämische Hirnschädigung, aufgetreten im Rahmen eines ischämischen Insults oder auch als stummer Infarkt ablaufend.
– Ein „Schlaganfall" ist definiert gemäß den Leitlinien der WHO als klinische Ausfälle aufgrund einer zerebrovaskulären Ursache, die länger als 24 Stunden andauern oder zum Tode führen [Hatano (1976)].

Diagnostik und Überwachung: s. Ätiologie. s. Therapie. Initial verschmelzen die Grenzen zwischen Diagnostik und Therapie!

Primäre Notfalldiagnostik: s. Labor.
– CCT (s. Röntgen) frühzeitig zum Ausschluss einer Blutung. Die Ischämie ist frühestens nach 2 h erkennbar.
– EKG: Herzinfarkt, Herzrhythmusstörungen (Vorhofflimmern). Ggf. Monitoring.
– Thorax, u.a. zur Beurteilung der Volumensituation, bei kardial stabilem Zustand ggf. sekundär, bei schlechtem Allgemeinzustand (AZ) ggf. Thorax-Topogramm im CT.
– Lumbalpunktion: Notfalldiagnostik bei unauffälligem CCT und Verdacht auf Subarachnoidalblutung.
– Doppler-Sonographie extrakraniell (ECD) und farbkodierte Duplexsonographie: Bei Stenose besonders konsequente RR-Stabilisierung. Bei Dissektion (Verdacht bei Stenose im mittleren bis oberen Interna-Abschnitt) frühe Marcumarisierung binnen Stunden.
– Transkranielle Doppler-Sonographie (TCD): s. Anatomie. Bei 3000 Patienten (und 5717 ausgewerteten Hemisphären) mit TCD-Untersuchung aus versch. Gründen (vaskuläre Symptomatik, Kopfschmerzen, präoperative Abklärung) bei 131/5717 (3 %) intrakranielle Stenosen, davon 28/131 (21 %) ipsilaterale TIA/PRIND, 19/131 (15 %) minor stroke, 9/131 (7 %) major stroke gegenüber den Kontrollen mit 580/5717 (10 %) bzw. 311 (6 %) und 144 (3 %) [Kleiser B, Ulm: Intrakranielle Stenosen und klinische Symptomatik – eine retrospektive Auswertung. ANIM (1/98) Hamburg].
Stenosen nur in 6 % isoliert intrakraniell, in 33 % kombinierte extra- und intrakranielle Stenosen.
Nach 500 mg Acetylsalicylsäure bereits nach 20 min rasch rückläufige Embolie-Signale. Ggf. OFO-Test zum Ausschluss eines offenen Foramen ovale.
Mediaverschlüsse rekanalisieren spontan bis zu 50 % innerhalb der ersten Stunden und bis zu 80 % meist binnen weniger Tage als wesent-

licher Hinweis auf eine embolische Genese.
Bei Mikroangiopathie (meist Hypertonie) erhöhte Pulsatilität (Differentialdiagnose Hirndruckerhöhung).
- Ggf. TCD-Monitoring mit Emboliedetektion (Nachwes in 6/50, davon 3 kardial und 3 arterio-arteriell, darunter keine klinische Verschlechterung). Spätere Marcumarisierung [1. Halbjahr 1995 auf Stroke Unit. Berlit P (17.2.96)].

Sekundäre Diagnostik:
- EEG (Differentialdiagnose Enzephalitis, postiktale Lähmung, Tumor. s. Prognose) ohne ausreichende Spezifität, im Prinzip können bereits in der Akutphase kleine lakunäre von großen kortikalen Infarkten unterschieden werden. Mit EEG-Monitoring (wissenschaftlich!) war in 6/7 eine gute und in 11/13 eine schlechte Prognose voraussagbar [1. Halbjahr 1995 auf Stroke Unit. Berlit P (17.2.96)].
- Langzeit-EKG bei Verdacht auf Rhythmusstörungen wie Bradykardie/Sick-Sinus-Syndrom, Vorhofflattern/Vorhofflimmern.
- Echokardiographie (Notfalldiagnostik bei Endokarditis-Verdacht) auch transösophageal (TEE, TE-Echo) zum Ausschluss eines kardialen Thrombus: s. Ätiologie der Embolien. Bei Synkopen ggf. Ausschluss einer Aortenstenоse.
  Offenes Foramen ovale mit Shunt und paradoxer Embolie.
  Herzklappenerkrankungen besonders Mitralinsuffizienz mit Erweiterung des linken Ventrikels. Mitralstenose.
  Vorhofseptum- und Ventrikelseptumdefekt mit Shunt.
  Mitralklappenprolaps bei 6–10 % junger Frauen, 0,5 % junger Männer).
  Kardiomyopathien, Kontraktilitätsstörungen des linken Ventrikels, Mediastinaltumoren, Myxom, Pulmonalvenenthrombose.
  Spontaner Echokontrast (SEK): Phänomen mit Signalanhebung des normal echoarmen Blutes besonders im linken Vorhof als Zeichen einer erhöhten spontanen Gerinnungsneigung.
- Biopsie: Leptomeninx-Biopsie: Isolierte zerebrale Angiitis. Muskel- (Nerven-) Biopsie: Kollagenosen s. Panarteriitis nodosa.
  Temporalis-Biopsie: Arteriitis temporalis, Thrombangitis obliterans.
- SEP ohne ausreichende Sensitivität, aber bei Hirnstamm-Infarkten korrelieren die Medianus-SEP-Befunde zwischen dem 5.–10. Tag mit dem klinischen Outcome.
- Demenz: Der CAMCOG (kognitiver Teil der Cambridge Examination for Mental Disorders of the Elderly) eignete sich bei 300 Patienten mit einem durchschnittlichen Atler von 70 Jahren besser als die Mini Mental State Examination (MMSE) [De Koning I: The CAMCOG: A useful screening instrument for dementia in stroke patients. Stroke 29 (1998) 2080–6].

Differentialdiagnose *zur arteriosklerotisch oder embolisch bedingten zerebralen Ischämie:*
  s. Ätiologie, Diagnostik, Labor.
  s. Enzephalopathien.
- AIDS – Neuro-AIDS.

- Arteriovenöses oder kavernöses Angiom mit Sickerblutungen mit meist vorausgehenden zerebralen Krampfanfällen.
  Kongestive Enzephalopathie durch AV-Fisteln.
- Intrazerebrale Blutung.
- Diabetes: Diabetisches Koma. Hypoglykämie: Der Blutzucker kann bei Einlieferung bereits wieder normal sein!
- Enzephalitis (u.a. Frühsommer-Meningoenzephalitis, Herpes!) und Hirnabszess.
- Encephalomyelitis disseminata: Akuter Schub einer Multiplen Sklerose, ggf. „lakunäre Symptome" differentialdiagnostisch zur zerebralen Mikroangiopathie. Von „lakunären Symptomen" findet sich nur das „Dysarthria-clumsyhand-syndrome" häufiger bei SAE- als bei MS-Patienten.
- Epilepsie – zerebraler Krampfanfall: Postiktale Lähmung – Todd'sche Lähmung. Kasuistiken von durch blutdrucksenkende Einflüsse wie Orthostase, Hitze oder körperliche Anstrengung auslösbare rezidivierende minutenlange fokale motorische Anfälle kontralateral zu einem Internaverschluss mit aufgehobener zerebrovaskulärer Reservekapazität im Doppler-CO_2-Test [Niehaus L: Hämodynamisch bedingte transitorische ischämische Attacken – Eine Differentialdiagnose fokaler motorischer Anfälle? Nervenarzt 69 (1998) 901–4].
- Hyperosmolares, nichtketoazidotisches Koma.
- Hypertensive Krise.
- Migraine accompagnée: Herdbefund im EEG in Diskrepanz zum normalen CCT-Befund.
- Zerebrale Raumforderung: Subdurales Empyem. Hirnabszess – Abszesse (z.B. durch/bei Heroinabusus). Hirnmetastase und Hirntumor („apoplektisches Gliom"). Subduralhämatom.
- Schädel-Hirn-Trauma (Contusio cerebri, Epiund Subduralhämatom): Wegen vaskulärer Beteiligung Vortäuschung von Infarkten.
- Sinus- und Hirnvenenthrombose: I63.6 Thrombose der Hirnvenen, nichteitrig
- Subarachnoidalblutung 5–10 %.

Seltene Differentialdiagnosen:
- Gliedmaßenparesen bedingt durch lokalen Schmerz bei Frakturen (Oberarm, Schenkelhals) oder Gichtanfall.
- M. Fabry – Angiokeratoma corporis diffusum (Sphingolipidose).
- Fettembolie nach Röhrenknochenfraktur (MRT s. Röntgen).
- Hyperparathyreoidismus: Rasch progrediente Bewusstseinsstörung bis zum parathyreoidalen (s. hyperkalzämisches) Koma. Zerebrale Krampfanfälle.
- Intoxikationen z.B. mit Gefrierschutzmittel – toxische Vaskulitis.
- Lues cerebrospinalis, vaskuläre Form und progressive Paralyse.
- Luftembolie: *Therapie*: Sofort Kopftieflage, Hypothermie zur besseren Gaslöslichkeit.
- Malaria.
- Ornithintranskarbamylase-Mangel: Bei homozygotem Mangel (s. Epilepsie) schon im Kleinkindalter schwere neurologische Defizite. Klinische Symptome bei heterozygoten Frauen ggf. erst im Jugend- oder Erwachsenenalter: Kasuistik einer 52-jährigen, bisher gesunden Patientin mit 4 Episoden von Hemiparese, Aphasie,

Verwirrtheit und zunehmender Bewusstseinstrübung bis zum Koma; im CCT generalisiertes Hirnödem, Doppler, EEG und Liquor unauffällig; nach 10 Tagen jeweils Restitutio ad integrum. Normale Leberfunktion, leichte Hyperammonämie 120 µmol/l, im Proteinbelastungstest ansteigende Ammoniakwerte und pathologisch erhöhte Urinkonzentrationen von Glutamat und Orotat bei erniedrigten Argininspiegeln, Allopurinoltest positiv mit Anstieg des Urinorotats. Unter eiweißreduzierter Diät sowie Substitution mit Arginin 50 µmol/d und Natrium-Benzoat 3,5 g/d beschwerdefrei [Hoppe L, Heidelberg: Ornithin-Transcarbamylase-(OTC) Mangel. Eine seltene Ursache des Hirnödems. ANIM (1/98) Hamburg].
- Paraneoplastisches Syndrom.
- Psychogene Lähmung.
- Tuberkulose – tuberkulöse Meningitis.
- Zervikale Raumforderung.

Einteilung anhand der Klinik: Stadium 1 bis Stadium 4b s. ICD-Einteilung – Klinik.

Einteilung anhand der Lokalisation bzw. Gefäßverteilung ischämischer Insulte im Karotisstromgebiet:

A. cerebri anterior	4 %
A. cerebri media li	51 %
A. cerebri media re	38 %
A. cerebri posterior	7 %

- In Marburg 1982–1992 480 TIA's, 2 989 Hirninfarkte: 22 x im Gebiet der Cerebri anterior, 872 x Cerebri media, 86 x Cerebri posterior [Huffmann, Marburg, DÄB 90/5 (5.2.93) B 218–221]. s. Klinik Thalamusinfarkt.

Einteilung NIHSS s. Tabelle S. 313

Ziffer 9: Kennzeichnung von „nicht beurteilbar", z.B. Dysarthrie, Armvorhalteversuch, Beinvorhalteversuch, Ataxie.
1. Orientierung:
   Bei Aphasie aufschreiben lassen.
2. Augenbewegungen:
   Bei Aphasikern anhand Blickkontakt (Bettseite wechseln) mit 0–2 Punkten einstufen.
   Bei Koma, okulärem Trauma, vorbestehender Blindheit etc. anhand okulozephalem Reflex mit 0–2 Punkten einstufen.
3. Sprache: Globale Aphasie: Patient ist völlig stumm und befolgt keine einfachen Aufforderungen.
4. Dysarthrie: 9 (nicht mitzählen) bei Intubation.
5. Armvorhalteversuch: rechts + links bzw. betroffener + nicht-betroffener Arm.
   9 (nicht mitzählen) bei Amputation, Fraktur, Gelenksteife etc.
6. Beinvorhalteversuch: rechts + links bzw. betroffenes + nicht-betroffenes Bein.
   9 (nicht mitzählen) bei Amputation, Fraktur, Gelenksteife etc.
7. Extremitätenataxie: Patient soll mit offenen Augen abwechselnd auf seine Nase und den Finger des Untersuchers tippen.
   Bds. prüfen. Bei Gesichtsfeldausfällen im nicht-betroffenen Gesichtsfeld prüfen.
   Wenn die Ataxie plegiebedingt nicht beurteilbar ist, 0 Punkte ankreuzen.
   Bei leichter Parese muss die Ataxie deutlich über das Maß einer paresebedingten Schwäche hinausgehen.
8. Sensibilität: Nur Defizite, die sich einem Infarkt zuordnen lassen, werten: Halbseitig, nur bei Hirnstamm-Insult beidseitig.
   Ggf. Schmerzreiz und bei Aphasikern oder Stupor mit 0–1 Punkten einstufen.
9. Neglect: Neglect visuell (Auslöschungsphänomen), auditiv, taktil, räumlich, persönlich.
- Nachteil: Motorische Defizite werden weniger genau und nicht nach proximal und distal differenziert. Reliabilität problematisch bei Aphasikern, Interraterreliabilität bezüglich Augenbewegungen, mimische Muskulatur, Sprache und Ataxie.
- Vorteil: Defizite bei infratentoriellen Insulten wie Dysarthrie und Ataxie werden mitbewertet.
- Hirnödem: Anhand der Daten aus der Lubeluzole-Internationale-9-Studie starben 23 Patienten an Hirnödemen mit Werten auf der NIH-Stroke Scale von ≥ 20 bei linkshirnigen und ≥ 15 bei rechtshirnigen Infarkten; Übelkeit und Erbrechen binnen 24 Stunden sowie ein RR > 180 mm Hg sind (gegenüber 112 Patienten mit vergleichbar schweren Insulten) unabhängige Prädiktoren; einziger unabhängiger radiologischer Faktor waren hypodense Dichtewerte des Media-Versorgungsgebietes von > 50 % im ersten CCT [Krieger D: Early clinical and radiological predictors of fatal brain swelling in ischemic stroke. Stroke 30 (1999) 287–92]. s. Therapie operativ – Entlastungskraniotomie.
- Outcome: Der Score korreliert mit dem bei 65 Patienten nach 1 Woche im CCT gemessenen Infarktvolumen und mit dem funktionellen Outcome nach 3 Monaten [Brott T: Measurements of acute cerebral infarction: a clinical examination scale. Stroke 20 (1989) 864–70].

Einteilung der Selbständigkeit anhand der **FIM-Skala** – Functional Independence Measure – funktionelle Selbständigkeitsmessung.
- Selbstversorgung
  A. Essen/Trinken
  B. Körperpflege
  C. Baden/Duschen/Waschen
  D. Ankleiden oben
  E. Ankleiden unten
  F. Toilettenhygiene
- Kontinenz
  G. Blasenkontrolle
  H. Darmkontrolle
- Transfers
  I. Bett/Stuhl/Rollstuhl
  J. Toilettensitz
  K. Dusche/Badewanne
- Fortbewegung
  L. Gehen/Rollstuhl
  M. Treppensteigen
- Kommunikation
  N. Verstehen akustisch/visuell
  O. Ausdruck verbal/nonverbal
- Kognitive Fähigkeiten
  P. Soziales Verhalten
  Q. Problemlösung
  R. Gedächtnis
Graduierung:
  7 = völlige Selbständigkeit.
  6 = eingeschränkte Selbständigkeit.

5 = Supervision oder Vorbereitung erforderlich.

4 = Kontakthilfe erforderlich, Patient erbringt 75 % der Leistung selbst.

3 = mäßige Hilfestellung, Patient erbringt 50 % der Leistung selbst.

2 = ausgeprägte Hilfestellung, Patient erbringt 25–50 % der Leistung selbst.

1 = totale Hilfestellung, Patient erbringt weniger als 25 % der Leistung selbst.

Einteilung des Schweregrades
anhand der **National Institute of Health Stroke Scale – NIHSS:**   bei Entlassung/Verlegung

		bei Entlassung/Verlegung
Bewusstseinslage	0 wach	0
	1 somnolent	1
	2 soporös	2
	3 komatös, Streck-/Beugesynergismen oder keine motor. Reaktion	3
Orientierung[1]	0 Monat und Alter richtig **beim ersten Versuch**	0
	1 eins richtig (intubiert, schwer dysarthrisch, Sprachbarriere)	1
	2 keins richtig, oder aphasisch, oder komatös	2
Auffassung-Kommando	0 befolgt beide Aufforderungen (ggf. pantomimisch)	0
(Augen auf/zu,	1 befolgt eine Aufforderung	1
Hand auf/zu)	2 befolgt keine Aufforderung	2
Augenbewegungen[2]	0 normal (horizontal)	0
(Blick)	1 isolierte periphere Parese (HN III, IV, VI) oder überwindbare Déviation	1
	2 fixierte Blickdéviation	2
Gesichtsfeld	0 normal	0
	1 partielle Hemianopsie oder Quadrantenanopsie	1
	2 komplette Hemianopsie	2
	3 Blindheit oder Koma	3
Mimische Muskulatur	0 normal (Zähne zeigen, Augen schließen, Stirn runzeln)	0
(Fazialisparese)	1 geringe zentrale Parese, verstrichene Nasolabialfalte	1
	2 deutliche zentrale Parese oder Paralyse	2
	3 komplette (periphere) oder beidseitige Parese, oder Koma	3
Sprache[3]	0 normal	0
	1 leichte Aphasie, Wortfindungsstörungen, Paraphrasien	1
	2 deutlich gestörte Konversation und Aphasie	2
	3 globale Aphasie, oder Koma	3
Dysarthrie[4]	0 normale Artikulation, keine Dysarthrie	0
	1 dysarthrisch, gut verständlich	1
	2 dysarthrisch, kaum verständlich, oder keine Antwort, oder Koma	2
Armvorhalteversuch[5]	0 normal = 10 s normal gehalten (Liegen 45°, Stehen 90°)	0
betroffener Arm	1 langsames, unvollständiges Absinken (KG 2–3) binnen 10 s	1
	2 schnelles, vollständiges Absinken (KG 2)	2
	3 Herabfallen, aber innerviert (KG 1)	3
	4 Plegie, nicht innerviert (KG 0), oder Koma	4
Armvorhalteversuch[5]	0 normal = 10 s normal gehalten (Liegen 45°, Stehen 90°)	0
nicht betroffener	1 langsames, unvollständiges Absinken (KG 2–3) binnen 10 s	1
Arm	2 schnelles, vollständiges Absinken (KG 2)	2
	3 Herabfallen, aber innerviert (KG 1)	3
	4 Plegie, nicht innerviert (KG 0), oder Koma	4
Beinvorhalteversuch[6]	0 normal = 5 s normal gehalten (30°)	0
betroffenes Bein	1 langsames, unvollständiges Absinken (KG 2–3) binnen 5 s	1
	2 schnelles, vollständiges Absinken (KG 2)	2
	3 Herabfallen, aber innerviert (KG 1)	3
	4 Plegie, nicht innerviert (KG 0), oder Koma	4
Beinvorhalteversuch[6]	0 normal = 5 s normal gehalten (30°)	0
nicht betroffenes	1 langsames, unvollständiges Absinken (KG 2–3) binnen 5 s	1
Bein	2 schnelles, vollständiges Absinken (KG 2)	2
	3 Herabfallen, aber innerviert (KG 1)	3
	4 Plegie, nicht innerviert (KG 0), oder Koma	4
Extremitätenataxie[7]	0 keine, oder Patient versteht Übung nicht, oder Koma	0
(soweit nicht	1 eine Gliedmaße ataktisch → Arm rechts – links, → Bein rechts – links	1
paresebedingt!)	2 zwei Gliedmaßen ataktisch → Arm rechts – links, → Bein rechts – links	2
Sensibilität[8]	0 normal	0
(soweit beurteilbar)	1 Hypästhesie	1
	2 Anästhesie, oder Koma	2
Neglect[9]	0 normal, kein Neglect	0
(Unaufmerksamkeit)	1 partielles Neglect, eine Sinnesmodalität	1
	2 Neglect von mehr als einer Sinnesmodalität	2
Summe	42 Punkte, bei Koma maximal 40 erreichbar (keine Ataxie), Lyse-Kontraindikation bei ≥ 22 Punkten	

Einteilung des Schweregrades
anhand der **Scandinavian Stroke Scale – SSS:**   bei Entlassung/Verlegung

Bewusstseinslage	6	wach	6
	4	somnolent, voll orientiert	4
	2	somnolent, nicht voll orientiert	2
	0	reagiert nur auf Schmerz / Koma	0
Orientierung	6	3 x orientiert (Ort, Zeit, Person)	6
	4	2 x orientiert	4
	2	1 x orientiert	2
	0	desorientiert	0
Augenbewegungen	4	keine Blicklähmung	4
	2	Blicklähmung	2
	0	konjugierte Déviation	0
Fazialisparese	2	keine oder sehr gering	2
	0	vorhanden (deutlich)	0
Sprache	10	keine Aphasie	10
	6	eingeschränkter Sprachgebrauch	6
	3	nur einzelne Sätze, mehr als ja/nein	3
	0	ja/nein oder weniger	0
Kraftentfaltung Arm	6	normal (KG 5)	6
	5	gestreckte Armhebung mit reduzierter Kraft (KG 4)	5
	4	gebeugte Armhebung mit Ellenbogenflexion (KG 3)	4
	2	Armbewegung nicht gegen die Schwerkraft (KG 2)	2
	0	Plegie (KG 0)	0
Kraftentfaltung Hand	6	normal	6
	4	KG reduziert, aber voller Bewegungsumfang	4
	2	Handfläche wird mit den Fingern nicht erreicht	2
	0	Plegie	0
Kraftentfaltung Bein	6	normal (KG 5)	6
	5	Beinhebung mit reduzierter Kraft (KG 4)	5
	4	Beinhebung mit Knieflexion (KG 3)	4
	2	Beinbewegung nicht gegen die Schwerkraft (KG 2)	2
	0	Plegie (KG 0)	0
Gang	12	Gehen 5 m ohne Hilfe	12
	9	Gehen mit Hilfe (Stützen)	9
	6	Gehen mit Hilfe einer anderen Person	6
	3	Sitzen ohne Hilfe	3
	0	bettlägrig	0
Summe		58 Punkte maximal (0–30 schwer, 31–54 mäßig, 55–58 gering behindert)	
		Lyse-Kontraindikation bei > 50 Punkten	

nach [Scandinavian Stroke Study Group. Multicenter trial of hemodilution in ischemic stroke. Background and Study protocol. Stroke 16 (1985) 885–90].

Einteilung des Schweregrades anhand der **Mathew Stroke Scale:**

Hirnfunktionen:	**Bewusstseinsgrad**	**Orientierung**	
	8 voll bewusst		
	6 Somnolenz, aber mental intakt	6 3 x orientiert	
	4 Somnolenz	4 2 x orientiert	
	2 Sopor	2 1 x orientiert	
	0 Koma	0 desorientiert	
Sprache: 0–23	entsprechend Reitan Test.		
Hirnnerven:	**Homonyme Hemianopsie**	**Konjugierte Blickbewegung**	**Fazialisparese**
	3 keine	3 intakt	3 keine
	2 leicht	2 leicht	2 leicht
	1 mäßig	1 mäßig	1 mäßig
	0 schwer gestört	0 schwer gestört	0 schwer gestört
Motorik 4mal	jeweils rechter, linker Arm und rechtes, linkes Bein:		
	Paresegrade	**Reflexe**	**Behinderung**
	5 volle Kraft		28 keine
	4 Kraft gegen Widerstand		21 leicht
	3 Bewegung gegen Schwerkraft	3 normal	14 mäßig
	2 Bewegung ohne Schwerkraft	2 asymmetrisch oder pathologisch	7 schwer
	1 erkennbare Bewegung	1 Klonus	
	0 keine Bewegung	0 nicht auslösbar	0 Tod
Sensibilität:	3 normal 2 leichtes Defizit	1 schweres Defizit 0 keine Reaktion auf Schmerzreize	

[Mathew N: Double-blind evaluation of glycerol therapy in acute cerebral infarction. Lancet (1972) 1327–9].

Einteilung *der Behinderung nach Schlaganfall anhand der* **Rankin Scale – RS:**

0   Keine Symptome
1   Keine signifikante Behinderung trotz Symptomen: Bewältigt alle Aufgaben und Aktivitäten
2   Leichte Behinderung: Selbständig ohne Hilfe. Bewältigt nicht mehr alle früheren Aktivitäten
3   Mäßige Behinderung: Benötigt einige Hilfe, ist gehfähig ohne Hilfe
4   Mäßig schwere Behinderung: Benötigt Hilfe zu täglichen Verrichtungen und zum Gehen
5   Schwere Behinderung: Bettlägrig, inkontinent, benötigt konstante Pflege
6   Tod
nach [Van Swieten J: Interobserver aggreement for the assessment of handicap in stroke patients. Stroke 19 (1988) 604–7].

Einteilung *der Pflegebedürftigkeit* – **Barthel-Index – BI:**	nicht möglich jeweils	0 Punkte
1. Essen und Trinken	parenteral/PEG/füttern	0
	mit Unterstützung zurechtschneiden	5
	selbständig	10
2. Umsteigen aus dem Rollstuhl ins Bett	nicht sitzfähig	0
und umgekehrt (einschl. Aufsitzen im Bett)	mit Unterstützung, nur sitzfähig	5
	mit Supervision, geringer Hilfe	10
	selbständig	15
3. Körperpflege (Gesicht waschen,	mit Unterstützung	0
kämmen, rasieren, Zähne putzen)	selbständig	5
4. Benutzung der Toilette (An-, Auskleiden,	mit Unterstützung	5
Körperreinigung, Wasserspülung)	selbständig	10
5. Baden, duschen	mit Unterstützung	0
	selbständig	5
6. Fortbewegung auf ebenem Untergrund über 50 m	im Rollstuhl	5
(auch mit Gehhilfen)	Gehen mit Hilfe	10
	selbständig	15
7. Treppen auf- und absteigen	mit Unterstützung	5
	selbständig	10
8. An- und Ausziehen (einschl. Schuhe binden,	mit Unterstützung	5
Knöpfe schließen)	selbständig	10
9. Stuhlkontrolle	mit Stoma	0
	mit Unterstützung	5
	selbständig	10
10. Harnkontrolle	PUFI, DK, Urinal	0
	mit Unterstützung, inkontinent	5
	selbständig	10

nach [Mahoney F, Barthel D: Functional evaluation: The Barthel index. Md State Med J 14 (1965) 61–5].
35–65 Punkte bedeutet gute Rehabilitationsvoraussetzungen. 100 Punkte bedeuten weitgehende Unabhängigkeit.
Behandlung der Patienten in Reha-Einrichtungen: Mit 0–30 Punkten Phase B, 35–65 Phase C, > 65 Phase D.

Auszug aus dem Erweiterten Barthel-Index – EBI

11. Verstehen	nicht möglich	0
	einfache Instruktionen, versteht komplexen Sachverhalt	3
	normales Verstehen	4
12. Verständlichkeit (Fähigkeiten	kann sich nie oder fast nie verständlich machen	0
zur sprachlichen Äußerung)	kann nur einfache alltägliche Sachverhalte ausdrücken	1
	kann sich praktisch über alles verständlich machen	3
	kann sich ohne Hilfsmittel über alles verständlich machen	4
13. Soziale Interaktion	fast immer unkooperativ, aggressiv, distanzlos oder zurückgezogen	0
	gelegentlich unkooperativ	2
	normal	4
14. Problemlösen (Planen von Hand-	benötigt erhebliche Hilfestellung	0
lungsabläufen, Termineinhaltung,	benötigt geringe Hilfestellung	2
pünktliche Medikamenteneinnahme)	benötigt keinerlei Hilfe	4
15. Gedächtnis/Lernfähigkeit	ist desorientiert, verwirrt oder zeigt Weglauftendenz	0
(Orientierung zu Ort, Zeit	ist desorientiert, verwirrt ohne Weglauftendenz	1
und Person)	muss häufig erinnert werden	2
	muss gelegentlich erinnert werden	3
	keine alltagsrelevante Beeinträchtigung	4
16. Sehen/Neglect	findet sich auch in bekannter Umgebung nicht zurecht	0
	findet sich nur in bekannter Umgebung zurecht	1
	hat schwere Lesestörungen	3
	keine alltagsrelevante Beeinträchtigung	4

11.a   Korrekte Beantwortung von Fragen mittels Ja und Nein
13.a   Beteiligung an Veranstaltungen im Familienkreis
13.b   Teilnahme an kulturellen/kirchlichen/gesellschaftlichen Veranstaltungen
14.a   Fähigkeit, Spaziergänge und Ausflüge zu unternehmen
14.b   Bewältigung notwendiger Lebensmitteleinkäufe u.ä.

Einteilung des Behandlungsergebnisses s. Glasgow-Outcome-Scale.

Einteilung der Pflegebedürftigkeit:
Kann der Patient selbständig
- aufstehen – ins Bett gehen – übliches Bett – Bett mit elektrisch verstellbarem Rückenteil (Transfer s.u.),
- die Körperpflege durchführen, sich:
  waschen an Gesicht, Händen, Oberkörper, Unterkörper,
  Zähne putzen – ohne/mit Hilfsmittel,
  rasieren – ohne/mit Hilfsmittel,
  kämmen – ohne/mit Hilfsmittel,
  baden bzw. duschen,
  Haare waschen und fönen,
  Hände (Fingernägel) pflegen – Füße (Fußnägel) pflegen,
- seine Notdurft verrichten,
- Oberkörper an- und ausziehen: Weites Sweatshirt, Unterhemd, Hemd, Pullover, Reißverschluss bzw. Knöpfe öffnen und schließen,
- Unterkörper an- und ausziehen: Unterhose, weite Trainingshose, Hose, Strümpfe, Schuhe,
- essen – ohne/mit Hilfsmittel wie Thönnesmesser und Essriemchen,
  zum Essen einfache kalte Mahlzeiten zubereiten,
- trinken – ohne/mit Hilfmitteln wie Plastik-Schnabeltasse mit Henkel,
- Transfers durchführen – ohne/mit Hilfsmitteln wie Rutschbrett, Galgen, Strickleiter, Stange – vom
  Bett – Rollstuhl – Bett,
  Rollstuhl – Toilette/Toilettstuhl – Rollstuhl,
  Rollstuhl – Toilett- und Duschstuhl – Rollstuhl,
  Rollstuhl – Sessel/Stuhl – Rollstuhl,
  Rollstuhl – Badewanne/Dusche – Rollstuhl,
  Rollstuhl – Auto – Rollstuhl ohne/mit Verladen des Rollstuhls,
- sich fortbewegen im manuellen Rollstuhl mit Distanz
  auf ebenem Boden von …… Metern,
  auf unebenem Boden von …… Metern,
  mit Fahren im Gelände, an Rampen, Gehsteige herauf und herunter, Ankippen des Rollstuhls,
- im Elektro-Rollstuhl,
- gehen ohne/mit Hilfsmittel wie Rollator, Deltarad, Unterarmstützen,
  sich in der Wohnung bewegen – die Türen in der Wohnung öffnen sowie auf- und zuschließen – ohne/mit Greifhilfe,
  Treppen steigen, Aufzug bedienen,
  spazierengehen – sich im Straßenverkehr bewegen – Einkäufe machen,
- weitere Fertigkeiten des täglichen Lebens durchführen wie
  schreiben – ohne/mit Schreibhilfe,
  Maschine schreiben mit Tipphilfe,
  Briefe öffnen bzw. in Umschlag stecken,
  lesen und Seiten umblättern – ohne/mit Hilfsmittel,
  seine Kleider in Ordnung halten, Schuhe putzen,
  die Handhabung von Geldbeuteln oder Brieftasche,
  die Handhabung des Feuerzeuges,
  die Bedienung des Fernsehers – Recorders – Radios,

Fenster öffnen und schließen,
Gegenstände vom Boden aufheben,
telefonieren – ohne/mit Greifhilfe,
leichte Hausarbeit verrichten (z.B. Strümpfe waschen, sein Bett machen, Geschirr spülen, saubermachen),
- einem Beruf nachgehen?

Epidemiologie: s. Prognose. s. Klinik – Cadasil Arteriopathie. s. Risikofaktoren. m ≥ w.
- Konkordanzrate bei Zwillingen: Eineiig 17,7 %, zweieiig 3,6 % bei zwischen 1917 und 1927 geborenen männlichen Zwillingen [Brass L: A study of twins and stroke. Stroke 23 (1992) 221–3].
- Inzidenz aller zerebraler Durchblutungsstörungen: 200/100.000 pro Jahr in Europa (Erlanger Schlaganfall-Projekt 0,18 %).
  150.000 Schlaganfälle/Jahr in Deutschland (550/d, alle 157 s), 40.000 sterben (200/d), 60.000 bleiben schwerbehindert.
  Insgesamt Abnahme der Inzidenz um 2 % jährlich bei Zunahme der Inzidenz schwerer Schlaganfälle: TIA 16 %, leichte Infarkte 50 %, schwere Infarkte 34 % (1995).
- Inzidenz von leichten Schlaganfällen (TIA/PRIND) mit korrespondierenden Karotisstenosen 40/ 100.000 pro Jahr entsprechend 32.000 bei 80 Mio Einwohnern in Deutschland.
- Inzidenz des Schlaganfalls altersabhängig: Inzidenz „juveniler" Infarkte unterhalb des 40. Lebensjahres 3–4 % mit zunehmender Tendenz (s. Ätiologie), in > 50 % im erwerbsfähigen Alter (andere Quelle 90 % oberhalb des 65. Lebensjahres).
  3. und 4. Dekade 30, > 60 Jahre 750 (alte Bundesländer, Männer 875, Frauen 675; der Anteil der über 65-jährigen wird sich in den nächsten 40 Jahren verdoppeln), d.h. 55–64 Jahre 200, 60–64 Jahre 308, 65–69 Jahre 454, 70–74 Jahre 684, 75–84 1.200, > 75 Jahre 1.305, > 85 Jahre 2.100, 8. und 9. Dekade 3.000/100.000 Einwohner.
  Oder: 55–64-jährige haben ein zwei- bis dreifach, 75–80-jährige ein zwölffach erhöhtes Krankheitsrisiko.
- Bei 72 % der 1., 21 % der 2., 5 % der 3., 2 % der 4. Schlaganfall [Untersuchung im Raum Kassel]:
  Nach erstmaligem Hirninfarkt erleiden > 20 % innerhalb der ersten 2 Jahre und 30 % innerhalb von 5 Jahren ein Rezidiv.
- In den USA bei 50.264.631 Geburten 8918 Schlaganfälle entspr. 17,7/100.000 Geburten, häufiger bei Hypertonie in der Schwangerschaft [Lanska D: Stroke and intracranial venous thrombosis during pregnancy and puerperium. Neurology 51 (1998) 1622–8].
- Prävalenz: Hirnarterienerkrankungen 1/7 bzw. 14 %, davon: Ischämien 1/9, Massenblutungen 1/14, Aneurysmen 1/20 (Autopsiestudien). Karotisstenosen ab dem 65. Lebensjahr bei Männern/Frauen 9 % bzw. 7 %.
- Eu-Biomed-Projekt an 22 west- und mitteleuropäischen Kliniken bei 4534 Patienten mit Erst-Schlaganfall (Durchschnittsalter 71,9 Jahre, insgesamt sehr heterogenes Kollektiv): Durchschnittliche Krankenhausliegedauer zwischen 11 (Portugal) und 37 Tagen (Großbritannien), Mortalität nach 3 Monaten zwischen 17 (Frankreich) und 56 % (Großbritannien), Bart-

hel-Index (ähnlich Rankin-Scale) zwischen 15 (Großbritannien) und 63 % (Frankreich). Bei initial bewusstlosen Patienten hatte das Zentrum keinen Einfluss auf die Behandlungsergebnisse [Stroke 30 (1999) 350–6].

- Letalität: Weltweit zweithäufigste Todesursache [WHO (1998)] und in Deutschland dritthäufigste Todesursache nach Herzinfarkt (1200/d) und Krebs (600/d). Jeder 10. Deutsche über 50 Jahre bzw. jeder 5. mit Bluthochdruck stirbt an den Folgen eines Schlaganfalls (incl. intrazerebraler Blutung und Subarachnoidalblutung). s. Prognose. Mortalität 110/100.000. Häufigste Ursache einer schweren körperlichen (lebenslangen) Behinderung: Insgesamt leben in Deutschland etwa 500.000 Menschen mit den Folgen ihres Schlaganfalls.
- Kleinhirninfarkte: 1,5 % aller Insulte, 0,9 % raumfordernde sog. „maligne Kleinhirninfarkte" mit Verschlusshydrozephalus.
- Die Kosten, um 1 einzigen Schlaganfall zu vermeiden, belaufen sich anhand australischer Zahlen bei Nikotinabstinenz auf 0 DM, bei der Bluthochdruckbehandlung auf 1500 DM, bei Einnahme von Cholesterinsenkern auf 38.500 DM und bei der Karotisdesobliteration auf 350.000 DM.

Klinik: s. Ätiologie. s. Einteilung, s. Basilarisinsuffizienz.

Anamnese:
- Vorausgegangene TIA's, Amaurosis fugax (Karotis)? Jeder 3. Schlaganfall kündigt sich durch flüchtige Durchblutungsstörungen an.
- Kopfbewegungsabhängig? Armarbeitabhängig (Subclavian-steal-syndrome)? s. Klinik Kleinhirninfarkt, vertebrobasiläre Insuffizienz.
- Ischämien treten zu 20 % im Schlaf auf, zu 66 % nachts oder in den frühen Morgenstunden mit einem zweiten Gipfel am späten Nachmittag.

Befund: „Stumme Infarkte" oder „stille Infarkte" zu 11 % in einem Alter von 55–70 Jahren bei über 1700 an der Wake-Forest Universität, North Carolina, mittels Kernspintomographie untersuchten Personen, besonders bei Hypertonus, bei Rauchern doppelt so häufig. Prävalenz bei Männern höher (m : w = 15 % : 9 %). Signifikant schlechtere neuropsychologische und feinmotorische Testergebnisse.

Insult im **Karotis-Stromgebiet**:
85 % Paresen (Mono-, Hemiparesen)
60 % Hypästhesien (Mono-, Hemihypästhesien)
42 % Fazialisparese
29 % Aphasie (bei etwa jedem 7. Schlaganfall-Patient)
25 % Parästhesie – Hypästhesie im Gesicht
20 % Amaurosis fugax (monokuläre Visusstörungen): In 50 % durch Arteriosklerose der Carotis interna oder Karotisdissektion; durch Arteriitis, Thromboembolie, Hypotonie [Gautier J: Amaurosis fugax. NEJM 329 (1993) 426–8], durch Retina-Arteriosklerose, bei primärem Antiphospholipid-Antikörper-Syndrom etc.
17 % Dysarthrie
10 % Kopfschmerz (Differentialdiagnose Blutung, Subarachnoidalblutung, Sinusvenenthrombose!)
10 % Binokuläre Visusstörung bzw. Sehstörung (homonyme Hemianopsie)

2 % Schwindel s. Klinik
2 % Epileptische zerebrale Krampfanfälle. Dysphagie s.u.

Arteria cerebri anterior-Infarkt: I63.5, G46.1
Beinbetonte Hemiparese (ggf. Monoparese), Inkontinenz,
Abulie (Willens- und Entschlusslosigkeit). Meist keine Sensibilitätsstörungen.

Arteria cerebri media-Infarkt: I63.5, G46.0
Linkszerebral (dominante Hemisphäre) Aphasie, rechtszerebral dorsales Mediagebiet Neglect.
Vordere Media-Äste: Brachiofaziale Hemiparese (ggf. Monoparese des Armes).
Mediahauptstamm: Hemiplegie, Blickwendung.
Hintere Media-Äste: Hemianopsie, rechts Verwirrtheit, Akalkulie, Anosognosie.
Rekanalisation s. Diagnostik – transkranielle Dopplersonographie.

Arteria chorioidea anterior I63.5, G46.8
(Endarterie aus der A. carotis interna, versorgt Knie und hinteren Schenkel der Capsula interna und Pallidum internum): Armbetonte Hemiparese, Hemianästhesie, Hemianopsie. Keine Aphasie.

Arteria cerebri posterior: I63.5, G46.2
Hemianopsie, Amnesie.

Balkensyndrom (soweit bekannt) I63.5, G46.8
bei Läsion des kallosalen motorischen Systems:
1. Verlangsamung unilateraler repetitiver und sequentieller Fingerbewegungen unter Ausschluss der visuellen Kontrolle (Klopfbewegungen).
2. Störung der bimanuellen Koordination (z.B. Daumendrehen, Apparat nach Preilowski, Interaktion (Manipulation von Objekten mit beiden Händen – z.B. Perlen auf Schnur auffädeln) und der bimanuellen Kooperation (alternierendes Klopfen mit beiden Händen).
3. Störung der beidbeinigen Koordination beim Gehen (Strichgang).
4. Störung der Unterdrückung von Koaktivierung (Spiegelbewegungen).
5. Apraxie der linken Hand nach verbaler Aufforderung zu komplexen motorischen Akten.
6. Gestörtes Bewusstsein von der motorischen Nutzbarkeit der Hand („alien hand syndrome").
7. Störung der Kontrolle der motorischen Dominanz einer Hemisphäre durch die andere Hemisphäre bei Ausschluss der visuellen Kontrolle (intermanueller Konflikt).
8. Störung des intermanuellen Austausches taktiler und propriozeptiver Informationen („mirroring", finger sequence repetition test, Kreuzlokalisationstest) [Meyer B: Klinische und neurophysiologische Untersuchungstechniken zur Erfassung der motorischen Funktion des Corpus callosum. (9/96) Göttingen].

Corpus callosum-Infarkt I63.5, G46.8, R48.8
bei 8 von 282 zerebralen Infarkten, dabei lag in 5/8 ein Callosum-Diskonnektionssyndrom vor, assoziiert mit einem einzelnen großen Infarkt im vorderen Bereich des Corpus callosum. Partielle Diskonnektionssyndrome waren üblich und Gangstörungen ähnlich wie bei Frontallappenläsionen. Vermutlich tragen Callosum-Infarkte zu kognitiven Defiziten bei [Giroud

M: Clinical and topographical range of callosal infarction: a clinical and radiological correlation study. J Neurol Neurosurg Psychiatry 59 (1995) 238–42].

Capsula interna hinteres Knie: I63.5
Umschriebene Infarkte mit Störung thalamokortikaler Verbindungen und klinisch ausgeprägten neuropsychologischen Störungen wie Apathie und psychomotorischer Verlangsamung, Abulie (Willens- und Entschlusslosigkeit), Störungen von Gedächtnis, Aufmerksamkeit und Konzentration. Darstellung von Hypometabolismus im linken frontalen Kortex [Tatemichi T: Confusion and memory loss from capsular genu infarction: a thalamocortical disconnection syndrome? Neurology 42 (1992) 1966–79].

Hirnstamm-Infarkte s. Basilarisinsuffizienz, Hirnstamm-Symptome – Wallenberg-Syndrom, Kleinhirninfarkt.

Hypophysen-Infarkt: E23.0. G46.8
95 % Kopfschmerzen, 78 % Ophthalmoplegie, 69 % Erbrechen, 64 % Gesichtsfelddefekte, 52 % Sehverschlechterung. Im CCT nur in 46 % sichtbar. Transsphenoidale Dekompression, frühzeitig durchgeführt, mit besserem Ergebnis [Bills D: A retrospective analysis of pituitary apoplexy. Neurosurg 33 (1993) 602–9].

Kleinhirninfarkt – Kleinhirnischämie s. Basilarisinsuffizienz – vertebrobasiläre Insuffizienz.

Ponsinfarkt s. Basilarisinsuffizienz, Hirnstamm-Symptome.

Striokapsuläre Infarkte: G46.0
Etwa 10 % aller supratentoriellen Infarkte. Große (> 2 cm im Durchmesser) subkortikale Infarkte vom lateralen Teil des Kaudatuskopfes über den vorderen Anteil der inneren Kapsel bis zum lateralen und hinteren Putamen reichend im gesamten Territorium der Aa. lenticulostriatae (Abgang vom M1-Segment) meist durch kardial embolischen und rasch rekanalisierten Mediaverschluss.
Hirnrinde nicht infarziert durch Versorgung über leptomeningeale Anastomosen. In über 50 % typische kortikale Symptome wie Aphasie oder Neglect, Auftreten eng an die Dauer des Mediaverschlusses gekoppelt (kortikale Hypoperfusion). Dabei Ausbildung einer fokalen Atrophie in der Kernspintomographie [Weiller C (1994)].

Thalamus-Infarkte und -Syndrome:
– Nucleus anterior-Läsion mit   G46.8
  Affektsyndrom mit Affektlabilität bis Zwangslachen/-weinen, A. thalamotuberalis aus der A. communicans posterior
– Anterolaterales Thalamussyndrom: G46.2
  A. thalamoperforata, 1. Ast aus der A. cerebri posterior
1. Ruhe- oder Intentionstremor.
2. Choreatisch-athetoide Bewegungsunruhe sowie evtl. eine Thalamushand. Keine Sensibilitätsstörungen oder thalamischen Schmerzen. Ggf. akuter Verwirrtheitszustand mit Desorientiertheit, Antriebsstörung.
– Paramedianes Thalamussyndrom: G46.2
  40 % doppelseitige schmetterlingsförmige von mediokaudal nach kraniolateral reichende Infarktzonen (Nucleus dorsomedialis, Centrum medianum) im Subthalamus. Unpaare paramediane posteriore thalamo-subthalamische

Arterie direkt aus der Basilaristeilungsstelle oder unmittelbar im Anschluss daran aus dem kurzen Verbindungsstück bis zum Abgang der A. communicans posterior.
Akute Bewusstseinsstörung/erhöhtes Schlafbedürfnis bis Schlafsucht (durch Schädigung der thalamischen Anteile des retikulären aktivierenden Systems), Gedächtnisstörung, vertikale Blickparese. Vereinzelt auch Halluzinationen, Manie und Persönlichkeitsveränderungen. 2 Kasuistiken eines „Top of the basilar"-Syndroms mit initial 1- bzw. 2-tägigem Koma, dann Distanzminderung, Misstrauen bis zur Feindseligkeit und Aggressivität; neuropsychologische und neuropsychiatrische Störungen werden interpretiert als funktionelles Diskonnektionssyndrom (R48.8) thalamo-kortikaler Bahnen von dorsomedialen und intralaminären Thalamuskernen zum prä- und orbitofrontalen Kortex sowie thalamostriataler Bahnen vom Nucleus accumbens zum ventralen Pallidum [Beblo T, Magdeburg: Neuropsychiatrische/neuropsychologische Veränderungen bei 2 Patienten mit bilateralen Thalamusläsionen. (10/97) Dresden]. Differentialdiagnose Thalamitis.

– Posterolaterales Thalamussyndrom   G46.2
  (Déjerine-Roussy): A. thalamogeniculata, 3. Ast aus der A. cerebri posterior. Das A. thalamogeniculata-Gebiet grenzt an die Capsula interna: Nach sekundärer Verschlechterung kann es wieder zu einer Erholung kommen, oder sekundär nach Wochen bis zu einem Jahr tritt als Spätsymptom „Thalamusschmerz" auf.
1. Kontralaterale Störung der Oberflächen- und besonders Tiefensensibilität (Lemniscus medialis) mit Astereognosie, weniger der Schmerz- und Temperaturempfindung.
2. Kontralateral spontane Schmerzen – Dysästhesie und Hyperpathie („Thalamusschmerz", Tractus spinothalamicus lateralis) trotz erhöhter Perzeptionsschwelle.
3. Hemiataxie (Tractus dentatothalamicus) s.o. Astereognosie.
4. Leichte passagere Hemiparese ohne Kontrakturen (durch Ödem der angrenzenden inneren Kapsel).
5. Kontralateral choreatisch-athetotische Bewegungsunruhe (Verbindung zum Pallidum).
6. Dominante Seite Aphasie.
– Thalamusinfarkte (in Gießen):
  Anterolateral (5 x): Akuter Verwirrtheitszustand mit Desorientiertheit.
  Posterolateral (5 x): Fokale neurologische Defizite, linksseitig Aphasie.
  Paramedian (13 x), davon 5/13 doppelseitige Infarkte: Akute Bewusstseinsstörung, Gedächtnisstörung, vertikale Blickparese.
  Defekt nach 1–5 Jahren wenig charakteristisch: 11 x normaler neurologischer Befund.
  5 x hirnorganisches Psychosyndrom: Besonders bei weiteren Infarktzonen zusätzlich zum Thalamusinfarkt Störung der neuropsychologisch kognitiven Funktionen wie Konzentration, visuelle Merkfähigkeit, Sprache gestört.
  Die thalamische Demenz ist nicht immer irreversibel.
  4 x vertikale Blickparese.
  2 x leichte Hemiparese [Büttner T: Thalamusinfarkte – Klinik, neuropsychologische Befun-

de, Prognose. Fortschr Neurol Psychiatr 59 (1991) 479–87].

Zentrum ovale-Infarkte mit zwei G46.0 verschiedenen Infarkttypen: Von 36 Patienten hatten 10 Patienten große Infarkte, assoziiert mit schweren ipsilateralen Veränderungen (Arteriosklerose etc.) der Carotis interna und akutem Beginn, 26 Patienten hatten kleine Läsionen mit lakunären Symptomen, meist assoziiert mit Hypertonie und Diabetes und progressivem Beginn [Bogousslavsky J: Centrum ovale infarcts: subcortical infarction in the superficial territory of the middle cerebral artery. Neurology 42 (1992) 1992–8].

Besonderes: s. Anosognosie, Aphasie, Apraxie, Astereognosie.

Einzelne Syndrome:

Anton-Syndrom: G46.2 Kortikale Blindheit mit Anosognosie für den Verlust des Sehens.

Binswanger Leukenzephalopathie: G67.3 Subkortikale arteriosklerotische Enzephalopathie (SAE) Binswanger durch langjährigen arteriellen Hypertonus mit lakunären Infarkten bzw. Multiinfarktenzephalopathie. Mikroangiopathie, d.h. Lipohyalinose der langen penetrierenden Markarterien.

– *Klinik:* Lakunäre Infarkte durch Lipohyalinose kleiner Gefäße mit multiplen Marklagerläsionen im CCT bei älteren Patienten mit arterieller Hypertonie (Faktor 8,9), Nikotinkonsum (Faktor 6,6), Diabetes mellitus (Faktor 2,3) und „lakunärem Syndrom" s. Klinik. Keine Assoziation mit Herzerkrankungen [You R: Risk factors for lacunar infarction syndromes. Neurology 45 (1995) 1483–7].
Bei Schädigungsprozessen im frontalen Marklager ggf. „Pseudo-Parkinson", angloamerikanisch „Parkinsonismus der unteren Körperhälfte" („Lower-body-parkinsonism") mit parkinsonartiger, „frontaler" Gangstörung bei gut erhaltener Mobilität im Bereich der oberen Extremitäten. Ggf. Harninkontinenz.

– *Prognose:* Rezidivgefahr im 1. Jahr von 5–10 %. Häufiger zerebrale Krampfanfälle, dann mit erhöhter Mortalität und schlechterer Prognose.

– *Röntgen:* MRT: Läsionen in T1-gewichteten Aufnahmen wie Liquor.

– *Therapie:* Akut ASS. Sekundärprophylaxe durch antihypertensive Therapie und ASS, Ticlopidin oder Clopidogrel.

Cadasil: Arteriopathie bzw. erbliche I67.8 Mikroangiopathie Typ CADASIL (Cerebral autosomal dominant arteriopathy with subcortical infarcts and leucoencephalopathy).

– *Anatomie/Histologie:* s. Röntgen. Arteriopathie der kleinen Gefäße mit 100–400 µm Durchmesser, besonders der leptomeningealen Gefäße und der langen penetrierenden Markarterien mit Verdickung der Tunica media und Fragmentierung sowie Reduplikation der Tunica elastica interna. Einlagerung von granulärem, eosinophilen und PAS-positiven Material in die aufgesplitterte Lamina elastica interna. Ultrastrukturell Ablagerung von osmiophilem, elektronendichten Material, häufig in direkter Nachbarschaft von glatten Muskelzellen der Media. Besonders Atrophie frontotemporal und des Gyrus frontalis superior.

– *Diagnostik:* s. Röntgen. Hautstanze zur ultrastrukturellen Untersuchung der kleinen Arterien auf osmiophiles, elektronendichtes, auf der Basalmembran abgelagertes Material. Familienuntersuchung mit indirekter DNA-Diagnostik s. Epidemiologie.

– *Epidemiologie:* Familiäres Auftreten, autosomal-dominant, auf dem kurzen Arm des Chromosoms 19q13 Mutationen im Notch-3-Gen (wie auch bei der autosomal-dominant vererbten familiären hemiplegischen Migräne und episodischen Ataxie Typ 2) immer mit Zystein-Beteiligung. In Deutschland > 100 Familien.

– *Klinik:* Im mittleren Lebensalter einsetzende wiederholte subkortikale Infarkte (> 80 % TIA-Anamnese bei 45 französischen Patienten) mit Entwicklung einer subkortikalen Multi-Infarkt-Demenz (60 % bei > 60 Jahren), spastischer Tetraparese und Pseudobulbärparalyse mit Pyramidenbahnzeichen. Ggf. Erkrankungsbeginn in der 3. Lebensdekade mit einer Migräne mit Aura (30 % der Männer und 46 % der Frauen), ggf. Basilarismigräne (s. Schwindel), hemiplegische Migräne oder Migräne mit verlängerter Aura.
Gehäuft psychiatrische Störungen wie Depressionen und bipolare Störungen, ggf. auch als lange Zeit einzige Manifestation [Jung H: Cerebral autosomal dominant arteriopathy with subcortical infarcts and leucoencephalopathy: a clinicopathological and genetic study of a Swiss family. J Neurol Neurosurg Psychiatry 59 (1995) 138–43].
Bei der Demenz stehen eine Antriebsstörung mit emotionaler Verflachung, reduzierte Aufmerksamkeit, Perseverationen und Gedächtnisstörungen im Vordergrund.
Asymptomatische Familienmitglieder > 30 Jahre hatten in 50 % eine Leukoaraiose (s. Röntgen – MRT) mit prospektivem Insultrisiko bzw. Demenz (hohe Penetranz) für ein Alter um 60 Jahre [Sabbadini G: Cerebral autosomal dominant arteriopathy with subcortical infarcts and leucoencephalopathy (CADASIL). Clinical, neuroimaging, pathological an genetic study of a large Italian family. Brain 118 (1995) 207–15].

– *Röntgen:* Angiographie wegen schwerer Zwischenfälle kontraindiziert und ohne weiterführende Erkenntnisse.
MRT: In den T2-gewichteten Aufnahmen diffuse, initial besonders periventrikulär und ggf. asymmetrisch, sekundär dann mit Bevorzugung für die Capsula interna und externa, die Stammganglien, den Thalamus und den Hirnstamm (Pons) und im gesamten Marklager lokalisierte Hyperintensitäten. Die Hirnrinde bleibt ausgespart [Dichgans M: Erbliche Mikroangiopathie: CADASIL. DÄB 94/5 (31.1.97) B-190–3].

Charles-Bonnet-Syndrom: I63.5, G46.8, R44.1 Lebendige komplexe visuelle Halluzinationen (Oneiroide), als irreal erkannt mit deutlicher Einsicht in das Krankhafte, bei älteren Patienten mit ophthalmologischer Erkrankung. Diazepam und Neuroleptika ohne Effekt, Carbamazepin zum Teil wirksam [Hosty G: Charles-Bonnet-Syndrome: a description of two cases. Acta Psychiatr Scand 82 (1990) 316–317].

Demenz: Apoplektiform aufgetretene Demenz (s.
M. Alzheimer, Demenz).
- Multi-Infarkt-Demenz (MID)   F01.1
  bzw. Einzelinfarkte im Gyrus angularis,
  Nucleus caudatus, Thalamus, im Knie der
  Capsula interna [Van Gijn J: Vascular Dullness and Dementia. Rhodos (6/97)].
- Subkortikale arteriosklerotische   F01.2
  Enzephalopathie (SAE) Binswanger
- Bilaterale Karotisstenosen: Fallbericht einer
  schnell-progredienten Demenz, zusätzlich unilateralem Vertebralisverschluss, PET-Darstellung eines reduzierten Blutflusses und Glukose-Metabolismus mit Besserung auf extra-intrakraniellen Bypass [Tatemichi T: Dementia
  associated with bilateral carotid occlusions:
  neuropsychological and haemodynamic course
  after extracranial to intracranial bypass surgery. J Neurol Neurosurg Psychiatry 58 (1995)
  633–8].
- Vertebrobasiläre Insuffizienz [Karwasz R:
  Progrediente zerebelläre Ataxie mit zerebralen
  Anfällen und Demenz bei vaskulären Hypoplasien im vertebrobasilären Stromgebiet. Nervenarzt 59 (1988) 398–400].
Depression s. Ätiologie – Herzoperation. s. Besonderes – Psychopathologische Ausfälle. s.
Prognose.
Reaktiv emotionale oder hirnorganisch bedingte affektive Depression. Vorkommen besonders bei linkshirniger frontaler kortikaler
oder Hirnstammläsion [Luderer, Erlangen,
DÄB 90/5 (5.2.93) B 218–221], bei hospitali-
sierten Patienten in bis zu 30–50 % (hohe Inzidenz), davon tritt jede vierte Depression unmittelbar nach dem Insult auf, andererseits
häufig dann, wenn der Patient bei klinischer
Besserung die Situation zu realisieren vermag.
Bei 277 Patienten (55–85 Jahre) 3–4 Monate
nach dem Schlaganfall: Minor Depression in
14,1 %. Major Depression in 26 % (sehr hohe
Inzidenz) besonders bei den auf Hilfspersonen
angewiesenen Patienten, in 18 % als rein schlag-
anfallbezogene Depression: Nur bei diesen
Patienten mit rein schlaganfallbezogener Depression korrelierte die Depression (schwach)
mit dem Ausmaß der neurologischen Funktionsstörung [Pohjasvaara T: Frequency an clinical determinants of poststroke depression.
Stroke 29 (1998) 2311–7].
Von 142 konsekutiven Patienten mit ischämischem oder hämorrhagischem Infarkt konnten (ohne Aphasie oder Bewußtseinsstörun-
gen) 110 Patienten mit einer Testbatterie initial, nach 3 und 6 Monaten und 71,8 % nach
12 oder 24 Monaten untersucht werden:
15mal generalisierte Angststörung, 9mal major depression, 18mal beides, 100mal keine
psychische Erkrankung [Shimoda K: Effect of
anxiety disorder on impairment and recovery
from stroke. J Neuropsychiatry Clin Neurosc
10 (1998) 34–40].
Bei 37 Patienten (13 links-, 15 rechtshirnige und
9 Hirnstamm-Infarkte) initial in 5 % Dysthymie und 11 % Angststörungen, nach 3 Monaten 6 % mittelschwere und schwere Depressionen, 3 % Angststörungen [Kaufmann U, Greifswald: Wie häufig gibt es Depressionen im post-
akuten Stadium des cerebralen Insultes? (9/96)
Göttingen].

Nach Herzoperation treten bei bis zu 25 %
Depressionen auf [Walzer T: Neuropsychologische und psychopathologische Veränderungen nach kardiochirurgischen Eingriffen. Fortschr Neurol Psychiatr 66 (1998) 68–83].
Dysphagie s. Basilarisinsuffizienz, Hirnstamm-
Symptome.
Epilepsie s.u. Krampfanfall.
Gedächtnisstörungen besonders bei   G46.8
bilateraler Schädigung mnestischer Strukturen
im temporalen oder frontobasalen Kortex, des
Thalamus (paramedianes Thalamussyndrom)
bzw. thalamokortikaler Verbindungen (Capsula interna hinteres Knie). Häufig nach kardiochirurgischen Eingriffen.
Homonyme Hemianopsie bei   G46.0. G46.2
Läsionen des Tractus opticus, der Radiatio
optica oder der Sehrinde (DD s. Neglect):
Visuelle Restfunktionen in der betroffenen
Gesichtsfeldhälfte oft einfacher mit der klinischen Konfrontationsprüfung als peri-
metrisch nachweisbar. Patient nimmt an gewissen Stellen ggf. nur die bewegte, aber nicht
die unbewegte Hand wahr (Riddoch-Phäno-
men).
- Kompensationen bzw. Adaptationen: „Weil
  auch bei Läsionen der Großhirnhemisphären
  inkongruente Hemianopsien vorkommen
  (z.B. erhaltene Sehfunktion in der Gesichts-
  feldperipherie des Auges mit dem temporalen
  Defekt: ‚Ausgesparter Halbmond‘, muss die
  klinische Konfrontationsprüfung an jedem
  Auge separat (bei dicht abgedecktem anderen
  Auge) erfolgen. Neben bewussten visuellen
  Restfunktionen in der blinden Gesichtshälfte
  werden zum Teil bei Patienten mit seit längerer Zeit bestehenden homonymen Hemianopsien auch noch größtenteils unbewusste,
  primitive Sehfunktionen postuliert, welche
  einem zweiten ‚extrastriären‘ Sehsystem zugeschrieben werden. Deren Existenz wie auch
  praktische Relevanz sind allerdings stark umstritten“ [Meienberg O in Iatros (7/89) 31–
  4].
- Nutzen von Hinweisen aus der intakten Gesichtshälfte wie unvollständige oder Teile von
  Objekten, Reflexionen oder Streulicht etc. auf
  Objekte in der blinden Gesichtshälfte.
- Nutzen von akustischen Hinweisen.
- Einsatz okulomotorischer Suchstrategien:
  Bei frischen Hemianopsien „Treppenstufen“-
  Strategie mit kleinen Suchsakkaden hintereinander, die im Verlauf größer werden.
  Später „Überschieß“-Strategie mit zeitsparen-
  der übergroßer Sakkade, bei der das Zielobjekt schon nach der ersten Sakkade in die gesunde Gesichtshälfte gerät und danach mit
  einer gezielten zweiten Sakkade in die Gegenrichtung fixiert wird.
  „Bleibt das Zielobjekt in der blinden Gesichtshälfte immer an derselben Stelle, so wenden
  auch schon die meisten Patienten mit einer
  frischen homonymen Hemianopsie statt der
  „Treppenstufen“- die zeitsparendere „prädiktive“ Strategie an: Wurde das Objekt mit Trep-
  penstufenmustern ein oder wenige Male gefunden, so kann sich der Patient dessen Lokalisation merken und es danach mit einer
  einzigen großen Sakkade finden. Ist ein Patient
  nach einigen erfolgreichen Treppensuchbewe-

gungen nicht imstande, die prädiktive Strategie anzuwenden, so hat er zusätzlich zur Hemianopsie noch einen visuellen Neglekt" [Meienberg O in Iatros (7/89) 31–4].

Bei rechtsseitigen parafovealen Gesichtsfeldausfällen besteht eine stärkere Störung als bei linksseitigen Gesichtsfeldausfällen [Zihl J: Eye movement patterns in hemianopic dyslexia. Brain 118 (1995) 891–912].

- Prüfung: Untersucher steht in einem Abstand von etwa 50 cm vor dem Patienten und hält seine Zeigefinger in halbem Nasen-Nasen-Abstand auf Augenhöhe. Der Patient hält seinen Kopf seitlich fest, um Interaktionen zwischen Kopf- und Augenbewegungen zu vermeiden. Nun Patienten abwechselnd einen der ca. 60 cm auseinandergehaltenen Zeigefinger fixieren lassen: Wendet der Patient die Treppenstufen-, Überschieß- oder bei Wiederholung dann prädiktive Strategie an? Übung durch Hin- und Herspringen von einem Punkt an der Wand zum anderen bei fixiertem Kopf mit dem Ziel überschießender Sakkaden. Außerdem bei Blickbewegungen zur hemianopen Seite immer erst die Augen allein und nach Erblicken und Augenfixation dann den Kopf zum Objekt zuwenden.

Herzinfarkte: s. Ätiologie, Prognose.

Hörverlust s. Basilarisinsuffizienz – Arteria cerebelli inferior anterior-Infarkt (AICA-Infarkt).

G46.2

Krampfanfall initial: s. Prognose. Zerebraler Krampfanfall als Frühsymptom bei 4–8 % der Patienten (Embolien bis zu 36 %, intrazerebrale Blutungen bis 14 %) besonders bei diffus vorgeschädigtem Gehirn wie bei einer subkortikalen arteriosklerotischen Enzephalopathie (SAE) Binswanger, dann mit erhöhter Mortalität. Prognose deutlich schlechter bei Status epilepticus. Bei 4 von 6 Patienten in 2 Jahren mit fokalem Status epilepticus lange Dauer des Status, Schwierigkeit der Therapie (2/6 Narkose) und bei 3 Patienten schlechte Prognose [Haan J: Fokaler Status epilepticus bei Hirninfarkt. ANIM (1/89) Erlangen].

Zerebrale Krampfanfälle (sekundär) nach zerebraler Ischämie:

Vertebrobasiläre Insuffizienz [Karwasz R: Progrediente zerebelläre Ataxie mit zerebralen Anfällen und Demenz bei vaskulären Hypoplasien im vertebrobasilären Stromgebiet. Nervenarzt 59 (1988) 398–400].

[Maravic M, Erfurt: PLEDs und Status komplex-fokaler Anfälle nach rezidivierender cerebraler Ischämie bei Exsikkose – ein Fallbericht. (9/96) Göttingen].

„Lakunäre Symptome" – lakunäre Infarkte		Lokalisation
Rein motorisches Syndrom	G46.5	Capsula interna oder Hirnstamm (Brückenfuß)
Rein sensibles Syndrom	G46.6	Thalamus oder Hirnstamm (Brückenfuß)
Sonstige lakunäre Syndrome	G46.7	
Ataktische Hemiparese (ipsilaterale Hemiataxie und beinbetonte Hemiparese)		Hirnstamm (mit Hirnschenkel), Capsula interna
„Dysarthria-clumsy-hand-syndrome" (Dysarthrie und einseitige Dysdiadochokinese)		Hirnstamm (Brückenfuß) oder Stammganglien
Hemiballismus		N. subthalamicus Luysii
Isolierte Hirnnervenparesen		Hirnstamm

Lakunen im Versorgungsgebiet der Endarterien Aa. thalamoperforantes und lenticulostriatae zum Centrum semiovale und Endarterien Rami ad pontem im Hirnstamm. Klinisch häufig initial progressive Entwicklung (wie bei Mikroatheromen). Das Ödem ist im CCT nicht erkennbar.

Makro- und Mikrozirkulation s. Pathophysiologie.

Migräne: Erhöhtes Schlaganfallrisiko bei Migräne besonders in Verbindung mit Östrogeneinnahme s. Risikofaktoren. Bei Migräne mit Aura kann die Aura-Symptomatik persistieren in Form von bleibenden neurologischen Defiziten. Bei 15–30 % der Infarkte bei Patienten unter 30 Jahren (Territorialinfarkte im Gebiet korrespondierend zur Migräne-Symptomatik, 91 % ohne EKG- oder Gefäßveränderungen) [Bogousslavsky J. ANIM (1/88) Würzburg] bzw. bei 3 % der Infarkte bei Patienten unter 40 Jahren sind akute Migräneattacken verantwortlich zu machen [Berlit P: Zerebrale Ischämien bei jungen Erwachsenen. Fortschr Neurol Psychiatr 59 (1991) 322–327].

- Auftreten besonders bei Raucherinnen, die Ovulationshemmer nehmen [Berlit P: 4 Männer und 14 Frauen bei 168 Patienten, davon 8

der 14 Frauen mit Ovulationshemmern und 5 Patienten mit Ergotamin-Kupierung].

- Bei 8 von 9 Patienten mit kortikalen Läsionen im A. cerebri posterior-Areal und 3 Patienten mit Beteiligung des dienzephalen Gebietes der A. cerebri posterior [Nichtweiß M: Zerebrale Ischämien jüngerer Erwachsener. Nervenarzt 61 (1990) 472–481].

- Antiphospholipid-Antikörper – Antiphospholipid-Syndrom.

Neglect: R48.8

Visuelle Hemineglekte („Unaufmerksamkeits-Hemianopsie") bei Parietal- und Temporallappenläsionen der nichtdominanten Hemisphäre, also meist linksseitigen Hemianopsien, können die Behinderung bei (s.) homonymer Hemianopsie verstärken. 2 Monate nach Krankheitsbeginn mit einer Neglekt-Testbatterie getestete Patienten haben bei rechtshemisphärischen Insulten in > 40 % und bei linkshemisphärischen Insulten in 15 % objektivierbare Vernachlässigungen. Oft sind sich diese Patienten ihrer Behinderung nicht oder nur teilweise bewusst, unterbewerten diese und sind im Alltag besonders gefährdet. Schwere Neglect-Symptome bilden sich in 75 % binnen 6 Monaten zurück. Leichtere Hemineglekte sind meist therapieresistent, Strategien werden trotz Übung sofort vergessen.

. Motorischer Neglect: Unilaterale Gliedmaßenakinesie ohne vorhandene Paresen.

Operkulum-Syndrom, bilaterales anteriores (AOS) oder vorderes Operkularsyndrom: In 2/3 durch bilaterale Interna-Okklusion, 1/3 durch Virusenzephalitis [Mao CC: Anterior operculum syndrome. Neurology 39/9 (1989) 1169–1172] faziopharyngoglossomastikatorische Diplegie mit: Bds. Facialisplegie (VII): Mund offen bewegungslos (Differentialdiagnose Botulismus, Guillain-Barré-Syndrom, Myasthenia gravis). Kau- (V) und Schluck(IX, X) lähmung (Dysphagie), fehlender Rachenreflex: Essen ist unmöglich. Gaumensegel unbeweglich und Würgreflex (IX, X) negativ. Zungenlähmung (XII): Zunge schlaff, aber nicht atrophisch im Gegensatz zur Pseudobulbärparalyse. Masseterreflex gesteigert. Sprechen mit unartikulierten Lauten ohne Intonation (Dysarthrophonie), aber: Automatische Bewegungen (im Schlaf Augenschluss, Gähnen, Innervation bei Lachen/Weinen, Kornealreflex) sind möglich.

Prosopagnosie: Unfähigkeit, bekannte   G46.8 Personen visuell zu erkennen bei richtiger Identifikation in nonvisuellen Modalitäten (z.B. am Telefon). Besonders bei rechtshemisphärischen Ischämien.

Pseudobulbärparalyse   G46.8 s. Basilarisinsuffizienz, Hirnstamm-Symptome.

Psychopathologische Ausfälle   G46.8 (s.o. Depressionen): Bei großen Hirnschädigungen eher Delirien, amnestische Syndrome, Demenzen, bei leichteren Schäden neurasthenische und affektive Störungen.

Akute Verwirrtheitszustände eher bei einzelnen, Demenzen eher bei multiplen Herden.

Nach Herzoperation treten bei durchschnittlich 30 % (Angaben bis 80 %) der Operierten meist reversibel neuropsychologische und psychiatrische Symptome wie Verwirrtheit und Gedächtnisstörungen auf. Nur die Hälfte fällt klinisch auf, 10 % sind klinisch ausgeprägt. Nur die Hälfte ist testpsychologisch nachweisbar [Walzer T: Neuropsychologische und psychopathologische Veränderungen nach kardiochirurgischen Eingriffen. Fortschr Neurol Psychiatr 66 (1998) 68–83].

Pusher-Syndrom: G46.8 Zur Hirnläsionsseite kontraversive Fallneigung durch Wegdrücken von der nichtparetischen (meist rechten) Seite (nach links), häufiger bei rechtsseitiger Läsion. Die subjektive visuelle Vertikale (svV) ist bei aktuellen Pushern ipsiversiv verlagert, bei ehemaligen Pushern kontraversiv. Meist Läsionen im Gyrus supramarginalis, in der Insel, im inferioren Gyrus postcentralis und inferioren Gyrus angularis [Prosiegel M (1997)].

Schlaf-Apnoe: G46.8 Prävalenz bei bis zu 25 % der Schlaganfall-Patienten. Nach zerebralem Insult lag ohne Differenzierung zwischen obstruktiven oder zentralen Störungen bei 148 Patienten (114 Männer, 34 Frauen, Body Mass Index 29 ± 4,6 kg/m^2) der Apnoe-Index bei 19,8 ± 18/h; bei 90 Patienten (63 %) war der Apnoe-Index pathologisch > 10/h, bei 57 Patienten (39 %) > 20/h entspre

chend einer Therapiebedürftigkeit [Wessendorf T, Essen-Kettwig: Prävalenz schlafbezogener Atemstörungen in der neurologischen Rehabilitation nach Schlaganfall. (10/97) Dresden].

Schluckstörungen (Dysphagie) s. Basilarisinsuffizienz, Hirnstamm-Symptome.

Schulter: Sporadisch oder dauerhaft schmerzhaftes Schultergelenk bei Hemiparese wohl durch anterior-inferiore Subluxation: Sonographie des Glenohumeralgelenkes.

Schulter-Hand-Syndrom: Schmerzhafte Bewegungseinschränkung von Hand und Schulter, oft teigige Schwellung z.B. des Handrückens, trophische Hautveränderungen und Störungen der Vasomotorik (livide Verfärbung, Marmorierung). Schmerzen vermutlich durch das interstitielle Ödem können sich durch Herabhängen des Armes verstärken.

Schwangerschaft: Zerebrale Ischämien häufiger, durch: Embolien (kardiale, Amnionflüssigkeit-/ Fruchtwasser-, Fettvenen-, Luft-Embolien), Chorionkarzinom, Eklampsie. Seltener durch Immunvaskulitiden wie Lupus erythematodes, Takayasu-Syndrom, isolierte zerebrale Vaskulitis etc., da eine Schwangerschaft immunsuppressiv wirkt. Insgesamt kein nennenswert erhöhtes Insultrisiko [Mas J: Stroke in pregnancy and puerperium. J Neurol 245 (1998) 305– 13] s. Epidemiologie.

Schwindel s. Basilarisinsuffizienz, Hirnstamm-Symptome.

Tetraparese: Tetraplegie mit Ateminsuffizienz nach A. cerebri media-Infarkt [Pfausler B. ANIM (1/94) Karlsruhe]. Akutes Mittelhirnsyndrom s. Basilarisverschluss.

Transitorische globale Amnesie – TGA s. Amnesie.

Vertebrobasiläre Insuffizienz – VBI s. Basilarisinsuffizienz.

Wallenberg-Syndrom s. Hirnstamm-Syndrome – Wallenberg-Syndrom.

Komplikationen: s. Klinik – Besonderes. 25 % der zerebralen Komplikationen binnen 2 Tagen, danach mehr internistische Komplikationen.

– Aspiration bei Schluckstörungen (Dysphagie) – in 13 % Aspirationspneumonie.

– Einblutung in einen frischen Hirninfarkt in verschiedenen Studien in 11–32 %, zu 70–80 % in das Mediastromgebiet, bei Risikofaktoren arterielle Hypertonie, hohes Alter oder vorbestehende Leukoaraiose.

Schwere Einblutungen mit klinischer Verschlechterung sind unter Antikoagulantien häufiger. Therapie mit high-dose-Heparin: „Meist bleibt eine hämorrhagische Transformation unter Heparin klinisch asymptomatisch, und fast immer sind es große Infarkte, bei denen eine hämorrhagische Transformation zur Verschlechterung führt. In Einzelfällen haben wir auf die Frühantikoagulation selbst dann nicht verzichtet, wenn im CT bereits eine leichte hämorrhagische Infarzierung vorhanden war" [Busse O].

Bei hämorrhagischem Infarkt ist ein embelisches Geschehen zu vermuten [Wagner G. Nervenheilkunde 7 (1988) 237–240].

Im MRT finden sich bei kardioembolischen Hirninfarkten nach 3 Wochen bei über 70 %

m.o.w. ausgedehnte Blutungen, nahezu alle sind asymptomatisch.

Risiko schwerer extrazerebraler Einblutungen unter Antikoagulantien bis 4 % in den ersten drei Wochen.

- Progredienter ischämischer Insult (CCT-Kontrolle) mit folgenden Ursachen:
  1. Ausdehnung der Thrombose: Stenose zum Verschluss oder Appositionsthrombose oder Verschluss von Kollateralen,
  2. Hirnödem,
  3. sekundäre Hämorrhagie s. Einblutung,
  4. rezidivierende Embolien,
  5. internistische Komplikationen [Busse O].
- Embolische Frühkomplikationen bei 24 von 347 Patienten (6,9 %), von denen nur 4 antikoaguliert waren, mit einer durchschnittlichen Latenzzeit von 12 Tagen und einer gegenüber Patienten ohne Rezidivembolien (25 %) mit 71 % erhöhter Mortalität. Bei viel zu kleinen Fallzahlen und fehlender sonographischer Karotis-Abklärung liegen folgende Risikofaktoren für Rezidivembolien vor: Deutlichster Prädiktor Alkoholabusus, außerdem Übelkeit und Erbrechen, frühere zerebrale Ischämien, Kombination von arterieller Hypertonie, Herzklappenerkrankung und Vorhofflimmern, das Auftreten von Herzinfarkten oder Tachyarrhythmien [Arboix A: Clinical predictors of early embolic recurrence in presumed cardioembolic stroke. Cerebrovasc Dis 8 (1998) 345–53].
- Bis zu 20 % zerebrale Krampfanfälle.
- Phlebothrombosen – tiefe Beinvenenthrombosen: Inzidenz ohne Heparin-Prophylaxe 50–70 %, unter unfraktioniertem Heparin in Studien 12–31 %, unter niedermolekularem Heparin bzw. einem Heparinoid in kleinen Studien 4–36 % [Prins M: Prophylaxis of deep venous thrombosis with a low-molecular-weight heparin (Kabi 2165/Fragmin) in stroke patients. Haemostasis 19 (1989) 245–50], [Sandset P: A double-blind and randomized placebo-controlled trial of low molecular weight heparin once daily to prevent deep-vein thrombosis in acute ischemic stroke. Semin Thromb Hemost 16 (1990) 25–33], [Turpie A: A low-molecularweight heparin in prevention of deep vein thrombosis in patients with acute ischemic stroke. Ann Intern Med 117 (1992) 353–7], [Turpie A: Organan in the prevention of deep vein thrombosis in stroke patients. Hemostasis 22 (1992) 92–98].

Kardiale Komplikationen: Erhöhte Inzidenz kardialer Arrhythmien und des plötzlichen Herztodes nach Hirninfarkt durch pathologische Aktivierung des sympathischen Nervensystems mit erhöhtem Serumkatecholaminspiegel besonders bei rechtshirnigem Infarkt, Beteiligung der Inselregion und (bei Inselregionbeteiligung vermehrt) nächtlichen Blutdruckanstiegen [Sander D: Pathologische Aktivierung des sympathischen Nervensystems in Abhängigkeit von der Lokalisation und Ausdehnung eines Hirninfarktes. ANIM (1/94) Karlsruhe].

Labor: Krankenhaus-Routine BB mit Hk (Exsikkose, Polyglobulie), Blutzucker/HbA1c, BKS, CRP, Cholesterin, Triglyzeride, CK, GOT, GPT, LDH, Hbs-Antigen, Borrelien- und Lues-Se-

rologie. Leukozyten steigen bei Insult nur kurzzeitig an (6–12 h nach Infarktbeginn), länger anhaltende Leukozytose oder CRP- und Fibrinogen-Anstieg deuten auf eine begleitende Infektion hin.

- **Gerinnungs-Screening** (vor Einleitung einer Antikoagulation): PTT, Quick/INR, Fibrinogen (Dysfibrinogenämie bei Patienten mit Venenthrombose in < 1 %) und

- **Thrombophilie-Screening** besonders bei juvenilen Infarkten, Thrombosen vor dem 45. Lebensjahr, rezidivierenden Thrombosen, atypischen Venenthrombosen wie Sinus- oder Mesenterialvenenthrombose, Thrombosen unter regelrecht durchgeführter Antikoagulation oder bei familiärer Thrombosebelastung zur Abklärung einer angeborenen oder erworbenen Thrombophilie:
  1. Faktor V Leiden-Mutation in 90 % als Ursache der Faktor V-Resistenz gegen aktiviertes Protein C (APC, baut Faktor V normalerweise ab). Prävalenz 7 (2–15) %, bei Venenthrombose 20–60 %, auch bei kryptogenen Infarkten mit kardialem Rechts-Links-Shunt gehäuft [Klingelhöfer J, München: Untersuchungen zur Koinzidenz von kardialem Rechts-Links-Shunt und Thrombophilie-Risikofaktoren bei akutem Hirninfarkt. (10/97) Dresden].
  Das Thromboserisiko ist bei heterozygoten Faktor-V-Leiden-Trägern 5–10fach, bei homozygoten Trägern 50–100fach erhöht.
  2. Protein C-Defekt (angeborener Risikofaktor): Vitamin K-abhängig, hemmt Aktivierung von Faktor V und VII, bei Mangel lebenslange Antikoagulation. Prävalenz 0,1–0,3 % bzw. bei Werten unter 65 % 1,6 %, bei Patienten mit Venenthrombose 3,3 (2–11,5) %, bei Patienten mit Sinusvenenthrombose Werte < 50 % in 50 %.
  3. Protein S-Mangel bzw. -Defekt (Kofaktor, angeborener Risikofaktor): Vitamin K-abhängig, bei Mangel lebenslange Antikoagulation. Prävalenz 0,1 %, bei Patienten mit Venenthrombose 2,6 (0,8–13) % [Hach-Wunderle V: Prävalenz des hereditären Mangels an Antithrombin III, Protein C und Protein S. DMW 118 (1993) 187–190].
  1.–3. mit Sammel-Tests (wie z.B. ProC® Global) abzuklären. Die niedrigsten Konzentrationen der angeborenen und erworbenen Gerinnungsinhibitoren finden sich bei Patienten mit einer begleitenden Infektion (frühzeitige Antikoagulation!).
- Antiphospholipidantikörper (aPA) – Phospholipide – Cardiolipin-Antikörper – Lupus-Antikoagulans (Migräne-Patienten!): Prävalenz von aPA bei Patienten mit Thrombosen 2 % etwa entspr. der Prävalenz in der Normalbevölkerung. Aber: „Bei Patienten mit Nachweis von aPA treten Thrombosen jedoch mit einer Häufigkeit um 30 % auf, von denen sich 25 % zerebral manifestieren" [Kruggel F: Bedeutung der Antiphospholipidantikörper bei zerebralen Ischämien. Nervenarzt 64 (1993) 806–13].
- Antithrombin III: Bei AT III-Mangel (angeborener Risikofaktor in 0,2 %, Prävalenz bei Venenthrombosen 1–7,5 %) erste Thrombose in der Regel zwischen dem 20. und 30. Lebens-

jahr. Typ 1 = verringerte Lebersynthese. Typ 2 = verminderte biologische Aktivität bei normaler Konzentration. Lebenslange Antikoagulation, eher selten Thrombophlebitiden.

- G20210A-Mutation des Prothrombin-Gens – Assoziation mit venösen Thrombosen – bei offenem Foramen ovale und arterieller Ischämie.
- Faktor VII-Aktivität: Direkte Korrelation mit dem Auftreten letaler Koronararterienverschlüsse.
- Faktor VIII-Aktivität.
- Faktor XII-Aktivität. Angeborener Mangel autosomal-rezessiv vererbt (meist ohne Blutungsneigung), verlängerte aPTT.
- Von-Willebrand-Faktor-Konzentration.
- Plasminogen (als Faktor, der insbesondere auf das fibrinolytische System wirkt) – z.B. angeborener Plasminogenmangel (Prävalenz bei Patienten mit Venenthrombose 2 %).
- Fibrinolyse-System/Gerinnungsinhibitoren: Hereditäre Fibrinolysestörungen:
  1. Plasminogen-Defizit – reduzierte Freisetzung von Gewebeplasminogenaktivator (t-PA) – TPA-Antigen.
  2. Dysfibrinogenämie.
  3. (Erhöhung von) Plasminogenaktivator-Inhibitor (PAI-1, Gewebeplasminogeninaktivator, Akute Phase-Protein) als angeborener Risikofaktor für die Thrombogenese. PAI in Citratblut abnehmen und gefrieren, ist bei Malignomen, nach Operationen, Sepsis, Trauma unspezifisch erhöht. Signifikante Erhöhung bei < 45-jährigen Myokard-Patienten mit Reinfarkten [Klinz C: Erhöhter Plasminogenaktivator-Inhibitor und erniedrigter Gewebeplasminogenaktivator bei Patienten mit rezidivierenden zerebralen Ischämien – Zwei Kasuistiken Akt Neurol 17 (1990) 73–76].
- Heparin-Cofaktor II (selten, Prävalenz bei Patienten mit Venenthrombose 1 %).
- β-Thromboglobulin (3fach erhöht bei jungen Erwachsenen mit Infarkt) und Thrombozytenfaktor 4 (erhöht als Zeichen der gesteigerten Thrombozytenaktivierung) [Wagner G: Der Hirninfarkt bei jungen Erwachsenen: … Nervenheilkunde 7 (1988) 237–240].
- Nach rt-PA-Lyse 1. Anstieg des D-Dimers (als Fibrinolyse-Marker) bis zu 48 h bis auf das zehnfache,
  2. des Fibrinmonomers (als Marker der Gerinnung) bereits nach < 1 h bis zu 48 h bis auf das sechsfache im Sinne eines Rebound des Gerinnungssystems [Fassbender K, Mannheim: Effekte der rt-PA-Thrombolyse und Heparintherapie auf Gerinnung und Fibrinolyse beim akuten ischämischen Insult. ANIM (1/98) Hamburg].

Sonstige Parameter: Ggf. Blutgasanalysen zur Überwachung.
- Immun-Elpho, Rheuma-Serologie, Komplement. Oraler Glukosetoleranztest (oGTT).
- Alipoprotein A + B (Tangier Krankheit und A-β-Lipoproteinämie s. Lipoprotein).
- Antiköper bei Verdacht auf Vaskulitis: AMA, ANA, ANCA, Antielastin-Antikörper, Antikörper gegen glatte Muskelzellen.
- Herpes simplex-/ Herpes zoster-Titer.
- Homozystein und Homozystein(urie) s. Risikofaktoren.

- Lipoprotein(a) oder Lp(a), in Makrophagen, ist ein nahrungsunabhängiger, genetisch determinierter unabhängiger Risikofaktor für die Entstehung einer vorzeitigen Arteriosklerose, wohl autosomal-dominant vererbt. Apolipoprotein (a), ein Bestandteil von Lp(a), hat molekularbiologische Übereinstimmungen mit Plasminogen [Schettler, DÄB 90/38 (24.9.93) B-1825].
- Superoxid-Dismutase (SOD): Spiegel mit signifikanter negativer Korrelation zur Infarktgröße und zum klinischen Verlauf [Krempien S, Heidelberg: Superoxid-Dismutase im Serum als prädiktiver Faktor in der zerebralen Ischämie. (10/97) Dresden].
- Neuron-spezifische Enolase nicht tauglich zur Unterscheidung zwischen TIA und definitivem Hirninfarkt [Iglseder B: Beitrag der neuronspezifischen Enolase (NSE) zur Früherfassung bleibender neurologischer Defizite bei zerebrovaskulären Erkrankungen. Akt Neurol 22 (1995) 93–6].

Liquor: Bei Borreliose immer pathologisch, bei Enzephalitis, Thrombangitis obliterans, Papulosis maligna atrophicans Kohlmeier-Degos, infektiösen Angiopathien.
Laktat (10,8–18,9 mg/dl, 1,1–< 2,1 mmol/l) korreliert zur Größe des infarzierten Areals (> 4 ungünstige Prognose).
- Lumbalpunktion: Notfalldiagnostik bei unauffälligem CCT und Verdacht auf Subarachnoidalblutung.

Pathogenese der Arteriosklerose: s. Risikofaktoren.

Pathophysiologie: Häufung von zerebralen Ischämien in den Nacht- und frühen Morgenstunden durch den im zirkadianen hämodynamischen Rhythmus physiologischen Abfall von Blutdruck, Herzfrequenz und Herzzeitvolumen mit Anstieg des Hämatokrit, u.a. bedingt durch die fehlende nächtliche Flüssigkeitszufuhr mit Ausprägung von Dehydratation und Hypovolämie.
1. Makroangiopathie – Makrozirkulation gestört (bei 60 % der Hirninfarkte):
1.1 Extraterritorial: Grenzzonen- oder Endstrominfarkt durch hämodynamisch wirksame Stenosen der großen Hirnarterien mit vermindertem zerebralen Perfusionsdruck, von Gefäß- und Grenzgebieten sowie von der Kollateralversorgung einzelner Bereiche abhängig.
1.2 Territorialinfarkte, überwiegend bedingt durch Thromboembolie, kardial bei Vorhofflimmern oder arterioarteriell bei ulzerierten Plaques der A. carotis interna oder Aorta. Die Plaqueareale bei symptomatischen Patienten sind stärker mit Makrophagen und T-Zellen infiltriert als bei asymptomatischen Patienten [Jander S, Düsseldorf: Die Rolle von Entzündungsprozessen in der Destabilisierung hochgradiger Carotisstenosen. (9/98) München].
2. Mikroangiopathie: Mikrozirkulation gestört (bei 30 % der Hirninfarkte) durch Hyalinisierung der langen perforierenden Endarterien und kleiner Hirngefäße durch langjährige arterielle Hypertonie:
2.1 Lakunäre Infarkte: Multiinfarktsyndrom, Status lacunaris subkortikaler Strukturen jeweils mit klinisch langsam progredienter Verschlechterung der psychischen und neuropsychologischen Leistungen.

2.2 Vaskuläre Leukenzephalopathie: Subkortikale arteriosklerotische Enzephalopathie (SAE) Binswanger.

2.3 Mischform beider Läsionstypen.

3. Zerebraler Blutfluss (CBF):
- CBF > 35 (70–80) ml/100 g/min = normale Durchblutung.
- CBF 20–35 ml/100 g/min = Oligämie, noch erhaltene Zellfunktion, Änderung der somatosensorisch evozierten Potentiale (SEP).
- CBF < 20 ml/100 g/min = elektrische Funktionslosigkeit im EEG, kurzzeitig < 20 ml/100 g/min = Transitorische Attacke (TIA).
- CBF 10–20 ml/100 g/min für eine begrenzte Dauer = „Penumbra". Strukturstoffwechsel erhalten, noch reversibel.
  Sauerstoffverbrauch $CMRO_2$ > 65 µmol/100 g/min.
- CBF < 10 ml/100 g/min = Einzelzellnekrosen nach 5–8 min. Irreversible Infarkte nach 120 min. Sauerstoffverbrauch $CMRO_2$ < 65 µmol/100 g/min.
- CBF = 0 ml/100 g/min = Nulldurchblutung kann maximal 25 min überlebt werden.
- Der „Infarktkern" kann nur durch sofortige Rekanalisation des Gefäßverschlusses mittels Fibrinolyse vor dem Absterben bewahrt werden und ist somit nur bedingt einer Therapie zugänglich.
- Die „Penumbra" (Halbschatten) ist definiert als erholungsfähiges Gewebe. Sie stellt zwar nach Eintritt des Gefäßverschlusses ihre Funktion ein, wird aber durch Kollateralversorgung über Stunden bis ggf. Tage mit Sauerstoff versorgt und erst dann irreversibel geschädigt. Lebensfähiges Gewebe ist bis zu 48 h nach dem Infarkt nachzuweisen – das therapeutische Fenster für die Biochemie ist länger offen als das für die Durchblutung [Heiß W, Krankenhausarzt 65 (1992) 12–13].

Läsionskaskade nach Abfall des CBF mit Hypoxie und binnen 15 Sekunden Reduktion der Energiereserven (ATP). Innerhalb weniger Minuten wird in der Umgebung des ischämischen Areals ein genetisch determiniertes Reaktions- bzw. Suizidprogramm initiiert, zunächst mit Aktivierung der „immediate-early"-Gene c-fos und c-jun, die als Transkriptionsfaktoren die Expression einer Vielzahl regulatorischer Proteine bis hin zu den Entzündungsproteinen oder trophischen Faktoren steuern mit Ausschüttung von Stressproteinen, Hitzeschockproteinen, Apoptose-Genen und resultierender Zelldestruktion:

1. Exzitotoxizität mit Zeitfenster von Minuten: Binnen 10–20 min (auch nach Wiederherstellung einer ausreichenden Reperfusion!) Aktivierung glutamaterger Kanäle (Glutamat-Rezeptor-Subtypen NMDA und AMPA) mit Ausschüttung der exzitatorischen Aminosäure Glutamat, die über verschiedene Typen von Kalziumkanälen zu einer Überflutung der Zelle mit Kalzium und zum zytotoxischen (Steroidresistenten) Ödem führt (1–4 Std.). Ödem auch durch extrazelluläre Kaliumansammlungen.

2. Periinfarkt-Depolarisation (PID) im EEG (Tierversuch) mit Zeitfenster von Minuten bis zu 6 Stunden: Die Anzahl der PID's korreliert zur Infarktgröße. Therapie s. ✶Nimodipin (30 mg Tbl).

3. Inflammation mit Zeitfenster 1 bis ggf. 2–3 Tage: Polymorphkernige Leukozyten binden mittels bei Strömungsverminderung gebildeter intrazellulärer Adhäsionsmoleküle (ICAM-1 = intracellular adhesion molecules) und ECAM-1 an Endothelzellen und verursachen eine mechanische Perfusionsbehinderung mit Zunahme und Beschleunigung der Infarktausdehnung (2-> 24 Std.) [Hennerici M: Pathophysiologische Aspekte des ischämischen Hirninfarkts. Akt Neurol 22 (1995) 81–6].
Im Anschluss an die gesteigerte Wandadhäsion und Akkumulation kommt es zur Leukozyteninfiltration in das infizierte Areal.
Aktivierte Leukozyten setzen freie Sauerstoffradikale frei (21-Aminosteroide in Pilotstudien ohne therapeutischen Effekt).
Aktivierung von Zytokinen und Sauerstoffradikalen in der frühen partiellen Reperfusionsphase (12–24 Std.).
Stickstoffmonoxyd (NO, leicht diffusibel) wird gebildet durch zwei Isoformen der NO-Synthetase aus Arginin
einerseits in den Gefäß-Endothelien mit resultierender Gefäßdilatation und Verkleinerung des Infarktvolumens,
andererseits in den Nervenzellen mit Auslösung einer Kaskade molekularer Prozesse entsprechend einer Vergrößerung des Infarktvolumens durch das neuronale NO. Therapie-Ansatz: Hemmung der NO-Synthetase.
Kohlenmonoxyd (CO, ebenfalls leicht diffusibel), von den Stressprotein Hämoxygenase gebildet, hat ggf. eine ähnliche Funktion.
Therapie-Ansatz: CD11/18-Ak, ICAM-1-Ak, Neutrophil inhibitor factor.

4. Apoptose mit Zeitfenster bis zu 2 Wochen: Initial bleibt die Zellwand erhalten. Therapie-Ansatz: Proteinsyntheseinhibitoren. Wachstumshormon?
Zuletzt werden Proteine exprimiert zur Reorganisation der Zellschädigung, sowohl trophische Faktoren wie TGF-beta-1 (transforming growth factor) oder bFGF (basic fibroblast growth factor) als auch wachstumsinhibierende Faktoren, damit bei der Aussprossung von Synapsen kein „chaotischer" Zustand eintritt [Hossmann K: Neurologische Grundlagenforschung. Bericht zur XVIIth Internat. Symp. On Cerebral Blood Flow and Metabolism. DÄB 92 (25.12.95) B-2584–7].
- Insuffizienz der Auto-Fibrinolyse.
- Thrombozytenaggregationssteigerung: Bei 15 Patienten mit Karotisstenosen > 70 %, davon 6 mit nur geringen weiteren atherosklerotischen Veränderungen und 9 mit einer generalisierten Atherosklerose (definiert durch zusätzlich periphere arterielle Verschlusskrankheit, koronare Herzkrankheit oder Verkalkung der Bauchaorta) hatten eine mit 38,5 ± 8,2 % signifikant erhöhte Rate an P-Selectin positiven Thrombozyten (10 gesunde Probanden 7,4 ± 5,6 %). Kein Unterschied der Rate an P-Selectin bei alleiniger Karotisstenose gegenüber den Patienten mit generalisierter Atherosklerose [Stolz E, Gießen: Thrombozytenaktivierung an hochgradigen Karotisstenosen. (10/97) Dresden].
- Faktor VIII- oder III-Erhöhung.
- Überschießende „Luxus"-Perfusion findet sich auch in bereits nekrotischem Gewebe

[Heiß W: PET. DÄB 92/8 (24.2.95) B-372–8].

Motorische Defizite durch folgende Läsionen:

1. Area 4 (motorischer Kortex) mit distal betonten Paresen, Area 6, 8 oder supplementär-motorische Area – SMA (prämotorischer Kortex) mit inkompletten proximal betonten Paresen. Die Muskeln haben mehrere Repräsentationszentren.
2. Thalamus-Stoffwechselstörung mit „remote depression"-Lähmung durch kortikale Deafferentierung im Sinne eines motorischen Hemi-neglect und guter Prognose durch symptomatische Reorganisation.

Prognose: s. Klinik Thalamusinfarkte. s. Risikofaktoren. s. Röntgen – SPECT. s. Therapie Blutdruckanhebung, Blutzuckereinstellung, Senkung der Körpertemperatur (Hypothermiebehandlung). s. Therapie operativ.

– Erster Insult: 34 % sterben, 16 % schwere Behinderung, dauerhafte Pflegebedürftigkeit, 24 % mäßige Behinderung, 20 % leichte Behinderung, 6 % vollständige Gesundung.

Jährliches Risiko eines vaskulären Todes durch Insult oder Myokardinfarkt		Jährliches Schlaganfall-Risiko bei bestehender zerebrovaskulärer Erkrankung
		Rezidive (Re-Embolierisiko) im 1. Monat bei kardialer Embolie 3–4 % [Northern Manh. Stroke Study], bei arteriosklerotisch bedingten Infarkten (arterio-arteriell embolisch, Makroangiopathie, intrakranielles Mikroatherom) jeweils 8 % (!), bei lakunären Infarkten 1 %. Vorhofflimmern 5 % jährliches Schlaganfallrisiko s. Klinik – VHF. (Jährliches Schlaganfallrisiko bei Gesunden > 50 J. 0,6–1 %)
Carotis-interna-Stenose asymptomatisch	3,4 %	1,3 %, davon 0,4 % bei leichten Stenosen < 50 %, 0,9 % bei mittelgradigen Stenosen < 70 %, 2,3 % bei hochgradigen Stenosen > 90 %. Bzw. 5–15 % im ersten Jahr nach Diagnosestellung mit Faktor 100 gegenüber gering- und mittelgradigen Stenosen.
Carotis-interna-Stenose symptomatisch		
mit Amaurosis fugax	3,5 %	2,2 %
mit TIA oder PRIND	2,3 % bzw. 4,5 % [Hankey G]	3,7 % bzw. 3,4 %, im ersten Jahr 6,6 % [Hankey] 11–12 % im 1. Jahr (13fach erhöhtes Risiko), jeweils 6 % im 2.–5. Jahr (6fach erhöhtes Risiko), 30 % in 5 Jahren.
mit leichtem Insult	2,3 %	6,1 % Hochgradige Stenose + TIA oder leichter Insult 16 % [Hankey G. Symp. on Stroke Prevention. Berlin (13./14.4.92)] Hochrisikopatienten 20 % im 1. Jahr [Warlow C. (6/97) Rhodos].
mit schwerem Insult [Wilterdink J, Arch Neurol 49 (1992) 857]	3,5 %	9 %
Erster Insult	10 %	8 % [European Stroke Prevention Study – ESPS 2] Junge Patienten (n = 74) zwischen 16 und 40 Jahre 1,1–1,2 % [Hindfelt B: Long-term prognosis of ischemic stroke in young adults. Acta Neurol Scand 86 (1992) 440–5]
+ Letalität binnen 30 Tagen	20 %	
[Dennis M: Long-term survival after first-ever stroke: the Oxford shire Community Stroke Project. Stroke 24 (1993) 796–800] (sehr schlechte Prognose!).		
Sekundärprophylaxe: Jährliches Risiko	4–20 %,	
unter Plazebo	7,7 %	
[ATC Meta-Analyse: Antiplatelet Trialists Collaboration. Br Med J 308 (1994) 81–106],		
unter Clopidogrel (939 Ereignisse)	5,32 % (n = 9.599),	
unter ASS 325 mg (1021 Ereignisse)	5,83 % (n = 9.586),	
[CAPRIE-Studie über 1,91 Jahre. Lancet 348 (1996) 1329–39].		

– Auswirkungen:
Etwa die Hälfte aller Schlaganfall-Patienten bleibt arbeitsunfähig.
31 % benötigen Hilfe.
20 % benötigen Hilfe beim Gehen.
16 % sind in Pflegeheimen [AHA: 1990 Heart and Stroke Facts].

30 % erreichen wieder volle soziale und berufliche Rehabilitation.
30 % bleiben auf Dauer auf Hilfe angewiesen (Invalidisierungsrate) [DÄB 93/13 (29.3.96) B-653–6]. Jeder 7. hat 7 Jahre nach dem Schlaganfall noch Sprach- (Aphasie) oder Sprechstörungen (Dysarthrie).

- Gesundheitszustand **nach 2 Jahren**:
4 % sind sofort bei Auftreten des Schlaganfalls gestorben (Letalität 4 %).
34 % waren einige Zeit krank und sind dann gestorben, 20 % sterben in den ersten 4 Wochen.
14 % sind pflegebedürftig. ↔ 33 % (jeder 3.) bleibt schwerbehindert.
24 % sind immer noch stark beeinträchtigt.
17 % sind fast gesund.
6 % sind wieder ganz gesund [Infratest (1990) Bevölkerungsumfrage].
- Beatmung: Von 77 Patienten verstarben 54 % noch im Krankenhaus, die Patienten unter 50 Jahren an den direkten Folgen des Hirninfarktes, ältere Patienten in 23 % an Sekundärkomplikationen [Damian M, Gießen: Prognose des ischämischen Infarktes bei maschineller Beatmung. (9/96) Göttingen].
- CCT: Bei innerhalb von 6 h nach klinischem Beginn im CCT erkennbaren Ischämiebezirken Ausbildung schwerer Insulte mit funktionell schlechtem Ausgang.
- Depressionen (s. Klinik – Besonderes) verschlechtern die physische und kognitive Restitution, besonders in Kombination mit Angststörungen verbleiben verstärkte Defizite im Alltag und in den sozialen Funktionen; kognitive Funktionen waren bei Depression ohne und mit zusätzlicher Angststörung gleich ausgeprägt [Shimoda K: Effect of anxiety disorder on impairment and recovery from stroke. J Neuropsychiatry Clin Neurosc 10 (1998) 34–40].
- Dysphagie s. Klinik – Schluckstörungen.
- EEG: Ein unverändertes klinisches Bild bei völliger Rückbildung des Herdbefundes im EEG deutet eine ungünstige Prognose an [Christian (1982)].
- Fieber s. Therapie – Hypothermie.
- Fibrinolyse: Prognose unter Fibrinolyse s. Therapie – Fibrinolyse-Studienergebnisse.
- Ohne Fibrinolyse:
Von 368 Patienten mit ischämischem Insult (154 w, mittleres Alter 64 Jahre, 214 m, mittleres Alter 62 Jahre), individuell mit Heparin highdose, milder Hämodilution, Hirndrucktherapie, internistischer Grundtherapie, Pneumonieprophylaxe, KG, Ergotherapie, Logopädie behandelt, starben 21 (5,7 %). Die ECASS I-Kriterien erfüllten retrospektiv 163 mit der ECASS-Studie vergleichbare Patienten, von denen 4,3 % verstarben. Bei Beurteilung ebenfalls anhand der Rankin-Scale waren *nach 3 Monaten* 6,3 % schwerbehindert, 16 % mäßig behindert, 17,2 % moderat behindert, 13,5 % leicht behindert, 19,7 % ohne deutliche Behinderung, 23 % symptomlos [Jäger H: Prognose des Schlaganfalls im Versorgungskrankenhaus – ein Vergleich zur ECASS-Studie. ANIM (1/96) Saarbrücken].
- Gefäßchirurgische Eingriffe an anderen Gefäßen als der Karotis (insgesamt 358 Patienten) sind bei asymptomatischen Karotisstenosen mit niedrigem und bei symptomatischen Karotisstenosen mit höherem perioperativem Risiko verbunden [Gerraty R: Carotid stenosis and perioperative stroke risk in symptomatic and asymptomatic patients undergoing vascular or coronary surgery. Stroke 24 (1993) 1115–8].

- Herzinfarkte dominieren gegenüber Reinsulten (6–12 % pro Jahr) [Krämer]. Durch ASS und Ticlopidin Sekundärprophylaxe mit 20–30 % Risikoreduktion bezüglich Insult, Herzinfarkt und vaskulärem Tod [Diener H: Primär- und Sekundärprävention des ischämischen Insultes. DÄB 90/41 (15.10.93) B-2008–12].
- Hirnödem: s.o. Einteilung – NIH-Stroke Scale – Hirnödem. s.u. Klinik – Masseninfarkte.
- Kleinhirninfarkte: Mortalität sog. „maligner Kleinhirninfarkte" mit drohendem Verschlusshydrozephalus unter konservativer Therapie ≥ 80 %, unter operativer Therapie (subokzipitale Kraniotomie) maximal 40 % [Adelt D: Indikation, Probleme und Ergebnisse der neurochirurgischen Behandlung raumfordernder Kleinhirninfarkte. In: Schwerpunkte neurologischer Intensivmedizin. perimed Notfallmedizin 19 (1991) 180–4].
- Krampfanfall: Zerebraler Krampfanfall besonders bei diffus vorgeschädigtem Gehirn wie bei einer subkortikalen arteriosklerotischen Enzephalopathie (SAE) Binswanger. Prognose deutlich schlechter bei Status epilepticus.
- Masseninfarkte des Großhirns: Maligner Mediainfarkt I63.5, G46.0 s.o. Einteilung – NIH-Stroke Scale – Hirnödem. Frühletalität 50–80 %. Bei Überleben in 80 % hoher Behinderungsgrad.
49 Masseninfarkte in Dortmund von 1982–87 bei 19 Frauen und 30 Männer mit gleichem Durchschnittsalter 61–62 Jahre. 63 % Hypertonus, 33 % Diabetes mellitus, 33 % kardiale Vorerkrankung, 22/49 andere Risikofaktoren wie Nikotinabusus (bei 3 Patientinnen gleichzeitige Antikonzeptiva-Einnahme). Vorausgegangener Insult oder Prind bei 9/49 eruierbar. Prognostisch ungünstig ist:
1. Ein Infarkt über das Media-Gebiet hinaus: Mediainfarkte subtotal (n = 21) unter Aussparung der Stammganglien Letalität 50 %.
Mediatotalinfarkte (n = 18) Letalität 75 %.
Mediatotalinfarkte bei gleichzeitigem Vorliegen eines weiteren Infarktareals ipsilateral (n = 10) Letalität 100 %.
2. EEG mit schwerer Allgemeinveränderung.
3. Liquorlaktatspiegel mit deutlichem Anstieg.
4. Doppelseitiger Babinski bis zum 3. Krankheitstag bei 21 der 24 im zentralen Tod Verstorbenen.
5. Initiale Bewusstlosigkeit bis zum 3. Krankheitstag bei 23 der 24 im zentralen Tod Verstorbenen.
6. Zentrale Atemregulationsstörung mit erforderlicher maschineller Beatmung bei 31 der 34 Verstorbenen. Von 15 Überlebenden waren nur 4 beatmungspflichtig.
7. Mathew-Score bis zum 3. Krankheitstag < 35 Exitus im zentralen Tod, > 35 Überleben.
Insgesamt 70 % Letalität während des durchschnittlich 27-tägigen Krankenhausaufenthalts. Altersdurchschnitt der im zentralen Tod (n = 24) Verstorbenen (60,8) nahezu entsprechend den Überlebenden (59,4 Jahre). Altersdurchschnitt der an Sekundärkomplikationen (n = 10) Verstorbenen mit 66,5 Jahre deutlich älter [Folkerts H: Frühprognose bei Masseninfarkten des Großhirns. Nervenarzt 61 (1990) 725– 30].
- Mediahauptstammverschluss: Prognose der Infarktgröße abhängig vom Ausmaß der primär bestehenden leptomeningealen Kollateralisie-

rung. Rekanalisation bei Mediaverschluss s. Diagnostik – transkranielle Dopplersonographie.

- Motorische Defizite: Prognose günstiger (durch symptomatische Reorganisation) bei Thalamus-Stoffwechselstörung mit „remote depression"-Lähmung durch kortikale Deafferentierung im Sinne eines motorischen Hemineglect, ungünstiger bei Läsion der Pyramidenbahn.
- SEP: Bei Hirnstamm-Infarkten korrelieren die Medianus-SEP-Befunde zwischen dem 5.–10. Tag mit dem klinischen Outcome.
- Vestibulookulärer Reflex: Falls erhalten, bei 67 % der Intensivpatienten gutes Outcome [Neunzig, Hamburg. ANIM (1/88) Würzburg].
- Vorhofflimmern (idiopathisches nichtvalvuläres VHF): In Primärpräventionsstudien 4–5 %,

in Sekundärpräventionsstudien 12 % jährliches Insultrisiko. Das kardiovaskuläre Mortalitätsrisiko ist 2–3fach, das Insultrisiko 4–7fach erhöht.

Territorialinfarkte: Von 15–30 % durch kardiale Embolie bedingten zerebralen Insulten sind 45 % durch nichtrheumatisches Vorhofflimmern bedingt.

Bei 0,9 % (2/239) der Patienten mit Sinusrhythmus und bei 17,9 % (9/39) der Patienten mit Vorhofflimmern aus insgesamt 271 Patienten mit zerebraler Ischämie wurde mit transösophagealen Echokardiographie ein kardialer Thrombus sicher nachgewiesen [Dißmann R: Indikation der transösophagealen Echokardiographie nach zerebraler Ischämie. DMW 118 (1993) 1509–14].

Idiopathisches nichtvalvuläres VHF	Insult-/Thrombo embolierisiko (% pro Jahr)	Therapie bzw. INR-Zielbereich
1. < 60 Jahre ohne Risikofaktoren	0,5 % Insultrisiko	ggf. ASS ≥ 300 mg
2. 60–75 J. ohne Risikofaktoren	2 % Insultrisiko	ggf. ASS ≥ 300 mg
> 65 Jahre ohne Risikofaktoren	1,3 – 2,6 % (Thromboembolie)	INR 2 – 3
3. > 75 Jahre ohne Risikofaktoren	3 % Insultrisiko	ggf. ASS ≥ 300 mg (Antikoagulation s.u.)
4. > 75 Jahre mit Risikofaktoren	8 % Insultrisiko	Antikoagulation s.u.
5. Idiopathisches VHF mit Risikofaktoren:	Thromboembolierisiko:	mit INR-Zielbereich:
+ Hypertonie	2– 5 %	2–2,5
+ KHK	2– 5 %	2–2,5
+ linksventrikuläre Ejektionsfraktion (LVEF) ≤ 35 %	5–10 %	2,5–3
+ LVEF ≤ 35 % + „Spontanechos" im li. Vorhof	10–15 %	3–3,5
+ Hyperthyreose	10–15 %	3–3,5
+ Thromboembolie-Anamnese	15–30 %	3,5–4
6. Valvuläres Vorhofflimmern	10–15 %	3–3,5

Im einem Studienarm ohne Plazeboarm bei Patienten mit Blutdruckwerten < 160 mm Hg, ohne Herzinsuffizienz und ohne thromboembolische Ereignisse in der Vorgeschichte (mittleres Alter 67 Jahre, Frauen > 75 Jahre wurden ausgeschlossen) traten unter 325 mg Acetylsalicylsäure während einer Beobachtungszeit von 2 Jahren 2,2 % jährliche ischämische Insulte und systemische Embolien auf, 0,8 % schwerwiegende Schlaganfälle; ohne/mit anamnestisch frühere arterielle Hypertonie 1,1/3,6 % jährliche ischämische Ereignisse; unter ASS 0,5 % schwerwiegende Blutungskomplikationen (n_{ges} = 892, 78 % Männer, 46 % arterielle Hypertonie, 16 % koronare Herzkrankheit, 13 % Diabetes mellitus) [The SPAF III Writing Committee for the Stroke Prevention in Atrial Fibrillation Investigators. Patients with nonvalvular atrial fibrillation at low risk of stroke during treatment with aspirin. JAMA 279 (1998) 1273–7].

Zusammen mit älteren Studien können bei 1000 Patienten mit VHF ohne Risikofaktoren mit ASS bzw. Antikoagulation etwa 5 bzw. 10 Ischämien jährlich vermieden werden bei 3 bzw. 10–12 schwerwiegenden Blutungskomplikationen [Caro J: Atrial fibrillation and anticoagulation: from randomised trials to practice. Lancet 341 (1993) 1381–4]. [Hart R: Atrial fibrillation and stroke. Revisiting the dilemma.

Stroke 25 (1994) 1337–41]. [Report of quality Standards Subcommittee of the American Academy of Neurology. Practice parameter – stroke prevention in patients with nonvalvular atrial fibrillation. Neurology 51 (1998) 671–3]. [Hart R: Prevention of stroke in patients with nonvalvular atrial fibrillation. Neurology 51 (1998) 674–81].

Stroke Unit Ergebnis: 1241 Stroke-Patienten in Dänemark zwischen 1989 und 1993 wurden auf der Stroke Unit in Bispebjerg oder in der Nachbarstadt Frederiksberg behandelt: Auf der Stroke Unit 50 %ige Reduktion der Mortalität im Krankenhaus und 43 % nach 6 Monaten. 30 % kürzerer Gesamtaufenthalt im Krankenhaus. 39 % Entlassungen weniger in Pflegeheime. Die Rate der Patienten, die nach dem Schlaganfall ein unabhängiges Leben führen konnten, nahm zu, ohne gleichzeitig den Anteil schwerstpflegebedürftiger Überlebender zu erhöhen [Jörgensen H: The Effect of a Stroke Unit: Reductions in Mortality, Discharge Rate to Nursing Home, Length of Hospital Stay and Cost. A Community-Based Study. Stroke 26 (1995) 1178–82].

Positive Effekte einer im Durchschnitt 16 Tage und bis zu 6 Wochen dauernden Behandlung auf der Stroke Unit waren noch nach 5 Jahren nachweisbar [Indredavik B: Stroke Unit Treatment. Long-term effects. Stroke 28 (1997) 1861–6], bei 110 auf der Stroke Unit behandelten Patienten war gegenüber 110 auf einer Allgemeinstation behandelten Patienten die Überlebensrate höher und die Lebensqualität deutlich besser [Indredavik B: Stroke unit treatment improves long-term quality of life. A randomized controlled trial. Stroke 29 (1998) 895–9].

Risikofaktoren – zerebrovaskuläre Risikofaktoren: s. Ätiologie. s. Labor. Thromboserisiken s. Sinusvenenthrombose.

– Primärprophylaxe durch ASS im Gegensatz zum Myokardinfarkt bisher nicht nachgewiesen, nur bei Vorhofflimmern (Emboliesenkung um 30 % gegenüber 50–70 % durch Antikoagulation).

– Alter: Inzidenz s. Epidemiologie. Bestehende zerebrovaskuläre Erkrankung s. Prognose.

– Vererbung (oder ähnliche Lebensumstände?!): Männer, deren Mutter an einem Schlaganfall gestorben sind, haben ein höheres Schlaganfallrisiko.

1. Arterielle Hypertonie Faktor 4 (2,5–6,3), andere Quelle Männer 2,7, Frauen 2,0 [Wolf. JAMA 259 (1988) 1025], bei lakunären Infarkten Faktor 8,9 [You R]. Erbliche Vorbelastung wird bei 2/3 angenommen.

Hypertonie bei 70 % der Schlaganfallpatienten: bei 16 % der < 40-Jährigen und bei 60 % der > 60-Jährigen. 20 % der Hochdruckkranken sterben an einem Schlaganfall.

Ein Anstieg des systolischen Blutdruckes um je 10 mm Hg erhöht das Risiko um jeweils 10 %. Primärprävention mit systolischer Blutdrucksenkung um 11 mm Hg bewirkt 36 % Risikoreduktion [DÄB 93/13 (29.3.96) B-654].

Primärprävention mit durchschnittlicher diastolischer Blutdrucksenkung um 5–6 mm Hg bewirkt ca. 40 % Risikoreduktion [Diener H: Primär- und Sekundärprävention des ischämischen Insultes. DÄB 90/41 (15.10.93) B-2008–12].

1.1 Bestehende Herzerkrankungen (nicht bei lakunären Infarkten [You R: Risk factors for lacunar infarction syndromes. Neurology 45 (1995) 1483–7]):

Vorhofflimmern Faktor 5 (4–7): s. Prognose. Jährliches Insultrisiko bei idiopathischem nichtvalvulären VHF 4–5 % in Primärpräventionsstudien, 12 % in Sekundärpräventionsstudien. Linksherzhypertrophie: Männer 2,3, Frauen 3,4 [Wolf. JAMA 259 (1988) 1025].

Herzklappenprothesen.

Herzinsuffizienz und Kardiomyopathie: Bei eingeschränkter linksventrikulärer Pumpfunktion schwankt die Embolierate zwischen 2 und 20 % pro Jahr.

Echokardiographie: Die echokardiographisch ermittelte linksventrikuläre Dysfunktion ist ein unabhängiger Risikofaktor mit der Konsequenz einer therapeutischen Antikoagulation [Atrial Fibrillation Investigators. Echocardiographic predictors of stroke in patients with atrial fibrillation: a prospective study of 1066 patients from 3 clinical trials. Arch Intern Med 158 (1998) 1316–20].

Koronare Herzkrankheit – Herzinfarkt: Verdopplung des Schlaganfallrisikos.

1.2 Migräne: Bei 72 Frauen unter 45 Jahren mit ischämischem Infarkt gegenüber 173 altersähnlichen Kontrollpatientinnen Risikofaktor Migräne ohne Aura 3,0, bei Migräne mit Aura 6,2, bei mehr als 20 Zigaretten Tageskonsum 10,2, bei Einnahme von oralen Ovulationshemmern 13,9 [Tzourio C: Case-control study of migraine and risk of ischaemic stroke in young women. Br Med J 310 (1995) 830–3]. [Tzourio C: Migraine: a risk factor for ischemic stroke in young women. Stroke 28 (1997) 2569–70].

Bei zusätzlicher Östrogeneinnahme auf das Dreifache erhöhtes Schlaganfallrisiko bei 291 Patientinnen (74 mit Migräne) im Alter von 20–44 Jahren mit Schlaganfall gegenüber 736 altersähnlichen Krankenhauspatientinnen mit anderen Diagnosen (davon 96 auch mit Migräne), dabei entwickelte sich die Ischämie in 20–40 % direkt aus einer Migräneattacke bzw. bei 2/3 bis 3/4 der Frauen trat innerhalb von 3 Tagen vor dem Insult eine Migräneattacke auf; keine Risikozunahme durch Östrogen für zerebrale Blutungen; Risikopotenzierung auch bei zusätzlichem Nikotinkonsum oder Hypertonus [Chang C and World Health Organisation Collaborative Study of Cardiovascular Disease and Steroid Hormone Contraception: Migraine and stroke in young women: case-control study. Br Med J 318 (1999) 13–8]. Bei 20.729 Männern und Frauen im Alter von 24–74 Jahren war die Schlaganfallhäufigkeit (auch in der Menopause) um 1/3 erhöht [Merikangas K: Association between migraine and stroke in a large-scale epidemiological study of the United States. Arch Neurol 54 (1997) 362–8]. Auch Frauen ohne Migräne, bei denen Eltern oder Geschwister an Migräne leiden, haben ein erhöhtes Risiko.

2. Nikotinkonsum bei ≤ 10 Zigaretten Faktor 1,5, bei 20 und mehr Zigaretten Faktor 2. Männer Faktor 1,4, Frauen Faktor 1,6 [Wolf. JAMA 259 (1988) 1025], bei lakunären Infarkten Faktor 6,6 [You R]. Mit 49 % häufigster Risikofaktor in der Gruppe der 40–49-jährigen [Rotermund T].

Anhand der Northern Manhattan Stroke Study (NOMASS, n=431) und der Berliner Schlaganfalldatenbank (BSD, n=483) wurden hochgradige Karotisstenosen > 60 % in 14 (NOMASS) bzw. 21 % (BSD) festgestellt mit einem signifikanten Zusammenhang bei Rauchern mit mehr als 20 Packungsjahren [Mast H, Berlin: Zigarettenrauchen als Determinante hochgradiger Stenosen der Arteria carotis. DGN (9/98) München].

Hört ein Raucher mit dem Rauchen auf, ist das Schlaganfallrisiko nach 3 bis 5 Jahren (bei < 20 Packungsjahre) wieder normal.

♣ *Billiger Rat*
Zum Doktor du nicht gehen brauchst,
solange du noch trinkst und rauchst.
Wozu sich lang verschreiben lassen,
was man doch selbst weiß: Bleiben lassen.
[Eugen Roth]

3. Hoher Alkoholkonsum mehr als 400 g/Woche, bei ≥ 0,7 l Wein Faktor 3. Übermäßiger Alkoholkonsum stört die Blutgerinnung und erhöht die Risikofaktoren arterielle Hypertonie

und Übergewicht. Dazu besteht ein fast linearer Zusammenhang zwischen Alkoholmenge und dem Risiko einer zerebralen Blutung oder einer Subarachnoidalblutung.

In Schottland während eines Beobachtungszeitraums von 21 Jahren bei Männern mit weniger als 22 Einheiten Alkohol pro Woche kein protektiver Effekt, bei > 35 Einheiten pro Woche Faktor 2 gegenüber Abstinenten [Hart C: Alcohol consumption and mortality from all causes, coronary heart disease, and stroke: results from a prospective cohort study of Scottish men with 21 years of follow up. BMJ 318 (1999) 1725–8].

Aber: U-förmige Beziehung bei 13.329 Männern und Frauen im Alter zwischen 45 und 84 Jahren über eine Beobachtungszeit von 16 Jahren mit leicht protektivem Effekt geringer Alkoholmengen (0,1–0,2 l Wein/d, wohl durch Erhöhung der Konzentration von High-Density-Lipoproteinen) gilt nur für Wein (insbesondere Rotweine enthalten Flavonoide und Tannine). Allerdings wurde bei der abstinenten Gruppe bisher nie der Grund der Abstinenz (vorausgegangene Alkoholproblematik?) ermittelt [Truelsen T: Intake of beer, wine, and spirits and risk of stroke. The Copenhagen City Heart Study. Stroke 29 (1998) 2467–72].

4. Diabetes mellitus Faktor 2 bzw. Männer 2,1, Frauen 1,7 [Wolf. JAMA 259 (1988) 1025], bei lakunären Infarkten Faktor 2,3 [You R]. Das Schlaganfall-Risiko ist umso höher, je schlechter der Zucker eingestellt ist.

4.1 Hyperinsulinämie als eigenständiger Risikofaktor für Gefäßerkrankungen induziert
a) durch Stimulation der hepatischen Triglyzeridsynthese und von VLDL den Lipideinbau in die Intima,
b) die vermehrte Bildung eines Plasminogen-Aktivator-Inhibitor-Komplexes und wirkt so hemmend auf die Fibrinolyse,
c) ggf. die Hypertonie [Arzneimitteltherapie 11/7 (7/93) Suppl 10].

5. Bestehende vaskulär bedeutsame Laborparameter:

5.1 Hyperlipoproteinämie s. Therapie:

5.1.1 Hypercholesterinämie bei 30 % der Patienten mit zerebraler Ischämie: In 0,2 % vererbt – eine erbliche Vorbelastung wird bei 55 % angenommen.
Cholesterin > 240 mg/dl verdoppelt und > 280 mg/dl verdreifacht (Faktor 2,6) das Schlaganfall- und Herzinfarkt-Risiko.
Erhöhung des LDL-Cholesterins ist mit dem höchsten Risiko für Arteriosklerose verbunden [Schettler, DÄB 90/38 (24.9.93) B-1825].
LDL > 160 mg/dl oder HDL < 30 mg/dl steigern das Infarktrisiko um das 7fache – ein niedriges HDL trägt unabhängig vom Gesamtcholesterin zu einer Verfünffachung des Koronarrisikos bei (HDL-Cholesterin wirkt protektiv und korreliert signifikant mit endogenem Östrogen).

5.1.2 Hypertriglyzeridämie: Erhöhte Triglyzeride verschlechtern die Fließeigenschaften des Blutes.

5.1.3 Hypophyseninsuffizienz (vermutlich infolge erhöhter Lipidspiegel).

5.1.4 Seltene Risikofaktoren wie Gerinnungsstörungen, Kontrazeptiva-Einnahme, Migräne,

Schlaf-Apnoe-Syndrom, Tumorerkrankungen, Vaskulitis liegen bei 46 % der < 40-Jährigen, bei 16 % der 40–49-Jährigen, bei 6 % der 50–59-Jährigen und bei 0,01 % der > 60-Jährigen vor (2370 retrospektiv erfasste Patienten von 1992–1997) [Rotermund T, Witten/Herdecke: Prävalenz klassischer und seltener Risikofaktoren bei zerebralen Ischämien in verschiedenen Altersgruppen [DGN (9/98) München].

5.2 Erhöhter Hämatokrit bzw. erhöhte Blutviskosität Faktor 2,5 (s. 10. verminderte Lungenfunktion).

5.3 Erhöhtes Fibrinogen um Faktor 1,8 bis 4,1 auch für Herzinfarkt [Ernst E: Fibrinogen as a cardiovascular risk factor: a meta-analysis and review of the literature. Ann Int Med 118 (1993) 956–63]. Grenzwerte schon ab 300 mg/dl sind mit einer erheblichen Zunahme des kardiovaskulären Risikos assoziiert. Fibrate mit Fibrinogen-senkender Potenz von 25 % bei 105 Patienten [Qizilbash N, Oxford: Fibrinogen and lipid concentrations as risk factors for transient ischaemic attacks and minor ischaemic strokes. Br Med J 303 (1991) 605–9].

5.4 Hyperurikämie.

5.5 Hyperhomozysteinämie, Homozystein(urie) – Homozystein als Zwischenprodukt des Stoffwechsels unterstützt das Cholesterin bei der Atherosklerose: Um Faktor 2 erhöhtes thrombogenes Risiko. Von 5661 zwischen 1978–1980 untersuchten Männern im Alter von 40– 59 Jahren lag während der Beobachtung bis 1991 bei den 107 Insultpatienten das Homozystein mit 13,7 mmol/l signifikant höher als bei den Kontrollpersonen mit 11,9 mmol/l [Perry I: Prospective study of serum total homocystein concentration and risk of stroke in middle-aged British men. Lancet 346 (1995) 1395–8]. Homozystein entsteht beim Abbau der essentiellen Aminosäure Methionin. Die häufigsten Ursachen sind ein Vitamin B_{12}- oder Folsäure-Mangel. Konsequente Behandlung mit Vitamin B_6, B_{12} und Folsäure: Inverse Korrelation zwischen einerseits Multivitamineinnahme und andererseits Homozysteinspiegel und Schlaganfall-Risiko [Kittner S: Homocyst(e)ine and risk of cerebral infarction in a biracial population. The stroke prevention in young women study. Stroke 30 (1999) 1554–60].

5.6 Lipoprotein(a) fraglicher Risikofaktor.

5.7 Das ApoE4-Allel scheint ein Risikofaktor für die Entstehung der Arteriosklerose bzw. vaskulären Demenz zu sein.

6. Bewegungsmangel Faktor 1,5: Geringeres Risiko bei körperlicher Aktivität durch Erhöhung der Konzentration von High-Density-Lipoproteinen. Einmal wöchentlich sportliches Schwitzen senkt in einer amerikanischen Studie an 20.000 Ärzten das Risiko um 21 % [Physician's Health Study].

7. Übergewicht Faktor 1,5, besonders bei abdominellem Verteilungsmuster („Apfeltyp"). Durch Gewichtabnahme können alle stoffwechselbedingten Risiken vermindert werden. Jedes Kilo Gewichtabnahme senkt den Blutdruck systolisch um 2, diastolisch um 1 mm Hg.

8. Dauerstress.

9.1 Östrogenerhöhung – Hyperöstrogenismus z.B. durch Ovulationshemmer über eine Östradiol-vermittelte gesteigerte Hyperkoagulabilität, Intimaproliferation und Verminderung von AT III: Risikozunahme bei Östrogeneinnahme und Migräne (s.o.).

9.1.1 ≥ 50 µg Ethinylestradiol (höher dosierte Östrogene der 1. Generation): Erhöhtes Risiko bei 3,5 [Brit Med J 315 (1997) 1502].

3 Kasuistiken durch Kontrazeptiva mit hohem Östrogenanteil bzw. einmal β-HCG [Rickmann H, Karlsruhe: Ovarielles Hyperstimulationssyndrom (OHSS) als Risikofaktor für cerebrale arterielle und venöse thromboembolische Komplikationen. (10/97) Dresden].

9.1.2 < 50 µg Ethinylestradiol (Östrogene der 2. und 3. Generation): Kein erhöhtes Risiko bezüglich des Risikos eines zerebralen oder hämorrhagischen Insults sowie einer Subarachnoidalblutung; kein Unterschied bei Frauen zwischen 18 und 44 Jahren (aktuelle und frühere Einnahme; 1. Mitglieder einer Krankenkasse in Kalifornien mit Krankenhaus-Entlassungsdiagnosen ischämischer oder hämorrhagischer Insult und 2. Population im Bundesstaat Washington, 175 ischämische und 198 hämorrhagische Insulte gegenüber 1191 Kontrollpersonen) [Schwartz S: Stroke and use of low-dose oral contraceptives in young women. A pooled analysis of two US studies. Stroke 29 (1998) 2277–84] und kein Unterschied in einer von Schering gesponserten Fallkontrollstudie an 1000 Frauen zwischen 16 und 45 Jahren.

9.2 Östrogendefizit in der Postmenopause oder nach bilateraler Ovarektomie: HDL korreliert signifikant mit endogenem Östrogen. Jährliche Todesraten (32 Mio postmenopausale Frauen, USA): Ischämische Herzerkrankung 280.000 – 9 %, zerebrovaskuläre Erkrankung 105.000 – 3 %, Brustkrebs 34.000 – 1 %, Korpus-Karzinom 3000 – 0,1 % [Lafferty F (1985)]. Die zerebrovaskuläre Reservekapazität (TCD und Messung mit Carbogen-Gas mit 95 % CO_2) ist bei prämenopausalen Frauen signifikant höher als bei postmenopausalen Frauen und als bei Männern, aber nicht gegenüber postmenopausalen Frauen mit Hormonersatztherapie.

10. Verminderte Lungenfunktion (s. 5.1 erhöhter Hämatokrit).

11. Niedriger sozialer Status [Klaus D: Gehirnerkrankungen bei Hochdruck. Med Klinik 88 (1993) 701–9].

12. Schlafbezogene Atemstörungen, insbesondere obstruktive Schlafapnoe als möglicher unabhängiger Risikofaktor: Faktor 2,1, bei anamnestischer Angabe von Atempausen, Tagesmüdigkeit und Übergewicht Faktor 8.

13. Helicobacter pylori bedingte chronische Entzündung als vermutlich prothrombotischer Faktor [Markus H. J Neurol Neurosurg Psychiatry 64 (1998) 104–7].

14. Hypothese: Chronische Gefäßentzündungen durch Chlamydien lösen eine Arteriosklerose aus: 55 konsekutive Patienten unter 55 Jahren hatten gegenüber 52 alters- und geschlechtsvergleichbaren Kontrollpatienten signifikant häufiger IgA-Antikörper > 1:16 gegen Chl. pneumoniae [Haberl R, München: Schlaganfall durch Chlamydia pneumoniae Infektionen. DGN (10/97) Dresden].

15. Erhöhte systolische zirkadiane Blutdruckvariabilität (24 h-Blutdruckmessung) mit nächtlichem Blutdruckanstieg > 15 mm Hg korrelierte bei 286 Patienten und einer mittleren Nachbeobachtungszeit von 3,3 Jahren anhand der duplexsonographisch bestimmten Intima-Media-Dicke (IMT) am deutlichsten mit der Entstehung früher arteriosklerotischer Gefäßveränderungen der A. carotis communis, außerdem korrelierten der systolische Blutdruck, Patientenalter und Raucherjahre mit der IMT [Sander D, München: Einfluss von Veränderungen der 24h-Blutdruckrhythmik auf die Progression früher arteriosklerotischer Gefäßveränderungen der A. carotis: Eine prospektive 3-Jahres Studie. DGN (9/98) München].

Röntgen: Thorax (Notfalldiagnostik) u.a. zur Beurteilung der Volumensituation, bei kardial stabilem Zustand ggf. sekundär, bei schlechtem Allgemeinzustand (AZ) ggf. Thorax-Topogramm im CT.

CCT frühzeitig zum (1.) Ausschluss einer Blutung, zur Bestimmung von (2.) Lokalisation, Ausdehnung und (3.) Ursache.

Als Notfalldiagnostik obligatorisch bei Bewusstseinsstörung, schwerer neurologischer Symptomatik, progredienter Symptomatik, Fieber, Verdacht auf Subarachnoidalblutung, bei sekundärer Verschlechterung zum Nachweis von Ödembildung mit Gefahr der Einklemmung oder von hämorrhagischer Infarzierung.

Am besten, insbesondere bei geplanter Lyse-Therapie, Spiral-CT-Angiographie (mit Kontrastmittel) oder MR-Angiographie (MRA).

- Frühe Hirninfarktzeichen (nach 4 Stunden in 85 %):
  1. Hypodenser Linsenkern oder Nucleus caudatus.
  2. Aufgehobene Rinden-Mark-Zeichnung z.B. im Inselbereich.
  3. Hyperdenses Media-Zeichen (direkte Thrombusdarstellung).
  4. Fokale Ödemzeichen (verstrichene Furchen oder Inselzisterne).

- Ausgebildeter Hirninfarkt: Die Ischämie ist frühestens nach 12 h erkennbar – innerhalb von 6 h erkennbare Ischämiebezirke sind assoziiert mit schweren Insulten und prognostisch schweren Ausfällen [Büttner T, Bochum: Early CT signs of supratentorial brain infarction: Occurence, clinical and prognostic significance. (9/96) Göttingen].
  1. Bei kardiogener Embolie kortikaler, striatokapsulärer Territorialinfarkt, frische Infarkte in mehreren Gefäßarealen.
  2. Bei arterio-arterieller Embolie kleine kortikale Territorialinfarkte.
  3. Bei extrakraniell hämodynamisch bedingten Infarkten Grenzzoneninfarkte („Dreiländereck"), Endstrombahninfarkte.
  4. Bei intrakraniellen Mikroatheromen Territorialinfarkt.
  5. Lakunäre Infarkte ≤ 2 cm im Marklager, Thalamus, Stammganglien, Pons.

- Kontroll-CCT nach 4–8 Tagen zur Beurteilung der Infarktgröße und Infarktlokalisation.

- Perfusions-CT (Siemens-Software): CT-Veränderungen sofort nach Auftreten klinischer Symptome. Pro Schicht ein KM-Bolus (jodhaltig) von 50 ml, 20–10 ml/s über eine 16er-

Verweilkanüle in der Ellenbeuge gespritzt, mit kontinuierlicher Schichtung über 32–40 s zur getrennten Darstellung der arteriellen und venösen Phase und Auswertung von u.a. Flow (CBF), zerebralem Blutvolumen (Blood Volume) und Time to peak. Schichtdicke 10 mm, Auflösung 5–10 mm.

CT-Angiographie (CTA): s. Angiographie. Zeigt die Morphologie (MRA die Funktion).

MRT: Anstatt Kontroll-CCT besonders zur Beurteilung infratentorieller Infarkte der hinteren Schädelgrube. Frische Ischämien sind in T2 leicht hyperintens und frühestens nach 30 min erkennbar.

Blutung ggf. in der FLAIR-Sequenz erkennbar, aber keine MR-Sequenz zeigt sicher Blutungen!

Lakunen in T1-gewichteten Bildern wie Liquor (Differentialdiagnose Encephalomyelitis disseminata – T1 hyperintens), Lakunen in T2-gewichteten Bildern hyperintens.

Nach ≥ 24 h: In T1-gewichteten Bildern meningeales Enhancement.

Nach 1 Woche: In T1-gewichteten Bildern ggf. hämorrhagische Transformation durch kapilläre Blutaustritte, oft im Linsenkerngebiet (nicht identisch mit Einblutung).

Nach ≥ 1 Woche: In T1-gewichteten Bildern gyrales Enhancement bis zu 1/2 Jahr.

– Die diffusionsgewichtete MRT (Signalgebung durch Brownsche Molekularbewegung der Protonen), EPI-Sequenz, ist nach 30 min positiv und zeigt noch vor T2-gewichteten Bildern bereits in den ersten Stunden die Zellschwellung bzw. ischämische Gewebsveränderungen im Sinne eines zytotoxischen Ödems, das in eine irreversible Läsion mündet. Darstellung auch von Regionen ≤ 2 mm³. Akute Infarkte sind signalangehoben, alte Infarkte hypointens. Bei Hirnstammsymptomatik durchaus als Primärdiagnostik.

– Die Perfusions-MRT (KM-Bolus) erlaubt die Beurteilung der Parenchymperfusion im Infarktareal; bei Rekanalisation des primär verschlossenen und den Infarkt auslösenden Gefäßes ist kein Perfusionsdefizit mehr erkennbar. Perfusionsstörungen können in der Frühphase über die Diffusionsstörungen hinausgehen. Bei Interna-Stenosen (n = 26) > 75 % (und TCD-Zirkulationsstörung) Verlängerung der mittleren Transitzeit (MTT) um 1,2 s und Zunahme des regionalen zerebralen Blutvolumens (rCBV) auf der zu operierenden Seite im Vergleich zur gesunden normal perfundierten Hemisphäre um 16,8 %; bei Stenosen < 75 % keine Änderung; bei fehlender TCD-Zirkulationsstörung MTT nur um 0,42 s verlängert und rCBV mit 10 % nicht signifikant erhöht; nach Karotis-OP Normalisierung [Dörfler A, Essen: Perfusions-MRT zur Einschätzung der Hämodynamik bei Patienten mit Stenosen der A. carotis interna. Poster DGN (9/98) München].

– Diffusions- und Perfusionsbildgebung sind den T2-gewichteten Aufnahmen und der FLAIR-Sequenz überlegen. Bei Diffusionsbildgebung mit pulsgetriggerter Multi-shot-SE-EPI-Sequenz mit Bewegungskorrektur mittels Navigatorechokorrektur und Perfusionsbildgebung als 2D- und 3D-FFE-EPI-Sequenz nach Bolusapplikation von Magnevist in allen Infarkten > 1 cm reduziertes relatives regionales zerebrales Blutvolumen (rCBV) < 10 % mit korrespondierendem Abfall des Diffusionskoeffizienten (ADC); die endgültige Infarktgröße im CCT entsprach der Größe der rCBV-Abnahme; bei ausgedehnter Veränderung in der Diffusionsbildgebung bei gleichzeitigem Perfusionsausfall wurde keine Lysetherapie durchgeführt [Flacke S, Bonn: Diffusions- und Perfusionsbildgebung im hyperakuten Hirninfarkt: Infarktdetektion und Beurteilung der Kollateralisation als Entscheidungshilfen für die Therapie. DGN (9/98) München].

– Weiße-Substanz-Läsionen (WSL – white matter lesions – WML – periventrikuläre Leukenzephalopathie bzw. Hyperintensitäten – PVHs – Leukoaraiose): Zonen reduzierter Hirndurchblutung, im CCT hypodens (dargestellt bei Durchmesser > 0,5 cm), im MRT infolge eines erhöhten Wassergehaltes in T2 hyperintense Zonen. Auftreten im Alter in 50 %.

Bei TIA größeres Infarktrisiko.

Risikofaktor für eine Einblutung in einen frischen Hirninfarkt, bei Antikoagulation größeres Blutungsrisiko.

Korrelation zu Schluckstörungen (Dysphagie), Schlucktempo [Prosiegel M (19.10.96)], pathologischen Reflexen und zu Aufmerksamkeitsstörungen, als früheste Zeichen Verlangsamung der Denkabläufe zu kognitiven Störungen und zu einem schlechteren kognitiven Leistungsniveau auch bei Nichtdementen.

Bei 111 Patienten im Alter von 65–68 Jahren Assoziation mit kardiovaskulären Erkrankungen, vaskulären Risikofaktoren, Arteriosklerose der Karotis (Korrelation mit der Intimadicke der A. cerebri media) [Van Gijn J (6/97) Rhodos]. Bei Untersuchungen von 2394 Hirnhälften Korrelation zu Alter und Insultanamnese. Keine Korrelation zum Karotis-Stenosegrad, zu Hypertonie und Myokardinfarkt [Streifler J: Lack of relationship between leukoaraiosis and carotid disease. Arch Neurol 52 (1995) 21–4]. Keine Korrelation zum Karotis-Stenosegrad [Bots M: Cerebral white matter lesions and atherosclerosis in the Rotterdam Study. Lancet 341 (1993) 1232–7].

WML auch bei zerebraler Amyloid-Angiopathie, Arteriopathie Typ Cadasil (s. Klinik – Besonderes) mit kleinen Ischämiearealen und ausgedehnten Leukoaraiose-Arealen, subkortikaler arteriosklerotischer Enzephalopathie (SAE) Binswanger und lakunären Infarkten, granular arteriopathy, systemischer Hypoxie, außerdem differentialdiagnostisch bei AIDS, M. Alzheimer (20–60 %), postinfektiöser Demyelinisierung, Encephalomyelitis disseminata, seniler Gangstörung, arterieller Hypertonie, progressiver multifokaler Leukenzephalopathie, bei 37 % der nicht dementen Parkinson-Patienten, mit proximaler Myopathie, nach Trauma, (iatrogen) radiogen oder nach Chemotherapie. Häufiger auch bei Diabetes, hohen Fibrinogen- und Faktor VIIc-Spiegeln. Histologisch finden sich entzündliche Veränderungen, Demyelinisierungen, komplette und inkomplette Infarkte, Erweiterungen der perivaskulären (Virchow-Robin-)Räume, reaktive Gliose und Arteriosklerose proportional zu den

radiologischen Veränderungen mit einem relativen Wasseranstieg. Axonuntergang und Dilatation der perivaskulären Räume korrelieren nicht streng zum Ausmaß der Demyelinisierung und Arteriosklerose [Van Gijn J: Vascular Dullness and Dementia (6/97) Rhodos].
Differentialdiagnose der WML: Lakunen bei Fettembolie in T2-gewichteten Bildern hyperintens, in T1-gewichteten Aufnahmen hohes oder niedriges Signal.

MR-Angiographie (MRA) – Kernspinangiographie (ggf. Head-and-neck-Spule): Bei Verdacht auf Dissektion. Zeigt mehr die Funktion als die Morphologie. Überschätzt den Stenosegrad im Vergleich zur konventionellen Angiographie.

Angiographie – Digitale Subtraktionsangiographie (DSA), alternativ MR-Angiographie (MRA) oder Spiral-CT-Angiographie (CTA).
s. Diagnostik – Dopplersonographie. s. Therapie-Fibrinolyse. Indikation bei der Differentialdiagnose Verschluss – Pseudookklusion und bei Jugendlichen ohne Risikofaktoren mit Infarkten in mehreren Stromgebieten, ggf. zur Bestimmung der Kollateralisation als wichtiger Prognosefaktor.
– Einschränkungen: Niedergradige, dopplersonographisch nachweisbare Stenosen können der angiographischen Darstellung wegen der schwer beurteilbaren seitlichen Projektion entgehen.
Verschluss bei Embolie nur innerhalb 48 h nachweisbar.
Intravaskuläre Lymphome (selten) können klinisch und angiographisch das Bild einer primären ZNS-Angiitis vortäuschen.
– Kontraindikation bei hemiplegischer Migräne wegen höherer Komplikationsrate.

PET: „Patienten mit schlechter Langzeit-Rückbildung von Aphasien zeigten im subakuten Stadium zwei Wochen nach Insult signifikant niedrigere Werte für den Glukosestoffwechsel als die Fälle, in denen die Sprachstörung deutlich zurückging" [Heiß W: PET. DÄB 92/8 (24.2. 95) B-372–8].

SPECT: s. Therapie – rt-Pa.
– Im Früh-SPECT (binnen 14 h) mit ^{99m}Tc-HMPAO können die ischämischen Areale im Gegensatz zum Früh-CT dargestellt werden, diese sind größer als im SPECT nach 6–8 Tagen und im Spät-CT [Klemm E, Bonn: Untersuchungen der Hirnperfusion mit Hilfe der hochauflösenden SPECT und ^{99m}Tc-HMPAO im Akutstadium des Hirninfarktes. (10/97) Dresden].
– SPECT mit 400 Mbq ^{99m}Tc-ECD (^{99m}Tc-Ethylcysteinat): 59 von 82 Patienten mit einem verschieden großen Perfusionsdefizit und einer Aktivität < 70 % im Vergleich zur korrespondierenden Region auf der gesunden Seite hatten einen Infarkt im Kontroll-CT, 23/82 eine Aktivität > 70 % mit Symptomlosigkeit nach 5–7 Tagen, davon hatte nur 1 Patient einen CT-gesicherten Hirninfarkt [Berrouschot J, Leipzig: Differenzierung zwischen TIA und Hirninfarkt mit Tc-99m-ECD-SPECT innerhalb der ersten sechs Stunden bei Patienten mit akuter Ischämie im Stromgebiet der A. cerebri media. DGN (10/97) Dresden].

– Iomazenil-SPECT: Iomazenil bindet flussunabhängig als selektiver Neuronenmarker an den Benzodiazepinrezeptoren intakter Neurone, es kann der Ausfall von Neuronen auch in CT-morphologisch intakten Hirnarealen nachgewiesen werden.
– Frühe Reperfusion („early reperfusion") < 1 Woche weist auf eine gute Prognose hin.
– Bei Verschluss der A. carotis interna (und insuffizientem Circulus arteriosus Willisii) zum Nachweis einer kritischen Durchblutung und Indikationsstellung einer extra-intrakraniellen Shunt-Operation.
Der Quotient CBF/CBV (zerebraler Blutfluss/zerebrales Blutvolumen) sinkt in gefährdeten Regionen im Vergleich zur Gegenseite ab (52 – 15 %), der Anstieg des CBV (140 ± 42 %) fällt deutlicher als der Abfall des CBF (81 ± 7 %) aus [v Kummer R, Heidelberg: Gehirndurchblutung und zerebrales Blutvolumen bei Karotisverschlüssen und -stenosen. (9/84) Heidelberg].
– SPECT mit Azetazolamid kritisch zu handhaben, da bei grenzwertiger Perfusion ein Insult ausgelöst werden könnte [Knop J, Hamburg: ^{99m}Tc-HMPAO-SPECT with azetazolamide challenge to detect hemodynamic compromise in occlusive cerebrovascular disease. Stroke 23 (1992) 1733–42].
– SPECT mit 5 % CO_2-Inhalation.

Thrombozyten-Szintigraphie.

Selbsthilfegruppe – Adressen für Informationen: Stiftung Deutsche Schlaganfall-Hilfe e.V., Postfach 104, Carl-Bertelsmann-Str. 256, 33311 Gütersloh, Tel. 05241/9770-0, Fax 05241/702021, http://www.schlaganfall-hilfe.de.

Therapie: Akutbehandlung entsprechend intensivmedizinischen Grundsätzen zur Stabilisierung der Vitalfunktionen:
Ein Schlaganfall ist ein Notfall und schnellstmöglich in der Klinik zu versorgen [Helsingborg Deklaration]. TIA = Stroke = Notfall.
Zeitfaktor: Die Therapie ist im Hinblick auf Überlebenschancen und das Ausmaß der bleibenden Behinderung umso wirksamer, je früher sie beginnt. Das therapeutische Fenster beträgt maximal 6 Stunden!
I. Patienten – Angehörige: Sofort Hilfe holen (Tel. 112), ohne auf den Hausarzt zu warten. Nicht „warten, bis es vorbei ist". Keine Selbstmedikation mit z.B. Aspirin. Für Sauerstoffzufuhr sorgen, Atemwege frei machen, Zahnprothesen entfernen, beengende Kleidung öffnen. Fenster öffnen und stickigen, überhitzten Raum vermeiden. Besonders bei Bewusstlosen Atmung und Herzschlag überwachen und Bewusstlose in stabile Seitenlage bringen. Nichts zu essen und zu trinken geben.
Informationen vorbereiten, 1. wann (um welche Uhrzeit) der Schlaganfall aufgetreten ist, 2. wie er sich entwickelt, insbesondere ob es schon wieder besser wird, 3. welche Krankheiten wie Bluthochdruck, Zucker, Herzerkrankungen bestehen und 4. welche Medikamente der Patient zuletzt eingenommen hat.

II. **Prähospitale Notfallversorgung** durch Rettungsdienst / Notarzt:
1. Freihalten der Atemwege und Sauerstoffgabe über Nasensonde 2–4 l/min mit Zielwert pO_2

100 (Pulsoxymeter) und pCO_2 35 mm Hg, bei Atemobstruktion ggf. über Guedel-/Wendeltubus. Oder:

2. Intubation und Beatmung ggf. mit kontrollierter Hyperventilation (pCO_2 30 bzw. < 35 mm Hg, pO_2 normal) abhängig von Blutgasanalysen: pO_2 < 55, pCO_2 > 55 mm Hg oder Tachypnoe > 30/min, klar indiziert meist bei Hirnstamm-Insult (Atemzentrum primär betroffen, häufig Schluckstörung); Indikation besonders bei: a) Alter < 60 Jahre oder sehr guter AZ, b) gute pulmonale Situation, c) keine Multimorbidität, d) keine Adipositas permagna, e) nichtdominante Hemisphäre betroffen.

3. I.v.-Zugang: NaCl 0,9 %, ggf. Haes hypervolämisch. Kein ASS, (niedermolekulares oder Standard-) Heparin, Ticlopidin, Clopidogrel. Insbesondere bei Hirndruck keine gefäßerweiternden Mittel (außer Nitro an Tag 1) wie i.v.-Gabe von Ca-Antagonisten, zentral wirksame Vasodilatatoren, Nootropika! Keine Steroide, Mannit oder Diuretika zur Hirnödemtherapie (Diuretika allenfalls bei manifester Herzinsuffizienz mit Stauungszeichen). Keine Barbiturate zur primären Hirnprotektion. Kein Aspartat oder Glutamat.

4. RR-Senkung nur bei vitaler, z.B. kardialer Bedrohung, eindeutiger hypertensiver Krise (!) oder RR-Werten > 220/120 mm Hg: Nitro 1–2 Hub ggf. alle 10 min.

5. Telefonnummern erfragen, besser Angehörige/Zeugen mitnehmen oder an aufnehmende Klinik verweisen, sofortige Information ist wichtig! Sofortige direkte telefonische Benachrichtigung der Stroke Unit.

II. Hospitale Notfallversorgung: Weitere Stabilisierung der Vitalfunktionen, möglichst in einer Stroke Unit (Diagnostik und Therapiebeginn auf der Vorfahrtsstraße – initial verschmelzen die Grenzen zwischen Diagnostik und Therapie!):

1.1 Zur Wahrung einer Lyseoption schnelle Vorab-Diagnostik binnen < 5 min mit: RR, Herzgeräusch (Endokarditis, Infektzeichen), i.v.-Zugang und Labor. Neurologisch in 3 min: Bewusstseinslage/Hirnnerven/Paresenverteilung (supra-, infratentorieller Infarkt s. Einteilung: NIHSS), Symptome progredient oder rückläufig.

1.2 Überwachungsmonitor: Erste 24–48 h kontinuierliche klinische und apparative Überwachung von O_2 (Pulsoxymetrie bzw. Blutgase durch Blutgasanalysen), RR (bzw. Langzeit-RR), EKG – Herzfrequenz, Atmung und Temperatur.
Sofort-CCT (bei Lyseoption soweit möglich mit CT-Angiographie) zum Ausschluss einer intrazerebralen Blutung.
Bewusstseins- und Pupillenkontrolle mit Kontroll-CCT bei Änderung.

2. **Systemische Fibrinolyse der A. cerebri media – Thrombolyse im Karotis-Stromgebiet**: s. Basilarisinsuffizienz.
„Wenn wir in den Infarkt (= Penumbra) kein Blut hereinbringen, hat alle Therapie keinen Sinn" [Haberl R (9.7.98)]. Die Rekanalisation ist nur mit Fibrinolyse möglich.
Soweit binnen 3 Stunden nach dem Akutereignis einsetzbar, sofort Lysebehandlung (s.o.) er-

wägen – jeden unnötigen Zeitverlust vermeiden, ggf. Doppler extra- und transkraniell während der Lyse – und nach 3 Tagen (Rekanalisation)!

Einschlusskriterien (s. Fibrinolyse):
– Zeitpunkt des Symptombeginns klar definierbar: Beginn der neurologischen Symptome vor weniger als 3 Stunden (Rekanalisation 70–80 %, > 3–6 h 50 %), Behandlungsbeginn innerhalb von 3 Stunden (KI > 3 Stunden), ggf. < 4 h ohne CCT-Frühzeichen.
– Gefäßverschluss (intrakranielle Bifurkation, Mediahauptstamm, Mediahauptast oder kleinerer Mediaast) embolisch bedingt (KI septisch bedingt). 80 % der im CCT rechts- und 90 % der linkshirnig vermuteten Mediaverschlüsse bestätigen sich angiographisch.
– CCT vor Therapie zum Ausschluss einer Blutung und eines raumfordernden Infarktes (unauffällig oder sichtbare Hypodensität < 1/3 Mediastromgebiet, kein raumfordernder Effekt). Am besten profitieren Patienten mit Frühzeichen im CCT:
Hyperdenses Mediazeichen, verstrichener Nucleus lentiformis oder verstrichener Inselkortex oder fokale Ödemzeichen.
– Patient wach, ansprechbar, fähig zur Aufklärung (!), nicht rückläufiges mittelschweres bis schweres Defizit (Aphasie, hochgradige Hemiparese, deutliche Behinderung zu erwarten, Scandinavian Stroke Scale ≤ 50), erstes Ereignis bzw. vor > 3 Monaten vorausgegangener Insult bzw. minor stroke.
– RR < 180 mm Hg systolisch und 110 mm Hg diastolisch.
– Keine aktuelle Antikoagulation (kein Heparin oder Marcumar) bzw. Quick > 40 % (INR < 1,7). Thrombozyten > 100.000/mm³. Hb > 10 g/dl. Blutzucker > 50–400 mg/dl.
– Bei 120 in Köln binnen 3 Stunden (nach NINDS-Protokoll) zwischen 2/96 bis 2/98 mit rt-PA behandelten Patienten:
a) Akuter Interna-Verschluss bei 15/120 Patienten, 7 erholten sich weitgehend oder völlig, eine intrazerebrale Blutung trat nicht auf, 4 Patienten starben.
b) Vertebrobasiläre Ischämie mit deutlichen Defiziten bei 12/120 Patienten, 10 erholten sich weitgehend oder völlig, 1 Patient erlitt eine intrazerebrale Blutung, 1 Patient starb.
c) Insbesondere Patienten mit spontaner Dissektion profitierten von der Fibrinolyse [Rudolf J, Köln: Ischämische Insulte im vertebrobasilären Stromgebiet oder nach akutem Verschluss der Arteria carotis interna sind keine Kontraindikation für eine venöse Thrombolyse mit rt-PA. (9/98) München].
– Schriftliches Einverständnis durch den Patienten bzw. Angehörige.

Kontraindikationen: Keine Fibrinolyse-Kontraindikationen (KI s. Fibrinolyse)! Lokale intraarterielle Lyse wird nur bei embolischem Verschluss der A. cerebri media während einer laufenden Angiographie, sonst wegen schlechter Ergebnisse nicht mehr durchgeführt.
– Verdacht auf septische bedingte Embolie – septischer Insult – Endokarditis.
– Vorausgegangener Insult in den letzten 3 Monaten oder vorausgegangener größerer Mediainsult (intervallunabhängig).

- Geringe neurologische Ausfälle (Scandinavian Stroke Scale > 50) oder Ausfälle, die sich bereits spontan bessern.
- Menstruation bei geringen neurologischen Ausfällen.
- Schwerste neurologische Ausfälle (NIHSS ≥ 22) mit Bewusstseinsstörung. Ausgeprägte Blickdéviation mit Hemiplegie. Koma – Initiale Bewusstseinstrübung.
- Epileptischer Anfall initial oder vor < Monaten.
- CCT: Blutung oder hämorrhagische Transformation, indirekte Raumforderungszeichen, Hypodensität > 1/3 des Mediaterritoriums.
- Quick < 40 %. Thrombozyten < 100.000/µl. Hb < 10 g/dl. Blutzuckerentgleisung < 50 oder > 400 mg/dl.
- Relative Kontraindikation: Der angiographisch, doppler- oder duplexsonographisch nachgewiesene Verschluss der A. carotis interna besonders im Siphon oder der distale Karotis-Verschluss (sog. Karotis-T-Verschluss) hat mit und ohne Fibrinolyse eine schlechte Prognose (hohe Mortalität) und ist wie auch der proximale Verschluss am Interna-Abgang selbst mit lokaler Lyse oft nicht lysierbar.

Durchführung:
- Auskultation zum Endokarditis-Ausschluss und genaue körperliche Inspektion insbesondere auf Traumafolgen (wegen Ausbildung eines bedrohlichen Hämatoms) z.B. eines Sturzes auf die hemiplegische Seite – den Patienten oft nicht erinnerlich!
- Überwachung (soweit möglich) auf einer spezialisierten (z.B. Stroke Unit) bzw. Intensivstation.
  TCD-Monitoring bei 6 Patienten mit Verschluss des distalen M1-Segmentes: Bei einsetzender Rekanalisierung bei allen Patienten langsamer Anstieg der Fließgeschwindigkeit [Gass S, Bonn: Transkranielles Doppler-Sonographie-Monitoring der intraarteriellen Lyse bei akuten Verschlüssen der A. cerebri media. (9/96) Göttingen].
- UAW: Intrazerebrale Blutungen (< 10 %) mit Verschlechterung des klinischen Befundes nicht abhängig von der Applikation systemisch oder lokal, sondern von der Gesamtdosis.
- Wirkung: Intraarterielle Lyse mit 34–100 % Rekanalisierung. Reduktion der Letalität bei A. cerebri media-Verschlüssen von 34 auf 13 % [Kummer R. ANIM (1/94) Karlsruhe]. Der Therapieerfolg ist um so höher, je distaler der Gefäßverschluss lokalisiert ist.
  Intravenöse Lyse mit 21–50 % Rekanalisierung. In einem nicht unerheblichen Prozentsatz der Patienten ist bereits zum Lysebeginn eine spontane Thrombolyse eingetreten [Del Zoppo G and the PROACT Investigators. PROACT: a phase II randomized trial of recombinant pro-urokinase by direct arterial delivery in acute middle cerebral artery stroke. Stroke 29 (1998) 4–11].
  „Ein Unterschied zwischen lokaler intraarterieller Gabe von Urokinase/Streptokinase oder systemischer venöser Applikation von rt-PA wurde bis jetzt nicht festgestellt. ... Verschlüsse der A. carotis interna oder des proximalen Hauptstammes der A. cerebri media werden erheblich seltener rekanalisiert als Verschlüsse

von Ästen der A. cerebri media und haben einen schlechteren klinischen Verlauf" [Spranger M: Zerebrale Durchblutungsstörungen. Akt Neurol 21 (1994) 32–7]. Aber: Von 26 Patienten mit Media-Verschluss hatten die 10 Patienten mit Verschlüssen oder hämodynamisch relevanten Stenosen der zum Infarkt ipsilateralen Interna gegenüber den 16 Patienten ohne hämodynamische Interna-Befunde jeweils nicht signifikant unterschiedlich eine Reperfusionsrate von 40 zu 75 % und einen medianen Rankinwert von 3,5 zu 3,0 [Ringleb P, Heidelberg: Outcome nach systemischer Lysetherapie – Besteht ein Zusammenhang zur Perfusion der extrakraniellen Arteria carotis interna? DGN (9/98) München].

☆ rt-PA – rekombinanter Gewebe (tissue) Plasminogen-Aktivator – Alteplase (Actilyse 10/20/50 mg A, erst nur 50 mg vorbereiten) 0,9 mg/kg, 10 % als Bolus über 2 min, 90 % über *Perfusor* in 60 min, jeweils begleitend 24– 48 h Heparin high-dose, bei Beginn nach der Lyse ohne Heparin-Bolus, ggf. 5000 IE vor der Lyse.
  RR unter Actilyse alle 30 min manuell (unter Monitor-Manschette ggf. ausgeprägte Hämatome!). Bei RR > 160 mm Hg sofort 1–2 Hub Nitro ggf. alle 10 min (ggf. Ebrantil o. Catapresan 1/2 A i.v.).
  Therapieabbruch 1. bei RR-Spitzen systolisch > 180 mm Hg oder diastolisch > 110 mm Hg, falls medikamentös nicht beherrschbar,
  2. bei wiedereröffnetem Gefäß unter TCD-Monitoring,
  3. bei Blutungskomplikationen: rt-PA sofort ausstellen, mit Ery-Konzentrat und 1–2 Frischplasma substituieren, ggf. Neurochirurg.
  Danach 24–48 h Heparin 25.000 E high-dose. PTT/Quick nach 2 (ggf. 4) und 12 h.
  Kontroll-CT am Folgetag oder bei klinischer Verschlechterung (cave als Differentialdiagnose zur Einblutung Kontrastmittelaustritt im Linsenkernbereich durch Angiographie nach lokaler intraarterieller Fibrinolyse im Karotisstromgebiet bei zumindest partieller Rekanalisation).
  Cave arterielle Punktion oder Legen eines zentralvenösen Zugangs während der ersten 24 Stunden nach Lyse.
- Metaanalyse: Mit Fibrinolyse bleiben 74 pro 1000 Patienten unabhängig, dafür sterben 74 pro 1000 Patienten mehr.
- NINDS-Studie (n = 624) binnen 3 Stunden mit 0,9 mg/kg über 60 min, im ersten Teil (n = 291) Status nach 24 Stunden, im zweiten Teil (n = 333) Status nach 3 Monaten. Blutungskomplikationen geringer als in der ECASS I-Studie, 20mal (6,4 %) symptomatische Blutungen während der ersten 36 Stunden nach Lyse gegenüber 2 (0,6 %) unter Plazebo. Asymptomatische Transformationen 14mal nach Lyse gegenüber 9mal unter Plazebo. Mortalität nach 3 Monaten: 54/312 nach Lyse (17 %) gegenüber 64/312 (21 %) unter Plazebo. Nach 3 [The National Institute of Neurological Disorders and Stroke rt-PA Stroke Study Group: Tissue plasminogen activator for acute ischemic stroke. N Engl J Med 333 (1995) 1581–7] und nach 12 Monaten [Kwiatkowski T: Effects of tissue plasminogen activator for acute

ischemic stroke at one year. N Engl J Med 340 (1999) 1781–7] um 30 % größere Wahrscheinlichkeit, keine oder nur minimale Störungen aufzuweisen, während 12 Monaten war die Rezidivrate in beiden Gruppen gleich.

- NINDS-entsprechend wurden 100 von 453 konsekutiven Patienten (22 %) lysiert, davon hatten 12 % einen Insult im Bereich der hinteren Schädelgrube; nach 3 Monaten waren 12 % verstorben (< 17 %), minimale Störungen mit einem Barthel-Index 95–100 hatten 53 % (NINDS 50 %); 11 Patienten hatten eine parenchymatöse Blutung, bei 5 Patienten mit einer klinischen Verschlechterung verbunden, und es lagen häufiger eine Vorbehandlung mit Thrombozytenaggregationshemmern oder frühe Infarktzeichen im CCT vor [Grond M, Köln: Early intravenous thrombolysis for acute ischemic stroke in a community-based approach. Stroke 29 (1998) 1544–9].

- European Carotid Artery Stroke Study I (ECASS I) an 247 binnen 6 h mit 1,1 mg/kg Verum-behandelten Patienten bei nicht zu ausgedehntem Infarkt im CCT (< 1/3 des Media-Gebietes) ohne Blutung oder Raumforderung. 109 Patienten (17,4 %) waren fälschlicherweise trotz eindeutiger Ausschlusskriterien (wie Raumforderungszeichen oder Größe der Mediahypodensität) in die Studie aufgenommen worden.
Hämorrhagische Blutungen 43,7 % (36,7 % Plazebo), schwere intrakranielle Blutungen 10,5 % (3,4 % Plazebo), 30-Tage-Mortalität 18 gegenüber 12,9 % (die Mortalität lag in der Plazebogruppe deutlich niedriger als erwartet und als in der NINDS-Studie). 90-Tage-Mortalität 22,4 % (Plazebo 15,8 %). Signifikant besser schneidet die Untergruppe mit Therapiebeginn innerhalb von 3 Stunden ab [Hacke W et al. for the ECASS Study Group: Intravenous thrombolysis with recombinant tissue plasminogen activator for acute hemispheric stroke. JAMA 274 (1995) 1017–25].

- ECASS II-Studie an 391 (386) Plazebo-, 326 binnen 6 h und 81 binnen 3 h mit 0,9 mg/kg (maximal 90 mg) Verum-behandelten Patienten (Alter 18–80 Jahre) bei besserer Einhaltung der ECASS I-Ausschlusskriterien. Symptomatische hämorrhagische Blutungen 8,8 % (3,4 % Plazebo). Nach 90 Tagen anhand der modifizierten Rankin Scale günstiges Ergebnis mit Score 0–1 (nicht-signifikant) bei 165 (40,3 %) Verum-Patienten (Plazebo 143 bzw. 36,6 %) und Score 0–2 (signifikant) bei 222 (54,3 %) Verum-Patienten (Plazebo 180 bzw. 46,0 %). Parenchymatöse Hirnblutungen bei 11,8 (Verum) gegen 3,1 %. 90-Tage-Mortalität Verum 10,5 % (Plazebo 10,3 %), im Vergleich schlechter bei den binnen 3 h Verum-behandelten Patienten.
Mortalität geringer als in ECASS I. Wie in ECASS I besseres Abschneiden der Plazebo-Gruppe gegenüber der NINDS-Studie [Hacke W for the Second European-Australasian Acute Stroke Study Investigators: Randomised double-blind placebo-controlled trial of thrombolytic therapy with intravenous alteplase in acute ischaemic stroke (ECASS II). Lancet 352 (1998) 1245–51].

In einer Untergruppe von 52 Patienten mit ^{99m}Tc-ECD-SPECT vor und 6–8 h sowie 7 ± 1 Tag nach rt-PA vs. Plazebo kein Unterschied der Perfusionsrate (!), jeweils bei 9 Patienten (35 %) frühe Reperfusion nach 6–8 h mit besserem Behandlungsergebnis nach 3 Monaten, 14 (54 %) bzw. 12 (46 %) späte Reperfusion nach 7 Tagen [Berrouschot J, Leipzig: Thrombolytische Therapie, Reperfusion und klinischer Verlauf. DGN (10/99) Magdeburg].

- 100 mg über 90 min mit gleichzeitig Heparin durchschnittlich 3,75 h nach Symptom-Beginn bei 32 Patienten mit schwerem akutem Insult und angiographisch gesichertem Gefäßverschluss:
17/32 Patienten mit Reperfusion innerhalb 12–24 h, korrelierend zum guten klinischen Resultat,
9/32 Patienten mit hämorrhagischer Infarzierung ohne klinische Befundverschlechterung,
3/32 Patienten (< 10 %) mit riesigen Media-Infarkten mit tödlichen Parenchymblutungen [v. Kummer in La Jolla (16.3.93) Med Trib 6].

- Japanese Trial in Japan mit Duteplase 20 Mio IE binnen 6 h: 20 bis 30 Mio IE über 60 min i.v. binnen 60 min bei angiographisch nachgewiesenem MCA- oder ICA-Verschluss: Komplette oder partielle Reperfusion bei 5/10 der mit 30 Mio und 4/9 der mit 20 Mio behandelten Patienten und 2/12 der Plazebogruppe, Reperfusionsraten bei MCA-Verschluss allein 71 bzw. 67 bzw. 13 %. Bei je einem Patienten in jeder Therapiegruppe kam es zu einer Hirnblutung [Mori E. Neurology 42 (1992) 976].

- Von 83 Patienten konnten 5 mit Einschlusskriterien akuter Beginn vor weniger als 6 h, Hemiparese und geringe Veränderungen in der SPECT-rCBF-Studie behandelt werden: 1 Todesfall, 1 Rückbildung, 3 Patienten blieben unverändert, keine einzige Hämatomentwicklung [Herderschee D: Thrombolysis with recombinant tissue plasminogen activator in acute ischemic stroke: evaluation with rCBF-SPECT. Acta Neurol Scand 83 (1991) 317–22].

- Lokale Lyse über supraselektive Katheter bei Verschlüssen des M1- und M2-Abschnittes mit einer Rekanalisierungsrate von 50–80 %.

- EMS Bridging Studie mit primär binnen 3 Stunden systemischer Lyse und dann Kontroll-Angiographie mit bei weiterem Verschluss (50 %) dann lokaler Lyse. Verschlüsse der A. carotis interna am Abgang oder im Siphon sind wie T-Verschlüsse einer lokalen Lyse nicht zugänglich.
Kasuistik bei 69-jährigem Patient mit Mediaverschluss whrd. koronarer Angiographie: Unter kontinuierlich 240.000 IE Urokinase nach 10 min keine Rekanalisation, dabei Hämaturie. Danach kontinuierlich über 10 min 20,7 mg rt-PA mit partieller Rekanalisation. Nach weiteren 17,2 mg über 60 min (Gesamtdosis 0,58 mg/ kg) vollständige Rekanalisation in der Angio 163 min nach Infarktbeginn, folgend Heparin, Barbiturate (3 mg/kg/h) und Extubation am 5. Tag, keine Hämorrhagie, kein neurologisches Defizit [Sakurai J: Lysis of middle-cerebral-artery occlusion with alteplase. Lancet 338 (1991) 1206–1207].

- Ungünstige Prädiktoren (Kontraindikationen!): Alter > 70 Jahre, schwere neurologische Ausfälle bei Behandlungsbeginn, Raumforderungszeichen oder Demarkierung eines Infarktes größer als ein Drittel des Mediaterritoriums.

3. Bei nicht möglicher Lysebehandlung sofortiger Beginn der **Gerinnungshemmung** (Sekundärprophylaxe zur Vermeidung des Frührezidivs) bei Verdacht auf kardioembolische Genese bzw. im *EKG* absoluter Arrhythmie mit Heparin high-dose (bei lakunären Syndromen oder Sinusrhythmus eher mit Acetylsalicylsäure). Bei Mangel an angeborenen und erworbenen Gerinnungsinhibitoren finden sich die niedrigsten Konzentrationen bei Patienten mit einer begleitenden Infektion als Indikation für eine frühzeitige Antikoagulation.

3.1 ☆Heparin: s. Medikamente.

1) Heparin high-dose: Keine kurative Therapie, sondern frühe Sekundärprophylaxe in der Akutphase zur Vorbeugung von Embolien bzw. zur Reduzierung der Thrombusprogression und des Thromboembolierisikos.

- **Indikation** (obwohl durch klinische Studien nicht gesichert)
  bei CCT ohne Infarktzeichen (und offenem Mediahauptstamm) mit sofortigem Beginn,
  bei CCT mit Infarktzeichen Beginn ggf. erst nach 24 h,
  bei CCT mit Infarktgröße > 4–5 cm (großer Territorialinfarkt) Beginn nach 48 h,
  besonders dann, wenn nachfolgend auf Marcumar eingestellt wird:
  - Wiederholte ischämische Attacken unter Thrombozytenaggregationshemmern.
  - Kardiogene (und arterio-arterielle) Embolien oder kardiale Erkrankungen (kein Sinusrhythmus): Offenes Foramen ovale, Herzinfarkt, Herzklappenerkrankungen, Herzwandaneurysma, Vorhofflimmern, Vorhofmyxom, Vorhofthrombus.
  - Hochgradige Stenose der A. carotis interna, A. cerebri media oder A. vertebralis extrakraniell (Carotis-interna-Abgangsstenose mit drohender hämodynamischer Dekompensation, Gefäßwanddissektion, ulzerierte arteriosklerotische Plaque) und intrakraniell.
  - Frischer Verschluss der Carotis oder Vertebralis, um eine vom Thrombusende ausgehende erneute Embolisation zu verhindern. Nach 2–3 Wochen und bei stabiler Symptomatik ist der Verschlussthrombus ausreichend fest mit der Gefäßwand verbunden. Wegen des hohen Rezidivembolierisikos unter strenger Abwägung auch bei septischen Embolien frühe Heparinbehandlung.
  - Fluktuierender oder progredienter Insult.
  - Hirnstamm-Infarkt: Ischämie im hinteren Strombahngebiet: A. vertebralis, A. basilaris, A. cerebri posterior, Kleinhirngefäße.
  - Im Anschluss an eine Fibrinolyse zur Vermeidung einer Rethrombose. Mit rt-PA oder Urokinase Heparin high-dose 25–30.000 IE, mit Streptokinase 15–20.000 IE [Haremberg J: Antikoagulation bei Thrombolysetherapie: Bedeutung und Zukunftsperspektiven. Innere Medizin 48 (1993) 283–8].
  - Bei laborchemisch gesicherter Koagulopathie: Protein-C-Mangel, Protein-S-Mangel, Erhöhung der Cardiolipin-Antikörper.

1a) High-dose unfraktioniertes Standard-Heparin bei RR < 200 mm Hg, bei zerebraler Symptomatik nach Ausschluss einer intrazerebralen Blutung (!). I.d.R. nachfolgend bzw. überlappend Marcumar.
- IST-Studie (nur bei 67 % der Patienten wurde eine Blutung mittels CCT ausgeschlossen!) mit Heparin 2 x 5000, 2 x 12.500 IE oder 300 mg ASS bei 19.435 Patienten bezüglich Tod nach 14 Tagen oder Behinderung nach 6 Monaten ohne Effekt, unter 25.000 IE gegenüber 10.000 IE signifikant mehr Hirnblutungen, Folge-Schlaganfälle und Todesfälle (12,6 zu 10,8 %); tiefe Beinvenenthrombosen und Lungenembolien wurden nicht erfasst [International Stroke Trial Collaborative Group: The International Stroke Trial (IST): A randomised trial of aspirin, subcutaneous heparin, both or neither among 19.435 patients with acute ischemic stroke. Lancet 349 (1997) 1569–81].
- Kasuistik eines Patienten mit ACI-Verschluss links bei neu aufgetretenem Vorhofflattern und Nachweis von HITS (high intensity transient signals) in der rechten Cerebri media nur bei der zweiten von drei Emboliedetektionen bei (Diskonnektion) unbeabsichtigter Unterbrechung der Antikoagulation [Eggers J, Rostock: Nachweis des antikoagulativen Effektes von Heparin durch Emboliedetektion bei einem Patienten mit spontanem kardialen Echokontrast und embolischem Carotisverschluss. DGN (9/98) München].

1b) High-dose niedermolekulares Heparin:
- Nadroparin-Calcium (Fraxiparin 36 mg mit 4000–5000 D):
a) „Hongkong-Studie" mit ein- oder zweimal 4100 E s.c. bzw. Plazebo über 10 Tage binnen 48 Stunden bei 312 Patienten mit statistisch signifikantem Effekt nach 1/2 Jahr: 45 % in der Hochdosis-, 52 % in der Niedrigdosis- und 65 % in der Plazebogruppe waren schwer behindert oder verstorben. Hämorrhagische Komplikationen waren in der Verumgruppe nicht häufiger [Kay R: Low-molecular-weight heparin for the treatment of acute ischaemic stroke. N Engl J Med 333 (1995) 1588–93].
b) Kontrollstudie ohne Effekt, aber mit signifikant weniger Phlebothrombosen [Hommel M for the FISS bis Investigators Group. Fraxiparine in ischemic strike study (FISS bis). Cerebrovasc Dis 8, Suppl 4 (1998) 19].
- Enoxaparin-Studie PK 555: Multizentrische randomisierte Doppelblindstudie bei Insultpatienten (n=212) an 7 finnischen Kliniken unter einmal 40 mg/d s.c. bei 106 Patienten gegenüber 106 Patienten mit Standardheparin 3 x 5000 IE über durchschnittlich 9 (vorgegeben 10 ± 2) Tage (Enoxaparin vs. Standardheparin männlich 64,2 vs. 55,7 %, Übergewicht 8,5 vs. 25,5 %, Durchschnittsalter 68 ± 11 Jahre) mit Follow-up 3 Monate nach Therapiebeginn: Thromboembolische Ereignisse bei 15 von 76 Patienten (19,7 %, davon 1 Lungenembolie) vs. 25/72 Patienten (34,7 %, davon 3 Lungenembolien). Die verifizierten tiefen Venenthrombose traten bei 31 der 38 Patienten (82 %) im plegischen Bein auf, nur bei 1 (Enoxaparin) vs. 5 Patienten im nicht gelähmten Bein. Bei den Patienten mit CCT wurde zu 14/81 (17,3 %) vs. 20/86 (23,3 %) eine hämorr-

hagische Transformation nachgewiesen [Hillborn M].

2) Danaparoid (Orgaran) binnen 24 h ohne signifikanten Effekt: 1990–1997 wurden in einer multizentrischen amerikanischen randomisierten plazebokontrollierten (n = 635) Doppelblindstudie (n = 1281) 646 Patienten binnen 24 h mit Danaparoid über 7 Tage behandelt, in der Endauswertung nach 3 Monaten waren von 591 (Verum) bzw. 583 Patienten 44 bzw. 38 verstorben bei signifikant mehr Blutungskomplikationen (26 vs. 7) und Hirnblutungen (11 vs. 3); binnen 3 Monaten traten (nicht signifikant) 26 bzw. 37 neue Schlaganfälle auf; bei Patienten mit extrakraniellen Stenosen oder Verschlüssen ergab sich ein Trend zugunsten der Behandlung [The Publications Committee for the Trial of ORG 10172 in Acute Stroke Treatment (TOAST) Investigators. Low molecular weight heparinoid, ORG 10172 (Danaparoid) and outcome after acute ischemic stroke. JAMA 280 (1998)]. 279 (1998) 1265–72].

3) Low-dose unfraktioniertes Standard-Heparin oder niedermolekulares Heparin – NMH zur Thromboseprophylaxe.

UAW: Einblutung in einen frischen Hirninfarkt in verschiedenen Studien in 11–32 %, zu 70–80 % in das Mediastromgebiet, bei Risikofaktoren arterielle Hypertonie, hohes Alter oder vorbestehende Leukoaraiose. Eine hämorrhagische Transformation unter Heparin bleibt meist klinisch asymptomatisch, in der Regel führt nur bei großen Infarkten eine hämorrhagische Transformation zur Verschlechterung.

Wirkung bei zerebraler Ischämie: Heparin wirkt wegen der Wirksamkeit auf die Fibrinbildung vorzugsweise bei venösen thromboembolischen Erkrankungen und weniger bei arteriellen Thromben, da diese im wesentlichen Plättchenaggregate enthalten. Bei vorwiegend Fibrin enthaltenden Thromben im linken Vorhof kann von den Antikoagulantien eine Wirkung erwarten werden.

3.1.2.1 ☆Phenprocoumon – Cumarin (3 mg Tbl) zur Vermeidung einer Cumarin-Nekrose bei Protein C-Mangel (als seltene Komplikation) einschleichender Beginn die ersten zwei Tage mit je drei Tbl unter Quick-/INR-Kontrollen ggf. als Selbstkontrolle z.B. mit dem Biotrack-512-Gerät (PT-Testkassette ca. 12,50) o.ä. Immer abends einnehmen. Wochendosis möglichst nie um mehr als 1 Tbl korrigieren. Ab der 14. Schwangerschaftswoche. Bei Stillen Kind mit Vitamin K 1 mg 1–2mal wöchentlich behandeln unter Gerinnungskontrollen.

High intensity Antikoagulation mit INR 3–4,5 (Quick 25/30–15) bzw. Alter < 60 Jahre INR 4, > 60 Jahre INR 3,5.

Low intensity Antikoagulation mit INR 2–3 (Quick 40/50–25/30). Über Quick 35 % kein präventiver Effekt.

Bei nichtrheumatischem Vorhofflimmern (VHF) und Vorhofflattern lebenslange Therapie 1. bei Patienten mit Risikofaktoren, 2. bei Patienten > 60 Jahre auch ohne Risikofaktoren. Bei Kardioversion von chronischem Vorhofflimmern Antikoagulation über mehrere Wochen, da das Vorhofmyokard erst verzögert der elektrischen Aktivität folgt.

Bei AT III-Mangel (ererbt), Protein C- und Protein S-Mangel mit nachgewiesener Thrombose langzeitige, bei symptomatischen Patienten mit APC-Resistenz, homozygoten Formen des Protein C- und Protein S-Mangels lebenslange Antikoagulation.

TIA Prophylaxe und Therapie: Low intensity Antikoagulation mit INR 2–3 (Quick zwischen 25–40–50 %), evtl. (indikationsabhängig) high intensity Antikoagulation.

Hirninfarkt: Bei hochgradigen, symptomatischen und operativ nicht zugängigen Stenosen der intrakraniellen A. carotis interna, der A. cerebri media, der distalen A. vertebralis oder der A. basilaris in der Akutphase nach dem Insult prophylaktisch vorübergehend (3–6 Monate) antikoagulieren [Diener H: Primär- und Sekundärprävention des ischämischen Insultes. DÄB 90/41 (15.10.93) B-2008–12].

Nicht nach komplettem Infarkt [Krämer], frühestens 2 Wochen nach manifestem Hirninfarkt für 3–6 Monate individuell, dann ASS für 9 Monate. Marcumar über 2–3 Wochen ausschleichen [Krämer G: Diagnostisches und therapeutisches Vorgehen bei ischämischen zerebrovaskulären Erkrankungen. Akt Neurologie 10 (1983) 212–21].

El.-HWZ 150 h bzw. 6,5 Tage stark variabel (Vitamin K kürzer!).

KI vor der 14. Schwangerschaftswoche (schwere Chondrodysplasien). Krankheiten mit erhöhter Blutungsbereitschaft, Colitis, floride Endocarditis lenta, angeborenen Gerinnungsstörungen und Thrombozytopenien, Hirnarterienaneurysma, fixierte und therapierefraktäre Hypertonie > 200/105 mm Hg, frischer zerebraler Insult. Kavernöse Lungen-Tbc. Tumoren von Thorax, Abdomen, Hirn. Ulcus duodeni oder ventriculi.

Relative KI Anfallsleiden, chronischer Alkoholismus (erhöhte Sturzgefährdung). Nephrolithiasis, mangelnde Compliance.

UAW vermehrte Blutungs- und Hämatomneigung (bei zerebraler Ischämie 2 % Massenblutungen in das infarzierte Areal. Ein erhöhtes Risiko einer hämorrhagischen Umwandlung des Infarktes ist nicht endgültig bewiesen. 1 % jährliches Risiko einer intrazerebralen Blutung. Cholestase, Cumarin-Nekrose, Haarausfall/Alopezie, Mikrohämaturie, Übelkeit und Erbrechen, verstärkte Gerinnungshemmung mit Cephalosporinen etc. u. Wirkung.

Wirkung: Vitamin K-Antagonist. Wirkungsbeginn nach frühestens 36–48 h. Gerinnungsnormalisierung nicht vor 10–14 Tage nach Absetzen. Erhöht die Zahl der Makrophagen und steigert deren Proteolyseaktivität. Reduktion des relativen Risikos für eine kardiale Embolie etwa 70 %.

Wirkung verstärkt: Dysenterie. Parenterale Ernährung ohne Vitamin K. Gallengangsverschluss. Hepatitis, Leberzirrhose. Kardiale Leberstauung. Hypothyreose. Malabsorption. Unter Acetylsalicylsäure, Allopurinol, Cephalosporine, Chloramphenicol, Etacrynsäure, Indometacin, Phenothiazinen, Phenytoin, Sulfonamiden, Sulfonylharnstoffen.

Wirkung vermindert: Grüne Salate, Kohl, Blattgemüse. Fieber. Hyperthyreose. Langanhaltender Stress. Unter Barbituraten, Chlorthalidon, Digitalis, Gluthetimid, Griseofulvin, oralen Kontrazeptiva, Kortikoiden, Laxantien, Östrogenen, Vitamin K.

Antidot Faktorenkonzentrat/Prothrombinkonzentrat oder Frischplasma mit Sofortwirkung, Konakion 10–20 mg, i.v. mit Wirkung binnen 4–6 h und Wirkungsmaximum nach 18–24 h.

3.1.2.2 ☆Warfarin-Natrium (5 mg Tbl):

El.-HWZ 37–50 h.

UAW Warfarin-Embryopathie (Q86.2).

Wirkung: Vitamin-K-Antagonist.

TIA oder Infarkt im Gebiet großer 50–99 %ig stenosierter Hirnbasisarterien (retrospektive Multicenterstudie bei symptomatischer intrakranieller Stenose zur Prävention von ischämi-

schem Insult, Herzinfarkt und plötzlichem Tod): Bei 88 mit Warfarin und 63 mit Aspirin behandelten Patienten und einer Nachbeobachtung von 14,7 bzw. 19,3 Monaten traten 8,4 bzw. 18,1 vaskuläre Ereignisse pro 100 Patientenjahre entsprechend einem relativem Risiko unter Warfarin von 0,46 gegenüber der Aspirinbehandlung. Große hämorrhagische Komplikationen traten unter Warfarin bei 3 Patienten (zweimal tödlich) während 166 Patientenjahren gegenüber keiner Komplikation unter Aspirin während 143 Patientenjahren auf [Chimowitz M: The warfarin-aspirin symptomatic intracranial disease study. Neurology 45 (1995) 1488–93].

Primärpräventionsstudien zum Schlaganfallrisiko: Zerebrale Ischämie und nichtrheumatisches Vorhofflimmern:	(n)	Ziel-INR	dose	ASS (mg)	Schlaganfall-Risikoreduktion
AFASAK (Atrial Fibrillation Aspirin and Anticoagulation Study)	1007	2,8–4,2	high		58 %
SPAF (Stroke Prevention in Atrial Fibrillation Study)	1330	2–3,5	high		67 %
SPAF-I	(1330)			325	ASS 42 % s.
SPAF-II (ohne Plazebogruppe)	(1100)				
BAATAF (Boston Area Anticoagulation Trial for Atrial Fibrillation)	420	1,5–2,7	low	freigestellt	86 %
CAFA (Canadian Atrial Fibrillation Anticoagulation Study)	383	2–3			42 %
SPINAF (Stroke Prevention in Nonrheumatic Atrial Fibrillation Study)	571	1,4–2,8	low		79 %
Zusammen:	3711				68 %

– CAFA und SPINAF waren doppelblind durchgeführte Studien, alle anderen offen.
– AFASAK und SPINAF: Chronisches nichtrheumatisches Vorhofflimmern.
– SPAF, BAATAF, CAFA, EAFT: Chronisches oder paroxysmales nichtrheumatisches Vorhofflimmern. Mittleres Alter jeweils > 64 Jahre.
– AFASAK, SPAF-I, BAATAF und SPINAF wurden aufgrund signifikant besserer Ergebnisse in den Zwischenanalysen vorzeitig abgebrochen, CAFA noch vor Rekrutierung der Hälfte der Patientenjahre aufgrund der AFASAK- und SPAF-I-Ergebnisse.
– AFASAK: Blutungskomplikationen unter Warfarin 21, Acetylsalicylsäure 2, Plazebo 0. Aspirin 75 mg/d wirkungslos [Lancet (1989) 175–9]
– SPAF-I: Blutungskomplikationen unter Warfarin 4/210, einmal tödlich, Acetylsalicylsäure 10/552, Plazebo 4/211.
– SPAF-II: > 75 Jahre 4,2 % jährliches Blutungsrisiko.

– BAATAF: Blutungskomplikationen unter Warfarin 38, einmal tödlich, ASS-Einnahme 21. Warfarin im Mittel 4 mg/d, Quick 30–50 % [Boston „low-dose" warfarin study for treatment of atrial fibrillation. N Engl J Med 323 (1990) 1505–11]
– CAFA: Blutungskomplikationen unter Warfarin 5/187, zweimal tödlich, Plazebogruppe 1/191.
– SPINAF: Blutungskomplikationen unter Warfarin 7/260, Plazebo 5/265. Auch Patienten > 70 Jahre profitierten von Warfarin.

Sekundärpräventionsstudien:
– SPINAF-Subanalyse eines (zu) kleinen Kollektivs.
– EAFT (European Atrial Fibrillation Trial): n = 1007, Ziel-INR 2,5–4, ASS 300 mg. Primärereignisse unter Plazebo 17 %/J., unter Warfarin 8 %/Jahr. Warfarin mit gegenüber ASS 40 %iger Risikoreduktion von Primärereignissen. 46 % der mit Warfarin behandelten Patienten wurden binnen 14 Tagen nach TIA oder „minor stroke" in die Studie aufgenommen.

Idiopathisches nichtvalvuläres VHF	
< 60 Jahre ohne Risikofaktoren (0,5 % jährliches Schlaganfallrisiko)	keine Therapie oder ASS ≥ 300 mg
< 60 Jahre mit Risikofaktoren	INR 2–3
60–75 J. ohne Risikofaktoren (2 % jährliches Schlaganfallrisiko)	INR 2–3 oder ASS ≥ 300 mg
60–75 J. mit Risikofaktoren	INR 2–3
> 75 Jahre ohne Risikofaktoren (3 % jährliches Schlaganfallrisiko)	INR 2–3
> 75 Jahre mit Risikofaktoren (8 % jährliches Schlaganfallrisiko)	INR 2–3

3.2.1 Thrombozytenaggregationshemmer unter low-dose-Heparin oder nach Heparin highdose, sofern keine Antikoagulation erfolgt, bei

Atheromen an hirnzuführenden (arterio-arterielle Embolie), Karotisstenosen und intrakraniellen Gefäßen (Mikroatherom).

Thrombozytenaggregationshemmer reduzieren Mikroemboli aus kürzlich symptomatischen Stenosen deutlicher als i.v.-Heparin.

☆ Acetylsalicylsäure – ASS (0,5 g A) Akutbehandlung nach Ausschluss einer Blutung im CCT und einer kardiogenen Genese (eher EKG-Sinusrhythmus) 0,3–0,5 g A i.v. oder oral plus Heparin low-dose bei zerebraler Mikroangiopathie – lakunären Infarkten. Zur sofortigen Funktionshemmung der Thrombozyten sind 500 mg als Bolus i.v. erforderlich.

Bei 4 Patienten mit akutem Insult transkranielle Dopplersonographie mit kontinuierlicher Ableitung der A. cerebri media 1 h vor und 2,5 h nach Bolusapplikation von 500 mg: Vorher 10–20 Embolie-Signale, bei 3/4 nach 20 min rasch rückläufige Embolie-Signale.

Bei 8 Patienten mit symptomatischer Stenose der A. carotis interna oder A. cerebri media ausschließlich ipsilateraler Nachweis von Mikroemboli-Signalen (6–66, im Mittel 22,8/h); 30 min nach ASS-Injektion waren bei 7 von 8 Patienten die Embolie-Signale rückläufig (0–8, im Mittel 3,4/h) [Kross R, Magdeburg: Rasche Abnahme transkraniell dopplersonographisch detektierter arterio-arterieller Mikroembolien nach intravenöser ASS-Gabe. DGN (9/98) München].

Unter ASS Senkung der Mikroemboli distal der Stenose von 30,1 auf 16,6/h; zusätzlich zu ASS bei 13,1 (3–57) Emboli/h (bei 7 Patienten war unter ASS eine TIA oder ein minor stroke aufgetreten) unter 2 x 250 mg Ticlopidin bei 10 bzw. 75 mg Clopidogrel bei 5 Patienten nach 48 h bei 13 von 15 Patienten keine und bei 2 Patienten noch 2 bzw. 3 Emboli/h ableitbar: die adjuvante Gabe führt bei ASS-Nonrespondern zum Sistieren der Emboli [Basler T, Magdeburg: Wirksamkeit einer adjuvanten Tiklopidin/Clopidogrel-Gabe auf die Frequenz arterioarterieller Mikroembolien unter Acetylsalicylsäure. DGN (10/99) Magdeburg].

– Weiter oral (100/300/500 mg Tbl) mittlere Dosis von 300 mg pro Tag (wegen der dosisabhängigen gastrointestinalen UAW). Reduktion der ASS-Dosis bis auf 100 mg ist vertretbar, aber umstritten. Primäre und sekundäre Non-Responder geschätzt 10–30 %.

– ASS senkt das Risiko vaskulärer Ereignisse um 30 % und das Reinsultrisiko um 15–20 %. Risikoreduktion von 24 % für schwere und 17 % für leichte Schlaganfälle; kein Zusammenhang zwischen der ASS-Dosis und der präventiven Wirkung [ATC Meta-Analyse: Antiplatelet Trialists Collaboration: Collaborative overview of randomised trials of antiplatelet therapy-I: Prevention of death, myocardial infarction, and stroke by prolonged antiplatelet therapy in various categories of patients. Br Med J 308 (1994) 81–106], [Algra A: Aspirin at any dose above 30 mg offers only modest protection after cerebral ischaemia. J Neurol Neurosurg Psychiatry 60 (1996) 197–9].

– International Stroke Trial (IST-Studie; nur bei 67 % der Patienten wurde eine Blutung mittels CCT ausgeschlossen!) mit 300 mg ASS kein signifikant günstiger Effekt (0,9 % weniger Insulte, mehr Blutungen), ggf. bei sehr früh-

zeitiger Gabe [n > 9.000. Lancet 349 (1997) 1569–81 s. Heparin].

– European Stroke Prevention Study – ESPS 1 (925 mg plus 225 mg Dipyridamol) und Swedish ASS Low Dose Trial (75 mg): Signifikante Senkung (ESPS 1 38 %) des kombinierten vaskulären Risikos (nichtletaler und letaler Schlaganfall, TIA, Myokardinfarkt) gegenüber Plazebo [The ESPS Group: The European Stroke Prevention Study (ESPS). Principal endpoints. Lancet (1987) 1351–4], dagegen negatives Ergebnis der UK-TIA-Trial (300 und 1200 mg ohne Unterschied) und Swedish Cooperative Study (1500 mg).

– European Stroke Prevention Study – ESPS 2 (n = 6.602): Bei 25 % Patienten mit TIA und 75 % Infarkt-Patienten relative Risikominderung tödlicher und nicht-tödlicher nach 24 Monaten mit 50 mg ASS 18,1 %, mit 400 mg Dipyridamol 16,3 %, mit ASS/Dipyridamol 37 % [Diener H: European Stroke Prevention Study 2. Dipyridamole and acetylsalicylic acid in the secondary prevention of stroke. J Neurol Sci 143 (1996) 1–13], [Diener H and the ESPS 2 Group: Efficacy and safety. J Neurol Sci 151 (1997) S 1–77].

– Senkung der Reapoplexrate um 26 % (wie Ticlopidin) [Circulation 87 (1993) 659–75]. Signifikant weniger Lungenembolien.

– ASS sollte frühestens abgesetzt werden, wenn mindestens 1 Jahr keine ischämischen Attacken mehr aufgetreten sind, ggf. Dauerbehandlung. Dauerbehandlung nach Karotis-Thrombendarteriektomie.

– Primärprophylaxe im Gegensatz zum Myokardinfarkt bisher nicht nachgewiesen. Aber: Unter 80 mg/d bei Patienten mit asymptomatischen Karotisstenosen signifikant weniger Herzinfarkte [Mayo Asymptomatic Carotid Endarterectomy Study Group, Mayo Clinic Proc. 67 (1992) 513].

Karotisstenosen asymptomatisch: 100 mg (wie bei koronarer Insuffizienz).

UAW hämorrhagischer Infarkt: In einer Metaanalyse von 16 Studien mit 55.462 Patienten insgesamt 108 hämorrhagische Insulte unter einer durchschnittlichen Dosis von 273 mg/d und einer mittleren Behandlungsdauer von 37 Monaten entsprechend einer 12fachen Risikosteigerung gegenüber der Verhinderung von 216 (39 pro 10.000 Personen) ischämischen Insulten [He J: Aspirin and risk of hemorrhagic stroke: a meta-analysis of randomized controlled trials. JAMA 280 (1998) 1930–5].

Wirkung: s. Prognose – Vorhofflimmern.

1. Steigert die neuronale Hypoxietoleranz.
2. Thrombozytenaggregations-Hemmung: ASS hemmt in niedriger Dosis, wahrscheinlich schon bei 30 mg (noch nicht gesichert), irreversibel die Thromboxan A2-Bildung (erwünscht), in hoher Dosis die Prostazyklinbildung (unerwünscht).

Thromboxan wirkt durch Vasokonstriktion mit Förderung der Plättchenaggregation thrombogenetisch, Prostacyclin durch Vasodilatation und Thrombozytenaggregations-Hemmung antithrombotisch.

♣ *Knoblauch:*
Zu rüstigem Alter führt der Lauch.
Bleibt treu ihm – bis zum letzten Hauch.
[Eugen Roth]

3.2.2 ☆Clopidogrel (75 mg Tbl) 75 mg/d zur Sekundärprophylaxe nach atherothrombotischen Zweitereignissen unter ASS, bei ASS-Kontraindikationen (Asthma, Magen-Darm-Ulzera, empfindlicher Magen), ASS-Nebenwirkungen, Diabetes mellitus und bei Patienten mit einer peripheren arteriellen Verschlusskrankheit. 7 Tage vor operativen Eingriffen absetzen.

– CAPRIE-Studie (Clopidogrel versus Aspirin in Patients at Risk of Ischaemic Events Study, n = 19.185 über durchschnittlich 1,91 Jahre, jede Behandlungsgruppe n> 6300, mittleres Alter 62,5 Jahre): Risiko vaskulärer Ereignisse (zerebrale Ischämie, Herzinfarkt und vaskulärer Tod) unter Plazebo 7,7 % [ATC Meta-Analyse: Antiplatelet Trialists Collaboration. Br Med J 308 (1994) 81–106], unter Clopidogrel (n = 9.599) im Vergleich zu ASS 325 mg Standardtherapie (n = 9.586) mit 939 zu 1021 bzw. 5,32 zu 5,83 % signifikant um 8,7 % reduziert. Zerebrale Ischämie Sekundärprophylaxe (7 Tage bis 6 Monate zurückliegend): Schlaganfallrisiko zu ASS 325 mg um 5,2 % (7,3 %) gesenkt [Lancet 348 (1996) 1329–39]. Bei Herzinfarkt. CAPRIE-Population 24,6 % zerebrovaskuläre Erkrankung + 7,3 % mit koronarer Herzkrankheit + 3,8 % mit peripherer arterieller Verschlusskrankheit + 3,3 % mit beidem; koronare Herzkrankheit 29,9 % + 11,9 % mit peripherer arterieller Verschlusskrankheit; periphere arterielle Verschlusskrankheit 19,2 %. El.-HWZ 7,7 h. Metabolische Aktivierung in der Leber. KI akute Blutung (Magen-Darm-Trakt, intrakraniell). Erhöhtes Blutungsrisiko. UAW bb sehr selten (0,1 %) schwere Neutropenie oder Thrombopenie, einmal aplastische Anämie, sonst entsprechend Ticlopidin. Intrakranielle Blutung 0,35 %. Gastrointestinale Blutungen 2 %. Exantheme 6 %. Diarrhö 4,5 %. Gastrointestinale Ulzera 0,7 %. Übelkeit und Erbrechen/Verdauungsstörungen 15,01 %. Benommenheit, Parästhesien, Kopfschmerzen, Schwindel [CAPRIE-Studie]. Wirkung: ADP-Antagonist, Thienopyridin, strukturell mit Ticlopidin verwandt. Hemmt irreversibel die ADP-induzierte Aktivierung des Glykoprotein-IIb/IIIa-Rezeptors und damit die Fibrinogenbrückenbildung bzw. Thrombozytenaggregation. Additiver Effekt zu ASS (anderer Wirkmechanismus).

3.2.3 ☆Dipyridamol (25/75 mg Tbl, mit Acetylsalicylsäure) s. ASS: Ggf. 200 mg/d [Warlow C: The secondary prevention of ischaemic stroke. (6/97) Rhodos]. El.-HWZ 0,5–1 h. UAW gastrointestinale Irritationen, Kopfschmerzen (zu vermeiden bei langsamer Dosissteigerung).

3.2.4 ☆Ticlopidin (250 mg Tbl) 2 x 1 Tbl/d zu/nach den Mahlzeiten unter 14-tägigen Leberwert- und Blutbild-Kontrollen die ersten drei Monate und mit sofortiger Blutbild-Kontrolle bei Fieber, Halsentzündung, Mundgeschwüren, Hämatomen:
Ticlopidin absetzen bei Neutro < 1500/µl oder Thrombo < 100.000/µl. Nicht mit NSAR. Als Sekundärprophylaxe bei Hämodialyse-Patienten, wenn ASS nicht vertragen wird, bei Asthma bronchiale, Ulkusleiden, Karotisstenosen und TIA unter ASS durch Atherome an hirnzuführenden und intrakraniellen Gefäßen, bei zerebraler Mikroangiopathie, polyvaskulärer Arteriosklerose und bei Stent (nicht zugelassen).
El.-HWZ 0,8, Met. 30 h (8,6 h, mit Theophyllin auf 12,2 h). Terminale El.-HWZ 4–5 Tage. KI hämorrhagische Diathese bzw. Thrombopenie. Neutropenie. Hämorrhagischer Hirn-Infarkt. Ulkus.
UAW bb: Thrombotisch-thrombozytopenische Purpura Moschcowitz besonders nach 3–4 Wochen wegen der klinischen Symptomatik einer zerebralen Ischämie zu wenig diagnostiziert. 2 % Neutropenie (1 % Agranulozytose) innerhalb der ersten 3 Monate (bb-Kontrollen!) [TASS] besonders nach 4–6 Wochen. 21 % Diarrhö, 15 % Hauterscheinungen, 15 % γ-GT-Erhöhung.
Cholesterinerhöhung um 8–10 % bei unverändertem Verhältnis von HDL zu LDL. Präoperativ 1 Woche vorher absetzen.
Akute cholestatische Hepatitis: Kasuistik mit nach 28 Tagen bemerktem Juckreiz, Unwohlsein, Diarrhö, Dunkelverfärbung von Urin, Entfärbung des Stuhls, GOT 44, GPT 197, γ-GT 470 u/l mit Normalisierung der Laborwerte 77 Tage nach Symptombeginn, histologisch zentroazinäre Cholestase [Wegmann C: Ticlopidin-induzierte akute cholestatische Hepatitis. DMW 123 (1998) 146–50]. Kasuistisch Carbamazepin-Spiegelanhebung [Brown R. Can J Cardiol 13 (1997) 853–4].
Wirkung: ADP-Antagonist, fibrinogensenkend.

– Canadian American Ticlopidine Study (CATS) = Rezidivprophylaxe bei 1772 Patienten nach komplettem Infarkt mit über zwei Jahre 33 % Risikoreduktion vaskulärer Ereignisse und 21 % Schlaganfall-Risikoreduktion gegenüber Plazebo [Gent M, Lancet (1989) 1215–20].

– Ticlopidin-Aspirin-Stroke-Study (TASS) = Studie über die präventive Wirkung bei Schlaganfall-Vorboten:
Zusätzliche Reduktion von Tod und nichttödlichem Insult durch Ticlopidin (2 x 250 mg) gegenüber ASS (2 x 650 mg) nach dem ersten Jahr 42 %, nach dem 2. Jahr 18,3 %, nach dem 3. Jahr 13,1 %, dabei besonders bei Frauen und Patienten mit Insultsymptomen aus dem vertebrobasilären Kreislauf [The Ticlopidine Aspirin Stroke Study: Efficacy of ticlopidine and aspirin for prevention of reversible cerebrovascular ischemic events. Stroke 24 (1993) 1452–7].

4. Ausreichende Hydrierung bzw. Rehydratation (Exsikkose falls notwendig ausgleichen) unter Bilanzierung von Wasser- und Elektrolythaushalt durch kontrollierte Volumentherapie (cave Herzgröße, Dyspnoe, Lungenstauung, ZVD).

4.1. RR: Blutdruckanhebung (Behandlung einer Hypotonie < 120–150 mm Hg. Nicht bei Lysetherapie!) bzw. Erhaltung eines hochnormalen Blutdrucks zwischen 150–180 mm Hg (bei frischem Insult zu 70–80 % initial erhöht). Ein RR-Anstieg um 20 mm Hg reduziert die Infarktprogredienz um 34 % [n = 868. Jorgensen H. Lancet 344 (1996) 156–9].

4.1.1. ☆Hydroxyäthylstärke – ☆HES – ☆Haes (ggf. mit Pentoxifyllin) unter Kontrolle von Kreatinin, Dosis individuell der kardialen Belastbarkeit anzupassen! Haes kann auch ohne den sicheren Ausschluss eines hämorrhagischen bedenkenlos eingesetzt werden. Nach Blutungs-Ausschluss Kombination mit ASS wegen fehlender thrombozytenaggregationshemmender Wirkung.

- Haes 6 % 70/0,5. Schnell spaltbar und niedermolekular mit günstiger Hämorheologie, ohne Beeinflussung des Gerinnungssystems, kumuliert nicht (kürzer anhaltender Volumeneffekt). Loading dose 1500 ml, 3000 ml am ersten Tag und 1500 ml an den folgenden 3 Tagen vermeidet den physiologischen nächtlichen Abfall von Herzzeitvolumen und Blutdruck [Seltmann A: Einfluss einer hochdosierten Volumentherapie mit HES 70/0,5 auf die Hämodynamik von Schlaganfallpatienten. DGN (9/98) München].

- Haes 10 % 200/0,5 loading dose 500 ml + 500 ml EZF in 2 h, danach je 500 (-1000) ml/d unter ausreichender vorausgehender oder gleichzeitiger Flüssigkeitszufuhr.

- Hämodilution, allein indiziert zur Blutdruckhebung, muss hypervolämisch erfolgen und das Herzminutenvolumen um 10 % erhöhen z.B. bei
  a) Hk > 45 % und Verdacht auf hämodynamisch relevante Stenosen,
  b) bei Hyperviskositätssyndromen z.B. bei Polyzythämia vera, M. Waldenström und
  c) bei CT-Hinweisen auf zerebrale Mikroangiopathie.

Der Hämatokrit sollte 40 % nicht unterschreiten und zu Beginn der Therapie um höchstens 5 % (absolut) gesenkt werden.

Außer zur Blutdruckhebung (keine iso- oder hypovolämische Hämodilution!) besteht keine Indikation für Hämodilution trotz eines positiven Ergebnisses bei 102 Patienten [Strand T: Evaluation of long-term outcome and safety after hemodilution therapy in acute ischemic stroke. Stroke 23 (1992) 657–62]:

Negatives Ergebnis der Scandinavian Stroke Study Group multicentre trial of haemodilution.

In einer randomisierten multizentrischen plazebokontrollierten (Ringerlösung) Doppelblindstudie bei 98 Patienten mit erstem zerebralen Insult, die binnen 6 h Haes 10 % hypervolämisch erhielten, konnte kein Effekt auf den klinischen Befund nach 7 Tagen und die Selbständigkeit nach 3 Monaten anhand des Barthel-Index nachgewiesen werden [Aichner F: Hypervolemic hemodilution in acute ischemic stroke. The Multicenter Austrian Hemodilution Stroke Trial (MAHST). Stroke 29 (1998) 743–9].

KI Hirndrucksteigerung (dann Glyzerin). Kaum mehr verwendet werden Dextran, Gelatine, Humanalbumin.

4.1.2. Haes ggf. mit ☆Theodrenalin – Cafedrin (200 mg/2 ml A) 1/2 A ggf. nach 5 min wiederholen.

4.1.3. Haes ggf. Dopamin-Dobutamin-unterstützt, selten Noradrenalin (sonst i.d.R. keine Vasokonstriktoren).

☆ Dopamin (250/500 mg/50 ml A, ab pH > 8 über Stunden inaktiviert!) über Perfusor 250 mg auf 50 ml NaCl/Glu 5 % = 5 mg/ml, bei nicht ausreichendem Effekt von primär Haes 4–10 ml/h (20–50 mg/h).

4.1.4. ☆Dobutamin (250/500 mg/50 ml A) über Perfusor 250 mg auf 50 ml Glukose 5 % = 5 mg/

ml nach Wirkung bei nicht ausreichendem Effekt von Dopamin 2,5–5–7,5–10 μg/kg/min = 0,03–0,12 ml/kg/h ggf. bei 70 kg schweren Patienten 2–8 (–10) ml/h.

4.2. Blutdrucksenkung: Erhöhte RR-Werte bis 220/120 mm Hg sind reaktiv und bei Ausschluss einer hypertensiven Krise / Enzephalopathie (Kopfschmerzen, Sehstörungen) akzeptabel mit i.d.R. spontaner Rückbildung nach Tagen (s. Hypertonie-Therapie).

RR-Senkung um maximal 20 % gegenüber dem Ausgangswert bei diastolisch deutlich und systolisch leicht erhöhtem RR nur initial bei Ausschluss von Hirndruck auch mittels CCT mit

1–2 Hub Nitro ggf. alle 10 min,

bei klinisch oder im CCT bestehenden Hirndruckzeichen und **Bradykardie** mit Urapidil 1/2–1 A (12,5–25 mg) i.v.,

bei klinisch oder im CCT bestehenden Hirndruckzeichen und **Tachykardie** mit Clonidin 1/2 A (0,075 mg) i.v.

Definitive RR-Einstellung ab Tag 3–4.

Bei Lysetherapie sind erhöhte RR-Werte systolisch > 180 und diastolisch > 110 mm Hg nicht zu tolerieren (Therapieabbruch)!

☆ Nimodipin (30 mg Tbl, keine Zulassung!): Zur primären Hypertonie-Behandlung binnen 6 h (nur bei RR > 220 mm Hg) und der hierdurch bedingten Einblutungsgefahr mit der Absicht der frühzeitigen Kalziumkanalblockade. Alle Studien mit oraler Gabe: 120 mg/d innerhalb der ersten 12 h über 4 Wo. senkt die Letalität, spätere Gabe ohne bzw. mit negativem Effekt. Konträr: Medikation über 6 Monate verbessere das Ergebnis weiter [Huber M, Köln. Plazebokontrollierte Studie. Krankenhausarzt 65 (1992) 12–13].

Keine Signifikanz in TRUST-Studie (England; i.v.-Gabe wurde wegen zu starker RR-Senkung aufgegeben) und bei The American Nimodipin Study Group, Clinical Trial of Nimodipine in Acute Ischaemic Stroke [Stroke 23 (1992) 3].

5. Blutzucker-Einstellung: Vermeidung hyper- und hypoglykämischer Blutzuckerwerte, Zielwert bei Nicht-Diabetikern 120 ± 30 mg/dl, bei Diabetikern ≤ 200 mg/dl (> 150 bzw. 200 mg/dl Alt-Insulin).

In den ersten 24 h keine bzw. keine höher als 10 % konzentrierten Glukoselösungen. BZ > 150 mg/dl korreliert mit einer schlechteren Prognose [n = 811. Weir: Is hypoglycemia an independent predictor of poor outcome after acute stroke? Br Med J 314 (1997)].

Gegenüber 4 normoglykämischen (BZ 102 ± 27 mg/dl) hatten die 4 hyperglykämischen Patienten (BZ 288 ± 74 mg/dl) trotz erfolgreicher Lyse in der diffusionsgewichteten MRT an Tag 1 und 3 die signifikant größeren Infarkte und den signifikant schlechteren neurologischen Befund [Els T, Freiburg: Auswirkungen der Hyperglykämie auf den klinischen Befund und die Infarktgröße nach intravenöser Lyse bei fokaler cerebraler Ischämie. DGN (9/98) München].

6. Senkung der Körpertemperatur (= Hirnödemtherapie) auf Zielwert 36–37 °C für 24 Stunden: Physikalische Kühlung durch Kühlmatte, Wadenwickel, alkoholische Waschungen, ggf.

„Eismütze", „Kältekragen" (cave kein Abschnüren der Halsvenen!).

Bei Fieber > 37,5 °C konsequente Fiebersenkung mit Antipyretika: Im Wechsel

a) ☆ Paracetamol 0,5 g Tbl oder 1 g Supp (< 6 g/d) im Wechsel mit

b) ☆Metamizol-Natrium 20 gtt (0,5 g), 0,5 g Tbl oder 1 g Supp (< 4 g/d) oder

c) ☆Acetylsalicylsäure i.v. 1–2 A nur bei laufender ASS-Therapie und Patienten ohne Magenprobleme unter Magenschutz (Paracetamol und Metamizol-Natrium senken ggf. nicht die Hirntemperatur).

– Besonders bei infektiösen Ursachen Antibiotikum.

– Bei höherer Temperatur ggf. ☆lytischer Cocktail 100 mg Pethidin (50/100 mg A), 100 mg Promethazin (2 x 50 mg A), 1,5 mg Dihydroergotoxin (0,3/1,5 mg A). Ggf. Perfusor: (250-) 450 mg Pethidin + 3 mg Dihydroergotoxin 1,2–2,1 ml/h unter Kontrolle von Atmung, Bewusstseinslage, RR und Puls. s.u. sonstige oder experimentelle Therapie.

7. Hirnödem-Therapie (soweit nicht bereits oben genannt, s. Hirndruck) als wichtigste Komplikation des Hirninfarktes mit Ödemmaximum zwischen dem 3.–5. Tag: Therapie-Indikation bei

7.1 klinischen Symptomen wie z.B. sekundärer Verschlechterung der Bewusstseinslage,

7.2 im CCT ausgedehnten Ödemzeichen, großem infratentoriellen Infarkt oder Infarkt mit Beteiligung des Temporallappens,

7.3 Hirndruck anhand TCD-Hirndruckmonitoring.

– Ggf. CCT-Kontrolle. Oberkörperhochlagerung 30° bei RR > 120 mm Hg und ggf. leichte Sedierung als Hirnödemprophylaxe. Analgesie (keine Morphine wie Fortral und Temgesic).

☆ Glyzerin-Saft DAB 85 % – Glyzerol (10 % 500 ml Fl), ☆Mannit (20 % 50 g/250 ml Fl),

☆ Sorbit (40 % 100 g/250 ml Fl) s. Hirndruck – Hirnödemtherapie. Falls nicht ausreichend, Intubation zur kontrollierten Hyperventilation. Ggf. (s. Therapie operativ) Entlastungskraniotomie.

8. Vermeidung internistischer Komplikationen (s. vorn: Allgemeine prophylaktische Therapiemaßnahmen) wie

8.1 Pneumonie – Aspirationspneumonie (intensive Pneumonieprophylaxe. Krankengymnastik, Frühmobilisation).

Ggf. Stressulkusprophylaxe.

(s.) Schluckstörung (s. Klinik) durch initialen Schluckversuch beurteilen, bei Dysphagie primär strikte Nahrungskarenz und parenterale Ernährung bzw. Magensonde unter (Reflux-Vermeidung) Gabe von ☆Cisaprid (10 mg Tbl, Susp) 3 x 10 mg/d. Zweiter Schluckversuch nach 4–7 Tagen. Falls pathologisch und durchführbar, Schluckkinematographie und Laryngoskopie. Schlucktherapie (Ergotherapeut bzw. Logopäde) mit kontrolliertem Kostaufbau: Eiweißarme Kost mittlerer Konsistenz (Götterspeise o.ä.). Bei Gaumensegelparese Applikation thermischer Reize. Perkutane endoskopische Gastrostomie (PEG) ggf. nach Errichtung einer Betreuung.

8.2 Thromboseprophylaxe (s. Komplikationen): Antiemboliestrümpfe. Low-dose-Heparinisierung bei allen immobilisierten Patienten, auch bei Blutungen.

9. Vermeidung bzw. Verringerung sekundärer neuronaler Schäden. Antiepileptika bei zerebralen Anfällen.

10. Vermeidung neurologischer Komplikationen und Bewältigung des verbleibenden Defizits (Verlegung in die Reha-Klinik).

10.1 Krankengymnastik: Ab 1. Tag Bobathlagerung, Hochlagerung des betroffenen Armes in Rückenlage gestreckt auf ein Kissen und im Rollstuhl auf einen Therapietisch, Atemtherapie, Frührehabilitation mit 2mal täglichem Durchbewegen und/oder aktiver Krankengymnastik. Frühmobilisation zur Reduzierung des spastisch erhöhten Muskeltonus, Vermeidung von Kontrakturen, Verbesserung der aktiven und passiven Gelenkbeweglichkeit, Haltungs- und Gangstabilität, Ausdauer, Kraft und Feinmotorik.

Propriozeptive Neuromuskuläre Fazilitation (PNF) nach Knott und Voß der Alpha-Motoneurone durch kontinuierliche Reizapplikation wie phasische Muskeldehnungen (Muskelspindelaktivierung über schnell leitende Ia-Afferenzen), Vibration, Bestreichen oder Beklopfen des Zielmuskels. Inhibition der Alpha-Motoneurone zur Spastikminderung durch tonische Dauerdehnungen des Muskels mit Adaptation der Muskelspindelrezeptoren an die neuen Dehnungsbedingungen (Dehnungs-/Quengelschiene, Gips) s. Kontrakturen [Hummelsheim H: Neurophysiologische Grundlagen krankengymnastischer Übungsbehandlung bei Patienten mit zentralen Hemiparesen. Fortschr Neurol Psychiatr 61 (1993) 208–16]. Repetitives Training einfacher Hand- und Fingermuskelbewegungen.

Sporadisch oder dauerhaft schmerzhaftes Schultergelenk bei Hemiparese: Prophylaxe und Therapie durch richtiges Heben (schulterschonend), krankengymnastische Techniken und Lagerung (Rollstuhltisch) oder Orthesen.

10.2 Ergotherapie: Selbsthilfetraining (ADL). Neuro-Training bei Apraxien, Agnosien, Therapie bei Neglect (Schwierigkeiten beim Ankleiden, Essen etc., unilaterale Gliedmaßenakinesie auch ohne Paresen). Feinmotorik.

10.3 Logopädie bei a) Dysarthrie, b) Aphasie: 1. Aktivierungsphase zur generellen Aktivierung sprachlicher Leistungen (bzw. unverständlichen Sprachfluss blockieren). 2. Störungsspezifische Übungsphase. 3. Konsolidierungsphase.

10.4 Psychologische Therapie: Training bei psychopathologischen Ausfällen, Reorientierungstraining.

Therapie bei Lern- und Gedächtnisstörungen, Therapie des amnestischen Syndroms.

Training bei Aufmerksamkeitsstörungen, Defizite bei: Geschwindigkeit der Denkabläufe. Konzentrationsfähigkeit (auf eine Sache), geteilte Aufmerksamkeit (auf mehr als eine Sache), Daueraufmerksamkeit.

Antidepressive Therapie, ggf. Therapie von Zwangsweinen (z.B. Citalopram, Fluoxetin).

10.5.1 Orthoptik zur Rehabilitation der läsionsbedingten Sehstörungen. Visuelles Explorationstraining bei Gesichtsfeldausfällen (Hemianopsien). Therapie bei Neglect („Unaufmerksamkeits-Hemianopsie") s. Klinik – homonyme Hemianopsie.

10.5.2 Sakkadentraining wegen Verlangsamung der Sakkadengeschwindigkeit nach kontralateral auch bei nicht mehr nachweisbarer Déviation conjuguée [Gaymard B: Impairment of sequences of memory-guided saccades after supplementary motor area lesions. Ann Neurol 28 (1990) 622–6. Pierrot-Deseilligny C: Infarcts on both inferior lobules with impairment of visually guided eye movement, peripheral visual inattention and optic ataxia. Brain 109 (1986) 81–97]. Sekundär ambulantes Training mit einem tragbaren System [Hofferberth B: Ergebnisse des Sakkadentrainings bei Schlaganfall-Patienten. Nervenheilkunde 14 (1995) 319–20].

10.5.3 Visuelle Stimulationstherapie mit primär Hell-Dunkel-Reizen, dann Grundfarben, Formen, Buchstaben und Ziffern täglich 60–90 min. Nach durchschnittlich 6 Monaten konnten die Patienten kurze Sätze lesen, die Perimetrie besserte sich deutlich [Tegenthoff M, Bochum: Reorganisation des visuellen Kortex bei posttraumatischer kortikaler Blindheit unter visueller Stimulationstherapie. DGN (10/97) Dresden]. Computergestütztes Training im Institut für Medizinische Psychologie der Universität Magdeburg.

10.6 Repetitive Magnetstimulation mit 8er-Spule über 2–3 h 3 Reizserien à 30 Impulsen (30 Hz, unvollkommene tetanische Muskelkontraktion) über den Fingerstreckern (n = 11) bei Willkürstreckung. Das Oberflächen-EMG der Flexoren nimmt deutlich, das der Extensoren gering ab mit größerem Bewegungsausschlag. Aktivierung von 1B-Fasern? Antidrome Erregung spinaler Alpha-Motoneurone. Antispastische und Willkürbewegungen fazilitierende Wirkung (bei rein motorischen Defiziten) mit einem Therapieeffekt von 2–3 Tagen [Struppler A: Eine neue Methode zur Frührehabilitation zentralbedingter Lähmungen von Arm und Hand mittels Magnetstimulation. EEG-EMG 27 (1996) 151–7].

10.7 EMG-getriggerte Muskelstimulation z.B. über den Handstreckern bei schwerer, aber nicht vollständiger Parese (elektrische Muskelstimulation allein führt an der Hand zu keiner Besserung). Biofeedback ist ohne besseres Ergebnis als konventionelle Therapie [de Pedro-Cuesta J: Evaluation of stroke rehabilitation by randomized controlled studies: a review. Acta Neurol Scand 86 (1992) 433–9].

10.8 Freizeittherapie: Musiktherapie. Sporttherapie, Spiele wie z.B. Hockey.

10.9 Orthopädische Versorgung mit Orthesen.

10.10 Berufliche Wiedereingliederung.

Weitere Sekundärprophylaxe: Das Risiko eines Schlaganfallrezidivs ist in den ersten 30 Tagen am höchsten. Reduktion der Risikofaktoren s. Hypertonie – Therapie (Nitrendipin): Blutdruckeinstellung senkt die Ischämierate bei allen Patienten um 15 %, ASS um 3 % (25 % weniger Ischämien), Karotis-Operationen nur marginal.

Hyperlipoproteinämie:
Hypercholesterinämie, Hypertriglyzeridämie

Labor: In mg/dl	günstig	kritisch	ungünstig
Gesamtcholesterin	< 200	200–250	> 250
LDL-Cholesterin	< 135	135–175	> 175
HDL-Cholesterin	> 45	35–45	< 35
Triglyzeride	< 200	200–400	> 400

Therapieziel bei Hypercholesterinämie: Primärprävention: LDL < 160 mg/dl, bei zusätzlichen Risikofaktoren < 130 mg/dl. Cholesterinwert < 200 mg/dl.

Konsequente Senkung des Cholesterins (n > 4000) führte zu 28 % Schlaganfall-Risikosenkung, 10 % Cholesterinsenkung bedeuten 20 % Herzinfarkt-Risikosenkung.

Sekundärprävention: Bei koronarer Herzkrankheit oder durchgemachtem Myokardinfarkt LDL um 100 mg/dl anstreben.

Therapieziel bei Hypertriglyzeridämie – Primärprävention: Triglyzerid nüchtern < 200 mg/dl bzw. < 150 mg/dl bei positiver Familienanamnese für eine koronare Herzkrankheit oder ein metabolisches Syndrom (Adipositas, Diabetes mellitus, arterielle Hypertonie). Konzentrationen < 1000 mg/dl verhindern wegen der Chylomikronämie-Syndrom-Gefahr.

1. Fettreduzierte, vitamin- und ballastreiche Mischkost. Kein Alkohol. Margarine (mit einem hohen Anteil mehrfach ungesättigter Fettsäuren) statt Butter, Gemüse und Seefisch statt Fleisch, Obst statt Torte. Bei 2000–2400 kcal/d Nahrungsaufnahme maximal 65–80 g Fettanteil pro Tag. Besser pflanzliche Fette, reich an ungesättigten Fettsäuren und cholesterinfrei, als tierische Fette mit viel gesättigten Fettsäuren. Ungesättigte Fettsäuren sollen zu gesättigten Fettsäuren im Verhältnis 2 zu 1 aufgenommen werden. Anteil ungesättigter zu gesättigten Fettsäuren: Sonnenblumenöl 92 %, Maiskeimöl und Sojaöl 85 %, Erdnussöl 82 %, Olivenöl und Baumwollsaatöl 75 %, Palmöl 50 %, Talg 45 %, Schweineschmalz 42 %, Milchfett 40 %, Kokosfett 8 %. Durchschnittlicher Cholesterinverzehr nicht über 300 mg (enthalten in: 1 Eigelb oder 100 g Butter oder 300 g vollfettem Käse oder 200 g Krabbenfleisch). Fischöle (reich an ungesättigten Fettsäuren) können erhöhte Triglyzeridspiegel senken.

2. ☆HMG-CoA-Reduktase-Hemmer – CSE-Hemmer – Statine unter CK-Kontrolle bei Auftreten von Muskelkrämpfen/Myalgien: Tages-Äquivalenzdosen Atorvastatin 20 mg, Fluvastatin 40 mg, Lovastatin 80 mg, Simvastatin 40 mg. KI Myopathie. UAW > 1 %: Abdominelle Irritationen (Oberbauchbeschwerden), Bauchschmerzen, Blähungen, Dyspepsie, Obstipation, Übelkeit und Erbrechen. Asthenie, Hautausschlag, Muskelkrämpfe/Myalgien/Myopathien. Wirkung bei Hyperlipoproteinämie, Arteriosklerose (bei zerebraler Ischämie und Myokardinfarkt): Unter ausreichender Dosierung ist nach einem Jahr ein Stillstand oder sogar eine Regression der Arteriosklerose möglich. Im Gegensatz zum Herzinfarkt korreliert die Herzinfarkt-Risikoreduktion nicht mit der

Senkung des Cholesterinspiegels, so dass die präventive Wirkung ggf. mit protektiven Eigenschaften an den Hirngefäß-Endothelien zu tun hat.

☆ Atorvastatin (10/20 mg Tbl) 10–20 mg mit Anpassung in Intervallen von mindestens 4 Wochen bis maximal 80 mg abends.
El.-HWZ 14 h. KI Jugendliche < 18 Jahre.
Wirkung: Einfluss auch auf Triglyzeride (Senkung bis 20 %).

☆ Cerivastatin (0,1/0,2/0,3 mg Tbl) 0,1–0,3–0,4 mg/d. UAW Sinusitis, Kopfschmerzen, Rhinitis, Husten.

– RESPECT-Studie (Risk Evaluation and Stroke Prevention in the Elderly- Cerivastatin Trial): Deutsche prospektive randomisierte plazebokontrollierte Doppelblindstudie zur primären Schlaganfall-Prävention, geplant über mindestens 4 Jahre bei 65- bis 80-jährigen Patienten mit einem LDL-Cholesterinwert von 130–199 mg/dl, systolischem RR > 160 mm Hg oder diastolischem RR > 95 mm Hg oder behandeltem Blutdruck. Primäre Endpunkte sind Schlaganfall oder KHK-Ereignis [Adresse für niedergelassene Ärzte: Prof. Dr. K. Lauterbach, Institut für Gesundheitsökonomie und Klinische Epidemiologie, Gleuler Str. 176–8, III, 50935 Köln].

☆ Fluvastatin (20/40 mg Tbl, Tbl kombiniert mit Ionenaustauscher Colestipol) 20–40 mg abends. El.-HWZ 2–3 h.

☆ Lovastatin (10/40 mg Tbl) 10–40 (-80) mg. El.-HWZ Met. –1,7 h.

– Asymptomatic Carotid Artery Plaque Study (ACAPS): Bei 901 asymptomatischen Patienten mit hohem Koronarrisiko und LDL-Cholesterolwerten zwischen 130 und 189 (im Mittel 156) mg/dl über 3 Jahre unter 81 mg/d ASS mit 10–40 mg Lovastatin (gegenüber 1 mg Warfarin und gegenüber Plazebo) Rückbildung der Atherosklerose der A. carotis interna anhand B-Mode-Ultraschall in 12 Abschnitten.

– Bei 188 Patienten mit Hypercholesterinämie und angiographisch nachgewiesener KHK über 4 Jahre cholesterinarme Diät mit 80 mg Lovastatin signifikante Rückbildung der Atherosklerose der Carotis interna ab dem 1. Behandlungsjahr [Hodis H: Reduction in carotid arterial wall thickness using lovastatin and dietary therapy. Ann Intern Med 124 (1996) 548–56].

☆ Pravastatin (5/10/20 mg Tbl) 5–10 mg abends auf maximal 40 mg/d. El.-HWZ 1,5–2 h. UAW karzinogenes Potential bei Nagern.

– Unter 40 mg/d randomisiert und doppelblind gegen Plazebo über im Mittel 6,1 Jahre bei 9014 Patienten im Alter zwischen 31 und 75 Jahren mit KHK (Myokardinfarkt oder instabile Angina) und Gesamtcholesterin zwischen 155 und 270 mg/dl Senkung der mittleren Plasma-Cholesterin-Konzentration um 39 mg/dl; neben Senkung der kardialen Mortalität von 8,3 (Plazebo) auf 6,4 % (Verum) signifikante Senkung der Insultrate von 4,5 auf 3,7 %; vorzeitiger Abbruch am 22.5.97, da eine Differenz der Ereignishäufigkeit zwischen Verum und Plazebo von mehr als 3 Standardabweichungen erreicht war; in der Subgruppenanalyse profitieren am ehesten Männer < 55 Jahre, Raucher und Patienten mit einem Cholesterinspiegel über 213 mg/dl [The Long-Term Intervention with Pravastatin in Ischaemic Disease (LIPID) Study Group. Prevention of cardiovascular events and death with pravastatin in patients with coronary heart disease and a broad range of initial cholesterol levels. N Engl J Med 339 (1998) 1349–57].

– Herzinfarkt:

1. „West of Scotland Coronary Prevention Study" (WOS): Zur primären Prävention bei 6595 Männern (doppelblind) zwischen 45 und 64 Jahren mit regelmäßig erhöhten LDL-Werten (Gesamtcholesterin 250–300 mg/dl) unter täglich 40 mg Senkung des Herzinfarktrisikos um 30 %, der Gesamtmortalität um 20 % (am Rande zur statistischen Signifikanz), des Gesamtcholesterin um 20 %, des LDL um 26 %, der Triglyceride um 12 %, Anstieg des HDL um 5 %. „In älteren Studien war ein positiver Effekt der Lipidsenkung auf die Herzsterblichkeit eigenartigerweise durch einen Anstieg in anderen Todesursachen, darunter Unfall und Selbstmord, zunichte gemacht worden. Um in der untersuchten Altersgruppe 20 Herzinfarkte (davon 7 tödliche) und ihre Folgekosten zu vermeiden, müssten in der WOS-Studie 1000 Männer fünf Jahre lang 73 kg Pravastatin zum Preis von etwa 6 Mio. DM einnehmen" [Koch K, DÄB 92/49 (8.12.95) B-2420].

2. CARE-Studie (Cholesterol and recurrent Events) bei Postinfarkt-Patienten mit einem Cholesterin-Spiegel unter 240 mg/dl: Nutzen von Pravastatin 40 mg/d nachgewiesen [Sacks F: The effect of pravastatin on coronary events after myocardial infarction in patients with average cholesterol levels. N Engl J Med 335 (1996) 1001–9]. Anhand der Daten von 391 Patienten der CARE-Studie mit Reinfarkt und koronarem Tod konnte gegenüber 391 alters- und geschlechtsangepassten Kontrollpersonen ohne diese Ereignisse das mit erhöhten CRP- und Serumamyloid A-Plasmakonzentrationen verbundene erhöhte Risiko für wiederkehrende Koronarereignisse durch Pravastatin gesenkt werden, neben den lipidsenkenden wohl auch durch antiinflammatorische Eigenschaften [Ridker P: Inflammation, pravastatin, and the risk of coronary events after myocardial infarction in patients with average cholesterol levels. Circulation 98 (1998) 839–44].

☆ Simvastatin (5/10/20 mg Tbl) 5–10 bis maximal 40 mg abends. El.-HWZ Met. 1,9 h.
UAW Polyneuropathien: 4 Patienten mit sensomotorischer Polyneuropathie innerhalb weniger Tagen nach Einnahme. Trotz Besserung nach Absetzen Fortbestehen von proximaler und distaler Schwäche, Muskelfaszikulationen und sensiblen Defiziten mit Verdacht auf toxischen Zelluntergang im Vorderhorn und Spinalganglion [Phan T: Peripheral neuropathy associated with simvastatin. J Neurol Neurosurg Psychiatry 58 (1995) 625–8]. Rhabdomyolyse und Nierenversagen, karzinogenes Potential bei Nagern.

– 4S-Studie zur sekundären Prophylaxe: Durch Senkung des Gesamtcholesterins auf 200 mg/dl entspr. LDL 120 mg/dl über 5 Jahre Reduktion von Infarkten und plötzlichem Herztod um 34 %, von Bypass-Operationen und PTCA um 37 %, der kardialen Mortalität um 42 % und der Gesamtmortalität um 30 %, 80 % der

Patienten hatten bereits einen Infarkt erlitten [Scandinavian Simvastasin Survival Study Group: Randomised trial of cholesterol lowering in 4444 patients with coronary heart disease. Lancet 344 (1994) 1383–9].

– Eine Simvastatin-Vorbehandlung verhinderte in menschlichen Endothelzellen in Kultur durch mRNA-Stabilisierung die hypoxiebedingte Reduktion der endothelialen (Typ III) NO-Synthetase (eNOS) und steigerte, unabhängig vom Cholesterinspiegel (!), bei 3 bzw. 14 Tage lang injizierten Wildmäusen (nicht bei eNOS-knockout-Tieren) zeit- und dosisabhängig die eNOS-Expression und Aktivität in Aorta und Gehirn [Endres M, Boston: HMG-CoA-Reduktasehemmer und Schlaganfall: Neue experimentelle Befunde. (9/98) München].

3. ☆Anionenaustauscher – Ionenaustauscher: Ggf. in Kombination mit CSE-Hemmern. ☆Colestipol.

☆ Colestyramin (50 4 g Btl) 1–6 (bis 3 x 3) Btl/d einschleichend 1. Tag/Woche 1, 2. Tag/Woche 2, 3. Tag/Woche 3 Btl/d zeitversetzt zu anderen Medikamenten bei familiärer Hypercholesterinämie (3 Btl/d), primärer Hyperlipoproteinämie besonders Typ II, chologenen Diarrhöen bzw. Hautjucken bei Cholestasen, Colitis pseudomembranosa, Botulismus (bindet Clostridien-Toxine).
KI totaler Gallengangverschluss, Hyperparathyreoidismus, Nierensteinbildung.
UAW gastrointestinale Irritationen, Bindung von Vancomycin, vermindert die Resorption von Digitalis.
Wirkung: Lipidsenker, Ionenaustauscher. Bindet Gallensäuren im Darm und verhindert ihre erneute Aufnahme ins Blut; dadurch wird Cholesterin vermehrt für die Bildung von Gallensäuren benötigt mit resultierender Cholesterinspiegelsenkung.

4. ☆Fibrate sind umstrittene Medikamente ohne nachgewiesene Vorteile. Triglyzeride werden stärker als LDL gesenkt.
KI Gallenblasenerkrankungen mit und ohne Gallensteine. Kreatinin > 1,5 mg/dl und Dialyse-Patienten.
UAW Gallensteinbildung, gastrointestinale Irritationen/Magen-Darm-Beschwerden, Geschmacksstörungen. Haarausfall, Muskelschmerzen/Myalgien/Myopathien. Besonders bei Hypothyreose Auslösung einer Rhabdomyolyse.
Wirkung: Fibrinogensenkend, HDL-Erhöhung.

☆ Bezafibrat (400 mg Tbl) 1 Tbl nach dem Abendessen, < 2 h vor oder nach Colestyramin-Einnahme. El.-HWZ 2 h.
UAW allergische Hautreaktionen/Urtikaria. Kopfschmerzen. Schwindel.

☆ Clofibrat (500 mg Kps) 3 x 500 mg. El.-HWZ Met. 6–25 h. Trotz wirkungsvoller Senkung des Cholesterinspiegels in europäischer WHO-Langzeitstudie eindeutig höhere Sterblichkeit als unter Plazebo.

☆ Etofibrat (300/500 mg retard Tbl) 3 x 1 Tbl/d nach dem Essen oder abends 1 retard Tbl. El.-HWZ 16 h.

☆ Etofyllinclofibrat (500 mg Tbl).

☆ Fenofibrat (Tbl) 3 x 100 mg oder 200 mg in mikronisierter Form oder 250 in retardierter Form.

☆ Gemfibrozil (Tbl) bis 2 x 450 mg oder 900 mg retard: Verringerung der Herzinfarkthäufigkeit von 4,1 auf 2,7 pro 100 behandelte Patienten, die sich jedoch 5 Jahre später nicht mehr nachweisen lässt. El.-HWZ 1,5 h.

5. Andere:
☆ Nicotinsäure s. Vitamin B$_3$.
☆ Östrogene wie 17α-Estradiol, 17β-Estradiol (= E$_2$, m 20 pg/ml, w > 40 ng/ml, 2 mg Tbl), Estradiolbenzoat.
Estron (0,3 mite/0,6/1,25 mg, 1,25/ 0,6 mg compositum Drg. Konjugiertes Östrogen). Transdermales System.
1. Konjugierte Östrogene 0,6–1,25 mg/d oder 2. Estriol ab 8 mg/d oder 3. Estradiolvalerat 1–2– 4 mg/d.
2. Generation Gestagene Levonorgestrel und Norethisteron.
3. Generation: Desogestrel und Gestoden.

– Meist 5.–24. Zyklustag, bei Hysterektomie 20 Tage mit 8 Tagen Pause.
Bei Frauen mit intaktem Uterus ist die zusätzliche zyklische oder kontinuierliche Gabe eines Gestagens erforderlich und heute obligat (ggf. im Abstand von 3 Monaten): Kombination mit Chlormadinonacetat 2 mg, Medrogeston bis 5 mg, Medroxyprogesteronacetat bis 5 mg oder Norethisteronacetat bis 1 mg, um eine Endometriumhyperplasie zu vermeiden.
„Der übliche Gestagenzusatz in geringer Dosierung antagonisiert nur gering die positiven Effekte substituierter Östrogene auf das Lipidsystem" [Lipid-Stoffwechselveränderungen und die Folgen bei postmenopausalen Frauen. DÄB 91/14 (8.4.94) B-470–2].

– Sofort absetzen bei stärkerem RR-Anstieg, Cholestase, erstmals migräneartigen Kopfschmerzen, akuten Sehstörungen, Thromboembolien, Phlebitiden.

1. Kardiovaskuläre Prophylaxe bei Frauen: Postmenopausale Östrogensubstitution erst mit transdermaler vor oraler Estradiol-Therapie. Bei Hyperlipoproteinämie Typ IV und V transdermale, Typ II und III orale Therapie vorziehen.
Wirken antioxidativ und verhindern als sehr effektive Radikalfänger die Oxidation der LDL (kein Hormoneffekt, auch beim Mann wirksam) und verlangsamen die Atherosklerose, d.h. Effekt auf den Fettstoffwechsel:
HDL-Cholesterin wird um 10–20 % erhöht (HDL korreliert signifikant mit endogenem Östrogen), Gesamt-Cholesterin und LDL-Cholesterin um 10–20 % reduziert, Apolipoproteine mäßig und Triglyzeride kaum erhöht mit Senkung des Myokardinfarkt-Risikos um 35–50 % (KHK Faustregel: 1 % Cholesterin-Absenkung = 2 % Risiko-Reduktion).
Besonders bei Vorliegen von Endothelschäden von Bedeutung, da ggf. Vasospasmen mit evtl. Auslösung einer Thrombose verhindert werden können.
Aber: Bei Frauen mit koronarer Herzkrankheit führte die Östrogen-Gestagen-Behandlung im ersten Jahr zu einer Steigerung der Herz-Kreislauf-Todesfälle, Beinvenenthrombosen und Lungenembolien [JAMA 280 (1998) 605]. Nach 4 Jahren hatte die Therapie im Vergleich zu Plazebo keinen positiven Effekt.

2. Kardiovaskuläre Prophylaxe bei Männern und Prostataleiden (noch nicht zugelassen): Bei Männern > 50 Jahre mit 17 β-Estradiol < 20 pg/ml (bei 30–40 Jahre alten Männern mit 30–50 pg/ml 2–3mal so hoher Wert wie bei 60-jährigen postmenopausalen Frauen) Indikation für eine Östrogen-Substitution mit 17 β-Estradiol 0,5 mg/d oder 0,5–1 mg Estradiolvalerat (Estradiol wird beim Mann in erheblichen Mengen gebildet und in seinen Wirkungen z.B. auf die Brust von Testosteron antagonisiert. Estriol 2 mg/d über 2 Jahre übt als schwaches Östrogen insbesondere in Gegenwart von Testosteron keine unerwünschten hormonalen Wirkungen aus, ist ein schwächeres Antioxidans als Estradiol, hat aber ähnliche vasodilatatorische Wirkungen).

☆ Vitamin B_3 – Nicotinsäureamid – Antipellagra-Vitamin – Vitamin PP (200 mg Tbl. 20 mg in BVK Roche. 500 retard Tbl) 2 x 150 mg. El.-HWZ 0,3–0,8 h.

Sonstige oder experimentelle Therapie:

☆ Ancrod (1 ml à 70 IE) s.c. (i.v. nur stationär und in Ausnahmefällen) unter täglicher Fibrinogenspiegelkontrolle.
– Randomisierte Doppelblindstudien mit Zielwert Fibrinogen auf 70–40 mg/dl,
– 1. European Stroke Treatment with Ancrod Trial (ESTAT) mit Therapiefenster 6 Stunden: Bei 300 Patienten (gegenüber 300 Patienten Plazebogruppe) kontinuierliche Infusionstherapie über 3 Tage mit Absenken von Fibrinogen auf 70–40 mg/ dl, gefolgt von einer intermittierenden Infusionstherapie über 2 Tage.
– 2. Stroke Treatment with Ancrod Trial (STAT, Amerika) binnen 3 Stunden.
KI Blutungsgefahr, hämorrhagische Diathese, aber nach Absetzen rasches Erreichen normaler Fibrinogenspiegel.
UAW Allergie wie Exanthem, Urtikaria, Blutungen.
– Wirkung: Serinprotease, Gift der malayischen Grubenotter. Spaltet vom Fibrinogen gezielt Peptide ab (die Spaltprodukte werden vom retikuloendothelialen System schnell eliminiert) und senkt den Fibrinogenspiegel (ohne Beeinflussung von Thrombozyten oder anderen Koagulationsfaktoren) und damit die Blutviskosität.
☆ Citicolin 500 mg/d scheint ein Promotor neuronaler Regeneration und bei mittelschwerem bis schwerem zerebralen Insult von Nutzen zu sein, bei 394 Patienten gegenüber Plazebo mit 33 vs. 21 % bessere funktionale Wiederherstellung [American Heart Association's 23rd Annual Joint Conference on Stroke and Circulation, Orlando (2/98)]. Wirkung: Derivat aus Cholin und Cytidin, greift in den Phospholipidstoffwechsel ein.
☆ Clomethiazol s. Alkoholismus. Experimentell zur Neuroprotektion bei 546 Patienten mit TACS (total anterior circulation syndrome) 75 mg/ kg/d i.v. gegenüber Plazebo mit niedrigerer 90-Tage-Mortalität [American Heart Association's 23rd Annual Joint Conference on Stroke and Circulation, Orlando (2/98)].
In der multizentrischen randomisierten plazebokontrollierten Doppelblindstudie bei 1353 Patienten mit hemisphärischem Insult (Patienten mit Bewusstseinstrübung oder geringen neurologischen Ausfällen wurden ausgeschlossen) unter 75 mg/kg/d, binnen 0–6 und 6–12 h i.v. gegeben, in beiden Untergruppen kein Effekt bezüglich Selbständigkeit nach 3 Monaten anhand des Barthel-Index (> 60), signifikante Besserung nur bei einer Untergruppe mit sehr schweren Schlaganfällen (großen Mediainfarkten mit entsprechend großer Penumbra). Studienabbruch wegen Somnolenz bei 15,6 % [Wahlgren N, for the CLASS Study Group. Clomethiazole acute stroke study (CLASS). Results of a randomized, controlled trial of clomethiazole versus placebo in 1360 acute stroke patients. Stroke 30 (1999) 21–8].

☆ Ebselen: Multizentrische randomisierte plazebokontrollierte Doppelblindstudie (n=302) mit Behandlungsbeginn binnen 48 h und einer Therapiedauer von 12 Wochen unter 150 mg bei 151 Patienten gegenüber 149 Patienten mit Plazebo mit nach 1 Monat (nicht nach 3 Monaten) signifikant um 10 % besserem Behandlungsergebnis [Yamaguchi T: Ebselen in acute ischemic stroke. Stroke 29 (1998) 12–17].
Wirkung: Neuroprotektiv. Bindet an intrazelluläre Thiolgruppen wie Glutathion, hemmt Peroxidasen von Membranphospholipiden, blockiert die Produktion von Superoxidanionen durch aktivierte Leukozyten.
☆ Flunarizin (5 mg Tbl) 5–10 mg. Positive Wirkung nur in offenen Studien.
☆ Flupirtin (100 mg Kps, 150 mg Supp) s. Schmerz. Ggf. Wirkung i.v. bei zerebraler Ischämie.
☆ Gingko biloba (40/80/120 mg Tbl, 40 mg/ml forte gtt) 2 x 120 mg oral.
☆ Glycin: Multizentrische (175) internationale (21 Länder) randomisierte plazebokontrollierte Doppelblindstudie (n = 1800) mit einer Loading dose von GV150526 800 mg i.v. binnen 6 h und 5 Gaben von 200 mg über 3 Tage gegenüber Plazebo, Alter > oder ≤75 Jahre, Schlaganfall-Schweregrad anhand NIHSS ≤ 5, 6–13, ≥ 14; primär Barthel-Index nach 3 Monaten, sekundär NIHSS, Rankin-Scale, Mortalität, MRT-Infarktgröße [GAIN (Glycine Antagonist in Neuroprotection) International Study Group. GV150526 in the acute treatment of stroke: GAIN International. Eur J Neurol 6 suppl 3 (1999) 35].
☆ Kalium (13,4 mmol KCl Kps, 40 mmol Brause-Tbl $KHCO_3$. 14,9 % KCl 10 ml A mit 20 mmol. K^+ nicht in Glukose geben) 0,7–1 mmol/kg/d täglicher Bedarf. Pro Gramm Eiweißaufbau werden 0,7 g K^+ gebunden. Bei Alkalose KCl, bei Azidose $KHCO_3$. Eine stark kaliumhaltige Ernährung mit Früchten, Obst und Zerealien bzw. eine Kaliumsubstitution kann das Schlaganfallrisiko reduzieren, besonders bei hohem Blutdruck (n = 44.000 Männer) [American Heart Association].
☆ Lamotrigin (5/25/50/100/200 mg Tbl) s. Epilepsie-Therapie: Noch experimentell, hemmt in antikonvulsiven Konzentrationen die Veratrininduzierte, präsynaptische Freisetzung endogenen Glutamats sehr wirkungsvoll, geringer die des Aspartat, blockiert aber nicht die kaliuminduzierte Freisetzung von Glutamat und Aspartat. Damit gewisse antiischämische Schutzwirkung. Beeinträchtigt im Gegensatz

zu postsynaptischen Glutamat-Inhibitoren (NMDA- = N-Methyl-D-aspartat-Rezeptor-Antagonisten wie Phencyclidin = PCP) nicht das Kurzzeitgedächtnis [Leach M: Neurochemical and Behavioral Aspects of Lamotrigine. Epilepsia 32 (1991) Suppl. 2: 54–8].

☆ Lubeluzole: Gabe bereits vor Blutungsausschluss möglich, 1. Injektion 7,5 mg binnen 6 h, 10 mg/d über 5 Tage.
Phase-III-Studie ohne Nachweis einer Wirkung.
Amerikanische plazebokontrollierte Multicenterstudie an 368 Patienten mit einer signifikant geringeren Mortalität von 20,9 % als in der Plazebogruppe mit 25,7 % [Morgenstern L, Houston (1997)].
Phase-II-Studie mit 232 Patienten mit signifikant besserem Ausgang. Bei 20 mg/d über 5 Tage erhöhte Mortalität.
Wirkung: Intrazellulär wirksamer Stickoxyd-Hemmer, verhindert bei Gabe binnen 6 h den extrazellulären Glutamatanstieg. Wirkt im Tiermodell bei Applikation binnen 6 Stunden neuroprotektiv und verringert im CT das Infarktausmaß.

☆ N-Methyl-D-Aspartat-Rezeptor-Antagonisten – Glutamat (NMDA-) Antagonist – noch experimentell s. Lamotrigin.
MK 801 reduziert im Tierversuch das Ischämieareal und wirkt bei Behandlung bis zu 12 Stunden mit dem Caspase-Inhibitor N-Benzoylcarbonyl-Val-Ala-Asp-fluoromethylketon (zVAD-fmk), einem Tripeptid, synergistisch [Schulz J, Tübingen: Verlängertes therapeutisches Fenster für die Behandlung der zerebralen Hypoxie mit Caspase-Inhibitoren und Synergie mit MK-801. DGN (9/98) München].

☆ Pentoxifyllin (400/600 mg Tbl, 100/300 mg A) 2 x 600 mg oral, 100–300 mg in 500 ml.

☆ Phencyclidin (PCP) noch experimentell s. Lamotrigin.

☆ Piracetam (800/1200 mg Tbl, 12 g A): Bei A. cerebri media-Verschluss binnen 12 h bei 180 Patienten 12 g Piracetam i.v. 4 Tage mit anschließend oral 12 g/d bis auf 4,8 g/d zum Ende der 8. Woche gegen über 193 Patienten mit Plazebo. Nach 12 Wochen waren 37 % der Verum- gegenüber 21 % der Plazebogruppe ohne Aphasie. Mortalität gleich [Piracetam in Acute Stroke Study (PASS)].

☆ Propentophyllin (Adenosin-Reuptake-Hemmer) noch experimentell, wirkt Glutamat-antagonistisch und über das erhöhte extrazelluläre Adenosin neuroprotektiv. Kurze El.-HWZ.

☆ Remacemid in der Kardiochirurgie zur Vermeidung neuropsychologischer Defizite: In einer (zu kleinen) monozentrischen randomisierten plazebokontrollierten Studie an 171 Patienten wurde 4 Tage vor bis 5 Tage nach aorto- koronarer Bypassoperation alle 6 h 150 mg gegeben; die peri- und intraoperativ mit TCD ermittelte Zahl an Mikroembolien war in beiden Gruppen gleich; 3 von 9 neuropsychologischen Tests (vor und 8 Wochen nach der OP) fielen unter Remacemid signifikant besser aus [Arrowsmith J: Neuroprotection of the brain during cardiopulmonary bypass. A randomized trial of remacemide during coronary artery bypass in 171 patients. Stroke 29 (1998) 2357– 62]. Wirkung: NMDA-

Rezeptor-Antagonist, initial als Antiepileptikum entwickelt.

☆ Tirilazad: TESS-1 (EU und Neuseeland, 3–4000 Patienten) bis 48 h nach dem Insult 0,6, 2 u. 6 mg/kg über 10 Tage mit Reduktion der Letalität von 43 %, davon Männer 93 %, Frauen 0 %. Der Wirkspiegel bei Frauen war zu klein.

– TESS-2 doppelblind, randomisiert, plazebokontrolliert bis 6 h nach dem Insult mit bei Männern 10, bei Frauen 12 mg/kg über 4 Tage. Rekrutierung 2 Jahre.
UAW lediglich lokale Phlebitiden.
Wirkung: Lazeroid (Lazaroid), Radikalenfänger und damit Schutz der vulnerablen zerebralen Phospholipid-Membranen, die an den ungesättigten Fettsäuren zerstört werden. Hemmung des Einstroms freier Granulozyten. Das ZNS besitzt eine erhöhte Vulnerabilität gegenüber Radikalen, da es keine Enzyme zur Deaktivierung von Radikalen aufweist und viele ungesättigte Fettsäuren und Eisen hat. Wirkung dosisabhängig und zeitabhängig, in Tierversuchen bei Subarachnoidalblutung Reduktion von Spasmen, Stabilisierung der Blut-Hirn-Schranke.

– Zusätzlich zu den oben genannten Substanzen sind Buflomedil, Cinnarizin, Cyclandelat, Naftidrofuryl, Nikotinsäure, Papaverin, Pentifyllin, Pyritinol, Raubasin, Theophyllin, Vincamin und Xanthinolnikotinat ohne gesicherte Wirkung.

Hypothermiebehandlung s.o. Senkung der Körpertemperatur: Je höher die Körpertemperatur in den ersten 24 Stunden nach einem Hirninfarkt, desto größer sind die Substanzdefekte und desto schlechter ist das Behandlungsergebnis [Castillo J: Timing for fever-related brain damage in acute ischemic stroke. Stroke 29 (1998) 2455–60].

– Bei leichter Hypothermie signifikant verringerte Mortalität, geringere Infarktausdehnung und ein besserer Verlauf gegenüber den bei Aufnahme hyperthermen Patienten: Bei 1 °C Temperaturerhöhung 2,2fach (120 %) erhöhtes Risiko eines schlechten Verlaufs (n = 390) [Reith J: Body temperature in acute stroke: relation to stroke severity, infarct size, mortality and outcome. Lancet 347 (1996) 422–5].

– Hypothermie auf möglichst 35–33 °C. Die intrazerebrale Temperatur kann besonders auf der infarzierten Seite die Blasentemperatur um bis zu 1,5 °C übersteigen. Mit Hypothermie von 33 °C intrazerebraler Temperatur konnte bei malignen Mediainfarkten die Mortalität von 80 auf 43 % gesenkt werden [Schwab S, Heidelberg]. Im Bulbus venae jugularis Konzentrationsabnahme des proinflammatorischen Zytokins IL-1β und -zunahme des antiinflammatorischen und neuroprotektiv wirkenden IL-6, kein Einfluss auf TNFα-Spiegel [Bonmann E, Heidelberg: Hypothermie-Behandlung bei Patienten mit raumforderndem Mediainfarkt – Modulation der Zytokinexpression. ANIM (1/98) Hamburg].

– Hypothermie bis zur deutlichen Regredienz des Hirnödems bei 7 intubierten, relaxierten Patienten, Beginn der Hypothermie im Mittel 73,4 h nach Symptombeginn mit Erreichen einer

Körperkerntemperatur zwischen 32–33 °C nach 7 h, Hypothermiedauer im Mittel 75,9 h (49–143,5 h). Der Hirndruck sank nach Hypothermieinduktion, 2 Patienten verstarben nach Hypothermie in der Aufwärmphase an nicht beherrschbarem Hirndruck-Anstieg. Der CBF war bei Erreichen der Zieltemperatur gegenüber Normothermiewerten um 43,8 % vermindert und normalisierte sich dann. Die arteriojuguläre O_2-Gehaltsdifferenz (avDO_2 mit 2 kombinierten Fiberoptik-Thermistor-Kathetern in A. femoralis und Bulbus v. jugularis) verminderte sich um 15,3 %. Die CMRO_2 (Produkt von CBF und avDO_2) war bei Erreichen der Zieltemperatur um 36,5 % und vor Wiederaufwärmen um 12,3 % erniedrigt [Neurologische Intensivstation Heidelberg: Milde Hypothermiebehandlung beim akuten raumfordernden Hemisphäreninfarkt: Auswirkungen auf den Zerebralen Blutfluss (CBF) und die Zerebrale Metabolische Umsatzrate (CMRO_2). ANIM (1/98) Hamburg]. Ggf. Hypothermie bis auf 28 °C.

- Cave: Wie verändern sich die Blutgerinnung und Blutviskosität?!
- Bei Wistar-Ratten konnte Hypothermie auf 33 °C die Infarktentwicklung verzögern, aber die Infarktgröße nach 24 Stunden nicht signifikant verkleinern; frühzeitige Entlastungstrepanation kann die Infarktgröße verringern, die Kombination mit Hypothermie hatte einen additiven Effekt [Hoffmann T, Heidelberg: Milde Hypothermie und/oder Entlastungstrepanation beim experimentellen Mediainfarkt. DGN (9/98) München].

Extrakorporale Kaskadeninfiltration binnen 12 Stunden und an 3 aufeinanderfolgenden Tagen bei 10 Patienten mit schwerem Media-Infarkt und Perfusionsdefizit im ECD-SPECT (30 min Inkubation, 6 h Stabilität, zeigt Luxusperfusion; HMPAO kürzer anzusetzen, 30 min Stabilität): Nach jeder Behandlung Abfall der Plasmaviskosität von 1,3 auf 1,1 mPa, der Erythrozytenaggregation um 57 %, Fibrinogen um 54 %, α2-Makroglobulin um 76 %, HDL- um 38 %, LDL- um 82 % und Gesamtcholesterol um 65 %. Hämatokrit und Erythrozytenzahl blieben gleich. Keine Nebenwirkungen. 5 Patienten waren nach 90 Tagen nicht oder moderat (Rankin-Scale 1–3), 3 Patienten moderat bis schwer (Rankin-Scale 4) und 1 Patient schwer (Rankin-Scale 5 Punkte) behindert, 1 Patient starb an einem kardioembolischen Rezidivinfarkt. Eine randomisierte, plazebokontrollierte Studie läuft [Berrouschot J, Leipzig: Extrakorporale Kaskadeninfiltration – eine neue Methode zur Optimierung der Hämorheologie bei akutem ischämischen Schlaganfall. (10/97) Dresden].

Systemische Fibrinolyse im Karotis-Stromgebiet (A. cerebri media) s.o. ☆rt-PA. Studien mit ☆Streptokinase mussten vorzeitig abgebrochen werden. Nicht durchgesetzt hat sich ☆Urokinase.

Lokale Fibrinolyse im Karotis-Stromgebiet
☆ Urokinase (10.000/25.000/50.000/250.000/500.000/1 Mio/6 Mio IE Fl) immer von Beginn an in Kombination mit 25–30.000 IE Heparin.

I.a. Fibrinolyse der A. carotis interna besonders bei T-Verschluss ist gefährlich und wegen häufiger letaler Komplikationen nicht zu vertreten.

- Lokale arterielle Lyse mit wiederholter Bolusgabe von 50.000–100.000 IE, alternativ i.v.-Dauerlyse 100.000 IE/h bis maximal 1 Mio IE in höchstens 2 Stunden.
- Lokale intraarterielle Fibrinolyse mit Sofort-Antikoagulation nach CCT zum Ausschluss von Blutung oder Frühinfarkt mit Diagnosefenster 4 h und Therapieschlussfenster 6 h bei Patienten mit akutem Insult im Areal der A. cerebri media (MCA) 18mal und der A. carotis interna (ICA) 13mal bis zur Rekanalisation bzw. mit maximal 1 Mio IE in maximal 2 Stunden und mehrtägiger Vollheparinisierung:
  1. Bei 17mal erfolgreicher MCA-Rekanalisation bei allen Patienten im Spät-CCT Stammganglieninfarkte, bei 6 Patienten kortikale Infarkte, 3mal Massenblutungen, davon einmal mit letalem Ausgang.
  2. Bei 11/13 erfolgreicher ICA-Rekanalisation 2mal Massenblutungen, davon einmal mit letalem Ausgang, insgesamt 4 letale Ausgänge alle bei Verschluss des T-Stücks. Klinisch trotz Rekanalisation große Variabilität von kompletter Remission bis zu geringer Besserung [Hartmann A, Bonn: Intraarterielle Thrombolyse bei akutem A. cerebri media und A. carotis interna-Verschluss. (10/97) Dresden].
- Von 1342 Patienten zwischen 1991 und 1995 mit Schlaganfall bei 8 Patienten mit Mediahauptstammverschluss und 4 Patienten mit Basilaristhrombose lokale arterielle Lyse mit initialem Bolus von 100.000 IE, dann 500.000 IE lokal über eine Stunde, bei bis dahin nicht geöffnetem Verschluss Fortsetzung bis zu gesamt 1 Mio IE. 30 min nach Urokinase Heparinisierung. 11/12 Rekanalisierung, bei 3/12 intrazerebrale Einblutung (2mal asymptomatisch), nach 4 Monaten waren 5 Patienten im Alltag selbständig, 3 behindert, 3 schwer behindert, 1 Patient mit Basilaristhrombose bei Reverschluss verstorben [Casto L: Intra-arterial thrombolysis in acute ischaemic stroke: experience with a superselective catheter embedded in the clot. J Neurol Neurosurg Psychiatry 60 (1996) 667–70].
- Lokale Lyse mit 6 mg Prourokinase, 2000 E Heparinbolus und dann Heparingabe 500 E/h über 24 Stunden mit Rekanalisierung der M1 und M2 von 58 % (Plazebo 22 %).

Lokale Fibrinolyse der A. basilaris bzw. im Basilaris-Stromgebiet s. Basilarisinsuffizienz, s. Fibrinolyse.

Therapie interventionell durch perkutane transluminale Angioplastie – PTA:
1.1 Extrakranielle Carotis-Angioplastie – PTCA: Ballondilatation mit Komplikationsrate entsprechend der Karotis-Thrombendarteriektomie bei hoher Rekanalisationsrate. Bei Reststenosen ggf. Stent-Implantation. Bisher experimentelle Therapie. Das Risiko relevanter Bradykardien erfordert eine postinterventionelle Intensivüberwachung.
105 symptomatische Patienten nach PTA symptomlos für 3–109 (Mittel 58) Monate, kein Todesfall, 4 Patienten mit kleineren Komplika-

tionen (Studie ohne jegliches Protokoll) [Kachel R: Percutaneous transluminal angioplasty (PTA) of supra-aortic arteries espacially the internal carotid artery. Neuroradiology 33 (1991) 191–4]. PTA im Bereich des Karotissiphons mit hohem Risiko der Dissektion. Stent-Anlage mit Risiken TIA (≥ 10 %) bis zum kompletten zerebralen Infarkt oder transiente lokale Gefäßspasmen.

1.2 Im hinteren Kreislauf der OP überlegen. s. Subclavian-steal-Syndrom.

2. Intrakranielle Arterien: Bei 22 Patienten mit unter Heparin oder Acetylsalicylsäure persistierenden oder rezidivierenden Symptomen wurden in Intubationsnarkose intrakranielle Stenosen der A. vertebralis (9 x), A. basilaris (5 x), A. cerebri posterior (1 x), A. carotis interna (3x), A. cerebri media (4 x) mit 8–10 atm dilatiert: das Dilatationsergebnis war 1-mal vollständig, 16-mal ausreichend, 5-mal ungenügend; die PTA verlief 17-mal ohne Komplikationen, danach waren 12 Patienten asymptomatisch, 7 klinisch gebessert,1 unverändert und 2 Patienten verschlechtert mit Hemiparese [Berg-Dammer E, Essen: Ballondilatation intrakranieller arteriosklerotischer Gefäßstenosen. DGN (9/98) München]. Die relativ hohe Restenoserate entspricht der Rate nach PTA der Koronararterien.

Therapie operativ:

Intrakranielle Druckmessung: Epidurale Drucksonde, intrazerebrale Drucksonde.

Entlastungskraniotomie – Hemikraniektomie bei V.a. großen (malignen) Mediainfarkt (mit Beteiligung des Temporallappens), d.h.

1. primär bei angedeuteter Hypodensität in > 50 % des Mediaversorgungsgebietes im ersten CCT, früher Schwellung und Mittellinienverlagerung um > 10 mm,

2. sekundär *vor* (!) Auftreten einer Anisokorie bei Werten auf der NIH-Stroke Scale (NIHSS) von ≥ 20 bei linkshirnigen und ≥ 15 bei rechtshirnigen Infarkten *und* Übelkeit und Erbrechen (und einem RR > 180 mm Hg) binnen 24 h [Krieger D: Early clinical and radiological predictors of fatal brain swelling in ischemic stroke. Stroke 30 (1999) 287-92] bzw. besonders bei jüngeren Patienten (< 70 Jahre) ohne globale Aphasie bei malignem Mediainfarkt mit Beteiligung des Temporallappens der nichtdominanten Hemisphäre oder ohne globale Aphasie auch der dominanten Hemisphäre (Kleinhirninfarkt s.u.), initialem Wert auf der Glasgow-Coma-Scale > 6 (5–24), schneller Hirndruckprogredienz anhand der Klinik (Bewusstseinslage) und im AEP noch ableitbaren Wellen IV und V.

- Die Entlastungstrepanation muss über 12 cm Durchmesser haben (32 ml Raumgewinn bei 12 cm gegenüber 10 ml bei 8 cm Durchmesser) [Schnippering H: Wie dekompressiv sind Dekompressionen? ANIM (1/96) Saarbrücken]. Von 63 Heidelberger Patienten (mittleres Alter 49,7 Jahre) mit 11mal Ischämie der dominanten und 52mal nichtdominanten Hemisphäre überlebten 46 (73 % Überlebensrate), die ersten Trepanationen erfolgten nach durchschnittlich 39 h, spätere nach 21 h. 31 Patienten mit Operation binnen 24 h vs. 32 Patienten mit Operation nach mehr als 24 h waren 7,4 vs. 13,3 Tage auf der Intensivstation, die Mortalität betrug 16 vs. 34,4 %. 3 Monate postoperativ war keiner der überlebenden Patienten hemiplegisch, alle waren mit Hilfe gehfähig, nach Insulten in der dominanten Hemisphäre lagen meist nur leichte bis mittelschwere Aphasien vor [Schwab S: Early hemicraniectomy in patient with complete middle cerebral artery infarction. Stroke 29 (1998) 1888–93]. Nach mindestens 16 Monaten lebten noch 33 von 60 trepanierten Patienten (55 %), von den 26 nachuntersuchten Patienten hatten 13 (50 %) einen Barthel-Index > 80, davon Patienten < 50 Jahre häufiger als ältere; die neuropsychologischen Tests zeigten deutliche Defizite, 12 % gaben eine zufriedenstellende Leistungsfähigkeit oder Selbständigkeit im Alltag an, Arbeitsfähigkeit wurde von keinem Patienten erreicht [Hoppe L, Heidelberg: Langzeit-Outcome nach Hemikraniektomie bei raumfordernden Mediainfarkten. DGN (9/98) München].

- Präoperativ 4 h Heparin abstellen, 6 h postoperativ Antikoagulation weiterführen.

- Sekundär Reposition des Knochendeckels nach Abschwellen des Gehirns.

- Nebenwirkungen: Ausbildung eines Liquorkissens, Einblutung durch venöse Einrisse, epidurale Einblutung oder Abszessbildung über dem Durapatch, Subduralhämatom oder Hygrom, Myarthropathie im Kiefergelenk durch muskulär bedingte Fehlstellung nach Ablösung des M. temporalis. Kasuistiken mit nach uni- oder bilateraler Trepanation durch Lumbalpunktion oder 30°-Hochlagerung ausgelöstem Bild einer transtentoriellen Herniation mit einseitig weiter und nicht auf Licht reagierender Pupille, bds. Pyramidenbahnzeichen und Bewusstseinsverschlechterung, reversibel durch sofortige Flach- oder Kopftieflage, Flüssigkeitszufuhr und frühe Deckung des Trepanationsdefektes [Schwab S: „Paradoxe" Herniation nach Entlastungstrepanation. Nervenarzt 69 (1998) 896-900].

Kleinhirninfarkt:

1. Mit guter Klinik konservative Therapie.

2. Raumfordernde sog. „maligne Kleinhirninfarkte" mit drohendem Verschlusshydrozephalus:

- Ventrikeldrainage bei Kleinhirninfarkt mit Somnolenz oder bei computertomographisch nachgewiesener supratentorieller Erweiterung der Ventrikel ohne progrediente Eintrübung. Cave: Bei alleiniger Ventrikeldrainage Gefahr der transtentoriellen aszendierenden Herniation. Ggf. sekundär subokzipitale Kraniotomie.

- Subokzipitale Kraniotomie mit Duraplastik primär bei Kleinhirninfarkt mit Koma oder klinischer Progredienz oder Hirnstamm-Kompression [Adelt D: Indikation, Probleme und Ergebnisse der neurochirurgischen Behandlung raumfordernder Kleinhirninfarkte. In: Schwerpunkte neurologischer Intensivmedizin. perimed Notfallmedizin 19 (1991) 180-4].

Intrakranielle Karotis-Sofort-Operation: Akute iatrogene Ischämie nach Ballonokklusion oder durch falsch sitzenden Aneurysma-Clip (z.B.

auf der A. cerebri anterior), Mediaverschluss während/nach invasivem Eingriff im vorgeschalteten Stromgebiet.

Extrakranielle Karotis-Thrombendarteriektomie – Karotis-TEA:

1. **Sofort-Operation** jeweils nur in Ausnahmefällen bei:
   a) frischem extrakraniellen Gefäßverschluss als Komplikation von Karotisoperationen oder Angiographien,
   b) akutem Hirninfarkt mit hochgradiger Internastenose und einem Infarktareal < 1 cm,
   c) hochgradiger Internastenose und trotz Antikoagulation fluktuierendem neurologischem Defizit.
   – Bei Wiederherstellung der Strombahn innerhalb von 3 Stunden gelang bei 50 % eine gute Prognose mit völliger Rückbildung der Symptome [Sandmann W, Düsseldorf, DÄB 93/13 (1996) B-654]. Sonst besteht nach wie vor keine Operationsindikation wegen der extrem hohen Komplikationsrate (Mortalität bis zu 50 %).

2. **Karotis-TEA als Sekundärprävention** bei:
   2.1 Ipsilaterale hochgradige symptomatische Internastenosen > 70 %. Insultrisiko postoperativ erhöht, nach 1 Jahr bereits besser als unter medikamentöser Therapie, 80 % Risikosenkung für einen 2. Hirninfarkt. Das Ergebnis von NASCET ist identisch zu ECST (s.u.).
   2.2 Ipsilaterale weniger hochgradige symptomatische Interna-Stenosen < 70 % bei ggf. arteriosklerotischen Ulzera oder weichen Plaques an der Karotisgabel, die zu rezidivierenden Mikroembolisationen führen, bzw. bei Kontralateralverschlüssen.
   2.3 Hämodynamisch relevante, asymptomatische Stenosen mit rascher Progredienz oder ipsilateralen Infarkten im CCT oder drohendem Interna-Verschluss bei guter Lebenserwartung.
   2.4 Abhängig von der individuellen Kollateralisation und bestimmten zerebralen Reservekapazität ein-/zweizeitig mit/vor geplanten Operationen mit extrakorporaler Zirkulation.
   2.5 Karotisstenose als hinreichend sichere Ursache hemisphärischer und retinaler TIAs oder Infarkte
   a) vor nicht länger als 1/2 Jahr,
   b) ohne (non-disabling strokes) oder mit einem nicht zu ausgeprägten Defizit,
   c) Ausschluss von Vorhofflimmern und intrakavitären Thromben im Herz,
   d) Patienten ohne wesentlich eingeschränkte Lebenserwartung, ohne operativ nicht behebbare instabile Angina pectoris, ohne inkurable Malignome oder andere schwere Begleiterkrankungen [Diener H, DÄB 24–35/94 (25.8.97) A-2195-2201].
   – Über 50 % der Schlaganfall-Patienten haben weder vorausgegangene TIA noch einen kleineren Insult.
   – „Bereits abgelaufene ischämische Ereignisse dürfen nicht so schwerwiegend sein, dass eine Rezidivprophylaxe sinnlos erscheint. Dabei kann es sich sowohl um eine oder mehrere TIAs als auch einen kompletten Infarkt handeln, bei dem das neurologische Defizit funktionell nicht allzu schwerwiegend ist. Neben dem Nachweis einer für die Ischämie verantwortlichen ‚signifikanten' ACI-Läsion ist zum Beispiel das Fehlen von ursächlich wahrscheinlicheren anderen Pathomechanismen (z.B. Vorhofflimmern) zu fordern.

Das Ausmaß der Karotisläsion sollte in der Regel auch stärker als auf der asymptomatischen und extrakraniell ausgeprägter als intrakraniell (einschließlich Siphonabschnitt) sein, und es sollte auch kein schwerer diffuser intrakranieller Gefäßprozess, etwa mit multiplen lakunären Infarkten, vorliegen. Auch alleinige ischämische Symptome im vertebrobasilären Stromgebiet oder Synkopen sind keine Indikation für eine Karotis-TEA.

Kommt es allerdings (bei symptomatischen leichtgradigen Stenosen < 30 %) unter medikamentöser Therapie zu rezidivierenden homolateralen Symptomen, ist eine Operationsindikation zu erwägen, wenn andere Emboliequellen und eine epileptische oder andere Genese (z.B. fokale sensible Anfälle oder Migräne-Attacken) eindeutig ausgeschlossen sind" [Krämer G: Karotis-Thrombendarteriektomie. DÄB 89/47 (1992) B 2547–52].

– Bei Infarktareal
1. < 1 cm s.o. Karotis-Sofort-OP möglich;
2. 1–4 cm und guter Kollateralversorgung bzw. ohne größeren intrakraniellen Gefäßverschluss Vollheparinisierung und Frühoperation nach 14 Tagen;
3. > 4 cm oder intrakraniellem Gefäßverschluss Operation in Abhängigkeit von der klinischen Symptomatik und nach Demarkierung des Infarktareals (>4–8 Wochen).
– Operation nur durch ein Team mit nachweislich niedriger operativer Komplikationsrate.
– TCD-Monitoring intraoperativ bei 107 Patienten: Bei vermehrt ableitbaren mikroembolischen Signalen (> 10) erhöhte sich das Risiko intraoperativer Ischämien. Bei Einsatz eines Shunts (eingesetzt bei Abfall der Flussgeschwindigkeit nach dem Abklemmen um ≥ 70 %) traten vermehrt mikroembolische Signale und intraoperative Ischämien auf [Müller M, Homburg: TCD-Monitoring bei der Karotis-Thrombendarteriektomie. DGN (10/97) Dresden].
– OP-Profit anhand der ECST-Studie an 596 operierten gegenüber 394 konservativ behandelten Patienten jeweils mit Stenosen von 70–99 % nur bei 4–5 Punkten aus:

Zerebrale (nicht retinale) Durchblutungsstörungen	1
Ischämisches Ereignis innerhalb der letzten 2 Monate	1
Unregelmäßige Oberfläche der Karotisstenose	1
Karotisstenose < 80 %	0
Karotisstenose > 80 %	1
Karotisstenose > 90 %	2
pAVK	−1
RR_{syst} > 180 mm Hg	−1
Weibliches Geschlecht	−0,5

maximal 5 Punkte

Bei 0,5–1 Punkten war die Operation der konservativen Therapie unterlegen, bei 1,5–3,5 Punkten gleichwertig; bezogen auf die Gesamtpopulation profitierten nur 16 % der Patienten von der Operation [Rothwell P on behalf of the European Carotid Surgery Trialists Collaborative Group (1999). Prediction of benefit from carotid endarterectomy in individual patients: a risk-modelling study. Lancet 353 (1999) 2105–10].

Karotisverschluss: In 50 % erfolgreiche Eröffnung [McCormick P: Thrombendarterectomy of the symptomatic occluded internal carotid artery. J Neurosurg 76 (1992) 752–8].

– Operationsrisiko: Das OP-Risiko korreliert mit dem Schweregrad der vorausgegangenen Symptomatik. Es ist höher bei präoperativ dopplersonographisch retrogradem Supratrochlearis-Fluss, bei multiplen Stenosen, Hypertonus, Z.n. Herzinfarkt, schwerer kardialer oder pulmonaler Erkrankung, neurologisch instabilem Zustand (Z.n. Insult, Crescendo-TIA).
Letalität und Mortalität niedrig in Einzelautorenveröffentlichung, höher in Multicenter-Mehrautorenartikeln mit einer Letalität von 0,7–1,4 %, Letalität und zerebrale Ischämie 2,3–7,7 % [Warlow C (6/97) Rhodos]. Letalität bei unilateraler Stenose < 1 %, bei bilateraler Stenose 4,6 % [Maurer P: Schlaganfallprophylaxe aus der Sicht des Gefäßchirurgen. Angio 15 (1993) 253–60].
Peri- und postoperative Morbidität (Schlaganfälle) und Mortalität in der NASCET- und ECST-Studie 6–7 %,
in 25 Studien 5,2 %,
bei asymptomatischer Stenose < 3 %,
bei symptomatischer Stenose < 6 %.

– **Postoperatives Hyperperfusionssyndrom** G67.4
Ätiologie: Wahrscheinlich ausgelöst durch eine Störung der zerebralen Autoregulation bei chronischer Hypoxie der betroffenen Hemisphäre, fraglich auch intraoperativ bei unzureichender Kollateralversorgung während der Clampingzeit.

Diagnostik: Transkranieller Doppler mit bis zu einem Tag persistierender Hyperperfusion der betroffenen Hemisphäre nach Freigabe des Blutstroms. Keine Änderung der kontralateralen A. cerebri media.

Klinik: Kopfschmerzen, zerebrale Krampfanfälle, Bewusstseinsstörung.

Komplikationen: Hirnödem, intrazerebrale Einblutung.

Therapie: RR-Senkung.

Postoperative Prognose:

2.1 OP hochgradiger symptomatischer Karotisstenosen:

2.1.1 NASCET-Studie bei ipsilateralen hochgradigen symptomatischen Interna-Stenosen (70-99 %) Ergebnis identisch zu ECST:
331 Patienten konservativ unter ASS 1300 mg/d, 328 Patienten operiert mit 3 % Komplikationsrate.
Schlaganfallhäufigkeit nach 18 bzw. 24 Monaten 7 bzw. 9 % gegenüber 18 bzw. 26 % der medikamentös behandelten Patienten um 17 % gesenkt [North American Symptomatic Carotid Endarterectomy Trial Collaborators (NASCET), McMaster Univ, Hamilton, Ontario: Beneficial effect of carotid endarterectomy in symptomatic patients with high-grade carotid stenosis. N Engl J Med 325 (1991) 445–53].

2.1.2 ECST-Studie bei ipsilateralen hochgradigen symptomatischen Interna-Stenosen > 70 %: 323 Patienten konservativ unter ASS und Antihypertensiva, 455 Patienten operiert mit 7 Patienten OP-Mortalität. Insult ipsilateral 44/323 der konservativen gegenüber 9/455 der operierten Gruppe. Bei Nachbeobachtung beträgt die Schlaganfallhäufigkeit, bezogen auf die binnen 3 Jahren auf der operierten Seite auftretenden Ischämien, 1,1 % bei den operierten gegenüber 8,4 % bei den ausschließlich medikamentös behandelten Patienten bzw. 94 % der operierten Gruppe waren frei von schweren oder tödlichen Schlaganfällen gegenüber 89 % der medikamentös behandelten Patienten entsprechend einer Risikominderung um die Hälfte, d.h. aber auch: 95 % wurden bezüglich der Vermeidung schwerer bis tödlicher Schlaganfälle vergeblich operiert [European Carotid Surgery Trialists' Collaborative Group (ECST): Lancet 337 (1991) 1235-43]. Erreicht werden durch die Operation durchschnittlich zwei bis drei zusätzliche Lebensjahre ohne schwere ischämische Attacken bei Männern, bei Frauen beträgt die Zeit ohne Komplikationen ein Jahr weniger bei anscheinend auch häufigeren Operationskomplikationen [Warlow C: Randomised trial of endarterectomy for recently symptomatic carotid stenosis: final results of the MRC European Carotis Surgery Trial (ECST). Lancet 351 (1998) 1379-87].

2.1.3   **VA**-Studie: Schlaganfallhäufigkeit binnen 4 Jahren 8 % gegenüber 20,6 % der medikamentös behandelten Patienten [Hobson R: Veterans Administration (VA) Cooperative Study of Carotid Endarterectomy. N Engl J Med 328/4 (1993) 221-7].

2.3 OP asymptomatischer Karotisstenosen:

2.3.1 ACAS-Studie bei asymptomatischen Karotisstenosen >60 %: Bei 1662 Patienten ohne vorausgegangene TIAs oder Insulte im Alter von 40 bis 79 Jahren (m : w = 2 : 1, 50 % >60 und 37 % >70 Jahre, 64 % Hypertonie, 23 % Diabetes, vorausgegangener Herzinfarkt 21 %, vorausgegangene kontralaterale TIA oder Insult 25 %) mit einer Lebenserwartung > 5 Jahre ohne instabile Angina pectoris, unkontrolliertes Vorhofflimmern, schweren Diabetes mellitus, unkontrollierten Hypertonus, Lebererkrankung, Niereninsuffizienz, Karzinome bei Operation in einem Zentrum mit einer dokumentierten perioperativen Morbidität und Mortalität unter 3 % (2,3 %):
Auf 5 Jahre hochgerechnete Zwischenergebnisse bei 834 Patienten unter konservativer Therapie und 828 Patienten mit Operation asymptomatischer Karotisstenosen unter 325 mg/d ASS und aggressiver Reduktion der Risikofaktoren:
Häufigkeit von Schlaganfällen und Todesfällen durch die Angiographie 1,2 % (n = 5).
Innerhalb 5 Jahren (Endpunkt ipsilateraler Insult) ipsilateral zur Stenose postoperativ 4,8 % Insulte gegenüber 10,6 % Insulte ohne Operation entsprechend einer statistisch signifikanten absoluten Risikoreduktion von 5,8 %, relative Risikoreduktion von 55 % bzw. bei

Männern relativ von 69 % und (nicht signifikant) bei Frauen relativ von 16 % [Toole J: Study design ... Stroke 20 (1989) 844–9]. [Moore W: Selection process for the participating surgeons in the Asymptomatic Carotid Atherosclerosis Study (ACAS). Stroke 22 (1991) 1353–7].

Der Unterschied zwischen operierten und nicht operierten Patienten war im Hinblick auf ausgeprägte Schlaganfälle mit deutlicher Behinderung (21 Patienten operiert, 24 nicht operiert) nicht signifikant. Umgerechnet müssen 85 Patienten bzw. 17 Patienten pro Jahr operiert werden, um einen Schlaganfall pro Jahr zu verhindern, zur Vermeidung schwerer Schlaganfälle 34 Patienten pro Jahr. Für Deutschland müssten bei einer Prävalenz von ca. 650.000 Patienten (0,5–8–10 % der 50–80-Jährigen) mit asymptomatischen Stenosen und 13000 Insulten zur Vermeidung von 6500 Schlaganfällen alle 650.000 Patienten operiert werden. Bisher gibt es keine OP-Indikation bei asymptomatischen Stenosen evtl. mit Ausnahme von filiformen Stenosen und Patienten mit rascher Progredienz der Stenose im Ultraschall [Diener H: Asymptomatische Karotisstenose: Ist die Endarteriektomie gerechtfertigt? Ein Kommentar. DÄB 93/4 (26.1.96) B-153-4].

2.3.2 CASANOVA-Studie bei asymptomatischen Karotisstenosen von 50–90 %, Ausschluss Stenosen >90 % [Carotid Artery Stenosis with Asymptomatic Narrowing: Operation Versus Aspirin. Stroke (1991)]. Name unexakt, da alle Patienten Aspirin erhielten (3 x ASS 330 mg mit Dipyridamol 75 mg/d):

Gruppe A: 206 Patienten an uni- oder bilateraler Stenose operiert mit Komplikationsrate durch Angiographie und OP 6 %.

Gruppe B: 204 Patienten mit uni- oder bilateraler Stenose konservativ, bei bilateralen Stenosen Operation an der höhergradigen über 90 %igen Stenose oder bei TIA. Bei Nachbeobachtung über 42 Monate kein Unterschied.

2.3.3 MAYO-Studie bei asymptomatischen Karotisstenosen > 50 %: 90 Patienten konservativ unter ASS 1200 mg/d, 68 Patienten operiert ohne ASS mit perioperativ 8 Herzinfarkten und 2 Insulten. Bei Nachbeobachtung über 2 Jahre kein Unterschied [Randomized Controlled Trial of Carotid Endarterectomy for Asymptomatic Carotid Stenosis. Mayo Clinic Proc 67 (1992) 513].

Kosten-Nutzen prophylaktischer Maßnahmen	Relative Risikoreduktion	Absolute Risikoreduktion	Numbers needed to treat	Kosten pro verhinderten Schlaganfall in DM
Antihypertensive Therapie	28 %	2,2 %	45	1350–18.000
Senkung des Serumcholesterin	24 %	1,7 %	60	42.000
Acetylsalicylsäure	13 %	1,0 %	100	1000
Antikoagulation bei Vorhofflimmern	67 %	8,0 %	12	1200
Karotisoperation symptomatisch	44 %	3,8 %	26	182.000
Karotisoperation asymptomatisch	53 %	1,2 %	83	580.000

– Australische Zahlen mit Berechnung der Numbers needed to treat (NNT) = Zahl der Patienten, die zur Verhinderung eines Schlaganfalls behandelt werden müssen [Hankey G: Stroke. How a large public health problem, and how can the neurologist help? Arch Neurol 56 (1999) 748–54].

– Bezüglich Primärprävention waren Diuretika und Betablocker kosteneffektiv, besonders Antikoagulation bei Vorhofflimmern weist ein sehr positives Kosten-Nutzen-Verhältnis auf; bei ACE-Hemmer, Alphablocker und Kalziumantagonisten überstiegen die Kosten den Nutzen. In der Sekundärprophylaxe waren ASS und ASS/Dipyridamol wirksam und kostengünstig, bei Ticlopidin und Clopidogrel traten mehr Kosten als Nutzen auf [Boysen G: The value of stroke prophylaxis. Eur J Neurol 6 Suppl 2 (1999) 25–9].

Extra-intrakranielle Shunt-Operation – Extra-intrakranieller Arterien-Bypass (EIAB) A. temporalis superficialis zur A. cerebri media: Bei Verschluss der A. carotis interna (und insuffizientem Circulus arteriosus Willisii oder Moya-Moya-Syndrom) und Nachweis einer kritischen Mangeldurchblutung durch SPECT bzw. durch transkranielle Dopplersonographie mit Messung der zerebrovaskulären Reservekapazität (orientierender Hyper-Hypokapnie-Test), oder bei progredienten Defiziten.

Intrakranielle Operation bei Sinus cavernosus-Fistel.

Vertebralis-OP: s. Anatomie. Revaskularisierende Eingriffe an der Vertebralis (am Abgang) sind schwierig, die operative Belastung gering. Indikation nur bei gesicherter Symptomatik incl. Ausschlussdiagnostik, bei doppelseitigen Veränderungen und unzureichender Kollateralversorgung über die Carotiden. Präoperative Diagnostik Doppler extra- und transkraniell + Aortenbogen-Angiographie, CT oder MRT der HWS. Freilegung des knöchernen Kanals nicht empfehlenswert, Bypass zur distalen Vertebralarterie vorzuziehen. OP-Komplikationen bei 189 Eingriffen: Horner-Syndrom 15/189, davon 10mal passager, 2/189 Phrenikusparese (Zwerchfell), 1/189 Recurrensparese, 8/189 Nachblutungen, 8/189 Lymphfisteln mit 4mal erforderlicher operativer Revision. 3 Monate postoperativ 80 %, 12 Monate postoperativ 60 % beschwerdefrei [Balzer K: Vertebralarterienstenose – Indikation zur Operation sorgfältig prüfen! Krankenhausarzt 65/3 (1992) 101–111].

Ein therapeutischer Nutzen von rekonstruktiven Eingriffen ist bisher noch nicht nachgewiesen, diese sind nur im Rahmen von prospektiven und kontrollierten Studien vertretbar.

Nervus opticus-Dekompression ist bei 119 Operationen von 244 Patienten ineffektiv und sollte nicht durchgeführt werden [The Ischemic Optic Neuropathy decompression Trial Research Group: Optic nerve decompression surgery for nonarteritic anterior ischemic optic neuropathy (NAION) is not effective and may be harm. JAMA 273 (1995) 625-32].

Foramen ovale-Verschluss: Ggf. Einsetzen eines Schirms.

Nervus ischiadicus-Läsion   G57.0

Nervus ischiadicus-Verletzung   S74.0

s. periphere Nervenläsionen, N: peroneus, Plexus lumbosacralis-Läsion, N. tibialis.

Ätiologie: s. Piriformis-Syndrom. Druckparesen durch langes Sitzen oder Liegen auf hartem Untergrund, durch längeres Arbeiten im Hocken infolge von Zerrungen im Bereich des M. piriformis („Rübenzieher-Parese").

– Iatrogen z.B. durch i.m.-Injektion (Spritzenlähmung).
  Postoperativ besonders bei Azetabulumfrakturen, Verlängerungsosteotomie, Hüftarthrodese, intertrochantärer Osteotomie, Metallentfernung, seltener bei TEP (eher Femoralisparesen).

– Trauma: Besonders bei hinterer Hüftgelenksluxatin, -frakturen (Azetabulumfraktur) und -luxationsfrakturen durch direkte oder indirekte Unfallmechanismen als Früh- oder Spätparese: Kasuistik mit zunehmender Parese und Schmerzen 4 Monate nach hinterer Luxatinsfraktur des Hüftgelenks durch ektope Ossifkationen (zwischen Azetabulum und

Trochanter major). Besserung nach operativer Gy [Terborg C, Jena: Spätparese des N. ischiadicus und des N. gluteus superior nach OP einer Azetabulumfraktur. Akt Neurol 24 (1997) 163–6].

Anatomie/Histologie: N. ischiadicus wird gebildet aus den Wurzeln L4-S3.

Differentialdiagnose: L5-Syndrom, S1-Syndrom.

Klinik:Anamnese: Aufstehen aus dem Sitzen und Treppensteigen sind erschwert.
Befund: Parese bzw. Ausfall von M. obturatorius, M. adductor magnus, M. semitendinosus, M. semimembranosus, M. semitendinosus, M. piriformis, M. gemellius inferior, M. quadratus femoris +
Bild einer Peroneus- und Tibialsschädigung mit Parese aller Unterschenkel- und Fußmuskeln und
Sensibilitätsstörungen im Bereich der Fußsohle, am Fußrücken, an der Unterschenkelaußenseite und Oberschenkelrückseite.

Ischialgie – Ischias s. Lumboischialgie.

Jakob-Creutzfeldt-Erkrankung s. Creutzfeldt-Jakob-Erkrankung.   G57.0

Jo-1-Syndrom s. Polymyositis.

Kalium – Kalium-abhängige Muskellähmungen s. dyskalämische Lähmungen.

Kandidose s. Candida.

Kaposi-Sarkom s. AIDS.

Karnofsky-Indes s. Glioblastom.

Karotisaneurysma

I72.0

Extrakranielle Karotis-Aneurysmen sind selten,
1. spindelförmig (fusiform), meist arteriosklerotisch,
2. sackförmig mit eng umschriebener Ausweitung meist weit oberhalb der Bifurkation, ggf.

Residuum einer abgelaufenen Dissektion oder entzündlich bedingt per continuitatem z.B. vom Pharynx, oder
3. disseziierende Aneurysmen (s. Karotisdissektion) zwischen Tunica media und Adventitia.

Karotisdissektion

mit / ohne Hirninfarkt I63.2 / I65.2

s. zerebrale Ischämie. s. Vertebralisdissektion.

Ätiologie: Arteriosklerose (besonders Aorta). Knick- oder Schlingenbildung der Carotis.
- Trauma: Oft anamnestisch vorausgegangene Bagatelltraumen oder ruckartige Kopfbewegungen, Distorsion der HWS („Schleudertrauma") und seltener Schädel-Hirn-Trauma, kasuistisch (ggf. bds. und auch mit Vertebralisdissektion) nach Chirotherapie:
Kasuistik einer Karotisdissektion rechts durch Auslösung des Front-Airbags gegen die rechte Halsseite und Gesichtshälfte, dadurch Verdrehen von Kopf und HWS nach links und 10 h später Auslösung einer Hemiplegie links durch Mediaischämie [v Maravic M, Erfurt: Traumatische Karotisdissektion durch Airbag nach Verkehrsunfall. (10/97) Dresden].
Kasuistiken von familiär gehäuften traumatischen Karotisdissektionen.
- Auftreten spontan (!), häufig mehrere Gefäße betreffend. Eigene unveröffentlichte Kasuistik einer beidseitigen Karotisdissektion mit initial Kopfschmerzen und einer Restitutio ad integrum.
- Prädisponierend: Kongenitale Gefäßwandschwäche: Fibromuskuläre Dysplasie, zystische Mediadegeneration, Marfan-Syndrom, Ehlers-Danlos-Syndrom, Osteogenesis imperfecta. Verlaufsvarianten mit „kinking", „coiling" oder einem großen Bifurkationswinkel.
- Luetische Arteriitis.
- Entzündlich mitbedingt (?): In 20–35 % vorausgehende Infektionen [Grau A, Heidelberg: Die nicht-traumatische Dissektion hirnversorgender Arterien: eine infektions-assoziierte Erkrankung? (9/96) Göttingen].

Anatomie/Histologie: Carotis communis-Dissektionen gehen immer vom Aortenbogen aus.

- Carotis interna-Dissektionen beginnen meist mindestens 2 cm distal der Bifurkation durch
1. einen mechanisch bedingten Endothelschaden – Intimaeinriss – mit intramuraler Einblutung in die Arterienwand und resultierender Lumeneinengung: Stenose oder Verschluss, 2. seltener durch Einblutung direkt aus den Vasa nervorum. Mehrere Gefäße sind häufiger bei nicht-traumatischen Dissektionen mit spontanem Auftreten betroffen, Dissektionen aller 4 hirnversorgenen Gefäße sind eine Rarität (10 Fälle bis 10/97). Ausbildung eines Gefäßverschlusses oder einer Stenose (Einblutung subintimal) oder Gefäßerweiterung mit Ausbildung eines Pseudoaneurysmas (Einblutung zwischen Tunica media und Adventitia), mit oder ohne Verbindung zum Gefäßlumen.
- Hautbiopsie: Bei 26 Patienten ohne erbliche Bindegewebserkrankungen (15 Männer, 11 Frauen, Durchschnittsalter 40 Jahre) mit 18 Karotis- (2 bilateral) und 8 Vertebralisdissektionen (1 bilateral) 18 milde bis ausgeprägte Veränderungen in der Ultrastruktur des kollagenen und elastischen Bindegewebes, in mittleren und unteren Lagen der Dermis regelmäßig aberrante Kollageneinzelfibrillen mit mäßig bis deutlich vergrößertem Kaliber, ausgefransten Quer- bzw. verbreiterten, verdrillten Längsschnitten, elektronenmikroskopisch fokale elektronendichte Einschlüsse in der Elastinkomponente elastischer Fasern im Sinne von Mikroverkalkungen und „mottenfraß"-ähnliche Fragmentierung der Elastika wie bei Marfan-Syndrom [Brandt T, Heidelberg: Bindegewebsveränderungen bei Patienten mit spontanen zervikozerebralen Dissektionen. DGN (10/97) Dresden].

Diagnostik: s. Röntgen. Farbkodierte Duplex-Sonographie (auch im Verlauf zur Identifikation eines ggf. als dauerhafte Emboliequelle wirksamen Pseudoaneurysmas). Carotis communis-Dissektion: Transösophageale Sonographie.

Epidemiologie: Auftreten bzw. Ursache bei 2,5 % der Interna-Verschlüsse (1200 Patienten) [Bogousslavsky in Müllges W: Dissektionen der A. carotis interna – neue diagnostische und pathogenetische Aspekte. Fortschr Neurol Psychiatr 59 (1991) 12–24]. Gipfel zwischen dem 35. und 50. Lebensjahr.

– Traumatisch-bedingte Carotis interna-Thrombosen in 2–3 % schwerer Schädel-Hirn-Traumen mit Karotis- und Media-Verschlüssen [Kessler Ch: Plättchen-szintigraphische Befunde bei Karotisthrombosen nach Halswirbelsäulen-Schleudertrauma. Nervenarzt 58 (1987) 428– 31].

Klinik: Anamnese: Trauma? Hals-, Gesichts- und halbseitige Kopfschmerzen.

Befund: Ipsilateral einseitiges Horner-Syndrom (Anisokorie) infolge Gefäßerweiterung (Pseudoaneurymsa), kasuistisch Hypoglossusparese [Zipp F: Isolierte einseitige Hypoglossusparese bei Karotisdissektion. Nervenarzt 64 (1993) 535–8].
Hirninfarkte mehr arterioarteriell embolisch mit Territorial- und großen Stammganglieninfarkten als hämodynamisch bedingt (20 % Grenzzoneninfarkte).

Besonderes: Okulomotoriusparese mit Mydriasis bei nervaler Ischämie durch vaskuläre Minderversorgung.

Prognose: Regelmäßige Spontanrekanalisation.

Röntgen: (MR-) Angiographie: Spitzzipflig zuverlaufender Karotisverschluss. Meist (> 40 %) distale langstreckige filiforme Karotisstenosierung („long dissections") mit „string sign" und Darstellung des Wandhämatoms. Ggf. kurzstreckige Stenose vor Eintritt in das Felsenbein. In < 10 % mit extrakraniellen Aneurysmen.

Therapie: Die meisten rezidivierenden Ischämien beruhen auf arterioarteriellen zerebralen Embolien und nicht auf einer hämodynamischen Dekompensation: 10 Tage Vollheparinisierung mit anschließend Marcumarisierung. Alternativ Fibrinolyse mit rt-PA (s. zerebrale Ischämie).

– Frühe Marcumarisierung binnen Stunden [Schütz U, Magdeburg: Insultprävention durch frühzeitige Diagnose einer Dissektion an den hirnzuführenden Arterien. (9/96) Göttingen], befristet über 3–6 Monate [Diener H: Primär- und Sekundärprävention des ischämischen Insultes. DÄB 90/41 (15.10.93) B-2008–12] bzw. Beendigung dann, wenn die Dissektion sich mindestens 1 Monat sonographisch stabil verhält.
Danach, auch bei nach 1/2 Jahr noch nicht erfolgter Rekanalisation, Übergang auf Acetylsalicylsäure.

– Bei intrakranieller Dissektion low-dose-Heparin, später Acetylsalicylsäure.

Karpaltunnel-Syndrom – Karpaltunnelsyndrom – CTS G56.0

syn. Brachialgia paraesthetica nocturna.
s. Engpass-Syndrome.

Ätiologie: Ungeklärt – spontan – idiopathisch. Familiäres Auftreten (z.B. konstitutionell enger Karpaltunnel).

– Weitere begünstigende Faktoren (reduzierter Raum im Bereich des Karpaltunnels bzw. assoziierte Erkrankungen ggf. mit erhöhter Druckanfälligkeit des Nerven):
Akromegalie bei Hypophysenadenomen.
Primäre Amyloidose (z.B. bds.).
Anlageanomalien von Muskeln und Sehnen.
Rheumatoide Arthritis – Erkrankungen des rheumatischen Formenkreises durch Tendovaginitis der Beugesehnen.
Beschäftigungsbedingte Bindegewebsschwellung infolge mechanischer Überlastung (Beugersynovitis, „repetitive strain injuries").
Diabetes mellitus infolge erhöhter Vulnerabilität des Nervs, und starke Gewichtszunahme.
Ganglien (durch direkte Druckläsion).
Gicht. Zustand nach Infektionen im Bereich des Handgelenks. Entzündliche Prozesse der Hohlhand.
Klimakterium – Menopause. Ovarektomie.
Schwangerschaft (Volumenzunahme des Lig. carpi transversum).
Plasmozytom – multiples Myelom.
Polyneuropathien, besonders hereditäre Neuropathie mit Neigung zu Druckparesen.

Posttraumatisch: Distale Radiusfrakturen und Handwurzelfrakturen.
Schilddrüsenerkrankungen.
Urämie – Hämodialyse – Anlage einer Cimino-Brescia-Fistel (hämodynamisch?).

– Double-crush-Syndrom: Kombination des CTS mit einem Thoracic outlet-Syndrom infolge der verminderten Resistenz des proximal eingeengten Nerven gegen eine weiter distal gelegene Einengung.

Anatomie/Histologie: s. Röntgen MRT. Chronische Kompression des N. medianus unter dem Lig. carpi transversum (Retinaculum flexorum) mit fortschreitender Atrophie und Degeneration der Markscheide. Durch den Karpaltunnel verlaufen mit dem N. medianus die Sehnen des Flexor digitorum superficialis, Flexor digitorum profundus und Flexor pollicis longus.

Diagnostik: s. Labor. Elektroneurographie motorisch und sensibel („CTS-Programm") verzögert. Normal: Distale Latenz des N. medianus zum Abductor pollicis brevis über 6 cm ≤ 4,6 ms, NLG > 49 (56 ± 4,2 m/s). Latenz im Seitenvergleich ≤ 0,5 ms Differenz.
Sensible Latenz über 15 cm < 3,5–3,8 ms. Amplitude im Seitenvergleich < 30 % Differenz.

Differentialdiagnose: C6-Syndrom. C7-Syndrom. Plexus brachialis-Läsion. Proximale Medianus-Läsionen. Spinale Muskelatrophie.

Läsion der Nn. digiti proprii (Neurom, Tennisspieler).

– Nächtliche Schmerzzunahme bei Borreliose und Thoracic outlet-Syndrom (Zurückfallen der Schultern im Schlaf bei kostoklavikulärem Syndrom – kostoklavikuläre Annäherung).

– Selten Medianuskompression durch den distalen Teil des M. palmaris longus (einer der Muskeln mit den vielfältigsten und häufigsten Varianten, ggf. sehniger Ursprung und Ansatz) [Güler M: Anomalous palmaris longus muscle causing carpal tunnel-like syndrome. Arch Orthop Trauma Surg 117 (1998) 296–7].

– L-Dopa-sensitive Dystonie. M. Parkinson: Besonders Young-onset Parkinson's disease mit Manifestation vor dem 40. Lebensjahr.

Epidemiologie: Häufigstes peripheres Engpass-Syndrom. Auftreten besonders bei > 40-jährigen häufiger an der dominanten Hand. m : w = 1 : 3. Inzidenz ca. 50 (m) bzw. 150 (w) Neuerkrankungen/J. und 100.000 Einwohner.

Klinik: Anamnese: Ungewohnte manuelle Tätigkeiten am Vortag?

– Brachialgia paraesthetica nocturna meist als Initialsyndrom, das sich über Monate bis Jahre hinziehen kann ohne weitere Beschwerden: Nächtliches Erwachen mit einem diffusen Schwellungsgefühl und Dysästhesien im Bereich der gesamten Hand, die Finger fühlen sich steif und geschwollen an. Meist Versuch der Erleichterung durch Massieren oder Schütteln der Hand („flick-sign"). Schmerzirradiation in den gesamten Arm.

– Sekundär Parästhesien und Taubheit in den Fingerkuppen von Zeige- und Mittelfinger, seltener am Daumen. Ungeschicklichkeit und Schwäche.

Befund: Parese/Atrophie des M. abductor pollicis (APB, Thenaratrophie), M. opponens pollicis, des oberflächlichen Kopfes des M. flexor pollicis brevis, der Mm. lumbricales I und II. Hypästhesie im Medianus-Bezirk an den radialen 3 ½ Fingern.

Phalen-Test mit Symptombeginn oder -verstärkung (Parästhesien) bei Handgelenk-Flexion über 60 s,

Smith-Test mit zusätzlich zur Palmarflexion Anspannung der Sehnen 2–3 des M. flexor digitorum profundus beim Zangengriff).

Umgekehrter Phalen-Test mit Symptombeginn oder -verstärkung beim Aufstützen der Hand (Extension).

Ggf. Hoffmann-Tinel-Zeichen am Handgelenk.

– R. thenaris-Irritation: Daumenballenatrophie ohne Sensibilitätsstörungen.

Besonderes: Ein CTS mit Auftreten während der Schwangerschaft klingt postpartal spontan ab. Tendovaginitis stenosans als Begleitkrankheit in bis zu 20 %.

Labor: BZ. TSH, T_3, T_4. Bei Brachialgia paraesthetica nocturna Borrelien-KBR.

Prognose: Prognostisch ungünstig für die konservative Therapie sind ein Alter > 50 Jahre, Symptomdauer über 4 Monate, dauernd vorhandene Parästhesien und ein bereits nach 30 s positiver Phalen-Test.

Röntgen: MRT: Typische Schwellung des N. medianus am proximalen Eingang in den Tunnel und Abflachung distal, in T2-gewichteten Aufnahmen Signalerhöhung am Ort der Kompression.

Therapie: Kortison-Injektionen mit gutem Kurzzeiteffekt. Volare Lagerungsschienen: Wie wirksam sind sie?

73 von 91 Patienten schlossen eine prospektive Doppelblindstudie mit einer Studiendauer von 4 Wochen ab mit 1. dem Diuretikum Trichlormethiazid 2 mg/d, 2. Tenoxicam 20 mg/d und 3. Prednisolon 20 mg/d die ersten 2 und 10 mg/d die letzten 2 Wochen: Nur die Kortikoid-behandelten Patienten zeigten eine signifikante (subjektive) Besserung, eine Studie mit neurophysiologischen Kontrollen und Beurteilung der Dauer des Kortikoid-Effekts (anhaltender Effekt?) wurden begonnen [Chang M: Oral drug of choice in carpal tunnel syndrome. Neurology 51 (1998) 390–3].

Therapie operativ sofort bei starken Schmerzen oder neurologischen Ausfällen: Operation mit axillärer Plexusanästhesie, in Lokalanästhesie (OP-Zeit maximal 25 min) oder mit Intubationsnarkose.

1. Spaltung des Lig. carpi transversum (Retinaculum flexorum) durch konventionelle Operation.
   Bei 185 Nachoperationen in 91 Fällen (49,2 %) unvollständig (meist distal) durchtrenntes Querband, bei 58 (31,4 %) echtes Rezidiv (besonders Dialyse-Patienten), in 36 Fällen (19,5 %) keine Besserung bei retrospektiv überflüssigem Eingriff [Assmus H: Korrektur- und Rezidiveingriffe beim Karpaltunnelsyndrom. Nervenarzt 67 (1996) 998–1002].

2. Endoskopische Operation: Vorteil der geringeren Narbenbildung und schnelleren Abheilung. Nachteil möglicher Nervenverletzungen und von Wundhämatomen.

– Darstellung auch des R. thenaris und der Loge de Guyon (in ≤ 20 % gleichzeitige Einengung).

Karzinome s. einzelne Organe.

Kataplexie s. Narkolepsie.

Kausalgie   G56.4

syn. Komplexes regionales Schmerzsyndrom Typ II (Typ I = sympathische Reflexdystrophie M. Sudeck).
Kausalgie bei Läsion des Nervus interosseus anterior des Nervus medianus, Nervus radialis,

Nervus ulnaris, Plexus brachialis-Läsion, bei Elektrounfall.
Besonderes: Dystonie-Kausalgie-Syndrom   – Kausalgie-Dystonie-Syndrom s. sympathische Reflexdystrophie.

Kavernome s. kavernöses Angiom, spontane intrazerebrale Blutung.

Kieferluxation geschlossen / offen   S03.0

✭ Botulinum-Toxin Typ A. Bei rezidivierender neurogener Kieferluxation: Bei 5 Patienten Injektionen alle 2–4 Monate von 20–40 E Botox (100 E/Amp) in den oberen und unteren Kopf des M. pterygoideus lateralis über einen präaurikulären Zugang unter EMG-Kontrol-

le. Als Parameter für die Parese wurde die Einschränkung der maximalen Schneidezahnkantendistanz im Verlauf registriert [Daelen B, Liebenburg: Die Botulinumtoxintherapie der rezidivierenden neurogenen Kieferluxation. (10/97) Dresden].

Zerebrale Kinderlähmung s. Infantile spastische Zerebralparese.

Kinetosen (See- und Reisekrankheit) s. Schwindel.

Kleine-Levin-Syndrom: Differentialdiagnose zu zerebralen Krampfanfällen.   G47.8

Kleinhirnblutung s. intrazerebrale Blutung.

Kleinhirnbrückenwinkel s. Akustikusneurinom.

Kleinhirninfarkt s. Basilarisinsuffizienz – vertebrobasiläre Insuffizienz.

Kleinhirn-Symptome – Kleinhirn-Symptomatik

Ätiologie: Arnold-Chiari-Syndrom (mit zerebellärer Hypoplasie, downbeat-Schwindel).
– Spinozerebelläre Ataxien – Heredoataxien.
– Encephalomyelitis disseminata.
   Gerstmann-Sträussler-Syndrom.
– Intoxikationen: Alkohol, Carbamazepin, Heroin (ggf. mit diffuser progressiver multifokaler spongiöser Leukenzephalopathie). Lithium, Phenytoin.
– Kleinhirnatrophie (paraneoplastisch, beim Bronchial-Karzinom in bis zu 40 % Atrophie),
– Kleinhirnblutungen (z.B. Angiome) s. intrazerebrale Blutung.
– Kleinhirninfarkt – Kleinhirnischämien (Basilaris-

insuffizienz) s. zerebrale Ischämie. 1,5 % aller Insulte, 0,9 % raumfordernde sog. „maligne Kleinhirninfarkte" mit Verschlusshydrozephalus. Infarkt der AICA.
Infarkt der PICA – PICA-Infarkt s. Hirnstamm-Syndrome – Wallenberg-Syndrom.
– Kleinhirntumoren: Akustikusneurinom bzw. Kleinhirnbrückenwinkeltumoren.
Angioblastome – (kapilläres) Hämangioblastom – Lindau-Tumor.
Kleinhirn-Astrozytom – Kleinhirn-Spongioblastom.
Kleinhirn-Ependymom (maligne).
Gliome bei Kindern am häufigsten in Kleinhirn.

Medulloblastom als bösartigster Tumor des Kleinhirns.

Im Rahmen einer Neurofibromatose I.

- Progressive multifokale Leukenzephalopathie.
- Multisystematrophie.
- Progressive supranukleäre Lähmung Steele-Richardson s. Steele-Richardson-Olszewski-Syndrom.
- M. Wilson – Hepatolentikuläre Degeneration.
- Vitamin E-Mangel s. Ataxie, Abetalipoproteinämie.

Klinik: s. Ataxie, s. neurologischer Befund – Koordination. s. Dysarthrie, s. Dysdiadochokinese.

- Infarkt s. zerebrale Ischämie – Klinik.
- Tumor: Nystagmus bei Blickwendung zur Herdseite langsamer und gröber.

Häufig Zwangshaltung des Kopfes und Kippung zur kranken Seite (ocular tilt) mit leichter Anhebung des Kinns zur Gegenseite.

Fallneigung und Abweichen nach ipsilateral, ipsilaterale Ataxie und Muskelhypotonie.

Hydrocephalus internus bei Aquäduktverlegung mit Hirndrucksymptomatik.

Klippel-Trénaunay-Syndrom – Angioosteohypertrophie-Syndrom   Q87.2

Ätiologie: Nicht erbliche Phakomatose (neurokutanes Syndrom).

Therapie der AV-Malformation: Endovaskuläre Embolisation, neurochirurgische Intervention.

Knochenmarktransplantation – KMT

Komplikationen: Neurologische, neuropsychologische und neuroradiologische Untersuchung im Mittel 34 Monate nach KMT mit Auffälligkeiten in Korrelation mit dem Auftreten einer chronischen Graft versus Host-Erkrankung bei 38 von 59 Patienten mit allogener KMT und 5 von 7 Patienten mit autologer KMT. Leukenzephalopathien waren vermehrt bei intrathekaler Methotrexatgabe, kognitive Defizite bei 17 von 46 Patienten mit der Langzeitgabe von Cyclosporin korreliert [Padovan C, München: Korrelation zwischen dem Auftreten einer chronischen Graft versus Host Erkrankung und neurologischen Auffälligkeiten bei Patienten nach Knochenmarktransplantation. (10/97) Dresden].

Kokzidioidomykose s. Meningitis – Pilz-Meningitis.   B38

Kokzygodynie   M53.3

Ätiologie: Oft nach Frakturen oder Operationen.   *Differentialdiagnose* zur Lumboischialgie.

Kollagenosen   M35.9

Rheumatoide Arthritis – chronische Polyarthritis   M06.9

s. Lupus erythematodes, Polymyositis – Dermatomyositis, Sjögren- und Sicca-Syndrom, Systemsklerose – Sklerodermie.

s. Antiphospholipid-Ak.

Klinik: Ggf. neuromuskuläre Mitbeteiligung im Sinne einer Myositis oder sekundären Vaskulitis mit vaskulitischer Neuropathie.

Labor: Zellkerne (ANA-Screening), Doppelstrang-DNA (ds-DNA), ggf. Einzelstrang-DNA (ss-DNA), RNA, Polynukleotide, Histone, Cardiolipin, Lupuskoagulans, Ribosomen. ENA-Gruppe.

Röntgen: MRT zur Diagnostik und MRT-gesteuerten Muskelbiopsie: Bei neuromuskulärer Mitbeteiligung und nicht immunsupprimierten Patienten mit hoher Sensitivität Muskelödeme.

Therapie: Kortikoide, Azathioprin, ggf. Zytostatika.

Kollaps s. Synkope.

Koma – Bewusstlosigkeit   R40.2

Stupor – Präkoma   R40.1
Benommenheit – Bewusstseinstrübung   R40.0
Kurzfristiger Bewusstseinsverlust – Synkope (vasovagale Reaktion u.a.)   R55
Bewusstseinsstörung bei akuter Belastungsreaktion   F43.0

Ätiologie: Akutsituation durch z.B. Anfall, Unfall – Schädel-Hirn-Trauma, Blutung, Stoffwechselstörung (BZ etc.).
Chronische Entwicklung durch z.B. fortschreitende intrakranielle Drucksteigerung bei Hirntumor.

Ätiologie nicht traumatisch von Bewusstlosigkeit und Koma:

Exogene Intoxikation 40 %. Alkoholintoxikation! Drogen (Heroin) und Rauschmittel. Medikamente (Barbiturate, Psychopharmaka, Serotonin-Wiederaufnahmehemmer – toxisches Serotonin-Syndrom), Alkaloide, CO, Insektizide, Schwermetalle, Zyanverbindungen.

Endogene Intoxikation – Metabolisches Koma < 30 %:
– Hyperkalzämie und Hypokalzämie.
– Hyperglykämisches (diabetisches) und hypoglykämisches Koma.
– Hyperosmolares Koma, Hyperosmolalität und/oder Hypernatriämie.
– Hyponatriämie.
– Hyperparathyreoidismus – parathyreoidales Koma.
– Hypophysäres Koma – hypophysäre Krise s. Hypophyseninsuffizienz (Panhypopituitarismus).
– Hyperthyreotes Koma s. Hyperthyreose.
– Hypothyreotes Koma s. Hypothyreose.
– Infektionen.
– Leberkoma – Coma hepaticum – hepatisches Koma.
– Urämisches Koma.

Andere primär extrazerebrale Ursachen:
Kardial: Adams-Stokes-Anfall, Schrittmacherstörung, Herzstillstand. Schock, Karotissinus-Syndrom.
Pulmonale Insuffizienz – Hypoxidose.
Bei Infektionskrankheiten. Bei hohem Fieber.

Zerebrales und zerebrovaskuläres Koma < 30 % oft nach vorausgehendem hirnorganischen Psychosyndrom oder ggf. akinetischem Mutismus:
– Apallisches Syndrom (Coma vigile).
– Creutzfeldt-Jakob-Krankheit.
– Hirntumor. Hydrozephalus.
– Zerebrale Hypersensitivitätsvaskulitis.
– Enzephalopathien, z.B.: Metabolische Enzephalopathien. Hypertensive Enzephalopathie/Krise: Sehstörungen. Reye-Syndrom.
– Zerebrale Ischämie (Thrombose), Hirnembolie, Hirnblutung. Sinusvenenthrombose. Subarachnoidalblutung.
– Zerebraler Krampfanfall – Status epilepticus. Eklampsie.

– Postischämisch-anoxisch nach Kreislaufstillstand s. Apallisches Syndrom.
– Familiäre hemiplegische Migräne: Rezidivierende Komata.
– Thrombotisch-thrombozytopenische Purpura Moschcowitz.
– Schädel-Hirn-Trauma: Intrakranielle   S06.7 Verletzung mit verlängertem Koma (Coma prolongé)
Commotio cerebri, Contusio cerebri. Hirnstamm-Kontusion durch „Gewaltvernichtung in der Mittellinie" ggf. mit unauffälligem bzw. nur diskret pathologischem CCT.
Komplikationen wie Epiduralhämatom, Subduralhämatom.
Hypoxischer Hirnschaden im Rahmen des primären Polytraumas.
Compressio cerebri bei Zwischenhirn-, Mittelhirn- und Bulbärhirnsyndrom.
– Thalamusinfarkt paramedian durch posteriore thalamo-subthalamische Arterie(n) (13mal), davon 5/13 doppelseitige Infarkte: Akute Bewusstseinsstörung, Gedächtnisstörung, vertikale Blickparese. s. zerebrale Ischämie.
– ZNS-Entzündung (Meningo-Enzephalitis, Hirnabszess) 10 %.

Ätiologie-Eselsbrücke: AEIOU-THIPS:
A = Alkohol
E = Endokrine Ursachen, Elektrolyte, Epilepsie
I = Insulin
O = Opiate und andere Drogen
U = Urämie und andere renale Ursachen
T = Temperatur, Trauma
H = Hypoxie, Hyperkapnie, Hypoglykämie
I = Infektion
P = Poison, psychogen
S = Schock, Schlaganfall, Subarachnoidalblutung, Space occupying lesion (Raumforderung)

Definition: s. Einteilung.
– Bewusstseinsstörung: Unfähigkeit zu adäquater Reaktion auf exogene Reize (fehlende oder partielle Reagibilität).
– Koma: Bei verschiedenen Erkrankungen vorkommender längerdauernder Zustand tiefster, durch äußere Reize nicht zu unterbrechender Bewusstseinsstörung. Mit zunehmender Hirnstammbeteiligung Abnahme der Reflexe und der vitalen zentral-vegetativen Regulationen.

Diagnostik: s. Labor, s. Röntgen. EKG. EEG (zerebrales Koma).

Differentialdiagnose: Locked-In-Syndrom. Narkolepsie. Depressiver Stupor.
Dissoziativer Stupor   F44.2
Katatoner Stupor (katatone Schizophrenie)   F20.2
Manischer Stupor   F30.2

Einteilung des Schweregrades der Bewusstseinsstörung:
- Bewusstseinstrübung leicht = Somnolenz – mittel (= erweckbar) – schwer = Sopor, mit Desorientiertheit, Merkfähigkeitsstörung, Inkohärenz und Verlangsamung des Denkens.
- Bewusstlosigkeit mit gezielten oder ungezielten Abwehrbewegungen.
- Koma mit Restreaktionen Pupillen, Würgreflex, Hustenreflex (Schmerz- und Abwehrreaktionen) erhalten.
- Koma ohne Reaktionen: Atemantrieb erhalten, zentrale Regulationen gestört, aber erhalten
- Koma ohne Reaktionen: Atemantrieb erloschen, zentrale Regulationen entgleist.
- Coma vigile (Apall. Syndrom): Vegetativ stabil, keine Kontaktaufnahme mit der Umwelt möglich, keine Reaktion auf Geräusche, Berührungen etc., Schmerzreaktionen meist erhalten.

Einteilung der Komastadien – Koma-Grad:
1: Gezielte Abwehrreaktion auf Schmerzreize. Pupillen, Würgreflex, Hustenreflex erhalten.
2: Ungezielte Abwehrreaktion auf Schmerzreize.
3: Keine Abwehrreaktion auf Schmerzreize – Intubation! Ggf. Anisokorie, Strecksynergismen.
4: Wie Grad 3, zusätzlich Lichtreaktion, Kornealreflex, Würgreflex und Muskeleigenreflexe erloschen.
5: Wie Grad 4, zusätzlich zentrale Atemlähmung und zentrale Kreislaufregulationsstörung.

Einteilung der Komastadien nach Frohwein:
1: Bewusstlosigkeit ohne neurologische Symptome.
2: Bewusstlosigkeit mit neurologischen Störungen.
3: Mittelhirnsyndrom mit lichtstarren Pupillen, erhöhtem Muskeltonus und vegetativer Überfunktion (Hyperventilation, Tachykardie, vermehrte bronchiale Schleimsekretion). s. Hirndruck – Klinik.
4: Bulbärhirnsyndrom mit weiten lichtstarren Pupillen, schlaffem Muskeltonus, Erlöschen der Hirnstammreflexe, erloschener Atmung und vegetativer Paralyse. s. Hirndruck – Klinik.
- Der Koma-Grad korreliert mit dem intrakraniellen Druck, aber: Bei Mittelhirnsyndrom im Rahmen eines Polytraumas (Koma Grad 3) findet sich in 38 % ein normaler intrakranieller Druck.

Klinik: Fremdanamnese: Dauer der Bewusstlosigkeit und plötzliche oder langsame Entwicklung, Vorerkrankungen, Anfälle?
Einnahme von Rauschmitteln, Barbituraten, Psychopharmaka, Serotonin-Wiederaufnahmehemmern.
Befund: Untersuchung von:
1. Vegetative Funktionen
Atmung/Foetor: Kußmaulsche Atmung bei diabetischem, laktazidotischem und urämischem Koma infolge Azidose.
Cheyne-Stokes-Atmung (periodische Atmung als Mittelhirnzeichen). Mund: Erbrochenes, Würgreflex, Zunge(nbiss).
Kreislauf (RR hypertensive Krise, Hypotonie). Arrhythmie, Vitium.
Temperatur.
2. Augen: Stellung. Pupillen isokor (Miosis ur-

ämisches Koma, Morphin. Mydriasis diabetisches Koma). Lichtreaktion (Grad 4 oder 5). Fundus (Stauungspapille, Fundus hypertonicus). Kornealreflex (Grad 4 oder 5). Okulozephale Reflexe.
3. Motorik: Hemiparese/Lähmungen, Krämpfe/Streckkrämpfe und Reflexe (Seitendifferenz, Pyramidenbahnzeichen, Areflexie). Meningismus – Opisthotonus – Brudzinski (bei tiefer Bewusstlosigkeit aufgehoben!).
4. Reaktion auf Anrufen (Ansprechbarkeit), Schmerzreize (falls bds. an Oberarm- bzw. Oberschenkelinnenseiten und NAP erloschen, an Nasenseptum).
5. Haut: Verletzungen, Blutungen, Einstichstellen, Exantheme, Farbe, Feuchtigkeit, Temperatur.
6. Hals: Einflussstauung, Struma.
7. Abdomen: Gefäßpulsationen etc.

Labor: Routinelabor mit BZ und Glukose im Urin (diabetisches Koma), Harnsäure und Krea (urämisches Koma), Elektrolyte, GOT/GPT/γGT, CK. Parathormon (auch ohne Hyperkalzämie prüfen).
BGA (Säure-Basenhaushalt, CO_2-Narkose – Hyperkapnie). Ammoniak-NH_3 (Leberkoma). Osmolarität (hyperosmolares Koma).
- Liquor.

Röntgen: Thorax. Schädel und CCT oder zerebrale MRT.

Therapie: Zahnprothesen entfernen. Intensivüberwachung.
☆ Amantadine (100/150 mg Tbl, 200 mg/500 ml Fl) s. M. Parkinson; zur Vigilanzsteigerung 1–4 (-max 6) Flaschen/d.

Hyperglykämisches Koma –
Diabetisches Koma –
Coma diabeticum (E10.0, E11.0) E14.0

Ätiologie nach Häufigkeit: Infekt, Behandlungsfehler, vaskuläre Erkrankungen (Infarkt, Insult, Gangrän), Hyperthyreose, Medikamente (Kortikoide, Östrogene, Diuretika). Exzessive Kohlenhydratzufuhr.

Definition/Diagnose/Diagnostik: s. Labor.

Einteilung: I. Hyperglykämisch-ketoazidotisches Koma. II. Hyperosmolares hyperglykämisches, nicht ketoazidotisches Koma.

Klinik: Anamnese des ketoazidotischen Komas: Der Diabetes ist meist bekannt, z.B. schlanker jugendlicher Diabetiker. Auslösung durch einen Infekt, Behandlungsfehler etc. s. Ätiologie. Schleichender Beginn mit Durst/Polydipsie, Polyurie/Nykturie, Pseudoperitonitis (Anorexie/Gewichtsverlust, Diarrhö, Übelkeit und Erbrechen). Adynamie, Kopfschmerzen, Müdigkeit, Unruhe. Keine zerebralen Krampfanfälle oder fokalneurologischen Ausfälle (im Gegensatz zum hyperosmolaren oder hypoglykämischen Koma).
Befund: Exsikkose. Foetor fruchtig (nicht bei hyperosmolarem Koma!). Ketoazidose mit Kußmaul-Atmung. Hypotonie bei Hypovolämie, Tachykardie. Weiche Bulbi. Mydriasis. Schlaffer Muskeltonus mit Reflexminderung.

Labor:
I. BZ Hyperglykämie > 300 mg/dl. Na. Hypokaliämie. Ketonkörper im Serum erhöht (>7 mmol/ l). BGA: Metabolische Azidose (pH < 7,3). Standardbicarbonat < 15 mmol/l. Osmolarität (100 mg Glukose/100 ml Blut erhöht den osmotischen Druck um 5,5 mosm/l)! Urinzucker erhöht. Ketonurie, aber: Bei hyperosmolarem Koma kein Azeton im Urin.
II. Serum-Osmolalität > 350 mmol/kg. BZ Hyperglykämie mindestens > 600, meist > 1000 mg/dl. Bicarbonat > 16–18 mval/l. Keine wesentliche Ketoazidose, kein Azeton im Urin (geringe Mengen sprechen nicht gegen die Diagnose). Osmolalität [mmol/kg] = 2 (Na [mmol/l] + K [mmol/l]) + Harnstoff [mg/dl]/6 + Glukose [mg/dl]/18.

Pathophysiologie: Durch vermehrte Lipolyse (über Adrenalin, Noradrenalin, ACTH, Glucagon u.a.) Überschreiten der Stoffwechselkapazität der Leber mit Freiwerden von Ketosäuren (Azidose).
Durch Ausscheidung der Ketokörper undissoziiert und als Salz Natrium- und Kaliumverlust.
Durch erhöhte Osmolarität hypertone Dehydratation mit Einströmen von Wasser aus den Zellen in die Blutgefäße.
Wasserverlust durch Polyurie, Erbrechen, Diarrhö, Kußmaul-Atmung.
Die Ketoazidose mit hyperosmolarer Dehydratation führt zu hypovolämischem Schock und Bewusstseinsverlust.

Therapie: Immer Blasenkatheter (stdl. Ausscheidung), Magensonde, möglichst zentralvenöser Zugang.
– Rehydratation (Defizit meist 10 % des Körpergewichts) mit z.B. 1000 ml 0,9 % NaCl/h initial bei NaCl < 155 mmol/l (cave Hirnödem!).
Bei ausreichender Nierenfunktion 5 l/d (4–8 l): 1. Std. 1000, 2. und 3. Std. je 500, 4.–12. Std. 1000 (ggf. je 250 ml/h), 13.–24. Std 1000–2000 ml.
– Bei hyperosmolarem Koma größeres Flüssigkeitsdefizit von etwa 9000 ml. Physiologische Kochsalzlösung, da bei 0,45 %iger NaCl-Lösung ein zu schneller Abfall der Osmolalität erfolgt. Sekundär bei ungenügender Kreislaufwirkung 20 % Humanalbumin 50–100 ml.
☆ Insulin – Normal- oder Altinsulin wegen Adsorption an Plastik aus Perfusor/Infusionssystem die ersten 10 ml verwerfen.
Initial 12 E i.v. bzw. 0,33 E/kg, dann 4–8 E/h über Perfusor bis zum Erreichen von BZ 250 mg/dl. Sollte nach 4 h noch keine Tendenz eines BZ-Abfalls erkennbar sein, 10–20 E Alt-Insulin i.v. als Bolus. Alt-Insulin s.c. erst, wenn der Patient wach ist, essen kann und der BZ um 250 mg/dl liegt. Insulinbedarf bei hyperosmolarem Koma geringer.
Wegen Hirnödemgefahr und Hypokaliämie keinen schnellen BZ-Abfall anstreben, binnen 24 h nicht unter 250 mg/dl.
☆ Kalium (13,4 mmol KCl Kps, 40 mmol Brause-Tbl KHCO$_3$. 14,9 % KCl 10 ml A mit 20 mmol. K$^+$ nicht in Glukose geben). Bei Alkalose KCl, bei Azidose KHCO$_3$. Hyperglykämisches Koma: Defizit meist 200 mmol bzw. 5 mmol/kg. Bei intakter Nierenfunktion, in-

taktem Kreislauf und sinkendem Glukosespiegel sekundär (nach 2–4–6 h) Kaliumausgleich bei K < 3 mmol/l KHCO$_3$ 40–60 mval/h, < 4 mmol/l 30 mval/h, 4–5 mmol/l 20 mval/h, 5–5,5 mmol/l 10 mval/h. Weniger bei pH > 7,2, mehr bei pH < 7,2.
☆ Natriumbicarbonat (100 ml 8,4 % Fl: 1 ml = 1 mval). s. Tris.
– Azidose bei Erwachsenen: mval/ml = kg KG x 0,3 x negativer Baseexzess (BE). Bei Kindern x 0,4, bei Säuglingen x 0,5.
– pH < 7: 100 ml/h i.v., pH 7–7,2 50 ml/h i.v. über 2–4 h. Grundsätzlich sollte nur die Hälfte des errechneten Defizits substituiert werden, dabei nicht mehr als 1/3 innerhalb der ersten 2–3 h. Infusionsgeschwindigkeit von 50 mval/h nicht überschreiten.
☆ Phosphat (Sörensen-Puffer pH 7,4, Kaliumphosphat 1 mmol/ml K$^+$ + 0,6 mmol/ml P) 1 mmol/ kg. Bei Blutzucker um 250 mg/dl (zwischen 200–300 mg/dl) mit 5 %iger Glukoselösung entspr. ca. 10 g/h beginnen. Sobald wie möglich orale Flüssigkeits- und Nahrungsaufnahme (primär Haferschleim).

Hyperkalzämisches
Koma   E83.5†, Demenz F02.8

Ätiologie: 1. + 2. = 80–90 % aller Hyperkalzämien.
1. Tumorleiden (Bronchial-Karzinom vom Plattenepitheltyp, Mamma-Karzinom, Nieren-Karzinom, Plasmozytom, Skelettmetastasen) bei 10–20 % aller Tumoren. Findet sich keine ossäre Metastasierung, liegt eine paraneoplastische Hyperkalzämie vor.
2. Primärer Hyperparathyreoidismus.
3. Medikamente: Vitamin D$_3$ (Vitamin-D-Intoxikation), Tamoxifen, Urodil.

Definition: Tumorhyperkalzämie ist eine Ausschlussdiagnose.

Diagnostik: s. Labor.

Klinik: Akuter Verlauf! Initial Adynamie (zum Teil extrem), Erregungszustand mit Bewusstseinsstörung bis zum Koma. Gastrointestinale Symptome mit Erbrechen, Bauchschmerzen, paralytischem Ileus. Polyurie mit sekundär Dehydratation und Oligurie. Wirkungsverstärkung von Digitalis.
– Bei chronischer Hyperkalzämie Demenz, Verkalkungen in den Organen, wo Säure abgegeben wird, wie Nieren, Magen, Lunge, Haut. Tumorinduzierte Phonasthenie.

Labor: Ca erhöht. AP, T$_3$/T$_4$, Cortisol, PTH, Vitamin D, tumorinduziert PTHrP, Urin auf Hydroxyprolin + P + Ca.

Therapie: Digitalis absetzen. ZVD auf 10–12 cm H$_2$O, Diurese auf 300–400 ml/h.
1000 ml NaCl 0,9 % (-3 %) + 10 A NaCl 10 ml 20 % (20 g) + 40 mg Furosemid.
☆ Prednisolon (1/5/20/50 mg Tbl, 25/500 mg A. 500 mg A) 50–100 mg i.v. alle 8 h.
☆ Calcitonin (50/100 IE A, 100 IE/Sprühstoß) 5–10 IE/kg bis 2 x 200 IE/d in NaCl oder Glukose 5 % mit 50 mg Prednisonäquivalent. Cibacalcin bis 100 IE alle 3 h in NaCl.

☆ Clodronsäure (400/520/800 mg Tbl, 300 mg A) mindestens 2 Stunden vor oder nach der Nahrungsaufnahme unter Kontrollen von bb, Phosphor, Leber- und Nierenwerten. Bei Verschlechterung der Nierenfunktion absetzen. 1600 mg bzw. 2 Filmtbl/d, maximal 3200 mg/d oder i.v. 300 mg über 7 (–10) Tage oder einmalig 1500 mg über 2 Stunden infundieren.

☆ Kaliumdihydrogenphosphat (613 mg Phosphor Drg) 3 x 2–3 Drg. KI Hypernatriämie.

☆ Mithramycin (2,5 mg A) bei Hyperkalzämien durch Neoplasien. KI Blutkrankheiten, Knochenmark-Depression.

☆ Pamidronsäure (15 mg/5 ml A) unter bb-, Leber- und Nierenwertkontrollen bei Hyperkalzämie infolge Osteolysen (Ca < 3 mmol/l 15–30, Ca 3–3,5mmol/l 30–60, 3,5–4mmol/l 60–90, > 4 mmol/l 90 mg) maximal 30 mg/2 h und ≤ 15 mg pro 125 ml NaCl 0,9 % bzw. Glukose 5 % langsam als Infusion in einer oder mehreren Gaben, maximal 90 mg/d in einer oder mehreren Gaben.

☆ Natriumcellulosephosphat (5 g Btl) 3 x 5 g/d.

Hyperosmolares nicht diabetisch bedingtes Koma E14.0

s. Hypernatriämie.

Ätiologie: Exsikkose. Iatrogen durch hochosmolare Lösungen, Glyzerin, Mannit, Sorbit.

Differentialdiagnose:
– Hereditäre Fruktoseintoleranz (autosomal-rezessiv).
– Benigne Fruktosurie E74.1 (autosomal-rezessiv).
  Hereditäre Galaktoseintoleranz – E74.2 Galaktosediabetes (autosomal-rezessiv): Hepatomegalie. KI für Lactulose.
– Hereditäre renale Glukosurie E74.8 (autosomal-dominant).
– Essentielle Pentosurie E74.8 (autosomal-rezessiv).

Klinik: Dehydration. Bei hyperosmolarem Koma langsamere Entwicklung des klinischen Vollbildes, mitunter Erstmanifestation eines Diabetes (z.B. Patient über 60 Jahre). Aber plötzliches Auftreten z.B. bei länger dauernder Glyzeringabe ab > 200 ml/d. Kein fruchtiger Azetongeruch! Auch zerebrale Krampfanfälle oder fokalneurologische Ausfälle.

Labor: Osmolarität, Blutgasanalysen (Hyperosmolarität ohne Ketoazidose). Hyperglykämie, Hypernatriämie (langsam ausgleichen). Leukozytose und Polyglobulie mit Hk-Anstieg. Kontrollen von Hk und Glukose zur Vorwarnung nicht geeignet.

Hypoglykämisches Koma E14.0
nichtdiabetisch oder durch Insulin E15

Diagnostik: s. Labor.

Differentialdiagnose: M. Addison und Alkoholintoxikation auch Hypoglykämie! Enzephalitis versus Hirninfarkt: Durch Hypoglykämie Nekrosen vorwiegend der grauen Substanz. Ka-

suistik mit hypodensen symmetrischen Läsionen bds. im Bereich des Nucleus lentiformis [Berlit P: Bitemporale CT-Hypodensie bei Hypoglykämie. Akt Neurol 17 (1990) 22–23].

Klinik: Anamnese: Tbl.- oder Insulin-behandelter Diabetes. Rascher Beginn, initial psychotischer Zustand, meist akuter Erregungszustand mit Verwirrtheit, dann Somnolenz bis hin zum Koma. Zerebrale Krampfanfälle.
Befund: Z.B. jugendlicher schlanker Diabetiker. Keine Exsikkose und kein Foetor (Differentialdiagnose Hyperglykämie!).
Flache Atmung. Feuchte, blasse Haut. Hyperhidrosis. Schwäche. Tachykardie. Zittern.
Psychotische Zustände wie Aggressivität und Unruhe, zerebrale Krampfanfälle.
Fokalneurologische Ausfälle: Paresen mit apoplexieartigen Bildern und Pyramidenbahnzeichen.
Reflexsteigerung und Reflexanomalien. Ataxie.

Labor: Bz erniedrigt. Urin azetonfrei, aber Zucker im Urin möglich.

Therapie: 50–200 ml Glukose 40 % i.v., weiter 10–20 % Glukose per infusionem.
☆ Glucagon (1/10 mg Fl) bei Hypoglykämie nur als Notfallmaßnahme z.B. durch Angehörige bzw. bei fehlendem i.v.-Zugang.

Koma bei Infektion
– Besonders im Rahmen einer Sepsis.
– Enterohämorrhagische Escherichia coli (EHEC)-Infektion: Neurologische Störungen (unklare neurologische Symptomatik) wie epileptische Anfälle, Koma, Verwirrtheit. Kasuistik eines perakuten Verlaufs mit wenige Stunden nach plötzlich einsetzender Übelkeit und Diarrhö progredienter Bewusstseinsstörung, dann Koma, Erlöschen der Hirnstammreflexe und Ausbildung eines Multiorganversagens [Schneweis S, Köln: Fulminanter Verlauf einer enterohämorrhagischen Escherichia coli (EHEC)-Infektion. ANIM (1/98) Hamburg]. Nachweis von EHEC-Toxin. Stuhlprobe.

Leberkoma – Coma hepaticum K72.9
Ätiologie:
I. Exogenes oder Leberausfallskoma durch chronische Lebererkrankung (Leberzirrhose) + Infektion (bakterielle Besiedlung des Dünndarms) + Diätfehler (zu eiweißreich) + gastrointestinale Blutung.
II. Endogenes oder Leberzerfallskoma durch Hepatitis, Intoxikationen (Knollenblätterpilz, Chemikalien, Tetrachlorkohlenstoff).

Definition/Diagnose: Ammoniak (NH₃) stark erhöht bei Leberausfallskoma.

Diagnostik: s. Labor. EEG.

Einteilung: s. Ätiologie.

Klinik: Anamnese: Verlauf binnen 2 Tagen.
Befund: Zunehmende Desorientiertheit und Ataxie (Störungen der Feinmotorik), Reflexminderung.

I. Leberausfallskoma: Leber-Hautzeichen, Umgehungskreislauf. Leber und Milz meist vergrößert tastbar, Aszites.

II. Leberzerfallskoma: Foetor hepaticus. Ikterus. Leber nicht mehr tastbar. Trias Bewusstseinsstörungen, Tremor, EEG-Veränderungen.

Besonderes: Nicht-hepatisches Koma nach allogener Lebertransplantation [Fogel V. ANIM (1/94) Karlsruhe].

Labor: BGA: Initial bei I. und II. häufig Alkalose mit pH > 7,45. Prognostisch ungünstig ist das Auftreten einer Azidose mit pH < 7,3 durch übermäßige Laktatbildung.

I. Leberausfallskoma: GOT, GPT bis 100 U/l, Bilirubin (in 40 %) leicht erhöht. Ammoniak (NH_3) stark erhöht. Quick und Gerinnungsfaktoren, Haptoglobin, Hb und Hk erniedrigt.

II. Leberzerfallskoma: GOT, GPT, Bilirubin stark erhöht. NH_3 leicht erhöht oder normal! Quick und Gerinnungsfaktoren, stark erniedrigt.

Prognose: Letalität bei voll ausgeprägtem Leberzerfallskoma 60–85 %.

Therapie des Leberausfallskomas: s. Antibiotika-Therapie.

☆ Neomycin (250 mg Tbl) 4–12 g bzw. 30–60 mg/kg über 5–6 d, dann 2 g/d.

☆ Paromomycin (250 mg Kps) unter 50 kg 4 g/d, > 50 kg 75 mg/kg über 5–7 Tage.

☆ Arginin-Äpfelsäure bei noch ausreichend möglicher Verwertung durch die Leber.

Nebennierenrinden-Insuffizienz – NNR-Insuffizienz – Addison-Krise   E27.2

Hypophysäres Koma – Hypophysäre Krise s. Hypophyseninsuffizienz (Panhypopituitarismus)   E23.0

Ätiologie: s. Anamnese chronische NNR-Insuffizienz. Akute Hämorrhagie mit bilateraler NNR-Nekrose (Sepsis).

Diagnose: Labor Cortisol-Spiegel erniedrigt.

Diagnostik: s. Labor.

Differentialdiagnose: Hypoglykämisches Koma, Alkoholintoxikation.

Klinik: Anamnese: Bekannte chronische NNR-Insuffizienz nach Infekten, Operation, Trauma. Befund: Adynamie, Brechattacken, Diarrhöen, Pseudoperitonitis, Schock.

Labor: BZ erniedrigt. Hyperkaliämie. Hyponatriämie < 130 mval/l. Hypovolämie mit erhöhtem Hk. Cortisol-Spiegel, ACTH-Test.

Therapie: Sofort-Therapie der Addison-Krise identisch mit der Therapie des hypophysären Komas. s. Hypophyseninsuffizienz-Therapie.

Urämisches Koma – Coma uraemicum   N19

Ätiologie: Akutes Nierenversagen – ANV   N17 Chronische Niereninsuffizienz (CNI)

Diagnostik: s. Labor.

Klinik: Anamnese: Meist langdauernde Entwicklung. Kopfschmerzen. Diarrhö, Übelkeit und Erbrechen. Befund: Foetor uraemicus. Kußmaulsche Atmung (Azidose). Trockene schmutziggraue bis fahlgelbe Haut, flächige Blutungen (CNI). Hyperkaliämie mit Bradykardie. Singultus. Miosis. Fibrilläre Zuckungen und neuromuskuläre Wülste bei Beklopfen. Reflexsteigerung.

Labor: Harnstoff, Krea, K^+ erhöht.

Pathophysiologie: Hirnödem durch Hypervolämie mit zunehmender Bewusstseinstrübung.

Koma-Skala s. Glasgow-Coma-Scale.

Komplikationen s. einzelne Erkrankungen,

bei Endoprothese (orthopädisch)	T84.9
bei Injektion – beim Spritzen	T80.9
bei Intrauterinpessar	T83.9
bei Mammaimplantat – Mammaprothese	T85.8

Kompressionssyndrome s. Engpass-Syndrome, s. Thoracic outlet-Syndrom.

Kontrakturen – Gelenkkontraktur   M24.5

Ätiologie: Zerebrale oder spinal bedingte Spastik (schwere Schädel-Hirn-Traumen).
– Durch den symmetrischen tonischen Halsreflex ausgelöst:

Bei Streckung des Kopfes zeigt sich ein Streckmuster der Arme und ein Beugemuster der Beine.
Bei Beugung des Kopfes zeigt sich ein Beugemuster der Arme und ein Streckmuster der Beine.

– Durch den tonischen Labyrinthreflex, stimuliert durch zu häufige Rückenlagerung, ausgelöst:
Streckmuster des Rumpfes und der Extremitäten.

Klinik: Befund: s. Ätiologie.

Therapie von muskulär bedingten Kontrakturen: s. Spastik. Erforderlich ist ein integratives Therapiekonzept aus Muskelrelaxantien, Antispastika, Lagerung (Bauchlagerung bei Hüft- und Kniekontrakturen), Dehnungs-/Quengelschiene.

– Sequentielle zirkuläre Gipsbehandlung: Ggf. erst ermöglicht durch lokale Behandlung mit

Botulinum-Toxin oder Phenol. Wichtig ist die ausgiebige Weichteilpolsterung. Nach Krankengymnastik und weitestmöglicher Dehnung Eingipsen der Extremität über eine Dauer von 7 Tagen, wochenweises Umgipsen mit jeweils Aufdehnung um ca. weitere 10°. Bei Spitzfußkorrektur konventionellen Gips an Fußsohle anmodellieren (ansonsten unphysiologische Aufdehnung des Fußgewölbes) und mit Dehnung der Wadenmuskulatur eingipsen und sequentiell umgipsen. Nach Erreichen der Nullstellung Schalung der Gipse und zuerst Abnahme nur im Stand.

– Ggf. passive Mobilisierung in Narkose.

Konvergenzparese – Konvergenzschwäche H51.1

Akkomodationsstörungen (und Refraktionsanomalien) H52.5

Ätiologie: Encephalomyelitis disseminata, Enzephalitis, lokale Raumforderung im Bereich der Vierhügelplatte. Hirnarterienaneurysma (selten).

Anatomie: Nucleus Perlia (kleinzelliger Medialkern): Konvergenzbewegung zum nahen Scharfsehen durch Innervation der Mm. recti

interni, Mm. sphincter pupillae, Mm. ciliares.

Klinik: Anamnese: Doppelbilder Parinaud-Syndrom (Syndrom der Vierhügelplatte): Konvergenzschwäche mit vertikaler Blickparese nach oben bei Läsion der oberen und vertikaler Blickparese nach unten bei Läsion der unteren Vierhügel.

Konvergenzspasmus H51.1

Ätiologie: Prozesse in Aquäduktnähe (auch Schädel-Hirn-Trauma). Encephalomyelitis disseminata. Enzephalitis. Wernicke Enzephalopathie. M. Parkinson. Psychogener Konvergenzspasmus F45.8

Definition: Willkürlich nicht zu beeinflussende Konvergenzreaktion mit Akkomodation.

Diagnostik: Labor incl. Vitamin B_1. EEG, Lumbalpunktion.

Klinik: Oberes Aquäduktsyndrom mit klonischen Konvergenzspasmen, Nystagmus retractorius, vertikaler Blickparese mit Aufhebung des vertikalen optokinetischen Nystagmus nach oben, weiten und oft anisokoren Pupillen mit schlechter Lichtreaktion, Lidretraktion und -zittern, meist bedingt durch Hirntumoren.

Therapie: Paroxysmaler Konvergenzspasmus bei Multipler Sklerose: ☆Carbamazepin.

Konversionsstörung s. funktionelle Störung.

Kopf s. Schädel-Hirn-Trauma. Verletzung von Oberflächennerven an Kopf und Hals.

Kopfschmerzen – KS R51

Sonstige näher bezeichnete Kopfschmerzsyndrome G44.8

s. Cluster-Kopfschmerz, atypischer Gesichtsschmerz, Migräne, Raeder-Syndrom, Tolosa-Hunt-Syndrom, Trigeminus-Neuralgie.

Ätiologie: s. Einteilung.
I. Akute Kopfschmerzen

Erstmaliges Auftreten der unter II. genannten akut rezidivierenden Kopfschmerzen.
Intrazerebrale Blutung.
Karotisdissektion: Einseitig, ggf. Horner-Syndrom. Vertebralisdissektion.

Enzephalitis/Meningitis (Meningismus kann initial fehlen).

Insolation.

Sinusitis: Akut auftretender bohrender oder klopfender KS mit Verstärkung beim Vornüberbeugen. NAP-Druckschmerz.

Sinusitis maxillaris   J01.0
Sinustis frontalis   J01.1
Sinustis ethmoidalis   J01.2
Sinustis sphenoidalis   J01.3
Akute Pansinusitis   J01.4

Sinusvenenthrombose.

Subarachnoidalblutung.

Posttraumatischer Kopfschmerz s. Schädel-Hirn-Trauma.

Sekundär bei Alkohol- und Nikotinabusus oder -entzug, Fieber, akutem Glaukom, hypertensiver Krise, Hypotonie und Herzinsuffizienz (Nitrate), zerebraler Hypoxie, Schlafmangel, akutem Zervikalsyndrom.

II. Akut rezidivierende Kopfschmerzen – Attackenkopfschmerz.

Arteriitis temporalis (cranialis) s. Polymyalgia rheumatica.

Cluster-Kopfschmerz.

Eiscremekopfschmerz (ice cream headache): Beginn wenige s nach Ingestion kalter Speisen oder Getränke mit Maximum binnen 1 min, selten bis 5 min. Schmerz meist in Stirnmitte, zum Teil auch temporal oder retroorbital. Wesentlich ist der Kontakt des Gaumens mit Kaltem (Differentialdiagnose Glossopharyngeus-Neuralgie).

Hypertensive Krise. Phäochromozytom.

Karotidodynie – Karotidynie.

Migräne: Mit 38 % zweithäufigster Kopfschmerz.

Vasomotorische Kopfschmerzen,   G44.1 andernorts nicht klassifiziert – Cephalea vasomotorica.

Migränoid – Varianten und   G44.2 sonstige Formen der Migräne – Spannungskopfschmerz

Trigeminusneuralgie, Glossopharyngeus- und andere Neuralgien.

III. Chronische Kopfschmerzen – diffuser Dauerkopfschmerz ohne paroxysmalen Charakter.

Anämie, Urämie, chronische CO-Intoxikation.

Analgetika-Missbrauch.

Begleitsymptomatik bei schwerer Allgemeinerkrankung oder grippalem Infekt.

Hypertonie – hypertensive Gefäßsklerose. Extrakranielle Gefäßstenosen.

Orthostatischer Kopfschmerz.

Liquorabflussbehinderung.

Liquorunterdruck, u.a. durch spontane spinale Liquorfistel.

Lues cerebrospinalis.

Medikamenten-induzierter Kopfschmerz.

Meningeosis carcinomatosa.

Subakut bis chronisch verlaufende Meningitis.

Idiopathische oder postpunktionelle (s. postpunktioneller KS) hypertrophe kraniale Pachymeningitis (HKPM) [J Neurosurg 79 (1993) 270–6. Neurology 43 (1993) 1329–34].

Postpunktioneller KS (s. Pachymeningitis).

Intrakranielle Raumforderung – Hirndruck (Hirntumor, Subduralhämatom, ggf. auch lokalisiert).

Spannungskopfschmerz – Muskelkontraktionskopfschmerz: Mit 54 % häufigster Kopfschmerz.

Posttraumatischer Kopfschmerz.

Psychisch bedingter Kopfschmerz – Depression: Meist diffus, symmetrisch, auch am Schädeldach mit Missempfindungen an der Kopfschwarte.

Zug- und Entzündungskopfschmerz.

IV. Chronische Kopfschmerzen – lokalisierter Dauerkopfschmerz ohne paroxysmalen Charakter.

Angiom – arteriovenöse Malformationen – Durafistel.

Arteriitis temporalis.

Augen-, HNO-, Zahn- und Kiefer-, HWS-Erkrankungen.

Costen-Syndrom, temporomandibuläres Gelenksyndrom – Kiefergelenksarthrose.

Bruxismus: Knacken und Druckschmerz des Kiefergelenks, Ausstrahlung in Stirn und Nacken möglich.

Oromandibuläre Dystonie vom Kieferschließungstyp besonders leichte Formen, die oft nur aktionsinduziert beim Sprechen oder Essen auftreten und zu Schmerzen im Kiefer- und Schläfenbereich führen.

Atypischer Gesichtsschmerz.

HWS-Syndrom: Nackenschmerz mit Ausstrahlung okzipital und frontal, ggf. begleitet von Brachialgien, Ohrensausen, Schwindel. Nach Beschleunigungstrauma der HWS.

Intrakranielle Raumforderung – Hirndruck (Hirntumor, Subduralhämatom, ggf. auch diffus).

Definition: Thunderclap-Kopfschmerzen: Akute Kopfschmerzen bei Ausschluss einer Subarachnoidalblutung. 10 von 72 Patienten (13,9 %) wiesen Antikörper gegen das Erve-Virus auf [Treib J, Homburg: Thunderclap headache caused by Erve virus? Neurology 50 (1998) 509–11]. Erve-Viren gehören zur Gruppe der Nairoviren (Fam. der Bunyaviren) und führen zu heftigsten, mehrere Tage andauernden Kopfschmerzen.

Diagnostik: s. Labor, s. Röntgen.

- EKG/Belastungs
- EKG z.A. Rechtsherzinsuffizienz, Hypertonie.
- Schellong-Test z.A. Orthostase. EEG.
- Angiologisch: Dopplersonographie/DSA z.A. Gefäßstenose/-verschluss, Vasospasmus, vaskuläre Missbildung.
- Augenarzt z.A. Astigmatismus (H52.2) und Brechungsanomalien, muskuläre Asthenopie, Glaukom, Herpes zoster, Iritis (z.B. bei M. Behcet).
- HNO z.A. Angina (Seitenstrang), Abszess, Fremdkörper, Herpes zoster (ggf. nur am Trommelfell sichtbar), Mastoiditis, Mittelohrerguss, Otitis externa – media, Tumor.
- Psychologische Diagnostik.
- Zahnarzt z.A. Dentitio difficilis, Karies, Parulis, Pulpitis.   K04.0

Differentialdiagnose: s. Ätiologie.

Einteilung: s. Ätiologie. s. Klinik. Primäre Kopfschmerzen. Sekundäre Kopfschmerzen.

Kopfschmerzklassifikation der International Head Society (IHS)

1. Migräne: (s. Migräne) ohne/mit Aura. Retinale, ophthalmoplegische, familiäre hemiplegische, Basilaris-Migräne etc.
2. Kopfschmerz vom Spannungstyp:
   Episodischer Kopfschmerz vom Spannungstyp.
   Chronischer Kopfschmerz vom Spannungstyp.
   Kopfschmerz vom Spannungstyp, der nicht die obigen Kriterien erfüllt.
3. Clusterkopfschmerz.
   Chronisch paroxysmale Hemikranie.
   Clusterkopfschmerzartige Störungen, die nicht die obigen Kriterien erfüllen.
4. Verschiedene Kopfschmerzformen ohne begleitende strukturelle Läsion:
   Idiopathischer stechender Kopfschmerz.
   Kopfschmerz durch äußeren Druck.
   Kältebedingter Kopfschmerz.
   Benigner Hustenkopfschmerz.
   Benigner Kopfschmerz durch körperliche Anstrengung.
   Kopfschmerz bei sexueller Aktivität – akuter postkoitaler Kopfschmerz.
5. Kopfschmerz nach Schädeltrauma: G44.3
   Akuter posttraumatischer Kopfschmerz.
   Chronischer posttraumatischer Kopfschmerz.
6. Kopfschmerz bei Gefäßstörungen – vaskulärer Kopfschmerz:
   Akute ischämische zerebrovaskuläre Störungen.
   Intrakranielles Hämatom.
   Subarachnoidalblutung.
   Nichtrupturierte Gefäßfehlbildung.
   Arteriitis.
   A. carotis- oder A. vertebralis-Schmerz.
   Hirnvenenthrombose.
   Arterielle Hypertonie – arterieller Hochdruck.
   Kopfschmerz bei anderen Gefäßerkrankungen.
7. Kopfschmerz bei nichtvaskulären intrakraniellen Störungen:
   Intrakranielles Neoplasma.
   Liquordrucksteigerung.
   Liquorunterdruck s. orthostatischer Kopfschmerz.
   Kopfschmerz nach intrathekaler Injektion.
   Intrakranielle Infektion.
   Intrakranielle Sarkoidose und andere nichtinfektiöse Entzündungsprozesse.
   Kopfschmerz bei anderen intrakraniellen Störungen.
8. Kopfschmerz durch Einwirkung von Substanzen oder deren Entzug:
   Kopfschmerz bei akuter Substanzwirkung.
   Kopfschmerz bei chronischer Substanzwirkung (z.B. Medikamenten-induzierter Kopfschmerz).
   Kopfschmerz bei Entzug nach akutem Substanzgebrauch.
   Kopfschmerz bei Entzug nach chronischem Substanzgebrauch.
   Kopfschmerz bei Substanzgebrauch ohne gesicherten Wirkmechanismus.
9. Kopfschmerz bei einer primär nicht den Kopfbereich betreffenden Infektion:
   Virale Infektion. Bakterielle Infektion. Kopfschmerz bei anderen Infektionen.
10. Kopfschmerz bei Stoffwechselstörungen:
    Hypoxie. Hyperkapnie. Hypoxie in Verbindung mit Hyperkapnie. Dialyse. Kopfschmerz bei anderen metabolischen Störungen.
11. Kopfschmerz oder Gesichtsschmerz bei Erkrankungen des Schädels sowie im Bereich von Hals, Augen, Ohren, Nase, Nasennebenhöhlen, Zähnen, Mund, Kiefer, Kiefergelenk, benachbarten oder anderen Gesichts- oder Kopfstrukturen.
12. Kopf- und Gesichtsneuralgien, Schmerz bei Affektion von Nervenstämmen und Deafferentierungsschmerzen:
    Anhaltender (nicht anfallsartiger) Schmerz durch Erkrankung von Hirnnerven.
    Trigeminusneuralgie.
    Glossopharyngeusneuralgie.
    Nervus intermedius-Neuralgie: Gesichtsschmerz mit Ausstrahlung in das Ohr.
    Laryngeus superior-Neuralgie.
    Okzipitalneuralgie.
    Zentrale Ursachen von Kopf- und Gesichtsschmerzen, die nicht dem Typ der Trigeminusneuralgie angehören.
    Gesichtsschmerz, der nicht die Kriterien der Gruppen 11 und 12 erfüllt.
13. Nichtklassifizierbarer Kopfschmerz.

Epidemiologie: 54 % Spannungskopfschmerz. 38 % Migräne. 8 % KS anderer Ätiologie.
71 % der Deutschen haben gelegentlich Kopfschmerzen, 6–8 % chronische Kopfschmerzen, 3 % chronisch mit mehr als 15 Tagen Kopfschmerzen pro Monat. 20–40 % der Schüler je nach Schultyp geben Kopfschmerzen als ihr wichtigstes und hartnäckigstes Problem an [Göbel H (1996), DÄB 93/23 (7.6.96) B-1189]. 80 % der Kopfschmerzpatienten gehen deswegen nicht zum Arzt.

Klinik: Anamnese s. Ätiologie: Wann: Akute (Vernichtungskopfschmerz), akut rezidivierende oder chronische Kopfschmerzen? Attacken- oder Dauerkopfschmerz? Nächtlich? Auslöser? Trauma, Sekretion aus Nase (beim Bücken) oder Ohr? Z.n. Meningitis? Wetterabhängig, Sonneneinwirkung? Wo: Einseitig? Wie und womit: Pulsierend, mit Tinnitus, Gesichtsschwellung (Sinus cavernosus-Thrombose)? Womit: Hypertonie? Vegetative Begleitsymptome (Hautblässe bei Phäochromozytom, Übelkeit und Erbrechen, Augentränen)? Fieber? Diarrhö, Flüssigkeitsverlust, verminderte Flüssigkeitsaufnahme, Sehstörungen (Sinusvenenthrombose)? Herzinsuffizienz? Kopftrauma (chronisches Subduralhämatom)? Schlafstörungen? Seelische Belastungen? Familienanamnese? Medikamentenanamnese?
– Zeitabhängig: Stärkstes Auftreten morgens (intrakranielle Raumforderung), stärkstes Auftreten abends (Spannungskopfschmerz)?
  Nächtliches Kopfschmerzsyndrom: Selten, beid- oder einseitig bei älteren Menschen, Auftreten während des Nachtschlafs über 20– 180 min mit gutem Ansprechen auf Lithium oder kasuistisch auf Indometacin.
– Lageabhängig: Verstärkt beim Aufrichten aus dem Liegen (s. orthostatischer Kopfschmerz), beim Vornüberbeugen (Sinusitis), beim Liegen (erhöhter Hirndruck)?
Befund: Meningismus? Kopfprellmarken (Trauma, Subduralhämatom), harter Bulbus (Glaukom) und/oder Augenrötung, Miosis – Mydriasis, NNH-Druckschmerz (Sinusitis), Bewegungseinschränkung und Schmerzen beim Öffnen

des Kiefergelenks, verhärtete Temporalarterien (Arteriitis temporalis)?
- Kopfschmerzauslösung durch Glutamat ist nicht bewiesen, der Begriff „Chinarestaurant-Syndrom" zu vermeiden.

Labor: BKS, BB, BZ, CRP, Enzyme, Lipide z.A. Anämien, Hypoglykämien, Infektionen, Intoxikationen, Lipidstoffwechselstörung. Lues-Serologie. Vanillinmandelsäure.

Liquor: Bei V.a. Meningitis – Enzephalitis. Bei V.a. Subarachnoidalblutung (bei negativem CCT). s. orthostatischer Kopfschmerz: Kein Liquordruck.

Röntgen: Schädel nativ z.A. Frakturen, Hirndruckveränderungen, Kraniostenose, Osteomyelitis, Verkalkung.
NNH z.A. Sinusitis. HWS z.A. Spondylitis, Subluxation.

- Ggf. CCT oder MRT: Zum Ausschluss von Blutung/Infarkt, Raumforderung, Hydrozephalus. Bei 89 Patienten mit isoliertem chronischen (> 1 Woche) Kopfschmerz fand sich in keinem CCT eine wichtige Information [Weingarten S: The effectiveness of cerebral imaging in the diagnosis of chronic headache. Arch Int Med 152 (1992) 2457–62].
- MRT s. orthostatischer Kopfschmerz.
- Liquorszintigramm: Zum Ausschluss einer spinalen Liquorfistel, ggf. wiederholt durchführen.

Selbsthilfegruppe: s. Migräne.

Therapie: s. einzelne Formen, s. Schmerz. Möglichst Monotherapie trotz u. g. Studien.

Therapie operativ: Spinale Liquorfistel sollten bei Persistenz (seltene, aber mögliche Spontanheilung) operativ saniert werden.

Studien mit besserer Wirksmkeit von Kombinationspräparaten

ASS 500 mg + PCT 500 mg + Co 130 mg > PCT 1000 mg		> Plazebo	[n = 1717, Migliardi (1994)]
ASS 250 mg + PCT 200 mg + Co 50 mg > ASS 250 mg + PCT 500 mg	> ASS 500 mg		[n = 1087, Bosse u. Kühner (1988)]
Paracetamol 1000 mg + Coffein 180 mg > PCT 1000 mg		> Plazebo	[n = 838, Migliardi u. Friedmann (1991)]
ASS 100 mg + Coffein 64 mg > PCT 1000 mg		> Plazebo	[n = 302, Schachtel (1991)]

(ASS = Acetylsalicylsäure, PCT = Paracetamol, Co = Coffein)

Medikamenten-induzierter Kopfschmerz

G44.4
Kombinations-Kopfschmerz   R51
s. Analgetika-Missbrauch.

Ätiologie: I. Akuter medikamenten-induzierter Kopfschmerz nach z.B. Kalzium-Antagonisten (Nifedipin), Nitraten, Theophyllin, nichtsteroidalen Antirheumatika.
II. Täglicher (chronischer) Kopfschmerzmittel-induzierter Kopfschmerz durch:
Antihistaminika; Barbiturate; Benzodiazepine; Glukokortikoide (beim Absetzen); Herzglykoside; Opioide.
Ergotamine (bei Ergotamintartrat müsste zur Vermeidung von medikamenteninduzierten Kopfschmerzen die kumulative Monatsdosis unter 4–6 mg bei maximal 2 Einnahmen pro Woche liegen, eine bei Cluster-KS unrealistisch niedrige Dosis);
Dihydroergotamin;
potentiell alle Analgetika bei häufiger bis täglicher Einnahme, aber selten durch analgetische Monosubstanzen wie ASS, Paracetamol und nichtsteroidale Antirheumatika.

Definition/Diagnose:
1. Mehr als 20 Kopfschmerztage im Monat.
2. Mehr als 10 h Kopfschmerzen pro Tag.
3. An mehr als 20 Tagen pro Monat Einnahme von Analgetika oder Migränemitteln.
4. Regelmäßige Einnahme, ggf. in Kombination mit Barbituraten, Coffein, Kodein, Antihistaminika oder Benzodiazepinen, von Analgetika (> 50 g Acetylsalicylsäure/Monat oder andere Monosubstanz in vergleichbarer Dosis) oder Ergotaminpräparaten, oder > 100 Tbl/Monat eines Kombinationspräparates, insbesondere mit Barbituraten.

5. Zunahme von Intensität und Häufigkeit der Kopfschmerzen nach Absetzen der Medikation (sog. rebound headaches).
6. Die Art des zugrundeliegenden Kopfschmerzes spielt für die Entwicklung des Syndroms keine Rolle.

Diagnostik: EEG.

Einteilung: s. Ätiologie.

Epidemiologie: 9 bis 10 % (-15 %) der Patienten der neurolog. Schmerzambulanz der Neurologischen Universitätsklinik Kiel. m < w.
Prädisposition bei (s. Ätiologie) Patienten mit Migräne, Spannungskopfschmerz bzw. besonders Kombinationskopfschmerz (Migräne + Spannungs-KS), bei frühzeitiger Symptomentwicklung und Medikamenteneinnahme schon in der Kindheit.

Klinik: Auftreten bei primär bestehenden Kopfschmerzen, in 65 % Migräne, in 33 % Kopfschmerz vom Spannungstyp oder einer Kombination dieser Kopfschmerzform mit einer Migräne, in 2 % einer anderen Kopfschmerzerkrankung (Cluster, posttraumatisch, zervikogener Kopfschmerz). Beginn ggf. schon nach vier Wochen, meistens erst nach Jahren. Ggf. bei Patienten mit Migräne weiterhin Migräneattacken.
Mehr dumpfer, diffuser Dauerkopfschmerz meist mit Beginn bereits am Morgen und Anhalten über den ganzen Tag.

Prognose: 30 % Rückfälle nach einem Medikamentenentzug. Günstige Prädiktoren sind:
1. Migräne als primärer KS,
2. täglicher KS seit weniger als 5 J,
3. Einnahme von Ergotamin oder Dihydroergotamin.

Therapie: Zur Vermeidung von Medikamenten-induzierten Kopfschmerzen Verordnung von Monopräparaten.

1. **Ambulanter** Medikamentenentzug nur bei hoch motivierten Patienten unter gesicherter Mithilfe durch die Familie bzw. Freunde, wenn nicht zusätzlich Barbiturate, Codein oder Tranquilizer eingenommen wurden: Abruptes Absetzen aller Schmerzmittel.
Einleitung von Verhaltenstherapie und wöchentliche Wiedervorstellung.

2. **Stationär** über 5–14 d: Abruptes Absetzen aller Schmerzmittel, psychotrope Substanzen wie Barbiturate oder Tranquilizer werden abhängig von der Ausgangsdosis über 2–6 Wochen (wg. der Gefahr eines Delirs oder epileptischen Anfalls) ausschleichend abgesetzt.
Flüssigkeitssubstitution per infusionem gegen die Exsikkose durch Vomitus.
Bei starken Entzugskopfschmerzen maximal alle 8 h 500 mg ASS i.v.,
bei stärksten Entzugs-KS Sumatriptan 6 mg s.c. mit Besserung binnen 10 min (lt. anderen Autoren Kontraindikation).
Kein Ergotamin, Dihydroergotamin, zentral wirksame Analgetika und Opiate.

1.+2.
– Sedierung mit ✶Thioridazin (10/25 mg Tbl, 30/ 100/200 mg retard Tbl) 30–60 mg (s. Psychosen).
– Gegen die Entzugs-KS ✶Naproxen (250/ 500 mg Tbl/Supp) 2 x 500 mg über 10 d, außer, wenn der KS durch NSAR induziert war.
– Gegen die Übelkeit (s. Übelkeit):
a) ✶Metoclopramid (10 mg Tbl, 10/50 mg A, 10/20 mg Supp, 4 mg/ml = 12 gtt, 5 mg/5 ml = 1 Teel. Saft) 3 x 10 mg (3 x 30 gtt). Oder
b) ✶Domperidon (10 mg Tbl, 10 mg/1 ml = 33 gtt) 3 x 10–20 mg/d oder 1 gtt/kg 15–30 min vor dem Essen über maximal 4 Wochen.
– Zur Prophylaxe: ✶Amitriptylin (10/25 mg Tbl, 25/ 50/75 mg retard Tbl) bzw. ✶Amitriptylinoxid (30/60/90/120 mg Tbl) langsam steigernd als abendliche Dosis über 3–6 Monate nach dem Medikamentenentzug.

Orthostatischer Kopfschmerz G96.0

syn. idiopathisches spontanes Liquorunterdrucksyndrom, akute Hypoliquorrhoe, Aliquorrhoe, akute Pseudomeningitis.

Ätiologie des Liquorunterdrucks:
I. Primäre intrakranielle Hypotension: Ätiologisch unklar.
Meist spontane spinale Liquorfistel (Austritt von Liquor cerebrospinalis).
II. Postpunktioneller Kopfschmerz
(Sonstige Reaktion auf Spinal- und Lumbalpunktion G97.1)
Durch Liquorentnahme, meist Lumbalpunktion mit Setzen eines Liquorlecks (Austritt von Liquor durch LP G97.0)

Definition/Diagnose: s. MRT (Liquorunterdruck nicht obligatorisch).

Differentialdiagnose: Sinusvenenthrombose (röntgenologisch).

Klinik: Lumbalpunktion? Trauma?
Lageabhängig verstärkt beim Aufrichten aus dem Liegen auftretende Kopfschmerzen, die im Liegen fast vollständig sistieren. Besserung auf Jugulariskompression. Ggf. Begleiterscheinungen wie Lichtscheu, Übelkeit und Erbrechen.
I. Spontaner Beginn. Spontanes Liquorunterdrucksyndrom häufig mit endgradiger Nackensteife, meist keine neurologischen Ausfälle.
Ggf. Schwindel, horizontale Doppelbilder, binasale Gesichtsfelddefekte, Verschwommensehen, Lichtempfindlichkeit, Hörstörungen.
Kasuistik eines 43-jährigen Patienten mit lageabhängigen, rechts okzipitalen Kopfschmerzen und Cluster-ähnlichen mehrstündigen retrookulären Schmerzen mit Augenrötung und Horner-Syndrom. Im MRT homogene Anreicherung der gesamten Meningen supra-, infratentoriell, präpontin sowie im oberen Spinalraum. Im Liquor Xanthochromie mit massenhaft Erythrozyten. Meningealbiopsie: Subdurale reaktive Zellproliferation mit Nestern meningothelialer makrophagenähnlicher Zellen ohne Tumornachweis. Nach Kortikoidtherapie vollständige Rückbildung der Beschwerden und MRT-Befunde [Stangel M, Berlin: Reversible subdurale Zellproliferation: Klinische, kernspintomographische und pathologische Befunde. (9/96) Göttingen].
II. Nach Lumbalpunktion beginnendes Syndrom. Hypertrophe kraniale Pachymeningitis (nicht idiopathisch): 2 Kasuistiken mit nach Lumbalpunktion ausgeprägten, wochenlangen und auch im Liegen nicht nachlassenden diffusen Kopfschmerzen; im CCT und MRT diffuse Verdickung mit deutlicher Kontrastmittel-Anreicherung der Dura mater; Liquor steril mit mäßiggradiger lympho-monozytärer Pleozytose, mittelgradiger Blut-Liquor-Schrankenstörung ohne autochthone IgG-Synthese; unter Kortisontherapie über mehrere Wochen nach wenigen Tagen Sistieren der Kopfschmerzen und nach mehreren Monaten komplette Remission der entzündlichen Duraveränderungen [Siebner H, München: Hypertrophe kraniale Pachymeningitis nach Lumbalpunktion. (9/96) Göttingen].

Komplikationen: Chronisches Subduralhämatom [Lüth G, Mainz: Chronisch subdurales Hämatom nach spontanem Liquorunterdrucksyndrom. Akt Neurol 12 (1985) 124–7].

Labor: Für ein spontanes Liquorunterdrucksyndrom beweisend, aber nicht obligatorisch ist ein erniedrigter (< 70 mm H_2O bzw. < 40 mm Hg) bis negativer Liquordruck bei freier Liquorpassage bei Aspiration. Ggf. leichte Pleozytose und häufig geringe Eiweißerhöhung, ggf. Erythrozyten und Xanthochromie.

Röntgen: Liquorszintigraphie.
– MRT: Diffuse pachymeningeale Gadolinium-Kontrastanreicherung der Dura [Müffelmann B: Primäre intrakranielle Hypotension mit Kontrastmittel-Anfärbung der Meningen im MRT. Akt Neurol 21 (1994) 185–7], ggf. subdurale Hygrome, Kaudalverlagerung des Ge-

hirns (evtl. Arnold-Chiari-Typ-I-ähnliche Kleinhirntonsillenabsenkung), verschmälerte basale Zisternen und Abflachung des Chiasma opticum.

Bei 26 Patienten subdurale Flüssigkeitsansammlungen (69 %) und Hinweise für eine Absenkung des Gehirns (62 %); bei 6 Patienten zu stark drainierender Liquorshunt, bei 11 Patienten Liquorleck; Shuntrevision bzw. Beseitigung des Lecks führten zur vollständigen Beseitigung der klinischen Symptome und MRT-Veränderungen. 3 der 12 symptomatisch behandelten Patienten blieben auffällig [Mokri B: Syndrome of orthostatic headaches and diffuse pachymeningeal gadolinium enhancement. Mayo Clin Proc 72 (1997) 400–13].

Therapie: Strikte Bettruhe. Epiduraler Eigenblut-Patch.

☆ Argipressin (20 E/1 ml A) i.m. oder s.c. Erwachsene 5–10 E, Kinder bis 5 E. UAW Wasserretention. HHL-Hormon. Vasokonstriktor.

☆ Coffein (0,2 g Compretten. Tasse Kaffee 50–150 mg, Tasse Tee 25–50 mg. Mit ASS und Paracetamol): 200–400 mg. s. Schmerz.

Spannungskopfschmerz – Kopfschmerz vom Spannungstyp – Muskelkontraktionskopf-schmerz   G44.2

syn. vasomotorischer Spannungskopfschmerz.

Ätiologie des chronischen Spannungskopfschmerzes: Unbekannt. Gestörte zerebrale Schmerzverarbeitung? Oromandibuläre Dysfunktion. Verminderter Sympathikotonus (?): Mittels TCD in Ruhe verminderter Gefäßtonus der A. cerebri media, der sich unter Belastung der Kontrollgruppe anglich [Heckmann J: TCD-Ergometer-Test bei Patienten mit chronischem Kopfschmerz vom Spannungstyp (CKST). Nervenarzt 69 (1998) 131–6].

Definition: Beidseitige drückende oder ziehende Kopfschmerzen mäßiggradiger Intensität mit hoher Frequenz s. Einteilung.

Diagnostik: Kieferöffnungsreflex: S2 ist erloschen.

Einteilung: Episodisch auftretender Spannungskopfschmerz, oft nach längerem Sitzen z.B. am Computer oder beim Autofahren auftretend, mit einer Dauer von 30 min bis zu 7 Tagen.

– Chronischer Spannungskopfschmerz an mindestens 15 Tagen im Monat (oder 180 Tagen im Jahr).

Epidemiologie: Mit 54 % häufigster Kopfschmerz. Auftreten besonders um das 25.–30. Lebensjahr. m : w = 1 : 3. Prävalenz: 25 % der Bevölkerung leiden gelegentlich, 10 % häufiger unter Spannungs-Kopfschmerz.

Klinik: Episodischer oder chronischer Spannungskopfschmerz. Keine Aura und nicht pochend-pulsierend-attackenartig (Migräne!). Allmählicher Schmerzbeginn.

– Bds. okzipital-temporaler oder frontaler bandartiger Dauerkopfschmerz über Tage bis Wo-

chen als Druck oder Engegefühl (Gefühl, in einen Schraubstock eingespannt zu sein), ziehend, zum Teil brennend, zum Teil kaum definierbar, zum Teil mit Angst, Müdigkeit, Nackensteife, meist mittlerer Intensität.

Zunahme abends, bei bzw. während psychischer Belastung und Stress (Migräne nach Beendigung der Stresssituation), keine Verstärkung bei körperlicher Aktivität. Ggf. Übelkeit und Erbrechen, Licht- bzw. Lärmsensibilität.

Prädisposition für Medikamenten-induzierten Kopfschmerz.

Signifikant höhere Inzidenz von Spannungskopfschmerz bei transitorisch globaler Amnesie.

Therapie: Am akuten Anfall Kühlung durch Eisbeutel. Ggf. sportliche Betätigung oder balneologische Maßnahmen wie z.B. Wechselduschen zur Korrektur eines anzunehmenden verminderten Sympathikotonus (s. Ätiologie). Sumatriptan ist kontraindiziert und wie vasoaktive Substanzen und Sedativa ohne Wirkung. Manualtherapie ist ohne Wirkung (n = 75, Prüfung gegen Laserbehandlung, als Plazebo eingesetzt) [Bove G: Spinal manipulation in the treatment of episodic tension-headache. JAMA 280 (1998) 1576–9]. Ggf. TENS.

☆ Amitriptylin (10/25 mg Tbl, 25/50/75 mg retard Tbl) oder ☆Amitriptylinoxid (30/60/90/120 mg Tbl) s. Depression. 60 mg abends. Alternativ ☆Doxepin oder ☆Imipramin. Unter der regelmäßigen Einnahme von Schmerzmitteln ist eine Spannungskopfschmerz-Prophylaxe mit Amitriptylin(oxid) sinnlos, da offenbar der therapeutische Effekt durch die Schmerzmittel antagonisiert wird.

☆ Petasitidis extr. e radice spissum (25 mg Kps) s. Migräne-Dauerprophylaxe. 3 x 1–3 Kps.

☆ Pfefferminzöl (Levomenthol 10 g/100g Lösung) zur mehrmals täglichen äußerlichen Anwendung, beste Wirkung als 10 %ige Lösung in Alkohol. Wirkung: Menthol bewirkt eine Änderung der Zellmembran mit einer vermehrten elektrischen Aktivität. Bei lokaler Anwendung auf der Haut werden selbst in geringer Konzentration Kälte- und Druckrezeptoren erregt (bewirkt ähnlich wie eine Vereisung zentral eine Minderung des Schmerzempfindens), in hoher Konzentration auch Wärme- und Schmerzrezeptoren stimuliert. Hohe Konzentrationen von Menthol entfalten eine lokal anästhesierende Wirkung. Außerdem Hemmung der Wirkung der Schmerz-Botenstoffe Serotonin und Substanz P.

– Bei 164 (Spannungs-) Kopfschmerzepisoden zweimal nach 15 und 30 min großflächig auf Stirn und Schläfen aufgetragen, bestand gegenüber Plazeboöl ein signifikanter und gegenüber 1 g Paracetamol kein Unterschied [Göbel H (1996), Report in DÄB 93/23 (7.6.96) B-1189].

☆ Botulinum-Toxin Typ A: Indikation fraglich.

– In Studien war 1. 1000 mg Paracetamol (Acetaminophen) mit 1000 mg Acetylsalicylsäure und 260 mg Koffein wirksamer als 2000 mg Paracetamol und beide signifikant wirksamer als Plazebo; 2. bei 302 Patienten 1000 mg Paracetamol mit 1000 mg Acetylsalicylsäure und 64 mg Koffein wirksamer als Plazebo; 3. bei 385 Patienten die Kombination von 400 mg Ibuprofen mit 200 mg Koffein wirksamer als Ibuprofen allein oder Plazebo; 4. in einer Metaanalyse die Kombination mit Koffein besser wirksam als Monotherapie ohne Koffein [Diamond S: Caffeine as an analgesic adjuvant in the treatment of headache. Headache 10 (1999) 119–25].

Zervikogener Kopfschmerz
M53.0, M54.2, vertebragen M 54.1

Definition der *International Headache Society (IHS, 1988)*:
1. Schmerzlokalisation in der Nacken- und Hinterhauptregion, ggf. Ausstrahlung zur Stirn, Orbita-, Ohr-, Schläfen- oder Scheitelregion.
2. Schmerzauslösung oder -verstärkung durch bestimmte Nackenbewegungen oder aufrechterhaltene Nackenpositionen.
3. Klinisch mindestens 1 der folgenden Kriterien:
3.1 Widerstand gegen die oder Einschränkung der passiven Bewegung der HWS;
3.2 Veränderung der Kontur der Nackenmuskulatur, des Gewebes, des Tonus oder der Reaktion auf aktives oder passives Stretching bzw. Kontraktion;

3.3 abnorme Empfindlichkeit der Nackenmuskulatur.
4. Röntgenologisch mindestens 1 der folgenden Kriterien:
4.1 Auffälligkeiten der Flexions-Extensions-Bewegung; 4.2 auffällige Haltung; 4.3 Brüche, angeborene Abnormitäten, Knochentumoren, rheumatoide Arthritis oder eine andere eindeutige Pathologie (jedoch keine Osteochondrose oder Spondylarthrose).
– *Sjaastad (1990)*: Einseitigkeit der Schmerzen, getriggert durch Kopfbewegungen oder bestimmte Kopfhaltungen, provozierbar durch Druck auf den Nacken, ausstrahlend in den Nacken, die seitengleiche Schulter bzw. Arm.
– *International Association for the Study of the Pain (IASP, 1994)*: Mittelschwere einseitige Kopfschmerzattacken ohne Seitenwechsel meist der gesamten Kopfhälfte mit Beginn i.d.R. im Nacken oder okzipital ggf. mit Einbeziehung der Temporal- und Stirnregion; nach initialen Kopfschmerz-Episoden wechselnder Dauer sekundär Dauerkopfschmerz mit Exazerbations- und Remissionsphasen; ggf. erfolgreiche Infiltration der okzipitalen Nerven.

Therapie: Wärmeanwendung, Haltungsschulung und muskuläre Stabilisierung, Infiltration, Muskelrelaxation, nichtsteroidale Antirheumatika.

Korsakow-Syndrom – Korsakow-Psychose

Ätiologie: Alkoholisches Korsakow-Syndrom durch chronische Alkoholabhängigkeit   F10.6
Nicht-alkoholbedingt   F04
Wernicke-Enzephalopathie.
Korsakow-Syndrom im Sinne einer traumatischen Psychose.

Klinik: Desorientiertheit (besonders zeitlich), mnestische Störungen (Störung von Lang- und Kurzzeitgedächtnis), Konfabulationen. Wahrnehmung und andere kognitive Funktionen incl. Intelligenz sind intakt.

Kostoklavikuläres Syndrom s. Thoracic outlet-Syndrom.

M. Krabbe – Globoidzell-Leukodystrophie s. Leukodystrophie.

Kraftgrade s. neurologischer Befund.

Muskuläres Krampfsyndrom – Krampussyndrom – Crampus-Syndrom   R25.2

Myalgie-Faszikulations-Crampus-Syndrom – Schmerz-Faszikulation-Syndrom   G71.1

Ätiologie bzw. Differentialdiagnose:
– Amyotrophe Lateralsklerose – Motoneuron-Erkrankungen.

– Familiäres Crampus-Syndrom: Autosomaldominante Form von Muskelkrämpfen bei einer Familie mit Muskelschwäche bei den äl-

teren Patienten und neurogenen Zeichen im
EMG [Ricker K (1990)].
- Machado-Joseph-Ataxie.
- Krampf-Faszikulations-Syndrom nach Denny-
Brown und Foley.
- Idiopathische paroxysmale Myoglobinurie.
- Metabolische Myopathien.
- Myopathien bei GlykogenoseTyp V – McArdle-
Krankheit.
- Chondrodystrophische Myotonie – Schwartz-
Jampel-Syndrom.
- Neuromyotonie (Isaac's Syndrom).
- M. Parkinson.
- Polyneuropathien, z.B. diabetische Polyneuro-
pathie.
- Stiff man-Syndrom [Muscle cramp as a fea-
ture of neuromuscular disease. Five neuromu-
scular disorders, accompanied by frequent
muscle cramps. Acta Neurol Belg 92 (1992)
138–47].
- Tetanie – Hyperventilationstetanie, Tetanus.
- Wadenkrämpfe auslösen können: Diuretika,
Cimetidin, Nifedipin, Terbutalin [Brit Med J
311 (1995) 1541].

Epidemiologie: Auftreten von Wadenkrämpfen
häufig bei älteren Menschen mit einer Prävalenz von 37 % [Connolly M: Treating leg
cramp. Naftidrofuryl is a safe and effective alternative. Br Med J 310 (1995) 1138].

Klinik: Es können alle peripheren motorischen
Fasern incl. des N. vagus betroffen sein:
Kasuistik eines 35-jährigen Patienten mit
einem familiären autosomal-dominant vererbten   Krampus-Faszikulations-Myalgie-
Syndrom seit dem zweiten Lebensjahrzehnt,
zusätzlich unterbrochenem und verzögertem
Schluckakt sowie unabhängig vom Schlucken
auftretenden Ösophagus-Kontraktionen [Brau-
ne S: Involvement of the esophagus in the
cramp-fasciculation syndrome. Muscle Nerve
21 (1998) 802–4].

Therapie der *Wadenkrämpfe*: Gehen, Stretching,
Massagen.
- Chininsulfat, Carbamazepin oder Phenytoin.
Therapieversuche mit Magnesium, Kalzium-
Antagonisten, Vitamin E – D-α-Tocopherol
(100–600 mg Tbl), Naftidrofuryl.

Kraniopharyngeome s. Hirntumoren.

Kraniostenosen   Q75.0

Kreuzbein
Fraktur   S32.1
Steißbeinfraktur   S32.2
Kreuzbein-Karzinom – Neubildung gutartig   C79.5
Kreuzbein-Karzinom – bösartig, -Sarkom   D16.8 / C41.4
Kreuzbeinschmerzen – Kreuzschmerzen akut   M54.5

Krise s. Hypertensive Enzephalopathie/Krise.

s. Koma:
- Addison-Krise; Myxödem-Krise. s. Hypothyreose Koma; Thyreotoxische Krise.

Kryoglobulinämie   D89.1

Ätiologie: Essentielle Kryoglobulinämie.
- Sekundäre Kyoglobulinämie: Hepatitis C als
häufigste Ursache. In 10 % bei M. Walden-
ström.
- Suche nach Kryoglobulinen bei rheumatoider
Arthritis – chronischer Polyarthritis sowie
Sharp-Syndrom, Polyzythämia vera, chroni-
scher Pyelonephritis, Raynaud-Syndrom, Tu-
berkulose. Assoziation mit einem Sneddon-
Syndrom – Livedo racemosa.

Definition: Kryoglobuline sind primär oder sekundär entstehende Immunglobuline, die tem-

peraturabhängig Immunkomplexpräzipitate
bilden können.

Differentialdiagnose: Antiphospholipid-Syndrom.

Einteilung: Essentielle oder symptomatische Kryoglobulinämie.

Klinik: Immunkomplex-vermittelte Vaskulitiden:
Beinbetonte Purpura. Paraproteinämische oder
ischämische bzw. vaskulitische Polyneuropathie. Guillain-Barré-Syndrom-artige Verlaufsform mit Paresen.

– Das Restless-Legs-Syndrom scheint bei Patienten mit essentieller Kryoglobulinämie, besonders wenn die Polyneuropathie das Hauptsymptom darstellt, häufiger zu sein [Gemignani F: Cryoglobulinaemic neuropathy manifesting with restless legs syndrome. J Neurol Sci 152 (1997) 218–23].

Labor: Kryoglobuline. Hepatitis-Serologie (Hepatitis C). Differentialdiagnostisch ANA, AMA, Antiphospholipid-Antikörper, Lues.

Therapie: s. Plasmapherese.

Kryptokokkose s. AIDS – AIDS-assoziierte Erkrankungen: Kryptokokken-Meningitis.　　B45

Kuru s. Leukenzephalopathien – subakute spongiforme Enzephalopathien.

Kyphose und Lordose　　　　　　　　　　　　　　　　　　　　M40

Angeborene Kyphose, Lordose; überzähliger, fehlender Wirbel oder Fehlbildungen;	
Halbwirbel, Platyspondylie	Q76.4
Adolezenten-Kypose, Kyphose durch Haltungsschaden	M40.0
Kyphose erworben	M40.2
Kyphose nach medizinischen Maßnahmen	M96
Sonstige sekundäre / nicht näher bezeichnete Kyphose	M40.1 / M40.2
Flachrücken / sonstige Lordose (erworben, als Haltungsstörung)	M40.4
Vorkommen häufiger bei: Friedreich-Ataxie	
Dystrophische Myotonie Curschmann-Steinert	
Lebersche familiäre Optikusatrophie.	

Kyphoskoliose und Skoliose

Skoliose angeboren (kongenital) lagebedingt / durch Knochenfehlbildung	Q67.5 / Q76.3
Kyphoskoliotische Herzkrankheit	I27.1
Kyphoskoliose nach medizinischen Maßnahmen	M96
Neuromyopathische Skoliose (bei Zerebralparese, Friedreich-Ataxie, Poliomyelitis etc.)	M41.4
Skoliose nicht näher bezeichnet (erworben)	M41.9

Differentialdiagnose: L-Dopa-sensitive Dystonie – dopaminreagible (Torsions-) Dystonie [Micheli F: Dopa-responsive dystonia masquerading as idiopathic kyphoscoliosis. Clin Neuropharmcol 14 (1991) 367–71].

Klinik: Vorkommen bei spinalen Muskelatrophien (Werdnig-Hoffmann), kongenitalen Myopathien, Neurofibromatose Typ 1 in 5 % (nicht bei Typ 2), Syringomyelie.

Komplikation: Spinale Einengung bis zur Auslösung einer Querschnittlähmung.

Labor

1. Serum-Normwerte Übersicht
männlich/weiblich:

AFP −2,9 (−15 μg/l). **Ammoniak** −94/82 μg/dl.
Amylase −120 U/l. **AP** −170, < 15 J. −400, < 17 J. −300 U/l. **ASL** −200 IE. **Bili** −1,0, direkt −0,25 mg/dl.
BKS 1-Std.-Normwert in mm n. W. (der 2-Std.-Wert bringt keine zusätzliche Information):

1-Std.-Wert	< 50 J.	50–64 J.	> 65 J.
Männlich	bis 15	bis 20	Alter/3 mm
Weiblich	bis 20	bis 30	Alter/3+10 mm

Anstieg erst 24–48 h nach Beginn der (s.) Akute Phase-Reaktion, HWZ des Senkungsabfalls 96–144 h.

Falsch hohe (niedrige) Senkungswerte: Temp. > 24 (< 18) Grad, Vermehrung (Verminderung) des Citratanteils.
Blutbild: Thrombo 250–500 Tsd/μl. Leuko 4–9 Tsd/μl. Ery 4–5 Mio/μl (Reti 5–15 %). Hb 14–18/12–16 g/dl. Hk 40–54/37–47 %. MCV 80–100 μl. MCH 28–32 pg. MCHC 32–36 g %.
W-LCR = Neutrophile: Seg 45–70 %, Stab 1–5 %, Jgdl −1 %.
W-MCR = Baso −1 %, Eo 2–4 %, Mono 2–8 %.
W-SCR = Lympho 25–40 %.
Neutrophile Granulozytosen ohne Entzündungsreaktion: U.a. reaktiv, meistens ohne Linksverschiebung bei u.a. Hyperthyreose, Subarachnoidalblutung und anderen inneren Blutungen, bei Rauchern (starke Raucher −15.000/μl). Ery-Resist. 0,48–0,30.

Blutgase pH	pCO$_2$	HCO$_3$	BE	Status	Ursache
7,37–7,43	36–44	24–28	−3 bis +3	arteriell normal TotCO$_3$ 23–27, pO$_2$ 85–95, HbO$_2$ 100sat %	
7,32–7,38	42–50	23–27		venös normal TotCO$_3$ 25–29, pO$_2$ 25–40, HbO$_2$ > 96sat %	
erhöht	erniedrigt	15–24	erhöht	**Respiratorische Alkalose** akut	Hyperventilation
erhöht	erniedrigt	< 24	erhöht	Respirator. Alkalose teilweise kompensiert	
normal	erniedrigt		erhöht	Respiratorische Alkalose voll kompensiert	
erhöht	normal	28–50	erhöht	**Metabolische Alkalose** akut	Erbrechen
erhöht	erhöht	> 28	erhöht	Metabol. Alkalose teilweise kompensiert	
normal	erhöht		erhöht	Metabolische Alkalose voll kompensiert	
erniedrigt	erhöht	normal	negativ	**Respiratorische Azidose** akut	Ateminsuffizienz
erniedrigt	erhöht	> 28	negativ	Respirator. Azidose teilweise kompensiert	
normal	erhöht	28–45	negativ	Respiratorische Azidose voll kompensiert	
erniedrigt	normal	4–24	negativ	**Metabolische Azidose** akut	Schock,
erniedrigt	erniedrigt	< 24	negativ	Metabol. Azidose teilweise kompensiert	Coma
normal	erniedrigt		negativ	Metabolische Azidose voll kompensiert	diabeticum

C3c 55–120 mg/dl. **C4** 20–50 mg/dl.
Ca 2,15–2,75 mmol/l.
Carbamazepin 8–12 μg/ml. **Carnitin** 35–70 μmol/l.
CEA −5 ng/ml (Raucher 5–10, Metas. > 50).
ChE > 3000 U/l. **Cholesterin** −200 mg/dl s. HDL.
CK −80/70 U/l, CK-MB −5 U/l (−3 %). Herzmuskel −1500 MB möglich. Erhöht:
Body-Builder −2500 (5000),
Dermatomyositis im floriden Stadium 1–4fach,
Polymyositis im floriden Stadium 90–400fach.
Interstitiell rheumatische Myositis im floriden Stadium 1–4fach. Rhabdomyolyse −120.000.
Myopathie 100–30.000 MM+MB, auch Duchenne-Konduktorinnen, s. Muskeldystrophie-Einteilung.
Akute intermittierende Myoglobinurie im floriden Stadium 10–1000fach.
Maligne Hyperthermie Anlage −100, Krise - > 20.000.
Malignes Neuroleptika-Syndrom −5000.
De- u. Reinnervation −300 MM (+MB −500),
Myotonien 1–4fach. Hypothyreoidismus −400.
Malignome (BB), einzelne Medikamente.
Clearance s. Krea. **Coeruloplasmin** 20–45 mg/dl.
Cortisol (Proteinbindung) morgens 7–8 Uhr 10–25, 18–20 Uhr 5–12 μg/dl. Unter Antikonzeptiva durch Vermehrung der Bindungsproteine erhöht.

C-reaktives Protein − CRP < 0,6 mg/dl.
Cu 65–165 μg/dl (10–26 μmol/l).
Digitoxin −30 ng/ml. **Digoxin** −2,0 ng/ml.
Eiweiß s. Ges. Eiweiß.
Elektrophorese: Albumin 58–72 % (3,7–5), α$_1$ 2–4 % (0,3–0,4), α$_2$ 5–10 % (0,3–0,7), β 7–12 % (0,6–1), γ 12–20 % (0,9–1,5 g/dl).
Ig 800–1800, IgA 90–450, IgM 60–280, IgE −100 mg/dl. Albumin : Globulin = 1,7.
Fe > 35 (m 80–168, w 60–145) μg/dl.
Ferritin 15–300 ng/ml (< 15 Eisenmangel).
Folsäure > 1,5 ng/l, Mangel durch Histidinbelastungstest, Fehlernährung, Alkoholismus, hämolyt. Anämie, Sprue, maligne Tumoren.
Gerinnung: s. INR. AT III 85–115 % (14–20 mg/dl), Fibrinogen 150–450 mg/dl. Partielle Thromboplastinzeit/PTT 26–26 s, Plasmathrombinzeit/PTZ 3 IU: 17–24 s, 6 IU: 8–13 s, ther. 40– 150 s, Thromboplastinzeit oder Prothrombin/Quick 70–100 %. s. Thrombelastogramm.
Gesamteiweiß 6,6–8,7 g/dl. **GLDH** −4/3 U/l.
GOT −18/15 U/l, HWZ 17 h, in Zytoplasma u. Mitochondrien. **GPT** −22/17 U/l, HWZ 47 h, Zytoplasma. GOT/GPT < 1 bei akuter Virushepatitis, um 1 bei cholestat. Virushepatitis, > 1 bei nekrotis. Virushepatitis, ≫ 1 bei dekomp. Zirrhose. γGT −28/18 U/l.

oGTT n 50–100, 1h pp –160 (–220), 2h pp –120 (–140) mg/dl. **Haptoglobin** 70–380 mg/dl. **Harnsäure** –7/5,7 mg/dl. **Harnstoff** –50 mg/dl. **HbA$_1$** 5–8, **HbA$_{1c}$** 4–6 %. **HDL-Chol.** (> 55) > 35/45 (20 %), LDL < 150–170 (65 %), VLDL –30 mg/dl (15 %).

IgA etc. u. Immun-Elpho s. Elpho.

INR (International Normalized Ratio) = TPZ Patient/TPZ Normalpool hoch ISI (International Sensitiviy Index).

K 3,6–5,1 mmol/l. **Kreatinin** –1,4 mg/dl.

Laktat 0,6–1,4 mmol/l. **LDH** 120–240 U/l s. HDL. **Lipase** –190 U/l. **Magnesium** 1,9–2,5 mg/dl.

Na 135–152 mmol/l. **Östradiol** w > 40 ng/ml.

Osmolalität 280–287 [mmol/kg] = 2 (Na [mmol/l] + K [mmol/l]) + Harnstoff [mg/dl]/6 + Glukose [mg/dl]/18 < 330 mosm/l (Osmolarität/ Osmolalität: Molkonzentration aller in 1 kg Lösung/Wasser osmotisch wirksamen Moleküle).

PCR: Gut aus EDTA-Blut, sehr gut aus dem Liquor. Bei Hepatitis B, Hepatitis C.

Phenytoin 10–20 µg/ml. **Phosphor** 2,4–4,8 mg/dl.

Prolaktin HWZ 32 min, basal < 20, sicher path. > 150 µg/dl bzw. Iktus-beweisend > 500/700 µU/ml.

PSA –2,5 ng/ml. **Schilddrüse:** TSH (RIA) 0,5–8,1, TSH (stim)-TSH (basal) > 2,5 µU/ml. T$_3$ (RIA) 0,75–1,6 ng/ml, fT$_3$ 1,9–4,9 pg/ml. T$_4$ 4–12 µg/dl, fT$_4$ (RIA) 0,8–2 ng/dl, TBG 9,6–18,5 µg/ml. T$_4$/TBG = 1,8–5,7. **Theophyllin** 8–20 µg/ml. **Thrombelastogramm:** Reaktionszeit r 8–14 min, Koagulationszeit k 4–8 min (bis 20 mm), maximal Amplitude 50 mm (Fibringerinnselstärke). **Transferrin** 200–400 mg/dl. **Transferrin-Sättigung** (TRF SAT) 15–35 %.

Triglyzeride 150 mg/dl + Lebensalter (s. HDL, VLDL s. HDL). **Troponin** T KGKGKG 0,1 Norm, 0,1–0,2 Grenzbereich, 0,2–3,6 Microinfarzierung, 1,2–5 Nicht-Q-Wellen-Infarkt, 3–220 ng/ml Q-Wellen-Infarkt.

2. Tumor-Marker – Tumormarker:

Alkoholiker: TPA erhöht, Raucher CEA erhöht.

Blasen-Karzinom: Ca 50, CEA, TPA. NMP 22 (Nukleäres Matrix-Protein 22 im Urin mit hoher Korrelation zum zystoskopischen Befund).

Bronchial-Karzinom: Ca 12–5, Ca 50, CEA. Neopterin. PTHrP bei Hyperkalzämie. SCC 53 %, TPA. CYFRA 21–1 (> 3,3 ng/ml) bei NSCLC in 51 %, bei Plattenepithel-Karzinom in 68 % sensitiv.

Kleinzelliges Bronchial-Ca: Anti-Hu-Antikörper bis zu 100 % hochsensitiv und > 95 % hochspezifisch (nahezu nur mit kleinzelligem Bronchial-Karzinom assoziiert), Untersuchung bei Adresse: Prof. Dr. W. Grisold, Kaiser-Franz-Josef-Hospital, Wien. s. Paraneoplasie – Anti-Hu-Syndrom.

Neuronspezifische Enolase (NSE) in 56 % sensitiv.

Chorion-Karzinom:
β-HCG (Chorion-Gonadotropin).

Dünndarm-Karzinoid: Serotonin, 5-Hydroxyindolessigsäure. NSE. Chromogranin A.

Gallenwegs-Karzinom:
AFP, Ca 12–5, Ca 19–9, Ca 50, CEA.

HNO: SCC < 50 %.

Hoden-Karzinom: s. Chorion-Karzinom.
– Seminome: NSE, β-HCG.

– Teratokarzinome: AFP.
– Teratome: β-HCG.

Karzinoid: 5-Hydroxy-Indol-Essigsäure.

Kolorektales Karzinom:
Ca 12–5, Ca 19–9, Ca 50, CEA, TPA.

Lambert-Eaton-Syndrom:
VGCC-Ak 85 % treffsicher.

Leberzell-Karzinom:
AFP, Ca 19–9, CEA. Da 12–5.

Lebermetastasen: Ferritin.

Leukämie: Neopterin, Ferritin.

Lymphom: Neopterin. β$_2$-Mikroglobulin, erhöht als Ausdruck der Stimulation des Makrophagensystems – Proliferationsmarker.

Magen-Karzinom: AFP,Ca 72–3. Ca 19–9, CEA.

Mamma-Karzinom:
Ca 15–3, Ca 50, CEA, Neopterin, TPA.

Nebennierenmark:
– Phäochromozytom: Katecholamine Adrenalin und Noradrenalin, Metanephrine, Vanillinmandelsäure, Chromogranin A.
– Neuroblastom: Dopamin, NSE.

Nebennierenrinde – NNR-Karzinom:
Cortisol, Androgene, Östrogene.

Nebenschilddrüsen-Karzinom:
Parathormon, Chromogranin A.

Neuromyotonie: VGKC-Ak 40 % treffsicher.

Nierenzell-Ca (Hypernephrom):
TuM2-PK (Tumor-M2-Pyruvatkinase).

Nieren-Karzinom: PTHrP bei Hyperkalzämie.

Ösophagus-Karzinom: CEA, Ca 19–9.

Ovarial-Karzinom: AFP, β-HCG, Ca 12–5. Ca 15–3, Ca 19–9, CEA, Neopterin, TPA. Anti-Yo-Antikörper.

Pankreas-Karzinom:
Ca 12–5, Ca 19–9, Ca 50. Ca12–5. CEA.
– Insulinom: Insulin, C-Peptid, Proinsulin, Chromogranin A.
– Gastrinom: Gastrin, basal und Sekretin-Test. Somatostatinom Somatostatin. Glukagonom Glucagon.
– Vipom (Verner-Morrison): Vasoaktives Intestinal Peptid (VIP).

Phäochromozytom: s. Nebennierenmark. Katecholamine.

Prostata-Karzinom: Ca 50. TPA. PAP.
PSA: Kann von entdifferenzierten Karzinomen ggf. nicht mehr exprimiert werden. Bei PSA < 20 ng/ml sind Knochenmetastasen äußerst unwahrscheinlich, so dass bei der Nachsorge von Prostata-Karzinom-Patienten mit regelmäßiger PSA-Ktr. auf eine routinemäßige Knochenszintigraphie verzichtet werden kann [Wirth, Würzburg, DÄB 90/21 (21.5.93) B-1143].

Schilddrüse:
– C-Zell-Karzinom (medulläres Karzinom): Calcitonin, CEA, Chromogranin A.
– Follikuläres und papilläres Karzinom: CEA, Thyreoglobulin.

Tumorhyperkalzämie: PTHrP.

Thymom: Titin-Ak 85 % treffsicher.

Uterus-Karzinom: β-HCG, Ca 50, CEA, TPA.

Zervix-Plattenepithel-Karzinom: SCC 83 %.

3. Urin:

Adrenalin (fluorimetrisch nach Chromatographie) 5–20 µg/d. **Aldosteron** (RIA) 2–20 µg/d. **Ammoniak** –0,9 g/24 h.

α-Amylase 0,1–2 U/ml (–128 WE). **β₂-Mikroglo-bulin** 4–400 µg/l. **Biuret** –70 mg/24 h. **Ca** 7–20 mval/24 h (0,1–0,3g/24 h, –10 mval/l). **Cl** 110–225 mval/24 h.

Clearances: s. Krea-Clearance. Harnstoff 38–66, Inulin 95–125, Phosphat 8–14, Nierenplasmafluss (PAH) 490–820/440–745 ml/min.

Cortisol (RIA) < 75, sicher path. > 150 µg/24 h.

Cu 10–50 µg/24 h. **Delta-Aminolävulinsäure** (δ-ALS) –4 mg/24 h.

Dehydroepiandrosteron (photometrisch) bis zu 10 % der Ketosteroide.

Desoxypyridinolin s. Pyridinolin.

Dichte 1001–1030 g/l. **Eisen** –1 mg/24 h.

Harnsäure 0,3–0,9 g/24 h. **5-HIES** (photometrisch) 2,4–6,9–10 mg/24 h. **Hydroxyprolin** 15–40 mg/d.

K 20–100 mval/24 h (40–100 mmol/l). **Ketokörper** 10–100 mg/24 h. **17-Hydroxy-Ketosteroide** Männer 3–10, Frauen 2–6, Kinder < 1 mg/24 h. **17-Ketosteroide** (photometrisch. s. Dehydroepiandrosteron) Männer 10–25, Frauen 5–17, Kinder < 1 J. < 1, 1–4 J. < 2, 5–8 J. < 3, 9–16 Jahre 2,5–20 mg/24 h. **Koproporphyrin** 11–250 µg/24 h. **Kreatin** 80–120 mg/24 h. **Kreatinin** 0,6–2,1 g/24 h.

Krea-Clearance C x U/P: Krea-Ausscheid. i. 24 h Urin (mg) x 0,12/KöO (m²) /Serum-Krea (mg/dl): 95–160 ml/min.

LDH 3000–4000 mE/8 h. **Mg** 1,2–24 mval/24 h.

Na 80–220 mmol/24 h (120–280 mmol/l). **Noradrenalin** (fluorimetrisch nach Chromatographie) 20–60 µg/d.

Östrogene s.o. Östradiol im Serum, s.u. Pregnantriol, Progesteron im Serum. Gesamtöstrogene fluorimetrisch Frauen 5–100, Foll.-Phase 5–25, Ovulation 25–100, Lut.-Phase 15–80, Schwangerschaft bis 450.000, Männer 5–25, Kinder vor der Pubertät < 5 µg/d.

Osmolalität 750–1200 mosm/kg.

Phosphor 0,3–1,0 (0,7–1,8) g/24 h. **Porphobilinogen** (PBG) 1–3 mg/24 h. **Uroporphyrin** 20–60 µg/24 h. **Pregnantriol** photometrisch Frauen 0,1–3, Männer 0,4–2,4, Kleinkinder < 0,5, Schulkinder < 2 mg/d.

Pyridinolin 28–230 µg/g Kreatinin, Desoxypyridinolin 8–50 µg/g Kreatinin, aus 10 ml des 2. Morgenurins. Pyridinolin in Knochen, Knorpel, Sehnen, Desoxypyridinolin in Knochen. Hohe Sensitivität, nutritiv unabhängig. Erhöht bei gesteigerter Osteoklastenaktivität bei Arthritis (Pyridinolin), primärem Hyperparathyreoidismus, postmenopausaler Osteoporose, M. Paget, Plasmozytom, unter Glukokortikoiden und unter Thyroxin.

Vanillinmandelsäure (VMS) 2–4 (Hochspannungselektrophorese), 2–5 (Papierchromatographie), 1,6–6 (färberisch und Dünnschichtchromatograpie) mg/24 h.

Xylose-Resorptionstest 22–44 %.

4. Liquor:

Zellzahl (lumbal) 9–12/3 = 3–4/µl, Kinder bis 20/3, Neugeborene bis 45/3 Zellen, davon 60–80 % Lymphozyten, 20–40 % Monozyten, 0–3 % Ependym- und Epithelzellen. Die ventrikuläre Zellzahl entspricht 1/3–1/5 der lumbalen Zellzahl.

Blutiger Liquor muss sofort zentrifugiert werden, bei Xanthochromie besteht die Einblutung mindestens 4–6 Stunden, und eine artifizielle Ursache ist ausgeschlossen. Subarachnoidal- oder intrakranielle Blutung mit Anschluss an das Liquorsystem (Angiom, Tumor, Antikoagulantien oder Gerinnungsstörungen, Sinusvenenthrombose).

Chlorid 115–132 mmol/l (110–129 mg/dl), erhöht bei Krämpfen, Urämie, erniedrigt bei Tbc.

Eiweiß – Protein (Biuret-Reaktion) < 10 J. –32, > 10 J. –45, > 60 J. –57 mg/dl, im Lumballiquor 1,7fach höher als im Ventrikel (–20 mg/dl) oder Subokzipitalliquor (–25 mg/dl). Anstieg bei bakterieller > viraler Meningitis.

Elektrophorese: Präalbumin 3–5 %, Albumin 11–20–35 mg/dl (51–72 %), α₁ 3–6 %, α₂ 4–8 %, β 10–17 %, γ 6–10 %.
IgG 1,4–3,2 (4–6) (–9 %), IgA 0,1–0,4 (0,6) (–1 %), IgM –0,1, Globuline 2,4–9,6 mg/dl.

Gesamteiweiß s. Eiweiß.

Spezifisches Gewicht 1003–1007.

Glukose (Hexokinasemethode) 45–75 mg/dl (> 50–70 % der Serum-Glukose).

Harnstoff –30 mg/dl, erhöht bei Tbc, Urämie, generalisierte Paralyse.

Laktat 10,8–18,9 mg/dl, 1,1–< 2,1 mmol/l. Anstieg bei bakterieller > viraler Meningitis. Korreliert bei zerebraler Ischämie zur Größe des infarzierten Areals (> 4 ungünstige Prognose).

TNF-α < 20 pg/ml.

Liquordruck 7–12 (5–18) cm H₂O (okzipital 0 cm sitzend).

Oligoklonale Banden – isoelektrische Fokussierung (IEF) s.u. Schrankenstörung, positiv bei lokaler Stimulation einiger B-Zell-Klone mit diskreter Bildung von IgG- oder IgM-Populationen:
95 % Encephalomyelitis disseminata,
50 % Neuroborreliose, Neurolues.

– Liquor-Serum-Index > 2 : 1: Intrathekale Synthese erregerspezifischer Antikörper wahrscheinlich.

Schrankenstörung und überwiegende Immunglobulinsynthese:

– Albumin-Quotient A (AQ) =
Albumin$_{Li}$ [g/l] x 1000 : Albumin$_{Se}$ [g/l].
Dient zur Beurteilung der Blut-Liquor-Schranke.
Normwert 0,18–7,4
(–6–15 J. < 5,0, 15–40 J. < 6,5, –40–65 J. < 8,0).

– IgG-Quotient I =
IgG$_{Li}$ [g/l] x 1000 : IgG$_{Se}$ [g/l].

– IgG-Index = I : A =
IgG$_{Li}$/IgG$_{Se}$: Alb$_{Li}$/Alb$_{Se}$ = 0,3–0,7.
Intrathekale IgG-Produktion bei IgG-Index > 0,7.

– Delpech-Lichtblau-Quotient DLQ (Albumin-IgG-Quotient) =
IgG$_{Li}$: IgG$_{Se}$ x Albumin$_{Se}$: Albumin$_{Li}$.

– Liquor-Protein-Quotient
Globulin$_{Li}$: Albumin$_{Li}$ = 0,1–0,3.

– Q = IgG$_{Li}$: Albumin$_{Li}$ < 18.

– Albumin$_{Li}$: / IgG$_{Li}$ = 6.

1.1 IgA mit mittelgradiger bis ausgeprägter Schrankenstörung:
Tuberkulöse Meningitis.

1.2 IgA + IgG mit mittelgradiger bis ausgeprägter Schrankenstörung:
Eitrige oder tuberkulöse Meningitis.

1.3 IgG mit mittelgradiger bis ausgeprägter Schrankenstörung:

Herpes simplex-Enzephalitis, Virus-Meningo-enzephalitis,
Kollagenosen mit ZNS-Beteiligung,
Neurolues (meningovaskuläre Form),
Sarkoidose des ZNS.
IgG ohne Schrankenstörung:
Chronische Enzephalitis,
Encephalomyelitis disseminata,
Neurolues (parenchymatöse Form).
1.4 IgM ohne Schrankenstörung bei:
Chronische Borreliose (häufiger mit Schran-kenstörung im Gegensatz zur Encephalomy-elitis disseminata).
1.5 IgM + IgG mit mittelgradiger bis ausgepräg-ter Schrankenstörung:
Akute Borreliose – Meningoradikulitis Bann-warth,
Frühsommer-Meningoenzephalitis,
Mumps-Meningoenzephalitis.
2.1 Ausgeprägte Schrankenstörung – vollständi-ger Zusammenbruch (A > 30)- auch bei:
Guillain-Barré-Syndrom, M. Refsum,
karzinomatöse Meningitis,
Subarachnoidal-Blutung,
Akustikusneurinom, intraspinale Tumoren.
2. Mittelgradige Schrankenstörung (A ~ 10–30) auch bei:
Großhirnatrophie, Blutungen, Borreliose, chronische Virusenzephalitis – Meningoenze-phalitis, Virusmeningitis,
diabetische Polyneuropathie, Polyradikulitis, Großhirnatrophie, Hirninfarkt,
Tumore, Vaskulitiden.
3. Geringe Schrankenstörung (A ~7,5–10) auch bei:
Amyotrophe Lateralsklerose, degenerative Er-krankungen, Enzephalitis, Encephalomyelitis disseminata,
alkoholische Polyneuropathie,
Tumore.
4. Ohne Schrankenstörung s. 1.3 IgG und 1.4 IgM.
Zucker –75 mg/dl (> 50 % BZ).
– Erhöht bei Diabetes, Enzephalitis, Epilepsie, Te-tanus.
– Erniedrigt bei septischen, tuberkulösen und Pilz-Meningitiden.
Zytologie: Liquor unter Kühlung (4 °C) versenden (Bakteriologie 37 °C). Zellzahlbestimmung spä-testens 30 min nach der Liquorentnahme.
Methylenblau-, Gram- und Giemsa-Präparat zum Bakteriennachweis und zur Zelldifferen-zierung.
1. Granulozytose bei eitriger (und initial bei Cox-sackie- und Echo-) Meningitis.
2. Lymphozytose bei Neurolues, tuberkulöser und Virusmeningitis.
3. Aktivierte B-Lymphozyten, d.h. intrazytoplas-matisch immunglobulinhaltige, differenzier-bar in IgG-, IgA- und IgM-enthaltende B-Lymphozyten, treten sehr früh im Verlauf einer entzündlichen Erkrankung häufig noch vor oligoklonalen Banden auf.
4. Pneumokokken – Diplococcus pneumoniae: Im Liquorausstrich in großer Zahl längliche, mit der Schmalseite aneinanderliegende gram-positive Diplokokken, z.T. von einer Schleim-kapsel umgeben und vorwiegend extrazellulär.
5. Meningokokken – Neisseria meningitidis: Im Liquorausstrich in geringer Zahl semmelför-mige, vorwiegend intrazellulär (im Plasma

von segmentkernigen Leukozyten) gelegene gramnegative Diplokokken. Ggf. wegen ra-scher Autolyse eitriger Liquor ohne nachweis-bare Zellen.
6. Haemophilus influenzae: Gramnegative, extra-zellulär gelegene zarte Stäbchen von unter-schiedlicher Länge (Pleomorphie), z.T. fisch-zugartig gelagert.
7. Ziehl-Neelsen-Präparat vom Liquorsediment bei Liquorzellzahlen < 1000/µl zum Nachweis säurefester Stäbchen.
Bei seröser Meningitis (durchsichtiger Liquor mit einer Zellzahl < 300/µl) Liquor über Nacht im Kühlschrank stehen lassen, ggf. „Spinn-webgerinnsel" (für Tuberkulose nicht patho-gnomonisch) auf Objektträger aufbringen und nach Ziehl-Neelsen-Färbung nach säure-festen Stäbchen untersuchen. Bei serösem Li-quor mit erhöhter Zellzahl Virusdiagnostik.
8.1 Trüb-eitriger Liquor > 1000/3 Zellen:
Bakterielle (selten fortgeschrittene tuberkulöse) Meningitis, Hirnabszess; metastatisch bei Endo-karditis, Sepsis, Bronchiektasen, Erysipel; fort-geleitet bei otogenen, rhinogenen und orbitalen Entzündungen. Posttraumatische Meningitis. Reizpleozytose nach Subarachnoidalblutung.
8.2 Liquor mit Pleozytose und geringer Eiweiß-erhöhung:
Virusmeningitis, Hepatitis A, Herpes zoster, Grippe mit Begleitmeningitis, Reizpleozytose nach Virusinfekt oder Insolation, parainfek-tiös.
Initial besonders bei lymphozytärer oder tu-berkulöser Meningitis.
Encephalomyelitis disseminata.
Lues cerebrospinalis.
Neuralgische Schulteramyotrophie.
8.3 Liquor mit geringer Pleozytose und deutli-cher Eiweißerhöhung s. 2.1 ausgeprägte Schran-kenstörung.

5. Weitere Serumwerte:

Acetessigsäure 0,18–0,78 mg/dl.
ACTH (RIA) morgens 45–110, abends 5–45 pg/ml.
Akute Phase-Proteine: Amyloid-A-Protein, α_1-Antichymotrypsin, α_1-Antitrypsin, C1-Estera-se-Inhibitor, Coeruloplasmin, s. CRP, Faktor VIII, Fibrinogen, Fibronectin, saures α_1-Gly-koprotein, Haptoglobin, Komplement (C1c, C2, C3, C4, C5, C9, B), α_2-Makroglobulin, Plasminogen, Properdin, Serum-A-Protein (An-stieg i.R. einer system. Reaktion um mind. 25 %), Prothrombin.
Aldolase –3,1 U/l (25 °C), –7,6 U/l (37°C).
Albumin 58–62–72 % (3,7–5 g/dl), Transport- und Hauptprotein des Serums, kohlenhydratfrei. Geringes Molekulargewicht, gute Bindungs-fähigkeit für Wasser, Kalium-, Natrium- und Kalziumionen, für Spurenelemente wie Selen, Magnesium, Mangan, Zink, für Fettsäuren, Bilirubin, Hormone und Arzneimittel.
Aldosteron (RIA) Abnahme liegend 1–10, in Or-thostase 10–30 ng/100 ml.
ANCA s. Antikörper.
α_1-**Antichymotrypsin:** Glykoprotein mit spezifi-scher Hemmung von Chymotrypsin.
Antikörper:
1. AMA, ANA.

2.1 cANCA (APCA – classical antineutrophile zytoplasmatische Antikörper): M. Wegener.

2.2 pANCA (perinukleäre antineutrophile zytoplasmatische Antikörper) gegen Myeloperoxidase (MPO),
bei mikroskopischer Polyangitis 80 % Spezifität und 50 % Sensitivität, bei 2/3 der Patienten zur Verlaufsbeobachtung geeignet bei guter Korrelation zwischen dem pANCA-Titer und der Krankheitsaktivität.

3. Antinukleäre Antikörper gegen:
Sm, RNP, Ro (SS-A), La (SS-B), Phospholipide, Zentromer, Scl-70, Jo-1 (n < 40 U/ml), PM-Scl.

3.1 Ak gegen doppelsträngige DNS – ss-DNA-Antikörper (double-strained) RIA oder ELISA: SLE aktive Phase bis 87 %, inaktive Phase bis 43 % positiv.
Medikamenten-induzierter LE.
Jugendliche rheumatoide Arthritis.
Klinischer Verdacht auf SLE trotz negativem IF-ANA.
Differentialdiagnose der Kollagenosen.
Verdacht auf Polyendokrinopathie Typ I oder Typ II.

4. Histon-Antikörper: Medikamenten-induzierter LE (besonders nach Procainamid, Hydralazin, Isoniazid, auch nach Chlorpromazin, D-Penicillamin, Practolol, α-Methyldopa, oralen Kontrazeptiva). Medikamenten-induzierte ANA ohne klinische LE-Symptome. SLE. ANA-positive, seropositive rheumatoide Arthritis. Jugendliche chronische Arthritis. Felty-Syndrom. ANA-positive progressive systemische Sklerodermie.

5. Anti-Amphiphysin-Antikörper (Amphiphysin ist ein Protein mit 128 kD in synaptischen Vesikeln) bei Stiff-man-Syndrom, sensibler Neuropathie oder Enzephalomyelitis bei Mamma-Karzinom, bei limbischer Enzephalitis bei Bronchial-Karzinom oder Ovarial-Karzinom, bei Lambert-Eaton-Syndrom bei Bronchial-Karzinom.

6. Anti-Hu-Antikörper (Antikörper gegen Neuronenkerne Hu-D) bei subakuter sensorischer Neuropathie oder paraneoplastischer Enzephalomyelitis – paraneoplastische zerebelläre Degeneration bei kleinzelligem Bronchial-Karzinom bis zu 100 % hochsensitiv und > 95 % hochspezifisch. Nahezu nur mit kleinzelligem Bronchial-Karzinom assoziiert. s. Paraneoplasie – Anti-Hu-Syndrom.

7. Antiphospholipid-Antikörper (aPA oder aPL) – Lupus-Antikoagulans s. Antiphospholipid-Antikörper-Syndrom.

8. Anti-Yo-Antikörper: Paraneoplastische zerebelläre Degeneration bei Ovarial-Karzinom. s. Paraneoplasie.

9. Endothel-Ak (Polyneuropathie).

10. Gangliosid-Antikörper s. Anti-GM$_1$-Antikörper-Syndrom.

11. Antikörper gegen Myelin-assoziiertes Glykoprotein (MAG-Ak gegen die Markscheide, IgM-Ak) mittels Immunoblot (Western Blot) und indirekter Immunzytochemie).

12. Ak gegen Myelin-basisches Protein – MBP-Ak (amyotrophe Lateralsklerose, Polyneuropathie, Guillain-Barré-Syndrom, Encephalomyelitis disseminata).

13. Ak gegen Myelin peripherer Nerven (Markscheiden).

14. Neurofilament-Ak (amyotrophe Lateralsklerose, Polyneuropathie, Guillain-Barré-Syndrom).

α$_2$-**Antiplasmin**: Glykoprotein, wichtigster Inhibitor von Plasmin, Hemmung der aktivierten Gerinnungsfaktoren XI, XII und Thrombin. Inaktivierende Wirkung auf Kallikrein und Trypsin. Mangelzustände bei disseminierter intravasaler Gerinnung. Angeborene Mangelzustände verbunden mit ausgeprägter Hyperfibrinolyse.

Antithrombin III: α$_2$-Globulin, reguliert die Hämostase: Stabile Komplexbildung mit Thrombin und Faktor Xa. Hemmung der Gerinnungsfaktoren VII, IX und XII sowie von Kallikrein und Plasmin.
Mangelzustände durch Verbrauch bei disseminierter intravasaler Gerinnung, Sepsis, Polytrauma, schweren operativen Eingriffen.
Mangelzustände durch Verlust bei dekompensierter Leberzirrhose, schweren Blutverlusten, nephrotischem Syndrom, nach therapeutischem Plasmaaustausch.
Bei angeborenem AT III-Mangel (angeborener Risikofaktor) erste Thrombose in der Regel zwischen dem 20. und 30. Lebensjahr.
Typ 1 = verringerte Lebersynthese.
Typ 2 = verminderte biologische Aktivität bei normaler Konzentration.
Lebenslange Antikoagulation, eher selten Thrombophlebitiden.

α$_1$-**Antitrypsin** – α$_1$-**Proteinaseinhibitor** 200–400 mg/dl. Akute-Phase-Protein, Hemmung der Proteinasen Trypsin, Elastase, Kollagenase, Kathepsin G, geringer von Chymotrypsin, Kallikrein und Plasmin. Angeborener α$_1$-Antitrypsin-Mangel.

Apolipoprotein A$_l$ 115, B 103 mg/dl.

Bilirubin: Direktes / indirektes Bili im Serum −0,25 / −1,0 mg/dl (−4,3 / −17 µmol/l).
mg/dl x 17,104 = µmol/l. µmol/l x 0,05847 = mg/dl.

Urin: Direktes Bili negativ, Ubg negativ. Ubg im Stuhl.

– Hyperbilirubinämie zu 30 % bei chronischer Rechtsherzinsuffizienz, bei Porphyrie.

1. Prähepatisch bedingte Hyperbilirubinämie: Hämolyse, Perniziosa. Direktes Bili im Serum −0,25 mg/dl, indirektes Bili im Serum erhöht −5,0 mg/dl. Urin: Direktes Bili negativ, Ubg deutlich positiv.

2. Intrahepatisch bedingte Hyperbilirubinämie: Cholangitis, Hepatitis (toxisch, Alkohol, Medikamenten, Anabolika, Östrogene); bakterielle Infektionen wie Leptospirose, Salmonellose; Schwangerschaft, primäre Zirrhose, nach schwerer OP. Direktes Bili im Serum erhöht, indirektes Bili im Serum erhöht > 5,0 mg/dl. Urin: Direktes Bili erhöht, Ubg positiv, bierbrauner Urin. AP und Cholesterin (Pruritus) erhöht.

3. Posthepatisch bedingte Hyperbilirubinämie (Verschlussikterus): Direktes Bili im Serum deutlich erhöht, indirektes Bili im Serum −1,0 mg/dl. Urin: Direktes Bili erhöht, Ubg negativ, bierbrauner Urin.

Blutbild:

1. Eosinopenie bei: Stress wie Schock, Schüttelfrost, Coma diabeticum, Coma uraemicum, Geburt, Koliken, generalisierte Krämpfe, Hä-

molyse, Akromegalie, ACTH- oder Kortison-zufuhr, M. Cushing, Grippe, Leptospirose, Masern, Miliartuberkulose, Viruspneumonie, Q-Fieber (Coxiella burneti), Tularämie, Typhus und Paratyphus, Windpocken.

2. Eosinophilie bei: M. Addison. Hyperergische Angiitis der Koronararterien. Arteriitis temporalis. Arthritis psoriatica. Asthma bronchiale „Pink Puffer"-Emphysemtyp. Bruzellose. Dermatomyositis. Eosinophile Fasziitis. Eosinophile Gastroenteritis. Eosinophiles Granulom. Eosinophile Zystitis. 10–20 % der generalisierten Karzinome. Akute Leukämie. Lymphogranulomatose Hodgkin. Lympho- und Retothelsarkomatose. Medikamente s. Fleroxacin, Meropenem. Rezidivierende aseptische Meningitis – Mollaret-Meningitis. Infektiöse Mononukleose. Mumps. Parietale fibroplastische (Thromb-) Endokarditis. Isolierte interstitielle Myokarditiden. Eosinophile (sero-) fibrinöse Perikarditis. Toxisches Ölsyndrom: 90 % ausgeprägte Eosinophilie in der 3. Woche. Ornithose. Polymyalgia rheumatica. Scharlach. s. Wells-Syndrom.

2.1 Parasitosen: Ancylostoma duodenale – Hakenwurm bis 60 % Eos. Ascaris lumbricoides – Spulwurm. Diphyllobothrium latum – Botriocephalus latus – Fischbandwurm. Taenia echinococcus, besonders Platzen einer Echinokokkus-Zyste. Trichinen Eos bis 80 % (so ausgeprägt wie bei keiner anderen Erkrankung). Zystizerkose.

NCI-Toxizitätskriterien:	Grad 0	Grad 1	Grad 2	Grad 3	Grad 4
Leukopenie	>4000/µl	3000–3900/µl	2000–2900/µl	1000–1900/µl	<1000/µl
Granulozyten	>2000/µl	1500–1900/µl	1000–1400/µl	500–900/µl	<500/µl
Lymphozyten	>2000/µl	1500–1900/µl	1000–1400/µl	500–900/µl	<500/µl
Thrombopenie	>100.000/µl	<100.000/µl	<75.000/µl	<50.000/µl	<25.000/µl
Hämoglobin (Hb)	normal	10 g/dl bis normal	8–9,9 g/dl	6,5–7,9 g/dl	<6,5 g/µl

Blutkulturen: Abnahme zu Beginn des Fiebers grundsätzlich 2 bzw. bei Endokarditis 3 Proben in je 1 Stunde Abstand. Vor Beginn einer Chemotherapie oder bei eingeleiteter Chemotherapie am Ende von Dosierungsintervallen.

C1-Inaktivator – C1-Esterase-Inhibitor: α_2-Globulin. Kontrolle der Aktivierung der Komplementkomponente C1 sowie der Gerinnungsfaktoren IX und XII. Hemmung von Kallikrein. Angeborener Mangel führt zum hereditären angioneurotischen Ödem. Komplement-konsumierende Prozesse sind häufig Folge eines C1-Inaktivator-Mangels.

Ca 2,15–2,75 mmol/l (4,3–5,5 mval/l, 9–11 mg/dl). mg/dl x 0,2495 = mmol/l. mmol/l x 4,008 = mg/dl.

cal s. Kalorien.

CDT (Kohlenhydrat-defizientes Transferrin): < 20/26 U/l. Erhöht über mindestens 1 Woche nach/ bei anhaltendem Alkoholkonsum >60 g/d über 3 Wochen bei Männern bzw. >50 g/d über 2 Wochen bei Frauen, HWZ 10 d (Alkohol induziert eine hepatogene Transferrinsynthesestörung und lässt Isoformen entstehen). Spezifität >80 %. Sensitivität ca. 50–70 % (niedriger als bei der γGT), niedriger bei nicht Alkohol-bedingten Lebererkrankungen. Extrem hohe Werte bei angeborenen Glykoproteinstoffwechsel-Störungen, in seltenen Fällen falsch positiv bei Eisenmangel, chronisch aggressiver Hepatitis, Schwangerschaft, biliärer Zirrhose.

Cholesterin –200 (früher + Lebensalter) mg/dl (–5,18 mmol/l). mg/dl x 0,02586 = mmol/l. mmol/l x 38,664 = mg/dl. Erniedrigt bei Zirrhose wegen hepatischer Cholesterin-Synthesestörung und Estersturz, bei Hyperthyreose. Erhöht auch bei Hypothyreose und Cholestase.

Chymotrypsin i. Stuhl <3 path., 3–6 Verdachts-, >6 U/g Normbereich.

Cl 95–108 mmol/l (337–383 mg/dl). mg/dl x 0,2821 = mmol/l = mval/l.

Coeruloplasmin 20–45 mg/dl. Cu^3-Transport- und Speicherprotein. Akute Phase-Protein, Glykoprotein. Zentrale Rolle bei der Hämoglobinsynthese. Coeruloplasmin-Mangel bei nephrotischem Syndrom, Enteropathien mit Eiweißverlust, schwerer Leberzirrhose oder M. Wilson.

Coombs-Test positiv: Primäres Antiphospholipid-Antikörper-Syndrom – Cardiolipin-Ak-Syndrom.
– Medikamente: Aminophenazon, Antazolin, Cefalotin, Chinin, Chlorpromazin, Dipyron, L-Dopa, Isoniazid, α-Methyldopa, Para-Aminosalicylsäure, Penicillin, Phenacetin, Phenylbutazon, Rifampicin, Sulfonamide.

Corticosteron (RIA) 2,5–6 ng/ml.

C-reaktives Protein – CRP <0,6 mg/dl, Entzündungsmarker mit Anstieg bis zum 1000fachen. Halbwertzeit des Anstiegs 5–7 h (Synthese in der Leber in den ersten 24 h), des Abfalls 2–4 h. Bei viralen Infekten meist <2–5 mg/dl. Bei Lupus erythematodes keine Korrelation zur Entzündungsaktivität. Erhöht bei bakteriellen Infekten, rheumatoider Arthritis und bei M. Crohn, niedrig bei Colitis ulcerosa.

D-Dimer-Test (z.B. Simplired-Test): D-Dimere sind Abbauprodukte von Fibrin und werden als Folge der endogenen Fibrinolyse aus frischen venösen Thromben oder Emboli freigesetzt (Fibrinolyse-Marker). Sensitivität 90 %, in 10 % falsch negativ, Spezifität 45 %: Erhöht bei disseminierter intravasaler Gerinnung (DIC), auch nach Traumen, Operationen, Herzinfarkt, Infektions- und Krebserkrankungen. Falsch negativ bei 6 % der Patienten mit Lungenembolie und 7 % mit proximaler Phlebothrombose [Ginsberg J: Thromb Haemost 73 (1995) 35. Wells P: Circulation 91 (1995) 2184]. Bei embolisch bedingter zerebraler Ischämie? Nicht ausreichend sensitiv bei Sinusvenenthrombose.

Dexamethasonhemmtest nach 2 mg Dexamethason: Für die Diagnose einer endogenen Depression spräche ein ausbleibendes Absinken von Cortisol < 5 µg/dl in den folgenden 24 h bei Blutabnahmen nach 0, 8, 12, 16, 24 h. Hypophyseninsuffizienz (Absinken auf z.B. 1/10 normal).

DNA-Antikörper s. Antikörper.

Druck: mm Hg x 0,1222 = kPa.
kPa x 7,501 = mm Hg. kPa x 10 = mbar.

Eisen s.o. Fe. Eisenbindungskapazität (EBK) s. Transferrin, EBK frei = EBK total-Fe.

Fe > 35 µg/dl (> 7 mmol/l) (80–150/60–140 µg/dl = 14–27/11–25 µmol/l).
µg/dl x 0,1791 = µmol/l. µ-mol/l x 5,585 =µg/dl.

Follikel-stimulierendes Hormon – FSH Frau Foll.-Phase 3,3–13, Ovulation 5–20, Lut.-Phase 2–13, Postmenopause 20–138, Mann 1–11, Kind 0,3–4,48 mU/ml.
RIA: Frau Foll.-Phase 3–20, Ovulation 20–50, Lut.-Phase 5–15, Menopause 50–200, Mann < 10 mU/ml.

Fructosamin (glykiertes Protein – Fructosamintest) –285, Diabetes –320 befriedigend, –370 mäßig, > 370 µmol/l schlecht eingestellt; repräsentiert die mittlere Glukosekonzentration über einen kürzeren Zeitabschnitt von 1–3 Wochen – HWZ Albumin 19 Tage – und reagiert schneller auf Veränderungen als glykierte Hämoglobine.

Galaktose –4,3 mg/dl (–240 µmol/l).

Galaktose-Belastung < 25 % nach 90 min.

Gastrin 20–200 ng/l.

Glukose 70–100 mg/dl (3,9–5,5 mmol/l).
mg/dl x 0,0555 = mmol/l. mmol/l x 18,016 = mg/dl.

Oraler Glukose-Toleranztest – oGTT nach 3 Tagen mit normaler Kalorienzufuhr (20 BE, > 250 g Kohlehydrate) mit 400 ml Dextro-OGT (ca. 100 g res. Glukose): n < 110, 1h pp < 180, 2 h pp < 120 mg/dl. Fraglich pathologisch > 180–220/120–150, sicher pathologisch > 220/150 mg/dl.

Glykocholsäure –60 µg/dl.

Saures α₁-Glykoprotein – Orosomukoid:
Akute Phase-Protein. Mitbeteiligung an der Inaktivierung von Progesteron. Hemmung der Thrombozytenaggregation, Bindung und Transport basischer Pharmaka. Aufrechterhaltung der normalen Permeabilität des Endothels.
Erhöht bei Entzündung (Diagnose und Überwachung schwerer bakterieller Infektionen im Neugeborenenalter).
Erniedrigt bei nephrotischem Syndrom.

Hämopexin 50–115 mg/dl. Transportprotein für Häm bzw. Hämin. Saures α₁-Glykoprotein. Hämopexin-Mangel bei schwerer hämolytischer Anämie, nephrotischem Syndrom, schwerer akuter Hepatitis und Leberzirrhose.

Haptoglobin 70–380 mg/dl. Transportprotein. Akute Phase-Protein im Frühstadium einer Nierenfunktionsstörung. Saures α₂-Glykoprotein. Spezifische Bindung von freiem Myoglobin und Hämoglobin.

Harnsäure –7/5,7 mg/dl (–416/339 µmol/l).
mg/dl x 59,48 = µmol/l.
µmol/l x 0,0168 = mg/dl.

Harnstoff –50 mg/dl (–8,3 mmol/l).
mg/dl x 0,1665 = mmol/l.
mmol/l x 6,006 = mg/dl.

α-HBDH = LDH 1+2: –140 U/l. α-HBDH 0,6–1,7 mg/dl.

β-HCG –5, Frauen in der Postmenopause –10 mIU/ml (–12 U/l).

HDL > 35 (> 0,9 mmol/l)/ > 45 mg/dl.

Hepatitis C: PCR.

Histon-Antikörper s. Antikörper.

HLA-B27: Positiv bei Gesunden (Normalbevölkerung) und rheumatoider Arthritis in 6–10 %, davon sind 5 % an einer Spondylarthropathie erkrankt. Bei Spondylitis ankylopoetica 90–100 %, M. Reiter 70–90 %.
Reaktive Arthritiden: Yersinien 80 %, Shigellen 80 %, Salmonellen 80–90 %. Intestinale Arthropathien: Mit Sakroiliitis 50–70 %, ohne Sakroiliitis 14–24 %. Juvenile chronische Polyarthritis mit Sakroiliitis 40–60 %. Iritis – Iridozyklitis 40–50 %. 20 % der HLA-B27-Positiven entwickeln Symptome einer Spondylitis ankylopoetica.

Homozystein (Homocystein) < 12 µmol/l. Hyperhomozysteinämie – HHC bei HHC total > 14 µmol/l um Faktor 2 erhöhtes thrombogenes Risiko, bei jüngeren Erwachsenen ist das KHK-Risiko ab > 10 µmol/l erhöht. Homozystein entsteht beim Abbau der essentiellen Aminosäure Methionin. Der Metabolit Homozysteinsäure wirkt auf Neuronen akut toxisch. Die häufigsten Ursachen einer HHC sind ein Mangel an Vitamin B₁₂ oder Folsäure (MTHFR-Enzymmangel) bzw. Vitamin B₆ (Cystathion-B-Synthetase-Defekt – CBS-Mangel). Selten sind familiäre Formen mit MTHFR- oder CBS-Defekt.

K 3,5–5,5 mmol/l (13,7–21,5 mg/dl).
mg/dl x 0,2557 = mmol/l = mval/l.
mmol/l x 3,91 = mg/dl.

Kalorien: cal x 4,1868 = J. J x 0,2388 = cal.

Kortisol s. Cortisol.

Kreatinin 0,5–1,1 mg/dl (44–97 µmol/l).
mg/dl x 88,402 = µmol/l.
µmol/l x 0,01131 = mg/dl.

Kupfer s. Cu.

Laktat 9–16 mg/dl (1–1,8 mmol/l).

Laktose-Belastungstest: 50 g Laktose in 400 ml Wasser oder dünnem Tee nüchtern trinken lassen, Anstieg der Glukosekonzentration um > 20 mg/dl bzw. > 125 % vom Null-Wert binnen 120 min. Bei pathologischem Ergebnis (ausbleibender Blutzuckeranstieg bei i.d.R. normalem Blutzuckeranstieg auf Glukose oder Maltose – Laktosemalabsorption) Wiederholung mit 25 g D-Glukose und 25 g D-Galaktose in 400 ml Wasser oder dünnem Tee.

LAP < 35 U/l. **LDL** –190 mg/dl (–4,9 mmol/l).

LDH 1 Herz, Nieren, LDH 2 Ery, LDH 3 Lunge, LDH 5 Leber, Skelettmetastasen.

Alkalische Leukozytenphosphatase (10–100):
Erhöht bei myelodysproliferativem Syndrom, Polyzythaemia vera, chronisch lymphatischer Leukämie, akuter Leukämie, M. Hodgkin, perniziöser Anämie, aplastischer Anämie, Plasmozytom, Infekt, Tumor.
Erniedrigt bei z.B. chronisch myeloischer Leukämie (erhöht im Blastenschub).

Lithium 0,6–1,0 mmol/l therapeutischer Spiegel.

Luteinisierendes Hormon – LH Frau Foll.-Phase 1–18, Ovulation 24–105, Lut.-Phase 0,7–20, Postmenopause 15–73, Mann 2–12, Kind 0,3–4,2 mU/ml.

RIA: Frau Foll.-Phase 5–25, Ovulation 35–110, Lut.-Phase 2–18, Mann < 15 mU/ml.

Lymphozytendifferenzierung zur Abklärung des zellulären Immunsystems bei z.B. Abwehrschwäche (Immuninsuffizienz), zur Abklärung einer anhaltenden Lymphozytose, Erfassung und Klassifizierung von Leukämien, Diagnostik und Verlaufskontrolle von primären und erworbenen Immundefekten, Therapiekontrolle von Immunstimulanzien (Zytokine, Interferon, Interleukine), Immunstatus-Kontrolle bei aggressiven Therapieformen und bei Transplantation, Sepsis und Schock, zur HLA-Bestimmung.

1. Reife T-Lymphozyten mit Oberflächenantigen CD3 (Cluster Designation), 75 % der Blutlymphozyten und zuständig für die zelluläre (spezifische) Immunantwort, setzen sich aus folgenden beiden funktionellen Unterpopulationen zusammen (T_4/T_8-Quotient):

a) T-Helferzellen (T_4-Lymphozyten) mit Oberflächenantigen CD4, der HLA Klasse II Rezeptor, regen die Vermehrung und Reifung von B-Lymphozyten an. HIV bindet selektiv an T-Helferzellen.

b) T-Suppressorzellen (T_8-Lymphozyten) mit Oberflächenantigen CD8, der HLA Klasse I Rezeptor, sind zuständig für die Suppression der Immunantwort von B- und T-Lymphozyten sowie für zytotoxische Effekte.

2. B-Lymphozyten mit Oberflächenantigen CD19 werden durch Interleukin-2 (IL–2) zur Reifung zu Ak-sezernierenden Plasmazellen angeregt und sind zuständig für die sekundäre (humorale) Immunantwort.

3. Natürliche Killerzellen mit Oberflächenantigen CD56 sind beteiligt an der primären, unspezifischen Immunantwort durch zytotoxische Wirkung auf andere Zellen.

α_2-**Makroglobulin**: Glykoprotein mit Hemmung von Thrombin, Plasmin, Kallikrein, Trypsin, Chymotrypsin, Elastase, Kollagenase, Kathepsin G, Ficin, Bromelin, Papain. Für die Clearance exogener Proteinasen bedeutsam.
Erniedrigt bei Plasmozytom mit Ausnahme des M. Waldenström, bei terminaler Leberzirrhose oder akuter Pankreatitis.

3-Methoxy-4-Hydroxy-Mandelsäure falsch positiv bei: Viel Bohnenkaffee, viel Vanille, Isoprenalin, α-Methyl-Dopa, MAO-Hemmer, Neuroleptika, Opiate, Reserpin, Sedativa, Tetrazyklin, Vitamin B_{12}.

Melatonin im Tagesprofil nächtlicher Anstieg.

Mg 1,9–2,5 mg/dl (0,78–1,03 mmol/l).

β_2-**Mikroglobulin** 0,8–2,4 mg/l, erhöht als Ausdruck der Stimulation des Makrophagensystems – Proliferationsmarker.

Na 310–345 mg/dl (mg/dl x 0,435 = mmol/l = mval/l. mmol/l x 2,299 = mg/dl).

NH_3 s. Ammoniak.

Neuronspezifische Enolase – NSE (n ≤ 35 ng/ml): Bestimmung mit Proligen-Assay.

1. s. Labor – Tumormarker.

2. Hirnspezifisches Protein, im peripheren Blut nur nach zerebralen Läsionen freigesetzt. s. hypoxischer Hirnschaden.
s. Creutzfeldt-Jakob-Krankheit im Liquor 80 % Sensitivität, 92 % Spezifität.
Nach herzchirurgischen Eingriffen bei Verläufen mit Verwirrtheit, Desorientierung, mnesti-

schen Störungen (Typ 2, n = 12) und Schlaganfall, Stupor, Koma, epileptischen Anfällen (Typ 3, n = 12) mit Peak am 1. postoperativen Tag und Werten von 16 (14–19) ng/ml signifikant höher als bei unkomplizierten Verläufen (Typ 1, n = 156) mit Werten von 11 (10–12) ng/ ml [Georgiadis D, Halle: S-100β und NSE Plasmaspiegel als wichtige prognostische Parameter neurologischer Komplikationen nach herzchirurgischen Eingriffen. ANIM (1/98) Hamburg].
Kein Nutzen in der Bestimmung der MS-Aktivität bei schubförmiger Encephalomyelitis disseminata.

Östradiol (RIA) Frauen Foll.-Phase 30–150, Ovulationsmax. 150–500, Lut.-Phase 30–200, Postmenopause 6–22, Mädchen 5,4–14,6, Knaben 3–6,9, Männer 14–26 pg/ml.

Pankreas-Elastase 1 im Serum < 2–5, akute Pankreatitis > 5 ng/ml. HWZ länger mit erhöhten Werten auch nach 3–4 Tagen.
Normal > 200 μg/g Stuhl, mäßiggradige 100–200 und schwere exokrine Pankreasinsuffizienz (chronische Pankreatitis, Diabetes mellitus) < 100, zystische Fibrose (Mukoviszidose) < 15 μg/g Stuhl.

Phospholipide 150–284 mg/dl.

Phosphor: 0,8–1,5 mmol/l.
mg/dl x 0,3229 = mmol/l. mmol/l x 3,097 = mg/dl.

Plasminogenaktivator (t-PA) – Hemmstoff für t-PA: Reduzierte Freisetzung bei Thrombosen.

Plasminogenaktivator-Inhibitor (PAI-1, Gewebeplasminogeninaktivator, angeborener Risikofaktor für die Thrombogenese) s. zerebrale Ischämie – Labor – Thrombophilie-Screening.

Präalbumin in der Elpho 3–5 %, geringer Kohlenhydratanteil, tryptophanhaltiges Molekül. Transportprotein mit Bindung vonThyroxin und von Retinol-bindendem Protein. Erniedrigt bei Blutungen, Verbrennungen, Paraproteinämien oder nephrotischem Syndrom.

Progesteron (kompetitive Proteinbindung) Frauen Foll.-Phase < 150, Lut.-Phase 300–600, Schwangerschaft 1. Trimenon 1500–5000, 3. Trimenon 8000–20.000 ng/100 ml.

Prostata-Phosphatase (PP) –4. U/l.

Protein C, Protein S s. zerebrale Ischämie – Labor – Thrombophilie-Screening.

Renin (gemessen als Angiotensin I, RIA) 0,4–4,5 ng/ml/h.

Retinolbindendes Protein ohne Kohlenhydratanteil. Transportprotein mit Bindung von Vitamin A.

Rheumafaktoren: Auftreten in % bei:

70 %: Rheumatoide Arthritis.

> 50 %: Subakute bakterielle Endokarditis, interstitielle Lungenerkrankung.

20–40 %: Autoimmunerkrankungen wie Dermatomyositis, Lupus erythematodes, Periarteriitis, Sjögren-Syndrom, Sklerodermie. Chronische Hepatitiden. Leber-Karzinome. M. Waldenström. Virushepatitis. Leberzirrhose.

10–20 %: Gesunde > 60 Jahre. Virale und bakterielle Infekte. Lepra. Sarkoidose. Trichinose. Tuberkulose.

0–10 %: Arthritis psoriatica. Arthrose. Colitis ulcerosa. M. Crohn. Gicht. Plasmozytom. Spondylarthritis ankylopoetica. Weichteilrheumatismus.

Procalcitonin – PCT: Vorläufer-Protein von Calcitonin mit einem Molekulargewicht von ca. 13 kDalton und Entzündungsmarker. El.-HWZ in vitro 25–30 h. Bei Gesunden mit 0,1–0,5 ng/ml Plasmakonzentration i.d.R. unter der Nachweisgrenze. Bei schwerer Sepsis 3–6,1 ng/ml massiv erhöht, auch bei schweren bakteriellen Infektionen, Multiorganversagen, nicht bei chronisch-entzündlichen Prozessen.

S–100 Protein – S-100β: Bestimmung mit Immunfluoreszenz- bzw. Immunolumineszenz-Assay (LIA-mat Sangtec). Hirnspezifisches Protein, Aktivitätsmarker für Astroglia, im peripheren Blut nur nach zerebralen Läsionen freigesetzt. Bei intakter Blut-Hirn-Schranke nicht nachweisbar und somit Marker einer Schrankenstörung, unspezifischer Marker für Gliazellen bzw. für klinische neurologische Defizite und Indikator für die Schwere von postoperativen neuropsychologischen und neuropsychiatrischen Störungen [Herrmann M, Magdeburg: Protein S-100B: A neurobiochemical marker for neuropsychological and neuropsychiatric disorders following heart surgery. DGN (10/97) Dresden].
Nach herzchirurgischen Eingriffen bei Verläufen mit Verwirrtheit, Desorientierung, mnestischen Störungen (Typ 2, n = 12) und Schlaganfall, Stupor, Koma, epileptischen Anfällen (Typ 3, n = 12) mit Peak am 2. postoperativen Tag und Werten von 0,8 (0,5–1,8) µg/l signifikant höher als bei unkomplizierten Verläufen (Typ 1, n = 156) mit Werten von 0,3 (0,2–0,3) µg/l [Georgiadis D, Halle: S-100β und NSE Plasmaspiegel als wichtige prognostische Parameter neurologischer Komplikationen nach herzchirurgischen Eingriffen. ANIM (1/98) Hamburg].
s. Creutzfeldt-Jakob-Erkrankung, hypoxischer Hirnschaden, Subarachnoidalblutung.
Kein Nutzen in der Bestimmung der MS-Aktivität bei schubförmiger Encephalomyelitis disseminata.

Schilddrüse: TSH (RIA) basal 0,3–4 µU/ml, < 0,5 präklinische Hyperthyreose, < 0,2 Hyperthyreose; > 4 präklinische Hypothyreose, > 6 Hypothyreose. Gesamt-Thyroxin (T_4-RIA) Neugeborene 9–23, Säuglinge 7–17, Erwachsene 5–12 µg/dl. Proteingebundenes Jod (PBJ) (alkalische Veraschung) Neugeborene 8–14, Säuglinge 5–9, Erwachsene 3,5–8 µg/dl. Thyreoglobulin-AK < 115 IU/ml. Mikrosomale Antikörper / anti-TPO < 32 IU/ml.

Selen – Se Erwachsene 102 (74–139, anderes Labor 97–160) µg/l (µg/l x 0,0127 = µmol/l; µmol/l x 78,96 = µg/l); aus 24 h-Sammelurin (Volumen angeben) 20 ml Erwachsene 5–30 µg/24 h.

SP 1–3 µg/dl (–4 U/l). **SPP** –11 U/l.

STH basal (ggf. nach 100 g Glukose p.o.) < 1 ng/ml, sicher path. > 20 ng/ml.

Testosteron vor der Pubertät Mädchen 1–34, Jungen 20–80, Frauen 30–80, Männer 300–1200 ng/dl.

Thrombophilie-Screening-Test (wie ProC® Global) s. zerebrale Ischämie – Labor. Bei Thrombosen vor dem 45. Lebensjahr, rezidivierenden Thrombosen, bei atypischen Venenthrombosen wie Sinus- oder Mesenterialvenenthrombose, bei Thrombosen unter regelrecht durchgeführter Antikoagulation oder bei familiärer Thrombosebelastung, vor Operationen mit hohem Thromboserisiko, ggf. vor Verschreibung oraler Kontrazeptiva.

Transferrin 200–400 mg/dl. Glykoprotein. Transport von Fe^{3+}-Ionen zu den Eisendepots von Leber, Milz oder Retikulozyten. Bakteriostatische Wirkung. Transferrin-Sättigung (TRF SAT) 15–35 %. Transferrin-Mangel bei schweren Infektionen, ausgeprägten Leberparenchymschäden, Malignomen oder Eiweißmangelernährung.

Triglyzeride 150 mg/dl + Lebensalter (200 mg/dl = 2,29 mmol/l). mg/dl x 0,0114 = mmol/l. mmol/l x 87,5 = mg/dl.

Tumor-Nekrose-Faktor (TNF) im Liquor normal < 20 pg/ml. Im Serum erhöht im Rahmen der Entzündungskaskade mit anderen Zytokinen bei Infektionen (Sepsis, Malaria tropica, bakterielle Meningitis, AIDS), Autoimmunerkrankungen (rheumatoide Arthritis, Sarkoidose, Kawasaki-Syndrom, Graft-versus-Host-Erkrankung und Transplantatabstoßung), Organversagen (akutes Leberversagen, ARDS, Herzinsuffizienz NYHA III–IV, Herzinfarkt), Malignomen (Haarzell-Leukämie).
Colitis ulcerosa, M. Crohn: TNF aktiviert Granulozyten und Proteasen und spielt so eine zentrale Rolle bei Entzündungsvorgängen im Darm.
TNF-α ist im Liquor cerebrospinalis für die Freisetzung von freien Radikalen und Adhäsionsmolekülen verantwortlich und damit letztlich für die rasche Entwicklung eines Hirnödems und vaskulitischer Veränderungen, die mit klinischer Verschlechterung und erhöhter Mortalität einhergehen.

Vitamin B_{12} 180–900 pg/l, 130–180 pg/l Grenzbereich. Mangel durch Intrinsicfaktor-Mangel, Magenresektion, Fischbandwurm, enterale Bakterien, Zollinger-Ellison-Syndrom, chronische Pankreatitis, Divertikulose, PAS, Neomycin, Phenytoin.

Wachstumshormon (hGH) RIA Männer 0–8, Frauen 0–20, Kinder 0–10 ng/ml.

Waaler-Rose < 1 : 32.

Xylose-Belastung – Xylose-Test: 25 g D-Xylose in 400 ml Wasser oder dünnem Tee nüchtern trinken, nach 60 und 120 min je 250 ml Flüssigkeit nachtrinken (Voraussetzung für die 5 Stunden nach Belastung ist eine Diurese von mindestens 200 ml): > 5 g (22–33 %) Ausscheidung binnen 5 h, 2,5–5 g fraglich pathologisch (Enteritis, Magen- oder Dünndarmresektion, Hyperthyreose, Lebererkrankungen, Pankreasinsuffizienz), < 2,5 g sicher pathologisch (Sprue).

Zentromeren-Antikörper: Crest-Syndrom 40–80 %. Dermato-/Polymyositis bis 40 %. Lupus discoides bis 50 %. Lupus erythematodes bis 100 %. Medikamenten-induzierter LE bis 95 %. Pseudo-LE 0 %. Sharp-Syndrom (Mischkollagenose, MCTD) 100 %. Sjögren-Syndrom bis 97 %. Progressive Sklerodermie bis 90 %.

Zytochemische Färbemethoden:

1. Berliner Blau: Nachweis von elementarem Eisen (Fe) in „Sideroblasten". 0,3 % Siderozyten im peripheren Blut. Erniedrigt bei Eisenmangel, erhöht bei Hämochromatose.
2. PAS-Reaktion: Nachweis von Glykogen in Zellen.
   + akute Lymphoblastenleukämie des Kindes, (+) chronisch lymphatische Leukämie.
3. Peroxydase-Reaktion: Differentialdiagnose AML +, ALL -.

+ alle Myelopoesezellen (außer junge Myelob-
lasten).
(+) Monozyten.
– Lymphozyten.

4. Esterase-Reaktion:
+ Monozyten (Promyelozyten, Plasmazellen,
Retikulumzellen, Megakaryozyten),
– Lymphozyten.

Labyrinthausfall s. Neuronitis vestibularis, Schwindel.

Labyrinthhydrops s. M. Menière.

Labyrinthotosklerose s. Hörminderung.

Lähmungen G83

Lähmungssyndrom nicht näher bezeichnet G83.9

Anatomie – Ätiologie – Einteilung – einzelne klinische Symptome:
1. Zentrale, meist spastische Lähmung:
1.1. Zerebral bedingte Lähmung:
Hemiplegie, Tetraplegie, selten Paraplegie,
äußerst selten Diplegie der oberen Gliedmaße.
Zerebrale Raumforderung. Hirnstammprozess.
Encephalomyelitis disseminata.
Spinale Raumforderung.
Syringomyelie mit Sensibilitätsstörungen! s.u.
ggf. auch schlaffe Parese.
Zervikale Myelopathie ggf. nur mit diskreten
Sensibilitätsstörungen, meist auch schlaffe An-
teile!
Hirnnervenausfälle zentral, peripher im Rah-
men eines Hirnstamm-Syndroms mit gekreuz-
ter Symptomatik.
Zerebraler Insult s. zerebrale Ischämie – Hemi-
parese.
Basilaristhrombose, Hirnblutung.
Hirndruck (akute Aqäduktstenose).
Enzephalitis. Hirntumor.
Sinusvenenthrombose.
1.2. Spinal bedingte Lähmung:
s. Querschnittlähmung. Tetraplegie, Paraplegie, selten Diplegie der oberen Gliedmaße.
2. Periphere, meist schlaffe Lähmung.
Hirnnervenausfälle peripher oder im Rahmen
eines Hirnstamm-Syndroms mit gekreuzter
Symptomatik.
s. Armparese, Beinparese: Wurzel (radikulär),
Plexus, Cauda equina, peripherer Nerv, motorische Endplatte, Muskel.

Generalisierte akute Paresen:
Myasthenia gravis – myasthene Krise – cholin-
erge Krise. Botulismus. Dyskaliämische Lähmungen. Addisonkrise.
Generalisierte chronische Paresen:
Muskeldystrophie, Polymyositis (Dermato-
myositis).
Proximal betonte Paresen: Myogene Schä-
digung – Muskeldystrophien, Myositiden
(66 % proximale Paresen). Lambert-Eaton-
Syndrom.
Distal betonte Paresen: Neurogene Schädi-
gung – Muskelatrophien (Poliomyelitis ante-
rior acuta), aber auch
Myopathia distalis tarda hereditaria Welander
und Myopathia distalis juvenilis hereditaria
Biemond.
Myositiden (33 % distale Paresen). Dystrophi-
sche Myotonie Curschmann-Steinert.
Bandscheibenprotrusion/-prolaps (meist distal).
Periphere neurogene Paresen.
Aufsteigende Lähmungen: Polyradikulitis –
Polyradikuloneuritis Guillain-Barré, Polyneu-
ritis. Myelitis (Borreliose). Polyneuropathien,
Porphyrie (Urin!).
3. Psychogene Lähmung F45.8

Klinik: Anamnese: Kopfschmerzen, Schwindel,
Übelkeit, ausstrahlende Schmerzen, Muskelschmerzen, Bauchschmerzen? Dauer, erstmaliges Auftreten (TIA, PRIND)? Belastungsabhängig (Myasthenia gravis)? Akute Lähmungen
sind ein Notfall!

Dyskaliämische Lähmungen – paroxysmale (periodische) Lähmung G72.3

syn. Familiäre periodische Lähmung – Episodische Lähmung – Kalium-abhängige Muskellähmungen -
Familiäre periodische Paralyse wie HypoPP und
HyperPP.

Ätiologie: Symptomatisch (s. HypoPP-Ätiologie der
Hypokaliämie) oder familiär (ggf. sporadisch).

Anatomie/Histologie: Im Anfall und später andauernd in bis zu 40 % der Muskelfasern gly-

kogen- oder kohlenhydrathaltige längliche oder multilokuläre Vakuolen.

Diagnostik: EKG, EMG. Ergometer-Test mit Laktat-, Pyruvat- und Kaliumbestimmung.

Differentialdiagnose:
- Myasthenia gravis: Belastungsabhängige Paresen.
- Narkolepsie.
- Polyradikulitis.
- Carnitin-Palmityl-Transferase-Mangel (Lipidspeicher-Myopathie): In der Kindheit beginnende reversible Attacken von Muskelschwäche, -steifigkeit und -schmerzen nach längerer Nahrungskarenz oder nach körperlicher Anstrengung (keine Störung währenddessen) mit besonders großer Gefahr der Myoglobinurie.

Epidemiologie: Auftreten in der 1. (HyperPP und normokaliämische periodische Lähmung) und 2. Dekade (HypoPP). Bei späterem Auftreten eher symptomatische Form s. hypokaliämische Lähmung-Ätiologie. Sporadisch in jeder Gruppe 5 %. m > w.
- Erbgang: Autosomal-dominant. Prävalenz 1/10.000. Jeweils hohe Penetranz.

Klinik: Anamnese: Die Familienanamnese kann leer sein. Kälteexposition? Oft in Ruhe nach körperlicher Anstrengung rezidivierend subakute, binnen Stunden (Minuten) rasch progrediente schlaffe symmetrische, meist proximal betonte Lähmungen über Stunden bis Tage mit Beginn an der unteren Extremität und langsamer Rückbildung. Befund: s. Anamnese. Sensibilität intakt. Myotonie?

Labor: Dyskaliämie bei symptomatischen episodischen Lähmungen auch im lähmungsfreien Intervall, bei familiärer periodischer Lähmung nur im Anfall Hypokaliämie bzw. (seltener) Hyperkaliämie oder Normokaliämie. CK. Acetylcholin-Rezeptor-Antikörper (Differentialdiagnose). T_3, T_4, TSH. Aldosteron, Cortisol. Carnitin-Spiegel.

Prognose: Nach längerem Krankheitsverlauf von mehreren Jahren können bei allen drei Formen bleibende Lähmungen und Atrophien unter dem Bild einer Myopathie vom Gliedergürteltyp bis zur Gehunfähigkeit resultieren (ohne strenge Korrelation zur Frequenz und Schwere der Lähmungen) mit charakteristischen histologischen Veränderungen in der Muskelbiopsie.

Therapie: s. Klinik unter den einzelnen Formen. Kausale Therapie bei symptomatischen Lähmungen. Anfallsverhütung durch leichte Arbeit. Therapie und Prophylaxe bei hypo-, hyper- und normokaliämischer periodischer Lähmung mit
☆ Acetazolamid (250 mg Tbl, 500 mg retard Kps, 500 mg A): Im Anfall 10 mg/kg bzw. 500 mg i.v., prophylaktische Dauertherapie 1/2-2 x 250 mg.

I. Hypokaliämische Lähmung – hypokaliämische periodische Paralyse – HypoPP

G72.3

Ätiologie der Hypokaliämie:
Kaliumverlust bei Conn-Syndrom (primärer Hyperaldosteronismus mit Natriumretention und vermehrter Kaliumausscheidung), Darmerkrankungen (mit schweren Diarrhöen oder Erbrechen), Diabetes mellitus (hyperglykämisches Koma), Diuretikaeinnahme (besonders nicht-kaliumsparende), Hyperaldosteronismus, Kortikoidtherapie, Laxantienkonsum, Leberzirrhose, Nierenerkrankungen.

Diagnostik: s. Labor. Muskelbiopsie (s. Prognose): s. Anatomie/Histologie.
- EKG: Bradykardie, PQ- und QT-Zeit verlängert, QRS verbreitert, ST-Senkung, abgeflachte oder biphasische bis negative T-Welle, U-Welle (großes U in II, V_{2-5}, T < U, normal ist U < T).
- EMG: Keine Aktivität (silent EMG), bei inkompletter Lähmung Einzeloszillationen von niedrigen, kurzen Einzelpotentialen, langsame 1–5 Hz Fibrillationen von mehreren Minuten Dauer.
- Ergometer-Test mit Laktat-, Pyruvat- und Kaliumbestimmung.
- Provozierbar (auch am Tag) durch Beeinflussung des Glykogenhaushaltes in beide Richtungen wie Kohlenhydratzufuhr oder Insulingabe, Fludrocortison (0,1 mg Tbl) oder ACTH 25 E (Steigerung der Glykogensynthese = Kaliumbindung), Adrenalin (Steigerung der Glykogenolyse = Kaliumfreisetzung).
- Orale Kalium-Belastung mit 60–80 mmol Kalium (je nach Körpergewicht), bei unklarem Ergebnis am folgenden Tag mit 80–100 mmol, je unter Bestimmung von Kalium, Chlorid, Natrium, CK, EKG, Vitalkapazität, Eigenreflex-Verhalten und Chvostek, ENG-Summenaktionspotential bei supramaximaler Reizung (z.B. Ableitung vom Abductor digiti minimi).

Epidemiologie: Kaliumkanal-Gen-Defekt auf Chromosom 1q31 in 60 %.

Klinik: Alle 1–2 Monate Lähmungsattacken über 8–24 h bis 4 Tage. Meistens in der Nacht oder morgens aus dem Schlaf heraus, ggf. tageszeitlich ungebunden nach Na- und K-Retention oder Na-Zufuhr im Muskel, nach körperlichem oder psychischem Stress mit nachfolgender Ruhe (Patienten können eine lange Wanderung machen, können aber nach längerer Rast nicht mehr aufstehen), bei Kälte, nach kohlenhydratreicher Nahrung oder Insulinzufuhr. Oft Prodromi wie Gliederschwere, allgemeine Schwäche, Apathie, Müdigkeit, Dyspnoe, arterielle Hypotonie, Völlegefühl (Obstipation, paralytischer Ileus) oder Schweißausbruch.

Generalisierte Paresen bis zur Tetraplegie, Hirnnerven und Atemmuskulatur nur in schweren Fällen mitbetroffen. Muskeleigenreflexe abgeschwächt, schlaffer Muskeltonus, gelegentlich Parästhesien, teilweise Blasen- und Darmatonie. Herzdilatation. Herzrhythmusstörungen, Digitalisüberempfindlichkeit.

Labor: Im Anfall Hypokaliämie (durch K^+-Einstrom in die Muskelzellen) mit Hyponatriämie, niedrigem Kreatinin und Phosphat. Blutgasanalyse: Kalium-Mangel wirkt sich besonders bei Azidose aus. EDTA-Blut 20 ml an Prof. Dr. F. Lehmann-Horn, Universität Ulm, Abt. für Angewandte Physiologie, Albert-Einstein-Str. 11, D-89069 Ulm. Tel. 0731/50231 bzw. 502350, Fax 5023260.

Prognose: Lähmungsattacken werden bis zur Lebensmitte (bis zum 40. Lebensjahr) häufiger (alle Wochen bis Tage), danach spontane Besserung von Häufigkeit und Intensität. Ggf. (bis 10 %) Exitus durch Herzversagen oder Atemlähmung.

Therapie: Diuretika absetzen, insbesondere nicht-kaliumsparende Diuretika.
- ☆ Kalium (13,4 mmol KCl Kps, 40 mmol Brause-Tbl $KHCO_3$. 14,9 % KCl 10 ml A mit 20 mmol. K^+ nicht in Glukose geben). Pro Gramm Eiweißaufbau werden 0,7 g K^+ gebunden. Bei Alkalose KCl, bei Azidose $KHCO_3$. Kalium-Substitution ≤ 20 mmol/h, ≤ 120 mmol/d. Im Anfall 1 mmol/kg bis 120 mmol K (3 Brause-Tbl) oder 20 mmol/h per infusionem.
- – Repolarisation der pathologisch depolarisierten Muskelmembran durch Kaliumkanal-Aktivatoren wie Bimakalim, Cromakalim. Lemakalim und Pinacidil. Pinacidil – Pindac verbessert die Muskelkraft und reduziert die Lähmungsattacken, hat als Antihypertensivum die UAW RR-Abfall (Hypotonie), Kopfschmerzen und Tachykardie.

Therapie prophylaktisch: Na-Entzug bzw. natrium- und kohlenhydratarme Diät.
☆Acetazolamid s.o. Oder ☆Spironolakton (Aldosteronblockade) 1–2 x 100 mg oder ☆Diclofenamid (50 mg Tbl) 2–3 x 50 mg.

II. Hyperkaliämische Lähmung – hyperkaliämische periodische Paralyse – HyperPP

syn. Adynamia episodica hereditaria Gamstorp.

Ätiologie: Natriumkanalerkrankung s. Epidemiologie. Die Natrium-Leitfähigkeit der Muskelmembran bei niedrigen Temperaturen ist erhöht mit verzögerter Inaktivierung. Durch vermehrten Natriumeinstrom wird eine Depolarisation der Muskelzellmembran ausgelöst, wobei eine nur leichte Depolarisation zur Übererregung und Muskelsteifheit, der Myotonie, und eine starke Depolarisation zum Gegenteil, zur Untererregbarkeit, Muskelschwäche und Lähmung führt. Gestörte Rückresorption von Kalium. Symptomatisch bei Nierenfunktionsstörungen und M. Addison.

Diagnostik: s.o. Labor. Muskelbiopsie (s.o. Prognose): s.o. Anatomie/Histologie.
- – EKG: Hohe spitze T-Welle, ST-Strecke isoelektrisch.
- – Orale Kalium-Belastung mit 60–80 mmol Kalium (je nach Körpergewicht), bei unklarem Ergebnis am folgenden Tag mit 80–100 mmol, je unter Bestimmung von Kalium, Chlorid, Natrium, CK, EKG, Vitalkapazität, Eigenreflex-Verhalten und Chvostek, ENG-Summenaktionspotential bei supramaximaler Reizung (z.B. Ableitung vom Abductor digiti minimi).
- – EMG (langsame 1–5 Hz Fibrillationen von mehreren Minuten Dauer).
- – Kälteprovokation: Unterarm 30 min in 15° kaltes Wasser legen und dabei EMG mit Draht- oder Nadelelektroden registrieren: Niedrigfrequente Spontanentladungen über mehrere Minuten mit Provokationsverstärkung durch Arbeiten mit der Hand.
- – Rückbildung versuchen mit NaCl-Infusionslösung, ggf. mit Salbutamol (Sultanol).

Epidemiologie: Natriumkanalerkrankungen HyperPP (sowie Paramyotonia congenita und kalium-sensitive Myotonie) und normokaliämische Lähmung mit Punktmutation in der α-Untereinheit des muskulären Natriumkanal-Gens SCN4A, am häufigsten heterozygote C- zu T-Punktmutation auf Chromosom 17q23 an Position 2188. Bei einer Familie Austausch von Methionin gegen Valin in der Position 1360 im ersten Segment des vierten Repeats der muskulären α-Untereinheit [Wagner S, Ulm: Auswirkungen der M1360V Mutation des menschlichen muskulären Natriumkanals bei hyperkaliämischer periodischer Paralyse. (9/95) Erlangen].

Klinik: Tägliche bis wöchentliche Lähmungsattacken über 1–4 h, insgesamt leichter als bei der hypokaliämischen Form.
Ab 1. Lebensjahrzehnt (Männer schwerer betroffen) nach K-Ausschwemmung aus dem Muskel oder durch K-Zufuhr, nach Alkohol oder Fasten tagsüber, meistens morgens oder in Ruhe nach Arbeit. Paresen aufsteigend auch der Hirnnerven. Unter Kälteeinwirkung auch myotone Reaktionen besonders im Gesicht und an den Händen wie bei der Paramyotonia congenita Eulenburg (gleiche Erkrankung? – Mexiletin unterschiedlich wirksam).

Therapie: Bewegung. Bei schwerer Attacke Kaliumsenkung durch
- ☆ Acetazolamid oder ☆Hydrochlorothiazid (25 mg Tbl) o.a. kaliumsenkende Diuretika, bei Wirkungslosigkeit
- ☆ Salbutamol 2 Hübe (Betamimetika aktivieren die Natrium-Kalium-Pumpe und senken das Serumkalium). Therapiekontrolle neurophysiologisch durch Überprüfung des pathologi-

schen Dekrements bei Serienreizung des Abductor digiti minimi [Hanna M: Salbutamol treatment in a patient with hyperkalaemic periodic paralysis due to a mutation in the skeletal muscle sodium channel gene (SCN4A). J Neurol Neurosurg Psychiatry 65 (1998) 248– 50].
- Glukose-Insulin-Gabe.
- NaCl. Ca-Glukonat 10 % 10 ml i.v.

Therapie prophylaktisch: Kaliumwerte zwischen 3,0–3,5 mmol/l anstreben mit ☆Acetazolamid s.o. oder ☆Hydrochlorothiazid (25 mg Tbl) 25–75 mg oder ☆Fludrocortison – α-Fluorohydrocortison (0,1 mg Tbl) 1–3 Tbl. Aldosteron. Hohe Na-Zufuhr.
Mexiletin nicht wirksam (aber bei Paramyotonia congenita).

III. Normokaliämische Lähmung   G72.3

Klinik: Wie HypoPP, Lähmungsattacken länger über 2– 20 (–60) Tage. Ab 1. Lebensjahrzehnt auch nach K-Zufuhr oder Alkohol. Generalisierte Paresen incl. Hirnnerven. Eigenständige Erkrankung?

Therapie: NaCl.

Therapie prophylaktisch: Hohe Na-Zufuhr.
☆ Fludrocortison – α-Fluorohydrocortison (0,1 mg Tbl).

Benigner paroxysmaler Lagerungsnystagmus – Benigner paroxysmaler Lagerungsschwindel s. Schwindel.

Lagophthalmus s. periphere Fazialisparese.

Lambert-Eaton-Syndrom – LEMS – LES   C80†, G73.1

syn. Lambert-Eaton-myasthenes Syndrom.
s. Myasthenia gravis.

Ätiologie: Paraneoplastisch: Intrathorakaler Tumor in 50–70 %, davon 70–80 % kleinzelliges Bronchial-Karzinom, i.d.R. vor der Tumorerfassung. Selten auch bei Non-Hodgkin-Lymphomen, Malignomen der Niere, des Rektums und des Thymus. Teilweise auch ohne Tumor!
- Autoimmunologische Reaktion: Antikörper gegen spannungsgeregelte Calcium-Ionenkanäle (voltage-gated calcium channels, VGCC) an der präsynaptischen Membran der nikotinergen und muskarinergen Synapsen mit vermindertem Ca-Einstrom stören die neuromuskuläre Übertragung durch verminderte Freisetzung von Acetylcholin, das postsynaptische Endplattenpotential bleibt unterschwellig. Bei repetitiver Reizung Ca-Akkumulation über 100–200 ms mit Fazilitierung.
Bei 30–40 % der Patienten lässt sich auch nach mehr als 3 Jahren kein Malignom nachweisen.

Anatomie/Histologie: Störung an der Endplatte präsynaptisch wie bei Botulismus (Myasthenia gravis postsynaptisch).

Diagnose neurophysiologisch: 12 Stunden vorher Absetzen einer anticholinergen Medikation.

Die Hauttemperatur muss zwischen 32 und 34 °C liegen (Muskeltemperatur > 34 °C), da bei niedrigeren Temperaturen das Dekrement (pathologisch > 8–10 %) weniger ausgeprägt ist. Optimale Fixierung der Ableite- und Stimulationselektroden.
Supramaximale Einzel-/ Serienreize entsprechend 20–30 % oberhalb der Reizstärke mit der maximalen Amplitude (cave bei submaximaler Reizung Pseudofazilitierung).
Pathologische Befunde sind an allen, auch klinisch nicht betroffenen Muskeln, ableitbar.
1. Abductor digiti minimi – pollicis brevis supramaximaler Einzelreiz in Ruhe.
2. Bei niedriger Ausgangsamplitude (< 2–5 mV) Vergleich des Muskelsummenpotentials in Ruhe und nach 15 (20–30) s maximaler isometrischer Anspannung: Bei einem Inkrement in einem Muskel um 400 % oder in mehreren Muskeln (Fußmuskel) um 200 % sichere Diagnose (Serienstimulation verzichtbar), sonst Serienreizung s. Myasthenia gravis.
3. Nur wenn der Patient nicht kooperieren kann, 20 Hz-Serienstimulation über 10 s (–30 Hz für 3–5 s): Bei Inkrement 200–1200 % V.a. LEMS oder Botulismus. Amplitude und Fläche der Reizantwort messen (durch bessere Synchronisation könnte die Amplitude zunehmen bei kleinerer/gleicher Fläche der Reizantwort).

Differentialdiagnose:

	Lambert-Eaton-Syndrom	Myasthenia gravis
Maximale Kraftentwicklung	verzögert	mit der Dauer verzögert
Augenmuskelparesen	selten	typisch
Anticholinerges Syndrom	ja	nie
MER	erniedrigt mit post-tetanischer Fazilitierung	normal
Nervenstimulation-Einzelreiz	MAP niedrig < 2–5 mV	MAP normal
Dekrement bei 3 Hz-Stimulation	> 8–10 %	> 8–10 %
Edrophoniumchlorid-Einfluss	gering bis fehlend	deutlich
Inkrement bei 30 Hz-Stimulation	200–1200 %	normal (50–100 %) oder Dekrement
Posttetanische Fazilitierung	ja, in allen Muskeln (Botulismus nur in den paretischen Muskeln)	ja
Posttetanische Erschöpfung	ja	ja
AChR-Ak	negativ	positiv (–90 %)
Calciumkanal-Ak	positiv (50–90 %)	negativ

Differentialdiagnose der Erkrankungen mit Störungen der neuromuskulären Übertragung: Amyotrophe Lateralsklerose, Botulismus, Myasthenia gravis, Organophosphat-Vergiftungen, Polymyositis und andere Myopathien.

Differentialdiagnose: Orthostatischer Tremor (mit Angabe von Muskelschwäche).

Klinik: Schwäche der proximalen Extremitätenmuskulatur besonders am Beckengürtel und den Oberschenkeln. Kopf- und Nacken-, Augen- und Lidmuskeln sind selten betroffen. Abgeschwächte oder fehlende Muskeleigenreflexe. Kaum okulärer Befall.
Vegetative Symptome aufgrund einer Mitbeteiligung der muskarinergen Synapsen mit Akkomodationsstörungen, Xerophthalmie, Mundtrockenheit (Xerostomie), Impotenz, Obstipation, Nachträufeln des Urins. Parästhesien. Autonome Dysfunktionen oft als Frühsymptome [Engler F: Das myasthene Syndrom Lambert-Eaton – Übersicht mit Kasuistik. Fortschr Neurol Psychiatr (1990) 447–54].
– Bei den autoimmunen Formen begleitende Autoimmunerkrankungen wie Thyreoiditis, Lupus erythematodes und Myasthenia gravis.

Labor: IgG-Autoantikörper gegen Kalzium-Kanäle der neuromuskulären Präsynapse. ACh-R-Ak werden beim LEMS nie gefunden.

– VGCC-Ak positiv in 40–50 %; Untersuchung bei: Prof. Dr. W. Grisold, Kaiser-Franz-Josef-Hospital, Wien, oder Angela Vincent, New Science Group, Institut of Molecular Medicine, John Radcliffe Hospital, Oxford Ox 39 Du. Tel. 0044/865/222327.
– Ggf. Anti-Amphiphysin-Antikörper (Lambert-Eaton-Syndrom bei Bronchial-Karzinom).

Therapie:
☆ 3,4-Diaminopyridin (vom Apotheker in Kps zu 5 und 10 mg herzustellen) langsam aufdosieren bis auf 20 mg alle 4 h. Cholinesterasehemmer haben einen geringeren Effekt als bei der Myasthenia gravis, verstärken aber in einer Dosis bis 4 x 60 mg Pyridostigmin den Effekt von 3,4-Diaminopyridin.
☆ Kortison. ☆Azathioprin (50 mg Tbl). ☆Cyclophosphamid (50 mg Drg, 100/500 mg Fl) s. Medikamente. – Plasmapherese.
☆ IVIG: Kasuistik mit deutlicher Besserung nach wenigen Tagen bei 1 Patienten mit 3 x 30 g i.v., bei 1 Patientin mit seit 2 Jahren zunehmender Schwäche beim Treppensteigen und 5 x im Abstand von 6 Wochen je 5 x 30 g, 2 und 1 x 30 g im Abstand von 8 Wochen [Rauh J: Erfahrungen mit hochdosierter Immunglobulingabe bei Lambert-Eaton-Syndrom. (9/95) Erlangen].

Lance-Adams-Syndrom – postanoxischer Myoklonus s. Myoklonus.

Amyotrophe Lateralsklerose – ALS   G12.2

syn. Motorische Systemerkrankung. Motoneuronerkrankung – MNE. Amyotrophic lateral sclerosis, Motor-neurone-disease – MND, Lou-Gehrig's-Disease (USA).
s. Ateminsuffizienz.

Ätiologie: Unbekannt, Astroglia-Erkrankung mit erniedrigter GCT-1-Aufnahme.
– Neurotoxizität von Glutamat: Erhöhte Glutamat-Konzentrationen im Liquor mit Verminderung im ALS-Gewebe. Abnormer Glutamat-Metabolismus mit pathologischer Glutamat-

Akkumulation (vermehrte Freisetzung) in den Synapsen und verstärkter Aktivierung der NMDA- und AMPA-Rezeptoren (non-NMDA-Rezeptor-modulierte Neurotoxizität): Na- und Ca-Ionen strömen in die Nervenzelle, triggern die Aktivierung von Proteasen, Endonukleasen und Xanthinoxidase und führen zu einer Schädigung der Mitochondrien.

– Nachweis des selektiven Defekts eines glialen Glutamat-Transporters. Axonale Kanal-Dysfunktion.

– In der MR-Spektroskopie ein zunehmender An-
stieg des Metabolitenquotienten Cholin zu N-
Acetylaspartat.
– Bei einem Teil der Patienten mit familiärer
ALS Nachweis einer Mutation im Superoxid-
Dismutase (SOD1)-Gen.
– Im Skelettmuskelhomogenat zeigte sich bei
unverändertem Mitochondriengehalt eine ver-
minderte Funktion der Atmungskettenkom-
plexe I und IV und eine verminderte enzymati-
sche Aktivität der NADH : Cytochrom-c-Re-
duktase [Wiedemann F: Untersuchung der
Mitochondrienfunktion im Skelettmuskel von
Patienten mit ALS. DGN (9/98) München].

Anatomie/Histologie: Intraneuronale Einschlusskörper, Degeneration der kortikalen Pyrami-
denzellen, Pyramidenbahnen und Vorderhornzellen, Astrozytose, Verlust von Motoneuronen.
Geringe Affektion der peripheren Nerven.
– Bei nach Langzeitbeatmung Verstorbenen Läsionen auch der Clarke'schen Säule, des Tractus spinocerebellaris, des Funiculus posterior,
der Brückenhaube, der Substantia nigra, des
Pallidums, des Nucleus subthalamicus.

Definition: Degenerative progrediente Erkrankung
des zentralen und peripheren motorischen
Neurons (MN) im Erwachsenenalter, mit sporadischem und in 5 % hereditärem Auftreten,
mit Faszikulationen, Muskelatrophien und
spastischen sowie schlaffen Paresen incl. der
motorischen Hirnnerven mit Muskeltonuserhöhung, lebhaften oder gesteigerten MER
und häufig Pyramidenbahnzeichen.
– Schädigungszeichen des peripheren (unteren)
Motoneurons (MN): Schlaffe Paresen bei fehlendem multifokalen Leitungsblock, Faszikulationen, Muskelatrophien, neurogene Schädigung im EMG.
Bulbäre Atrophie mit Dysphagie, prominenter
Zungenatrophie, näselnder Sprache und Heiserkeit.
– Schädigungszeichen des zentralen (oberen)
Motoneurons: Spastische Paresen mit lebhaften oder gesteigerten MER auch in atrophischen Muskeln, Muskeltonuserhöhung und
Pyramidenbahnzeichen, pseudobulbär-verwa-
schene Sprache.

Diagnose – *Diagnostische Kriterien für sporadische ALS* (El Escorial-Kriterien):
– Definitive ALS: Obere und untere MN-Affektion in drei von sechs somatischen Regionen
(Hirnstamm, obere Extremität re/li, Thorax/
Stamm, untere Extremität re/li).
– Wahrscheinliche ALS: Obere und untere MN-
Affektion in zwei von sechs somatischen Regionen, obere MN-Affektion rostral von der
unteren MN-Affektion.
– Mögliche ALS: Obere und untere MN-Affektion in einer von sechs somatischen Regionen
oder obere MN-Affektion in zwei oder drei
somatischen Regionen.
– Verdacht auf ALS: Untere MN-Affektion in
zwei oder drei somatischen Regionen.

Diagnostik: s. Differentialdiagnose. s. Labor, Lumbalpunktion. s. Röntgen (MRT-HWS zum Ausschluss der Differentialdiagnosen).
– Elektromyographie (EMG).

– ENG (Ausschluss von Leitungsblöcken und De-
krement).
– Ggf. somatosensorisch evozierte Potentiale
(SEP).
– Ggf. Magnetstimulation: Zu den Beinen sensi-
tiver. Bei 63 Patienten in 59 % verringerte Am-
plituden und bei 51 % Leitungsverzögerun-
gen. Keine Korrelation zu klinischen Defiziten
und zur Prognose [Held G: Diagnostische
Möglichkeiten motorisch evozierter Potentiale
bei der amyotrophen Lateralsklerose. EEG-
Labor 18 (1996) 78–87].
– Ggf. Muskelbiopsie/Nervenbiopsie.
– Lungenfunktionsprüfung.
– Untersuchung des Schluckaktes.

Differentialdiagnose: s. Labor. s. Anti-GM1-Anti-
körper (Kortikoide, Cyclophosphamid).
– Primäre Lateralsklerose.
– Arnold-Chiari-Syndrom.
– Familiäres Crampus-Syndrom s. Krampfsyn-
drom.
– Creutzfeldt-Jakob-Erkrankung s. Creutzfeldt-
Jakob-Erkrankung Diagnostik (besonders Sterilisation invasiv eingesetzter Materialien).
– Fanconi-Syndrom.
– s. Faszikulationen.
– Adulte Form der GM_2-Gangliosidosc Typ B1
(Tay-Sachs): Kasuistik eines 43-jährigen Pati-
enten mit seit 10 Jahren fortschreitender
Schwäche, Zungenfibrillieren, in allen Mus-
keln Faszikulationen, allseits mittellebhaften
MER, keine Pyramidenbahnzeichen. Aktivität
lysosomaler Enzyme mit einer Restaktivität
von Hexosaminidase < 1 %. Im MRT ze-
rebelläre Atrophie (Ataxie) [Ein differential-
diagnostischer Beitrag zur atypischen Moto-
neuronenerkrankung – GM_2-Gangliosidose
Typ B1. (9/96) Göttingen]. s. M. Niemann-
Pick.
– Hexosaminidase-Mangel s. Gangliosidose.
– Hyperparathyreoidismus (Myopathie, Myoklonien).
– Hyperthyreose.
– Hypoglykämie-bedingte Polyneuropathie (rezidivierend, teilweise mit Koma, bei Pankreaszelltumoren).
– Hypophosphatämie-bedingte Polyneuropathien mit Hirnnervenbeteiligung.
– Intoxikation mit Blei (Pb), Milorganit (Cd),
PCP (Lindan), Quecksilber (Hg), Triorthokre-
sylphosphat (s. Polyneuropathie).
– Lathyrismus (β-n-Oxalylamino-L-Alanin –
BOAA) durch Kichererbsen (lathyrus sativus)
mit dem einer ALS-ähnlichen Degeneration
des oberen und unteren Motoneurons. – Prä-
valenz in Afrika und Asien bis zu 2,5 %. Umwelt-Katastrophe Bangladesh 1971/72.
– Adulte Formen der spinalen Muskelatrophie
und
– Spinale bulbäre (spinobulbäre) Muskelatro-
phie Typ Kennedy – Kennedy-Syndrom – X-
chromosomale bulbospinale Neuronopathie.
– Z.n. Frühsommer-Meningoenzephalitis (Meningoradikulitische Form).
– Myasthenia gravis.
– Neuromyotonie (Faszikulationen + Myotonie
+ profuse Hyperhidrosis).
– Multifokale motorische Neuropathie s.
Polyneuropathie.

- Paraneoplastische Verlaufsform.
- Paraproteinämie (monoklonale Gammopathie) bei 4,8 % aller ALS-Patienten, mit Immunfixationselektrophorese bei 9 %.
  Gammopathie meist benigne, ggf. mit M. Waldenström, chronisch lymphatischer Leukämie, Myelom oder Lymphom assoziiert.
  Antikörper gegen Myelin-assoziiertes Glykoprotein (MAG-Ak gegen die Markscheide, IgM-Ak).
- Parkinson-ALS-Demenz-Komplex (Guam).
- Poliomyelitis bzw. Post-Polio-Syndrome.
- Polymyositis (CK erhöht, MER abgeschwächt).
- Chronischer spinaler Prozess wie: Enger Spinalkanal – zervikale Myelopathie. Syringomyelie. Intraspinaler Tumor, Tumor im Foramen magnum.
- Extrapyramidale Pseudobulbärparalyse bei M. Parkinson und M. Wilson mit schwerer Schluck- und Sprachstörung.
- Stiff man-Syndrom.

Einteilung: Bulbäre Form betrifft besonders die für die Atmung, das Schlucken und Sprechen zuständigen Muskeln.
Periphere Form betrifft besonders die für Alltagsverrichtungen zuständigen Muskeln.
Hemiplegische Form (selten).

Epidemiologie: m : w = 1,6 : 1. Auftreten sporadisch, Beginn mit durchschnittlich 50 Jahren (auch mit < 30 Jahren). Selten (5 %) familiär.
- Erbgang: Chromosom 21, Mutation im Cu/Zn-Superoxiddismutase-Gen.
- Inzidenz: 2,5 Neuerkrankungen/Jahr und 100.000 Einwohner. Prävalenz 0,6–0,8/100.000 bzw. 0,0006–0,0008 %.

Klinik/Prognose: s. Definition. s. Diagnose.
Anamnese: Frühere Polio (Differentialdiagnose Postpoliomyelitis-Syndrom)? Faszikulationen? Schmerzhafte Muskelkrämpfe?
Bei klinischer Manifestation handelt es sich um eine finale Kaskade von Vorgängen, die bereits etwa 3,5 Jahre laufen.
Befund – initiale Manifestation und Lokalisation (in Klammern weiblich):
> 90 % Muskelatrophien,
19 % (w 36 %) bulbäre Symptomatik – progressive Bulbärparalyse mit Aphonie, Dysarthrie bzw. Dysarthrophonie, Schluckstörungen/Dysphagie bei Gaumensegelparese, Zungenatrophie und Faszikulieren,
32 % (w 21 %) Hand-Unterarm,
17 % (w 5 %) Oberarm-Schulter,
16 % Oberschenkel-Becken,
7 % (w 17 %) Unterschenkel-Fuß.
7–8 % Spastik.
10–20 % (!) mit Symptomen durch Untergang des 2. motorischen Neurons, ohne erkennbare Beteiligung der Pyramidenbahn.
- Mittlere Zeitspanne bei 49 Patienten (30 Männer, 19 Frauen) zwischen der klinischen Manifestation und Diagnose 6,5 Monate. Mittlere Erkrankungsdauer 30 Monate, bei 65 % amyotroph-paretische Form mit Erkrankungsdauer 39 Monate,
bei 22 % bulbärparalytische Form mit Erkrankungsdauer 21 Monate,
bei 13 % spastische Form mit Erkrankungsdauer 34 Monate [Potemkowski A: Auftreten

und Verlauf der ALS in Szczechin in den Jahren 1986–1995. (10/97) Dresden].
Sehr langsame Verläufe über 10 Jahre sind bekannt (bei 8–10 %).
- Beatmung: Nach durchschnittlich 34 Monaten, i.d.R. nicht ambulant, sondern stationär behandelt.
  Bei Bulbärbeteiligung keine Mund- oder Nasenbeatmung, sondern IPPV, 50 % mit low-flow O_2-Beatmung.
  Unter Beatmung im weiteren Verlauf Störungen der Okulomotorik (externe Ophthalmoplegie).
  10 Monate vor Exitus rapide Abnahme der Vitalkapazität (VC) und funktionellen VC.
  Letalität 50 % nach 2 Jahren. Überlebensdauer bis 150 Monate.
Besonderes: 10 % zeigen immunologische Auffälligkeiten.
- Schilddrüsenerkrankungen bei 19 % aller ALS-Patienten und Angehörigen [Thomas F: Anti-GM 1-Antikörper bei motorischen Systemerkrankungen und Neuropathien. Nervenarzt 61 (1990) 704–710].
- Bei 11/18 Patienten mit bulbärem und Extremitätenbeginn mit I^{123}-markiertem Cocain-Analogon (IPT, bindet spezifisch an präsynaptische Dopamintransporter) signifikante Verminderung der IPT-Bindungsstellen im Striatum im Sinne einer subklinischen Beteiligung des nigrostriatalen dopaminergen Systems [Borasio G: Subklinisches dopaminerges Defizit bei Patienten mit amyotropher Lateralsklerose: Untersuchungen mit ^{123}J-IPT-SPECT (Single Photon Emission Computertomography). (9/96) Göttingen].
- Kasuistik eines 38-Jährigen mit fulminant verlaufender Bulbärparalyse, gefolgt von atrophischen Paresen, vertikaler Blickparese und 14 Monate nach Krankheitsbeginn Ballismus und Tod nach 18 Monaten. Autoptisch neben dem Untergang spinaler und bulbärer Motoneurone auch Läsion der supranukleären die Okulomotorik steuernden Kerngebiete incl. des Nucleus Darkewitsch, des Nucleus interstitialis Cajal und der Colliculi superiores [Knirsch U, Berlin: Motorische Systemdegeneration mit vertikaler Blickparese und Ballismus. (9/96) Göttingen].
- Tod meist in nächtlicher CO_2-Narkose.

Komplikationen: Kontrakturen. Aspiration.

Labor: s. Differentialdiagnose. s. Anti-GM1-Antikörper in 5–15 % positiv. CK.
- Antikörper gegen Myelin-assoziiertes Glykoprotein (MAG-Ak gegen die Markscheide, IgM-Ak), Myelin-basisches Protein, Myelin peripherer Nerven (Markscheiden), Neurofilamente.
- Elektrophorese (Elpho) und Immun-Elpho: Paraproteinämie (monoklonale Gammopathie) bei 4,8 % aller ALS-Patienten, mit Immunfixationselektrophorese bei 9 %.
- Lues-Serologie. Phosphor, Parathormon. T_3, T_4, TSH. HIV (bei AIDS ALS-ähnliche Vorderhornerkrankungen).

Liquor: Aspartat- und Glutamat-Konzentration erhöht. Liquor wirkt in vitro neurotoxisch und neurodegenerativ mit Auslösung eines Leitungsblocks.

Röntgen: Radiologische Untersuchung ggf. incl. MRT des korrespondierenden Wirbelsäulenabschnittes (aus differentialdiagnostischen Erwägungen), insbesondere der HWS.
Untersuchung des Schluckaktes.

- MRT: In T2-gewichteten Aufnahmen ggf. schmale hypointense Rinde des Gyrus praecentralis, in der FLAIR-Sequenz ggf. Hyperintensität im Centrum semiovale und Pons.
- MRT der Muskulatur: Ödem bereits ab dem 4. Tag bei akuten Denervierungen.
Bei zudem ödematöser Komponente schwierige Differenzierung von Myositiden.
- MR-Spektroskopie: Bei Patienten mit klinischen Hinweisen auf eine Läsion des 1. Motoneurons im Rahmen motorischer Systemerkrankungen findet sich im Krankheitsverlauf ein zunehmender Anstieg des Metabolitenquotienten Cholin zu N-Acetylaspartat.

Selbsthilfegruppe – Adressen für Informationen: „Dt. Gesellschaft für Muskelkranke e.V." (DGM), Im Moos 4, 79112 Freiburg i. Br., Tel. 07665/9447-0, Fax -20.

Therapie: Krankengymnastik zur Vermeidung von Kontrakturen und zur Spastikbehandlung. Schwimmen.
Vermeiden körperlicher Erschöpfung. Hilfsmittelausstattung.
Therapie des Zwangslachens und Zwangsweinens (z.B. Citalopram, Fluoxetin).
- Bei positiven Anti-GM1-Antikörpern Kortikoide oder Cyclophosphamid.
- Bei myopathischer Komponente Mestinon.
- Bei Aspirationsgefahr frühzeitig Nasensonde oder perkutane endoskopische Gastrostomie (PEG) – ausreichende Ernährung.
- Nächtliche CPAP-Beatmung – nicht invasive Heimbeatmung und intermittierende Beatmung: Besserung von Schlaf, Müdigkeit, Kopfschmerzen, Stimmung. Geeignet bei eher geringer bulbärer Beteiligung, langsamem Verlauf, gutem familiären Umfeld (zunehmende Pflegebedürftigkeit!). Komplikationen treten bei invasiver Beatmung zu Hause seltener als unter klinischen Bedingungen auf.
- Bei Dyspnoe Sauerstoff, ggf. Morphium.
Therapiestudien mit:
☆ Riluzol (50 mg Tbl) 2 x 50 mg/d 1 h vor dem Frühstück und Abendessen unter dreimal monatlichen und dreimal vierteljährlichen Kontrollen von GPT (und GOT), bei Anstieg häufiger. Therapieabbruch bei 5fachem Transaminasenanstieg. Die American Academy of Neurology empfiehlt Riluzol bereits bei Verdacht auf ALS [Neurology 49 (1997) 657–9].
El.-HWZ 9–15 h. Resorption mit fettiger Mahlzeit reduziert. 90 % Ausscheidung als Glukoronid (85 %) im Urin.
KI erhöhtes Bilirubin.
UAW 17 % Asthenie, 5 % Bauchschmerzen, 7 % Kopfschmerz, Müdigkeit – Muskelschwäche, RR-Anstieg, Steifheit, Spastik, Anstieg von GOT und GPT, 14 % Übelkeit.
Wirkung: Benzothiazol. Glutamat-Antagonist insbesondere im Nucleus caudatus, Inhibition der glutamat-induzierten Dopamin-Freisetzung. Wirkt über eine Inaktivierung spannungsabhängiger Na-Kanäle in den Nervenendigungen sowie über Aktivierung eines G-Pro-

tein-abhängigen Prozesses. Dosisfindungsstudie mit 50, 100, 200 mg/d mit insgesamt 64 peripheren und 32 bulbären Formen [Przuntek H, Schimrigk, Dengler, Ludolph] über 18 Monate. Über ein Jahr mit 123 peripheren und 32 bulbären Formen: Nahezu verdoppelte (im Mittel um 8 Monate) Überlebenszeit bei den bulbären Formen (nach 1 Jahr waren 42 % der Plazebo- und 26 % der Verumgruppe verstorben, Drop-out 22 % Plazebo- und 33 % Verumgruppe) [Bensimon G: A controlled trial of riluzole in ALS. N Engl J Med 330 (9) (1994) 585–91].
959 Patienten in Europa und USA: Im Mittel 3 Monate längere Überlebenszeit [Lancet 347 (1996) 1425].
Nach 12 Monaten 43 % und nach 18 Monaten 35 % verminderte Sterblichkeit.
- Einsatz von trophischen Faktoren (körpereigenen Proteinen), notwendig für das Überleben und die Erhaltung der Funktionsfähigkeit bestimmter Zelltypen, wie BDNF, CNTF, IGF-1.
☆ BDNF (Brain-Derived Neurotrophic Factor. Struktur aufgeklärt, Tyrosin-Kinase-B-Rezeptoren): Phase-III-Studie in USA.
Intrathekal 1/50 der oralen Dosis.
Phase III-Studie randomisiert, doppelblind, plazebokontrolliert, multizentrisch (Würzburg Neurologische Poliklinik Tel. 0931/201–5769, Fax -3489. MH Hannover): Gabe über ein implantiertes Pumpensystem 60 oder 150 µg/d mit monatlicher Pumpenfüllung über 18 Monate.
UAW Wärmegefühl oder Kälteparästhesien, höher dosiert Schlafstörungen und Stimmungsschwankungen. Geplant sind 270 Patienten zwischen 25 und 75 Jahren mit einer Vitalkapazität > 60 % des Normalwertes und Symptombeginn vor maximal 36 Monaten, Aussschlusskriterien sind Tracheotomie, assistierte Beatmung, schwerwiegende Vorerkrankung, Schwangerschaft.
Phase I/II-Pilotstudie an 25 Patienten abgeschlossen.
Wirkung: Neuropoetisches Zytokin. Kann wie CNTF Motoneurone in der Zellkultur und nach Nervendurchtrennung im Tierversuch am Leben erhalten und das Wachstum fördern. Fa. Amgen.
☆ CNTF – rHCNTF (Recombinant Human Ciliary Neurotrophic Factor, Struktur und Rezeptoren aufgeklärt).
- Studien an 730 Patienten (USA) 3mal pro Woche 0, 15 und 30 µg/kg s.c. über 9 Monate und an 570 Patienten (USA) täglich 0,5, 2 und 5 µg/kg über 6 Monate jeweils ohne Effekt auf die Krankheitsprogredienz.
Wirkung: Neuropoetisches Zytokin. Beeinflusst die embryonale Differenzierung glialer Zellen. Wird aus Astrozyten und geschädigten Zellen freigesetzt. Regelt ggf. die Proliferation und/ oder Differenzierung normaler und neoplastischer Astrozyten.
Kann wie BDNF Motoneurone in der Zellkultur und nach Nervendurchtrennung im Tierversuch am Leben erhalten und das Wachstum fördern. Verzögert die Krankheitsprogression bei Mäusen mit erblicher Motoneuron-Erkrankung. Das Zusammentreffen von Gendefekten von CNTF und LIF, einem Liganden

für Komponenten des CNTF-Rezeptorkomplexes, hat einen erhöhten Verlust von Motoneuronen und eine Reduktion der Muskelkraft um mehr als 30 % zur Folge. 2–3 % der deutschen Bevölkerung besitzen kein CNTF-Gen.

☆ IGF – rhIGF-1 (Recombinant human insulin-like growth factor) 0,1 mg/kg. US-Doppelblindstudie bei 266 Patienten mit 0 mg, 0,05 und 2 x 0,05 mg/ kg täglich s.c. über 9 Monate mit signifikanter Verlangsamung der Krankheitsprogredienz um 25 %. Keine sichere Aussage über die Lebensverlängerung. Europäische Multicenterstudie 1994 an 183 Patienten (davon 59 Plazebo) ohne signifikante Wirkung.
UAW Entzündungen an der Injektionsstelle, Schwitzen, selten Hypoglykämie.
Wirkung: Verzögert das Absterben spinaler Motoneurone, verstärkt ihr Aussprossen und eine Vergrößerung von Skelettmuskelzellen.

– Verzweigtkettiges Aminosäurengemisch Leucin : Isoleucin : Valin = 3 : 2 : 1,6.

– Kombinierte Neuroprotektion durch z.B. Antiglutamat, Antioxidans (Vitamin E), CNTF und Immunsuppression.

☆ N-Acetylcystein (600 mg Tbl. 300 mg/3 ml A) s. Querschnittlähmung. Möglicher, aber kein sicher positiver Effekt bei der peripheren Form der amyotrophen Lateralsklerose.

– Dextromethorphan (NMDA- bzw. Glutamat-Rezeptor-Antagonist), Lamotrigin, Selegilin [Lange D: Selegiline is ineffective in a collaborative double-blind, placebo-controlled trial for treatment of ALS. Arch Neurol 55 (1998) 93–6], Vitamin C und E sind ohne Wirkung.

Hypersalivation z.B. im Spätstadium der ALS oder bei initialem bulbären Befall zur Speichelflussreduktion:

☆ Anticholinergika – ☆Atropin, ☆Glycopyrroniumbromid.

☆ Botulinum-Toxin Typ A: Ausreichender Effekt nur bei Injektionen in alle speichelproduzierenden Drüsen, Glandula parotis, sublingualis und submandibularis, pro Seite etwa 1/4 A [Bushara K: Sialorrhea in amyotrophic lateral sclerosis: a hypothesis of a new treatment – botulinum toxin A injections of the parotid glands. Med Hypothesis 48 (1997) 337–9].

– Die Anlage einer PEG ist häufig nicht ausreichend, weil durch den Magenfüllungsreiz der Speichelfluss oft genauso stark ist wie bei oraler Nahrungsaufnahme.

Lebersche familiäre Optikusatrophie s. Optikusatrophie.

Leberzirrhose und chronische Leberkrankheit

Alkoholische Fettleber	K70.9
Alkoholische Leberzirrhose	K70.3
Chronische Hepatitis	K76.9
Leberzirrhose dekompensiert, mit Erbrechen, posthepatitisch, nicht alkoholisch	K74.6
Biliäre Zirrhose / primär / sekundär biliäre Zirrhose	K74.5 / K74.3 / K74.4

Diagnostik: s. Labor.

Komplikationen: Entartung zum Leberzell-Karzinom.

Komplikationen nach portosystemischen Shuntverfahren mit jeweils erhöhter Inzidenz:
– Leberkoma – Coma hepaticum.
– Enzephalopathie. Hepatozerebrale Degeneration. Mutismus nach Leberkoma als Symptom einer extrakraniellen Myelinolyse [Hettmann S. Poster ANIM (1/94) Karlsruhe].

– Myelopathie und Paraparese s. Querschnittsymptomatik. Querschnittsymptomatik bei chronischer Hepatopathie (Leberzirrhose mit portokavalem Shunt) [Jeske J: Akute Paraparese bei chronischer Hepatopathie. Nervenarzt 62 (1991) 130–2].
– Polyneuropathie bei akuten und chronischen Leberfunktionsstörungen, meist reversibel, selten motorische Ausfälle.
– Radikulopathien äußerst selten.

Labor: Leberwerte incl. AFP, Ammoniak (NH_3).

M. Leigh – subakute nekrotisierende Enzephalomyelopathie Leigh – mitochondriale Zytopathie. s. Leukenzephalopathie

Lendenwirbelsäule – LWS s. Lumboischialgie. s. Querschnittlähmung. s. Wirbelfrakturen.

Leptospirosen – Morbus Weil s. Leptospiren-Meningitis.

Lesch-Nyhan-Syndrom s. Choreoakanthozytose – Differentialdiagnose.

Leukämien – Leukosen s. Meningeosis leucaemica.   C91–95

Van Bogaert-Leukenzephalitis s. subakut sklerosierende Panenzephalitis.

Enzephalopathien und Leukenzephalopathien   G93.4†, Demenz F02.8

syn. Leukoenzephalopathien.

s. zerebrale Amyloid-Angiopathie (CAA), Neuronale Ceroid-Lipofuszinose (Leukodystrophie), Akute disseminierte Enzephalomyelitis. s.u. Leukodystrophien (vererbt).

Ätiologie – Einteilung: Enzephalopathien sind meist Leukenzephalopathien, seltener Polioenzephalopathien.
– AIDS-Enzephalopathie.
– Alkoholabhängigkeit: Komplikation subakute Enzephalopathie mit Anfällen bei Alkoholismus – SESA.
– Kongestive Enzephalopathie durch AV-Fisteln s. Angiome.
– Dialyse-Enzephalopathie nach mehreren Jahren mit Sprachstörungen und Krampfanfällen durch Aluminium-Anreicherung im Gehirn.
– Epilepsie: Postiktale Enzephalopathie. Frühe infantile epileptische Enzephalopathie mit Burst-Suppression. Antiepileptika-Enzephalopathie.
– Heroin-Leukenzephalopathie s. Heroinabhängigkeit.
– Hyperparathyreoidismus.
– Hypertensive Enzephalopathie – hypertensive Krise.
– Hyponatriämische Enzephalopathie.
– Zerebrale Ischämie – vaskuläre Enzephalopathie: Binswanger-Leukenzephalopathie: Subkortikale arteriosklerotische Enzephalopathie (SAE) Binswanger. Cadasil: Arteriopathie bzw. erbliche Mikroangiopathie Typ CADASIL (Cerebral autosomal dominant arteriopathy with subcortical infarcts and leucoencephalopathy).
– Medikamenten-induzierte   G92
  Enzephalopathie: Toxische Enzephalopathie:
1. Aluminium, Fluorouracil, Gyrasehemmer (Fluorchinolone), Sucralfat.
2. Cyclosporin A-Leukenzephalopathien mit kognitiven Defiziten bei Langzeittherapie.
3. Cytarabin (intrathekal appliziert progrediente nekrotisierende Enzephalopathie).
4. Ifosfamid-Enzephalopathie mit Somnolenz bis zum Koma, Desorientiertheit, Psychosen, Unruhe, Verwirrtheit, zerebralen Krampfanfällen. Enzephalopathie-Risiko erhöht bei Nierenfunktionsstörungen, erniedrigtem Serumalbumin, zu schnellen Infusionszeiten. Kasuistik beim Zervix-Karzinom: Im 3. Zyklus passagere psychische Symptomatik mit Antriebsverminderung, phasenweiser Sprach-

hemmung, dann Agitation und optischen Halluzinationen, schwerer EEG-Allgemeinveränderung mit Einlagerung steiler generalisierter Transienten, sekundär Panzytopenie [Seddigh S: Ifosfamidinduzierte Enzephalopathie. Akt Neurol 20 (1993) 214–5].
5. Levamisol (wirkt Fluorouracil potenzierend?): Multifokale inflammatorische Leukenzephalopathie [Hook, Ann Neurol 32 (1992) 262–7]. Kasuistik mit klinischer Vollremission unter Methylprednisolon über 7 Wochen.
6. Mangan-Enzephalopathie mit Parkinson-Syndrom, abdominellen Beschwerden, Pankreatitis.
7. Methotrexat-Leukenzephalopathie bei langfristiger Anwendung von Gesamtdosen über 500 mg intrathekal und besonders bei (aus diesem Grund kontraindizierter!) gleichzeitiger Strahlentherapie.
8. Wismut-Enzephalopathie (Jugendliche mit fieberhaften Erkrankungen cave Reye-Syndrom) mit Kopfschmerzen, zerebralen Krampfanfällen, Psychosen (Halluzinationen), Tremor, reversibel nach Absetzen.
   Kasuistik nach 5-jährigem Abusus von 330 mg/d, Ausbildung binnen 14 Tagen von dementieller Entwicklung (Desorientiertheit, Konzentrationsstörungen), Sprechstörungen, Ataxie und Apraxie, Somnolenz, Myokloni; Wismut konzentrationen rückläufig von 406 auf 19,5 µg/l im Serum und 688 auf 54 µg/l (normal y5 µg/l) [Teepker M: Bismuthinduzierte myoklonische Enzephalopathie. DGN (10/99) Magdeburg]. Einzelne Todesfälle, ansonsten potentiell reversible Symptomatik.
– Enzephalopathie bei funikulärer Myelose.
– Leukenzephalopathie bei Sarkoidose.
– Septische Enzephalopathie mit hirnorganischem Psychosyndrom, Bewusstseinsstörungen bis zum Koma, häufig assoziiert mit einer Critical illness-Polyneuropathie.
– Strahlen-Enzephalopathie   G93.8
– Chronische Tauchenzephalopathie.
– Toxische Enzephalopathie s. Medikamenteninduzierte Enzephalopathie.   G92
– Urämische Enzephalopathie   N19
– Wernicke Enzephalopathie.
– Zöliakie-induzierte Leukenzephalopathie.

Differentialdiagnose: Disseminierte intravasale Gerinnung: Durch Fibrinthromben in kleinen Gefäßen und hämorrhagische Läsionen insultartige Episoden oder enzephalopathische Bilder.

Klinik: Subakute Krankheitsverläufe mit hirnorganischem Psychosyndrom, z.B. Ataxie, Kopfschmerzen, Konzentrationsschwäche, Lethargie, Somnolenz bis zum Koma, Visusminderung.

Labor: s.u. Progressive multifokale Leukenzephalopathie.

Subakute nekrotisierende Enzephalomyelopathie Leigh – Morbus Leigh
G31.8

syn. Leigh's disease

Ätiologie: Degenerative Störung mit mehreren möglichen Enzymdefekten des mitochondrialen zerebralen Kohlenhydratstoffwechsels (Mangel an Pyruvatdehydrogenase oder Pyruvatcarboxylase).

Anatomie/Histologie: Multiple Herde von Parenchymnekrosen und Gliaproliferation in Stammganglien, Hypothalamus, Hirnstamm, Kleinhirn und Rückenmark.

Diagnostik: s. Labor. DNA-Diagnostik.

Epidemiologie: Auftreten mit 0–5 Jahren. Erbgang: Autosomal-rezessiv, selten sporadische juvenile oder Erwachsenenform.

Klinik: Anamnese: Langsame Progredienz. Zerebrale Krampfanfälle.

Befund: Intellektueller Abbau. Teilweise Vigilanzstörungen. Sehstörung (Optikusatrophie) und rollende Augenmuskelparesen. Hörstörung. Atem- und Muskelschwäche. Spastik. Ataxie.

Labor: Pyruvat und Laktat erhöht. Liquorlaktatazidose führt zur Auslösung von Anfällen und epileptischen Staten.

Prognose: Frühzeitig letales Ende.

Hepatische Enzephalopathie
K72.9

s. Reye-Syndrom.

Ätiologie: Chronische Lebererkrankungen (mit Exazerbation durch z.B. zu hohe Proteinzufuhr, gastrointestinale Blutungen, Infektionen, Alkalose). Infolge von spontanen oder iatrogenen portosystemischen venösen Shunts. Akutes Leberversagen (selten).

Ätiopathogenese: 1. Ammoniaküberflutung $> 30–50\,\mu mol/l$ (Differentialdiagnose Asterixis) bzw. astrozytäre Umwandlung von Ammoniak zu Glutamin. 2. Erhöhte Mangan-Konzentrationen in den Stammganglien [Krieger D. Lancet 346 (1995) 270].
3. Hypothetisch: Produktion falscher Neurotransmitter; Aktivierung zentraler Gamma-Aminobuttersäure-Benzodiazepin-Rezeptoren; verminderte Aktivität der Enzyme des Harnstoffzyklus aufgrund von Zinkmangel.

Diagnostik: s. Labor. EEG s. Einteilung.

Einteilung:

Grad	Bewusstseinsgrad	Persönlichkeit und Intellekt	Neurologische Anzeichen	EEG-Abnormitäten
0	normal	normal	keine	keine
Subklin.	normal	normal	Abnormitäten nur in psychometrischen Analysen	keine
1	Umgekehrtes Schlafmuster, Ruhelosigkeit	Vergesslichkeit, leichte Verwirrtheit, Erregung, Reizbarkeit	Tremor, Apraxie, schlechte Koordination, verschlechterte Handschrift	Triphasische Wellen (5/s Zyklen)
2	Lethargie, langsame Reaktionen	Desorientiertheit (zeitl.), Amnesie, ungehemmtes, unangemessenes Verhalten	Asterixis, Dysarthrie, Ataxie, Reflexminderung	Triphasische Wellen (5/s Zyklen)
3	Somnolenz bis Sopor, Verwirrtheit	Desorientiertheit auch örtlich, aggressives Verhalten	Asterixis, Reflexsteigerung, Babinski, Muskelstarre	Triphasische Wellen (5/s Zyklen)
4	Koma		Enthirnung	Deltaaktivität

Klinik: s. Einteilung. Flügelschlagen, „flapping tremor".

Labor: Ammoniak (aus diätetischem Protein und abgeschilferten Darmepithelzellen als Ammoniakquelle): Der Ammoniak-Spiegel korreliert nicht mit dem Grad der hepatischen Enzephalopathie.

Röntgen: Hepatische Enzephalopathie: Im MRT in den T2-gewichteten Aufnahmen Hyperintensitäten im Pallidum.

– Im ^{18}F-Fluordeoxyglukose-FDG-PET (Marker des Zuckerstoffwechsels) im Vergleich zum (frontalen) Kortex in den Stammganglien relativ erhöhter Glukoseumsatz, ggf. bedingt durch einen erhöhten astrozytären Glukosebedarf im Rahmen der Ammoniakentgiftung [Weissenborn K, Hannover: Zur möglichen Rolle der Stammganglien in der Pathogenese der portosystemischen Enzephalopathie (PSE). (9/96) Göttingen]. Signifikante Korrelation zwischen erniedrigtem Glukoseumsatz im Gyrus cinguli und neuropsychologischen Defiziten bei der psychometrischen Testung [Weissenborn K, Hannover: Regionale Variation des cerebralen Glukoseumsatzes bei minimaler hepatischer Enzephalopathie. (10/97) Dresden]. In der 1H-MR-Spektroskopie bei 15 Patienten mit nichtalkoholischer Leberzirrhose bei hohem

Ausgangswert in den Stammganglien keine erhöhte Ammoniakdetoxikation gegenüber dem frontalen Kortex und der weißen Substanz [Weissenborn K, Hannover: 1H Magnetresonanzspektroskopie des Gehirns bei Leberzirrhotikern in Frühstadien der hepatischen Enzephalopathie. (10/97) Dresden].

Therapie der hepatischen Enzephalopathie: Entgiftung durch
☆ Ornithinaspartat (3 g Btl/Kautbl, 5 g/10 ml A) 3 x 3–6 g.
☆ Lactulose (Saft) hochdosiert 3 x 30–40 ml/d bzw. Einstellung auf 2–4 weiche, saure (pH< 6) Stühle. s. Obstipation.
☆ Neomycin (250 mg Tbl): Etwa 6 g/d. Coma hepaticum: 4–12 g bzw. 30–60 mg/kg über 5–6 d, dann 2 g/d.

Metabolische Enzephalopathien (außer hepatischer Enzephalopathie)

s. metabolische Myopathien.

Ätiologie: Nach Blutzuckerentgleisung, Elektrolytentgleisungen, bei Nierenerkrankungen.
– Subakute nekrotisierende Enzephalomyelopathie (M. Leigh) – mitochondriale Zytopathie.
– Mitochondriopathien (z.B. MELAS-Syndrom: Mitochondriale Enzephalopathie mit Laktatazidose und Schlaganfall-Episoden).
– s. Reye-Syndrom mit Brechreiz und Erbrechen, erhöhten Ammoniakspiegeln. Keine fokalneurologischen Symptome.

– Fettstoffwechselerkrankungen: Systemischer Carnitinmangel und seltene Störungen der Acyl-CoA-Dehydrogenasen der β-Oxidation der Fettsäuren, beide durch Dauerbelastungen oder Kälte. Differentialdiagnose s. Reye-Syndrom. Carnitin-Substitution, Glukosegabe. Hohe Letalität.
– Benigner Cytochrom C-Oxidase-Mangel (lange bis 1 Jahr dauernde Intensivbehandlung mit künstlicher Beatmung, Spontanheilung des Enzymdefektes [Reichmann H: Metabolisches Koma bei cerebralen Energiestoffwechseldefekten. ANIM (1/88) Würzburg].

Subakute spongiforme Enzephalopathien – Prion-Krankheiten

Ätiologie: Amyloidosen, übertragen durch infektiöse Amyloid-Proteine.

Anatomie/Histologie: Spongiforme Degeneration, neuronale Atrophie, astrozytäre Gliose, PrP-Amyloid-Plaques. Keine entzündliche Reaktion.

Einteilung:
– Creutzfeldt-Jakob-Krankheit sporadische, familiäre Form und neue Variante.
– Gerstmann-Sträußler-Scheinker-Erkrankung.
– „Tödliche familiäre Schlaflosigkeit" (fatal familial insomnia – FFI), autosomal-dominant mit Thalamusdegeneration.
– Kuru: A81.8
Ataxie und Demenz nach Kannibalismus durch rituelle Verspeisung von Organen Verstorbener im Hochland von Papua-Neuguinea mit seit 1975 etwa 2600 bekannten Fällen und Prognose von 3–12 Monaten, nur medizinhistorisch bedeutsam.
Differentialdiagnose: Neue Variante der Creutzfeldt-Jakob-Krankheit.

Bei Tieren:
– Bovine spongiforme Enzephalopathie (BSE) bei Rindern: Inkubationszeit beim Rind 5 Jahre.
– Chronic Wasting Disease (Hirsch, Rotwild, Elch) in Nordamerika.
– Feline spongiforme Enzephalopathie (Katze) in England.
– Scrapie (Traberkrankheit) bei Schafen, Ziegen, oft in GB bei schottischen Schafen, hochinfektiöse Plazenta.
– Transmissible Mink Enzephalopathie – TME (Nerz) in Nordamerika.

Klinische Gemeinsamkeiten: Gleiche morphologische Veränderungen. Intravital nur durch Hirnbiopsie beweisbar.
Lange Inkubationszeit von Monaten bis Jahren.
Kurzer klinischer Verlauf von Wochen bis Monaten mit tödlichem Ausgang.
Variables neurologisch-psychiatrisches Krankheitsbild mit vorwiegend Ataxie und Demenz.

Progressive multifokale Leukenzephalopathie – PML A81.2

Ätiologie: Opportunistische Infektion mit Papova-virus (JC-Virus): Gestörte zellgebundene Abwehr gegen das JC-Virus, ein Agens aus der Papova-Gruppe, seltener gegen das SV-40-Virus derselben Gruppe Papova-Viren (JC-BK), gegen Polyomaviren.
- Bei Autoimmunerkrankungen und Transplantationen Immunsuppressiva-induziert.
- Methotrexat-induzierte progressive multifokale Leukenzephalopathie.
- Seltene späte Komplikation bei Karzinomatosen, Leukämien, malignen Lymphomen, Sarkoidose.

Anatomie/Histologie: Demyelinisierung und Zelltod hauptsächlich von Oligodendroglia.
Multiple bilateral asymmetrische fokale und im Verlauf konfluierende Marklagerherde.

Diagnostik: s. Labor, s. Röntgen. Evtl. Hirnbiopsie.

Differentialdiagnose: s. Röntgen. Andere Leukenzephalopathien:
- AIDS-assoziierte progressive multifokale Leukenzephalopathie.
- M. Creutzfeldt-Jakob (s. spongiforme Enzephalopathien).
- Subkortikale arteriosklerotische Enzephalopathie (SAE) Binswanger.
- Heroin-Leukenzephalopathie: Axiale Ataxie, Psychosyndrom, kurzfristige Progredienz bis zum Mittelhirnsyndrom.
  Im CCT diffus hypodenses Marklager von Groß- und Kleinhirn.
  Histologisch spongiöse Degeneration mit zentralen Nekrosen und einer diffusen Entmarkung im Marklager.
  Häufig drogenfreies Intervall vor dem Auftreten der spongiformen Veränderungen [Stoltenburg-Didinger G: Diffuse progressive multifokale spongiöse Leukenzephalopathie nach Inhalation von Heroin – Ein Fallbericht. Akt Neurol 22(1995) 107–10].
- Zentrale pontine Myelinolyse.
- Subakut sklerosierende Panenzephalitis.

Epidemiologie: Auftreten selten, in 12 von 13 Fällen bei AIDS. Prävalenz bei AIDS 2–5 %.

Klinik: Schnelle Progression! Bewusstseinsstörungen, Demenzentwicklung. Fokalneurologie oder Parkinson-Syndrom.
- Die PML kann gelegentlich als erste opportunistische Infektion zur Diagnose der HIV-Infektion führen. I.d.R. Auftreten bei CD4-Helferzellzahl < 100/μl.
- Kasuistik eines 68-jährigen Patienten mit Non-Hodgkin-Lymphom: 6 Monate nach einer Herpes simplex-Enzephalitis Auftreten einer progressiven multifokale Leukenzephalopathie wohl infolge der Non-Hodgkin-Lymphom-bedingten Immuninsuffizienz [Rösel T, Karlsruhe: HSE und progressive multifokale Leukenzephalopathie bei Non-Hodgkin-Lymphom. (9/96) Göttingen].

Labor: s. AIDS. Polyomaviren, Papova-Viren (JC-BK) mit hoher Durchseuchung von 50–80 %, beweisend ist ein positiver
- Liquor-PCR mit Nachweis von JC-Virus-DNS ggf. als einzige Möglichkeit, die progressive

multifokale Leukenzephalopathie z.B. als opportunistische Infektion bei AIDS-Patienten zu diagnostizieren.
Toxoplasma gondii-PCR (Differentialdiagnose).
- Urin: Elektronenoptischer Nachweis von Papova-Viren.

Pathophysiologie: s. Anatomie/Histologie.

Röntgen: MRT (CCT): Multiple bilateral asymmetrische fokale und im Verlauf konfluierende Marklagerherde ausnahmslos ohne Raumforderung und Kontrastmittel-Aufnahme mit deutlichem Bezug zur Rinden-Mark-Grenze (Weiße-Substanz-Läsionen – WSL, in < 50 % ist auch die graue Substanz betroffen. Selten Hirnstammbefall. T2 homogene und intensive Signalsteigerung.
„In allen größeren Läsionen war zumindest eine Stelle mit maximaler Ausprägung der Veränderungen auf Höhe der Rinden-Mark-Grenze aufzufinden, und mehrfach setzten sich die Signalsteigerungen der T2-gewichteten Messung noch in das Rindenband fort". Nach 2–8 Wochen ohne Ausnahme Größenzunahme der Herde mit Ausbreitung jeweils in longitudinaler Richtung der affizierten Fasersysteme (in die Capsula interna) auch lappenüberschreitend entlang der Assoziationsfasern. Bei beidseitigem Befall ggf. Entstehung über Kommissurenfasern wahrscheinlich (Wallersche Degeneration), Affektion des Balkens [Nichtweiß M: Charakteristika der progressiven multifokalen Leukenzephalopathie. Klin Neurorad Bd. 4 (1994) 185–95].
- MRT-Differentialdiagnose HIV-Enzephalopathie (Schwerpunkt eher periventrikulär und im Centrum semiovale, nicht an der Rinden-Mark-Grenze), zerebrales Lymphom, Toxoplasmose, Zytomegalie (bei Kontrastaufnahme).

Therapie:
☆ Camptothecin: Eine Hemmung der JC-Virus-Replikation konnte in vitro gezeigt werden. Kasuistik einer 32-jährigen Patientin mit systemischem Lupus erythematodes und teilweiser Rückbildung einer progressiven multifokalen Leukenzephalopathie unter 5 Zyklen [Young P, Münster: Erfolgreiche Behandlung der Progressiven Multifokalen Leukenzephalopathie mit Camptothecin. (10/97) Dresden].
UAW bb reversible Leukopenie, verzögerte (blutige!) Diarrhö.
Wirkung: Inhibitor der humanen Topoisomerase I. Aus Camptotheca accuminata.
☆ Cytarabin – ARA-C (40/100/1000 mg A) in EZF oder Glukose 5 %, wegen UAW prophylaktisch mit Kortikoiden, unter 2mal wöchentlichen Kontrollen des BB. Nicht zusammen mit Methotrexat oder 5-Fluorouracil. Im gut begründeten Einzelfall 5-tägige Zyklen 2 mg/kg (experimentell!). Wenig Erfolg.
- Interferon alpha: Therapieversagen von Interferon bei AIDS-assoziierter progressiver multifokaler Leukenzephalopathie [Hartmann A. Poster ANIM (1/94) Karlsruhe].

Leukodystrophie – LD

Zerebrale Degenerationen, die sich gewöhnlich in der Kindheit manifestieren E75.2

s. Leukenzephalopathien.

s. neuronale Ceroid-Lipofuszinosen.

Ätiologie: s. einzelne Erkrankungen.

Anatomie/Histologie der Entmarkungskrankheiten: Markscheidenzerfall (Demyelinisierung) in Gehirn, Rückenmark und gelegentlich auch peripherem Nerven. „Diffuse Sklerose" (in Abgrenzung zur MS): Weitgehend deckungsgleich mit LD, früher für den M. Schilder verwendet.

Diagnostik: Ggf. Suralisbiopsie. Pränatale Diagnostik bis auf M. Alexander möglich.

Einteilung der Entmarkungskrankheiten:

I. Entzündliche Entmarkungskrankheiten bzw. Leukoenzephalomyelitiden (z.B. Encephalomyelitis disseminata).

II. Metabolische Entmarkungskrankheiten (Leukodystrophien):
– Metachromatische Leukodystrophie (MLD autosomal-rezessiv): Spätinfantile, juvenile MLD, „adulte" MLD.
– Orthochromatische Leukodystrophie bzw. sudanophile Leukodystrophie: Sammelbecken

für LD vom Typ der nicht metachromatischen LD. Ungenau für Bemarkungsstörungen wie das Cockayne-Syndrom und M. Pelizaeus-Merzbacher.

– Adrenoleukodystrophie (X-ALD x-chromosomal),
neonatale Adrenoleukodystrophie (nALD autosomal-rezessiv),
Adrenomyeloneuropathie (AMN x-chromosomal).

– Andere jeweils autosomal-rezessive Leukodystrophien:
Globoidzell-Leukodystrophie – M. Krabbe,
M. Canavan-van-Bogaert – Canavan-Syndrom,
s. Zerebrotendinöse Xanthomatose (CTX),
M. Alexander,
M. Pelizaeus-Merzbacher,
M. Refsum.
Zellweger-Syndrom (zerebro-hepato-renales Syndrom autosomal-rezessiv)

Klinik: s. metachromatische Leukodystrophie.

Prognose: Unheilbar mit fortschreitendem Untergang („Dystrophie").

Therapie: Unbekannt.

Globoidzell-Leukodystrophie – M. Krabbe E75.2†, Demenz F02.8

s. M. Niemann-Pick.

Ätiologie: Sphingolidose, Enzymdefekt der β-Galaktozerebrosidase.

Anatomie/Histologie: Schwerer Markscheidenzerfall mit Speicherung des Galaktozerebrosids, eines essentiellen Myelinlipids, in den zentralnervösen Globoidzellen (mehrkernige, blutgefäßorientierte Riesenzellen, Makrophagenäquivalente).

Diagnostik: s. Labor, s. Röntgen. Elektroneurographie: NLG verzögert.
Pränatale und Diagnose von Trägern möglich.

Epidemiologie: Erbgang: Autosomal-rezessiv.

Klinik: Verlauf dramatischer als bei der metachromatischen Leukodystrophie, fast nur in-

fantile und juvenile, kaum adulte Fälle. Frühzeitige, im 1.–2. Lebensjahr, aber nicht unmittelbar postnatal einsetzende Symptomatik mit psychomotorischem Rückstand, schneller Ausbildung von Demenz, spastischer Tetraparese, Rigor, Ataxie, zerebralen Krampfanfällen, Optikusatrophie, später pseudobulbären Zeichen.

– 10 % protrahiert oder wellenförmig verlaufende juvenile Fälle mit Gang- oder Sehstörung.

Prognose: Rasch letal verlaufend.

Labor: Bestimmung der β-Galaktozerebrosidase in Blutleukozyten. Erhöhung des Liquoreiweißes.

Röntgen: Besonders bei Sehstörung okzipital akzentuierte Entmarkung.

Metachromatische Leukodystrophie – MLD E75.2†, Demenz F02.8

syn. Zerebrosidsulfatidaose. s. Leukodystrophie-Einteilung.

Ätiologie: Anhäufung von Galaktosezerebrosid-Sulfat (Sulfatid) durch Mangel an Arylsulfatase A in der Myelinsubstanz (Enzymdefekt oder selten Mangel an spezifischem Enzymaktivator).

Anatomie/Histologie: s. Leukodystrophie. Myelophagen und andere Zellen speichern das Sulfatid – Sulfatidlipidose.

Definition:
– Metachromatisch: Besonderer Farbumschlag in der Histochemie des dystrophierten Marklagers (durch Sulfatgruppen von Sulfatid).
– Sulfatid: Fettartiger Myelinbestandteil, sulfathaltiges Glykolipid. Die Sulfatgruppe dieses Sulfoglykolipids, eines essentiellen Myelinlipids, wird normal durch die Arylsulfatase A abgespalten.

– Arylsulfatase A: Historischer Name des Sulfatid-spaltenden Enzyms = Sulfatidase. Durch die Sulfatid-Anhäufung zerfällt die Myelinscheide.

Diagnostik: s. Labor, s. Röntgen. Pränatale Diagnostik aus Fruchtwasserzellkulturen und Diagnose von Trägern möglich.

– Elektroneurographie: NLG stark, mäßig oder nicht sicher (adulte Formen) reduziert, auch wenn die peripheren Markscheiden immer mitbetroffen sind.

Einteilung: s. Klinik.

Epidemiologie: Erbgang/Gen: Autosomal-rezessiv. Chromosom 22, Arylsulfatase-A-Gen. Zwei Hauptmutationstypen 1 und 2.

– Variante: Mutation an Chromosom 10 am Sulfatid-Aktivator-Gen, so dass die normale Arylsulfatase A nicht am Sulfatid-Substrat angreifen kann (10 Fälle). Multipler Defekt mit anderen Sulfatasen.

– Prävalenz ca. 150 Patienten in Deutschland.

Klinik: Anamnese: Allmählicher Beginn mit primär motorischen Störungen (Gangbild u.a. Bewegungsabläufe), im weiteren Verlauf Ataxie, Störung der Nahrungsaufnahme, des Sprechens (Dysarthrie), des Seh- und Hörvermögens.
Befund: s. Anamnese. Geringe intrafamiliäre Variabilität bei sonst klinisch heterogenem Bild.

1. Spätinfantile (häufigste) MLD: Mit 1–2 Jahren Gangstörung und Fallneigung. Im Vollbild Kinder blind mit spastischen Lähmungen und später eintretender Demenz und Hilflosigkeit.
2. Juvenile MLD: Im Schulalter Schulschwierigkeiten und Zerfahrenheit.
3. „Adulte" MLD (10–20 %): Mit 20 Jahren oder später ggf. psychische Symptome am Beginn der Erkrankung mit Leistungsabfall, dementiellen Zeichen, ängstlichen bis psychotischen Zuständen. Ggf. bei Auftreten in Jugend- oder Erwachsenenalter nur spastische Gangstörung, Gefühlsstörungen oder Tremor und Ataxie.
4. Patienten mit Mangel an multiplen Sulfatasen.

Labor: Bestimmung der Arylsulfatase A in Blutleukozyten (3–5 ml EDTA-Blut), im Urin. In 90 % erkennbarer Aktivitätsmangel. Erniedrigt ggf. auch bei Pseudo-Arylsulfatase-A-Mangel, einer harmlosen Gen-Variante. Im Speziallabor gelingt die Differenzierung anhand der aktuell gemessenen Restaktivität.

Liquor: Eiweiß bei normaler Zellzahl deutlich, leicht oder nicht erhöht.

Röntgen: Die Entmarkung kann frühzeitig vermutet werden, wenn ggf. Ataxie, Spastik und zerebrale Krampfanfälle noch fehlen.

– MRT: Flächige Demyelinisierung und Hirnatrophie.

Therapie: Knochenmarktransplantation.

Leukoenzephalopathie s. Leukenzephalopathie.

Leukosen – Leukämien s. Meningeosis leucaemica.

Levodopa-Dyskinesien *syn.* L-Dopa-sensitive Dystonien. s. Dystonien, Torsionsdystonie.
Bei M. Parkinson als Chorea, Dystonie, Myoklonus oder Tic.

Lipidsoffwechselstörungen s. Gangliosidose.

Lipofuszinose s. Ceroidlipofuszinose.

Lipomatosis symmetrica benigna – multiple symmetrische Lipomatose – MSL
E88.2

syn. Madelung'sche Erkrankung, Madelung'scher Fetthals.

Ätiologie: V.a. eine mitochondriale Genese. Bei MERRF („myoclonus epilepsy with ragged-red fibers").

Diagnostik: Muskelbiopsie: Häufig subsarkolemmale Mitochondrienanhäufungen, bei biochemischer Analyse der Atmungskettenenzyme

signifikante Aktivitätsminderung der Cytochrom c-Oxidase.

Epidemiologie: Auftreten fast ausschließlich bei Männern meist mittleren Alters. Kasuistiken bei Frauen.

Klinik: Rasche Ausbildung großer symmetrischer subkutaner Lipome in der Nacken- und Schulterregion, an Oberarmen („Puffärmellipomatose"), oberen Rumpfpartien und seltener auch an den Oberschenkeln. Fast immer besteht ein chronischer Alkoholabusus bzw. eine Kombination mit Alkoholfolgekrankheiten sowie eine sensomotorische Polyneuropathie. Kombinationen mit Diabetes mellitus, Fettstoffwechselstörungen, Hypothyreose. Kasuistik mit intellektuellen Defiziten [Rixecker H: Lipomatosis symmetrica benigna mit Polyneuropathie und Hirnleistungsdefiziten. Nervenarzt 58 (1987) 443–6].

Liquor – CSF – Cerebrospinal Fluid s. Labor. s. Lumbalpunktion.

Liquorfiltration – Liquorpherese – CSF-Filtration – CSFF

Durchführung: Labor vor und nach Filtration: BKS, bb, CRP, z.B. C3, C4, zirkulierende Immunkomplexe im Serum. Liquor-IgG-Index.
Benötigte Materialien:
Tisch für Materialien mit sterilem Abdecktuch. Steriler Kittel.
Mundschutz.
Scandicain 2 % in 5 ml Spritze mit Kanüle aufgezogen.
Steriles Abdecktuch.
Steriles Lochtuch.
Desinfektion (Kodan gefärbt).
Sterile Handschuhe, sterile Tupfer, sterile Schere.
Tuohy-Nadel 18 G.
Nierenschale.
Flasche 100 ml NaCl 0,9 % abziehfertig mit Verschluss.
2 x 20 ml Spritze.
Liquorröhrchen und alles für die Liquoruntersuchung incl. Laborzettel – täglich.
Perifix-Katheter 18 G (Braun Nr. 451315/0).
Breites Leukoplast.
Betaisodona-Salbe steril.
Steriler Verband mit Sichtfenster. Sterile Kompressen und Fixomull (für Katheterende).
Perfusor-Spritze mit Kanüle (Braun Nr. 087288214 oder 087288810),
Pall-Filter CSF 1 (Pall Biomedizin Dreieich).
Bidirektionale Flofors-Pumpe.
Steriler Verband (steriler Handschuh) für Katheterende und Rotkäppchen – täglich Verbandwechsel mit Kontrolle des Einstichs und Betaisodona-Pflege.
1. Aufklärung und Einwilligung des Patienten.
2. Lumbalpunktion (nach Infiltration mit Scandicain 1 %) unter sterilen Kautelen incl. Mundschutz mit Tuohy-Nadel 18 G, bei jedem Zyklus Liquoruntersuchung.
3. Perifix-Katheter 18 G (mit seitlichen Löchern, ggf. vorher Spitze mit steriler Schere abschneiden) ca. 20 cm bis zur letzten Markierung in den Subarachnoidalraum einführen, Tuohy-Nadel entfernen, Katheter fest an Luer Lock festdrehen. Verschluss mit Rotkäppchen. Katheter fest an Patienten mit Leukoplast fixieren und steril verbinden.
4. 50 ml NaCl 0,9 % in Perfusor-Spritze aufziehen und durch den zum Austreiben der Luft schräg nach oben gehaltenen Pall-Filter spritzen.
5. Anschließen an Perifix-Katheter.

6. Perfusor-Spritze in die Flofors-Pumpe einlegen (Pumpenarm durch nach hinten drehen entriegeln und einstellen).
7. Pumpe anstellen, es erfolgt ein Selbsttest.
8. Pumpe einstellen (Tasten gleichzeitig drücken):
   a) Volumen, Beginn mit z.B. 25 ml, ggf. später auf bis 50 ml steigern.
   b) Durchgänge (im Mittel 5 pro Tag bzw. 200–250 ml während eines Zyklus).
   c) Durchflussrate auf maximal 2 ml/min (Reinfusionsrate automatisch doppelt so hoch, maximal 5 ml/min).
   d) Start drücken, nach Pfeifton und Blinken von Test und Aufleuchten von Pause (roter Punkt) dann (grüner Punkt) Start drücken (roter Punkt erlischt): Pumpe zieht als Test an (Pfeilrichtung, misst den Widerstandsbereich des Katheters), spritzt 1 ml, dann 3 ml, entleert den Rest in der Perfusor-Spritze. Ggf. Fehleranzeige.
   Pumpe entnimmt die eingestellte Menge Liquor und gibt diese nach Passage des Filters wieder zurück.
   Während des Ansaugens verändert die Pumpe bei Widerstand ggf. die Durchflussrate.
   e) Bei Alarm akustischen Ton durch Pause-Taste abstellen, die Parameter sind gelöscht und werden neu eingegeben.
9. Nach Durchführung Katheterende z.B. in sterilem Handschuh verbinden.
10. Wiederholung an ca. 5 Tagen. Maximale Liegezeit des Katheters 14 Tage.

Kontraindikationen: Hygrom. Kontraindikationen für Lumbalpunktionen wie Antikoagulantientherapie/Blutgerinnungsstörungen, Hirndruck/Hirnödem, Hautaffektionen an der vorgesehenen Punktionsstelle.

Komplikationen: Kopfschmerzen (30 %) in der Sogphase, reversibel.
– Parästhesien (Kribbelparästhesien bei 7/8 Patienten) [Allen C: CSF-Filtration bei demyelinisierenden Erkrankungen. Linz (4.3.95)].
Bei Persistenz trotz Analgetika Zurückziehen des Katheters um 1 cm (bis Marke 3 entspr. 15 cm reibungsloser Liquorfluss).
– Reizpleozytosen bis 2000/3 Zellen an Tag 2 (7000/3 Zellen eigener Fall).

Wirkung der Liquorfiltration ggf. durch Aufhebung von Leitungsblöcken, in vitro nach 3 x 50 ml Zyklen Entfernung von Zellen (Bakterien, Immunzellen) und Endotoxinen zu 85 %, von aktiviertem Komplement Anaphylatoxin C5a zu 80 %, Entfernung der inflammatorischen Zytokine TNF-α, der Interleukine IL-2 und IL-6, des IFN γ zu 50–65 %, des IgG zu 40 %. Albumin passiert die Membran nahezu frei (80 %).

– Elimination von Natriumkanal-blockierende Substanzen, die im Liquor, nicht aber im Serum von Patienten mit Guillain-Barré-Syndrom nachweisbar sind durch CSFF [Hülser P: Liquorpheresis Eliminates Blocking Factors from Cerebrospinal Fluid in Polyradiculoneuritis (Guillain-Barré-syndrome). Eur Arch Psychiatry Clin Neurosci 241 (1991) 69–72].

Amyotrophe Lateralsklerose:

1. 2 Patienten: 7 Tage 7 x 30 ml Filtration, bei Messung mittels Limb Norris Scale (LNS) Besserung um 8 und 13 Punkte.
   10 Tage danach erreichten die Werte von Patient 1 das Ausgangsniveau, Patient 2 wurde nach Besserung der Kraft im Knie (dynamometrisch) um 25 % und beim Faustschluss um 150 % mit Besserung um 5 LNS-Punkte entlassen. Das Liquoreiweiß von Patient 1 wurde von 469 auf 338 mg/l reduziert, von Patient 2 blieb es gleich [Pöhlau D: Funktionsverbesserungen durch Liquorfiltration bei Patienten mit sporadischer amyotropher Lateralsklerose (SALS). ANIM (1996) Saarbrücken].
2. 3 Patienten: 1. Patient (67 Jahre) leichte Besserung der Sprache über 2 Wochen,
   2. Patient (17 Jahre!) Besserung der Sprache und deutliche Gehverbesserung,
   3. Patient (74 Jahre) Verbesserung der Armhebung von wenigen cm bis zum Kopf [Wollinsky K (1996)].

Encephalomyelitis disseminata – Multiple Sklerose:

1.1 Einschlusskriterien: Gesicherte Diagnose, Alter > 18 Jahre, Behinderungsgrad mindestens 6,5 EDSS, aggressive MS mit sich rasch entwickelndem funktionellem Defizit unter Azathioprin oder Zytostatika (> 1 Punkt EDSS die letzten 12 Monate), nicht mögliche andere Behandlung: 6 Patienten mit 2/6 ausgeprägter Reizpleozytose [Haas J: Behandlung mit der CSF-Filtration bei der Multiplen Sklerose. (1994)].

1.2 3/10 deutliche Besserung um 1 Punkt EDSS (bei 1 Patienten Wiedererlangen der Gehfähigkeit, bei 2 Patienten Besserung eines Ruhe- und Haltetremors mehrere Tage post CSFF), 3/10 geringe Besserung [Haas J: Liquorfiltration bei Multipler Sklerose: eine experimentelle Therapie. Neuropsychiatrie 2 (1995) 109–11].

1.3 13 Patienten: 5/13 deutliche Besserung, 3/13 geringe Besserung, 5/13 keine Besserung [ANIM 1996].

2.1 10 Patienten: Beim ersten Krankenhausaufenthalt zwischen minimal 3 und maximal 9 Filtrationen. 5/10 mit leichten, 2/10 mit stärkeren Kopfschmerzen. 5/10 deutliche motorische Verbesserungen. 8/10 Nachlassen der Spastik. „Im Anschluss an die Liquorfiltration nach Abheilen der Einstichstelle (1–2 Wochen) wurde eine erneute immunsuppressive Therapie angeschlossen (Cyclophosphamid oder Mitoxantron)." [Wollinsky K: Liquorpherese bei

10 Pat. mit MS. In: Verhandlungen der DGN 7 (23.–26.9.92) Saarbrücken]. [Wollinsky K: Liquorfiltration bei neurologischen Erkrankungen (Guillain-Barré-Syndrom/MS). Intensivmed 28 (1991) 461–2].

2.2 25 Patienten: 20 mit chronisch-progredientem, 4 mit akut-schubförmigem Verlaufstyp und 1 Patient mit schwerster Retrobulbärneuritis: Bei 23 Patienten unterschiedliche Behandlungserfolge. Langfristig entscheidend ist die nachfolgende Sequenztherapie mit Immunsuppressiva [Wollinsky K in Linz (4.3.95)].

3. 2 MS-Patienten mit akut rezidivierender Verlaufsform: Einmal Abbruch wegen Katheterverschluss. Einmal Verbesserung von 6 auf 5,5 EDSS, anschließend unter Kortison auf 3 EDSS.
   2 MS-Patienten mit sekundär progredienter Verlaufsform: Einmal Verbesserung von 7 auf 6,5 EDSS über 4 Wochen (rollstuhlpflichtig, post CSFF 20 m mit Rollator. Im Abstand von 2 Monaten zwei weitere CSFF-Serien mit gleichem Ergebnis.
   Einmal Verbesserung von 7 auf 6,5 EDSS über 3 Wochen, nach 2 Monaten CSFF-Serie ohne Verbesserung, danach mit Cyclophosphamid Verbesserung um 0,5 Punkte EDSS [Allen C: CSF-Filtration bei demyelinisierenden Erkrankungen. Linz (4.3.95)].

4. 6 Patienten mit schubförmiger MS: 5/6 Besserung. 5 Patienten mit chronisch progredientem Verlauf: 5/5 ohne nachhaltige Besserung [Dachsel R, Chemnitz: Die Liquorfiltration – ein Alternativverfahren zur Behandlung von Polyneuritis- und MS-Patienten. ANIM 25.–27.1. 96].

Bakterielle Meningitis:

CSF-Filtration nach CCT zum Ausschluss erhöhten Hirndrucks (Klinik!) bzw. Einklemmung, eines Abszesses, Empyems, subduralen Hygroms. Ggf. erhöhtes Risiko der transtentoriellen Einklemmung bei einer Liquorfiltration von > 2 h Dauer, alternativ kontinuierliche Filtration mit 10 ml/h über 24 h.

1. 2 Patienten mit Pneumokokkennachweis im Liquor und Liquorfiltration zu Penicillin G: Patient 1 mit einmaliger Liquorfiltration über die liegende Punktionsnadel (9 x 25 ml, 2,5 h) mit Zellzahlabnahme von 20.000/3 polymorphkernigen Leukozyten auf 720/3 Zellen innerhalb 2,5 Stunden und des TNF-α von 813 auf 39 pg/ml (normal < 20 pg/ml), Liquornormalisierung binnen 13 Tagen [Schmutzhard E, Innsbruck: Liquorfiltration – eine adjuvante therapeutische Strategie bei der bakteriellen Meningitis. Neuropsych 2 (1995) 104–5].
   Patient 2 mit Ventrikelkatheterversorgung wegen eines sekundären Hydrozephalus mit Zellzahlabnahme vor und nach einmaliger Liquorfiltration von lumbal 19200/3 polymorphkernigen Leukozyten auf 1470/3 Zellen, ventrikulär 17 900/3 auf 1440/3 Zellen (90 %) und des TNF-α von 1060 auf 301 (72 %) bzw. ventrikulär um 24 % von 226 auf 172 pg/ml [Pfausler B, Innsbruck: Der Einfluss der Liquorfiltration auf Entzündungsparameter im Liquor cerebrospinalis bei Pneumokokkenmeningitis. (9/96) Göttingen]. [Pfausler B: Cerebrospinal fluid-filtration reduces TNF alpha in bacterial

meningitis-CSF. Europ J Neurol 2 (1995) 570–2]. [Stadlbauer Deutschland: Liquor cerebrospinalis Filtration reduziert TNF-alpha im Liquor bei bakterieller Meningitis. ANIM (1996) Saarbrücken].

2. 71-jährige Patientin mit Pneumokokkenmeningitis und Verschlechterung über 3 Tage unter 3 g Cefuroxim (niedrige Dosis, schlecht liquorgängig, nicht geeignet), 4 g Ampicillin (niedrige Dosis) und 16 mg Betamethason mit Besserung auf 9 x 25 ml Filtration, 1 ml Durchflussrate und Reinfusionsrate 2 ml/min [Brizzi M: Cerebrospinal Fluid Filtration in a Case of Severe Pneumococcal Meningitis. Scand J Infect Dis 28 (1996) 455–8].

3. Kontinuierliche Filtration 1–2 ml/min von lumbal 10–30, ventrikulär 10–20 ml adjuvant zu Antibiose und Dexamethason, Filterwechsel nach 200–250 ml Filtrationsvolumen, Gesamtfiltrationsvolumen 3000–5000 ml über 4–7 Tage:
Patient 1 (61 Jahre) mit Streptokokken-B-Meningitis: 53mal lumbale Filtration mit Abnahme von 50.000 auf 21 Mpt/l Zellen, 23,9 auf 2,7 g/l EW, 27,9 auf 5,76 mmol/l Laktat. Nach 6 Wochen, davon 3 beatmet Verlegung mit GCS 15 zur Rehabilitation.
Patientin 2 (34 Jahre) mit Pneumokokken-Meningitis: 14mal ventrikuläre Filtration mit Abnahme von 60.000 auf 285 Mpt/l Zellen, 30,8 auf 3,4 g/l EW, 21 auf 3,7 mmol/l Laktat. Nach 2 Wochen, davon 1 beatmet, noch leichtes Psychosyndrom [Kalischewski P: Kontinuierliche Liquorfiltration bei foudroyanter bakterieller Meningitis. (9/96) Göttingen].
Patient 3 (48 Jahre) mit Staphylococcus aureus-Meningitis und 30.000 Mpt/l Zellen mit ventrikulärer Filtration: Bei Änderung der Seitlagerung wurde häufig ein kurzzeitig stärker purulenter Liquor beobachtet als Hinweis auf eine Filtration unterschiedlicher Liquorkompartimente [Kalischewski P: Continuous Filtration of Cerebrospinal Fluid (CSF-Filtration) in Fulminant Bacterial Meningitis – A New Adjuvant Therapeutic Strategy? Anaesthesia, Pain, Intensive Care and Emergency Medicine – A.P.I.C.E. (1997) 487–96].

Miller-Fisher-Syndrom (GQ1b-IgG-Ak): Nach vorausgegangener erfolgloser Plasmapherese mit Gesamtaustausch 10 l und 7S-Immunglobulintherapie 150 g einmalige CSFF von 225 ml Liquor über 2,5 h. IgG-Index 0,95 vor bzw. 0,58 nach Filtration, nach 11 Tagen 0,65. Binnen Stunden eindrückliche Besserung der Optomotorik, Hypophonie und Ataxie, Patient nach 10 Tagen allein gehfähig [Pfausler B: Miller-Fisher-Syndrom – erfolgreiche Th. mit Liquorfiltration – ein Fallbericht. Neuropsych 8 (1994) 41].

Lupus erythematodes (Antiphospholipid-Ak, zirkulierende Immunkomplexe), 1 Patient: Fallbericht nach Kortisonhochdosistherapie über 8 Tage und 1 g Cyclophosphamid i.v. 3 Tage 2 CSFF mit Liquoreiweißabnahme von 59 auf 13 mg/dl, des IgG-Index von 0,77 auf 0,58 und klinischer Besserung binnen 2 Tagen [Schmutzhard E (1993) Innsbruck: Multimodale Therapie eines lebensbedrohlichen cerebralen Lupus erythematodes: Die möglicherweise entscheidende Bedeutung der CSF-Filtration].

Akute Polyradikulitis – Akutes Guillain-Barré-Syndrom: (besonders wenn unter Plasmapherese der intrathekale Protein- und Immunglobulingehalt unverändert hoch bleibt):

1.1 24 schwer betroffene Patienten: 5–6 x 30–40 ml bzw. 150 ml/d an 5 Tagen (Durchschn. 11 Filtrationen:
19 Tage mittlere Zeit für 1 Grad Besserung (Plasmapherese 19 Tage [G B S-Study Group 1986], IVIG 27 Tage [Van der Meché], konventionelle Therapie 40 Tage [G B S-Study Group 1986],
42 Tage mittlere Zeit für Besserung auf Grad 2 (unabhängiges Gehen über 5 m),
16 Tage mittlere Zeit für die Entwöhnung von der Beatmung (12 von 24 Patienten).
Schnellere Besserung bei Liquorfiltration als erster Therapiemaßnahme, 8/24 hatten auf andere Therapien nicht angesprochen [Wollinsky K: 1. Filtration of cerebrospinal fluid in acute inflammatory demyelinating polyneuropathy (Guillain-Barré-syndrome). Ann Med Interne 145/7 (1994) 451–8. 2. Liquorfiltration bei neurologischen Erkrankungen (Guillain-Barré-Syndrom/MS). Intensivmed 28 (1991) 461–2].

1.2 9 Patienten mit schwersten Defiziten (medianer Score 4) 0,5–3,5 Jahre nach Krankheitsbeginn: Mediane Verbesserung um einen Scorepunkt bei 3 Non-Respondern [Wollinsky K, Linz (4.3. 95)].

2. 4 Patienten mit CSFF nach Plasmapherese und/oder IVIG: 2/4 Besserung von Score 4 auf 3, einmal unverändert Score 4, einmal Score 4 mit zusätzlich bulbärer Symptomatik. 3/4 kein Trend in Richtung Normalisierung des Q1/Q2-Quotienten [Allen C: CSF-Filtration bei demyelinisierenden Erkrankungen. Linz (4.3. 95)].

3. 4 Patienten mit 5 Tage 200 ml/d bzw. zwischen 770 und 1150 ml filtriertem Volumen:
Bis zur 8. Woche 3/4 Besserung um 1 Score-Punkt, 1/4 keine Besserung auf CSFF, IVIG, Plasmapherese [Gruber F: Kombinationstherapie CSFF/i.v. Immunglobuline bei Guillain-Barré-Syndrom. Linz (4.3.95)].

4. 11 Patienten, davon bei 9 Patienten Kombination mit Plasmapherese oder IVIG: 5/11 bereits unmittelbar nach der 5-tägigen Filtration deutliche Besserung, 7/11 bei Entlassung über 100 m gehfähig. Mediane Zeitdauer ab Filtrationsbeginn bis zur Verbesserung um einen Score 20 Tage [Dachsel R, Cemnitz: Die Liquorfiltration – ein Alternativverfahren zur Behandlung von Polyneuritis- und MS-Patienten. ANIM (25.–27.1.96)].

5. 3 Patienten: 1 Patient mit Rezidiv, nicht mehr gehfähig im Sinne Grad 4 G B S-Motorfunktionsskala, nach 2 Wochen Grad 3, nach 8 Wochen Grad 2, nach 10 Monaten weitestgehend unbehindert. 2. Patientin ähnlich nach 7 Monaten beschwerdefrei.
3. Patient nach 48 h beatmungspflichtig, Atelektasenbildung, paraneoplastische Genese bei Mamma-Karzinom, nach 3 und 6 Monaten weiter Grad 4 [Pfausler B: CSFF bei neuroimmunologischen Erkrankungen].

6. 6 Patienten mit 3–7 Tage nach Symptombeginn initialer und exklusiver Liquorfiltrationsbehandlung über 8–10 Tage von 150–300 ml/d mit im Median nach 50 Tagen Gehfähigkeit über 5 m ohne Hilfe, bei 5/6 nach 1 Jahr keine neurologische Restsymptomatik [Bößenecker W/Heidenheim: Liquorfiltration bei akutem Guillain-Barré-Syndrom. (9/96) Göttingen].

7. 68-jährige Patientin mit Polyradikulitis und Myelitis im Rahmen einer Meningitis und Sepsis, die nach 18 Monaten noch rollstuhlpflichtig war, und Besserung der Kraftgrade um einen Wert [Gehring K, Mathers G (1996)].

Chronische Polyradikuloneuritis bzw. chronisch inflammatorische demyelinisierende Polyneuropathie:

1. 21 Patienten: 81 % Ansprechen auf die CSFF, 45 % blieben > 3 Monate stabil.
   17/21 deutliche Verbesserung, davon
   9/21 langfristige Besserung (insbesondere nach 2 Filtrationsserien und anschließender Immunsuppression mit Cyclophosphamid oder Methotrexat. Langzeittherapie mit Methotrexat ist günstig.
   4/21 nur vorübergehende Besserung von maximal 3 Monaten (3mal unter Immunsuppression).
   4/21 trotz vorübergehender Besserung weiterhin rezidivierend progredienter Verlauf (4mal unter Immunsuppression, davon 2mal schwerste Verläufe mit Beatmungspflicht).
   3/21 leichte, 1/21 keine Verbesserung.
   Patienten mit überwiegend axonaler Läsion zeigten keine Effekte unter der Liquorfiltration [Wollinsky K: 1. Liquorpheresis (CSF-Filtration): An Effective Treatment in Acute and Chronic Severe Autoimmune Polyradiculoneuritis (Guillain-Barré Syndrome). Eur Arch Psychiatry Clin Neurosci 241 (1991) 73–76.

2. CSF-Filtration bei chronisch inflammatorischer demyelinisierender Polyneuropathie (Chronische inflammatorische demyelinisierende Polyneuropathie). ANIM 25.–27.1.96].

2. 3 Patienten: Normalisierung des Gesamteiweiß, nach 1–4 Wochen Erreichen der Stehfähigkeit [Dachsel R, Cemnitz (1993)].

3. 73-jährige Patientin mit über 1-jährigem Verlauf und leichter Kraftsteigerung unter IVIG-Therapie und 3 Monate später nach Filtrationsserie Besserung der Kraftgrade um ein bis zwei Stufen [Gehring K, Mathers G (1996)].

Querschnittsmyelitis:

1. 2 Patienten (kein Virusnachweis) 6 und 12 Monate nach Erkrankungsbeginn mit noch bestehender Schrankenstörung: Nach 4–6-tägiger Filtrationsserie Besserung der Arm- und Handfunktion, im Bereich der unteren Extremitäten blieben schwere motorische und sensible Defizite unbeeinflusst [Wollinsky K: CSF-Filtration als Ultima ratio bei schweren neurologischen Defiziten durch Querschnittmyelitis. ANIM 25.–27.1.1996].

2. 70-jähriger Patient mit vor 18 Monaten abgelaufener Myelitis und Polyradikulitis im Rahmen einer Staphylokokkensepsis bei Spondylodiszitis und distal-beinbetonter Tetraparese, unauffälligem Liquorbefund (Zellzahl, Protein, intakte Schrankenfunktion, Glukose, Laktat): Bei 2 Liquorfiltrationsserien nach der 1. Serie binnen 5 Tagen proximal deutliche Kraftzunahme, die jedoch mit zunehmendem zeitlichen Abstand wieder rückläufig war. Gleicher Effekt nach der 2. Serie mit Besserung in der nachgeschalteten Krankengymnastik. Die therapeutische Wirksamkeit oder Unwirksamkeit lässt sich aufgrund von klinischen oder Liquorbefunden nicht voraussagen [Gehring K: CSF-Filtration in der Neurologischen Rehabilitation – Fallbericht und Einsatzmöglichkeiten. Neurologie und Rehabilitation Suppl. (4/96) 8].

Liquorunterdrucksyndrom s. orthostatischer Kopfschmerz.

Listeriose s. Listerien-Meningitis.   A32
Meldepflicht bei Erkrankung oder Tod durch angeborene Listeriose.

M. Little s. infantile spastische Zerebralparese.

Livedo s. Antiphospholipid-Syndrom, Sneddon-Syndrom.

Locked-In-Syndrom s. Basilarisverschluss.

Lösungsmittel-Syndrom

s. Intoxikation, Lösungsmittel-induzierte Polyneuropathie.

Ätiologie: Mineralisches Terpentin (white spirit).
Styrol? Toluol? Xylol?

Diagnostik: s. Röntgen. Neurophysiologische Testung: Herabsetzung des Lernvermögens und
des Gedächtnisses, der visuell konstruktiven
Praxis und verbalen Begriffsbildung.

Epidemiologie: Auftreten bei Malern.

Klinik: Anamnese bei 50 Baumalern: 90 % herab-
gesetztes Gedächtnis, 76 % massive Müdigkeit,
60 % Konzentrationsstörungen, 58 % Irritabi-
lität, 58 % Kopfschmerzen, 48 % Schwindel,
42 % herabgesetzte Energie, 42 % Nervosität,
38 % Depression, 34 % unprovozierte Hitzewallungen, 30 % Alkohol-Intoleranz, 26 %
Magenschmerzen, Durchfall, Übelkeit. 22 %
Impotenz, herabgesetzte Libido, 22 % Sehstörungen.

Befund: 55 % vestibuläre Mindererregbarkeit nach
Spülen der Gehörgänge mit Wasser von 30 und
44 °C.

Röntgen: CCT: Kortikale ohne subkortikale Atrophie. [Arlien-Soborg: Lösungsmittel-Syndrom.
Nervenheilkunde 8 (1989) 67–71].

Loge de Guyon-Syndrom s. N. ulnaris.

Lordose – Haltungslordose erworben / postoperativ   M40.5 / M96.4

Lues und Neuro-Lues   A52.1†, Demenz F02.8

Anatomie/Histologie: Tabes dorsalis: Degeneration der Hinterwurzeln und Hinterstränge des
Rückenmarkes.
- Progressive Paralyse: Polioenzephalitis mit Bevorzugung der Frontalhirnrinde.

Diagnostik: s. Labor.

Differentialdiagnose: Borreliose, Encephalomyelitis disseminata.

Einteilung und Klinik:
AI. Lues connata – konnatale Lues   A50.9
bis zu 2 Jahre nach der Geburt:
Meldepflicht bei Erkrankung oder Tod.
- Frühsyphilis   A50.0
floride, kutan, mukokutan, viszeral, ggf. mit
Augenbeteiligung, Laryngitis, Osteochondro-
pathie, Pharyngitis, Pneumonie, Rhinitis.
- Frühsyphilis latent seropositiva sed liquornega-
tiva / nicht näher bezeichnet   A50.1 / A50.2
AII. Lues connata – konnatale Lues nach mehr
als 2 Jahren nach der Geburt.
- Spätsyphilitische Augenkrankheit, interstitielle
Keratitis (H19.2), anderorts nicht klassifiziert
(H58.8)   A50.3
- Spätauftretende (juvenile) Neurosyphilis A50.4
- Sonstige Formen der floriden konnatalen
Spätsyphilis   A50.5
- Spätsyphilis latent   A50.6
- Spätsyphilis nicht näher bezeichnet   A50.7
BI. Erworbene Syphilis: Frühsyphilis,
symptomatische Lues im Frühstadium
Primäraffekt im Genitalbereich   A51.0
Primäraffekt im Genitalbereich anal   A51.1
Primäraffekt im Genitalbereich
sonstige Lokalisationen   A51.2
Im Primärstadium inguinale wenig schmerz-
hafte Lymphknoten.

BII. Sekundärstadium: Erstlingsexanthem unter
allgemeiner Drüsenschwellung (Lymphadeno-
pathie) nach 5–12 Wochen
- Sekundäre Syphilis der Haut und Schleimhäute
A51.3
Alopezie   L99.8
Leukoderm   L99.8
Schleimhautpapeln (Plaques muqueuses)
- Sonstige sekundäre Syphilis: A51.4
Augenkrankheit   H58.8
Iridozyklitis   H22.0
Entzündung im weiblichen Becken   N74.2
Myositis   M63.0
Periostitis   M90.1
Meningeale Reaktion zu Beginn des Sekun-
därstadiums mit Erstlingsexanthem und Drü-
senschwellung in 95 %.
Syphilitische (luische) Frühmeningitis –   G01
Syphilis-Meningitis ggf. mit flüchtigen Hirn-
nerven-Lähmungen und Reflexabschwächun-
gen.
- Latente Frühsyphilis seropositiva sed liquor-
negativa bis zu 2 Jahre nach Infektion   A51.5
- Lues latens seropositiva bei persistierender Li-
quorpleozytose und hohen Serotitern.
BII.1 Spätsyphilis
- Kardiovaskuläre Lues   A52.0
Mesaortitis luica   I79.1
Aortenaneurysma   I79.0
Endokarditis   I39.8
Myokarditis   I41.0
Perikarditis   I32.0
Angina pectoris   I20
Pulmonalklappeninsuffizienz   I39.3
- Zerebrale Arteriitis   I68.1
- Optikusatrophie   H48.0
Retrobulbärneuritis   H48.1

BIII. **Neuro-Lues** – Lues cerebrospinalis – Tertiärstadium
- Asymptomatische Neurosyphilis   A52.2
- Floride Neurosyphilis: A52.1
  Tritt in < 10 % der Infektionen auf.
  1. Vaskuläre Form: Wie zerebrale Ischämie neurologische Herdsymptome, Aphasie, amnestische Episode, Hemiplegie.
  2. Meningitische Form – luische Spätmeningitis – Neurosyphilis-Meningitis: G01
  Dumpfer Kopfschmerz, basale Hirnnervenausfälle:
  Optikusatrophie   H48.0
  Retrobulbärneuritis   H48.1
  III, V, VI, VII,
  VIII Neuritis N. vestibulocochlearis   H94.0
  spinale (Myelitis) oder radikuläre Symptome.
  3. Gummöse Form: Sehr selten. Bild der intrakraniellen (meist subkortikal) oder intraspinalen Raumforderung.
  4. Enzephalitis   G05
  Parkinson-Syndrom   G22
  5. Polyneuropathie   G63.0
  Charcot-Arthropathie   M14.6

BIV. **Quartärstadium – Metalues:**
  Mögliche Pupillenstörungen bei Neuro-Lues: Entrundung. Hochgradige Miosis. Absolute Pupillenstarre.
  Reflektorische Pupillenstarre Argyll Robertson   H58.0
  Bei Okulomotoriusparese Mydriasis mit Lichtstarre.

BIV.1 **Progressive Paralyse** A52.1†, Demenz F02.8
- Neurologische Symptome: Areflexie – bei Kombination mit Tabes, Dysarthrie, Hemiparese – u.U. insultartig auftretend,
  Hinterstrangsymptome – bei Kombination mit Tabes, Hyperkinesen – selten, zerebrale Krampfanfälle, Pupillenstörungen.
- Psychische Symptome: Antriebsstörung bis Depression. Dementieller Abbau. Depressives Syndrom. Durchgangssyndrom versch. Ausprägung. Produktive Psychose.

BIV.2 **Tabes dorsalis**   A52.1
  Charcot-Arthropathie   M14.6
  Chronisch-progredienter Verlauf mit Abduzensparese – selten. Areflexie, spinale Ataxie, Blasenstörungen.
  Kältehyperästhesie und Hyperalgesie und Hypästhesie und Hypalgesie. Okulomotoriusparese – selten, Optikusatrophie, Pupillenstörungen – meist reflektorische Pupillenstarre. Schmerzen – speziell lanzinierend, o.g. Sensibilitätsstörungen.
- Neurosyphilis nicht näher bezeichnet   A52.3
- Sonstige floride Spätsyphilis   A52.7
- Latente Spätsyphilis seropositiva und liquornegativa   A52.8
- Spätsyphilis nicht näher bezeichnet   A52.9

Labor: Antiphospholipidantikörper (aPA) – Cardiolipin-Antikörper (autochthone Bildung). TPHA. FTA-ABS. VDRL zur Verlaufsbeobachtung unter und nach einer Therapie als Titer.

Liquor: Mononukleäre Zellen, bei Lues cerebrospinalis 50–300/3, Eiweiß 50–150 mg/dl, Tabes dorsalis bis 200/3, Eiweiß normal bis 100 mg/dl, TPHA ggf. (< 10 %) nur im Liquor positiv. Progressive Paralyse bis 300/3, Eiweiß 50–100 mg/dl.

Prognose: Bei HIV-positiven Patienten auch unter 3fach höheren Penicillin-Dosen häufige Therapieresistenz.

Therapie: s. Antibiotika-Therapie.
☆ Penicillin G bis 4 x 10 Mio E/d. Säuglinge 1, Kinder 0,5 Mio/ kg. Bei Penicillin-Allergie ggf.
☆ Tetrazyklin 1– 2 g/d, insgesamt 30–50 g. Therapie-Wiederholung nach erneut pathologischem LP-Befund nach 3–6 Monaten.

Lumbago s. Lumboischialgie.

Lumbale Spinalkanalstenose   M48.0

syn. Spinalkanalenge, Lumbalkanalstenose, Syndrom des engen Spinalkanals.
s. Lumboischialgie.

Ätiologie: s. Einteilung.

Anatomie/Histologie: s. Röntgen. Meist in Höhe LW4/5 und LW3/4.

Diagnostik: s. Röntgen. Ggf. somatosensorisch evozierte Potentiale (SEP), Magnetstimulation (MEP).
- Elektroneurographie: Bei hochgradiger Lumbalkanalstenose ggf. auch Amplitudenreduktion und NLG-Abnahme bei axonaler Degeneration der größten Axone.

Differentialdiagnose der oft beidseitigen Kreuz- und Beinschmerzen s. Lumboischialgie.

Einteilung:
I. Zentrale Stenose (mit oder ohne laterale Stenose)
- Primäre Stenose (anlagebedingte Stenose)
  1. Kongenitale Stenose (angeborene Knochenaufbaustörung) bzw. Missbildung (Dysraphismus).
  2. Entwicklungsbedingte Stenose (angeborenene Knochenaufbaustörung, „inborn error" des Skelettwachstums, idiopathisch, Achondroplasie).
- Sekundäre Stenose (degenerativ bedingte Stenose durch Retrospondylose, Gelenkfacettenhypertrophie)

Lumbale Spondylose / mit Myelopathie (spondylogene Kompression des Rückenmarks)
M47.8 / M47.1. G99.2
Lumbale oder sonstige Bandscheibenschäden mit Myelopathie M51.0. G99.2
1. Idiopathische Stenose
1.a) Sog. kombinierte Stenose bei mitbestehender entwicklungsbedingter Komponente (stabile Stenose).
1.b) Rein degenerative Stenose (stabile Stenose).
2. Instabile Stenose (ursächlich instabiler Genese).
2.a) Degenerative Spondylolisthese, Kaskadenspondylolisthese M43.1
Spondylolyse M43.0
2.b) Degenerative Rotationsskoliose M41.8
2.c) Postoperativer Genese (Laminektomie, Pseudarthrose nach Fusion, Nukleotomie, Stressinstabilität).
2.d) Anulusruptur (bei Bandscheibenvorfall).
3. Posttraumatisch.
4. M. Paget, Fluorose.
II. Isolierte laterale Stenose: Idiopathisch oder instabiler Genese.
III. Foraminale Stenose – Stenose des Neuroforamens [nach Schulitz K: Die lumbale Wirbelkanalstenose]
Facettenreizung M47.2
Facettenarthrose der LWS: M47.8
Hypertrophie der Facettengelenke (Wäscheklammerzeichen) oder Gelenkarthrose mit Verdickung von Gelenkkapsel und Ligamentum flavum, ggf. kompliziert durch Translation, Rotationen und Verkippungen einzelner Wirbel, mit und ohne Instabilität.

Epidemiologie: Erkrankungsbeginn selten vor der 3. Lebensdekade, meist im mittleren bis höheren Lebensalter ab der 5. Lebensdekade.

Klinik: Anamnese:
90 % neurogene Claudicatio intermittens spinalis: Schmerzzunahme im Sinne von zunehmender Steifigkeit bei Lordose (im Stehen, beim aufrechten Gang und Bergabgehen) und bei Belastung: Zunehmende Bandscheibenvorwölbung und Verlagerung des perikapsulären Facettengelenkgewebes.
Schmerzabnahme binnen Sekunden bis Minuten bei Kyphose (im Sitzen, beim vorgeneigten Gang und Bergaufgehen, Fahrradfahren) – „Stop"-Zeichen, nicht allein durch Stehenbleiben.
– Kasuistik durch ein extradurales Lipom [Frank A, München: Dorsales extradurales Lipom als Ursache spinaler Claudicatio. Zentralbl Neurochir 59 (1998) 23–6].
> 85 % Rückenschmerzen, die seit Jahren bestehen, mit Ausstrahlung in Gesäß und Oberschenkelrückseite.
90 % Beinschmerzen ein- (70 %) oder beidseits (30 %), ein- oder mehrsegmental (meist von peripher aufsteigend), mit Taubheit und Parästhesien (Kältegefühl, Brennen), Gangunsicherheit, Schweregefühl.
50 % Beinschwäche.

6 % Blasendysfunktion.
Befund:
79 % Schmerzen bei Reklination.
40 % eingeschränkte WS-Flexion.
64 % Reflexdefizit.
32 % Parästhesien.
27 % Paresen.
12 % positiver Lasègue ggf. nur bei permanentem Schmerz.
6 % Blasenfunktion gestört: Inkontinenz oder Überlaufblase [Schulitz K: Die lumbale Wirbelkanalstenose. DÄB 93/50 (13.12.96) B-2592–6].
Arteria spinalis-Kompressionssyndrom M47.0

Prognose unter konservativer Therapie eher gering, die durch Überfüllung des engen Duralsackes mechanisch bedingten neurogenen Beschwerden ausreichend zu beeinflussen. s. Therapie operativ.

Röntgen: Verengung des zentralen Spinalkanals und/oder des Nervenwurzelkanals und/oder des Neuroforamens.
– LWS nativ in 2 E: Eng aneinanderstehende und/ oder verkürzte Bogenwurzeln.
– LWS-Funktionsaufnahmen besonders bei Spondylolisthese/Spondylolyse.
– Lumbales CT: Durchmesser sagittal normal 17 mm, relative Stenose (15-) 12–10 mm, absolute Stenose < 10 mm, Recessus < 4 mm.
– Funktionsmyelographie ggf. mit Postmyelo-CT: Geschlängelte Nervenwurzeln.
– MRT ohne ausreichende Darstellung der knöchernen Strukturen mit geringem Markanteil (Compacta), Darstellung des Rückenmarks mit Störungen der Binnenstruktur im Sinne von hyperintensen Zonen.

Therapie: Gewichtsreduktion. Entlordosierung ggf. mittels Korsett. Isometrische Übungen.
– Facetteninfiltration mit Kortison. Calcitonin.

Therapie operativ: Ausschluss einer präoperativen Instabilität (ggf. Versteifung/Fusionierung erforderlich).
– Minimal invasive Therapie mit Entlastung des für die Beschwerden verantwortlichen dynamischen Anteils eines Segmentes unter Belassung des statischen Anteils durch interlaminäre Dekompressionen mit Erhaltung der Dornfortsätze und der interspinalen Ligamente. Ggf. Laminektomie über eine oder mehrere Etagen.
– Günstige Prädiktoren: Vorwiegend Schmerzsyndrom, Haltungsabhängigkeit.
– Ungünstige Prädiktoren: Neurologische Ausfälle, fraglich hohes Alter [Büttner T (13.3. 93)].
– Nach operativer Therapie: 64 % gut bis ausgezeichnet, 24 % mäßig, 14,3 % schlecht [Büttner T (13.3.93) nach Metaanalyse Turner (1992) aus 74 Arbeiten].
– Die Operation kann die Verschlechterung neurophysiologischer Parameter nicht aufhalten [Schulitz K: Die lumbale Wirbelkanalstenose. DÄB 93/50 (13.12.96) B-2592–6].

Lumbalpunktion – LP

s. Labor – Liquor.

Kontraindikationen für Lumbalpunktionen:
Hautaffektionen an der vorgesehenen Punktionsstelle. Hirndruck/Hirnödem.
Blutgerinnungsstörungen bzw. Antikoagulantientherapie (Quick < 60 %): LP nach Frischplasmagabe.
Thrombozytopenie < 40.000/µl: LP nach Gabe von Thrombozytenkonzentrat.

Komplikationen: Austritt von Liquor cerebrospinalis durch Lumbalpunktion   G97.0

– Sonstige Reaktion auf Spinal- und Lumbalpunktion: G97.1
– Intrakranielle Einklemmung, epidurale Einblutung, Meningitis, Querschnittlähmung.

Therapie postpunktioneller Kopfschmerzen:
Kopftieflage. Flüssigkeitszufuhr.
☆ Coffein (0,2 g Compretten. Tasse Kaffee 50–150 mg, Tasse Tee 25–50 mg) s. Schmerz. 200–400 mg.

Lumboischialgie

Thorakale / lumbale Wurzelläsionen, anderweitig nicht klassifiziert   G54.3 / G54.4

Lumbago (Dorsolumbalgie) o.n.A., Kreuzschmerz, Lendenschmerz, Überlastung der Kreuzbeingegend
          M54.5

Ischialgie / Lumboischialgie (nicht durch Bandscheibenschaden)   M54.3 / M54.4

ICD-Nummern s. Differentialdiagnose/Differentialätiologie.

s. Dorsalgie, lumbale Spinalkanalstenose, Plexus lumbosacralis-Läsion, Tethered cord syndrome.

Ätiologie: s. Differentialdiagnose, s. Pathophysiologie. Z.B. degenerative Wirbelsäulenveränderungen oder Fehlhaltung mit Bandscheibenvorfall – Diskushernie – Nucleus pulposus-Prolaps – NPP.

Ätiologie der Bandscheibenverletzungen, des Bandscheibenvorfalls:
90 % degenerativ (Heben, seitliche Dreh-Torsionsbewegungen): Torsionsverletzungen entstehen durch übermäßige axiale Rotation eines lumbalen Segmentes in Kombination mit einer Flexion – biomechanisch Hebebewegung in gebeugter und rotierter Position – und führen zu Horizontalabrissen des Anulus fibrosus mit ringförmigen Rissen des innervierten äußeren Drittels, dabei keine neurologischen Defizite und unauffällige neuroradiologische Befunde [Bogduk N in J Man Med 5 (1990) 72–9].
10 % traumatisch, durch chiropraktische Maßnahmen etc. Beckenschiefstand – Beinlängendifferenz.

Anatomie/Histologie: s. Ätiologie Torsionsverletzungen.
– Bandscheibendegeneration – Diskose – am ausgeprägtesten bei LW 5/SW 1 und LW 4/5 mit resultierend Höhenminderung des Zwischenwirbelraumes (ZWR), reaktiv degenerativen Veränderungen der Wirbelkörper mit Osteochondrose (Osteochondrosis intervertebralis) und Osteophytenbildungen, Gefügelockerung mit Subluxation und Spondylarthrose (Sekundärarthrose im zugehörigen Intervertebralgelenkpaar) mit Einengung der Zwischenwirbellöcher und des Spinalkanals.
– Gute (schmerz-) sensible Versorgung des vorderen und hinteren Längsbandes, am äußersten Rand des Anulus fibrosus, der Gelenkkapsel der Zwischenwirbelgelenke.
– Schmerzauslösung durch

1. pathologische Bandscheibenkontakte am hinteren Längsband – lokales Lumbalsyndrom,
2. Irritation der Nervenwurzel infolge diskalen oder knöchernen Drucks – lumbales Wurzelsyndrom (radikuläres Schmerzsyndrom),
3. aufgrund von Kapseldehnung und Arthrose am Wirbelgelenk – Facettensyndrom (pseudoradikuläres Schmerzsyndrom).
Zytokine treten aus der degenerierten Bandscheibe oder dem Facettengelenk aus und verursachen eine chemische Radikulitis (IL-1β, IL-6, IL-8).
– Lumbosakrale Übergangswirbel bei 5–12 % (Dermatomvarianten).
– Knöcherne Enge bei Spinalkanalstenose oder Foramenstenose in 50–60 %.
Freier Sequester in 15 %. Harter oder verkalkter Prolaps in 10 %. Weicher Prolaps in < 5 %.

Begutachtung: Als Berufskrankheit ab 1992 anerkannt:
– Erkrankungen der Lendenwirbelsäule (Diskopathien, Osteochondrose, Spondylose oder Spondylarthrose), die durch langjähriges Heben und Tragen schwerer Lasten oder durch langjährige Tätigkeiten in extremer Rumpfhaltung (Berufskrankheitentatbestand gemäß BKVO Nr. 2108) oder vorwiegend vertikale Einwirkung von Ganzkörperschwingungen (BKVO Nr. 2110) verursacht sind.
Wie bei anderen Berufskrankheiten ist eine Anerkennung dieser Gesundheitsstörung als Berufskrankheit immer davon abhängig, dass die schädigende Tätigkeit aufgegeben wird. Epidemiologisch scheint ein beruflicher Zusammenhang für Krankenpflegepersonal, Untertagearbeiter mit ständiger Zwangshaltung (Bergbau) zu bestehen. Weitere Berufsgruppen: Be- und Entladearbeiter, Stein- und Plattenverleger, Maurer, Stahlbetonbauer, Schauerleute und andere Lagereiarbeiter, Lastenträger im Transportgewerbe, Arbeiter in der Land- und Forstwirtschaft, Garten- und Landschaftsbau. Fischer. Personen, die regelmäßig schwere Werkstücke heben oder tragen,

z.B. Arbeiter in Gießereien, Schlossereien, Montagearbeiter, Kraftfahrzeughandwerker.
- Minderung der Erwerbsfähigkeit (MdE): Rezidivierende lumbale Beschwerden nach vorausgegangenen Bandscheibenoperationen   0–30 %
bei multilokulären Bandscheibenläsionen
                                                 10–40 %
bei monoradikulären Ausfällen   20 %
bei polyradikulären Ausfällen   30–50 %
Caudateilschäden   30–70 %
Neurogene Blasenentleerungsstörungen
                                                30–100 %
[Herter T: Versicherungsmedizin 43/4 (1991) 118–22]

Definition: Lumbalgie – Lumbago: Akuter Schmerz im LWS- und Gesäßbereich.
- Ischialgie: Schmerzausstrahlung in das Bein.
- Lumboischialgie als Kombination von Lumbago und Ischialgie.
- s. Einteilung. Sog. degenerative Veränderungen („Verschleiß") resultieren auch aus der Aufrichtung der Menschen mit Umwandlung der Wirbelkette des Vierfüßlers zur Wirbelsäule, im Alter werden Bandscheibenerkrankungen seltener.

Diagnostik: s. Labor, s. Röntgen. EMG: Pathologische Spontanaktivität nach 2 Wochen; EMG des M. tibialis posterior (L5, N. tibialis) und M. gluteus medius ist bei L5-Syndrom pathologisch, bei Peroneusläsion unauffällig. Ggf. Ninhydrin-Schweißtest.
- Zur Differentialdiagnose: Ultraschall Niere (besonders L1–4-Syndrome). Prostata-Untersuchung. Gynäkologisches Konsil.

Differentialdiagnose: s. Tabelle unten.

Einteilung der Bandscheibenvorfälle: Lateral, mediolateral, medial.

Einteilung der Bandscheiben-Degeneration:
1. Über die Gesamtbreite sich seitengleich harmonisch vorwölbende Bandscheibe mit Höhenabnahme des Zwischenwirbelraumes („bulging disc").
2. Bandscheiben-Protrusion von Nucleus pulposus-Gewebe in die Risse des rupturierten Anulus fibrosus ohne völliges Durchbrechen des Anulus fibrosus („subanular").
3. Prolaps bzw. Extrusion von Nucleus pulposus-Gewebe mit Durchbrechen des Anulus fibrosus, nur noch dünnhäutiger Schicht über dem Nucleusgewebe ohne Durchbrechen des hinteren Längsbandes („subligamentärer Bandscheibenvorfall").
4. Prolaps extraligamentär noch in Kontinuität mit der Bandscheibe oder als freier Sequester [aus Castro W s.u.].

Differentialdiagnose und *Differentialätiologie der Kreuz- und Beinschmerzen*: s.o. ICD-Nummern.
L2-Syndrom-Differentialdiagnose s. Coxarthrose. s. Ilioinguinalis-Syndrom. Nierenerkrankung – Nephrolithiasis.
L3-Syndrom-Differentialdiagnose s. Coxarthrose. Mononeuritis multiplex/diabetische Amyotrophie.
L4-Syndrom-Differentialdiagnose s. Gonarthrose, Muskeldystrophie. Mononeuritis multiplex/ diabetische Amyotrophie.
L5-Syndrom-Differentialdiagnose s. „Hamstring syndrome", Ischiadikusparese der Peroneusfasern („Rübenzieherlähmung"),
   Peroneusläsion/ -kompression am Fibulakopf. Piriformis-Syndrom. Tibialis anterior-Syndrom. N. cutaneus surae lateralis-Kompression (L5-Syndrom sensibel). Vorderes Tarsaltunnel-Syndrom des N. peroneus profundus.
S1-Syndrom-Differentialdiagnose s. „Hamstring syndrome", Piriformis-Syndrom. Hinteres Tarsaltunnelsyndrom des N. tibialis.
1. Diskogen:
   Lumbago durch Bandscheibenverlagerung – lumbaler (o. thorakaler) Diskusprolaps   M51.2
   Ischialgie durch Bandscheibenschaden mit Radikulopathie   M51.1
   Bandscheibendegeneration näher bez.   M51.3
   Schmorl'sche Knorpelknoten   M51.4
   Kompression von Nervenwurzeln und Nervenplexus bei Bandscheibenschäden   G55.1
   Bandscheibeninfektion pyogen   M46.3
   Diszitis – Spondylodiszitis bzw. deckplattennahe Spondylitis   M46.4
   Traumatische Bandscheibenruptur bzw. Spondylopathie   S33.0. M48.3
2. Nerval: s. Frühsommer-Meningoenzephalitis, Tuberkulose.
- Neuralgische Beckenamyotrophie.
- Borreliose Stadium II Meningopolyneuritis Garin-Bujadoux-Bannwarth mit Trias radikuläre Nervenbeteiligung – Meningoradikulitis, kraniale Neuritis, zum Teil sehr diskreter Meningitis. Ggf. besonders nächtliche Schmerzen. Häufig spontane Remission.
- Bruzelose: Meningoradikuloneuritis oder Mononeuritis multiplex (teilweise äußerst schmerzhaft).
- Diabetes mellitus: Diabetische Radikulopathie, diabetische thorakoabdominale Radikulopathie. Diabetische Amyotrophie (s. Polyneuropathie): Schnell atrophisierende Paresen der Beckengürtel- und Oberschenkelmuskulatur.
- Engpass-Syndrome peripher (besonders chronische Schmerzen). Engpass-Syndrom der Leistenbeuge (z.B. nach Jogging).
- „Hamstring syndrome" (Sport): Narbenkompression des N. ischiadicus am Caput longum m. bicipitis femoris.
- Guillain-Barré-Syndrom (initial).
- Herpes zoster (Effloreszenzen sekundär auftretend).
- Ilioinguinalisneuralgie (schmerzhafte Spina iliaca ventralis).
- Interkostalneuropathie (– neuralgie – neuropathie)   G58.0
- Kompression von Nervenwurzeln und Nervenplexus bei Neubildungen   G55.0
- Kompression von Nervenwurzeln und Nervenplexus bei sonstigen Krankheiten der Wirbelsäule und des Rückens   G55.3
- Kompression von Nervenwurzeln und Nervenplexus bei sonstigen andernorts klassifizierten Krankheiten G55.8

- Meralgia paraesthetica des N. cutaneus femoris lateralis.
- Mononeuritis multiplex – Plexusneuropathie.
- Obturatorius-Neuralgie (Schmerz an der Oberschenkelinnenseite, Adduktorenschwäche).
- N. peroneus-Kompression (Sport) in der Faszienloge der Bicepsmuskulatur.
- Polyneuropathie (Sensibilitätsstörungen) (Differentialdiagnose zur lumbalen Spinalkanalstenose).
- Chronische inflammatorische demyelinisierende Polyneuropathie [Fallbericht von Ginsberg L: Chronic inflammatory demyelinating polyneuropathy mimicking a lumbar spinal stenosis syndrome. J Neurol Neurosurg Psychiatry 59 (1995) 189–91].
- N. saphenus-Einengung (Sport) zwischen M. sartorius und M. gracilis.
- N. suralis-Kompression am lateralen Unterschenkel (Skistiefel).
- Tarsaltunnelsyndrom s. N. tibialis, s. N. peroneus (Schmerz von distal nach proximal).
- „Tethered cord syndrome" bei Jugendlichen und jüngeren Erwachsenen (Differentialdiagnose zur lumbalen Spinalkanalstenose).
- Tibialis anterior-Syndrom (Sport): Mit Schmerzen, Unterschenkelschwellung, sensiblen und motorischen Störungen von M. tibialis anterior, M. extensor hallucis longus, M. extensor digitorum. Kompartment-Druckmessung normal 0–5 mm Hg. Akute Form unmittelbar bei oder binnen Stunden nach Belastung, chronische Form meist symmetrisch bei belastungsabhängiger Mehrdurchblutung.
- Tuberkulose: Radikulomyelitis primär häufig mit über Wochen progredienten Paraparesen oder als Komplikation einer tuberkulösen Meningitis oder tuberkulösen Spondylitis durch Perforation in den Spinalkanal ggf. mit Kompression.
  Kasuistik: Lumbalgien und Kopfschmerzen, darauf Delir und Caudasyndrom, im Liquor 30/3 Zellen, lymphozytäres Zellbild, 52 mg/dl Eiweiß [Bötzel K: Tuberkulöse Radikulomyelitis – gut therapierbar nur bei frühem Erkennen. Nervenarzt 64 (1993) 282–3].
- Doppelläufige Wurzelanomalien („Conjoined Nerve Roots"):
  Schmerzzunahme im Stehen und Sitzen, Schmerzabnahme im Liegen und Laufen.
- Lumbale oder thorakale Radikulitis (oder Neuritis) o.n.A.   M54.1
3. Knöchern: s. Kyphose, Kyphoskoliose.
- Baastrup-Syndrom   M48.2
- Chondrokalzinose syn. Pseudogicht mit Befall der Bandscheibe. Spondylitische Form.
- Fraktur: Wirbelfraktur z.B. osteopenisch.
  Ermüdungsbruch (Sport) bei abrupter Trainingssteigerung   M48.4
- Wirbelkörperkompression andernorts nicht klassifiziert, Keilwirbel o.n.A.   M48.5
- Wirbelfraktur bei Metastasen   C79.5. M49.5
- Instabilität der Wirbelsäule   M53.2
- Osteochondrose beim Erwachsenen / juvenile Osteochondrose – M. Scheuermann   M42.1 / M42.0
- Osteomyelitis der Wirbelkörper   M46.2
- Osteopenien – Osteoporose.
- Sakroiliitis bei Spondylarthritis ankylopoetica – M. Bechterew (Schmerzen nachts und am frühen Morgen. Affektionen des Kreuzbeins, Affektionen des Steißbeins), Psoriasisarthritis, Sarkoidose.
- M. Reiter (Trias Gelenkbeschwerden – Arthropathie, Konjunktivitis, Urethritis)   M02.3
- Spondylarthrose s. Spondylose.
- Spondylitis ankylosans – chronische Polyarthritis der Wirbelsäule / juvenil   M45 / M08.1
- Spondylitis hyperostotica (Forrestier-Ott) – diffuse idiopathische Skeletthyperostose   M48.1
- Spondylitis brucellosa   A23. M49.1
- Spondylitis durch Enterobakterien   A01–A04. M49.2
- Wirbelsäulen-Tuberkulose – Pott-Gibbus   A18.0. M49.0
- Ankylosierende vertebrale Hyperostose   M85.8
- Spondylolyse   M43.0
- Spondylolisthese   M43.1
- Spondylopathien (s.o. Spondylitis):
  Infektiöse Spondylopathien   M46.5
- Spondylopathien näher bezeichnet / nicht näher bezeichnet   M46.8 / M46.9
- Spondylopathien (s.o. Spondylitis) bei andernorts klassifizierten infektiösen und parasitären Krankheiten   M49.3
- Neuropathische Spondylopathien bei Syringomyelie und Syringobulbie   G95. M49.4
- Neuropathische Spondylopathien bei Neurolues – Tabes dorsalis mit lanzinierenden Schmerzen (meist im Bauchraum).   A52.1. M49.4
- Postdysenterische Arthropathie.
- M. Behcet.
- Spondylopathien nicht näher bezeichnet   M48.9
- Spondylose thorakal oder lumbal   M47.8
- Spondylose mit Radikulopathie (Kompression von Nervenwurzeln und Nervenplexus)   M47.2. G55.2
  (Osteochondrose, Spondylarthrose mit Einengung der Zwischenwirbellöcher – Foramen intervertebrale. Facettensyndrom – Facettenreizung (pseudoradikuläres Syndrom): Diffus verteilte chronische Schmerzen).
- Wirbelfusion, Ankylose eines Wirbelgelenks   M43.2
- Wirbelsäulen-Deformität   M43.9
- Primäre Wirbeltumoren (Hämangiomwirbel).
4. Angeboren – kongenitale Anomalien:
- Angeborene Spondylolyse und Spondylolisthesis   Q76.2
- Halbwirbel   Q76.3 / Q76.4
- Klippel-Feil-Syndrom   Q76.1
- Lumbalisation und Sakralisation, Wirbelmissbildung, Wirbelbogenschlussanomalie, Platyspondylie   Q76.4
- Spina bifida occulta   Q76.0

5. Sonstige alphabetisch:
– Epiduraler Abszess z.B. nach hämatogener Aussaat von Hautinfektionen oder im Rahmen einer Sepsis [Haupt W: Spinale Abszesse im Rahmen eitriger Meningitiden. Akt Neurol 21 (1994) 173–6]. Abszess bei Heroinmissbrauch. s. Spinaler Abszess. s. Spondylitis.
– Dissoziierende Aortenaneurysmen werden immer wieder initial als Lumboischialgien verkannt!
Angiom – AV-Fistel: Besonders fluktuierend oder spóntan rezidivierend, Schmerzen verstärkt durch warme Bäder, Stehen oder körperliche Anstrengung. s. spinale Angiome, s.u. spinale Subarachnoidalblutung. Intraspinale Blutung.
– Arachnoiditis   G03.9
Arachnopathie langsam progredient mit einer Latenz von bis zu 5 Jahren: Nach spinalen (Rezidiv-) Operationen, nach Wirbeltraumen mit Blutungen in die Rückenmarkshäute, Meningitis, selten spontan. Meist in oberen BWS-Sementen und in Höhe der oberen Cauda. Liquoreiweißvermehrung.
– Arteria spinalis anterior-Syndrom: Schmer-zen können den späteren Lähmungen und   M47.0
dissoziierten Sensibilitätsstörungen ggf. Stunden bis Tage vorausgehen [Jörg J: Kreuz- und Beinschmerzen („Ischialgie“) aus neurologischer Sicht. DÄB 91/1/2 (10.1.94) B-32–8].
– Claudicatio intermittens der Beine (vaskuläre Form bei arterieller Verschlusskrankheit). Auch bei Infektion einer Iliaca-Gefäßprothese.
Lériche-Syndrom – Aortenbifurkations-Syndrom: Embolie/Thrombose der Aorta abdominalis   I74.0
Claudicatio durch Endofibrose der A. iliaca externa: Bei Radrennfahrern unter maximaler Belastung einseitiger, lähmender Schmerz im Oberschenkel mit Ausstrahlung in die Wade und ggf. Hypästhesie der Zehen durch, besonders bei flektierter Hüfte, Gefäßabknickung mit geringfügiger Stenosierung und durch Überbelastung Ausbildung einer Elongation und Endofibrose an der Konvexität: Im Gegensatz zur arteriosklerotischen Veränderung bleibt das Endothel unverändert, das subendotheliale Gewebe hyperplasiert. Therapeutisch Arteriotomie mit Kürzung der Arterie und Einsetzen einer venösen Plastik [Hindryckx C: Endofibrosis of the External iliac Artery: A Cyclist's Syndrome? – A Case Report. Eur J Phys Med Rehabil 6 (1996) 126–7].
– Claudicatio spinalis (s. lumbale Spinalkanalstenose) mit meist initial Rückenschmerzen, später Einschränkung der Gehstrecke, ggf. chronischem oder akutem Übergang in eine inkomplette oder komplette Querschnittlähmung. Bei Claudicatio caudae equinae Mitbefall des peripheren Motoneurons.
Kasuistrik einer Claudicatio spinalis bei Diskusprolaps mit Sequestern in Höhe BWK 11/12; in der selektiven spinalen Arteriographie keine Darstellung der A. radicularis magna, erhöhtes Liquoreiweiß [Hufnagel A: Claudicatio spinalis durch thorakalen Bandscheibenvorfall. Nervenarzt 59 (1988) 419–21].
– Claudicatio intermittens infolge belastungsabhängiger Ischämie des Beinplexus durch Stenosen oder Verschlüsse der Iliakalarterien: Keine ischämischen Muskelschmerzen, sondern nervale Reiz- und Ausfallserscheinungen wie Nervenschmerzen, Parästhesien, Paresen und Reflexverluste [Stöhr M: Claudicatio intermittens infolge belastungsabhängiger Ischämie des Beinplexus. Akt Neurol 22 (1995) 104–6]. Symptomatik bei beiden vaskulären Formen beim Treppaufsteigen und Radfahren verstärkt, belastungs- und nicht haltungsabhängig.
– Coxarthrose (eingeschränkte Hüftmotilität) – Coxitis. s. Hüftkopfnekrose.
– Fibromyalgie-Syndrom (bei 15 % der Patienten mit Rückenschmerzen).
– Funktionelle Störungen psychischen Ursprungs   F45.4
– Gelenkerkrankungen mit und ohne Fehlbelastung – Überlastungsschäden. s. Coxarthrose.
– Gynäkologische Erkrankung: Besonders chronische Schmerzen.
– Hüftkopfnekrose – Femurkopfnekrose mit akutem Beginn, laterale Schmerzen.
– „Iliotibial band friction syndrome“ (Sport): Reiben des Tractus iliotibialis am lateralen Femurkondylus mit lateralen nach proximal und/oder distal ausstrahlenden Schmerzen. Disponierend Beinlängendifferenzen, Varusfehlstellung des Knies, Pronationsfehlstellung des Sprunggelenkes. Klinisch „painful arc“ mit Druckschmerz am lateralen Femurkondylus bei Kniegelenk-Extension-Flexion, Rö und Sonographie ohne verwertbare Hinweise. Therapeutisch Fußaußenranderhöhung, selten Z-Plastik-Verlängerung des Tractus tibialis.
– Kokzygodynie (oft nach Frakturen oder Operationen).
– Meningeosis carcinomatosa – Metastasierung – pathologische Fraktur s. Tumor, durch z.B. Bronchial-, Mamma-, Prostata-Karzinom, leukämische Infiltrate. Ggf. Kaudasyndrom.
– Milzinfarkt (selten, ggf. Ausstrahlung in die Leiste – oder Schulter).
– Mikrofrakturen der Massa lateralis des Os sacrums.
– Muskelerkrankungen: Muskelfaserrisse und Faszienrisse.
– Muskeldystrophie: Ggf. isolierte Dystrophien des M. quadriceps als abortiv verlaufende Form der Gliedergürtel-Myopathie.
– Myelomalazie s. Angiome.
– Neoplasien seltener (s. Plasmozytom. Prostata-Karzinom).
– M. Parkinson (ggf. Frühsymptom Muskelkrämpfe, -schmerzen, -steifigkeit in den Waden oder Verkrampfen der Zehen nach unten, morgendliche oder nächtliche Dystonien).
– Periostiden am Schienbein -shin splints-, das vordere und hintere Tibiakantensyndrom nach Überlastung (Sport) der Muskelansätze mit diffusen schwer lokalisierbaren Schmerzen: Skelettszintigraphie.
– Phlebothrombose – venöse Insuffizienz.
– Plasmozytom: Kasuistik eines über 2 1/2 Jahre wegen chronischer Rückenschmerzen unter dem Verdacht einer Osteoporose behandelten Patienten ohne Nachweis von monoklonalem Immunglobulin im Serum, ohne Bence-Jones-Protein im Urin und ohne Anhalt in der Knochenmarksbiopsie mit Auftreten einer inkompletten Querschnittlähmung bei BWK 6-Kompressionsfraktur, histologisch Kappa-Leicht-Ketten-Plasmozytom [Johannes S: Rückenschmerz: Fehldiagnose Osteoporose bei nicht sezernierendem multiplen Myelom. Akt Neurol 23 (1996) 176–8].
– Polymyalgia rheumatica: Chronische Schmerzen, mit schwerer Allgemeinerkrankung ähnlich konsumierendem Leiden.
– Psychogene Rückenschmerzen, Lumboischialgien   F45.4
– Rückenstreckermyogelosen   M62.8
– Spinale Raumforderungen s. Tumoren.

– Sport s. „hamstring syndrome", „Iliotibial band friction syndrome", Periostitiden, Tennisleg, Tibialis anterior-Syndrom [Riel K: Der diffuse Beinschmerz – sporttraumatologische Ursachen. DÄB 91/20 (20.5.94) B-1081–4].
– Strahlenschädigung.
– Spinale Subarachnoidalblutung (initial) auf dem Boden eines spinalen Angioms (stärkster Schmerz, Meningismus ggf. erst später).
– Tennisleg (Sport): Besonderer Riss des medialen Gastrocnemius am Übergang vom muskulären zum sehnigen Anteil mit stechendem Wadenschmerz, schmerzhafter Dorsalextension, Schwellung der gesamten Wade und Absinken des Hämatoms.
– Tendomyosen – Tendomyopathien.
– Thalamus-Schmerz (halbseitiger Schmerz ggf. deutlich beinbetont, bei genauer Anamnese auch an der oberen Extremität).
– Trauma (lokal ohne/mit Einblutung, Sehnenabriss z.B. Adduktorensehne).
  Prellung der Lumbosakralgegend   S30.0
  Verstauchung und Zerrung der Lendenwirbelsäule   S33.5
– Tumoren (außer Bandscheibenvorfällen) und Tumorinfiltration: Spinale Meningeome, Neurinome, Metastasen. s. Meningeosis carcinomatosa. Cauda-Tumoren. Tumoren im kleinen Becken, retroperitoneal (Iliopsoas- und Quadrizeps-Parese). Plasmozytom – multiples Myelom. Hämangiom.
  Para- oder prävertebrale Tumoren wie Hodgkin- oder Non-Hodgkin-Lymphome, retroperitoneale Lymphknotenmetastasen. Radikuläre Symptome bei Einwachsen in die Foramina intervertebralia.
– Arterielle Verschlusskrankheit s. Claudicatio intermittens.
– Synoviale, gelenkassoziierte Zyste mit pseudoradikulärer Symptomatik. Ggf. CT-gesteuerte Punktion und Kortison-Injektion.
– Arachnoidale Zysten (benigne sakrale meningeale Zysten – BSMC): Zystische Veränderungen des Duralsackes oder der Wurzelscheiden („Wurzelzysten" relativ häufig, meist bei S2 oder S3) meist ohne klinische Relevanz. Bei „Sakralkanalzysten" sind die okkulte intrasakrale Meningozele (schließt sich kaudal an das Ende des Duralsackes an) von sakralen intra- und extraduralen arachnoidalen Zysten zu differenzieren. Bei 2 Kasuistiken jeweils Miktionsstörungen im Sinne einer Pollakisurie. Nach Diagnosestellung durch MRT sakrale Laminektomie mit Entleerung xanthochromen Zysteninhalts und Resektion der dorsalen Zystenwand im Sinne einer Marsupialisation [Russegger L: Sakrale intradurale arachnoidale Zysten als Ursache des Lumbalsyndroms. Nervenarzt 67 (1996) 1030–3].

Epidemiologie: Prävalenz: Lumbalgie 80 %, Ischialgie 40 %.
– 10 % Patienten in einer Allgemeinpraxis und 50 % Patienten in einer orthopädischen Praxis kommen wegen bandscheibenbedingten Erkrankungen (davon 2/3 LWS).
Bandscheibenbedingte Erkrankungen führen zu 20 % der Krankschreibungen und nahezu 50 % der Anträge auf vorzeitige Rente.
– LWS-Beschwerden als Ursache von 20 % aller Arbeitsunfähigkeitbescheinigungen und 20 % aller Frühberentungen.
Prävalenz medianer Bandscheibenvorfälle ohne und mit Cauda-Symptomatik bei LW 1/2 1 %, LW 2/3 3 %, LW 3/4 10 %, LW 4/5 30 %, LW 5/SW 1 16 %.

Klinik:
Anamnese: Wann erstmals Kreuzschmerzen? Früher oder aktuell Verhebetrauma – Unfall? Beginn akut oder schleichend? Hust-Nies-Press-Schmerz (HNP bei spinaler Raumforderung, nicht bei Coxarthrose)? Schmerzausstrahlung? Motorisches, sensibles oder vegetatives Defizit: Ist die Miktion ungestört – letztes Wasserlassen; Potenzstörung? Zeckenbiss? Plötzliche Schmerzbesserung bei bestehenden Defiziten (Wurzeltod)?
– Eigen- und Familienanamnese mit M. Bechterew, entzündlicher Darmerkrankung, Iridozyklitis, Psoriasis (-Arthritis) bei Verdacht auf Sakroiliitis. Wann traten erste Kreuzschmerzen („Hexenschuss") auf, wann mit Ischialgie?
– Schmerzen z.B. nächtlich mit Besserung in stehender Position (spinale Raumforderung), besonders nachts (Borreliose; am frühen Morgen Spondylarthritis ankylopoetica – M. Bechterew),
im Sitzen, haltungsabhängig verstärkbar durch Lordose, Hust-Nies-Press-Schmerz (NPP),

im Stehen, Gehen besonders bergab (enger Spinalkanal, Spondylolisthese),
unter Wärme (Radikulitis, enger Spinalkanal, enges Neuroforamen),
Klopfschmerz der lateralen Hüfte (Arthrose, Coxitis, Hüftkopfnekrose).
– Zeckenstich/Erythema migrans/wandernde Gelenkschmerzen (Borreliose).
– Umgekehrter Lasègue (Femoralisdehnung) Wurzel L3 oder L4 ggf. mit Femoralisdruckschmerz.
– Lasègue (Ischiadikusdehnung) Wurzel L5 oder S1 ggf. mit Valleix'schen Druckpunkten, gekreuzter Lasègue bei gravierendem (Diskusprolaps-) Befund meist in Höhe L5/S1 ggf. mit Bragard.
– Schmerzschonhaltung der Wirbelsäule mit (asymmetrischem) Hartspann und ggf. Skoliose. Beckenschiefstand reflektorisch oder durch echte Beinlängendifferenz. Schober. ISG-Druckschmerz (Sakroiliitis)? Hüftgelenksmotilität (Coxarthrose)? Fersenklopfschmerz (Spondylodiszitis) bzw. Wirbelsäulenstauchungsschmerz (Destruktion)?
– Schweißsekretionsstörung (Hypohidrosis).
Besonderes:
– Postdiskotomie-Syndrom (Postlaminektomie-Syndrom) s. Therapie operativ.
– Schwangerschaft: Diskusprolaps.
Lockerung der Iliosakralfugen in späten Stadien der Schwangerschaft besonders mit nächtlichen Schmerzen.

Komplikationen: s. Therapie operativ.

Labor: Borrelien in Serum und Liquor. Herpes-Gruppe. Lues. Bei lymphozytärer Meningitis im Liquor LCM-KBR, Zystizerkose-ELISA.

– HLA-B27 bei begründetem Verdacht:
Positiv bei Gesunden (Normalbevölkerung) und rheumatoider Arthritis in 6–10 %, davon sind

Befund:

Befund: Syndrom	Rückenmark-Segment Kennmuskeln	Schmerzstraße und sensible Störung	Fremdreflex oder Muskeleigenreflex (MER)
L1:	M. iliopsoas, M. cremaster (Hodenheber)	Symphyse + oberhalb des Leistenbandes	Cremasterreflex
L2:	M. iliopsoas	Oberschenkel-Innenseite	(ADR)
L3:	Adduktoren (M. quadriceps femoris mit ggf. auch erschwerter Hüftbeugung)	Oberschenkelvorder- und Knie-Innenseite	ADR (Nn. obturatorius, femoralis)
L4:	M. quadriceps femoris: Stuhlbesteigen (und Hüft-beugung) erschwert, ggf. Tibialis anterior-Anteile (L5)	Unterschenkel-Innenseite, Tibiakante	PSR (N. femoralis)
L5:	Gluteus medius: Trendelenburg M. tibialis anterior (N. peroneus): Fersenstand. M. extensor hallucis longus, M. tibialis posterior	Unterschenkel-Außenseite, Fußrücken und Großzehe	TPR (N. tibialis)
S1:	Triceps surae: Zehenstand, Peroneus brevis: Fußpronation, Gluteus maximus: Stuhlbesteigen, Fußabrollen erschwert	Unterschenkel-Hinterseite, Fußaußenkante + ggf. Reithosenhypästhesie S1	ASR (N. tibialis)
S2:	M. flexor digitorum	Ober- und Unterschenkel medial dorsal, Reithosenhypästhesie S2 Gesäß	Rossolimo (N. tibialis)
S2–4:	Blase und Darm	Reithosenhypästhesie perianal	Anal- und Bulbocaver-nosus-Reflex

5 % an einer Spondylarthropathie erkrankt. Bei Spondylitis ankylopoetica 90–100 %, M. Reiter 70–90 %.

Reaktive Arthritiden: Yersinien 80 %, Shigellen 80 %, Salmonellen 80–90 %.

Intestinale Arthropathien: Mit Sakroiliitis 50–70 %, ohne Sakroiliitis 14–24 %. Juvenile chronische Polyarthritis mit Sakroiliitis 40–60 %. Iritis – Iridozyklitis 40–50 %.

20 % der HLA-B27-Positiven entwickeln Symptome einer Spondylitis ankylopoetica.

Pathophysiologie: s. Ätiologie Torsionsverletzungen.
- Pathophysiologie der Bandscheibenbeschwerden: Mechanische Irritation oder Kompression einer Nervenwurzel durch eine Diskusprotrusion oder Diskusprolaps.
- Pathophysiologie der durch Verspannung ausgelösten Rückenschmerzen: Muskuläre Dysbalance mit verkürzter tonischer und schwacher, rasch ermüdbarer assoziierter phasischer Muskulatur.

Prognose: s. Epidemiologie.
- Spontanverlauf der Lumbalgie 90 % (Ischialgie 75 %) Rückbildung in 6 Monaten. Gegenüber 67 Patienten (Gruppe 1) mit Stufenbett über 3 Wochen und 52 Patienten (Gruppe 2) mit Krankengymnastik (KG) schnitten nach 3 Wochen 67 Patienten der Gruppe 3 ohne KG mit Vermeidung von Bettruhe und Beibehaltung der täglichen Routine-Beschäftigung (alle 3 Gruppen erhielten Analgetika) bezüglich Krankschreibung, Arbeitsfähigkeit und Schmerzdauer am besten ab [Malmivaara A: The treatment of acute low back pain – bed rest, exercises, or ordinary activity? N Engl J Med 332 (1995) 351–5].
- Positive Prädiktoren für OP-Erfolg: Keine Rückenschmerzen, pos. Lasègue, Schmerz bis in den Fuß.

Bleibende Lähmungen sind eher von der Raschheit der Ausfälle und Heftigkeit der Beschwerden als von der Dauer bis zur operativen Entlastung abhängig.

Röntgen: s. lumbale Spinalkanalstenose.
- LWS nativ in 2 E: Osteochondrose, Spondylarthrose (degenerative Wirbelsäulenveränderungen im Alter sind normal!); Anomalien wie Übergangswirbel, unvollständiger Bogenschluss – Spina bifida; Hinweise auf Lumbalkanalstenose, Spondylitis, Spondylodiszitis, Osteolysen und Knochentumoren. Ggf. Funktionsaufnahmen zum Ausschluss von Spondylolisthese – Spondylolyse, und tumorösen Veränderungen.
- Lumbales CT. Postmyelographie-CT. Funktionsmyelographie.
- MRT: Cave bei Rückengesunden (Ausschlusskriterium Schmerzperiode über 48 Std.) nur 36 % Normalbefunde. Bei 52 % symmetrische Vorwölbung in wenigstens einer Etage, bei 27 % fokale asymmetrische Protrusion, 19 % Schmorl'sche Knötchen, 14 % Riss im Anulus fibrosus, 1 % Massenprolaps. 38 % Veränderungen an mehreren Bandscheiben korrelieren mit dem Alter: Bei 27 % der jüngeren und bei 67 % der über 50-jährigen Probanden [Jensen M: Magnetic Resonance Imaging of Lumbar Spine in People without Back Pain. N Engl J Med 331 (1994) 69–73].
- Skelettszintigraphie (Differentialdiagnose Wirbelfraktur mit Anreicherung nach 5–7 Tagen).
- CT-Diskographie nach Lokalanästhesie unter Röntgendurchleuchtung in Seitenlage mit posterolateralem Zugang ca. 8–10 cm lateral der Mittellinie mit 250 mg Jod/ml Konzentration unter Beurteilung der Schmerzprovokation:
1. keinerlei Schmerzen,
2. Schmerzen, die nicht den üblichen Schmerzen entsprechen,

3. Schmerzen, die exakt die gleichen sind, die der Patient immer hat im Sinne der hier ausgelösten Schmerzsymptomatik.

Postpunktionelle Computertomographie. Iatrogene Bandscheibeninfektion (Spondylodiszitis) in 0,1 % bei 2000 CT-Diskographien [Castro W: Stellenwert der CT-Diskographie in der differenzierten Therapie des Bandscheibenvorfalls.
DÄB 92/6 (10.2.95) B-261–3].

Therapie: s. Prognose. Bettruhe bei Lumbago ist obsolet, sie führt zur verzögerten Rekonvaleszenz und Schmerzchronifizierung.
- Aufklärung über Miktionsstörung als Notfall und absolute OP-Indikation, die plötzlich einsetzende Parese als dringliche OP-Indikation. Frühere Praxis: Empfehlung der Herdsanierung (Tonsillen, Zähne etc.) bei chronischem Verlauf.
- Physikalische Therapie: Krankengymnastik (KG, KG im Wasser), Wärme- (Fango) oder Kälteanwendungen.
  Bei Bandscheibenvorfall in den beiden letzten Etagen Stufenbettlagerung (ausprobieren).
  Chiropraktische Maßnahmen sind bei nachgewiesenem Prolaps kontraindiziert, d.h. erst nach dessen Ausschluss erlaubt!
- Extern: Rheumasit-Stift (umstrittenes Medikament). Lokale Infiltration.
☆ Nichtsteroidale Antirheumatika – NSAR – nichtsteroidale Antiphlogistika: s. Schmerz.
- Muskelrelaxantien:
☆ Tetrazepam (50 mg Tbl) maximal 8 Tbl/d. El.-HWZ 18 h. KI/UAW/Wirkung s. Benzodiazepine.
☆ Tizanidin (2/4/6 mg Tbl) bis 36 mg in 4–5 Dosen. El.-HWZ 3–5 h, Resorption > 70 %, first pass-Effekt 80 %. s. Spastik.
☆ Tolperison (50 mg Tbl) 3 x 50–150 mg, bis 6 Jahre 5 mg/kg, 6–12 Jahre 2–4 mg/kg ggf. in Flüssigkeit auflösbar.

Andere:
☆ Cytidin – Uridin (2,5/0,6 mg Kps, A 5/1,2 mg) 2 Kps/d, 2 A/Woche i.m.

- **Manualtherapie**: Nur nach radiologischem Ausschluss eines Bandscheibenvorfalls bei akuten unkomplizierten, aber nicht bei chronischen Lumbalgien.
- Denervierung der Wirbelgelenkskapsel mit 96-prozentigem Alkohol ohne langfristigen Effekt [Jerosch J: Langzeitergebnisse nach perkutaner lumbaler Facettenkoagulation. Z Orthop 131 (1993) 241].

Therapie operativ: Akute Paresen sind eine dringliche, Caudasymptomatik (Blasenstörung) eine zwingende Notfall- OP-Indikation!
- Alternative Verfahren werden in ihrer Wertigkeit diskrepant bewertet.
1. Perkutane Laser-Nukleotomie mit Neodym-Yag-Laser 1064 nm (Holmium-Yag-Laser 2100 nm wohl unterlegen) in Lokalanästhesie bei < 5 % aller Bandscheibenvorfälle (nicht-sequestrierte Bandscheibenvorfälle). Durch Erhitzung des weichen Kerns der Bandscheibe Verkohlung mit Verminderung des Wassergehaltes, Höhlenbildung und Senkung des intradiskalen Drucks. KI Caudasymptomatik, harter oder verkalk-

ter Prolaps (10 %), Sequester (15 %), knöcherne Enge bei Spinalkanalstenose oder Foramenstenose (50–60 %), Narbenbildung und Postdiskotomie-Syndrom. Ergebnis nach 1 Jahr besser, nach 5 Jahren entsprechend der konservativen Therapie. 3/93 kein wissenschaftlich fundierter Hinweis für die Wirksamkeit [Schmiedek (13.3.93)].
2. Perkutane transforaminale epidurale Bandscheibensequestrotomie: Über eine bis zum Prolaps geschobene Nadel werden erst ein Dilatator und dann eine Führungshülse geschoben, durch die das Endoskop und eine Laserfaser eingeführt werden können. Die Sequesteranteile werden komplett aus dem Epiduralraum entfernt. Postoperativ geringere Sinterung des Bandscheibenraumes (ggf. mit weniger Rückenschmerzen) als bei kompletter Entfernung des Nucleus pulposus.
3. Die perkutane endoskopische Diskektomie ist bei 10–15 % der Patienten indiziert und der OP gleichwertig [Meyer H, Brock M, J Neurosurg (1993)].
4. Automatische Nukleotomie – APLD [Onik G: Automated percutaneous discectomy: initial patient experience. Radiology 162 (1987) 129–32] mit enttäuschenden Ergebnissen: Nach 4,5 Jahren bei 45 % gute Ergebnisse [Grevitt M: Automated percutaneous lumbar discectomy. An outcome study. J Bone Joint Surg 77 (1995) 626–9].
5. Die Chemonukleolyse wurde verlassen.

6. **Konventionelle mikrochirurgische Nukleotomie**: Offene Operation als einzige Möglichkeit bei ausgeprägtem, nach kaudal sequestrierten Prolaps und gleichzeitig sehr engem Spinalkanal, bei akutem Caudasyndrom, bei verkalktem Prolaps. Bis zu 20 %, bei Mehrfachoperationen 30–40 % unbefriedigende Ergebnisse, weniger abhängig von der angewandten Methode als von der Indikationsstellung und dem psychosozialen Umfeld.

OP-Komplikationen:
1. Arachnopathie (nach Rezidivoperationen) – spinale meningeale Adhäsionen   G96.1
2. Spondylodiszitis: M46.3, M46.4
   2–3 Wochen postoperativ schwere Lumbago, Fieber, BKS-Beschleunigung, intensiver Spontan- und Klopfschmerz, Fersenklopfschmerz, Verschmälerung des Zwischenwirbelraums und Auflockerung der Wirbelkörperabschlussplatte mit sekundärer Sklerosierung.
3. Rezidiv-Prolaps (♣ *dt. Vorfall-Rückfall* – unverständlicher als „Fachlatein").
4. Postnukleotomie- / Postlaminektomie- / Postdiskotomie-Syndrom – PDS   M96.1
   Ätiologie: Entstehen auf dem Boden einer individuellen Dispositon:
4.1 durch die narbige Einmauerung von Duralsack und Nervenwurzeln, die zu einer bewegungsabhängigen Dauerreizung der Spinalnerven führt;
4.2 durch die Instabilität und verstärkte Mobilität des Bewegungssegments im Gefolge der Ausräumung des Zwischenwirbelraumes und des Nucleus pulposus.
5. J.Z.T. Tangentialverschiebungen und Abnutzungen der kleinen Wirbelgelenke und Rei-

zungen der Gelenkkapsel mit pseudoradikulären Symptomen (Facettensyndrom) [Herter T: Versicherungsmedizin 43/4 (1991) 118–22].

– *Einteilung nach Krämer (1987)* PDS-Grad:
I: Kreuzschmerzen mit dermatombezogener Ausstrahlung nur nach Belastung.
I.d.R. volle Arbeitsfähigkeit unter Vermeidung schwerer körperlicher Arbeit. MdE unter 20 bis gelegentlich 30 %.
II: Kreuzschmerzen ständig mit starker Zunahme bei Belastung. MdE zwischen 30 und 80 %.

III: Meist nach mehrfachen Operationen starke Dauerschmerzen mit ständiger Analgetika-Einnahme. MdE bis 100 %.
Für die Beurteilung des Schweregrades sind die bestehenden Schmerzen das wesentliche Kriterium.
Prognose: Eine Selbstheilungstendenz ist auch beim Postdiskotomie-Syndrom gegeben infolge zunehmender Versteifung der betroffenen Wirbelsäulenabschnitte mit allmählicher Besserung nach 1–3 Jahren [Herter T s.o.].

Lupus erythematodes disseminatus (LED) – Systemischer Lupus erythematodes (SLE) M32.9

s. Vaskulitiden.

Ätiologie: Autoimmunvaskulitis   M32.1
Arzneimittelinduziert   M32.0

Diagnostik: s. Labor. EEG. s. Röntgen.

Differentialdiagnose: Encephalomyelitis disseminata: Kasuistik einer 30-jährigen Patientin mit rezidivierenden multifokalen Symptomen [Menck S, Seesen: Cerebraler Lupus erythematodes als Differentialdiagnose der Multiplen Sklerose: Diagnosefindung bei einem Fall mit massiver intrathekaler IgA-Synthese. (10/97) Dresden].
– Enzephalitiden, Herpes simplex-Enzephalitis.
– Thrombotisch-thrombozytopenische Purpura Moschcowitz.

Einteilung: Leichte Formen mit Arthralgien, Exanthemen, Serositiden.
– Schwere Formen (bei ca. 50 %) mit schweren hämatologischen Veränderungen und Manifestationen an Herz, Lunge, Niere, ZNS.

Klinik: Vaskulitischer Prozess ggf. organspezifisch, selten ausschließlich zerebrovaskulär (ggf. als foudroyante hochfieberhafte ZNS-Erkrankung), aber ZNS-Beteiligung (zerebrovaskulär) in 60 %: Zerebrovaskuläre Manifestation: Multiple subkortikale Läsionen, 15–27 % akute zerebrale Ischämien (Risiko stark mit dem Nachweis von Antiphospholipid-Ak assoziiert). Bewusstseinstrübung bis Koma (häufig mit letalem Ausgang). Zerebrale Krampfanfälle. Psychiatrische Manifestationen (incl. Suizid, psychotische Reaktion incl. Halluzinationen). Demenz (F02.8).
– Befall: 96 % Gelenke. 89 % Lymphknoten. 77 % Pleura. 74 % Haut. 57 % Anämie.
51 % Niere (N08.5, N16.4): Kortikoide können nicht die Progression der Nephritis ins Nierenversagen verhindern.
43 % Leukopenie. 33 % Lunge (J99.1). 33 % Perikarditis (I32.8). 23 % Leber. 13 % Auge. 12 % Milz. 11 % Myokard – Libman-Sacks-Endokarditis (I39). 10 % Thrombopenie [Schmidt R, DÄB Aktuelle Verlagsbeilage (3/92)]. 10 % PNS-Beteiligung. 10 % Muskelbeteiligung.

Labor:
1. Antikörper gegen Zellkerne, ANA-Screening, AMA, ds-DNA 95 % positiv; Lues, ss-DNA (RIA oder ELISA) SLE aktive Phase bis 87 %, inaktive Phase bis 43 % positiv; Sm-Antigen 30 % positiv (besonders bei schwerem SLE), U1-n-RNP, U1-A-Protein, SS-A/Ro 33 % positiv (Sjögren-Syndrom > 60 %), SS-B/La, Histone, Cardiolipin und Lupusantikoagulant (DD Antiphospholipid-Antikörper-Syndrom), Cu, Cyclin, Ribosomen, C1q. Komplementfaktoren C3 und C4 entspr. Nierenbeteiligung erniedrigt. HLA-B8, HLA-A15.
C-reaktives Protein normal bei SLE nicht erhöht, somit hohe Titer als Hinweis auf eine bakterielle Entzündung, z.B. zur Differenzierung zwischen bakterieller und steriler Meningitis.
2. SLE mit ZNS-Beteiligung: s. Antiphospholipid-Antikörper (erhöhtes Risiko ischämischer Hirninfarkte): „Bei Patienten mit Nachweis von aPA treten Thrombosen jedoch mit einer Häufigkeit um 30 % auf, von denen sich 25 % zerebral manifestieren. So wurde in großen Serien von SLE-Patienten ein Thromboserisiko von 42 % aPA-positiven gegenüber 13 % aPA-negativen Patienten gefunden.
SLE-Patienten mit rezidivierenden venösen Thrombosen sind nahezu ausschließlich aPA-positiv" [Kruggel F: Bedeutung der Antiphospholipidantikörper bei zerebralen Ischämien. Nervenarzt 64 (1993) 806–13].
Antikörper gegen ds-DNA, Ribosomen (P-Protein), neuronale Antigene.
Liquor: Mäßige Pleozytose, Gesamteiweiß kasuistisch bis 700 mg/l.
3. SLE medikamenteninduziert: ss-DNA 80 % positiv, Histon-Antikörper.
4. Pseudo-SLE: Mitochondrien (M3).

Röntgen: MRT: Multifokale periventrikuläre Herde (Weiße-Substanz-Läsionen).

Therapie: SLE ohne ZNS-Mitbeteiligung: s. Plasmapherese. s. Liquorfiltration. Ggf.
✭ Cotrimoxazol (800/160 mg Tbl) s. Antibiotika-Therapie.

1. Leichtere, oligosymptomatische Formen oder mit Gelenkbefall, Haut- und nur geringem Organbefall:
☆Nichtsteroidale Antirheumatika – ☆NSAR, ☆Chloroquin (81/250 mg Tbl, 250 mg A) oder ☆Hydroxychloroquin (200 mg Drg) und ggf. ☆Kortison niedrig dosiert (maximal 15–30 mg/d).
2. Schwerere (besonders vaskulitische) Formen: ☆Kortison (Stoß- und Dauertherapie) höher dosiert und
2.1 ☆Azathioprin (50 mg Tbl) oder, falls nicht ausreichend,
2.2 ☆Cyclophosphamid (50 mg Drg, 100/500 mg

Fl): Bei akuten Krankheitsschüben und besonders der akuten Lupusnephritis i.v.-Stoßtherapie z.B. 3 Tage 1 g oder 500–1000 mg/m² i.v. alle vier Wochen (besser zur Vermeidung des Nierenversagens als hochdosiert oral) mit zusätzlich initial Kortison über 6 Monate, danach über 2 Jahre einmal pro Monat 500–1000 mg/m² [Boumpas, Lancet 340 (1992) 741]. Ansprechen ggf. erst nach mehr als einer Woche.
3. ☆7S-IgG-Immunglobuline – IVIG (0,5–10 g Fl). 0,4 mg/kg bis 2 g/kg monatlich. Cave: IVIG hochdosiert kann bei Lupus-Nephritis zum Nierenversagen führen. Ggf. kann die Kortikoiddosis reduziert werden.

LWS s. Lendenwirbelsäule.

Lyme-Borreliose s. Borreliose.

Lymphogranulomatose M. Hodgkin s. Lymphome.   C81.9

Lymphome   C82–C85

Non-Hogdkin-Lymphome – NHL. Hodgkin-Lymphome – M. Hogdkin. s. Meningeosis.

Ätiologie: Ungeklärt. Bei der endemischen Form des afrikanischen Burkitt-Lymphoms immer Beteiligung des Epstein-Barr-Virus (EBV), bei nichtafrikanischen Patienten nur in Einzelfällen.

Epidemiologie: Inzidenz von Leukämien und Lymphomen: Fünfthäufigste Krebsart bei Männern mit 9 900 und vierthäufigste Krebsart bei Frauen mit 9 900 Neuerkrankungen/J. in BRD Stand 1991. Die Häufigkeit sekundärer ZNS-Lymphome beträgt 5–29 % systemischer Non-Hodgkin-Lymphome üblicherweise im Sinne einer fortgeschrittenen und disseminierten Erkrankung.
– Burkitt-Lymphom: Translokation genetischen Materials von Chromosom 8 auf Chromosom 14.   C83.7

Klinik: Im Generalisationsstadium eines primär extrakraniellen Lymphoms kann es in bis zu 9 % zu sekundär zerebraler Beteiligung kommen.
– Intravaskuläre Lymphome (Proliferationen lymphoider Zellen in den Kapillaren, selten) führen in Spätstadien bei > 60 % zu neurologischen Ausfällen wie zu Neuropathien der peripheren oder Hirnnerven, Rückenmark-Syndromen, Demenz, transitorisch ischämischen Attacken und können klinisch und angiographisch das Bild einer primären ZNS-Angiitis vortäuschen.

Besonderes: Nerveninfiltration: Kasuistik bei Non-Hodgkin-Lymphom mit über 5 Monate isolierter Tumorinfiltration [van den Bent M: Neurolymphomatosis of the median nerve. Neurology 45 (1995) 1403–5].
– Kasuistik eines 68-Jährigen mit Non-Hodgkin-Lymphom: 6 Monate nach einer HSE Auftreten einer progressiven multifokalen Leukenzephalopathie wohl infolge der NHL-bedingten Immuninsuffizienz. Rösel T, Karlsruhe: HSE und progressive multifokale Leukenzephalopathie bei Non-Hodgkin-Lymphom. (9/96) Göttingen].

Labor: β_2-Mikroglobulin 0,8–2,4 mg/l, erhöht als Ausdruck der Stimulation des Makrophagensystems – Proliferationsmarker.

Röntgen: Bei sekundär zerebraler Beteiligung häufiger multiple intrazerebrale Lymphome.

Therapie: Bei systemischem Non-Hodgkin-Lymphom wirksame, aber nicht schrankengängige Zytostatika des CHOD- und CHOP-Protokolls (Cyclophosphamid, Doxorubicin, Vincristin, Dexamethason/Prednison) führten in der RTOG-Studie (Radiation Therapy Oncology Group – USA) nur zu kurzfristigen Remissionen ohne wesentliche Verlängerungen der Überlebenszeit gegenüber alleiniger Bestrahlung.

Primär zerebrale Lymphome – Primäre ZNS-Lymphome – PZNSL   C71, C85.9

s. AIDS, s. Hirntumoren.

Ätiologie: Unbekannt, spontane ungeklärte Zunahme. Bei Immunsuppression oder Immuninsuffizienz (AIDS).

Anatomie/Histologie: Fast ausschließlich B-Zell-Lymphome, davon in 70–90 % hochmaligne vom großzelligen Typ, niedrigmaligne und T-Zell-Lymphome nur in Einzelfällen. Histopathologisch disseminierter Prozess mit parenchymatöser Infiltration des ZNS meist supratentoriell und oft leptomeningealer Tumoraussaat. Bei Erstdiagnostik in 30–40 % multipler Befall, in 20–30 % meningeale Aussaat.

Diagnose: Stereotaktische Hirnbiopsie. Keine aufwendige Tumorsuche.

Diagnostik: s. Labor, s. Röntgen. Zum Ausschluss einer extrazerebralen Manifestation rasches Staging mit Ultraschall, Thorax- und Abdomen-CT, MRT der gesamten Neuroachse, Spaltlampenuntersuchung (20 % Lymphomzellinfiltrate im Glaskörper) ggf. mit Aspirat.

Differentialdiagnose: Zerebrale Sarkoidose. Zerebrale Toxoplasmose. Metastatisches systemisches Lymphom (bei AIDS in 2–3 %). Progressive multifokale Leukenzephalopathie (meist ohne Reaktion auf Steroide).

Epidemiologie: 1–2 % aller intrazerebralen Raumforderungen und 1–2 % aller Non-Hodgkin-Lymphome. Hohe Inzidenz bei Immunsupprimierten. Vorkommen bei AIDS in 2–3 % mit Altersmedian 30 Jahre, m > w. Inzidenz auch bei immunkompetenten Patienten zunehmend, in den letzten 20 Jahren mindestens verdreifacht. Auftreten in jedem Lebensalter (14–84 Jahre), Manifestationsgipfel im 6. Lebensjahrzehnt. Nachweis von Mutationen des Protoonkogens BCL-6 als Marker der Lymphozytenpassage durch das Follikelzentrum und Expression des BCL-6-Proteins bei einem größeren Anteil der nicht mit AIDS assoziierten und der mit AIDS assoziierten PZNSL. Immer Expression des MSH2-Proteins.

Klinik: Klinische Symptomatik bei Diagnosestellung [nach Hochberg F]: 24 % Persönlichkeitsveränderungen, 21 % zerebelläre Symptome, 15 % Kopfschmerzen, 13 % Krampfanfälle, 11 % motorische Dysfunktion, 8 % Visusänderungen. Auch in fortgeschrittenen Stadien keine systemische Ausbreitung. Nach Tomlinson 73 % fokales neurologisches Defizit, 28 % neuropsychiatrische Symptome, 9 % zerebrale Krampfanfälle, 3 % erhöhter Hirndruck.

– Intraokuläres Lymphom mit Lokalisation in Glaskörper oder Netzhaut als Sonderform isoliert oder in Assoziation einige Monate vor bzw. mit einem PZNSL mit einer Häufigkeit von bis zu 25 %.
– Intramedulläre Raumforderungen in < 1 %.
– AIDS: Auftreten bei CD4-Helferzellzahl < 100/µl. Fokalneurologie, Anfälle, Bewusstseinsstörungen, klinisches Bild einer Enzephalopathie.

Labor: Immun-Elpho in Serum und Urin, HIV. Assoziation primärer ZNS-Lymphome mit dem humanen Herpes-Virus-8 (HHV8) bei > 50 % und mit EBV (bei AIDS in ≤ 100 %).

Liquor: Zellzahl, pathologische Lymphozyten. Immunfluoreszenzuntersuchung, alternativ immunzytologische Untersuchung auf Poly-L-Lysin beschichteten Objektträgern mit dem Vorteil der besseren Beurteilbarkeit auch weniger Zellen im Phasenkontrastmikroskop. Ggf. Erhöhung des β_2-Mikroglobulin-Spiegels und Nachweis des löslichen CD27-Antigens als Hinweis für eine Meningealbeteiligung.

– AIDS: s. AIDS. Liquor Immunzytologie. Toxoplasma gondii-PCR. ACE-Titer.
– Epstein-Barr-Virus (EBV) im Serum: Assoziation primärer ZNS-Lymphome bei AIDS mit EBV. Liquor-PCR von EBV-DNA mit 99 % Sensitivität und 98 % Spezifität positiv von praktischer Bedeutung bei einer unklaren zerebralen Raumforderung als ausreichend sicherer Hinweis auf das Vorliegen eines primären ZNS-Lymphoms. Humanes Herpes-Virus-8 (HHV8) bei > 50 %.
– Oligo- oder Polyklonalität der Lymphomzellen in Korrelation mit dem Ausmaß der Immunsuppression.

Prognose: Mittlere Überlebenszeit bei symptomatischer Therapie 3 Monate, mit Strahlentherapie 15–18 Monate (2-JÜR 15–30 %, 5-JÜR 3–4 %), mit zusätzlicher MTX-Cytosinarabinosid- oder PCV-Chemotherapie (um den Preis eines hohen Leukenzephalopathie-Risikos!) 33–42 Monate (2-JÜR 76 %, 5-JÜR 20–35 %).

– Mittlere Überlebenszeit 21 Monate (89 Patienten zwischen 1975 und 1990) mit vier ungünstigen prognostischen Faktoren: Alter ≥ 60 Jahre, fokales Defizit, ependymaler Tumorkontakt, Krebsanamnese bei erstgradigen Verwandten [Tomlinson F: Primary intracerebral malignant lymphoma: a clinicopathological study of 89 patients. J Neurosurg 82 (1995) 558–66]. In einer multizentrischen retrospektiven Studie waren allein hochdosierte Methotrexat-Therapie sowie Strahlentherapie therapieabhängige prognostisch günstige Faktoren; Entwicklung einer Leukenzephalopathie (n = 226) in 26 % abhängig von der Reihenfolge Strahlentherapie vor Chemotherapie, wohl wegen einer erhöhten Vulnerabilität des Gehirns für Chemotherapie bei strahleninduzierter Blut-Hirn-Schrankenstörung [Blay J: High-dose methotrexate for the treatment of primary cerebral lymphomas: Analysis of survival and late neurologic toxicity in a retrospective series. J Clin Oncol 16 (1998) 864–71].
– Prognose beim PZNSL besser als bei sekundär zerebraler Beteiligung systemischer Lymphome, ungünstig bei einem Alter > 60 Jahre, schlechtem Karnofsky-Index, multifokalem Hirnbefall, tiefer Lokalisation der Herde und hoher Liquorproteinkonzentration.

Prognose bei AIDS: Sehr schlecht, mit Schädelbestrahlung 3 Monate. Da die meisten AIDS-Patienten mit ZNS-Lymphom an opportunistischen Erkrankungen sterben, ist nicht sicher, ob eine erfolgreiche Therapie des Lymphoms das Überleben dieser Patienten verbessern würde – Ausnahme sind AIDS-Patienten, bei denen das Lymphom die einzige bzw. primäre AIDS-definierende Erkrankung darstellt.

Röntgen: Angiographisch avaskulärer Tumor.
- CCT und MRT (MRT ist dem CCT überlegen): Homogene iso- bis hypodense oder hyperdense Raumforderung(en), meist 1–2 Herde mit deutlicher homogener Kontrastmittel-Anfärbung, bevorzugt ventrikelnah subependymal und subkortikal, in Stammganglien, Corpus callosum, Thalamus, Frontal- oder Parietallappen, selten in Hypothalamus, Hirnstamm und Okzipitallappen. Hirnbefall in bis zu 50 % multifokal, bei sekundär zerebraler Beteiligung noch häufiger [Faiss J: Zerebrale Lymphome – klinischer Verlauf und neuroradiologische Diagnostik. Akt Neurol 22 (1995) 87–92]. Im Gegensatz zu Gliomen und Hirnmetastasen wenig Begleitödem.
- AIDS: Neuroradiologisch ist die Differentialdiagnose zwischen einem primären ZNS-Lymphom und einer zerebralen Toxoplasmose nicht eindeutig zu treffen. Aus diesem Grund ist eine stereotaktische Biopsie anzustreben, wenn bei radiologisch nachweisbaren intrazerebralen Läsionen eine suffizient durchgeführte antiparasitäre Therapie versagt [van Lunzen J: Klinische Diagnose und neuropathologischer Untersuchungsbefund bei 20 AIDS-Patienten. Med Klin 87 (1992) 454–9].

Therapie: Ggf. probatorische Toxoplasmose-Therapie über 10 Tage.
- Bei AIDS palliativ hochdosiert ☆Dexamethason 24 mg/d, evtl. Ganzhirnbestrahlung 40–60 Gy in 3–6 Wochen.
- Bei intramedullären Lymphomen Involved-field-Bestrahlung.
- Derzeit besteht nur bei intraokulärem Lymphom eine gesicherte Indikation für eine binokuläre Radiatio des Glaskörpers, zusätzlich ist wie bei allen PZNSL eine systemische Chemotherapie erforderlich.
- Initial vor der histologischen Sicherung keine Kortikoide geben (auch nicht zur Antiemese!), um die histologische Sicherung nicht zu erschweren.
I. DeAngelis-Schema [DeAngelis L: Combined modality therapy for primary CNS lymphomas. J Clin Oncol 10 (1992) 635–43] bei Ausschluss eines systemischen Befalls und negativem HIV-Test mit Hirnbiopsie mit Implantation eines Reservoirs (bis 25 % Reservoirinfektionen) zur intraventrikulären Chemotherapie und Reihenfolge 1 – 4:
1. ☆Prednison 100 mg oder ☆Dexamethason 16 mg i.v. mit zytotoxischem Effekt. 60–80 % sind kortisonsensibel. Cave: Steroide machen die histologische Beurteilung unmöglich; Verschleierung einer Sarkoidose oder Toxoplasmose. Wirkung: Passager 2–4 Monate, ggf. bis zu 3 Jahren. Nicht lymphomspezifisch (auch möglich bei Gliomen und der progressiven multifokalen Leukenzephalopathie und somit nur bei positivem Liquorbefund diagnostisch verwertbar) werden mehr als 40 % der Lymphome prompt kleiner oder verschwinden ganz mit klinischer Besserung im Sinne einer Vollremission.

2. Chemotherapie systemisch und intrathekal vor Bestrahlung mit
☆ Methotrexat – MTX (5/10/50/250/500 mg Fl) Tag 1 + 8 Methotrexat 1000 mg/m² i.v. über 4 h unter rigoroser Hydratation mit 6 l/d und Urinalkalisierung mit z.B. 8,4 % Bicarbonat 80 ml/h unter Urin-pH-Messung, Leukovorin 4 x 30 mg i.v. oder alle 6 h 10 mg oral über 72 h. Bei γGT-Anstieg auf mehr als das 3fache muss die 2. Gabe verzögert werden.
Tag 1 + 4 + 8 + 11 + 15 + 18 Methotrexat 12 mg intrathekal z.B. über Rickham-oder Ommaya-Reservoir mit Leukovorin alle 12 h 10 mg oral über 72 h.
UAW des ZNS bei intrathekaler Gabe: Aseptische transiente Meningitis. 10 % akutes hirnorganisches Psychosyndrom nach ein- bis dreimaliger intrathekaler Methotrexat-Gabe (besonders in Kombination mit Bestrahlung) meist durch antiödematöse Maßnahmen zu beherrschen. Leukenzephalopathie bei langfristiger Anwendung von Gesamtdosen über 500 mg intrathekal.
3. Strahlentherapie 1 Woche nach Abschluss der ☆Methotrexat-Therapie 40 (20 x 2) Gy Ganzhirnbestrahlung mit anschließender Tumorbettbestrahlung von 14,4 (8 x 1,8) Gy, dabei Ausschleichen der Kortikoide.
4. Nach Abschluss der Bestrahlung 3 Wochen Pause, dann ☆Cytarabin – ARA-C (40/100/1000 mg A) in EZF oder Glukose 5 %, wegen UAW prophylaktisch mit Kortikoiden, unter 2mal wöchentlichen Kontrollen des BB. 3 g/m² i.v. über 3 h an Tag 1 + 2 mit Wiederholung alle 3 Wochen Tag 23 + 24. Weitere Chemotherapie nur bei Rezidiv bzw. Resttumor. Von DeAngelis wurde bei 31 Patienten eine mediane Überlebenszeit von 42,5 Monaten, in 2 Metaanalysen mit jeweils > 1000 Patienten von 29,1 bzw. 27 Monaten erreicht.
Bei 22 Patienten entwickelten 80 % der > 60-jährigen Patienten innerhalb von 1/2 bis zu 4 Jahren eine Leukenzephalopathie [Abrey L, DeAngelis L: Long-term survival in primary CNS lymphoma. J Clin Oncol 16 (1998) 859–63].
- Aber:
4.1 Strahlentherapie hat keinen kurativen Stellenwert und kann wegen Zerstörung der Knochenmarkreserve die spätere Durchführung einer Chemotherapie erschweren.
4.2 Wegen der unter der kombinierten Chemo- und Strahlentherapie besonders bei Patienten > 50 Jahre in 50 % auftretenden neurotoxischen Spätfolgen wie kognitiven Störungen (in 40 % Leukenzephalopathie mit dementieller Entwicklung) und Ataxie werden derzeit, um auf die intrathekale Applikation (bei MTX-Dosen > 3,5 g/m² wohl nicht erforderlich) und besonders bei älteren Patienten auf die Strahlentherapie verzichten zu können, Methotrexat-Hochdosis-Therapien bis 8 g/m² zur Erzielung wirksamer Liquorspiegel als Mono- und Kombinationstherapie bevorzugt [Schlegel U: Kombinierte Hochdosis-Polychemotherapie als effiziente alleinige Behandlung primär zerebraler Lymphome. Akt Neurol 25 (1998) 297–303].
Risikoerhöhung durch fortgeschrittenes Alter, hohe Strahlendosen und Chemotherapie nach bereits erfolgter Schädelbestrahlung.

Indikation zur Strahlentherapie mit 40 Gy also nur bei inkompletter Remission unter bzw. Rezidiv nach primär erfolgreicher Chemotherapie.

4.3 Intrathekale Zytostatikainstillation von MTX und Cytarabin bei Meningealbeteiligung, aber mit nur minimaler Hirnpenetration aus dem Liquor und erhöhtem Leukenzephalopathie-Risiko, so dass besonders ohne meningeale Beteiligung systemische Gabe von MTX und Cytarabin, womit auch ausreichende Liquorspiegel erreicht werden können, vorzuziehen ist.

II. BMPD-Schema mit Wiederholung Tag 22 (Medikamente alle liquorgängig, gegenüber dem DeAngelis-Schema ohne Hochdosis-Cytarabin):
- BCNU 80 mg/m² i.v. an Tag 1, wiederholt bei positiver Liquorzytologie.
- Methotrexat 15 mg i.th. an Tag 1, wiederholt bei positiver Liquorzytologie.
- Methotrexat 1500 mg/m²/24 h i.v. an Tag 2, 10 % der Dosis über 0,5 h, der Rest über 23,5 h.
- Leukovorin-Rescue 30 mg/m² i.v. 36, 42, 48 und 54 h, 15 mg/m² i.v. 68 und 72 h nach Beginn der MTX-Infusion, dann 5 mg/m² oral.
- Procarbacin 100 mg/m² oral an Tag 1–8.
- Dexamethason nur im 1. Zyklus 3 × 8 mg oral an Tag 1–14.
- Zusätzliche Schädelbestrahlung randomisiert bei 50 % geplant.
- Bei ungenügendem Ansprechen Umstellung auf das Idarubicin/Ifosfamid-Protokoll.
- Von 7 PZNSL und 4 systemischen Lymphomen (n = 11) 8 Remissionen [Thiel E: Primäre ZNS-Lymphome. DÄB 96 (1999) A-353–8].

III. Modifiziertes M-BACOD-Schema 5-mal alle 3 Wochen: I.v. Methotrexat 3500 g/m², Cyclophosphamid 600 mg/m², Bleomycin 4 mg/m², Doxorubicin 45 mg/m², Vincristin 1 mg/m², Dexamethason 30 mg/m² und Leukovorin-Rescue 10 mg/m² nach 12 h alle 6 h für 72 h: Von 20 Patienten 14 komplette Remissionen (Tumor nicht mehr nachweisbar), 3 partielle Remissionen (Tumor > 25 % verkleinert) und 3-mal fehlendes Ansprechen (Tumor < 25 % verkleinert) [Boiardi A: Chemotherapy is effective as early treatment for primary central nervous system lymphoma. J Neurol 246 (1999) 31–7].

IV. Multizentrische NOA-03-Studie der Neuroonkologischen Arbeitsgemeinschaft (NOA) der Deutschen Krebsgesellschaft:
Nach Diagnose durch stereotaktische Biopsie oder Liquorzytologie primär Hochdosis-Methotrexat (500 mg Fl) Induktionstherapie 3–6-mal 8 g/m² alle 14 Tage;
1. Bei kompletter Remission (MRT-Nachweis nach 3 und 6 Zyklen): MTX zweimal 8 g/m² alle 14 Tage, dann Erhaltungstherapie 6mal 8 g/m² alle 30 Tage, dann Therapieende; bei Rezidiv Randomisierung;
2. Bei stable disease oder inkompletter Remission oder Progression nach 6 Zyklen sofort
3. Randomisierung:
3.1 Primär Radiotherapie Gesamthirn 45 Gy in 1,5 Gy Einzeldosen (inkomplette Remission Tumorboost mit 15 Gy) oder
3.2 Primär PCV-Therapie 5mal alle 8 Wochen (Procarbazin 60 mg/m², CCNU 110 mg/m², Vincristin 1,4 mg/m²),

beide Gruppen bei inkompletter Remission nach Bestrahlung bzw. nach 3 Zyklen PCV, Progredienz oder späterem Rezidiv Therapiewechsel (crossover) von 3.1 und 3.2: 4.1 Sekundär PCV-Therapie s. 3.2 bzw. sekundär Radiotherapie s.3.1. PCV-Schema s. Glioblastom – Therapie. Geplant ist, 105 Patienten in 3 Jahre zu rekrutieren mit Verlaufsbeobachtung über mindestens 6 Jahre.
Studienkoordination PD Dr. M. Weller, Stellvertr. PD Dr. M Schabet, Neurologische Universitätsklinik, Hoppe-Seyler-Str. 3, 72076 Tübingen, Tel. 07071/2982046, Fax 296507.

V. Chemotherapie-Ergebnisse etwa entsprechend der alleinigen Strahlentherapie:
1. Methotrexat-Monotherapie 8 g/m² i.v., Erhaltungstherapie 3,5 g/m² i.v. (n = 19, Remission 18, Überleben 3–122 Monate). M-CHOD: MTX, Cyclophosphamid, Doxorubicin, Vincristin, Dexamethason. Radiotherapie nur bei fehlendem Ansprechen bzw. bleibendem Resttumor [Cher L: Therapy of primary CNS lymphoma with methotrexate-based chemotherapy and deferred radiotherapy: preliminary results. Neurol 46 (1996) 1757–9].
2. Methotrexat und Procarbazin, kombiniert mit Thiotepa und Vincristin oder Vincristin und Cytosinarabinosid (n = 13, Remission 12, 30,5 Monate medianes Überleben) [Freilich R: Chemotherapy without radiation therapy as initial treatment for primary CNS lymphoma in older patients. Neurol 46 (1996) 435–9].

VI. Multizentrische Studie unter Leitung der Neurologischen und Medizinischen Universitätsklinik Bonn mit Hochdosis-MTX, Hochdosis-Cytarabin, Vinka-Alkaloiden, Alkylantien und intraventrikulärer Chemotherapie.
Hochdosis-Chemotherapie mit 6 Zyklen bei 8 Patienten (Mittel 57 Jahre):
Zyklus 1, 2, 4 und 5 an Tag 1–5 Dexamethason 10 mg/m² oral, an Tag 1 mit Methotrexat 5–10 g i.v. und Vincristin 2 mg i.v.,
Tag 2–5 Cyclophosphamid 200 mg/m² bzw. Ifosfamid 800 mg/m².
Zyklus 3 und 6 an Tag 1–5 Dexamethason 20 mg/m² oral, an Tag 1 und 2 Cytarabin 3 g/m², Tag 1 Vindesin 5 mg i.v.
Bei jedem Zyklus über ein Ommaya-Reservoir intraventrikulär an Tag 1–4 je 3 mg Methotrexat und 2,5 mg Prednisolon, an Tag 5 Cytarabin 30 mg. 6/8 klinisch und kernspintomographisch komplette Remission, eine partielle Remission, ein therapiebedingter Todesfall. Bei 34 Zyklen insgesamt 7 (4) Leukopenien WHO Grad 4 (3) und 3 (3) Thrombopenien Grad 4 (3), einmal unspezifische Marklagerveränderungen ohne neuropsychologisch nachweisbare intellektuelle Leistungsminderung [Schlegel U, Bonn: Hochdosis-Chemotherapie bei primärem ZNS-Lymphomen. (10/97) Dresden].

VII. MTX nach Öffnung der Blut-Hirn-Schranke mit Mannitol intraarteriell Gabe von Procarbazin, Cyclophosphamid i.v. über 1 Jahr alle 2 Monate ohne Strahlentherapie bei 39 Patienten mit einer medianen Überlebenszeit von 41 Monaten ohne fassbare neurologisch-neuropsychologische Langzeitfolgen [Neuwelt E: Non-AIDS primary CNS lymphoma: the first example of a durable response in a primary brain tumor using enhanced chemotherapy delivery without cognitive loss and without radiotherapy. Neurol 45 Suppl 4 (1995) A400].

– Alternative Substanzen (schlechter liquorgängig):

☆ Bleomycin (15 mg Fl). El.-HWZ 1,5 h.

☆ Docetaxel (20/80 mg A) nach Bestimmung der Leberwerte und unter Leukozyten-Kontrolle nach 20 mg Dexamethason oral 12 und 6 h vor der Infusion (zur Verzögerung oder Reduzierung der Flüssigkeitsretention) sowie 50 mg Diphenhydramin und 50 mg Ranitidin 50 mg i.v.

☆ Etoposid – VP 16 (100 mg Fl, 50/100 mg Kps) bei Leukos > 4000/µl und Thrombos > 100.000/µl.

☆ Vindesin (30 mg A). Nicht intrathekal! Unter Gabe von Laxantien 3 mg/m².

☆ Interferon alpha, Interferon alpha-2a – IFN-α, Interferon alpha-2b bei:

– Kutanes T-Zell-Lymphom, fortgeschritten und therapierefraktär, Tag 1–3 Roferon 3 Mio/d, Tag 4–6 9 Mio/d, Tag 7–84 18 Mio/d, Erhaltungsdosis in der höchsten verträglichen Dosis bis 18 Mio 3 x wöchentlich, ca. 60 % Remission.

– Non-Hodgkin-Lymphome zentroblastisch-zentrozytisch hoher Tumormassen bzw. follikulär („working formulation") zur Remissionserhaltung in Verbindung mit geeigneten CHOP-ähnlichen Kombinationsinduktions-Chemotherapien:

Hohe Tumormassen („high tumor burden") sind regelmäßig in den Stadien III–IV (Ann Arbor) sowie beim Vorliegen einer B-Symptomatik anzunehmen. Intron A 5 Mio IE/m² 3mal wöchentlich abends s.c.

Bei schwerwiegenden UAW Dosisreduktion auf 50 %.

☆ Rituximab (Fl): Rezidivierende bzw. therapierefraktäre niedrig maligne und follikuläre Non-Hodgkin-Lymphome. El.-HWZ 68 h. Wirkung: Monoklonaler Antikörper überwiegend aus humanem Immunglobulin, bindet an ein Protein (CD20-Antigen, CD = cluster of differentiation) auf der Oberfläche von reifen B-Zellen und B-Zell-Tumoren, die dann vom aktivierten Immunsystem abgetötet werden. Blutstammzellen im Knochenmark werden nicht beeinflusst, die normale B-Zell-Zahl regeneriert sich binnen einiger Monate nach Behandlung.

Therapie operativ: Eine komplette Resektion eines ZNS-Lymphoms verlängert nicht das Überleben.

– Bei positiver Spaltlampen-Untersuchung Vitrektomie.

Lyssa s. Tollwut.

Machado-Joseph-Erkrankung s. Ataxien.

Madelung'scher Fetthals s. multiple symmetrische Lipomatose – MSL.

Vaskuläre Malformationen s. Angiome, Sturge-Weber-Syndrom.

Magnetresonanztomographie – Kernspintomographie
s. zerebrale Ischämie – Röntgen – MRT – Leukoaraiosis.

Maligne Hyperthermie – MH s. Hyperthermie, maligne.

Malignes Neuroleptika-Syndrom s. Neuroleptika-Syndrom.

Manie s. Depression und manisch-depressive Erkrankung.

Manische Episode incl. bipolare Störung, einzelne manische Episode	F30
Hypomanie	F30.0
Manie ohne psychotische Symptome	F30.1
Manie mit psychotischen Symptomen	F30.2
Sonstige / nicht näher bezeichnete Manie	F30.8 / F30.9
Bipolare affektive Störung, gegenwärtig hypomanische Episode	F31.0
Bipolare affektive Störung, gegenwärtig manische Episode ohne psychotische Symptome	F31.1
Bipolare affektive Störung, gegenwärtig manische Episode mit psychotischen Symptomen	F31.2

Marfan-Syndrom s. Karotisdissektion   Q87.4

Marklagererkrankungen s. Encephalomyelitis disseminata – Differentialdiagnose.

Masern s. Masern-Enzephalitis. Meningitis. Myelitis. Polyradikuloneuritis. Otitis.   B05.9

McArdle-Syndrom s. Myopathien bei Glykogenose Typ V.

Nervus medianus-Läsion   G56.1

Nervus medianus-Verletzung
– am Oberarm   S44.1
– am Unterarm   S54.1
– am Handgelenk und Handinnenfläche   S64.1

s. Plexus brachialis-Läsion. s. periphere Nervenläsionen. s. Karpaltunnel-Syndrom.

Ätiologie: Trauma: Suprakondyläre Oberarmfraktur. Druckschädigungen am Oberarm. Lähmung im Rahmen einer Wurzelläsion C5-Th1.

Anatomie: Entspringt den Wurzeln C5-Th1.

Differentialdiagnose: C6-Syndrom. C7-Syndrom. Suprakondyläre Humerusfraktur. Untere Plexusläsion. Amyotrophe Lateralsklerose. Volkmann-Kontraktur.

Klinische Einteilung der Läsionen – Läsionshöhe (von distal nach proximal):
1. **Cheiralgia paraesthetica** – Druckparese des Nervus digitalis dorsalis I: Schmerzhafte Sensibilitätsstörungen an der radialen Dau-

menendgliedseite z.B. durch Druck des Daumengriffringes einer Schere.

2. **s. Karpaltunnel-Syndrom**
Untere Nervus medianus-Läsion im distalen Unterarmdrittel oder am Handgelenk meist durch Schnittverletzung an der volaren Seite des Handgelenks: Ausfall und Atrophie des M. abductor pollicis brevis APB (APL = N. rad.) mit Thenaratrophie und Parese der Abduktion von Metakarpale I,
M. opponens pollicis mit Parese der Daumenrotation (Prüfung durch Berühren der Kleinfingerbasis mit dem Daumen),
M. flexor pollicis brevis Caput superficiale mit Parese der Beugung im Daumengrundgelenk,
Mm. lumbricales I und II mit Parese der Beugung im Grundgelenk und Extension der Interphalangealgelenke II und III.
Sensibilitätsausfälle im Medianus-Bezirk an den radialen 3 ½ Fingern.

3. **Nervus interosseus anterior-Läsion –**
Interosseus anterior-Syndrom –
Kiloh-Nevin-Syndrom: G56.1. S54.1
Durch Druckläsion des rein motorischen Astes: Keine Sensibilitätsstörungen.
Ausfall der langen Beuger von Daumen (M. flexor pollicis longus mit Parese der Beugung im Daumenendglied),
Zeige- und Mittelfinger-Endglied (M. flexor digitorum profundus II und III).
Ausfall des M. pronator quadratus mit Schwäche der Unterarmpronation.

Ursache bei chirurgischer Exploration in der Ellenbeuge oft nicht zu klären.
Nervus interosseus anterior-Kausalgie G56.4

4. **Pronator teres-Syndrom – Pronatorsyndrom:**
G56.1. S54.1
Chronisch-mechanische Reizung unter dem M. pronator mit Ausfall (s. 1–3) des gesamten Nerven incl. Sensibilitätsstörungen.

5. **Mittlere Nervus medianus-Läsion** in Unterarmmitte: Schwurhand mit Ausfall des M. flexor digitorum profundus II und III mit Parese der Endgliedbeugung,
M. flexor digitorum superficialis mit Parese der Beugung des Mittelgliedes der Finger,
M. palmaris longus mit Parese der Handgelenkbeugung (s. CTS-Differentialdiagnose),
M. pronator teres mit Parese der Unterarmpronation.

6. **Obere Nervus medianus-Läsion** am Oberarm und im Ellenbogenbereich, selten.

Therapie operativ: Medianusersatzoperationen mit Transposition (bzw. Ankopplung) des:

1. ulnaren Flexor digitorum (superficialis/profundus) IV/V (ggf. Extensor carpi radialis brevis/ longus) an den medianen Flexor;

2. Flexor digitorum superficialis III/IV (oder durch Transplantate verlängerte Handgelenksstrecker) auf den Abductor pollicis brevis (und Adductor poll./Ulnaris) zur Daumenopposition;

– Ggf. Arthrodese des Daumenendgelenkes mit gleichzeitiger Tenodese des Flexor pollicis longus am Radius.

Medulloblastom s. Hirntumoren.

Megadolichobasilaris

Seltene Ursache von isolierten oder kombinierten (VI–X) Hirnnervenstörungen, einer Hirnstamm-Ischämie oder Subarachnoidalblutung.
Vorkommen auch bei Neurofibromatose Typ 1.

Meige-Syndrom s. oromandibuläre Dystonie (Untergruppe).

Malignes Melanom – MM – schwarzer Hautkrebs C43.9

s. Meningeosis melanoblastica

Epidemiologie: Familiäres Melanom autosomal-dominant, Gen P16 auf Chromosom 9p21.

Klinik: Ggf. Auftreten als Hirntumor, als meningeale Melanomatose.

Komplikationen: Zerebrale Metastasen in 50 %, davon bei Diagnosestellung in 59 % multipel. Häufig Tumoreinblutungen.

Therapie: s. Meningeosis melanoblastica – Melanosis melanoblastica.

Neurokutane Melanose   Q85.8

Anatomie/Histologie/Definition/Diagnose: Koexistenz flächenhafter (benigner) melanozytärer Ansammlungen in der Haut und an den Leptomeningen des ZNS.

Epidemiologie: Seltene, nicht erbliche Phakomatose (neurokutanes Syndrom). Auftreten meist im jüngeren Alter, Kasuistiken auch bei älteren Patienten.

Klinik: Behaarte pigmentierte Riesennävi, Melanose der Meningen, ggf. Assoziation von z.B. Syringomyelie, Myelomeningozele, Dandy-Walker-Syndrom). Hydrozephalus, zerebrale Krampfanfälle, mentale und motorische Defi-

zite: Kasuistik eines 62-jährigen Patienten mit flächiger bläulicher Pigmentierung über der unteren BWS seit Geburt und Ausbildung einer sensomotorischen spastischen Querschnittlähmung [Stepha M, Halle: Neurokutane Melanose mit neurologischer Spätkomplikation. (9/96) Göttingen].

Prognose: Bei Melanose der Meningen in 40–50 % maligne Transformation.

Therapie: Bestrahlung, Chemotherapie.

Therapie operativ: Entfernung klinisch relevanter Melanozytenproliferate. Shuntanlage.

MELAS-Syndrom s. mitochondriale Myopathien.

Melkersson-Rosenthal-Syndrom   G51.2

Definition/Diagnose: Trias rezidivierend Fazialisparese, Gesichtsschwellung (rüsselförmige Schwellung der Oberlippe), Faltenzunge – Lingua plicata sive scrotalis (wie bei der Cheilitis granulomatosa Miescher) oder Landkartenzunge (Lingua geographica).

Differentialdiagnose: Fazialisparesen anderer Genese. Lingua lobata bei tertiärer Lues. Erysipel.

Klinik: Auch beidseitige Fazialisparesen.

Prognose: Häufig Rezidive.

M. Menière – Labyrinthhydrops   H81.0

Ätiologie: Störung der resorptiven Funktion des Saccus endolymphaticus bei unveränderter Sekretion der Endolymphe durch die Stria vascularis.

Anatomie: Endolymphatischer Hydrops des Innenohres – Endolymphhydrops mit starker Ausdehnung des Ductus cochlearis im Bereich der Reissnerschen Membran (kochleäres und vestibuläres Labyrinth) auf Kosten des Perilymphraumes.

Diagnostik: HNO-Konsil mit Audiometrie (bei überschwelliger Audiometrie Lautheitsausgleich) und Vestibularisdiagnostik.
– Ggf. Langzeit-RR, Langzeit-EKG.

Differentialdiagnose: s. Neuronitis vestibularis.
– Lues.
– Sekundenschwindel bei Lagefistelsymptom
  infolge Cholesteatom   H71
– Lermoyez-Syndrom   H81.3

Einteilung der Menière-Stadien:

1. Fluktuierendes Hörvermögen mit spontaner Normalisierung nach dem Anfall.
2.a Fluktuierendes Hörvermögen mit spontaner Besserung ohne Normalisierung nach dem Anfall.

2.b Fluktuierendes Hörvermögen mit Besserung nur nach osmotischer Therapie.
3. Deutliche Hörminderung ohne Fluktuation mit weiterhin Schwindelanfällen.
4. Ausgebrannte Menièresche Krankheit.

Einteilung der Menière-Stadien anhand der Audiogramm-Muster:
1. Tieftonschwerhörigkeit oder zeltförmiges Audiogramm (Tieftonschwerhörigkeit und Hochtonverlust bei normalem Gehör um 2 kHz). Vollständige Rückbildung ist möglich.
2. Pankochleäre Schwerhörigkeit < 40 dB.
3. Pankochleäre Schwerhörigkeit > 40 dB.

Klinik: Anamnese: Kurzdauernder Schwindel nur bei Bewegung oder Lageänderung (untypisch für Menière-Schwindel)? Trauma? Entzündliche Ohrerkrankung? Trias fluktuierender Hörverlust, rezidivierende Drehschwindelanfälle, Tinnitus.

– Rezidivierend unregelmäßig und anfallsartig ohne Prodromi auftretender Drehschwindel (Attackenschwindel über 1–4 Stunden, selten Minuten bis Tage) mit Hörstörungen wie einseitiger Schwerhörigkeit, starkem Tinnitus meist von tiefem, brummendem und maschinenartigem Charakter zusammen mit oft vorbestehenden hohen zischenden Geräuschen und Druck- oder Völlegefühl tief im Ohr, Übelkeit und Erbrechen, Schweißausbruch und Kollaps ohne Bewusstlosigkeit.

Befund: Im Anfall Fallneigung zur betroffenen Seite, horizontaler Spontannystagmus initial kurzzeitig zum erkrankten Ohr, der sekundär zur Gegenseite umschlägt. Im Intervall kein Spontannystagmus.
Anfangs durch Haarzellschädigung noch fluktuierende einseitige, im Verlauf bleibende und auch zunehmende Hörminderung.
Öfters Diplakusis (Differenz der Tonhöhenempfindung beider Ohren bei asymmetrischer beidseitiger Hörminderung).

Labor: Borrelien. Herpes-Titer. Liquor: Erhöhtes Gesamteiweiß. Lues-Serologie.

Prognose: Monosymptomatische Verläufe mit rein kochleärer oder rein vestibulärer Symptomatik gehen im Verlauf in das Vollbild über.
- 15–40 % der Patienten erkranken im Laufe von Jahrzehnten unabhängig von der Therapie auch am anderen Ohr.

Therapie: Aufklärung, dass M. Menière beeinträchtigend, aber nicht lebensgefährlich ist. Natriumarme, kaliumreiche Kost. Genussmittelreduktion (Nikotinverbot). Vermeidung von Stress und psychischen Belastungen. Stufenweises Bewegungstraining mit offenen Augen und Gleichgewichtsübungen.
- ☆ Betahistin (8 mg Tbl) 3 x 1–2 Tbl, cave Asthma und Ulkusleiden. KI Phäochromozytom.

- **Im Anfall**
1. Bettruhe zur Vermeidung von Stürzen,
2. Antiemetika und Sedativa (nur kurzzeitig!):
- ☆ Diazepam 5–10 mg i.v./Supp,
- ☆ Triflupromazin 10 mg i.v./i.m. oder 70 mg Supp.
- ☆ Meclozin (25 mg Tbl. 12,5 mg Tbl mit 10 mg Hydroxyzin. 12,5 mg Tbl mit 10 mg Coffein. 50 mg Supp) 25–100 mg/d. 2 Drg wirken 12 h, 1 Supp 24 h. Kleinkinder 1–2, Schulkinder 2–4 Drg.

- ☆ Sulpirid (50/100/200 mg Tbl, 100 mg A, 25 mg/5 ml Saft) s. Depression, nicht nach 16 Uhr. 2 x 1 A i.v./i.m.
3. Durchblutungsfördernde Maßnahmen:
4. Haes 10 % oder :Haes 6 % mit Procain 400–1000 mg über mehrere Tage.
- ☆ Pentoxifyllin-Infusionen.
- ☆ Diuretika bei klassischem Hydropsbefund: Falls nach Furosemid 20 mg i.v. Besserung im Tonschwellenaudiogramm, tägliche Gabe von
- ☆ Mannit-Infusionen 500 ml/d.
- ☆ Hydrochlorothiazid/Triamteren besonders auch bei Druckgefühl im Ohr.

Therapie operativ: Bis zu Stadien 2 a und 2 b labyrintherhaltende Dekompression des Saccus endolymphaticus retroaurikulär in Lokalanästhesie, ausgesprochen risikoarm (die selten indizierte in Lokalanästhesie durchgeführte Drainage des Saccus endolymphaticus über Kunststoffröhrchen ist mit zusätzlichen Risiken für das Innenohr verbunden).
- Labyrinthzerstörend: Im Stadium 3 und ggf. 2 b Dämpfung oder selektive Ausschaltung des Vestibularapparates durch transtympanale Gentamycin-Applikation über ein liegendes Paukenröhrchen oder Katheter (Titration unter täglichen Audiometriekontrollen Injektion 4–5 Tage) mit einem Ertaubungsrisiko von 10 %.
Saccotomie mit Drainage der Endolymphe in das aufgebohrte Mastoid: Bei Besserung über > 1 Jahr und erneutem Rezidiv Re-Saccotomie (häufig intraoperativ Vernarbungen oder Verknöcherungen im Bereich des Drainageröhrchens).
Als ultima ratio endokranieller Eingriff zur Exzision des Ganglion Scarpae des N. vestibularis oder zur Durchtrennung des Vestibularisnerven (transtemporale Vestibularisneurektomie).
In Spätstadien bei ausgefallener Hörfunktion ist die translabyrinthäre Vestibularisneurektomie der alleinigen Labyrinthektomie vorzuziehen; postoperativ tritt Schwindel auf.

Meningen
Krankheiten der Meningen andernorts nicht klassifiziert, meningeale Adhäsionen zerebral oder spinal
G96.1

Meningeome s. Hirntumoren.

Meningeosis neoplastica, carcinomatosa, leucaemica, lymphomatosa und melanoblastica
C79.3

syn. Meningiosis. s. Hirntumoren

Ätiologie – Anatomie – Histologie – Epidemiologie: Meningeosis bei < 8 % aller Tumorerkrankungen.
- Bronchial-Karzinom: Meningeosis in 10–29 %.
- Glioblastom [Roßberg C: Intramedulläres Glioblastoma multiforme mit ungewöhnli-

cher, intrakranieller Meningeosis neoplastica. Nervenarzt 59 (1988) 401–4].
- Akute lymphatische Leukämie (ALL): Bei Diagnosestellung in 5–10 % bestehende ZNS-Beteiligung mit Kopfschmerzen, Meningismus oder Hirnnervenparesen. Trotz ZNS-Prophylaxe tritt noch in 10 % eine Meningeosis leucaemica auf.

– Akute myeloische Leukämie (AML).
– Mamma-Karzinom: Meningeosis in 6 %.
– Melanom: Meningeosis in 90 %.
– Non-Hodgkin-Lymphom: Meningeosis in 5,4 %.

Diagnostik: s. Labor. Zytologischer Nachweis von Tumorzellen nach der 3. Lumbalpunktion in > 90 %.

Differentialdiagnose: Subakute paraneoplastische Kleinhirndegeneration (besonders bei Hirnnerven- und Kleinhirnsymptomen).

Klinik: Gehäuft hirnorganische Psychosyndrome.

Asymptomatische Fälle unter Therapie nur in der Gruppe mit kompletter Remission (CR) [Wiehler S].

Labor: Ggf. Anti-Hu-, Anti-Yo- und gegen Neuronenkerne gerichtete Anti-Ri-Antikörper s. Paraneoplasie, Untersuchung bei: Prof. Dr. W. Grisold, Kaiser-Franz-Josef-Hospital, Wien.

Liquor: Liquorzellzahl in > 50 %, Eiweiß in > 75 % erhöht, Glukose in 25–30 % erniedrigt.
– CEA (Liquor): CEA-Index = CEA (Liquor)/CEA (Serum) x Albumin (Serum)/Albumin (Liquor), Normwert < 0,7 (bei intakter Blut-Liquor-Schranke). Spezifität bei Meningealkarzinosen > 90 %, bei ZNS-Metastasen 50 %.
– 3H-Thymidin-Markierungsindex zeigt unter intrathekaler Chemotherapie in den ersten vier Wochen einen gleichsinnigen Verlauf wie die Tumorzellzahl und kann die Zuordnung zu einer der Respondergruppen unabhängig von der Art des Primärtumors absichern. Außerdem lässt sich daran frühzeitig die Resistenzentwicklung der Tumorzellen erkennen. Insges. gegenüber der morpholog. Verlaufsbeobachtung kein wesentlicher Informationsgewinn [Weller M: Intrathekale Immunantwort bei Meningeosis neoplastica: IgG, IgM, oligoklonale Banden und Zytokine. Nervenarzt 63 (1992) 213–7].
– Liquor-Interleukin-6 – Liquor-IL-6 (Normbereich < 5,7 pg/ml, n = 42) ist bei Meningeosis carcinomatosa signifikant höher als bei Tumorpatienten ohne Meningeosis carcinomatosa [Oschmann P, Gießen: Interleukin-6 – Diagnostische Signifikanz einer systemischen und intrathekalen Synthese bei neurologischen Erkrankungen. (9/98) München]. Auch erhöht bei bakterieller Meningitis, viraler Meningitis, Subarachnoidalblutung.

Prognose: s. Labor. Die Überlebenszeit im Mittel ab Erstdiagnose: Ohne Therapie 4–6 Wochen.
– Akute lymphatische Leukämie (ALL) 13 Monate.
– Akute myeloische Leukämie (AML) 26 Monate.
– Mamma-Karzinom 40 Monate.
– Melanom 29 Monate.
– Non-Hodgkin-Lymphom 19 Monate.
– „Das Intervall von Erstdiagnose des Primärtumors bis zum meningealen Befall war von der Artdiagnose des Primärtumors abhängig und korrelierte eng mit der Gesamtüberlebenszeit ab Erstdiagnose des Primärtumors".

– Lymphoproliferative Erkrankungen mit Nachweis von oligoklonalen Banden mit Tendenz zu längeren Überlebenszeiten als ohne oligoklonale Banden.
– Die Überlebenszeit mit meningealer Metastasierung -abhängig vom individuellen Ansprechen auf die intrathekale Chemotherapie- beträgt für die entsprechenden Respondergruppen:
Komplette Remission (CR bei 35 von 78 Patienten) 10 Monate, partielle Remission (PR bei 29/78) 6,5 Monate, kein Ansprechen (CR bei 8/78) 3,8 Monate.
– Die Überlebenszeit der Gruppe „Alleinige intrathekale Chemotherapie" zeigte keinen signifikanten Unterschied gegenüber der Gruppe „Intrathekale Chemotherapie plus Strahlentherapie" (nach Korrektur einer Anämie).
– „Nach 4–6 Wochen ist eine Responder-Zuordnung möglich, dann nach fehlendem Ansprechen ein Therapieabbruch gerechtfertigt".
– „Die Remissionsdauer zeigte eine gegenläufige Tendenz zur Ansprechrate,
bei ALL war in 92 % eine komplette Remission zu erzielen bei mittlerer Remissionsdauer von nur 2,8 Monate,
beim Mamma-Karzinom komplette Remission in 20 % bei mittlerer Remissionsdauer von 18 Monaten.
– Anscheinend sind wenig differenzierte, schnell wachsende Tumoren auf Zytostatika, insbesondere Methotrexat und Alexan stärker sensibel, rezidivieren dafür aber auch schneller.
– Offensichtlich ist die Meningeosis neoplastica meist selbst nicht lebensbegrenzend, sondern ein Indikator für die allgemeine Aggressivität des Tumors" [Wiehler S: Meningiosis neoplastica-Klinik und Therapie. Nervenarzt 59 (1988) 260–6].

Therapie: Intrathekale Chemotherapie über ein Ommaya-Reservoir.

Meningeosis bei Mamma-Karzinom: C50.9
FAC-Schema Tag 1: ☆5-Fluorouracil – 5-FU (Kps, Trinklsg, 250/500 mg A)   500 mg/m², ☆Doxorubicin (10/20/50 mg A)   50 mg/m², ☆Cyclophosphamid 500 mg/m² i.v.. Tag 8: ☆5-Fluorouracil 500 mg/m², Tag 22 neuer Zyklus. ☆Cytarabin 40–100 mg intrathekal s.u.

**Meningeosis leucaemica –
Meningeosis lymphomatosa**:   C85.9
– Strahlentherapie des Schädels bei ALL (i.d.R. nach Erreichen einer Vollremission) mit 24 Gy unter ☆Dexamethason 4 x 4 mg.
– Kombination ☆Cisplatin + ☆Interferon-α + ☆Interleukin-2 (IL-2) mit 53 % Ansprechrate, Wirkung auf zerebrale Metastasen auch bei fehlender Reaktion auf Cisplatin-Monotherapie und mittlerer Überlebensdauer von 12 Monaten [Pilotstudie mit 67 Patienten, Khayat, Hospital Salpetriere in Paris].
☆ Cisplatin – Cis-Platin (10/25/50 mg Fl) mit z.B. Ondansetron 8 mg (bei anamnestisch bekanntem erhöhtem Emesisrisiko bis 32 mg) i.v. und 16 mg Dexamethason i.v. vor der Chemotherapie. Wegen verzögerten Erbrechens nach Chemotherapie bis zu 5 Tage 2 x 8 mg Ondansetron oder Metoclopramid jeweils mit Dexamethason oral.

El.-HWZ 58–90 h. Sehr schlecht liquorgängig, < 1 % des Serumspiegels werden erreicht.
KI Hochtonschwerhörigkeit (keine gleichzeitige Gabe von Schleifendiuretika).
UAW Polyneuropathie (prophylaktisch Org 2766). Übelkeit und Erbrechen (hochgradig emetogen bei Tagesdosen < 50 mg/m², höchstgradig emetogen bei Tagesdosen > 50 mg/m²). Carboplatin bei äquieffektiver Wirkung ggf. besser verträglich.
Wirkung wird durch Verapamil erhöht! Wirkungsverlust durch Liponsäure.

☆ Interferon alpha. Interferon alpha-2a. Interferon alpha-2b bei Phase-II-Studie 54 Patienten 5 Tage 10 Mio E/m² s.c. zusammen mit Interleukin-2 ab 8. Tag
Gruppe A 1 mg/m² in 24 h mit einer Ansprechrate von 24 %,
Gruppe B initial als Bolus die vierfache Dosis, 1 mg/m² über 6 h, danach wurde die Wirkstoffmenge stufenweise auf 0,25 mg/m² in 24 h gesenkt mit einer Ansprechrate von 41 %.

☆ Cytarabin – ARA-C (40/100/1000 mg A) in EZF oder Glukose 5 %, wegen UAW prophylaktisch mit Kortikoiden, unter 2mal wöchentlichen Kontrollen des BB. Nicht zusammen mit Methotrexat oder 5-Fluorouracil.

– Akute myeloische und akute lymphatische Leukämien: Unter 100–200 mg/m² konventioneller Dosis Resistenzentwicklungen der Tumorzellen. Hochdosistherapie mit 3–6 g/m².

– Akute refraktäre myeloische Leukämie und Blastenschübe einer chronischen myeloischen Leukämie (Induktions- und Erhaltungsbehandlung) z.B. („TAD 9" Protokoll zur Induktion) mit 2 Tage 1 x und danach 5 Tage 2 x 100 mg/m² Kurzinfusion in 30 min, dann („HAM" Protokoll zur Reinduktion) alle 4 Wochen 2 x 3 g/m² in 3 h, ggf. mit initial Tag 3–5 Daunorubicin 50 mg i.v., Tag 3–8 Thioguanin 100 mg/m² oral und sekundär 3 Tage Novantron 1 mg/m² i.v. [s.u. Leferink J in Akt Neurol 22 (1995) 186–8].

– Hochmaligne Non-Hodgkin-Lymphome.

– Primär zerebrales Lymphom: 3 g/m² i.v. (hohe Dosis!) über 3 h an zwei aufeinanderfolgenden Tagen mit Wiederholung alle 3 Wochen.

☆ Methotrexat – MTX (2,5/10 mg Tbl, 5/10/50/250/500 mg Fl) Niedrigdosis < 100 mg/m², mittlere Dosis 100–1000 mg/m², Hochdosis > 1–20 g/m² (oral deutlich niedriger als i.v./i.m.) abends nach den Mahlzeiten unter rigoroser Hydratation mit 6 l/d und Urinalkalisierung > pH 7 mit z.B. 8,4 % Bicarbonat 80 ml/h unter Urin-pH-Messung. Absetzen bei Rezidiv.

– Akute lymphatische Leukämie: 10–500 mg/m² als Einzeldosis, bei niedriger Dosis 15 mg/m² i.v. 1mal wöchentlich.

– s. ZNS-Lymphome: Tag 1 + 8 Methotrexat 1 g/m² i.v. über 4 h. Tag 1 + 4 + 8 + 11 + 15 + 18 Methotrexat 12 mg intrathekal.

– Meningeosis carcinomatosa und leucaemica (ALL, AML) Prophylaxe und Therapie:
Intrathekal lumbal oder intraventrikulär nach neurochirurgischer Implantation eines Ommaya-Reservoirs 0,2–0,4 mg/kg (8–16 mg/m²) oder 15 (-25) mg in 1/6 molarer Laktat- bzw. Ringerlaktatlösung oder ggf. NaCl 0,9 % auf 10 ml mit Endkonzentration < 5 mg MTX/ml

alle 2–3–7 Tage nach Entnahme der gleichen Menge Liquor und zur guten Durchmischung unter mehrfacher, 3–5maliger Aspiration und Reinjektion, nach Abklingen der Symptome dann wöchentlich bis monatlich bis zur Liquornormalisierung und dann noch fünfmalige Wiederholung.
Ggf. primäre Kombination oder, falls nach vier- bis achtmaliger intrathekaler Methotrexat-Applikation keine Remission zu erzielen ist, Kombination Methotrexat 15 mg mit Cytarabin 40 (-100) mg und Triamcinolon 40 (10–80) mg (alternativ Dexamethason 4 mg) 2–3mal/Woche etwa 6mal bzw. unter Dosisverlängerung auf 14–28 Tage [Wiehler S].
UAW des ZNS bei intrathekaler Gabe: Aseptische transiente Meningitis. 10 % akutes hirnorganisches Psychosyndrom nach ein- bis dreimaliger intrathekaler Methotrexat-Gabe (besonders in Kombination mit Bestrahlung) meist durch antiödematöse Maßnahmen zu beherrschen. Leukenzephalopathie bei langfristiger Anwendung von Gesamtdosen über 500 mg intrathekal.

Meningeosis melanoblastica –
Melanosis melanoblastica C70.1
Auftreten bei 90 % der malignen Melanome. Im MRT: Melanin in T1 hyperintens, in T2 hypointens, Kontrastmittel-Anreicherung.

☆ Fotemustine (aus Frankreich über die internationale Apotheke zu beziehen) bei metastasierendem malignen Melanom mit ZNS-Befall [Adresse Hautklinik Hamburg-Eppendorf Prof. Ring, Tel. 040/47174952] mit Dacarbazin (DTIC)

– Woche 1 + 2 nach 250 ml Glukose 5 % + 3 A Paspertin + 1 A Diazepam (10 mg) je 1 Tag 100 mg/m² in 250 ml Glukose 5 % im dunklen System (Aluminiumfolie) über Dreiwegehahn unter RR- und Pulskontrolle alle 15 min,
Woche 3 Dacarbazin 4 Tage 250 mg/m², Woche 4–8 Pause,
Woche 9 Restaging mit Abbruch bei Progression oder toxischen Effekten, sonst
Fotemustine 1 Tag 100 mg/m² + Dacarbazin 5 Tage 250 mg/m², Woche 10–11 Pause,
Woche 12 wie Woche 9, Restaging jeder 2. Zyklus. Abbruch bei CR (komplette Remission) nach 3 Erhaltungsbehandlungen oder Progress oder nicht tolerabler Toxizität.
Dosisreduktion bei Neutrophilen < 2000 und Thrombos > 80.000 auf 75 mg/m²,
Dosisreduktion bei Neutrophilen < 1500 und Thrombos > 80.000 auf 50 mg/m²,
Therapie-Pause bei Neutrophilen < 1000 und Thrombos < 80.000.
Gut liquorgängig, > 30 % des Serumspiegels werden erreicht.
UAW bb Leukopenie Nadir 35. Tag, Thrombozytopenie Nadir 44. Tag.
Wirkung: Nitrosoharnstoff. [Jacquillat C: Final report of the French multicenter phase II study of the nitrosourea fotemustine in 153 evaluable patients with cerebral metastases. Cancer 66 (1990) 1873].

☆ Dacarbazin – ☆DTIC (100/200 mg A) unter bb-, Leber- und Nierenfunktionskontrollen (s. Hirntumoren – Sarkome) s. Fotemustine oder Monotherapie 200–250 mg/m²/d an Tag 1–5 oder 850 mg/m²/d an Tag 1, Wiederholung alle 3 Wochen, alternativ 2–4,5 mg/kg 10 Tage alle 4–6 Wochen.

☆ Interferon alpha-2b (1/3/5/10/30 Mio A) zugelassen, synergistisch mit ☆Interleukin-2 – IL-2 – Aldesleukin (18 Mio IE).

– Phase-II-Studie 54 Patienten 5 Tage 10 Mio E/m² s.c. zusammen mit Interleukin-2 (Synergismus) ab 8. Tag
Gruppe A 1 mg/m² in 24 h mit einer Ansprechrate von 24 %,
Gruppe B initial als Bolus die vierfache Dosis, 1 mg/m² über 6 h, danach wurde die Wirkstoffmenge stufenweise auf 0,25 mg/m² in 24 h gesenkt mit einer Ansprechrate von 41 %.

– Interferon alpha-2b bei 280 Patienten initial 20 Mio E/m² i.v. an 5 Tagen in der Woche über 4 Wochen, danach 10 Mio E/m² an 3 Tagen in der Woche über 48 Wochen mit signifikanter Verlängerung der rezidivfreien Zeit 1,7 (Kontrollgruppe 1) Jahre und Gesamtüberlebenszeit 3,8 (2,8) Jahre. Patienten mit Lymphknotenbefall profitierten besonders deutlich [Kirkwood J, Pittsburg, Eastern Cooperative Oncology Group]. Bessere 5-JÜR.

– Interferon alpha-2a in randomisierter Studie nach vollständiger Tumorresektion dreimal pro Woche 3 x 1 Mio IE über 18 Monate: Bei 244 Behandelten 100 Rückfälle und 59 Todesfälle, bei 245 Kontrollpersonen 119 Rückfälle und 76 Todesfälle [Grob J, Marseille: randomised trial of Interferon α-2 as adjuvant therapy in resected primary melanoma thicker than 1,5 mm without clinically detectable node metastases. Lancet 351 (1998) 1905–10].

☆ Hydroxycarbamid (500 mg Tbl).

☆ Interleukin-2 – IL-2. Mit Interferon alpha. Stimuliert u.a. die Synthese und Aktivität von T- und B-Lymphozyten.

☆ Melphalan (2/5 mg Tbl, 50 mg A) adjuvante hypertherme Extremitätenperfusion mit 0,12 mg/ kg über eine Stunde.

☆ Thiotepa (15 mg Fl) 30 mg i.v. 1 x wöchentlich, ggf. als Alternative zu Methotrexat, > 30 % des Serumspiegels werden erreicht.
El.-HWZ 4 h. Gut liquorgängig, > 30 % des Serumspiegels werden erreicht ((besser liquorgängig als Methotrexat).
UAW gastrointestinale Irritationen, Hämatopoese-Störung, Nephrotoxizität, Zystitis.

Meningiosis s.o. Meningeosis.

Meningismus R29.1

Ätiologie: Meningitis – Meningoenzephalitis. Intrazerebrale Blutung. Subarachnoidalblutung. Vorangegangene Lumbalpunktion oder operative neurochirurgische Eingriffe. Hirntumor der hinteren Schädelgrube oder mit Begleitmeningitis. Z.n. Schädel-Hirn-Trauma mit Liquorfistel. Meningitische Mitreaktion bei Virusinfekt.

Diagnose – Diagnostik: Lumbalpunktion.

Differentialdiagnose: Frühdyskinesien als UAW von Neuroleptika und z.B. Metoclopramid. HWS-Syndrom mit Nackensteifigkeit. Hyperventilationstetanie. Opisthotonus bei Tetanus. Ergotismus. Strychninvergiftung.

Klinik: Meningismus kann in höheren Komastadien fehlen.

Meningitis – Meningoenzephalitis G00

Bakterielle Meningitis, nicht durch Haemophilus influenzae, Pneumokokken, Streptokokken, Staphylokokken	G00.8
Bakterielle Meningitis nicht näher bezeichnet	G00.9
Meningitis durch sonstige näher bezeichnete Ursachen	G03.8
Meningitis nicht näher bezeichnet	G03.9

s. Enzephalitis, Hirnabszess.
Meldepflicht bei Erkrankung oder Tod.

Definition/Diagnose: Positiver Liquorbefund. Meningismus.

Diagnostik: s. Labor, s. Röntgen. Lumbalpunktion ggf. wiederholt (auch aus therapeutischen Gründen).

– Rachenabstrich: Nachweis von Meningokokken (solange positiv, Isolierung).

Differentialdiagnose: Allgemeininfekt mit meningealer Mitreaktion oder

– Prozesse der Nachbarschaftsregionen (sympathische Meningitis bei Sinusitis, Otitis, Mastoiditis, Hirnabszess).

– Isolierte Angiitis des ZNS als seltene Differentialdiagnose der eosinophilen Meningoenzephalitis.

– Bakterielle Endokarditis. Bei allen unklaren neurologischen Erkrankungen mit Fieber an eine bakterielle Endokarditis denken.

– Enzephalitis.

– Hirnblutung. Subarachnoidalblutung (insbesondere bei Meningismus ohne Fieber).

– Sinusvenenthrombose.

– Differentialdiagnose des Meningismus s. o.
– Nicht-infektiöse Ursachen wie Karzinome (Meningeosis carcinomatosa), Leukämie (Meningeosis lymphomatosa), Hirntumor.

Einteilung: s.u. einzelne Meningitiden. s. Labor.
– Parainfektiöse Meningitiden s. akute disseminierte Enzephalomyelitis.
– Aseptische Meningitis s. lymphozytäre Meningitiden, rezidivierende aseptische (Mollaret-Meningitis), virale Meningitis.
– Chronische Meningitis   G03.1
– Eosinophile Meningitis   G03
– Lymphozytäre Meningitiden: Akute lymphozytäre Meningitiden sind meist Virusmeningitiden, s. virale Meningitiden. s. Enzephalitis. Nicht viral bedingt sind einzelne seltene Meningitiden, z.B. Leptospiren-Meningitis, sympathische Meningitis.
Chronische lymphozytäre Meningitiden: s. Rezidivierende aseptische Meningitis (Mollaret-Meningitis)   G03.1
Heilphase der eitrigen Meningitis. Kryptokokken-Meningitis, Leptospiren-Meningitis. Pilzmeningitiden.
s. Sarkoidose – M. Boeck, s. Toxoplasmose, s. tuberkulöse Meningitis, s. Zystizerkose.
– Nichteitrige, abakterielle Meningitis   G03.0

Einteilung des Schweregrades anhand des modifizierten Hunt und Hess-Score – mH&H-Score:
– Grad I: Minimaler Kopfschmerz, leichte Nackensteifigkeit, leichtes Fieber.
– Grad II: Starke Kopfschmerzen, starke Nackensteifigkeit, hohes Fieber.
– Grad III: Somnolenz – Bewusstseinsstörungen – hirnorganisches Psychosyndrom, evtl. Hirnnervenausfälle.
– Grad IV: Sopor, mäßige bis starke Hemiparese (schwere Herdsymptome), beginnende vegetative Störung.
– Grad V: Tiefes Koma, Enthirnungsstarre.

Epidemiologie: s. Meningitis unter Immunsuppression.

Klinik: s. Einteilung. s. Meningitis tuberculosa.
Anamnese: HNO-Erkrankungen Cholesteatom, chronische Sinusitis, Mastoiditis mit Durchwanderungsmeningitis, Immunsuppression, Impfungen, Kopfoperationen/Trauma/Liquorfistel, Lumbalpunktion/ Spinalanästhesie, Lues, Tuberkulose?
Befund: Akute schwere Erkrankung: Fieber, - Meningismus (kann im Koma fehlen!) mit Kernig- und Brudzinski-Zeichen, Kopfschmerzen, Lichtempfindlichkeit (Photophobie), Konjunktivitis, Erbrechen. Vergrößerte Lymphknoten?
– Suche nach Lymphomen, Tragusdruckschmerz, Inspektion des Rachenringes.
– Suche nach Hautaffektionen: Erythem/Zeckenstich, Herpes zoster, Insolation, Listerien-

Exanthem, Petechien s. Meningokokken-Meningitis.
– Nach Splenektomie häufiger rezidivierende Meningitiden wie z.B. Mollaret-, Meningokokken- und Pneumokokken-Meningitis.

Komplikationen: s. bakterielle Meningitis. s. Meningitis tuberculosa.

Labor: s. Labor – bakterielle Meningitis, Meningokokken-Meningitis, rezidivierende Meningitis, Meningitis tuberculosa, Herpes simplex-Enzephalitis.
– Blutkulturen. Bruzellose: In der Blutkultur gram-negative Bakterien, keine Sporen. Brucella-KBR. Widaltest.
– Coxsackie-Viren sind beim positiven Liquorbefund fast immer auch im Rachenabstrich und im Stuhl zu finden.
– Leptospiren-KBR. Listerien-KBR.
– Eiweiß-Anstieg und Liquorzucker-Abfall im Verlauf einer subakuten Meningitis deuten auf eine tuberkulöse Ätiologie.
– Mischinfektionen ggf. bei otogenen Meningitiden.

Liquor: Liquorkulturen. Druckerhöhung. Bei seröser Meningitis (durchsichtiger Liquor mit einer Zellzahl < 300/µl) Liquor über Nacht im Kühlschrank stehen lassen, ggf. „Spinnwebgerinnsel" (für Tuberkulose nicht pathognomonisch) auf Objektträger aufbringen und nach Ziehl-Neelsen-Färbung nach säurefesten Stäbchen untersuchen. Bei serösem Liquor mit erhöhter Zellzahl Virusdiagnostik.
– *Differentialdiagnose* der aseptischen Meningitis sind Kryptokokkose, Lues, Tuberkulose, anbehandelte bakterielle Meningitiden, Neoplasmen, ggf. Leptospiren.
– Liquor-Interleukin-6 s. bakterielle Meningitiden – Labor.
– Liquor-Interleukin-10 – Liquor-IL-10: Bei 18 Patienten und 50 Liquorproben korrelierte die mittlere IL-10-Konzentration im Liquor hochsignifikant mit TNF-α, signifikant mit IL-1β und war am Aufnahmetag am höchsten (39–3814, durchschnittlich 1760 pg/ml), unter antibiotischer Therapie nach 1 Tag bei durchschnittlich 1628, am 4. Tag 86 und 8. Tag 108 pg/ml [Winterholler M, Erlangen: Interleukin 10 im Verhältnis zu proinflammatorischen Zytokinen bei purulenter Meningitis. (9/96) Göttingen].

Risikofaktoren für Letalität: Alter über 60 Jahre. Bewusstlosigkeit bei Aufnahme. Zerebrale Krampfanfälle binnen 24 Stunden.

Röntgen: Thorax: Bronchiektasen, Pneumonie?
– Schädel und NNH 2 E: Nebenhöhlen- oder Mittelohrprozess, Schädeltrauma?
– CCT. MRT.

Meningitis	Zellen	Zellbild	Glukose	Laktat [mmol/l]	Eiweiß	LDH
Bakteriell	900–6000/3	granulozytär	evtl. erniedrigt	erhöht > 2,1	stark erhöht	stark erhöht
Tuberkulös	60–1800/3	lymphozytär (aktivierte B-Lymphozyten)	erniedrigt	stark erhöht > 4	stark erhöht (IgA)	
Viral	15–900/3	lymphozytär	meist normal	meist normal	wenig erhöht	
Neuroborreliose	30–300/3	aktiv. B-Lymphozyten	meist normal	meist normal	erhöht (IgM)	

Therapie: s. bakterielle Meningitis. s. einzelne Meningitiden.

I. Bakterielle Meningitiden –
eitrige Meningitiden – Purulenta   G00

Bakterielle Meningitis, n. n. bezeichnet   G00.9
Meningitis bei andernorts klassifizierten
   bakteriellen Krankheiten   G01
Bakterielle Menigoenzephalitis,
   andernorts nicht klassifiziert   G04.2

s. Borreliose – Neuroborreliose. s. Lues.

Ätiologie: Hämatogen-metastatisch, begünstigt durch Immunsuppression.
– Direkte Infektion durch Trauma, Lumbalpunktion, neurochirurgischen Eingriff. Fortgeleitet bei Sinusitis, Otitis media.
– Haemophilus influenzae, Meningokokken – Neisseria meningitidis (auch Meningokokken-Enzephalitis), Staphylokokken.
– Selten, aber zunehmend: E. coli (auch
   Säuglingsmeningitis),   G00.8
   Klebsiellen (auch Säuglingsmeningitis) G00.8
   Pseudomonas   G00.8
– Brucellen, Rickettsien-(Coxiella burneti – Q-Fieber) Meningoenzephalitis, Leptospiren. Streptokokken der Gruppe B (auch Säuglingsmeningitis), Pneumokokken – Streptococcus pneumoniae (s. Immunsuppression), Streptococcus mucosus.
– Mykobakterien: Ungewöhnliche zerebrale Mykobakterien-Infektionen bei immunkompetenten Patienten [Jaspert A. Poster ANIM (1/94) Karlsruhe].
– Salmonella typhi –
   Salmonellen-Meningitis   A02.2†, G01
   Typhus abdominalis-Meningitis   A01.0†, G01
– s. Meningitis tuberculosa.
– Tularämie – Hasenpest   A21.8. G00.8
– Anthrax (Milzbrand)   A22.8. G01
– Gonokokken   A54.8†, G01

Komplikationen: Spätfolgen der intrakraniellen
   pyogenen Infektion   G09
– s. Meningitis tuberculosa.
– Die Komplikationen sind wohl Folge der intrathekalen Entzündungskaskade und immunologischen Überreaktion: Nach Eindringen von Bakterien in den Subarachnoidalraum und bakterieller Lyse werden von Endothelzellen und Makrophagen Zytokine (z.B. IL-1, TNF-α) produziert und hierdurch polymorphkernige Leukozyten und Makrophagen angezogen.
– Zerebrale Ischämien bei bakterieller Meningitis in 15 % meist infolge von (immunologisch bedingten) Vasospasmen.
– Abszess: Hirnabszess – Abszess bei Heroinmissbrauch. Subdurales Empyem. Spinaler Abszess [Haupt W: Spinale Abszesse im Rahmen eitriger Meningitiden. Akt Neurol 21 (1994) 173–6].
– Intrazerebrale Blutungen in 1–2 % z.B. aus einem kavernösen Hämangiom (Kasuistik).
– Hirnödem – Hirninfarkte bedingt durch Begleit-Vaskulitis.
– Hydrozephalus: Fieber und Erbrechen sind bei Säuglingen und Kindern häufig bedingt durch die Ausbildung eines Hydrozephalus (Shuntanlage!).
– Zerebrale Krampfanfälle: Ggf. als Zeichen einer Penicillin-Überdosierung.
– Radikulomyelitis s. Meningitis tuberculosa.
– Septische Sinusvenenthrombosen.
– Subarachnoidalblutung aus wohl erregerbedingt entstandenen sekundären Hirnbasisaneurysmen.
– Subduraler Erguss: Bei Kindern im Verlauf einer eitrigen Meningitis, besonders durch Pneumokokken.
   Septisch embolische Herdenzephalitis: z.B. ✫Penicillin G.
– Ventrikulitis   G04.9
– Als Langzeitfolge bei bakterieller Meningitis, besonders durch Pneumokokken, neuropsychologische Defizite im Sinne einer subkortikalen Demenz mit Störungen der Tempoleistung, der visuellen Informationsverarbeitung und besonders bei handlungsorientierten Intelligenzleistungen.

Labor: s.o. Meningitis.
– Latex-Agglutinationstest im Liquor auf Meningokokken, Pneumokokken und Haemophilus influenzae trotz erfolgter Anbehandlung oft noch einige Tage positiv. Liquor ist nach 24 h erfolgreicher Behandlung meist steril geworden.
– Akute eitrige Meningitiden ohne Hinweis auf eine otorhinogene Genese und ohne Zellnachweis sind bei Erwachsenen meist durch Meningokokken (schnelle Autolyse!) verursacht.
– Glutamat im Liquor bei bakterieller Meningitis (44 mg/ml, n = 34) signifikant höher als mit 1,75 mg/ml bei viraler Meningitis (n = 24) und anderen neurologischen Erkrankungen (n = 18) [Krempien S: Glutamat in der Pathogenese der bakteriellen Meningitis. (9/96) Göttingen].
– Interleukin-6 – IL-6 Liquor-IL-6 (Normbereich < 5,7 pg/ml, n = 42) ist erhöht, bei bakterieller Meningitis mit 126.125 pg/ml statistisch signifikant unterschiedlich zur viralen Meningitis mit 6947 pg/ml. Bei viraler Meningitis korrelierten hohe Spiegel mit dem klinischen Outcome und persistierend hohe Spiegel mit einer schlechteren klinischen Prognose. Auch erhöht bei Meningeosis carcinomatosa (signifikant höher als Tumorpatienten ohne Meningeosis carcinomatosa), bei Subarachnoidalblutung [Oschmann P, Gießen: Interleukin-6 – Diagnostische Signifikanz einer systemischen und intrathekalen Synthese bei neurologischen Erkrankungen. (9/98) München].
– β-Trace-Protein (β-TP), ein intrathekal synthetisiertes Protein (5 % aller Liquorproteine) mit Nachweis im Plexus chorioideus, in der Oligodendroglia und in den Meningen, als Prostaglandin-D-Synthase identifiziert, dient zur Diagnosesicherung einer Liquorfistel. Mittlere β-TP-Konzentration im Liquor 16,5 mg/l, im Serum 0,49 mg/l mit Liquor/Serum-Quotient 34 : 1, bei bakterieller Meningitis im Liquor mit 8,7 ± 3,9 mg/l erniedrigt. Keine Korrelation zu Zellzahl und Laktatkonzentration [Tumani H, Göttingen: β-Trace-Protein im Liquor cerebrospinalis ist bei bakterieller Meningitis erniedrigt. (10/97) Dresden].

- Nitrit (stabiles Produkt von NO), TNF-α, IL-1, IL-6 und IL-10 sind im Liquor erhöht, persistierend hohe Spiegel gehen mit neurologischen Komplikationen (Hirnödem, Abszess) einher [Haslbeck K, Erlangen: Zusammenhänge zwischen klinischen Verläufen, NO (Stickstoffmonoxid), TNFα und Interleukinen bei bakteriell eitriger Meningitis. (9/98) München].
- Matrix-Metalloproteinasen (MMP, proteolytische Enzyme) sind im Liquor erhöht und wahrscheinlich an der Blut-Hirn-Schrankenstörung beteiligt.

Prognose: Letalität der bakteriellen Meninigitis 5–30 % (25 % für allgemein erworbene und 35 % für nosokomiale Meningitiden [Durand M s. Therapie]).

- Prognostisch günstig sind früher Behandlungsbeginn und Geschwindigkeit der Liquorsterilisierung.
- Eine verzögerte Liquorsanierung „führt zu einer erhöhten Zahl neurologischer Spätschäden: Wenn bei der 2. Liquorentnahme bei Kindern 18–36 h nach Therapiebeginn der Liquor nicht steril war, traten im Krankheitsverlauf statistisch signifikant häufiger Krampfanfälle, subdurale Empyeme, Hemiparesen und neurologische Residualschäden auf. Eine Liquorentnahme mit Kultur 24 h nach Behandlungsbeginn ist deshalb bei der bakteriellen Meningitis wünschenswert: Lassen sich nach 24 h noch Keime anzüchten, muss die antibiotische Therapie optimiert werden" [Nau R: Grundlagen der Chemotherapie von ZNS-Infektionen. DGN (25.9.96) B 61–70 in Göttingen].
- Hohes Glutamat im Liquor korreliert mit schlechtem klinischem Outcome [Krempien S: Glutamat in der Pathogenese der bakteriellen Meningitis. (9/96) Göttingen].
- Die Langzeitprognose korreliert hochsignifikant mit dem Status am 21. Tag [Merkelbach S, Homburg: Langzeitoutcome bei bakteriellen Meningitiden. DGN (10/97) Dresden].

Therapie: Bedeutsam ist ein möglichst schneller Therapiebeginn. Keine Antibiotika vor Lumbalpunktion (Ausnahme s. Meningokokken-Meningitis). Kein Kortison vor Klärung der Diagnose.

- Wiederholte Lumbalpunktionen zur Diagnostik und Druckentlastung. Laktat und Liquoreiweiß reagieren früher auf die Antibiotikatherapie als die Zellzahl.
- Bei schwerer Sepsis ggf. Hämofiltration als adjuvante Therapie.
- s. Hirndruck: Ggf. hochdosierte Hirnödemtherapie, Einschränkung der Flüssigkeitszufuhr.
- ☆ Dexamethason (1,5/4 mg Tbl, 4/8/40/100 mg A) initial 40 mg i.v., dann 4 mg alle 6 h.
- Bei Liquorblockerscheinungen infolge von Fibringerinnsel, besonders bei Pneumokokken- oder Staphylokokken-Meningitis, „intralumbale Instillation von Streptokinase (50.000 E), evtl. auch von kleinen Mengen Prednison (Erwachsene 1mal tgl. 10–20 (–50) mg Kinder 2–10 mg)" [Simon C: Antibiotika-Therapie Schattauer 6. A (1985) 327].

- s. Antibiotika-Therapie. Zur Therapie von ZNS-Infektionen sind Antibiotika mit in vivo bakterizider Wirkung erforderlich, initial immer parenteral, ausreichend lange und bei abheilender Meningitis wegen nachlassender Liquorgängigkeit weiterhin hochdosiert.
  Bei Meningokokken oder Pneumokokken und hohen Keimzahlen erste Antibiotikum-Dosis als Kurzinfusion über 2–3 Stunden wegen des erhöhten Risikos bei zu rascher Abtötung.
  Saurer Liquor (aufgrund der hohen Laktatkonzentration bei bakterieller Meningitis häufig pH < 7) vermindert die Wirksamkeit von Aminoglykosiden und Erythromycin, nicht von β-Laktam-Antibiotika, Chinolonen, Rifampicin und Vancomycin.

Therapie bei unbekanntem Erreger:
- Bei Meningitis (oder Hirnabszess) ohne Erregeridentifikation Antibiose zwingend in Kombination mit einem listerienwirksamen Antibiotikum (Aminopenicilline) wie ☆Ampicillin (1/2/5 g Fl, 0,5/1 g Tbl) 3 x 2 g (bzw. Kinder 3 x 40 mg/kg, 80–100 mg/kg/d) wegen der Listerienlücke der Aminoglykoside, Cephalosporine, Glykopeptide, Gyrasehemmer.

Bei Säuglingen < 1 Monat – Säuglingsmeningitis
☆Cefotaxim ggf. plus ☆Gentamycin bei Gram-negative Enterobacteriaceae wie E. coli Klebsiella, Enterobacter, Proteus, Pseudomonas aeruginosa, auch Salmonellen. Streptokokken, insbesondere B-Streptokokken. Listeria monocytogenes.

Bei Kindern > 1 Monat bis 6 Jahre
- Haemophilus influenzae 40–60 % (Inzidenz seit Einführung der Impfung abnehmend): ☆Cefotaxim.
- Neisseria meningitidis (Meningokokken 20–40 %): Penicillin G.
- Streptococcus pneumoniae (Pneumokokken 15–20 %, Schutzimpfung!) und Streptokokken-Spezies: ☆Penicillin G.
- Salmonellen 5 %.
- Therapie mit einem ☆Cephalosporin der 3. Generation (alternativ ☆Penicillin G 1 Mio IE/kg oder ☆Chloramphenicol) plus ☆Aminopenicillin plus ☆Gentamycin.

Bei Erwachsenen bzw. > 6 Jahre
- Streptococcus pneumoniae (Pneumokokken) 20–50 %: ☆Penicillin G.
- Neisseria meningitidis (Meningokokken) 15–40 %: ☆Penicillin G.
- Enterobakterien (posttraumatisch, postoperativ) 10 %: ☆Cefotaxim.
- Listeria monocytogenes ca. 7 % [Ritter G: Enzephalitiden und Meningitiden. Med Welt 36 (1985) 168–72]: ☆Ampicillin.
- Streptokokken. Haemophilus influenzae (Erwachsene 1 %): ☆Cefotaxim. Staphylokokken. Gram-negative Enterobacteriaceae incl. Pseudomonas aeruginosa.
- Mischinfektionen bei otogenen Meningitiden.

Bei 445 Patienten > 16 Jahre zwischen 1962–1980 mit 493 Episoden
- 39 % nosokomiale, stationär erworbene Meningitiden, davon 33 % durch Gram-negative außer Haemophilus influenzae.

Streptococcus pneumoniae, Meningokokken, Listeria monozytogenes zusammen nur 8 %.

- 52 % (296) außerhalb erworbene Meningitiden, davon nur 3 % durch Gram-negative außer Haemophilus influenzae (!),
37 % Streptococcus pneumoniae, 13 % Meningokokken, 10 % Listeria monozytogenes, zusammen 60 %.
23 % zerebrale Krampfanfälle. 28 % fokale neurologische Herdsymptomatik.
- 9 % rezidivierende Meningitis häufig durch ein zerebrospinales Leck.
- Insgesamt nur 4 % durch Haemophilus influenzae [Durand M: Acute bacterial meningitis in adults. A review of 493 episodes. N Engl J Med 328 (1993) 21–8].
Alternativen:
☆ Penicillin G 4 x 10 Mio oder/plus Aminopenicillin wie ☆Ampicillin plus ☆Gentamycin (40/80/160 mg A) 5 mg/kg.
☆ Cefotaxim (0,5/1/2 g Fl) 2–3 x 1–2 g, Kleinkind 50–100 (–200) mg/kg. Hirnabszess: Gute Diffusion s. Haemophilus influenzae, s. Meningokokken- und Pneumokokken – Meningitis.
☆ Chloramphenicol (0,25/0,5 g Kps, 1 g pro inj) 50 mg/kg mit ☆Gentamycin.
☆ Aminopenicillin 80–100 mg/kg mit ☆Gentamycin.
☆ Meropenem: 3 x 2 g bzw. Kinder > 3 Monate bis 12 Jahre 3 x 40 mg/kg. Gute Diffusion nur bei entzündeten Meningen. Wirksam bei bakterieller Meningitis durch penicillinresistente Pneumokokken.
☆ Metronidazol 1,5–2 g/d i.v., per inf. 5 ml/min, Kinder 20–30 (67,5) mg/kg/d. Dosis möglichst mit Spitzenspiegeln, da dosisabhängiges Antibiotikum mit postantibiotischem Effekt. Hirnabszess: Gute Diffusion. Meningitis: Gute Diffusion nur bei entzündeten Meningen.
☆ Ticarcillin 3–4 x 5 g, Kinder 200–300–500 mg/kg. Beste Liquorgängigkeit (mit Cotrimoxazol, besser als Chloramphenicol) und Hirngewebsgängigkeit (ähnlich Chloramphenicol, besser als Cotrimoxazol), gute Abszessgängigkeit.

Therapie bei unbekanntem Erreger und Verursachung durch eine Sinusitis, Otitis, Mastoiditis: Cephalosporin der 3. Generation plus ☆Fosfomycin oder ☆Gentamycin.

Therapie: Immunprophylaxe: s. Haemophilus influenzae-Meningitis. s. Meningokokken-Meningitis. s. Pneumokokken-Meningitis.

Therapie operativ: Ggf. frühzeitige HNO-ärztliche Sanierung bei rhinogener Meningitis (NNH-Revision, Spülung) oder otogener Meningitis (Antrotomie).

Bruzellen-Meningitis   G00.8

Ätiologie: Durch Schafmilch, besonders bei Landwirten, Metzgern, Tierärzten.

Klinik: Akutes Krankheitsbild: Fieber, Lymphknotenschwellungen, Leber- und Milzbeteiligung und andere Organbeteiligungen, Exanthem, Gelenk- und Muskelschmerzen, Müdig-

keit, Schlafstörung, in 5 % Affektion des Nervensystems auch mit chronischen Verläufen [Schreiner R: Chronische Neurobrucellose – eine Kasuistik. Akt Neurol 21 (1994) 131–3].

Therapie: s. Antibiotika-Therapie, ☆Tetrazykline.

E. coli-Meningitis   G00.8

Ätiologie: Posttraumatisch (Schädel-Hirn-Trauma), postoperativ (neurochirurgische Intervention, Urogenitaleingriffe), bei Kleinkindern.

Klinik: Symptome bei Säuglingen meist unvollständig und schwach ausgeprägt, leicht zu übersehen, mit schlechter Prognose.

Therapie: s. Antibiotika-Therapie. Bei mikroskopischem Nachweis von gramnegativen Stäbchen sofortige maximal dosierte Antibiose (vor Kenntnis des Antibiogramms) mit ☆Cefotaxim (günstiger als Chloramphenicol, Mezlocillin oder Ampicillin) plus ☆Gentamycin (zusätzlich intrathekal bei im Liquor nach 24 h noch sichtbaren Bakterien), bei nachgewiesener Empfindlichkeit über 3–4 Wochen.

Haemophilus influenzae-Meningitis   G00.0

Ätiopathogenese: Hämatogene Streuung.

Epidemiologie: 40–60 % der Meningitiden bei Säuglingen und Kindern. Fast immer Serotyp B.

Labor: Latex-Agglutinationstest im Liquor trotz erfolgter Anbehandlung oft noch einige Tage positiv.

Therapie: s. Antibiotika-Therapie.
☆Cefotaxim (0,5/1/2 g Fl) 2–3 x 1–2 g, Kleinkind 50–100 (–200) mg/kg. Bereits in niedrigen Konzentrationen wirksam (die in-vitro-Testung von Ampicillin ist unzuverlässig, da resistente Stämme in vitro sensibel erscheinen können).

Chemoprophylaxe der Umgebung – Umgebungsprophylaxe:
Bei Nachweis von Haemophilus influenzae (insbesondere Kinder < 6 J) durch Tröpfcheninfektion für enge Kontaktpersonen (> 4 h/d in den letzten 5 von 7 Tagen vor Hospitalisierung) wegen 200–1000mal höherem Erkrankungsrisiko (Haemophilus influenzae Typ B – HiB 0,5 %, bei Kindern unter 4 Jahre 2,1 %, bei Säuglingen 6 %. Nasopharyngeale Besiedlung der Normalbevölkerung mit HiB 1–5 %). 54 % der Sekundärfälle treten in der ersten Woche nach Hospitalisierung des Indexpatienten auf, ggf. selbst nach mehr als 60 Tagen. Kindergarten, Krabbelgruppe etc.: Bei vorherigem Besuch von Kinder-Gemeinschaftseinrichtungen Aufklärung der Eltern über die HiB-Frühsymptome Fieber, Erbrechen, Kopfschmerzen, Apathie. Chemoprophylaxe in der Gemeinschaftseinrichtung ist nur dann erforderlich, wenn sich in dieser Kinder von < 24 Monaten befinden, also i.d.R. keine Prophylaxe in Kindergärten erforderlich. Wenn der In-

dexpatient keine Gemeinschaftseinrichtung besucht, aber ein Geschwisterkind hat, das eine solche besucht, ist keine Chemoprophylaxe in der Institution erforderlich. Bei Chemoprophylaxe in der Institution muss das Gesundheitsamt über das Schließen der Einrichtung während der Chemoprophylaxe von 4 Tagen entscheiden. Massenchemoprophylaxe bei mindestens 75 % der Kontaktpersonen erforderlich.
☆ Rifampicin Umgebungsprophylaxe-Dosis bei Haemophilus influenzae Typ B und Alter der Kontaktpersonen < 1 Monat 10 mg/kg/d, 1 Monat bis 12 Jahre 20 mg/kg/d, > 12 Jahre 600 mg/d in einer Einzeldosis für 4 Tage [Chemoprophylaxe bei Meningitis durch Haemophilus influenzae Typ B. DÄB 89/24 (12.6.92) B-1368–69].

Therapie präventiv: Immunprophylaxe mit
☆ Haemophilus influenzae Typ B-Impfstoff. UAW Polyradikulitis Guillain-Barré (serogenetische bzw. postvakzinale Polyneuritis).

Leptospiren-Meningitis   A27.0†, G01

Leptospirosen   A27.9
Morbus Weil – Weil'sche Krankheit –
  Leptospirosis icterohaemorrhagica durch   A27.0
  Leptospira interrogans serovar
  icterohaemorrhagiae
Sonstige Leptospirosen (z.B. Canicolafieber)
                                                                            A27.8
Meldepflicht bei Erkrankung oder Tod.

Diagnose: s. Labor. Leptospiren-KBR, Neutralisationstest. Leptospiren gehören zur Gruppe der Spirochäten.

Differentialdiagnose: Q-Fieber (Coxiella burneti).

Epidemiologie: Auftreten bei in der Landwirtschaft tätigen Personen durch Übertragung nur vom Tier.

Klinik: Anamnese: Myalgie. Akuter Beginn.
Befund: Schubweiser Fieberverlauf. Konjunktivitis, Nephritis, ggf. Ikterus bei intrahepatischer Cholestase, ggf. Exanthem (der Mundschleimhaut). Antiphospholipid-Antikörper-Syndrom.
– Isolierte Hirnnervenausfälle, besonders periphere („idiopathische") Fazialisparesen.
– Häufig isolierter Befall peripherer Nerven (armbetonte Polyneuritis) ggf. mit Auftreten äußerst schmerzhafter Armplexusneuritiden.
– Ggf. rezidivierende aseptische Meningitis.

Komplikationen: Meningoenzephalitis.
– Ggf. in der 1. oder postinfektiös nach der 3. Woche nach Leptospiren-Infektion schmerzhafte Polyradikuloneuritis (auch Guillain-Barré-Syndrom) vorwiegend der unteren Extremitäten meist vom asymmetrischen sensomotorischen Typ. Neuritiden häufig lange persistierend.
– Myelitis transversa.

Labor: BKS stark erhöht. BB Leukozytose, Eosinophilie, ggf. relative Eosinopenie. Bilirubin (intrahepatisch bedingte Hyperbilirubinämie). Leptospiren-KBR, Neutralisationstest. Im Im-

munfluoreszenztest Kreuzreaktionen mit Borrelien oder Treponemen. Antiphospholipid-Antikörper, Anticardiolipinantikörper (aCL-Ak), Lupusantikoagulans (LA). Urin: Nephritis.

Liquor: Akute oder chronische lymphozytäre Meningitis. Auch aseptische Meningitis. Meist zytoalbuminäre Dissoziation (Guillain-Barré-Syndrom), ggf. entzündlich verändert. Selten typischer bakterieller Befund.

Prognose: Unter hochdosierter Antibiose (Penicillin) günstig.

Therapie: s. Antibiotika-Therapie. ☆Penicillin G hochdosiert (oder soweit vertretbar Oralpenicilline wie Penicillin V, Propicillin, Azidocillin). Alternativ bei Penicillin-Allergie ☆Ceftriaxon oder ☆Tetrazyklin 2–4 g/d.

Listerien-Meningitis   A32.1†, G01

Listeriose   A32.1
Meldepflicht bei Erkrankung oder Tod durch angeborene Listeriose.

Ätiologie: Listeria monocytogenes – gram-positive aerobe Stäbchen.
Immunsupprimierte (besonders bei AIDS) und zunehmend nicht immunsupprimierte Patienten, Schlachter, Käsekontamination.

Klinik: Exanthem, Hirnnerven- und zerebelläre Symptome. [Koziam R: Listerien-Meningoenzephalitis bei Rektumprozessen].
– Listerien-Hirnstamm-Enzephalitis bei einer nicht immungeschwächten Patientin [Stallmach M. ANIM (1/94) Karlsruhe].
– Meningoenzephalitis (8), Rhombenzephalitis (1), chronische Enzephalitis (1), multiple Abszedierung (1), apallisches Syndrom (1), Exitus (1) von 12 Patienten 1980–93 in Göttingen.
– Kasuistik' eines 52-jährigen Patienten ohne wesentliche Vorerkrankungen (HIV-negativ) mit bds. Pleuraergüssen, einem nephrotischen Syndrom mit Hypalbuminämie und Proteinurie, dem Verdacht der Perimyokarditis und einer Polyradikulitis; im Liquor 2116/3 Zellen mit 138 mg/dl Eiweiß und erniedrigter Liquorglukose; im Verlauf rasche Besserung mit 50/3 Zellen im Liquor nach 4 Wochen [Liebetrau M, München: Listerienmeningoenzephalitis mit begleitender Polyradikulitis und parainfektiösen Organbeteiligungen. ANIM (1/98) Hamburg].

Komplikationen der Listeriose: Myelitis transversa [Rossmanith T, Augsburg: Spinale Komplikationen bei Neurolisteriose. Poster ANIM (1/94) Karlsruhe]. Zusammenhang wahrscheinlich mit einem Guillain-Barré-Syndrom.

Therapie: s. Antibiotika-Therapie. Listerienlücke der Aminoglykoside, Cephalosporine, Glykopeptide, Gyrasehemmer. Wirksam sind Aminopenicilline, 1. Wahl ☆Ampicillin (1/2/5 g Fl, 0,5/1 g Tbl) 150–280 (4 × 70) mg/kg, 10–15 g/d, oral 3–4 × 1–1,5 g. Alternativ ☆Ampicillin mit Sulbactam (0,75/1,5/3 g Fl) maximal 4 × 3 g i.v. bzw. Sultamicillin (375 mg Tbl) 2 ×

750 mg, wirksam gegen Anaerobier. Alternativ ☆Amoxicillin (0,5/0,75/1 g Tbl. 1,2/2,2 g Fl, 625 mg Tbl bzw. 1,2/2,2 g Fl mit Clavulansäure). s. Penicilline.

Alternativ Betalaktam-Antibiotikum mit β-Laktamase-Inhibitor plus ein Cephalosporin der 3. Generation (Cefotaxim).

☆ Minocyclin (50/100 mg Tbl) bei Penicillinallergie. Oder ☆Cefotaxim (0,5/1/2 g Fl) 2 x 1–2 g bis 6 g, Kleinkind 50–100 (–200) mg/kg.

Meningokokken-Meningitis   A39.0†, G01

Meningokokken-Enzephalitis   A39.8
Meningokokken-Sepsis   A39.4
Waterhouse-Friderichsen-Syndrom A39.1. E35.1
Waterhouse-Friderichsen-Syndrom +
   Nebennieren-Insuffizienz (Neben-
   nierenapoplexie, -blutung)   A39.1

syn. Meningitis epidemica.
Meldepflicht bei Erkrankung oder Tod.

Ätiologie: Fast immer hämatogen (Neisseria meningitidis, besonders Serotypen der Gruppe A und C) nach Tröpfcheninfektion und Rhinitis-Pharyngitis.

Diagnostik: s. Röntgen. s. Labor – Liquor, und zur Identifikation des Meningokokken-Klon ET15/ET37 Rachen- oder besser Nasopharyngealabstriche (über Nacht mit 37 °C vorbebrüten) bei allen Personen mit Rifampicin-Prophylaxe (Identifizierung bei Adresse: Mikrobiologie Würzburg, Prof. Dr. M. Frosch).

Einteilung: Meningitische bzw. meningoenzephalitische Verlaufsform. Septische Verlaufsform ohne Meningitis. Bakteriämie-Verlaufsform.

Epidemiologie: Häufung ab November/Dezember mit Maximum im Januar. Inkubationszeit 2–10 Tage.
20–40 % der Meningitiden bei Säuglingen und Kindern.
– Auftreten besonders bei Kindern (50 % der Meningokokken-Isolate bei unter 5-jährigen) mit Häufung bis zum 6. Lebensmonat, Abnahme bei über 4-jährigen. Zweiter kleinerer Gipfel bei jungen Erwachsenen mit 17–18 Jahren, Durchschnittsalter unter 30 Jahre [Jones D: Age incidence of meningococcal infection England and Wales, 1984–1991. J Infect 27 (1993) 83–8].
– Inzidenz 1995 in Deutschland 651 Fälle bzw. 0,8/100.000 Einwohner/Jahr (1995).
– Neuer Meningokokken-Klon ET15/ET37 mit weltweiter Ausbreitung und Epidemie-artigem Auftreten u.a. in der Tschechischen Republik und Kanada, gehäuft bei Jugendlichen.

Klinik: Splenektomie (nach Splenektomie häufiger rezidivierende Meningokokken-Meningitiden)?
– Unter Schüttelfrost maximaler Fieberanstieg, evtl. zerebrale Krampfanfälle.
Befund: Ggf. petechiale Blutungen/Effloreszenzen, sehr selten Waterhouse-Friedrichsen-Syndrom mit ausgedehnten Hautveränderungen und septischem Schock.

Besonderes: Fulminanter Verlauf mit z.B. Mittelhirnsyndrom. „Schon ein Mittelhirnsyndrom I ist als eindeutiger Hinweis auf eine beginnende Hirnschwellung mit Druck auf den oberen Hirnstamm im Bereich des Tentoriumschlitzes zu werten" [Berek K: Neue therapeutische Strategien bei der Meningokokkenmeningitis. Akt Neurol 19 (1992) 45–8].
– Retrobulbärneuritis   H48.1
– Neuer Meningokokken-Klon ET15/ET37 mit vorwiegend septischem Verlauf, Letalität 20 %, und vermehrt auftretenden Spätschäden wie Intelligenzstörungen, Visusverlust und Taubheit.

Komplikationen: Hirnödem. Zerebrale Ischämie durch/ und Arteriitis, Vasospasmus. Gewebshypoxie. Septischer Schock mit nicht beherrschbaren Gerinnungsstörungen. Hydrozephalus. Zerebrale Krampfanfälle. Sinusvenenthrombose, subduraler Abszess und Empyem.
– Kasuistik einer 17-jährigen Patientin mit Meningokokken-Meningitis und im Verlauf multiplen Hirnnervenausfällen und schlaffer Paraparese bei persistierender Liquoreiweißerhöhung um 1000 mg/l [Timpe L, Mannheim: Parainfektiöse Polyradikulitis mit schlaffer Paraparese als Folge einer Meningokokkeninfektion. Poster ANIM (1/98) Hamburg].

Labor: BKS stark beschleunigt. Leukozytose mit Linksverschiebung (ggf. nicht unter Immunsuppression).
Selten PTT erhöht als Zeichen einer beginnenden disseminierten intravasalen Gerinnung.
– Latex-Agglutinationstest im Liquor als Schnellnachweis von Meningokokken-Antigen (Serotypen A und C) trotz erfolgter Anbehandlung oft noch einige Tage positiv.
– Meningokokken-PCR mit 91 % Sensitivität [Ni H: Polymerase chain reaction for diagnosis of meningococcal meningitis. Lancet 340 (1992) 1432–4].

Liquor eitrig ggf. wegen rascher Autolyse ohne nachweisbare Zellen.
Liquor 0,2 ml zur Identifikation des Meningokokken-Klon ET15/ET37 mit DNA-Nachweisverfahren (s. Diagnostik).

Prognose: 10–50 % bleibende Defekte oder Entwicklungsstörungen. Letalität 5–10 %, bei Meningokokkensepsis und -Meningitis niedriger bei Beginn der parenteralen Antibiotika-Therapie vor der Krankenhauseinweisung [Nau R: Grundlagen der Chemotherapie von ZNS-Infektionen. DGN (25.9.96) B 61–70 in Göttingen].

Röntgen: CCT ggf. unauffällig, ggf. Hirnödem.

Therapie: s. Antibiotika-Therapie. Bei hämorrhagischem Exanthem (Petechien oder Purpura) als Hinweis auf eine durch Meningokokken hervorgerufene Erkrankung und den klinischen Symptomen der Sepsis oder Meningitis sollen (s. Prognose) vor dem Krankenhaustransport Blutkultur und Rachenabstrich entnommen und sofort die antibiotische Behandlung begonnen werden [Nau R: Grundlagen der Chemotherapie von ZNS-Infektionen. DGN (25.9.96) B 61–70 in Göttingen].

- Isolierung, solange der Erreger im Rachenabstrich nachgewiesen werden kann (Tröpfcheninfektion!).

Antibiotika mit in vivo bakterizider Wirkung über 10–14 Tage: z.B. Penicillin G, ggf. initial mit ☆Chloramphenicol.

☆ Penicillin G. Bis 4 x 10 Mio E/d. Säuglinge 1, Kinder 0,5 Mio/kg. Hochdosierte Gabe bis zum Eintritt der Besserung und 3 Tage nach Entfieberung, dann reduziert noch 2 Wochen. Bei Penicillin-Resistenz sind auch Cephalosporine oft nur wenig wirksam, so dass alternativ Vancomycin. Oder

☆ Meropenem 3 x 2 g. Kinder > 3 Monate bis 12 Jahre 3 x 40 mg/kg. KI Infektion durch methicillinresistente Staphylokokken.

☆ Vancomycin (0,5/1 g A) i.v. 2–4 g/d. Kinder 4 x 10 mg/d. Vancomycin intrathekal, ggf. 10–20 mg/d intraventrikulär (bei Penicillin-Resistenz sind auch Cephalosporine oft nur wenig wirksam) [Clin Infect Diseases 18 (1994) 766].

☆ Chloramphenicol (0,25/0,5 g Kps, 1 g pro inj). Bei Penicillin-Allergie. Gute Liquorgängigkeit (Cotrimoxazol und Ticarcillin besser), sehr gute Hirngewebsgängigkeit (ähnlich Ticarcillin, besser als Cotrimoxazol), gute Abszessgängigkeit [Klinger M: Liquor-, Hirn- und Abszessgängigkeit von Antibiotika. Nervenarzt 57 (1986) 570–8]. Sehr gute Diffusion bei entzündeten und nicht entzündeten Meningen.

- Frühzeitige Intubation und mittelfristige Beatmung -kontrollierte Hyperventilation mit Senkung des PaCO$_2$ auf 25–30 mm Hg auf „4–5 Tage begrenzt, da nach 5 Tagen ein Nachlassen der Gefäßwirkung und ein Absinken des Blut-pH-Wertes beobachtet werden kann" [Berek K: Neue therapeutische Strategien bei der Meningokokkenmeningitis. Akt Neurol 19 (1992) 45–8].

- Meist Katecholamine (☆Dopamin).

- Ggf. hochdosierte Osmotherapie mit ☆Mannit s.o.

☆ Heparin s. Medikamente. High-dose zur Vermeidung von zerebralen Ischämien.

Chemoprophylaxe der Umgebung – Umgebungsprophylaxe:

Bei Nachweis von Meningokokken (insbesondere Kinder < 6 J) durch Tröpfcheninfektion für enge Kontaktpersonen (> 4 h/d in den letzten 5 von 7 Tagen vor Hospitalisierung) wegen 200–1000mal höherem Erkrankungsrisiko. s. Haemophilus influenzae-Meningitis.

☆ Minocyclin: In der Familie, in Schulen Therapie über 5 Tage.

☆ Rifampicin i.d.R. als tägliche Einmaldosis. Umgebungsprophylaxe-Dosis bei Meningokokken (Neisseria meningitidis) und Alter der Kontaktpersonen < 1 Monat 10 mg/kg/d, 1 Monat bis 12 Jahre 20 mg/kg/d, > 12 Jahre 1200 mg/d in zwei Einzeldosen für 2 Tage. Eradiziert Meningokokken im Rachen zu 95–98 %. Wegen resistenter Stämme ggf. ☆Minocyclin.

- Alternativ ☆Ciprofloxacin Umgebungsprophylaxe: Ciprofloxacin-Einmaldosis oral.

☆ Ceftriaxon (0,5/1/2 g Fl in NaCl) 1 x 1–2 (–4) g/d bzw. 50 mg/kg. Umgebungsprophylaxe Einmalinjektion i.m.

Waterhouse-Friderichsen-Syndrom (neben Meningokokken-Sepsis auch bei anderen Sepsisformen): Auffüllen des Kreislaufs mit Plasmaexpandern zur Korrektur der schweren Wasserverluste und Elektrolytverschiebungen. Heparin, evtl. Antithrombin III und Frischbluttransfusionen bei inneren und äußeren Blutungen sowie Verbrauchskoagulopathie mit Thrombozytopenie, Mangel an Fibrinogen, Prothrombin, Faktor V und VII.

Therapie präventiv: Immunprophylaxe mit

☆ Meningokokken-Impfstoff A + C Mérieux 50 µg-Flasche: Empfohlene Impfung, abhängig von Reiseart und Reiseziel sowie epidemiologischer Situation, nur indiziert für Personen in der Umgebung von an Meningokokken-Infektionen Erkrankten. Impferfolg bezügl. Ak-Bildung besonders gegen Meningokokken der Gruppe C bei Kleinkindern < 18 Monate zweifelhaft. Aktive Immunisierung.

☆ Bakterizides permeabilitätserhöhendes Protein – BPI: Phase-II-Studie bei 26 Kindern, von denen 1 Patient (4 %) starb [Giroir B, Dallas]. Wirkung: Von Neutrophilen produziertes Eiweiß tötet gramnegative Bakterien und neutralisiert Endotoxine.

Pneumokokken-Meningitis G00.1
s. Immunsuppression

Ätiologie: Diplococcus pneumoniae.

Ätiopathogenese: Hämatogen (Pneumonie). Fortgeleitet (otogen oder rhinogen, physiologisch in den Nasennebenhöhlen).

Klinik: Befund: „Haubenmeningitis". Häufiger Anfälle und Lähmungen. Temperatur nicht maximal erhöht.
Besonderes: Rezidivierende Pneumokokkenmeningitis nach Splenektomie.

Labor: Latex-Agglutinationstest im Liquor trotz erfolgter Anbehandlung oft noch einige Tage positiv.

Prognose: Mortalität 28 %. Trotz Behandlung häufig Rezidive und Hirnabszesse.

Therapie: s. Antibiotika-Therapie, 4 Wochen Antibiose.

☆ Penicillin G. Bis 4 x 10 Mio E/d. Säuglinge 1, Kinder 0,5 Mio/kg. Zur Vermeidung einer Penicillin-Überdosierung mit UAW zerebralen Krampfanfällen ggf. initial nicht mehr als 20 Mio E bei Erwachsenen bzw. 12 Mio E bei Kindern pro Tag [Simon C] über Kurzinfusion. Kinder 0,5 Mio/kg, Säuglinge 1 Mio/kg. Gute Diffusion nur bei entzündeten Meningen. Wegen der hohen Letalität, der Rezidivgefahr und der ggf. persistierenden, schwer erreichbaren Nebenhöhlenprozessen als Ausgangsherd hochdosierte Gabe über mehrere Wochen.

☆ Chloramphenicol (0,25/0,5 g Kps, 1 g pro inj) bei Penicillin-Allergie. Gute Liquorgängigkeit (Cotrimoxazol und Ticarcillin besser), sehr gute Hirngewebsgängigkeit (ähnlich Ticarcillin, besser als Cotrimoxazol), gute Abszess-

gängigkeit [Klinger M: Liquor-, Hirn- und Abs-
zeßgängigkeit von Antibiotika. Nervenarzt 57
(1986) 570–8]. Sehr gute Diffusion bei entzündeten und nicht entzündeten Meningen.
- Bei Liquorblockerscheinungen infolge von
Fibringerinnsel „intralumbale Instillation von
Streptokinase (50.000 E), evtl. auch von kleinen Mengen Prednison (Erwachsene 1mal tgl.
10–20 (–50) mg Kinder 2–10 mg)" [Simon C:
Antibiotika-Therapie, Schattauer 6. A (1985)
327].

Therapie präventiv: Immunprophylaxe mit
☆ Pneumokokken-Impfung gegen Pneumokokken-Infektionen (Pneumovax R23) für alle
Personen > 60 Jahre und für alle durch chronische Erkrankungen oder Immuninsuffizienz
gefährdeten Personen (auch Splenektomierte,
Diabetiker). Der polyvalente Impfstoff erfasst
80–90 % aller Serotypen im Erwachsenenalter
und bietet einen 60–70 %igen Impfschutz.
Bei Kindern < 2 Jahre ist der handelsübliche
reine Polysaccharid-Impfstoff wegen des unreifen Immunsystems nicht wirksam.

Therapie operativ: Operative Revision des Aus-
gangsherdes.

Pseudomonas aeruginosa-Meningitis   G00.8

Ätiologie: Oft hämatogen (infizierte Dekubitalgeschwüre), iatrogen bei Lumbalpunktion.

Labor: Stark gelblich-eitriger Liquor, aber auch
sehr geringe Zellzahl möglich.

Prognose: Hohe Letalität.

Staphylokokken-Meningitis   G00.3

Ätiopathogenese: Hämatogene Streuung durch
Dekubitalgeschwüre, Furunkel, Osteomyelitis.
Fortgeleitet durch offene Hirnverletzung: Ty-
pischer Erreger einer Shunt-Sepsis z.B. nach
Hydrozephalus-Operation.

Therapie: Meropenem-KI bei Infektion durch
methicillinresistente Staphylokokken.
☆ Flucloxacillin/Oxacilline (β-Laktam-Antibio-
tikum) + ☆Fusidinsäure, ☆Clindamycin, bei
Penicillinresistenz ☆Vancomycin.
Cephalosporine 1. und 2. Gen., Aminoglyko-
side. 2. Wahl ☆Cotrimoxazol, ☆Erythromycin,
Lincomycin. Oxacillin intrathekal.
- Bei Liquorblockerscheinungen infolge von
Fibringerinnsel „intralumbale Instillation von
Streptokinase (50.000 E), evtl. auch von kleinen
Mengen Prednison (Erwachsene 1mal tgl. 10–20
(-50) mg Kinder 2–10 mg)" [Simon C: Anti- bio-
tika-Therapie Schattauer 6. A (1985) 327].

Streptokokken-Meningitis   G00.2

Ätiologie: Streptococcus haemolyticus, mucosus,
viridans. Bei Säuglingen insbesondere B-Streptokokken.

Ätiopathogenese: Hämatogene Streuung durch
Angina, Endocarditis, Erysipel, Otitis, Rhinitis.

Epidemiologie: Meningitis durch Streptokokken
bei Kindern bis 6 Jahren in 15–20 %, bei Erwachsenen in 20–50 %.
- Streptococcus suis: Fakultativ tierpathogener
Erreger, Zoonose vorwiegend junger Schweine mit Durchseuchungsraten bis zu 80 %, sie-
delt in den Tonsillen von Schweinen. Beim
Menschen, nach Infektion meist bei beruflicher Exposition (Schlachter) gegenüber
Schweinen oder Schweinefleisch.

Klinik: Meningitis mit Bakteriämie, bds. Labyrinthitis und in 40 % (partieller) Hörverlust.
Seltener okuläre Beteiligung. Kasuistik eines
49-jährigen Diabetikers, ein Schlachter (Berufskrankheit!), mit binnen 3 Tagen bei
Meningitis auftretendem bds. Tinnitus mit
nachfolgender Anakusis (nach tierexperimentellen Studien durch Cochlea-Sepsis) und bds.
Endophthalmitis mit Glaskörpereintrübung,
Konjunktivitis und Epithelödem der Cornea
[Bade K, Münster: Streptococcus suis-Menin-
gitis mit bds. Ertaubung und Erblindung.
ANIM (1/98) Hamburg]; vestibulär bedingte
Gangstörung; AEP mit retrokochleärer Störung.

Therapie: s. Antibiotika-Therapie. ☆Penicillin G.
Alternativ ggf. ☆Ampicillin.

Therapie operativ: Operative Revision des Aus-
gangsherdes.

Meningitis tuberculosa –
tuberkulöse Meningitis   A17.8†, G01

Ätiologie: Mycobacterium tuberculosis, selten
atypische Mykobakterien. Durch hämatogene
Streuung sekundärer, bevorzugt basaler Befall
der Meningen meist im Rahmen einer Miliartuberkulose, auch bei chronischer Organtuberkulose, selten als AIDS-assoziierte tuberkulöse Meningitis. Selten direkte Fortleitung
bei z.B. Spondylitis, Otitis. Eigene Kasuistik
einer knapp 20-jährigen bisher gesunden Frau
mit einer Querschnittlähmung bei tuberkulöser Spondylitis und einer unter Vierfachkombination auftretenden tuberkulösen Meningitis.

Diagnose: Beweisend ist der Erregernachweis im
Liquor.

Diagnostik: s. Labor, s. Röntgen. Suche nach ex-
trameningealer Organtuberkulose.

Differentialdiagnose: Anbehandelte bakterielle
Meningitis. Pilz- oder Virusmeningitis. Meningeosis carcinomatosa und leucaemica.
Neurosarkoidose. s. AIDS-assoziierte Erkrankungen: Kryptokokken-Meningitis, Toxoplasmose, ZNS-Lymphom. Zystizerkose.

Epidemiologie: Auftreten und Zunahme durch
Immuninsuffizienz infolge Immunsuppression, Alkoholismus, konsumierenden Erkrankungen und (selten) HIV-Infektionen.

Klinik: Anamnese: Immunabwehr-schwächende Begleiterkrankungen wie Alkoholismus, Malignome? Tuberkulose-Kontakt?
Kopfschmerzen. Meist schleichender, subakuter Beginn und protrahierter Verlauf.
Befund: Psychopathologische Auffälligkeiten – Vigilanz- und Bewusstseinsstörungen.
Arachnoidale Verklebungen mit resultierenden Hirnnervenparesen (besonders III, IV, VI, VII), Störungen der Hypophysenfunktion wie Diabetes insipidus, Hirndrucksteigerung und Wurzelläsionen. Spinale und radikuläre Symptomatik. Spinaler Block. Neurologische Herdsymptome und epileptische Anfälle.
Besonderes: Atypische eosinophile tuberkulöse Meningitis mit Begleitvaskulitis [Willig V. ANIM (15.1.94)].
– Primär spinaler und erst sekundär zerebraler Befall: Tuberkulöse Radikulomyelitis s. Myelitis transversa.

Komplikationen: Hydrocephalus occlusus oder aresorptivus. Enzephalitis mit Hirnödem. Vaskulitis mit zerebralen und spinalen Infarkten. Tuberkulom. Abszess.
– Radikulomyelitis ggf. primär häufig mit über Wochen progredienten Paraparesen oder als Komplikation einer
1. tuberkulösen Meningitis oder
2. tuberkulösen Spondylitis durch Perforation in den Spinalkanal ggf. mit Kompression.
Kasuistik: Lumbalgien und Kopfschmerzen, darauf Delir und Caudasyndrom, im Liquor 30/3 Zellen, lymphozytäres Zellbild, 52 mg/dl Eiweiß [Bötzel K: Tuberkulöse Radikulomyelitis – gut therapierbar nur bei frühem Erkennen. Nervenarzt 64 (1993) 282–3].

Labor: Liquor s.o. Meningitis. PCR (falsch negative Ergebnisse!). Sputum, Magensaft, Urin auf säurefeste Stäbchen. Differentialdiagnostisch ANA, AMA, Antiphospholipid-Antikörper, Kryoglobuline, Lues.

Labor: Erregernachweis von säurefesten Stäbchen in der Ziehl-Neelsen-Färbung in Sputum, Magensaft und Urin.
Tine-Test bzw. Mendel-Mantoux-Test ist oft negativ. Differentialdiagnostisch Tuschepräparat und Blutkulturen (negativ).

Liquor typisch mit gemischtem lymphomonozytären Zellbild (aktivierte B-Lymphzyten), 60–1800/3, initial auch granulozytärer Pleozytose mit 60-mehreren 100/3, sehr selten mehreren 1000/3 Zellen. Glukose erniedrigt, Laktat stark erhöht > 4 mmol/l.
– Eiweiß stark erhöht (IgA + IgG) mit mittelgradiger oder ausgeprägter Schrankenstörung (Differentialdiagnose eitrige oder karzinomatöse Meningitis), Spinngewebsgerinnsel nicht obligat.
– Eiweiß-Anstieg und Liquorzucker-Abfall im Verlauf einer subakuten Meningitis deuten auf eine tuberkulöse Ätiologie.
– Liquor-DNA-PCR positiv mit 92 % Sensitivität und 98–100 % Spezifität positiv von großer praktischer Bedeutung. Bei – ggf. falsch (!) – negativem Befund nicht als Einsatzkriterium für oder gegen die Tuberkulostatika-Gabe!

– Wiederholte Resistenzbestimmungen auch nach Therapiebeginn.

Röntgen: CCT-Kontrollen bei Verdacht und zum Ausschluss von Komplikationen.

Therapie: s. Antibiotika-Therapie – Tuberkulostatika. Bei Verdacht nach Lumbalpunktion sofortiger Therapiebeginn noch vor beweisender Diagnose (frühzeitige Diagnose und Therapiebeginn sind prognostisch entscheidend). Nicht auf negativen Ausfall des Liquor-PCR verlassen!

I. Vierfachkombination in maximaler Dosis mit ✩Isoniazid – INH, ✩Rifampicin, ✩Pyrazinamid und ✩Ethambutol, evtl. ✩Ciprofloxacin, ggf. i.v., unter initial 3-tägiger (bei Anstieg täglicher) Kontrolle der Leberwerte wegen häufiger Hepatotoxizität. Bei Transaminasen > 200 U/l INH und Rifampicin absetzen und Therapie mit Pyrazinamid, Ethambutol und Streptomycin fortführen. „Nach Normalisierung der Leberwerte zunächst Wiederansetzen von Rifampicin, bei weiter normalen Leberwerten erneuter Versuch mit INH in zunächst niederer Dosierung (100–200 mg/d), bei Verträglichkeit Absetzen von Ethambutol …" [Lehmann-Horn F, Struppler A: Therapieschemata Neurologie 2. Auflage (1994) Urban und Schwarzenberg].

I.2 Modifizierte Vierfachkombination mit Basiskombination ✩INH, ✩Rifampicin, ✩Pyrazinamid und täglicher Wechsel von ✩Ethambutol mit ✩Streptomycin (mit möglicher Gabe des Streptomycin über 3 Monate).

I.3 ✩Prothionamid.

I.4 Abhängig vom klinischen Verlauf und dem Liquorbefund nach 2–3 Monaten Übergang auf ✩INH 5 mg/kg/d und ✩Rifampicin über 6–12 Monate, bei Resistenz oder Unverträglichkeit Umsteigen auf Reservetuberkulostatika.

II. ✩Kortison: Unter voller Dosis einer Tuberkulostatika-Kombination ✩Prednisolon 50–100 mg/d oder ✩Dexamethason 3 x 8 mg
als Prophylaxe zur Verhinderung von arachnoidalen Verklebungen und deren Folgen umstritten, therapeutisch bei vorhandenen Komplikationen wie Hirnödem, zunehmendem Hydrozephalus, basalem Exsudat in CCT/MRT, Hirnnervenausfällen, Vaskulitiden und Myelopathien.

Therapie operativ: Externe Liquordrainage bei Hydrozephalus. s. Tuberkulome.

II. Meningitis unter Immunsuppression und bei Immuninsuffizienz
s. rezidivierende Meningitiden.

Ätiologie: s. Pilz-Meningitiden: Aspergillus fumigatus, Candida, Kryptokokken – Cryptococcus neoformans.
– s.o. bakterielle Meningitis: Listerien – Listeria monocytogenes.
– Nocardia: Abszedierende Superinfektion (Nocardia-Sp.) einer intrazerebralen Karzinom-

Metastase bei einem immunsupprimierten Patienten [Wirtz C. Poster ANIM (1/94) Karlsruhe]. Nocardia asteroides.
– Pneumokokken [Rezidivierende Pneumokokkenmeningitis nach Splenektomie. Gerwig M. Poster ANIM (1/94) Karlsruhe].
– s. parasitäre Meningitiden: Toxoplasma gondii/Toxoplasmose des ZNS.
– s. Tuberkulose.
– s. Zytomegalie.

Epidemiologie: s. Klinik. Prävalenz: Unter Immunsuppression ca. 3 % [Hall W: Central Nervous System Infections in Heart and Heart-Lung Transplant Recipients. Arch Neurol 46/2 (1989) 173–7].

Komplikationen: Hirnabszesse zwischen dem 11. und bis zum 360. Tag nach Herz- und Herz-Lungen-Transplantation, Enzephalitis zwischen dem 13. und bis zum 1003. Tag postoperativ, Leptomeningitis zwischen dem 28. und 364. Tag postoperativ [Hall W: Central Nervous System Infections in Heart and Heart-Lung Transplant Recipients. Arch Neurol 46 (1989) 2 173–7].

Therapie bei unbekanntem Erreger und Immuninsuffizienz bzw. bei schwerer abwehrschwächender internistischer Grunderkrankung:
✰Ampicillin/Amoxicillin plus ✰Cephalosporin der 3. Generation plus ✰Fosfomycin oder ✰Gentamycin.

III. Parasitäre Meningitiden – Zoonosen – Protozoeninfektionen des ZNS   G02.8

s. Borreliose – Neuroborreliose.
Bilharziose s. Schistosomiasis

Chagas-Krankheit chronisch   B57.4
Echinokokkose – Echinococcus granulosus
     (Hundebandwurm)   B67.3, G05.2
Malaria.
Ornithose
Toxocariasis: Toxocara canis-Meningitis
     mit sekundärer Enzephalitis.   B83.0
Toxoplasma gondii/Toxoplasmose des ZNS:
s. AIDS-assoziierte Erkrankungen. B58.2, G02.8
Trypanosomiasis-Meningitis:
Westafrikanische Schlafkrankheit durch
     Trypanosomiasis brucei gambiense   B56.0
– Ostafrikanische Schlafkrankheit durch
     Trypanosomiasis brucei rhodesiense   B56.1
Zystizerkose (ggf. chronische Meningitis)
                                        B69.8, G 02.8

IV. Pilz-Meningitiden – Meningitis bei Mykosen   G02.1

s. Meningitis unter Immunsuppression.

Ätiologie: Aktinomykose   A42.1
– Aspergillose des ZNS –   B44.8
Aspergillus fumigatus .
Aspergillus-PCR. ELISA häufig falsch positiv.
Wächst infiltrierend, ist nicht anzüchtbar.
– Blastomykose (Arbeit im Freien?).

– Candidamykose des ZNS – Candida albicans
                                        B37.5, G02.1
– Histoplasmose.
– Kokzidioidomykose –   B38.4†, G02.1
Coccioides-Mykose – Wüsten-Valley- oder San Joaquin-Fieber: Coccidioides immitis ist ein häufiger Keim in Kalifornien, Südamerika. Primär pulmonaler Befall, z.T. grippeartiges Bild. In 5 % Lungenresiduen, selten progressiv granulomatöse Form mit Organdissemination und schlechter Prognose. Erregernachweis aus dem Sputum in der Kultur, KBR, Kokzidiodin-Hauttest.
– Kryptokokken-Meningitis –   B45.1†, G02.1
Kryptokokkose des ZNS – Cryptococcus neoformans.
50 % Auftreten ohne vorhandene Immunsuppression! Tuschepräparat. Latex-Agglutinations-Schnelltest. s. AIDS-assoziierte Erkrankungen.
– Moniliasis.
– Sporotrichose.

Differentialdiagnose: Tuberkulöse Meningitis.

Therapie: Therapiedauer lange über die Remission hinaus, bis der Liquor 3 x normal ist.

V. Rezidivierende aseptische Meningitis – Mollaret-Meningitis

Nichteitrige Meningitis   G03.2

syn. Méningite endothelio-leucocytaire multirécurrante benigne.

Ätiologie: Ungeklärt – spontan, ggf. allergisch-medikamentös (neben spontanen und von diesen nicht zu unterscheiden)
z.B. durch nicht-steroidale Antirheumatika, besonders Ibuprofen wenige (2) h nach Einnahme,
nach Myelographie mit Iopamidol (Solutrast) [Thilmann A: Rezidivierende aseptische Meningitis (Mollaret-Meningitis) – spontanes und medikamentös induziertes Auftreten. Fortschr Neurol Psychiatr 59 (1991) 493–7].
Nach Splenektomie. Aseptische Meningitis auch nach Azathioprin, Cotrimoxazol, hochdosiert Immunglobulinen.

Definition/Diagnose – Diagnostische Kriterien nach Frederiks und Bruyn (1989)
1. rezidivierende Fieberattacken mit meningealer Reizung (Kopfschmerzen, Meningismus, Übelkeit und Erbrechen),
2. mehrtägige Attacken mit generalisierten Schmerzen und symptomfreien Intervallen von Wochen oder Monaten,
3. Liquorpleozytose, evtl. mit Nachweis nicht-pathognomonischer Endothelzellen,
4. Restitutio ad integrum,
5. nicht eruierbare Ursachen.

Differentialdiagnose der rezidivierenden Meningitiden: M. Behcet.
– Lymphozytäre Choriomeningitis.
– Defekte des Felsenbeins, der Lamina cribrosa posttraumatisch oder operativ, von Nasenne-

benhöhlen, Orbitadach bzw. parameningeale Foki, z.B. Sinusitis, subdurale Empyeme.
- Hirntumoren.
- Immunsuppression z.B. durch HIV-Infektion, Leukose, Splenektomie (Meningokokken, Pneumokokken), Tumor.
- Kollagenose (Lupus erythematodes).
- Kongenitale Missbildungen, z.B. Dermalsinus, Myelomeningozelen, intrakranielle Dermoid- und Hydatidenzysten.
- Pathogene Keime wie z.B. bei Bruzellose, Leptospirose, Lues. Tuberkulose, Parasiten, Pilze, virale Infekte (Coxsackie, Echo, Herpes).
- Sarkoidose.
- Traumatisch (Schädel-Hirn-Trauma) bedingt z.B. durch Liquorfisteln nach Frakturen.
- Vogt-Koyanagi-Harada-Syndrom.

Klinik: s. diagnostische Kriterien.
- Ohne Prodromi abrupt einsetzendes meningeales Syndrom mit Fieber bis 40 °C, Übelkeit und Erbrechen, Maximum nach 12–24 h und Abklingen binnen 2–7 Tagen. Variable Intensität einzelner Episoden.
- Ggf. (in bis zu 50 %) Anisokorie, Ataxie, Babinski ein- oder beidseits, Diplopie, zerebrale Krampfanfälle, Fazialisparese, Halluzinationen.
- Einzelfalldarstellung mit enzephalitischer Beteiligung im Sinne einer bei allen Attacken im Vordergrund stehenden 1–2 Tage andauernden vorwiegend motorischen oder sensorischen Aphasie [Thilmann A].

Labor: Vereinzelt Eosinophilie.

Liquor: In den ersten 2 Tagen oft 90 % Granulozyten – polymorphnukleäre Zellen, später mehr mononukleäre Rundzellen, fast ausschließlich T-Lymphozyten mit einem Überwiegen der CD4 positiven Zellen und einem erhöhten Anteil an CD8 positiven Zellen.
Rasches Ansteigen der Zellzahl binnen Stunden auf z.B. 3000/3 Zellen, Gesamteiweiß über 150 mg/dl.
Liquornormalisierung ggf. binnen 10–14 Tagen [Thilmann A]. Endothelzellen wurden immunzytochemisch als Monozyten identifiziert [Bamborschke S: Die benigne rezidivierende aseptische Meningitis nach Mollaret. Nervenarzt 61 (1990) 615–9].

Prognose: Definitionsgemäß benigner Verlauf mit einer Restitutio ad integrum.

Röntgen: Schädel in zwei Ebenen bzw. CCT mit Knochenfenster zum Ausschluss einer Schädelfraktur.

Therapie: Spontane Heilung ohne bekannte Therapie.

VI. Virale Meningitiden – Virusmeningitiden – aseptische Meningitiden   A87
s. Enzephalitis.

Meningitis bei andernorts klassifizierten Viruskrankheiten   G02.0

Ätiologie: Besonders bei Kleinkindern (noch keine Antikörper) und Störung der Blut-Hirn-Schranke z.B. bei gestörter Immunabwehr,
in den Sommermonaten bei < 40-jährigen Patienten.
- Häufig durch:
  Adenoviren   A87.1†
  Enteroviren (50 % der aseptischen Meningitiden): Polio, Coxsackie,
  Echoviren (bis 3000/µl Zellen)   A87.0†
  Paramyxoviren.
  Mumps – Parotits epidemica-Meningitis:
  Relativ häufig. Bis 3000/µl Zellen.   B26.1†
- Seltener durch andere Enterovirustypen,
  Herpesviren-Meningitis (Herpes simplex)   B00.3†
  Varizellen-Meningitis (Varicella)   B01.0†
  Varizella-Zoster-Meningitis (Herpes zoster) – Zosterenzephalomyelitis   B02.1†
  Arboviren (z.B. Frühsommer-Meningoenzephalitis)   A84.1†
  Lymphozytäre Choriomeningitis
  Infektiöse Mononukleose – Mononucleosis infectiosa-Meningitis –
  Epstein-Barr-Virus-Enzephalitis   B27.0†
  Masern-Meningitis (Morbilli, auch Meningoenzephalomyelitis)   B05.1†
  Parainfluenza
  Röteln – Rubeolen-Meningitis   B06.0†
- Aseptische Meningitiden auch durch neoplastische Prozesse. AIDS, Kryptokokkose, Lues, Tuberkulose, anbehandelte bakterielle Meningitiden, ggf. Leptospiren, virale Enzephalitiden besonders durch Coxsackie-, Echo-, lymphozytäre Choriomeningitis, Herpes simplex, Mumps-, Polio-, Sandfliegenfieber-Virus. Durch Kollagenosen, Sarkoidose, Vaskulitiden.
- Medikamentös als UAW von: Cotrimoxazol, Immunglobulinen (hochdosiert): Fallbericht bei 62-jähriger Patientin mit chronischer Polyradikulitis und zweimal Entwicklung jeweils nach 5 Tagen 0,4 g/kg Therapie von Kopfschmerzen, Meningismus, Liquorpleozytose mit Einweißerhöhung [Vera-Ramirez M. Neurology 42 (1992) 1636]. Interferon bei intraventrikulärer Applikation.
- Sweet-Syndrom: Akut beginnende Dermatose mit schmerzhaften, erhabenen erythematösen Plaques mit intermittierend Fieber und polymorphnukleärer neutrophiler Leukozytose, oft bei einem unspezifischen gastrointestinalen oder respiratorischen Infekt oder paraneoplastisch. Kasuistisch Mitbeteiligung des ZNS bei einem 69-Jährigen mit aseptischer Meningitis und Hemiparese [Druschky A, Erlangen: Sweet's syndrome (acute febrile neutrophilic dermatosis) affecting the central nervous system. (9/96) Göttingen]. Als Komplikation Rückfälle trotz laufender Therapie mit ☆Kortikoiden.

Anatomie/Histologie: Nichteitrige Meningitis.

Klinik: Nach Auslandsreisen s. Enzephalitis.

Labor: Echo- und Mumps-Meningitis mit ggf. relativ hohen Zellzahlen von bis zu 3000/µl.

Meningokokken-Infektionen s. Meningitis.   A39

Meningozelen – Meningomyelozele – Myelomeningozele

Enzephalozelen *syn.* Enzephalomyelozele, Hydroenzephalozele, kraniale Hydromeningozele,   Q01.9
Meningoenzephalozele, zerebrale Meningozele: Frontal/nasofrontal/okzipital   Q01.0 / Q01.1 / Q01.2
Spina bifida zervikal ohne / mit Hydrozephalus   Q05.5 / Q05.0
Spina bifida thorakal oder thorakolumbal ohne / mit Hydrozephalus   Q05.6 / Q05.1
Spina bifida lumbal oder lumbosakral ohne / mit Hydrozephalus   Q05.7 / Q05.2
Sakral ohne / mit Hydrozephalus   Q05.8 / Q05.3
Spina bifida nicht näher bezeichnet, aperta, cystica, ohne / mit Hydrozephalus   Q05.9 / Q05.4
Spina bifida occulta   Q76.0

syn. Dysraphien.

Ätiologie: U.a. Alkoholismus (Folsäuremangel) der Schwangeren. Arnold-Chiari-Malformation Typ III. Valproinsäure: 1–2 % Meningomyelozelen.

Klinik: Besonderes: Rezidivierende Meningitiden. Tethered cord syndrome.

Prognose: Von 101 zwischen 1971 und 1981 geborenen Kinder, 10 % davon innerhalb des ersten Monats operiert, hatten 92 % einen Hydrozephalus. Bei Shuntableitung war in 51 % eine Revision innerhalb des ersten Jahres erforderlich. Das Shuntinfektionsrisiko lag bei 5 % pro Operation. 15 % mussten an einem tethered-cord und 7 % an einer Chiari-Malformation operiert werden.
75 % waren harnkontinent, 86 % stuhlkontinent. Normale Erziehung war bei 58 % möglich, davon hatten 40 % Lernschwierigkeiten [Steinbok P: Long-term outcome and complications of children with meningomyelocele. Childs Nerv Syst 8 (1992) 92–6].

Meralgia paraesthetica   G57.1, S74.2

Ätiologie: Auftreten häufiger in der Schwangerschaft, bei Adipositas (Hängebauch), Druck durch enge Kleidungsstücke. Retroperitoneale Prozesse. Auch durch Druckverband [Sommer C: Schädigung des N. cutaneus femoris lateralis nach transfemoraler Angiographie. Nervenarzt 63 (1992) 633–5].

Anatomie: Der N. cutaneus femoris lateralis (L2–3) verläßt das Becken unter dem Leistenband mediokaudal der Spina iliaca anterior superior.
– Varianten sind Austritt des Nerven 1. über der Spina iliaca anterior superior, 2. weiter medial, lateral vom N. femoralis (nur dann ist eine direkte Läsion durch Punktion bei der Femoralis-Angiographie denkbar) oder 3. Auftrennung in mehrere Äste vor dem Verlassen des Beckens.

Definition: Chronische mechanische Druckschädigung des N. cutaneus femoris lateralis an der Durchtrittsstelle unter dem Leistenband bzw. beim Verlassen der Fascia latae.

Diagnostik: Lokale Testinfiltration eines Lokalanästhetikums. Sensible NLG bei Reizung am Leistenband und Ableitung auf der Verbindung zwischen Spina iliaca anterior superior verzögert [Stöhr M (1998)]. SEP kortikal im Seitenvergleich verzögert oder ausgefallen.

Differentialdiagnose: s. Lumboischialgie durch Diskusprolaps. L2-Syndrom. L3-Syndrom.

Epidemiologie: s. Ätiologie.

Klinik: Anamnese: Schmerzen und unangenehme, oft brennende Missempfindungen an der Oberschenkel-Außenseite bei gestrecktem Bein z.B. bei längerem Stehen. Schmerzverstärkung bei Überstrecken des Beines und nachts im Liegen. Schmerzlinderung bei Kniebeugung.
Befund: Sensibilitätsstörung bzw. Allodynie (Berührungsüberempfindlichkeit) an der Oberschenkelvorder- und -außenseite. Druckdolenz knapp medial der Spina iliaca anterior superior.

Therapie: Wiederholte Infiltration eines Lokalanästhetikums (evtl. mit Kortikoiden). Beseitigung begünstigender Faktoren (enge Kleidung). Prophylaktisch: Nach Angiographie den Druckverband im Bereich der Spina iliaca anterior superior mit Watte abpolstern.

Therapie operativ: Nur in Ausnahmefällen Neurolyse.

MERRF-Syndrom
s. mitochondriale Myopathien.

Migräne

s. Analgetika-Missbrauch, Cluster, Kopfschmerzen, Trigeminusneuralgie.

Ätiologie: Wohl erhöhte Disposition zur paroxysmalen Dysregulation (wie bei der transitorisch globalen Amnesie) eines oder mehrerer Neurotransmittersysteme im oberen Hirnstamm.

– Aus den Nervenendigungen der perivaskulären Nervenfasern, die wahrscheinlich gleichzeitig Nozizeptoren sind, werden Substanz P und „calcitonin-gene-related peptide" (CGRP) ausgeschüttet. CGRP ist während eines Migräneanfalls vermehrt im venösen Blut des Kopfes nachweisbar. Aus Peptidfreisetzung resultieren Vasodilatation und kapilläre Permeabilitätssteigerung, vermehrte Erregung der Nozizeptoren, weitere Peptidfreisetzung. ASS, Ergotamin und Sumatriptan bremsen die Neuropeptid-Freisetzung.

– Triggersubstanzen: Z.B. Aspartam (künstlicher Süßstoff in z.B. Erfrischungsgetränken): 3 Kasuistiken nach Kauen von Aspartam-haltigen Kaugummis [Blumenthal H: Chewing gum headaches. Headache 37 (1998) 665–6].

Ätiopathogenese (Gefäßtheorie):
1. Vasokonstriktions-(Aura-)phase: Stressabhängige neurogene Vasokonstriktion der innervierten Zerebralarterien mit lokaler Ischämie. Blutplättchenaggregation mit Serotonin-Freisetzung.
2. Die nicht-innervierten parenchymalen Gefäße erweitern sich infolge der lokalen Azidose und Anoxie. Neurogene oder biologische Faktoren können die Öffnung vorgebildeter AV-Shunts bewirken. Der höhere Blutfluss und -druck umgehen die normalen nutritiven Kapillaren und verursachen Schmerzen.
3. Vasodilatations-(Kopfschmerz-)phase: Kompensatorische Mechanismen lösen an den innervierten Arterien eine ausgeprägte Vasodilatation aus.

Definition: s. Klinik – Menstruelle Migräne.

Definition/Diagnose: *Fragenkatalog*:
1. Dauern Ihre Kopfschmerzen 4 bis 72 Stunden an, wenn Sie kein Medikament einnehmen oder eine anderweitige Behandlung erfolglos bleibt?
2. Beschränken sich Ihre Kopfschmerzen auf eine Kopfhälfte?
3. Haben Ihre Kopfschmerzen einen pulsierenden Charakter?
4. Beeinträchtigen die Kopfschmerzen Ihre übliche Tagesaktivität erheblich?
5. Werden Ihre Kopfschmerzen durch Treppensteigen oder durch andere körperliche Aktivitäten verstärkt?
6. Kommt zum Kopfschmerz auch noch Übelkeit?
7. Müssen Sie sich bei Kopfschmerzen erbrechen?
8. Sind Sie lichtempfindlich, wenn Sie Kopfschmerzen haben?
9. Sind Sie lärmempfindlich, wenn Sie Kopfschmerzen haben?
10. Hatten Sie schon mindestens fünf Kopfschmerz-Attacken mit Übelkeit, Licht- und Lärmempfindlichkeit?

Migräne bei Bejahung von Frage 1 und 10, mindestens zweimal bei Fragen 2 bis 5 und mindestens einmal bei Fragen 6 bis 9.

Diagnostik: Kopfschmerzursache in 95 % durch Anamnese zu klären. Kopfschmerzfragebogen, Kopfschmerztagebuch.
Weiterführende Diagnostik bei (besonders erstmals auftretenden!) neurologischen Symptomen. s. Labor, s. Röntgen. RR-Messung.

– Transkranielle Dopplersonographie: Im Anfall Fluss oftmals erhöht bis zu musical murmurs (Spasmen), keine Hyperkapnie-Reaktivität.
Im Intervall: Bei 70 % aller Migräne-Patienten unter Hyperkapnie (Atem anhalten) Flussanstieg auf > 40–50 % (normal bis 35 %) nahezu pathognomonisch. Je länger die Attackendauer, umso höher die Hyperkapnie/CO_2-Reaktivität.
Gutes Ansprechen auf β-Blocker, wenn 3 Stunden (und 1 Woche) nach der ersten Einnahme von Metoprolol (3 x 50 mg/d) eine Reduktion der erhöhten CO_2-Reaktivität (in allen 3 Gefäßpaaren: A. cerebri media, anterior, posterior) erkennbar war [Thomas C, Tübingen: Prädiktiver Wert früher Veränderungen der cerebrovaskulären CO_2-Reaktivität für die Wirksamkeit der Metoprolol-Prophylaxe bei Migräne. (9/96) Göttingen].

Differentialdiagnose: Migränoid – Varianten der Migräne – migränoide Spannungskopfschmerzen. Clusterkopfschmerz. Chronisch paroxysmale Hemikranie s. Trigeminusneuralgie – Differentialdiagnose. Vasomotorische Kopfschmerzen – Cephalea vasomotorica.

– Aneurysma der A. carotis interna: Kasuistik mit akuten einseitigen Kopfschmerzen und anschließend ipsilateralen Ausfällen der Hirnnerven IX, X und XII und Horner-Syndrom bei thrombosiertem extrakraniellen Aneurysma mit Verschluss der A. carotis interna und Irreführung durch eine IgG-Paraproteinämie, verdächtigt als extramedulläres Plasmozytom. Differentialdiagnose Migräne, Arteriitis temporalis [Doerr M, Freiburg: Multiple Hirnnervenausfälle und Horner-Syndrom bei extrakraniellem Aneurysma der A. carotis interna. Akt Neurol 12 (1985) 161–3].

– Epilepsie: Kasuistik einer jungen Frau mit visuellen Symptomen, unspezifischen EEG-Veränderungen und, mit einer Latenz von wenigen Sekunden, in der Dopplersonographie Flussanstieg nur im hinteren zerebralen Gefäßkreislauf als Hinweis auf eine autoregulatorische Hyperperfusion im Rahmen erhöhter neuronaler Aktivität bei fokaler epileptischer Aktivität [Wilder-Smith E: Contribution of concurrent Doppler and EEG in differentiating occipital epileptic discharges from migraine. Neurology 41 (1991) 2005–7].
s. Klinik – Besonderes – Migräne und Epilepsie.

Einteilung: s. Klinik.

Epidemiologie: Mit 38 % zweithäufigster Kopfschmerz, bei 6 % aller Männer und 14 % aller Frauen. Manifestationsgipfel mit 18–25 Jahren (5 % 0–5, 12 % 5–10, 16 % 10–15, 24 % 15–20, 15 % 20–25, 10 % 25–30, 8 % 30–35, 4 % 35–40, 1 % 40–45, 1 % 45–50 Jahre, 4 % > 50 Jahre). In 80 % positive Familienanamnese. Beginnt bei Männern allgemein früher als bei Frauen (vor der Pubertät bei Jungen häufiger als bei Mädchen), Migräne mit Aura früher als Migräne ohne Aura. Lebenslanges Auftreten der Attacken, aber nach 15 Jahren haben über 30 % der Männer und über 40 % der Frauen (während der Schwangerschaft und in der Menopause) keine Attacken mehr.

- Inzidenz im Kindesalter 2–4 %.
- Erbgang: s. familiäre hemiplegische Migräne. m : w = 1 : 3.
- Prävalenz: Mindestens einmalig bei 27 %, mehrfach wohl bei 20 % der Bevölkerung. Die Mehrzahl haben 1–2 Migräneattacken im Monat. 20 % gehen nie zum Arzt, 50 % nicht mehr, 30 % regelmäßig, 2 % zum Facharzt.
- Bei fast 80 % der Frauen, die orale Kontrazeptiva einnehmen, ändern sich weder Häufigkeit noch Art der Migräneattacken [Chang C and World Health Organisation Collaborative Study of Cardiovascular Disease and Steroid Hormone Contraception: Migraine and stroke in young women: case-control study. Br Med J 318 (1999) 13–8].

Klinik: Anamnese: Vorausgegangener Insult? Genuss von tyraminhaltigen Lebensmitteln wie Käse, Rotwein, Schokolade? Nikotin? Veränderter Koffeinkonsum? Auftreten in der (Be-) Entlastung nach Beendigung der Stresssituation, mensesabhängig, Häufung am Wochenende (Wochenendmigräne)? Wieviel Attacken pro Monat – bei hoher Frequenz Verursachung durch zu häufige Schmerzmitteleinnahme möglich? Attackendauer (bis zu 3 Tagen, bei 20 % < 6 h, bei 66 % ≤ 24 h)? Pupillenstörungen (Cluster, Raeder)? Auftreten ggf. erstmals nach einem Insult [Diener H s. zerebrale Ischämie].

- Beginn mit Aura (korrespondiert mit dem betroffenen Hirnareal) mit einer Dauer von meistens 5–20 min: Unnormale Sinnesempfindungen, in 20 % visuelle Aura wie Flimmerskotome oder Zick-Zack-Linien (Vauban'sche Fortifikationsspektren), Augenmuskelparesen und Diplopie, Parästhesien oder Paresen. Auren können auch ohne anschließende Kopfschmerzen auftreten.
- Sekundär Kopfschmerzphase: Pochender (einseitig pulsierender) Schmerz, Übelkeit und Erbrechen, Geräusch- und Lichtempfindlichkeit, ggf. Gefühl eines weichen Schädels, Schwindel.

Befund: In der Aura ggf. Gereiztheit, Schläfrigkeit, Verwirrtheit. In der Kopfschmerzphase: Krankes schmerzgeplagtes Aussehen mit ggf. Erbrechen, Durchfall, Frösteln oder Schwitzen, Zittern. Prominente Blutgefäße, Schwellungen. Selten verstopfte oder laufende Nase, Augenrötung oder -tränen. Bei Kindern oft unspezifische Begleitsymptome wie Bauchschmerzen.
Überlagerung durch einen medikamenten-induzierten Dauerkopfschmerz schwierig abzugrenzen.

Einzelne Formen: *Einteilung anhand ICD-10 gering different zur Kopfschmerzklassifikation der International Head Society (IHS)*

- Migräne ohne Aura (früher einfache Migräne, gewöhnliche Migräne, common migraine) in 70 %   G43.0
- Migräne mit Aura („echte", früher klassische oder ophthalmische Migräne, Migraine ophthalmique)   G43.1
Periodische Syndrome in der Kindheit als mögliche Vorläufer oder Begleiterscheinungen einer Migräne.
Häufig bei der erblichen Mikroangiopathie Typ CADASIL.
- Komplizierte Migräne – Migräne mit Migränekomplikationen   G43.3
(anhand IHS auch familiäre hemiplegische, ophthalmoplegische, retinale Migräne und Migränekomplikationen).
- Sonstige Migräne, migräneartige Störungen, die nicht die obigen Kriterien erfüllen: G43.8
Chronische, abdominelle Migräne (DD abd. Epilepsie), dysphrenische, ophthalmoplegische, retinale Migräne.
- Migräne, nicht näher bezeichnet   G43.9
- Basilaris-Migräne – Basilarismigräne   G43.1
bei 10–25 % der Migräneerkrankungen, m < w. Oft Erkrankungsbeginn im Jugendalter. Sekunden bis Minuten dauernde Attacken von ggf. Ataxie, Bewusstseinsstörung, Doppelbilder / Sehstörungen in den Gesichtsfeldern beider Augen, Dysarthrie, Hörminderung / Tinnitus, beidseitige Parästhesien (Hände, Zunge, Kopf) oder Paresen, Schwindel (benign recurrent vertigo). Innerhalb von 60 min folgen pulsierende okzipitale Kopfschmerzen mit einer Dauer von Minuten bis zu 10 Tagen. Die Differentialdiagnose zu psychogenen Migräneanfällen ist schwierig [Sanchez-Villasenor F: Psychogenic basilar migraine: Report of four cases. Neurology 45 (1995) 1291–4]. Betablocker. Antiepileptika.
Zervikale Migräne – Migraine cervicale   M47.2
- Epilepsie: Migräne und Epilepsie (s. Differentialdiagnose): Epileptische Migräne   G40.8
Die mittlere Prävalenz von Epilepsie bei Migränepatienten liegt um 6 % (fast 12-fach erhöht).
1. Migräne kann einen bestehenden epileptischen Herd aktivieren: Migränebehandlung vermindert die Anfallsfrequenz.
Beide Erkrankungen scheinen auch bei den Syndromen der gutartigen Rolandi Epilepsie und der kindlichen Epilepsie mit okziptalen Paroxysmen vorzukommen, bei denen die Epilepsiebehandlung generell auch die Migräne bessert.
2. Migräne als prodromales (epileptische Aura nur über Sekunden) oder postiktales Symptom. Antikonvulsiva wie Valproinsäure wirken gegen Migräne, und Migränemittel wie Flunarizin können antiepileptisch wirken.
3. Zufällige Koinzidenz beider Erkrankungen.
4. Migräne als Ursache: Migräne kann durch einen Hirninfarkt einen epileptischen Herd verursachen.
5. Migräne als Differentialdiagnose: Schwierige differentialdiagnostische Unterscheidung zwischen z.B. Migräne mit Aura und komplexpartiellen Anfällen. Iktale Kopfschmerzen können als Migräne verkannt werden [Basil C: Migraine and epilepsy. Neurologic Clinics 12 (1994) 115–29].

– Familiäre hemiplegische Migräne (FHM, früher Form der Migraine accompagnée): G43.1 Migräne mit Aura, Episoden mit Koma, ggf. auch hohem Fieber, neurologischen Defiziten. Selten, ggf. bereits nach leichten Kopfverletzungen, starker körperlicher Belastung, besonders nach Angiographien (Kontraindikation für Angiographien!) Auslösung schwerer Attacken bis zur Entwicklung lebensbedrohlicher Hirnödeme.

Autosomal-dominant vererbt, auf dem kurzen Arm des Chromosoms 19q13 Mutationen zu 50 % im neuronalen Kalziumkanal-Gen $CACNL_1A4$, im Notch-3-Gen (auch bei der episodischen Ataxie Typ 2 und bei der Arteriopathie bzw. erblichen Mikroangiopathie Typ CADASIL – Cerebral autosomal dominant arteriopathy with subcortical infarcts and leucoencephalopathy – und klinisch hemiplegischen Migräne Defekt auf Chromosom 19q13, ggf. an anderer Stelle, sowie weiterer Locus auf Chromosom 1q). Auch sporadisches Auftreten. Differentialdiagnose Enzephalitis, insbesondere bei begleitendem Fieber und Liquor-Pleozytose. Hypothese einer gestörten Mitochondrienfunktion [Schnittger C: Koma bei familiärer hemiplegischer Migräne. Akt Neurol 23 (1996) 217–9].

– Menstruelle Migräne – zyklische Migräne: Migräne mit und ohne Aura, N94.3 die 2 Tage vor der Periode bis zu zwei Tage nach der Periode auftritt. Prävalenz bei Frauen mit Migräne um 15 %. Die Attacken dauern meist lange an oder verlaufen diskontinuierlich über mehrere Tage. Ggf. perimenstruelle Kurzzeitprophylaxe 2 Tage vor der erwarteten Regelblutung bis 2 Tage danach mit z.B. Naproxen 500–1000 mg/d oder, mit mäßigem Erfolg, mit Östrogenpflaster.

– Migräne durch Menopause N95.1
– Ophthalmoplegische Migräne (früher Form der Migraine accompagnée): 43.8 Migräneattacke assoziiert mit Paresen eines oder mehrerer Augenmuskeln, die sich i.d.R. nach maximal 1 Monat wieder zurückbilden, in Ausnahmefällen persistieren: Kasuistik einer Patientin mit Migräne seit dem 6. Lebensjahr und Rückbildung der Doppelbilder bis zum 19. Lebensjahr, seitdem bestehende Doppelbilder und während der ophthalmoplegischen Migräneattacke auftretender Ptose [Jakob M, Halle: Ophthalmoplegische Migräne mit persistierender Okulomotoriusparese. (9/96) Göttingen].

– Psychogene Migräne F45.4
– Schwangerschaft: Migräne bei 25 % besonders im 1. Trimenon verstärkt, bei > 55 % positiver Effekt der Schwangerschaft besonders im 2. und 3. Trimenon.
– Variante, Syndrom, Migräneanfall, vegetative Migräne G43.9

Komplikationen: Status migränosus G43.2
– Zerebrale Ischämie: Bei Migräne mit Aura kann die Aura-Symptomatik persistieren in Form von bleibenden neurologischen Defiziten. Bei Frauen unter 45 Jahren geht Migräne mit einem vierfach erhöhten Schlaganfallrisiko einher.
– Visus: Persistierende positive visuelle Phänomene über Monate bis Jahre bei 10 Patienten: Im gesamten Gesichtsfeld diffuse kleine Partikel wie Schnee, Tropfen, Ameisenlinien. Episodische Kopfschmerzen reagierten auf antimigränose Therapie bei refraktären visuellen Phänomenen. Unauffälliges MRT [Liu G: Persistent positive visual phenomena in migraine. Neurology 45 (1995) 664–8].

Labor: Antiphospholipidantikörper (aPA).

Röntgen: Zerebrale Angiographie bei ophthalmoplegischer Migräne zum Ausschluss eines Aneurysmas. Die zerebrale Angiographie mit anscheinend höherer Komplikationsrate verbunden und während eines Migräneanfalles zu vermeiden, bei familiärer hemiplegischer Migräne kontraindiziert.
– Akut-SPECT: Positiver Befund bei klassischer (kaum allgemeiner) Migräne während der Attacke.

Selbsthilfegruppe – Adressen für Informationen: Deutsche Migräne- und Kopfschmerz-Gesellschaft (DMKG), Niemannsweg 147, 24105 Kiel, Tel. 0431/5972603.

Therapie: s. Klinik menstruelle Migräne. s. Kopfschmerz. s. Schmerz. Der bei Migräne ausgeprägte Plazeboeffekt lässt nach kurzer Zeit nach. Monopräparate sind Standard. Kombinationspräparate sind wirksam und sicher [Lipton R: Efficacy and safety of acetaminophen, aspirin, and coffeine in alleviating migraine headache pain. Arch Neurol 55 (1998) 210–7].

I. **Anfallsbehandlung** (II. Prophylaktische Dauertherapie): Reizabschirmung in einem dunklen, geräuscharmen Raum mit Möglichkeit zum Schlafen. Ggf. lokale Eisbehandlung (Eisbeutel o.ä.).

1. Wahl: Primär Antiemetikum gegen Übelkeit, zur Anregung der verminderten Peristaltik und besseren Analgetika-Resorption
☆ Metoclopramid (10 mg Tbl, 10/50 mg A, 10/20 mg Supp, 4 mg/ml = 12 gtt, 5 mg/5 ml = 1 Teel. Saft. 5 mg mit 500 mg Paracetamol) 10–20 mg oral oder 20 mg rektal oder 10 mg i.v./i.m. 15–30 min vor Analgetikum. Alternativ
☆ Domperidon (10 mg Tbl, 10 mg/1 ml = 33 gtt) 20–30 mg oder 1–2 gtt/kg.
– Sekundär Analgetikum (15–30 min nach 20 mg Metoclopramid oder Domperidon):
☆ Acetylsalicylsäure – ASS (100/300/500 mg Tbl, 0,5 g A) 1000 mg als Brause- oder Kautablette (40–50 % Beschwerdefreiheit nach 2 h). Thomapyrin mit ASS, Paracetamol und Coffein. Alternativ ☆Paracetamol 1000 mg oder ☆Metamizol gtt 1000 mg oder ☆Ibuprofen 400–800 mg Tbl (Diclofenac und Naproxen langsamer wirksam).

2. Wahl: ☆Ergotamintartrat (1/2 mg Tbl, 0,5 mg A s.c./i.m., 2 mg Supp. 0,75 mg Tbl mit 200 mg Propyphenazon, 1 mg Tbl/N Supp mit je 100 mg Coffein, 1,5 mg Tbl mit 225 Propyphenazon, 2 mg Tbl mit Cyclizin) bei Ineffizienz von Acetylsalicylsäure 1000 mg. Nach 20 mg Metoclopramid 1–2 mg oral oder rektal, 0,125–0,5 mg s.c./i.m., wirkt nur zu Beginn der Attacke. Zur Vermeidung von medikamenteninduzierten Kopfschmerzen oral maximal 2 (4) mg pro Attacke, maximal 2 Ein-

nahmen oder 6 mg pro Woche und 16 mg pro Monat.

El-HWZ 20–34 h. KI < 12 Jahre, koronare Herzkrankheit, Hypertonie, arterielle Verschlusskrankheit. UAW Ergotismus (kalte Akren, Angina pectoris, Bauchkrämpfe, Claudicatio intermittens, Parästhesien; vermehrte Vasokonstriktion durch Betablocker, Makrolide, Tetrazykline); Übelkeit und Erbrechen. UAW wie Triptane.

Wirkung: Mutterkornalkaloid, zentraler Alpha-Blocker. Arterienkonstriktion.

3. Wahl: ☆Triptan-Präparate bei Migräne mit und ohne Aura bei Ineffizienz oder UAW von 1000 mg Acetylsalicylsäure bzw. 1–2 mg Ergotamin jeweils mit 20 mg Metoclopramid/Domperidon [Diener H, DÄB 90/9 (5.3.93)], bei ausgeprägter Symptomatik mit anhaltender Behinderung oder langer Attackendauer. Indikation nur dann, wenn 2 von 3 Attacken bei der erstmaligen Verschreibung gut zu kupieren sind [Arzneimittelkommission, DÄB 92/21 (26.5.95) B-1144]. Nur bei gesicherter Diagnose. Erstmalige Gabe besonders bei KHK-Risikofaktoren unter ärztlicher Aufsicht. Anwendung bei Auftreten neurologischer Begleitstörungen (Halbseitenlähmung, Sprach- und Sehstörungen) erst dann, wenn die Kopfschmerzphase mit den typischen Migränekopfschmerzmerkmalen eingetreten ist. Nicht zusammen mit Ergotaminen (frühestens 24 h nach Ergotaminen – Ergotamine frühestens 24 h nach Triptanen), nicht mit serotonerg wirksamen Substanzen wie Serotonin-Wiederaufnahmehemmern (Fluoxetin, Fluvoxamin, Paroxetin), Serotonin-1$_d$-Rezeptoragonisten, Carbamazepin, serotonergen trizyklischen Antidepressiva (Clomipramin!), Lithium, MAO-Hemmer incl. Moclobemid > 300 mg, Methysergid, Oxitriptan – 5-Hydroxy-L-tryptophan, Selegilin oder Trancylpromin, mit anderen vasokonstriktorischen Substanzen. Möglich unter oralen Kontrazeptiva, Analgetika (Paracetamol), Migräneprophylaktika (Propranolol, Pizotifen), nicht serotonerg wirksamen Antidepressiva, Moclobemid < 300 mg. Bei Auftreten von Angina Nitratgabe. KI Ergotamin-Einnahme bis 24 h vorher, < 14 Tage vor oder nach Absetzen von MAO-Hemmern, o.g. Medikation. Alter < 18 oder > 65 Jahre. Medikamenten-Abusus (besonders langjähriger Ergotamin-/ Dihydroergotamingebrauch).

Hemiplegische Migräne, Basilarismigräne, ophthalmoplegische Migräne. Medikamenteninduzierter Kopfschmerz, Spannungskopfschmerz. Schlaganfall, transitorisch ischämische Attacken, periphere arterielle Verschlusskrankheit. KI bei Patienten, die nach einem Triptan unklare Angina-ähnliche Brustsymptome entwickelten, bis zum Ausschluss einer koronaren Herzerkrankung. Asymptomatische Patienten mit Risikofaktoren für eine koronare Herzerkrankung (Alter > 40 Jahre, erhöhter Blutdruck, erhöhte Blutfette, Rauchen, Diabetes mellitus, Übergewicht, Frauen mit Trias Nikotin, Ovulationshemmer, Übergewicht) nur nach Ausschluss einer koronare Herzerkrankung. Kardiale Ischämie oder EKG-, RR- oder

Herzfrequenz-Veränderungen, Z.n. Herzinfarkt (wie Ergotamin). Arterielle Hypertonie. Prinzmetal-Angina, koronaren Herzerkrankung.

UAW s. Sumatriptan. Wirkung: 5-HT1-Rezeptor-Agonisten, antiinflammatorisch, Vasokonstriktion der Hirnhautgefäße. Bei 2/3 aller Migräneattacken ausreichende Wirkung. 2. Generation selektive 5-HT$_{1B/1D}$-Rezeptor-Agonisten, höher lipophil und (dadurch?) wirksamer als Sumatriptan.

3.1 ☆Sumatriptan (6 mg s.c. A, 50/100 mg Tbl. 25 mg Supp. Nasal 10/20 mg) Dosis 50 mg Tbl (entspr. 10 mg nasal), ggf. bei späteren Attacken auf 75–100 mg steigern. Bei Patienten mit frühzeitigem Erbrechen 1 A s.c. Wg. kurzer El.-HWZ bei bis zu 40 % Wiederauftreten der Kopfschmerzen, dann ggf. noch 1 Tbl einnehmen. Maximal 300 mg oral bzw. 12 mg s.c. binnen 24 Stunden, bei maximal 6 Attacken pro Monat. Keine Beeinflussung der Aura bzw. der Kopfschmerzen während der Aura, sonst zu jedem Zeitpunkt der Attacke. Subkutane (10 min) schneller als nasale (15 min) schneller als orale Gabe (30 min) wirksam. Nach 6 mg s.c. 10 min bis 2 h später bei 70– 86 % signifikante Besserung. 8 % Non-Responder. Nach 20 mg nasal bei 64 % Beschwerdefreiheit nach 2 h, nach 10 mg nasal bei 46 %.

Nach 100 mg per os bei 60 % Beschwerdefreiheit nach 2 h, bei 75 % signifikante Besserung nach 4 h, wirksamer als 2 mg Ergotamintartrat mit 200 mg Coffein oder 10 mg Metoclopramid mit 900 mg ASS.

Nach 25 mg Supp hatten 18 % leichte und 50 % keine Kopfschmerzen mehr, 14 bzw. 33 % nach 12,5 mg und 11 bzw. 14 % nach Plazebo; bei 44 % nach 25 mg und 48 % nach 12,5 mg traten binnen 24 h wieder Kopfschmerzen auf [Tepper S on behalf of the S2B351 Study Group. Sumatriptan suppositories for the acute treatment of migraine. Int J Clin Pract 52 (1998) 31–5].

El.-HWZ 2 h. 14 % orale Bioverfügbarkeit. UAW 1,3 % Brustschmerzen (23/1727) – thorakales Engegefühl (wie bei allen auf Serotonin einwirkenden Substanzen und auch Ergotaminen) bis zum Myokardinfarkt. 0,35 % Herzklopfen. Je 0,12 % Blutdruckanstieg oder Synkopen (2/1727) [Ottervanger J in Br Med J 307 (1993) 307 an 1727 Patienten]. Nackenschmerzen, Parästhesien, Schwindel. Benommenheit – Müdigkeit – Somnolenz. Übelkeit und Erbrechen. Nach Einnahme von durchschnittlich 5,5 Tbl im 1. Trimenon bei 96 Schwangeren keine Zunahme von Schwangerschaftskomplikationen, bei den Kindern keine erhöhte Missbildungsrate [Shuhaiber S: Pregnancy outcome following first trimester exposure to Sumatriptan. Neurology 51 (1998) 581–3]. Kasuistiken bei 5 Patienten mit Akathisie über 5–60 min oder orale Dyskinesien [López-Alemany M: Akathisia and acute dystonia induced by sumatriptan. J Neurol 244 (1997) 131–2].

3.2 ☆Zolmitriptan (2,5 mg Tbl, 6 Tbl in Box) ggf. nach Metoclopramid, so früh wie möglich bei Migränekopfschmerzbeginn 2,5 mg (nach 1 Stunde über 2–4 Stunden zunehmende Linderung). Bei Wiederauftreten nach primärem Ansprechen erneut 2,5 mg. Bei unzureichender Wirkung unter 2,5 mg beim nächsten Anfall 5 mg. Binnen 24 h maximal 10 mg (4 Tbl). In einer Langzeitstudie mit 2058 Patienten Responderrate 81 %, bei 314 Patienten mit 30 und mehr Anfällen keine Toleranzentwicklung [Winner]. Kopfschmerzfreiheit nach 2 h 40 %. El.-HWZ 2,5–3 h, unter Cimetidin verdoppelt. 40 % orale Bioverfügbarkeit. 60 % Elimination renal, 30 % über den Darm. Wirkung: Selektiver Serotonin-1_d-Rezeptoragonist, lipophil. Bindet an den 5-$HT_{1B/1D}$-Rezeptortyp, am Nucleus caudalis trigemini, Nucleus tractus solitarii und an den Hinterhörnern C1 und C2.

3.3 ✩Naratriptan (2,5 mg Tbl) 2,5 mg, weitere Tbl nach frühestens 4 h. Maximaldosis 5 mg/d. El.-HWZ 6 h. 70 % orale Bioverfügbarkeit. Response nach 2 h 32 %, Kopfschmerzfreiheit 28 %.

3.4 ✩Rizatriptan (5/10 mg Tbl, Lingua Tbl) 10 mg, ggf. wiederholt. Unter 5 mg in 60–63 %, unter 10 mg in 67–77 % Rückbildung der Kopfschmerzen, nach 2 Stunden 40–44 % völlige Kopfschmerzfreiheit. Vergleichsstudie mit 100 mg Sumatriptan positiv. El.-HWZ 2–3 h. 45 % orale Bioverfügbarkeit (Sumatriptan 14 %, besser Blut-Hirn-Schranken-gängig). Plasmaspitzenspiegel nach 50 min. Wird durch die Monoaminoxidase A zum inaktiven Indol-3-essigsäure-Derivat metabolisiert.

Sonstige:
✩ Dihydroergotamin (1/2,5/5 mg Tbl, 1 mg/20 gtt, 1 mg und 2 mg A, 0,5 mg Tbl unterdosiert! mit 250 mg Paracetamol und Supp 1,5 mg mit 400 mg Paracetamol. 0,5 mg Tbl unterdosiert! mit 125 mg Propyphenazon, Supp 1,5/ 375 mg) bis 3 x 2,5 mg oder 1–2 Supp, nach frühestens 4 h wiederholen, maximal 6 mg oder 6 Supp/d. Frühestens 6 h nach Zolmitriptan. El.-HWZ 21 h. KI arterielle Hypertonie, koronare Herzkrankheit, arterielle Verschlusskrankheit, akute hepatische Porphyrie. UAW Diarrhö, Ergotismus (kalte Akren, Angina pectoris, Bauchkrämpfe, Claudicatio intermittens), Kopfschmerzen, Parästhesien an Fingern und Zehen, Pectangina, Schwindel, Übelkeit und Erbrechen. Wirkung: α-mimetisch, vasokonstriktorisch (10 x potenter als Sumatriptan) durch α-Rezeptorenstimulation.

– Plazebo als Alternative: Von 67 Patienten, die wegen mittelschwerer bis schwerer Migränekopfschmerzen eine Klinik aufsuchten, gaben auf ein orales Plazebo binnen 2 Stunden 25 (37 %), binnen 4 Stunden 32 Patienten (48 %) eine Besserung (nur noch milde oder keine Kopfschmerzen mehr) an [Jhee S: Monitoring of acute migraine attacks: placebo response and safety data. Headache 38 (1998) 35–8].

✩ Tolfenaminsäure (Tbl): Mit neuer pharmazeutischer Zubereitung mit rascher erreichbaren maximalen Blutspiegeln bei 141 Patienten in einer finnischen randomisierten Doppelblindstudie Zielkriterium Besserung der Kopfschmerzen von schwer oder mittelschwer auf leicht oder keine Kopfschmerzen nach 2 h mit 200 mg Tolfenamin in 77 % vs. 79 % mit

100 mg Sumatriptan und 29 % mit Plazebo, reproduzierbar bei 2. Attacke (70 vs. 64 vs. 39 %) [Mllylä V: Tolfenamic acid rapid release versus sumatriptan in the acute treatment of migraine: comparable effect in a double-blind, randomized, controlled, parallel-group study. Headache 38 (1998) 201–7]. UAW Brennen beim Wasserlassen, gastrointestinale Irritationen, Herzklopfenund Tachykardie.

Schwangerschaft: Paracetamol 1000 mg als Mittel der Wahl. Metoclopramid ist möglich im 2. und 3. Trimenon (Domperidon kontraindiziert).

✩ Acetylsalicylsäure 500–1000 mg birgt bei gelegentlicher Einnahme außerhalb des 3. Trimenons (Blutungskomplikationen bei Mutter und Kind, analgetische Dosen können die Uteruskontraktion hemmen und den Ductus arteriosus verengen) kaum Risiken.

✩ Ibuprofen (200–400 mg) und ✩Naproxen (500 mg) nur im 2. Trimenon, sie können bei häufiger Einnahme die Gestations- und Entbindungsdauer verlängern.

✩ Ergotamin und Dihydroergotamin sind kontraindiziert (Wirkung auf den Uterustonus, erhöhte Missbildungsrate und perinatale Mortalität).

– Zur Migräneprophylaxe gut einsetzbar sind Betablocker wie Metoprolol und Propranolol. Amitriptylin, Flunarizin oder Pizotifen sind nicht indiziert, allenfalls in seltenen Ausnahmefällen mit häufigen, lang anhaltenden, schweren und analgetikarefraktären Attacken [Pfaffenrath V: Migraine in pregnancy: what are the safest treatment options? Drug Saf 19 (1998) 383–8].

II. Prophylaktische Dauertherapie: Indikation bei mehr als 2 Attacken monatlich innerhalb der letzten drei Monate,
bei Attacken, die über mehr als 48 Stunden dauern oder
besonders schwer (subjektiv unerträglich) verlaufen,
bei häufig komplizierten Attacken (mit neurologischen Ausfällen),
wenn der Patient beruflich und sozial beeinträchtigt und sein Arbeitsplatz gefährdet ist.

– Vermeiden von Migräneauslösern: Käse, Wein, Stress, starke Abweichungen vom normalen Tagesrhythmus.

– Unter der regelmäßigen Einnahme von Schmerzmitteln ist eine Migräneprophylaxe sinnlos, da offenbar der therapeutische Effekt von Migräneprophylaktika wie Betarezeptorenblocker (Propranolol, Metoprolol), Flunarizin und Serotoninantagonisten (Pizotifen, Methysergid) durch die Schmerzmittel antagonisiert wird.

– Wirksamkeit der Migräneprophylaktika nach 2–3 Monaten beurteilbar, etwa bei 50–70 % besonders der Patienten mit sympathotonen Begleiterscheinungen im Sinne einer Anfallsreduktion ≥ 50 %.

1. Wahl: ✩Metoprolol (50 mg mite/100 mg/200 mg retard Tbl): 50 mg wöchentlich um 50 mg zu steigern auf 200 mg/d.

✩ Propranolol (10/40/80/160 mg Tbl) 3 x 10–80 mg, wegen möglicher Interaktion nicht mit Fluoxetin [Drake W: Heart block in a patient on propranolol and fluoxetine. Lancet 343 (1994) 425–6]. Wie Metoprolol 1. Wahl, 40–80 mg wöchentlich um 40 mg zu steigern auf 160–240 mg/d. Depressionen genauso häufig wie unter Flunarizin [Verspeelt J: Post-marketing cohort study comparing the safety and efficacy of flunarizine and propranolol in the prophylaxis of migraine. Cephalalgia 16 (1996) 328–36].

2. Wahl: ✰Flunarizin (5 mg Tbl) 5–10 mg. Von 108 Patienten mit > 4 Attacken pro Monat beendeten 100 nach 4-wöchiger Baseline-Phase und 3-monatiger Therapie mit 10 mg/d die Studie, Abbruch erfolgte wegen Müdigkeit (3), Gewichtszunahme (2), mangelnder Wirksamkeit (1) und schlechter Compliance (2); 61 waren Responder und 39 Non-Responder; positive Prophylaxe-Prädiktoren waren positive Migräne-Familienanamnese, hohe Schmerzintensität, negative Prädiktoren eine Attackenfrequenz > 8 pro Monat und ein während der Behandlung entwickelter Analgetika- oder Migränemittel-Missbrauch [Lucetti C: Flunarizine in migraine prophylaxis: predictive factors for a positive response. Cephalalgia 18 (1998) 349–52].

3. Wahl: ✰Cyclandelat (400 mg Tbl) initial 1200 mg/d auf ggf. 2000 mg/d. 3 x 400 auf 400–400–800 mg. Ansprechen binnen 4–6 Wochen, nach 6 Monaten absetzen, bei Auftreten in alter Frequenz und Intensität Fortsetzung der Intervallprophylaxe.
Ggf. ist aus EEG-Veränderungen bereits nach einmaliger Gabe abzulesen, ob das Medikament wirkt.
Ggf. den Betablockern gleichwertig, reduziert wie Propranolol die Attacken und verkürzt die Anfallsdauer um die Hälfte.
Nach 4monatiger, doppelblind randomisierter Studie an 84 Patienten gegenüber Propranolol bei Respondern im Gegensatz zu Propranolol nach Absetzen noch über 1 Jahr prophylaktische Wirksamkeit [Schellenberg R: Zur Langzeitwirksamkeit von Cyclandelat und Propranolol bei Migräne nach Beendigung einer viermonatigen Prophylaxe. Nervenheilkunde 16 (1997) 183–7].
KI akuter Schlaganfall.
UAW Exanthem, leichte Magenbeschwerden, Sedierung. Hochdosiert Parästhesien.
Wirkung: Ca-Antagonist (zerebral), Vasodilatator. Hemmt die Calcium-induzierte Kontraktion glatter Muskelzellen, die Thrombinaggregation und Serotonin-Freisetzung aus Thrombozyten. Multicenterstudie mit einer Baseline über 4 Wochen und 3monatiger Gabe von 1200 mg Cyclandelat gegenüber 120 mg Propranolol und Plazebo. Responderanteil (Migränereduktion ≥ 50 %) 37 zu 42,3 zu 30,9 % und Verringerung der Migränedauer mit 36,8 zu 34,4 zu 13,7 Stunden statistisch nicht signifikant. Wurde kein Akutpräparat eingenommen (Sumatriptan), war die monatliche Migränedauer signifikant gesenkt [Diener H, Essen].

✰ Dihydroergotamin s.o.

✰ Lisurid (0,025 mg Tbl) s. M. Parkinson.

✰ Naproxen (250/500 mg Tbl/Supp) s. Schmerz.

✰ Pizotifen (0,5 mg Drg, 0,5 mg/10 ml Sirup) zur Migräneprophylaxe 1. + 2. Tag abends 1 Tbl, 3. + 4. Tag 0–1–1, 5. Tag bis 3. Monat 3 x 1 Tbl. El.-HWZ 22 h. KI Glaukom, Prostatahypertrophie. UAW Appetitsteigerung, Mundtrockenheit, Obstipation, Sedierung.

✰ Petasitidis extr. e radice spissum (25 mg Kps) 2 x 2 Kps. In einer plazebokontrollierten Doppelblindstudie bei 60 Patienten, Verum (n = 33), über 3 Monate wurde die Anfallsfrequenz und -tage um 60 % gesenkt [Grossmann W, München-Harlaching (1977)].
Wirkung: Spasmo-Analgetikum mit beruhigender und an glatter Muskulatur spasmolytischer Komponente. Hemmt in vitro die Leukotrien-Synthese. Lipophil, 30 Teile Droge zu 1 Teil CO_2-Extrakt. Aus dem Wurzelstock von Pestwurz (P. hybridus).

✰ Valproinsäure (150/300/500/600 mg Tbl, 300 mg A) s. Epilepsie, bei Migräne ohne und mit Aura. 600 mg/d ggf. ausreichend, Wirkung nicht streng dosisabhängig, unterhalb der Epilepsie-Dosis prophylaktisch wirksam. Responderrate um 75 % Betablockern entsprechend.

✰ Vitamin B_2 (10 mg Tbl/A) Bedarf normal 1–2 mg/d.
Randomisierte plazebokontrollierte Studie bei 55 Patienten mit 2–8 Attacken/Monat, unter 400 mg/d 59 % Responder (Besserung um > 50 % des Ausgangswerts, Kontrollgruppe 15 %) mit signifikanter Reduktion der Attacken und Anzahl der Migränetage. Größter Effekt nach 2 Monaten Einnahme [Schoenen J: Effectiveness of high-dose riboflavin in migraine prophylaxis. A randomized controlled trial. Neurology 50 (1998) 466–70].

Millard-Gubler-Syndrom s. Hirnstamm-Syndrome.

Miller-Fisher-Syndrom

G52.7, H49.0

Idiopathische progressive Polyneuropathie

G60.3

Ätiologie: Unklar. Immunologisch bedingte Polyneuropathie bzw. akute infektiöse Polyneuritis. Besondere Verlaufsform der Polyradikuloneuritis Guillain-Barré.

- Auftreten nach Zeckenbiss: 2 Kasuistiken s. Borreliose. Vollständige Rückbildung unter Cephalosporin-Therapie [Druschky K, Karlsruhe: Miller-Fisher-Syndrom als ungewöhnliche Manifestation einer Borrelien-Infektion – Bericht über 2 Fälle. (9/96) Göttingen].

Definition: Externe Ophthalmoplegie, Areflexie und Ataxie.

Diagnostik: s. Labor, s. Röntgen. EEG 3/5 pathologisch.

Differentialdiagnose: Hirnstamm-Enzephalitis (Bickerstaff). Paraneoplastische Enzephalitis: Kasuistik mit Schwerpunkt im Hirnstamm und limbischen System: Ataxie, schlaffe Paresen mit Areflexie und sekundär beidseitige absolute Pupillenstarre (Edinger-Westphal-Kerne) ohne Augenmotilitätsstörungen. 6 Wochen vor dem Tod zunehmende Verwirrtheit und Unruhe. Im Liquor intrathekal produziertes IgG [Martin P: Encephalitis mit isolierter Pupillenstörung und Ganglioradikuloneuropathie mit aufsteigender Hinterstrangdegeneration bei Bronchialcarcinom. Nervenarzt 58 (1987) 175–80].

Klinik: Befund: Trias Areflexie ohne Paresen, Ataxie (Tiefensensibilitätsstörungen), Hirnnervenneuritis im Sinne einer Ophthalmoplegie. Auch Beteiligung von Hirnnerven VII, IX und X.

Komplikationen: Ateminsuffizienz zum Teil über mehrere Monate.

Labor: IgG-Antikörper gegen GQ1b-Ganglioside zu 100 % positiv (hoher Titer z.B. über 1 : 1500) z.B. nach Basel, Prof. Staeck. Liquor bis 280/3 Zellen.

Prognose: Gut.

Röntgen: CCT: In 5/60 Fällen Hirnstammhypodensität.

Therapie: s. Liquorfiltration mittels Pall-Filter (Pall Biomedizin Dreieich).
[Pfausler B, Innsbruck (1994): Miller-Fisher-Syndrom – erfolgreiche Therapie mit Liquorfiltration – ein Fallbericht].

Miosis   H57.0

s. Mydriasis, N. oculomotorius – Klinik, Pupillenstörungen.

Ätiologie: Entrundung: Neurolues. Ophthalmologisch: Iritis, Synechien, Glaukom, Trauma, Linsenextraktion.
- Miosis einseitig:
  Iritis, Iridozyklitis. Glaukom bzw. lokale Präparate wie Pilocarpin zur Glaukombehandlung. Horner-Syndrom (mit Enophthalmus und Ptosis) durch Sympathikuslähmung. Intrazerebrale Ursachen einer Anisokorie, Syringobulbie.
- Miosis beidseitig: Angeboren (selten). Basilaristhrombose in 50 %, mit gleichzeitigem Ponsinfarkt: 80 % pin-point-Pupillen. Coma uraemicum. Horner-Syndrom beidseitig bei Mediastinaltumor. Intoxikationen: Cholinesterase-Hemmer und cholinerge Krise, Kohlenmonoxid, Meprobamat, Morphin und Opiate (durch Levallorphan antagonisierbar), Neuroleptika (Reserpinmiosis kann schon nach einmalig 10 mg über Tage andauern), hochdosierter Nikotinabusus, Pflanzenschutzmittel, Parasympathomimetika – Cholinergika, Sympatholytika. Mittelhirnsyndrom: Subthalamus-Läsion mäßige Miosis 2–3 mm, Brückenhauben-Läsion maximale Miosis 1 mm.
- Neurolues: Reflektorische (auch absolute) Pupillenstarre Argyll-Robertson bei 20 % der Patienten mit Tabes dorsalis, meist doppelseitig, ohne direkte oder konsensuelle Lichtreaktion, mit prompter Reaktion auf Konvergenz (Robertson-Pupille), ohne Erweiterung im Dunkeln, mit unvollständiger Erweiterung auf Atropin, Kokain und Adrenalin, Carbachol 0,5 % (Miotikum) ohne Wirkung, Physostigmin mit verstärkter Kontraktion.
- Autonome Polyneuropathie (diabetische Polyneuropathie): Miosis mit eingeschränkter Pupillendilatation und Dunkeladaptation, abgeschwächte Lichtreflexe, ggf. Argyll-Robertson-Phänomen (selten). Die Pupillengröße korreliert zum Alter, sie nimmt bei Gesunden um 0,48 mm/10 Jahre, bei Diabetikern um 0,59 mm/10 Jahre ab und korreliert bei Diabetikern (n = 49) zur Herzratenvariabilität, Tibialis- und Peroneus-NLG [Spitzer A, Erlangen: Relationship of ocular, somatic and vagal diabetic neuropathy. (16.9.95) Erlangen].
- Alkoholismus (Wernicke-Enzephalopathie): Selten.

Anatomie/Histologie: Der M. sphincter pupillae wird parasympathisch über den N. oculomotorius, M. dilatator pupillae sympathisch innerviert.

Definition (enge Definition): Pupillenweite ≤2 mm.

Diagnostik: Augendruckmessung.
- Paralytische Miosis mit minimaler Erweiterung auf Atropin und Kokain.
- Spastische Miosis mit maximaler Erweiterung auf Atropin und üblicher Erweiterung auf Kokain.

Klinik: Anamnese: Seit wann? Glaukom, Augen- oder Kopfschmerzen? Augentropfen? Drogen- oder Medikamenteneinnahme? Enophthalmus? Mit Nackenschmerzen (zervikaler intraspinaler Prozess).
- Glaukom: Injektion der Konjunktiven vermehrt, harte Konsistenz des Bulbus oculi.

Labor: Drogenscreening. Lues-Serologie.

Pathophysiologie: Sympathikusausfall.

Missbrauch s. Alkoholismus, Intoxikationen.

Missbrauch von nichtabhängigkeitserzeugenden Substanzen   F55

Mittelhirnsyndrom s. Hirndruck – Klinik.

Mitochondriale Zytopathien – Mitochondriopathien

s. Chorea Huntington. Lebersche familiäre Opti-
kusatrophie bei Männern.
Subakute nekrotisierende Enzephalomyelopathie
Leigh s. Leukenzephalopathie.

s. mitochondriale Enzephalopathien/Myopathien.
M. Parkinson. Dystonien?

Mononeuritis multiplex.
s. Plexus. s. Polyneuropathien.   G58.7

Ätiologie: Diabetes mellitus, Vaskulitiden.

Mononeuropathie obere Extremitäten   G56

Mononeuropathie untere Extremitäten   G57

Infektiöse Mononukleose – M. Pfeiffer – Pfeiffersches Drüsenfieber   B27.9

Ätiologie: Epstein-Barr-Virus (EBV).

Diagnostik: s. Labor. Abdomen-Sonographie.

Epidemiologie: Durchseuchung 98 %. Nur bei
15 % tritt die Erkrankung auf.

Klinik: Lymphadenitis, Pharyngitis, Splenomegalie.
– Assoziation von Epstein-Barr-Viren mit Burkitt-
Lymphomen, auch mit primären ZNS-Lymphomen bei AIDS.

Komplikationen: s. Enzephalitis. Peripher-neurologische Störungen können auch isoliert auftreten, z.B. Hirnnervenläsionen wie eine periphere Fazialisparese oder Augenmuskelstörungen. Meningitis.
– Akute disseminierte Enzephalomyelitis (parainfektiöse Enzephalitis) kurz vor, mit oder
kurz nach Drüsenschwellungen, mit guter
Prognose. Mononeuritis multiplex (besonders
Armplexusneuritis).
– Myelitis, Polyradikulitis – Guillain-Barré-Syndrom.

– Dreifach erhöhtes Risiko für das Auftreten
eines M. Hodgkin.

Labor: BB bis zu 20 % Pfeiffer-Zellen, 40–90 %
monozytoide Lymphozyten. Eosinophilie.
Epstein-Barr-Virus (EBV). Mononukleose-
Schnelltest ggf. anfangs noch negativ. Höchste
Titer in der 2.–3. Woche.

Therapie: Indikation für ✧Aciclovir (200/400/
800 mg Tbl, 250 mg Fl) s. Herpes simplex-Enzephalitis. In vitro-Aktivität [Colby B: Effect
of Acyclovir on Epstein-Barr-Virus DNA Re-
plication. J Virol 34 (1980) 560–8]. Kasuistiken einer spontanen Besserung bei 2 Patienten
mit Meningitis und einer mit Aciclovirgabe
zeitgleichen Besserung bei einer Meningoenzephalitis, einer zervikothorakalen Myelitis
und einem Guillain-Barré-Syndrom [Hofer S,
München: Spektrum neurologischer Erkrankungen sowie therapeutischer Nutzen von
Aciclovir bei EBV-Infektionen. ANIM (1/98)
Hamburg].

Monoparese – Monoplegie der oberen Extremität   G83.2

s. Armparese, Lähmungen, Plexus brachialis-Parese.

Monoparese – Monoplegie der unteren Extremität G83.1
s. Beinparese, Lähmungen, Plexus lumbosacralis-Parese.

Monoplegie nicht näher bezeichnet G83.3

Morbus s. einzelne Erkrankungen – Eigennamen.

Morton-Metatarsalgie s. Nervus tibialis.

M. Moschcowitz s. thrombotisch-thrombozytopenische Purpura.

Motoneuron-Syndrom s. amyotrophe Lateralsklerose, Muskelatrophie.

Moya-Moya-Syndrom – MMS I67.5

s. spontane intrazerebrale Blutung, zerebrale Ischämie.

Ätiologie: Vaskulopathie unbekannter Ätiologie. Folge eines entzündlichen, atherosklerotischen distalen Karotisverschlusses.
Spätfolge z.B. nach Bestrahlung von Optikusgliomen.

Anatomie/Definition: Moya-Moya-Syndrom: Bilaterale Stenosen und Verschlüsse im C1-Abschnitt der A. carotis interna mit Ausbildung eines Gefäßgeflechts in der mittleren Schädelgrube.
– Moya-Moya-Phänomen: Ausbildung des Gefäßgeflechts unilateral oder bei bekannter Ätiologie.

Diagnose: s. Röntgen

Epidemiologie: Infantil-juvenile Form vorwiegend im südostasiatischen Raum, Erwachsenenform auch in Europa und Amerika.

Klinik: Befund: Zerebrale Ischämie und intrazerebrale Blutungen. Subarachnoidalblutungen mit zwei Aneurysmatypen: 1. Kongenitale extraparenchymatöse Aneurysmen an den Bifurkationsstellen. 2. Pseudoaneurysmen im Gefäßgeflecht der mittleren Schädelgrube mit vermehrt intraparenchymatöser Einblutung.

Labor: Zirkulierende Immunkomplexe. HLA-AW24, -BW46, -BW54.

Röntgen: Angiographische Darstellung durch CTA, MRA oder/und DSA.
– Angiographische Differentialdiagnose: Vaskulitiden; Sneddon-Syndrom mit peripheren Kalibereinengungen und Gefäßabbrüchen mit zum Teil Moya-Moya-ähnlichen kapillären Gefäßnetzen.

Therapie: s. zerebrale Ischämie. Therapieversuche mit Nimodipin und Verapamil.

Therapie operativ: Extra-intrakranielle Shunt-Operation – extra-intrakranieller Arterien-Bypass (EIAB) A. temporalis superficialis zur A. cerebri media.

Chronisches Müdigkeitssyndrom s. Chronic-fatigue-Syndrom.

Multiple Sklerose – MS s. Encephalomyelitis disseminata.

Multi-System-Atrophie – Multisystematrophie – MSA G90.3

Anatomie/Histologie: Degenerativer Zellverlust, Entmarkung und reaktive Gliose mit unterschiedlichen Schwerpunkten in: Nucleus caudatus, Putamen (v.a. posterolateral), Globus pallidus externus, Substantia nigra, untere Oliven-kerne, supplementär motorischer Kortex, Vaguskerngebiet, Brückenkerne und Brückenquerfasern, zerebellärer Kortex (Purkinjezellen), im Rückenmark in der Zona intermediolateralis und im Onufschen Nucleus.

– Bei MSA mit vorwiegend parkinsonoider Symptomatik (MSA-P) ist im Vergleich zur MSA-C und zur supranukleären Blickparese die Atrophie des Putamen und Nucleus caudatus,
– bei MSA mit vorwiegend zerebellärer Symptomatik (MSA-C) im Vergleich zur MSA-P und zur supranukleären Blickparese die zerebelläre und Hirnstamm-Atrophie am deutlichsten.
– Relativ spezifische oligodendrogliale zytoplasmatische Einschlusskörper (GZE), enthalten Protein Tau (Bedeutung für den Zytoskelettaufbau).

Definition/Diagnose: (Variable) Kombination eines Parkinson-Syndroms (fast alle Patienten) mit zentral-autonomem Versagen und zusätzlich in 50 % Pyramidenbahnzeichen und/oder zerebellären Ausfällen. Fast Ausschlusskriterien sind dementieller Abbau und Ophthalmoplegie. Die Diagnose ist klinisch möglich.
– Mögliche MSA: Über 30-jähriger Patient mit einem L-Dopa-resistentem Parkinson-Syndrom und Kleinhirn-Symptomen.
– Wahrscheinliche MSA: Zusätzlich autonome Störungen oder Pyramidenbahnzeichen.
– Definitive MSA: Autoptische Sicherung.

Diagnostik: s. Röntgen. Sphinkter-EMG anal oder urethral: Spontanaktivität; Potentialdauer der motorischen Einheiten > 16 ms ist relativ spezifisch für eine MSA.
– Kipptisch-Untersuchung (in 30 s auf 70°) mit zu niedriger Pulszunahme und zu geringer Renin-Ausschüttung (weniger deutlich bei M. Parkinson) [Plaschke M, München: Cardiovascular and plasma renin responses to head-up tilt tests in Parkinson's disease and multi system atrophy. (9/96) Göttingen]. Bei Aufrichten deutlicher Abfall des mittleren Blutdrucks.

Differentialdiagnose: Zerebelläre Ataxien. M. Parkinson.

Einteilung: MSA mit vorwiegend parkinsonoider (MSA-P) oder zerebellärer (MSA-C) Symptomatik.
– MSA vom SND-Typ – striatonigrale Degeneration: G23.2
Akinetisch-rigide Symptomatik, laryngealer Stridor/spasmodische Dysphonie, häufiger Ruhetremor. Meist Hyperreflexie [Wenning G: Multisystematrophie. Akt Neurol 21 (1994) 120–6]. Bei 12 Patienten weniger affektive Symptome (Angst, Depression) und geringere Beeinflussung durch L-Dopa als bei 12 Parkinson-Patienten [Fetoni V: Affective symptoms in multiple system atrophy and Parkinson's disease: response to levodopa therapy. J Neurol Neurosurg Psychiatry 66 (1999) 541–4]. Raschere Progression als bei M. Parkinson.
– MSA vom OPCA-Typ – olivopontozerebelläre Atrophie s. Ataxie. Zerebelläre Symptomatik, gelegentlich Ruhetremor.
Typ A-Patienten mit ausgeprägter Gangataxie.
Typ B-Patienten mit tremordominantem zerebellärem Syndrom.
Typ C-Patienten am ehesten entsprechend der sporadischen spät beginnenden Form Déjerine-Thomas.

– MSA vom SDS-Typ – Shy-Drager-Syndrom – neurogene orthostatische Hypotonie mit Multi-System-Atrophie: Störung der zentralen Sympathikusfunktion und Aufhebung des zirkadianen Blutdruckrhythmus in der 24-Stunden-Blutdruckmessung – orthostatische asympathikotone Hypotonie. Autonome Polyneuropathie. Schlaf-Apnoe-Syndrom. Terminus Shy-Drager ist zu vermeiden, da alle MSA-Patienten unterschiedlich stark ausgeprägt autonome Dysfunktionen haben, zum Teil nur minimal.

Epidemiologie: Auftreten sporadisch, i.d.R. im 6. Lebensjahrzehnt. Manifestation vor dem 40. Lebensjahr ist eine Rarität.

Klinik: Olivopontozerebelläre Atrophie – s. Ataxie. Blande Familienanamnese.
Befund: s. Einteilung. Parkinson-Syndrom (90 %) mit zentral-autonomem Versagen (100 %, in 50 % Erstsymptom), Dysarthrie, Pyramidenbahnzeichen (Spastik) und/oder zerebellären Ausfälle (50 %) wie progrediente Ataxie. Blickparese. Keine Demenz.
Dyskinesien fazial wie Blepharospasmus, ggf. frühzeitig, oder Antecollis. Selten Ruhetremor. Myoklonien.
– Autonome Symptome: Hypotonie mit massiven orthostatischen Symptomen in 10–20 % (bei M. Parkinson erst in Spätstadien), oft therapierefraktäre rezidivierende Synkopen. Kardiale und adrenerge Funktionsstörungen.
Am häufigsten bei Männern ist die Impotenz, die der Entwicklung neurologischer Störungen um bis zu 7 Jahre vorausgehen kann.
Pollakisurie und Dranginkontinenz bei Zellverlusten im Onuf-Kern und in der intermediolateralen Säule. Mastdarmstörung.
Dysphagie mit Aspirationsgefahr, bedeutsam für die Mortalität.
Erhöhte Schweißneigung.

Prognose: Deutlich schlechter als bei M. Parkinson. Bei rascher Progredienz versterben die Patienten im Mittel nach 5-jährigem Krankheitsverlauf. Eine zerebelläre Symptomatik ist mit einer etwas besseren Prognose assoziiert.

Röntgen: s. Anatomie. CCT: Striatum hypodens.
– MRT (striatonigrale Degeneration): Hypointenses T2-Signal im dorsolateralen Putamen mit hyperintensem Randsaum am Übergang zur Capsula externa. Hyperintensität in den Brückenquerfasern, in mittleren Kleinhirnstielen und Kleinhirnhemisphären.
– [123]J-Jodobenzamid-IBZM-SPECT: Durch Miterkrankung des Striatum wie bei der progressiven supranukleären Blickparese verminderte Dopamin-D_2-Rezeptorbindung im Striatum (bei M. Parkinson normal).
– PET: Reduzierter putaminaler Glukose-Metabolismus und reduzierte Dopamin-Rezeptor-Darstellung.

Therapieversuche mit:
✮ Amantadine (100/150 mg Tbl, 200 mg/500 ml Fl) s. M. Parkinson. Olivo-ponto-zerebelläre Atrophie – OPCA: Unter 200 mg/d über 14 Tage bei 30 Patienten, davon die Hälfte plazebokontrolliert, Extremitätenataxie (weniger Stand- und Gangataxie) gebessert, keine Wirkung bei 27 Patienten mit Friedreich-Ataxie

[Botez M: Amantadine hydrochloride treatment in heredodegenerative ataxias: a double blind study. J Neurol Neurosurg Psychiatry 61 (1996) 259–64].

Therapie bei Multisystematrophie vom Shy-Drager-Typ: Symptomatische (physikalische) Therapie. Oberkörperhochlagerung im Schlaf. Kompressionsstrümpfe. Salzen von Mahlzeiten.

– Intermittierender Selbstkatheterismus (ISK) bei Restharnmengen > 100 ml.
– Ggf. Ernährung über Nasensonde oder PEG.
☆ Argipressin (20 E/ml A) gegen die posturale Hypotension und den nächtlichen Harndrang.
☆ Fludrocortison – α-Fluorohydrocortison (0,1 mg Tbl) 1–2 x 1 auf maximal 4–5 Tbl/d. El.-HWZ 1, Met. 4,8 h.
☆ Indometacin (50 mg Kps/100 mg Supp) 3 x 25–50 mg, maximal 200 mg.
☆ Midodrin (2,5 mg Tbl) 2 x 1/2 auf 2 x 1 (3 x 2) Tbl bei Hypotonie, Inkontinenz. El.-HWZ 3–4 h.

– 6 Patienten mit MSA und 2 Patienten mit M. Parkinson (KI Angina pectoris) sprachen unter ambulanten Bedingungen alle auf eine perorale Testdosis von 1 mg Ergotamin und 100 mg Coffein an mit einer positiven Pressorantwort, definiert als systolischer Blutdruckanstieg im Stehen um 20 mm Hg, 75–120 min nach Testdosis-Einnahme; 6/8 waren auch symtomatisch gebessert, 2 MSA-Patienten spürten keinen Effekt; unter Beibehaltung der dopamimetischen Parkinson-Therapie erfolgte über 1 Woche bis 144 Monate die Optimierung und Beibehaltung der Therapie; einmal Blutdruckanstieg im Liegen (ein RR-Kalender zum Erfassen nächtlicher Blutdruckkrisen sollte geführt werden); Ergotismus wurde nicht beobachtet [Dewey R: Ergotamine/caffeine treatment of orthostatic hypotension in parkinsonism with autonomic failure. Eur J Neurol 5 (1998) 593–9].

Mumps s. Enzephalitis. s. Meningitis.

B26.9

Nervus musculocutaneus-Läsion – Nervus musculocutaneus-Verletzung

G56.8–S44.4

s. Plexus brachialis-Läsion. s. periphere Nervenläsionen.

Ätiologie: Trauma.

Anatomie: Entspringt den Wurzeln C5–7, Fasciculus lateralis.

Differentialdiagnose: Lähmung im Rahmen einer Wurzelläsion C5–7. Abriss der langen Bizepssehne. Muskeldystrophie.

Klinik: Befund: Parese und Atrophie des
1. M. biceps brachii (Caput breve) mit Schwäche der Oberarmbeugung (bei Unterarmsupination).

2. M. coracobrachialis besonders Haltemuskel des Schultergelenkes: Flexion und Adduktion des Oberarmes.
3. M. brachialis (auch vom N. radialis versorgt): Oberarmbeugung.
– Sensibilitätsstörungen im Bereich des N. cutaneus antebrachii lateralis über der radialen Seite des Unterarms bis zur Basis des Thenar.
– Die isolierte Parese ist selten.

Prognose: Der N. musculocutaneus hat die beste Regenerationstendenz aller peripheren Nerven (bis zu 3 cm/Monat).

Therapie operativ: Ersatzoperation mit bipolarer Transposition des M. latissimus dorsi.

Muskelaffektion

M62.9

Muskelatrophie (Muskelschwund und Inaktivitätsatrophie, anderweitig n. klassifiziert)   M62.5

s. periphere Nervenläsionen, spinale Muskelatrophien, Muskeldystrophien, Myopathien, paroxysmale Kalium-abhängige Muskellähmungen.

Neurale Muskelatrophie s. hereditäre motorisch-sensible Neuropathie
unter Polyneuropathie.

Spinale Muskelatrophie – SMA G12.9

s. Muskeldystrophien. s. Myopathie.

Anatomie/Histologie: Degeneration von spinalen Motoneuronen bei Aussparung der Pyramidenbahnen und kortikalen Motoneuronen. Demyelinisierende oder axonale Faserdegeneration (auch neurophysiologisch). Zentrale Chromatolyse der Vorderhornzellen.

Diagnostik: s. Labor, s. Röntgen. EMG. Elektroneurographie, Magnetstimulation. Muskelbiopsie (Nervenbiopsie). Genetische Untersuchungen.
– Ggf. Liquor, Lungenfunktionsprüfung, orthopädische Untersuchung (Skoliose).
– Myosonographie (7 MHz-Sonde): Ausgeprägt fokaläre, wechselnd echoarme und echoreiche Texturen mit vor allem im Längsschnitt dominierenden laminären echogenen Mustern (normal sehr echoarme Muskeltextur mit unregelmäßig angeordneten, grobkörnigen bis stabkörnigen echogenen Strukturen).

Differentialdiagnose der schlaffen meist beidseitigen Paresen bzw. Muskelatrophien:
– Syringomyelie ggf. auch schlaffe Parese + Sensibilitätsstörungen! Sensibilitätsstörungen nicht immer klinisch nachweisbar [Grehl T: Zervikale Syringomyelie unter dem Bild einer monomelischen SMA. (9/95) Erlangen].
– Extra- und insbesondere intramedullärer Halsmarktumor i.d.R. mit Spastik der unteren Extremitäten.
– Zervikale Myelopathie ggf. nur mit diskreten Sensibilitätsstörungen, meist auch spastische Anteile!
– Frühsommer-Meningoenzephalitis, meningoradikulitische Form.
– Poliomyelitis anterior acuta. Amyotrophe Lateralsklerose.
– Polyneuropathien. Hypoglykämie-bedingte Polyneuropathie (rezidivierend zum Teil mit Koma, bei Pankreaszelltumoren). Hereditäre motorisch-sensible Neuropathie Typ II. Multifokale motorische Neuropathie.
– Myasthenia gravis.
– Metabolische (z.B. Amyloid-Myopathie), endokrine, paraneoplastische und entzündliche Myopathieformen. Polymyositis (mehr mittleres Alter, m : w = 1 : 2, rascher progredient mit Schüben und Remissionen). Muskeldystrophie: Myopathia distalis tarda hereditaria Welander und Myopathia distalis juvenilis hereditaria Biemond. Dystrophische Myotonie Curschmann-Steinert.
– Einseitige Muskelatrophie: Zerebral (selten), radikulär, Plexus- oder distal bedingte Läsion. Lipatrophie nach Insulininjektion. Arthrogen (mit Bewegungseinschränkung) bedingte Inaktivitätsatrophie: Nach Frakturen, Periarthritis humeroscapularis, Cox- oder Gonarthrose.

Einteilung: Typ Kugelberg-Welander, Werdnig-Hoffmann, Kennedy s.u..
– Infantile (hereditäre) spinale Muskelatrophie Werdnig-Hoffmann (Typ I) G12.0
– Spinale Muskelatrophie: Kindheitsform (Typ II), juvenile Form Kugelberg-Welander (Typ III), Erwachsenenform. G12.1 Distale Form, skapuloperoneale und peroneale Form. Progressive (hereditäre) Bulbärparalyse im Kindesalter (Fazio-Londe-Syndrom).
– Progressive Muskelatrophie – PMA: G12.2 Typ Duchenne-Aran: Auftreten sporadisch, jüngere Erwachsene. Beginn an den kleinen Handmuskeln. Typ Dyck-Lambert: Auftreten sporadisch, Beginn akrodistal.
– Sonstige spinale Muskelatrophien und verwandte Syndrome – seltene Sonderformen G12.8
– Spinale Muskelatrophie nicht näher bezeichnet G12.9
– Progressive Bulbärparalyse s. amyotrophe Lateralsklerose.
– Typ Vulpian-Bernhard: Inhomogene Gruppe, keine Krankheitsentität! Auftreten sporadisch bei Erwachsenen. Beginn im Schultergürtelbereich.

Epidemiologie: Im Kindes- und Jugendalter hereditär, im Erwachsenenalter meist sporadisch.
– Erbgang/Gen – 1. Überwiegend autosomal-rezessiv, in 90–98 % aller SMA-Fälle mit Beginn vor dem 30. Lebensjahr Kandidatengene SMN (Survival Motor Neuron) und NAIP (Neuronal Apoptosis Inhibitory Protein, antiapoptotisch wirksamen Proteinen ähnlich, kann in vitro Zelltod inhibieren) in einer duplizierten Region auf Chromosom 5q13. Ausgeprägte klinische Variabilität mit Kopplung sowohl in schweren wie leichten Fällen an Chromosom 5q. Geschwister von SMA-Patienten können die gleiche homozygote Deletion des SMN-Gens aufweisen, ohne erkrankt zu sein. Pränataldiagnostik ist nach Nachweis beim Patienten bei jüngeren Geschwistern ausreichend sicher möglich. Zweithäufigste autosomal-rezessive Erkrankung. Inzidenz 1 : 10.000. Bei Beginn nach dem 30. Lebensjahr konnte noch kein genetischer Defekt gesichert werden.
2. Autosomal-dominant (Atrophia musculorum spinalis pseudomyopathica Typ Kugelberg-Welander unregelmäßig dominant).
3. X-chromosomal-rezessiv s. spinale bulbäre (spinobulbäre) Muskelatrophie Typ Kennedy (XSBMA).

Klinik: Hereditäre Systemerkrankung mit Manifestation meist im Neugeborenen- und Kindesalter, ggf. im Jugendalter, mit oft schwerem Verlauf. Im Erwachsenenalter meist sporadische Systemerkrankung mit meist langsam progredientem Verlauf. Ausbildung von Muskelatrophien, schlaffen Paresen mit Hypo- bis Areflexie und häufig Faszikulationen. Ggf. Befall auch der motorischen Hirnnerven. Keine Sensibilitätsstörungen, keine Spastizität oder Pyramidenbahnzeichen.

Labor: Lues-Serologie. Dystrophin (Anteil am gesamten Muskelprotein der quergestreiften und glatten Muskulatur bei Gesunden 0,0002 %) zum Ausschluss einer Muskeldystrophie Duchenne oder ggf. Becker. Anti-GM1-Antikörper (meist negativ).

Prognose: 798 Patienten mit autosomal-rezessiver Vererbung oder sporadischem Auftreten wie folgt klassifiziert:
- SMA I: Freies Sitzen nicht möglich, n = 231.
- SMA II: Sitzen ohne Hilfe möglich, n = 233. Überlebenswahrscheinlichkeit 98 % im Alter von 5 Jahren, 95 % im Alter von 10 Jahren, 70 % im Alter von 20 Jahren, 48 % im Alter von 40 Jahren. Prognose unabhängig davon, ob die Patienten nur sitzen oder auch krabbeln oder stehen erlernt hatten.
- SMA IIIa: Erkrankungsbeginn < 3 Jahre, Gehen ohne Hilfe erlernt, n = 189. 50 % werden nach 13 Jahren rollstuhlpflichtig. Die Lebenserwartung ist nicht deutlich reduziert.
- SMA IIIb: Erkrankungsbeginn 3–30 Jahre, normale motorische Entwicklung, n = 133, m < w. 50 % werden nach 43 Jahren rollstuhlpflichtig. Die Lebenserwartung ist nicht deutlich reduziert.
- SMA IV: Erkrankungsbeginn > 30 Jahre, n = 12. Die Lebenserwartung ist nicht deutlich reduziert.
- 22 mit autosomal-dominanter Vererbung [Zerres K, Bonn: Proximale spinale Muskelatrophien: Ergebnisse einer kollaborativen Studie zur klinischen Variabilität und zu prognostischen Aspekten auf der Basis von über 800 Patienten. (9/95)].

Röntgen: Radiologische Untersuchung ggf. incl. MRT des korrespondierenden Wirbelsäulenabschnittes (aus differentialdiagnostischen Erwägungen).
- MRT der Muskulatur: Ödem bereits ab dem 4. Tag bei akuten Denervierungen. Schwierige Differenzierung besonders bei ödematöser Komponente von Myositiden und Muskeldystrophien.

Selbsthilfegruppe – Adressen für Informationen: „Dt. Gesellschaft für Muskelkranke e.V." (DGM), Im Moos 4, 79112 Freiburg i. Br., Tel. 07665/9447-0, Fax -20.

Therapie: Genetische und berufliche Beratung. Im fortgeschrittenen Stadium Krankengymnastik. Ggf. Versorgung mit orthopädischen Hilfsmitteln. Ggf. intermittierende Heimbeatmung.

1. Spinale Muskelatrophie Werdnig-Hoffmann G12.0

Einteilung:
- Frühinfantile akute Form mit Manifestationsgipfel zwischen der Geburt und etwa dem 6. Lebensmonat.

- Spätinfantile chronisch intermediäre Form mit Manifestationsgipfel zwischen dem 4. bis 10. Lebensmonat.

Epidemiologie: Erbgang: Autosomal-rezessiv.

Klinik: Anamnese: Bronchitiden und Pneumonien. Befund: Generalisierter Muskelbefall mit Muskelhypotonie, Neigung zu Bronchitiden und Pneumonien, akute Form ggf. mit Schluckstörungen (Dysphagie). Ggf. Zungenfaszikulationen. Chronisch intermediäre Form ggf. mit Kontrakturen und Skoliosen.

2. Spinale Muskelatrophie Kugelberg-Welander – Atrophia musculorum spinalis pseudomyopathica G12.1

Anatomie/Histologie: Degeneration von motorischen Vorderhornzellen.

Definition/Diagnose: s. Diagnostik Muskelbiopsie.

Diagnostik: s. Labor. Muskelbiopsie: Neben neurogenen auch sekundäre myopathische Veränderungen. Muskelfaszikulieren spontan oder provozierbar durch ☆Edrophoniumchlorid (10 mg A) 1 mg oder ☆Neostigmin (4/15 mg forte Tbl, 0,5 mg A) 1 A.

Differentialdiagnose: Muskeldystrophie (distalis tarda hereditaria Welander).

Epidemiologie: Erkrankungsbeginn zu 35 % vor dem 3., 50 % vom 3.-18. Lebensjahr und zu 15 % danach. Chronisch benigne juvenile Form. Erbgang: Unregelmäßig dominant mit ggf. unauffälliger Familienanamnese, ggf. x-chromosomal-rezessiv, fraglich autosomal-rezessiv.

Klinik: Anamnese: Mit langsamer Progredienz Beginn im Beckengürtelbereich, Kinder mit normaler motorischer Entwicklung, dann Schwierigkeiten beim Treppensteigen, später häufigen Stürzen und Mühe beim Aufrichten. Später auch im Schultergürtelbereich Paresen des Deltoideus, Sternocleidomastoideus, danach an Armen und Händen bevorzugt des Infraspinatus und der Unterarmbeuger: Jendrassikscher Handgriff nicht durchführbar. Befund: Symmetrische schlaffe Paresen mit parallel Muskeleigenreflex-Abschwächung bis MER-Verlust, ohne Spastizität mit Scapula alata. Faszikuläre Zuckungen nicht bei allen Betroffenen.

Labor: CK in Falldarstellungen fünffacher Normwert.

Prognose: Formen mit früher Manifestation prognostisch ungünstig, sonst ist die Lebenserwartung normal bis etwas herabgesetzt.

3. Spinale bulbäre (spinobulbäre) Muskelatrophie Typ Kennedy – X-SBMA – Kennedy-Syndrom G12.1

syn. X-chromosomale bulbospinale Neuronopathie – X-BSN. Progressive proximal spinal and bulbar muscular atrophy of late onset.

Anatomie/Histologie: Massiver Verlust von Motoneuronen in den Hirnnervenkernen des N. trigeminus, facialis, glossopharyngeus und hypoglossus und im gesamten Rückenmark-Vorderhorn mit Rarefizierung der myelinisierten Vorderwurzelaxone. Unauffälliger Tractus corticospinalis. Läsion sensibler Neurone: Rarefizierung von großkalibrigen myelinisierten Nervenfasern im Fasciculus gracilis und N. suralis mit axonaler Degeneration und wohl sekundärer segmentaler Demyelinisierung.

In der Muskelbiopsie chronisch-neurogener Umbau mit Gruppen gleichmäßig atrophischer Muskelfasern sowie sekundär myopathische Veränderungen mit zentralen Faserkernen und fokal vermehrtem peri- und endomysialen Binde- und Fettgewebe.

Diagnostik: s. Labor. DNA-Diagnostik mit Triplett-Repeat-Expansionen s. Epidemiologie.
- Sensible Elektroneurographie (sENG): Deutliche Amplitudenreduktion der sensiblen Nervenaktionspotentiale (80 %).
- EMG mit Zeichen des chronisch-neurogenen Umbaus bereits vor Beginn der Paresen.

Differentialdiagnose: Amyotrophe Lateralsklerose. Spinale Muskelatrophien. Postpolio-Syndrom.

Epidemiologie: Auftreten zwischen dem 20.–40. Lebensjahr. 10–20 % sporadisch, in 80–90 % mit positiver Familienanamnese.
- Erbgang/Gen: x-chromosomal-rezessiv Chromosom Xq, CAG-Triplett-Repeatexpansion im 1. Exon des Androgenrezeptorgens (AR) auf mindestens 42 (n = 11–33). Wohl kein signifikanter Zusammenhang zwischen Repeatlänge und Manifestationsalter sowie klinischer Ausprägung.

Klinik: Befund: Partielle Androgeninsensitivität mit oft bereits frühzeitiger (z.B. seit der Pubertät) Gynäkomastie (60 %), gelegentlich Infer-

tilität (–60 %). Eingeschränkte Glukosetoleranz, Diabetes mellitus Typ 2 (20–30 %), Lipidstoffwechselstörungen.
- Muskelkrämpfe (häufig als Erstmanifestation) und ausgeprägte Faszikulationen (100 %), besonders im Gesicht perioral, auch generalisiert. Sensible Defizite (30 %) nur diskret.
- Motorische und sensible Neuropathie schleichend auftretend mit asymmetrischen atrophischen Paresen (100 %):
  1. Bulbär z.B. mit Zungenatrophie, Dysarthrie, Dysarthrophonie, Ptosis,
  2. an den Extremitäten proximal betont, MER frühzeitig abgeschwächt bis erloschen (85 %).
- Haltetremor der Hände und Fingertremor (75 %), ggf. isoliert lange Jahre vorausgehend und wie essentieller Tremor. Der Tremor ist auch bei sonst unauffälligen weiblichen Familienmitgliedern beschrieben und ist ggf. eigenständiges dominantes erbliches Merkmal in enger genetischer Kopplung zur X-BSN.
- Keine Pyramidenbahnzeichen (Differentialdiagnose ALS!) oder Störungen der Okulomotorik. Extrapyramidales System und Vegetativum nicht beteiligt [Abel A: X-chromosomale bulbospinale Neuronopathie (X-BSN, Kennedy-Syndrom): Eine Erkrankung mit repetitiven Tripletsequenzen. Nervenarzt 67 (1996) 1011–9].

Labor: CK mäßig erhöht (100–700 U/l). Selten deutliche Erniedrigung des Testosteron und Erhöhung von Östradiol.

Liquor: Gelegentlich leichte Eiweißerhöhung ohne Nachweis einer intrathekalen Immunglobulinsynthese.

Prognose: Lebenserwartung bei sehr langsamer Progredienz nur gering eingeschränkt.

Therapie: Keine spezifische. Substitution von Androgenen ohne Erfolg. Krankengymnastik. Bei Dysarthrie, Dysarthrophonie Logopädie.

Muskelbiopsie

I. Lichtmikroskop:
I.1 HE-Färbungen: Entzündliche Prozesse, Vaskulitis, verschiedene Myositisformen.
Myopathisches Gewebesyndrom mit deutlicher Faserdurchmesservariabilität und zentralen Kernen.
Neurogenes Gewebesyndrom mit disseminierter Muskelfaseratrophie.
I.2 Histochemische Reaktionen: Mitochondriopathien, Glykogenosen.
I.3 Marker: Hinweise auf verschiedene Formen der Myositiden und Vaskulitiden:
Verschiedene T-Zell-Marker.
Membranproteine bzw. Zytoskelett-Marker:
Dystrophinopathien: Dystrophin,
Spectrin (intakte Fasermembran bei pathologischer Dystrophinfärbung zum Nachweis von Konduktorinnen).
Schwere kindliche autosomal-rezessive Muskeldystrophie: Adhalin.
Hinweise auf Denervations- und Reinnervationsvorgänge (zeitabhängig):

Tenascin: Extrazelluläres Adhäsionsmolekül, normal nur während der Embryonalzeit nachweisbar. Denervationsmarker in neurogenen Prozessen und wohl auch potentieller Fibrosemarker in myopathisch und myositisch alterierter Muskulatur.
N-CAM, Leu 1q, CD56 (immunmodulierende Moleküle).
Vinculin.
Intermediärfilamente: Desmin, Vimentin.
Zytokine, z.B. Growth-factor, TNF.
Pathologische Proteine: Bei Einschlusskörper-Myositis Ubiquitin, bei Amyloidose β-Amyloid.
Zellmarker, z.B. CD8, CD4, CD3.
II. Elektronenmikroskop:
Kongenitale Myopathien mit Strukturanomalien. Mitochondriopathien mit Strukturanomalien der Mitochondrien.
Dermatomyositis mit häufig initial vaskulären Läsionen.
Einschlusskörper-Myositis mit Einschlusskörperchen, ggf. mit pathognomonischen Filamenten.

Myotone Muskeldystrophie Curschmann-Steinert s. Dystrophische Myotonie.

Progressive Muskeldystrophien – PMD   G71.0

syn. Dystrophia musculorum progressiva, hereditäre progressive Muskeldystrophien.
s.u. einzelnen Typen. s. Myopathien.

Ätiologie: s. Becker-Kiener und Duchenne.

Anatomie/Histologie: s. Duchenne.

Diagnostik: s. Labor. Im EMG myopathisches Muster.
– Muskelbiopsie zur enzymhistochemischen, immunhistochemischen und elektronenmikroskopischen Untersuchung (in 30 % primär falsch-negativ). 25 % entzündliche Infiltrate, in 30 % besonders bei Muskeldystrophie vom Gliedergürteltyp und bei fazioskapulären Muskeldystrophien (Polymyositis). C5b9-Membrane Attack-Complex (MAC) bei 7/17 mit fazioskapulohumeraler, 4/9 mit Gliedergürtel- und 3/6 mit Merosin-positiver kongenitaler Muskeldystrophie [Spuler S, München:

Komplement-Ablagerungen im Sarcolemma nicht-nekrotischer Muskelfasern bei Muskeldystrophien. DGN (9/98) München].
– Kardiologische Untersuchung zur antiarrhythmischen und Herzinsuffizienz-Therapie (z.B. jährlich bei McLeod).
– Myosonographie (7 MHz-Sonde): Ausgeprägt echoreiche, mittlere bis sehr feinkörnige Texturen, beim Typ Duchenne homogen und bei der fazioskapulohumeralen Muskeldystrophie inhomogen (normal sehr echoarme Muskeltextur mit unregelmäßig angeordneten, grobkörnigen bis stabkörnigen echogenen Strukturen).

Differentialdiagnose der schlaffen meist beidseitigen Paresen: s. (spinale) Muskelatrophie – Differentialdiagnose. Von den spinalen Muskelatrophien besonders der Typ Kugelberg-Welander (Atrophia musculorum spinalis pseudomyopathica).

	Progressive Muskeldystrophie	Polymyositis
Erkrankungsalter	meist Kindheit und Jugend	mittleres Alter, 2. Lebenshälfte
Geschlechtsverteilung	m < w	m : w = 1 : 2.
Familiäre Belastung	ja, Erbkrankheit	nein
Verlauf/Progredienz	meist sehr langsam chronisch fortschreitend ohne Remissionen	rascher progredient mit Schüben und Remissionen
Lokalisation	selektiv einzelne Muskelgruppen proximal betont, keine Dysphagie	diffus, proximal und später auch distal Lidheber, Nackenheber, Dysphagie
Atrophien und Schwäche	Schwäche parallel zur Dystrophie Pseudohypertrophien	ausgeprägte Schwäche bei geringer Atrophie
Reflexe	abgeschwächt bis erloschen	erhalten bis gesteigert
Schmerzen	keine	häufig, ausgeprägt
Hauterscheinungen	keine	bei Dermatomyositis
Labor: Entzündungszeichen	keine	ja
Besserung durch Kortikoide	keine	ja

[nach Poeck K, Neurologie, 6. A. (1982). Springer-Verlag].

Einteilung: Myatonia congenita Oppenheim s. Kongenitale Myopathien.
– Autosomal-dominant:
  Absteigende Schultergürtelform fazioskapulohumerale Myopathie Erb-Landouzy-Déjerine.
  Skapuloperoneale Myopathie (skapulohumerodistaler Typ x-chromosomal),
  Distaler Gliedertyp infantile (Myopathia distalis juvenilis hereditaria Biemond) und adulte Form:
  Myopathia distalis tarda hereditaria – Distale Muskeldystrophie Welander.
  Okuläre MD. Okulopharyngeale MD.
– Autosomal-rezessiv:
  Gliedmaßengürtelform/Gliedergürteltyp (Becken-u. ggf. Schultergürtel) Leyden-Möbius.
  Gliedmaßengürtelform/Gliedergürteltyp Leyden-Möbius später oder früher Beckengürtel- oder Schultergürtel-Typ.

Teilweise Kongenitale Muskeldystrophie (auch autosomal-dominant) Typ de Lange (maligne), Typ Batten-Turner (benigne).
– X-chromosomal:
  Aufsteigende bösartige (infantile maligne) Beckengürtelform Duchenne. Dystrophinopathie. Mit 66 % häufigste Form.
  Aufsteigende gutartige (juvenile benigne) Beckengürtelform Becker-Kiener, Dystrophinopathie.
  x-chromosomale Kardiomyopathie. Dystrophinopathie.
  Skapulohumerodistaler Typ Emery-Dreifuß, McLeod (skapuloperoneale Myopathie autosomal-dominant).

Adhalinopathien: Adhalin (α-Sarcoglykan) ist ein 50 kD Transportmembranprotein des Dystrophin-Glykoprotein-Komplexes, der über ein C-terminales Ende mit Dystrophin fest verbunden ist und eine Verbindung zwischen der extrazellulären Muskelmatrix und dem Zytoskelett herstellt.

– Primäre Adhalinopathie: Chromosom 17q21 assoziierte Gliedergürteldystrophie (LGMD2D) bei Patienten in Europa und Nordafrika. Erkrankungsbeginn mit 3–20 Jahren. Der Phänotyp ist in seiner Ausprägung sehr variabel mit Muskelatrophien im Beckengürtel- und Oberschenkelbereich (Muskeldystrophie vom Gliedergürteltyp).
  Mitbeteiligung der glatten Gefäßmuskulatur: Kasuistik eines 52-jährigen Patienten mit seit 1989 belastungsabhängigen Rückenschmerzen, 1993 diagnostizierter und operierter Aortendissektion (Aortenklappenebene bis Bifurkation), 1997 muskelbioptisch Diagnosestellung einer Adhalinopathie [Grünewald T, Dresden: Dissektion der gesamten Aorta bei Adhalinopathie. (10/97) Dresden].

– α-Sarcoglykanopathien Chromosom 17q12,
– β-Sarcoglykanopathien 4q12 in South Indiana/ USA,
– γ-Sarcoglykanopathien 13q12 in südeuropäischen Zigeunerfamilien,
– δ-Sarcoglykanopathien 5q33–34.
  Klinisch: Schwere kindliche autosomal-rezessive Muskeldystrophie.

Epidemiologie: s. Einteilung, Auftreten zum Teil sporadisch. Prävalenz 1/2000–6000.

Klinik: Anamnese: Familienanamnese. Dysphagie. Keine Schmerzen.
Befund: Muskeldystrophien werden erst bei einem Ausfall von mehr als 50 % der Muskelfasern klinisch manifest. MER abgeschwächt bis erloschen. Muskelschwächen i.d.R. proximal betont, Nackenheber. Pseudohypertrophie. Muskelschwäche parallel zur Dystrophie (im Gegensatz zur Polymyalgia rheumatica). Mitbeteiligung des Herzmuskels bei bestimmten Formen.

Labor: CK. Aldolase, CK, LDH. HBDH/LDH normal (bei Myositis erniedrigt).
Serumenzyme meist normal bis gering erhöht, Ausnahme deutliche CK-Erhöhung bei dem Typ Duchenne.
Kreatininausscheidung im Urin. Erhöhte Ausscheidung von Aminosäuren wie Arginin, Histidin, Lysin, Methionin, Prolin.

Röntgen: MRT (s. Myopathien) bei nicht-entzündlichen Myopathien wie Muskeldystrophien und myotoner Dystrophie mit meist homogen lipomatöser, symmetrischer Durchbauung. Schwierige Differenzierung besonders bei ödematöser Komponente von chronischen Myositiden und Muskelatrophien [Beese M: Bildgebende Verfahren in der Diagnostik neuromuskulärer Erkrankungen. Fortbildungsband 69. DGN (1996) G13–22].

Selbsthilfegruppe – Adressen für Informationen: „Dt. Gesellschaft für Muskelkranke e.V." (DGM), Im Moos 4, 79112 Freiburg i. Br., Tel. 07665/9447-0, Fax -20.

Therapie: s. Typ Duchenne. Kontrakturprophylaxe durch Physiotherapie und konservative orthopädische Maßnahmen wie Schienen und Halterungen.

I. Autosomal-dominant

I.1 Progressive Muskeldystrophie Typ I Erb-Landouzy-Déjerine – FSHD1   G71.0

syn. Absteigende Schultergürtelform, fazioskapulohumerale Form der Muskeldystrophie.

Differentialdiagnose: Slow-channel-Syndrom s. Myasthenia gravis – Differentialdiagnose. Polymyositis.

Epidemiologie: Erkrankungsbeginn mit 7–25 (10–20) Jahren, zum Teil deutlich spätere Manifestationen. Erbgang: Autosomal-dominant, auf Chromosom 4q35. m = w. Prävalenz 4/1 Mio.

Klinik: Anamnese: Beginn im Gesicht, ggf. mit Schmerzen. Schwierigkeit beim Pfeifen und Backen aufblasen.
Befund: Beginn wegen der langsamen Progredienz oft unbemerkt.
Facies myopathica – schlaffe Gesichtszüge mit verstrichenen Stirn- und Nasolabialfalten.
Ggf. Tapir-Mund: Hypertrophie des M. orbicularis oris mit Vorwölbung der Lippen und leicht geöffnetem Mund.
Scapula alata – lose Schultern mit Schwierigkeiten beim Heben von Lasten und Atrophie des Pectoralis, aber: Der M. deltoideus ist i.d.R. ausgespart oder nur sehr gering betroffen!
Ausbreitung von proximal nach distal unter Bevorzugung der Beuger (M. biceps brachii), die Handmuskulatur bleibt ausgespart.
Nach längerem Verlauf fast immer Mitbeteiligung der Rumpf-, Becken- und Beinmuskeln mit Ausbildung von Haltungsschäden, Kontrakturen und selten auch Pseudohypertrophien der Waden. Zehenstand meist nicht möglich.

Labor: CK im floriden Stadium erhöht auf 1,1–7fachen Wert.

Prognose: Die Gehfähigkeit bleibt meist erhalten, die Lebenserwartung ist normal bis gering verkürzt.

I.2 Progressive Muskeldystrophie Typ Biemond   G71.0

syn. Myopathia distalis juvenilis hereditaria Biemond.

Epidemiologie: Erkrankungsbeginn in der 1.–2. Lebensdekade (adulte Form = Typ Welander). m : w = 1 : 1. Erbgang: Autosomal-dominant.

Prognose: Langsam progredient, kaum verkürzte Lebenserwartung.

I.3 Progressive Muskeldystrophie Typ Welander   G71.0

syn. Myopathia distalis tarda hereditaria – Distale Muskeldystrophie Welander.

Differentialdiagnose: Spinale Muskelatrophie Kugelberg-Welander (Atrophia musculorum spinalis pseudomyopathica).

Hereditäre motorisch-sensible Neuropathie Typ II (neuronale Form, besonders häufig mit Faszikulationen).

Epidemiologie: Auftreten mit 30–40–60 Jahren, am häufigsten in Schweden. Infantile Form = Typ Biemond. Erbgang: Autosomal-dominant mit hoher Penetranz, zum Teil auch sporadisch, m = w.

Klinik: Befund: Arm- und distal betonte Atrophien und Paresen, kaum proximaler Befall.

Labor: Serumenzyme normal bis gering erhöht.

Prognose: Langsam progredient, kaum verkürzte Lebenserwartung.

I.4 Progressive okuläre Muskeldystrophie Kiloh-Nevin G71.0

s. mitochondriale Myopathien.

Diagnostik: s. Labor.

Epidemiologie: Auftreten variabel von der Kindheit bis zum Senium. Erbgang: Meist autosomal-dominant mit Erkrankungsbeginn meist im 2.–3. Lebensjahrzehnt, selten autosomal-rezessiv und sporadisch, m = w.

Klinik: Befund: Initial bilaterale Ptosis mit kompensatorischer Halsreklination und Krausziehen der Stirn.
Chronische progressive externe Ophthalmoplegie. Doppelbilder treten infolge des allgemeinen symmetrischen Befalls nicht auf!
Später Befall der mimischen, Nacken-, Hals-, Rumpf- und proximalen Extremitätenmuskulatur.

Labor: Serumenzyme normal bis gering erhöht.

Prognose: Lebenserwartung normal.

Therapie operativ: Ptosis-Korrektur.

I.5 Progressive okulopharyngeale Muskeldystrophie – OPMD G71.0

Diagnostik: s. Labor. Muskelbiopsie: „Ragged red fibers", elektronenmikroskopisch abnorme Mitochondrien und intranukleäre Filamente von 10 nm Durchmesser.

Epidemiologie: Auftreten („late-onset") mit 40–60 Jahren. Erbgang/Gen: Autosomal-dominant, heterogen: Teilweise Chromosom 14q11, GCG-Repeat (normal 6) auf 8–13, Gen MYH 7. m = w.

Klinik: Anamnese: Primär Augenmuskel-, dann Schluckstörung (Dysphagie), zum Teil Befall der skapulohumeralen Muskulatur.
Befund: Initial bilaterale Ptosis mit kompensatorischer Halsreklination und Krausziehen der Stirn. Später Ophthalmoplegie.

Labor: Serumenzyme normal bis gering erhöht.

Prognose: Lebenserwartung normal, langsame Progression.

Therapie operativ: Ptosis-Korrektur.

II. Autosomal-rezessiv

II.1 Progressive Muskeldystrophie Typ II Leyden-Möbius – Gliedergürtel-Myopathie G71.0

syn. Gliedergürteldystrophie (limb-girdle-dystrophy). Rumpfgürtel-Muskeldystrophie.

Diagnostik: s. Labor.

Differentialdiagnose: Proximale myotone Myopathie. Dystrophische Myotonie.
Nach längerem Krankheitsverlauf der normokaliämischen Lähmung können bleibende Lähmungen und Atrophien unter dem Bild einer Myopathie vom Gliedergürteltyp resultieren mit charakteristischen histologischen Veränderungen in der Muskelbiopsie.

Einteilung: Autosomal-rezessive Formen (LGMD 2, m = w) sind stärker ausgeprägt als autosomal-dominante Formen (LGMD 1).
– Schwere autosomal-rezessive Muskeldystrophie des Kindesalters: Chromosom 13q.
– Autosomal-rezessive Muskeldystrophie (Beckengürtelform): Chromosom 15q.
– Andere autosomal-rezessive Formen der Muskeldystrophie.
– Spätmanifestierende autosomal-dominante Muskeldystrophie: Chromosom 5q.
– Frühmanifestierende autosomal-dominante Muskeldystrophie (Bethlem).
– Spät einsetzende Gliedergürtelsyndrome einschl. sog. Quadrizeps-Myopathie: Ggf. isolierte Dystrophien des M. quadriceps als abortiv verlaufende Form der Gliedergürtel-Myopathie.

Epidemiologie: Erkrankungsbeginn variabel, mit 2–50 (10–20) Jahren. Sporadische Fälle. Erbgang: s. Einteilung. Prävalenz 38/1 Mio.

Klinik: Anamnese: Meist skapulohumeral beginnend und absteigend.
Befund: Aszendierender oder deszendierender Verlaufstyp. Gliedmaßengürtelformen: 50 % Schultergürtel-und 50 % Beckengürtel-Gliedergürteltyp. Pseudohypertrophien und in späteren Stadien u.U. ausgeprägte Kontrakturen.

Labor: CK leicht erhöht, im floriden Stadium auf den 3–40fachen Wert.

Prognose: Lebenserwartung mäßig verkürzt, 60–70 Jahre.

III. X-chromosomal-rezessiv

– Bei Dystrophinopathien Defekt des X-Chromosoms Xp21 mit Reduktion oder Ausfall der Produktion von „Dystrophin", ein Eiweiß, das ein Netzwerk um die Muskelfasermembran bildet.
– Der Dystrophin-Glykoprotein-Komplex besteht aus verschiedenen Komponenten. Diese können auch isoliert betroffen sein, zu unterschiedlichen Formen der Muskeldystrophien führen und auch bei der Gliedergürtel-Myopathie beteiligt sein.

Es gibt Hinweise dafür, dass das Dystrophin mit einem postsynaptischen Protein assoziiert ist [Butler (1992)].
Der Dystrophin-Anteil am gesamten Muskelprotein beträgt bei Gesunden (quergestreifte und glatte Musk.) 0,0002 %.
– Bei Dystrophin-Mangel resultiert erhöhte Vulnerabilität, bei Fehlen von Dystrophin ein Zelluntergang:
Dystrophin ist bei Duchenne-Muskeldystrophie nicht nachweisbar.

III.1 Progressive Muskeldystrophie Typ III a Duchenne – DMD   G71.0

Anatomie/Histologie: Muskelfaserzellnekrosen mit fibrolipomatösem Umbau der Muskulatur: Endo- und myomysiale Bindegewebszunahme (Fibrose), Vakatwucherung des Fettgewebes, Kalibervariationen, zentral liegende Kerne.

Diagnostik: s. Labor. EKG. EMG. Muskelbiopsie. Echokardiographie. Erfassung von Konduktorinnen – genetische Beratung.

Einteilung: Einteilungsvorschlag der Duchenne/Becker-Dystrophien in klinische Kategorien:
a) Duchenne-Dystrophie (Rollstuhl mit etwa 11 Jahren, Dystrophin-Menge < 3 %),
b) schwere Becker-Dystrophie (Rollstuhl mit etwa 13–20 Jahren, Dystrophin-Menge 3–10 %),
c) moderate bis leichte Becker-Dystrophie (Rollstuhl mit über 20 Jahren, Dystrophin-Menge > 20 %) [Hoffman E: Improved diagnosis of Becker muscular dystrophy by dystrophin testing. Neurology 39/8 (1989) 1011–17].

Epidemiologie: Auftreten familiär oder sporadisch. Erkrankungsbeginn mit < 0–3 Jahren.
– Erbgang/Gen: X-chromosomal-rezessiv, männlich. Auf Chromosom Xp21.2 (wie BMD) Deletion des Exons 45–50. Bei 30–40 % der DMD- und BMD-Patienten wird keine Deletion gefunden und eine Punktmutation vermutet.
– Inzidenz: 75 Neuerkrankungen/J. in der BRD, insgesamt ca. 1000.
– Prävalenz: 1/3500–4000 bei männlichen Neugeborenen bzw. 30–40 auf 100.000 männliche Neugeborene.
– Kasuisik eines Jungen mit Duchenne Muskeldystrophie, Schwester unauffällig, bei der Mutter Facies myopathica und myotone Zeichen mit typischer Repeatexpansion im Sinne einer dystrophen Myotonie. Mutter und Schwester sind keine Duchenne-Konduktorinnen, kein Kind Anlageträger der dystrophen Myotonie [Reuner U, Dresden: Zusammentreffen von Myotoner Dystrophie und progressiver Muskeldystrophie Duchenne in einer Familie. (10/97) Dresden].

Klinik: Bis zum Schultergürtel aufsteigende bösartige Beckengürtelform mit Entwicklungsverzögerung, rascher Ermüdbarkeit, häufigem Hinfallen, Ungeschicklichkeit. 30 % Wadenschmerzen.

Befund: Ab dem 3.–4. Lebensjahr langsameres Laufen, Treppensteigen und erschwertes Aufstehen vom Boden. Initial distal betonte Muskelatrophie, -hypotonie und Muskelschwäche besonders der Streckmuskulatur.
Sekundär Gowers-Zeichen (Aufrichten aus dem Liegen durch Hochhangeln an den eigenen Oberschenkeln), Hüftschaukeln. Kontrakturen wie Hüft- und Kniebeugekontrakturen sowie Spitzfußausbildung können durch alleinige Krankengymnastik nicht vermieden werden. Pseudohypertrophien (Gnomen-Waden).
Im Verlauf vermehrt Stürze, mit 8–10 Jahren Gehunfähigkeit. Mit Auftreten der Rollstuhlabhängigkeit Ausbildung einer neuromuskulären Skoliose (mit zunehmender Sitzimbalance), deren Progredienz sich durch Korsett, Sitzschale und Krankengymnastik nicht aufhalten lässt.
Hypogonadismus, Infertilität, nicht selten Intelligenzdefekte. Kardiomyopathie.
Besonderes: Assoziation mit der malignen Hyperthermie.

Labor: CK ab 1. Lebensmonat erhöht, im floriden Stadium auf 12–160fachen Wert mit abfallender Tendenz.
GOT, GPT, LDH. Dystrophin (s. Epidemiologie) nicht nachweisbar.

Pathophysiologie: Erhöhte intrazelluläre Ca-Ruhekonzentration.

Prognose: Lebenserwartung stark verkürzt < 20–30 Jahre, bei Patienten älter als 20 Jahre kommen Zweifel an der Diagnose auf.
Immer Progredienz mit Symptomen vor dem 3.–5. Lebensjahr und Gehunfähigkeit mit 7–10 Jahren.
Rollstuhlabhängigkeit vor dem 11. Lebensjahr mit anfangs 10–20° jährlich progredienter lähmungsbedingter Skoliose in 80 % und hierdurch mitbedingt eingeschränkter Vitalkapazität.

Therapie: Allgemein: Diät, ☆Vitamin E – D-α-Tocopherol (100/200/300/400/600 mg Tbl, 100/300 mg A) bis 3 x 100 mg (?), Inosit nüchtern 2 g (?), Laevadosin (?).
– Mobilisation und Vermeidung von Immobilisierung. Physiotherapie wie Achillessehnenstreckung (Laufen auf schiefer Ebene) und Kontrakturbehandlung, Schwimmen in warmem Wasser, isometrisches Muskeltraining, kein Krafttraining.
– Rideau'sches Therapiekonzept:
a) Frühe operative Kontrakturprophylaxe (beim Vorliegen von Kontrakturen zwischen 10–30°, schlechtem Gangbild mit häufigem Hinfallen) an Hüft-, Knie- und Sprunggelenk bzw. Beseitigung von Weichteilkontrakturen, wenn die Kontrakturen noch leicht und die Muskelkraft der Beine noch ausreichend ist, die Kinder sich noch relativ schnell aus dem Sitzen durch Einsatz der Arme („Hochklettern an den eigenen Beinen") aufrichten können (Gowers-Zeit < 5 s) und die Kraftwerte der Beckenmuskeln noch ausreichend hoch (> 3) sind, mit dem Ziel einer verlängerten und besseren Steh- und Gehfähigkeit mit weniger Stürzen. Sehnenverlängerungen bzw. Tenotomien (auch Tractus iliotibialis) immer doppelseitig, Sehnenverlagerung des Tibialis posterior bei Pes equino-

varus-Fehlstellung und noch in die Nullstellung korrigierbarem Fuß. Bei Stehunfähigkeit nur ausnahmsweise OP-Indikation z.B. zur Vermeidung von Skoliosen auf dem Boden von asymmetrischen Kontrakturen.

b) Frühzeitige operative Wirbelsäulen-Stabilisierung (Distraktionsstäbe) in der frühen Rollstuhlphase bei einer Skoliose von 10–20°.

c) Frühe Heimbeatmung (bei chronischer Hypoventilation).

– Myoblastentransfer.

III.2 Progressive Muskeldystrophie Typ III b Becker-Kiener – BMD   G71.0

Diagnostik: s. Labor.

Einteilung: Einteilungsvorschlag der Duchenne/Becker-Dystrophien s.o. Typ Duchenne.

Epidemiologie: Auftreten fünfmal seltener als Typ Duchenne. Erkrankungsbeginn mit 6–20 Jahren. Chromosom Xp.
– Erbgang: s. Typ Duchenne, männlich.
– Prävalenz 1/20.000.

Klinik: Aufsteigende gutartige Beckengürtelform mit besserer Prognose als beim Typ Duchenne. Sonst auch mit Kardiomyopathie und Pseudohypertrophien, aber im Gegensatz zum Typ Duchenne keine Infertilität.

Labor: CK im floriden Stadium erhöht auf 6–80fachen Wert mit abfallender Tendenz.
– Von 97 Patienten mit möglicher Becker-Diagnose hatten 54 Dystrophin-Veränderungen im Sinne der Diagnose-Bestätigung (alle männlich), davon 35 % (19/54) mit x-chromosomal-rezessiver Familienanamnese.
Von den 43 ohne Dystrophin-Veränderungen fand sich in keinem Fall eine familiäre Belastung. Von allen Patienten mit Becker-Symptomatik ohne Familienanamnese dürften danach ca. 60 % eine Becker-Dystrophie haben [Hoffman E: Improved diagnosis of Becker

muscular dystrophy by dystrophin testing. Neurology 39/8 (1989) 1011–17].

Prognose: Nicht so maligne wie der Duchenne-Typ, milderer Verlauf, langsam progredient mit Lebenserwartung ca. 45 (30–60) Jahre, d.h. Lebenserwartung um 12–25 Jahre verkürzt. Die Gehfähigkeit kann bis in das 5. Lebensjahrzehnt erhalten bleiben.

III.3 Progressive Muskeldystrophie Typ Emery-Dreifuss   G71.0

Diagnostik: Einmal jährlich kardiologische Kontrolle.

Epidemiologie: Erkrankungsbeginn mit 5–15 Jahren. Erbgang/Gen: X-chromosomal-rezessiv, männlich. Chromosom Xq28; da Gen „Emerin" (34 kD-Protein) fehlt. Prävalenz 1 : 100.000.

Klinik: Befund: Skapulohumeroperoneale Betonung, Herzrhythmusstörungen, früh auftretende Gelenkkontrakturen.

Prognose: Lebenserwartung gering verkürzt 50–60 Jahre.

III.4 Progressive Muskeldystrophie Typ McLeod   G71.0

syn. McLeod-Choreoakanthozytose s. Choreoakanthozytose.

Diagnostik: Jährliche kardiologische Kontrollen.

Epidemiologie: Auftreten: Klinisch nicht manifest. Erbgang: X-chromosomal-rezessiv, männlich.

Klinik: Skapuloperoneale Myopathie mit Kardiomyopathie und Herzrhythmusstörungen.

Muskelentzündungen (akut)   M60.9

Muskelerkrankungen s. Myopathien.

Muskelhypertonie s. Spastik.

Muskelhypertonie angeboren   P94.1
1. Muskeltonuserhöhung ohne Reflexmyoklonien: Axiale Dystonie, s. Rigid Spine, Neuromyotonie, Tetanus.

2. Muskeltonuserhöhung mit Reflexmyoklonien: s. Startle Disease, Stiff man-Syndrom.

Muskelhypotonie unklare Genese / angeboren   R29.8 / P94.2

Muskelhypertrophien   M62.8

Pseudohypertrophien bei progressiven Muskeldystrophien, dystrophischer Myotonie,
   Myotonia congenita Thomsen und Becker, Hypothyreose-Myopathie.

Muskelinfarkt ischämisch   M62.2

Muskelischämie traumatisch   T79.6

Muskelkontraktur   M62.4

Muskelkrämpfe – Crampi s. muskuläres Krampfsyndrom – Krampussyndrom.

Muskelrheumatismus

Entzündlicher Muskel- und Weichteilrheumatismus s. Polymyositis/Dermatomyositis mit selteneren
   Sonderformen, Polymyalgia rheumatica, Fasziitis, Fibromyalgie-Syndrom.

Muskelschmerzen s. Myalgie.

Muskelschwäche s. Lähmungen.

Muskelschwund s. Muskelatrophie, Muskeldystrophie, Myopathien.

Muskeltonuserhöhung s. Muskelhypertonie.

Akinetischer Mutismus   R41.8

Ätiologie/Anatomie: Bilaterale Frontalhirnschä-
digung bei sonst intaktem Großhirn, Mittelhirn und Hirnstamm.
Bei Schädel-Hirn-Trauma, Enzephalitis, Creutzfeldt-Jakob-Krankheit (Endstadium) etc.

Differentialdiagnose: Apallisches Syndrom,
Locked-In-Syndrom (s. Basilarisinsuffizienz).

Klinik: Ausgeprägte Antriebsstörung mit fehlender Reaktion auf Ansprache, Inkontinenz, nur
diskreter Reaktion auf Schmerzreize. Primitivreflexe sind auslösbar. Der Patient kann spontan sprechen und sich bewegen.

Myalgie – Muskelschmerzen   M79.1

Ätiologie [Müller-Felber W: Differentialdiagnose
des Muskelschmerzes. Schmerz 6/3 (1992)
206–10]:
– Fibromyalgie.
– Infektion: Bakteriell etc.: M. Bang, Borreliose,
   Bruzellose (M. Bang), Leptospirose, Mykoplasmen, s. Myopathie, Rickettsien.
   Viral: Besonders bei generalisierter Infektion,
   z.B. Coxsackie (Myalgia epidemica), Humanes Herpes-Virus Typ 6 (HHV-6) – Lake-
   Tahoe-Virus, Influenza, LCM-Virus, Mononukleose.

Wolhynsches Fieber (Fünf-Tage-Fieber, Trench
fever), Rickettsiose durch Rochalimaea quin-
tana.
Parasitär: Toxoplasmen, Trichinen.
– Ischämien (Kollagenosen s. Myositiden): Arteri-
   elle Verschlusskrankheit. Panarteriitis nodosa.
   Polymyalgia rheumatica.
– Muskeldystrophie Duchenne: 30 % Waden-
   schmerzen.
– Muskelneoplasie.
– Myalgie-Faszikulations-Syndrom s. Faszikula-
   tionen.

– Alle Myopathien. Belastungsabhängig ggf. mit Myoglobinurien durch Rhabdomyolyse. Alkoholtoxische Myopathie.
Metabolische Myopathien: Hyperparathyreoidismus, Hyperthyreose, Hypoglykämie, Hypothyreose. Renale tubuläre Azidose.
Mitochondriale Störungen wie Störungen der Atmungskette:
Carnitin-Palmityl-Transferase-Mangel.
Carnitin-Mangel durch vermehrte Exkretion, ggf. ohne klinisch manifeste Muskelschwäche.
Muskelenzym-Stoffwechsel-Störungen: Störungen im Cytosol wie Myophosphorylase-Mangel, Phosphofruktokinase-Mangel.
Glykogenose Typ II (M. Pompe), V (McArdle-Syndrom) und VII (belastungsabhängig).
– Myositiden wie Dermatomyositis, Polymyositis, granulomatöse Myositis bei Sarkoidose: Leitend Muskelschwäche.
Kollagenosen mit interstitieller Herdmyositis. Rheumatisches Fieber. Rheumatoide Arthritis: Ohne Muskelschwäche.
Lupus erythematodes disseminatus: Ohne Muskelschwäche. Polymyalgia rheumatica.
– Neurogen bedingte Myalgien: Spinale Muskelatrophie. Periphere Neuropathie, hereditär motorisch-sensible Neuropathie;
Spastik, spinale Enge, Zirkulationsstörungen im spinalen Mark.

– Psychiatrische Erkrankungen.
– Toxisch: s. Alkohol, lokale Injektionen, Medikamente (Drogen).
– Trauma.

Diagnostik: s. Labor. EMG.

Klinik: Belastungsabhängig: Metabolische Myopathien mit Myoglobinurien durch Rhabdomyolyse, Glykogenosen Typ II (M. Pompe), Typ V (McArdle-Syndrom) und Typ VII (Phosphofruktokinase-Mangel), Carnitin-Palmityl-Transferase-Mangel (belastungsabhängig, seit Kindheit/Jugend), ggf. ohne klinisch manifeste Muskelschwäche.
– Mit Muskelschwäche: Dermatomyositis, granulomatöse Myositis s. Polymyositis.
– Ohne Muskelschwäche: Lupus erythematodes disseminatus, rheumatoide Arthritis.

Labor: Routine BKS, BZ, CRP. BB (Eosinophilie), Immunglobuline quantitativ (IgE). CK, Aldolase, Laktat.
ASL-Titer. Borrelien-Serologie. Cortisol, Aldosteron (Muskelschwäche). T_3, T_4, TSH. Parathormon. Rheumafaktoren, LE-Zellen. ACE-Titer (Sarkoidose). Urin auf Myoglobin.
HHV-6 – Lake-Tahoe-Virus: Liquor-PCR mit 90 % Sensitivität und 100 % Spezifität.

Myasthenia gravis pseudoparalytica – MG

	G70.0
Toxische neuromuskuläre Krankheiten	G70.1
Medikamentös induziert durch D-Penicillamin, meist wegen rheumatoider Arthritis, seltener M. Wilson, auch mit erhöhten AChR-Ak und mit HLA-DR1 assoziiert [Ferbert A: D-Penicillamin-induzierte okuläre Myasthenie bei Psoriasisarthritis. Nervenarzt 60 (1989) 576–579].	
Hereditäre, kongenitale Myasthenie und genetisch determinierte (nicht immunologisch) bedingte seltene Formen mit unterschiedlichen Defekten an der neuromuskulären Synapse: Familiäre infantile Myasthenie. Kongenitaler Acetylcholinesterase-Mangel. Besonders Punktmutationen der M2-Region der EEE-Untereinheit. Sog. Slow-channel-Syndrom s. Differentialdiagnose.	G70.2
Myasthenie-Syndrome bei endokrinen Krankheiten,	
bei diabetischer Amyotrophie,	E10–14†, G73.0
bei Hyperthyreose – Thyreotoxikose	E05.-†, G73.0
10 % paraneoplastisch bei Thymom oder Thymus-Karzinom	G73.2
Toxisch bedingt bei Botulismus	A05.1
Transitorische Neugeborenen-Myasthenie:	P94.0
In den ersten Wochen bei myasthener Mutter, kurzfristig rückläufig.	

s. Lambert-Eaton-Syndrom (LEMS).

Ätiologie: Funktionsstörung der neuromuskulären Übertragung durch autoimmunologisch (oder viral?) bedingte Antikörperproduktion: Myoidzellen im Thymus präsentieren Acetylcholinrezeptor-Protein als Antigen, dadurch Sensibilisierung und Autosensibilisierung von T-Lymphozyten.
T-Helfer-Zellen – Stimulation von B-Zellen – Acetylcholin-Rezeptor-Antikörper (AChR-Ak): Auto-Ak führen bei Patienten mit und ohne Thymom zur Blockade, Modulation und Lyse (beschleunigt in Gegenwart von Komplement) an verschiedenen Stellen des nikotinartigen Acetylcholin-Rezeptors.
Nachweis von IgG und C3 an der motorischen Endplatte mit Mikroläsionen.

Anatomie: Postsynaptische Störung an der Endplatte (Botulismus und Lambert-Eaton-Syndrom präsynaptisch). Erschöpfung der Acetylcholin-Speicher nach einem Reiz über 5–10 s.
– Lymphofollikuläre Hyperplasie bzw. Thymitis (> 80 %) mit diffuser B-Zell-Infiltration, vermehrten T-Helfer-Zellen und Myoidzellen.
– Thymome: Medulläres Thymom, gemischtes Thymom und vorwiegend kortikales Thymom mit jeweils geringer MG-Assoziation.
Hochdifferenziertes Thymus-Karzinom und z.T. kortikales Thymom mit jeweils hoher MG-Assoziation. Thymome gehen in über 40 % mit paraneoplastischen Symptomen einher.

Definition: Altersmyasthenie mit einer Erstmanifestation ab einem Alter > 60 Jahre (s. Klinik).

	Hyperplasie E32.0	Thymom E32.8	Atrophie E32.9
Alter	< 40 J.	30–50 J.	> 40 J.
Geschlecht	1 m : 3 w	m = w	3 m : 1 w
AChR-Ak-Titer	hoch	mittel	niedrig
Muskel-Antikörper	20 %	85–92 %	59 %
Titin-Antikörper	< 30 %	85 (-100) %	< 30 %
HLA	A1/B8/DR3	keine	A1/B7/DR2
Auftreten	60–70 %	20–30 %	

Diagnose: s. Differentialdiagnose – Lambert-Eaton-Syndrom. s. Labor, s. Röntgen.

Neurophysiologie: s. Lambert-Eaton-Syndrom (LEMS).

A. Repetitive Reizung: 12 Stunden vorher Absetzen der anticholinergen Medikation. Die Hauttemperatur muss zwischen 32 und 34 °C liegen (Muskeltemperatur > 34 °C), da bei niedrigeren Temperaturen das Dekrement weniger ausgeprägt ist. Optimale Fixierung der Ableite- und Stimulationselektroden.
Supramaximale Einzel-/Serienreize 20–30 % oberhalb der Reizstärke mit der maximalen Amplitude (cave bei submaximaler Reizung Pseudofazilitierung).
Dekrement (pathologisch > 8–10 %) bei (kongenitaler) Myasthenie, ALS (bei 2/3), Botulismus, Lambert-Eaton-Syndrom, entzündlichen Myopathien, Myotonie, periodischen Lähmungen, Poliomyelitis, Polyneuropathie, regenerierenden Nerven.
1. Abductor digiti minimi (ADM) oder Abductor pollicis brevis (APB): Supramaximaler Einzelreiz in Ruhe. Bei niedriger Ausgangsamplitude (< 2–5 mV Verdacht auf LEMS).
2. Supramaximaler Einzelreiz sofort nach 15 (20–30) s maximaler isometrischer Anspannung und Vergleich der Muskelsummenpotentiale: Bei einem Inkrement nach Anspannung in einem Muskel um 400 % oder in mehreren Muskeln (Fußmuskel) um 200 % sichere Diagnose eines LEMS (Serienstimulation verzichtbar).
3. Serienreizung 3 (2–5) Hz in Ruhe: Dekrement > 8–10 %. Amplitude und Fläche der Reizantwort messen.
Die niedrigste Amplitude zwischen dem 2. und 5. Potential, i.d.R. die vierte Amplitude, wird herangezogen. Ein weiterer kontinuierlicher Amplitudenabfall nach dem 5. Potential ist eher uncharakteristisch. Normal eher U-Form.
Abductor digiti minimi (pollicis brevis) in 34–52 % pathologisch.
B. Bei distalem Normalbefund Untersuchung proximaler Muskeln mit gleichem Vorgehen s. A.1–3. Sensitivität proximal > distal, Artefakte proximal > distal.
4. Einzelreiz sofort nach 15 s maximaler isotonischer Willküranspannung, normal kein Dekrement (= posttetanische Potenzierung, bei Inkrement V.a. LEMS).
5. Serienreizung 3 Hz sofort danach (= posttetanische Potenzierung, bei eher geringerem Dekrements V.a. MG).
6. 2. Serienreizung 3 Hz nach 2 min: Bei Zunahme des Dekrements (posttetanische Erschöpfung) V.a. MG.

7. 3. Serienreizung nach weiteren 2 (insgesamt 4 min).
8. 4. Serienreizung nach weiteren 2 (insgesamt 6 min): Bei MG Zunahme des Dekrementes während der posttetanischen Erschöpfung über 2–6 min.
Serienreizung am oberen Trapezius (N. accessorius) in 80–92 %, am M. deltoideus (N. axillaris) in 70–85 % pathologisch [Bischoff C (7/91)].
9. Serienreizung des M. nasalis [modifiziert nach Clinchot D: Generalized Weakness. In: Practical Electromyography. 3rd Edition. Williams & Wilkins (1997)].
C. EMG mit häufig leicht myopathischen Befunden, teilweise mit neurogen umgebauten Potentialen, keine Spontanaktivität.
D. Einzelfaser-EMG (EFEMG, Single-fiber-EMG/SFEMG, EMG-Elektrodendurchmesser 25 μm): Jitter-Analyse zweier Potentiale als empfindlichste Methode zum Nachweis einer Endplattenstörung: Normal 10–50 μs, mittlerer Wert < 50 μs, bei Myasthenie (auch bei okulärer MG) in 85–98 % pathologisch.
Modifikation „stimuliertes EFEMG" mit geringerem Zeitaufwand.
E. Stapedius-Reflex in 70–100 % positiv, ein Dekrement zeigt bei okulärer Myasthenie erste Generalisierungstendenz an.
F. 1. Tensilon-Camsilon-(Edrophoniumchlorid)-Test oder
2. Prostigmin-(Neostigmin)-Test:
1. ☆Edrophoniumchlorid (10 mg A) nur zu diagnostischen Zwecken und als Notfall-Soforttherapie 2 mg (0,2 ml) i.v., nach einer Pause von 30 s, falls keine Nebenwirkungen wie Bronchialsekretion und Blutdruckabfall auftreten, weitere 8 mg (0,8 ml) in 15 s oder 50 mg in 500 ml, dazu i.v. Atropin 0,5–1 mg bereithalten. Besserung in 30–60 s mit Maximum nach 2 min, Wirkdauer 4–10 min. Wenn keine Besserung, ggf. Testwiederholung mit 20 mg (Kasuistiken mit Besserung erst auf 20 mg), bei Verschlechterung mit faszikulären Zuckungen Testabbruch ggf. mit Atropin.
– Falsch positiv ggf. bei amyotropher Lateralsklerose, Lambert-Eaton-Syndrom (i.d.R. negativ), Muskeldystrophien, Myositiden.
– Falsch negativ ggf. im Anfangsstadium besonders der okulären Myasthenie.
UAW: Asystolie, Bradykardie, Brechreiz, Bronchokonstriktion und -sekretion, Schwitzen, Speichelfluss und Übelkeit als Folge einer Stimulation muskarinerger Synapsen.
2. ☆Neostigmin (0,5 mg A): Prostigmin-Test 1 mg langsam i.v. mit 0,5 mg Atropin: Besserung der Paresen nach einigen Minuten. s. Therapie.

Diagnostik: s. Diagnose, Labor, Röntgen. Simpson-Test s. Einteilung – Schweregrad bei okulärer Myasthenie.
– Peak-Flow-Messung und Blutgas-Analysen bei Vitalkapazität < 1000 ml.

Differentialdiagnose der Erkrankungen mit Störungen der neuromuskulären Übertragung: Amyotrophe Lateralsklerose, Botulismus, Lambert-Eaton-Syndrom, Myasthenia gravis, Organophosphat-Vergiftungen, Polymyositis und andere Myopathien.

Differentialdiagnose: Wichtig ist, die belastungsabhängige (!) Parese zu prüfen.
– Idiopathische Augenmuskelparesen: Keine Tagesschwankungen, vorwiegend 1–2 Augenmuskeln betroffen.
– Blepharospasmus vom Lidöffnungs-Inhibitions-Typ (*syn.* atypischer, prätarsaler Blepharospasmus, Lidapraxie): Kein Krampf, trotz M. frontalis-Kontraktionen mit entsprechender Faltenbildung können die Patienten die Augen nicht öffnen.
– Supranukleäre Blicklähmung.
– Botulismus: Mydriasis (nicht obligat), anticholinerges Syndrom und vegetative Symptomatik nie bei MG!
– Denervierung des M. tarsalis superior.
– Depressive oder psychosomatische Störung (Fehldiagnosen!).
– Encephalomyelitis disseminata: Auch sensible Störungen. Liquor. Evozierte Potentiale.
– Guillain-Barré-Syndrom, Miller-Fisher-Syndrom, Polyneuritis cranialis.
– Hirnstamm-Durchblutungsstörungen: Vaskuläre Risikofaktoren. Dopplersonographie. MRT.
– Hirnstamm-Tumor z.T. auch mit belastungsabhängigen Paresen!
– Paroxysmale periodische hypokaliämische und hyperkaliämische Lähmung: Auch belastungsabhängige Paresen.
– Dystrophische und entzündliche Myopathien und Rhabdomyolyse bei erhöhten Werten der CK und LDH.
– Diabetische Ophthalmopathie: Keine Tagesschwankungen, Orbitaschmerzen. Endokrine Ophthalmopathie s. M. Basedow.
– Okuläre Muskeldystrophie – okuläre Myopathie.
– Senile Ptose.

– Phosphormangel – Hypophosphatämie durch chronischen Alkoholismus mit exzessiver Malnutrition mit klinisch Schluckstörungen (Dysphagie), generalisierter Muskelhypotonie, Apnoe und Verschlechterung durch hochkalorische Glukosegabe. Kasuistisch erfolgreiche Therapie durch Phosphat-Substitution mit Anheben des PO_4-Spiegels von 0,32 mmol/l auf Normwerte [Winkler J: Zentrale Atemstörung bei Hypophosphatämie. ANIM (1/89) Erlangen].
– Polymyositis: Myalgie, Entzündungszeichen.
– Multiple radikuläre Läsion: EMG. MRT der Wirbelsäule.
– Slow-channel-Syndrom: Autosomal-rezessiver, selten autosomal-dominanter Erbgang oder sporadisches Auftreten.
Symptomatik bei der Geburt bzw. häufig erst binnen zwei Jahren, spätestens bis zur Pubertät mit Augenmuskelparesen, asymmetrischer Ptosis, Schwäche der pharyngealen Muskulatur bei sonst nur leicht betroffenen Muskeln [Harper M. Neurology 48 (1997) A72].
Kasuistik eines 31-Jährigen mit sporadisch aufgetretenem, seit der Kindheit progredienten fazioskapulohumeralen Syndrom mit einem stammnahen Dekrement von bis zu 55 % in der niederfrequenten Serienreizung ohne Nachweis von Acetylcholinrezeptor-Antikörpern; in der Muskelbiopsie Überwiegen von oxidativ-aeroben Typ 1-Fasern, pathologische Kalibervariation, im Endplattenbereich erhaltene Acetylcholinesteraseaktivität. Immunhistochemisch ergab sich mit Antikörpern gegen die α- bzw. ε-Untereinheit ein Hinweis für eine Defizienz des AChR-Ionenkanals; elektrophysiologisch war die Zeitkonstante der Miniaturendplattenpotentiale und -ströme deutlich verlängert (im Sinne einer verlängerten Öffnungszeit des AChR-Ionenkanals als Ursache des Syndroms); Therapieversuch mit Chinidin als AChR-Ionenkanalblocker [Sieb J, Bonn: Slow-channel-Syndrom. DGN (10/97) Dresden].
– Orthostatischer Tremor (mit Angabe von Schwäche).

Einteilung: s. Ätiologie.

Osserman-Skala:
I. Okuläre MG (für das höhere Lebensalter charakteristisch) in 14–20 %: 4 x 60–120 mg Pyridostigmin. Bei persistierenden Doppelbildern

Differentialdiagnose:

	Lambert-Eaton-Syndrom	Myasthenia gravis
Maximale Kraftentwicklung	verzögert	mit der Dauer verzögert
Augenmuskelparesen	selten	typisch
Anticholinerges Syndrom	ja	nie
MER	erniedrigt mit posttetanischer Fazilitierung	normal
Nervenstimulation-Einzelreiz	MAP niedrig < 2–5 mV	MAP normal
Dekrement bei 3 Hz-Stimulation	> 8–10 %	> 8–10 %
Edrophoniumchlorid-Einfluss	gering bis fehlend	deutlich
Inkrement bei 30 Hz-Stimulation	200–1200 %	normal (50–100 %) oder Dekrement
Posttetanische Fazilitierung	ja, in allen Muskeln (Botulismus nur in den paretischen Muskeln)	ja
Posttetanische Erschöpfung	ja	ja
AChR-Ak	negativ	positiv (–90 %)
Calciumkanal-Ak	positiv (50–90 %)	negativ

Prednisolon. Dekrement des Stapedius-Reflexes und besonders SFEMG zeigen bei okulärer Myasthenie erste Generalisierungstendenz an.

II.a + II.b in 50 %:

II.a Leicht generalisierte MG mit okulären Symptomen (besonders in jüngeren Jahren) ohne Befall der Atemmuskulatur: Zusätzlich Thymektomie, Azathioprin 2–3 mg/kg.

II.b Mittelschwer generalisierte MG (mit leichten bulbären Symptomen ohne Befall der Atemmuskulatur) besonders in jüngeren Jahren: + 10–30 mg Prednisolon jeden 2. Tag.

III. Schwere generalisierte MG mit bulbären Symptomen. Akuter Beginn, rasch progredient mit frühem Befall der bulbären und respiratorischen Muskeln.

IV Spätform mit schwerer generalisierter MG, die sich im Verlauf von spätestens zwei Jahren nach den initialen Symptomen aus I, IIa und IIb entwickelt. Beatmung ist notwendig.

V. Defektmyasthenie mit Muskelatrophien, Entwicklung meist aus II und III.

Oosterhuis-Stadien:

1. Keine Behinderung, leichte Symptome und Beschwerden, keine für Außenstehende erkennbare Symptomatik.
2. Leichte Behinderung, deutliche Symptome nach Anstrengung, Gehzeit über 30 min.
3. Deutliche Behinderung, deutl. Symptome auch in Ruhe, braucht Hilfe bei täglichen Verrichtungen.
4. Schwere Behinderung, ständige Hilfe nötig, Atemfunktion eingeschränkt.
5. Beatmung.

	4	3	2	1	0
Arme vorhalten (90 Grad stehend)	< 30 s	> 30 s	< 90 s	< 180 s	> 180 s
Beine vorhalten (liegend)	< 30 s	> 30 s	< 60 s	< 90 s	> 120 s
Kopf heben (Rückenlage)	< 20 s	> 20 s	< 45 s	< 90 s	> 120 s
Kopf heben (Bauchlage)	< 20 s	> 20 s	< 45 s	< 90 s	> 120 s
Vitalkapazität m/w (l)	< 1,5/1,3	> 1,5/1,3	< 2,0/1,7	< 2,5/2,0	> 3,5/3,0
Kauen	schwerste Behinderung, passierte Kost über Magensonde	mittelschwere Behinderung, „weiche" Nahrung	sofort leichte Behinderung und schnelle Ermüdung beim Kauen	geringgradige Störung nur bei längerer Belastung	nicht beeinträchtigt
Schlucken	schwerste Behinderung, Magensonde nötig	inkompletter Gaumensegelschluss	sofort leichte Schluckstörung (Dysphagie)	oft nur gelegentlich auftretend, z.B. am Abend	nicht beeinträchtigt
Gesichtsmuskeln	kein mimischer Ausdruck	inkompletter Lidschluss	sofort leichte Lidschlussschwäche	geringgradige Störung z.B. bei längerem Lachen	nicht beeinträchtigt
Sprache	kaum verständliche Sprache	nasale, schwer verständliche Sprache	sofort leichte Artikulationsstörung	geringgradige Störung z.B. nach längerem Lesen	nicht beeinträchtigt

Myasthenie-Score = Addition der Einzelscorepunkte geteilt durch (:) Anzahl der Belastungstests bzw. Beurteilungskriterien.

	Symptome der äußeren Augenmuskeln:	Lidsymptome
0	keine Paresen der äußeren Augenmuskeln, keine Doppelbilder	keine Ptose, auch nicht bei anhaltendem Blick nach oben > 1 min (Simpson-Test)
1	Paresen in Endstellung, Doppelbilder in bis zu 2 Blickrichtungen	ein- oder beidseits Simpson-Test bis 60° positiv
2	Paresen in Endstellung, Doppelbilder in bis zu 3 Blickrichtungen	ein- oder beidseits Simpson-Test bis 30° positiv
3	Paresen außerhalb 20° Exzentrität in 3 Muskeln, keine Doppelbilder beim Blick geradeaus	geringe Ptose einseitig spontan
4	beim längeren Lesen fast immer Doppelbilder	geringe Ptose beidseits spontan
5	ständige Doppelbilder	deutliche Ptose beidseits spontan
6	schwere Paresen von mindestens 3 Muskeln	Pupillen einseitig bedeckt
7	schwere Paresen von mindestens 4 Muskeln	Pupillen beidseits bedeckt
8	nur geringe Augenbewegungen sind möglich	Iris beidseitig noch sichtbar
9	ein Auge ist praktisch unbeweglich	Iris einseitig noch sichtbar
10	beide Augen sind praktisch unbeweglich	Auge beidseits zu

Epidemiologie: s. Ätiologie. Selten vor dem 10. Lebensjahr, in 60 % vor dem 40. Lebensjahr. Früher Altersgipfel: Junge Frauen um 20–30 Jahre (HLA-B8 + HLA-DR3), Männer um 30–40 Jahre.

Später Altersgipfel: Männer (HLA-B7 + HLA-DR2) (und Frauen) 50–60–70 Jahre.

– Erbgang/HLA: HLA-B1. Bei okulärer MG (Osserman I) keine Korrelation mit A8 und B8, positiv mit DR3 und negativ mit A3 und B7 [Brinkmann A, Tübingen: HLA-Antigene bei okulärer MG. (9/84) Heidelberg].

Bei D-Penicillamin-induzierter MG HLA-DR1 (in 62–70 %, bei Gesunden in 18–30 %), fast nie DR3 wie bei spontaner MG.

– Inzidenz 0,2–0,5/100.000/J. Prävalenz ansteigend von insgesamt 5 auf 10/100.000. Myasthene Krise bei 2 % der Patienten, etwa 150/J. in der Deutschland.

Klinik: Überprüfung auf Vorliegen eines Marcus-Gunn-Phänomens durch Mundöffnen und Kieferbewegung mit kräftigem Anheben des vorher ptotischen Augenlides als Beweis, dass die Ptose nicht Myasthenie-bedingt ist.

– Belastungsabhängige (!) Ermüdung/Parese besonders von Augenmuskeln mit Doppelbildern, von Gaumensegel und Schlundmuskeln mit Verschlucken (Dysphagie), ggf. nach grippalen Infekten, ungewöhnlichen Belastungssituationen, Wochenbett oder Operationen, Myasthenie-auslösenden oder -verstärkenden Medikamenten.

I. MG tritt gehäuft assoziiert auf mit anderen Autoimmunerkrankungen:
20 % Schilddrüsenerkrankungen mit allein ca. 10 % Autoimmunthyreoiditis, häufig mit Hyperthyreose,
Kollagenosen wie 10 % (4–17 %) rheumatoide Arthritis (s. D-Penicillamin-induzierte MG), 8 % Lupus erythematodes, 14 % Arthralgien, 4 % Spondylitis ankylosans, Sjögren-Syndrom, Sklerodermie, perniziöse Anämie, hämolytische Anämie, Autoimmun-Thrombopenie, Colitis ulcerosa, M. Crohn, chronisch aggressive Hepatitis, Immunkomplex-Nephritis, Encephalomyelitis disseminata, Lambert-Eaton-Syndrom, Non-Hodgkin-Lymphom, Retinitis pigmentosa, Sarkoidose.
Die okuläre MG ist besonders mit immunpathologischen Schilddrüsenerkrankungen assoziiert [Thorlacius S: Associated disorders in myasthenia gravis: autoimmune diseases and their relation to thymectomy. Acta Neurol Scand 80 (1989) 290–5].
> 50 % initial Sehstörungen durch Paresen der äußeren Augenmuskeln bzw. Lidheber (Doppelbilder, Ptose), davon sind nach 3 Jahren > 80 % generalisiert, 14 % bleiben auf Dauer

als okuläre Myasthenie bestehen. Doppelbilder treten initial bei längerer Fixation und ggf. ohne erkennbare Motilitätsstörungen auf. Ggf. primär blickparetischer Nystagmus. Später unvollständiger Lidschluss (signe des cils). Simpson-Test s. Einteilung – Schweregrad bei okulärer Myasthenie.

20 % initial Lähmungserscheinungen an den Extremitäten- oder Nackenmuskeln.

20 % initial bulbäre Symptome: Näselnde oder heisere Phonation bzw. undeutliche Artikulation nach längerem Sprechen, Dysarthrie. Kauschwäche. Der faziopharyngeale Befall ist gefährlich.
Schluckstörungen (Dysphagie): Ösophagusszintigraphie (quergestreifte Muskulatur im oberen Drittel des Ösophagus). Gute Reaktion auf Edrophoniumchlorid.

– Belastungsabhängige Ateminsuffizienz: Respiratorische Insuffizienz häufig bei pulmonalen Infektionen, nach Thymektomie, Über- und Unterdosierung von Cholinergika, in Kasuistiken auch als Erstmanifestation einer unentdeckten Myasthenia gravis.

– Psychische Auffälligkeiten (Einschränkung des Kurzzeit-Gedächtnisses) gehen der MG oft voraus oder treten in ihrem Verlauf auf.

– Spannungsgefühl um den Mund häufig.

– Nach mehrjährigem Verlauf Muskelatrophien besonders an der Schultergürtel-, Zungen-, Gesichts- und Kaumuskulatur, bei den Spät- bzw. Defektformen generalisiert.

– Myasthene Krisen ausgelöst durch bakterielle, virale Infektionen oder Medikamente.

Myasthene Krise	Cholinerge (+ insensitive) Krise
Nikotinerg: Schlaffer Muskeltonus der quergestreiften Muskulatur, Ptose, Schluckstörung (Dysphagie) deutlich	Muskelzucken, Faszikulationen, Wadenkrämpfe
Muskarinerg: Weite Pupillen	enge Pupillen
Kopfschmerzen	Rötung + Tränen der Augen + (Kopf-) Schmerzen hinter den Augen
blasse Haut, Schwitzen	warme, gerötete Haut
Tachykardie	Bradykardie und Hypotonie
	Verschleimung, Bronchospastik, Hypersalivation mit verstärkter Nasensekretion
Stuhl- und Harndrang	Magen-Darm-Beschwerden: Bauchkrämpfe, Durchfall, Erbrechen
	Cholinerge Krisen sind bei Dosen bis 360 mg Mestinon nicht zu erwarten.

Bei beiden Krisen:
– Nikotinerg Atemstörung, Kaustörung, Schluckstörung (Dysphagie durch Schwäche der pharyngealen Muskulatur), generalisierte Muskelschwäche, Kopfhalten erschwert, Sprechen gestört.
– Muskarinerg Benommenheit bis Koma, Kopfschmerzen, Schwitzen, Speichelfluss, ängstliche Unruhe bis Verwirrtheit.

II. Die Altersmyasthenie mit einer Erstmanifestation ab einem Alter > 60 Jahre zeigt meistens gutartige Verläufe mit gutem Therapieeffekt und einer geringen Rezidivrate unter Immunsuppression. Differentialdiagnose zu diabetischer Ophthalmoplegie oder Paresen bei zerebralen Ischämien.

III. D-Penicillamin-induzierte MG: Symptome nach Einnahme erstmals 2 Tage bis 2 Jahre

später, Rückbildung 3 Wochen bis 2 Jahre. „Sie beginnt fast immer als okuläre Myasthenie, die sich bei verspäteter Diagnose oft generalisiert und selten primär generalisiert ist." Ggf. Pyridostigminbromid ohne Effekt. AChR-Ak-Titer-Abfall nach vielen Wochen bis Monaten, auf Dauer Beschwerdefreiheit. Nach Absetzen fast nie Rezidive [Ferbert A].

Besonderes: Impfungen: Wie bei anderen Autoimmunerkrankungen bei instabilem Verlauf möglichst vermeiden. Aktive Impfungen mit Lebendimpfstoff nur mit strenger Indikation für Masern, Polio, Röteln, Tuberkulose und Varizellen vornehmen. Grippeimpfungen nur bei besonderer Indikation. Passive Impfungen und aktive Totimpfstoffe (Diphtherie, Frühsommer-Meningoenzephalitis, Hepatitis, Pertussis, Polio-Vaccinol A) können durchgeführt werden.

- Rezidivierende Infektionen: Bei schweren konventionellen oder opportunistischen Infektionen (s. Labor) einen Immundefekt bzw. ein hiermit häufig assoziiertes Thymomrezidiv ausschließen.
- Menstruation: Vorher kann eine Verschlechterung, nachher eher eine Besserung auftreten.
- Schwangerschaft: Der Krankheitsverlauf und die Therapie (Immunsuppressiva) sollten berücksichtigt werden. Azathioprin sollte bei weitgehend stabilem Verlauf 3–6 Monate vor einer geplanten Schwangerschaft abgesetzt werden, bei schwierigeren Verläufen mit 2 mg/kg beibehalten werden. Verschlechterungen und auch Verbesserungen kommen während der Schwangerschaft vor. Pyridostigmin ist dem Bedarf anzupassen, eine teratotoxische Wirkung ist nicht bekannt. Niedrigdosierte Kortikoide sind unproblematisch.
Die Entbindung verläuft wegen der erschlafften Beckenbodenmuskulatur besonders rasch. Über 10 % der Kinder myasthener Mütter haben eine transitorische neonatale Myasthenie mit Trinkschwäche und kraftlosem Schreien über 2–3 Wochen, ggf. ist kurzzeitige Intubation erforderlich.
- Narkose und Operation: Präoperativ Lungenfunktionsprüfung. Lokalanästhetika können unbedenklich eingesetzt werden. Zu bevorzugen sind Lokalanästhetika vom Amidtyp (Bupivacain, Lidocain, Mepivacain, Prilocain), da der Abbau der Lokalanästhetika vom Estertyp durch ChE-Hemmer verzögert wird. Allgemeinanästhesie: Einleitung mit Thiopental i.v. oder N_2O/Halothan über Maske, Muskelrelaxation nur mit enger Indikationsstellung. Möglichst nur Muskelrelaxantien vom nicht-depolarisierenden Typ (niedrigdosiert) nehmen. Postoperativ intensive Überwachung.
- Selten ausschließlich Befall der Atemhilfsmuskulatur, in 4 Kasuistiken ohne Antikörpernachweis bei jeweils positivem Tensilontest [Maher J: Diagnostic difficulties in myasthenia gravis. Muscle & Nerve 21 (1998) 577– 83].

Labor: Elektrophorese: Immundefekte, z.B. B-Zellaplasie mit Hypo-/Agammaglobulinämie bei 4–17 % der Patienten mit Myasthenia gravis und Thymom.

1. **Acetylcholin-Rezeptor-Antikörper – ACh-R-Ak** (IgG-Ak, AChR-Ak Doppelimmun-Präzipitationstest) mit hoher Spezifität:
- Titer normal bei LEMS, oft normal bei okulärer Myasthenie, niedrig bei Thymusatrophie.
- Titer erhöht zwischen > 0,25 (laborabhängig > 0,5, grenzwertig zwischen 0,4–0,6) und 1000 nmol/l bei
50–60 % (45–70 %) der rein okulären Myasthenien,
60/73 mit D-Penicillamin-induzierter MG,
99 % der generalisierten Myasthenien,
mittelhoch bei Thymom, besonders hoch bei Thymus-Hyperplasie.
Titer umso höher, je jünger der Patienten (bei Erkrankungsbeginn vor dem 35. Lebensjahr dreimal so hohe Konzentrationen wie bei höherem Erkrankungsalter) [Kaschka/Kalden, Erlangen], je kürzer die Krankheitsdauer, je schwerer die Erkrankung.

Intra(!)-individuell guter Parameter für die Erkrankungsschwere, besonders unter Immunsuppression (Titerkontrollen alle 3 Monate), kann einer klinischen Veränderung ggf. um Monate vorausgehen. Keine interindividuelle Korrelation mit der Erkrankungsschwere.
Engmaschiger Einsatz nach Absetzen einer immunsuppressiven Therapie, um ein Wiederaufflammen der Erkrankung frühzeitig zu erkennen.
- Titer ggf. falsch positiv bei anderen Autoimmunkrankheiten, unter D-Penicillamin (ca. 1 %), bei MG-Angehörigen,
bei Thymomen ohne klinische Myasthenie.
- Titer ggf. falsch negativ,
a) wenn die Antikörper an derselben Stelle binden wie Untersuchungsmittel, z.B. α-Bungarotoxin, und damit nicht erfassbar sind,
b) bei einer wahrscheinlich bestehenden Subgruppe von Patienten, bei der die Antikörper sich nicht gegen die AChR-Region selbst, sondern gegen Umgebungsstrukturen entwickeln.
2. **Weitere Antikörper** (bei frühem Erkrankungsbeginn vor dem 35. Lebensjahr im Verlauf zunehmende Anzahl von weiteren Ak, nicht bei Erkrankungsalter > 35. Lebensjahr [Kaschka/Kalden, Erlangen: Klinische und immunologische Verlaufsuntersuchungen bei der MG. (9/84) Heidelberg]:
- Ak gegen Ganglioside.
- AMA, ANA und Rheuma-Faktoren.
- Ak gegen Muskelfibrillen, (quergestreifte) Skelettmuskelanteile – ASA (IgG-Ak), reagieren gegen z.B. Aktin und Myosin: Bei 27–61 % aller MG-Patienten positiv, besonders bei Thymomassoziierter Myasthenie. Bei gleichzeitigem Thymom Test nach dem sog. Zitratextrakt zu 85 % positiv (Test mit Immunfluoreszenz ungeeignet, nur zu 40–50 % positiv).
Wenn positiv, dann Thymektomie. Ggf. falsch positiv bei anderen Autoimmunkrankheiten.
- Sm-Ak positiv bei 20 % der Patienten mit rheumatoider Arthritis und d-Penicillamin-Therapie.
- Ak gegen ein durch Zitronensäureextraktion gewonnenes Antigen aus Skelettmuskel (CAE): Rel. Thymom-spezifisch, fast nur bei Patienten mit Thymom meist vom lymphoepithelialen Typ. Test keine Routinediagnostik, wird in D nicht durchgeführt.
- Ak gegen Magenschleimhaut (Parietalzellen), Schilddrüse.
- Titin-Antikörper bei Thymomassoziierter Myasthenie in 97 % [Gautel, Neurology 43 (1993) 1581–5]. Ggf. falsch positiv. Titin ist ein hochmolekulares Muskelprotein (1000 kD) der quergestreiften Muskulatur, das bei der Verbindung von Myosin mit dem Z-Band beteiligt und zu etwa 10 % in den Myofibrillen enthalten ist.
3. CK und LDH (bei erhöhten Werten Differentialdiagnose dystrophische und entzündliche Myopathien, Rhabdomyolyse).
4. Elektrophorese (Elpho) + Immun-Elpho.
5. HLA: HLA-B1, -B8, HLA-DR3. Bei okulärer MG (Osserman I) keine Korrelation mit A8 und B8, positiv mit DR3 und negativ mit A3 und B7 [Brinkmann A, Tübingen: HLA-Antigene bei okulärer MG. (9/84) Heidelberg].

Bei D-Penicillamin-induzierter MG HLA-DR1 (in 62–70 %, bei Gesunden in 18–30 %), fast nie DR3 wie bei spontaner MG.

6. Schilddrüsen-Werte [Knorr-Held, München (3/88)].

Liquor: Acetylcholin-Rezeptor-Antikörper (AChR-Ak), oligoklonale Banden.

Prognose: Negative Verlaufsfaktoren: Hitzeexposition, Infektion, Periode, physische und psychische Belastung, Schlafmangel, meist Schwangerschaft.
– Mortalitätsrate der myasthenen Krise mittlerweile < 5 %.
– Cholinesterase-Hemmer: Bei 5–10 % der Patienten mit sehr günstigen Verläufen kann auf Cholinesterase-Hemmer verzichtet werden.
– Immunsuppressiva-Auslassversuch (auch wegen der Spontanremission) über 6–12 Monate unter engmaschigen (s.) AChR-Ak-Kontrollen: 50 % können nach 2–4 Jahren die Therapie ohne Rückfall ausschleichen. Rezidive in 50 % binnen 10 Monaten, in 50 % innerhalb oder ausnahmsweise nach 40 Monaten.

Röntgen:
– Mediastinal-CT (MRT nicht erforderlich): < 50 % positiver Befund bei allerdings 70 % Thymushyperplasien. Thymome bei jungen Patienten selten.
1. Lymphofollikuläre Hyperplasie bzw. Thymitis mit meist normal großem Thymus und nur selten Vergrößerung mit scharfer Begrenzung. Bei Thymusvergrößerung ggf. Befund des persistierenden Thymus (15 % der Mediastinaltumoren des Erwachsenen).
2. Benigne Thymome mit inhomogener Struktur im Vergleich zu normalem Thymusgewebe und ggf. zystischer Degeneration.
3. Maligne Thymome und Thymus-Karzinome mit Nachweis von infiltrativem Wachstum ins Mediastinum, per continuitatem auch in Nachbarorgane wie Lunge, Pleura, Perikard, Vena cava superior, in das Abdomen (pararenal, paraaortal, Lymphknoten, Leber).
Metastasen in regionalen und extrathorakalen Lymphknoten oder als hämatogene oder lymphogene Fernmetastasen in Lunge, Pleura, Peri- und Myokard, Diaphragma, Leber, Peritoneum, Knochen.
– MRT des Schädels bei einer MG mit okulärer und faziopharyngealer Beteiligung z.A. eines raumfordernden Prozesses (mit z.B. Syndrom der Orbitaspitze), Meningeoma en plaque, Sinus cavernosus-Thrombose oder infraklinoidales Aneurysma.
– Ösophagusszintigraphie bei Schluckstörungen (Dysphagie).
– Nach Thymektomie: Somatostatinrezeptor-Szintigraphie mit ^{111}In-DTPA-Octreotid (Thymome exprimieren Somatostatinrezeptoren) ermöglicht die Differenzierung von Narbengewebe und Thymomrezidiven besser als die konventionelle Bildgebung mit CT oder MRT [Schalke B, Regensburg (9/98)].

Selbsthilfegruppe – Adressen für Informationen:
– Deutsche Myasthenie-Gesellschaft, Hohentorsheerstr. 49/51, 28199 Bremen, Tel. 0421/592060.

– „Deutsche Gesellschaft für Muskelkranke e. V." (DGM), Im Moos 4, 79112 Freiburg i. Br., Tel. 07665/9447–0, Fax –20.

Therapie:

I. Cholinerge Krise (seltener):
1. Absetzen aller Cholinesterase-Hemmer, Absaugen bei vermehrter Speichelsekretion, Notfalltherapie ggf. mit Intubation und Beatmung etc.
2. Im Tensilon-Camsilon-Test statt Besserung eher Verschlechterung.
3. ☆Atropin (Atropinsulfat 0,5 mg/ml A) bei muskarinergen UAW der Cholinesterasehemmer wie Bradykardie, Bronchialsekretion und Hypersalivation, Schwitzen, gastrointestinalen Symptomen und Übelkeit 1–3 mg (2–6 A) i.v., bis 8 mg i.v. alle 8 h.
4. ☆Kaliumsubstitution 20–40 mmol/d und Immunsuppression wie bei der myasthenen Krise.
5. Nach wenigen Tagen erneuter Beginn mit niedrigdosiertem Cholinesterasehemmer.

II. Myasthenie und myasthene Krise (Therapieempfehlungen gelten auch bei myasthener Krise ohne nachweisbare Antikörper):
1. Reinigung des Mundes und Rachens von Speiseresten, Heimlich-Handgriff, Absaugen bei vermehrter Speichelsekretion, Notfalltherapie ggf. mit Guedeltubus oder Intubation und Beatmung etc.
Bei akut auftretender Herzinsuffizienz intensivmedizinische Behandlung bei der asystolischen Form mit Schrittmacher oder bei der tachykarden Form mit Antiarrhythmika wie Lidocain oder Betablocker.
– Bei schon beatmeten Patienten oder wenn eine Beatmung notwendig wird:
1.1 Cholinesterase-Hemmer absetzen: Für mehrere Tage sog. „drug holiday", da die langfristige ChE-Hemmer-Therapie an der neuromuskulären Endplatte die Regeneration der Rezeptoren stört.
1.2 6-Methylprednisolon 500 mg 3–5 Tage als Infusion.
2. Testung: Tensilon-Camsilon-Test mit ☆Edrophoniumchlorid s. Diagnose – F.1 oder Prostigmin-Test mit ☆Neostigmin (s. Diagnose – F. 2, s. Therapie).
3. ☆Atropin (Atropinsulfat 0,5 mg/ml A) bei muskarinergen UAW der Cholinesterasehemmer wie Bradykardie, Bronchialsekretion (Hypersekretion von Schleim) und Hypersalivation mehrfach täglich 0,5 mg s.c./i.v. oder ggf. Atropinum sulfuricum 0,5–1 mg Tbl.
4. ☆Kaliumsubstitution 20–40 mmol/d und hochkalorische Ernährung zur Korrektur der initial meist bestehenden Katabolie.
5. Behandlung evtl. auslösender Infektionen, z. B. Pneumonie.
6. *Cholinesterase-Hemmer – ☆ChE-Hemmer s. Ambenoniumchlorid, Pyridostigminbromid (Edrophoniumchlorid und Neostigminbromid s. Testung). Langsam einschleichend in 4–5 Portionen, Dosis und Einnahmezeit angepasst an tageszeitliche Belastungen, ggf. bei pharyngealer Schwäche 30–45 min vor den Mahlzeiten: Manche Patienten benötigen vor dem Frühstück zusätzlich 1 Tbl Prostigmin. Vormittags und nachmittags zeitlich versetzt zu

ChE-Hemmern 1 Drg Kalinor retard (13,4 mval). Zur Überprüfung des Effekts einer weiteren Dosissteigerung auf die Symptomatik sollte man diese mit Hilfe eines Tensilon-Camsilon-Test 2 h nach der letzten Cholinesterasehemmer-Einnahme kontrollieren: Bei Symptombesserung ist noch weitere Dosissteigerung sinnvoll.

Durch unterschiedliches Ansprechen verschiedener Muskelgruppen kann die erforderliche Dosis für deutlicher geschwächte Muskeln für die übrigen Muskeln bereits zu hoch sein und zu Überdosierungen führen. Besonders die Augenmuskeln sprechen oft schlechter an, so dass eine gewisse okuläre Restsymptomatik bei einer nicht mehr steigerbaren Dosis akzeptiert werden muss (Versuch mit Neostigmin-AT). Therapieziel ist der gute Einsatz relevanter Muskeln für den alltäglichen Gebrauch. Manchmal ist eine funktionell ausreichende Dosis wegen UAW nicht erreichbar.

In krisenhaften Situationen (myasthene und cholinerge Krise), wenn ohnehin eine Beatmung notwendig ist, sollte für mehrere Tage ein sog. „drug holiday" durchgeführt werden, da die langfristige ChE-Hemmer-Therapie an der neuromuskulären Endplatte die Regeneration der Rezeptoren stört.

Unter ChE-Hemmern kein Stillen wegen Verursachung von Durchfällen beim Neugeborenen.

Bei 5–10 % der Patienten mit sehr günstigen Verläufen kann auf Cholinesterase-Hemmer verzichtet werden.

KI Asthma bronchiale, Herzinfarkt, Thyreotoxikose, Ulcus ventriculi.

UAW als Folge einer Stimulation muskarinerger Synapsen (muskarinerge UAW) Bradykardie, Bronchialobstruktion und -sekretion, Harndrang, Hypersalivation (erhöhter Speichelfluss), Hypotonie, Muskelfaszikulationen und -krämpfe, Schwitzen, gastrointestinale Symptome, Übelkeit und Erbrechen, in hohen Dosen Bradykardie bis zur Asystolie und Lähmungen. Antidot Atropin s. 3.

☆ Pyridostigminbromid (10/60 mg Tbl, 180 mg retard Tbl, 1 und 5 mg A) als ChE-Hemmer 1. Wahl mit Einnahme nach oder bei pharyngealer Schwäche 30–45 min vor dem Essen. Initial 4 x 20–40 mg oder 2 x 1/4 Mestinon retard (45 mg), mit 2 x 1 Kalinor Brause-Tbl oder Retard-Kps.

– Okuläre Myasthenie: Standard-Dosis 4 x 30–40 mg. Alternativ 1–2 x 1/4 Tbl Mestinon retard.

– Generalisierte Myasthenie: 4 x 60 mg, maximale Dauer-Dosis 60 mg alle 3–4 h. Alternativ 2–4 x bzw. besonders zur Nacht 1/2 Tbl Mestinon retard. Dosen über 600 mg/d meiden. 60 mg oral entsprechen 2 mg i.v. oder i.m.

– Bei krisenhafter Verschlechterung (myasthener Krise) 12–24 mg Pyridostigminbromid-Dauerinfusion/24 h oder 1–2 mg alle 2–3 h. Ausschließlich i.v.-Gabe wegen besserer Steuerbarkeit, Umstellung auf orale Medikation erst nach Rückgang der Schluckbeschwerden. El.-HWZ 3,7 ± 1 h, lt. Rote Liste 1,9 ± 1,2 h. Wirkungsbeginn nach 30–60 min, Wirkungsdauer 3–6 h.

Wirkung: Hemmt reversibel den Abbau von Acetylcholin an der neuromuskulären Synapse.

☆ Neostigmin (0,5 mg A) als ChE-Hemmer 2. Wahl: Schlechter steuerbar als Pyridostigmin. Keine orale Dauertherapie.

Bei schweren myasthenen Symptome bzw. myasthener Krise sofort 1–2 A i.v., danach ggf. 3 A s.c. oder besser 4–12 mg/d als i.v. Dauerinfusion, sobald verfügbar Pyridostigminbromid-Dauerinfusion 12–24 mg/24 h oder 1–2 mg alle 2–3 h.

Äquivalenz-Dosis 0,5 mg i.v. entsprechen 15 mg oral oder ca. 60 mg Pyridostigminbromid. Prostigmin-Test s. Diagnose.

El.-HWZ 1,3 h. Wirkungsbeginn nach 15–30 min, Wirkungsdauer 2–3 h.

KI dekompensierte Herzinsuffizienz, mechanischer Ileus, Thyreotoxikose, Ulcus ventriculi.

UAW evtl. Wirkungsverstärkung von Morphin und Barbituraten.

Wirkung: Quartäres Amin.

☆ Ambenoniumchlorid (10 mg Tbl) als ChE-Hemmer 2. Wahl schlechter steuerbar als Pyridostigmin. Wirkungsbeginn nach ca. 60 min, Wirkungsdauer 6–8 h. Bei Intoxikation Kohle und Pilocarpin 0,01–0,05 mg langsam i.v.

7.1 Plasmapherese: Blutzellseparation, Plasmafiltration [Toyka (1986)] oder selektive Immunadsorption (IMT-Säule, auch als Langzeittherapie möglich). Indikation ab Oosterhuis-Stadium 3. Bei akuter myasthener Krise oder drohender Krise, schwerer Erstmanifestation, vor Thymektomie Therapie der Wahl, bei Kontraindikationen alternativ IVIG. 3–5 Austauschsitzungen mit je 2–5 l Plasma (1–1,5 x Plasmavolumen) mit Albuminersatz. 75 % Responder, Besserung sehr schnell: In Kombination mit immunsuppressiven oder immunmodulatorischen Maßnahmen werden i.d.R. nach der 2.–3. Plasmapherese Besserungen gesehen. Bei Plasmapherese sollte die Basistherapie mit Immunsuppressiva nicht reduziert werden.

– Von 87 Patienten erhielten 41 drei Plasmaseparationen, je 23 über drei und fünf Tage 0,4 g/kg Immunglobuline mit dem Zielkriterium der Verbesserung myasthener Symptome am Tag 15 nach Behandlungsbeginn: Alle Behandlungen waren gleich wirksam, 3 Tage IVIG tendentiell wirksamer als 5 Tage; ein Teil der Patienten spricht auf die eine oder andere Therapie nicht an [Gajdos P for the Myasthenia Gravis Clinical Study Group. Clinical trial of plasma exchange and high-dose intravenous immunglobulin in myasthenia gravis. Ann Neurol 41 (1997) 789–96].

– Wirkungsdauer nur etwa 3–4 Wochen.

7.2 ☆ 7S-IgG-Immunglobuline – IVIG (0,5–10 g Fl) 0,4 mg/kg.

7.2.1 Akutbehandlung mit Indikation ab Oosterhuis-Stadium 3 und schlechter Ansprechbarkeit auf andere Therapien.

Vorübergehende Verschlechterung nach durchschnittlich 1,8 Tagen für durchschnittlich 2,3 Tage, unabhängig von einer später auftretenden deutlichen klinischen Besserung.

Wirkung: Ansprechen bei 85 % der Patienten, auch bei mit ChE-Hemmern oft nur schwer oder nicht beeinflussbaren okulären Formen, bei kortikoidresistenten Fällen. „Wiederholte Gaben in bis zu 5 Behandlungszyklen sind wirksam, auch bei erster erfolgloser IVIG-

Therapie können weitere Behandlungszyklen eine Besserung bewirken." „Die AChR-Ak-Spiegel ändern sich durch die IVIG-Therapie nicht ... Vorhandensein und Höhe sind für den Therapieeffekt ohne Bedeutung."

12 Tage nach Behandlungsbeginn bei 70 % der Patienten Besserung der Oosterhuis-Klassifikation um einen Grad, Verschwinden der Bulbus-Beteiligung oder beides. Verbesserung hielt bei 58 % der Patienten 60 Tage lang an. Besserung der Oosterhuis-Klassifikation um zwei Grad bei 54 %, bei 38 % 60 Tage lang [Cosi V: Behandlung der MG mit hochdosierter intravenöser Immunglobulingabe. Acta Neuro Scand 84 (1991) 81–84].

Besserung setzt bei 9 von 10 Patienten nach 1–21 Tagen, im Mittel nach 5,6 Tagen ein [Schuchardt V: Erfahrungen mit hochdosiertem Immunglobulin G bei neuromuskulären Erkrankungen. Nervenarzt 64 (1993) 98–103]. Besserung in 85 % [Literaturübersicht in Schuchardt V: Immunglobulintherapie neuromuskulärer Erkrankungen. Nervenarzt 64 (1993) 91–7]. Wirkdauer im Durchschnitt 107 Tage (länger als bei Plasmapherese mit 3–4 Wochen).

„Die Plasmapherese konnte durch diese Behandlung nicht ersetzt, auch die Basistherapie mit Immunsuppressiva nicht reduziert werden." Bei 7/11 Patienten (64 %) Verbesserung, bei keinem Patienten Verschlechterung [Fleischer E: Behandlung der generalisierten Myasthenie mit hochdosiertem Immunglobulin. Akt Neurol 21 (1994) 127–30].

„Dabei spricht die perakute, schwer invalidisierende myasthene Krise rascher auf Plasmapherese an, wohingegen die chronisch rezidivierenden „leichteren" Krisen (Sprach-, Schluckstörung, Augenmotilitätsreduktion) gut mit .. IVIG behandelt werden" [Nydegger U: Immunmodulation – Klinische Wirkung intravenöser Immunglobuline. Sandorama (5/1994) 14–24].

7.2.2 Langzeittherapie: Als Zusatztherapie zur Azathioprin- oder Kortisongabe 5 g alle 6–8 Wochen. In einer multizentrischen Studie gegenüber Methylprednisolon unter IVIG signifikant weniger Rezidive.

Kasuistik von 6 Patienten, die in fünf Fällen wegen akuter krisenhafter Verschlechterung und in einem Fall wegen vermehrter deutlicher Fluktuationen eine hochdosierte Immunglobulintherapie erhielten. Im Anschluss daran intermittierende Therapie mit initial 5–10 g 7S-IgG pro Woche und späterer Dosisreduktion auf 5 g pro Monat. Binnen 2 Wochen bei 5 von 6 Patienten langanhaltende Besserung und Stabilisierung. 4mal parallel zur Besserung Abfall der ACHR-Ak-Spiegel. Pyridostigmin- und immunsuppressive Therapie liefen weiter [Bamberg C: Zur Langzeitbehandlung mit 7S-Immunglobulinen bei Myasthenia gravis. Nervenarzt 67 (1996) 327–32].

8. ✭**Kortison**: Im Stadium I, rein okuläre Myasthenie, Indikation strittig: Entweder nur Pyridostigminbromid oder mit 6-Methylprednisolon 8–16 mg. Ggf. wie Stadium IIa.

– Stadium II.a (und I): 6-Methylprednisolon 1–1,5 mg/kg. Für 1 (–4) Wochen Verschlechterung, bedingt durch besonders empfindliche Reaktion myasthener Synapsen, dann Besserung.

– Stadium II.b, mittelschwer generalisierte MG (mit leichten bulbären Symptomen ohne Befall der Atemmuskulatur): Wegen der möglichen Zunahme der Paresen nach 4 Tagen (1/3 der Patienten werden beatmungspflichtig) die ersten 5–10 Tage Beginn mit 6-Methylprednisolon 5–10–15–20–25 mg, dann alle 3 Tage um 5 mg oder alle 5 Tage um 10 (–25) mg bis zur Erhaltungsdosis für 1/2–1 (2–3) Monate von 50–100 mg = 1,5 mg/kg steigern, nach Erreichen einer Stabilisierung bzw. deutlichen Besserung langsam reduzieren auf eine alternierende Behandlung zwischen 12,5 und 25 mg jeden 2. Tag bis zum Ende des 1. Jahres. Wegen der möglichen Verschlechterung Beginn einer Kortikoidtherapie bei Patienten mit ausgeprägter Symptomatik im Bereich der Atem- und Kaumuskulatur primär immer unter stationärer Kontrolle!

Ggf. alternativ initial 60 (80–100) mg mit Dosisreduktion je nach Symptomatik z.B. alle 3–5 Tage um 10–20 mg. Bei Erreichen einer Dosis von 12,5–25 mg Prednison oder 8–16 mg 6-Methylprednisolon zusätzlich Azathioprin. Bei weiterer Stabilität und gleichbleibendem AchR-Ak ggf. Dosisreduktion auf 10–15 mg jeden 2. Tag.

– Stadium III schwerer Verlauf (nicht beatmete Patienten) zur schnellen Immunsuppression: 6-Methylprednisolon 10–15–20–25–30–40–50 (–100) mg/d, ggf. alternativ initial 60 (80–100) mg mit Dosisreduktion je nach Symptomatik z.B. alle 3–5 Tage um 10–20 mg.

Bei schon beatmeten Patienten Stoßtherapie mit 6-Methylprednisolon 500 mg 3–5 Tage als Infusion.

UAW akute Myopathie: Fallbeispiel einer 13-Jährigen mit Myasthenia gravis und nach 45 mg Prednisolon über 8 Tage muskelbioptisch gesicherter, nicht auf die Myasthenie zurückzuführender akuter Myopathie mit klinisch Ateminsuffizienz. Autoren schließen auf eine bei neuromuskulärer Blockade durch Medikamente oder Acetylcholinesterase-Ak erhöhte Vulnerabilität der Muskulatur für den myopathischen Effekt von Kortison [Panegyres P: Acute myopathy associated with large parenteral dose of corticosteroid in myasthenia gravis. J Neurol Neurosurg Psychiatry 56 (1993) 702–4].

9. **Immunsuppressiva** wie Azathioprin, ggf. kombiniert mit Kortison (s. 7.), bei nicht ausreichender Remission unter Pyridostigmin zur Vermeidung einer Defektmyasthenie mit schweren, nicht mehr behandelbaren Muskelfunktionsstörungen und Muskelatrophien bei > 80 % der Patienten erforderlich: Auslassversuch (auch wegen der Spontanremission) unter engmaschigen (s.) AChR-Ak-Kontrollen nach 2 bis 3 Jahren Stabilität mit 50 % Rezidiv binnen 10 Monaten, 50 % Rezidiv innerhalb oder ausnahmsweise > 40 Monaten.

Bei Rückfall gleichzeitig oder vorausgehend deutlicher Anstieg der AChR-Ak-Titer (zelluläre Autoreaktivität = Tuberculin-Reaktion nicht hilfreich) [Toyka K: MG: Klinische und immunolog. Krankheitsaktivität nach Absetzen der Immunsuppression].

9.1 ✭Azathioprin (50 mg Tbl) als Immunsuppressivum 1. Wahl. 1. Woche 3–4 mg/kg, dann 2–

3 mg/kg über mindestens 3 Jahre, bei Patienten über 70 Jahren mit bulbärer Form lebenslang. Die immunsuppressive Wirkung von Azathioprin setzt erst nach (3-) 6 (–12) Monaten ein. Dauertherapie bei 50 % der Patienten, d. h. 50 % können nach 2–4 Jahren die Therapie ohne Rückfall ausschleichen. Reduktionsversuch über 6–12 Monate.

UAW bb Leuko- und Thrombopenie jeweils reversibel, MCV-Erhöhung (als Einnahmebeleg). Allergische Reaktionen. Intrahepatische Cholestase, Diarrhö und gastrointestinale Beschwerden, Haarausfall/Alopezie, Hepatotoxizität, Infekte nach Transplantation oder bei Myasthenia gravis [Zimmermann C: Schilddrüsenabszeß durch Salmonella enteridis unter immunsuppressiver Behandlung einer generalisierten MG mit Thymom. Nervenarzt 61 (1990) 626–8]. Kasuistik einer Zytomegalie-Infektion nach 17 Jahre Azathioprin-Therapie wegen Myasthenia gravis. Übelkeit.

Wirkung: Störung der Nukleinsäuresynthese.

9.2 ☆Cyclosporin A – CSA (100 mg/ml Lsg, 25/50/100 mg Kps. Mikroemulsion) als Immunsuppressivum 1. Wahl nur bei intakter Nierenfunktion unter CSA- und insbesondere Harnsäure-Spiegelkontrolle. Initial 5 mg/kg in zwei Dosen gelöst in Kakao auf Erhaltungsdosis 3–5 mg/kg/d, abhängig von Spiegelkontrollen mit Zielwert 100–200 ng/ml. Begrenzt über ca. 6 Monate bei Therapieversagen oder Unverträglichkeit von Kortison/Azathioprin.

9.3 ☆Cyclophosphamid (50 mg Drg, 100/500 mg Fl) s. Anhang – Medikamente, als Immunsuppressivum 3. Wahl nur bei schwersten, therapieresistenten Fällen (myasthene Krise) und unzureichender Stabilisierung nach Kortison mit Azathioprin oder Cyclosporin 1 g i.v./Woche oder 50–100 mg/d oral.

9.4 ☆Methotrexat – MTX (2,5/10 mg Tbl) 7,5–10 mg/Woche bei Therapieversagen oder Unverträglichkeit von Kortison/Azathioprin.

III.	Keine Myasthenie-induzierenden oder Myasthenie-verstärkenden Medikamente, u.a.	Alternative Präparate
Analgetika:	Flupirtin, Metamizol (s. Antirheumatika)	ASS, Diclofenac, Paracetamol, Morphinderivate
Antibiotika:	Aminoglykoside (Gentamycin, Neomycin, Streptomycin, Clindamycin), Colistin, Penicilline, Polymyxine, Sulfonamide, Tetrazykline	Cephalosporine, Chinolone – Gyrasehemmer, Erythromycin, Penicilline (nicht hochdosiert)
Antidepressiva:	Trizyklische Antidepressiva (Amitriptylin-Typ), Lithium	Selektive Serotonin-Reuptake-Hemmer. Tetrazyklische Antidepressiva, Johanniskraut, Thioridazin
Antiepileptika:	Phenytoin, Barbiturate, Primidon	Carbamazepin
Antirheumatika:	Chinin, Chloroquin, d-Penicillamin	ASS, Diclofenac, Ibuprofen, Indometazin (s. Analgetika)
Tranquilizer:	alle Benzodiazepine	Promethazin, Thioridazin, Haloperidol, Piperazine, Imipramin
Kardiaka:	Betablocker (Oxprenolol, Pindolol, Propranolol, Timolol), Chinidin, Lidocain, Mexitilin, Procainamid	ACE-Hemmer. Digitalispräparate, (Metoprolol), Hydrochlorothiazid, Tocainid, Nifedipin, Verapamil (in niedriger Dosis), Oxyfedrin
Kortikosteroide:	alle	Überwachung erforderlich
Magnesium:	Mg-hydrogenaspartat, -hydroxid, -sulfat	H$_2$-Blocker (Ulkusprophylaxe). Tizanidin (Muskelrelaxation)
Muskelrelaxantien:	Chininsulfat, früher Chlormezanon	niedrig dosiert Baclofen, Dantamacrin, Tizanidin
M. Parkinson:	Amantadine, Trihexyphenidyl	L-Dopa, Dopaminagonisten

IV. Hereditäre, kongenitale Myasthenie:

☆ 3,4-Diaminopyridin – DAP (vom Apotheker in Kps zu 5 und 10 mg herzustellen) langsam aufdosieren, ggf. primär intravenös, dann orale Weiterbehandlung als Langzeittherapie. Behandlungsversuch mit bis zu 4 x 20 mg kombiniert mit Cholinesterasehemmern.

V. Medikamentös induzierte Myasthenie:
Absetzen des auslösenden Medikamentes, ggf. auch höhere Dosierung von Cholinesterasehemmer und Immunsuppressiva wie bei der idiopathischen Myasthenie.

Therapie operativ: Präoperativ optimale therapeutische Einstellung erforderlich.

I. Thymektomie durch mediane Sternotomie mit Ausräumung des gesamten vorderen Mediastinums bis zur Schilddrüse zur Suche nach versprengtem, atypisch lokalisierten Thymus.

– Indikation zur Thymektomie bei Operationsfähigkeit für eine offene Sternotomie und Lebenserwartung ≥ 5 Jahre unabhängig vom CT/MRT-Nachweis bei generalisierter MG bis zum 60. (–65.) Lebensjahr bei Typ IIa–IV, bei Thymom in jedem Lebensalter. Relative Indikation bei okulärer MG.
Bei gut kompensierter MG OP möglichst innerhalb der ersten 12–18 Monate wegen zunehmender T-Lymphozyten-Sensibilisierung. Morphologisch fassbare Thymusalterationen, meist im Sinne einer Thymitis mit lymphofollikulärer Hyperplasie, kommen in > 80 % vor.

– Effekt am günstigsten bei jungen Frauen und Patienten unter 20 Jahren, die kein Thymom haben (Thymom in diesem Alter Rarität). Bei nicht maligner Thymushyperplasie Besserung in 60–80 %, oft nur vorübergehend.

Im Langzeitergebnis unterschieden sich medikamentös Immunsupprimierte mit oder ohne Thymektomie nicht in ihrer Remissionstendenz und Rezidivneigung [Emskötter T: Akut- und Langzeitverläufe bei MG – Kriterien für den Einsatz immunmodulatorischer Maßnahmen. Akt Neurol 15 (1988) 130–3].

– Insgesamt bei 25 % Vollremission, bei 50 % Besserung.

– Bei 6 Patienten „completely disabled with longstanding" MG und computertomographisch nicht nachweisbarem verbliebenen Thymus nach „extended thymectomy", bei der in 5 Fällen noch Thymus gefunden wurde, in allen 5 Fällen (dabei der Patient, bei dem kein residualer Thymus zu finden war) Besserung, einmal sofort postoperativ, sonst binnen Monaten bis Jahren mit Reduktion von Prednison und Pyridostigmin um 2/3 [Miller R: Repeat thymectomy in chronic myasthenia gravis. Neurology 41 (1991) 923–4].

– OP-Komplikationen lokale Infektion, Phrenikusläsion (Zwerchfellparese), Sternuminstabilität. Geringe Mortalität.

– Postoperativ weiter Kortison und Cholinesterasehemmer mit ggf. unmittelbar postoperativer Kaliumgabe. Azathioprin erst nach 2 Wochen fortsetzen, bzw. soweit bisher nicht gegeben, kann abgewartet werden und bei instabilem Verlauf später kombiniert werden [Fleischer E: MG und verwandte neuromuskuläre Erkrankungen. Sandorama (4/96) 12– 22].

II. Splenektomie: 3 von 5 Patienten bei langjähriger MG erheblich gebessert, postoperativ ✩Azathioprin (50 mg Tbl) 150–200 mg/d [Hofmann W, Würzburg: Splenektomie bei MG – Ein therapeutisches Rezept? (9/84) Heidelberg].

Mydriasis

H57.0

s. Miosis, N. oculomotorius, Pupillenstörungen.

Ätiologie: s. N. oculomotorius – Ätiologie der inneren Okulomotoriusparese.

Mydriasis meist einseitig oder initial einseitig und sekundär beidseitig:

– Ophthalmologisch bzw. traumatisch bedingt, Orbitaprozesse. Ganglionitis ciliaris.
Mydriatikum (z.B. Iritis-Therapie), Atropin, Pflanzenkontakt z.B. mit Scopolamin-haltigen Pflanzen.

– Grippaler Infekt, Virusgrippe. Basale Meningitis (Tuberkulose). Neurolues-progressive Paralyse (selten, meist Miosis).

– Paralytische Pupille oft einseitig, ohne Erweiterung im Dunkeln, ohne direkte oder konsensuelle Lichtreaktion, ohne Reaktion auf Konvergenz, mit prompter Verengung auf Miotika, auf Carbachol 0,5 % variabel.

– Progressive Paralyse (s. Miosis, reflektorische Pupillenstarre).

– Pupillenstarre:

1. Absolute Pupillenstarre (keinerlei Reaktion) bei traumatischer Schädigung des Auges (direkte Bulbusverletzung), bds. Erblindung (z.B. Glaukom), Enzephalitis (Edinger-Westphal-Kerne), akuter disseminierter Enzephalomyelitis, Drogenabusus.

2. Amaurotische Pupillenstarre (direkte Lichtreaktion fehlt, konsensuelle und Konvergenzreaktion erhalten) bei einseitiger Erblindung (Amaurose), Optikusläsion.
Lähmung der autonomen parasympathischen Innervation des M. sphincter pupillae (innere Okulomotoriusparese oder komplette mit Parese der äußeren Augenmuskeln) bei: Raumforderung durch basale Aneurysmen (A. communicans posterior).
Intrakranielle Drucksteigerung (meist miotisches Vorstadium) durch intrakranielles Hämatom, Hirntumor, Ophthalmoplegia interna. Schädelbasisfraktur, Schädel-Hirn-Trauma mit Epiduralhämatom, Subduralhämatom, diffuses Hirnödem. Intoxikationen und Koma (auch bds.).

3. Reflektorische Pupillenstarre (direkte und konsensuelle Lichtreaktion fehlt, prompte Reaktion auf Konvergenz – Robertson-Pupille) bei Wernicke-Enzephalopathie, bei 20 % der Patienten mit Tabes dorsalis (Argyll-Robertson i.d.R. Miosis), meist doppelseitig, ohne Erweiterung im Dunkeln, mit unvollständiger Erweiterung auf Atropin, Kokain und Adrenalin, Carbachol 0,5 % (Miotikum) ohne Wirkung, Physostigmin mit verstärkter Kontraktion.

Pupillotonie mit Akkomodotonie (krankhafte Veränderung im Ganglion ciliare,
Adie-Syndrom mit meist entrundeten Pupillen und Reflexverlust der unteren Extremität, speziell der ASR):

– Mäßige Mydriasis meist zuerst einseitig (DD absolute oder reflektorische Pupillenstarre),

– ohne oder stark verzögerte Erweiterung im Dunkeln, mit prompter Erweiterung auf Mydriatika wie Atropin, Kokain und Adrenalin,

– ohne oder stark verzögerte direkte oder konsensuelle Lichtreaktion und auf Konvergenz mit jeweils äußerst langsamer Rückbildung,

– mit prompter Verengung auf Miotika (Carbachol 0,5 %) infolge Denervierungs-Überempfindlichkeit.

Mydriasis meist beidseitig:

– Botulismus (nicht obligat).

– Coma (diabeticum), Koma präterminal (Einklemmung).

– Iktale und postiktale Mydriasis.

– Intoxikationen (Reizung sympathischer Fasern für den M. dilatator pupillae – gesteigerter Sympathikotonus, oder Parasympathikuslähmung): Alkohol, Anticholinergika (trizyklische Antidepressiva, Neuroleptika), Antihistaminika, Atropin/Belladonna, Kokain, Methylalkohol, Muskatnuss – Myristicin, Pilzvergiftung (Phalloidin), Scopolamin. Zyankali.

– Mittelhirnschädigung: Subtotale Mittelhirnschädigung ausgeprägte Mydriasis 7–10 mm, schwere Mittelhirnschädigung 4–6 mm.

- Okulomotoriusparese (inkomplett) durch Pinealom (Jugendliche und mittleres Alter), Mittelhirn-Metastase (höheres Alter).
- Absolute Pupillenstarre (Edinger-Westphal-Kerne) z.B. bei Enzephalitis, akuter disseminierter Enzephalomyelitis.

Anatomie/Histologie: M. sphincter pupillae parasympathisch über den N. oculomotorius, M. dilatator pupillae sympathisch innerviert.

Definition (enge Definition): Pupillenweite > 4 mm.

Diagnostik: s. Labor, s. Röntgen. EEG bei V.a. zerebrale Krampfpotentiale.
- Paralytische Mydriasis mit maximaler Erweiterung auf Atropin und deutlicher Erweiterung auf Kokain.
- Spastische Mydriasis mit Erweiterung nur auf Atropin und fehlender Erweiterung auf Kokain.
- Scopolamin-bedingte Mydriasis: Verengung auf Pilocarpin-hydrochlorid 0,5–1 %.

Differentialdiagnose: Kontralaterale Miosis oder Horner (z.B. Wallenberg-Syndrom).

Klinik: Anamnese: (Atropinhaltige) Augentropfen? Drogen- oder Medikamenteneinnahme? Pflanzenkontakt z.B. mit Scopolamin-haltigen Pflanzen und Verschleppung in die Augen durch Augenreiben (Engelstrompete – Datura suaveolens enthält in Blüten und Blättern Scopolamin)? Augenschmerzen? Schwindel, mit Scopolamin-Pflaster (hinter dem Ohr) behandelt? Mit Heiserkeit (Botulismus)? Ataxie, Kopfschmerzen, Doppelbilder (Kleinhirntumor)? Schädel-Hirn-Trauma? Angina, Tonsillarabszess (Diphtherie)? Lichtscheu. Wie lange, mit Entrundung (angeboren)?

Befund: Akkomodationsparese (?): Parasympathischer Anteil des N. oculomotorius innerviert den M. sphincter pupillae und M. ciliaris.
- Bei Parasympathikuslähmung meist zusätzlich trockener und brennender Mund, Durstgefühl, Schwierigkeiten beim Schlucken (Dysphagie) und Sprechen, heiße, trockene und gerötete Haut, Tachykardie, Miktionsstörung.
- Bei Wernicke-Enzephalopathie z.B. Ataxie und Nystagmus.
- Ggf. Stauungspapille (intrazerebrale Raumforderung), Doppelbilder oder sonstige Zeichen der äußeren Okulomotoriusparese, Ptose (innere Ophthalmoplegie), zervikale radikuläre Ausfälle bei zervikalem Prozess mit zentralem Horner-Syndrom.

Labor: BZ. Drogenscreening. Lues-Serologie.

Röntgen: Bei V.a. ein basales Aneurysma (A. communicans posterior) CCT-, MRT- oder konventionelle Angiographie.

Therapie: Bei Parasympathikuslähmung Cholinergika wie ☆Carbachol (2 mg Tbl, 0,25 mg A) 1/2-3 Tbl, ggf. bis 3 x 1/2–1 A i.m./s.c.

Myelitis transversa acuta s. Querschnittlähmung – Ätiologie.

Zentrale pontine Myelinolyse – ZPM   G37.2

s. Hyponatriämie.

Ätiologie:
1. 32 % **Hyponatriämie** (Risiko bei länger bestehender, protrahierter Hyponatriämie größer als bei der akuten Hyponatriämie) bzw.
zu rasche Korrektur der Hyponatriämie [Kleinschmidt-Demasters B: Rapid correction of hyponatremia causes demyelination: Relation to central pontine myelinolysis. Science 211 (1981) 1068–70], [Laureno R: Central pontine myelinolysis following rapid correction of hyponatremia. Ann Neurol 13 (1983) 232–42], [Illowsky B: Encephalopathy and myelinolysis after rapid correction of hyponatremia. Brain 110 (1987) 855–67], [Tanneau R: High incidence of neurologic complications following rapid correction of severe hyponatriemia in polydipsic patients. J Clin Psychiatry 55 (1994) 349–54] (tierexperimentell führt die unbehandelte Hyponatriämie nicht per se zur Myelinolyse),
durch bzw. in Verbindung mit oder auch allein durch:
- 41 % chronischer Alkoholismus (besonders Gamma-Typ) [Adams R: Central pontine myelinolysis: a hitherto undescribed disease occurring in alcoholic and malnourished patients. Arch Neurol Psychiatry 81 (1959) 154–72]. Alkohol blockiert die Freisetzung von ADH – vermutlich kommt es im Stadium des Alkoholentzugs zu einem Rebound-Mechanismus mit überschießender ADH-Freisetzung und nachfolgender Hyponatriämie [Haan J: Zentrale pontine Myelinolyse bei Alkoholismus. Nervenarzt 57 (1986) 609–12].
- M. Addison [Kandt R: Recovery from probable central pontine myelinolysis associated with Addison's disease. Arch Neurol 40 (1983) 118–9] bzw. Nebennierenrinden-Insuffizienz.
- Iatrogene, fehldimensionierte Flüssigkeitszufuhr.
- Medikamenten-UAW, z.B. Diuretika-induziert.
- Akute und chronische Nierenerkrankung.
- Syndrom der inadäquaten (Adiuretin-) ADH-Sekretion – SIADH – Schwartz-Barrter-Syndrom   E22.2
[Conger J: Central pontine myelinolysis associated with inappropriate antidiuretic hormone secretion. Am J Med 47 (1969) 813–7] bei Neoplasien, nicht-malignen Lungenerkrankungen, entzündlichen ZNS-Erkrankungen,

kasuistisch Auftreten im Rahmen eines medikamentös ausgelösten Schubs einer akuten intermittierenden Porphyrie.
- Hypophyseninsuffizienz oder Zustand nach Hypophysektomie z.B. mit Diabetes insipidus bzw. bei inadäquater Desmopressin-Applikation.
- Diarrhö schwerer Ausprägung.
- Hyperosmolarität.
- Wasserintoxikation z.B. bei E87.7 psychogener Polydipsie, im Rahmen von psychiatrischen Erkrankungen, besonders Schizophrenien (Syndrom der selbstinduzierten Wasserintoxikation bei Schizophrenen – SIWIS), Kasuistik bei Anorexia nervosa [Blanz B, Mannheim: Polydipsie und Hyponatriämie bei Anorexia nervosa. Nervenheilkunde 11 (1992) 406–7].
  Klinik: Durch Polydipsie hypotone Hyperhydratation, Hyponatriämie, Hypoosmolarämie, Verwirrtheit, Desorientiertheit, Benommenheit bis hin zum Koma, zerebrale Krampfanfälle [Trabert W: Klinische und computertomographische Verlaufsuntersuchung einer selbstinduzierten Wasserintoxikation. Nervenarzt 58 (1987) 637–9].
  Erbrechen schwerer Ausprägung (provoziert) mit nachfolgend großen Trinkmengen.
2. Andere Elektrolytstörungen wie Hypernatriämie.
3. **Malnutrition** durch bzw. in Verbindung mit oder auch allein durch: s.o. Alkoholismus.
- Anorexia nervosa [Meesmann C: Pontine Demyelinisierung bei Anorexia nervosa mit chronischer Hyponatriämie – ein Fallbericht. (1/88) Würzburg].
- Bulimie [Steckler T: Central pontine myelinolysis in a patient with bulimia. South Med J 88 (1995) 858–9].
- Bei schweren konsumierenden Erkrankungen (10 % Lungeninfektionen, 9 % Malignome), Diabetes mellitus, nichtalkoholtoxischen Hepatopathien, Nulldiät und anderen Ursachen der Mangelernährung, 7 % ZNS-Erkrankungen, M. Wilson.
- Chemotherapie (mit Cisplatin) [Yau T: Central pontine myelinolysis: report of two occurences after cisplatin-containing chemotherapy for nasopharyngeal carcinoma. Clin Oncol 5 (1993) 395–6].
- Chemotherapie (mit Cyclosporin) [Kabeer M: Central pontine myelinolysis following orthoptic liver transplant: association with cyclosporine toxicity. Postgrad Med J 71 (1995) 239–41].
  [Zahlenangaben aus 315 von 1959–1986 in der Weltliteratur mitgeteilten Fällen, Recherche in Berlit P: Die zentrale pontine Myelinolyse. Nervenarzt 57 (1986) 624–33].

Anatomie/Histologie: Symmetrische schmetterlingsförmige Läsion in mittleren und oberen Anteilen des Pons, im Zentrum des Brückenfußes.
- Mindestens 10 % auch extrapontine Läsionen z.B. in Mittelhirn/Mesenzephalon, Thalamus und Corpora geniculata, Stammganglien, Capsula interna oder externa, ggf. Corpora mamillaria, Kleinhirn [Wright D: Pontine and extra-pontine myelinolysis. Brain 102 (1979)

361–85], [Pfister H: Pontine und extrapontine Myelinolyse. Nervenheilkunde 8 (1989) 134–8].
- Ggf. finden sich ausschließlich extrapontine Läsionen (!): Schwierige Abgrenzung zum Marchiafava-Bignami-Syndrom bei chronischem Alkoholismus mit Entmarkung im Corpus callosum [Ghatak N: Association of central pontine myelinolysis and Marchiafava-Bignami Disease. Neurology 28 (1978) 1295–8].
- Spinale Mitbeteiligung betont im Fasciculus gracilis [Zwick D: Central spinal myelinolysis. Neurology 35 (1985) 891–3].
- Histologisch osmotische Demyelinisierung, Markscheidendegeneration unter Erhalt der Axone, begleitet von gliöser Proliferation.

Diagnostik: s. Labor, s. Röntgen. AEP: Besserung parallel zum klinischen Verlauf, sonst ohne prognostischen Wert. [Stockard J: Brainstem auditory-evoked responses in suspected central pontine myelinolysis. Arch Neurol 33 (1976) 726–8], [Ingram D: Brainstem auditory evoked responses in diagnosis of central pontine myelinolysis. J Neurol 233 (1986) 23–4].

Differentialdiagnose:
- Basilarisinsuffizienz durch Binswanger-Enzephalopathie,
  durch Basilarisverschluss infolge Basilaristhrombose (progrediente Ischämie im vertebrobasilären Stromgebiet) oder Basilarisembolie.
- Enzephalitis (Liquor!), Encephalomyelitis disseminata.
- Guillain-Barré-Syndrom.
- Progressive multifokale Leukenzephalopathie.
- Ponstumor.
- SESA (subacute encephalopathy with seizures in alcoholics) [Meyer-Lindenberg A: Subakute Enzephalopathie mit Anfällen: Elektive Parenchymnekrose als epileptogene Läsion. Poster EEG-Jahrestagung (10/95) Bielefeld].

Klinik: Anamnese: Alkoholkonsum? Symptomfreies Intervall oder Beginn häufig nach einem vorausgegangenen Alkoholdelir. In 28 % Assoziation mit der Wernicke-Enzephalopathie.
Befund: Kombination von Bewusstseinstrübung bis Koma, ggf. mit zerebralen Krampfanfällen, mit subakut oder akut progredienten Hirnnervenausfällen (Pseudobulbärparalyse) und einer Tetraparese (Hemi-, Paraparese) bis hin zum inkompletten Locked-In-Syndrom (s. Basilarisinsuffizienz).
Zerebelläre Ataxie [Steller U: Cerebellar ataxia with recovery related to central pontine myelinolysis. J Neurol 235 (1988) 379–81].
Besonderes: Anhand von MRT-Befunden Nachweis von milden pontinen Symptomen wie eine diskrete Störung der Okulomotorik oder Pyramidenbahn [Pfister H: Mild central pontine myelinolysis: a frequently undetected syndrome. Eur Arch Psychiatry Neurol Sci 235 (1985) 134–9] sowie asymptomatischen und oligosymptomatischen Verläufen [Girmenia F: Central pontine myelinolysis; report of an asymptomatic case. Ann Ital Med Int 10 (1995) 53–4], [Meyer P: Central pontine myelinolysis: apropos of an oligosymptomatic form. Rev Med Int 15 (1994) 282–6].

Labor: Na – Hyponatriämie. K – Hypokaliämie. Liquor (z.A. Enzephalitis) unauffällig.

– Psychogene Polydipsie: Urin- und Plasmaosmolarität jeweils erniedrigt mit Erhöhung im Durstversuch.
– Syndrom der selbstinduzierten Wasserintoxikation bei Schizophrenen – SIWIS: Urin- und Plasmaosmolarität erhöht.
– Syndrom der inadäquaten ADH-Sekretion – SIADH: Hyponatriämie und erniedrigte Plasmaosmolarität bei normaler Urinosmolarität und Natriumkonzentration im Urin. Durch Durstversuch kaum Höherstellung des Urins. Beim Wasserbelastungstest Senkung der Urinosmolarität auf etwa 100 mosmol/l.

Prognose: s. Röntgen. Größe der initialen Läsion, Vorhandensein extrapontiner Läsionen sowie Latenzverzögerung der AEP sind ohne wesentliche prognostische Bedeutung. Auch ohne kernspintomographische Rückbildung der pontinen Läsion ist eine funktionelle Restitution möglich.

– Auch bei ausgeprägter Symptomatik ist unter Alkoholkarenz eine gute Prognose möglich [Wakui H: Dramatic recovery from neurological deficits in a patient with central pontine myelinolysis following severe hyponatremia. Jpn J Med 30 (1991) 281–4].
– Kasuistik mit Rezidiv und jedesmal unter Alkoholkarenz guter Rückläufigkeit [Schröder T: Rezidivierende zentrale pontine Myelinolyse. Akt Neurol 23 (1996) 212–4].

Röntgen: MRT: Initiales MRT ggf. unauffällig. In der Frühphase T2-gewichtete Sequenzen. Symmetrische, bohnenförmig konfigurierte, teils konfluierende Herde (s. Anatomie) ohne raumfordernde Wirkung und ohne Kontrastmittel-Aufnahme.
Eine ausgeprägte (ggf. alleinige) extrapontine (supratentorielle) Manifestation ist möglich. Bei milder klinischer Symptomatik muss das hypodense Areal im CCT oder MRT zumindest teilweise durch ein Ödem erklärt werden, das noch zu keiner Störung des Strukturstoffwechsels geführt hat.

– Im Verlauf ist eine deutliche Rückbildung der pontinen Läsion möglich [Treig T: Zentrale pontine Myelinolyse – Langzeitprognose und Verlauf. In: Schwerpunkte neurologischer Intensivmedizin. perimed Notfallmedizin 19 (1991) 207–13].

Therapie: s. Hyponatriämie: Diuretika absetzen.

– Langsame Normalisierung des Natriumspiegels ≤1 mmol/h, < 12 mmol/24h, < 25 mmol/ 48h (z.B. 6–11 mmol/l die ersten 3 Tage) durch Flüssigkeitsrestriktion und isotone Kochsalzlösungen [Ayus J: Overcorrection rather than rapid correction induces central pontine myelinolysis (CPM) in patients with severe hyponatriemia (SHN). Kidney International 27 (1985) 132].
– Vermeidung einer iatrogenen Hypernatriämie (besser leichte Hyponatriämie als Hypernatriämie).
☆ Vitamin B$_1$ – Thiamin (10/100/300 mg Tbl, 100 mg A) 100–500 mg i.m., sekundär oral.

Myelomeningozele s. Meningomyelozele.

Subakute Myelooptikoneuropathie – SMON   G36.8

s. Intoxikation: Nach Clioquinol-Therapie (halogeniertes Hydroxychinolin). Erkrankungsausbruch 1950 in Japan.

s. Polyneuropathie: Zentrale distale Axonopathie (Rückenmark).

Therapie: ☆Carbamazepin s. Epilepsie.

Myelopathie

s. AIDS-Myelopathie, spinale Angiome (subakut nekrotisierende Myelopathie, angiodysgenetische Myelomalazie), s. Leukenzephalopathie – subakute nekrotisierende Enzephalomyelopathie Leigh, Neurosarkoidose, Paraneoplasie. HTLV-1-assoziierte Myelopathie s. tro-

pische spastische Paraparese. Strahlenmyelopathie. s. Zervikale Myelopathie.

Klinik: s. Querschnittlähmung – Myelitis transversa acuta. Arteria spinalis anterior-Syndrom.

Funikuläre Myelose   E53.8

syn. funikuläre Spinalerkrankung. Visusminderung früher *syn.* Tabak-Alkohol-Amblyopie.

s. Polyvitaminose.

Ätiologie: s. Risikofaktoren.

1. Mangel an Vitamin B_{12} (= extrinsic factor) durch Mangel an Intrinsic factor, in der Magenschleimhaut gebildet und für die Vitamin B_{12}-Resorption verantwortlich, bei Magen- und Dünndarmerkrankungen (chronisch atrophische Gastritis, Magenoperation und Dünndarmteilentfernung, entzündlichen Dünndarmerkrankungen wie Sprue, Zöliakie, Enteritis), bakterieller Darmüberwucherung, fleischfreier Ernährung, Autoimmunerkrankungen (Antikörper gegen IF), Parasiten, Bandwürmern (Fischbandwurm – Diphyllobothrium latum – Botriocephalus latus), ggf. Medikamenten. Gesteigerter Vitamin B_{12}-Bedarf bei Hyperthyreose, Schwangerschaft, Tumoren.
2. Folsäuremangel.

Anatomie: Degeneration der Hinterstränge und häufig zusätzlich der Pyramidenseitenstrangbahnen.

Diagnostik: s. Labor. Desmoidprobe.
- Elektroneurographie: Motorische NLG meist normal, Abfall der NLG der distalen sensiblen Fasern. Somatosensorisch evozierte Potentiale (SEP). Magnetstimulation (MEP).
- Gastroskopie bei Karzinomverdacht.
- Sog. Tabak-Alkohol-Amblyopie: Augenärztliches Konsil mit Perimetrie: Meist relative oder absolute Zentralskotome, selten Zentrozökalskotome und nur ausnahmsweise Parazentralskotome. I.d.R. Farbsinnstörung meist der Rot-Grün-Empfindung.
  VEP: In 39 % verzögerte P100-Latenz (ohne Korrelation zu Krankheitsdauer und Ausmaß der Sehstörung), fast immer Amplitudenreduktion.

Differentialdiagnose: Encephalomyelitis disseminata, spinale Raumforderung, Polyneuropathie.

Klinik: Anamnese: Brennende Missempfindungen im Sinne eines Burning-feet-Syndrom durch Polyneuropathie. Ggf. Zungenbrennen, Schluckstörungen (Dysphagie). Sog. Tabak-Alkohol-Amblyopie: Schleichend zunehmende Visusminderung ohne Schmerzen (keine Kopf- oder Bulbusbewegungsschmerzen).
Neurologischer Befund:
- 85 % Parästhesien,
- 70–90 % Ausfälle der Tiefensensibilität – Hinterstranghypästhesie,
- 45–65 % Ausfälle der Oberflächensensibilität,
- 60 % spinale Ataxie – Hinterstrangataxie.
- 60–80 % motorische Schwäche – spastische (Para-) Parese,

- 40–50 % Pyramidenbahnzeichen,
- 25–35 % Areflexie,
- 10–35 % Blasenentleerungsstörungen [Soyka D, Tabulae Neurolog. 2.A. (1982) 108].
- Sog. Tabak-Alkohol-Amblyopie: I.d.R. sind beide Augen betroffen. Selten Veränderungen am Fundus.
- Psychiatrisch Enzephalopathie mit exogener Psychose (75 %), Gedächtnisstörungen (frontale Demenz) oder depressiver Symptomatik. Kasuistik eines 39-jährigen Patienten mit Hypothyreose und Vitamin B_{12}-Mangel auf dem Boden einer Autoimmunerkrankung, vollständige Rückbildung unter Vitamin-B_{12}- und Schilddrüsenhormon-Substitution [Modell S: Paranoide Psychose bei einem Patienten mit Hypothyreose und Vitamin-B_{12}-Mangel. Nervenarzt 64 (1993) 340–2].

Besonderes: Assoziation von Multipler Sklerose und Vitamin B_{12}-Mangel: 10 Patienten, davon – für einen Vitamin B_{12}-Mangel ungewöhnlich – 8 unter 40 Jahren, nur 2mal perniziöse Anämie [Reynolds E. Arch Neurol 48 (1991) 808–11].

Labor: bb: Perniziöse (Vitamin B_{12}-Mangel-) Anämie (hyperchrome, megaloblastäre Anämie). Leukopenie. BB: Eosinophilie (Parasitosen, Bandwürmer)? Vitamin B_{12}, Folsäure, Schilling-Test. Lues.

Prognose: Sog. Tabak-Alkohol-Amblyopie: Unter Vitaminsubstitution (oder zum Teil auch besserer Nahrung mit ausreichend Vitaminen trotz weiterer Alkoholeinnahme!) Visuszunahme und rückläufige Gesichtsfelddefekte. Die Farbsinnstörung und pathologische VEP-Latenz waren i.d.R. nicht rückläufig.

Risikofaktoren: s. Ätiologie. Sog. Tabak-Alkohol-Amblyopie: Unterernährung bei z.B. chronischem Alkoholmissbrauch, Kriegsgefangenen [Krumsiek J: Tabak-Alkohol-Amblyopie – Klinischer Verlauf bei 33 Kranken. Fortschr Neurol Psychiatr 53 (1985) 88–93].

Therapie: Lebenslange parenterale Vitamin B_{12}-Substitution.
☆ Vitamin B_{12} (500/1000 µg/ml A) Bedarf normal Kinder 0,5–1, Erwachsene 2 und Schwangere und Stillende 2,5 µg/d bzw. DGE-Empfehlung 5 µg/d. In Leber, Niere, Milz, Hering, Käse, Milch, Sauerkraut. Initial 7 Tage 500–1000 µg/d auf 4 x wöchentlich, dann monatliche i.m. Gabe, auf Dauer 500 µg alle 3–4 Monate. Serumspiegel 330–990 µg/l. UAW bei i.v.-Gabe anaphylaktische Reaktionen.

Myofasziales Schmerz-Syndrom

s. (generalisiert) Fibromyalgie. Lokalisierte myofasziale Schmerz-Syndrome der Wirbelsäule, des Bewegungsapparates, des Kiefergelenkes (Costen-Syndrom).

Akute intermittierende Myoglobinurie   R82.1

Ätiologie: Idiopathische paroxysmale Myoglobinurie als eigenständiges Krankheitsbild.
– Sekundäre Myoglobinurien nach Muskelnekrosen bei: Maligne Hyperthermie, McArdle-
   Syndrom (Glykogenose Typ V), Phosphofruktokinase-Mangel (Glykogenose Typ VII), Carnitin-Palmityl-Transferase-Mangel,
   Polymyositis – Dermatomyositis.

– Symptomatische Myoglobinurien nach Muskel-
   traumen und extremen Muskelbelastungen,
   als Folge ischämischer Muskelnekrosen, nach
   Intoxikationen, bei Infektionskrankheiten
   und bei hypokaliämischen Störungen.

Labor: CK im floriden Stadium 10–1000fach erhöht. Urin makroskopisch braungefärbt.

Idiopathische paroxysmale Myoglobinurie   R82.1

Ätiologie: Unbekannt.

Differentialdiagnose: Myopathien.

Epidemiologie: Auftreten häufig sporadisch.
m < w. Erbgang: Teils erblich.

Klinik: Anamnese: Rezidivierende Krankheits-
schübe mit Muskelnekrosen (Rhabdomyolyse)
und ausgeprägter Myoglobinurie. Begleitend
Muskelkrämpfe, -schmerzen, Schwäche der

proximalen Muskulatur. Attacken oft im Anschluss an Infekte und körperliche Belastungen.
Befund: Allgemeine Krankheitszeichen wie Fieber, Kopfschmerzen, Übelkeit.

Komplikationen: Hyperkaliämie, Nierenversagen, Ateminsuffizienz.

Labor: Leukozytose. CK im floriden Stadium
10–1000fach erhöht.

Myoklonie – Myoklonus   G25.3

s. Dystonien, Gaumensegelmyoklonus, s. Muskel-
tonuserhöhungen.

Ätiologie: s. Anatomie. Harmlose Myoklonien in
der Einschlaf- oder Aufwachphase.
Essentieller Myoklonus.
Bei M. Alzheimer in 10–20 %. Dentatorubropallidoluysische Atrophie. Neuronale Ceroidlipofuszinose (Ataxie). Creutzfeldt-Jakob-Erkrankung. Kortiko-basale Degeneration mit
Reflexmyoklonien. Dystonie-Myoklonus-Syndrom – myoklonische Dystonie (*syn.* myoclonic dystonia with lightning jerks, responsive
to alcohol). Enzephalitis, lymphozytäre Choriomeningitis. Hypoglykämie. Impulsiv-Petit-
mal (besonders bei Zuckungen nur in der
Aufwachphase), Myoklonus-Epilepsien (M.
Unverricht-Lundborg), Epilepsia partialis
continua Kojewnikow, MERRF-Syndrom
(„myoclonus epilepsy with ragged-red fibers“).
Geburtsschaden. Progressive subkortikale
Gliose. Hallervorden-Spatz-Erkrankung. Hyperparathyreoidismus (selten). Multisystematrophie. Opsoklonus-Myoklonus-Syndrom.
Chronische Niereninsuffizienz (Stoffwechselstörungen). Subakut sklerosierende Panenzephalitis. Radiogene Plexusläsion. Polyneuropathien. Restless legs-Syndrom (periodische
nächtliche serielle Myoklonien) und Schlaf-
Apnoe-Syndrom. Serotonin-Syndrom. Startle
Disease (Reflexmyoklonien). Stiff man-Syndrom (spasmodische Reflexmyoklonien) mit
Plus-Variante progressive Enzephalomyelopathie mit Rigidität und Myoklonus (PERM).
Toxisch bedingt.
– Vaskulär: Postanoxische (posthypoxische)
   Myoklonien *syn.* Lance-Adams-Syndrom, bei
   diffuser Schädigung   G93.1

kortikaler und thalamischer Strukturen.
– Medikamente: Cephalosporine. Clozapin.
   Etomidat. Imipenem. L-Dopa-Dyskinesien.
   Natrium-Gamma-Hydroxybutyrat (durch
   niedrig dosiert Barbiturate beherrschbar).
   Neuroleptika (tardiver Myoklonus). Sero-
   tonin-Wiederaufnahmehemmer. Sufentanil.
   Wismut (Intoxikation).

Anatomie: Abnahme des hemmenden Einflusses
des Serotonin-Systems auf die Stammganglien
durch Läsion der Raphe dorsalis-Kerne im
Hirnstamm, aus denen die gesamte Serotonin-
Versorgung stammt.
– Läsion besonders oft im Mollaret'schen Drei-
   eck: Nucleus dentatus, Nucleus ruber, untere
   Olive.
– Seltene Fälle von Myoklonien nach peripheren
   Nervenaffektionen im Ausbreitungsgebiet des
   betroffenen Nerven.

Definition: Unwillkürliche, abrupt-unregelmäßi-
ge oder auch rhythmische (DD Myorhythmien
im Schlund- und Gesichtsbereich eher rhythmisch!) kurzdauernde Muskelaktionen < 100
ms (nur selten bis 300 ms) einzelner Muskeln
oder Muskelgruppen, besonders bei Zielbewegungen.
– Aktionsmyoklonien: Unwillkürliche Zuckungen setzen bei intendierten Bewegungen ein
   (bei Lance-Adams-Syndrom, kortiko-basaler
   Degeneration).
– Bei negativem Myoklonus unwillkürliches
   plötzliches Sistieren einer tonischen oder pha-
   sischen Bewegung über 35–200 ms.

Differentialdiagnose: Faszikulationen. M. Parkinson (bei Patienten mit bewusster Vermeidung jeder motorischen Tätigkeit und bei Pa-

tienten mit rhythmischer Myoklonie). Tic – Gilles-de-la-Tourette-Syndrom. Unregelmäßiger Tremor.

Klinik: s. Definition.

– Anamnese: Besserung auf Alkohol beim Dystonie-Myoklonus-Syndrom – myoklonische Dystonie (*syn.* myoclonic dystonia with lightning jerks, responsive to alcohol).
– Propriospinaler Myoklonus: Beim Affen und wahrscheinlich auch beim Menschen gibt es kein propriospinales System. Irradiation der MER. Besserung der Myokloni auf Stehen und Gehen. Keine Reflexauslösung auf Geräusche.
– Spinale rhythmische Myoklonien: Befall einer Extremität oder symmetrisch segmentaler Befall.
– Rhythmischer Myoklonus: Nicht eindeutig definierte Gruppe von Bewegungsstörungen (DD Myorhythmie). Befall der oberen Extremität und der von den Hirnnerven versorgten Muskeln. Auftreten spontan, in Ruhe oder bei Aktion.

Labor: Besonders bei Opsoklonus: Gegen Neuronenkerne gerichtete Anti-Ri-Antikörper s. Paraneoplasie.

Selbsthilfegruppe: s. Dystonie.

Therapie kortikaler Myoklonien und des Lance-Adams-Syndroms: Antiepileptika (kortikale, subkortikale, retikuläre und primär generalisierte epileptische Myoklonus-Syndrome sind als Fragmente eines epileptischen Geschehens zu werten).

1. Wahl: ☆Valproinsäure s. Epilepsie (Gabaergikum). Bei parenteraler Gabe Effekt bereits in der Anflutphase. Gabe lebenslang.

2. Wahl: Ggf. Kombination mit serotonerg wirkenden Substanzen (Fluoxetin), einem weiteren Gabaergikum (Benzodiazepin):

☆ Clonazepam (0,5/2 mg Tbl, 1 mg/2 ml A, 2,5 mg/ 25 gtt) 0,1–0,2 mg/kg (2–6 mg) in 2 Dosen, 2–8 ggf. bis 20 mg/d. Oder

☆ Clobazam 10–40 (80) mg/d. Oder Diazepam, Primidon oder Phenobarbital.

3. Kombination von 1 + 2.

4. Wahl: ☆Piracetam (800/1200 mg Tbl, 12 g A) ggf. in Kombination mit 1 + 2.

5. Sonstige Therapieversuche: ☆Baclofen (5/10/25 mg Tbl) s. Spastik initial 3 x 5 auf maximal 150 mg.

☆ Oxitriptan – 5-Hydroxy-L-tryptophan (100 mg Tbl) unter BB-Kontrollen incl. der Eosinophilen je 3 Tage 0–0–100, 100–0–100, 3 x 100 mg bzw. 100–600 mg, nicht mit Serotonin-Wiederaufnahmehemmern. Soweit andere therapeutische Möglichkeiten nicht ausreichend sind, nur bei Sicherstellung einer tatsächlichen klinischen Besserung bzw. Therapiebeendigung bei unzureichendem Effekt, mit Benserazid.

☆ Botulinum-Toxin Typ A. Bei spinalem Myoklonus Fallbericht mit Besserung der myoklonen Entladungen [Polo K: Effectiveness of botulinum toxin type A against painful limb myoclonus of spinal origin. Mov Disord 9/2 (1994) 233–5].

– Lamotrigin, Acetazolamid.

– Carbamazepin, Vigabatrin und Phenytoin können selten zu einer Verstärkung der Myoklonien führen, Phenytoin kann Myoklonusepilepsien ungünstig beeinflussen.

Therapie des (extrapyramidal generierten) essentiellen Myoklonus, des symptomatischen Myoklonus mit wahrscheinlicher Auslösung in den Stammganglien und der myoklonischen Dystonie: Anticholinergika, z.B.

☆ Trihexyphenidyl (2 mg/Retard 5 mg Tbl) initial 1 mg, pro Woche um 1–3 mg steigern bis auf 40–60 mg/d (vereinzelt bis 100 mg).

☆ Ggf. Versuch mit Valproinsäure s.o.

Myokymie

faziale Myokymie G51.4

Ätiologie: Paroxysmale Ataxie mit persistierender Myokymie und Neuromyotonie (EA-1). Enzephalitis, Encephalomyelitis disseminata: Besonders faziale Myokymien. Hirnstammtumoren. Neuromyotonie. Guillain-Barré-Syndrom und Polyradikuliti-den (Polyradiculitis cranialis). Multifokale motorische Neuropathie mit Leitungsblock (bzw. Faszikulationen).

Toxisch, z.B. durch Gold, Quecksilber. Vaskulär Brissaud-Syndrom (Hirnstamm-Syndrom kaudale Brückenhaube).

Klinik: Bild der „wogenden Muskulatur" bei Muskelverkrampfungen. Besonderes: Obliquus superior-Myokymie – monokuläre attackenartige benigne Spontanentladung der Motoneurone des Trochleariskerns.

Therapie: ☆Carbamazepin.

Myopathien

G71

s.u. einzelnen Formen, maligne Hyperthermie, Muskeldystrophien, kongenitale Myopathien, Myotonie.

Ätiologie: s. Einteilung.

Anatomie/Histologie: s. Amyloidose – Amyloid-Myopathie.

Diagnostik: s. Röntgen. Muskelbiopsie möglichst MRT-gesteuert mit Untersuchung auf Lipidspeicher-Myopathien: L-Carnitin (Carnitinmangelmyopathie); Carnitin-Palmityl-Transferase (Mangelsyndrom – CPT-Mangel);
– Glykogenosen (Glykogen, Enzyme des Glykogen- und Kohlenhydratstoffwechsels, Enzymkinetik);

– neuromuskuläre Mitochondriopathien: Atmungskontrollmessungen, PDH-Komplex, Pyruvatkarboxylase, Cytochrome aa₃, b, c, NADH-CoQ-Reduktase, ATP-Synthetase, oxidative Phosphorylierung,
– AMP-Desaminase (AMP-Desaminase-Mangel).

Klinik: s. Einteilung. Myopathien können schon vor der Grunderkrankung klinisch manifest werden.

Einteilung: s.u. und:

Primäre Myopathien	G71
Progressive Muskeldystrophien	G71.0
Angeborene (kongenitale) Myopathien	G71.2
Mitochondriale Myopathien, andernorts nicht klassifiziert	G71.3
Sonstige primäre Myopathien	G71.8
Primäre Myopathie nicht näher bezeichnet	G71.9
Sonstige Myopathien	G72
Arzneimittelinduzierte (Medikamentös bedingte) Myopathien s. Steroid-Myopathien, Chloroquin. Fibrate und CSE-Hemmer. Colchizin. Emetin. Epsilonaminokapronsäure. Polymyxin E. Vincristin.	G72.0
Alkohol-Myopathie	G72.1
Toxische Myopathien: Organische Phosphate, Schlangengift	G72.2
Paroxysmale familiäre periodische (kaliumabhängige) Lähmungen	G72.3
Sonstige näher bez. Myopathien: Symptomatische entzündliche Myopathien	G72.8
Myopathie nicht näher bezeichnet	G72.9
Myopathien bei anderorts klassifizierten infektiösen und parasitären Krankheiten (Toxoplasmose, Trichinose)	G73.4
Endokrine Myopathien	E34.9. G73.5
Myopathie bei Akromegalie, M. Addison, M. Cushing, Hyperaldosteronismus, Hyperparathyreoidismus, Hyper- und Hypothyreose.	
Myopathie bei Stoffwechsel-Krankheiten:	G73.6
Muskelenzym-Stoffwechsel-Störungen: Störungen des Glykogenstoffwechsels, belastungsabhängig: Glykogenose Typ II (M. Pompe), Typ V (McArdle-Syndrom), Typ VII (Phosphofruktokinase-Mangel) Myopathie bei Amyloidose ggf. als initiales Symptom	E74.0
Lipidspeicherkrankheiten: Myopathie bei Carnitin-Palmityl-Transferase (CPT)-Mangel	E75
Vitamin E-Mangel	E56.0
Myopathie bei sonstigen andernorts klassifizierten Krankheiten:	G73.7
Chronische Polyarthritis	M05–M06
Sicca-Syndrom – Sjögren-Syndrom	M35.0
Sklerodermie	M34.8
systemischer Lupus erythematodes	M32.1
Myositis andernorts nicht klassifiziert	G72.4
Myositiden: Dermatomyositis und Polymyositis, entzündliche Myositiden, bei Kollagenosen, interstitielle rheumatische Myositis (z.B. Sjögren-Syndrom). 1. Wahl sind Kortikoide.	
Myasthenia gravis und sonstige neuromuskuläre Krankheiten	G70
Myasthenia gravis	G70.0
Toxische neuromuskuläre Krankheiten (medikamentös G72.0)	G70.1
Angeborene oder entwicklungsbedingte Myasthenie	G70.2
Sonstige näher bezeichnete neuromuskuläre Krankheiten	G70.8
Neuromuskuläre Krankheit nicht näher bezeichnet	G70.9
Krankheiten im Bereich der neuromuskulären Synapse und des Muskels bei andernorts klassifizierten Krankheiten	G73
Lambert-Eaton-Syndrom	G73.1
Sonstige Myastheniesyndrome bei Neubildungen	G73.2
Myastheniesyndrome bei sonstigen andernorts klassifizierten Krankheiten	G73.3
Myotone Syndrome: Dystrophische Myotonie Curschmann-Steinert (myotone Dystrophie), Myotonia congenita Thomsen/Becker und Paramyotonia congenita Eulenburg. Pseudomyotonie. Myotonie arzneimittelinduziert, chondrodystrophisch oder symptomatisch.	G71.1

Labor: GOT, GPT.
– CK-Mehrfachbestimmung, CK unter Belastung, Myoglobin im Serum: Myopathien unspezifisch.
– Carrierdiagnostik bei progressiver Muskeldystrophie Duchenne und Becker.
– LDH-Isoenzyme: Progressive Muskeldystrophie, Polymyositis.
– Carnitin im Serum: Carnitinmangelsyndrom, systemisch primär oder sekundär.

– Lipide, LPTT, Triglyzeride: Lipidspeichermyopathien.
– BZ, oraler Glukose-Toleranztest: Glykogenosen.
– Laktat-Ischämietest: Glykogenosen III, V, VII u.a. Mitochondriale Myopathien. Fahrradergometrie mit 30 Watt über 15 min und Laktatspiegelabnahme in Ruhe, nach 5 und 15 min. Ggf. nach Belastung Anstieg auf > 2 mmol/l.

- Laktat/Pyruvat nach oralem Glukose-Toleranztest: Mitochondriale Myopathien.
- Serumelektrophorese und Hämatologie: Myositis.
- Myoglobin im Urin: Myoglobinurie.
- Elektrolyte K, Ca, Na, PO_4: Periodische Lähmungen, endokrine Myopathien.
- Hormone bei endokrinen Myopathien: STH (Akromegalie), Cortisol (Steroidmyopathie), Parathormon (Hyperparathyreoidismus), T_3 und T_4 bei hyper- und hypothyreoten Myopathien.
- Harnsäure – Xanthin/Hypoxanthin: Xanthin-Oxidase-Mangel.
- NH_3-Ischämietest: AMP-Desaminasemangel.
- Rheumafaktor, ANA, ANCA, ggf. Antikörper gegen SSA- und SSB-Antigen.
- Selen: Empfohlene tägliche Zufuhr 20–100 µg (1–1,5 µg/kg). In Getreide, Eiern, Meeresfischen, Nüssen.
  Selenmangel (bei vollständiger parenteraler Ernährung): < 10 µg/l Muskelschwäche bzw. Herzmuskelschwäche (Kardiomyopathie), nach Substitution rückläufig. Symptome wohl nur bei gleichzeitigem Vitamin E-Mangel. Selenmangel ist eng mit einer verminderten Aktivität der Glutathionperoxidase verbunden als weiteres labordiagnostisches Kriterium. Selenmangel-bedingt: Keshan-Krankheit in extrem selenarmen Gegenden Chinas (Aufnahme < 30 µg/d) bei Kindern und jungen Frauen mit Zeichen der Myokardnekrose.
  Mit Selenmangel assoziiert (Wirkung, nicht Ursache, ggf. symptomverstärkend) sind rheumatoide Arthritis, zystische Fibrose, Leberzirrhose (auch alkoholbedingt), juvenile neuronale Ceroidlipofuszinose (Spielmeier-Sjögren-Vogt), Kardiomyopathien, Muskeldystrophien: Kasuistik einer Myopathie nach 13-jähriger selenfreier Ernährung mit einer Nährstofflösung wegen idiopathischer Pseudoobstruktion des Duodenums; Selenkonzentration 1 µg/l, nach i.v.-Applikation von 100 µg/d über 100 Tage und weiterer Substitution von 200 µg über 50 Tage Konzentration 96 µg/l; die grobe Kraft war nochmal 4 Monate später wieder voll hergestellt [Osaki Y: Mitochondrial abnormalities in selenium-deficient myopathy. Muscle & Nerve 21 (1998) 637–9].
  UAW bei Überdosierung Dermatitis mit Grau- und Bronzefärbung der Haut. Metallischer Geschmack. Chronische Intoxikation (Glas-, Porzellan-, Elektroindustrie): Anhaltender Knoblauchgeruch der Atemluft und des Schweißes, Reizung von Atemwegen und Augen, gastrointestinale Störungen. Nervenstörungen wie Apathie, Nervosität und Depression. Kopfschmerzen. Verlust von Haaren und Nägeln. Wirkung: Spurenelement. Schutz vor Radikalen.

Röntgen: Nachweis rein bindegewebigen Umbaus prinzipiell problematisch.
1. CT zum Nachweis von Muskelverkalkungen.
2. MRT (s. Muskeldystrophie, s. Polymyositis) z.B. im Muskelzentrum Hamburg in zwei Extremitätenabschnitten mit einer Schichtdicke von 9 mm und einem Schichtabstand von 4 mm jeweis 12 axiale Schichten):
- Spin-Echo-Sequenzen T1w (TR 500 ms, TE 20 ms) und T2w: Bei T1- und T2-Signalanhebung fettgewebiger Umbau auch im CT mit gleicher Sensitivität erkennbar. Signalerhöhungen ausschließlich in den T2-Sequenzen im Sinne von Muskelödemen zu werten.
- Short-T1-Inversion-Recovery Sequenzen (STIR-Fettunterdrückungs-Sequenz mit der höchsten Sensitivität für Muskelödeme): Muskelödeme mit homogenen flächenhaften Signalanhebungen sind mit annähernd 100 % Sensitivität bei entzündlichen Muskel- und Gefäßerkrankungen (unbehandelte idiopathische Myositiden, primäre und sekundäre Immunvaskulitiden) erkennbar und sicher von lipomatösen Veränderungen zu differenzieren mit deutlich stärkerem Kontrast als in T1- und T2-betonten Aufnahmen.
- MRT wie Muskelsonographie gut zur Biopsieoptimierung, 100 %ige Vermeidung von Fehlbiopsien in ein zu stark alteriertes Gewebe.
- MRT bei endokrinen Myopathien zum Teil unauffällig, bei Glykogenosen zum Teil massive parenchymatöse Umbauten [Beese M: Bildgebende Verfahren in der Diagnostik neuromuskulärer Erkrankungen. Fortbildungsband 69. DGN (1996) G13–22]. [Beese M: Diagnostik entzündlicher Muskel- und Gefäßerkrankungen in der MRT mit STIR-Sequenzen. Fortschr Röntgenstr 158 (1993) 542–9].

Therapie: ☆7S-IgG-Immunglobuline – IVIG (0,5– 10 g Fl). Nekrotisierende Myopathie: Kasuistik mit nach initialer Besserung im weiteren Verschlechterung unter Prednison, nach 3 Zyklen mit 150 g IVIG in 4wöchigen Abständen während des 2. Zyklus deutliche Besserung mit Rückgang der CK-Werte und der EMG-Veränderungen [Figge C: Nekrotisierende Myopathie: Therapie mit Gabe von intravenösem Immunglobulin G (IVIG) bei Steroidresistenz. (9/95) Erlangen].

1. Alkohol-Myopathie – Alkoholische Myopathie – Myopathie bei chronischem Alkoholismus G72.1

Einteilung:
- Akute Form nach Perioden exzessiven Alkoholkonsums mit ausgeprägter motorischer Schwäche, heftigen Myalgien, Muskelödemen, Muskelnekrosen mit Myoglobinurie.
- Subakute und chronische Form über Wochen bis Monate proximal betont.
- Ggf. treten hyperkaliämische Lähmungen bei chronischem Alkoholismus auf.

Prognose: Bei Alkoholabstinenz ist die Myopathie zumindest teilweise reversibel, bleibende Ausfälle sind auch möglich.

Angeborene Myopathien
s. kongenitale Myopathien.

2. Critical illness-Myopathie – CIM G70.8
Auftreten ggf. in Assoziation mit der (s.) Critical illness-Polyneuropathie.

Ätiologie: Die durch eine Critical illness-Polyneuropathie bedingte Denervation der Muskulatur bahnt die Entwicklung einer Myopathie. Darüber hinaus bedeutsam sind wohl besonders nichtdepolarisierende Endplattenblocker (NDEB), die häufig bei Organversagen verlangsamt metabolisiert werden, Aminoglykoside etc. und intravenöse Kortikosteroide. Verlust der elektrischen Membran-Erregbarkeit.

Anatomie/Histologie: Vereinzelt oder diffus verteilte anguläre atrophische Fasern besonders vom Typ 2 mit verminderter Färbbarkeit der Myosin-ATPase, elektronenoptischer Nachweis einer selektiven Myelinolyse.

Diagnostik: Nur muskelbioptisch (Goldstandard) diagnostizierbar. Elektromyographie wenig sensitiv (mangels Kooperation).

Differentialdiagnose: Critical illness-Polyneuropathie, eine Axonopathie, kann bei fakultativ erhöhter Kreatinkinase, neurophysiologisch niedrigamplitudigen Muskelantwortpotentialen und Nachweis pathologischer Spontanaktivität imitiert werden.
– Akut nekrotisierende Myopathie: Selten, mit häufig erhöhten CK-Werten und Myoglobinurie, schlechte Prognose.

Einteilung: Nicht-nekrotisierende Formen: CIM im engeren Sinn, CK normal.
– Nekrotisierende Formen: 1. Selektiver Verlust von myosinfilamenten (thick filament myopathy). 2. Diffus nekrotisierende Form, 2.1. septische Mikrofilamentmyopathie, 2.2. Rhabdomyolyse.

Epidemiologie: Wohl häufiger als Critical illness-Polyneuropathie. Bei Beatmung > 14 Tage in 50–70 %.

Labor: CK normal bei nicht-nekrotisierenden Formen (CIM im engeren Sinn). Carnitin-Spiegel. Ggf. (DD) Vitamin B_{12}, Folsäure.

Prognose: Komplette Remissionen sind möglich.

3. Distale Myopathien

Diagnostik: EMG: Myopathisches Bild.
– Muskelbiopsie: Myopathisches Bild mit Typ 2-Faserverminderung und „rimmed vacuoles".

Epidemiologie:
– Erbgang/Gen: Autosomal-dominant Chromosom 14q (bei Gen MYH7 für die herzmuskelspezifische β-Untereinheit der schweren Kette des Myosin) [Schröder S: Autosomal dominante distale Myopathie mit schweren Herzrhythmusstörungen – Ausschluss des Krankheitslocus vom proximalen Chromosom zeigt genetische Heterogenität. (9/96) Göttingen] oder autosomal-rezessiv Chromosom 2p.

Klinik: Assoziation mit Kardiomyopathien.
Anamnese: Frühzeitig ab 10.–30. Lebensjahr kardiale Reizleitungsstörungen.
Befund: Distal und beinbetonte Paresen und Atrophien. Gering ausgeprägte Dysarthrie und Facies myopathica.

Labor: CK-Erhöhung.

4. Myopathien bei Hyperthyreose   E34.9

Diagnostik: EMG: Proximal myopathische Schädigung, distal oft Fibrillationspotentiale.

Differentialdiagnose: Muskeldystrophie vom Gliedergürteltyp.

Klinik: Als Frühsymptom, während und nach einer Thyreotoxikose, kann meist einseitig betont eine endokrine Ophthalmopathie (s. M. Basedow) mit Exophthalmus und Augenmotilitätsstörungen auftreten. Ggf. Weiterbestehen trotz Hyperthyreose-Therapie.
Der Schultergürtel ist stärker als der Beckengürtel betroffen. Die Muskeleigenreflexe sind gut auslösbar und stehen im scheinbaren Widerspruch zur übrigen Symptomatik.
Distale Paresen und Fibrillationspotentiale im EMG deuten auf eine gleichzeitige neurogene Schädigung im Rahmen der Hyperthyreose.
Besonderes: Außer chronischen Verlaufsformen treten sehr selten auch akute, lebensbedrohliche Myopathien auf.

Labor: Serumenzyme sind oft unauffällig oder nur gering pathologisch verändert.

Prognose – Therapie: Bei Behandlung des Grundleidens weitgehende Rückbildung der Myopathien.

5. Myopathien bei Hypothyreose   E34.9

Anatomie/Histologie: Keine oder nur geringe myopathische Veränderungen.

Klinik: Anamnese: Muskelschmerzen, -krämpfe und -steifigkeit.
Befund: Die hypothyreote Myopathie manifestiert sich im Erwachsenenalter meist als proximale Myopathie mit Muskelschwächen und schmerzhaften Muskelkrämpfen (Hoffmann-Syndrom). Die häufig vorliegende Muskelsteifigkeit mit verlangsamter Kontraktion und Erschlaffung wird i.d.R. als Pseudomyotonie gewertet, da klinisch ein für Myotonien typisches „Warm-up-Phänomen" und myotone Entladungen im EMG fehlen (eine echte myotone Myopathie ist selten, s. Myotonie). Muskelhypertrophien, selten Muskelatrophien. MER lebhaft mit deutlich verlängerten Reflexzeiten.

Labor: Muskuläre Serumenzyme normal oder nur leicht erhöht.

6. Kongenitale Myopathien   G71.2

syn. Myatonia congenita Oppenheim, Muskelhypotonie Oppenheim, generalisierte Hypotonie.

s. metabolische Myopathien.

Diagnostik: Im Elektronenmikroskop Strukturanomalien.

Einteilung: Stäbchen-Myopathie (Nemaline-Myopathie).
Zentralfibrillen-Myopathie (Central-core-disease und maligne Hyperthermie).

Zentronukleäre Myopathie („myotubuläre Myopathie").

Epidemiologie: Erbgang: Meist autosomal-rezessiv, m = w. X-linked-centronuclear myopathy (XZNM).

Klinik: Nicht immer bereits bei der Geburt manifest, aber ggf. bereits in der Schwangerschaft verminderte Kindesbewegungen. Sammelbegriff „floppy infant": Ausgeprägte generalisierte Muskelhypotonie, -atrophie, Muskelschwäche mit leichter Ermüdbarkeit, verzögerte motorische Entwicklung, Hirnnervenausfälle. Kontrakturen und Skelettdeformitäten wie Minderwuchs, Kyphoskoliosen, Hohlfüße, Hüftgelenksdislokationen, Schädelknochenanomalien.
Kombination mit Arthrogryposis multiplex.

Prognose: Uneinheitlich, meist wenig progredient, aber nicht immer benigne, durchaus auch progredient mit dann verkürzter Lebenserwartung.

6.1 Stäbchen-Myopathie – Nemaline-Myopathie G71.2

Diagnostik: s. Labor.

Epidemiologie: Auftreten bei Geburt. Erbgang überwiegend autosomal-dominant, seltener autosomal-rezessiv, zum Teil sporadisch.

Klinik: Manifestation frühe Kindheit, Erwachsenenalter. Ptosis und Ophthalmoplegia externa fehlt, Gesichtsmuskeln evtl. betroffen.
Hoher Gaumen, längliches Gesicht, oft Wirbelsäulen-, Gelenk- und Fußdeformitäten.
Motorische Entwicklung meist verzögert.
Muskelatrophie kaum bis schwer. Muskelschwäche proximal > distal, teilweise Arme > Beine.

Labor: Dystrophin zum Ausschluss einer Muskeldystrophie Duchenne oder ggf. Becker (Anteil am gesamten Muskelprotein der quergestreiften und glatten Muskulatur bei Gesunden 0,0002 %).

Prognose: Im Verlauf meist stationär, ggf. rasche Progredienz.

6.2 Zentronukleäre Myopathie – „Myotubuläre Myopathie" G71.2

Epidemiologie: Auftreten bei Geburt. Erbgang autosomal-dominant oder rezessiv, auch x-chromosomal-rezessiv, selten sporadisch.

Klinik: Manifestation in der Kindheit, selten erst im Erwachsenenalter.
Ptosis und Ophthalmoplegia externa oft vorhanden, Gesichtsmuskeln oft betroffen. Epilepsie möglich.
Selten Wirbelsäulen-, Gelenk- und Fußdeformitäten.
Motorische Entwicklung evtl. verzögert.
Muskelatrophie deutlich (besonders distal).

Muskelschwäche distal > proximal, Beine > Arme.

Prognose: Im Verlauf meist mäßig bis rasche Progredienz, neonatal oft letal.

6.3 Zentralfibrillen-Myopathie – Central-core-disease G71.2

Anatomie/Histologie: Veränderte Struktur der Typ-1-Fasern.

Epidemiologie: Auftreten bei Geburt. Erbgang: Autosomal-dominant auf Chromosom 19q1.

Klinik: Intrauterine Kindsbewegungen evtl. vermindert, Manifestation selten erst im Erwachsenenalter. Ptosis und Ophthalmoplegia externa fehlt, Gesichtsmuskeln evtl. betroffen. Oft Minderwuchs und Wirbelsäulen-, Gelenk- und Fußdeformitäten.
Motorische Entwicklung verzögert. Muskelatrophie gering. Muskelschwäche proximal > distal, Beine > Arme.

Besonderes: Assoziation mit der malignen Hyperthermie.

Prognose: Im Verlauf keine oder selten leichte Progredienz.

6.4 Multi-Core-Disease G71.2

6.5 Minicore-Disease G71.2

6.6 Myopathien mit kongenitaler Fasertypdisproportion G71.2

7. Myopathien bei Störungen des Glykogenstoffwechsels – Glykogenosen E74.0. G73.6

Myopathie bei Muskelenzym-Stoffwechsel-Störungen.

Anatomie/Histologie: Mitbeteiligung von Leber, Herz, Niere, Nervensystem.

Diagnose: Muskelbiopsie.

Diagnostik: s. Labor, Röntgen. Ischämie-Test: Bestimmung des Laktatspiegels im Venenblut nach Muskelarbeit unter ischämischen Bedingungen zur Prüfung der anaeroben Glykogenolyse und Glykolyse.

Epidemiologie: Erblich.

Klinik: Anamnese: Belastungsabhängige Muskelschmerzen und Krämpfe.
Befund: Bleibende Muskelschwäche, Muskelhypotonie und -atrophie.

Labor: Bei V.a. Störungen der Glykolyse: Saure α-Glukosidase 0,25–1,5 nmol/min/mg Protein. Glykogengehalt 0,7 g/100 g Gewebe. Phosphorylase a (a + b) 200–700 (500–1500) nmol/min/mg Protein. Phosphorylase-B-Kinase (-Mangel) 3–30 nmol/min/mg Protein (Adresse PD Dr. Y. S. Shin, Haunersches Kinderspital Uni München, Lindwurmstr. 4, München, Tel. 089/5160-2894 oder 5160-3159).

Röntgen: MRT mit zum Teil massiven parenchymatösen Umbauten.

7.1 Myopathien bei Glykogenose Typ II – Glykogenspeicherkrankheit M. Pompe
E74.0. G73.6

syn. Pompe-Krankheit, Saure Maltase-Mangel.

Ätiologie: Mangel an saurer Maltase.

Anatomie/Histologie/Diagnose: Muskelbiopsie: Histochemisch glykogenhaltige Vakuolen.

Diagnostik: s. Labor. EMG: Myogenes Muster mit Fibrillationspotentialen und positiven scharfen Wellen sowie myotonen Entladungen.

Differentialdiagnose: Spinale Muskelatrophien. Progressive Muskeldystrophien.

Einteilung/Epidemiologie: Infantile Form mit Erkrankungsbeginn im frühen Kindesalter. Ggf. adulte Form mit Manifestation bis zum 4. Lebensjahrzehnt.

Klinik: Befund: Makroglossie, Kardiohepatomegalie. Myopathie, bei der auch die Atemmuskulatur mit befallen sein kann. Körperliche Retardierung, aber normale geistige Entwicklung.
– Adulte Form mit vorrangigem Befall der Muskulatur und ebenfalls Beteiligung der Atemmuskulatur und respiratorischen Störungen.

Labor: s.o. CK leicht erhöht.

Prognose: Generalisierter Mangel an saurer Maltase beim Kleinkind tödlich (Lebenserwartung wenige Monate), bei Jugendlichen und Erwachsenen milder Verlauf.

Therapie: Therapieversuch mit kohlenhydratarmer, proteinreicher Ernährung. Frühzeitige Behandlung von respiratorischer und kardialer Insuffizienz.

7.2 Myopathien bei Glykogenose Typ V – McArdle-Krankheit
E74.0. G73.6

Ätiologie: Muskelphosphorylase-Defekt (Mangel) der Skelettmuskulatur mit Einlagerung von Glykogen.

Diagnostik: s. Labor. Ischämie-Test: Unter Belastung kein Laktatanstieg (unspezifischer Befund).

– EMG: Während der Lähmungen keine nachweisbare Aktivität.
– Muskelbiopsie: Subsarkolemmal glykogenhaltige Vakuolen, negative Phosphorylase-Reaktion.

Epidemiologie: m < w. Erbgang: Autosomal-rezessiv, Chromosom 11q. In Deutschland am häufigsten Mutation R49X.

Klinik: Anamnese: In 98 % belastungsabhängig auftretende Muskelschmerzen und schmerzhafte Muskelkrämpfe speziell beim Gehen mit Wadenkrämpfen, aber auch in jedem anderen belasteten Muskel. Rückbildung in Ruhe.
Befund: Nach schweren Anstrengungen sind Muskelödeme, -nekrosen und Myoglobinurie, letztere bis zur Niereninsuffizienz möglich.

Labor: s.o. Myoglobinurie nach schweren Anstrengungen. Muskuläre Serumenzyme i.d.R. normal oder nur leicht erhöht.

Prognose: Insgesamt gutartig, es können sich jedoch auch bleibende Muskelschwächen mit Atrophien entwickeln.

Therapie: Lebensführung auf die Krankheit einrichten. Proteinreiche Kost (30–35 % der Kalorien). Glukose und Fruktose vor körperlichen Belastungen. Dosierte Muskelbelastungen insbesondere nach Auftreten erster Symptome, ggf. mit Besserung der Muskelleistung („second-wind"-Phänomen).

7.3 Myopathien bei Glykogenose Typ VII – Phosphofruktokinase-Mangel – PFK-Mangel
E74.0. G73.6

syn. Tarui disease.

Ätiologie: Störungen des Glykogenstoffwechsels: Phosphofruktokinase ist das regulatorische Schlüsselenzym der Glykolyse.

Definition/Diagnose: Myopathie in Kombination mit einer kongenitalen nicht-sphäroidalen Hämolyse.

Diagnostik: s. Labor. Laktatischämietest z.B. ohne Laktatanstieg.

Epidemiologie: Erbgang: Autosomal-rezessiv. Etwa 30 beschriebene Fälle seit 1967.

Klinik: Anamnese: Belastungsabhängige Myalgien.
Befund: Heterogenes Bild. Infantile, klassische und adulte Verlaufsform. Muskelschwäche. Sekundäre akute intermittierende Myoglobinurien nach Muskelnekrosen.
Besonderes: Partieller Phosphofruktokinase-Mangel kann Krankheitssymptome bewirken ggf. ohne eindeutige Vermehrung zytoplasmatischen Glykogens in der Muskulatur (als Äquivalent der vakuolären Myopathie) [Goebel H: Partieller Phosphofructokinase-Mangel (Glykogenose Typ VII). (9/95) Erlangen].

Labor: bb hämolytische Anämie (nicht-sphäroidale Hämolyse). Retikulozytose z.B. mit Hyperbilirubinämie und Hyperurikämie. Aldolase und CK erhöht.

8. Metabolische Myopathien – Stoffwechselbedingte Myopathien G73.6

s. 7. Glykogenosen. kongenitale Myopathien, 9. mitochondriale Myopathien. s. metabolische Enzephalopathien.

Diagnostik: s. Labor.
- Muskelbiopsie zur histologischen licht- und elektronenmikroskopischen Untersuchung.
  Bei Carnitinmangel Lipidspeicherung in der Muskulatur und erniedrigter Carnitingehalt.
  Bei Carnitin-Palmityl-Transferase-Mangel biochemischer Nachweis des Enzymmangels. Elektronenmikroskopie oft unauffällig.

Differentialdiagnose: Carnitin-Palmityl-Transferase-Mangel: Kaliumabhängige paroxysmale Lähmungen.

Epidemiologie: Genetisch/kongenital und erworben. Carnitinmangel wohl autosomal-rezessiv. Carnitin-Palmityl-Transferase-Mangel II (CPT II): Bei Erkrankungsbeginn im Erwachsenenalter (adult-onset) in 60 % S113L-Mutation.

Einteilung und Klinik: Biochemisch definiert sind Carnitin-Mangel, Glykogenosen.
Histologisch-elektronenmikroskopisch definiert sind Central-core-disease, Rod-Body Myopathie.
1. Störungen des aeroben bzw. Fettsäure-Stoffwechsels.
1.1 Carnitinmangel (Lipidspeicher-Myopathie): Primär durch Defekte von Enzymen wie den Acyl-CoA-Dehydrogenasen der β-Oxidation von Fettsäuren (fehlender essentieller Kofaktor für den Transport aktivierter langkettiger Fettsäuren durch die innere Mitochondrienmembran); klinisch permanente Paresen, keine Rhabdomyolyse.
   Häufiger sekundär (symptomatisch) durch z.B. Valproinsäure. Rein myopathische oder multisystemische Form. In der Kindheit beginnende proximale, aber auch distal verteilte Myopathien, hepatische Enzephalopathien. Prognose nur bei systemischer Form ungünstig, sonst gut.
1.2 Carnitin-Palmityl-Transferase-Mangel (CPT-Mangel, Lipidspeicher-Myopathie).
   In der Kindheit oder Jugend beginnende reversible belastungsabhängige Attacken von Muskelschwäche, -steifigkeit und -schmerzen nach längerer Nahrungskarenz oder nach körperlicher Anstrengung (keine Störung währenddessen) mit besonders großer Gefahr der Myoglobinurie und Rhabdomyolyse. Ggf. ohne klinisch manifeste Muskelschwäche. Prognose gut.
1.3 Störungen der Atmungskette mit Ausdauerschwäche und belastungsabhängigen Myalgien:
- Benigner Zytochrom-c-Oxidase-(COX-)Mangel: Selten, Enzymprotein zunächst inaktiv, nach künstlicher Ernährung und Beatmung Gesundung der Neugeborenen.
- Letaler Zytochrom-c-Oxidase-(COX-)Mangel: Manifestation beim Säugling („floppy infant"). Labor: Laktat.
- Komplex-I-Defekt: In der Kindheit beginnend, mit ragged red fibers, Laktaterhöhung, unterschiedliche Prognose. Labor: Laktat.

- Komplex-II- und III-Defekt: In der Kindheit beginnend, Enzephalomyopathie mit ragged red fibers, Laktaterhöhung, unterschiedliche Prognose. Labor: Laktat.
- M. Leigh s. Leukenzephalopathie – subakute nekrotisierende Enzephalomyelopathie Leigh – mitochondriale Zytopathie.
- Kearns-Sayre-Syndrom (KSS), MELAS-Syndrom, MERRF-Syndrom s. mitochondriale Myopathien.
1.4 β-Oxidationsdefekt des trifunktionellen Enzyms: In einer Familie mit Mangel an trifunktionellem Enzym periphere Polyneuropathie, asymptomatische bis ausgeprägte myopathische Symptomatik bis zum Nierenversagen durch schwere Rhabdomyolysen [Schaefer J, Dresden: Bedeutung der Fettsäure-β-Oxidation im Erwachsenenalter. DGN (10/97) Dresden].
2. Störungen des anaeroben mitochondrialen Kohlenhydrat-Stoffwechsels: Nach oder während einer Belastung Krämpfe, Myalgien, ggf. Myoglobinurie, nach mehrjährigem Verlauf allgemeine progressive Muskelschwäche.
2.1 Generalisierter saurer Maltasemangel s. GlykogenoseTyp II – M. Pompe.
2.2 Störungen der Phosphorylase s. Labor.
3. Störungen des Purinstoffwechsel.
3.1 Xanthusoxydase-Mangel.
3.2 Muskeladenylatdesaminase-Mangel.
4. Störungen der Pyruvatdehydrogenase: Lipidansammlungen in der Elektronenmikroskopie. Manifestation beim Säugling („floppy infant"). Labor: Laktat, Pyruvat und Alanin. Prognose infaust.

Klinik: Bei hereditären Enzymdefekten der mitochondrialen β-Oxidation der Fettsäuren im Kindesalter dominieren häufig hepatische Enzephalopathie (Reye-Syndrom) und Kardiomyopathie, im Erwachsenenalter Myopathie, belastungsinduzierte Rhabdomyolyse und Myoglobinurie.

Labor: CK. Dystrophin (Anteil am gesamten Muskelprotein der quergestreiften und glatten Muskulatur bei Gesunden 0,0002 %) zum Ausschluss einer Muskeldystrophie Duchenne oder ggf. Becker. Myoglobinurie. Bei Carnitinmangel ggf. Ketoazidose. Bei Carnitin-Palmityl-Transferase-Mangel Laktat, Myoglobinurie.

Prognose bei Carnitinmangel mit der rein myopathischen Form deutlich besser als bei der multisystemischen Form.

Therapie: Acetylcholinesterase-Hemmer in niedrigen Dosen mit Effekt bei einzelnen Patienten. Bei Muskelkrämpfen ☆Chininsulfat (260 mg Tbl mit 195 mg Theophyllin) 1 Tbl vor dem Schlafengehen gegen nächtliche Wadenkrämpfe, oder ☆Tetrazepam (50 mg Tbl).
1.1 Carnitinmangel als einzige erfolgreich therapierbare metabolische Myopathie: Akut Glukoseinfusionen.
   Häufig kleine fettarme Mahlzeiten, verstärkte Zufuhr von Kohlehydraten und mittelkettigen Fettsäuren (bevorzugt Olivenöl).
   Bei myopathischem Carnitinmangel ☆Carnitin (1 g/3,3 ml Sirup bzw. 10 ml Trinklösung, 1 g/5 ml A) 3 x 1 g.

Bei sekundärem Carnitinmangel Carnitin 3 x 1 g und ☆Vitamin B$_2$ – Riboflavin (10 mg Tbl/A) 100 mg/d auf 10–20 mg/d, 20 mg 1- bis 3mal wöchentlich.

1.2 Carnitinpalmityltransferase-Mangel: Anstrengungen und zu lange Kälte vermeiden, keine Nahrungskarenz und Fastenkur, verstärkte Zufuhr häufiger kleiner Mengen von Kohlehydraten und mittelkettigen Fettsäuren, fettarme Diät.

2.2 Störungen der Phosphorylase: Proteinreiche Kost (30–35 % der Kalorien), Vermeidung von Anstrengungen.

9. Mitochondriale Myopathien – Mitochondriopathien

s. metabolische Myopathien. G71.3

syn. mitochondriale Zytopathien.

Ätiologie/Definition: Muskelerkrankungen durch einen mitochondrialen, i.d.R. autosomal-rezessiv vererbten Enzymdefekt. Ein gewisser Anteil an Mitochondrien enthält defekte Gene.

Diagnostik: DNA-Diagnostik. EMG. EEG.
– Fahrradbelastungstest – Laktat-Ischämietest: Fahrradergometrie mit 30 Watt über 15 min und Laktatspiegelabnahme in Ruhe, nach 5 und 15 min. Ggf. nach Belastung Anstieg auf > 2 mmol/l. Unter Belastung pathologischer Laktat/Pyruvat-Quotient. Der L/P-Quotient ist, auch zur Therapiekontrolle der Koenzym Q-Medikation, am aussagekräftigsten.

Diagnose: Muskelbiopsie: Im Elektronenmikroskop Ansammlungen und Strukturanomalien der Mitochondrien, ggf. auch Glykogen- und Lipidansammlungen. KSS, MELAS und MERFF mit „ragged red fibers" – RRF.

Klinik: KSS, MELAS und MERFF mit Myopathie mit variabel schmerzhafter Muskelschwäche besonders bei Ausdauerleistungen, Augenmuskelparesen (chronisch-progredienter externer Ophthalmoplegie), Ateminsuffizienz, Kardiomyopathie sowie Demenz, Epilepsie, Ataxie, Hörstörung bis zur Ertaubung, Kleinwuchs und endokrinen Symptomen.

Labor: KSS, MELAS und MERFF mit Serumlaktaterhöhung., besonders nach Belastung und bei Ischämie (s. Diagnostik). Ggf. Erhöhung von CK, GOT, LDH, Pyruvat und Alanin, Glukosurie, Aminoazidurie und Phosphaturie bei Cytoxidasemangel.

Therapie: Vermeidung von Ausdauerleistungen. Antiepileptische Therapie.
– Koenzym Q (150 mg/d oral) dringt in die Mitochondrien ein, steigert nur bei einigen Patienten die Muskelkraft; Effekt in großen Studien nicht nachgewiesen.

9.1 Kearns-Sayre-Syndrom – KSS   H49.8.
G71.3

Ätiologie: Enzymstörung der Zytochrom-a3-Oxidase, Zytochrom-C-Oxidase und muskulärer Koenzym Q-Mangel.

Epidemiologie: In 98–99 % sporadisch, selten familiäre Belastung. Auftreten im 10.–20. Lebensjahr.

Klinik: Im Vordergrund stehen die externe Ophthalmoplegie und Retinopathie.

Labor: Liquoreiweißerhöhung in 70 %.

Therapie: Kreatinmonohydrat 20 g/d über 4 Wochen in plazebokontrollierter Cross-over-Doppelblindstudie bei Patienten mit chronisch progressiver externer Ophthalmoplegie [Klopstock T, München. DGN (9/98) München].

9.2 MELAS-Syndrom   G71.3

Mitochondriale Enzephalopathie mit Laktatazidose und Schlaganfall-Episoden, „Mitochondrial encephalopathy, lactic acidosis and stroke-like episodes".

Ätiologie: Enzymstörung der Zytochrom-C-Oxidase, Succinat-Zytochrom-C-Reduktase etc.

Differentialdiagnose: Herpes-Enzephalitis: Kasuistik einer 55-Jährigen mit erstmals im Anschluss an eine ophthalmische Herpesinfektion auftretender Aphasie, Delir und epileptischen Anfällen, primär als Herpes-Enzephalitis gedeutet, nach 5 Jahren erneuten zerebralen Krampfanfällen sowie Hemiparese, Hemianopsie bis zur kortikalen Blindheit, Psychose und Demenzentwicklung, Nachweis der Punktmutation an Position 3243 [Sharfstein S: Adult-onset MELAS presenting as herpes encephalitis. Arch Neurol 56 (1999) 241–3].

Epidemiologie: Punktmutation der mitochondrialen mt-DNA mit Transition des Nukleotids nt3243 in 80 % (auch bei Diabetes mellitus mit Taubheit und bei chronisch progressiver externer Ophthalmoplegie) oder (seltener) des Nukleotids nt3271 im Gen der Transfer-RNA. Familiäre Belastung in 30–40 %. Auftreten bis zum Kleinkindalter.

Klinik: Variabel! Meist Hörstörung: Initial kann ein Hörsturz auftreten; häufigstes Symptom der A3243G-Punktmutation.
Kortikale Blindheit (homonyme Hemianopsie), fokale oder generalisierte Epilepsie (auch z.B. Status komplex-partieller Anfälle), Hemiparesen, Aphasien, episodisches Erbrechen, migräneartige Kopfschmerzen. Weniger Nephropathie/Niereninsuffizienz, Diabetes mellitus, kongenitale Missbildungen z.B. VACTERL-Assoziation (vertebrale, anale, kardiale, tracheo-ösophageale, renale und Extremitäten-Missbildungen).
– Kasuistik eines 61-jährigen Patienten mit uncharakteristischen Symptomen [Deschauer M, Halle-Wittenberg: Myopathie mit schmerzhafter Muskelsteife – ein neuer Phänotyp der mitochondrialen Mutation 3243A→G (MELAS-Mutation)? (10/97) Dresden].

Röntgen: CCT: Stammganglien-Verkalkungen.

Therapie:
- Koenzym Q (150 mg/d oral) dringt in die Mitochondrien ein, steigert nur bei einigen Patienten die Muskelkraft; Effekt in großen Studien nicht nachgewiesen.
- Acetolyt-Granulat. Ubiquinon z.B. 150 mg/d.

9.3 MERRF-Syndrom – „myoclonus epilepsy with ragged-red fibers" G71.3

Ätiologie: Enzymstörung der Succinat-Zytochrom-C-Reduktase etc.

Epidemiologie: Familiäre Belastung in 60–70 %. Auftreten im 10.–20. Lebensjahr.

Diagnostik: Muskelbiopsie mit Muskelfaser-Gomori-Trichrom-Färbung.

Epidemiologie: Mitochondriale Mutation G7497A bei 2 Patienten mit progressiver Myopathie, ragged red fibers, Laktazidose.
- $tRNA^{Ser(Ucn)}$ Mutation (T7512, n = 2; 7472, n = 3) mit progressiver Myoklonusepilepsie und Innenohrschwerhörigkeit [Jaksch M, München-Schwabing. DGN (9/98) München].

Klinik: Tonisch-klonische Anfälle, Myoklonus-Epilepsie, Dysarthrie, Optikusatrophie. Ggf. mit multipler symmetrischer Lipomatose.
Oft Lipome im Nackenbereich (Differentialdiagnose Madelung'scher Fetthals).

10. Neutralfettspeicherkrankheit E78.9

syn. Neutral Lipid Storage Disease – NLSD.

Ätiologie: Ungeklärter Enzymdefekt. Wohl Block des Triglyzeridabbaus proximal der β-Oxidation, z.B. Mangel einer Triglyzeridlipase.

Anatomie/Histologie: Histochemisch intrazytoplasmatische Lipidtröpfchen in z.B. Muskel, Leber, Corti-Organ, Schwannschen Zellen und Granulozyten.

Definition/Diagnose: Ichthyose, Jordan's Anomalie (vakuolisierte Granulozyten), Innenohrschwerhörigkeit, psychomotorische Retardierung, proximale Myopathie und weitere neurologische Störungen.

11. Proximale myotone Myopathie – PROMM G71.2

syn. Rickersche Erkrankung.

Anatomie/Histologie: s. Diagnostik – Muskelbiopsie.

Diagnose: s. Klinik. Keine CTG-Trinukleotid Repeatexpansion (auf Chromosom 19q13.3) wie bei der dystrophischen Myotonie.

Diagnostik: s. Labor. Elektroneurographie normal.
- EKG (!): Häufig kardiale Beteiligung wie SA-, AV-, Rechtsschenkelblock, supraventrikuläre Bigemini, unspezifische Arrhythmien.
- EMG: Myotones Muster mit hochfrequenten myotonen Serien, aber nicht obligatorisch und

ggf. nur zeitweise. Auch pathologische Spontanaktivität (positive scharfe Wellen, Fibrillationen, pseudomyotone Entladungen) [Breul P, Bonn: Neurogene Veränderungen bei PROMM. (9/96) Göttingen].
- Muskelbiopsie: Unspezifisch myopathische Veränderungen mit Vermehrung zentraler Kerne (bis zu 10 Kernen pro Faser) ohne wesentliche Muskelfaserdegeneration mit disseminiert elongierten und atrophischen Muskelfasern wie bei beginnenden Denervationsprozessen [Ricker K. Arch Neurol 52 (1995) 25–31]. Z.T. Typ-I-Prädominanz.

Differentialdiagnose: Dystrophische Myotonie Curschmann-Steinert – Myotone Dystrophie. Gliedergürteldystrophie.

Epidemiologie: Auftreten etwa mit 35–50 Jahren. Erbgang: Autosomal-dominant.

Klinik: Multisystemerkrankung mit 4 Kernsymptomen (bei fast 70 % von 80 betroffenen Familien, n = 214) [Schneider C, Würzburg: 80 Familien mit proximaler myotoner Myopathie. DGN (9/98) München]:
1. 86 % Myotonie klinisch oder elektromyographisch: Die Myotonie ist nicht obligatorisch und ggf. nur zeitweise.
2. 74 % Katarakt.
3. 69 % Dystrophie mit proximaler Muskelschwäche beginnend an den Oberschenkeln (mit Mühe bei Hochkommen aus der Hocke) und der vorderen Halsmuskulatur, später Befall auch des Schultergürtels. 17 % kardiale Probleme.
4. 67 % Muskelschmerzen: Bei den meisten Patienten treten früher oder später Phasen von fluktuierenden Muskelschmerzen in den Beinen, Armen, im Rumpfbereich (DD Polymyositis) oder im Thoraxbereich (DD Herzinfarkt) auf.
- 23 % Tremor.
- Selten endokrine Störungen: Zeichen eines Hypogonadismus bei 10 % der Männer (Hodenatrophie) und 2 % der Frauen. Keine Häufung von Diabetes mellitus.
- Bei 13 von 26 Patienten vermehrte Schlafneigung, 14/26 mit Struma [Kunath B, Dresden: Zur Klinik der myotonisch-dystrophischen Myopathie – ohne genomischen Nachweis der myotonen Dystrophie (MD). (9/95) Erlangen].
- Keine Facies myopathica. Keine Atrophien bzw. Pseudohypertrophien, keine mentalen Veränderungen (DD zur dystrophischen Myotonie!).

Labor: Leberenzymerhöhung, besonders GPT-Erhöhung, seltener Erhöhung von γ-GT, GOT und CK.

Prognose: Besser als bei der dystrophischen Myotonie.

12. Steroid-Myopathie – Kortikoid-Myopathie G72.0

Anatomie/Histologie: s. Klinik.

Diagnose und Differentialdiagnose: Schwierig, wenn Kortison zur Myopathie-Therapie eingesetzt ist.

Einteilung/Klinik: 1. Akute Form (sehr selten) bereits nach kurzfristiger hochdosierter Gabe mit generalisierter Muskelatrophie und Rhabdomyolyse unter Einschluss der distalen Extremitätenmuskulatur, Anstieg der Muskelenzyme und histologisch ausgedehnten Muskelnekrosen.
2. Chronische Form ggf. mit diffusen Myalgien, symmetrisch besonders am Hüft-, seltener am Schultergürtel, mit der proximalen Muskulatur, ggf. mit Befall der Atemmuskulatur (Differentialdiagnose Myasthenia gravis – Tensilontest) meist ohne Anstieg der Muskelenzyme. Atrophie der Typ II-Fasern, besonders Typ IIb-Fasern.

Labor: CK. Kreatinausscheidung im Urin.

Therapie: Kortikoide absetzen, mindestens reduzieren oder auf ein nichtfluoridiertes Präparat wie Methylprednisolon umsetzen. Kreatinausscheidung im Urin wohl als sensibelster Parameter zur Therapiekontrolle.

Myorhythmie s. Gaumensegeltremor, Tremor – Holmes-Tremor.

Myositis   G72.4, M60

s. Polymyositis.

Ätiologie: Myositis nach d-Penicillamin, bei AIDS.
– Granulomatöse Myositis bei Sarkoidose, bei Wegener Granulomatose: Leitend Muskelschwäche.
Myositis bei M. Crohn: Steroid-responsible fokal nekrotisierende, wohl T-Zell vermittelte, neutrophile inflammatorische Myositis, different von Myositiden bei Poly-/Dermatomyositis, wohl eigene Entität [Heuß D, Erlangen. Clin Neuropathol 15 (1996) 150–4].
Immunologisch bedingte Myositis s. Polymyositis (mit Dermatomyositis, Einschlusskörper- und okulärer Myositis).
Infektiöse Myositis:
Bakterien (Staphylokokken, Clostridien, Tuberkelbakterien).
Parasiten: Trichinose: Meldepflicht bei Erkrankung oder Tod.
BB Eosinophilie bis 80 % (so ausgeprägt wie bei keiner anderen Erkrankung).
☆Tiabendazol (500 mg Tbl) 50 mg/kg in 2 Dosen über 1–4 Tage, maximal 3 g/d.
Zystizerkose.
Pilze. Protozoen: Toxoplasmose B58.8. M63.1
Viren: Myositis bei AIDS.

Einteilung: Verlauf akut oder chronisch.

Klinik: Myalgien, Muskelschwäche.

1. Interstitielle Myositis – interstitielle Herdmyositis

Ätiologie: Bei Kollagenosen (Polymyalgia rheumatica) – Interstitielle rheumatische Myositis.

Anatomie/Histologie: Wie bei Dermatomyositis perifaszikuläre Expression von Zelladhäsionsmolekülen N-CAM und Leu 19 sowie perifaszikuläre Muskelfaseratrophie mit hochsignifikanter Minderung des Muskelfaserdurchmessers (Durchmesser der perifaszikulären Muskelfasern bei anderen Erkrankungen größer als der intrafaszikulärer Muskelfasern).

2. Granulomatöse Myositis bei Sarkoidose – Polymyositis granulomatosa bei Sarkoidose

Anatomie/Histologie: Granulomatöse Myositis.

Epidemiologie: Auftreten besonders im mittleren und höheren Lebensalter bei Frauen.

Klinik: Befund: Leitend schmerzlos verlaufende proximal beinbetonte Muskelschwäche und Atrophie.
Häufige Entwicklung von Kontrakturen, Faszien werden mitbefallen.

Prognose: Therapeutisch schwer beeinflussbar.

Myositis ossificans   G72.4, M60

bei Verbrennung   M61.3

s. Paraartikuläre Ossifikationen (Arthropathie in Verbindung mit neurologischen Affektionen).

Myotonien – Myotone Syndrome G71.1

Pseudomyotonie G71.1

s. Myopathien.

Ätiologie: s. Myotonie – Paramyotonie, s. dyskaliämische Lähmung (HyperPP). Veränderung der Erregbarkeit der Zellmembran „durch ein funktionelles Defizit der Ionenkanäle, die für die Auslösung eines Aktionspotentials, der Stabilisierung des Membranpotentials und der Kopplung von Erregung und Kontraktion verantwortlich sind" [Hoffmann (1995)].
- Hypothyreose: Kasuistik einer Patientin mit typischen myotonen Symptomen, Muskelsteifigkeit der Hände beim Faustschluss, Verkrampfungen der Oberschenkel bei Laufbeginn, „Warm-up-Phänomen", leicht erhöhter CK, im EMG neben Fibrillationen und pseudomyotonen Entladungen auch myotone Salven; unter Substitution vollständige Remission [Broich P, Bonn: Myotone Myopathie bei Hypothyreose. (10/97) Dresden].

Definition: Myotone Funktionsstörung: Nach Willkürkontraktion bzw. auf mechanische Reize (Perkussionsmyotonie) oder direkte und indirekte elektrische Muskelstimulation verzögerte Muskelerschlaffung (nur an Skelettmuskeln), auch nach Nervenblockade oder Curarisierung nachweisbar.

Diagnostik: s. Labor. EKG.
- Im EMG myotone hochfrequente Entladungen („myotone Salven"), Amplitudenhöhe variiert, Sturzkampfbombergeräusch.
- Neurophysiologie Serienreizung 30/s: Progrediente Amplitudenabnahme, die unter Carbamazepin oder Tocainid geringer ausfällt.
- Muskelbiopsie unspezifisch.

Differentialdiagnose zur Perkussionsmyotonie: Idiopathischer Muskelwulst ohne Bewegungseffekt.

Klinik: Anamnese: Familienanamnese.
Befund: Perkussionsmyotonie an distalen Muskeln wie M. opponens pollicis und an der Zunge (Spatel): Lang anhaltende, erst nach Sekunden lösbare Muskelkontraktion (Differentialdiagnose ideomuskuläre Wulstbildung ohne Bewegungseffekt). Muskelkontraktions-Geschwindigkeit verzögert. Besonders bei der Myotonia congenita Becker/ Thomsen Muskelhypertrophien.
- Nach kräftigem Händedruck Schwierigkeiten beim Öffnen der Hand durch verzögerte Erschlaffung. Nach mehrfacher Wiederholung Verbesserung bzw. Sistieren der Symptomatik („Warm-up-Phänomen"), ggf. auch Zunahme der Muskelsteifigkeit (paradoxe myotone Reaktion).
- Augenschluss: Nach Blick aufwärts dann Blick nach unten: Lid-lag.
- Zungenseitbewegung verzögert.

Komplikationen: Dystrophische Myotonie mit kardialen Komplikationen.

Labor: CK im floriden Stadium auf 1–4fachen Wert erhöht, meist normal. Schilddrüsenparameter (s. Ätiologie).

Therapie:
- ☆ Mexiletin-HCl (100/200 mg Kps, Depot retard 360 mg, 250 mg/10 ml A) s. Torticollis spasmodicus. Initial 5 auf 10 mg/kg. Bei Myotonia congenita Becker – Myotonia congenita Thomsen – Paramyotonia congenita (keine Wirkung auf die hyperkaliämische Lähmung – HyperPP): Frequenzabhängiger Natriumkanal-Blocker vom Lidocain-Typ.
- ☆ Tocainid (400 mg Tbl) 3 x 400 (-800) mg, nicht mit Ca-Antagonisten.
- Repolarisation der pathologisch depolarisierten Muskelmembran durch Kaliumkanalaktivatoren wie Bimakalim, Cromakalim, Lemakalim und Pinacidil. Pinacidil – Pindac verbessert die Muskelkraft und reduziert die Lähmungsattacken, hat als Antihypertensivum die UAW RR-Abfall (Hypotonie), Kopfschmerzen und Tachykardie.

1. Myotonia congenita Becker G71.1

Ätiopathogenese: s. Epidemiologie.

Diagnostik: s. oben Myotonien.

Differentialdiagnose: Myotone Dystrophie (besonders bei proximalem Befall).

Epidemiologie: Späterer Erkrankungsbeginn als bei Thomsen, anfangs meist progredient, m = w. Erbgang/Gen: Autosomal-rezessiv, wie bei Thomsen auf Chromosom 7q35 Mutation mit Fehlfunktion des Chloridkanals CIC-1 der Muskelzellmembran mit Membraninstabilität im Sinne einer Übererregbarkeit. Daraus folgend verringerte Chloridleitfähigkeit.
- Penetranz unterschiedlich, zum Teil subklinisch gering. Prävalenz 1/50.000.

Klinik: s. oben Myotonien. Muskelhypertrophie. Schwererer Verlauf als bei Typ Thomsen. Besonderer Befall der Beine mit späterem Ausbreiten auf den ganzen Körper. Oft nachweisbare vorübergehende Muskelschwäche bei Bewegung nach Ruhe.

Prognose: Symptomatik meist über einige Jahre progredient und erst dann stabil.

Therapie: s. Myotonie. ☆Phenytoin. ☆Procainamid. ☆Ajmalin.

2. Myotonia congenita Thomsen G71.1

Ätiopathogenese: s. Epidemiologie.

Epidemiologie: Schon bei der Geburt oder in der frühen Kindheit erkennbar. Vereinzelt spätere Manifestation. m = w. Erbgang: Autosomaldominant, sonst (s.) wie bei Myotonia congenita Becker.
- Penetranz unterschiedlich, zum Teil subklinisch gering. Prävalenz 1/23.000.

Klinik: s.o. Myotonien. Muskelhypertrophie. Kraft erhalten, Geschwindigkeit verzögert. Verstärkung auch durch Stress, Erschrecken (beim Autofahren gefährlich!), Ermüdung - aber auch längere Ruhepausen-, Kälte, Menstruation. Ggf. schon beim jungen Säugling myotone Reaktionen z.B. der mimischen Muskulatur beim Waschen der Augenlider mit kaltem Wasser. Patienten wirken plump und ungeschickt, speziell bei raschen reflektorischen Bewegungen, und stürzen oft hin.

Prognose: Keine Progression.

Therapie: s. Myotonie.

3. Kalium-sensitive Myotonie – Potassium aggravated myotonia – PAM   G71.1

Ätiologie: s. Myotonie – Paramyotonie.

Epidemiologie: Erbgang/Gen: Mutation bei allen 3 Schweregraden an identischer Stelle des Natriumkanal-Gens.

Klinik: Ähnelt der Myotonia congenita Thomsen. Anamnestisch typisch wird der Patient als Kind zyanotisch-bewusstlos aufgefunden, meist als Epilepsie verkannt (zumal auf die spannungsabhängigen Natriumionenkanäle blockierende Antiepileptika, z.B. Phenytoin, Carbamazepin, Besserung eintritt).
– 3 Schweregrade: Myotonia fluctans, moderate Myotonie, sehr selten Myotonia permanens.

Therapie: Natriumkanal-Blocker, z.B. Carbamazepin, Phenytoin.

4. Paramyotonie – Paramyotonia congenita Eulenburg – PC   G71.1

Ätiologie: s. Epidemiologie. Die Natrium-Leitfähigkeit der Muskelmembran bei niedrigen Temperaturen ist erhöht mit verzögerter Inaktivierung. Durch vermehrten Natriumeinstrom wird eine Depolarisation der Muskelzellmembran ausgelöst, wobei eine nur leichte Depolarisation zur Übererregung und Muskelsteifheit, der Myotonie, und eine starke Depolarisation zum Gegenteil, zur Untererregbarkeit, Muskelschwäche und Lähmung führt. Gestörte Rückresorption von Kalium.

Epidemiologie: Auftreten in der frühen Kindheit, m = w. Erbgang/Gen: Autosomal-dominant, Natriumkanalerkrankung mit über 20 verschiedenen Punktmutationen in der α-Untereinheit des muskulären Natriumkanal-Gens (wie auch bei der familiären hyperkaliämischen Lähmung, HyperPP u.a. an Position R1448H (Arginin ist durch Histidin substituiert).

Klinik: Anamnese: Kälteinduzierte myotone Reaktion und Steifigkeit mit nachfolgender Muskelschwäche, die in Paralyse übergehen kann, und kälteunabhängige paroxysmale Lähmungen speziell proximaler Muskeln über Stunden bis Tage.

Therapie: s. Myotonie.

5. Chondrodystrophische Myotonie – Schwartz-Jampel-Syndrom   G71.1

Ätiologie: Ungeklärt. Ggf. Beziehung zur Neuromyotonie.

Diagnose: EMG-Befund mit entsprechendem Verhalten nach Curarisierung.

Diagnostik: Im EMG keine myotonen Entladungen, aber charakteristische Spontanaktivität, die nach Curarisierung verschwindet. Muskelbiopsie uncharakteristisch.

Differentialdiagnose: Neuromyotonie. Stiff-man-Syndrom.

Epidemiologie: Auftreten selten, bereits im Kleinkindalter. Erbgang: Autosomal-rezessiv und autosomal-dominant.

Klinik: Anamnese: Unauffällige intellektuelle Entwicklung.
Befund: s.o. Myotonien. Kleinwuchs, knöcherne Veränderungen und Bewegungsstörungen.

Dystrophische Myotonie Curschmann-Steinert – Curschmann-Batten-Steinert-Syndrom   G71.1

syn. Myotone Dystrophie (MD), Curschmann-Steinert Erkrankung.
s. Myopathie. s. Myotonie.

Anatomie/Histologie: Reduktion der hypertrophischen Typ II- und Prädominanz der Typ I-Fasern in Korrelation zum klinischen Schweregrad [Toghi H: Muscle histopathology in myotonic dystrophy in relation to age. Muscle & Nerve 17 (1994) 1037–43].

Definition/Diagnose: Multisystemerkrankung: Kombination von muskeldystrophischen, myotonen Symptomen und endokrinologischen Defiziten.

Diagnostik: s. Labor, s. Röntgen. DNA-Diagnostik s. Epidemiologie. Augenarzt/Spaltlampe: Katarakt.
– EMG und Serienreizung s. Myotonie Diagnostik. Myopathische und neurogene Schädigungsmuster.
– EKG. Familienanamnese. Gentest zur Differentialdiagnose. Muskelbiopsie unspezifisch.
– Kardiologische Untersuchung zur antiarrhythmischen und Herzinsuffizienz-Therapie.

Differentialdiagnose: Progressive Muskeldystrophien. Proximale myotone Myopathie. Andere Myotonien.

Epidemiologie: Auftreten mit 15–30 Jahren (2. und 3. Lebensjahrzehnt). Neonatale und infantile Form.

- Erbgang/Gen: Autosomal-dominant auf Chromosom 19q13.3 mit ausgedehnter CTG-Trinukleotid-Repeatexpansion auf mindestens 45–3000 (n=5–30) in der DNA-Region. s. Klinik – Besonderes. Penetranz unvollständig, variable Expressivität.
  Die Repeatanzahl korreliert signifikant mit der Muskelschwäche und invers mit dem Manifestationsbeginn. Bei hoher Repeatanzahl vermehrt mentale Defizite und Gonadendysfunktion. Andere klinische Manifestationen wie Katarakt, Myotonie, gastrointestinale und kardiale Symptome sind von der Repeatanzahl unabhängig [Jaspert A: Myotonic dystrophy: Is there a correlation between trinucleotide repeat length and clinical symptoms? (9/95) Erlangen].
- Prävalenz 1/8–20–100 Tsd (wohl häufigste Muskelerkrankung in den westlichen Ländern).

Klinik: Myotone Reaktion s. Myotonie Klinik. Multiorganerkrankung.

- Kongenitale myotonische Dystrophie: Sehr seltene degenerative Erkrankung. Autosomal-dominant, im Vergleich zur Curschmann-Steinert Erkrankung wesentlich höhere Repeatexpansion. Klinisch bereits bei der Geburt schwere Ventilationsstörungen, Muskelhypotonie, hohe perinatale Mortalität um 16 %. Später mentale Retardierung, myotone Symptome und Multiorganbeteiligung. Lebenserwartung maximal 40 Jahre, wohl besonders von der kardialen und Pankreas-Mitbeteiligung (Diabetes mellitus) abhängig.
Anamnese: Langsam progrediente Symptomatik mit fortschreitender Muskelschwäche und Muskelatrophie. Die Myotonie kann erstes Krankheitssymptom sein, sie ist geringer als bei der Myotonia congenita ausgeprägt.
- Magenbeschwerden. Obstipation, Schluckstörungen (Dysphagie) und Verdauungsstörungen als möglicher Hinweis für eine Mitbeteiligung der glatten Muskulatur. Störungen der Libido, der Menstruation (Hypomenorrhoe), der Potenz.
Befund: Intelligenzminderung und psychomotorische Verlangsamung.
- Augen: Polychromatische Linsentrübung. Katarakt nach längerem Verlauf praktisch bei allen Patienten nachweisbar. Bei Augenschluss Wimpern nicht verdeckt: Nach Blick nach oben dann Blick nach unten: Lid-lag.
- Innenohrschwerhörigkeit.

- Schädel: Glatzenbildung – Stirnglatze, Hyperostosis frontalis. Facies myopathica mit schlaffen Gesichtszügen, eingesunkenen Schläfen, Ptosis, halboffen stehendem Mund (Muskelatrophie Mm. temporalis, orbicularis oculi und oris).
- Cholelithiasis (40 %), Herzrhythmusstörungen.
- Endokrine Störungen: Diabetes mellitus, Gonadenatrophie/Hodenatrophie
- Muskelatrophie und Muskeldystrophie besonders an Gesicht (Facies myopathica), mit hängenden Schultern (M. sternocleidomastoideus), vornübergebeugter Haltung, an den distalen Extremitätenmuskeln, d.h. an den Unterarmen mit Betonung des M. brachioradialis und an den Unterschenkeln mit Betonung der Fuß- und Zehenheber (Steppergang). Später Befall auch der proximalen Muskulatur.
- Polyneuropathie in 46 %, axonal betont [Mondelli M: Axonal motor and sensory neuropathy in myotonic dystrophy. Acta Neurol Scand 88 (1993) 141–8] mit Vibrationsminderung etc.
- Nasale, leise Sprache.
- Skelettdeformitäten: Hyperostosen, besonders Hyperostosis frontalis.
Besonderes: Typisch in betroffenen Familien ist eine Zunahme der Schwere des Krankheitsbildes bei Verringerung des Manifestationsalters in der Generationenfolge [Koch M: Myotone Dystrophie. DÄB 91/18 (6.5.94) B-962–4].

Komplikationen: Herzrhythmusstörungen.

Labor: Aldosteron, CK normal oder leicht erhöht, Cortisol, Endokrinologie, oGTT gestört.

Prognose: Chronisch progredienter Verlauf, Arbeitsunfähigkeit oft schon vor dem 40. Lebensjahr, Lebenserwartung 50–60 Jahre.

Röntgen: BWS-Kyphose. Schädel in zwei Ebenen Hyperostosis cranialis, Mikrosella.

Therapie: KG. Peroneusschienen. Eiweißreiche Nahrung.
- Genetische Beratung nach umfassender klinischer Familienuntersuchung (viele Merkmalsträger mit oft nur diskreten Symptomen).
☆ Nandrolon (25/50 mg A) 25 (–50) mg i.m. alle 2–4 Wochen.
☆ Phenytoin (100 mg Tbl, 250 mg A) s. Epilepsie. Dauertherapie mit Vitamin D_3 1000 IE (0,05 mg Tbl).
☆ Procainamid (250 mg Drg, 100 mg A, Duriles 0,5 g Tbl) 3 x 250–750 mg/d.

Narkolepsie

Ätiologie: Ungeklärt. Vereinzelt nach Enzephalitis.

Definition: Kataplexie – kataplektische Attacken (affektiver Tonusverlust): Durch Emotionen ausgelöster plötzlicher fokaler oder generalisierter Tonusverlust der Muskulatur, bei dem der Patient hinstürzt. Für die Dauer von bis zu einer Minute sind Willkürbewegungen nicht möglich, das Bewusstsein ist ungestört. Freude scheint eher kataplektische Stürze auszulösen als Ärger.

Diagnostik: s. Labor, s. Röntgen. Schlafpolygraphie (im EEG sleep-onset REM).

Differentialdiagnose: Epilepsie, Hirnstammprozess, Hypersomnie, Schlaf-Apnoe-Syndrom, Schlafstörungen.

Epidemiologie: Erkrankungsbeginn im 10.–20. Lebensjahr. m < w. Erbgang: Ggf. autosomaldominant.
- Prävalenz: Unterschiedliche Angaben zwischen 0,003–0,16 % und 0,26–1 %.

Klinik: Anamnese: Schlafanfälle (imperativer Schlafdrang bzw. Einschlafattacken). Affektiver Tonusverlust (Kataplexie).
- Akzessorische REM-Schlafphänomene: Hypnagoge Halluzinationen. Wachanfälle – Schlaflähmungen (Tonusverlust bei Einschlafen oder Wachwerden). In 60–80 % Unterbrechungen des Nachtschlafs. 10–15 % der Narkoleptiker haben ein Schlaf-Apnoe-Syndrom.
Besonderes: In allen Fällen einer Kataplexie sind im Anfall H-Reflex und MER an der betroffenen Extremität nicht auslösbar [Kolbinger F: Sturzanfälle. Akt Neurol 21 (1994) 2–8].

Labor: HLA-DR2 in 80–100 (98) % positiv (21,5 % der Normalbevölkerung). Lues. Trypanosoma rhodiense. Weill-Felix-Reaktion + KBR (Fleckfieber).

Röntgen: CCT, MRT z.A. Hirnstammprozess.

Selbsthilfegruppe – Adressen für Informationen: Kontakt bei Deutsche Narkolepsie-Gesellschaft, Hessisches Diakonie-Zentrum Hephata, Heinrich-Wiegand-Str., Schwalmstadt-Treysa. Tel. 06691/191.

Therapie: Änderung der Lebensführung so weit möglich.
1. Tagesmüdigkeit – Schlafanfälle (imperativer Schlafdrang bzw. Einschlafattacken):
☆ Modafinil (100 mg Tbl) unter EKG- und RR-Kontrollen bei Herz-Kreislauferkrankungen indiziert zur Vigilanzsteigerung bei Narkolepsie mit und ohne Kataplexie morgens oder morgens und mittags 2–4 Tbl/d, bei schwerer Leber- oder Nierenerkrankung Dosis halbieren. BtM-Verschreibungshöchstmenge/30 Tage 12.000 mg (400 mg/d). Ansprechen bei 60–70 % der Patienten. Unter 200 bzw. 400 mg Abnahme der Tagesschläfrigkeit um 24 bzw. 26 % [Broughton R: Randomized, doubleblind, placebo-controlled crossover trial of modafinil in the treatment of excessive daytime sleepiness in narcolepsy. Neurology 49 (1997) 444–51].

El.-HWZ 10–12 h. Maximale Plasmakonzentration nach 2–3 Stunden. 62 % Plasmaproteinbindung besonders an Albumin.
Interaktionen: Durch Enzyminduktion (Zytochrom P450 3A) Mini- und Mikropille ohne ausreichende Empfängnisverhütung (!), normal dosierte Kontrazeption mit mindestens 0,05 mg Ethinylestradiol erforderlich. Dosis von trizyklischen Antidepressiva halbieren. Kasuistik mit Clomipramin-Spiegelerhöhung [Clin Neuropharmacol 21 (1998) 127–9].
KI Abhängigkeit (Alkohol, Medikamente, Drogen) in der Vorgeschichte, gleichzeitige Behandlung mit Prazosin. Relative KI schwere Angstzustände, Hypertonie und Herz-Kreislauferkrankungen (regelmäßige EKG-Überwachung).
UAW häufig Kopfschmerzen, gelegentlich Appetitlosigkeit, bukkofaziale Dyskinesien und Hyperkinesien, Exantheme, Muskelsteifigkeit, Nervosität – Unruhe, Schlaflosigkeit, Schwitzen, Tremor.
Wirkung: Reduzierte Freisetzung der GABAergen Neurotransmission. Bessert wirksam Schlafattacken und Müdigkeit, senkt aber weniger die Häufigkeit kataplektischer Anfälle und beeinflusst weniger den Nachtschlaf und willkürlichen Schlaf am Tage. Keine Toleranzentwicklung, kein Abhängigkeitspotential.

1.1 Stimulantien mit Therapie-limitierendem Abhängigkeitspotential (20–30 % Toleranzentwicklung), noradrenergen und dopaminergen (sympathomimetischen) UAW wie z.B. Nachtschlafstörungen:
☆ Methamphetamin (Tbl) UAW Amphetaminpolyneuropathie, Psychose/Verwirrtheit, ZNS-Vaskulitis. Missbrauch auslösend wie z.B. Ecstasy (3,4-Methylendioxymethampetamin) s. Intoxikation.
Wirkung: Stimmungsaufhellend.
☆ Methylphenidat (10 mg Tbl) 2–3 x 10–20 mg (0,5–1,1 mg/d), maximal 60 mg/d. BtM-Verschreibungshöchstmenge 400 mg/30 Tage. El.-HWZ 1–3, Met. 7 h. Wirkungseintritt nach 0,5–3 h.
KI < 6 Jahre, Angst, nach zerebraler Ischämie, Depressionen, Spannungszustände, motorisch-verbale Tics.
UAW Abhängigkeit, Angina pectoris, Angst, Appetitstörungen, Glaukom, Kopfschmerz, Senkung der Krampfschwelle, Magenschmerzen, Schlaflosigkeit, Schwindel, Tachyarrhythmien, Thyreotoxikose. Entzündung oder Verschluss von Hirngefäßen.
Wirkung: Psychoanaleptikum.

2. Hypnagoge Halluzinationen, Wachanfälle:
Trizyklische Antidepressiva, z.B. Imipamin 3 x 25 mg.
3. Kataplexie: Vermeiden der den affektiven Tonusverlust auslösenden Situationen. Medikamentös Antidepressiva: Trizyklische wie z.B. ☆Imipramin 3 x 25 mg oder ☆Clomipramin, zunehmend moderne Antidepressiva wie ☆Serotonin-Wiederaufnahmehemmer.
☆ Selegilinhydrochlorid s. M. Parkinson. In plazebokontrollierter Doppelblind-Studie bei 17 Patienten mit 20–40 mg reduzierten sich die Schlafphasen am Tag um 36 %, und die impe-

rativen Schlafphasen verkürzten sich um 34 %. Kataplektische Attacken waren um 89 % reduziert [Hublin C: Selegilin in the treatment of narcolepsy. Neurology 44 (1994) 2095– 101].

☆ Amfetaminil (10 mg Drg) 10 mg morgens bis 20–10–0 mg. Sonst ohne gesicherte Anwendungsgebiete, sollte nicht verschrieben werden. Kein BtM. KI Glaukom, Hypertonie, Hyperthyreose, Prostataadenom mit Restharn. Wirkung: Sympathomimetikum, Psychoanaleptikum. Außerordentlich Amphetamin-ähnlich, beliebt in der Drogenszene.

– Weitere Medikamente: Dextroamphetamin.
☆ Pemolin (20 mg Tbl) zur zentralen Stimulation Erwachsene morgens 1 Tbl, ggf. mittags 1/2–1 Tbl. Jgdl. 1/2 Tbl morgens und ggf. mittags bzw. 0,5–3 mg/kg, Wirkungseintritt nach 2–6 Wochen. El.-HWZ 10–12 h. KI Depression mit Suizidtendenz. Keine Einnahme nachmittags und abends wegen Schlafstörungen.
UAW Brechreiz, Gewichtsabnahme, Leberfunktionsstörungen.

Nasopharynx-Karzinom C11.9

Klinik: Läsion von Hirnnerv V, VI, IX, X, keine Fazialis-Schädigung.

Therapie: ☆Interferon beta – Fibroblasten-IFN-β (Fiblaferon 3/4/5 Mio IE A) 30 min nach fiebersenkendem Mittel. El.-HWZ Fiblaferon 1,5 h. Undifferenziertes Nasopharynx-Karzinom: 0,1 Mio/kg 3mal wöchentlich über 6 Monate.

Nasoziliarisneuralgie s. Trigeminusneuralgie – Differentialdiagnose.

Nebennierenrinden-Insuffizienz s. M. Addison.

Neglect s. zerebrale Ischämie – Klinik R48.8

Periphere Nervenläsionen

Benigne Neoplasmen des peripheren Nervensystems	D36.1
Neubildung unsicheren Verhaltens	D48.2
Maligne Neoplasmen des peripheren Nervensystems:	C47
Kopf, Gesicht, Hals	C47.0
Obere Extremität incl. Schulter	C47.1
Untere Extremität incl. Hüfte	C47.1
Thorax	C47.3
Abdomen	C47.4
Becken	C47.5
Rumpf	C47.6
Traumatische periphere Nervenläsionen obere Extremität in Höhe von Schulter und Oberarm	S44
Traumatische periphere Nervenläsionen obere Extremität in Höhe des Unterarms	S54
Traumatische periphere Nervenläsionen obere Extremität in Höhe von Handgelenk und Hand	S64
Traumatische periphere Nervenläsionen untere Extremität in Höhe von Hüfte und Oberschenkel	S74
Traumatische periphere Nervenläsionen untere Extremität in Höhe des Unterschenkels	S84
Traumatische periphere Nervenläsionen untere Extremität in Höhe von Knöchel und Fuß	S94

s. Plexus brachialis-Läsion, Plexus lumbosacralis-Läsion, Lähmungen.

s. einzelne Nerven: N. axillaris, musculocutaneus, medianus, ulnaris, radialis, thoracicus longus, femoralis, gluteus sup. und inf., ischiadicus, obturatorius, peroneus, saphenus, tibialis.

Ätiologie: Mechanische Ursachen: Einmaliges Trauma oder sekundär chronische Kompression nach akutem Beginn.

– Chronische Irritation: Engpass-Syndrome.
– Spritzenlähmung (möglichst keine Blockade von Nervensegmenten, die in Faszien, knöchernen Tunneln oder in Periostnähe verlaufen):
1. Nadel verletzt den Nerv direkt oder ein intraneurales Gefäß (Hämatombildung in der Nervenscheide):
Bei Irritation sensibler Nervenfasern (elektrisierendes Missempfinden) oder motorischer Nervenfasern (Muskelzuckung) vor der Injek-

tion Nadel zurückziehen. Prophylaktisch immer langsam injizieren, um hohe Drucke zu vermeiden.

2. Hämatom drückt auf den Nerv: Seltener. Nach einem freien Intervall von Stunden bis Tagen nach der Injektion treten Schmerzen, Parästhesien oder Lähmungen auf. Z.B. nach Punktionen für Angiographien (prädisponierend ist die unzureichende Kompression nach Entfernen der Nadel). Therapeutisch rasche operative Ausräumung des Hämatoms.

3. Toxische Nervenläsion: Bei sensiblen oder gemischten Nerven sofortige Schmerzen. Besonders bei intraglutäaler Injektion von z.B. Analgetika, Antibiotika, Antirheumatika und Neuroleptika. Das Nachspritzen von NaCl 0,9 % hat sich nicht bewährt.

4. Arterielle Injektion: Nadel in situ belassen zum Nachspritzen eines Lokalanästhetikums (ohne Adrenalinzusatz) und von Papaverin mit anschließender Antikoagulation.

Anatomie/Histologie: s. Einteilung.

Diagnostik: s. Röntgen.
- EMG und ENG (nach > 2–3 Wochen) zur Lokalisierung, Bestimmung der Verteilung und frühzeitigen Erfassung beginnender Reinnervation: Bis zur diagnostisch eindeutigen auch prognostischen Zuordnung (s. Einteilung nach Sunderland) zweimonatige, ggf. monatliche klinische und EMG-ENG-Kontrollen zur evtl. erforderlichen neurochirurgischen Exploration.

Motorik	↓↓, Plegie	↓↓, Plegie	↓, Parese	normal
Reflex (korr.)	erloschen	erloschen	normal bis erloschen	normal
Sensibilität	erloschen	normal bis ↓	normal bis ↓	normal
Indikation für:	EMG, (NLG motorisch) + NLG sensibel bei Differentialdiagnose Wurzel- vs. Plexusläsion	EMG (NLG motorisch) + (NLG sensibel)	EMG NLG motorisch + (NLG sensibel)	(EMG) (NLG motorisch)

1. Pathologische Spontanaktivität ohne Willkürpotentiale: Der Muskel ist denerviert, aber potentiell noch reinnervierbar. Neurochirurgische Exploration zeitgerecht nach 3–6 Monaten (< 6 Monate) bei Ausschluss einer Wurzelläsion.

2. Pathologische Spontanaktivität mit eben vereinzelt Willkürpotentialen bei plegischem Muskel: Der optimale Operationszeitpunkt ist besonders schwierig festzulegen, Kontrollen sind besonders kurzfristig erforderlich. Nicht länger als 6 Monate zuwarten!

3. Erloschene pathologische Spontanaktivität ohne Willkürinnervation bedeutet einen inzwischen erfolgten irreversiblen fibrotischen Muskelumbau mit dann nicht mehr sinnvoller rekonstruierender Nervenoperation oder differentialdiagnostisch eine direkte Muskelschädigung z.B. durch ein Kompartmentsyndrom.
- Ninhydrin-Schweißtest nach Moberg als quantitative Methode. Sympathische Hautantwort (SHA) als qualitative Methode zur Differenzierung kompletter und inkompletter Nervenläsionen anscheinend sensibler [Rommel O, Bochum: Vergleichende Untersuchung zwischen der sympathischen Hautantwort, dem Ninhydrin-Schweißtest und dem Minor-Schweißtest bei peripheren und zentralen Schweißsekretionsstörungen. (16.9.95) Erlangen].

Differentialdiagnose: Posttraumatische Inaktivitätsatrophie (besonders bei rein motorischen Nerven).

Einteilung nach Sunderland (1951) für die einzelne Nervenfaser (am gesamten peripheren Nerven können Mischbilder auftreten!):
(Rasch reversibler physiologischer Block, im wesentlichen durch eine kurzzeitige Ischämie, z.B. „Einschlafen eines Beines" nach Übereinanderschlagen der Beine. Keine morphologisch fassbaren Veränderungen).

1. *Neurapraxie*: Durch leichte Druckschädigung geringfügige, aber schon morphologisch fassbare Veränderungen wie eine paranodale Invagination. Klinisch flüchtige motorische Defizite und sensible Störungen im Sinne von Dysästhesien. Die elektrische Leitfähigkeit bleibt erhalten, kann allenfalls kurzzeitig blockiert sein. Binnen Tagen bis Wochen vollständige Remyelinisierung. Gute Prognose, keine Therapie erforderlich.

2. *Axonotmesis*: Zerstörung von Axonen (Axonolyse) bei vollständig erhaltener Kontinuität der Hüllstrukturen des Nerven. Der distale Stumpf zerfällt nach wenigen Tagen von proximal nach distal (Wallersche Degeneration). Klinisch motorische und sensible Defizite. Ggf. nach 3 Wochen eintretende Muskelatrophie. Die elektrische Leitfähigkeit (ENG) kann bei Läsion nicht aller Axone erhalten bleiben, die Amplitude ist abhängig von der Anzahl geschädigter Axone erniedrigt, die Nervenleitgeschwindigkeit besonders bei Betroffensein großer Axone verzögert. Weitgehende Regeneration bei einer Wachstumsgeschwindigkeit von 1 mm/d ist möglich. Gute Prognose, neben konservativer Therapie ist nur bei diagnostischer Unklarheit operative Abklärung erforderlich.

3. *Axonotmesis mit Schädigung der Schwannschen Scheide*: Durch intraneurale Narbenbildung ist die Regeneration gering. Vom Ausmaß der Regeneration abhängig zeitgerechte neurochirurgische Intervention.

4. *Axonotmesis mit Schädigung der gesamten Nervenscheide bis zum Perineurium*: Intraneurale Neurombildung, keine Regeneration. Frühzeitige neurochirurgische Intervention.

5. *Neurotmesis*: Vollständige Durchtrennung des Nervs. Frühzeitige neurochirurgische Intervention – Nerventransplantat!

Klinik: Befund:
- Hoffmann-Tinel-Zeichen (?): Durch Beklopfen der Nervenfasern Auslösung von Missempfindungen im ehemaligen Versorgungsgebiet. Ort dokumentieren zur Feststellung, ob das Punctum maximum peripherwärts wandert als Zeichen der spontanen Regeneration!
- Variabel motorische, sensible, vegetativ-trophische Defizite und Schmerzsyndrome („Wer am Ort des Schmerzes nach der Ursache sucht, wird selten Erfolg haben").

- Bei kompletter Unterbrechung der Kontinuität nach 3 Wochen eintretende Muskelatrophie.
- Kraftgrade – Paresegrade:
  5 volle Kraft
  4 Kraft gegen Widerstand
  3 Bewegung gegen Schwerkraft
  2 Bewegung ohne Schwerkraft
  1 Kontraktion ohne erkennbare Bewegung
  0 keine Aktivität

Röntgen: MRT: Direkte Nervendarstellung in T1-gewichteten Aufnahmen. Umschriebene Gadolinium-Anreicherung.

Transkutane Nervenstimulation – TENS – TNS s. Schmerz – Therapie.

Nervus s. einzelne Nerven.

Neuralgien s. Cluster-Kopfschmerz – Differentialdiagnose. s. Herpes zoster (postherpetische Neuralgie bzw. postzosterische Neuralgie). s. Trigeminus-Neuralgie.

Neuralgie des Ganglion geniculi s. Cluster-Kopfschmerz – Differentialdiagnose.

Neurasthenie s. funktionelle Störungen psychischen Ursprungs.

Postzosterische Neuralgie s. Herpes zoster.

Neuralgische Schulteramyotrophie s. Schulteramyotrophie.

Neurinom s. Hirntumor.

Neuritis nervi optici s. Optikusneuritis.

Neuritis vestibularis s. Neuronitis vestibularis.

Neuroakanthozytose s. Choreoakanthozytose.

Neuro-Behcet s. M. Behcet, Sinusvenenthrombose.

Neuroblastom s. Hirntumoren.

Neuroborreliose s. Borreliose.

Neurodegeneration – neurodegenerative Erkrankungen

s. degenerative Erkrankungen.

Neurofibromatose – NF   Q85.0

s. Hirntumoren, s. Akustikusneurinom.

Ätiologie: Ungeklärt.

Anatomie/Histologie: s. Klinik. Häufigster Tumor ist das Meningeom [Groß R: Neurofibromatose. DÄB 84/37 (10.9.87) B-1663].

– Ependymome.
– Neurinome mit in Zügen und Wirbeln angeordnetem Zellwachstum und Palisadenstellung der Kerne.
– Neurofibrome rund 30 %, davon 3 % schwere, sog. „plexiforme" Formen, 10 % Beteiligung des Nervensystems. Neurofibrome entstehen aus proliferierenden Schwannschen Zellen und/ oder Fibroblasten und einem großen Anteil an extrazellulärer Matrix und Kollagen.

– Akustikusneurinome sind histologisch Schwannome vom N. vestibularis. s. Trigeminus-Schwannome.
– Neurofibrosarkome (Sarkome). Sarkome (4 %) ggf. auch multipel intrazerebral.
– Phäochromozytome.

Definition/Diagnose: Klinisch! Inkomplette Expression der Merkmale im Kindesalter. s. Klinik.

Diagnostik: s. Labor, s. Röntgen. Präsymptomatische Diagnostik nach Klonierung des NF 1-Gens.
Genetische Beratung bei allen Patienten mit NF 1 und 2 und allen Verwandten.

Differentialdiagnose: Angiolipomatosen, Lipomatosen, tuberöse Sklerose.

Einteilung (nach V. M. Riccardi):

Autosomal-dominant:Typ NF 1 (periphere NF/M. von Recklinghausen):	
Klassische kutane Lokalisation der Trias	
Benigne Neoplasmen des peripheren Nervensystems	D36.1
Benigne spinale Neoplasmen	D33.4
Autosomal-dominant:Typ NF 2 (zentrale NF/Akustikus-Typ):	
Haut gering befallen, bilaterale Akustikus-Neurinome	
Autosomal-dominant:Typ NF 3, 4, 6: Gemischter kutaner und zentraler Befall	
Sporadisch: Typ NF 5: Segmentäre kutane Form (Somatische Mutation):	
Solitäres Auftreten, Spätmanifestation	
Sporadisch: Typ NF 7: Generalisierte spätmanifeste Form	

Epidemiologie: In Deutschland ca. 30.000 Patienten. Der Krankheitsbeginn ist bei den mütterlich vererbten Formen früher.

– NF Typ 1: Autosomal-dominant, NF1-Gen auf Chromosom 17q11, regulatorisches Protein „Neurofibromin". Meist vollständige Penetranz. Spontanmutationsrate ca. 50 %.
– NF Typ 2: Autosomal-dominant, Genverlust bzw. Mutation in einem Tumorsuppressorgen (NF2-Gen) auf Chromosom 22q12. Penetranz bis 100 % (mit 60 Jahren). Hohe klinische Variabilität.
– Prävalenz: Am häufigsten NF 1 1/3000–4000, ca. 28.000 in den alten Bundesländern.
NF 2 1/50.000, ca. 1200 in den alten Bundesländern (NF 1 : NF 2 = 10–15 : 1). Spontanmutationen ca. 50 %.

Klinik: Assoziierte Tumoren s. Anatomie/Histologie. Verlauf bei ca. 40 % ohne Komplikationen, 35 % mit Komplikationen, 13 % Entstellungen, 7 % orthopädische Komplikationen, 4 % Sarkome [Rubinstein A: Neurofibromatosis. Ann N J Acad Sci 486 (1986)]. 3–6 % Ausbildung von Malignomen, 5 % Skoliosen, 3 % Pseudarthrosen. Depression, emotionale Labilität, Suizidalität, Verhaltensauffälligkeiten.

NF 1: Beginn 1. Dekade. In 85–90 % klassische kutane Lokalisation der Trias 1.–3. mit

1. 6 oder mehr Café-au-lait-Flecken (hyperpigmentierte Makulae, 1–5 Café-au-lait-Flecken in 94 %, > 6 in 80 %) ggf. bereits bei der Geburt vorhanden, bei Gesunden nie mehr als 6 [Korf B (Boston), Postgrad Med 83 (1988) 2: 79–88] nach der „6-Flecken-Regel" von Crowe [Crowe F: A clinical, pathological and genetic study of multiple Neurofibromatosis. Ann N J Acad Sci 486 (1986)]. Durchmesser 5 mm prä- und 15 mm postpubertär.
2. 2 oder mehr „Lisch-Knötchen" (Spaltlampe/ Augenarzt), pigmentierte Irishamartome, sind erst mit 6 Jahren vorhanden.
3. 2 oder mehr kutane Neurofibrome oder ein plexiformes Neurofibrom, meist in der Jugend schon gehäuft vorhanden, Auftreten bei Frauen besonders in der Schwangerschaft (hormonelle Steuerung?). Plexiforme Neurofibrome in bis zu 30 %.
4. Intertriginöser Freckerling (Lentigines, Sommersprossen, axillär und inguinal).
5. Optikusgliome in 15 % (häufigster niedrig maligner ZNS-Tumor) und Chiasmagliome: Von 31 Patienten mit Sehbahntumoren 17 Chiasmatumoren (5 mit zusätzlich uni- und 5

mit bilateralem Optikusbefall), 8 unilaterale, 6 bilaterale Optikusgliome. Diagnosestellung bei 25 Patienten zwischen dem 1. und 10. Lebensjahr (davon erblindeten 5 Patienten binnen 1–4 Jahren), bei 6 Patienten zwischen dem 18. und 28. Lebensjahr (davon erblindete 1 Patient binnen 20 Jahren). Bei 8 Patienten trat im Beobachtungszeitraum von durchschnittlich 6 (2–22) Jahren eine Visusminderung durch Tumorprogredienz auf, 13 Patienten hatten keine Visusminderung [Baumann U, Hamburg: Optikusgliome bei NF 1. (9/96) Göttingen].

6. Knochenveränderungen wie Keilbeindysplasie, Tibiapseudarthrosen, Skelettdysplasien (5 % Kyphoskoliosen).

7. Neurofibromatose bei einem Verwandten ersten Grades.

– Pilozytische Astrozytome in 7–15 %. Bilaterale Akustikusneurinome in 5 %.

– In 40 % Leistungs- und Lernstörungen sowie Verhaltensauffälligkeiten.

– Spinale Raumforderungen bei NF 1 liegen häufiger intraforaminal als intraspinal und extramedullär häufiger als intramedullär, treten in HWS, BWS und LWS etwa gleich häufig auf und werden selten symptomatisch.

– Die diagnostischen Kriterien sind erfüllt, wenn 2 oder mehr der 7 genannten Kennzeichen vorliegen.

1. Diagnosewahrscheinlichkeit von über 50 % bei: Pseudarthrose der Tibia. Francois-Syndrom (dermato-chondro-corneale Dystrophie). Gliome des N. opticus in der Kindheit. Thoraxmeningozelen-Missbildung des Os sphenoidale. Störungen der Lambda-Naht am Schädel.

2. Diagnosewahrscheinlichkeit von unter 50 % bei: Einseitige Hypertrophie. Makrodaktylie. Stenose der Nierenarterien im Kindesalter. Dienzephalie-Syndrom. Meningeome im Kindesalter. Pubertas praecox [Carey J: The genetic aspects of Neurofibromatosis. In Rubinstein A: Neurofibromatosis. Ann N J Acad Sci 486 (1986)].

– Komplikationen: Anfälle, neurologische Defizite, neuroendokrine Störungen (2 % endokrine und Hypothalamus-Tu), Gastrointestinal-Blutung oder -Obstruktion (2 %), Hypertonie (2 % Nierenarterienstenosen), Lernstörungen/intellektuelle Retardierung (18 % Sonderschulbesuch), Neuropathien (10 %), Pruritus [Prozentangaben in Huson S: The different form of neurofibromatosis. Br Med J 294 (1987) 1113].

– Angiopathien wie Stenosierungen, Aneurysmen, Ektasien (z.B. Megadolichobasilaris) und Dysplasien treten bei NF 1 in Kasuistiken auf, vermutlich durch Fehlentwicklungen der glatten Gefäßwandmuskulatur.

NF 2: Beginn 2.–3. Dekade.
Bilaterale Akustikusneurinome in 96 %, 1–5 Café-au-lait-Flecken in 42 %, >6 in 0 %, Gliome. Präsenile, d.h. jugendliche posteriore subkapsuläre Katarakte in ca. 50 %. Meningeome z.B. der hinteren Schädelgrube und des oberen Rückenmarkes, spinale Neurinome/Neurofibrome, Schwannome. „Lisch-Knötchen", Optikusgliome und Skelettdysplasien (Kyphoskoliosen) fehlen [Sieb J: Zentrale Neurofibromatosis. Akt Neurol 15 (1988) 60–2 und: Neurofibromatose. Akt Neurol 17 (1990) 173–8].

– Spinale Raumforderungen bei NF 2 bei 32 von 88 Patienten, von denen 26 neurochirurgisch operiert wurden: 29 Schwannome, 13 Meningeome, 4 Ependymome, 2 Neurofibrome [Lindenau M, Hamburg: Neurologische Defizite durch spinale Raumforderungen bei NF 2. (9/96) Göttingen].

– 39 von 56 Patienten (70 %) hatten bilaterale, 11/56 (20 %) unilaterale Akustikusneurinome, 34/56 spinale Tumoren [Mautner V].

Labor: Im Liquor Gesamteiweiß-Erhöhung.

Prognose: Gefahr des malignen Melanoms. Die durchschnittliche jährliche Wachstumsrate von Akustikusneurinomen, ähnlich auch der anderen Tumoren betrug in der Altersgruppe 1–19 Jahre 40 %, 20–40 Jahre 20 % und >40 Jahre 10 % [Mautner V, Hamburg: Verlaufsbeobachtung von Tumoren des ZNS bei Neurofibromatose 2: Tumorprogression und assoziierte Mutationen. DGN (9/98) München].

Röntgen: Kontrollen abhängig von der Klinik, ggf. sehr engmaschig.

– Ein normales MRT mit 16–18 Jahren halbiert das Risiko einer vererbten Neurofibromatose. Ein normales MRT mit 30 Jahren macht eine Vererbung der Neurofibromatose sehr unwahrscheinlich.

Selbsthilfegruppe – Adressen für Informationen: Dr. V.-F. Mautner, von Reckinghausen Gesellschaft e.V., Langenhorner Chaussee 560, 22419 Hamburg, Tel. 040/5271-2822, Fax 040/5277-462.

Therapie: ☆Ketotifen (1 mg Tbl) Therapieversuch bei mäßiger Wirkung mit 2 mg/d gegen Juckreiz und Hautschmerzen.

Therapie operativ:
NF 1: Op. Ggf. in Vollnarkose Laserentfernung von störenden Neurofibromen über 1–3 Jahre in mehrmonatigen Abständen, gelegentlich unerwartete Nachblutungen.
NF 2: Hirnstamm-Implantate als Hörprothese, Hörprothese [Laszig, Hannover].

Neurogene Erkrankungen s. u.a. neuromuskuläre Erkrankungen.

Neurokutane Syndrome s. Phakomatosen.

Neuro-Immunologie s. Immunologie.

Neuroleptika s. Psychosen.

Neuroleptika-induzierte Spätdyskinesien s. tardive Dyskinesien.

Malignes Neuroleptika-Syndrom – malignes neuroleptisches Syndrom – MNS   G21.0

syn. neuroleptisches malignes Syndrom – NMS.

Ätiologie: Ungeklärt. Wahrscheinlich vorbestehende Abnormitäten des dopaminergen und serotonergen Stoffwechsels sowie ein plötzlicher Shift der Dopamin-Aktivität. Kofaktoren muskuläre Hyperaktivität (Agitation) und Dehydratation, erhöhtes Risiko katatone Symptome, hirnorganische Affektion. Im Anschluss an Neuroleptika-Gabe incl. Clozapin [Vetter P: Neuroleptisches malignes Syndrom (NMS) unter Clozapinmonotherapie und benigne Hyperthermie bei abklingendem NMS unter Clozapin. Nervenarzt 62 (1991) 55–7]. Abruptes Aufdosieren oder Absetzen dopaminerger Medikamente, Kombination von Neuroleptika mit Serotonin-Wiederaufnahmehemmern oder Lithium. Anhand von 23 Kasuistiken wohl nicht durch Antidepressiva allein [Assion H: Neuroleptic malignant syndrome under treatment with antidepressants? A critical review. Eur Arch Psych Clin Neurosci 248 (1998) 231–9].

Differentialdiagnose: Maligne Hyperthermie. Serotonin-Syndrom. Katatoner Stupor.
Nach abruptem Absetzen einer hohen Parkinson-Medikation.

Klinik: Anamnese: Neuroleptikaeinnahme. Gastrointestinaler Infekt (z.B. Metoclopramid-Einnahme?).
Befund: Typischerweise binnen 48 h nach Neuroleptikaeinnahme, schwieriger zu diagnostizieren bei schleichendem Beginn mit fluktuierenden Symptomen. Trias aus Fieber (Spätsymptom, häufig nach einer subfebrilen Phase), rigorartige Tonuserhöhung und Akinese, CK-Erhöhung.

– Fakultativ stuporartige Bewusstseinstrübung (geht anderen Symptomen oft voraus, oder Erregung, Verwirrtheit, Koma), choreatiformer Ruhetremor oder Myoklonien, Elektrolytstörungen, Leukozytose, außer Fieber weitere vegetative Störungen wie Blutdruckanstieg und Tachykardie, Schwitzen und Speichelfluss, Harninkontinenz, Tremor.
– Die rigorartige Tonuserhöhung (ohne Ansprechen auf Anticholinergika) kann auf bestimmte Körperregionen beschränkt bleiben, z.B. auf Hals und Nacken, als Dysphagie, Kaubeschwerden oder Mutismus imponieren, und maskiert werden bei Erkrankungen mit Muskelhypotonie, z.B. Chorea Huntington.
– Im Spätstadium zerebrale Krampfanfälle.

Komplikation: Rhabdomyolyse (selten).

Labor: bb, BKS, CRP (Infektabklärung), Elektrolyte. CK. Nierenwerte.

Therapie prophylaktisch: Unter Neuroleptika regelmäßige Messung von Temperatur und Blutdruck sowie additive Medikation mit Benzodiazepinen, um kumulative Effekte niederpotenter Neuroleptika zu vermeiden.

Therapie: Sofortiges Absetzen der Neuroleptika.
☆ Lisurid (0,2/0,5 mg Tbl. A über Fa. Schering, Berlin) s. M. Parkinson. Kasuistik mit i.v.-Gabe von 1–4 mg über 3 Wochen und rascher Besserung. Dosisreduktion wurde nicht toleriert, nach Ausschleichen mit Lisurid oral über weitere 5 Wochen Restitutio ad integrum [Bittkau S: Therapie eines malignen neuroleptischen Syndroms (MNS) mit Lisurid. ANIM (1/88) Würzburg].

Neurologischer Befund s. Befund.

Neuro-Lues – Neurolues s. Lues.

Neuromuskuläre Affektionen – neuromuskuläre Erkrankungen   G70.9

Toxische neuromuskuläre Affektionen   G70.1

s. Myopathien, Muskeldystrophien, Membranerkrankungen (Myotonien, Paramyotonien,

periodische Paralysen), Myasthenia gravis, Lambert-Eaton-Syndrom, entzündliche Muskelerkrankungen (Myositiden), Polyneuropathien, spinale Muskelerkrankungen und amyotrophe Lateralsklerose etc.

Röntgen: MRT bei neurogenen Erkrankungen: Ödem bereits ab dem 4. Tag bei akuten Denervierungen bei Vorderhornzellerkrankungen wie der ALS und bei akuten Läsionen von Wurzel, Plexus oder des peripheren Nerven.

– Vaskulitische Neuropathie im Rahmen primärer Immunvaskulitiden mit entsprechend der Klinik distal betonten, häufig asymmetrischen, fleckförmigen Muskelödemen in mehreren Muskeln.
– Chronische Neuropathien mit fettigem Umbau. Bei Vorderhornzellerkrankungen mit zudem ödematöser Komponente schwierige Differenzierung von Myositiden.

Neuromyopathie s. toxisches Ölsyndrom, paraneoplastische Polyneuropathien

Neuromyotonie G71.1

syn. Syndrom dauernder Muskelfaseraktivität, Isaacs-Mertens-Syndrom, Isaac's syndrome. s. Muskeltonuserhöhung.

Ätiologie: Autoimmunerkrankung mit Antikörpern gegen Kalium-Kanäle.

Definition/Diagnose/Diagnostik: EMG: Kein Ruhezustand erreichbar, auch nicht nach Leitungsanästhesie, aber im Gegensatz zur Myotonie unter Kurare.

Differentialdiagnose: Chondrodystrophische Myotonie – Schwartz-Jampel-Syndrom. Stiffman-Syndrom.
Paroxysmale Ataxie mit persistierender Myokymie und Neuromyotonie – familiäre episodische Ataxie Typ I – EA-1.

Klinik: Plötzlicher Beginn und schubförmiger Verlauf von Faszikulationen bzw. Myokymien, Myotonie und profuser Hyperhidrosis. Dauernde Verkrampfung und Verhärtung aller Skelettmuskeln mit Bewegungen, die nur zähflüssig gegen den Antagonistenwiderstand möglich sind. Keine Muskelatrophien oder myotonen Reaktionen. In Spätstadien ggf. Kontrakturen.
Besonderes: Okuläre Neuromyotonie in 80 % nach Hypophysen-OP mit anfallsartigen, 10–40 s dauernden Augenmuskelparesen.

Labor: VGKC-Antikörper zu 40 % treffsicher.

Therapie: Antiepileptika wie ☆Carbamazepin und ☆Phenytoin mit prompter Wirkung.

Neuronitis vestibularis – akuter Vestibularisausfall H81.2

syn. Neuritis vestibularis, Neuropathia vestibularis, Neuronopathia vestibularis, Vestibularneuronitis, Vestibularisneuropathie.
s. neurologischer Befund. s. Schwindel, zentralvestibulärer Schwindel, einseitiger Labyrinthausfall – Apoplexia labyrinthi.

Ätiologie: Ungeklärt, am ehesten viral (s. Anatomie) und/oder autoimmunologisch, aber unbewiesen.
Ggf. allergisch, infektiös-toxisch, ischämisch? Bei Änderung des Masseterreflexes oder Kaumuskelschwäche kleine Läsion im dorsolateralen Pons.

Anatomie/Histologie: Bevorzugter Befall der Pars superior des Nervus vestibularis, die den horizontalen und vorderen (anterioren) Bogengang sowie den Utriculus versorgt – kein kompletter Vestibularisausfall.
– Autoptisch entzündliche Degenerationen des Nervus vestibularis. Erhöhte Konzentration von Herpes simplex Virus-DNA in vestibulären Ganglienzellen.

Differentialdiagnose: Akustikusneurinom (kann in seltenen Fällen mit einer Tieftonschwerhörigkeit beginnen).
– Borreliose (Zeckenstich und Erythema migrans).
– Kraniozervikale Dysplasie.
– Encephalomyelitis disseminata mit Plaques im Bereich der Eintrittszone des VIII. Hirnnerven (Hirnstamm-Symptome).
– Epilepsie (einfach-partieller Status epilepticus, nonkonvulsiver Status epilepticus).
– M. Fabry (Angiokeratoma corporis diffusum Fabry).
– Herpes zoster oticus (Schmerzen und Bläschen).
– Hirnstammläsionen: Lakunäre Infarkte im Bereich der Eintrittszone des VIII. Hirnnerven oder transitorische ischämische Attacken.
– Immunkrankheiten des Innenohres wie z.B. Cogan-Syndrom: Nicht-syphilitische Keratitis mit progredienter beidseitiger Ertaubung und Gleichgewichtsstörungen.
– Intoxikationen incl. ototoxische Medikamente (z.B. Gentamycin etc.).

- M. Menière (dauert maximal einen Tag).
- Migräne mit neurologischer Aura.
- Nerval: Vaskuläre Kompression des VIII. Hirnnerven – Vestibularisparoxysmie. Sonstige Vestibularisnervenläsionen.
- Otogen: Labyrinthläsionen wie Perilymphfisteln, Trauma mit Labyrinthbeteiligung, labyrinthäre Einblutung. Entzündlicher Labyrinthausfall (Labyrinthitis) bei akuter oder chronischer Otitis media (Ohranamnese). Ruptur der runden Fenstermembran. Hörsturz (mit vestibulärer Beteiligung). Nichtprogressiver Hydrops. Lermoyez-Syndrom.

Epidemiologie: Auftreten bei Erwachsene zwischen dem 30. und 60. Lebensjahr. Endemisches Auftreten im Spätherbst.
Neuronitis vestibularis bei fast 25 % der Patienten mit Schwindel. Dritthäufigster Schwindel in der Spezialambulanz in München.

Klinik: Vereinzelt gehen kürzere Drehschwindelattacken um Tage voraus. Sonst akuter, heftigster, über Tage bis Wochen anhaltender Drehschwindel mit Fallneigung, Übelkeit, Erbrechen und schwerem Krankheitsgefühl, aber ohne Tinnitus und ohne Hörverlust.
Beim raschen Kopfdrehtest (vestibulo-okulärer Reflex) sowie bei der kalorischen Prüfung Unter- bis Unerregbarkeit des ipsilateralen horizontalen Bogenganges: Fehlender Nystagmus bei kalorischer Reizung deutet auf einen Labyrinthausfall hin.
- Zur gesunden Seite: Drehschwindel akut (zur Gegenseite der Fallneigung). Vestibulärer horizontal rotierender Spontannystagmus (SPN) mit Scheinbewegungen (Oszillopsien). Kaltspülung der gesunden Seite führt zu Nystagmusumkehr.
- Zur (kranken) Herdseite: Kippung der visuellen Vertikale. Gangabweichung, Fallneigung z.B. im Romberg und Vorbeizeigen (initial zur gesunden Seite, durch vestibulospinale Haltungsreflexe kompensiert) mit pathologischer Einstellung des subjektiven Geradeaus, Abweichen im Blindgang, Unterberger, Barany, AHV.
Kalorische Untererregbarkeit bei normalem Hörvermögen.
Besonderes: Zur (kranken) Herdseite ggf. Masseterreflexausfall, Kaumuskelschwäche (Reflexbahnen zum oder vom mesenzephalen Trigeminuskern betroffen, liegen unmittelbar lateral der vestibulären Kerne im dorsalen Pons,

entweder von Ästen supero-lateraler Brückenarterien oder von Ästen der AICA versorgt) [Hopf H. psycho 12 (1986) 342–3], sensible Trigeminusstörung, AEP-Verzögerung.
- Gemeinsames Auftreten von Vestibularisausfall mit einem benignen paroxysmalen Lagerungsschwindel.

Labor: Borrelien. Herpes-Titer. (Liquor: Erhöhtes Gesamteiweiß). Lues-Serologie.

Pathogenese: Akuter einseitiger Vestibularisausfall: Durch Ausfall einer Hemmung langsame Nystagmus-Komponente zur erkrankten Seite und schnelle Nystagmus-Komponente zur gesunden Seite.
Durch Stimulation (Läsion) der Afferenzen eines Bogengangs werden Augenbewegungen in der Ebene des Bogengangs ausgelöst.

Prognose: Über (Stunden bis) 7–14 Tage allmählich abklingend, nach 3–5 Wochen subjektive Beschwerdefreiheit. Erholung durch:
1. Periphere Erholung der Labyrinthfunktion in 40–50 % vollständig, in 20–30 % partiell, in 20–30 % persistiert der Vestibularisausfall.
Bei anhaltendem peripheren Defekt bilden sich alle „statischen" (ohne Kopfbewegung) Symptome wie Schwindel, Fallneigung und Spontannystagmus zurück, durch Insuffizienz des vestibulookulären Reflexes treten „dynamische" Funktionsstörungen auf bei hochfrequenten Kopfbewegungen mit retinalen Bildwanderungen und Oszillopsien.
2. Substitution des Funktionsausfalls durch das kontralaterale vestibuläre System, somatosensorische (Halsproriozeption) und visuelle Afferenzen.
3. Zentrale Kompensation des peripher-vestibulären Tonusungleichgewichts. Wird gefördert durch Bewegungsreize mit inadäquaten und intersensorisch inkongruenten afferenten Signalen (vestibuläres Trainingsprogramm):
Willkürliche Augenbewegungen und Fixation zur Verbesserung der gestörten Blickstabilisation.
Aktive Kopfbewegungen zur Neueichung des vestibulo-okulären Reflexes.
Balance- und Zielbewegungen sowie Gehübungen zur Verbesserung der vestibulospinalen Haltungsregulation und Zielmotorik [Dieterich M, München: Neuritis vestibularis und Pseudoneuritis vestibularis. (3.10.97) Dresden].

X-chromosomale bulbospinale Neuronopathie
s. spinale bulbäre (spinobulbäre) Muskelatrophie Typ Kennedy.

Neuropathien

Neurosarkoidose s. Sarkoidose.

Neurosen s. funktionelle Störungen psychischen Ursprungs.

Neurostatus s. neurologischer Befund.

Neurosyphilis s. Lues.

Neurotoxikologie s. Intoxikationen.

Neurozystizerkose s. Zystizerkose, Parasitose.

M. Niemann-Pick – Sphingomyelinose

E75.2†, Demenz F02.8

Ätiologie – Ätiopathogenese: Sphingo-Lipidose. Infolge Mangels oder völligen Fehlens der Sphingomyelinase unzureichender oder fehlender Abbau der Phospholipide, speziell der Sphingomyeline mit Speicherung in den Lysosomen von z.B. Leber, Milz, hämatopoetischem System, Nerven und am Augenhintergrund.

Anatomie/Histologie: Teils Speicherzellen im Knochenmark. Sekundär leukodystrophisches Bild.

Definition/Diagnose: Elektronenmikroskopisch untersuchte Biopsien. Biochemische Fibroblasten- und Enzymtests.

Diagnostik: Elektroneurographie, EEG, VEP, SEP. Abdomen-Sonographie. Knochenmarksbiopsie: Schaumzellen.

Einteilung: 85 % infantile Formen. Bei Sonderformen des Erwachsenen ist ein Überleben bis in das 5. Lebensjahrzehnt möglich.

Epidemiologie: Erbgang: Autosomal-rezessiv. Typ C nicht bekannt, Subtypen C1 und C2 können in einer Familie auftreten.

Klinik: Schweregrad und zeitliches Auftreten richten sich nach dem Grad des Enzymmangels und des Organbefalls. Hepatomegalie mit Zunahme des Leibesumfanges. Progrediente Adynamie bis zur terminalen Somnolenz. Kirschroter Fleck des Augenhintergrundes. Abschwächung der Muskeleigenreflexe.

Typ C1: Early-onset-Typ mit rasch progredientem Verlauf, im Säuglings- bis Kleinkindalter Leberinsuffizienz und psychomotorische Retardierung, später Demenz, supranukleäre Blickparese, Ataxie und Spastik.

Typ C2: Delayed-onset-Typ mit langsam progressivem Verlauf, in der frühen Kindheit leichte intellektuelle Behinderung, supranukleäre Blickparese, Ataxie, später Demenz und variabel zerebrale Krampfanfälle und extrapyramidale Störungen.

Typ C3: Late-onset-Typ mit sehr langsam progredientem Verlauf und Beginn in der Adolezenz – chronisch-juvenile Verlaufsform – oder im Erwachsenenalter und nur geringer Hepatomegalie [Fink J: Clinical spectrum of Niemann-Pick disease type C. Neurology 39 (1989) 1040–9].

Kasuistik eines 24-Jährigen, nach normaler Entwicklung mit Besuch des Gymnasiums ab dem 16. Lebensjahr intellektueller Abbau mit mühsamem Volksschulabschluss, in der Lehre zunehmende Reizbarkeit und Aggressivität, mit 22 Jahren Gangstörung, Inkontinenz Sensibilitätsstörungen beider Beine, nun Paraspastik, auf Unterarmstützen angewiesen; erniedrigte NLG, im EEG kontinuierliche Dysrhythmie bitemporal, VEP verzögert, Liquor und CCT unauffällig [Wiehler S: Progredientes hirnorganisches Psychosyndrom mit Erniedrigung der Sphingomyelinase-Aktivität. Akt Neurol 11 (1984) 197–9].

Labor: Sphingomyelinase erniedrigt. Andere lysosomale Enzyme wie Cerebrosidsulphatase, β-Fucosidase, α-Galaktosidase (M. Fabry – Angiokeratoma corporis diffusum Fabry), β-Galaktosidase, β-Galaktozerebrosidase (Globoidzell-Leukodystrophie – M. Krabbe), β-Glukozerebrosidase (M. Gaucher), β-Glukuronidase, β-Hexosaminidase A und B (GM$_2$-Gangliosidose Typ B1 Tay-Sachs), α-Mannosidase.

Therapie: Kausale Therapie nicht möglich.

Nierenversagen s. urämisches Koma.

Non-Hodgkin-Lymphom – NHL s. Lymphome.

Normaldruck-Hydrozephalus s. Hydrozephalus.

Nucleus pulposus-Prolaps s. Lumboischialgie, Zervikobrachialgie.

Nystagmographie s. Schwindel.

Nystagmus   H55

s. neurologischer Befund. s. Schwindel – Klinik – Befund.

Ätiologie: s. Einteilung.
- Nystagmus mit starkem, besonders bei gerichtetem, systematischem Schwindel deutet auf eine peripher-vestibuläre Funktionsstörung.
- Nystagmus mit ungerichtetem, diffusem Schwindel deutet auf eine zentral-vestibuläre Funktionsstörung, z.B. bei Syringobulbie.
- Nystagmus (meist deutlich ausgeprägt) ohne Schwindel deutet auf eine zentrale Funktionsstörung.

Differentialdiagnose:
- Blickdysmetrie (Hypermetrie oder seltener Hypometrie zerebellär bedingt, z.B. bei Encephalomyelitis disseminata).
- Blickmyoklonien – Opsoklonus – okulärer Myoklonus: In Salven auftretende, konjugierte Hin- und Herbewegungen in alle Blickrichtungen mit Frequenzen zwischen 3–13 Hz. Läsion im medianen pontinen Hirnstamm oder Hirnstamm bei Enzephalitis, Encephalomyelitis disseminata oder paraneoplastisch, z.B. paraneoplastische zerebelläre Degeneration.
- Obliquus superior-Myokymie – monokuläre attackenartige benigne Spontanentladung der Motoneurone des Trochleariskerns: *Therapie*: Carbamazepin.
- Ocular bobbing – rasches ruckartiges Abbewegen der Bulbi mit Verharren bis zu 10 s in dieser Position, gefolgt von langsamem Zurückgleiten in die Mittelstellung. Meist mit einer horizontalen Blickparese. Bei medialer bilateraler Ponsläsion s. Hirnstamm-Blutung, bei Kleinhirnblutung. Prognostisch sehr ungünstig.
- Versivanfälle, die auf die Augen beschränkt sind.
- Psychogener Nystagmus mit hoher Frequenz, Konvergenzreaktion und Lidspaltenverengung bds.

Einteilung: s. Schwindel.
- Angeborener Nystagmus: Beruht nicht auf einem pathologischen ZNS-Prozess, verstärkt sich (wie sonst nur okulärer, z.B. blickparetischer Nystagmus) bei Fixation.
  1. Fixationsnystagmus vom Typ des Pendelnystagmus (s.u. erworbener Pendelfixationsnystagmus).
  2. Latenter Fixationsnystagmus: Besonders bei einäugigem Sehen (monokuläre Fixation) mit Schlagrichtung zum fixierenden Auge.
- Bergarbeiter-Nystagmus.
- Physiologischer, optokinetischer Nystagmus (Gyrus angularis) wird durch optische und labyrinthäre Reize ausgelöst und dient der optischen Orientierung. Abschwächung oder Aus-

fall sind pathologisch und bedingt durch eine Läsion der optomotorischen Fasern von der Area 18 im Okzipitallappen zum inneren Blatt der Sehstrahlung z.T. durch das Pulvinar zur Prätektalregion, z.T. durch den hinteren Schenkel der Capsula interna zum Hirnstamm. Bei Großhirntumor kontralaterale gestörter optokinetischer Nystagmus.
s.u. Nystagmus retractorius: Beim Aquäduktsyndrom u.a. Ausfall des vertikalen optokinetischen Nystagmus.
- Willkürnystagmus: Rascher Pendelnystagmus von kleiner Amplitude mit einer Frequenz zwischen 15–25. Kann nur von wenigen Personen und nur kurz, einige Sekunden, erzeugt werden, verbunden mit einer Konvergenzbewegung (Übergang zum psychogenen Konvergenzspasmus).
- Pathologischer Nystagmus: Tritt auf bei erworbenen Funktionsstörungen im optischvestibulären System, vestibulär in Labyrinth, Nervus oder Nucleus vestibularis bzw. in den zentralen blickregulierenden Strukturen wie Formatio reticularis oder Mittelhirnkerne.

I. **Vestibulärer, richtungsbestimmter Nystagmus**: Rotierender horizontaler Spontannystagmus nach kontralateral in jeder Bulbusstellung, ggf. auch mit vertikaler Komponente. Die langsame Phase ist die erzwungene Auslenkung. Nystagmuszunahme unter Frenzel-Brille. Drei Schweregrade: 1. Beim Blick in Richtung der raschen Phase, 2. Auch beim Blick geradeaus, 3. Auch beim Blick in Richtung der langsamen Phase. Zentrale Kompensation innerhalb weniger Wochen.
Lagenystagmus und Lageschwindel bei paroxysmalem Lagerungsschwindel, bei Intoxikationen mit z.B. Alkohol, Barbiturate, Lidocain. Bei Opiaten, verwandten Narkotika und Rauschmitteln auch vertikaler Spontannystagmus nach unten.
Fehlt Nystagmus bei kalorischer Reizung, deutet dieses auf einen Labyrinthausfall hin.

II. **Zentral bedingter Nystagmus**: Intensiver Nystagmus mit geringer Schwindelsymptomatik meist zentral bedingt durch vestibuläre Enthemmung. Z.B. bei Akustikusneurinom (meist mit Richtungsüberwiegen), Encephalomyelitis disseminata (mit Störung der Blickfolgebewegungen und des optokinetischen Nystagmus), Kleinhirnangiom (ipsilateraler Spontannystagmus).
- Blickrichtungsnystagmus – horizontaler unerschöpflicher Endstellnystagmus (Differentialdiagnose physiologischer seitengleicher, erschöpflicher Endstellnystagmus) bei Störungen der Formatio reticularis durch z.B.

Encephalomyelitis disseminata, Medikamenten-Intoxikationen, Raumforderung der hinteren Schädelgrube.

– Rotierender Spontannystagmus (Drehrichtung der raschen Phase an der oberen Augenhälfte) bei Läsionen der Medulla oblongata.

– Dissoziierter Nystagmus (Nystagmus auf dem abduzierenden Auge stärker als auf dem adduzierenden) bei Funktionsstörung im hinteren Längsbündel (Fasciculus longitudinalis medialis, MLF) durch z.B. Encephalomyelitis disseminata, bei internukleärer Ophthalmoplegie. Bei blickparetischem Nystagmus.

– Downbeat-Nystagmus – Downbeat-Schwindel (Spontannystagmus nach unten) nur bei zentralen Hirnstamm- oder zerebellären Funktionsstörungen, aktiviert durch Lateralblick oder Kopfreklination, bei Läsion des Flocculus des Vestibulozerebellums oder pontomedullärer Läsion (zwischen den vestibulären Kerngebieten) mit Enthemmung des vertikalen VOR in der „Nickebene", ausgehend von den hinteren Bogengängen, mit Blickrichtungsnystagmus (BRN), Reboundnystagmus, gestörter Blickfolge, gestörter Fixationssuppression und Optokinetik. In 30 % kraniozervikale Übergangsstörung – Arnold-Chiari-Malformation.

– Downbeat-Nystagmus bei Kopfhängelage durch Läsion des Nodulus des Vestibulozerebellums (gestörte Otolithen-Bogengangsinteraktion?).

– Upbeat-Nystagmus – Upbeat-Schwindel (Spontannystagmus nach oben) nur bei mesodienzephalen oder medullären Hirnstamm- oder zerebellären Funktionsstörungen (z.B. bei Encephalomyelitis disseminata) durch Tonusdifferenz des vertikalen VOR in der „Nickebene", ausgehend von den vorderen Bogengängen, nach Wochen kompensiert:

1. Läsion des Brachium conjunctivum: Störungen der Bahnen für den vertikalen vestibulookulären Reflex (VOR).

2. Läsion ponto-medullär bevorzugt im Bereich des Nucleus praepositus hypoglossi.

3. Läsion ponto-mesenzephal.

Kasuistik bei venösem Angiom am Boden des IV. Ventrikels rechts paramedian mit Upbeat-Nystagmus besonders beim Blick nach oben und rotierendem Blickrichtungsnystagmus nach links, internukleärer Ophthalmoplegie rechts und Blickfolgesakkadierung nach oben und links. Schwindel, Oszillopsien, Hypoglossuparese rechts, Dysarthrie, Hemiataxie rechts, Parese des linken Beins und Hypästhesie des rechten Armes, dazu häufig durch vestibuläre Reize ausgelöste Hirnstamm-Anfälle mit Drehschwindel, Blickdéviation nach rechts, Missempfindungen der rechten Gesichtshälfte, Fazialisspasmus rechts, vertikalem Kopfschütteln, gelegentlichen Kloni des rechten Armes, Streckspasmen der Beine und Apnoephasen [Heide W, Tübingen: Upbeat-Nystagmus-Syndrom und tonische Hirnstamm-Anfälle bei venösem Angiom im ponto-medullären Übergang. (9/88) Hamburg].

– Periodisch alternierender Nystagmus: Bei Läsion des Nodulus (Vestibulozerebellum), Uvula.

Erworbener Fixationspendelnystagmus (ohne langsame und schnelle Phase): Bei Läsion der Kleinhirnkerne, der dentato-rubro-olivären Verbindungsbahnen (Encephalomyelitis disseminata), als Bergarbeiternystagmus.

– Nystagmus retractorius: Ruckartige Rückwärtsbewegungen beider Bulbi in der Orbita bei Mittelhirnschädigung z.B. im Rahmen des oberen Aquäduktsyndroms (mit klonischen Konvergenzspasmen, vertikaler Blickparese mit Aufhebung des vertikalen optokinetischen Nystagmus nach oben, weiten und oft anisokoren Pupillen mit schlechter Lichtreaktion, Lidretraktion und -zittern, meist bedingt durch Hirntumoren).

– Schaukelnystagmus – see-saw-Nystagmus: Im Wechsel schlägt ein Auge auf-, das andere abwärts mit rotierender Bulbusbewegung nach außen bei Blickhebung. Meist keine Blickparese und unauffälliger kalorischer, optokinetischer Befund sowie Befund bei der Drehprüfung. Bei Läsion im Zwischenhirn bzw. vorderen Hirnstamm.

Obstipation – Verstopfung

♣ *Wenn der Kaiserstuhl aus dem Popocatepetl bei Gotthard ist.*

Ätiologie:
1. Kolon:
1.1 Verlangsamter Kolontransit durch Ballaststoffmangel.
1.2 Funktionsstörung des äußeren Sphinkters (paradoxe Kontraktion beim Pressen).
1.3 M. Hirschsprung: Funktionsstörung des inneren Sphinkters.
1.4 Innerer Rektumprolaps, Rektozele: Verformungen der Rektumwand bei der Defäkation.
2. Extrakolische Einflüsse wie Arzneimittelnebenwirkungen, endokrine Ursachen.
2.1 ZNS-Erkrankungen zerebral (u.a. M. Parkinson) und spinal (Querschnittlähmung).

Definition: Notwendigkeit zum heftigen Pressen.

Differentialdiagnose:
Psychogene Obstipation   F45.3

Klinik: Anamnese: s. Definition.
1.1 (verlangsamter Kolontransit) Völlegefühl und seltener Stuhldrang.
1.2–1.4 unvollständige Stuhlentleerung, hohe Stuhlfrequenz, Obstruktionsgefühl, „kein Stuhlgang trotz Stuhldrang".

Röntgen: Defäkographie.

Therapie: Cave Laxantien-Abusus: Über die Hypokaliämie ist die Entwicklung einer interstitiellen Nephritis denkbar.

I + II. Rektale oder/und intestinale Obstipation: Erste Maßnahme ist die Probebehandlung mit Ballaststoffen: Obst, Trockenpflaumen, Rosinen, Sauerkraut, Sauerkrautsaft (Reformhaus).
Quell- und Füllmittel: Leinsamen, Weizenkleie, Flohsamen, Agar-Agar. Wirkungseintritt nach 1–3 Tagen.
Regelmäßigen Abführrhythmus einhalten, z.B. morgens nach dem Kaffee. Ggf. digitales Ausräumen.
– „Stuhlweichmacher": Joghurt, Milchzucker und/ oder:
☆ Hepaticum medice Drg 1–3/d mit warmem Wasser, 3 Drg am Abend vor dem Abführen. UAW Eiweißverlust.
☆ Lactulose (Saft): Intestinale Obstipation 2–3 x 10 g/d bzw. Esslöffel. Rektale Obstipation als Einlauf 2 x/d 300 ml Laktulose und 700 ml Wasser. Hepatische Enzephalopathie hochdosiert 3 x 30–40 ml/d bzw. Einstellung auf 2–4 weiche, saure (pH< 6) Stühle.
KI Galaktoseintoleranz, Ileus.
UAW initial abdominelle Schmerzen, Flatulenz und Meteorismus, Übelkeit und Erbrechen. Kaliumverlust insbesondere bei gleichzeitiger Diuretikaeinnahme.
Wirkung: Durch darmeigene Enzyme nicht spaltbares und nicht resorbierbares Disaccharid, wirkt laxierend wie Ballaststoffe. Indirekt osmotisch. Säuert Coloninhalt an und führt zur Vermehrung von Darmbakterien, die Ammoniak aufnehmen können. Wirkungseintritt nach 8–10 Stunden. Schlechte Wirkung bei langsamem Kolontransit.

☆ Plantaginis ovatae testa (Granulat) – Plantago ovata (Granulat Btl = 5 g Teel. mit 3,25 g) im Abstand von 30–60 min zu anderen Medikamenten, in reichlich Flüssigkeit (150 ml auf 5 g) einrühren: Mucofalk 2–6mal 1 Btl. Flosine Granulat vor oder während der Mahlzeit 1–3 x 1 gehäufter Teelöffel, ein 2. Glas nachtrinken. Spätestens 1 h vor dem Zubettgehen.
KI schwer einstellbarer Diabetes (ggf. Insulinreduktion). Ileus. Mechanische Magen-Darm-Stenosen. Blähungen, Völlegefühl. Nicht mit Antidiarrhoika wegen Ileusgefahr.
UAW Resorptionsverzögerung gleichzeitig verabreichter Medikamente.
Wirkung: Quell- und Füllstoff. Wirkungseintritt nach 1–3 Tagen.

I. Rektale Obstipation – rektale Medikation (Cauda-Syndrom – schlaffe Darmlähmung häufig digitales Ausräumen): Hebe-Senk-Einlauf.
☆ Natriumhydrogencarbonat und -dihydrogenphosphat (CO$_2$-Laxans Supp für Säuglinge, Kinder, Erwachsene) 1–2 Supp ca. 30 min vor der Entleerung kurz in Wasser tauchen und rektal einführen. Wirkung alkalisierend, entwickeln 30/60/120 ml CO$_2$. Keine Gewöhnungsgefahr. Wirkungseintritt nach < 30 Minuten.
☆ Bisacodyl (10 mg Supp, mit Anthrachinon) 1–2 Supp.
☆ Sorbitol (3,125 g mit 450 mg Natriumcitrat und 45 mg Natriumaurylsulfoacetat) 1, Säuglinge und Kleinkinder 1/2 Klistier.
☆ Natriumhydrogenphosphat 1 Klistier.
KI Appendizitis, Hämorrhagie, Peritonitis.
☆ Glyzerin-Saft DAB 85 %: Als Klistier 50 ml über Darmrohr.
☆ Botulinum-Toxin Typ A. Therapie bei schwerster therapieresistenter Obstipation.

II. Intestinale Obstipation – orale Medikation:
☆ Natriumpicosulfat (7,5 mg/ml gtt, 5 mg Tbl) 10– 15–20 gtt 4–12 Stunden vorher. Wirkungsverlust ggf. durch Antibiotika.
– Alternativen:
☆ Bisacodyl (5 mg Drg, mit Anthrachinon) 5–15 mg/d abends, nicht mit Milch, NaHCO$_3$, 30 min nach Magenmitteln. Wirkungseintritt nach ca. 10 Stunden.
☆ Macrogol 3350 (13,81 g Btl mit 13,125 g Macrogol) 2–3 x 1 Btl, ältere Patienten initial nur 1 Btl, in 125 ml Wasser aufgelöst und sofort getrunken, maximal 3 Tage. Keine Resorption oder Metabolisierung.
KI Ileus, Perforation, akut entzündliche Darmerkrankungen.
UAW abdominelle Schmerzen, Blähungen, Völlegefühl, Übelkeit.
Wirkung: Plasmaisoosmolare Lösung.
☆ Mannit - Mannitol (10 %/15 % Fl, 20 % 50 g/ 250 ml Fl) s. Hirndruck – Hirnödemtherapie. 100–125 ml oral.
☆ Phenolphthalein (Saft) 1/2–1 Esslöffel abends.
☆ Rizinusöl (0,5/1/2 g Kps) bei chronischer Obstipation bis 2 g. 8–10 g/d auch vor und nach Operationen, bei Wurmkuren.
UAW Kaliumverluste.
Wirkung durch Antihistaminika vermindert. Sekretagoges und antiresorptives Laxans. Wirkungseintritt nach 1–3 Stunden.

✭ Sennae – Sennosid B – Sennesblätter – Anthrachinone (Drg, Saft) abends bzw. nach dem Abendessen bis 60 mg/d Sennosid B, z.B.
Agiolax 15 mg Sennoside u.a.: 1 Teelöffel (5 g).
Depuran 20 mg Kps 20–40 (–60) mg.
Liquidepur N 2–3 Teelöffel/d. Neda Früchtewürfel 0,5 g 1/2–1 Neda-Würfel abends.
KI Blutungen im MDT, Hypokaliämie, Ileus, spastische Obstipation – Stenosen im MDT.
UAW Kaliumverlust mit Wirkungsverstärkung von Herzglykosiden.
Wirkung als „stimulierende" oder „Kontaktlaxantien" nach 8–10 h.

✭ Osmotische Laxantien: Glaubersalz, Bittersalz. Wirkungseintritt nach 1–3 Stunden.

✭ Gleitmittel: Paraffin. Wirkungseintritt 1–3 Tage.

Querschnittlähmung: Regelmäßiges, mindestens 3 x wöchentliches Abführen z.B. Mo-Mi-Fr evtl. mit digitalem Ausräumen, ggf. strenger Rhythmus alle 2 Tage. Neben der Gabe von „Stuhlweichmachern" wie Hepaticum medice o.ä. oder Milchzucker, Lactulose (cave Blähungen) ggf. mit Laxans- oder Lecicarbon-Supp (4–12 Stunden vorher Natriumpicosulfat-Abführtropfen ratio, Laxoberal).
Bei zu langer Defäkationsdauer (Dekubitusgefahr auf dem Abführstuhl!) sind Klistiere wie Practo-Clyss oder Glycerol über Darmrohr erforderlich. Bei Verdacht auf Kotsteine (Obstipation und Diarrhö im Wechsel) einmal forcierte Darmentleerung mit z.B. Liquidepur 1–2 Eßl (s. Sennae), Prepacol (s. Bisacodyl), X-Prep (s. Sennae) o.ä.

Nervus obturatorius-Läsion

G57.8, S74

s. Plexus lumbosacralis-Läsion.
s. periphere Nervenläsionen.

Klinik: Befund: Adduktorenschwäche bis Parese der Oberschenkeladduktoren und Abnahme des ADR. Sensibilitätsstörungen an der Oberschenkelinnenseite. Ggf. („Obturatorius-Neuralgie") Schmerzen an der Oberschenkel- und Knieinnenseite.

Nervus oculomotorius-Läsion – Okulomotoriusparese

H49.0

Akkomodationsstörungen (und Refraktionsanomalien) H52.5
Oculomotor-Apraxie H51.8

s. multiple Hirnnervenparesen.
s. Mydriasis (s. Miosis), Ophthalmoplegie.

Ätiologie der Okulomotoriusparese: Läsion des Nucleus oder N. oculomotorius: Diabetische Mononeuritis, Entzündung wie Arteriitis temporalis, Neurolues [Vogl T: Third cranial nerve palsy caused by gummatous neurosyphilis: MR-findings. Am J Neuroradiol 14 (1993) 1329–31], Encephalomyelitis disseminata [Newmann N: Isolated pupil-sparing third-nerve palsy as the presenting sign of multiple sclerosis. Arch Neurol 47 (1990) 817–8], basale Arachnitis und Meningitis, Tuberkulom [Traboulsi E: Brainstem tuberculoma and isolated third nerve palsy. Neuro-Ophthalmology 5 (1985) 43–5]; Schädelbasisfrakturen, Tumor im Keilbeinflügelbereich wie z.B. Meningeom.
– Trauma: N. oculomotorius-Verletzung S04.1
– Tumor: Bösartige Neubildung C72.5
– Vaskulär z.B. Karotisaneurysma, Sinus cavernosus-Syndrom.
– Vaskulär bedingte nukleäre Läsion: Isolierte Hirnnervenparese bei lakunärer Hirnstamm-Ischämie [Breen L: Pupil-sparing oculomotor palsy due to midbrain infarction. Arch Neurol 48 (1991) 105–6], [Dichgans M: Third nerve palsy with contralateral ocular torsion and binocular tilt of visual vertical indicating a midbrain lesion. Neuro-Ophthalmology 15 (1995) 315–20] oder Hirnstamm-Blutung [Fujioka T: Ischemic and hemorrhagic brain stem lesions mimicking diabetic ophthalmoplegia. Clin Neurol Neurosurg 97 (1995) 167–71].

Ätiologie der inneren Okulomotoriusparese (Mydriasis mit Akkomodationsstörungen – Parasympathikuslähmung):
– Ophthalmologisch bedingt (Differentialdiagnose), Orbitaprozesse.
– Botulismus (nicht obligat).
– Grippaler Infekt, Virusgrippe.
– Lues cerebrospinalis. Zentrale Vagusstörung.
– Medikamente: Alle Anticholinergika wie Atropin, Scopolamin, trizyklische Antidepressiva, Neuroleptika etc., Pethidin. Intoxikation mit Kokain (Sympathomimetika), Methylalkohol, Zyankali, Pilzvergiftung (Phalloidin).
– Basale Meningitis (Tuberkulose).
– Pupillotonie mit Akkomodotonie.
– Tumor [Barbas N: Isolated oculomotor nerve palsy due to neoplasm in infancy. Neuro-Ophthalmology 15 (1995) 157–60].

Anatomie: N. oculomotorius (III. Hirnnerv) mit Parasympathikus-Fasern, die den M. sphincter pupillae und M. ciliaris innervieren. Verlässt die Schädelbasis (mit HN II, IV, V_1, VI) durch die Fissura orbitalis superior.
– Lamina tecti (Vierhügelplatte) mit Nucleus III und IV (mesenzephales Blickzentrum).
– Nucleus III in der Mittelhirnhaube in Höhe der vorderen Vierhügel ventral vom Aquädukt am Nucleus ruber:

1. Großzellige Lateralkerne des Nucleus oculomotorius mit motorischer Funktion:
   Innervieren M. rectus superior, inferior, medialis/internus, M. obliquus inferior und M. levator palpebrae (wird durch den am weitesten dorso-kaudal gelegenen Nucleus caudalis centralis innerviert).
2. Westphal-Edinger-Kerne (parasympathisch, kleinzellige Lateralkerne) mit viszeraler Funktion: Innervieren M. sphincter pupillae und M. ciliaris (Akkomodation). Die Akkomodation der Pupillen ist mit einer Konvergenzbewegung der Augenachsen verbunden.
   Lichtreaktion: Afferenter Faseranteil zieht vom Tractus opticus zur Area praetectalis – Nucl. praetectales, efferent (III. HN) zu den parasympathischen Westphal-Edinger-Kernen im Tegmentum des Mittelhirns zur Steuerung der Pupillenweite.
   Lichtreaktion (afferent vom II. Hirnnerv) direkt, über gekreuzte Fasern indirekt = konsensuell.
3. Nucleus Perlia (kleinzelliger Medialkern): Konvergenzbewegung zum nahen Scharfsehen durch Innervation der Mm. recti interni, Mm. sphincter pupillae, Mm. ciliares (lässt die Linsen erschlaffen, wohl aus dem Westphal-Edinger-Kern).
   – Colliculi superiores der Vierhügelplatte: Afferente Fasern von Colliculus inferior, damit Augen (und Kopf – Tractus tectospinalis) in Richtung eines Geräusches gerichtet werden.
   – Blinzelreflex durch Verschaltung zum N. facialis (M. orbicularis oculi bds.) bzw. zu Vorderhornzellen des Halsmarks (Abwenden des Kopfes).

Diagnostik: s. Mydriasis. Masseter-Reflex (nukleäre Läsion im Hirnstamm). Elektronystagmographie.

Einteilung: s. Klinik.

Differentialdiagnose: Supranukleäre Läsion (internukleäre Ophthalmoplegie).
   – Innere Okulomotoriuslähmung: Ganglionitis ciliaris, Pupillotonie und Adie-Syndrom. Pupillenstörungen bei Optikusläsion.
   – Diabetische Ophthalmopathie.
   – Endokrine Ophthalmopathie – endokrine Orbitopathie: TSH supprimiert, TSH-Rezeptor-Ak (TRAK) positiv.

Klinik der inneren Okulomotoriusparese und Akkomodationsstörungen: Unscharfes, verschwommenes Sehen in der Nähe. Blendempfindlichkeit (durch Mydriasis). Doppelbilder? Genuss von Fleischkonserven?
   – Bei Akkomodationsparese durch Parasympathikuslähmung meist zusätzlich trockener und brennender Mund, Durstgefühl, Schwierigkeiten beim Schlucken (Dysphagie) und Sprechen, heiße, trockene und gerötete Haut, Tachykardie, Miktionsstörung.

Befund: Prüfung der Pupillenreaktion auf direkte und indirekte Beleuchtung und auf Konvergenz, Isokorie. Blickparetischer Nystagmus.
   – Äußere Okulomotoriuslähmung (bei Diabetes): Beim Blick nach innen (Adduktion, Rectus medialis) des betroffenen Auges horizontale gekreuzte Doppelbilder.
   Beim Blick nach oben temporal (Rectus superior) vertikale Doppelbilder, größte Kippung beim Blick nach oben nasal.
   Beim Blick nach unten temporal (Rectus inferior) vertikale Doppelbilder, größte Kippung beim Blick nach unten nasal.
   Beim Blick nach oben nasal (Obliquus inferior) vertikale Doppelbilder, größte Kippung beim Blick nach oben temporal.
   Der M. levator palpebrae wird durch den am weitesten dorso-kaudal gelegenen N. caudalis centralis innerviert und kann ggf. isoliert betroffen sein: Ptose – Lidspaltendifferenz.
   – Komplette Okulomotoriuslähmung.
   – Läsion 1: Amaurotische Pupillenstarre (blindes Auge): Keine direkte und kontralateral konsensuelle Reaktion, aber bei Belichtung des kontralateralen gesunden Auges erhaltene konsensuelle Reaktion auf dem kranken Auge. Konvergenzbewegung erhalten.
   – Läsion 2: Absolute Pupillenstarre: Keine direkte, konsensuelle und Konvergenz-Reaktion (Läsion des Auges/direktes Bulbustrauma, partiell periphere Okulomotoriusläsion, Mittelhirnläsion, progressive Paralyse).
   – Läsion 3: Reflektorische Pupillenstarre: Direkte und konsensuelle Reaktion meist auf beiden Augen erloschen, Pupillen oft anisokor und entrundet, Konvergenz erhalten (Lues, mit Miosis Robertson Phänomen = pathognomonisch für Tabes dorsalis).
   – 172/412 Okulomotoriusparesen, 165 Abduzensparesen und 25 Trochlearisparesen, davon 50 kombinierte Paresen entweder des III. und VI. HN oder aller drei Augenmuskelnerven. Bei vaskulärer Genese (165mal, davon 135mal Diabetes mellitus und Hypertonie, 40mal Nachweis vaskulärer Läsionen, 58 Aneurysmen) meist Okulomotoriusparese. Bei infektiöser (15mal Nachweis entzündlicher Läsionen) und tumoröser Genese (9mal) meist Abduzensparese. Trauma 44mal. Sonstige nachgewiesene Ursachen 8mal. Unklare Genese 170mal. Schmerzen bestanden in den Fällen von Aneurysma, Trauma und Tumor. Binnen 3 Wochen bei 191/352 Patienten vollständige Restitution, bei 59 Patienten teilweise Erholung. Die beste Prognose bestand bei entzündlicher und vaskulärer Genese, behandelt mit nichtsteroidalen Antiphlogistika [Berlit P: Isolated and combined pareses of cranial nerves III, IV and VI. A retrospective study of 412 patients. J Neurol Sci 103 (1991) 10–15].

Labor: BZ. Innere Okulomotoriuslähmung: Lues-Serologie.

Angioneurotisches Ödem – Quincke-Ödem   T78.3

Ätiologie: 90 % idiopathisch. Nicht steroidale Analgetika.

   – Allergische Soforttyp-Reaktion Typ-B (unerwartete, unerwünschte Arzneimittelreaktionen).

ACE-Hemmer: Angioneurotisches Ödem im Sinne einer pseudoallergischen Reaktion mit einer Prävalenz von 1/3000 bzw. 0,1–0,2 % binnen Stunden bis Monaten.

Labor: Mangel an C1-Esterase-Inhibitor (C-1-Inaktivator) beim hereditären angioneurotischen Ödem.

Toxisches Ölsyndrom – Toxisches Speiseöl-Syndrom – toxic oil syndrome
T 52.0

Ätiologie: Anilin-versetzes Rapsöl, das eigentliche Toxin ist unbekannt geblieben. Ausbildung eines immunologischen chronisch-progredienten Krankheitsbildes auf dem Boden einer Vaskulitis und Fibrose, einem Lupus erythematodes entsprechend.

Diagnostik: s. Labor.
– Muskelbiopsie – Nervenbiopsie: Segmentale demyelinisierende Multiplex-Polyneuropathie, „patchy lesions", und perineurale Fibrose. Myositis bei ausgeprägter Vaskulitis und Fibrose.

Epidemiologie: Auftreten bei der Umwelt-Katastrophe Spanien 1981/82.

Klinik: s. Ätiologie. Anamnese: Zweiphasische Intoxikation.
Befund:
1. Phase: Fieber, Husten, Atemnot und am 4.–7. Tag radiologisch interstitielle Pneumonie. 70–90 % initiale Muskelschmerzen. Abdominelle Beschwerden, allergische oder morbilliforme Exantheme, Hautjucken, Übelkeit und

Erbrechen. 50 % Lymphadenopathie 33 % mäßige Hepatosplenomegalie.
2. Phase neurotoxisch 70–80 % Multiplex-Neuromyopathie mit rasch progressiven ausgeprägten Muskelatrophien, schwersten Muskelschmerzen und Muskelkrämpfen, Paresen, Areflexie, strumpfförmigen sensiblen und neurovegetativen Störungen, und äußerst vielfältig: Alopezie, verschiedenartige Hautmanifestationen, Sklerodermie-ähnliche Schrumpfungsprozesse perioral und über den Gelenken (Gelenkfibrosierungen), flächenhafte und knötchenförmige Infiltrationen, Sjögren-ähnliche Infiltrationen im Gesicht, Tränen- und Speicheldrüsen-Erkrankungen im Sinne eines Sicca-Syndroms, Hepatosen, Pankreatopathien, Thrombosen, Phlebitiden, Angiitiden sowie in deren Folge Infarkte in verschiedenen Organsystemen, Lungenfibrose, pulmonale Hypertension.

Labor: BB: 90 % ausgeprägte Eosinophilie in der 3. Woche. [Altenkirch H: Neurotoxikologie – … . Nervenheilkunde 8 (1989) 60–6].

Ösophagotracheale Fistel
erworben z.B. postoperativ nach ventraler HWS-Stabilisierung   J86.0

angeboren ohne / mit Ösophagusatresie   Q39.2 / Q39.1

Diffuser Ösophagusspasmus

Klinik: Auch nahrungsunabhängig auftretende Spontanspasmen.

Therapie: ✩Botulinum-Toxin Typ A in jeden Quadranten 1 ml à 2,5–5 E Botox (100 E/Amp) in 3 Höhen in je 5 cm Abstand.

Ohrenschmerzen – Otalgie
H92.0

Ätiologie: HNO-ärztliches Fachgebiet: Otitis media. Entzündung des äußeren Gehörgangs, Mittelohrtumoren, Tubenkatarrh etc. Costen-Syndrom. Glossopharyngeus-Neuralgie, Herpes zoster oticus. Prozesse im Kleinhirnbrückenwinkel.

Diagnostik: s. Labor, s. Röntgen. HNO-Konsil.

Klinik: Anamnese: Verstärkung im Liegen (Otitis media)? Ausstrahlung in den Rachen oder

durch Schlucken ausgelöst (Glossopharyngeus-Neuralgie), in Gesicht und Zähne (Trigeminus, Vagus), in Hals und Schläfe (C₃)?
Befund: Periphere Fazialisparese oder auch vestibuläre oder kochleäre Störung (Zoster). Ataxie (zerebellärer Tumor).
– Druckschmerz hinter dem Ohr bei Mastoiditis als der klassischen Komplikation der Otitis media, der Osteomyelitis mit bevorzugtem Durchbruch durch das Planum mastoidale

nach außen (vor der Antibiotika-Ära häufigste HNO-Todesursache).

Ohrgeräusche s. Tinnitus.

Okulomotorius s. Nervus oculomotorius-Läsion.

Nervus olfactorius-Läsion   G52.0

Anosmie   R43.0
Kombinierte Störungen des Geruchs- und Geschmackssinnes   R43.8

s. Geschmacksstörungen. s. multiple Hirnnervenparesen.

Ätiologie der Riechstörung (Anosmie/Dysosmie) durch N. olfactorius-Läsion: s. Differentialdiagnose.
- Entzündung: Basale Meningitis. M. Paget.
- Trauma – N. olfactorius-Verletzung: Schädel-Hirn-Trauma – frontobasale Kontusion oder Schädelbasisfraktur   S04.8
  (Fraktur der Lamina cribrosa) mit Abriss der Fila olfactoria, Kakosmie: Tumorausschluss!
- Tumor frontobasal: Olfaktoriusmeningeom, Neurinom, hirneigene oder Hypophysen-Tumoren, Siebbeintumor (Knochensarkom). Bösartige Neubildung des N. olfactorius   C72.2

Anatomie/Histologie: N. olfactorius (I. Hirnnerv) = vorgeschobener Hirnteil.
- Olfaktorisches System aus bipolaren Riechzellen der Riechschleimhaut in der Nase, Fila olfactoria (ziehen durch die Lamina cribrosa), Bulbus und Tractus olfactorius.
- Aufteilung des Nervus olfactorius vor der Substantia perforata anterior in
1. Stria olfactoria lateralis zum Corpus amygdaloideum (Mandelkern, Klaustrum-Ende) etc. und zum Uncus des Gyrus parahippocampalis (Regio entorhinalis),
2. Stria olfactoria medialis zur Area subcallosa (= Gyrus cinguli-Ende unterhalb des Balkenknies) mit nach vorn anschließendem Gyrus rectus (Paläokortexanteile).
- Die Riechbahn erreicht als einzige sensorische Bahn ohne Umschaltung im Thalamus die Hirnrinde!
- Verschaltung zum Nucleus salivatorius (s. VII. + IX.) von üblen Gerüchen zu Übelkeit bis Brechreiz und Erbrechen, von appetitanregenden Gerüchen führt zur reflektorischen Speichelsekretion.
- Durch Geruchseindrücke Auslösung von Emotionen (durch Verbindung zum Gyrus cinguli, Thalamus, Hypothalamus und zum limbischen System).
- N. olfactorius: Perzeption für aromatische Riechstoffe (Anis, Kaffee, Gewürznelken, Menthol, Pfefferminz, Teer).

- N. trigeminus: Perzeption für Schleimhautreizstoffe wie Essigsäure, Salmiakgeist.

Definition: Anosmie/Hyposmie: Ausfall/Herabsetzung der Geruchswahrnehmung.
- Dysosmie: Verkennung vorhandener Geruchsqualitäten.

Diagnostik: s. Röntgen. EEG (besonders bei Dysosmie bzw. V.a. Unzinatusanfälle). Bei Fieber und V.a. Meningismus Lumbalpunktion. HNO-Konsil.

Differentialdiagnose zur N. olfactorius-Läsion (Anosmie/Dysosmie anderer Ursache):
- Toxisch-infektiös: Bei grippalen Infekten mit Rhinitis (hypertrophe Rhinitis, Nasenschleimhaut-Veränderungen),
  Z.n. Virusinfektionen, alte Patienten nach vielen grippalen Infekten, (chronische) Sinusitis. Sonstige Veränderungen in der Nase.
- Medikamente: Doxycyclin, Kanamycin, Neomycin, D-Penicillamin, Propylthiouracil, Streptomycin.
- Paroxysmale Geruchshalluzinationen: Als Aura bei Temporallappenanfällen, bei Unzinatuskrise – Tumorausschluss!
- Psychogene Riechstörung (totale Anosmie): Keine Reaktion auf Trigeminusreizstoffe. Bei Involutionspsychosen.   F45.8
- Epileptische Geschmackshalluzinationen – gustatorische Anfälle.

Klinik der N. olfactorius-Läsion: Anamnese: s. Ätiologie. Hyposmie oder Anosmie, ein- oder beidseitig? Kopfschmerzen? Fieber? Plussymptome wie Geruchsaura, Bewusstseinsstörung, Schmatzbewegungen, motorische Entäußerungen, plötzliches Blasswerden, anfallsartiges Auftreten? Spontaner Flüssigkeitsaustritt aus der Nase, evtl. nur bei bestimmter Kopfhaltung (Liquorfistel)?
- Geruchsüberprüfung seitengetrennt mit aromatischen Geruchsstoffen, bei Anosmie ggf. mit Trigeminusreizstoffen (Ammoniak).
- Bei Tumoren ggf. Frontalhirnsyndrom oder (selten) Foster-Kennedy-Syndrom.

Röntgen: Ggf. NNH. CCT, MRT.

Oligodendrogliome s. Hirntumoren.

Olivo-ponto-zerebelläre Atrophie – OPCA s. Ataxie.

Operkularsyndrom s. zerebrale Ischämie – Klinik – Besonderes.

N. ophthalmicus s. N. trigeminus.

Endokrine Ophthalmopathie – endokrine Orbitopathie s. M. Basedow.

Ophthalmoplegie

Interne Ophthalmoplegie – Ophthalmoplegia interna	H52.5
Externe Ophthalmoplegie – Ophthalmoplegia externa	H49.8
Chronisch-progressive externe Ophthalmoplegie	H49.4
Ophthalmoplegia totalis externa	H49.3

s. Okulomotoriusparese.

Ätiologie: Läsion von Nucleus oder Nervus oculomotorius, trochlearis und abducens (Syndrom der Orbitaspitze). Myasthenia gravis. Muskeldystrophie, dystrophische Myotonie. Ophthalmoplegische Migräne.

Internukleäre Ophthalmoplegie – INO 51.2

s. Blickparese. s. Doppelbilder.

Ätiologie: s. Anatomie. Die internukleäre Ophthalmoplegie ist besonders häufig, fast pathognomonisch bei der Encephalomyelitis disseminata (Vorkommen im Verlauf bis zu 30 %). Bei Prozessen am Boden des IV. Ventrikels (Angiom), bei Wernicke Enzephalopathie.

Anatomie/Histologie: Supranukleäre Fasern verlaufen zur paramedianen pontinen Formatio reticularis (PPRF), sie kreuzen im Mittelhirn in der Nähe von intramesenzephalen Anteilen der Nn. oculomotorius und trochlearis und liegen in der Brücke in der Nähe der Nn. abducens, facialis und vestibularis. Eine Läsion führt je nach Höhe zu ipsi- oder kontraversiv gestörten horizontalen Augenbewegungen.
- Der Fasciculus longitudinalis medialis (MLF), das mediale Längsbündel (mediane Lage im Hirnstamm), vermittelt die Koordination der Blickmotorik mit Impulsen von der Hirnrinde, den Stammganglien, mesenzephalen und pontinen Blickzentren, Vestibulariskernen, der Hals- und Nackenmuskulatur (Willkür- und reflektorische Bewegungen) und Verbindungen zwischen den Nuclei III, IV, VI. Die Läsion des Fasciculus longitudinalis medialis bewirkt eine horizontale oder vertikale Blickparese oder internukleäre Ophthalmoplegie.

Laterodorsal des MLF verlaufen die Bahnen für den Masseterreflex.

Definition: *Vordere internukleäre Ophthalmoplegie*: Durch Läsion des Fasciculus longitudinalis medialis beim Blick zur Seite ipsilateral Unfähigkeit zur Adduktion (von verlangsamten Adduktionssakkaden bis zur vollständigen Adduktionsparese) über die Mittellinie bei erhaltener Konvergenzreaktion.
- *Hintere internukleäre Ophthalmoplegie*: Störung der äußeren geraden Augenmuskeln bei Willkürbewegungen sowie der Konvergenzbewegung, keine Pupillenstörung.

Diagnostik: Blinkreflex, Masseterreflex.

Differentialdiagnose: Inkomplette Okulomotorius-Läsion (des M. rectus internus).

Klinik: s. Definition. Auftreten selten allein.
- Dissoziierter Nystagmus (Nystagmus auf dem abduzierenden Auge stärker als auf dem adduzierenden) bei Funktionsstörung im MLF.
- Blickrichtungsnystagmus – horizontaler unerschöpflicher Endstellnystagmus (Differentialdiagnose physiologischer seitengleicher, erschöpflicher Endstellnystagmus) bei Störungen der Formatio reticularis durch z.B. Encephalomyelitis disseminata, Medikamenten-Intoxikationen, Raumforderung der hinteren Schädelgrube.

Opsoklonus und Opsoklonus-Myoklonus-Syndrom   H51.8

s. Nystagmus – Differentialdiagnose.

Ätiologie: Meist paraneoplastisch (paraneoplastische zerebelläre Degeneration) oder parainfektiös.

Anatomie: Läsion in Hirnstamm, Kleinhirn.

Labor: Gegen Neuronenkerne gerichtete Anti-Ri-Antikörper s. Paraneoplasie.

Nervus opticus-Läsion   H46, H47.0

Nervus opticus- und Sehbahn-Verletzung   S04.0
Tumor: Bösartige Neubildung   C72.3
Chiasma opticum-Affektion   H47.4
Chiasma opticum-Kompression durch Aneurysma   I67.1
Chiasma opticum-Kompression durch Hypophysenadenom   D35.2

s. Blindheit, Gesichtsfelddefekt, multiple Hirnnervenparesen, Sehstörung.

Anatomie/Histologie: N. opticus (II. Hirnnerv) = vorgeschobener dienzephaler Hirnanteil zur Retina. Verlässt die Schädelbasis (mit HN III, IV, V$_1$, VI) durch die Fissura orbitalis superior.
1. Neuron: Zapfen : Stäbchen = 1 : 1. In der Fovea (Makula), der Stelle des schärfsten Sehens, befinden sich nur Zapfen.
2. und 3. Neuron (bipolare Zellen), die Axone ziehen durch Papilla nervi optici und bilden den N. opticus mit ca. 1 Mio Fasern, die nasalen Fasern kreuzen im Chiasma opticum. Der Tractus opticus zieht zum Corpus geniculatum laterale des Thalamus.
4. Neuron: Zieht durch den hintersten Anteil der Capsula interna in der Gratiolet'schen Sehstrahlung zur Hirnrinde.
– Lichtreaktion (intakt z.B. bei Rinden- und Seelenblindheit): Afferenter Faseranteil zieht vom Tractus opticus zur Area praetectalis – Nucl. praetectales.
– Efferent (III. Hirnnerv) zu den parasympathischen Westphal-Edinger-Kernen im Tegmentum des Mittelhirns zur Steuerung der Pupillenweite.

Klinik: Anamnese: Amaurosis fugax? Homonyme Hemianopsie? Flimmerskotome oder Kopfschmerzen?

Befund: Prüfung von Visus (Sehschärfe, Farbsehvermögen), Pupillenreaktion (afferenter Anteil der Lichtreaktion s.o.), Gesichtsfeld, Augenhintergrund (Fundus).
1. Schädigung vor dem Chiasma:
   Optikusneuritis (Neuritis nervi optici), „Papillitis".
   Retrobulbärneuritis (RBN): Der Patient sieht nichts, und der Arzt sieht nichts.
   A. carotis interna-Aneurysma oder -Verkalkung.
   Am Augenhintergrund ggf. Optikusgliom, Stauungspapille, Optikusatrophie (Foster-Kennedy-Syndrom).
2. Schädigung am Chiasma (der nasalen Fasern) z.B. durch Hypophysentumor oder Kraniopharyngeom:
   Bitemporale Hemianopsie (Scheuklappen).
3. Schädigung hinter dem Chiasma (Tractus opticus bis Sehrinde): Homonyme Hemianopsie.
4. Schädigung im Bereich der Sehrinde (Areae 17–19): Homonyme Hemianopsie oder irreguläre Gesichtsfelddefekte bis zum röhrenförmigen Gesichtsfeld. Rindenblindheit, Seelenblindheit.
– Colliculi superiores der Vierhügelplatte: Afferente Fasern der optischen Bahn (Radix medialis des Tractus opticus), so dass bei visuellem Reiz die Augen geschlossen und der Kopf abgewendet werden.

Optikusatrophie   H47.2

s. Stauungspapille.

Ätiologie einseitig: Aneurysmen. Syndrom der Orbitaspitze. Foster-Kennedy-Syndrom.
– Tumor, z.B.: Meningeome im Keilbeinflügelbereich, bei Olfaktoriusrinnen-Syndrom.
Optikustumoren benigne   D33.3
Optikustumoren unbekannte Dignität D48.7
Optikustumoren maligne, Optikusgliome
                                          C72.3

Ätiologie einseitig oder beidseitig: Basale Arachnopathie, Arachnitis optico-chiasmatica. Arteriosklerose: Karotisverschluss oder -stenose. Glaukom. Lues – Tabes dorsalis. Z.n. Optikus- oder Retrobulbärneuritis (z.B. Encepha-

lomyelitis disseminata, Neuromyelitis optica). Schädel-Hirn-Trauma, Krankheiten der Schädelknochen. Z.n. chronischer Stauungspapille. Hypophysenadenom.

Ätiologie beidseitig:
– Amblyopie bei B$_{12}$-Resorptionsstörung (früher irrtümlich Tabak-Alkohol-Amblyopie).
– Ataxien: Spinozerebelläre Ataxien, M. Friedreich in 50 %, zerebelläre Heredoataxie Nonne-Pierre Marie.
Kombinierte Systemdegenerationen der spinopontinen, zerebello-olivären und spinozerebellären Bahnen ggf. mit zerebellärem Beginn mit Störungen der Sinnesorgane (Retinadege-

neration und Optikusatrophie wie beim M. Behr. Taubheit) oder mit Hypogonadismus oder mit multiplen Skelettveränderungen.
- Diabetes mellitus und diabetische Polyneuropathie.
- Globoidzell-Leukodystrophie – M. Krabbe (autosomal-rezessiv).
- Intoxikation: Methylalkohol, Arsen, Blei, CO, Chinin, Chinoform, Thallium.
- M. Leigh s. Leukenzephalopathie – subakute nekrotisierende Enzephalomyelopathie Leigh – mitochondriale Zytopathie.

- MERRF-Syndrom s. Mitochondriale Myopathien.
- Exzessive Myopie.
- Tabes dorsalis (Störung der Hell-Dunkel-Adaptation).

Klinik: Temporale Abblassung. Erst sehr spät auftretende Visusstörung.

Lebersche familiäre Optikusatrophie

H47.2

syn. Leber's hereditary optic neuropathy.

s. Optikusatrophie. Neurodegenerative Erkrankung.

Ätiologie: Mitochondriale Zytopathie bei Männern.

Diagnostik: DNA-Diagnostik: DNA-Punktmutationen.

Epidemiologie: Auftreten bei Männern, von der Mutter vererbt. Erbgang: mtDNA-Analyse.

Klinik: Familienanamnese. Subakuter bilateraler Visusverlust.

Befund: Leber's plus: Von 38 Patienten hatten 59 % neurologische Störungen, am häufigsten Bewegungsstörungen wie Haltetremor, motorische Tickstörungen und Parkinsonismus mit Dystonie, 2 Patienten ein Multiple Sklerose-ähnliches Syndrom, 7 Patienten eine thorakale Kyphose [Nikoskelainen E: Leber's „plus": neurological abnormalities in patients with Leber's hereditary optic neuropathy. J Neurol Neurosurg Psychiatry 59 (1995) 160–4].

Röntgen: MRT bzw. PET: Selektiver Neuronen-Untergang im Putamen.

Optikus-Gliome s. Hirntumoren.

Optikusneuritis

H46

syn. Neuritis nervi optici, ggf. als Retrobulbärneuritis, Papillitis oder Papillenödem (auch bei Uveitis und Vaskulitis).

Ätiologie von Optikusneuritis und Papillenödem: s. Klinik.
- Alkohol.
- Bei AIDS durch Lues oder Toxoplasmose.
- Encephalomyelitis disseminata (meist einseitig)   G35. H48.1
- Neuromyelitis optica Devic   G36.0
- Herpes zoster-Infektion: Myelitis ggf. mit Optikusneuritis vergesellschaftet.
- Meningoenzephalitis (auch M. Behcet, Borreliose Stadium II, Listeriose, Toxoplasmose, Tuberkulose, Zystizerkose).
- Nasennebenhöhlenentzündungen.
- Spätlues.

Diagnostik: s. Encephalomyelitis disseminata. VEP.

Differentialdiagnose: Arteriitis cranialis (M. Horton). s. ischämische Optikusneuropathie. Zentralvenenthrombose (Bulbusschmerzen). Drusenpapillen. Stauungspapille.

Klinik: Befund: Optikusneuritis (Neuritis nervi optici): „Papillitis".

Retrobulbärneuritis (RBN): Der Patient sieht nichts, und der Arzt sieht nichts.
- Kasuistik mit Visusminderung und Papillenödem rechts und, nach 10 Tagen Cephalosporintherapie, Visusminderung links. Besserung erst nach 6 Wochen Therapie, VEP weiter deutlich verlängert [Lins H, Magdeburg: Isolierte Opticusneuritis bei Neuroborreliose. (9/96) Göttingen].

Labor: s. Ätiologie. Borrelien.

Röntgen: CCT/MRT: Nervenverdickung bzw. Ödem ggf. nachweisbar.

Therapie: ☆Kortison: 6-Methylprednisolon 500 mg über 3 Tage. Unter 1 g 6-Methylprednisolon über 3 Tage mit oral 1 mg/kg über 14 Tage gegenüber Plazebo nach 1/2 Jahr leichter Unterschied zugunsten der Hochdosisgruppe [Beck R: A randomized controlled trial of corticosteroids in the treatment of acute optic neuritis. N Engl J Med 326 (1992) 581–8].
- Nach 1 Jahr kein Unterschied [Trobe J: One-year results in the optic neuritis treatment trial. Neur Suppl 43 (1993) A280].
- Risiko der späteren Erkrankung an MS 80 %, durch Hochdosis-Methylprednisolon-Thera-

pie verringert. Von 389 Patienten entwickelten 7,5 % nach Hochdosistherapie, 14,7 % nach 1 mg/kg Prednison oral und 16,7 % nach Plazebo eine definitive MS [Beck R: The effects of corticosteroids for acute optic neuritis on the subsequent development of MS. N Engl J Med 329 (1993) 1764–9].

Therapie: s. Encephalomyelitis disseminata.

Ischämische Optikusneuropathie – ION   H47.0

syn. nicht-arteriitische retrobulbäre ischämische Optikusneuropathie – anteriore ischämische Optikusneuropathie.

Ätiologie: s. Risikofaktoren. Arteriosklerose mit gestörter Blutversorgung des N. opticus im intraorbitalen Teil.
– Amiphenazol (Daptazile).
– CO-Intoxikation.
– Papillenödem bei hypertensiver Enzephalopathie – maligner Hypertonie mit Retinopathie, Pseudotumor cerebri.

Differentialdiagnose: s. Optikusneuritis.

Epidemiologie: Auftreten selten.

Klinik: Einseitig akuter, schmerzloser Visusverlust und Gesichtsfeldeinengung bei normaler Papille.

Risikofaktoren: s. Ätiologie. Diabetes mellitus und Hypertonus.

Therapie: Hochdosiert Methylprednisolon.

Therapie operativ: Druckminderung im Subarachnoidalraum durch mediale Orbitotomie mit Fensterung der Hülle des N. opticus: Zwei Kasuistiken mit Eingriff eine Woche nach Symptombeginn und deutlicher Visusbesserung innerhalb weniger Tage, einmal initial gutem Ansprechen auf hochdosiertes Methylprednisolon [Killer H: Nonarteriitic posterior ischemic optic neuropathy treated with optic nerve sheath decompression. Neuroophthalmol 19 (1998) 101–6].
☆ Hydroxyäthylstärke – ☆HES – ☆Haes 10 % 200/ 0,5 500–1000 ml (ggf. mit ☆Pentoxifyllin) unter Kontrolle von Kreatinin, Dosis individuell der kardialen Belastbarkeit anzupassen!

Endokrine Orbitopathie – endokrine Ophthalmopathie s. M. Basedow.

M. Osler   I78.0

syn. M. Osler-Rendu – Rendu-Osler-Weber-Syndrom, hereditäre hämorrhagische Teleangiektasie.

Klinik: Hirnabszess möglich wegen der häufig vorhandenen Rechts-Links-Shunts in der Lungenstrombahn.

Paraartikuläre Ossifikationen – PAO – heterotope Ossifikationen – HO

Arthropathie in Verbindung mit neurologischen Affektionen, bei Lähmung   M61.2
Myositis ossificans / bei Verbrennung   G72.4, M60 / M61.3

Ätiopathogenese: Ätiologie ungeklärt.
– Ursprung der Osteoblasten sind die unspezifischen Mesenchymzellen, die deshalb unspezifisch genannt werden, weil sie sich sowohl in Richtung Fibroblast als auch unter dem Einfluss besonderer Stimuli in Richtung Osteoblast entwickeln können.
Ist die Knochenentwicklung in Gang gekommen, vollzieht sie sich nach den Grundsätzen der physiologischen Knochenneubildung wie z.B. im Rahmen der Frakturheilung. Bei der ektopen Ossifikation handelt es sich also um eine physiologische Ossifikation an pathologischer Stelle.

Diagnose: Frühzeitige Diagnose erforderlich, zum Zeitpunkt eines rechtzeitigen (sofortigen) Therapiebeginns ist die Diagnose rein klinisch!

Diagnostik: s. Labor, s. Röntgen. Ggf. Sonographie und Phlebographie zum Ausschluss der Differentialdiagnosen.

Differentialdiagnose: Einblutung in den Muskel (z.B. Rollstuhlfahrer durch Übersetzen etc.). Phlebothrombose.

Epidemiologie und Klinik: Dispositon (Risikofaktor) wohl bei jüngeren Patienten, bei diffuser idiopathischer Hyperostose (M. Forrestier). Endoprothetischer Hüftgelenksersatz: Inzidenz 5 %.
– Rückenmarkverletzungen: Inzidenz 10–53 %.
– Schädel-Hirn-Trauma: PAO-Indikatoren sind ein schweres Schädel-Hirn-Trauma mit fokaler neurologischer Herdsymptomatik und frühzeitig erhöhtem Muskeltonus, Frakturen und AP-Erhöhung.

Mehrere Gelenke sind in 49 % (26/53) betroffen, Hüftgelenk > Ellbogen > Knie > Schulter > Weichteile.

Inzidenz erhöht bei schwerem Schädel-Hirn-Trauma (initialer GCS< 9) 17,7 %.

Alle PAO-Patienten hatten in den ersten 3 Monaten erhöhte AP-Werte, am höchsten bei PAO mehrerer Gelenke oder der Hüfte.

Bei 94 % (50/53) lag ca. 8 Wochen nach dem Trauma ein erhöhter und/oder spastischer Muskeltonus vor.

Bei ≤40 % (21/53) war die PAO an der hemiparetischen Seite. Bei 68 % lagen nach der Beatmungsphase noch Dekortikations- und Dezerebrationszeichen vor, 67,5 % (35/53) entwickelten ein apallisches Syndrom, davon zeigten 17 Patienten bis zu 1 Jahr posttraumatisch keine Remissionstendenz [Hinterhölzl J, Innsbruck: Heterotope Ossifikationen – eine Langzeit-Komplikation bei Schädel-Hirn-Trauma-Patienten, eine retrospektive Studie. ANIM (1/98) Hamburg].

Labor: BKS. AP (Anstieg mit einer Latenz von durchaus 3 Wochen). Pyridinolin und Desoxypyridinolin aus 10 ml des 2. Morgenurins sensitiver als AP. CK (zur Differentialdiagnose Myositis).

– Querschnittsyndrom: BKS in der Studie von Banovac immer erhöht, AP zwischen 88–322 U/l.

Röntgen: Nativaufnahmen (initial alleinige Schwellung noch ohne Nachweis von Verkalkungen). Skelettszintigraphie (erst verzögerte Anreicherung). MRT: Frühzeitig ausgedehnte KM-Anreicherung, verflüssigte Areale.

Strahlentherapie: 1000 Rad an 5 aufeinanderfolgenden Tagen (ab 1.–2. postoperativen Tag nach endoprothetischem Hüftgelenksersatz).

Therapie: Enttäuschend waren Kortison, orale Diphosphonate, Magnesium, Tetrazykline.

☆ Etidronsäure (200 mg Tbl, 300 mg A) 2 Std. vor und nach der Tbl-Einnahme nicht essen, nicht mit Milch, Calcium, Eisen, Mg (vermindern die Resorption).
Zur Prophylaxe: 20 mg/kg über 2 Wochen, dann 10 mg/kg über 10 Wochen.
Therapie bei drohender PAO: 300 mg i.v. über 3 h für 3–5 Tage bei 27 Patienten: Bei 20 innerhalb 1–2 Tagen rückläufige Weichteilschwellung, bei 7 Patienten geringe oder keine Besserung, und bei diesen Patienten wurde eine Phlebothrombose gefunden. Bei 8 von 13 Patienten mit 300 mg über 3 Tage i.v. und 20 mg/kg oral über 6 Monate zeigten sich keine röntgenologischen Zeichen der HO, bei 2 Patienten minimale Ossifikationen und bei 3 Therapieabbrechern HO innerhalb 1–2 Monaten [Banovac K: Intravenous disodium etidronate therapy in spinal cord injury patients with heterotopic ossification. Paraplegia 31 (1993) 660–666].

☆ Indometacin (50 mg Kps/100 mg Supp) 3 x 25–50 mg, maximal 200 mg.

Otalgie s. Ohrenschmerzen.

M. Paget – Osteodystrophia deformans.

M88.9

Osteoarthropathie hypertrophiante (pneumonique) s. paraneoplastische Erkrankungen M19.8

Ätiologie: Slow-Virus-Infektion?

Ätiopathogenese: Kompensation der aus gesteigerter Osteoklastentätigkeit resultierenden Osteolysen durch vermehrte Osteoblastentätigkeit mit der Folge einer mechanisch minderwertigen, in der inneren Struktur regellosen und im Volumen vergrößerten Knochenstruktur.

Diagnostik: s. Labor.

Epidemiologie: Prävalenz 0,4–2,7 % der über 55-jährigen, BRD 1,3 %.

Klinik: Anamnese: Anhaltende Knochenschmerzen, Frakturen. Befund: Skelettdeformation.

Komplikationen: Neurologische Komplikationen, z.B. bei Befall der Schädelbasis Hirnnerven, bei Wirbelsäulenbefall radikuläre oder spinale Störungen (Querschnittlähmung).

Labor: AP. Pyridinolin und Desoxypyridinolin. Hydroxyprolin im Urin erhöht.

Therapie: Anabolika, Glukokortikoide, Kalzium, Salizylate, Vitamin D.
- ☆ Calcitonin (50/100 IE A, 100 IE/Sprühstoß) initial 1 bis ggf. 2 x 100 IE/d s.c. oder i.m. über mehrere Wochen, nach Ansprechen (AP) 50–100 IE 2–3 x wöchentlich.
- ☆ Etidronsäure (200 mg Tbl, 300 mg A) 2 Std. vor und nach der Tbl-Einnahme nicht essen, nicht mit Milch, Calcium, Eisen, Mg (vermindern die Resorption). 5 mg/kg über höchstens 6 Monate, maximal 20 mg/kg.
- ☆ Tiludronsäure (240 mg Tbl) orale Einmaldosis mindestens 2 h vor oder nach einer Mahlzeit mit Wasser 2 Tbl einnehmen. Erste Behandlungsphase 3 Monate, zweite Phase nach mindestens 6 Monaten. Wirkung: Biphosphonat, Osteolyse-Hemmstoff.

Panarteriitis nodosa – PAN – Periarteriitis nodosa

M30.0†, Demenz F02.8

Juvenile Panarteriitis M30.2

s. zerebrale Ischämie, Arteriitis temporalis (unter Polymyalgia rheumatica), Vaskulitis.
Panarteriitis mit Lungenbeteiligung s. Churg-Strauss-Granulomatose.

Anatomie/Histologie: Befall mittlerer Arterien. s. Diagnostik – Muskelbiopsie.

Diagnostik: s. Labor. Muskelbiopsie: Nekrotisierende Angiitis vieler Vasa nervorum, distal betont multifokal beginnender Nervenfaseruntergang in der zentralen Faszikelregion mit Befall aller Nervenfaserklassen.

Differentialdiagnose: Polyarteriitis rheumatica (Immunkomplexvaskulitis) mit Besserung auf ☆7S-IgG-Immunglobuline – IVIG (0,5–10 g Fl).

Klinik: Fieber, Hypertonie, 50 % Polyneuropathie. 20 % zentrale Störungen.

Labor: Leukozytose. Proteinurie.
- Hepatitis-Serologie: In 30–70 % liegt eine Hepatitis-B-Antigenämie als Zeichen einer chronisch persistierenden Hepatitis B vor.

Therapie: s. Vaskulitis. Therapeutisches Dilemma bei Hepatitis B-assoziierter Panarteriitis nodosa, da die erforderliche Immunsuppression durch vermehrte Virusreplikation einen Aktivitätsschub der Hepatitis induzieren kann: Additiver Effekt von Famiciclovir und Interferon α-2b [Krüger M. (4.3.95) Hannover].

Subakut sklerosierende Panenzephalitis – SSPE

A81.1

syn. van Bogaert-Leukenzephalitis, sklerosierende Leukenzephalopathie van Bogaert. Einschlusskörperchenenzephalitis Dawson. s. Masern-Enzephalitis.

Ätiologie: Masern-Viren häufig, Röteln-Viren selten. Als Spätkomplikation in 1 : 1 Mio Fällen 8–10 Jahre nach Masernerkrankung persistierende Infektion mit dem stark mutierten Masernvirus. Hypothese, dass durch eine Mutation das Masern-Virus seine Fähigkeit zur Bildung des sog. M-Proteins verliert, dadurch in seiner intrazellulären Form verbleibt, sich dann durch Befall angrenzender Zellen im Gehirn ausbreitet und dort persistiert. Hinweise auf eine abnorm geringe zerebrale Interferonbildung: In vitro geht das Masern-Virus bei

Interferon-Entzug von seiner intrazellulären in die produktive Form über.

Diagnostik: s. Labor, s. Röntgen. Evtl. Hirnbiopsie. EEG mit typischen Radermecker-Komplexen.

Differentialdiagnose: M. Creutzfeldt-Jakob. Herpes simplex-Enzephalitis. Progressive multifokale Leukenzephalopathie AIDS-assoziiert, bei Sarkoidose, Methotrexat-induziert. Leukodystrophie.
- Masernassoziierte Panenzephalitis: Kasuistik einer 25-jährigen Patientin mit initial Wahnideen und Derealisationserleben, dann Ausbildung eines stuporös-mutistischen Bildes, Fieber, CK-Anstieg bis 800 U/l, nach 48 h bettlägrig mit Katalepsie, Trismus, generalisiertem

Rigor, nach weiteren 2 Tagen Bewusstseinsstörung, Myoklonien, Apnoephasen und zentralem Fieber; im Liquor Nachweis oligoklonaler Banden mit intrathekaler Antikörpersynthese gegen das Masernantigen, aber keine
Immunantwort gegen Epitope des Masern
Nukleokapsid-Antigens; im EEG periodisch
wiederkehrende steile Abläufe mit Inter-
valldauer von 1–2 s, aber keine Radermecker-
Komplexe; 6-wöchige Beatmung; binnen 9
Wochen Abfall des Masernvirus-Antikörperin-
dex von initial 40,5 auf < 5, Besserungstendenz
bei noch diskreten Störungen der Konzentrationsfähigkeit und Feinmotorik [Schröder S,
Hamburg-Eppendorf: Remission einer masern-
assoziierten Panenzephalitis mit SSPE-ähnli-
chem Initialstadium. ANIM (1/98) Hamburg].

Epidemiologie: Auftreten im Schulalter, 3.–20.
Lebensjahr. In Ländern mit hoher Masernin-
zidenz.

Klinik: Anamnese: Masern vorausgegangen.
Befund: Affektstörung, Bewusstseinsstörungen,
Demenzentwicklung. Rhythmische Hyperkinesien, Tonussteigerung, zerebrale Krampfan-
fälle/Epilepsie, sonstige Fokalneurologie oder
Parkinson-Syndrom.
– Kasuistik eines 22-jährigen nicht geimpften
türkischen Patienten mit Maserninfektion im
Alter von 3 Jahren und Auftreten von Zuckungen an einer Extremität mit 19 Jahren, 4 Monate später Verhaltens- und Wesensänderung,
Gedächtnis- und Auffassungsstörung, später
Zungentremor, Myoklonien, Gangstörungen,
im EEG triphasischen Komplexen und einem
entzündlichen Liquorsyndrom mit autochtho-
ner IgG-Synthese und sehr hohen Masern-
IgG-Titern; trotz intrathekalem Interferon
alpha über 6 Monate im Liquor persistierender hochpathologischer Masern-IgG-Antikör-
per-Index und Nachweis oligoklonaler Banden gegen das Masern-N-Protein, klinisch
Progredienz mit völligem Verlust der Kontakt-
fähigkeit, Okulomotorikstörung und Tetraspastik, im MRT globale Atrophie betont der
weißen Substanz und im ^{18}FDG-PET globale
Minderanreicherung im Kortex, Thalamus
und Striatum [Wekerle G: SSPE – eine Verlaufsbeobachtung. ANIM (1/98) Hamburg].

– Kasuistik eines 35-jährigen Patienten mit hirnorganischem Psychosyndrom (Merkfähigkeitsstörungen, Desorientiertheit), einer rhythmischen, teils myokloniformen, teils choreo-
athetotischen Bewegungsunruhe der linken
Körperhälfte, pathognomonischen Liquorveränderungen, im EEG rhythmischen Grup-
pierungen langsamer Wellen und im MRT
rechtshemisphärischer Leukenzephalopathie:
Anamnestisch identisches Krankheitsgesche-
hen 25 Jahre zuvor, damals wie nun spontane
Remission [Grünewald T, Dresden: 25-jährige
Remission einer SSPE. DGN (10/97) Dresden].

Labor: Masern-Viren – intrathekale Immunantwort gegen das Nukleokapsid des Masern-
virus. Papova-Viren (JC-Viren, JC-Virus-PCR)
zur Differentialdiagnose progressive multifokale Leukenzephalopathie. Liquor-PCR.

Prognose: Tödlicher Verlauf binnen 1–3 (1/2-6)
Jahren. 5 % spontane Remissionen.

Röntgen: MRT: Ödematöse periventrikuläre hyperintense Herde mit initialer Ventrikelkom-
pression und sekundärer Atrophie.

Therapie: ☆Azathioprin (50 mg Tbl).
☆ Interferon alpha-2a – IFN-α intraventrikulär
über einen Katheter mit subkutanem Reservoir
am ersten Tag Roferon 100.000 E/m^2 mit
Steigerung bis zum 5. Tag auf 10^6 E/m^2, in 6
Wochen insgesamt 10^6 E/m^2 bei 14 von 22 Patienten mehrfach, maximal viermal, und Inosiplex 100 mg/kg vermutlich antiviral und im-
munmodulatorisch, bei 22 Patienten von 8–17
Jahren und neurologischen Symptomen seit 12
(2–71) Monaten. Bei Nachbeobachtung über
21 (2–54) Monate starben lediglich 3 Patienten, eine Remission mit klinischer Besserung
wurde bei 50 % (11/22) beobachtet, ein Stillstand bei 23 % (5) und verlangsamte Progredienz bei 14 % (3 Patienten). Von 7 Kindern
mit rascher Progression zeigte keines eine Besserung, von denjenigen mit langsam fortschreitendem oder stationärem Verlauf 71 %
(10/14). Behandlungsbeginn sollte möglichst
früh sein [Yalaz K, Ankara: Intraventricular
interferon and oral inosiplex in the treatment
of subacute sclerosing panencephalitis. Neurology 42 (1992) 488–91].

Papillenödem, Papillitis s. Optikus.
Drusenpapillen

H47.3

Parästhesien s. Dysästhesien.

Paralyse s. Lähmungen, Monoparese, Paraparese s. Querschnittlähmung.

Familiäre periodische Paralyse s. paroxysmale (periodische) Lähmung.

Progressive Paralyse s. Lues.

Paramyotonia congenita Eulenburg s.u. Myotonie.   G71.1

Paraneoplasie – paraneoplastische Syndrome   C00–C97

Ätiologie: Ursache paraneoplastischer Syndrome sind in 70–90 % kleinzellige Bronchial-Karzinome, ansonsten Lymphome und gynäkologische Tumoren.
- Thymome und Thymus-Karzinome gehen mit über 40 % paraneoplastischen Symptomen einher, besonders Myasthenia gravis (bei 10 % der Myasthenie-Patienten), bei 10 % mit zusätzlichen oder isoliert anderen paraneoplastischen Symptomen wie „pure red cell aplasia", Hypogammaglobulinämie oder auch Polyneuropathie (chronisches Guillain-Barré-Syndrom).

Epidemiologie: Neurologische paraneoplastische Syndrome finden sich bei 1–5 % der Patienten mit neu diagnostizierten Neoplasien mit Manifestation im Durchschnitt 1/2 Jahr vor der Tumor-Erstdiagnose.

Klinik: In > 50 % sind mehrere Systeme gleichzeitig betroffen.
1. Paraneoplastische Enzephalopathien:
   Paraneoplastische progressive multifokale Leukenzephalopathie s. AIDS-assoziierte Erkrankungen.
   Paraneoplastische diffuse Polioenzephalopathie mit psychischen Symptomen.
   Paraneoplastische Optikopathie: In 1–2 % bei Leukosen, kleinzelligem Bronchial-Karzinom, Schilddrüsen-Karzinom.
   Paraneoplastische zerebelläre Degeneration: 50 % der Patienten mit subakuten Kleinhirndegenerationen im mittleren Alter entwickeln innerhalb weniger Jahre eine Krebserkrankung.
   Paraneoplastische Hirnstamm-Syndrome, Opsoklonus und Opsoklonus-Myoklonus-Syndrom.
   Paraneoplastische Enzephalitis (limbisch, Hirnstamm, Stammganglien) s. Enzephalitis.
   Paraneoplastische Enzephalopathie bei Paraproteinämien.
   Paraneoplastische Enzephalopathien bei endokrin aktiven Tumoren, Hyperparathyreoidismus, Insulinome,
   Paraneoplastische ACTH-Bildung: Bei ACTH-Stimulation kein 17-OH-Steroid-Anstieg (Anstieg bei NNR-Hyperplasie).
   Paraneoplastische Retinopathie   H35.8
2. Paraneoplastische Myelopathie: Chronische oder subakut nekrotisierende Myelopathie.
3. Paraneoplastische myasthenische Reaktion s. Lambert-Eaton-Syndrom.
   Paraneoplastische Myasthenia gravis bei Thymom oder Thymus-Karzinom.
   Paraneoplastische Neuromyopathie   G13.0
4. Paraneoplastische Polyneuropathie (Polyradikulitis) und paraneoplastische sensorische Neuropathie s. Polyneuropathie.

Paraneoplastisches Guillain-Barré-Syndrom: Chronische Neuropathie. s. paraneoplastische Polyneuropathie.
Paraneoplastische sensorische Neuropathie (PSN) Denny Brown.   G13.0
Paraneoplastische Mononeuritis multiplex (bei Vaskulitis).
5. Paraneoplastische Myopathie: Dermatomyositis. Bei endokrin aktiven Tumoren.
6. Paraneoplastische Karzinom-Polyarthritis. Paraneoplastische hypertrophische Osteoarthropathie.

Labor: s. Paraneoplastisches Anti-Hu-Syndrom. s. Paraneoplastisches Anti-Ri-Syndrom.
- Gegen Purkinje-Zellen gerichtete Anti-Yo-Antikörper mit diffusem Purkinje-Zellverlust mit irreversiblem Funktionsausfall, positiv bei 2–4 % der Ovarial-Karzinom-Patientinnen ohne und mit paraneoplastischer zerebellärer Degeneration, Extremitätenataxie > Rumpfataxie.
- Anti-Ta-Antikörper in Seren von 9 Patienten mit limbischer, Hirnstamm- und Stammganglien-Enzephalitis bei testikulärem Keimzelltumor [Voltz R, München. DGN (9/98) München].
- Ggf. Anti-Amphiphysin-Antikörper bei sensibler Neuropathie.

Therapie: Antineoplastische Therapie führt in 50 % zur Besserung der paraneoplastischen Symptome, immunsuppressive Therapieverfahren und Plasmapherese sind bis auf Einzelfälle ohne Effekt.
☆ 7S-IgG-Immunglobuline – IVIG (0,5–10 g Fl). Frühzeitige Therapie mit 0,4 g/kg über 5 Tage. Kasuistiken eines Patienten mit paraneoplastischer Kleinhirndegeneration und eines Patienten mit paraneoplastischer Hirnstamm-Enzephalitis und Polyneuropathie. Bei Therapiebeginn binnen 14 Tagen nach Symptombeginn klinische Besserung innerhalb von 14 Tagen mit Abnahme der Autoantikörper in Serum und Liquor und Abnahme der intrathekalen Antikörpersynthese. 2 Patienten mit einer 3–4 Monate bestehenden paraneoplastischen Polyneuropathie blieben trotz Abnahme der Autoantikörper in Serum, aber nicht im Liquor, auf IVIG ohne Besserung [Blaes F, Homburg: Intravenöse Immunglobuline (IVIG) in der Therapie paraneoplastischer Syndrome. (9/96) Göttingen].
☆ Kortison: Frühzeitige hochdosierte Therapie mit i.d.R. nur langsamer Besserung über mehrere Monate.

1. Paraneoplastisches Anti-Hu-Syndrom

- Gegen Neuronenkerne gerichtete Anti-Hu-Antikörper bei subakuter sensorischer Neuro-

pathie oder paraneoplastischer Enzephalomyelitis – paraneoplastische zerebelläre Degeneration bei kleinzelligem Bronchial-Karzinom bis zu 100 % hochsensitiv und > 95 % hochspezifisch. Nahezu nur mit kleinzelligem Bronchial-Karzinom (und Neuroblastomen) assoziiert.
- Bei 12 Patienten 8 Malignome: 4mal kleinzelliges Bronchial-Karzinom, 1mal großzelliges Bronchial-Karzinom, 1mal großzelliges Bronchial-Karzinom mit kleinzelliger Komponente, 1mal Adeno-Bronchial-Karzinom mit kleinzelliger Komponente, 1mal kleinzelliges Thymus-Karzinom. Bei 3 Patienten mediastinale Lymphome unbekannter Primärlokalisation. Neurologische Symptome gingen bei den 8 Patienten mit Malignomen im Mittel 10 (3–56) Monate voraus und waren bei 9/12 multifokal: Subakute sensorische Neuropathie (9/9), motorische Polyneuropathie (4/9), autonome Dysfunktion (4/9). Limbische Enzephalitis (6/9), zerebelläre Degeneration (5/9), Hirnstamm-Enzephalitis (3/9). Retinopathie (2/9). Kein Patient verbesserte sich während der Nachbeobachtungsphase von durchschnittlich 23 (7–74) Monaten, auch nicht unter immunsuppressive Therapie mit Kortikoiden (9/12), Azathioprin (2/12), und IVIG (4/12) bis auf einen Patienten, bei dem unter Kortikoiden eine limbische Enzephalitis rückläufig war [Czygan M, Freiburg: Anti-Hu-syndrome – Clinical and serologic data from 12 patients. (9/96) Göttingen].
- Kasuistik von 5 Patienten (6 % der Patienten mit Anti-Hu-Antikörpern) mit milden asymmetrischen sensiblen Symptomen ohne Behandlung über im Mittel 18 (5–32) Monate ohne oder mit nur geringer Progression und gleichem Befund bzw. Verlauf mit Immunglobulinen, Chemotherapie oder beidem [Graus F: Indolent anti-Hu-associated paraneoplastic sensory neuropathy. Neurology 44 (1994) 2258–61].

2. Paraneoplastisches Anti-Ri-Syndrom

- Gegen Neuronenkerne gerichtete Anti-Ri-Antikörper in Serum und Liquor, anatomisch-histologisch lymphozytäre Infiltrate, mit potentiell reversiblen Funktionsstörungen: Häufig Opsoklonus. Bei Kindern mit Neuroblastomen assoziiert, bei Erwachsenen mit gynäkologischen Tumoren (bei 2–4 % der Ovarial-Karzinom-Patientinnen ohne und mit paraneoplastischer zerebellärer Degeneration), Rumpfataxie > Extremitätenataxie. In 50 % Blickparesen, z.T. Tetraspastik, Rigor oder Dystonien/Blepharospasmus. Auftreten bis zu 9 Jahre vor der Krebsmanifestation, reversibler Verlauf möglich.
- Kasuistik einer Mamma-Karzinom-Patientin mit subakut Doppelbildern, Nystagmus, Tinnitus, Schwindel und Übelkeit (Übelkeit häufiger als bei positiven Anti-Hu-Antikörpern), aber ohne Opsoklonus, 2 Monate später schwerer Rumpfataxie, danach progredienter Dysarthrie, internukleärer Blickparese; nach Tumorausräumung, Nachbestrahlung und

Dexamethason-/Tamoxifen-Therapie weitgehende Remission der zerebellären Defizite [Pfeiffer G: Reversible paraneoplastische Kleinhirnsymptomatik – Beispiel eines anti-Ri-Syndroms. Nervenarzt 69 (1998) 516–8].

3. Paraneoplastische zerebelläre Degeneration – PCD   G13.1

syn. Zerebellitis, subakute paraneoplastische Kleinhirndegeneration.

Ätiologie/Epidemiologie: s. Klinik.
- Bei Bronchial-Karzinom in bis zu 40 % zerebelläre Atrophie meist (40 %) des Kleinhirnvorderlappens und Kleinhirnwurms mit Stand-, Gang- und Extremitätenataxie [Wessel K, Tübingen: Cerebelläre Degenerationen bei Bronchialkarzinom. (9/84) Heidelberg].
- Bei gynäkologischen und lymphatischen Malignomen. Bei Kolon-Karzinom: Kasuistik einer 72-jährigen Patientin mit Colon-Karzinom Stadium Dukes A ohne nachweisbare antineuronale Antikörper; nach Tumorexstirpation Rückbildung der Rumpf- und Extremitätenataxie bei persistierender Dysarthrie [Paul K, Essen: Paraneoplastische Kleinhirndegeneration bei Kolon-Karzinom. (10/97) Dresden].

Einteilung: s. Klinik.

Klinik: 4 Subtypen (Bei Typ 3 und 4 geht der zerebelläre Prozess häufig dem Tumor voraus):
1. PCD assoziiert mit Anti-Yo-Antikörper gegen Purkinje-Zellen: Anti-Yo-Antikörper sind die häufigste Ursache paraneoplastischer Kleinhirndegenerationen. Subakuter Beginn einer panzerebellären Störung mit Rumpf- und initial ggf. asymmetrischer Extremitäten-Ataxie und meist Geh- und Sitzunfähigkeit, Dysarthrie, multidirektionalem Nystagmus, Opsoklonus (2/48). Nur 2 von 48 Patienten waren ohne Hilfe gehfähig. 10/48 kognitive Verschlechterung mit Gedächtnisstörungen und emotionaler Labilität. 28/48 positiver Babinski oder andere Symptome der langen Bahnen. 2/48 Rigor und Tremor. 2/48 progressiver Visusverlust. Alles weibliche Patientinnen mit in 52 von 55 Fällen gynäkologischem oder Mamma-Karzinom, das in 34/52 Fällen der Karzinomdiagnose vorausging. 1/52 Adenokarzinom der Lunge, bei 3/52 konnte kein Tumor gefunden werden. Im Liquor lymphozytäre Pleozytose (6–93 Zellen/mm³), 6/7 oligoklonale Banden. Das initiale CCT oder MRT war noch normal [Peterson K: Paraneoplastic cerebellar degeneration. I. A clinical analysis of 55 anti-Yo antibody-positive patients. Neurology 42 (1992) 1931–7].
2. PCD assoziiert mit M. Hodgkin: 1–54 Monate nach Diagnosestellung panzerebelläre Störung mit einmal assoziierter Enzepalopathie, 3/21 Symptome der langen Bahnen, 2/21 sensibler Polyneuropathie. Plasmapherese, Kortikoide und Immunsuppressiva bei 8 Patienten ohne Effekt. Einmal deutliche Besserung auf Clonazepam, zweimal spontane Besserung. 6mal Antikörper gegen Purkinje-Zellen andersartig als Anti-Yo oder Anti-Hu [Ham-

mack J: Paraneoplastic cerebellar degeneration. II. Clinical and immunologic findings in 21 patients with Hodgkin's disease. Neurology 42 (1992) 1938–43].

3. PCD assoziiert mit kleinzelligem Bronchial-Karzinom (oft mit zusätzlichem Lambert-Eaton-Syndrom): Subakuter Beginn einer panzerebellären Störung, bei 6/9 Vorliegen eines kleinzelligen Bronchial-Karzinoms (SCLC). Je einmal metastasierendes kleinzelliges Karzinom, kleinzelliges Prostata-Karzinom, Non-Hodgkin-Lymphom. 6 der 8 untersuchten Patienten hatten ein Lambert-Eaton-Syndrom. Keine Antikörper [Clouston P: Paraneoplastic cerebellar degeneration. III. Cerebellar degeneration, cancer, and the Lambert-Eaton myasthenic syndrome. Neurology 42 (1992) 1944–50].

4. PCD assoziiert mit einer ausgedehnten Enzephalomyelitis, wiederum assoziiert mit kleinzelligem Bronchial-Karzinom und antinukleären Anti-Hu-Antikörpern.

– Kasuistiken mit Nachweis von Antikörpern ohne Tumornachweis: 65-jährige Patientin mit Titern gegen Purkinjezellen 1:205.000 und Neuronenkerne Hu-D 1:51.200, im Liquor 1:2800 bzw. 1:200, Antikörpern gegen Neuronenkerne R (Anna Typ II, Nova -1) ohne Tumornachweis [Kraus M, Bochum-Langendreer: Rasch progrediente Ataxie und Dysarthrie mit auffällig hohen Antikörpertitern gegen Kleinhirnantigene ohne Nachweis eines Tumorleidens. (10/97) Dresden].

Labor: s. Klinik.

Therapie: s.o. Plasmapherese ohne Wirkung.

Tropische spastische Paraparese – TSP   G04.1

syn. HTLV-1-assoziierte Myelopathie (HAM bzw. HAM/TSP).

Ätiologie: Immunologisch bedingte virusinduzierte chronische ZNS-Entzündung durch Retrovirus HTLV-1 – HTCLV (humanes T-Zell-Leukämie/Lymphom-Virus Typ 1), vorrangig sexuell, perinatal oder durch Bluttransfusionen übertragen.

Anatomie/Histologie: Neuromyelopathie mit Befall meist des thorakalen Rückenmarks betont der Pyramidenbahn, Infiltration von T-Lymphozyten und Makrophagen.

Epidemiologie: Auftreten weltweit endemisch besonders um den Äquator in tropischen Gegenden, bei ca. 1 % der HTLV-1-Träger.

Labor: Virusspezifische intrathekale IgG-Antikörper-Synthese und IgG-Index [Gessain A: Intrathecal Synthesis of Antibodies to Human T Lymphotrophic Virus Type I and the Presence of IgG Oligoclonal Bands in the Cerebrospinal Fluid of Patiens with Endemic Tropical Spastic Paraparesis. J Infectious Diseases 157/6 (1988) 1226–34]. Korrelation der HLA-Haplotypen mit Antikörperspezifitäten gegen das virale Transportmembranhüllprotein HTLV-1 env gp21. Deutlichste Assoziation des HLA-DR1 zur HAM/TSP [Kitze B, Göttingen: Immunpathogenese der HTLV-1assoziierten Myelopathie/tropischen spastischen Tetraparese. (10/97) Dresden].

Paraplegie – Paraparese s. Lähmungen, Querschnittlähmung, Spastik   G82

Paraspastik s. Spastik.

Paresegrade s. neurologischer Befund.

M. Parkinson – Idiopathic Parkinson's disease – IPD – PD

Primäres (idiopathisches) Parkinson-Syndrom, Paralysis agitans	G20
Demenz bei primärem Parkinson-Syndrom	F02.3
Sekundäre Parkinson-Syndrome	G21
Sonstiges arzneimittelinduziertes Parkinson-Syndrom	G21.1
Parkinson-Syndrom durch sonstige exogene Agenzien	G21.2
Postenzephalitisches Parkinson-Syndrom	G21.3
Sonstiges sekundäres Parkinson-Syndrom	G21.8
Sekundäres Parkinson-Syndrom, nicht näher bezeichnet	G21.9

Parkinson-Syndrom bei Neurolues   A52.1. G22
Krankheitsbild 1817 von James Parkinson beschrieben.

Ätiologie: s. Einteilung. Differentialdiagnose, Pathophysiologie. Erblich s. Epidemiologie.

– Entzündlich (?): Nocardia asteroides kann tierexperimentell Nigrazellen lädieren [Beaman (1996)].
– Überschüssige Eisenansammlung in den dopaminergen Bereichen des Mittelhirns (Eisen beschleunigt die Bildung freier Radikale und kann so zum oxidativen Stress beitragen).
– Mitochondriale Zytopathie (nur bei einem Teil der Parkinson-Patienten): Genetischer Defekt mit Punktmutation in Form einer Transition G-> A im Nukleotid 5460 der mitochondrialen t-DNA mit unkorrekter Synthese einer Untereinheit der NADH-Dehydrogenase (EC 1.6.99.3): Anscheinend erniedrigte Aktivität des Komplexes I der mitochondrialen Atmungskette spezifisch in der Substantia nigra pars compacta, durch verminderte ATP-Synthese gestörte Energiegewinnung. Beeinträchtigung der mitochondrialen Phosphorylierung im Skelettmuskel.
– Raucher scheinen seltener an M. Parkinson zu erkranken (inverse Beziehung, Parkinson-Patienten rauchen seltener als die Normalbevölkerung). Ggf. beruht das Phänomen auf einem genetischen Polymorphismus der Monoaminoxidase B und betrifft daher nur Patienten mit dem Alleltyp G (sehr häufige Mutation in 40–50 % mit Austausch von Adenin durch Guanin am Intron 13 A des Gens, das für MAO-B kodiert). Dagegen sind bei vorhandenem A-Allel Männer zweimal, Frauen fünfmal so stark Parkinson-gefährdet [Checkoway H: Genetic polymorphism of MAO-B modifies the association of cigarette smoking and Parkinson's disease. Neurology 50 (1998) 1455– 61].
– Risikosteigerung durch Pestizidexposition (landwirtschaftliche Tätigkeit, Holzverarbeitung), Leben auf dem Land und Trinken von Brunnenwasser, bei Frauen Tätigkeit als Reinigungskraft.
– Risikoreduzierung für alle Niacin enthaltenden Stoffe wie Kaffee, Wein, hochprozentige Alkoholika, Fleischprodukte etc. [Fall P: Nutritional and occupational factors influencing the risk of parkinson's disease: a case-control study in southeastern Sweden. Mov Disord 14 (1999) 28–37].
– Trichlormethyl-1,2,3,4-tetrahydro-β-carbolin – TaClo und Derivate können in vivo als Kondensationsprodukt aus Chloraldurat und Tryptamin entstehen. Hochpotente Neurotoxine, inhibieren den Komplex I der mitochondrialen Atmungskette in 10–20fach geringerer Konzentration als MPTP/MPP$^+$. β-Carboline können auch durch die Exposition mit chlorierten Lösungsmitteln gebildet werden. Einige Derivate hemmen zusätzlich den Komplex II mit Unterbindung des gesamten oxidativen Energiestoffwechsels. Toxisch für dopaminerge Neurone, führen bei Ratten in zeitlicher Verzögerung zum Parkinson-Syndrom.

Anatomie/Histologie:
– Dopamin-Systeme: Nigrostriatales Dopamin-System von der Substantia nigra zum Nucleus caudatus.
  Mesolimbisches Dopamin-System vom Tegmentum zum Nucleus accumbens.
  Hypothalamo-hypophyseales Dopamin-System: Agonisten senken die Prolaktin-Sekretion.
– Substantia nigra pars compacta (dopaminerg):
1. Abblassung.
2. Lewy-Körper (eosinophile Einschlusskörper, auch im Locus coeruleus im Hirnstamm), Degeneration noradrenerger Neurone.
3. Verarmung an reduziertem Glutathion.
4. Untergang Dopamin-synthetisierender (dopaminerger) nigrostriärer Neuronen besonders zum Globus pallidus.
5. Abnahme der mitochondrialen Aktivität des Komplex I (Enzym der Atmungskette).
   Keine Abnahme bei Patienten mit Multisystematrophie!
– Überaktivität glutaminerger Projektionsneurone im Nucleus subthalamicus zum medialen Pallidum: Einer glutamatergen Überaktivität wird eine Beteiligung am Neuronenuntergang in der Substantia nigra zugeschrieben.
– Erst bei einem Funktionsverlust von 70–80 % der dopaminergen Nigrazellen wird i.d.R. ein Parkinson-Syndrom manifest.
– Serotoninverminderung im Neocortex, im Hippokampus und den Stammganglien.
– Striatum (Nucleus caudatus und Putamen): Dopaminmangel, Abnahme der D_2-Rezeptordichte bei L-Dopa-Langzeitgabe.
– Zur Obduktion je eine Hirnhälfte in 4 %igem Formalin und bei -80 °C tiefgefroren schicken an
  Prof. Dr. P. Mehraein, LMU, Institut für Neuropathologie, Referenzzentrum für Neurodegenerative Erkrankungen,
  Klinikum Großhadern, Marchioninistr. 15, 81377 München, Tel. 089/7095-4791/4 oder 5160-5192, Funkruf 0177-2315290.
  Alternativ Obduktion in München mit Übernahme der Überführung und der Transportformalitäten.

Definition:

M. Parkinson (idiopathische Parkinson-Erkrankung): Bradykinese plus ein weiteres Symptome wie
Rigidität, Tremor oder Störung der gleichgewichtsregulierenden Reflexe, ohne fokalneurologische Zeichen, aber mit asymmetrischem Beginn, persistierender Asymmetrie, mit gutem Ansprechen auf L-Dopa. Hyperton-hypokinetisches Stammgangliensyndrom.
M. Parkinson sehr wahrscheinlich bei Bradykinese plus Ruhetremor.

Parkinson-Krise: Länger als 48 h anhaltende Bewegungsunfähigkeit, meist assoziiert mit Hyperthermie und Schwitzen.
Prädisponierende Faktoren: Fieberhafte Infekte (auch Sonnenhitze, Dehydratation), ZNS-Erkrankungen wie besonders zerebrale Ischämie. Lange Krankheitsdauer. Narkosen. Körperliche Anstrengung. Unverträglichkeit von Medikamenten, besonders trizyklische Antidepressiva.

Parkinson-Syndrome: Krankheitsbilder mit einem akinetisch-rigiden Achsensyndrom.

Akinese: Verlangsamung und Bewegungsunregelmäßigkeit willkürlicher und unwillkürlicher Bewegungen, fehlende Mitbewegungen.

Rigor: Gleichmäßige Tonuserhöhung durch Ko-Kontraktion von agonistischer und antagonistischer Muskulatur beim Beugen und Strecken, bei passiver Bewegung im Gelenk als wächserner, zahnradartiger Widerstand nachzuweisen.

Tremor: Rhythmisches Hin- und Herbewegen der oberen distalen Extremitätenenden (ggf. typisches Pillendrehen),
der unteren Extremitäten (Auftreten des Tremors beim Sitzen in den Beinen, bei essentiellem Tremor selten),
bei schwerer Ausprägung auch in der perioralen Muskulatur, Zunge und am Kopf, aber: Kopf- und Stimmbeteiligung bei Parkinson-Tremor selten, eher bei essentiellem Tremor.
- Frequenz: Mittelfrequent 5–7 Hz, selten niederfrequent unter 4 Hz oder hochfrequent über 7 Hz.
- Ruhetremor bei IPD binnen 3 Jahren zu 75 % (bei fast allen Parkinson-Patienten im Verlauf der Erkrankung), bei anderen Störungen in 25 %: D.h. Ruhetremor ist in 95 % auf eine idiopathische Parkinson-Erkrankung zurückzuführen.

Tremorkonstellationen – Aktivierungsbedingungen bei M. Parkinson (40–60 % der Parkinson-Patienten mit einem Ruhetremor weisen auch einen Haltetremor oder eine Aktionstremorkomponente auf):
1. 75 % reiner 4–6 Hz-Ruhetremor (RT): Reziprok-alternierendes Tremormuster an antagonistischen Muskelgruppen,
bei auf den Knien aufgelegten Händen (Hand im Schoß), anfangs meist einseitig und nur bei z.B. psychischer Erregung oder Erschöpfung, aktiviert unter mentaler Belastung wie Rückwärtszählen, zumindest bei Bewegungsbeginn kurzfristig supprimiert.
2. 15 % Ruhetremor mit Haltetremor gleicher Frequenz 4–6 Hz (Wasserglas randvoll, Armvorhalteversuch) bei tonischer Aktivität gegen die Schwerkraft.
3. 10 % Ruhetremor und > 1,5 Hz höherfrequenter Haltetremor: Patienten mit z.T. jahrelanger Vorgeschichte mit 7–8 Hz-Haltetremor oft auch zu Beginn des M. Parkinson (essentiellem Tremor?), in Einzelfällen lange vor Beginn des Ruhetremors.
4. Ggf. 4–7 Hz-Bewegungs- oder Aktionstremor bei jeder Art von ungerichteter Bewegung, untersucht bei langsamen alternierenden Flexions- und Extensionsbewegungen der Hände (ggf. Beziehungen zum Rigor).
5. Ggf. Intentionstremor mit präterminaler Verstärkung (Finger-Finger- und Finger-Nase-Versuch) s. Differentialdiagnosen.

Gestörte Stellreflexe: Frühsymptom. Pulsionsneigung (Pro-, Retro-, Lateropulsionsneigung) und Start-Stop-Schwierigkeiten erst im weiteren Verlauf der Erkrankung. Stoßtest nach vorn und hinten mit geschlossenen Augen. Schwierigkeiten bei Drehbewegungen.

Diagnose: Vorliegen einer Akinese und zusätzlich eines der Symptome Ruhetremor, Rigor oder Standstörung/gestörte Stellreflexe.

Diagnostik: s. Klinik, s. Labor, s. Röntgen. Ggf. Doppler, EEG (zur Differentialdiagnose).
- L-Dopa-Test s. L-Dopa. Alternativ Apomorphin-Test.
- Reaktionszeiten-Messung: Maß für den Krankheits-Schweregrad, korrelierte bei 19 Patienten im ^{123}J-β-CIT-SPECT nicht mit dem Ausmaß der dopaminergen Degeneration [Müller T: Reaction time correlates to severity of Parkinson's disease but not to dopaminergic nigrostriatal degeneration. DGN (10/97) Dresden].
- Motorische Leistungsserie nach Schoppe. Ggf. stündliche Schriftproben (zur Therapiekontrolle).
- Ggf. Spaltlampenuntersuchung z.A. M. Wilson.
- Tremoranalyse nur zur Abgrenzung der Myorhythmie und des verstärkten essentiellen Tremors, nicht zur Abgrenzung bei Haltetremor.
- Neurologische und neuropsychologische/psychiatrische Kontrollen im Therapieverlauf.
- Ggf. Messung der Herzfrequenzvariabilität als Hinweis auf eine autonome Störung (im Nucleus vagalis dorsalis).

Differentialdiagnose: s. Definition – Tremor.
s. Einteilung (2. Sekundäre Parkinson-Syndrome).
- Arthrose, Lumbago, Polymyalgia rheumatica, Schulter-Arm-Syndrom.
- Akanthozytose (bb-Morphologie, CK).
- M. Alzheimer (im Enstadium wohl immer akinetisch-rigides Syndrom), Demenz mit Lewy-Körperchen.
- Amyotrophe Lateralsklerose im Anfangsstadium (allgemeines Schwächegefühl, Muskelsteifigkeit).
- Spinozerebelläre Ataxie Typ 3 (SCA 3) – Machado-Joseph-Erkrankung.
- Depression – endogene Depression (s. Klinik – Frühsymptome).
- Disinhibition-Dementia-Amyotrophy-Parkinsonism-Complex Chromosom 17q21, Gen DDAPC.
- Dopa-responsive Dystonie – L-Dopa-sensitive Dystonie (besonders bei juvenilem oder auch „young-onset" Parkinson).
- Frontalhirntumoren: Kognitive Störungen des IPD sind vom Frontalhirnsyndrom nicht differenzierbar.
- Hypobetalipoproteinämie.
- „Pseudo-Parkinson-Syndrome": Angloamerikanisch „Parkinsonismus der unteren Körperhälfte" („Lower-body-parkinsonism") mit breitbeinig-ataktischer Gangstörung bei gut erhaltener Mobilität im Bereich der oberen Extremitäten, besonders bei Schädigungsprozessen im frontalen Marklager wie bei der subkortikalen arteriosklerotischen Enzephalopathie (SAE) Binswanger und dem Normaldruck-Hydrozephalus.
- Stiff man-Syndrom.
- Stürze treten bei diffuser Lewy-Körper-Demenz, kortiko-basaler Degeneration, Multisystematrophie und progressiver supranukleärer Blickparese früher auf als bei IPD.
- Tremor: Essentieller Tremor (in 5 %). Verstärkter physiologischer Tremor. Seniler Tre-

mor. Asterixis. Myorhythmie. Benigner monosymptomatischer Ruhetremor (RT). Orthostatischer Tremor.
- M. Wilson: s. Labor. Kayser-Fleischer-Kornealring (Spaltlampenuntersuchung).
- Bei 76 % IPD mit Lewy-Körpern, je 6 % progressive supranukleäre Blickparese Steele-Richardson und M. Alzheimer, 5 % Multisystematrophie, 3 % vaskulärer Status lacunaris [Hughes A: Accuracy of clinical diagnosis of idiopathic Parkinson's disease: a clinico-pathological study of 100 cases. J Neurol Neurosurg Psychiatry 55 (1992) 181–4].

Warnsymptome – Untypisch für einen idiopathischen Parkinson bzw. dagegen sprechen: Dysproportionaler Antecollis, ggf. Kontrakturen, Augenbewegungsstörungen, keine signifikante Besserung trotz adäquater Pharmakotherapie, ausgeprägte Dysarthrie und Dysphagie, frühzeitige und schwere vegetative Dysfunktion (z.B. Anhidrosis, männliche Impotenz und Blasenstörung, orthostatische Dysregulation und Synkopen), rasche Progredienz oder schrittweise Verschlechterung, frühzeitige posturale Instabilität mit Stürzen besonders nach hinten, Pyramidenbahnzeichen, respiratorischer Stridor, bleibende Rollstuhlpflicht, irreguläre Tremorformen und Myoklonien (Multisystematrophie), zerebelläre Zeichen.

Einteilung der Parkinson-Syndrome:
1. **Idiopathisches (primäres) Parkinson-Syndrom** (M. Parkinson) in 70–80 % (Ruhetremor in 75 %),
   davon nachweislich hereditär 5–15 %.
2. **Sekundäre (symptomatische, nicht-idiopathische) Parkinson-Syndrome** in 20–30 %. G21 s. Differentialdiagnose: Ruhetremor in nur 25 %:
- Creutzfeldt-Jakob-Erkrankung (s. infektiös).
- Enzephalitis s. infektiös und postinfektiös.
- Idiopathische Hämochromatose [Schröder J: Extrapyramidales Syndrom bei … Nervenarzt 58 (1987) 577–8].
- Hirntraumen/posttraumatisch < 1 %. Ständige Schädeltraumen können Zellen im Corpus striatum, Globus pallidus und besonders in der Substantia nigra zerstören mit der Spätkomplikation eines posttraumatischen Parkinson-Syndroms z.B. bei Boxern (Punch-drunk-Syndrom oder Dementia pugilistica). Kasuistik eines 36-jährigen mit Bewußtlosigkeit über 24 h nach einer Schädelfraktur 1984 und Ausbildung eines rechtsbetonten Parkinson-Syndroms 6 Wochen später; 1995 Nachweis eines auf die Schädelverletzung zurückgeführten Infarkts des linken Nucleus caudatus und lentiformis als Ursache des Parkinson-Syndroms wegen a) des engen zeitlichen Zusammenhangs zwischen Unfall und Symptombeginn, b) der langsameren Progredienz als üblich, c) des fehlenden Ansprechens auf L-Dopa [Doder M: Parkinson's syndrome after closed head injury: a single case report. J Neurol Neurosurg Psychiatry 66 (1999) 380–5].
- Hirntumoren < 1 % (s. Differentialdiagnose).
- Normaldruck-Hydrozephalus ohne Rigor und Tremor mit breitbeiniger, ataktisch anmutender Gangstörung (IPD schlurfender Gang),

Harn-Inkontinenz, später Demenz. Bei einzelnen Patienten auch Ruhetremor!
- Hypoxie.
- Infektiös und postinfektiös: Postenzephalitisch 5–10 % durch Encephalitis lethargica von Economo und andere Enzephalitiden wie durch AIDS (AIDS-Enzephalitis), Borrelien (Lyme-Enzephalitis), Coxsackie B2, Fleckfieber, Malaria, Typhus,
Wolhynsches Fieber (Fünf-Tage-Fieber, durch Läuse übertragene Rickettsiose).
Subakute sklerosierende Panenzephalitis, Creutzfeld-Jakob-Erkrankung.
- Intoxikation 1–2 %: Blei (chronisch), Kohlenmonoxid (CO), CS_2, Cyanid, Mangan, MPTP, Organophosphatintoxikation [Rogmann K: Parkinson-Syndrom nach Organophosphatintoxikation. (4.3.95) Hannover],
Methanol: Kasuistik eines 30-jährigen mit Einnahme von 150 ml Methanol 40 %, 8 h später Koma und einer Serumkonzentration von 176 mg/dl, im CCT nach 7 Tagen und MRT nach 57 und 106 Tagen bilaterale Hämorrhagien und Stammganglien-Nekrosen im Putamen und Caudatum; im Verlauf persistierende Sprach- und Sehstörungen, Besserung der Parkinson-Symptome auf L-Dopa [Davis L: Parkinsonism from methanol poisoning: benefit from treatment with anti-Parkinson drugs. Mov Disord 14 (1999) 520–2].
- Medikamentös: Alizaprid (Vergentan), viele Antirheumatika (Acemetacin, Proglumetacin u.a.), α-Methyl-Dopa (Sembrina), Cinnarizin (Stutgeron), Cyclosporin, Diltiazem, Flunarizin (Sibelium), Lithium, Metoclopramid, Neuroleptika, Reserpin, Tetrabenazin (Nitomane). Häufiger Ruhetremor. Besonders bei älteren Patienten bis zu monatelange Persistenz.
- Metabolisch: Chronische hepatozerebrale Degeneration, Hyperkalzämie, Hypoparathyreoidismus, idiopathische Stammganglienverkalkung s. M. Fahr.
- Polyzythämia vera.
- Vaskulär (Differentialdiagnosen! Häufig „lower-body-parkinsonism"): Multi-Infarkt-Syndrom. Subkortikale arteriosklerotische Enzephalopathie (SAE) Binswanger 5–10 % s. Differentialdiagnose „Pseudo-Parkinson-Syndrome".

Parkinson-Syndrome bei neuronalen Systemdegenerationen (< 20 % Ruhetremor):
- Kortiko-basale Degeneration mit Trias: Akinetisch-rigides Syndrom. Apraxie – „alien hand". Reflexmyoklonien.
- Demenz-Syndrome: M. Alzheimer. M. Pick. Diffuse Lewy-Körper-Demenz s. M. Alzheimer – Klinik.
- Multisystematrophie mit irregulären Tremorformen und Myoklonien, vermindertem Ansprechen auf L-Dopa-Präparate und MRT-Veränderungen im Putamen im Gegensatz zum M. Parkinson. Manifestation vor dem 40. Lebensjahr ist eine Rarität.
- Shy-Drager-Syndrom (orthostatische Hypotonie).
- Striatonigrale Degeneration: Akinetisch-rigide Symptomatik, häufiger Ruhetremor, laryngealer Stridor/spasmodische Dysphonie.

– Olivo-ponto-zerebelläre Atrophie – OPCA: Zerebelläre Dysarthrie und Dysmetrie, gelegentlich Ruhetremor.
– Parkinson-ALS-Demenz-Komplex (Guam) ggf. durch Samen der falschen Sagopalme (Cycas circinalis) oder durch Beta-n-methylamino-L-alanin (BMAA). Prävalenz auf Guam 50 × höher.
– Dentatorubropallidoluysische Atrophie s. Ataxie.
– Progressive Pallidumatrophie.
– Progressive supranukleäre Blickparese Steele-Richardson: Blickparese nach unten. Frühzeitiger Verlust der Stellreflexe. Selten Tremor. Häufigste Variante der atypischen Parkinson-Syndrome.
– Systemdegenerationen (s. Multisystemdegenerationen) des ZNS.

Heredodegenerative Erkrankungen:

– Chorea Huntington, Westphal'sche Variante.
– Mitochondriale Enzephalomyopathie.
– Hallervorden-Spatz-Erkrankung (Dystonie, Dysarthrie, Demenz bzw. progrediente dementielle Entwicklung) s. Röntgen MRT.
– Neuroakanthozytose.
– „Tauopathien": Akinetisches Syndrom mit frontotemporaler Demenz (keine Augenbewegungsstörungen) bei Mutation im Tauprotein, 1999 weltweit bei 23 Familien.
– Zeroidlipofuszinose [Prozentangaben in Soyka D, Tabulae Neurolog. 2.A. (1982)]

Einteilung anhand der Klinik:
42 % Äquivalenz-Typ mit gleichmäßiger Ausprägung von Akinese, Rigor, Tremor.
33 % Rigor-Akinese-Dominanz-Typ mit posturalen Störungen mit schlechter Prognose.
24 % Tremor-Dominanz-Typ (Akinese ggf. nur minimal ausgeprägt und Rigor wegen des Tremors nicht zuverlässig beurteilbar) mit guter Prognose.
– „Parkinson-Plus-Syndrom" bei weiteren neurologischen oder psychiatrischen Symptomen (Ataxie, Augenmotilitätsstörungen, Dysarthrie, Vorderhornsymptome, Demenz).

Einteilung der Krankheitsstadien (UPDRS-modifiziert) nach Hoehn und Yahr:
0   Keine Krankheitssymptome.
1   Einseitige Symptomatik ohne oder mit allenfalls geringer Beeinträchtigung.
1,5 Einseitige Symptomatik plus Stamm- (Achsen-) Symptome.
2   Beidseitige Symptomatik mit geringer Beeinträchtigung, keine Gleichgewichtsstörungen.
2,5 Beidseitige Symptomatik, der Patient kann bei einem Stoßtest das Gleichgewicht wiederherstellen.
3   Geringe bis mäßige Behinderung. Leichte Standunsicherheit, gestörte Stellreflexe mit Unsicherheit beim Umdrehen und bei Außenreizen. Die Selbständigkeit ist erhalten, die Arbeitsfähigkeit (abhängig vom Beruf) noch zum Teil.
    Ab Hoehn-Yahr 3 zunehmende Plus-Symptomatik.
4   Vollbild mit starker Behinderung, Patient kann aber noch stehen und gehen.
5   Patient ist auf Hilfe Dritter angewiesen und an Rollstuhl oder Bett gebunden [modifiziert nach Hoehn M, Yahr M: Parkinsonism: onset, progression, and mortality. Neurology 17 (1967) 427–42].

Einteilung der Krankheitsstadien entsprechend Krankheitsverlauf nach Marsden:
1. Leichte oder gelegentliche Behinderung.
2. Behinderung mit Einfluss im (angestrebten) sozialen oder beruflichen Leben.
3. Behinderung ohne Ansprechen auf einfache Therapiemaßnahmen (Krankengymnastik, Amantadine, Anticholinergika).
4. Behinderung mit Notwendigkeit der L-Dopa-Therapie.
5. Auftreten von Langzeitkomplikationen auf L-Dopa.
6. Endstadium mit ausgeprägten Fluktuationen und Dyskinesien oder Psychosen.

Einteilung des Schweregrades anhand der Webster-Scale:

Grad 0 = Normalbefund	Grad 1	Grad 2	Grad 3
I. Bradykinesie der Hände	angedeutet	mäßig – Mikrographie	schwer-deutliche Funktionsbeeinträchtigung
II. Rigor	angedeutet	mäßig	schwer, auch unter Medikamenten
III. Haltung	Kopf nach vorn bis 12,5 cm	bis 15 cm, Armbeugung	> 15 cm, Armbeugung über die Hüfte
IV. Mitschwingen der Arme	ein Arm vermindert	ein Arm schwingt nicht	beide Arme schwingen nicht
V. Gangbild: Schrittverkürzg.	auf 30–45 cm	auf 15–30 cm	auf unter 10 cm, Stotterschritte
VI. Tremor: Amplitude	< 2,5 cm	< 10 cm	> 10 cm, Schreiben u. Essen sind unmöglich
VII. Gesicht	mäßige Hypomimie	ausgedehnte Hypomimie	eingefrorenes Gesicht, Speichelfluss
VIII. Seborrhö	vermehrt	ölige Haut, dünner Film	dicker Film gesamter Kopf
IX. Sprechen	heiser, schlecht moduliert	heiser, monoton, undeutlich	Palilalie
X. Selbständigkeit	beeinträchtigt, aber erhalten	z.T. auf Hilfe angewiesen, braucht viel Zeit für alles	vollständig abhängig

Krankheitbild bei 1–10 Punkten leicht, 11–20 Punkten mittelschwer, 21–30 Punkten schwer. [nach Webster D: Critical analysis of the disability in Parkinson's disease. Med Treatm 5 (1968) 257–82].

Epidemiologie: Auftreten sporadisch. Manifestationsgipfel zwischen dem 55. und 65. Lebensjahr, in 20 % vor dem 50. Lebensjahr, in 10–15 % Manifestation vor dem 40. Lebensjahr (bei Multisystematrophie eine Rarität): Young-onset Parkinson's disease – YOPD, selten vor dem 20. Lebensjahr als juveniler Parkinson (JP): YOPD und JP sind häufiger vererbt.
- Erbgang/Gen: Selten (1–2 % familiäre Inzidenz) mit
1. PARK 1 autosomal-dominant auf Chromosom 4q21–22 im Gen für α-Synuklein (19-kDA-Band) Punktmutation (in der Contursi-Familie A53T-Mutation) in mehreren griechischen und einer italienischen Familie [Polymeropoulos M: Mutation in the α-synuclein gene identified in families with Parkinson's disease. Science 276 (1997) 2045–7]. Synukleinopathien auch bei z.B. M. Alzheimer und frontotemporaler Demenz: α-Synuklein, Vorläufer des non-αA-Anteils des Amyloids, aggregiert und bildet wohl durch pathologische Ablagerung die Lewy-Körper. Ein weiteres immunreaktives α-Synuklein-Protein wurde entdeckt [Langston J: Novel α-synuclein-immunoreactive proteins in brain samples from the contursi kindred, Parkinson's, and Alzheimer disease. Exp Neurol 154 (1998) 684–90].
2. PARK 2 autosomal-rezessiv auf Chromosom 6q25 Punktmutation im Gen für „Parkin" in Japan mit juvenilem Krankheitsbeginn im 2. und 3. Lebensjahrzehnt (28 ± 9 Jahre) [Kitada T: Mutations in the parkin gene cause autosomal recessive juvenile parkinsonism. Nature 392 (1998) 605–8]. Keine Lewy-Körper. Bei Geschwisterpaaren in Deutschland, von denen einer < 45 Jahren an IPD erkrankt ist, liegt PARK 2 in 50 % vor.
3. PARK 3 autosomal-dominant auf Chromosom 2p13 Mutation auf dem Gen „Transforming growth factor alpha" bei mehreren amerikanischen, aus Norddeutschland und Süddänemark stammenden Familien; Erkrankungsalter bei durchschnittlich 59 Jahren, Penetranz der Mutation geschätzt bei 40 % [Gasser T: A susceptibility locus for Parkinson's disease maps to chromosome 2p13. Nat Gen 18 (1998) 262–5].
4. X-chromosomal-rezessiv vererbtes Dystonie-Parkinson-Syndrom (XDP), Gen Xq11.2 (Dopamin-D_2-Rezeptor).
- Inzidenz 20/100.000 Neuerkrankungen pro Jahr.
- Prävalenz: 1/2000 bis 1/150, > 65 Jahre 1 %, bei Männern über 50 J. 1/50. Deutschland 150.000–200.000 Parkinson-Erkrankte.

Klinik: s. Definition. Beginn der Erkrankung ca. 5 Jahre vor klinischen Symptomen. Schleichender, asymmetrischer Beginn mit Verstärkung unter körperlicher oder psychischer Belastung (80 %). Ein plötzlicher Beginn ist aber möglich bei alten Patienten nach einem operativen Eingriff.

Eine plötzliche Verschlechterung einer Parkinson-Krankheit bei gleicher Medikamentendosis ist ein empfindlicher Indikator für eine Zweiterkrankung.

Anamnese: Fragen zur Früherkennung: Zittert die Hand, obwohl sie entspannt aufliegt? Ist die Schrift kleiner geworden? Ist ein Arm abgewinkelt und schlenkert beim Gehen weniger mit? Bestehen zunehmend häufig Schmerzen im Nacken- und Schultergürtelbereich? Ist die Körperhaltung vornübergebeugt? Ist der Gang kleinschrittig, stolpern oder stürzen sie häufig? Ist die Stimme leiser als früher, und klingt sie monotoner? Lassen Unternehmungsgeist (Antrieb), Initiative und Lust nach? Meiden Sie Kontakte und ziehen Sie sich zurück?
- Differentialdiagnostisch wichtige Fragen nach Ruhetremor und ggf. Symptombesserung auf L-Dopa (IPD wahrscheinlich), häufigen Stürzen nach hinten (progressive supranukleäre Paralyse?), Impotenz (Multisystematrophie?).

Mögliche **Frühsymptome** (Prodromalphase): Zum Arzt kommen
- 1/3 wegen Depression (Stimmungslabilität, depressive oder kognitive Störungen).
- 1/3 (–2/3) wegen unilateraler Tremor bei Aufregung), innerem Zittern,
- 1/3 wegen Akinese – Hypokinese („Muskelschwäche") – Hypomimie – Hypophonie und Störung posturaler Reflexe: Ungeschicklichkeit insgesamt bei 97 %, Störungen der Feinmotorik, asymmetrische Körperhaltung, gestörter Bewegungsfluss – Starthemmung.

Eingeschränkte Rhythmizität bei Schreiben, Finger- oder Fuß-Tapping (unterschiedlich lange Pausen), Bradydiadochokinese bzw. Dysdiadochokinese. Fehlende Mitbewegungen.

Mikrographie: Bei Ziffernschreiben von 1 bis 10 werden die Ziffern zuerst kleiner, meist von 3 bis 4 an wieder größer und danach wieder kleiner.

Verkleinerung des Daumen-Zeigefinger-Winkels beim Druck gegen die Wand mit Beugung im Fingergrundgelenk und Überstrecken der Endgelenke.

„Rheumatische Schmerzen", Rigor-Schmerz im Rücken (therapieresistent), Muskelkrämpfe, -schmerzen, -steifigkeit in Schultern, Oberarmen und Waden, Nachziehen eines Beines oder Schwimmen im Halbkreis. Bessere Beweglichkeit morgens („sleep-benefit"). Kältegefühl oft auf der später von Akinese und Rigor betroffenen Seite.
- Fuß-/Zehendystonie (Verkrampfen der Zehen nach unten) als initiales Symptom besonders bei jugendlichen Patienten.
- Kopfschmerzen und Parästhesien (Spannen im Gesicht), Herzschmerzen.
- Vegetatives Frühsymptom Obstipation bis zu 10 Jahre vor Auftreten, i.d.R. von Patienten nicht bemerkt, durch Verlängerung der Kolon-Transitzeit und Abschwächung des Defäkationsreflexes. Im Verlauf bei bis zu 80 % der Patienten – alle Parkinson-Medikamente incl. Antidepressiva und Clozapin sind obstipationsfördernd.

Symptome im weiteren Verlauf: Gesteigerte Primitivschablonen.

– Akinetische Spätsymptome: Gangstörung bis zu Stürzen. Axiale Symptome wie Gehen („Freezing", am Boden kleben bleiben), Störungen beim Schlucken (Dysphagie) und Sprechen (Dysarthrophonie) – extrapyramidale Pseudobulbärparalyse.

– Augenmotilitätsstörungen, z.B. okulogyre Krisen.

– Rigor: Überprüfen z.B. beim Hand nach vorn ausschütteln. Kopfrigor (Kopfbeugen) besonders bei degenerativem Parkinson. Zahnradphänomen (nur wenn gleichzeitig Rigor und Tremor) oft einseitig, an der oberen Extremität, besonders bei kontralateralem Faustschluss.

– Tremor: s. Definition.

– Psychische Störungen: Bradyphrenie, Entschlusslosigkeit, 10–20 % Entwicklung einer Demenz, Libidoverlust, Persönlichkeitsveränderungen zum Genaueren bis zur Pedanterie, gestörte Wahrnehmung von Form und Farbe (ggf. Frühsymptom). Angst- und Panikzustände meist bei Patienten mit Fluktuationen. Bei Psychosen Schilddrüsenfunktion überprüfen.

1. Depression mit einer Prävalenz von knapp unter 50 % und einer Inzidenz von 1,86 %/J. bzw. kumulativ 8,6 % über 5 Jahre [Dooneief G: An estimate of the incidence of depression in idiopathic Parkinson's disease. Arch Neurol 49 (1992) 305–7]. Auftreten anhand Zwillingsstudien abhängig von der krankheitsbedingten Behinderung [Vieregge P, Lübeck: Personality traits in mono- and dizygotic twins discordant for Parkinson's disease. (9/96) Göttingen], bei 78 Patienten mit „klassischem" Parkinson mit Tremor, Rigor, Akinese und 34 Patienten mit akinetisch-rigidem Typ leichte Depressionen um 30 % ähnlich häufig, schwere Depressionen beim akinetisch-rigiden Typ mit 38 gegenüber 15 % deutlich häufiger [Starkstein S: Depression in classic versus akinetic-rigid Parkinson's disease. Mov Disord 13 (1998) 29–33]. Depression besonders i. S. einer traurigen Verstimmtheit, Angst, Suizidgedanken ohne Suizidversuch. Weniger Schuldgefühle, Wahngedanken oder Halluzinationen.

2. Optische Halluzinationen bei 1/3 der Patienten, nicht nur als Medikamenten-UAW (Levodopa-Psychose), assoziiert mit Schlafstörungen, Demenz, EEG-Allgemeinveränderungen und im Verlauf (27 Monate nach Erstuntersuchung) mit signifikant häufiger Freezing beim Gang und Wearing-Off-Phänomenen [Klein C, Lübeck: Visuelle Halluzinationen bei M. Parkinson: Eine Follow-up-Studie. (10/97) Dresden]. Lebendige komplexe visuelle Pseudo-Halluzinationen (Oneiroide), als irreal erkannt, ähneln dem Charles-Bonnet-Syndrom. Sie treten (n=22) in 41 % tagsüber, 18 % nachts und 41 % tags und nachts auf und stellen in absteigender Häufigkeit Erwachsene, Kinder und Haustiere dar [Diederich N, Luxemburg: Leiden Parkinson-Patienten am Charles-Bonnet-Syndrom? (10/97) Dresden].

– Schlafstörungen bei über 75 % der Patienten, mehr Durchschlaf- als Einschlafstörungen durch Akinese und Rigor (Schwierigkeiten beim Umdrehen im Bett), Tremor, schmerz-

hafte Krämpfe („Early-Morning-Foot-Dystonia"), Blepharospasmen, periodische Beinbewegungen im Schlaf, Träume bzw. Alpträume (oft vor Beginn einer Psychose).

– Vegetative Störungen: Hyperhidrosis mit Schwitzanfällen. Obstipation s.o. Mundtrockenheit durch verminderte Speichelproduktion oder auch Speichelfluss (Spätsymptom durch Akinese). Arterielle Hypotonie mit orthostatischen Störungen. Seborrhoe, Salbengesicht besonders nasolabial und frontotemporal. Miktions- (und Potenz-) störungen bei fortgeschrittenem M. Parkinson in 70 % meist als Detrusorhyperaktivität (gesteigerte Miktionsfrequenz, imperativer Harndrang bis Urge-Inkontinenz, ggf. Besserung auf Anticholinergika, sonst dopaminerge Medikation erhöhen mit ggf. abendlich L-Dopa Retard oder auch Dopaminergikum), selten als Detrusorhypoaktivität mit hohen Restharnmengen (Verschlechterung auf Anticholinergika).

Temperaturdysregulation.

Einschränkungen im psychosozialen Bereich (n = 325):

1. *Psychologische Belastung aufgrund der körperlichen Symptomatik*
   97 % verminderte Handgeschicklichkeit
   86 % verminderte Gestik und Körpersprache
2. *Verminderte Leistungsfähigkeit*
   96 % Verlangsamung
   90 % Verminderung von Motivation und Antrieb
3. *Angst und psychologische Probleme*
   93 % Angst vor Hilflosigkeit
   90 % Zunahme der Symptomatik unter minimalem Stress
4. *Probleme in der sozialen Interaktion*
   84 % Gefühl der Überlastung bei Anwesenheit vieler Menschen
   83 % Unsicherheit im Umgang mit anderen Menschen
5. *Probleme in Partnerschaft und Familie*
   83 % weniger gemeinsame Aktivitäten
   70 % Sorgen um die Belastung des gesunden Partners [Ellgring (1991)].

– Langzeitprobleme der Parkinsonbehandlung und Fluktuationen s. Therapie. 70 % der Parkinson-Patienten zwischen 50–60 Jahren haben über 4 Diagnosen.

– Orthostatische Hypotonie (Orthostase-Symptomatik) in ca. 66 % beim akinetisch-rigiden und Äquivalenztyp. Oft in Kombination mit verminderter Noradrenalinproduktion (48 %, n=22 von 46) und Herzfrequenzanpassung ohne Einfluss der Parkinson-Medikamente wie L-Dopa, Bromocriptin, Selegilin [Bellon W: Blutdruckanpassung und hormonelle Regulation bei Parkinson-Patienten nach aktiver Orthostase. (16.9.95) Erlangen]. Bei 450 stationären Patienten mit 27,8 zu 16 % häufiger Polyneuropathien und mit 33,1 zu 25,3 % häufiger Diabetes mellitus [Gehlen W, Bochum: Orthostaseprobleme im Rahmen von Begleiterkrankungen beim Parkinsonsyndrom. (10/97) Dresden].

Warnsymptome – untypische Symptome s. Differentialdiagnose.

Besonderes: Dystonie-Parkinson-Syndrom, x-chromosomal-rezessiv vererbt, Gen Xq11.2.

- Young-onset Parkinson's disease – YOPD: Manifestation vor dem 40. Lebensjahr (bei Multisystematrophie eine Rarität); initial bei 50 % Extremitätendystonie wie Schreibkrampf oder Fußkrampf (Fußdystonie); seltener stehen initialer Ruhetremor oder Gang- und Gleichgewichtsstörungen (soweit sie nicht durch Fußdystonien verursacht werden) im Vordergrund.
  Der Langzeitverlauf ist im Vergleich zu dem später beginnenden Parkinson im Hinblick auf Behinderung und Mortalität langsamer, aber Nebenwirkungen der L-Dopa-Langzeittherapie treten früher auf, insbesondere treten frühzeitig frühmorgendliche Dystonien („early-morning-dystonia") auf.

Labor: s. Ätiologie und Differentialdiagnose. Besonders bei atypischem Parkinson-Syndrom oder fehlendem Ansprechen auf Dopamimetika Coeruloplasmin und Cu im Serum, Cu im 24 h-Urin (M. Wilson) bei jedem Parkinson-Beginn < 50 Jahre. Lues. T_3, T_4, TSH. Parathormon. Lipiddifferenzierung (Hypo-/Abetalipoproteinämie).

- Blutausstrich: Akanthozyten (Akanthozytose). CK erhöht (Akanthozytose).
- Laktattest, Muskelbiopsie/DNA-Analyse (mitochondriale Enzephalomyopathie).
- Bei Verdacht auf familiären M. Parkinson 10–20 ml Vollblut an die Arbeitsgruppe Neurogenetik, Dr. Thomas Gasser, Klinikum Großhadern, Marchioninistr. 15, 81377 München, Tel. 089/7095-3139 oder -3678.
- Homozystein bei Parkinson-Patienten (L-Dopa 546±228 mg/d mittlere Dosis) in Korrelation zum UPDRS-Schweregrad mit 17,8±6,6 mmol/l signifikant höher als bei den Kontrollpersonen mit 13,4±3,7 mmol/l [Kuhn W, Bochum: Increased homocysteine plasma levels in levodopa-treated Parkinsonian patients. (10/97) Dresden].

Pathophysiologie:
- Elektiver, chronisch progredienter Verlust Dopamin-synthetisierender Zellen in der Substantia nigra pars compacta mit konsekutiver Degeneration der axonalen nigrostriatalen Projektionsbahn zu den Dopaminrezeptoren des Corpus striatum.
- Substantia nigra: Störungen des oxidativen Energiestoffwechsels mit Funktionsbeeinträchtigung des Komplexes 1 der Atmungskette in den inneren Mitochondrienmembranen, Bildung und mangelhafter Abbau von freien Radikalen mit konsekutiver Lipidmembranenzerstörung der Nervenzellen.
- Akinese durch gestörten Dopaminmetabolismus in der Substantia nigra Pars compacta.
- Akinese und Rigor durch Überaktivität des Globus pallidus internus, beeinflusst durch den Nucleus subthalamicus.
- Rigor und Tremor durch Disinhibition striataler cholinerger Neurone durch geringere Aktivität der auf das Striatum hemmend wirkenden nigrostriatalen Bahn.
- Die Parkinson-Krankheit wird klinisch manifest, wenn > 50–70 % der Dopamin-synthetisierenden Neurone der Substantia nigra untergegangen sind.

Prognose: s. Einteilung anhand der Klinik. Die Progression im Verlauf ist stark variabel, meist rasch im Hoehn-Yahr-Stadium 1–3 bzw. mit UPDRS-Zunahme 3,5 % im 1. und 1,5 % im 10. Jahr.

- Ohne L-Dopa sind nach 5, 10 bzw. 15 Jahren 37, 63 bzw. 67 % im Hoehn-Yahr-Stadium 3–5 bzw. unter 600 von Hoehn und Yahr analysierten Patienten sind nach 15 Jahren 80 % deutlich behindert oder verstorben.
- Prognostisch günstig sind der idiopathische M. Parkinson (s. Definition) sowie Parkinson-Syndrome mit klassischem Ruhetremor bzw. Tremor-Dominanz-Typ.
- Prognostisch ungünstig ist der Erkrankungsbeginn im jüngeren Lebensalter von 30 bis 50 Jahren mit häufig schweren Verläufen.
- Risikofaktoren für rasche Progression (DD MSA-SND!) sind höheres Erkrankungsalter, Demenz und Akinese-Rigor-Typ.
- Rollstuhlpflichtigkeit binnen 5 Jahren spricht für ein atypisches und gegen das idiopathische Parkinson-Syndrom.

Risikofaktoren: s. Ätiologie. Risikofaktoren für rasche Progression s. Prognose.

Röntgen: CCT.

MRT: Bei Patienten unter 50 J. Kernspin-Tomographie indiziert zur Differentialdiagnose: MRT und Substantia nigra bei M. Parkinson unauffällig.

- Viele Lakunen: Ggf. vaskulär bedingtes Parkinson-Syndrom.
- Weiße-Substanz-Läsionen (WSL – white matter lesions – WML – Leukoaraiose) fanden sich bei 37 % der nicht dementen Parkinson-Patienten (n = 102) signifikant häufiger als bei der altersgematchen Kontrollgruppe mit 20 % (n = 68) und waren signifikant größer. Patienten mit WMLs waren bei kürzerer Krankheitsdauer schwerer betroffen [Piccini P: White matter hyperintensities in Parkinson's disease. Clinical correlations. Arch Neurol 52 (1995) 191–4].
- Chorea Huntington: Caudatum-Atrophie.
- Bei Hallervorden-Spatz-Krankheit (Differentialdiagnose!) unspezifische bilaterale Pallidumnekrosen, in der MRT-Hochfelduntersuchung (2,0 T) dunkel sichtbares Pallidum durch bilateral symmetrische Signalabschwächung durch den T2-Effekt von vorwiegend Eisen als charakteristisches Läsionsmuster (Tiger-Auge-Konfiguration).
- Multisystematrophie (striatonigrale Degeneration): Vermindertes T2-Signal im dorsolateralen Putamen mit hyperintensem Randsaum am Übergang zur Capsula externa.
- Multisystematrophie vom OPCA-Typ mit Hirnstamm-Kleinhirn-Atrophie.
- MR-Spektroskopie: Zum Ausschluss atypischer Parkinson-Syndrome.

PET: Abnahme der D_2-Rezeptordichte im Caudatum und Putamen bei Langzeitbehandlung.
- ^{14}C-Racloprid bindet spezifisch an die Dopamin-Rezeptoren im Striatum, ermöglicht eine quantitative Aussage zum Rezeptorstatus.

- ^{18}F-Fluordopa zeigt die Aktivität des Striatums an, welche das Dopa in Dopamin um-
setzt. Auflösung von wenigen mm. Auch pathologisch bei Multisystematrophie und progressiver supranukleärer Paralyse. „Die Verminderung der präsynaptischen Endigungen führt
zur Hochregulierung der Empfindlichkeit der
postsynaptischen Dopaminrezeptoren, woraus
eine vermehrte Bindung für radioaktiv markierte Liganden (wie z.B. ^{18}F-Spiperon)
resultiert" [Heiß W: PET. DÄB 92/8 (24.2.95)
B-372–8]. Jährlicher, in frühen Phasen (entsprechend der klinischen Progression) mit 7 %
deutlicherer Rückgang der putaminalen L-
Dopa-Aufnahme.
- ^{11}Cβ-CFT: Aufnahme des Dopamin-Reuptake-
Liganden und Kokain-Analogons im Putamen
reduziert.

SPECT: Auflösung nicht unter 1 cm.
- ^{123}J-Jodobenzamid-IBZM-SPECT: Jodobenz-
amid bindet als Dopamin-Antagonist mit
einer Halbwertzeit von 13,2 Stunden spezifisch an Dopamin-D$_2$-Rezeptoren im Striatum
(Nucleus caudatus und Putamen).
Bei unbehandeltem M. Parkinson normale
striatale IBZM-Bindung mit bei de novo Patienten großer Wahrscheinlichkeit einer deutlichen Besserung der Symptome auf L-Dopa.
Im Gegensatz dazu bei klinisch manifester
Multisystematrophie oder progressiver supranukleärer Blickparese Miterkrankung des
Striatum mit verminderter Dopamin-D$_2$-Re-
zeptorbindung im Striatum.
- ^{123}J-β-CIT-SPECT zur Markierung der dopaminergen Nervenenden bzw. Messung der
Dichte der dopaminergen Fasern von der Substantia nigra zum Nucleus caudatus und Putamen. Bereits in der Parkinson-Frühphase erkennbare Minderbelegung der dopaminergen
Synapsen [Müller T: SPECT visualizes Dopamine transport loss in de novo Parkinsonian
patients. Eur Neurol 39 (1998) 44–8].
- Altropan-SPECT: Altropan ist ein Kokain-
Analogon mit hoher Affinität und Selektivität
für die Dopamin-Transportstrukturen im Striatum, geeignet als Marker für den neuronalen
dopaminergen Verlust. In einer Pilotstudie mit
8 Patienten (Hoehn-Yahr-Stadium 1,5–5) war
gegenüber 7 Probanden eine Stunde nach Injektion die striatale Anreicherung reduziert und
entsprach im Verteilungsmuster (mit der stärksten Ausprägung im posterioren Putamen bei
relativer Aussparung des Nucleus caudatus)
dem ^{6}F-Fluordopa-PET [Fischman A: Rapid
detection of Parkinson's disease by SPECT
with altropane. Synapse 29 (1998) 128–41].

Selbsthilfegruppe – Adressen für Informationen:
Kontakt bei Deutsche Parkinson Vereinigung
Bundesverband e.V., Moselstr. 31, Neuss. Tel.
02131/41016/7.

Therapie: s. Klinik. Keine Gabe von α-Methyl-
Dopa oder Reserpin, Cinnarizin oder Flunarizin, Diltiazem, Metoclopramid, Neuroleptika
oder anderen der (s. Einteilung) zum sekundären Parkinson-Syndrom führenden Medikamente.
- Aufklärung: Die Leistungsfähigkeit ist reduziert („8-Zylinder wird zum 3-Zylinder"). Da-

mit möglichst gut leben, ohne dagegen anzu-
kämpfen („sonst Kolbenfresser").
Betroffen sind die Substantia nigra und das
Striatum, Therapie ist Dopamin (entsteht aus
Vorläufer L-Dopa wie Wein aus Traubensaft).
Bildlich L-Dopa-gefülltes Waschbecken mit
Auslässen durch MAO-B und COMT.
- Diät Valin-Leucin-Isoleucin-reduziert, gegen
Obstipation ausgerichtet.
- Krankengymnastik (KG): Zur Erhaltung der
Gelenkbeweglichkeit im Schulter-Arm- und
Becken-Gürtel, der Drehbewegungen der Wir-
belsäule, gegen Antriebs- und Bewegungs-
mangel, Hypotonie, Obstipation und soziale
Defizite.
Tremor ist ca. 15 min nach KG verstärkt.
Schwimmen (An- und Ausziehen sehr zeitauf-
wendig, insgesamt fraglich von Nutzen bei ho-
hem Zeitaufwand).
- Ergotherapie.
- Physikalische Therapie: Bei Rückenschmerzen
Fango-Packungen und Massagen.
- Logopädie: Parkinson-Dysarthrie mit Störung
der Prosodie, auch der Atemfunktion und des
Sprachantriebes etc. schwierig.
- Psychosoziale Betreuung mit Einbeziehung
der Angehörigen. Selbstbehauptungstraining.

Techniken bei Bewegungsblockaden (bei Engpäs-
sen wie z.B. Türen):
- Kommando oder kurzes Anpacken (Klaps
oder kräftiges Ziehen) durch eine Begleitper-
son.
- Innere Kommados (sich selbst im Stillen sagen
„lange Schritte machen", Aufzählen von Zah-
lenreihen „1–2–3 …").
- Akustische Taktgeber wie z.B. elektronische
Metronome (96 Hz), Marschmusik (mit Hilfe
eines „Walkman") oder lautes Lesen.
- Aufbau einer Startposition (einen Fuß vorset-
zen und langsame Gewichtsverlagerung nach
vorn).
- Physische Eigenmotivation (Schlag auf den
Oberschenkel, Aufstampfen eines Beines).
- Selbstsuggestion durch „positiven Stress":
Vorfreude auf einen Besuch, Theater etc.
- Vor dem Starten sich ganz bewusst psychisch
und muskulär entspannen und dann mit
einem kurzen Anziehen des Beines beginnen.
- Vor dem Starten die Arme nach vorne schleu-
dern.
- Zunächst 3–4 Schritte auf der Stelle treten und
dann bewusst einen großen Schritt nach vorn
gehen.
- Das Knie kurz und ruckartig an den Körper
ziehen und es dann für den ersten Schritt nach
vorne führen.
- Statt sofort vorwärts zu gehen, zunächst einen
Schritt nach hinten oder zur Seite setzen, um
zu schreiten.
- Simulieren einer Treppenstufe (durch das Heben des Knies und Übersteigen von aufgestell-
ten Hindernissen. Manche Patienten haben an
ihrem Spazierstock ein Querholz angebracht
und benutzen dieses zum Überwinden des
Freezing-Phänomens).
- Elektrische Stimulation der Oberschenkelmuskulatur durch eine in der Hosentasche ge-
tragene und auslösbare Stimulationseinheit
(z.B. durch TNS-Gerät).

Therapie medikamentös: s. Klinik. Patienten tolerieren Hyperkinesien besser als Akinesien.
- Nikotin wirkt akut positiv auf die Parkinson-Symptomatik.
- Bei 191 von 471 Patienten (40,6 %) fanden sich bei 3maliger EKG-Ableitung gleichartige Herzrhythmusstörungen bei 5/24 (21 %) mit L-Dopa-Monotherapie, bei 59/129 (45,7 %) mit L-Dopa plus Dopaminagonisten, bei 25/55 (45 %) mit L-Dopa plus MAO-B-Hemmer oder Anticholinergikum, nur bei 18/102 (18 %) mit L-Dopa plus Dopaminagonisten plus MAO-B-Hemmer behandelter Patienten, Herzrhythmusstörungen im Sinne von „Übererregungen" wie Sinustachykardien, Extrasystolen etc. Die Herzrhythmusstörungen besserten sich nach Absetzen für 1 Woche der Dopaminagonisten bei 18/44 (40 %), nach Absetzen der MAO-B-Hemmer 32/67 (48 %). Bei rechtsbetonter Symptomatik traten überwiegend supraventrikuläre, bei linksbetonter Symptomatik ventrikuläre Herzrhythmusstörungen auf [Korchounov A, Moskau: Einflüsse der Anti-Parkinson-Therapie auf den Herzrhythmus. (9/96) Göttingen].

Konsensus-Empfehlungen:
1. Frühes Stadium: Zuvor unbehandelte Patienten < 60 Jahre oder mit leichtem Parkinson initial Dopaminagonisten-Monotherapie (AMPD: Dopaminagonist nur zur Kombinationsbehandlung). Wegen des gering anti-akinetischen Potentials ist meist binnen 1 Jahr L-Dopa-Therapie erforderlich.
2. Patienten > 60 Jahre oder mit mittelschwerem Parkinson initial L-Dopa.
3. Patienten > 60 Jahre ohne Tremor, aber mit kognitiven Leistungseinbußen keine Anticholinergika, sondern Amantadin oder L-Dopa.
1.–3.1 AMPD: Initial Retard-Dopa.
1.–3.2 MTPK: Initial Standard-Dopa. Frühe Kombinationstherapie von L-Dopa mit Dopaminagonisten oder Selegilin innerhalb der ersten 12 Monate nach Therapiebeginn [Baas H: Medikamentöse Therapie der Parkinson-Krankheit. DÄB 93/39 (27.9.96) B-1941–8].
Monotherape mit Selegilin nur in Ausnahmefällen.
4. Fortgeschrittenes Stadium: 1. AMPD: 10 Tbl Nacom 100 zerrieben unter Zusatz von 2 g Vitamin C in 1 Liter Wasser. Titration mit kürzerer Wirkdauer als bei intakten Tbl von 60–90 min.
5. In Spätstadien ggf. L-Dopa reduzieren (zu viele Neuronen sind untergegangen), die Dopaminagonisten bleiben länger wirksam.
MTPK: „Medikamentöse Therapie der Parkinson-Krankheit" [Baas, Deuschl, Oertel, Poewe (1996)].
AMPD: „Algorithm for the management of Parkinson's disease" [Koller, Silver, Liebermann (1994)].

Akinese-Therapie: Amantadine (2. Wahl).
1. L-Dopa (1. Wahl).
2. Nach 3–6 Monaten zusätzlich Dopaminergika bzw. bei älteren Patienten mit zu erwartenden Dopaminagonisten-UAW Nausea und orthostastischer Hypotonie zusätzlich Selegilin.

3. Wenn eine Zweierkombination mit Dopaminagonisten nicht ausreichend ist, zusätzlich Selegilin.

Rigor-Therapie: Amantadine, L-Dopa mit Dopaminergika.

Tremor-Therapie (Ruhetremor und niederfrequenter Haltetremor Typ I und II):
1. L-Dopa mit Dopaminagonisten (bei 30–50 % Besserung, aber ggf. initiale Verstärkung des Ruhetremors, da durch L-Dopa die Muskelrigidität, die sogenannte „Rigor-Bremse", reduziert wird).
2. Wenn L-Dopa mit Dopaminagonisten nicht ausreichend, zusätzlich Anticholinergika (z.B. Metixen 3 x 5 mg).
3. Wenn 1. + 2. nicht ausreichend, 1 + zusätzlich Budipin 3 x 10 bis 3 x 20 mg langsam über 3 Wochen einschleichen.
4. Ggf. 1. + Amantadine.
5. Bei zusätzlichem hochfrequenten Haltetremor Typ III (s. Definition) 1. + 2. + zusätzlich Propranolol.
6. ☆Clozapin (bei Ruhetremor wirksam, hohe Dosis erforderlich und in dieser Indikation keine Zulassung) – alternativ Olanzapin.
   15 von 17 Patienten, bei denen sich der Ruhe- oder Haltetremor plazebokontrolliert auf eine einmalige Gabe von 12,5 mg Clozapin besserte, wurden in eine offene prospektive Langzeitstudie über durchschnittlich 15 Monate aufgenommen mit mittleren Tagesdosen von 45 ± 10 mg, darunter waren beide Tremores in gleichem Umfang gebessert [Bonuccelli U: Clozapine in Parkinson's disease tremor. Neurology 49 (1997) 1587–90].
7. Suxinimide: Aber in einer kleinen Studie Tremor verstärkt.
8. Stereotaxie: Hochfrequenzstimulation im Nucleus ventralis intermedius.
- Halte- und Aktionstremor: 1. Wahl β-Blocker (Propranolol), 2. Wahl Primidon.
- Tremor der Arme und Hände mit Botulinum-Toxin nur in die Handgelenkmuskulatur gut behandelbar.

I. ☆L-Dopa – Levodopa (El.-HWZ < 1–3 h, Retardpräparat 2–4 h) mit Decarboxylasehemmer:
1. mit Benserazid 4 : 1 (Madopar 125 T, z.Zt. noch 62,5/125/250 mg Kps, Depot 125 mg. Madopar LT 125 in Wasser gelöst 90 min haltbar oder zum Lutschen, schnell resorbierbar),
2. mit Carbidopa 4 : 1 (Nacom 100. Isicom 100 mg in Wasser auflösbar. Striaton 200 mg Tbl. Nacom 100/200 mg retard Tbl dürfen geteilt werden),
3. mit Carbidopa 10 : 1 (Nacom 250, Isicom 250 mg),
- unter Kontrollen von Blutbild, Leber- und Nierenwerten, wegen Dünndarmresorption mit reichlich Flüssigkeit wie 0,2 l temperiertes Wasser, Cola oder 30 ml Zitronensaft (saures Milieu fördert die Resorption). Besonders bei proteinreicher Kost 30 min vor oder 90 min nach dem Essen (0,8 g Eiweiß/kg täglich reichen, ggf. Verschiebung der Eiweißaufnahme zum Abend hin). Bei Unwohlsein mit 1/2–1 Tasse Haferschleim.

Nicht mit L-Methionin oder Pyridoxin/Vitamin B$_6$ wegen Wirkungsverlust, cave Multivitaminpräparate.

- Initial bei zuvor unbehandelten Patienten > 60 Jahre (je älter der Patient, umso eher L-Dopa wegen weniger Psychosen als unter Dopaminagonisten – je jünger, umso eher Dopaminagonisten) 3 x 50/62,5 (100/125) mg, sekundär bei Steigerung (soweit erforderlich) alle 4–7 Tage um 50/62,5 mg ggf. bis auf 600 (1000) mg, Dosisintervalle zwischen 3–4 Stunden auf z.B. 6–9–12–14–17–20 Uhr. Ggf. initial Retardpräparate (wohl physiologischer). Dosis so wenig wie möglich, so viel wie nötig. Patienten mit deutlicher subjektiver und objektiver Beeinträchtigung bei ihrer beruflichen Tätigkeit mit evtl. drohendem Verlust des Arbeitsplatzes sind dringlicher auf eine maximal wirksame Therapie angewiesen als Patienten ohne solche Probleme.
Bei Ersteinstellung 50–70 %ige Besserung der Ausgangssymptomatik, mit Retard-Präparaten 66 % Besserung der Schlafstörungen. Nach 3 Monaten Ergänzung durch einen Dopaminagonisten. Bei nicht ausreichender Besserung unter dieser Therapie spätestens nach drei Monaten ist die Diagnose noch einmal zu überprüfen. Die Dosishöhe richtet sich wie auch die der Dopaminagonisten nach dem Ausmaß der Akinese und nicht des Tremors. Es gibt Patienten mit einer sehr hohen erforderlichen Dopa-Dosis.
- Bei Therapieunterbrechung (s. Parkinson Therapie Operation) von 1 Tag im Anschluss volle Dosis weiter, bei Unterbrechung von 2–3 Tagen 50 % Dosisreduktion mit schrittweiser Steigerung auf die ursprüngliche Dosis. Bei Unterbrechung von mehr als 3 Tagen erneute einschleichende Dosierung wie bei der Ersteinstellung.
- Primärversager (Wirkung nur in 5–15 %) bei: Systemdegenerationen (s. Ätiologie). Frontalhirnatrophie und kortikale Atrophie im CT. Hirnorganische Wesensänderung. Olivo-ponto-zerebelläre Atrophie. Shy-Drager-Syndrom. Steele-Richardson-Syndrom (progressive supranukleäre Blickparese). Therapie Amitriptylin). L-Dopa ist ein unabhängiger Prädiktor einer verbesserten Überlebensrate [Uitti R: Levodopa therapy and survival in idiopathic Parkinsons's disease: Olmsted County project. Neurology 43 (1993) 1918–26].
- Parkinson-Krise: 10 Tbl Nacom 100 zerrieben unter Zusatz von 2 g Vitamin C in 1 Liter Wasser. Titration mit kürzerer Wirkdauer als bei intakten Tbl von 60–90 min.
- Therapieresistente Fluktuationen: Nach Ausschöpfen aller Applikationsarten kontinuierliche duodenale Levodopa-Carbidopa-Infusion mittels tragbarer Pumpe [Nilsson D: Longterm intraduodenal infusion of a water based levodopa-carbidopa dispersion in very advanced Parkinson's disease. Acta Neurol Scand 97 (1998) 175–83].
- **L-Dopa-Test zum Beweis der Dopa-Sensibilität bzw. zur Diagnose von M. Parkinson oder Multisystematrophie (MSA):**
Absetzen aller dopaminerger Medikamente mindestens 12 h, maximal 1 Woche vorher. Unter Domperidon 2 x 10 mg am Vortag und 10 mg am Test-Tag (maximal bereits ab 3 Tage vorher 3 x 20–30 mg) Prüfung der Beweglichkeit vor Einnahme von 200–250 mg L-Dopa (Madopar LT 2 Tbl oder Isicom 2 x 100 mg, jeweils in Wasser gelöst) und Prüfung nach > 20 Minuten mit Maximum der Besserung nach 60 Minuten, später wieder Verschlechterung: Positiv bei mindestens 20 %iger Besserung in Teil III der „Unified Parkinson's Disease Rating Scale" (UPDRS).
Soweit unklar, unter Domperidon 3 x 10–20 mg/d Hochdosierung bis auf 750–1000–1500 mg und ggf. unter stationären Bedingungen dann plötzlich absetzen. 80 % Treffsicherheit, es sprechen auch 30 % der nicht-idiopathischen Parkinson-Syndrome (MSA) an. Bei MSA oft Wirkungsverlust. Alternativ Apomorphintest.
El.-HWZ 1–2 h. Dünndarmresorption, raschere Resorption in saurem Milieu. Bioverfügbarkeit der Standardpräparate bei 60–70 %. Wirkbeginn in fortgeschrittenen Stadien nach 40 (30–60) Minuten bzw. Madopar LT nach 25 Minuten. Wirkdauer 160 min. Zusätzlich wird pharmakokinetisch eine Langzeitwirkung von Tagen bis Wochen vermutet.
KI Engwinkelglaukom, nicht diagnostizierte Hautveränderungen und Melanom, MAO-Hemmer, Psychosen.
Relative KI Bronchialasthma, Störungen der Hämatopoese, schwere Herz-Kreislauf-Erkrankungen (besondere Beobachtung bei Arrhythmien nach Herzinfarkt), Hyperthyreose, zerebrale Krampfanfälle, Phäochromozytom, Ulkusleiden.
UAW (s. Langzeitprobleme) bb Anämie, Leukopenie, Thrombozytopenie. 30 % Übelkeit und Erbrechen. Appetitminderung. Dyskinesien durch Überdosis, Dystonien („Krämpfe") durch Unterdosis. Orthostatische Hypotonie. Mundtrockenheit, Parästhesien. Psychosen (bei Risikopatienten mit Alter > 70 Jahre, zerebraler Zweiterkrankung ggf. bereits in der Ersteinstellungsphase mit Agitiertheit, Schlafstörungen, meist optischen Halluzinationen, paranoid-halluzinatorische Symptomen). Akustische Halluzinationen i.d.R. nur bei Patienten, bei denen auch optische Halluzinationen auftreten.
Schwindel, Somnolenz, Tachykardie und ventrikuläre Extrasystolie.
Bei Langzeittherapie besonders bei jüngeren Patienten mit Erkrankungsbeginn unter 50 Jahren 10 % Dyskinesien und Wirkungsfluktuationen pro Jahr entsprechend 50 % in 5 Jahren, bei 618 Patienten 16 % [Five Year International Response Study – CR-FIRST].
Carbidopa: Purpura Schönlein-Henoch: Kasuistik mit Verträglichkeit von Benserazid als Decarboxylasehemmer [Niedermaier G: Henoch-Schönlein syndrome induced by carbidopa/levodopa. Lancet 349 (1997) 1071–2].
Benserazid-dosisabhängig Leberverfettung, Skelettdeformitäten, bei Schwangeren Carbidopa vorziehen.
Wirkung bei gestörter Magenmotilität desto besser, je länger L-Dopa im Magen bleibt.

II. ☆**Dopaminagonisten – Dopaminergika** stets während der Mahlzeit und nicht auf nüchternen Magen wegen Übelkeit und Magenschmerzen, ggf. unter prophylaktischer Behandlung der Nausea 3 x 10–20 mg Domperidon.

Nicht im Handel: Lergotril, Methergolin, Tergurid. CF 25–397. CM 29–712.

- Äquivalenzdosen: 50 mg L-Dopa/Decarboxylasehemmer – 0,2–0,4 mg Lisurid – 0,25–0,5 mg Pergolid – 0,5 mg Pramipexol – 0,5–1 mg Cabergolin – 2,5–5 mg Ropinirol – 2,5–5 mg Bromocriptin – 10–20 mg Dihydroergocriptin (- 100 mg Tolcapon).
  Bromocriptin : Lisurid : Pergolid = 10 : 1 : 1.
- Primär als initiale Monotherapie (zugelassen für Bromocriptin, Pergolid, Ropinirol) bei zuvor unbehandelten Patienten < 60 (-70) Jahre, besonders bei M. Parkinson in frühen Stadien (bei alten Patienten mit mittelschwerem und schwerem Parkinson eher L-Dopa), bzw. bei Patienten mit juvenilem Parkinson, da diese Patienten unter L-Dopa relativ früh Wirkungsfluktuationen und Dyskinesien entwickeln. Domperidon hochdosiert zur Vermeidung der hohen Drop-out-Rate. Gute Wirkung erst nach mehreren Wochen unter ausreichender Dosierung. Bei 30 % aller Patienten befriedigende Dopaminagonisten-Monotherapie über mehr als 3 Jahre. Ggf. Hochdosistherapie zum Erreichen einer tonischen Behandlung zur Verzögerung von Fluktuationen. Ggf. Einsatz von zwei Dopaminagonisten, z.B. besonders abends alternativ zusätzlich Cabergolin.
- Sekundär Therapiebeginn 3–6 Monate nach L-Dopa mit langsamer Steigerung zur Vermeidung der UAW.
  40 % L-Dopa-Einsparung. Dopaminagonisten stimulieren direkt die postsynaptischen Dopaminrezeptoren und sind damit in ihrer Wirkung – im Gegensatz zu L-Dopa – von der Intaktheit der Neurone in der Substantia nigra unabhängig.
- Bisher keine Korrelation zwischen der El.-HWZ und dem klinischen Effekt bei allen bisherigen Dopaminagonisten.
  KI gastrointestinale Blutungen/Magengeschwüre, Herzerkrankungen, Hypotonie, Lebererkrankungen, Niereninsuffizienz, (körperlich begründbare) Psychosen.
  KI bei Mutterkornalkaloiden/Ergot-Derivaten: Mutterkornalkaloid-Überempfindlichkeit, M. Raynaud – Raynaud-Syndrom.
  UAW Allergie, gastrointestinale Beschwerden: Bauchschmerzen, Diarrhö/Obstipation, Übelkeit und Erbrechen (zu behandeln mit Motilium 3 x 10 mg, das nur peripher in der Area postrema wirkt). Kopfschmerzen. Chronische Müdigkeit (Hypersomnie) bei Ergot- (Pergolid) und Non-Ergot-Derivaten. M. Raynaud-Verstärkung (Mutterkornalkaloide).
  In Einzelfällen hochdosierter Langzeitbehandlung viszerale Fibrosen, Lungenfibrose, Pleuraergüsse und Erythromelalgien.
  Orthostatische Hypotonie (sowie -kardioprotektive- Hypotonie) und Schwindel wohl durch mangelnde Noradrenalinausschüttung: Bei 10 Patienten mit Messungen nach zehnminütigem Liegen und 1, 3, 5, 7 und 9 Minuten nach Aufrichten Beziehung zwischen der Bromocriptin-Dosis (8,5 ± 5,15 mg) und einem reduzierten Noradrenalinanstieg [Jost W, Wiesbaden: Einfluß von Bromocriptin auf Blutdruck, Herzfrequenz und Noradrenalinausschüttung beim Parkinson-Syndrom. (10/97) Dresden].

Verwirrtheit – Psychosen – Halluzinationen – Schlaflosigkeit [Meyer-Lindenberg A: Dopaminerge Überaktivität in den Basalganglien bei Bromocriptin-induzierter Halluzinose: eine serielle [123]J-Jodobenzamid-IBZM-SPECT-Untersuchung. (3.3.95) Hannover]. s.u. Non-Ergot-Derivate Pramipexol und Ropinirol mit wohl geringeren UAW (aber Einschlafattacken!).

Wirkung: Prolaktinspiegelsenker. Direkte Stimulation von postsynaptischen $D_2 >> D_1$-Dopaminrezeptoren, ggf. D_1-Antagonismus.

D_1-Dopaminrezeptoren I + V sind über cAMP verknüpft.

D_2-Dopaminrezeptoren sind für M. Parkinson entscheidend. D_2-Dopaminrezeptoren II + III + IV.

D_3-Dopaminrezeptoren sind ggf. für Dyskinesien verantwortlich.

Hinweise für eine neuroprotektive Wirkung von z.B. Bromocriptin, Pergolid oder Pramipexol.

☆ Bromocriptin (2,5/5/10 mg Tbl) stets während der Mahlzeit einnehmen. Initial 1,25 mg abends, jeden 2.–7. Tag um 1,25 mg steigern auf 10–40 (7,5–120) mg [Br Med J 307 (1993) 469–72].

- In der PRADO-Studie signifikant niedrigere Mortalität gegenüber L-Dopa Monotherapie bei mindestens 30 % L-Dopa-Ersatz durch Bromocriptin. Initiale Monotherapie mit sekundärer L-Dopa-Gabe (nach 5 Jahren 471 mg) führte vs. L-Dopa Monotherapie (nach 5 Jahren 569 mg) zu 56 % vs. 90 % Dyskinesien.
- Äquivalenzdosen s.o. Dopaminagonisten.
  El.-HWZ 3,5–4 h (Rote Liste 48 h).
  Wirkung: Mutterkornalkaloid. D_2-Agonist und D_1-Antagonist.

☆ Cabergolin (0,5/1/2/4 mg Tbl) initial 0,5 mg einmal täglich mit Steigerung in Schritten von 0,5 mg, 1. Woche 1 mg/d, dann alle 1 (–2) Wochen um 0,5–1 mg auf 3 (–6, Einzelfälle bis 20) mg/d, trotz langer $T_{1/2}$ dann oft in 2 Gaben. Bei Umsetzen den vorherigen Dopaminagonisten 2–3 Wochen bis zum Wirkungsbeginn von Cabergolin beibehalten. Keine Dosisanpassung bei Niereninsuffizienz erforderlich.

- Bei 41 Patienten (Untersuchung 12 h nach L-Dopa und 24 h nach Cabergolin, dann nach Einnahme beider in 30minütigen Intervallen die nächsten 6 h; 3 Therapieabbrüche) und einer mittleren Dosis von 2,8 mg (maximal 5 mg) war eine L-Dopa-Reduktion von 18 % möglich, die „Off-Zeiten" reduzierten sich um 42 % [Ahlskog J: Fluctuating Parkinson's disease. Treatment with the long-acting dopamine agonist cabergoline. Arch Neurol 51 (1995) 1236–41].
- 412 de novo-Patienten wurden randomisiert doppelblind mit Cabergolin 0,25–4 mg (n = 208, Titrationsphase maximal 24 Wochen) gegen L-Dopa 100–600 mg/d (n = 204) behandelt, bei Absinken der Symptomverbesserung unter 30 % (UPDRS Teil III) offene Ergänzung

von L-Dopa. Nach 1 Jahr waren noch 176 bzw. 175 Patienten in der Studie, die mittlere Dosis betrug 2,8 mg Cabergolin bzw. 468 mg L-Dopa. 38 % der Cabergolin- und 18 % der L-Dopa-Patienten benötigten zusätzliches L-Dopa, d.h. 62 % der Patienten unter Cabergolin benötigten kein zusätzliches L-Dopa. Die klinische Besserung zeigte bei allen Patienten mit 81 zu 88 % bzw. unter Monotherapie 79 zu 86 % einen nicht signifikanten Trend für L-Dopa. In beiden Gruppen signifikante Besserung der UPDRS Teil II (ADL) und Teil III (motorische Funktionen), ernste UAW in 31 % vs. 25 %, Abbruchrate 16 % vs. 13 %, motorische Komplikationen in 22 % vs. 34 % unter Cabergolin signifikant seltener [Rinne U: Early treatment of Parkinson's disease with cabergoline delays the onset of motor complications. Drugs 55 Suppl 1 (1998) 23–30].

– Doppelblind bei Fluktuationen bei 19 Patienten mit 5,4±1,9 mg mittlerer Dosis gegenüber 18 Patienten mit Plazebo nach 12 Wochen signifikante Verminderung der Off-Zeiten von 5±2,1 auf 3±2,5 Stunden bei 3mal Zunahme und 4mal Abnahme der Dyskinesien [Steiger M: Double-blind study of the activity and tolerability of cabergoline versus placebo in parkinsonians with motor fluctuations. J Neurol 243 (1996) 68–72].

– In hoher Dosierung von 11,0±4,3 mg zeigten 23 von 36 Patienten vermehrt Dyskinesien nach 17,2±4,8 Monaten, Studienabbrüche 5mal wegen visueller Halluzinationen, 5mal wegen Herzinsuffizienz, 1mal wegen Übelkeit und Erbrechen; 10 Patienten zeigten auch nach 28,3 Monaten noch eine deutliche Verbesserung, bei 3 Patienten ergab sich trotz einer Dosis von 14,3 mg kein ausreichender Effekt [Lera G, Neurology 43 (1993) 2587–90].
El.-HWZ 65 h, Plasmaproteinbindung 41–42 %, extrahepatischer Abbau. UAW Ödeme.
Wirkung: Dopamin D_2-Agonist, Dopamin D_1-Antagonist. Modifiziertes Ergolin-Derivat. [Schüler P: Cabergolin. Akt Neurol 25 (1998) 297–9].

☆ α-Dihydroergocriptin – DHEK (5 mg Kps, 20 mg Tbl) 1.+ 2. Woche 2 x 5 mg, 3.+ 4. Woche 2 x 10 mg, 5.+ 6. Woche 2 x 15 mg, bis zum klinischen Effekt alle 2 Wochen um 10 mg steigern bis auf 3 x 20–40 mg. Äquivalenzdosen s.o. Dopaminagonisten (DHEK: Bromocriptin = 2–4 : 1, zu Ropinirol = 4–8 : 1, zu Pergolid = 20 : 1, zu Lisurid = 25 : 1) ggf. ab 40 mg unter anschließender L-Dopa-Dosisreduktion. El.-HWZ 9,9–15 h, ausgeprägter First-Pass-Metabolismus. Ausscheidung 82 % über den Darm, 3 % renal.
UAW > 10 % Übelkeit und Magenschmerzen, < 10 % Erbrechen, Exantheme, Kopfschmerzen, Ödeme, Schlaflosigkeit, Schwächegefühl, Sodbrennen, Tachykardie, Unruhe. Bessere Verträglichkeit als Bromocriptin.
Wirkung: Mutterkornalkaloid/Ergot-Derivat. D_2-Agonist und D_1-Partialagonist.
Innerhalb der Ergolinstrukturen gleiche Aminosäuresequenzen wie Bromocriptin.
Bei 28 Patienten doppelblind über 6 Monate DHEK gegen Bromocriptin ohne statistisch signifikante Unterschiede.

☆ Lisurid (0,2/0,5 mg Tbl. A über Fa. Schering, Berlin) initial 0,1 mg auf 0,4–1,6 (1,8) mg. Bei Dyskinesien bis 5 mg oral oder Gabe s.c. über Pumpe. Äquivalenzdosen s.o. Dopaminagonisten.
El.-HWZ 2–3, Met. 10–24 h. Stärkste Affinität zum Rezeptor. UAW Psychosen wohl mehr als unter Bromocriptin, z.B. bei 11 von 29 Parkinson-Patienten unter kontinuierlicher Lisuridinfusion (nach 6 Behandlungsmonaten 1000 ± 408 μg/d s.c.), davon 2mal mit dem Bild einer organischen Psychose, 9mal mit deliranter Symptomatik [Heinz A: Klinik und Verlauf dopamininduzierter Psychosen unter kontinuierlicher dopaminerger Therapie und ihre Implikationen für die Dopaminhypothese schizophrener Symptomatik. Nervenarzt 66 (1995) 662–9].
Wirkung: Ausschließlicher D_2-Agonist und D_1-Antagonist.

☆ Pergolid (0,05/0,25/1 mg Tbl) initial 2 Tage 0,05 mg, dann über 12 Tage alle 3 Tage um 0,1–0,15 mg, dann alle 3 Tage um 0,25 mg erhöhen. Mittlere Dosis 3 mg, maximal 5 mg. Absetzen nicht abrupt!
Bei L-Dopa-induzierten motorischen Komplikationen immer unter stationären Bedingungen deutliche Dosisreduktion von L-Dopa (Gefahr der vorübergehenden Symptomverschlechterung) auf 0 bis durchschnittlich 100 mg, langsame Pergolid-Aufdosierung auf 3 mg (unter Begleitmedikation mit Domperidon) und dann um 1 mg alle 3 Tage auf im Mittel 6,5–9, maximal bis zu 14 mg, unter Begleitmedikation mit Amantadin, hierunter über 12–21 Monate deutliche Besserung der Fluktuationen und On-Zeiten [Facca A: High-dose pergolide monotherapy in the treatment of severe levodopa-induced dyskinesias. Mov Disord 11 (1996) 327–9]. [Schwarz J: Improvement of motor fluctuations in patients with Parkinson's disease following treatment with high doses of pergolide and cessation of levodopa. Eur Neurol 37 (1997) 236–8].
Bei 62 Patienten (mittleres Alter 62 Jahre, mittlere Erkrankungsdauer 13 Jahre, L-Dopa-Vorbehandlung 11 Jahre, 52 x H&Y 3–5, 10 x H&Y 2–2,5, alle mit Wirkungsfluktuationen) > 4,5 mg, durchschnittlich 8,25±4,35 in Einzelfällen Gabe von bis zu 24 mg; L-Dopa von 733±468 mg auf 348±186 mg/d, Off-Phasen von 7,3±3,8 auf 1,7±0,9 h, Dyskinesien von 5±3,3 auf 1,4±0,8 h/Tag rückläufig, 14 Patienten ohne L-Dopa; UPDRS motorischer Teil bei 43 Patienten von 31±12 auf 9±8 Punkte gebessert; bei 13 von 62 Patienten optische Halluzinationen, vegetative Störungen und Dyskinesien, die (z.T. unter Clozapin-Zugabe) nicht zum Abbruch führten [Trenkwalder C, DGN (10/99) Magdeburg].
El.-HWZ 7–16 h, Proteinbindung 90 %. Spitzenkonzentration nach 1–2 h. Äquivalenzdosen s.o. Dopaminagonisten.
UAW Diplopie, Dyskinesien, Dyspepsie, Herzrhythmusstörungen wie Sinustachykardie und VES.
Wirksam ggf. auch bei Nichtansprechen auf Bromocriptin.
Wirkung: D_1- und, mit höchster Affinität, D_2-Agonist wie α-Dihydroergocriptin, > 10 x stärker als Bromocriptin. Mutterkornalkaloid.

☆ Piribedil (20 mg Drg) bei M. Parkinson nicht zugelassen, nicht mit MAO-Hemmern. Vasodilatator bei arterieller Durchblutungsstörung initial 20 mg alle 3 Tage um 20 mg steigern aus maximal 3 x 40 mg. KI Chorea Huntington, frischer Herzinfarkt, labiler Hypertonus. UAW Magen-Darm-Beschwerden, Blutdrucksenkung oder -steigerung. Wirkung: Dopamin D_2-Agonist.

☆ Quinagolin (25/50/75/150 µg Tbl) 1mal/d bzw. 2mal wöchentlich. El.-HWZ 11,5 h. KI eingeschränkte Leber- und Nierenfunktion, psychotische Erkrankungen. Wirkung: Selektive Bindung an den Dopamin-D_2-Rezeptor.

☆ Tergurid (OH$_2$-Lisurid): Wirkungsmaximum bei ca. 3 x 1 Tbl.

☆ **Dopaminagonisten – keine Mutterkornalkaloide – Non-Ergot-Derivate**: UAW weniger als bei Ergot-Derivaten, Obstipation, Somnolenz, Übelkeit, aber (neu gegenüber Ergot-Derivaten) selten erhöhtes Unfallrisiko (< 1 : 10.000) durch plötzliche Einschlafattacken ohne Wahrnehmung von Warnzeichen (bis 6/99 zu Pramipexol 19 Spontanmeldungen aus den USA, zu Ropinirol 17 Fälle) mit Autounfall- oder Beinahe-Unfall-Ereignissen: Kein Führen von Kfz's oder Bedienen von Maschinen! 9 Patienten in Fallaufzählung von [Frucht S: Falling asleep at the wheel: motor vehicle mishaps in persons taking pramipexole and ropinirole. Neurology 52 (1999) 1908–10].

☆ Pramipexol (0,088/ 0,18/ 0,7 mg Tbl) initial 1. Woche 3 x 0,088 mg langsam alle 5–7 Tage steigern, 2. Woche 3 x 0,18, 3. Woche 3 x 0,36 mg, maximal 3,3 mg/d. Weniger bei Niereninsuffizienz.

– Bei 247 Patienten im Hoehn-Yahr-Stadium II–IV unter der Zusatzmedikation von 4,5 mg Pramipexol (vs. 30 mg Bromocriptin vs. Placebo) Verbesserung im UPDRS Teil II um 26,7 vs. 14 % vs. 4,8 %, Teil III 34 vs. 23,8 vs. 5,7 %: Studie aus statistischen Gründen ungeeignet zum direkten Vergleich der beiden Behandlungsgruppen [Guttmann M: Double-blind comparison of pramipexole and bromocriptine treatment with placebo in advanced Parkinson's disease. Int. Pramipexole-Bromocriptine Study Group. Neurology 49 (1997) 1060–5].

– Bei 360 Patienten mit motorischen Fluktuationen gegen Plazebo in einer 32-wöchigen Doppelblindstudie mit 7-wöchiger Titrationsphase unter der Zusatzmedikation von maximal 4,5 mg Pramipexol Verbesserung des Ruhetremors um 65 vs. 46 %, der Rigidität um 98 vs. 55 %, Verbesserung im UPDRS Teil II um 21 %, im Teil III um 25 %; Senkung der L-Dopa-Dosis um durchschnittlich 200 mg/d; Halluzinationen in 20 % vs. 5,6 %; 16,6 vs. 21,8 % Therapieabbruch [Liebermann A: Clinical evaluation of pramipexole in advanced Parkinson's disease. Neurology 49 (1997) 162– 8].

– Kasuistik eines 63-Jährigen mit 10-jähriger Krankheitsdauer und völligem Absetzen von L-Dopa/Carbidopa 500/50 mg/d über 31 Monate unter Pramipexol-Dosissteigerung auf zuletzt 4,5 mg/d, danach Zugabe von L-Dopa 200 mg/d [Arnold G: Hochdosistherapie des M. Parkinson. Neuer Dopaminagonist Pramipexol erlaubt die Reduktion von L-Dopa auf Null. Nervenarzt 70 (1999) 742–4].
El.-HWZ 8–12 h (jüngere zu älteren Patienten). Unter 20 % Plasmaproteinbindung. 90 % bioverfügbar. 90 % renale Ausscheidung. Wirkung: Wirkung prä- und postsynaptisch, nach spätestens 4 Wochen. Dopamin D_2- und D_3-Agonist. Benzothiazin-Abkömmling.

☆ Ropinirol (0,25/0,5/1/2/5 mg Tbl) Woche 1/2/3/4/5/6 3 x 0,25/0,5/1/2/4/5 mg, danach 3 mg Steigerung alle 5 Tage. Hochdosis mit etwa 8, maximal 24 bis mittlerweile 40 mg/d. Äquivalenzdosen s.o. Dopaminagonisten.

– Zur Monotherapie im Frühstadium des M. Parkinson (≥ 30 % Besserung auf L-Dopa bei 44 % der 89 Patienten, auf Ropinirol bei 32 % der 189 Patienten): In der einzigen Doppelblindstudie über 5 Jahre standen 34 % nach 5 Jahren noch unter Monotherapie, diese Gruppe hatte weniger Dyskinesien als die L-Dopa-Gruppe [Rascol O on behalf of the 056 Study Group. Ropinirole in the treatment of early Parkinson's Disease: A 6-month interim report of a 5-year levodopa-controlled study. Mov Dis 13 (1998) 39–45].
Bei 241 Patienten mit initialer Monotherapie in einer randomisierten plazebokontrollierten Doppelblindstudie mit einer Studiendauer von 6 Monaten schlossen 79/116 Patienten unter Verum und 105/125 Patienten unter Plazebo die Studie ab entsprechend einer Ausfallrate durch Nebenwirkungen von 23,3 bzw. 10,4 %, 44 % der Verum-Patienten konnten erfolgreich über 12 Monate monotherapiert werden mit einer durchschnittlichen Dosis von 17,9 mg [Sethi K: Ropinirole for the treatment of early Parkinson's disease. A 12-month experience. Arch Neurol 55 (1998) 1211–6].

– Internationale multizentrische Dreijahresstudie (n = 335) gegen Bromocriptin mit und ohne Selegilin (4 Patientengruppen), Verbesserung auf der UPDRS Teil III ohne Selegilin von 22,9 auf 15,9 gegenüber 23,4 auf 18,6 unter Bromocriptin, mit Selegilin kein Unterschied [Korczyn A: Ropinirol versus bromocriptin in the treatment of early Parkinson's disease: a 6-month interim report of a 3-year study. Mov Disord 13 (1998) 46–51].

– Offene, nicht-randomisierte Studie an 4 weiblichen und 10 männlichen Patienten mit Dosen von 12–40, bei 11 Patienten mehr als 21 mg/d mit Abnahme der L-Dopa-Dosis von initial 527 ± 281 auf 343 ± 263 mg/d und Senkung des UPDRS III von 25,5 ± 14,8 auf 16,7 ± 9,2 [Sommer U, Dresden (1999)].
El.-HWZ 6 h. In der Leber glukuronidiert und zu 90 % renal ausgeschieden. Wirkung: Dopamin D_2- und (>) D_3-Agonist. Nicht-Ergot-Derivat, Benzothiazin-Abkömmling. Bei Ratten nur parenteral wirksam (Kombination mit Leber-Oxygenase-Hemmern), beim Menschen enterale Gabe möglich.

II.1. ☆Apomorphin (10 mg A i.m. oder s.c., bei M. Parkinson nicht zugelassen) ab 1. Lebensjahr 0,1 mg/kg, maximale Einzeldosis 20 mg, maximal 60 mg/d:

1. Apomorphin-Test (s. L-Dopa-Test) als Testung der dopaminergen Reagibilität zur

Vorhersage des Effekts einer L-Dopa-Therapie:

a) Mindestens 12 Stunden bis maximal 1 Woche nach Absetzen dopaminerger Medikamente und

b) frühestens nach 24-stündiger, besser nach 3-tägiger Vorbehandlung mit Domperidon (Motilium 10 mg Tbl) 3 x 20–30 mg, meist weiter über 48 h, alternativ Ondansetron (s.u.) 4 mg Tbl vorher bzw. 4 mg A langsam i.v. direkt vorher,

c) wegen RR-Senkung (Hypotonie) immer mit 1 A Novadral 10 mg i.m.,

d) s.c.-Gabe von 1,5 mg (dann 3, dann 4,5, 6, 7,5 mg) im Abstand von 30 min (oder 50 µg/kg), bis ein Effekt zu erfassen ist.

Treffsicherheit 67–90–95 %. Der positive Test beweist nicht die Diagnose eines idiopathischen Parkinson-Syndroms [Hughes in Lancet 336 (1990) 32–4. Neurology 41 (1991) 1723–5], aber 85 % mit einem positiven Testergebnis profitieren noch nach 1 Jahr von der L-Dopa-Therapie [Gasser T: Apomorphine test for dopaminergic responsiveness in patients with previously untreated Parkinson's disease. Arch Neurol 49 (1992) 1131–4]. Falsch positive Tests kommen vor. Falsch negative Tests: Über 35 % mit einem negativen Test profitieren von L-Dopa.

2. Apomorphin-Test unter L-Dopa zur Überprüfung einer Unterdosierung s. L-Dopa-Test.

3. Parkinson-Krise: Subkutane Bolusinjektion von 3,5 mg oder subkutane Pumpen-gesteuerte Applikation.

Intranasales Spray in plazebokontrollierter Cross-over-Doppelblindstudie (n=9) mit einem Wirkbeginn nach 11 min und einer Wirkdauer von 50 min, UAW Nasenschleimhautreizung [Dewey R. Mov Disord 13 (1998) 782–7].

4. Apomorphinpumpentherapie: Das Handling ist schwierig, deshalb nur bei jüngeren Patienten einsetzbar. Für Problemsituationen, auch hierbei reicht oft die potentielle Möglichkeit, es applizieren zu können.

– Bei 49 Patienten im Alter zwischen 42 und 80 Jahren über bis zu 66 Monate Apomorphin mit signifikanter Reduktion der motorischen „Off"-Zeit von 50 auf 29,5 % bei intermittierenden subkutanen Pen-Injektionen bzw. 50 % auf 25 % bei Dauerinfusion. Keine Änderung von Häufigkeit und Intensität von Dyskinesien. Keine Toleranzentwicklung.

Dauerinfusions-Dosis: Nach 1–2monatiger Titration durchschnittlich 93 mg/d (n=16). Signifikante Reduktion der motorischen „Off"-Zeit von 50 auf 20 % nach 20 Monaten und auf 22 % nach 54 Monaten. Klinische Besserung auch in den verbliebenen „Off"-Phasen.

Intermittierende subkutane Pen-Injektionen: Durchschnittlich 9,7 mg/d. Signifikante Reduktion der motorischen „Off"-Zeit von 50 auf 26,5 % nach 20 Monaten und auf 29 % nach 54 Monaten. Keine klinische Besserung auch in den verbliebenen „Off"-Phasen [Pietz K: Subcutaneous apomorphine in late stage Parkinson's disease: a long term follow up. J Neurol Neurosurg Psychiatry 65 (1998) 709–16].

– Bei 14 Patienten mit komplexen Fluktuationen über 26 Monate Apomorphin mit NaCl 0,9 %

um 25–50 % verdünnt initial 2 mg/h, dann tägliche Steigerung um 1 mg/h bis zum klinischen Effekt über 24 h (ggf. nur tagsüber) auf durchschnittlich 6,8 (3–13) mg/h durch Perfusor-M-Minipumpe Braun Melsungen (max 16,7 mg/h) mit durchschnittlich 3–4 Wochen Einstellphase, schrittweise L-Dopa-Reduktion im Durchschnitt um 80 %, bei ausgeprägten Peak-dose-Dyskinesien angestrebt bis zu völligem Absetzen, dauerhafte Verminderung der „Off"-Zeit um 70 %, teilweise positive Auswirkung auf L-Dopa induzierte Dyskinesien, 2mal Abbruch wegen immunhämolytischer Anämie vom α-Methyldopatyp, 2mal Abbruch wegen bizarrer Peak-dose-Dyskinesien, in keinem Fall akute psychotische Reaktionen. Rasche Toleranz gegenüber der Übelkeit mit Reduktion von Domperidon. Ambulante Kontrollen im 1. Monat alle 2 Wochen, dann monatlich, ab. 6. Monat alle 3 Monate [Kreczy-Kleedorfer B: Langzeitergebnisse kontinuierlicher subkutaner Apomorphinpumpentherapie bei Patienten mit fortgeschrittener Parkinson-Krankheit. Nervenarzt 64 (1993) 221–5].

– Sekundär ggf. stationäre Austestung der Pumpenapplikation, mehrfach täglich Wechsel der Einstichstelle, ggf. nur zeitweiser täglicher Einsatz.

El.-HWZ 45 min. KI Hypotonie.

UAW lokale Entzündung an der Einstichstelle bei 44 % der mit Infusionen und 12 % der mit Injektionen Behandelten (s.o. Pietz K). Atemlähmung, gastrointestinal Übelkeit und Erbrechen, RR-Senkung (Hypotonie), Müdigkeit, bei Überdosierung Krämpfe, Kollaps, Koma. Antidot Naloxon (Narcanti 0,4 mg A mit El.-HWZ 1 h) nach Wirkung initial 0,4–2 mg (1–5 A) i.v., Wiederholung nach 3 min bis zu 3mal möglich.

Wirkung: Dopaminrezeptor-Agonist ($D_1 >> D_2$), Emetikum. s. Dopaminagonisten. Führt in medialen und lateralen frontalen motorischen Assoziationszentren zu einer Zunahme der bewegungsabhängigen Aktivierung.

III. ☆Catechol-O-Methyl-Transferase-Hemmer – COMT-Hemmer nur in Kombination (gleichzeitige Einnahme) mit und unter vorheriger Dosisreduktion von L-Dopa zur Vermeidung von Dyskinesien, besonders bei End of dose-Akinesie. Erlaubt mit selektivem MAO-B-Hemmer (Selegilin maximal 10 mg/d), nicht mit zusätzlichem MAO-A-Hemmer, nicht mit nichtselektiven MAO-Hemmern.

UAW Diarrhö: Bei schweren Diarrhöen muss der COMT-Hemmer sofort abgesetzt werden, ein erneuter Versuch kann nach ≥ 4 Wochen mit geringerer Dosis unternommen werden. Hepatotoxizität, maligne Hyperthermie und Rhabdomyolyse sind ggf. kein Klasseneffekt und unter Entacapon bisher nicht aufgetreten.

Wirkung: Blockieren reversibel den Abbau von L-Dopa durch COMT zu 3-Ortho-Methyl-Dopa (3-OMD), das die Aufnahme von Levodopa ins Gehirn (Blut-Hirn-Schranke) kompetitiv hemmt, und (nur Tolcapon) zentral von Dopamin zu 3-Methoxytyramin (3-MT) und von Dihydroxyphenylacetat (DOPAC, aus Dopamin durch MAO-B) zu Homovanillinmandelsäure (HVA).

COMT ist hauptsächlich in der Leber und in der Darmwand lokalisiert.
Die Wirkung ist wegen des schnellen Wirkungseintritts bereits am 1. Behandlungstag beurteilbar.

☆ Entacapon (200 mg Tbl) zusammen mit L-Dopa 200 mg Tbl bis zu maximal zehnmal, 2–3 Stunden im Abstand zu Eisenpräparaten, und unter Transaminasenkontrolle nach 2 Wochen wegen Leberschäden.

– Bei 171 Patienten mit „Wearing-off"-Phänomen doppelblind gegen Plazebo nach 6 Monaten Reduktion der L-Dopa-Dosis um 102 mg/d, der täglichen Einnahme-Frequenz und der „Off"-Zeiten um 22 % (von 5,3 auf 4,2 h) bei Zunahme der täglichen „On"-Zeit um 13 % (von 9,3 auf 10,7 h) und Wirkungsverlängerung pro Einnahme um 0,4 h; signifikante Besserung im UPDRS II (ADL); Diarrhö bis 20 % [Rinne U and the Nomecomt Study Group: Entacapone enhances the response to levodopa in parkinsonian patients with motor fluctuations. Neurology 51 (1998) 1309–14]. Identisches Ergebnis der amerikanischen Studie (n = 205) mit Zunahme der täglichen „On"-Zeit von 60 auf 66,8 % vs. Plazebo von 60,8 auf 62,8 % [Parkinson Study Group: Entacapone improves motor fluctuations in levodopa-treated Parkinson's disease patients. Ann Neurol 42 (1997) 747–55].
El.-HWZ 1/2 h. Starker First-pass-Effekt, 35 % Bioverfügbarkeit. Maximale Plasmakonzentration nach 1 h, hohe Albuminbindung.
KI Leberinsuffizienz, Phäochromozytom.
UAW 27 % Dyskinesien, 11 % Übelkeit, 8 % Diarrhö, 7 % abdominelle Schmerzen, 4,2 % Mundtrockenheit, Benommenheit, orthostatische Hypotonie. Patienten aufklären über die harmlose Rotverfärbung des Urins.
Wirkung wegen der Hydrophilie nur in der Peripherie, durchdringt die Blut-Hirn-Schranke nicht.

☆ Tolcapon (100/200 mg Tbl – Zulassung ruht!) unter Transaminasenbestimmung nach 3, 6, 9, 12, 16, 20 und 24 Wochen 3 x 100 mg im Abstand von 6 h mit Effekt nach 1–2 Tagen, bei nicht ausreichender Wirksamkeit in Ausnahmesituationen auf 3 x 200 mg/d. Cave gleichzeitige Gabe von Desipramin, Maprotilin, Venlafaxin, Warfarin. Einsatz problematischer bei 1. vorbestehenden Psychosen, 2. vorbestehenden Dyskinesien, 3. vorbestehenden L-Dopa-Dosen ≥ 600 mg/d. Frage des Hinauszögerns motorischer Spätkomplikationen (Plazebo nach 15 Monaten 67 %, Verum 43 bzw. 30 %) 9/96 noch nicht beantwortet. Absetzen bei dreifachem GPT-Anstieg. Absetzen nur schrittweise, bei plötzlichem Absetzen Verschlechterung der Parkinson-Symptomatik (L-Dopa erhöhen!), Hyperpyrexie und Verwirrtheit (Differentialdiagnose Malignes Neuroleptika-Syndrom).

– 3 x 100 und 200 mg gegen Plazebo bei Patienten mit Fluktuationen (n=180) sofort wirksam mit um 30 % kürzeren Off- und um 20 % längeren On-Phasen (Wirkungsverlängerung von L-Dopa um 30–80 %). Fluktuationen werden reduziert [Baas H: Catechol-O-methyltransferase inhibition with tolcapone reduces the „wearing off" phenomenon and levodopa

requirements in fluctuating parkinsonian patients. J Neurol Neurosurg Psychiatry 63 (1997) 421–8].

– USA-Studie bei Patienten ohne Fluktuationen (n = 300) mit guter Wirkung auf die Motorik.

– USA-Studie bei Patienten mit Wearing-off (n = 202) 3 x 100 bzw. 200 mg über 3–12 Monate. Unter Plazebo 20 %, 3 x 100 mg 30 % (nicht signifikant) und 3 x 200 mg 50 % kürzere Off-Phasen. L-Dopa unter 3 x 200 mg nach 3 Monaten um 250 mg niedriger [Rajput A: Tolcapone improves motor function in parkinsonism patients with the „wearing-off" phenomenon: a double-blind, placebo-controlled, multi-center trial. Neurology 49 (1997) 1066–71].

– Frankreich-Studie mit besserer Verträglichkeit und Effekt auf das Wearing-off als Bromocriptin.

– Scheint auch die Kognition zu verbessern [Bericht einer Angehörigen eines eigenen Patienten. Kasuistik von Gasparini M: Cognitive improvement during tolcapone treatment in Parkinson's disease. J Neural Transm 104 (1997) 887–94].
El.-HWZ 2–3 h. Rasche Resorption 1–2 h. Bioverfügbarkeit > 60 %. Geringer First-pass-Effekt. 99 % Bindung an Serumalbumin (cave Warfarin). Metabolisierung über Konjugation zu eiem inaktiven Glukuronid. Penetration der Blut-Hirn-Schranke nicht geklärt. Ausscheidung 60 % renal, 40 % in den Faeces.
UAW 50 % Diarrhö nach 6 Wochen. Dopaminerge UAW 7–10 (-30) % initiale Übelkeit und 8–10 % Erbrechen. Appetitverlust, 8–10 % Halluzinationen, 11 % Kopfschmerzen, 17 % orthostatische Hypotonie, 25 % Schlafstörungen, 1,7 % (unter 300 mg), 3,1 % (unter 600 mg) GPT-bzw. Transaminasenerhöhung. Symptome ähnlich einem Malignen Neuroleptika-Syndrom. Psychosen 5 % nicht höher als unter Plazebo. Von 6 Hepatitiden zweimal letaler Ausgang [Assal F: Tolcapone and fulminant hepatitis. Lancet 352 (1998) 958].
Wirkung peripher und zentral (durchdringt die Blut-Hirn-Schranke). Hemmt auch die Inaktivierung von Noradrenalin.

IV. Monoaminoxidase-B-Hemmer (MAO-B-Hemmer): MAO-B-Substrat: Dopamin, Phenylethylamin.

☆ Selegilinhydrochlorid in Kombination mit L-Dopa 5–10 mg bzw. 0,1 mg/kg morgens und mittags, nicht in den Nachmittags- und Abendstunden, nicht mit MAO-A-Hemmer Moclobemid, erst 5 Wochen nach und nicht gleichzeitig mit Fluoxetin.

– In der DATATOP-Studie (Deprenyl and Tocopherol Antioxidative Therapy of Parkinsonism) mit 800 zuvor unbehandelten Patienten konnte mit 10 mg/d gegenüber Plazebo die L-Dopa-Gabe um 9 Monate herauszögert werden, als symptomatischer Effekt des MAO-B-Hemmers erklärbar. Da Vitamin E unwirksam war, wurden die Gruppen Selegilin ohne und mit 2000 IE Vitamin E bzw. die Gruppen 2000 IE Vitamin E und Plazebo zusammengefasst.
Über 8 1/2 Jahre Beobachtungszeit hatte Selegilin keinen Einfluss auf die Sterblichkeit (137

Patienten verstarben entspr. 2,1 % jährliche Sterblichkeitsrate) [Parkinson Study Group. Mortality in DATATOP: A multicenter trial in early Parkinson's disease. Ann Neurol 43 (1998) 318–25].

– In der Seledo-Studie scheint nach 4 Jahren die klinische Symptomatik gegenüber L-Dopa Monotherapie weniger ausgeprägt.

– In der SINDEPAR-Studie (Sinemet-Deprenyl-Parlodel, Parlodel = Bromocriptin) mit 82 zuvor unbehandelten Patienten wurde 12 Monate behandelt mit L-Dopa + Selegilin (n = 20), Bromocriptin + Selegilin (n = 22), L-Dopa + Plazebo (n = 21), Bromocriptin + Plazebo (n = 19).
Nach 12 Monaten wurden zuerst Plazebo und Selegilin, nach weiteren 7 Wochen L-Dopa und Bromocriptin abgesetzt.
Nach 14 Monaten hatten sich der Score der nicht mit Selegilin behandelten Patienten um 5,8 Punkte gegenüber 0,4 nach Selegilin-Therapie im UPDRS-Score [Unified Parkinson's Disease Rating Scale] verschlechtert.

– In einer 5-Jahres-Studie wurde in den ersten drei Jahren mit Selegilin weniger L-Dopa benötigt, weniger ausgeprägt im 4. und 5. Jahr. Nach 5 Jahren war der Selegilin-Effekt aufgehoben, es fand sich kein signifikanter Unterschied weder im Hoehn-Yahr-Stadium noch in motorischen Subscores noch in der Inzidenz von Fluktuationen und Dyskinesien [Brannan T: Comparative study of selegiline plus L-dopa-carbidopa versus L-dopa-carbidopa alone in the treatment of Parkinson's disease. Ann Neurol 37 (1995) 95–8].

El.-HWZ Met. 2 h. KI schwere Angina pectoris, Engwinkelglaukom, Herzrhythmusstörungen, Hypertonie, Phäochromozytom, Prostataadenom mit Restharnbildung, Psychosen und fortgeschrittene Demenz, Tachykardie, Thyreotoxikose.
UAW Arrhythmien, Mundtrockenheit, Schlafstörungen, Übelkeit. Verstärkung der UAW von L-Dopa.
Wirkung: Blockiert selektiv und irreversibel intra- und extraneural das L-Dopa abbauende Enzym Monoaminoxidase B (MAO-B-Hemmer), L-Dopa-Reduktion um bis zu 30 % möglich. Kann die Metabolisierung mittels Monoaminoxidase MAO-B von Methylphenyltetrahydropyridin (MPTP) zu dem toxisch wirksamen Metabolit 1-Methyl-4-phenylpyridinium (MPP$^+$) blockieren. Erhöhung der Katecholaminspiegel. Auch antidepressiv und stimulierend.

VI. ☆Amantadine: Amantadin-HCl (100 mg Tbl) 200–400 mg/d und Amantadinsulfat (100/ 150 mg Tbl, 200 mg/500 ml Fl) initial 3 x 100 mg langsam steigernd bis auf 600 (–800) mg/d.

– Parkinson-Krise zur Intensivbehandlung 1–4 (–max 6) Flaschen/d Dauerinfusion über 24 h ggf. mit ☆Dibenzepin (40/80/240 mg Tbl, 40 mg A).

– Reduktion von L-Dopa-induzierten Dyskinesien: Bei 14 von 18 Patienten mit einem M. Parkinson seit durchschnittlich 13 Jahren in einer plazebokontrollierten Cross-over-Studie wurde mit 3–4 x 100 mg eine Besserung der

Wirkungsschwankungen um 60 % erreicht [Verhagen Metman L: Amantadine as treatment for dyskinesias and motor fluctuations in Parkinson's disease. Neurology 50 (1998) 1323– 6].

– Neuroprotektion: Bei (1.) 250 zwischen 1968–1990 über mindestens 2, durchschnittlich 37 Monate (Median 24 Monate, 99 Patienten erhielten zum Zeitpunkt ihrer letzten Kontrolle noch Amantadin) mit 2 x 100 mg Amantadin behandelten Patienten (zu Beginn 67,2 ± 10 Jahre, 231/250 zusätzlich L-Dopa) bessere Überlebensrate gegenüber (2.) 586 (zu Beginn 67,0 ± 8,6 Jahre) nicht mit Amantadin behandelten Patienten (p < 0,001). Todesfälle bei mittlerer Zeitdauer bis zum Tod (1.) 59/250 und 4,2 Jahre, (2.) 154/586 und 4,6 Jahre. Mittlere Follow-up-Periode (1.) 4,5 (0– 18,9) Jahre, (2.) 1 (0–19) Jahre. Maximal mögliche Follow-up-Periode 57 % bzw. 29 % [Uitti R: Amantadine Treatment Is An Independent Predictor Of Improved Survival In Parkinsonism. Can J Sci 20 Suppl 4 (1993) 235. Neurology 46 (1996) 1551–6].

El.-HWZ 9–15 h, Clearance kann durch Thiazid-Diuretika vermindert werden. Ausschließlich renale Ausscheidung – cave Kreatinin-Erhöhung.
KI Anfallsleiden, Glaukom, Prostatahypertrophie, Psychosen und Verwirrtheitszustände.
UAW s. Anticholinergika: U.a. gastrointestinale Irritationen, Harnretention bei Prostatahypertrophie, Psychosen, Übelkeit, zentralnervöse Übererregbarkeit. Livide Hautveränderungen i. S. einer Cutis marmorata. Nicht auf Diuretika ansprechende Beinödeme.
Wirkung: Schwache Glutamat-Rezeptor-Antagonisten (N-Methyl-D-Aspartat-/NMDA-Rezeptor). Reduktion der Dopamin-Wiederaufnahme, die therapeutisch genutzt werden kann, wenn ein MPTP-ähnliches Toxin für die Progredienz verantwortlich ist.

☆ Dextromethorphan (60 mg Retardkapseln und Saft) 1 Retardkps abends, bei Bedarf 2 x 1 Kps mit reichlich Flüssigkeit nach dem Essen. 12 von 18 Patienten im Hoehn-Yahr-Stadium III–IV mit motorischen Fluktuationen und Dyskinesien wurden in der initial offenen Titrationsphase wegen verminderter L-Dopa-Wirkung oder Nebenwirkungen wie Müdigkeit ausgeschlossen, 6 Responder erhielten doppelblind im Cross-over-Design jeweils 2 Wochen lang 60–120 mg/d mit anhand UPDRS Teil IV, ADL-Skala und Tagebüchern erkennbarer Verbesserung (um 25–40 %) und gleichzeitiger zeitlicher Verkürzung der Dyskinesien sowie Verbesserung der Fluktuationen [Verhagen Metmann L: A trial of dextromethorphan in parkinsonian patients with motor response complications. Mov Disord 13 (1998) 414–7].

El.-HWZ 3,5, Met. 3 h.
KI Asthma bronchiale, Atemdepression und -insuffizienz, chronisch-obstruktive Bronchitis, Pneumonie.
UAW Appetitminderung und gastrointestinale Beschwerden, Müdigkeit, Schwindel, Übelkeit. Das enge therapeutische Fenster engt die klinische Verwendbarkeit stark ein.

Wirkung: Antitussivum. Selektiver NMDA-(Glutamat-) Rezeptor-Antagonist, ohne Effekt bei amyotropher Lateralsklerose.

VI. ☆DOPS (in Japan zugelassen) 300–600 mg/d ggf. besonders bei „freezing" (Akinesia paradoxica), für das ein Noradrenalinmangel infolge Degeneration des Locus coeruleus angenommen wird. UAW Zunahme von Hyperkinesien.
Wirkung: L-thyreo-3,4-dihydroxyphenylserine. Noradrenalin-Präcursor. Subjektiv Aufhellung der Stimmungslage.

VII.1. ☆Budipin (10/20/30 mg Tbl) wegen Psychosen nicht mit Anticholinergika und nicht mit Amantadin oder anderen QT-verlängernden Präparaten kombinieren. Nach primärem EKG (s. KI) bei tremordominantem M. Parkinson ohne Fluktuationen zur Kombinationstherapie: Langsam einschleichen 1. Woche 10 (oder 5) mg, 2. Woche 20, 3. Woche 30 bzw. 3 x 10 mg (bis 30 mg als Einmaldosis möglich). Ab 5. Woche bis maximal 60 mg (3 x 20 oder 2 x 30 mg). Volle Wirkung erst nach 4–6 Wochen, dann gegen Tremor und auch Akinese und Rigor.
El.-HWZ 31 h, Metabolit 59 h. Resorption 80 %. Verstoffwechslung über CYP2D6.
KI Bradykardie und angeborenes langes QT-Intervall oder angeborenes QT-Syndrom in der Familienanamnese. Hypokaliämie, Hypomagnesiämie. Myasthenia gravis. Verwirrtheitszustände.
UAW s. Anticholinergika, Benommenheit, Psychosen. Übelkeit (ggf. Domperidon) bzw. Magen-Darm-Störungen 12,9 %, Unruhe/Verwirrtheit 11,8 %, Schwindel 10,5 %, Mund- oder Augentrockenheit 9,5 %, Halluzinationen 7,8 %, Miktionsstörungen 3,2 %, Schweißausbruch/Hitzewallungen 2,2 %, Kopfschmerzen 2 %, Obstipation 1,6 %, Sehstörungen 1,3 % (n = 2943). Verlängerung der QT-Zeit.
Wirkung: Lipophil, schwach anticholinerg, NMDA-Rezeptor-Antagonist (Glutamat-Antagonist), schwacher MAO-B-Antagonist, Effekt auf Dopamin-, Noradrenalin-, Serotonin-System. Neuroprotektiv. Toleranzentwicklung ähnlich Amantadinen bis 50 %.

VII.2 Weitere ☆**Anticholinergika** indiziert bei Tremor-Dominanz-Typ, Schwitzen, ggf. bei Dyskinesien und Fluktuationen [Ulm G, dPV-Nachrichten 46 (10/93)] mit einschleichender Wirkung zur Vermeidung von UAW. Reduktion der Parkinson-Symptomatik um 20 %. Kaum antiakinetischer Effekt. Kein abruptes Absetzen wegen Verstärkung der Parkinson-Symptomatik und Auslösung von Verwirrtheitszuständen bis zum Delir. Auch bei z.B. fehlender Tremorwirksamkeit ist ein negativer Absetzeffekt – Tremor-Rebound – möglich. Speichelflussreduktion: Atropin, Glycopyrroniumbromid.
KI ältere und demente Patienten s. UAW: Bei Patienten über 60 Jahren ohne Tremor, aber mit kognitiven Leistungseinbußen keine Anticholinergika, sondern Amantadin oder L-Dopa. Unbehandeltes Engwinkelglaukom. Lungenödem. Megacolon. Mechanische Stenosen des MDT. Miktionsstörung mit Rest-harnbildung (subvesikale organische Abflussstörung wie Prostatahyperplasie) – Harnverhalt. Cave bestehende Tachykardien.
UAW anticholinerg: Zentrales Anticholinergika-Syndrom. Verstärkung einer Myasthenia gravis.
UAW zentral: Störungen des Kurzzeitgedächtnisses, Bewusstseinsstörungen, Müdigkeit, Sopor, Koma, Atemstillstand.
Psychomotorische Unruhe bis Delir, delirante Symptome nach 5 Tagen. Hyperalgesie, Hyperpyrexie. Zerebrale Krampfanfälle.
Exogene Psychosen mit Aggressivität, Angst, paranoid-halluzinatorischer Symptomatik, Verwirrtheit, Desorientiertheit, Schlafstörungen. Zerebelläre Symptome, Ataxie, Tremor. Schwindel. Parästhesien.
UAW peripher: Akkomodationsstörungen, Verschwommensehen, Mydriasis, Glaukomauslösung. Hautrötung/Vasodilatation, Hypohidrosis (Wärmestau/Hyperthermie). Mundtrockenheit, verstopfte Nase, verminderte Schweiß- und Speichel-Sekretion. Orthostatische Hypotonie (anti-α-adrenerg). Herzrhythmusstörungen, Tachykardie, Herzstillstand. Harnverhalt, Miktionsstörung. Obstipation/Ileus. Ödeme. Wirkungsabnahme von Metoclopramid.
Wirkung: Antimuskarinwirkung. NMDA-Antagonisten.

☆ Belladonna (Belladonnysat Bürger 50 mg Alkaloide/100 ml gtt) 3 x 5–20 gtt.
☆ Benzatropinmethansulfonat (2 mg Tbl) 2–6 mg/d.
☆ Biperiden (2/4 mg Tbl, 5 mg A) 4–12 mg/d von 2 x 1 mg alle 2 Tage um 1 mg steigern. El.-HWZ 18–24 h. Bei Überdosierung Psychose, Unruhe. Wirkungsabnahme von Metoclopramid.
☆ Bornaprin (4 mg Tbl) initial 1/2 Tbl alle 2 Tage um 1/2 Tbl steigern auf 6–12 mg/d. Auch gegen Hyperhidrosis. El.-HWZ 30 h.
☆ Metixen (Tremarit 5/15 mg Tbl) 15–60 mg/kg.
☆ Trihexyphenidyl (2/5 mg Tbl) initial 1 mg, pro Woche um 1–3 mg steigern auf 6–10, Retard 10–20 mg/d. El.-HWZ 13 h.

VIII. Betablocker: ☆Propranolol (10/40/80/160 mg Tbl) 3 x 10–80 mg, wegen möglicher Interaktion nicht mit Fluoxetin [Drake W: Heart block in a patient on propranolol and fluoxetine. Lancet 343 (1994) 425–6].

IX. ☆NADH soll die körpereigene Synthese von Dopamin stimulieren [Kuhn W, Bochum: Parenteral application of NADH improves Parkinsonian symptoms by increasing plasma levels of levodopa. (9/96) Göttingen].

X. ☆Riluzol (50 mg Tbl) s. amyotrophe Lateralsklerose.
– Bei 1050 Patienten mit Parkinson seit < 3 Jahren, L-Dopa oder Dopaminergikum < 3 Monate und Patienteneinschluss bis März 2000 [Prof. Ludolph, Ulm] in einer multizentrischen randomisierten plazebokontrollierten Doppelblindstudie mit einer Studiendauer von 2 Jahren unter 100 und 200 mg Bestimmung der Dauer bis zum Bedarf von L-Dopa oder Dopaminergikum. Bei 350 Patienten PET-Bestimmung des Anteils der dopaminergen Nervenzellen zu Studienbeginn und -ende.

- Bei 1300 Patienten mit Parkinson seit < 5 Jahren, L-Dopa oder Dopaminergikum < 3 Jahre und Patienteneinschluss bis August 2000 [Prof. Reichmann, Dresden] in einer multizentrischen randomisierten plazebokontrollierten Doppelblindstudie mit einer Studiendauer von 2–4 Jahren unter 100 und 200 mg Bestimmung der Dauer bis zur Veränderung der L-Dopa- oder Dopaminergikum-Therapie (Dosissteigerung oder Kombination).

Bradyphrenie-Therapie: Antidepressiva.

Intensivtherapie der Parkinson-Krise: 200 mg/500 ml Fl PK-Merz 1–4 (–max 6) Flaschen/d. s. L-Dopa.

Medikamentös bedingtes Parkinson-Syndrom: Amantadine. Anticholinergika.
- Forschung: ✰GDNF (Glia-cell line derived neurotrophic factor) unterstützt in der Zellkultur das Überleben von embryonalen dopaminergen Mittelhirnzellen.

Begleittherapie: Blasenfunktionsstörungen: ✰Oxybutinin (cave Mundtrockenheit).
- Orthostatische Hypotonie: ✰Midodrin. Ggf. ✰Fludrocortison. Reduktion von ✰Dopaminagonisten und ✰Selegilin.
- Hypersalivation: ✰Anticholinergika. ✰Botulinum-Toxin s. amyotrophe Lateralsklerose – Therapie.
- Mundtrockenheit: Meiden von Medikamenten mit Mundtrockenheit als Nebenwirkung, darunter Parkinson-Präparate wie alle Anticholinergika und Selegilinhydrochlorid, zusätzlich Anticholinergika wie Atropin und Ipratropiumbromid, Botulinum-Toxin, Antihistaminika wie Clemastin, Dimetinden, Ketotifen, Mizolastin, trizyklische Antidepressiva. Benzodiazepine. Clonidin und Moxonidin. Emeproniumbromid, Lokalanästhetika, Loperamid, Methyldopa, Metoclopramid, Muskatnuss, Natriumperchlorat, Neuroleptika, Opioide, H_2-Rezeptorenblocker incl. Pirenzepin, Tizanidin, Tolperison, Spasmolytika und Tolterodin.
Lutschen von Bonbons, z.B. zuckerfreie Salbei-Bonbons.
- Obstipation: Cisaprid. Apomorphin?
✰ Macrogol 3350 (13,81 g Btl mit 13,125 g Macrogol): 2–3 x 1 Btl, ältere Patienten initial nur 1 Btl, in 125 ml Wasser aufgelöst und sofort getrunken, maximal 3 Tage.
- Übelkeit:
✰ Domperidon (10 mg Tbl, 10 mg/1 ml = 33 gtt) 3 x 10–20 mg/d oder 1 gtt/kg 15–30 min vor dem Essen über maximal 4 Wochen. Peripherer Dopamin-D_2-Rezeptor-Antagonist (überwindet die Blut-Hirn-Schranke nicht, wirkt nur peripher in der Area postrema, geeignet bei M. Parkinson), Peristaltikanreger.
✰ Ondansetron (4/8 mg Tbl, 4/8 mg A) unter Gabe eines Laxans (UAW) 3 x 1 Tbl. A nicht mischen, 3 x 1/d über 15 min.

Langzeitprobleme der Parkinsonbehandlung: L-Dopa-Sekundärversagen bzw. unter L-Dopa-Therapie 10 % UAW/Jahr (Dyskinesien, Psychosen) und nach 5 Jahren 50 % dosisabhängige Wirkungsfluktuationen mit On- und Off-Phasen.

Off-Phasen oft verbunden mit Akathisie, Atemnot, Bradyphrenie, Depression, sensiblen Dysästhesien, Schmerzen, dystonen Verkrampfungen, autonomen Symptomen wie Tachykardie und Blutdruckanstieg, psychischen Manifestationen mit Angst/Panik und/oder paranoiden Symptomen/Halluzinationen, Schweißneigung. Bei motorischen Komplikationen (1.–4.) s. Pergolid.
1. Hypokinetische Formen: End of dose-Akinesie – Wearing off = dosisabhängige Wirkungsfluktuation mit vorzeitigem Nachlassen der Medikamentenwirkung (auch nächtliche bis frühmorgendliche Akinesien – „early-morning-dystonia") gut beeinflussbar durch
a) Kleinere häufigere L-Dopa-Gaben (z.B. 6 x 50 mg Nacom 100),
b) Gabe bzw. Dosissteigerung des Dopaminagonisten bzw. COMT-Hemmers bzw. MAO-B-Hemmers (auf 10 mg).
c) L-Dopa Gabe streng mindestens 30 min vor oder 90 min nach dem Essen mit Einnahme der größten Proteinmenge mit dem Abendessen.
d1) Austausch von L-Dopa-Standard- durch Retard-Präparate im Verhältnis 1 : 1,3–1,5 stufenweise: Als erste Dosis Standardpräparat beibehalten, das Einnahmeintervall zur zweiten Dosis in Retardform mit 1–2 Stunden so klein halten, dass vorher keine Off-Phase auftritt. Danach sukzessiver Austausch der 3. und weiteren Gaben gegen Retardpräparate. Cave, s. Dystonien.
d2) Nächtliche bis frühmorgendliche Akinesien spät abends oder nächtliche Gabe eines L-Dopa-Retardpräparates und ggf. zusätzliche abendliche Gabe eines Dopaminagonisten (Frage nach Träumen als erstem Symptom einer beginnenden Psychose).
e) Dreierkombination L-Dopa, Dopaminagonist, MAO-B-Hemmer.
f) Schrittweise Umstellung des Dopaminagonisten mit kürzerer auf eine längere Wirkdauer (Pergolid) im Verhältnis
Pergolid zu Lisurid = 1 : 1 und Pergolid zu Bromocriptin = 1 : 10.
g) Therapieversuch mit Biperiden retard [Ulm G, dPV-Nachrichten 46, 10/93].
h) Stationäre Einstellung auf Apomorphin s.c. – für diese Indikation nicht zugelassen.
i) ✰Botulinum-Toxin Typ A. Bei Parkinson-Dystonien bei 30 Patienten Injektionen an zwei Stellen im Tibialis posterior, Tibialis anterior, Gastrocnemius, Flexor digitorum longus, Extensor hallucis longus mit im Mittel 40 E Botox (100 E/Amp) pro Muskel. 30/30 Besserung binnen 10 Tagen, 21/30 Schmerzfreiheit über 4 (3–7) Monate [Pacchetti C: „Off" painful dystonia in Parkinson's disease treated with botulinum toxin. Mov Disord 10/3 (1995) 333–6].
2. Hyperkinetische Formen: L-Dopa-induzierte Dyskinesien (LID): Z.T. Euphorie bei Hyperkinesie. Im fortgeschrittenen Stadium gibt es manchmal keine Beweglichkeit mehr ohne Dyskinesien! Ggf. Gabe von Amantadin. Im Tierversuch führen Naloxon, Naltrexon, der α_2-Rezeptor-Antagonist Idazoxan und schwach die Serotonin-Wiederaufnahme-Hemmer zur Reduktion von L-Dopa-induzierten Dyskinesien.

2.1 Peak-dose- oder On-Phase-Dyskinesien (im Maximum der L-Dopa-Wirkung) mit unwillkürlichen Bewegungen der Gesichts-, Hals- und Zungenmuskulatur und ggf. choreatiformen Bewegungsabläufen (On-Choreoathetose) an Extremitäten und Rumpf können auftreten z.B. besonders bei vormittags kurzen Einnahmeintervallen durch verzögerten Wirkeintritt der L-Dopa-Retardpräparate mit Akkumulation nachmittags.

a) L-Dopa-Dosisreduktion mit kleineren und häufigeren Gaben oder Wechsel auf retardiertes Präparat. Ggf. nach Dosisreduktion Kombination mit Dopaminagonisten.

b) Wechsel des Standardpräparates von L-Dopa/Benserazid auf L-Dopa/Carbidopa und umgekehrt.

c) Dosisreduktion oder Absetzen des MAO-B-Hemmers.

2.2 Mono- oder biphasische Off-Phase-Dyskinesien („off" painful dystonia, OPD) treten während der An- und Abflutphasen von L-Dopa auf und sind zum Teil sehr schmerzhaft (Zehen- und Wadenkrämpfe), häufig halbseitig betont. Teilweise während On-Phasen Dystonien im Wechsel mit Dyskinesien.
Während Off-dose-Dystonien Zurückhaltung bei Retardpräparaten wegen möglicher Verlängerung der Off-Dystonien.

a) L-Dopa-Dosiserhöhung.

b) Gabe bzw. Dosissteigerung bzw. schrittweise Umstellung des Dopaminagonisten mit kürzerer auf eine längere Wirkdauer (Pergolid) im Verhältnis Pergolid zu Lisurid = 1 : 1 und Pergolid zu Bromocriptin = 1 : 10.

c) Dosissteigerung des MAO-B-Hemmers auf 10 mg.

d) Bei nächtlichen bzw. früh morgendlichen Dystonien mit schmerzhaften beinbetonten Bewegungsabläufen bzw. Krämpfen (bei 30 % der Parkinsonpatienten) spät abends oder mit nächtlicher Dosis L-Dopa-Steigerung bzw. Gabe eines L-Dopa-Retardpräparates, ggf. Baclofen 5–40 mg.

e) Lokale Botulinum-Toxin-Gabe [Pacchetti C: „Off" painful dystonia in Parkinson's disease treated with botulinum toxin. Mov Disord 10/3 (1995) 333–6] s. 1.i.

f) ☆Clozapin (25/50/100 mg Tbl, nicht zugelassen) s. Psychosen: Bei nicht anders behandelbaren Dyskinesien nach L-Dopa-Langzeittherapie 12,5 bis durchschnittlich 30 mg [Pierelli F: Low dosage clozapine effects on L-Dopa induced dyskinesias in parkinsonian patients. Acta Neurol Scand 97 (1998) 295–9].

3. On-Off-Fluktuationen – On-Off-Oszillationen (Paroxysmales On-Off-Phänomen, „Yo-Yoing" mit immer abrupter werdenden Wechseln zwischen On- und Off-Phasen) durch fast erloschene Speicherkapazität der Nervenendigungen, spiegelunabhängig und durch L-Dopa Einzeldosen nicht beeinflussbar, ggf. häufigere kleinere L-Dopa-Gaben (z.B. 6 x 50 mg Nacom 100) s. 1. a–h.
Eine andere Möglichkeit besteht darin, wenige hohe L-Dopa-Dosen zu geben, die zwar kurze, aber in der Regel voraussagbare On-Phasen bewirken.

4. Weitere Fluktuationen: Akinesia paradoxica = Freezing (axiales Symptom): Plötzliche Immobilität (am Boden kleben bleiben) bei Konfrontation mit bestimmten Aufgaben wie Weitergehen an der Ampel beim Wechsel von Rot auf Grün, Aufstehen vom Stuhl, Überschreiten einer Türschwelle, durch L-Dopa Einzeldosen nicht beeinflussbar. Evtl. durch eine verzögerte Entleerung des Magens oder Passagestörungen von L-Dopa an der Blut-Hirn-Schranke.

5. Dopamininduzierte Psychosen bei ca. 20 % der Parkinson-Patienten im fortgeschrittenen Stadium, besonders bei Demenz und bei 2/3 der Patienten mit Fluktuationen unter L-Dopa [Quinn N: Drug treatment of Parkinson's disease. Br Med J 310 (1995) 575–9], meist in der Reihenfolge und mit zunehmendem Schweregrad initial Schlafstörungen mit lebhaften Träumen und Alpträumen (danach fragen!), dann optische Halluzinationen, illusionäre Verkennungen und/oder paranoide Wahnideen (oft nächtlich), begünstigt z.B. infolge Hypotonie durch Dopaminagonisten, Panikattacken bis zu akuten Verwirrtheitszuständen. Ggf. Dysphorie, Depressionen.
Bei 11 von 29 Parkinson-Patienten unter kontinuierlicher Lisuridinfusion (nach 6 Behandlungsmonaten 1000 ± 408 μg/d s.c.), davon 2mal mit dem Bild einer organischen Psychose, 9mal mit deliranter Symptomatik [Heinz A: Klinik und Verlauf dopamininduzierter Psychosen unter kontinuierlicher dopaminerger Therapie und ihre Implikationen für die Dopaminhypothese schizophrener Symptomatik. Nervenarzt 66 (1995) 662–9].

a) Flüssigkeitsbilanz überprüfen, bei Dehydratation Flüssigkeitszufuhr! Schilddrüsenfunktion überprüfen.

b) Bei Dopamimetika-induzierten Psychosen Reduktion der zuletzt erhöhten oder eingeführten dopamimetischen Einzeldosis („last in, first out"). Ansonsten folgende Reihenfolge des Absetzens: Anticholinergika, Amantadin, Selegilin, Dopaminagonisten, zuletzt L-Dopa.
Bei nicht tolerierbarer Akinese unter Dopamimetika-Reduktion Fortführen der dopamimetischen Dosis unter Gabe von

☆ Clozapin (25/50/100 mg Tbl, nicht zugelassen!) s. Psychosen nach erfolgloser neuroleptischer Vorbehandlung oder intolerablen extrapyramidalen Neuroleptika-UAW und nach Differentialblutbild (vor ≤ 10 Tagen), Aufklärung 12,5–75 mg bei 27 Patienten [Rabey J: Low-dose clozapine in the treatment of levodopa-induced mental disturbances in Parkinson's disease. Neurology 45 (1995) 432–4]. Bei 100 mg Verschlechterung der Motorik (einzelne Kliniken sollen bis zu 25 % der Parkinsonpatienten mit Clozapin 2–3 x 12,5 mg behandeln). Bei 6 nicht-psychotischen Patienten mit schweren Fluktuationen Besserung nach Therapieresistenz auf konventionelle Strategien [Arevalo G: Modulatory effect of clozapine on levodopa response in Parkinson's disease: a preliminary study. Mov disord 8 (1993) 349–54]. Bei 172 Patienten in einer retrospektiven Studie mit einer mittleren Dosis von 31 mg/d folgende Indikationen: Psychiatrische Symptome 74 % (Psychosen, Angst, Depression etc.), Verwirrtheit 4,1 %, Tremor 15 %, Akathisie 2,9 %, Dystonie 1,2 %; keine Besserung kognitiver Defizite; bei 23 % wurde Clozapin wegen Nebenwirkungen abgesetzt [Trosch R: Clozapine use in Parkinsons's disease. Mov Disord 13 (1998) 377–82].

☆ Olanzapin (2,5/5/7,5/10 mg Tbl) s. Psychosen, unter anfänglichen bb-, BZ-, GOT- und GPT-Kontrollen Dosis einmal täglich. Psychose bei M. Parkinson (nicht zugelassen): Initial 2,5 mg.

Alternativ:

☆ Ondansetron (4/8 mg Tbl, 4/8 mg A) unter Gabe eines Laxans (UAW) 3 x 1 Tbl. Unter 12–20 mg/d zeigten bei visuellen Halluzinationen 3 von 7 Patienten eine völlige und 4/7 Patienten eine signifikante Besserung der Halluzinose [Zoldan J. Lancet 341 (1993) 562].

☆ Perazin 2–3 x 25 mg.

– Bei Amantadin-Mono- oder -Kombinationstherapie-induzierten Psychosen Reduktion bzw. Absetzen von Amantadin, Clozapin wirkt hierbei oft nicht.

6. Akinetische Krisen: L-Dopa über Magensonde.

☆ Amantadine: Amantadinsulfat (200 mg/500 ml Fl) 1–4 (–max 6) Flaschen/d Dauerinfusion über 24 h ggf. mit ☆Dibenzepin.

☆ Apomorphin: Subkutane Bolusinjektion von 3,5 mg oder subkutane Pumpen-gesteuerte Applikation.

7. Demenz mit Beeinträchtigung des Kurzzeitgedächtnisses und der visuellen Diskrimination: Besserung auf L-Dopa und Dopaminagonisten, Verzicht auf Anticholinergika. Behandelbar durch Dosisreduktion, ggf. Wechsel auf Standardpräparate.

8. Depressive Symptome. ☆Moclobemid (150/300 mg Tbl), reduziert in einer offenen Studie (n=20) als Zusatztherapie die Dauer der Off-Zeit um 27 % ohne gleichzeitige motorische oder funktionelle Verbesserung während der On-Phasen [Sternic N. Clin Neuropharmacol 21 (1998) 93–6].

9. Gleichgewichtsstörungen.

Therapie während einer Operation: s. L-Dopa.

1. Einnahmepause so kurz wie möglich, bereits binnen 6 h kann eine Verschlechterung auftreten. Die Medikation mit L-Dopa wird bis zum Vorabend der Operation beibehalten. Vor Narkosen, die das Myokard gegen sypathomimetische Substanzen sensibilisieren (Halothan u.a.), L-Dopa mindestens 8 h vorher absetzen, falls nicht gleichzeitig Opioide zur Anwendung kommen. Aber: Anticholinergika wegen der Gefahr einer Entzugssymptomatik mit schwerer psychovegetativer Entgleisung täglich um 2 mg reduzieren.

2. Lokal- oder Spinalanästhesien sind wegen der kürzeren Immobilisierungsdauer vorzuziehen. Unter der L-Dopa-Therapie keine Lokalanästhetika mit Adrenalin-Zusatz verwenden.

3. Vollnarkose: Einleitung mit Barbituraten oder Benzodiazepinen und Aufrechterhaltung mit einem Lachgas-Sauerstoff-Gemisch empfehlenswert. Falls erforderlich, intermittierende Zugabe von Opiaten oder Opioiden möglich. Kombinationsnarkose mit Enflurane oder Isoflurane sowie kompetitiven Muskelrelaxantien. Vermeidung von Fluothane oder Halothan bzw. Zyklopropan wegen möglicher Sensibilisierung des Myokards gegen Adrenalin

(oder Absetzen von L-Dopa ≥ 12 vor der Narkose). Sympathomimetika allenfalls in niedriger Dosierung unter Herz-Kreislauf-Kontrolle. Vermeidung von potentiell zentralen Dopamin-Antagonisten wie Antiemetika (z.B. Metoclopramid), Cinnarizin, Flunarizin, Fentanyl, Neuroleptika (Butyrophenone, Phenothiazine), Reserpin. Möglichst kein Vitamin B_6.

4. Bei Blutdruckabfall während der Operation sollte neben Volumenzufuhr ggf. Vasopressin verabreicht werden.
   Keine Unverträglichkeit zwischen L-Dopa und Digitalis-Präparaten. Bei Herzrhythmusstörungen ggf. β-Blocker.
   Bei exogen-psychotischen Symptomen ggf. ☆Clomethiazol (s. Alkoholismus) oder ☆Clozapin (s. Psychose) 12,5–25 mg unter Einhaltung der Richtlinien.

5. Postoperativ unverzügliche Wiederaufnahme der Therapie, falls oral nicht möglich, parenterale Überbrückung mit Amantadin, ggf. unter Domperidon 3 x 1 A Lisurid (Fa. Schering). Bei Therapieunterbrechung von 1 Tag im Anschluss volle Dosis weiter,
   bei Unterbrechung von 2–3 Tagen 50 % Dosisreduktion mit schrittweiser Steigerung auf die ursprüngliche Dosis,
   bei Unterbrechung von mehr als 3 Tagen erneute einschleichende Dosierung wie bei der Ersteinstellung.

Therapie bei Reisen: Keine grundsätzliche Therapieänderung. Möglichst nicht in Gegenden mit extrem heißem tropischen (Trinkmenge ausreichend!) oder extrem kaltem feuchten Klima reisen.

Therapie der Schluckstörungen – Dysphagie: Therapie mit Anticholinergika.

Therapie während der Schwangerschaft: L-Dopa-Monotherapie, ggf. Carbidopa vorziehen wegen der UAW von Benserazid, dosisabhängiger Leberverfettung und Skelettdeformitäten. Kein Amantadin oder Selegilin wegen erhöhter Abort- und Missbildungsraten [Hagell P: Pregnancy in Parkinson's disease: a review of the literature and a case report. Mov Disord 13 (1998) 34–8].

Repetitive transkranielle Magnetstimulation (rTMS): Durch Modulation ezxitatorischer und inhibitorischer Neurone in Abhängigkeit von der Reizfrequenz Auslösung einer „long term depression" (LTD) oder „long term potentiation" (LTP).

– Mit einer Intensität von 115 % der motorischen Ruheschwelle, Frequenz 1 Hz und Dauer 15 Minuten über dem Motorkortex kontralateral zur stärker betroffenen Seite bei 10 Patienten mit Tremordominanz-Typ unter Verum- gegenüber Plazebo-Stimulationen mit 7 % signifikant erhöhte maximale Zählrate mit Handzählgerät als Zeichen der gebesserten Fingerbeweglichkeit [Sommer M, Göttingen: Repetitive transkranielle Magnetstimulation (rTMS) bei M. Parkinson. DGN (9/98) München].

Elektrokrampftherapie – EKT: Nach einmaliger Anwendung keine ausreichende Wirksamkeit.

Therapie operativ als ultima ratio: Die motorische Bahn verläuft vom Kortex zu Globus pallidus externus (Gpe), Nucleus subthalamicus (NST), Globus pallidus internus (Gpi) zum Nucleus ventralis intermedius des Thalamus (VIM-Kern). Das Pallidum internum ist überaktiv.

Stereotaxie – Stereotaktische Operation (in örtlicher Betäubung, Patient muss kooperieren unter neurologischer Überprüfung) bei medikamentös nicht beherrschbarem Krankheitsbild (bei Tremor Ziel der Antagonisten-Hemmung), nur bei denjenigen möglichst unter 60-jährigen Patienten, die initial gut auf Levodopa angesprochen haben. Kontraindikationen: Nicht-idiopathischer M. Parkinson, unzureichende Kooperationsunfähigkeit, Demenz, schwere Depression, schwere zerebrale Veränderungen im MRT, schwere kardiopulmonale Erkrankungen bzw. Dekompensation (Operationen zur Hochfrequenz-Elektrostimulation von bis zu 18 h Dauer!).

Anhand von Nachuntersuchungen von 55 bilateral und 31 unilateral einer Thalamotomie zugeführten Patienten scheint sich das Fortschreiten der Erkrankung zu verlangsamen oder sogar zu sistieren [Tasker R. Neurosurg Clin N Am 9 (1998) 375–80].

a) Stereotaktische chronische Hochfrequenz-Elektrostimulation 130 Hz, vom Patienten selbst an- und abzustellen, mit dem Vorteil von reversiblen Nebenwirkungen gegenüber der strukturellen Thalamotomie (nach stereotaktischer Implantation der Reizelektrode in Lokalanästhesie mit Leitung nach außen durch die Kopfhaut und Überprüfung der Funktionsfähigkeit, dann sekundäres Implantieren des Stimulators in Vollnarkose). Programmieren des Stimulators: Spannung, Stimulationsfrequenz und -dauer.

Bisher bei > 300 Patienten 85 % Erfolgsrate bei < 2 % Komplikationen. Stimulator mit Elektroden (z.B. Medtronic Activa) ca. DM 13.000,–. Batteriewechsel etwa alle 2–6 Jahre.

OP möglich bei: Funk T, Berlin Benjamin Franklin; Handrik W, Dresden; Vadokas, Göttingen; Tronnier V, Heidelberg; Moringlane J, Homburg/Saar; Mehdorn A, Kiel; Sturm V Köln; Hellwig, Marburg; Benabid A, Grenoble.

OP-Nebenwirkungen: Blutungsrisiko um 4 %. Die Parkinson-Medikation muss weiter eingenommen werden!

b) Koagulation im Zielgebiet im Sinne einer irreversiblen Läsion (Ostertag C, Freiburg, Müller, Hamburg).

c) Transplantation von fetalem Gewebe z.B. in Lund.

d) Gamma-Knife-Radiochirurgie des Nucleus ventralis intermedius (viermal bilateral) bei 24 Männern und 10 Frauen mit 58–87 Jahren (mittleres Alter 73 Jahre), die für eine Operation ungeeignet waren, mit einer mittleren Strahlendosis von 130 (100–165) Gy, Einsatz eines einzelnen 4 mm-Lichtvisiers: 4 x kein Effekt, 4 x leichte, 11 x gute und 10 x sehr gute Tremorbesserung, 9 x vollständige Tremorbe-

seitigung. Bei zwei Patienten besserte sich nach unilateraler Thalamotomie der Tremor bilateral. Die mediane Zeit bis zum Therapieeffekt betrug 2 Monate (1 Woche bis 8 Monate). In der „Hochdosis"-Gruppe mit 160 (140–165) Gy besserte sich der Tremor deutlicher als in der „Niedrigdosis"-Gruppe 120 (110–135) [Duma C. J Neurosurg 88 (1998) 1044–9]. Weniger wirksam als a und b, dafür mit minimalem Risiko.

1.a **Nucleus subthalamicus- (NST) Stimulation**: Die NST-Stimulation führt in $H_2{}^{15}O$-PET-Untersuchungen zu einer Abnahme der rCBF im motorischen Kortex wohl entsprechend einer verminderten Hemmung und somit erleichterten Bewegungsauslösung [Ceballos-Baumann A: Chronische tiefe Hirnstimulation für essentiellen Tremor und für Akinese bei M. Parkinson: Differentielle Modulation des motorischen Cortex in PET-Aktivierungsstudien. (10/97) Dresden] und, vergleichbar Apomorphin, in medialen und lateralen frontalen motorischen Assoziationszentren zu einer Zunahme der bewegungsabhängigen Aktivierung [Neurology 48 (1997) Suppl 2 A250].
Besserung von Akinese und Rigor in der Off-Phase und der Off-Phasen-Dystonie mit möglicher L-Dopa-Reduktion um 50 %, damit Besserung der On-Phase-Dyskinesien; Tremorbesserung (in einer Untergruppe mit schwerem Parkinson-Tremor) entsprechend der VIM-Stimulation [Krack P, Kiel, Operationen bei Benabid A/Pollak P, Grenoble]. Der NST stellt sich im MRT (koronar) dar.
Immer beidseitige Operationen, einseitige Operationen (erste Operationen um 1992) haben sich nicht bewährt. 4 Wochen bis zu 3 Monaten Probephase mit Herantasten an die optimale Stimulationseinstellung [Funk T, Berlin]. NST-Stimulation wird meist kontinuierlich genützt.
Bei eingeschalteter NST-Stimulation konnte unter Besserung der Akinese bei 4/6 der Patienten eine Verlangsamung in der Interferenzaufgabe des Stroop-Tests sowie bei 4/7 eine Störung des Erlernens repetitiver Fingersequenzen trotz schnellerer Reaktionszeiten festgestellt werden [Ceballos-Baumann A: Elektrostimulation des Ncl. subthalamicus für Akinese bei M. Parkinson: Effekte auf frontale exekutive Funktionen und motorisches Lernen. (9/96) Göttingen].
Nebenwirkungen Gewichtszunahme, Dyskinesien, Sprachstörungen, unwillkürlicher Augenschluss (Stimulatoranpassung!), psychische Nebenwirkungen (Anhedonie, Depression bis Manie).

2.a **Thalamus Nucleus ventralis intermedius- (VIM-Kern) Stimulation**: Die VIM-Stimulation führt in $H_2{}^{15}O$-PET-Untersuchungen zu einer Zunahme der rCBF im motorischen Kortex wohl entsprechend einer vermehrten Hemmung.
Beeinflussung des Tremors (kontralateral zum Stimulationsort) mit einer Erfolgsrate um 80–95 %, kaum der Akinese und des Rigors. Indikation nur, wenn die durch den Tremor bedingte Einschränkung ganz im Vordergrund steht. Die VIM-Stimulation wird meist inter-

mittierend genützt. Bei Einschalten halbseitiges elektrisches Gefühl („Soft-Starter" wird gewünscht). Keine Besserung der Akinese/Bradykinese. OP-Nebenwirkungen: 14–20 % Dysarthrie, ggf. Dysmetrie mit präterminal verstärkter Ataxie im FNV. Stimulationsabhängige Kribbelparästhesien.

Mit unilateraler VIM-Stimulation bei 19 Patienten wurde nach 3 Monaten eine kontralaterale Tremorreduktion am Arm um 82 % und am Bein um 88 % verzeichnet, 6/19 waren völlig frei von Tremor und 11/19 frei von Ruhetremor [Ondo W: Unilateral thalamic deep brain stimulation for refractory essential tremor and Parkinson's disease tremor. Neurology 51 (1998) 1063–9].

Bei Ausschalten des Stimulators kommt es bei 60 % der Patienten zu einem eine bis wenige Stunden (maximal 2 Tage) andauernden Tremorrebound, häufiger auch zu einem präterminal verstärkten Intentionstremor, der gegenüber präoperativ verstärkt ist oder postoperativ erst neu auftritt.

Bei 2/3 der Patienten im postoperativen Verlauf binnen etwa 4 Jahren (im Gegensatz zur NST-Stimulation) Ausbildung von motorischen Fluktuationen oder L-Dopa-induzierten Dyskinesien ohne eindeutig bessere Tremorbeeinflussung, so dass VIM-Stimulation auch bei Tremordominanz zugunsten NST-Stimulation verlassen wurde [Benabid A: Chronic electrical stimulation of the ventralis intermedius nucleus of the thalamus as a treatment of movement disorders. J Neurosurg 84 (1996) 203–14].

N. ventrooralis posterior – VOP-Kern bei therapieresistentem Tremor und Rigor.

2.b Stereotaktische Thalamotomie/Subthalamotomie: Zona incerta und Forel'sche Felder H_1 und H_2 und Radiatio praelemniscalis. OP-Nebenwirkungen: 13,5 % Dysarthrie bei bilateraler Behandlung, 9 % Parästhesien, 9 % Extremitätendystonien, Gleichgewichtsstörungen, passagere Reboundphänomene.

3.a **Globus pallidus internus- (Gpi) Stimulation** (mit höheren Reizstärken als im NST) bei Dyskinesien (n = 25) und Wirkungsfluktuationen, günstig bei Akinesie und Rigor (Achsensymptomen), aber auch Verschlechterungen der Akinese möglich. Der NST- und VIM-Kern-Stimulation unterlegen.

Das Ergebnis hängt sehr von der exakten Lokalisation ab, bei dorsaler Stimulation Besserung der Akinese unter Provokation von Dyskinesien, bei ventraler Stimulation völlige Abnahme der Dyskinesien mit Zunahme der Akinese mit zunehmender Reizstärke; eine L-Dopa-Reduktion war nicht möglich [Krack P, Kiel, Operationen bei Benabid A/Pollak P, Grenoble].

3.b Posteroventrolaterale Pallidotomie uni- oder bilateral: Nach Durchführung in den 50er und 60er Jahren verlassen, derzeit in Arbeitsgruppen von Laittinen in Schweden und Iacono in den USA Besserung von Akinese, Rigor (und Tremor) um je 70–80 %. Bei 14 Patienten Besserung fast aller motorischen Parameter um 20–30 %, der medikamenteninduzierten Dyskinesien auf der kontralateralen Seite um 92 % [Lozano A: Effect of Globus pallidus internus pallidotomy on motor function in Parkinson's disease. Lancet 346 (1995) 1383–7].

In einer prospektiven Studie (n=58, Alter 40–79 Jahre) entwickelten 3 Patienten eine Dysarthrie, ein Patient eine Verwirrtheit, Blutungen traten nicht auf; Rigor, Bradykinese und UPDRS-Gesamtwerte besserten sich, die Besserung von Tremor und kontralateraler Dyskinesie blieb bei den nach einem Jahr untersuchten Patienten erhalten; 61 % der Patienten hatten Symptombesserungen mit und 33 % ohne einen funktionellen Gewinn, 6 % eine minimale oder keine Besserung [Kondziolka D: Outcomes after stereotactically guided pallidotomy for advanced Parkinson's disease. J Neurosurg 90 (1999) 197–202].

Die bilaterale Pallidotomie ist wegen des deutlich erhöhten Risikos von Psychosen und Gedächtnisstörungen und wegen der auch noch nach 4–6 Wochen bestehenden kognitiven Veränderungen und Blutungen abzulehnen.

Bei 41 konsekutiv mit unilateraler Pallidotomie behandelten Patienten keine Wirkungsänderung von L-Dopa [Uitti R: Efficacy of levodopa therapy on motor function after posterolateral pallidotomy for Parkinson's disease. Neurology 51 (1998) 1755–7].

– Mechanische Komplikation durch einen implantierten elektronischen Stimulator des Nervensystems　　　　　　　　T85.1

4. Intrastriatale Implantation von fetalen Mittelhirnsuspensionen in Putamen und N. caudatus bei 4 Patienten im Schweden.
Bei einem Patient in den USA, verstorben nach Sprunggelenksfraktur, zeigte sich pathologisch das Überleben der Zellen.
Ggf. Kombination mit Lazeroiden (☆Tirilazad s. zerebrale Ischämie).

5. Intrastriatale Implantation von autologem Nebennierenmark hat sich nicht bewährt.

Parsonage-Turner-Syndrom s. Polyneuropathie – neuralgische Schulteramyotrophie.

Pectoralis-minor-Syndrom – Hyperabduktionssyndrom
s. Thoracic outlet-Syndrom.

M. Pelizaeus-Merzbacher

E75.2

syn. chronische infantile Zerebralsklerose.

Ätiologie: Phakomatose (neurokutanes Syndrom). Bemarkungsstörung wohl durch Glycerinphosphatidstoffwechselstörung.

Anatomie/Histologie: Leukodystrophische Zeichen.

Definition: Oft (wie das Cockayne-Syndrom) im ungenauen Sammelbecken orthochromatische Leukodystrophie bzw. sudanophile Leukodystrophie für Leukodystrophien nicht vom Typ der metachromatischen Leukodystrophie.

Diagnostik: MRT.

Epidemiologie: Erbgang/Gen: Autosomal-rezessiv. Gen-/Enzymdefekt: Molekulargenetik des Proteolipidproteins; UV-empfindliche Chromosomen.

Klinik: Erkrankungsbeginn in den ersten Lebensjahren (ggf. ersten Lebensmonaten) mit Nystagmus, Dysarthrie, Tremor, zerebellärer Ataxie mit Gehstörungen, im Verlauf progredienter spastischer Paraparese, dementiellem Abbau. Keine periphere Neuropathie.

Prognose: Krankheitsverlauf über einige Jahre, selten mehrere Jahrzehnte.

Periarthritis bzw. Periarthropathia humeroscapularis

M75

Differentialdiagnose *zu*: C5-Syndrom s. Zervikobrachialgie.

Schlaffer einseitiger (proximal betonter) Armparese s. spinale Muskelatrophie.

Nervus peroneus communis-Läsion

G57.3

Verletzung in Unterschenkelhöhe S84.1
N. peroneus profundus in Knöchel-Fuß-Höhe (lateraler Endast) S94.2

s. Plexus lumbosacralis-Läsion. s. Nervus ischadicus. s. periphere Nervenläsionen.

Anatomie: Der N. peroneus communis als Ast des N. ischiadicus wird gebildet aus den Wurzeln L4-S2.
- Häufigste Läsion am Fibulaköpfchen: Der N. peroneus communis verläuft relativ ungeschützt unter dem Ansatz des M. biceps femoris nach ventrolateral zwischen Fibula und dem Ansatz des M. peroneus longus.
- N. cutaneus surae lateralis (Hautast für die Haut der lateralen Fläche des Unterschenkels, der in der Kniekehle vom N. peroneus communis abgeht und sich mit einem Ramus communicans in wechselnder Höhe mit dem N. suralis verbindet) s. Engpass-Syndrom.

Ätiologie: Trauma – Fibulafraktur.
- Druckparesen im Rahmen einer Ischiadikus-Läsion durch Liegen auf hartem Untergrund oder im Rahmen einer Ischiadikus-Zerrung im Bereich des M. piriformis durch längeres Arbeiten im Hocken (N. ischiadicus-Parese der Peroneusfasern – „Rübenzieherlähmung"). Arbeiten in kniender Position.
- N. peroneus-Kompression (Sport) in der Faszienloge der Bicepsmuskulatur.
- Peroneuskompression am Fibulakopf: Druckparesen durch langes Sitzen mit übereinander geschlagenen Beinen,
Liegen auf hartem Untergrund, Gipsverbände.

Differentialdiagnose: L5-Syndrom. Plexus-Lähmung. N. ischiadicus-Lähmung. Peroneale Muskelatrophie. Polyneuropathie.
(Arteria-) Tibialis anterior-Syndrom.

Klinik: Anamnese: s. Ätiologie. Stolpern besonders an Treppenstufen?

Befund: Parese der Fußheber mit Steppergang (Fallfuß). Fersenstand nicht möglich. Abnahme des TPR.
- N. peroneus profundus: Ausfall (von distal nach proximal) des
M. extensor hallucis brevis und M. extensor digitorum brevis mit Parese der Zehenextension,
M. peroneus tertius mit Parese der Extension der Grundphalangen,
M. extensor hallucis longus mit Parese der Großzehenhebung und
M. extensor digitorum longus mit Parese der Streckung der Endphalangen und des Fußes,
M. tibialis anterior mit Parese der Fußdorsalextension.
- N. peroneus superficialis: Ausfall des
M. peroneus longus und M. peroneus brevis mit Parese der Plantarflexion und Eversion des Fußes.
- Sensibilitätsstörungen im ersten Zehenzwischenraum (N. peroneus profundus),
am Fußrücken und an der Unterschenkelaußenseite (N. peroneus superficialis),
an der oberen Unterschenkel- und Kniekehlen-Außenseite (N. peroneus communis),
an der oberen Unterschenkelhinterseite unter N. peroneus communis (N. suralis).
Besonderes:

Vorderes Tarsaltunnel-Syndrom – TTS G 58.9
des N. peroneus profundus unter dem Retinaculum Mm. extensorum inferius durch Schuhwerk bzw. Einflüsse von außen mit Paresen des M. extensor digitorum brevis, Sensibilitätsstörungen im ersten Zehenzwischenraum und Schmerzen am Fußrücken bzw. Druckschmerz etwas vor und unterhalb des lateralen Knöchels.

Persönlichkeitsänderung bei chronischem Schmerzsyndrom   F62.8

Persönlichkeitsstörung s. Psychopathie.

Pflegebedürftigkeit s. zerebrale Ischämie – Einteilung.

Phakomatosen – neurokutane Syndrome   Q85 / Q85.9

Definition: Überwiegend genetisch bedingte neurokutane Syndrome, d.h. mit Befall von Haut und Nervensystem bzw. Auge.
- Angiomatosis retinae (Von Hippel) s. Von-Hippel-Lindau-Syndrom – autosomal-dominant auf Chromosom 3p2.
- Ataxia teleangiectatica Louis-Bar – autosomal-rezessiv.
- Chediak-Higashi-Krankheit – autosomal-rezessiv. s. Ataxie – Klinik – Besonderes.
- Cockayne-Syndrom – autosomal-rezessiv.
- M. Fabry – x-chromosomal.
- Klippel-Trenaunay-Syndrom – nicht erblich.
- Neurofibromatose – autosomal-dominant.
- M. Pelizaeus-Merzbacher – autosomal-rezessiv.
- M. Refsum – autosomal-rezessiv.
- Sjögren-Larsson-Syndrom – autosomal-rezessiv.
- Sturge-Weber-Syndrom – nicht erblich.
- Tuberöse Sklerose (M. Bourneville-Pringle) – autosomal-dominant.

Phantomglied ohne Schmerzen   G54.7

Phantomschmerz s. Schmerz.

Phlebitis s. Querschnittlähmung, Sinusvenenthrombose.

Phosphormangel s. Hypophosphatämie.

Phosphofruktokinase-Mangel s. Myopathie.

Nervus phrenicus-Läsion s. Plexus brachialis-Läsion.

M. Pick s. Demenz.

Pilz-Meningitis s. Meningitis.

Pinealome s. Hirntumoren.

Piriformis-Syndrom   G57.0

Ätiologie: s. Klinik – Anamnese.

Anatomie: Engpass-Syndrom des N. ischiadicus im Foramen infrapiriforme.

Differentialdiagnose: L5-Syndrom, S1-Syndrom.

Klinik: Anamnese: Sturz auf das Gesäß (als häufige Ursache). Schmerzen im Gesäßbereich mit Ausstrahlung bis zur Fußsohle. Verstärkung durch längeres Sitzen, Bücken oder Heben von Lasten.

Befund: Provokation eines lokalen Brennschmerzes durch Hüftbeugung mit Adduktion und Innenrotation. Selten Sensibilitätsstörungen an der Oberschenkel-Rückseite, sehr selten Parese der Glutealmuskeln.

Röntgen: MRT: Ödem und Atrophie des M. piriformis.

Therapie: Lokale Infiltration mit einem Lokalanästhetikum, evtl. mit Kortikoden. Als ultima ratio operative Dekompression.

Pisa-Syndrom s. tardive Dyskinesien.

Nervus plantaris-Läsion s. Nervus tibialis.

Plasmapherese – PE

Indikation bei: Guillain-Barré-Syndrom (idiopathisch, HIV-assoziiert oder paraneoplastisch).
– Chronisch inflammatorische demyelinisierende Polyneuropathie.
– Primäres Antiphospholipid-Antikörper-Syndrom – Cardiolipin-Ak-Syndrom. Kryoglobulinämie.

– Myasthenia gravis: Bei akuter myasthener Krise oder drohender Krise, schwerer Erstmanifestation, vor Thymektomie Therapie der Wahl.
– Thrombotisch-thrombozytopenische Purpura (M. Moschcowitz).

Plexus brachialis-Läsion – Armplexusläsion – Armplexusparese   G54.0

Plexus brachialis-Verletzung traumatisch	S14.3
Verletzung zervikaler Nervenwurzeln	S14.2
Verletzung zervikaler sympathischer Nerven – Halssympathikus-Verletzung	S14.5
Plexuskompression / bei Bandscheibenschäden	G55 / G55.1
bei Spondylose / bei Neubildungen	M47. G55.2 / G55.0
bei sonstigen Krankheiten der Wirbelsäule und des Rückens	G55.3
bei sonstigen Krankheiten andernorts klassifizierten Krankheiten	G55.8

s. Armparese, periphere Nervenläsionen, Monoparese, Zervikobrachialgie.

Ätiologie: Obere und untere Armplexusläsion: Häufigste Ursache ist das Trauma mit Traktion des Nervengeflechtes nach Zweiradunfällen, seltener die schwere Gewalteinwirkung mit Quetschung zwischen Clavicula und Thorax.
Schulterluxation (Glenohumeralgelenk) S43.0
Schulterluxation habituell   M24.4
Verstauchung und Zerrung des Schultergelenks / Schultergürtels   S43.4 / S43.7
Offene Wunde der Schulter   S41.0
Offene Wunde des Oberarms   S41.1
– Iatrogene Läsionen: Druckschädigung durch Achselkrücken. Radiogene Läsion nach lokaler Strahlentherapie.
– Familiäre Plexus brachialis-Neuropathie autosomal-dominant [Stögbauer F: Molekulargenetische Abgrenzung der hereditären Neuropathie mit Neigung zu Druckparesen von der familiären Plexus brachialis Neuropathie (HNA). (9/96) Göttingen].
1. Obere Armplexusläsion: Traumatische Läsion – Schultertrauma (Motorradfahrer).

Neuralgische Schulteramyotrophie (in 25 % beidseitig). Serogenetische bzw. postvakzinale Polyneuritis.
Geburtstraumatische Läsion (Erb)   P14.0
2. Untere Armplexusläsion: Thoracic outlet-Syndrom (inkomplette Ausprägung). Tumorinfiltration, z.B. Pancoast-Tumor, Lymphome.
Geburtstraumatische Läsion (Klumpke) P14.1

Anatomie/Histologie: Plexus brachialis aus den Nervenwurzeln C4-Th2.
N. phrenicus: Zwerchfell.
N. phrenicus-Verletzung   S14.4
1. Oberer Armplexus besonders C5–6:
– N. dorsalis scapulae C3–5: M. rhomboideus major: Skapula an die Wirbelsäule adduzieren (mit in die Hüften gestemmten Händen die Ellenbogen rückwärts drücken). M. rhomboideus minor. M. levator scapulae.
– N. suprascapularis C4–6: M. supraspinatus: Abduktion im Schultergelenk erste 15°.
M. infraspinatus: Außenrotation im Schultergelenk.
– N. subscapularis C5–8: M. subscapularis, M. teres major.

- s. N. axillaris, dorsaler Armplexusfaszikel.
- s. N. thoracicus longus C5–7: M. serratus anterior. Abduktion im Schultergelenk. Rucksacklähmung.
- N. thoracodorsalis C6–8, dorsaler Armplexusfaszikel: M. latissimus dorsi (M. teres major).
- s. N. musculocutaneus.
1.+ 2. Nervi pectorales medialis et lateralis C5-Th1: Mm. pectorales major et minor.
- N. radialis (dorsaler Armplexusfaszikel): Kann sowohl bei der oberen (M. supinator) als auch bei der unteren Armplexusparese mitbetroffen sein.
2. Unterer Armplexus: N. cutaneus brachii medialis C8-Th1. N. cutaneus antebrachii medialis C8-Th1 (entspringt direkt aus dem Faszikel, Beweis für die Lokalisation am Plexus und gegen den N. ulnaris). s. N. medianus. s. N. ulnaris.

Diagnostik: s. Labor, s. Röntgen.
- EMG und ENG (nach > 2–3 Wochen) zur Lokalisierung, Bestimmung der Verteilung und frühzeitigen Erfassung beginnender Reinnervation: Bis zur diagnostisch eindeutigen auch prognostischen Zuordnung (s. Einteilung nach Sunderland) zweimonatige, ggf. monatliche klinische und EMG-ENG-Kontrollen zur evtl. erforderlichen neurochirurgischen Exploration.
a) Pathologische Spontanaktivität ohne Willkürpotentiale: Der Muskel ist denerviert, aber potentiell noch reinnervierbar. Neurochirurgische Exploration zeitgerecht nach 3–6 Monaten (< 6 Monate) bei Ausschluss einer Wurzelläsion.
b) Pathologische Spontanaktivität mit eben vereinzelt Willkürpotentialen bei plegischem Muskel: Der optimale Operationszeitpunkt ist besonders schwierig festzulegen, Kontrollen sind besonders kurzfristig erforderlich. Nicht länger als 6 Monate zuwarten!
c) Erloschene pathologische Spontanaktivität ohne Willkürinnervation bedeutet einen inzwischen erfolgten irreversiblen fibrotischen Muskelumbau mit dann nicht mehr sinnvoller rekonstruierender Nervenoperation oder differentialdiagnostisch eine direkte Muskelschädigung z.B. durch ein Kompartmentsyndrom.
- ENG: Sensibel antidrome NLG zur Differenzierung einer prä- (Wurzelausriss) und postganglionären (Plexus) Läsion.
- Ninhydrinschweißtest nach Moberg.

Differentialdiagnose: Wurzelläsionen – Wurzelausriss. Bandscheibenvorfall (s. Zervikobrachialgie).
- Armvenenthrombose – Paget-von-Schroetter-Syndrom.
- Frühsommer-Meningoenzephalitis, meningoradikulitische Form.
- Mononeuropathien: In Kasuistiken bei Bodybuildern durch Dehnung, Druck oder Anabolika-Injektion in einzelne Muskeln 3-mal akut, einmal subakut binnen 10 Tagen Kraftminderung durch Befall des N. thoracodorsalis (M. latissimus dorsi), N. dorsalis scapulae (M. rhomboideus), Ramus inferior des N. suprascapularis (M. infraspinatus), N. pectoralis medialis (M. pectoralis), nach 1 Jahr 2 Teil- und 2 Vollremissionen [Mondelli M: Rare mononeuropathies of the upper limb in bodybuilders. Muscle Nerve 21 (1998) 809–12].
- Zervikale Myelopathie ggf. nur mit diskreten Sensibilitätsstörungen, meist auch spastische Anteile und beidseitig!
1. Obere Plexusläsion: C4-, C5-, C6- (C7) Syndrom. Abriss der Rotatorenmanschette mit Pseudoparalyse. Familiäre proximale spinale Muskelatrophie. Neuralgische Schulteramyotrophie (Schmerzen!). Familiäre neuralgische Neuropathie mit Prädilektion des Plexus brachialis. Polymyositis (mehr mittleres Alter, m : w = 1 : 2, rascher progredient mit Schüben und Remissionen, meist beidseits).
2. Untere Plexuslähmung: (C7-) C8-Syndrom. Periphere Ulnarisparese (periphere neurogene Schädigung, Mononeuritis multiplex). Amyotrophe Lateralsklerose, spinale Muskelatrophie. Syringomyelie.

Klinische Einteilung: Anamnese: Trauma? Nikotinkonsum – Lungentumoren? Strahlentherapie?
Befund:
- Hoffmann-Tinel-Zeichen (?): Durch Beklopfen der Nervenfasern Auslösung von Missempfindungen im ehemaligen Versorgungsgebiet. Ort dokumentieren zur Feststellung, ob das Punctum maximum peripherwärts wandert als Zeichen der spontanen Regeneration!
- Meist Plegie, Anästhesie für alle Qualitäten. Horner-Syndrom als Hinweis auf einen Nervenausriss der Wurzel C8 oder Th1 (2) oder Grenzstrangmitbeteiligung.
1. Obere Armplexusläsion (Erb): Lähmung der Schulterblattmuskeln, Abduktoren, Außenrotatoren und Beuger des Oberarmes. Der Arm hängt schlaff herab mit innenrotiertem Arm und nach hinten gekehrten Handinnenflächen. Meist Hypästhesie im Schulterbereich, an der Oberarmaußen- und radialen Unterarmseite.
2. Untere Armplexusläsion (Klumpke): Lähmung der kleinen Handmuskeln, zum Teil Hand- und Fingerextensoren, ggf. auch der langen Fingerbeuger. Horner-Syndrom bei gleichseitigem Sympathikusausfall – Pancoast-Tumor! Hypästhesie an der ulnaren Unterarmseite (N. cutaneus antebrachii medialis) und Handkante.
3. Komplette, obere und untere Armplexusläsion nach Trauma.
4. Läsion des dorsalen Armplexusfaszikels: Ausfall des N. axillaris, radialis und ggf. thoracodorsalis.
5. Läsion des medialen Armplexusfaszikels: Ausfall des N. ulnaris, N. cutaneus antebrachii medialis (C8-Th1) und medialer Medianusfasern.
6. Läsion des lateralen Armplexusfaszikels: Ausfall des N. musculocutaneus und ulnarer Medianusfasern.

Besonderes: Entwicklung von Neurom- oder Phantomschmerzen, Kausalgien bei Entwicklung einer sympathischen Reflexdystrophie, die unabhängig vom Ausmaß der motorischen und sensiblen Defizite und Reinnervation bestehen bleiben können.

Labor: Nur bei unklarer Ätiologie und schlaffer Parese: Borrelien-Titer, Frühsommer-Meningoenzephalitis-Titer. Mononukleose.

Viren: Polio 1–3, seltener Enterovirus Typ 71, Coxsackie A7, andere Enteroviren, Zytomegalie.
Bei vorrangigen Schmerzen: Herpes-Titer.

Prognose: Prognostisch ungünstig sind
– Traktionen mit oft langstreckigen intraneuralen Fibrosen, besonders bei Arterienzerreißungen (A. subclavia) mit Hämatombildung und intra-/perineuralem Narbengewebe und langen zu überbrückenden Nervendefekten,
– Läsionen (und Rekonstruktionen) des unteren Plexus wegen der langen Regenerationszeit und -distanz, verbunden mit Fehlaussprossungen.

Röntgen:
– Verdacht auf Wurzelausriss: Myelographie mit (falls aktuell) Liquoruntersuchung und ggf. Myelo-CT mit dünner Schichtung (mindestens 3 mm) mit 90–95 % Treffsicherheit.
MRT zervikal mit T2-gewichteten axialen Aufnahmen.
MRT des Plexus zur Differenzierung zwischen Plexusinfiltration (anliegende Tumormassen) und Strahlenschädigung, beide mit T2-Hyperintensität [Thyagarajan D: Magnetic resonance imaging in brachial plexopathy of cancer. Neurology 45 (1995) 421–7].

Therapie: Frühzeitige intensive Schmerzbehandlung und physikalische Therapie zur Vermeidung lebenslanger, schwer beeinflussbarer Schmerzsyndrome.
– Krankengymnastik: Von Beginn an passives Durchbewegen zur Vermeidung der früh einsetzenden Gelenkversteifung.
Aktives Üben erhaltener Muskelfunktionen. Elektrostimulation ist umstritten, nur unter isometrischen Bedingungen mit Gegenzug.
– Oberarmkopf ggf. durch Orthesen in der Schultergelenkspfanne halten.
– Schmerztherapie s. Schmerz.

Therapie operativ: Entscheidung zur Operation s. Diagnostik, EMG.
1.a Diagnostische Hemilaminektomie (HW5 für C5 und C6, HW7 für C7 und C8) ist ggf. erforderlich bei nicht sicherer Kontinuität der intakten Wurzel bzw. nicht auszuschließender Wurzelläsion (unklarer radiologischer Befund), wenn Traktionsschädigungen einen Ausriss befürchten lassen.

1.b Neurochirurgische Exploration bei fehlender Reinnervation zeitgerecht (nach 3–6 Monaten) mit Entfernung vernarbter Strukturen, Nerventransplantation, ggf. mit intraoperativer Ableitung sensibel evozierter Potentiale (proximale Kontinuität) und intraoperativem EMG (distale Kontinuität). Vorrangig ist die Ellenbogenbeugung (über den Biceps brachii und/oder Umverlagerung des Triceps brachii), zweitrangig die Schulterabduktion (M. deltoideus, M. supraspinatus) und -außenrotation (M. infraspinatus).
Nachrangig sind Rekonstruktionen des unteren Plexus wegen der ungünstigen Prognose.
2. Bei Ausriss aller Halsmarkwurzeln Versuch der sog. Neurotisation ggf. unter Zwischenschaltung eines Transplantats zum Erreichen einer Schutzsensibilität z.B. durch Verbindung von Plexus cervicalis-Anteilen oder oberen Interkostalnerven mit dem N. medianus,
zum Erreichen einer motorischen Funktion z.B. durch Verbindung von N. accessorius-Ästen, unteren Interkostalnerven oder N. phrenicus mit dem N. musculocutaneus oder N. suprascapularis.
Das Ausmaß der verbleibenden Regeneration ist nach 2–3 Jahren zu beurteilen. Weitere therapeutische Möglichkeiten kommen in Frage, wenn das Kraftmaß nicht ausreichend ist. Sie sind individuell einzusetzen, auf die Probleme, Erwartungen und die Persönlichkeit des Patienten auszurichten.
3. Plastisch-chirurgische Ersatzeingriffe, z.B.
Transfer des Trapeziusansatzes auf den Humerus,
Einflechtung der Tricepssehne in die Bizepssehne,
gestielte oder freie Muskeltransfers (z.B. des M. latissimus dorsi) als Bizepsersatz,
Sehnentransfers für die Oberarmaußenrotation,
Umsetzung der Unterarmflexoren auf den Humerus.
4. Amputation als ultima ratio nach Fehlschlag aller zur Verfügung stehenden Behandlungsmöglichkeiten, z.B. zum Erreichen eines prothesefähigen Armstumpfs. Neurom- oder Phantomschmerzen werden hierdurch nicht beseitigt! [Jürgens-Becker A: Therapie traumatischer Armplexusläsionen. DÄB 49/93 (6.12.96) B-2536–40].

Radiogene Plexusläsion   T66

Epidemiologie: Gipfel im 2.–4. Jahr, aber auch noch bis zum 26. Jahr nach Bestrahlung.

Klinik: 100 % Lähmungen, 100 % sensible Störungen, 44 % motorische Reizsyndrome (Faszikulationen, Myoklonien),

32 % chronisches Schmerzsyndrom [Stöhr M (26.9.96) in Göttingen].

Plexus lumbosacralis-Läsion – Beinplexus-Läsion   G54.1

Plexus lumbosacralis-Verletzung traumatisch   S34.4
Verletzung thorakaler Nervenwurzeln   S24.2

Lumbosakrale Wurzelläsionen	G54.4
Plexuskompression lumbosakral / bei Bandscheibenschäden	G55 / G55.1
bei Spondylose / bei Neubildungen	M47. G55.2 / G55.0
bei sonstigen Krankheiten der Wirbelsäule und des Rückens	G55.3
bei sonstigen Krankheiten andernorts klassifizierten Krankheiten	G55.8

s. periphere Nervenläsionen. s. Lumboischialgie.

Ätiologie: Bei Verletzung sakraler Nervenwurzeln s. N. ischiadicus.
– Arterielle Verschlusskrankheit mit Verschlüssen der Beckenarterien. Diabetes mellitus. Entzündliche Prozesse.
– Druck bei Heroinmissbrauch: Neben einer allergischen oder toxischen Reaktion auf Heroin oder seine Zusatzstoffe durch druckbedingte, nicht von außen kommende Schädigung des Nervenplexus durch eine lokale Aufquellung der Muskulatur im Rahmen einer Rhabdomyolyse [Delcker A: Akute Plexusläsionen bei Heroinabhängigkeit. Nervenarzt 63 (1992) 240–3].
– Druck durch Psoasblutung bzw. retroperitoneale Hämatome besonders bei Marcumar-Therapie oder Gerinnungsstörungen.
– Druck bei Schwangerschaft (Plexus sacralis).
– Iatrogen z.B. durch i.m.-Injektion (Spritzenlähmung). Postoperativ besonders bei Azetabulumfrakturen, Verlängerungsosteotomie, Hüftarthrodese, intertrochantärer Osteotomie, Metallentfernung, bei TEP (besonders Femoralisparesen).
– Strahlenschädigung.
– Trauma: Stumpfe Gewalt bei Beckenfraktur, Geburt. Besonders bei hinterer Hüftgelenksluxation, -frakturen (Azetabulumfraktur) und -luxationsfrakturen durch direkte oder indirekte Unfallmechanismen als Früh- oder Spätparese: Kasuistik mit zunehmender Parese und Schmerzen 4 Monate nach hinterer Luxationsfraktur des Hüftgelenks durch ektope Ossifikationen (zwischen Azetabulum und Trochanter major). Besserung nach operativer Dekompression und Nachbestrahlung mit 15 Gy [Terborg C, Jena: Spätparese des N. ischiadicus und des N. gluteus superior nach OP einer Azetabulumfraktur. Akt Neurol 24 (1997) 163–6].
– Tumorinfiltration von retroperitoneal. Tumoren im kleinen Becken (Plexus sacralis). Radiogene Läsion nach lokaler Strahlentherapie.

Anatomie/Histologie:
– Plexus lumbalis L1–4: Besonders Hüftbeuger (Rotatoren des Hüftgelenkes), Adduktoren des Oberschenkels, Kniestrecker.
– Plexus sacralis L5-S3: Besonders Dorsal- und Plantarflexoren von Fuß und Zehen, ischiokrurale Muskeln, und Gesäßmuskulatur.

Diagnostik: s. Labor, s. Röntgen. s. Plexus brachialis-Läsion
– EMG und ENG.
– Ninhydrinschweißtest nach Moberg.

Differentialdiagnose: Wurzelläsionen – Wurzelausriss.
– Bandscheibenvorfall: s. Lumboischialgie (Lumbalkanalstenose meist bds.).
– Frühsommer-Meningoenzephalitis, meningoradikulitische Form.
– Mononeuritis multiplex.
– Neuralgische Beckenamyotrophie (Schmerzen!).
– Periphere neurogene Schädigung.
– Amyotrophe Lateralsklerose, spinale Muskelatrophie und Poliomyelitis anterior acuta (jeweils meist bds.).
– Polymyositis (mehr mittleres Alter, m:w = 1:2, rascher progredient mit Schüben und Remissionen). Meist beidseits.
– Syringomyelie mit Sensibilitätsstörungen! Meist beidseits spastische Parese, Arme mitbetroffen. Zervikale Myelopathie ggf. nur mit diskreten Sensibilitätsstörungen, meist beidseitig, Arme mitbetroffen und spastische Anteile!
– Gelenkerkrankung (Coxitis, Gonarthritis, Gicht).
– Beinvenenthrombose.
– Arterielle Verschlusskrankheit.

Klinik:
1. Paresen des (s.) N. femoralis (L1–4), N. gluteus superior und inferior, N. tibialis, N. peroneus.
2. Sensibilitätsstörungen im Areal des
– N. iliohypogastricus (an der Leiste lateral),
– N. ilioinguinalis und N. genitofemoralis (an der Leiste medial),
– N. cutaneus femoris lateralis (Oberschenkelaußenseite),
– Ramus cutaneus anterior n. femoralis (Oberschenkelvorderseite),
– N. obturatorius (Oberschenkelinnenseite).
– N. cutaneus femoris posterior (Oberschenkelhinterseite, Läsion ggf. bei TEP).
– N. saphenus (Unterschenkelinnenseite).
– N. suralis (Unterschenkelhinterseite und Fußaußenseite).
– N. tibialis (Ferse). N. plantaris medialis (Fußsohle innen).
– N. plantaris lateralis (Fußsohle außen).

Labor: Nur bei unklarer Ätiologie und schlaffer Parese: Borrelien-Titer, Frühsommer-Meningoenzephalitis-Titer. Mononukleose.
Viren: Polio 1–3, seltener Enterovirus Typ 71, Coxsackie A7, andere Enteroviren, Zytomegalie.
Bei vorrangigen Schmerzen: Herpes-Titer.

Röntgen: Beckenübersicht, ggf. CT/MRT der LWS und/oder des kleinen Beckens.

Plexus lumbosacralis-Neuralgie   M54.1

Plexuspapillome s. Hirntumoren.

POEMS-Syndrom s. Polyneuropathien – POEMS-Syndrom.

Poliomyelitis anterior acuta – spinale Kinderlähmung A80

Akute nichtparalytische Poliomyelitis A80.4

s. amyotrophe Lateralsklerose, Ateminsuffizienz, Magnetstimulation, Querschnittlähmung (Zwerchfellschrittmacher).

Meldepflicht bei Verdacht, Erkrankung oder Tod.

Meldung von allen akut auftretenden Fälle von peripheren Lähmungen (acute flaccid paralysis, AFP) der unter 15-jährigen binnen 48 Stunden nach Arztkontakt, Durchführung der Labortests und abschließender Bericht binnen 60 Tagen nach Erstmeldung an Zentrale Erfassungsstelle für die Polio-Eradikation: Niedersächsisches Landesgesundheitsamt, Postfach 911026, 30430 Hannover (Rosebeckstr. 4–6, 30449 Han.), Prof. Dr. A. Windorfer Tel. 0511/4505–500. Ziel der Polio-Eradikation, so dass Deutschland in einigen Jahren nach WHO-Kriterien als „poliomyelitisfrei" zertifiziert werden kann.

Ätiologie/Epidemiologie/Pathogenese: Enteroviren. Runde RNA-Viren Typ I–III mit 28 nm Durchmesser. Bei einigen Erkrankten wandern die Erreger in das ZNS, vermehren sich dort erneut und befallen zuerst die Leptomeningen mit Ausbildung einer aseptischen Meningitis, die in der Mehrzahl ohne Gehirn- oder Rückenmarksbeteiligung ausheilt.

Die postinfektöse Immunität ist streng typenspezifisch, so dass Zweiterkrankungen durch verschiedene Typen möglich sind.

– Akute paralytische Poliomyelitis durch Impfvirus A80.0
Erkrankungs-Risiko der Impfpoliomyelitis nach Schluckimpfung beim Impfling 1/3,3 Mio.
Ansteckungsgefahr für Kontaktpersonen bei einem frisch geimpften Baby 1/11–15,5 Mio, besonders zu beachten für Ungeimpfte und Immunsupprimierte.

– Akute paralytische Poliomyelitis durch importiertes / einheimisches Wildvirus A80.1 / A80.2
Das Wildvirus wird durch infizierte Menschen fäkal ausgeschieden und ist bei niedrigen Temperaturen länger als 3 Monate infektionstüchtig. Die Übertragung erfolgt bei Wochen andauernder massiver Virusausscheidung mit den Fäkalien durch Schmierinfektion (fäkaloral). Nach der oralen Infektion vermehrt sich das Virus im Epithel und im lymphoretikulären Gewebe des Pharynx und des Darmkanals. In 95 % sistiert die Virusvermehrung durch örtlich stimulierte Antikörperbildung, die Infektion bleibt inapparent und hinterlässt eine typenspezifische Immunität.

1. Auftreten weltweit (abnehmend 1997 auf 5000), besonders in Entwicklungsländern Afrikas (Subsaharazone, Nigeria, Kongo, Burkina-Faso, Begin, am Horn von Afrika) und Asiens (in Indien 50 % der Fälle weltweit, Afghanistan, Pakistan). Frühzeitige Durchseuchung in Gebieten mit geringem hygienischen Standard, wobei die Erkrankung meist klinisch inapparent verläuft. 1988 in der Türkei 26, 1992/3 in den Niederlanden in einer religiösen Gemeinschaft 80, 1996 in Albanien 120 Erkrankungen mit 19 Todesfällen.

2. Gilt in Deutschland seit 1986 als ausgerottet. Seit 1991 in Deutschland 14 Erkrankungen, zweimal mit aus Ägypten und Indien eingeschleppten „Wildviren" (zuletzt 1994), 12mal durch Infektion mit Impfviren, da Polioviren nach der Impfung kurzzeitig ausgeschieden werden. 10/95 erkrankte eine ungeimpfte Frau, die ihr Enkelkind regelmäßig gewickelt hatte (vaccineassoziierte paralytische Poliomyelitis). Morbiditätsgipfel in Europa im Spätsommer und Herbst. Letzter berichteter Fall in Europa am 26.11.98.
Amerika ist als poliofrei zertifiziert.

Anatomie/Histologie: Virusbefall der motorischen Ganglienzellen des Vorderhorns, der motorischen Hirnnervenkerne von Pons, Medulla oblongata und Formatio reticularis. Entzündliche Infiltrate mit Untergang von Ganglienzellen und reaktiver Gliawucherung.

Diagnose: Doppelgipfliger Fieberverlauf, schlaffe Paresen ohne sensible Störungen.
Virusisolierung aus Stuhl, Rachenabstrich, Gurgelwasser und Liquor und Anzüchtung auf Gewebekulturen.

Diagnostik: s. Labor.

Differentialdiagnose: Spinale Muskelatrophie – amyotrophe Lateralsklerose, (Zustand nach) Frühsommer-Meningoenzephalitis myelitische Form, Borreliose, Guillain-Barré-Syndrom.

Einteilung: s. Klinik.

Epidemiologie: s. Ätiologie.

Klinik: s. Ätiologie/Pathogenese.
Anamnese: Letzte Schluckimpfung? Inkubationsmöglichkeit? Febril-katarrhalisches Vorstadium (nicht obligat)?
Rasche Progredienz der Paresen?
Befund/Verlauf: Poliomyelitiden durch Wildviren und Impfpoliomyelitiden unterscheiden sich klinisch nicht.
Nach einer Inkubationszeit von im Durchschnitt 10 Tagen febril-katarrhalisches Vorstadium über 2–3 Tage mit Abgeschlagenheit, Fieber, Kopfschmerzen, Durchfällen, katarrhalischen Erscheinungen (bei 95 % Infekt damit überwunden).
Nach einem 3-tägigen fieberfreien Intervall (Latenzphase) meningitisches Stadium mit erneutem Fieberanstieg, Kopfschmerzen, Meningismus und allgemeiner Hyperästhesie. Dann (in 0,5–1 %)
1. Spinale Form: Rasch progrediente schlaffe Paresen, oft asymmetrisch, proximal betont,

häufiger bein- als armbetont. Keine sensiblen Störungen. Gefahr der Zwerchfellbeteiligung mit Gefahr der Atemlähmung.

2. **Bulbär-pontine Form:** Beginn mit hohem Fieber und Kopfschmerzen, Beteiligung der oberen (III, V, VI, VII – periphere Fazialisparese) und auch unteren Hirnnerven (IX, X, XI, XII) mit Störung des Schluckaktes (Dysphagie) und Befall des Atem- und Kreislaufzentrums.

3. **Polioenzephalitische Form:** Beginn mit hohem Fieber und zerebralen Krampfanfällen, Bewusstseinsstörungen und Wahnideen. Extrapyramidale Symptome mit Ataxie, Hyperkinesien. Vasomotorische Störungen und Blutdruckschwankungen. Mit Entfieberung beginnt das Reparationsstadium, das 1–2 Jahre dauert. Es können Muskelatrophien, Lähmungen, Kontrakturen, trophische Störungen und bei Kindern Wachstumsrückstände einzelner Gliedmaßen zurückbleiben.

Komplikationen: Osteopathie durch Poliomyelitis (Folgezustand)   B91

Labor: Poliomyelitis-Virusisolierung, auch PCR aus Stuhl (ggf. bis zum 3. Monat), Rachenabstrich, Gurgelwasser und Liquor und Anzüchtung auf Gewebekulturen.

– Viren: Serologisch sofort und nach 3–4 Wochen Neutralisationstest und KBR. Polio 1–3, seltener Enterovirus Typ 71, Coxsackie A7, andere Enteroviren, Zytomegalie. Borrelien, Frühsommer-Meningoenzephalitis (zur Differentialdiagnose!).

Liquor: Pleozytose anfangs polymorphkernig. Sekundärer Eiweißanstieg. Normaler Liquorzucker.

Prognose: s. Postpoliomyelitis-Syndrome.

Therapie: s. Ateminsuffizienz. Eine spezifische Therapie gibt es nicht. IVIG ohne Effekt.

Therapie präventiv: Immunprophylaxe mit

☆ Poliomyelitis-Impfstoff: Der Schutz eines jeden ist auch im Heimatland bzw. Deutschland notwendig.

1. Injektionsimpfung (IPV) mit nicht vermehrungsfähigen inaktivierten Polioviren. Auch bei Immundefizienz anwendbar. Keine vakzineassoziierte paralytische Poliomyelitis (VAPP – Impfpoliomyelitis). Ab Beginn des 11. bis zum vollendeten 18. Lebensjahr wird eine Wiederimpfung empfohlen.

2. Schluckimpfung mit oraler Polio-Vakzine (OPV) mit vermehrungsfähigen abgeschwächten Polioviren, trivalenter Kombinationsimpfstoff nach Sabin: Grundimmunisierung 3 x im Mindestabstand von mindestens 6–8 Wochen und nach einem Jahr.
Auffrischung: Im 10. Lebensjahr, dann lebenslang alle (5–) 10 Jahre nur noch bei bestimmten Indikationen (Reisen in gefährdete Gebiete, medizinisches Personal mit erhöhtem Poliorisiko). Umstellung von OPV auf IPV ist möglich.
Impfstoff der Wahl zur Abriegelung von Polio-Ausbrüchen nach Anordnung durch die Gesundheitsbehörden.
UAW vakzineassoziierte paralytische Poliomyelitis (VAPP) bzw. Myelitis transversa 1/3,3 Mio, Polyradikulitis Guillain-Barré.
Wirkung: Induktion einer IgA-vermittelten lokalen Immunität des Intestinaltraktes, so dass ein Zirkulieren des Wildvirus in der geimpften Population verhindert wird.

Polio – Post-Poliomyelitis-Syndrome – PPS   B91

Ätiologie: s.u. sekundär myopathisches Syndrom, neuropathisches Syndrom. Persistenz von Polio-Viren nicht nachgewiesen [Melchers W: The postpolio syndrome: no evidence for poliovirus persistence. Ann Neurol 32 (1992) 728–32].

Definition nach Halstead und Rossi:
1. Als Grundlage: Anamnese einer akuten fieberhaften Erkrankung mit motorischen und ohne sensible Ausfälle.
Paresen und Atrophien, im EMG chronische Denervierungszeichen entsprechend einer Vorderhornerkrankung.
2. Partielle bis fast komplette Besserung nach der Grunderkrankung.
3. Eine Periode neurologisch funktioneller Stabilität von über 15 Jahren.
4. Danach Beginn mit 2 oder mehr der folgenden Störungen: Ungewohnte Erschöpfung, Atrophie, neue Schwäche (in vorher betroffenen oder nicht betroffenen Muskeln), Muskel- und/ oder Gelenkschmerz, Funktionseinbußen, Kälteintoleranz [Tesch M: Das Post-Polio-Syndrom. Nervenarzt 64 (1993) 244–9].

Differentialdiagnose: Amyotrophe Lateralsklerose.

Epidemiologie: Bei < 100.000 Menschen in Deutschland.

Klinik: Initiale Symptome bei 111 Patienten in der PPS-Sprechstunde, von denen 89 die Kriterien einer PPS erfüllten:
37 % progrediente Schwäche, 28 % schnellere motorische Ermüdbarkeit, 27 % Schmerzen, 6 % zunehmende Muskelatrophien.
Betroffen waren bei 48 % die unteren Extremitäten, bei 10 % die oberen Extremitäten, bei 8 % die Wirbelsäule und bei 7 % der respiratorische Bereich. Zum Untersuchungszeitpunkt hatten 76 % Schmerzen, 14 % eine leichte und 46 % eine mittlere bis schwere generalisierte Müdigkeit. In 24 % war im EMG pathologische Spontanaktivität nachweisbar [Tröger M: Das Post-Polio-Syndrom – Übersicht bei 111 Patienten. Akt Neurol 24 (1997) 204–8].

Therapie: Therapieversuche gegen die muskuläre Ermüdung mit ☆Pyridostigmin, ☆L-Carnitin und ☆Vitamin-B-Komplexen, ☆Bromocriptin oder ☆Selegilin (sollen die Müdigkeit lindern).

Klinik – Einteilung:

1. Sekundär myopathisches Syndrom

Ätiologie: Ursache ist eine durch Belastung bedingte Anpassungshypertrophie der Muskelfasern, besonders von weißen Typ II-Fasern, die eine kritische Grenze überschritten hat. Dadurch Störung der über Kapillaren erfolgenden Muskelfaser-Ernährung (Muskelfasern z.B. im Sartorius haben bis 100 μm Durchmesser und 32 cm Länge).

Anatomie/Histologie: Pseudoentzündliche Infiltration mit histiozytären Zellen (räumen Faser ab) als Ursache für die Schmerzen.

Klinik: Nach 20–30 Jahren mehr an den unteren Extremitäten belastungsabhängige Muskelschmerzen und schnelle Ermüdung.

Labor: CK bis 1000 U/l.

Therapie: Starkes Üben und Training sind kontraindiziert.

2. Neuropathisches Post-Polio-Syndrom – postpoliomyelitis-muscular atrophy – PPMA

Ätiologie: Stoffwechseldekompensation der Vorderhornzelle mit Absterben des Axons zur Peripherie hin, d.h. primär axonale Schädigung.
– 1–2 Jahre nach Poliobeginn ist nur noch die Sarkolemm-Hülle der Muskelfasern erhalten mit terminal atrophischen Fasern.

– Die terminale Sprossung führt zur Reinnervation bis zum 5fachen (normal bis 2000 Muskelfasern pro motorische Einheit z.B. im Gastrocnemius, bei Reinnervation bis 10000).

Anatomie/Histologie: Axonale Degeneration mit dying-back-Axonopathie.

Diagnostik:
– EMG: Pathologische Spontanaktivität (nicht diagnostisch wertbar, auch bei ehemaligen Polio-Erkrankten ohne Beschwerden).
– Einzelfaser-EMG: Pathologisch vermehrter Jitter als Zeichen einer Störung im Bereich der Verzweigung der terminalen Axone und der motorischen Endplatten.

Klinik: Nach 25–35 Jahren mehr an den oberen Extremitäten langsam progrediente Zunahme der Paresen und Atrophien auch an vorher klinisch normalen Muskeln, erneut Faszikulationen, keine Myalgien.
Ggf. langsam progrediente bulbäre Zeichen.
Ggf. positives Babinski-Zeichen.

Labor: CK marginal erhöht.

3. Progressive spinale Muskelatrophie, Bulbärparalyse, ALS: Auftreten selten, bei früh aufgetretener Polio.

Klinik: Rasche Progredienz, im EMG massenhaft Fibrillationen und positive scharfe Wellen [Pongratz D. Polio-Kongress (11/92) München].

Mikroskopische Polyangitis – MPA – ANCA-assoziierte Vaskulitis – Polyangiitis-Overlap-Syndrom

M30.8

s. Vaskulitis.

Labor: pANCA (perinukleäre antineutrophile zytoplasmatische Antikörper) gegen Myeloperoxidase (MPO) mit 80 % Spezifität und 50 % Sensitivität.

Polyarteriitis rheumatica, (primär) chronische Polyarthritis s. Vaskulitis.

Polyavitaminose A, D, E, K – Vitaminmangel fettlöslicher Vitamine

E56.9

Ätiologie: Am häufigsten Cholestase, primär biliäre Zirrhose.

Klinik: Sehstörung, Ataxie – Gehstörung, Osteomalazie, Muskeldystrophie, hämorrhagische Diathese.

Therapie: ☆Vitamin A 100.000 IE, ☆Vitamin D_3 10.000 IE, ☆Vitamin E – D-α-Tocopherol, ☆Vitamin K 5–10 mg/d.

Polyavitaminose B-Vitamine – Vitaminmangel wasserlöslicher Vitamine

E53.9

Vitamin B_{12}-Mangel s. Funikuläre Myelose.

Ätiologie: Am häufigsten chronischer Alkoholismus, Malabsorption und Sprue.

- B$_1$-Avitaminose am häufigsten bei chronischem Alkoholismus und Fehlernährung (Weißbrot, geschälter Reis), bei Hämodialyse und Leberfunktionsstörungen.

Diagnostik: s. Labor. NLG bei Polyneuropathie durch Vitamin B$_1$- oder Vitamin B$_6$-Mangel meist normal.

Klinik: Wie Polyavitaminose A, D, E, K, zusätzlich Rhagaden, Cheilosis, Stomatitis, Pellagra. Polyneuropathie.

- Demenzentwicklung bei Mangel an Folsäure, Nikotinsäure, Vitamin B$_1$ – Thiamin, Vitamin B$_{12}$ (funikuläre Myelose).

- Mangel an Vitamin B$_1$ – Thiamin: Kardiomyopathie, Fettstuhl.

Labor: Vitamin B$_1$-Mangel: Hypochrome mikrozytäre Anämie. B$_1$-Resorptionstest. Liquor: Evtl. leichte Eiweißvermehrung.

Therapie: Wie Polyavitaminose A, D, E, K, zusätzlich bei B$_1$-Avitaminose Vitamin B$_1$ (20-)50–100 mg/d i.m. Vitamin B$_2$ 4 mg, Vitamin B$_6$ 4 mg, Vitamin B$_{12}$ 1 mg i.m.

Chronisch-rezidivierende Polychondritis

Ätiologie: Autoimmunerkrankung.

Anatomie/Histologie: Hauptsächlicher Befall von Knorpelgewebe (z.B. Ohr, Nase, Trachea, Gelenke).

Epidemiologie: Auftreten selten.

Klinik: s. Anatomie. Häufig Augenbeteiligung wie Skleritis, Iritis oder Konjunktivitis.

- In 10 % neurologische Begleitsymptomatik, selten Hirnnervenstörungen: Kasuistik einer

44-jährigen, seit 13 Jahren erkrankten Patientin mit peripherer Hypoglossusparese, einer aseptischen Meningitis, weitere Diagnostik ohne Hinweis auf eine zerebrale Vaskulitis oder Polyneuropathie; Symptomatik unter Kortison reversibel [Laute S, Hamburg-Harburg: Neurologische Begleitsymptomatik bei chronisch-rezidivierender Polychondritis: Ein Fallbeispiel. ANIM (1/98) Hamburg].

Polymyalgia rheumatica – PMR – Polymyalgia arteriitica   M35.3

Polymyalgia rheumatica mit Riesenzellarteriitis   M31.5

Arteriitis capitis – Arteriitis cranialis – Arteriitis temporalis – M. Horton

Anatomie/Histologie: Riesenzellarteriitis (Befall großer Arterien), isoliert auftretend bei Arteriitis temporalis.

Definition/Diagnose: Biopsie des hinteren Astes der A. temporalis (sicherheitshalber nach extrakranieller Dopplersonographie).

- *Klinische Kriterien nach Bird* [Bird H: Evaluation of criteria for polymyalgia rheumatica. Ann Rheum Dis 38 (1979) 434–43]:
  Alter ≥ 65 Jahre.
  Erkrankungsbeginn in weniger als zwei Wochen.
  Bilateraler Schulterschmerz oder -steifheit.
  Bilaterale Schmerzempfindlichkeit der Oberarme.
  Morgensteifigkeit länger als eine Stunde.
  Depression und/oder Gewichtsverlust.
  BKS > 40 mm n.W. in der ersten Stunde.

Diagnostik: s. Labor, s. Röntgen. Extrakranielle Dopplersonographie vor Temporalis-Biopsie.

- Muskelbiopsie: Teilweise perivaskuläre entzündliche Reaktionen.

Differentialdiagnose:
- Entzündliches Aortenbogensyndrom des älteren Menschen.
- Rheumatoide Arthritis – chronische Polyarthritis: Abgrenzung im höheren Lebensalter problematisch.

- Schwere Altersdepression.
- Primäre Fibromyalgie.
- Paraneoplastische Syndrome.

Differentialdiagnose der Arteriitis temporalis:
- Iritis (z.B. bei M. Behcet). Migräne.
- Aneurysma der A. carotis interna: Kasuistik mit akuten einseitigen Kopfschmerzen und anschließend ipsilateralen Ausfällen der Hirnnerven IX, X und XII und Horner-Syndrom bei thrombosiertem extrakraniellen Aneurysma mit Verschluss der A. carotis interna [Doerr M, Freiburg: Multiple Hirnnervenausfälle und Horner-Syndrom bei extrakraniellem Aneurysma der A. carotis interna. Akt Neurol 12 (1985) 161–3].

Epidemiologie: Alter ≥ 65 Jahre. Assoziation mit HLA-DR4+.

Klinik: s. Definition. Fieber, Abgeschlagenheit. Schmerzen im Beckengürtel.

- Koinzidenz mit der Arteriitis temporalis: Bei älteren Patienten erstmalig temporal pochender tiefer Kopfschmerzen mit ein- oder beidseitig erweiterter, harter und/oder pulsloser Temporalarterie, Fieber, Krankheitsgefühl, Schwäche. Ggf. Schmerzen beim Kauen oder Zahnschmerzen, hinter dem Ohr oder Ohrenschmerzen. Drohender Sehverlust.
- Arteriitis temporalis mit ZNS-Beteiligung 10 %, PNS-Beteiligung 30 %, Muskel-Beteiligung 50 %, ggf. pulmonale Beteiligung.

Kasuistik einer 67-jährigen Patientin mit Kopfschmerz und gleichseitigem Visusverlust bei Riesenzellarteriitis. Unter Kortikoidtherapie trat nach initialer Besserung apoplektiform Hemiballismus auf sowie ein prolongiertes hirnorganisches Psychosyndrom mit akustischen und optischen Halluzinationen. Im MRT Territorial- und Endstrominfarkte betont im Posteriorareal sowie in der DSA typische Kaliberschwankungen im Sinne einer zerebralen Arteriitis [Buchmann J, Rostock: Riesenzellarteriitis mit Befall intrakranieller Arterien. (9/96) Göttingen].

Labor: BKS > 40 mm n.W. in der ersten Stunde. BB Leukozytose, ggf. Eosinophilie (auch Arteriitis temporalis). Hypochrome Anämie.
Borrelien-Serologie (Differentialdiagnose). Arteriitis HLA-DR3, -DR4.

Prognose: Selbst limitierende Erkrankung – man weiß aber nie, wann sie unter Kortikoidtherapie zur Ruhe gekommen ist.

Röntgen: MRT mit allenfalls diskretem parenchymatösen Umbau oder diskretem Muskelödem.

Therapie:

I. „Reine" Polymyalgia rheumatica ggf. ☆Prednisolon 15–20 mg, als Langzeittherapie ggf. 6 mg und weniger ausreichend.

II. Polymyalgia rheumatica schwere Form mit Riesenzellarteriitis bzw. Arteriitis temporalis: s. Vaskulitis. Stoßtherapie für initial 6 Wochen mit ☆Kortison: Prednison (5/20/50 mg Tbl) 40–60 (–100) mg/d, je nach Krankheitsaktivität in Kombination mit

1. Wahl: ☆Azathioprin (50 mg Tbl). Wenn Azathioprin nicht ausreicht,

2. Wahl: ☆Cyclophosphamid (50 mg Drg, 100/500 mg Fl) 100 mg/d bzw. 1–2 mg/kg mit Prednison 40–60 mg/d für initial 6 Wochen, Prednison dann über 3–6 Monate auf 20 mg reduzieren [Moore]. Nach 6 Monaten Kontrolle, bei weiterer Remission Cyclophosphamid auf 25 mg/d und Ausschleichen von Prednison. Bei Zunahme entzündlicher Liquorveränderungen Therapie intensivieren.

3. ☆7S-IgG-Immunglobuline – IVIG (0,5–10 g Fl). M. Wegener und andere primäre Vaskulitiden, besonders bei erhöhtem Infektionsrisiko und starker Immunsuppression bzw. bei schlechter Ansprechbarkeit auf Standardtherapien: 0,4 mg/kg monatlich.

4. ☆Methotrexat – MTX (2,5/10 mg Tbl) 7,5–15 mg mit Steigerung bei schweren Fällen bis auf 25–30 mg einmal wöchentlich oral, i.m. oder i.v.

Polymyositis – PM   M33.2
Dermatomyositis – DM   M33.9

s. Myositis.

Ätiologie: Kollagenosen. Autoimmunkrankheit mit pathologischer Reaktion auf humoraler und zellulärer Ebene.
– Polymyositis, Dermatomyositis und okuläre Myositis (und Einschlusskörper-Myositis?) gehören zu den inflammatorischen Myopathien bzw. entzündlich-immunologisch bedingten (immunogenen) Myositiden.
– Dermatomyositis: Paraneoplastisch mit bis zu 50 % Tumoren bei über 50-jährigen Patienten
                                              M36.0
– Hypothese für Autoimmun-Myopathien: Verminderte Apoptose wohl durch Überexpression von bcl-2 (Modulation über Apoptose-induzierende Proteine wie CD95, $bcl-x_S$, und Apoptose-protektive Proteine wie bcl-2 und $bcl-x_1$).

Anatomie/Histologie der Muskelbiopsie:
– Polymyositis: Vorwiegend endomysiale entzündliche Infiltrate vor allem aus CD8-positiven T-Lymphozyten (zytotoxische T-Zellen) zerstören HLA-Klasse-I-positive Skelettmuskelfasern, begleitet von einem mehr oder weniger ausgeprägten Parenchymuntergang.
– Dermatomyositis: Intramuskuläre Mikroangiopathie mit vorwiegend perivaskulären und perifaszikulären entzündlichen Infiltraten vor allem aus zytotoxischen B-Lymphozyten sowie CD4-positiven Zellen, deren auslösendes Moment die Aktivierung des Komplement-

systems ist mit Ablagerung von membranlysierenden C5b-9-Proteinen in den Gefäßkapillaren und hierdurch vermittelte Lyse.
Diese charakteristischen entzündlichen Veränderungen der kleinen Muskelgefäße mit Endothelzellproliferation und Verlust der Kapillaren führen zu Muskelischämie, Muskelfasernekrose und perifaszikulärer Atrophie.
Expression von L-Selektin aus perivaskulären Rundzellinfiltraten. Wie bei der interstitiellen Myositis perifaszikuläre Expression von Zelladhäsionsmolekülen N-CAM und Leu 19 sowie perifaszikuläre Muskelfaseratrophie mit hochsignifikanter Minderung des Muskelfaserdurchmessers (Durchmesser der perifaszikulären Muskelfasern bei anderen Erkrankungen größer als der intrafaszikulärer Muskelfasern).

Definition/Diagnose: Passendes klinisches Bild und CK-Anstieg, multifokale myopathische EMG-Veränderungen und bioptischer Nachweis einer Myositis s. Anatomie/Histologie.

Diagnostik: s. Labor, s. Röntgen. Langzeit-EKG (Dermatomyositis mit 30 % Myositis cordis).
– EMG in 70 % positiv: Nachweis pathologischer Spontanaktivität im Sinne von Fibrillationen und psW in Verbindung mit einem multifokalen myopathischen Muster. Pseudomyotone Entladungen. Ein normales EMG schließt das Vorliegen einer Polymyositis nahezu aus.

– Myosonographie (als Verlaufsbeobachtung, 7 MHz-Sonde) bei chronischen Myositiden.
– Muskelbiopsie in 60–90 %, MRT-gesteuert bis 100 % pathologisch.
– Tumorausschluss-Diagnostik bei Patienten > 40 Jahre insbesondere bei Dermatomyositis.

Differentialdiagnose: s. Muskeldystrophie.
– Differentialdiagnose der Erkrankungen mit Störungen der neuromuskulären Übertragung: Amyotrophe Lateralsklerose (Endstadium), Botulismus, Lambert-Eaton-Syndrom, Myasthenia gravis, Organophosphat-Vergiftungen, andere Myopathien/Muskeldystrophien.
– Borreliose s.u. Klinik – Besonderes.
– Fibromyalgie – generalisierte Tendomyopathie (keine „tender points").
– Infektiöse Myositis.
– Rhabdomyolyse: Besonders bei lokalen Rhabdomyolysen ohne die sonst pathognomonisch exzessiv erhöhte CK.
– Neurogene Schädigungen: Neurogene Bilder sind bei chronischen Myositiden häufig, besonders bei der Einschlusskörper-Myositis.

Einteilung: Akute und chronische Polymyositis. Juvenile/sonstige Dermatomyositis

M33.0 / M33.1

Epidemiologie: Auftreten nicht erblich, in 50 % mit 40–60 Jahren, 4.–7. Lebensjahrzehnt, in jedem Alter möglich. Gipfel im 15. und 50. Lebensjahr. m : w = 1 : 2. DM ggf. bereits in der Kindheit mit akutem Beginn, PM im Alter > 18 Jahre mit subakutem Beginn, Einschlusskörper-Myositis im Alter > 50 Jahre.

Klinik: Anamnese: AIDS? d-Penicillamin-Therapie? Prodromal allgemeine Krankheits- und Entzündungszeichen.
Initial allgemeine proximal betonte Muskelschwäche (Verteilung wie bei Muskeldystrophie). Häufig Halsmuskelschwäche und Schluckstörung (Dysphagie).
Muskel- und Gelenkschmerzen in 60 % ggf. mit Entzündung und Fieber, bei chronischer Polymyositis in 50 %. Sie sitzen, als überstarker oder inadäquater Muskelkater charakterisiert, tief in den Muskelbäuchen und verstärken sich bei Belastung.
Myalgien sind nicht obligat!
– Dermatomyositis: 20 % begleitende Kollagenose wie Lupus erythematodes, rheumatoide Arthritis, Sklerodermie, Panarteriitis nodosa. Kombination mit Karzinomen bzw. vorausgehendes Auftreten besonders bei Bronchial-, Mamma-, Ovarial-, Uterus-, Colon-Karzinom.
Befund: Leitsymptom proximale Muskelschwäche mit Paresen zuerst der unteren (90–98 %) und dann der oberen Extremität (60–80 %), gefolgt von Atrophien. Bei akuter Polymyositis geringe Atrophie, deutliche Paresen.
Paresen nicht selten asymmetrisch, in 33 % distal betont.
Muskelatrophien bei akuter Polymyositis in 40–50 %, bei chronischer Polymyositis in > 90 %.
Typische Beteiligung der Nackenmuskulatur mit dem Bild des „hängenden Kopfes" in 40–70 % und der Pharynxmuskulatur mit Dysphagie und Dysarthrie in 40–50 % (bei der chronischen Polymyositis in < 10 %).

– Selten sind mimische und Augenmuskulatur mitbetroffen.
Myokarditis mit Rhythmusstörungen (Dermatomyositis mit 30 % Myositis cordis).
Muskelkontrakturen in 30 %.
MER lange Zeit gut, zum Teil sogar lebhaft auslösbar.
Verlauf meist chronisch progredient, häufiger fluktuierend mit Schüben und Remissionen, selten akute und subakute Verläufe mit rasch einsetzenden schweren Lähmungen und Schmerzen.
– Dermatomyositis: Kutane Veränderungen sind nicht obligat! Die Erstmanifestation ist besonders bei Kindern und Jugendlichen häufig akuter als bei der Polymyositis, der gleichzeitige Befall innerer Organe durch begleitende vaskulitische Reaktionen wesentlich bunter.
Bei > 40-jährigen an das Vorliegen eines paraneoplastischen Syndroms denken.
66 % Hautveränderungen wie Hautrötungen und Teleangiektasien im Bereich der Lider.
Livide Verfärbungen mit Ödemen zum Teil schmetterlingsförmig im Gesicht (symmetrische flächenhafte heliotrope Erytheme), auch an Händen, Knien, Knöcheln im oberen Thoraxbereich.
Hautareale mit buntscheckigem Bild, bedingt durch Pigmentverschiebungen mit De- und Atrophien und Teleangiektasien mit Prädilektionsstellen am vorderen Halsdreieck und an den Streckseiten der Extremitäten.
Kleine runde porzellanfarbige atrophische Hautareale, sog. Kollodiumflecke, vorwiegend an den Streckseiten der Fingergelenke.
Teleangiektasien und Hyperkeratosen am Nagelfalz, der beim Zurückschieben schmerzt (sog. Keinigsches Zeichen).
Besonderes:
– Juvenile Polymyositis – Dermatomyositis: Meist Dermatomyositis. Häufigere Generalisierung des myositischen Prozesses mit Kontrakturen und Kalzifizierungen des subkutanen Gewebes und der Muskulatur.
– Ein Fall von rezidivierender Lyme-Borreliose mit dem klinischen Bild einer Dermatomyositis bei einem 73-jährigen Waldbesitzer [Hoffmann J. (4.3.95) Hannover].
– Jo-1-Syndrom: Myositis, fibrosierende Alveolitis (Belastungsdyspnoe) und Arthritis. Verbindung zu HLA DR3. Kortikoidtherapie. Kasuistik mit Encephalomyelitis disseminata [Kümmel M: Jo-1-Syndrom (Myositis und fibrosierende Alveolitis) und disseminierende Encephalitis. Akt Neurol 25 (1998) 110–1].
– Polymyositis-Syndrome mit spezifischen Autoantikörpern zeigen oft weitere Organmanifestationen wie Arthritis, Dermatitis, Raynaud-Phänomen etc.

Labor: BB Dermatomyositis Eosinophilie. BKS, Immunglobuline IgA und IgM (BKS-Erhöhung und Dysproteinämie sind nicht obligat).
– Rheumateste. Borrelien (Differentialdiagnose). ANA, Muskel-Ak, AMA, Antiphospholipid-Antikörper, Lues. Zytotoxische T-Zellen.
– CK-Anstieg bei 2/3 der Patienten: CK im floriden Stadium der Polymyositis 90–400fach, im floriden Stadium der Dermatomyositis 1–

4fach erhöht. Schleichende Formen ggf. ohne CK-Erhöhung.

- Myositis-assoziierte Antikörper weniger bei Polymyositis/Dermatomyositis als vielmehr bei Overlap-Syndromen positiv:
Jo-1-Autoantikörper gegen Histidyl-t-RNS-Synthetase (n < 40 U/ml): Bei Polymyositis zu 30 % positiv, bei Dermatomyositis (häufig mit Arthritis) zu < 10 % positiv.
Ku: Myositis bei 36–78 %, Overlap-Syndrome bei 18–78 % positiv.
Mi-2 bei Dermatomyositis des Erwachsenen in 20 % positiv.
PMScl – PM-Scl (PM1): Myositis bei 50 %, Overlap-Syndrome bei 45 % positiv.
SRP: Polymyositis des Erwachsenen mit schwerem Verlauf bei 5 % positiv.
U1-nRNP: Myositis bei mixed connective tissue disease 30–80 % positiv.
Ak gegen extrahierbare nukleäre Antigene (ENA) mittels RIA und ELISA, Ganglioside. 56-kDA-Nucleolus-Protein, t-RNA-Synthetasen, PL-7, PL-12.

- Dermatomyositis: Komplement C3a, C5a, „membrane attack complex" (MAC) durch direkte Immunzytologie.

Prognose: Verlauf meist chronisch progredient. Nach 10 Jahren bei 60 % Stillstand mit nur leichter Behinderung. Schwere Behinderungen in 33 %, in 25 % tödlicher Ausgang (Mortalität 25 %) wegen Herzbeteiligung oder gleichzeitig bestehender Tumorkrankheit. Prognose bei begleitender Kollagenose ungünstiger.

Röntgen: Thorax: Bei Jo-1-Syndrom feinwabige fibrotische Veränderungen im Sinne der fibrosierenden Alveolitis.
MRT der Muskulatur: Die STIR-Fettunterdrückungs-Sequenz zeigt bei unbehandelten idiopathischen Myositiden mit annähernd 100 % Sensitivität homogene flächenhafte Signalanhebungen im Sinne von Muskelödemarealen und symmetrische Verteilung mit an Ober- und Unterschenkel stärker betroffenen anterioren Kompartimenten auf. Positive Korrelation 1. des nachgewiesenen Muskelödems mit der vaskulitischen Komponente der Erkrankung, nicht mit dem Ausmaß der myogenen oder neurogenen Gewebsschädigung,
2. zwischen dem Paresegrad sowie der CK und den T2-Zeiten, dadurch frühzeitiger Nachweis eines Therapieerfolges.

- Bei chronischen Verlaufsformen wie der Einschlusskörper-Myositis zusätzliche fettige Umbauten besonders der Quadrizepsmuskulatur.

- Bei fokaler Myositis homogenes Ödem mit zusätzlicher Schwellung eines einzelnen Muskels und im Gegensatz zu den idiopathischen Myositiden Gd-Anreicherung [Beese M: Bildgebende Verfahren in der Diagnostik neuromuskulärer Erkrankungen. Fortbildungsband 69. DGN (1996) G13–22].

- Schwierige Differenzierung von Muskelatrophien und Muskeldystrophien besonders, wenn diese eine ödematöse Komponente haben.

CT und Myosonographie (als Verlaufsbeobachtung) bei chronischen Myositiden mit interstitiellen, besonders lipomatösen Umbauvorgängen. CT zum Nachweis von Muskelverkalkungen.

Therapie:

1. ☆Kortison: 1. Wahl sind Kortikoide mit initial hoher Dosierung, später langfristiger Erhaltungstherapie. Behandlungsdauer zwischen minimal einem Jahr und fünf und mehr Jahren. Cave Steroidmyopathie. Bei Rezidiv erneute Behandlung über 1 Jahr.

- Akuter Verlauf 6-Methylprednisolon 3 Tage 500 mg, 3 Tage 250 mg, 2–4 Wochen 80 mg, 2–4 Wochen 40 mg mit Reduktion um 4 mg alle 2 Tage. Erhaltungsdosis 12–16 mg, evtl. alternierend, über 1–2 Jahre. Oder:

- Prednison (5/20 mg Tbl) unter initialer Stoßtherapie mit 60–100 mg/d Prednison Abfall der Serumenzyme (nicht notwendig mit einer klinischen Besserung verbunden), bei einsetzender Besserung und CK-Normalisierung schrittweise Reduktion der Anfangsdosis um 10 mg/d alle 3–10 Tage bis zur Erhaltungsdosis von 5–15 mg/d über 2 Jahre, danach Ausschleichen über 3 Monate. Bei fehlendem oder nur kurzem Ansprechen ggf. Vorliegen einer Einschlusskörper-Myositis.

- Bei schweren klinischen Verlaufsformen mit Schluckstörungen (Dysphagie), längerfristiger Kortikoiddosis über der Cushing-Schwelle oder nicht befriedigendem Behandlungsergebnis nach 2–3 Monaten unter Beibehalten der Erhaltungsdosis von 5–15 mg/d:

2. ☆Azathioprin (50 mg Tbl). Bei schweren internistischen Begleitmanifestationen oder in Situationen, in denen auf den Wirkungseintritt von Azathioprin nicht gewartet werden kann, alternativ Cyclophosphamid, Methotrexat oder Cyclosporin.

- Bei besonders schweren Fällen mit Schluckstörungen und zusätzlich Ateminsuffizienz Plasmapherese in Kombination mit Immunsuppression 6–10 Behandlungen 2mal wöchentlich.

- Bei Dermatomyositis in Erprobung sind intravenöse Immunglobuline (IVIG), monoklonale Anti-CD4-Ak oder T-Zellen-Vakzination.

3. ☆7S-IgG-Immunglobuline – IVIG (0,5–10 g Fl) Dermatomyositis (therapierefraktär), bei Kindern (als Standardtherapie akzeptiert): 0,4 mg/kg an 5 Tagen oder 1–2 g/kg an 2 Tagen alle 4 Wochen über 3–5 Monate. Kombination mit Kortikoiden oder Immunsuppressiva. 15 Patienten in plazebokontrollierter Studie mit einmal monatlich 2 g/kg (n = 8) mit muskelstärkender Wirkung deutlich bei 5/8 und leicht bei 2/8. 6 Wochen nach Absetzen verschlechterte sich die Myopathie wieder allmählich. Normalisierung der CK, anscheinend auch Besserung der Hautausschläge. Langfristige Besserung nur bei etwa 6-wöchiger Applikation [Dalakas M in N Engl J Med (1993) 1993– 2000].

4. Antibiotische Therapie je nach Erreger.

5. Plasmapherese nur in seltenen Fällen (i.d.R. ohne Effekt).

6. Krankengymnastik zur Kontrakturprophylaxe. Keine Muskel-Kraftübungen.

1. Einschlusskörper-Myositis   G72.4

syn. inclusion body myositis – IBM.

Ätiologie: Primär degenerativer Prozess (?) – die Zuordnung zu den inflammatorischen Myopathien ist wegen des nahezu fehlenden Ansprechens auf immunsuppressive Therapie umstritten.

Anatomie/Histologie: s. Definition. Vorwiegend endomysiale entzündliche Infiltrate mit CD8-positiven Lymphozyten (wie Polymyositis). Immunhistochemischer Nachweis einer spezifischen Akkumulation von Prionprotein bei sporadischen und hereditären Formen [Askanas, NeuroReport 5 (1993) 25–8].

Definition/Diagnose: Eosinophile intranukleäre und auch im Zytoplasma gelegene filamentäre Einschlusskörper („rimmed vacuoles", inclusion body) mit Analogie zu Virionen.

Diagnostik: s. Labor, s. Röntgen. Muskelbiopsie: Intrazytoplasmatische Amyloidablagerungen mit neurodegenerationsassoziierten Proteinen und Prionprotein. Im Elektronenmikroskop Einschlusskörper, ggf. mit pathognomonischen Filamenten.
- EMG: Neurogene Schädigung als Hinweis auf eine Mitbeteiligung des peripheren Nervensystems.

Differentialdiagnose: Infektiöse Myositis.
- Neurogene Schädigungen: Neurogene Bilder sind bei chronischen Myositiden häufig, besonders bei der Einschlusskörper-Myositis.

Epidemiologie: Auftreten sehr selten und sporadisch, besonders im höheren Lebensalter > 50 Jahre. m < w. Eine hereditäre Form wurde beschrieben.

Klinik: Befund: Schleichender Verlauf mit distal betonten Paresen und Atrophien ohne Schmerzen. Befall oft stark asymmetrisch. Distale Muskeln sind mitbetroffen oder können sogar im Vordergrund stehen. MER schwach oder fehlend. Häufig Dysphagie.
- Häufige Assoziation mit Autoimmunerkrankungen, z.B. in 15 % mit Kollagenosen.

Labor: Serumenzyme im Normbereich oder nur leicht erhöht.

Röntgen: s.o. Polymyositis.

Therapie: Immunsuppressive Therapie in den meisten Fällen wirkungslos, ggf. besonders bei assoziierten Kollagenosen sinnvoll (in 2 Kasuistiken bei IBM assoziiert mit Sjögren-Syndrom und Dermatomyositis eindeutige Besserung auf Prednisolon und Azathioprin 1 bzw. 2 mg/kg).
- ☆ 7S-IgG-Immunglobuline – IVIG (0,5–10 g Fl). Monatlich 1 g /kg an 2 Tagen [Soueidan S: Treatment of inclusion-body myositis with high-dose-intravenous immunglobulin. Neurology 43 (1993) 876] oder 2 g/kg an 1 Tag.

2. Okuläre Myositis   G72.8

Ätiologie: Ungeklärt. Rheumatische und allergische Affektionen, fokale Infektionen z.B. des Nasen-Rachen-Raumes, Tumoren und Pseudotumoren der Orbita.

Diagnostik: s. Röntgen. EMG.

Einteilung/Klinik: Befund: Bei beiden Formen schubförmiger Verlauf mit Remissionen, bei 1/3 bilaterales Auftreten.
- Exophthalmische Form: Akuter bzw. subakuter Verlauf mit Exophthalmus (Bulbusprotrusion und ggf. Orbitaphlegmone), Augenmuskelparesen mit Doppelbildern, Ptosis, Chemosis, Lidödem, Lichtscheu, konjunktivaler Injektion, Tränenträufeln und Bulbusschmerzen. Ggf. Amaurose.
  Ggf. Übergreifen der Entzündung auf den N. opticus im Sinne einer Papillitis und auf sämtliche Gewebeanteile der Orbita.
- Oligosymptomatische Form: Eher chronischer Verlauf mit häufiger beid- als einseitigen Augenmuskelparesen mit Doppelbildern. Lichtscheu, konjunktivale Injektion, Tränenträufeln können auftreten, seltener Exophthalmus.

Röntgen: CCT: Verdickungen einzelner oder mehrerer Augenmuskeln. Orbita-CT.

Therapie:
- ☆ Kortison: 1. Wahl sind Kortikoide mit initial hoher Dosierung, später langfristiger Erhaltungstherapie. Behandlungsdauer zwischen minimal einem Jahr und fünf und mehr Jahren. Cave Steroidmyopathie. Bei Rezidiv erneute Behandlung über 1 Jahr.
- Akuter Verlauf 6-Methylprednisolon 3 Tage 500 mg, 3 Tage 250 mg, 2–4 Wochen 80 mg, 2–4 Wochen 40 mg mit Reduktion um 4 mg alle 2 Tage. Erhaltungsdosis 12–16 mg, evtl. alternierend, über 1–2 Jahre.
- ☆ 7S-IgG-Immunglobuline – IVIG (0,5–10 g Fl). Kasuistik mit Therapieresistenz auf Methylprednisolon und Besserung mit IVIG 0,2 g/kg an 3 aufeinanderfolgenden Tagen [Shambal S, Halle-Wittenberg: Erfolgreiche Behandlung der okulären Myositis mit intravenösen Immunglobulinen. (9/96) Göttingen].

3. Eosinophile Polymyositis

Ätiologie: Organmanifestation des hypereosinophilen Syndroms.

Epidemiologie: Auftreten sehr selten.

Prognose: Schlecht, im wesentlichen durch den Mitbefall der Herzmuskulatur bestimmt.

Polyneuritis – Polyneuropathie – PNP

G60–G64

Polyneuritis cranialis, akute infektiöse Polyneuritis	G52.7
Idiopathische progressive Neuropathie	G60.3

s. Intoxikation. s. autonome Polyneuropathie, Polyradikuloneuritis, chronisch inflammatorische demyelinisierende Polyneuropathie.

Ätiologie:

Ätiologisch unklar (10–20 %, davon kann 1/3 nach 1/2 bis 1 Jahr doch noch einer Ätiologie zugeordnet werden) 15 %

Multifaktoriell 14 %

1. Entzündliche Polyneuritiden – segmentale Demyelinisierung – SD

– Allergische Reaktionen:
Serogenetische oder postvakzinale Polyneuritis s. Impfung. Serumpolyneuropathie G61.1
Nahrungs- oder Arzneimittelallergie.

– Immunopathien – Immunneuropathien – Immunologisch bedingte Polyneuropathien – SD (s. 4. Paraneoplasien, Paraproteinämien): s.
Akutes (und subakutes) Guillain-Barré-(Strohl-) Syndrom – idiopathische Polyradikuloneuritis 3 %
Akut-entzündliche demyelinisierende Polyradikuloneuropathie.
Miller-Fisher-Syndrom.
Akute bis subakute Pandysautonomie.
Chronisch inflammatorische demyelinisierende Polyneuropathie 0,7 %
Multifokale motorische Neuropathie mit Leitungsblock.
Idiopathische Armplexusneuritis – Neuralgische Schulteramyotrophie. Akute lumbosakrale Plexopathie.
Familiäre neuralgische Neuropathie mit Prädilektion des Plexus brachialis.
Vaskulitische Neuropathie.

– Para- oder postinfektiöse Polyneuritis (SD) durch Bakterien und Viren, G63.0
die besonders 1,5 %
a) bei kurzer Latenz und asymmetrischer Manifestation wohl direkt z.B. durch Aussaat über die Vasa nervorum,
b) bei langer Latenz, symmetrischer Manifestation und zytoalbuminärer Dissoziation im Liquor wohl einen zellvermittelten Autoimmunprozess auslösen.
Auftreten z.B. im Rahmen einer entsprechenden Meningitis, Enzephalitis und/oder Myelitis.

– Bakterielle Infekte – SD: G63.0
Bakteriell bedingte Polyneuritiden am häufigsten durch Borrelien, weltweit am häufigsten durch Mycobacterium leprae (direkter Befall der peripheren Nerven). A30.9
Lepra-Folgezustand B92
Borreliosen (Acrodermatitis chronica atrophicans, Polyneuritis bei lymphozytärer Meningitis = Bannwarth-Syndrom), Botulismus, Brucellose, Diphtherie, Leptospirosen, Malaria, Mycoplasma pneumoniae, Neurolues (direkter Befall der peripheren Nerven), Rickettsiosen (Fleckfieber), bazilläre Ruhr, Scharlach, Toxoplasmose, Tuberkulose (direkter Befall der peripheren Nerven), Typhus und Paratyphus (Salmonellosen).

Durch Toxinproduktion bei Botulismus, Brucellose, Diphtherie, Tetanus. Parotitis epidemica.

– Parasitär bedingt bei G63.0
Bilharziose s. Schistosomiasis, Trypanosomiasis. Chagas-Krankheit.

– Virale Infekte (parainfektiös): G63.0
AIDS, Denguefieber, Encephalitis epidemica, Hepatitis epidemica, Herpes zoster, Influenza, Masern (meist nach Abklingen des Exanthems, ggf. mit Hirnnerven-Befall besonders VII.), Mononukleose, Mumps, Neurolymphomatose, Röteln, Varizellen, Zytomegalie.

2. Vaskulär bedingte Polyneuropathien s. ischämische Polyneuropathien in 4 % G63.5

3. Exotoxische Polyneuropathien (AD) in 4 % G62.2

– Medikamente – medikamentös-toxische bzw. medikamentös-neurotoxische PNP: G62.0
Amiodaron. Amitriptylin. Amphotericin B. Carbimazol. Chloramphenicol. Chlorjodhydroxychinolin. Chloroquin. Chlorprothixen. Cimetidin. Cisplatin. Disulfiram (Antabus). Cytarabin. Dactinomycin. Dapson. Diamidine. Diphenylhydantoin. Disopyramid. Ethambutol. Ethionamid. Ethoglucid (Epodyl). Gentamycin. Glutethimid. Gold. Hydantoin. Hydralazin. Halogenierte Hydroxychinoline (Clioquinol und Broxaquinolin). Imipramin. Indometacin. Isoniazid (INH). Lachgas. Lithium. Melphalan. Methaqualon (Normi-Nox). Mutterkornalkaloide. Natriumcyanat. Nepresol. Nialamid. Nitrofuran, Nitrofurantoin, Nitrofurazon (Nitrofural), Furmethonol (Furaltadon). Nitroimidazole (Metronidazol = 5-Nitroimidazol, Misonidazol = 2-Nitroimidazol). Penicillin. Perhexilinmaleat. Procarbazin. Propylthiouracil und Methylthiouracil. Salvarsan und Neosalvarsan. Simvastatin [Phan T: Peripheral neuropathy associated with simvastatin. J Neurol Neurosurg Psychiatry 58 (1995) 625–8]. Stickstoff-Lost. Streptomycin. Sulfonamide. Sultiam. Thalidomid. Trichloräthylen. Vepesid 5 %. Vidarabinphosphat. Vincaalkaloide Vinblastin und Vincristin. Vitamin B_6-Hypervitaminose. Zytostatika.
Koma-Polyneuropathie – Critical illness-Polyneuropathie. G62.8

– Andere toxische Stoffe (s. Intoxikationen):
Toxische PNP G62.2
Alkohol – chronischer Alkoholabusus s. 4. Mangelernährung. In 10–30 % G62.1
Äthylenoxid. Akrylamid. Alkylphosphate. Arsen. Arylphosphate. Barium. Benzin. Polychlorierte Biphenyle (PCB). Blei (NLG verzögert). Dichlorphenoxyessigsäure. Dimethylaminopropionitril (DMAPN): Proximale Axonopathie, Cauda-Syndrom. 2,4 D. Dichlorbenzol. Dinitrophenol. DDT. Ethylenglykol (Lösungsmittel). Fungizide. Heroin. Hexacarbone (Lösungsmittel). Hexachlorophen. n-Hexan. Insektizide. Kohlenmonoxid (CO s. 2. vaskuläre Polyneuropathie). Lösungsmittelgemische. Methylbromid (Monobromomethan). Methyl-n-butyl-Keton. Pen-

tachlorphenol. Quecksilber. Schwefelkohlenstoff (Lösungsmittel). Schwermetalle. Tetrachlorkohlenstoff (Lösungsmittel). Thallium.
Triarylphosphate. Trichlorethylen (Lösungsmittel). Triorthokresylphosphat (Lösungsmittel). Fraglich PNP bei Lösungsmitteln Benzol, Styrol, Toluol.
4. Endotoxisch-metabolische Polyneuropathien
  – AD (mit Granulomatosen, malignen Prozessen) mit Infiltraten und Nervenkompression,
  mit chronisch hereditären Verlaufsformen.
– Stoffwechselerkrankungen und Endokrinopa-
  thien: G63.3
  M. Addison.
  Akromegalie.
  Amyloidose axonale Degeneration s. Amylo-
  idose.   G63.3
  Diabetes mellitus segmentale Demyelinisie-
  rung > axonale Degeneration s. Diabetische
  PNP. In 28–40 %   G63.2
  Hypoglykämie (rezidivierend zum Teil mit
  Koma, bei Pankreaszelltumoren.
  Differentialdiagnose ALS, progressive spinale
  Muskelatrophie).
  Polyneuropathie bei pathologischer Glukose-
  toleranz?
  Gicht.
  Hämochromatose.
  Hepatische Polyneuropathien.
  Hyperlipidämie.
  Primäre Hyperoxalurie.
  Hyperparathyreoidismus und Hypoparathy-
  reoidismus (Nebenschilddrüsenerkrankungen).
  Hyperthyreose und Hypothyreose.
  Hypophosphatämie: Polyneuropathien mit
  Hirnnervenbeteiligung.
  Polyneuropathie bei Lebererkrankung G63.8
  Multiple endokrine Neoplasie Typ 2b.
  Porphyrie.   G63.3
  Schwangerschaft – Schwangerschaftstoxikose.
  Urämische bzw. nephrogen bedingte PNP.
  Restless legs in 0,5 %   G63.8
  M. Wilson (hepatolentikuläre Degeneration).
  Primär biliäre Zirrhose (xanthomatöse Poly-
  neuropathie).
  Zöliakie.
– Alimentäre Mangelernährung   G 63.4
  Alkoholische Polyneuropathie s. exotoxische
  PNP.
  Hungerdystrophie.
  Folsäuremangel.
  Gastro-entero-pankreatogene Malabsorption
  (Sprue-Syndrom)   1,5 %
  Phosphat-Mangel.
  Beri-Beri (Vitamin B_1-Mangel).
  Vitamin B_2-Mangel.
  Vitamin B_6-Mangel.
  Vitamin B_{12}-Mangel-PNP.
  Nikotinsäureamidmangel.
  Pantothensäure-Mangel.
  Vitamin E-Mangel (Abetalipoproteinämie).
– Paraneoplastische Polyneuropathie (AD > SD),
  paraneoplastisches Guillain-Barré-Syndrom
  3 %   G63.1
  Bei Organkarzinomen von Lunge, Magen,
  Mamma, weiblichen Geschlechtsorganen.
  Paraneoplastische sensorische Neuropathie
  (PSN) Denny Brown   G13.0
  Sensomotorische PNP:
  Leichte terminale Neuropathie.

Akute und subakute periphere Neuropathie.
Remittierende und rezidivierende Neuropathie.
Neuromyopathie   G13.0
Bei malignen Lymphomen (ohne oder mit
Kompression und/oder Infiltration) und Leuk-
ämien, M. Hodgkin, maligne Retikulosen,
Meningeosis blastomatosa, Polyzythaemia
vera.
Paraneoplastische sensorische Neuropathie
(PSN) Denny Brown.   G13.0
Sensomotorische PNP.
Hypereosinophiles Syndrom. Sarkoidose – M.
Boeck.
– Paraproteinämische PNP: (einzelne Quellen
  bis 10 %) in 0,4 %
  Kryoglobulinämie.
  Benigne monoklonale Gammopathie.
  Monoklonale Gammopathie unklarer Bedeu-
  tung – monoclonal gammopathy of unknown
  severity.
  Plasmozytom – Myelom-Neuropathie: Plasmo-
  zytome in 97 % osteolytisch mit Polyneuro-
  pathien in 10–15 % (axonal mit primär
  Dysästhesien, sekundär motorischen Paresen),
  in 3 % osteosklerotisch mit Polyneuropathien
  in 20 % (demyelinisierend > axonal, oft als
  Erstsymptom mit primär Paresen).
  M. Waldenström segmentale Demyelinisie-
  rung > axonale Degeneration (Plasmazelldys-
  krasien).
  POEMS-Syndrom.
  Skleromyxödem Arndt-Gottron.
– Amyloidose (Paramyloidose, primäre Amylo-
  idose, hereditäre Amyloidosen Typ Andrade
  oder portugiesischer Typ, Rukavina-Typ, Van-
  Allen-Typ, Mertoja-Typ).   G60
– Chronisch hereditäre (familiäre) Verlaufsfor-
  men: In 3 %   G60.0
– Hereditäre motorisch-sensible Neuropathie –
  HMSN (Einteilung nach Dyck)   G60.0
  HMSN Typ I (hypertrophische Form der
  neuralen Muskelatrophie Charcot-Marie-
  Tooth).
  HMSN Typ II (neuronale Form der neuralen
  Muskelatrophie).
  HMSN Typ III (progressive hypertrophische
  Neuritis Déjerine-Sottas).
  HMSN Typ IV (M. Refsum), besonders Ju-
  gendliche – autosomal-rezessiv.   G60.1
  HMSN Typ V, VI, VII und Kombinationsfor-
  men.   G60.0
  Roussy-Lévy-Syndrom.   G60.0
  Myatrophische Ataxie (HMSN in Kombina-
  tion mit einem M. Friedreich)   G60.2
– Hereditäre sensible Neuropathie – HSN bzw.
  HSAN: G60.8
  HSN Typ I, Typ II.
  HSN Typ III – familiäre Dysautonomie,
  Riley-Day-Syndrom.   G90.1
  HSN Typ IV – Swanson-Syndrom.
  HSN Typ V.
  s. Multisystematrophie vom Shy-Drager-Typ.
– Andere spinozerebelläre Degenerationserkran-
  kungen: G60.2
  Louis-Bar-Syndrom (Ataxia teleangiectatica).
  U.a. Marinesco-Sjögren-Syndrom.
  Neuronale Ceroidlipofuszinosen.
– Lipidosen:
  Adrenoleukodystrophie und Adrenomyelo-
  neuropathie.

Cockayne-Syndrom.

s. M. Fabry (besonders Jugendliche).

Globoidzell-Leukodystrophie – M. Krabbe (autosomal-rezessiv).

Metachromatische Leukodystrophien.

O-Variante der metachromatischen Leukodystrophie oder Mukosulfatidose.

Niemann-Pick-Krankheit.

Zerebrotendinöse Xanthomatose.

– Hypolipoproteinämien:
Analphalipoproteinämie (M. Tangier).
Bassen-Kornzweig-Syndrom (Abetalipoproteinämie).
Familiäre Hypobetalipoproteinämie.
Familiärer Lezithin-Cholesterin-Azyltransferase-Mangel.

– Hereditäre Neuropathie mit Neigung zu Druckparesen – familiäre rezidivierende polytope (tomakulöse) Neuropathie. G60.8

– PNP mit Riesenaxonen (giant axonal neuropathy).

– Infantile neuroaxonale Dystrophie.

[nach Neundörfer, n = 1195. Neundörfer B: Polyneuritiden und Polyneuropathien. edition medizin (1987)]

Anatomie/Histologie:

– 20 % dickkalibrige Nervenfasern: „Large fibre neuropathy" mit Einschränkung der Muskelkraft, MER (motorische Fasern),
Vibration (Aβ-Fasern), Lageempfindung.

– 80 % dünnkalibrige, langsam leitende, wenig bis unbemarkte Nervenfasern Aδ- und C-Fasern: „Small fibre neuropathy" assoziiert mit einer ausgeprägten Schmerzsymptomatik (Diabetes mellitus) und dissoziierten Empfindungsstörung (Einschränkung der Schmerz- und Temperaturempfindung).

– Schmerzen: Bei schmerzhaften Polyneuropathien sind Tyrosinhydroxylase-positive sympathische Fasern in der Suralisbiopsie vermehrt, im Vergleich zur Gesamtzahl der vorhandenen Fasern, mit dem panneuronalen Marker gegen protein-gene-product 9.5 (PGP9.5) sowohl relativ als auch absolut (n = 14 mit und n = 10 Patienten ohne Schmerzen) [Bickel A, Erlangen. Poster DGN (9/98) München].

1. Axonopathie – Axonale Degeneration – axonale Neuropathie – AD:
Alkohol, hereditäre Neuropathien, Ischämie, Paraneoplasie, Urämie, Vitamin B_1- und Vitamin B_{12}-Mangel.
Nur leicht verlangsamte NLG, Denervierung im EMG und oft ungünstige Prognose.
Der axoplasmatische Transport ist bei den meisten axonalen Neuropathien beeinträchtigt bzw. führt hierdurch zur Neuropathie. Bei noch erhaltenem Soma der Nervenzelle muss das Axon von derjenigen Stelle aussprossen, bis zu der die Reparationsmechanismen und der axoplasmatische Transport noch intakt sind.
Die Geschwindigkeit des Auswachsens eines Axons liegt unter optimalen Bedingungen bei 1 mm/d.

1.1.1 Periphere distale Axonopathie mit distalem Beginn und Fortschreiten nach proximal – „dying back"-Neuropathie als häufigste Form toxischer Neuropathien (metabolisch-urämisch und gewerbliche Gifte): CS_2, Acrylamid, Hexakarbone, 1,4-Diketone.

Triorthokresylphosphat (TOCP, Tri, Umwelt-Katastrophe Marokko 1959, DD: Amyotrophe Lateralsklerose).
Zinkpyridinethion.

1.1.2 Peripher und zentral distale Axonopathie unter Mitbeteiligung der zentralen Neuriten der Spinalganglienzellen bis in den Hinterstrang und zu distalen Ausläufern der zentralmotorischen Bahnen (MER gesteigert und Babinski positiv!).

1.2 Proximale Axonopathie und proximal zentral distale Axonopathie (Rückenmark) seltener: Diabetes mellitus, Porphyrie.

1.2.1 Proximale Axonopathie: Lathyrogene Iminodipropionitril (IDPN), Dimethylaminopropionitril (DMAPN): Führen am proximalen Axon noch innerhalb des Rückenmarks zu herdförmigen pfropfartigen Filamentanhäufungen, Auftreibungen und sekundären Degenerationen.

1.2.2 Zentrale distale Axonopathie: Clioquinol: Verursacht „eine retrograde Degeneration der zentralen distalen Axonfortsätze der Spinalganglienzellen, während das Perikaryon (der Zellleib) und die peripheren Fortsätze auch distal intakt bleiben" [Neundörfer B. Edition Medizin S 51]. Klinisch s. subakute Myelooptikoneuropathie (SMON).

2. Myelinopathie – demyelinisierende Neuropathie – segmentale Demyelinisierung – SD:
Akute und chronische Polyradikuloneuritis, Diphtherie, Engpass-Syndrome, HMSN I, Metachromatische Leukodystrophie, Acetyl-ethyl-tetra-methyltetralin (AETT), Hexachlorophen, Methyl-Ethyl-Keton (MEK). Triäthyl-Zinn (Stalinon)
mit deutlich verlangsamter NLG bis zum Leitungsblock, keine Denervierung im EMG und meist günstiger Prognose.
– Zwiebelschalen bei IgM-Gammopathie, chronischer Polyradikuloneuritis, HMSN I – Charcot-Marie-Tooth.

1. + 2. Mischform aus axonaler und demyelinisierender Neuropathie typisch bei Diabetes mellitus mit meist mäßiger NLG-Verzögerung und EMG-Denervierung in fortgeschrittenen Fällen, Prognose abhängig von Manifestationsform und Stadium.

3. Zentrale Neuronopathie mit primärer Zellkörperschädigung und Degeneration der Axone von zentral nach peripher:
Herpes zoster. Sjögren-Syndrom. Alanosin, Quecksilber, Aluminium. Doxorubicin. Vitamin B_6-Intoxikation.

4. Angiopathie der Vasa nervorum – Vaskulopathie im Rahmen entzündlicher Veränderungen der Gefäßwand:
Diabetische Mikroangiopathie.

5. Infiltrative Prozesse mit Zerstörung der Gesamtstruktur peripherer Nerven:
Amyloidose, Lepra, Leukämie, Lymphome, Sarkoidose.

Hypertrophische Neuropathien: Hereditäre Amyloidose, HMSN I (Charcot-Marie-Tooth), HMSN III (Déjérine-Sottas).
Familiäre rezidivierende polytope Neuropathie – tomakulöse Neuropathie.

– Mechanische hypertrophische Neuropathien: Engpasssyndrome, z.B. Sulcus ulnaris-Syndrom.

– Sonstige: Akromegalie, Hypothyreose, Lepra.

Diagnostik: s. Labor.
- Elektromyographie (EMG): Bei axonaler Degeneration (AD) pathologische Spontanaktivität (SpA).
  Mitbeteiligung motorischer Fasern, bevor klinisch Paresen festgestellt werden können.
- Elektroneurographie (ENG): Bei segmentaler Demyelinisierung (SD) Leitungsverzögerung. NLG des N. medianus, peroneus und suralis am sensitivsten. Die NLG erfasst nur die 20 % dickkalibrigen und nicht die 80 % dünnkalibrigen Nervenfasern.
  Bei axonaler Degeneration (AD) Amplitudenabnahme (EMG zu bevorzugen).
- Vibratometrie zur Beurteilung der dickkalibrigen Aβ-Fasern.
- Thermotestung zur Beurteilung der dünnkalibrigen Fasern: Kaltschwellenbestimmung am sensitivsten. Kaltreize werden über Aδ-Fasern, Warmreize über C-Fasern, Hitze(schmerz)reize über beide Fasern geleitet.
- Dopplersonographie bei V.a. vaskuläre PNP.
- Nerven- und Muskelbiopsie: s. Anatomie/Histologie. Hilfreich bei entzündlichen, granulomatösen, hereditären Neuropathien wie Amyloidose oder die Familiäre rezidivierende polytope Neuropathie – tomakulöse Neuropathie, vaskulär bedingten Neuropathien (Immunvaskulitis).
- Rektumbiopsie (Amyloidose).
- Tumorsuche: Thorax. Abdomen-Sono. Gastroskopie, Coloskopie. Gynäkologische und urologische Untersuchung.

Differentialdiagnose: Lumbalkanalstenose.

Differentialdiagnose der motorisch betonten PNP: Vorderhornzellerkrankung.

Einteilung s. Ätiologie, s. Klinik.
- Klasse I: Subklinische Neuropathie mit pathologischer motorischer oder sensibler Nervenleitgeschwindigkeit und/oder pathologischen autonomen oder sensorischen Funktionstests o h n e klinische Symptome oder neurologische Defizite.
- Klasse II: Klinische Neuropathie m i t klinischen Symptomen oder neurologischen Defiziten.
- Schweregradeinteilung:
Stadium 0 keine Neuropathie,
1 asymptomatische Neuropathie,
2 symptomatische Neuropathie,
3 symptomatische Neuropathie mit Behinderung.

Epidemiologie: Erbgang/Gen: X-chromosomal: Adrenoleukodystrophie, Adrenomyeloneuropathie. M. Fabry.
Charcot-Marie-Tooth-Syndrom (CMT autosomal-dominant auf Chromosom 17q, CMTX).
- Autosomal-rezessiv: Analphalipoproteinämie. Bassen-Kornzweig-Syndrom. Cockayne-Syndrom. Infantile neuroaxonale Dystrophie. M. Friedreich. Hämochromatose. Primäre Hyperoxalurie. (HMSN I + II). HMSN III + IV (M. Refsum). HSN II + III + IV.
Globoidzell-Leukodystrophie – M. Krabbe. Metachromatische Leukodystrophie. Familiärer Lezithin-Cholesterin-Azyltransferasemangel. Louis-Bar-Syndrom. M. Niemann-Pick. Riesenaxonopathie.

- Autosomal-dominant: Hereditäre Amyloidosen. HMSN I (Charcot-Marie-Tooth Neuropathie, auf Chromosom 17q). HMSN II.
HSN I, HSN II (?). Familiäre Hypobetalipoproteinämie. Multiple endokrine Neoplasie Typ 2 b.
Familiäre rezidivierende polytope Neuropathie – tomakulöse Neuropathie. M. Niemann-Pick. Porphyrien. Riesenaxonopathie.
- Erkrankungsbeginn in der Kindheit: Analphalipoproteinämie. Bassen-Kornzweig-Syndrom. Cockayne-Syndrom.
Infantile neuroaxonale Dystrophie. M. Fabry. HMSN. HSN II + III + IV. Familiäre Hypobetalipoproteinämie.
Globoidzell-Leukodystrophie – M. Krabbe. Metachromatische Leukodystrophie. Louis-Bar-Syndrom. M. Niemann-Pick.
Riesenaxonopathie. PNP bei spinozerebellären Degenerationserkrankungen.

Klinik: s. Autonome PNP.
- Ggf. erhöhte Vulnerabilität bzw. Druckempfindlichkeit („Einschlafen" bzw. Kribbelparästhesien von Arm oder Bein).
- Subklinische Form mit typischem neurophysiologischen Befund.
- Asymptomatische Form mit typischem klinisch-neurologischem Untersuchungsbefund.
- Symptomatische Form mit subjektiven Beschwerden bzw. Reizerscheinungen (Anamnese):
- Motorische Reizerscheinungen: Crampi (A α-Fasern) besonders nachts. Faszikulationen (hereditäre motorisch-sensible Neuropathie, besonders Typ II). Myoklonien. Muskelschwäche. s. Restless legs.
- Sensible Reizerscheinungen mit nächtlicher Exazerbation und Besserung unter Bewegung: s. Anatomie, s.u. Burning-feet-Syndrom.
- Dickkalibrige (Aβ-) Fasern: Berührungsempfinden (Hypästhesie) und Tiefensensibilität (Pallhypästhesie) gestört mit Ameisenlaufen, Kribbeln, Prickeln, Pelzigkeit, Taubheit. Gefühl des Drucks, des Eingeschnürtseins, der Schwellung, der Gangunsicherheit.
- Dünnkalibrige (Aδ- und C-) Fasern: Kälte- und Wärmeparästhesien (Thermhypästhesie). Schmerzen. Schmerzlose Verletzungen (Analgesie).

Befund: MER abgeschwächt bis fehlend (ASR-Verlust als Erstsymptom besonders bei symmetrisch-distaler PNP). Schlaffe Lähmungen mit Atrophie besonders der vom N. peroneus versorgten Muskeln, der Hüft- und Kniebeuger.
Als Hinweis auf eine Mitbeteiligung der zentralen motorischen Bahnen können auffallend lebhafte PSR und ein positiver Babinski vorhanden sein.
- Sensibilitätsstörungen beim symmetrisch-distalen Typ socken-, strumpf- und handschuhförmig; am Stamm schildförmige Muster an Brust und Bauch entsprechend der Nervenfaserlänge.

Klinik: Im Vordergrund stehende klinische Symptomatik:

Armbetonte PNP:
- Häufig: Blei. Diabetes mellitus (diabetische Amyotrophie). Serogenetische Polyneuritis.

Plasmozytom – Myelom-Neuropathie. Paraneoplastische sensorische Neuropathie (PSN) Denny Brown.
– Infektiös: Botulismus. Bruzellose – M. Bang. Leptospiren. Mononukleose. Typhus – Paratyphus (segmentale Demyelinisierung).
– Sonstige: Vitamin B_{12}-Mangel. Hereditäre Amyloidose Typ Rukavina.

Burning-feet-Syndrom s. Restless legs.
– *Ätiologie*: Sensible Polyneuropathie selten hereditär, sonst durch: Mangelernährungen (besonders Pantothensäure-Mangel, Vitamin B-Mangel), funikuläre Myelose, Paraproteinämien, diabetische („burning feet and hands") und toxische Polyneuropathien, Kollagenosen (wie Periarteriitis nodosa), arterielle Verschlusskrankheit.
– *Epidemiologie*: Autosomal-dominant vererbt, nicht auf Chromosom 9q22 wie HSAN I.
– *Klinik*: Symmetrische, nachts sich steigernde, „wie Feuer" brennende Schmerzen, Hitze- und Kältegefühl und Kribbelparästhesien an den Fußsohlen und Besserung unter Bewegung.

Hirnnervenbeteiligung:
Am häufigsten VII. Hirnnerv.
– Häufig: Miller-Fisher-Syndrom – Guillain-Barré-Syndrom. Diabetes mellitus (besonders III, IV, VI).
– Infektiös: Botulismus, Diphtherie, Lues, Mononukleose, Mumps, Varizellen.
– Toxisch: Arsen, Medikamente.
– Sonstige: Arteriitis temporalis, Lupus erythematodes, rheumatoide Arthritis – chronische Polyarthritis, Panarteriitis nodosa. Amyloidose. An-α-Lipoproteinämie. Plasmozytom – Myelom-Neuropathie. M. Refsum. Sarkoidose.

Motorisch betonte PNP (Differentialdiagnose: Vorderhornzellerkrankung. s. Anti-Gangliosid-Antikörper – Anti-GM1-Ak):
Analphalipoproteinämie. Amiodaron. Arteriitiden. Benzin. Blei. (Botulismus). Dapson. Gentamycin. Hexakarbone (Lösungsmittel). Hypoglykämie. Metachromatische Leukodystrophie. Louis-Bar- Syndrom. Nialamid. Nitrofurantoin. Paraneoplastische Neuromyopathie. Penicillin. Quecksilber. Sarkoidose. Triarylphosphat. Vincaalkaloide. Vitamin B_1-Mangel.
1. Symmetrisch-paretischer Manifestationstyp: Amyloidosen. Chloroquin. Diabetische PNP/Amyotrophie (kleiner Anteil). Gold. Guillain-Barré-Syndrom. HMSN I + II + III. Imipramin. Hexacarbone. Paraneoplastische sensomotorische PNP.
Idiopathische und postinfektiöse Polyradikulitis. Akute intermittierende Porphyrie.
Die meisten toxischen Polyneuropathien im fortgeschrittenen Stadium incl. Alkohol- und nephrogener PNP.
2. Asymmetrische Manifestationstypen –
Mononeuritis multiplex   G58.7
einzelner Nerven und Schwerpunktneuropathie (mit zusätzlich symmetrisch-sensiblen oder symmetrisch-motorischen distal betonten Ausfällen) besonders bei:
– Häufig: Borreliose (Bannwarth-Syndrom, infektiös). Diabetische Amyotrophie (vaskulär).

– Infektiös bedingte Polyneuropathien: Bruzellose. Hepatitis epidemica. Gonorrhoe. Lepra. Leptospirose. Lues. Masern. Mononukleose. Mumps. Rickettsiosen. Salmonellosen: Typhus – Paratyphus (Armplexusneuritis). Zoster-Neuritis.
– Ischämische Neuropathien (z.B. auch bei Raynaud-Syndrom, wohl infolge einer Überaktivität des Sympathikus mit Vasokonstriktion der Vasa nervorum): Befallen die Hand immer en bloc.
– Vaskulär bedingte Polyneuropathien: s. Vaskulitische Polyneuropathien (in > 50 %).
– Mechanisch ausgelöst: Familiäre rezidivierende polytope Neuropathie – tomakulöse Neuropathie. Engpass-Syndrome (z.B. CTS).
– Sonstige: Hereditäre Armplexusneuritis. Blei. Encephalitis epidemica. Hypereosinophiles Granulom (Nachtschmerz). Infiltrative Prozesse. Intoxikationskomata. Allergische Granulomatose Churg-Strauss. Neurolymphomatose. Plasmozytom – Myelom-Neuropathie. Akute lumbosakrale Plexopathie. Polyzythämie. Sarkoidose. Sarkomatose.
Neuralgische Schulteramyotrophie und familiäre neuralgische Neuropathie mit Prädilektion des Plexus brachialis.
Serogenetische bzw. postvakzinale Polyneuritis.
Schwefelkohlenstoff (C_2S). M. Waldenström.

Rezidive: Familiäre rezidivierende polytope Neuropathie – tomakulöse Neuropathie. Chronisch rezidivierende Polyradikulitis (CRIP). Akute intermittierende Porphyrie. Neuralgische Schulteramyotrophie (selten). Familiäre neuralgische Neuropathie mit Prädilektion des Plexus brachialis.

Schmerzbetonte PNP – Dysästhesien: s. Anatomie. Toxisch: Häufig Cisplatin. Actinomycin C. Gold. Nitrofurantoin. Sulfonamide.
– Häufig: AIDS. Diabetes mellitus. Paraneoplastische PNP. Plasmozytom – Myelom-Neuropathie. Porpyhrie.
– Amyloidose (nicht hereditäre Formen). M. Fabry. Hypothyreose. Pantothensäure-Mangel. Ruhr. Urämie. Vitamin B_1-Mangel. Xanthomatöse PNP.
– Schmerzursache sind abnorme Erregungen im Nerven selbst wie 1. ephaptische Erregungen (Ephapsen sind fehlerhafte Verknüpfungen zwischen verschiedenen Nervenfasertypen, insbesondere zwischen C-Fasern und sympathischen Nervenfasern), und
2. ektopische Erregungen, die nicht am Hauptrezeptor, sondern an multiplen Stellen auftreten. Dieser Input an chaotischen Impulsen führt zu Fehlinformationen im ZNS, die als Schmerz registriert werden.

Sensibel betonte PNP:
– Symmetrisch- oder asymmetrisch-sensibler Manifestationstyp: Paraneoplastische sensorische Neuropathie (PSN) Denny Brown.
– Symmetrisch-sensibler Manifestationstyp: Die meisten toxischen Polyneuropathien im Anfangsstadium incl. Alkohol-PNP und nephrogener PNP. Rheumatoide Arthritis. Diabetische PNP (Kernsyndrom). Sklerodermie. Vitamin B-Mangel-PNP.
– Symmetrisch-sensibler Manifestationstyp mit dissoziierten Empfindungsstörungen: Primäre

und hereditäre Amyloidosen. Hereditäre sensible Neuropathien – HSN.
- Asymmetrisch mit dissoziierten Empfindungsstörungen: Acrodermatitis atrophicans. Lepra. Schwefelkohlenstoff. Thalidomid. „Small fibre neuropathy" assoziiert mit einer ausgeprägten Schmerzsymptomatik (Diabetes mellitus).

Tiefensensibilitätsstörungen: Alkohol. Myxödem-PNP. Nephrogene PNP. Paraneoplastische sensorische Neuropathie (PSN) Denny Brown. Postdiphtherische PNP. Vitamin B_6-Hypervitaminose.

Labor: s. Differentialdiagnose. Routine BKS, Laborchemie. BZ-Profil, HbA_1, oGTT. T_3, T_4, TSH. Elektrophorese (Elpho) und Immun-Elpho (u.a. Plasmozytom, POEMS-Syndrom), Bence-Jones, Kappa + Lambda im Urin.
ACE-Titer. Borrelien – Lues. Eisen (Fe). Hämoccult. Folsäure. Phosphor. Porphobilinogen im Urin. Tine-Test.
Tumor-Marker AFP, CEA, s.o. Hämoccult.
Viren s. Guillain-Barré-Syndrom.
Vitamin B_1. Vitamin B_6. Vitamin B_{12} (ggf. Schilling-Test). Vitamin E. Xylose-Test (Vitamin B-Mangel).

Immunologische Parameter:
- ANCA. Komplement C3c, C4. Kryoglobuline. Rheuma-Faktoren: LE-Zellen, Rose-Waaler. Zirkulierende Immunkomplexe.
- Antikörper: AMA, ANA. s. Anti-GM1-Antikörper besonders bei monoklonalem IgM. Endothel-Ak.
Ak gegen Myelin-assoziiertes Glykoprotein (MAG-Ak gegen die Markscheide, IgM-Ak). Ak gegen Myelin-basisches Protein. Ak gegen Myelin peripherer Nerven (Markscheiden). Gangliosid-Ak. Neurofilament-Ak.
- Antinukleäre Antikörper: Ak gegen doppelsträngige DNS, gegen Sm, RNP, Ro (SS-A), La (SS-B), Phospholipide, Zentromer, Scl-70, Jo-1, PM-Scl.
- Paraneoplastische Anti-Hu- (subakute sensorische Neuropathie bei kleinzelligem Bronchial-Karzinom), Anti-Yo- (Ovarial-Karzinom) oder Anti-Ri-Antikörper s. Paraneoplasie.
- Akute sensible Polyneuritis (paraneoplastisch): IgG-Ak mittels indirekter Immunzytochemie.
Im Liquor C3a, C5a und MAC („membrane attack complex"), der terminale Komplex der Komplementkaskade, mit RIA oder Immunzytochemie. IgM-Ak (Glykolipide).
- Chronische Polyneuritis (paraneoplastisch) ggf. IgG-Ak mittels direkter und indirekter Immunzytochemie.
- Paraproteinämische Polyneuritis (paraneoplastisch) Myelin-assoziiertes Glykoprotein (MAG-Ak gegen die Markscheide, IgM-Ak) [Toyka K: Paraneoplastische Erkrankungen. In Holzgraefe: Labordiagnostik von Erkrankungen des Nervensystems (1988)].

Prognose: s. Anatomie/Histologie.

Therapie: s. einzelne Erkrankungen.
☆ Org 2766: Polyneuropathie, Cisplatin-induziert z.B. bei Ovarial-Karzinom und durch Vincaalkaloide induziert (Vinblastin und Vincristin) wie bei M. Hodgkin, Non-Hodgkin-Lymphomen: Org 2766 am 1. Tag vor der ersten Zy-

tostatika-Gabe und am 10. Tag jedes Zyklus subkutan bei Patienten mit M. Hodgkin (16 mg Vincristin + 84 mg Vinblastin) und Non-Hodgkin-Lymphom (12 mg Vincristin) [Van Knoten B, Arch Neurol 49 (1992) 1027].
Wirkung: Synthetisches ACTH(4–9)-Analogon bzw. Melanocortin-artiges Peptid mit neurotrophem Effekt in Tierversuchen. Wirkung wie von α-Melanozyten-stimulierendem Hormon (α-MSH)

Therapie der Schmerzen: s. diabetische Polyneuropathie.

Therapie der Muskelkrämpfe: s. Epilepsie:
☆ Carbamazepin, ☆Phenytoin, ☆Benzodiazepine s. Schlafstörungen. ☆Magnesium.
☆ Chininsulfat (260 mg Tbl mit 195 mg Theophyllin) 1 Tbl vor dem Schlafengehen gegen nächtliche Wadenkrämpfe.

Therapie bei Vaskulitiden und/bzw. Immun-Neuropathien: Meist Kortikoide in Kombination mit Azathioprin, evtl. Cyclosporin, Cyclophosphamid.
☆ 7S-IgG-Immunglobuline – IVIG (0,5–10 g Fl). Bei Vaskulitis-bedingten und Immun-Neuropathien, multifokaler motorischer Neuropathie, paraproteinämischen Polyneuropathien und monoklonaler Gammopathie unklarer Bedeutung MAG-Ak-negativ.

Alphabetische Nennung

1. Autonome Polyneuropathie – autonome PNP – vegetative PNP   G90.9

Idiopathische periphere autonome Neuropathie
G90.0

Ätiologie: Besondere autonome Mitbeteiligung bei:
- Akutes Guillain-Barré-(Strohl-) Syndrom.
- Akute bis subakute Pandysautonomie.
- Alkoholische PNP besonders bei ausgeprägter Malnutrition. Nicht so starke autonome Beteiligung wie bei der diabetischen PNP. Eine deutliche autonome Mitbeteiligung spricht für eine schlechte Prognose.
- Amyloidose. Chagas-Krankheit.
- Diabetes mellitus (diabetische autonome Neuropathie – DAN).
- Hereditäre sensible Neuropathie (HSN II, III – Riley-Day-Syndrom, IV. Multisystematrophie vom Shy-Drager-Typ).
- HIV-PNP. Lepra. Paraneoplastische sensorische Neuropathie (PSN) Denny Brown. Benigne Gammopathie.
- Phosphat-Mangel. Porphyrie. Viele gewerbliche Toxine. Urämische PNP. Vitamin B_{12}-Mangel-PNP. Zytostatika.

Anatomie/Histologie: s. Diabetische Polyneuropathie. Wie bei der sensomotorische Polyneuropathie Beginn an den längsten Nervenfasern, so dass am Herz erst die vagale (wegen des längeren Vagusverlaufs) und dann die sympathische Innervation, am Auge (wegen des längeren Sympathikusverlaufs) erst die sympathische und dann die parasympathische Innervation ausfällt.

Diagnostik: s. Diabetische Polyneuropathie: Bestimmung der Herzfrequenzvariabilität (HFV). s. Guillain-Barré-Syndrom: Bulbusdruckversuch. Sympathische Hautantwort (SHA) nach Arousal-Reizen als qualitative, schlecht quantifizierbare Methode.

Differentialdiagnose: Psychogene (gegenüber neurogener) Impotenz: Beginn abrupt (schleichend), nächtliche Erektion vorhanden (erloschen), Libido erloschen (vorhanden).
– Ulkus vaskulär (neurotrophisch) bedingt: Wundrand unregelmäßig (rund ausgestanzt, kallöser Rand), Umgebungsreaktion (reaktionslose Umgebung), schmerzhaft (schmerzlos), kühle (warme) Haut, Arterienpuls fehlend (normal tastbar, Venen gefüllt).

Einteilung:
– Subklinische autonome Neuropathie mit pathologischen Tests o h n e klinische Symptome oder neurologische Defizite.
– Klinische autonome Neuropathie m i t klinischen Symptomen oder neurologischen Defiziten.

Epidemiologie: s. Diabetische Polyneuropathie.

Klinik: Prinzipiell kann jedes autonom innervierte Organ betroffen sein.
Anamnese: Harninkontinenz. Impotenz. Orthostatischer Schwindel. Folgen der afferenten Denervierung: Verlust der Wahrnehmung und vegetativen Reaktion auf Hypoglykämie, der Schmerzwahrnehmung bei Koronarischämie (stumme Myokardinfarkte), bei Hodendruck, bei Wehen. Stuhlinkontinenz, besonders nächtliche Durchfälle. Verlust des Gefühls der Blasenfüllung (seltenes Wasserlassen) 8 %.
Befund und Folgen der efferenten Denervierung (durch Parasympathikusläsion):
1. Kardiovaskuläres System – Kardiovaskuläre autonome diabetische Neuropathie (KADN): s. Diagnostik EKG.
1.1 Verminderte oder fehlende Herzfrequenzvariabilität (HRV) und -adaptation und verminderte zirkadiane Blutdruckvariabilität als frühestes Zeichen mit verminderter Belastungstoleranz.
In fortgeschrittenen Stadien nach primärer Parasympathikusläsion mit Ruhetachykardie (24 %)
sekundäre Sympathikusläsion mit orthostatischer Hypotonie und plötzlich auftretender Asystolie.
Stummer Myokardinfarkt, maligne Arrhythmien, plötzlicher Herztod (s. Prognose). Die kardiovaskuläre Erkrankung ist die Haupttodesursache bei Diabetes.
1.2 Vaskuläre Störungen:
– Orthostatische Hypotonie (18 %):
a) Hyperadrenerge Regulation mit erhöhten Noradrenalinspiegeln im Liegen und nach dem Aufstehen bei reduziertem Ansprechen der Gefäße gegenüber endogenem Noradrenalin und intravasalen Volumenänderungen.
b) Hypoadrenerge Regulation mit intaktem Vagus und Läsion der sympathischen PNP Neurone mit konsekutiver Abnahme von Noradrenalin im Liegen und inadäquatem Anstieg nach dem Aufstehen bei ggf. gleichzeitiger Dener-

vierungshypersensibilität gegenüber Katecholaminen: RR-Abfall, HF-Anstieg.
c) Hypoadrenerge Regulation mit kardialer Denervierung: RR-Abfall, HF-Konstanz (Gefährdung).
d) Neurokardiogene Reaktion: RR-Abfall, HF-Abfall.
– Umkehr der normalen zirkadianen Rhythmik mit relativer Erhöhung der nächtlichen sympathischen Aktivität und des Blutdrucks.
2. Respirationstrakt: Zentral fehlregulierter herabgesetzter Atemantrieb gegenüber Hyperkapnie bzw. Hypoxämie. Schlaf-Apnoe bei der kardiovaskulären autonomen diabetischen Neuropathie (KADN) gehäuft.
3. Gastrointestinaltrakt – MDT: Das gastrointestinale System kann von Ösophagus bis zur Anorektalregion betroffen sein.
– Dysphagie 2 %.
– Ösophagusmotilitätsstörungen: Meist symptomlose Ösophagusdilatation mit fehlender Peristaltik bei schlaffem Sphinktertonus.
– Cholezystopathie – Gallenblasenatonie.
– Diabetische Gastroparese (Dilatation und Erschlaffung des Magens mit verzögerter Entleerung) mit Oberbauchdruck 13 %, Völlegefühl, Übelkeit und morgendlichem Erbrechen.
– Diabetische Enteropathie: Dünndarm-Motilitätsstörungen mit „Diabetischer Diarrhö" in 15 %. Vor allem nachts auftretende wässrige Durchfälle, die meist mit kolikartigen Schmerzen verbunden sind, oft im Wechsel mit periodenweise auftretender Obstipation.
– Obstipation in 11 %, zum Teil durch Hypomotilität und Dilatation des Kolons.
– Anorektale Dysfunktion mit Inkontinenz.
– Pankreasausfall der reflektorischen Sekretion.
4. Pupillenstörungen: Miosis mit eingeschränkter Pupillendilatation und Dunkeladaptation, abgeschwächte Lichtreflexe, ggf. Argyll-Robertson-Phänomen (selten). Die Pupillengröße korreliert zum Alter, sie nimmt bei Gesunden um 0,48 mm/10 Jahre, bei Diabetikern um 0,59 mm/10 Jahre ab und korreliert bei Diabetikern (n=49) zur Herzratenvariabilität, Tibialis- und Peroneus-NLG [Spitzer A, Erlangen: Relationship of ocular, somatic and vagal diabetic neuropathy. (16.9.95) Erlangen].
5. Sudomotorik – Thermoregulation:
Häufig distale Hypohidrosis bis Anhidrosis (Sudorimotorenlähmung) besonders im Bereich der Füße mit trockener, schilfriger Haut und Rhagadenbildung.
Gustatorische Hyperhidrosis 2 %.
Kompensatorische Hyperhidrosis an Oberkörper und Hals 16 %.
6. Trophische bzw. vasomotorische Störungen der Haut infolge sympathischer Denervierung.
– Mediasklerose vom Typ Mönckeberg der Mediamuskulatur mit konsekutiver Verkalkung der Tunica media.
– Dilatation arteriovenöser Shuntgefäße mit funktioneller Störung der Mikrozirkulation: Hyperperfusion der warmen, gut durchbluteten unteren Extremitäten mit blauroter Verfärbung im Sinne Rubeosis plantarum.
„Irisblendenphänomen": Nach Druck auf die gerötete Haut lokale Blässe,
nach Loslassen blendenartige Verkleinerung des blassen Flecks von außen nach innen.

– Neuropathisches bzw. trophisches Ödem um Knöchel und Fußrücken: Verschwindet nicht im Liegen.

– „Diabetischer Fuß": Begünstigt durch die Empfindungsstörung (und mangelnde Kontrolle ggf. bei vermindertem Visus) werden Verletzungen nicht gespürt: Entzündungen z.B. auch zwischen den Zehen und an der Fußsohle.
Ausbildung tiefer, bis auf den Knochen reichender neuropathischer (schmerzloser!) Ulzera (diabetisches Mal perforans) besonders an den Druckstellen im Bereich der Ferse oder unter dem Fußballen s. Differentialdiagnose Ulkus.

– Die Amputation der unteren Extremität ist bei Diabetikern um das 15fache erhöht, 40–70 % aller nichttraumatischen Amputationen werden bei Diabetikern durchgeführt.

7. Trophische (schmerzlose!) Störungen durch Hyperperfusion und Demineralisierung des Knochens und der Gelenke:
Diabetische Osteoarthropathie: Fuß- und Gelenkfunktionsveränderungen im Sinne einer Verklumpung des Fußskeletts – Charcot-Fuß im Bereich der Tarsal- sowie Metatarsalgelenke. Phalangeal- und Interphalangealgelenke. Röntgenologisch fleckige Osteoporose bis zur Osteolyse und Sequesterbildungen. Auch (Sub-) Luxationen.

8. Urogenitalsystem: Häufiges Vorkommen bei jugendlichen Diabetikern (80 % Blasenstörungen, 30 % Impotenz). Verlust des Gefühls der Blasenfüllung (seltenes Wasserlassen durch z.B. diabetische Zystopathie) 8 %, viel Morgenurin 10 %, Entwicklung einer Überlaufblase.
Erektile Impotenz 44 % (30-jährige > 30 %, 40-jährige > 50 %, s. Differentialdiagnose, Therapie s. Impotenz). Retrograde Ejakulation.

9. Neuroendokrines System: Hypoglykämieassoziierte autonome Dysfunktion mit verminderter Wahrnehmung und Gegenregulation der Hypoglykämie [Prozentangaben bei D. mell. > 5 Jahre nach Reichel G (6.5.93)].

Prognose: s. Diabetische Polyneuropathie.

Therapie: s. Klinik. s. Polyneuropathie.
1.a Therapie der (postprandialen) orthostatischen Hypotonie: Schwierig und besonders bei diabetischer Nephropathie problematisch, da die Blutdrucknormalisierung im Stehen häufig mit einem Blutdruckanstieg im Liegen erkauft werden muss.
Schlafen mit erhöhtem Oberkörper. Langsames Aufstehen mit Fuß- und Beingymnastik nach Bettruhe. Vorsichtiges körperliches Training. Kompressionsstrumpfhosen. Ggf. Kochsalzzufuhr 2–6 g. Keine Diuretika oder Psychopharmaka.
☆ Dihydroergotamin (1/2,5/5 mg Tbl, 1 mg/20 gtt, 2 mg A) bis 3 x 2,5 mg. Frühestens 6 h nach Zolmitriptan.
☆ Fludrocortison – α-Fluorohydrocortison (0,1 mg Tbl) 1–2 x 1 auf maximal 4–5 Tbl/d. El.-HWZ 1, Met. 4,8 h.
☆ Midodrin (2,5 mg Tbl) 2 x 1/2 auf 2 x 1 (3 x 2) Tbl bei Hypotonie, Inkontinenz. El.-HWZ 3–4 h.
☆ Erythropoetin – EPO (α: 2000/4000/10.000, β: 1000/2000/4000 IE A, 50.000 multidose) mit

oral 200–300 mg/d Eisen. 400–800 IE/kg zweimal wöchentlich. El.-HWZ β 4–12 h.
☆ Ibuprofen 400–800 mg oder ☆Indometacin 25–50 mg oder ☆Coffein 200 mg jeweils mit den Mahlzeiten.
1.b Prophylaxe der Herzrhythmusstörungen bei kardiovaskulärer autonomer diabetischer Neuropathie: Kardioselektive β-Blocker.
2. Therapie der Gastroparese:
☆ Metoclopramid (10 mg Tbl, 10/50 mg A, 10/20 mg Supp, 4 mg/ml = 12 gtt, 5 mg/5 ml = 1 Teel. Saft) < 1 mg/kg, 3 x 1 Tbl oder 30 gtt oder 1 A. s. Übelkeit.
3. Therapie der Diarrhö: Alternativ
☆ Clonidin (75/150/300 µg Tbl) 3 x 75 µg/d, ☆Doxycyclin (100/200 mg Tbl, 100 mg A) 100 mg/d oder ☆Phenytoin s. Epilepsie.
4. Therapie der Obstipation:
☆ Lactulose (Saft) 2–3 x 10 g/d bzw. Esslöffel oder als Einlauf 2 x/d 300 ml Laktulose und 700 ml Wasser. s. Obstipation.
5. Gustatorische Hyperhidrosis: ☆Clonidin s.o. Therapie der Diarrhö.
6. Prophylaktische tägliche Therapie trophischer bzw. vasomotorischer Störungen: Inspektion und Fußpflege ohne Seife, ohne alkoholische Badezusätze, Eincremen mit Fettcremes. Fußgymnastik, Gehtraining täglich mindestens 30 min, nie barfuß gehen.
7. Therapie des Ulkus: Konsequente Entlastung, lokale antiseptische Behandlung.
8. Therapie der Harnretention:
☆ Carbachol (2 mg Tbl, 0,25 mg A) 1/2–3 Tbl, ggf. bis 3 x 1/2-1 A i.m./s.c. El.-HWZ 8 h.

2. Alkoholische Polyneuropathie   G62.1

Dysfunktion des autonomen Nervensystems durch Alkohol   G31.2

s. Alkoholismus.

Ätiologie: Exotoxisch bzw. bei ausgeprägter Malnutrition.

Anatomie/Histologie: Axonale Degeneration (wie bei Vitamin B_1- und Vitamin B_{12}-Mangel).

Diagnostik: Meist nur leicht verlangsamte NLG, Denervierung im EMG.

Differentialdiagnose: Autonome Beteiligung besonders bei ausgeprägter Malnutrition, nicht so ausgeprägt wie bei der diabetischen PNP. Ggf. deutlicher ausgeprägte sensible Reizsymptome als beim Guillain-Barré-Syndrom.

Epidemiologie: Zweithäufigste Polyneuropathie (10–30 %) nach der diabetischen PNP. Prävalenz bei Alkoholabusus 15–40 %.

Klinik: Druckschmerzhaftigkeit der Waden. Autonome Beteiligung besonders bei ausgeprägter Malnutrition. Eine deutliche autonome Mitbeteiligung spricht für eine schlechte Prognose.

– Initial sensibel betont (symmetrisch-sensibler Manifestationstyp), früher als bei der diabetischen PNP motorische Beeinträchtigungen (symmetrisch-paretischer Manifestationstyp) bis zu Paresen. Eine im Gegensatz zur Radialisparese immer beidseitig auftretende Fallhand ist Ausdruck eines besonders schweren, akuten PNP.

- Chronische alkoholtoxische axonale Polyneuropathie sowie Fallberichte von alkoholischen Polyneuropathien mit einer maximalen Ausprägung der Symptome binnen weniger Tage bis zu einigen Wochen mit primär axonaler Nervenschädigung, aufsteigenden Lähmungen und Areflexie [Wöhrle J: Alcohol-related acute axonal polyneurpathy. A differential diagnosis of Guillain-Barré-syndrome. Arch Neurol 55 (1998) 1329–34].

- Magen-Darm-Störungen und Fieber treten als relativ häufige Vorboten des meist mit einer PNP assoziierten Wernicke-Syndroms auf.

Labor: Ggf. Anämie bei Vitamin B- oder Folsäure-Mangel. γ-GT, γ-Globulin und IgA-erhöht. Liquor evtl. leichte Eiweißvermehrung, weniger Eiweißerhöhung als beim Guillain-Barré-Syndrom.

Prognose: Schlechte Prognose bei Mitbefall der Axone (Denervierung im EMG) oder deutlicher autonomer Mitbeteiligung.

Therapie: Alkoholkarenz.
☆ Benfotiamin (fettlösliches Vitamin B_1 100 Drg) bis 3 x 1 Drg. KI Thiaminüberempfindlichkeit.

3. Hereditäre neuralgische Amyotrophie
s. Polyneuropathie – Schulteramyotrophie.

4. Critical illness-Polyneuropathie – CIP – Koma-Neuropathie   G62.8

s. Myopathie – Critical illness-Myopathie (CIM).

Ätiologie: Multifaktoriell: Gewebshypoxidose durch respiratorische Insuffizienz, Ischämie (Polyneuropathie durch akuten Blutverlust), Kompression, Malnutrition und Phosphatmangel besonders bei i.v.-Glukosegabe, Einfluss toxischer (medikamentöser) Substanzen (Muskelrelaxantien, Kortikoide?), Endo- und Exotoxine bei akutem Nierenversagen, Sepsis (sepsisvermittelte Mikrozirkulationsstörungen mit axonaler Hypoxie und eine mit dem Organversagen assoziierte Axonopathie werden diskutiert). Status asthmaticus. Trauma s. Anatomie. Polytrauma, Verbrennungen.

Anatomie/Histologie: Axonale Polyneuropathie mit primär distaler Degeneration der Axone.
- Trauma: „Diffuser Axonschaden" durch Zerrung und Reißung der myelinisierten Nerven **und** langen Bahnen.

Diagnostik: Elektroneurographie: Axonale Degeneration mit Spontanaktivität und Amplitudenminderung der motorischen und sensiblen Nervenantwortpotentiale bei weitgehend normalen Nervenleitgeschwindigkeiten und distal motorischen Latenzen.
- Muskelbiopsie (mangels therapeutischer Konsequenz) allenfalls in Ausnahmefällen.

Differentialdiagnose: Critical illness-Myopathie. Myasthenia gravis. Immunologische Polyneuropathien wie ein Guillain-Barré-Syndrom. Polyneuropathie durch akuten Blutverlust. Rhabdomyolyse.

Epidemiologie: Häufig übersehene Komplikation bei Sepsis und Langzeitbeatmung, Auftreten bei bis zu 70 % der beatmeten Patienten mit Sepsis und/oder Multiorganversagen.

Klinik: Schlaffe, distal betonte, symmetrische atrophische Tetraparese mit Reflexabschwächung. Als Ausdruck der Atemmuskel- und Zwerchfellparese meistens verzögerte Respiratorentwöhnung. Eine „septische Enzephalopathie" mit hirnorganischem Psychosyndrom, Bewusstseinsstörungen bis zum Koma ist häufig assoziiert, dann können die MER erhalten sein.
- Bei 49 Patienten Diagnosestellung durchschnittlich 37 (7–113) Tage nach Aufnahme auf die Intensivstation, 38 Patienten waren beatmet, alle 49 Patienten hatten entweder ein septisches Syndrom oder eine Sepsis mit Multiorganversagen. Nach 6 Monaten waren 16 Patienten verstorben; von den 33 Überlebenden hatte sich die Symptomatik bei 6 Patienten vollständig zurückgebildet, 17 waren ohne und 8 mit Hilfe gehfähig, 2 Patienten weiter pflegebedürftig [Christe W, Potsdam: Critical-illness-Polyneuropathie – Klinische Daten und Follow-up von 49 Patienten. ANIM (1/98) Hamburg].
- Sepsis nach Organtransplantation: Meist schwere Polyneuropathie, innerhalb von 6 Monaten selten völlige Rückbildung, hohe Letalität.

Labor: Liquor unauffällig (DD zum Guillain-Barré-Syndrom).

Prognose: In > 50 % komplette Remission [Plaschke M: Neurologische Symptomatik, elektrophysiologische Diagnostik und Differentialdiagnose der Critical illness-Polyneuropathie. Intensivmed 35 (1998) 243–51].

Therapie: Bei Verdacht auf CIP/CIM Vermeiden von potentiell toxischen Substanzen, nichtdepolarisierenden Endplattenblockern, Aminoglykosiden und intravenösen Kortikosteroiden. Krankengymnastik, Verhinderung von Sekundärkomplikationen.
☆ Immunglobuline – 7S-IgG-Immunglobuline – IVIG bei Sepsis mit präventivem oder mitigierendem Effekt auf die Entstehung einer CIP [Mohr M: Effects of early treatment with immunglobulin on critical illness polyneuropathy following multiple organ failure and gram-negative sepsis. Intensive Care Med 23 (1997) 1144–9].

5. Diabetische Polyneuropathie   G63.2

s. Diabetes mellitus. s. Autonome Polyneuropathie.

Ätiologie – Ätiopathogenese:
1. Hyperglykämie als Ursache 1.1 einer Aktivierung des Polyolstoffwechsels, 1.2 vermehrter Proteinglykosylierung mit resultierender endoneuraler Hypoxie 1.3. sowie des gesteiger-

ten oxidativen Stresses durch Peroxide und freie Radikale.

1.1 Sorbitol-Myoinositol-Na$^+$/K$^+$-ATPase-Hypothese: „Die Hyperglykämie führt zur Aktivierung des Polyolstoffwechsels als alternativem Weg der Glukoseverstoffwechselung. Die Aktivität der Aldosereduktase ist erhöht. Es resultiert eine intraneurale Sorbitol-Akkumulation. Die erhöhte Sorbitolkonzentration im Nerv führt sekundär zur Myoinositoldepletion (Myoinositolmangel). Myoinositol ist Bestandteil der für die Nervenfunktion entscheidenden membranständigen Na$^+$/K$^+$-ATPase".

Der Glukoseabbau über Sorbitol besonders in den Schwannschen Zellen führt zu einem Zellödem mit konsekutiver Axonschädigung.

„Die resultierende verminderte Na$^+$/K$^+$-ATPase-Aktivität zieht eine zunehmende energetische Erschöpfung der Nervenzellen nach sich" und induziert wiederum eine weitere Abnahme der nervalen Myoinositolaufnahme. Myoinositol ist ein wichtiges Monosaccharid für die Synthese von komplexen Lipiden.

„Einen gleichsinnigen Effekt auf die ATPase-Aktivität haben die beim Diabetes vermehrt vorliegenden Ketonkörper, die Schlüsselenzyme (Pyruvat- und Ketoglutarat-Dehydrogenase) der aeroben Glykolyse in den Mitochondrien hemmen".

1.2 Die Hyperglykämie führt über eine nichtenzymatische Proteinglykosylierung an den Aminogruppen körpereigener Proteine zu reversiblen Verbindungen, aus denen durch oxidative Prozesse irreversible „advanced glycolysated endproducts" (AGE) entstehen. „Die Proteinglykosylierung soll ein wichtiger Schritt bei der Herausbildung der Mikroangiopathie und über diesen Weg sowie auch unabhängig davon, z.B. über eine Phagozytose von AGE der Myelinproteine, zur segmentalen Entmarkung führen. Eine endoneurale Hypoxie kann offensichtlich über den Weg einer Mikroangiopathie, aber auch durch funktionelle Störungen entstehen" (s.3.1).

1.3 Bei der Umwandlung von Monosacchariden zu Endiol-Anionen werden unter Einwirkung von Metallionen H$_2$O$_2$ und OH$^+$ freigesetzt. Diese freien Radikale reagieren besonders mit den in Proteinen und Phospholipiden vorkommenden ungesättigten Verbindungen. Durch Reduktion der antioxidativen Schutzsysteme beim Diabetes mit Zunahme des oxidativen Stresses resultiert die axonale Degeneration mit axonalen Strukturänderungen und Axontransportstörungen.

1.4. Pathologische Glukosetoleranz (?): Korrelation zu einer Abschwächung bis Aufhebung der Achillessehnenreflexe [Neundörfer B].

2.1. Sonstige metabolische Faktoren wie Vitaminmangel, Fettstoffwechselstörungen (kindlicher und jugendlicher Diabetes).

2.2. Defizit an neurotrophen Faktoren, insbesondere an Nervenwachstumsfaktor (NGF) mit axonalen Strukturveränderungen, negativer Beeinflussung des Regenerationspotentials des geschädigten Neurons und Axontransportstörungen. Der axonale retrograde Transport von NGF ist beeinträchtigt. NGF ist in

Hautbiopsien von Diabetikern vermindert, wobei diese Verminderung korreliert mit einer herabgesetzten Vasodilatation der Haut mittels Axonreflex, die über dünne sensorische Nervenfasern vermittelt wird.

3.1. Vaskuläre Störungen im Sinne einer Mikroangiopathie z.B. des Hirnstammes bei Hirnnervenlähmungen infolge eines durch den Insulinmangels gestörten Nervenstoffwechsels.

3.2. Vaskuläre Störungen im Sinne einer Makroangiopathie z.B. des Plexus lumbalis bei der proximalen diabetischen Amyotrophie im Rahmen einer Arteriosklerose.

4. Mechanische Faktoren bei erhöhter Druckempfindlichkeit (z.B. Karpaltunnel-Syndrom).

5. Immunologische Störungen bei chronischer distaler symmetrischer sensomotorisch-vegetativer diabetischer Neuropathie (cdNP). Antikörper gegen Glutamat-Decarboxylase und gegen sympathische Ganglien wurden nachgewiesen. [Reichel G: Pathogenese und Therapie der peripheren diabetischen Polyneuropathien. DÄB 93/15 (12.4.96) B-760–4]

Anatomie/Histologie: Segmentale Demyelinisierung > axonale Degeneration. Mischform aus axonaler und demyelinisierender Neuropathie typisch mit meist mäßiger NLG-Verzögerung und EMG-Denervierung in fortgeschrittenen Fällen, Prognose abhängig von Manifestationsform und Stadium.

1. Chronische distale symmetrische sensomotorisch-vegetative diabetische Neuropathie (cdNP): Bei älteren Patienten segmentale Entmarkung der großkalibrigen, markhaltigen Nervenfasern.

„Im Tierexperiment ist eine Korrelation pathologischer elektroneurographischer Befunde mit einer Ablösung der terminalen Myelinschleifen vom Axon am Ranvierschen Schnürring nachgewiesen worden. Diese Entkopplung hat eine Reduktion der nodalen Natriumpermeabilität zur Folge, wodurch die Erregungsleitungsstörungen erklärt sind. Möglicherweise stellt diese Entkopplung eine Vorstufe zur paranodalen und schließlich segmentalen Entmarkung dar" [Reichel G].

2. + 3. Bei diabetischer Amyotrophie und Ophthalmoplegie: Diabetische Mikroangiopathie der Vasa nervorum im Rahmen entzündlicher Veränderungen der Gefäßwand. Morphologisch am N. suralis gehäufte Kapillarverschlüsse können eine endoneurale Hypoxie verursachen.

4. Autonome Polyneuropathie (bei jugendlichem Diabetiker!): Axonale Degeneration besonders dünnbemarkter und markloser Nervenfasern bei Erhaltenbleiben der Markscheiden (proximale Axonopathie – zentrale distale Axonopathie im Rückenmark). Bei jugendlichen Diabetikern lässt sich nach Insulingabe die pathologische Resistenz peripherer Nerven gegenüber einer Extremitätenischämie und die Verzögerung der Nervenleitgeschwindigkeit innerhalb weniger Tage rückgängig machen.

Definition/Diagnose: Die Diagnose ist eine Ausschlussdiagnose!

Diagnostik: s. Labor. EMG s. Polyneuropathie. NLG meist verzögert.

I. Bestimmung der Herzfrequenzvariabilität (HFV) oder Herzratenvariabilität (HRV):
Dient zur Beurteilung der vagalen Efferenz. Sie ist weitgehend Herzfrequenz-unabhängig, aber bei Beatmung von mehreren Einflussgrößen abhängig und damit schwieriger beurteilbar.
Aufzeichnung mit z.B. ProSciCard-Computer-System (medical research & diagnostic computer systems GmbH, 35440 Linden).
Ggf. EKG an EMG anschließen.
Vor Durchführung sollte innerhalb der letzten 8 Stunden keine Hypoglykämie und innerhalb der letzten 5 Tage keine ketotische Stoffwechselentgleisung vorgelegen haben. Beeinflussung durch Körperposition, Kaffee, Nikotin, Herz-Kreislauf-wirksame Pharmaka, tri- und tetrazyklische Antidepressiva, klassische Neuroleptika, kardiale Erkrankungen.

– Untersuchungsgang [Rechlin T: Die Auswirkungen der psychopharmakologischen Therapie auf die Herzfrequenzvariation. Nervenarzt 66 (1995) 678–85]:

1. In Ruhe 5minütige Messung der Herzfrequenz: Fehlende respiratorische Arrhythmie (fehlender „Jitter").
2. Während tiefer Respiration unter Atemfrequenz 0,1 Hz (6/min) Aufzeichnung von 120 R-R-Intervallen: Fehlende respiratorische Arrhythmie (fehlender „Jitter"). Eine Differenz zwischen maximaler Herzfrequenz bei tiefer Inspiration zu minimaler Herzfrequenz bei tiefer Exspiration > 15/min ist normal, < 10/min ist pathologisch. (Auch Exspirations/Inspirations-Quotient).
3. Während des Valsalva-Manövers.
4. Während eines Lagewechsels von der liegenden in die stehende Position (Orthostasemanöver – Orthostase-Test):
Fehlender Herzfrequenzanstieg beim Aufstehen und starker Blutdruckabfall.
Die Herzfrequenzänderung nach dem Aufstehen (Maximum/Minimum 30:15-Quotient):
RR-Intervall des 30. zu RR-Intervall des 15. Herzschlages < 1 = pathologisch, 1–1,03 = grenzwertig, > 1,03 = normal.
Schellong-Test: Pathologisch ist das Absinken des RR nach dem Aufstehen um > 30 mm Hg.
5. Modifizierter Ewing-Test: Patient muss im Stehen gegen einen Druck von 40 mm Hg pressen (nicht bei proliferativer Retinopathie): Abgeschwächte oder fehlende Herzfrequenzabnahme.
6. EKG-Spektralanalyse bei Guillain-Barré-Syndrom über 5 min:
Erster großer Peak ist sympathisch, zweiter kleinerer ist gemischt, und dritter ist parasympathisch erzeugt.
7. Nahe-Infrarot-Messung der digitalen Durchblutungsänderung nach sympathischem Stimulus durch akustischen Reiz (Reizabstände > 30 s):
Keine Reaktion = Vasoreaktionskoeffizient 0.
Maximale Reaktion (Nullfluss) = Vasoreaktionskoeffizient 1.
Pathologisch = < 0,32. Vasoreaktionskoeffizient wird gemessen 3 s vorher zu 3 s nach Einsetzen der Reaktion [Reichel G: Apparative Methoden zur Diagnostik vegetativer Funktionsstörungen bei Polyneuropathien. Nervenheilkunde 11 (1992) 388–93].

II. Elektroneurographie: NLG meist verzögert. NLG-Abnahme messbar während eines Glukose-Anstieges z.B. durch Infusion [Reichel G (6.5.93)]. Besonders zur Differentialdiagnose gegenüber einer Neuropathie mit überwiegender Markscheidenläsion wie beim akuten oder chronischen Guillain-Barré-Syndrom.

Differentialdiagnose der chronischen distalen symmetrischen sensomotorisch-vegetativen diabetische Neuropathie (cdNP):
Alkoholtoxische PNP. HMSN. Immun-Neuropathien. Malabsorption. Paraneoplastische PNP. Periarteriitis nodosa. Neurotoxische Medikamente wie z.B. Barbiturate, Nitrofurantoin, Zytostatika. Alle anderen Ursachen machen jeweils weniger als 1 % aus.
Zusätzliche Neuropathie neben der diabetischen, besonders wenn der Diabetes leicht und die Neuropathie ausgeprägt ist.

Einteilung: s. Klinik.

Epidemiologie: Häufigste Polyneuropathie (28–40 %) vor der alkoholischen Polyneuropathie.
– Auftreten bei 20–50 % bei Diabetes Typ I und Typ II, abhängig von der Güte der Blutzuckereinstellung, der Dauer des Diabetes und vom Alter des Patienten:
– Bei über 20 % der über 50-jährigen Diabetiker sind schon bei oder kurz nach Entdeckung des Diabetes klinisch manifeste Polyneuropathien festzustellen.
– Die Inzidenz ist bei nicht insulinpflichtigem Diabetes mellitus noch höher als bei Patienten, die Insulin benötigen.
– Bei kindlichem und juvenilem Diabetes finden sich in bis zu 30 % Anzeichen einer peripheren Neuropathie, bis zu 80 % Blasenstörungen und bis zu 30 % sexuelle Impotenz.
– Makroangiopathie und PNP korrelieren: Mit Makroangiopathie haben fast 80 % und ohne knapp 40 % der Diabetiker eine erniedrigte NLG [Reichel G].
– Umgekehrt: Patienten mit abgeschwächtem oder fehlendem ASR haben in 30 % (54/169) einen Diabetes mellitus [Neundörfer B].
– Prävalenz um 300/100.000 Einwohner bzw. 0,3 %.
– Prävalenz der kardiovaskulären autonomen diabetischen Neuropathie (KADN) bei 25 % der Typ I- und 35 % der Typ II-Diabetiker, bei symmetrischer distaler Neuropathie oder seit 20 Jahren bestehendem Diabetes mellitus in > 50 %.

Klinik:
1. Chronische symmetrische sensomotorische diabetische Neuropathie:
1.1 Symmetrisch-sensibler Manifestationstyp distal betont (sensibles Kernsyndrom nach Erbslöh) in über 50–70 %. *syn.* Chronische distale symmetrische sensomotorisch-vegetative diabetische Neuropathie (cdNP). Bei Typ I + II.
Anamnese: An den Beinen distal betont sensible Reizerscheinungen mit Kribbeln, Prickeln, Ameisenlaufen durch Irritation der die Oberflächensensibilität leitenden dünnkalibrigen

Fasern (z.B. Dysästhesien, bei der die Patienten bei Nadelraduntersuchung eine distale Empfindungszunahme angeben). Seltener Brenngefühle („burning feet and hands").
Vereinzelt vorherrschende Schmerzen mit Ausfällen der Schmerz- und Temperaturempfindung – „Small fibre neuropathy".
Einschnürgefühle um Zehen- und Fußgelenke durch Irritation der die Tiefensensibilität leitenden dickkalibrigen Fasern.
Sensible Ausfälle wie Taubheit (Gehen wie auf Watte oder Moos).
Muskelkrämpfe (Krampi) betont der Waden- und Fußmuskulatur. Nächtliche Exazerbation der Beschwerden, Besserung beim Gehen.
Befund: Primär Störung des Vibrationsempfindens. Sekundär Reflexminderung des ASR und später PSR.
Später Störung des Lageempfindens und socken-, strumpfförmig oder ggf. fleckförmig der Oberflächensensibilität.
Häufig überwiegen Tiefensensibilitätsstörungen (Pseudotabes diabetica).
1.2 Symmetrisch-paretischer Manifestationstyp (syn. akute oder subakute motorische Neuropathie), 5–20 %.
Entwickelt sich zum Teil aus dem symmetrisch-sensiblen Manifestationstyp (1.1) mit zusätzlichem Auftreten von Paresen distal betont an der unteren und auch oberen Extremität.
An den Beinen Bevorzugung der vom N. peroneus versorgten Muskeln.
1.3. Zum Teil sogar Bevorzugung der Oberschenkelmuskulatur (Hüftbeuger, Adduktoren, Kniestrecker) ggf. mit Einbeziehung der Bauchmuskeln („Symmetric proximal lower limb motor neuropathy").
Sensomotorische Neuropathien proximal symmetrisch selten. Nur bei Typ II – Altersdiabetes.
2. Asymmetrischer Manifestationstyp: Ausfallserscheinungen besonders motorisch mit atrophischen Paresen, jeweils 20–25 %.
2.1 Mononeuritis multiplex-Typ   G58.7
mehr oder weniger exakt an einzelnen Nerven (keine vermehrte, sondern eher verringerte Häufigkeit der Meralgia paraesthetica). Bei Typ I + II. Asymmetrische (vaskuläre) Betonung auch armbetont.
2.2 Diabetische Amyotrophie fast ausschließlich jenseits des 50. Lebensjahres als Komplikation des Altersdiabetes (Typ II):
syn. proximale motorische Neuropathie. Lumbosakrale Plexusneuropathie. Obere Extremität: Plexus brachialis-Neuropathie.
Plötzlich mit heftigen Schmerzen einsetzende unilaterale Paresen der Muskeln des oberen Plexus lumbosacralis, besonders des N. femoralis, mit Ausfällen der Beckengürtel- und Oberschenkelmuskulatur und schnell eintretenden Atrophien.
Sensibilitätsstörungen können fehlen oder sind nur diskret. ADR und PSR sind reduziert bis erloschen.
Differentialdiagnose zum Diskusprolaps L3 oder L4 ggf. erst durch lumbale Computertomographie oder Myelographie.
2.3 Schwerpunktneuropathie bei distal-sensiblen oder -paretischen Ausfällen oder Reflex-

störungen mit zusätzlichem Schwerpunktbefall einzelner Nerven. Nur bei Typ II (Altersdiabetes).
2.4 Diabetische Radikulopathie thorakal oder abdominell, syn. thorakoabdominale Neuropathie als Sondertyp der Schwerpunktneuropathie, diabetische Bauchwandparese. Nur bei Typ II (Altersdiabetes).
Häufig neuralgische Schmerzen, sensible und motorische Ausfälle der Interkostal- oder Bauchmuskeln.
2.5 Die diffuse diabetische Polyradikulopathie (diabetische neuropathische Kachexie) ist mit massivem Gewichtsverlust verbunden.
3. Hirnnervenlähmungen: Nahezu nur bei Typ II (Altersdiabetes) und insbesondere im höheren Lebensalter.
0,5 % Paresen der äußeren Augenmuskeln (besonders III, VI, weniger IV, erhaltene Pupillenreaktionen) mit heftigen Schmerzen (Differentialdiagnose Okulomotoriusparesen auf vaskulärer Basis bei Arteriosklerose). Rückbildung nach 4–6 Wochen.
Häufig Fazialisparesen. Selten Hör-, Geruchs- und Geschmacksstörungen, Glossodynie, Papillenödem und Optikusatrophie.
4. s. Autonome Polyneuropathie (bei Typ I + II.).

Komplikationen: s. Autonome PNP.

Labor: BZ-Tagesprofil. Oraler Glukose-Toleranztest. s. Polyneuropathie.
Im Liquor bei 2/3 leichte bis mäßige Eiweißerhöhung, am ausgeprägtesten bei diabetischer Amyotrophie.

Prognose: Sterberisiko bei peripherer Polyneuropathie in 5 Jahren 5 %, bei autonomer PNP über 25 %.
5-JÜR (2-JÜR) 18 % (6 %) bei Diabetes ohne und 56 % (29 %) bei Diabetes mit kardiovaskulären autonomen Störungen,
d.h. fünffach erhöhte Mortalität bei KADN gegenüber Diabetikern ohne KADN.
– Bei Verlängerung der QT-Dauer ist die Inzidenz für maligne ventrikuläre Arrhythmien und den plötzlichen Herztod infolge Kammerflimmerns (analog zur QT-Verlängerung beim idiopathischen langen QT-Syndrom) bei der KADN und bei alkoholtoxischen Lebererkrankungen erhöht [Ziegler D: Klinik, Diagnostik und Therapie der kardiovaskulären autonomen Neuropathie. DÄB 93/19 (10.5.96) B-992–6].

Therapie: s. PNP-Therapie. s. Autonome PNP.
– Optimierung der Stoffwechselführung: Intensivierte Insulintherapie kann bei Diabetes gegenüber konventionell behandelten Patienten das Auftreten einer Neuropathie nach fünf Jahren um 69 % (3,1 zu 9,8 %) und das Fortschreiten um 57 % vermindern [DCCT-Studie].
Beseitigung von neurotoxischen Einflüssen (Alkohol, Medikamente) und Begleiterkrankungen (s. PNP Ätiologie).
Vermindern begünstigender Faktoren wie Rauchen, Hypertonie, Hypercholesterinämie. Vorbeugung von Komplikationen: Patientenschulung. Gewichtsabnahme. Intensive tägliche Fußinspektion und -pflege, Tragen richtiger Strümpfe und Schuhe. Fehlbelastungen vermeiden (nicht Joggen, sondern Fahrrad

fahren oder Schwimmen). Orthopädische Versorgung.

☆ Liponsäure – Thioctsäure (200/300/600 mg Tbl, 600 mg/50 ml Fl) primär 600 mg i.v. über mindestens 14 Tage, dann oral 1 Stunde vor Nahrungsaufnahme 2 x 300–600 mg/d über 2–4 Wochen.

– 328 Patienten in 38 Zentren unter 600 mg/d mit Änderung in der Symptompunktliste um > 30 % (Plazebo 52, Liponsäure 82 %); 1200 mg/d mit mehr UAW; Studie Pharmafinanziert [Ziegler D: Treatment of symptomatic diabetic peripheral neuropathy with the anti-oxidant alpha-lipoic acid. A 3 week multicenter randomized controlled trial (ALADIN-Study). Diabetologia 38 (1995) 1425–33]. [Nagamatsu M: Lipoid acid improves nerve blood flow, reduces oxidative stress, and improves distal nerve conduction in experimental diabetic neuropathy. Diabetes Care 18/8 (8/1995)]. Längerfristige Studie ohne Effekt gegenüber Plazebo [Treatment of symptomatic diabetic peripheral neuropathy with the antioxidant alpha-lipoic acid. A 7 month multicenter randomized controlled trial (ALADIN III Study). Diabetes Care 22 (1999) 1296–1301].
El.-HWZ < 1 h. Oral 87 % bioverfügbar, bei diabetischer Gastropathie < 5 % bioverfügbar, hoher First-pass-Effekt. KI Allergie.
UAW Atembeklemmung, BZ-Senkung, Kopfdruck, Wirkungsverlust von Cisplatin.
Wirkung: Verbessert als Radikalfänger, der die Bildung der durch oxidative Prozesse entstehenden irreversiblen „advanced glycolysated endproducts" (AGE) inhibiert, den antioxidativen Status und vermindert als Koenzym des Pyruvat- und Ketoglutarat-Dehydrogenase-Komplexes die Ketonkörperbildung. Verbessert die Glukoseutilisation und verringert die Hyperglykämie.
Verbessert die Nervenleitgeschwindigkeit [MMW 136 (1994) Beilage 16–8]. Umstrittenes Arzneimittel besonders bezüglich der oralen Einnahme.

– Bei nachgewiesenem Vitaminmangel (Malabsorptionssyndrom) möglichst nur parenteral B-Vitamine:

☆ Benfotiamin (fettlösliches Vitamin B_1 100 Drg) bis 3 x 1 Drg.

Schmerzhafte diabetische Neuropathie: Behandlung therapieresistenter Schmerzen bei der diabetischen peripheren Neuropathie, der diabetischen Amyotrophie bzw. Mononeuritis multiplex (s. Schmerzen – neuralgischer Schmerz) mit:

☆ Carbamazepin (60–70 % Wirkung) oder ☆Phenytoin, ☆Lamotrigin.

☆ Gabapentin (100/300/400 mg Tbl) s. Epilepsie. Zur Schmerzlinderung hohe Dosierung erforderlich.
Bei 165 Patienten mit diabetogenem neuropathischen Schmerz in einer multizentrischen randomisierten plazebokontrollierten Doppelblindstudie unter 8-wöchiger Monotherapie mit 900–3600 mg/d signifikant stärkere Abnahme der Werte auf der 11-stufigen Likert-Schmerzskala (1–10) von 6,4 auf 3,9 gegenüber Plazebo mit 6,5 auf 5,1; von 84 Patienten

mit Verum schlossen 70 (83 %) die Studie ab, von 81 mit Plazebo 65 (80 %) [Backonja M: Gabapentin for the Symptomatic Treatment of Painful Neuropathy in Patients With Diabetes Mellitus. A Randomized Controlled Trial. The Gabapentin Study Group. JAMA 280 (1998) 1831–6].

– Adjuvant Thymoleptika, z.B. Amitriptylin bis 125 mg, evtl. in Kombination mit Clomipramin, ggf. Levomepromazin, Promethazin 75 mg/d, oder Haloperidol bis 3 mg/d.

– Weitere:

☆ Benfotiamin (fettlösliches Vitamin B_1 100 Drg) bis 3 x 1 Drg. KI Thiaminüberempfindlichkeit.

☆ Capsaicin (0,03 % Liniment, 0,05 % Salbe. 0,05 % Liniment. 0,075 % in England), wenn eine medikamentöse Therapie erfolglos war, dreimal täglich (4–5x) über 2–3 (6–8) Wochen mit Handschuhen einzureiben, danach Auslassversuch. Nicht an Schleimhäute, keine zusätzliche Wärmeanwendung.

– Bei 89 Patienten unter 2–4mal tgl. Einreibung mit 0,05 % Salbe nach 4 bzw. 8 Wochen Schmerzabnahme um 37 bzw. 57 % Schmerzlinderung, bezogen auf den Ausgangswert einer visuellen Analogskala bzw. in 74 bzw 75 % deutlich schwächere oder verschwundene Schmerzen [Obertreis B: Capsaicin zur Behandlung der schmerzhaften diabetische Neuropathie. Jatros Neurologie 11/6 (1995) 20–32].

– Bei 40 Patienten mit schmerzhafter Polyneuropathie 4mal tgl. Einreibung eines Beines mit 0,075 %iger Salbe ohne Unterschied zu Plazebo. Spontane signifikante Besserung der Schmerzen nach 4 Wochen bei 50 % und nach 12 Wochen bei 60 % der Patienten [Low P: Double-blind, placebo-controlled study of the application of capsaicin cream in chronic distal painful polyneuropathy. Pain 62 (1995) 163–8]. Doppelblindstudie an 252 Patienten.

☆ Cytidin – Uridin (2,5/0,6 mg Kps, A 5/1,2 mg) 2 Kps/d, 2 A/Woche i.m.

☆ L-Dopa (s. M. Parkinson) bei 14 Patienten in einer plazebokontrollierten Doppelblindstudie 3 x 125 mg/d über 28 Tage vs. Plazebo (n = 11) mit signifikanter Besserung [Ertas M: Use of levodopa to relieve pain from painful symmetrical diabetic polyneuropathy. Pain 75 (1998) 257–9].

☆ Kortikoide als ultima ratio mit gutem Erfolg.

☆ Mexiletin-HCl (100/200 mg Kps, Depot retard 360 mg, 250 mg/10 ml A) s. Torticollis spasmodicus. Initial 5 auf 10 mg/kg. Bis 100 mg/kg. Wirkung in 30 %.

– Aldose-Reduktase-Hemmer in klinischer Erprobung, reduziert Sorbit, 25 % schwere Leberschäden. In Doppelblindstudien nur minimale Effekte.

– Aminoguanidin in klinischer Erprobung. Inhibiert die Bildung der durch oxidative Prozesse entstehenden irreversiblen „advanced glycolysated endproducts" (AGE). Bei diabetischen Ratten normalisieren sich die NLGs, und paranodale Demyelinisierung und axonale Atrophie treten geringer auf.

– γ-Linolensäure in klinischer Erprobung. Kompensiert den Delta-6-Desaturasemangel im Nerven und kann dadurch den gestörten Metabolismus der essentiellen Fettsäuren korrigieren. γ-Linolensäure ist Vorläufer des

Prostazyklins und führt auf diesem Wege zur Erweiterung der terminalen Strombahn, Verbesserung der nutritiven Mikrozirkulation und Vermeidung der neuronalen Hypoxie.

☆ Nerve Growth factor – NGF – Nervenwachstumsfaktor: Physiologischer Faktor für die Differenzierung und das Überleben von dünnen sensorischen und sympathischen Neuronen, bindet in der Haut an Rezeptoren von Nervenendigungen und wird retrograd zum Perikaryon transportiert, wo er die Neuronen trophisch beeinflusst. Multizentrische randomisierte plazebokontrollierte Phase-II-Doppelblindstudie (n=250) unter 0,1 und 0,3 µg/kg 3mal pro Woche über 6 Monate ohne signifikante Verbesserung der neurographischen Parameter (zu kurze Beobachtung?). Kein Nachweis von Anti-rhNGF-Antikörpern. UAW generalisierte Arthralgien und Myalgien, Hyperalgesie an der Injektionsstelle [Apfel S and NGF Study Group: Recombinant human nerve growth factor in the treatment of diabetic polyneuropathy. Neurology 51 (1998) 695–702].

6. Hereditäre motorisch-sensible Neuropathie – HMSN   G60.0

Ätiologie: Funktionsstörungen der Schwannschen Zellen sind für die phänotypische Ausprägung der CMT1A, der hereditären Neuropathie mit Neigung zu Druckparesen und der CMT1B verantwortlich.

Anatomie/Histologie: Degeneration von peripheren Nerven (CMT1A Zwiebelschalenformation), Rückenmark, Muskulatur.

Diagnostik: DNA-Diagnostik (s. Epidemiologie) bei CMT1.
– Neurophysiologie/NLG: Homogen und symmetrisch verlangsamte NLG, kontinuierliche Amplitudenreduktion.
   Bei ausgeprägter Leitungsverzögerung kann allein durch die zeitliche Dispersion der Erregungssalve eine Amplitudenreduktion auftreten, die nicht mit dem abrupt auftretenden segmentalen Leitungsblock bei erworbenen immunogenen Neuropathien verwechselt werden darf [Claus D: Immunvermittelte Polyneuropathien. DÄB 93/6 (9.2.96) B-248–52]. Verlängerte distale Latenz.
– Sonographie zum Nachweis von Faszikulationen.

Differentialdiagnose: Chronische inflammatorische demyelinisierende Polyneuropathie. Erworbene immunogene Neuropathien s. Diagnostik.
M. Friedreich (in Kombination mit HMSN: Myatrophische Ataxie).

Einteilung, Epidemiologie und Klinik: Insgesamt 1 : 2500, damit eine der häufigsten angeborenen neurologischen Erkrankungen.
Polyneuropathie-Syndrom. Faszikulationen häufig, besonders bei Typ II.
Auch autonome Polyneuropathie (HMSN I + II mit pathologischer Herzfrequenzvariabilität).

HMSN Typ I – Charcot-Marie-Tooth-Hoffmann-Syndrom – neurale (peroneale) Muskelatrophie Charcot-Marie-Tooth (CMT).
Erbgang autosomal-dominant (66 %), ggf. autosomal-rezessiv oder x-chromosomal (CMTX), auch sporadisch.
– CMT1A: Mit Abstand häufigste vererbbare Polyneuropathie. In 70–85 % Chromosom 17p11.2 mit 1,5 mbp-Duplikation (Deletion bei der hereditären Neuropathie mit Neigung zu Druckparesen). Selten Punktmutationen am Gen für PMP22 (Peripheres-Myelin-Protein 22); mindestens 4 Punktmutationen sind bekannt, davon eine im Codon 118 mit Austausch von Thyreonin durch Methionin. Die PMP22Thr(118)Met-Mutation konnte auch bei nichterkrankten CMT1A-Familienangehörigen nachgewiesen werden.
– CMT1B (seltener als CMTX): 1. Punktmutationen an Gen P0 (MPZ = myelin protein zero), 2. am Gen für PMP22.
– CMTX1: X-Chromosom, Punktmutationen im „gap junction"-protein Connexin32 (Gen Cx32): Aminosäurenaustausch C39T.
NLG (um 30 m/s) weniger stark verzögert gegenüber der CMT1A (um 20 m/s), weniger Zwiebelschalenformationen.
– Kasuistik einer 45-jährigen Patientin ohne Duplikation bei 17p11.2 [Budka H, Wien: HMSN-1 presenting as sensory neuropathy at advanced age. (9/95) Erlangen].
– Demyelinisierende hypertrophische Form der neuralen Muskelatrophie. Histologisch Reduzierung der myelinisierten Fasern mit typischer Zwiebelschalenbildung.
– Erkrankungsbeginn im 10.–30. Lebensjahr, selten später. Trias Nervenverdickung, Areflexie. Initial Schwierigkeiten beim Gehen, oft Hohlfuß. Meist auffälliges Gangbild nach Erlernen des Laufens. Ausbildung von Storchenbeinen. Geringer ausgeprägte Sensibilitätsstörungen, die meist distal beschränkt bleiben.
– Deutlich herabgesetzte Nervenleitgeschwindigkeit. Sensibles Suralis-NAP meist nicht auslösbar. Ggf. Halte- und Bewegungstremor (Besserung auf Propranolol und anamnestisch bzw. probatorisch auf Alkohol).

HMSN Typ II: Autosomal-dominant oder rezessiv, Erkrankungsbeginn im 25.–40 (50). Lebensjahr.
– Axonale, neuronale Form der neuralen Muskelatrophie. Keine bzw. nie Nervenverdickung. Histologisch primäre axonale Degeneration weitgehend ohne Zwiebelschalenbildung.
– Gegenüber dem hypertrophischen Typ I sind Paresen an der unteren Extremität ausgeprägter, Faszikulationen besonders häufig, Sensibilitätsstörungen und Skelettdeformitäten (späterer Erkrankungsbeginn) seltener.
– Bei der „Early-onset"-Variante rasche Progredienz der Gangstörung und frühe Funktionsbeeinträchtigung der oberen Extremitäten.
– Normale oder nur leicht reduzierte Nervenleitgeschwindigkeit.

HMSN Typ III – progressive hypertrophische Neuritis Déjerine-Sottas (schwere Form der CMT1):
Autosomal-rezessiv, oft sporadisch. Erkrankungsbeginn bis zum 10. Lebensjahr. m : w = 2 : 1. Genetisch uneinheitliche Gruppe.

– Manifestation mit statomotorischer Retardierung und primär erheblicher Gangstörung, ggf. wird Gehen nie erlernt. Extrem herabgesetzte Nervenleitgeschwindigkeit < 7 m/s. Deutliche Liquoreiweißerhöhung. Nervenverdickung.

– Kasuistik eines 19-Jährigen mit motorischer NLG 2 m/s an den Armen, fehlenden sensiblen Nervenaktionspotentialen; Sensibilität im Gesicht, Gehör, Schlucken und Visus intakt, VEP normal, aber Hypomimie, schwacher Kornealreflex, stgl. verzögerte AEP (I 3, II 4,6, III 6, V 7,8 ms) [Schulte-Mattler W, Halle: Hirnnervenbeteiligung bei einem Patienten mit hereditärer sensomotorischer Neuropathie Typ III. Poster DGN (9/98) München].

HMSN Typ IV – s. M. Refsum: Besonders Jugendliche – autosomal-rezessiv.

HMSN Typ V, VI, VII und Kombinationsformen.

Roussy-Lévy-Syndrom.

Myatrophische Ataxie (HMSN in Kombination mit einem M. Friedreich, pathologische Herzfrequenzvariabilität). G60.2

Riesenaxon-Neuropathie: Auffällig gekräuselte Haare, Ataxie und mentale Retardierung [Christen H, Göttingen: Hereditäre Polyneuropathien im Kindesalter. (9/95) Erlangen].

Labor: PCR-Methode zur Analyse der Duplikation des PMP22-Gens in 80 % positiv [Young P, Münster: PCR-gestützte Strategien in der Diagnostik hereditärer Neuropathien. (10/97) Dresden].

Selbsthilfegruppe – Adressen für Informationen: „Dt. Gesellschaft für Muskelkranke e.V." (DGM), Im Moos 4, 79112 Freiburg i. Br., Tel. 07665/9447-0, Fax -20.

Therapie: Krankengymnastik mit Training der noch innervierten Muskulatur und Vorbeugung von Gelenkkontrakturen.
Bei ausgeprägten Fußveränderungen ggf. operative Interventionen wie Gelenkversteifungen, Sehnenverpflanzungen u.ä.

7. Hereditäre Neuropathie mit Neigung zu Druckparesen – familiäre rezidivierende polytope (tomakulöse) Neuropathie – HNPP G60.8

syn. Hereditary neuropathy with liability to pressure palsies.

Diagnostik: Neurophysiologisch Leitungsblockierungen in Engpassbereichen (Differentialdiagnose chronische Polyradikulitis und vaskulitische PNP auch in Nicht-Engpassbereichen!).

Epidemiologie: Mit der HMSN eine der häufigsten angeborenen neurologischen Erkrankungen.

– Erbgang: Autosomal-dominant. In 84 % auf Chromosom 17p11.2 Deletion von 1,5 Mb an Gen PMP22 (Peripheres-Myelin-Protein 22 – bei der CMT1A am gleichen Ort Duplikation). Sehr selten auch Punktmutationen am PMP22-Gen.

Klinik: Erste Manifestation meist zwischen dem 10. bis 30. Lebensjahr von akut auftretenden, nicht schmerzhaften Mononeuropathien mit Lähmung und Sensibilitätsstörungen besonders in Engpassbereichen, ggf. auch Läsionen des Plexus brachialis.

Labor: PCR-Methode semiquantitativ zur Analyse der Deletion des PMP22-Gens in 80 % positiv [Young P, Münster: PCR-gestützte Strategien in der Diagnostik hereditärer Neuropathien. (10/97) Dresden].

Southern blot, Puls-Feld-Elektrophorese (PFGE) und Fluoreszenz-in-situ-Hybridisierung (FISH) sind jeweils sehr aufwendig.

8. Hereditäre sensible Neuropathie – HSN – hereditäre sensibel-autonome Neuropathie – HSAN G60.8

s. Multisystematrophie vom Shy-Drager-Typ.

Einteilung, Epidemiologie und Klinik: Dissoziierte Empfindungsstörungen, autonome Polyneuropathie.

HSN I: Autosomal-dominant und rezessiv, Chromosom 9q22.

HSN II: Autosomal-rezessiv und autosomal-dominant (?). Erkrankungsbeginn in der Kindheit.

HSN Typ III – familiäre Dysautonomie – Riley-Day-Syndrom G90.1
Anatomie/Histologie: Verminderung der (besonders dickeren) myelinisierten sensiblen Fasern.
Diagnostik: Sympathische Hautreaktion positiv. Keine Quaddelbildung auf subkutanes Histamin.
Epidemiologie: Auftreten ca. 800 x, besonders bei Ashkenazi-Juden. Autosomal-rezessiv.
Klinik: Anamnese: Erkrankungsbeginn oft schon im Säuglingsalter mit Ernährungsschwierigkeiten wegen Schluckstörungen. Verzögertes Wachstum. Häufige Bronchopneumonien. Schmerz- und Temperaturempfindung erloschen. Fehlende Tränensekretion beim Weinen, starkes Schwitzen/Hyperhidrose. Orthostatische Hypotonie. Häufig Erbrechen. Befund: Kornealreflex und MER abgeschwächt bis erloschen, Schluckstörungen. Dysarthrie. Ataxie.

HSN Typ IV – Swanson-Syndrom:
Diagnostik: Sympathische Hautreaktion negativ.
Epidemiologie: Autosomal-rezessiv. Erkrankungsbeginn im Säuglingsalter bzw. Kindheit.
Klinik: Anhidrose, rezidivierendes Fieber, frühzeitige Immobilisierung durch pathologische Frakturen [Christen H, Göttingen: Hereditäre Polyneuropathien im Kindesalter. (9/95) Erlangen].

HSN Typ V.

9. Immunologisch bedingte Polyneuropathie – Immunopathien – Immun-Neuropathie

s. Polyneuropathie – Ätiologie. s. vaskulitische Polyneuropathie.

10. Ischämische Polyneuropathie

s. vaskulär bedingte und vaskulitische Polyneuropathie.

11. Koma-Polyneuropathie

s. Critical illness-Polyneuropathie.

12. Lösungsmittel-induzierte Polyneuropathie

s. Intoxikation: Benzol, Ethylenglykol. Hexakarbone, Lösungsmittelgemische, Methyl-n-Butyl-Keton (MBK), Schwefelkohlenwasserstoff, Tetrachlorkohlenstoff (Polyneuropathie umstritten), Triorthokresylphosphat.

13. Multifokale motorische Neuropathie mit Leitungsblock – MMN

Ätiologie: Vermutlich lokal Antikörper-vermittelter Leitungsblock.

Anatomie/Histologie: Demyelinisierende Polyneuropathie.

Definition/Diagnose: Trias a) seltene, rein motorische asymmetrische Polyneuropathie mit b) multiplen (oft weit proximalen) Leitungsblöcken mit mehr als 50-prozentiger Amplitudenabnahme des Muskelsummenpotentials bei proximaler im Vergleich zu distaler Stimulation und c) positiven Anti-GM1-Antikörpern.

Diagnostik: s. Labor.
– Neurophysiologie: NLG distal o.B., proximal verzögert bzw. persistierender segmentaler Leitungsblock nur zum Teil mit Dispersion. H-Reflex (ggf. ausgefallen). Somatosensorisch evozierte Potentiale (SEP) unauffällig.
– Suralisbiopsie ohne Entzündungszeichen.

Differentialdiagnose:
Amyotrophe Lateralsklerose (Anti-GM1-Ak meist negativ): Untere Extremität deutlicher betroffen, kein Leitungsblock.
Spinale Muskelatrophie (Anti-GM1-Ak meist negativ) bzw. lower motor neuron disease.
Chronisch inflammatorische demyelinisierende Polyneuropathie.

Differentialdiagnose der segmentalen Demyelinisierung als Ursache für persistierende Leitungsblöcke:
– Chronisch inflammatorische demyelinisierende Polyneuropathie (CIDP).

	MMN	CIDP
Paresen	asymmetrisch, Arme	symmetrisch, Beine auch asymmetrisch (Lewis-Sumner-Syndrom)
Anti-GM1-Ak	60–80 % positiv (hochtitrig)	meist negativ (< 5 %)
Liquor	o.B.	Eiweiß erhöht
Distale motor. Latenz	o.B.	verlängert
NLG distal	o.B.	erniedrigt
Leitungsblock	ja, proximal	ja, distal
Zeitliche Dispersion	ggf. proximal / häufig nicht	+++
Sensible NLG	o.B.	verzögert
SEP	o.B.	verzögert
Therapie	Kortikoide und Plasmapherese ohne Wirkung IVIG, Cyclophosphamid	Kortikoide und Plasmapherese wirksam IVIG, Azathioprin, Cyclophosphamid, Cyclosporin A

– Guillain-Barré-Syndrom.
– Familiäre rezidivierende polytope Neuropathie – tomakulöse Neuropathie.

Epidemiologie: Auftreten selten. m < w.

Klinik:
Befund: Chronischer, langsam progredienter Verlauf über Jahre (selten rasche Verschlechterung) mit meist asymmetrischen distalen (80 %) Paresen und Atrophien, häufig mit Faszikulationen bzw. Myokymien und Muskelkrämpfen.
Initial sind besonders häufig die Arme (N. ulnaris, N. medianus) betroffen, später Übergreifen auf Rumpf und untere Extremität.
MDR abgeschwächt oder ausgefallen, können ggf. aber auch erhalten bleiben und z.T. gesteigert sein.
Keine sicheren Zeichen der Beteiligung des 1. motorischen Neurons. Sensibilität unauffällig, diskrete sensible Störungen sind möglich.
Hirnnerven können betroffen sein, sogar eine Zungenatrophie vorliegen. Ggf. Rezidive, die wieder auf Immunglobuline (IVIG) ansprechen.

Labor: Liquor unauffällig oder leichte Eiweißerhöhung. IgM-Ak gegen GM1-Gangliosid (Anti-GM1-Ak) in 69–80 %. Der Anti-GM1-Titer korreliert mit dem klinischen Verlauf und kann zur Verlaufsbeurteilung hilfreich sein.

Therapie (wie bei der monoklonalen Gammopathie unklarer Bedeutung): Kortikoide und Plasmapherese ohne Effekt.
1. Wahl: ☆7S-IgG-Immunglobuline – IVIG (0,5–10 g Fl). Initial hochdosiert 5 Tage 0,4 g/ kg/d, maximal 30 g oder 1–2 g/kg an 2 Tagen. Monatlich oder zweimonatlich (abhängig von der Klinik) 1 g/kg an 1–2 Tagen. Der Effekt ist bereits nach wenigen Tagen erkennbar. Bei schweren Ausfällen Kombination mit Cyclophosphamid.
2. Wahl: ☆Cyclophosphamid (50 mg Drg, 100/ 500 mg Fl) s. Medikamente. Orale Dauertherapie 50–150 mg/d über höchstens 6–9 Monate mit klinischer Besserung nach 2–4 Monaten

oder intravenöse Intervall-Pulstherapie 700 mg/m^2 jeden Monat. Bei leichten und mäßigen Ausfällen Cyclophosphamid allein, bei schweren Ausfällen mit IVIG.
3. Wahl: ☆Cyclosporin A – CSA (100 mg/ml Lsg, 25/50/100 mg Kps. Mikroemulsion) nur bei intakter Nierenfunktion unter CSA- und insbesondere Harnsäure-Spiegelkontrolle. Initial 5 mg/kg in zwei Dosen gelöst in Kakao auf Erhaltungsdosis 3–5 mg/kg/d, abhängig von Spiegelkontrollen mit Zielwert 100–200 ng/ ml.

14. Paraneoplastische Polyneuropathie (Polyradikulitis) und paraneoplastische sensorische Neuropathie G13.0

s. Amyloidose, paraproteinämische Polyneuropathie, Plasmozytom, M. Waldenström.

Anatomie/Histologie: AD > SD.

Diagnostik: NLG (AD) meist normal.

Einteilung: Akute Polyneuritis. Chronische Polyneuritis. Akute sensible Polyneuritis. Paraproteinämische Polyneuritis.

Epidemiologie: Auftreten selten.

Klinik: Paraneoplastische Neuromyopathie: Motorisch betonte Polyneuropathien.
Die paraneoplastischen Polyneuritiden sind häufiger schmerzhaft, sonst klinisch kaum von den nicht-paraneoplastischen Polyneuritiden zu unterscheiden und nur über den Tumor-Nachweis zu diagnostizieren.
– Paraneoplastische sensorische Neuropathie (PSN) Denny Brown – akute sensible Polyneuritis G13.0
in 80 % bei kleinzelligem Bronchial-Karzinom, die dem Tumor häufig voraus geht und Teil einer Enzephalomyeloradikuloneuritis mit autonomer Beteiligung ist. Besonders asymmetrische Ausprägung und Befall der Arme. Trigeminus-Befall, Pseudotabes peripherica. I.d.R. schwere sensible Defizite innerhalb von Wochen bis Monaten.
Kasuistik von 5 Patienten (6 % der Patienten mit Anti-Hu-Antikörpern) mit milden asymmetrischen sensiblen Symptomen ohne Behandlung über im Mittel 18 (5–32) Monate ohne oder mit nur geringer Progression und gleichem Befund bzw. Verlauf mit Immunglobulinen, Chemotherapie oder beidem [Graus F: Indolent anti-Hu-associated paraneoplastic sensory neuropathy. Neurology 44 (1994) 2258–61].
– Paraneoplastisches Guillain-Barré-Syndrom – Sensomotorische PNP als akut/subakute periphere PNP dem Tumor vorausgehend, als remittierende und rezidivierende PNP dem Tumor vorausgehend oder gleichzeitig, oder als terminale PNP, jeweils mit Liquor-Dissoziation, im EMG pathologischer Spontanaktivität und in der ENG axonaler Degeneration.
Kasuistik einer sensomotorischen Tetrasymptomatik beginnend 1/2 Jahr vor Diagnostizierung eines malignen Thymoms ohne Myasthenie und Metastasen; trotz Thymektomie, hochdosierter Kortisonmedikation und anschließender Bestrahlung Progredienz, dann Beginn mit ☆Cyclophosphamid (s. Medikamente) 1000 mg/m^2 i.v. alle 4 Wochen mit Besserung der Paresen und sensiblen Defizite, bei Unterbrechung der Cyclophosphamid-Gabe erneute Verschlechterung [Schmidt H, Göttingen: Polyneuropathie bei malignem Thymom – ein seltener Zusammenhang. Poster ANIM (1/98) Hamburg].

Labor: Ggf. Anämie. Paraneoplastische Anti-Hu-, Anti-Yo-, Anti-Ri-Antikörper (s. Paraneoplasie): Bei fast allen Anti-Hu-positiven Patienten mit Polyradikulitis tritt binnen 12 Monaten ein kleinzelliges Bronchial-Karzinom auf.
– Paraneoplastische sensorische Neuropathie (PSN) Denny Brown: Immer assoziiert mit Anti-Hu-Antikörpern (gegen Hu-Antigen, Neuronen-Kerne – kleinzelliges Bronchial-Karzinom).
– Ggf. Anti-Amphiphysin-Antikörper. Bei akuter Polyneuritis im Liquor C3a, C5a und MAC („membrane attack complex"), der terminale Komplex der Komplementkaskade, mit RIA oder Immunzytochemie. IgM-Ak (Glykolipide).
– Akute sensible Polyneuritis IgG-Ak mittels indirekter Immunzytochemie.
– Chronische Polyneuritis ggf. IgG-Ak mittels direkter und indirekter Immunzytochemie. [Toyka K: Paraneoplastische Erkrankungen in Holzgraefe: Labordiagnostik von Erkrankungen des Nervensystems. 1988].

Liquor: Ggf. zytoalbuminäre Dissoziation, leichte Eiweißvermehrung.

Therapie: s. Klinik. Plasmapherese.

15. Paraproteinämische Polyneuropathien

Ätiologie: a) Hyperviskosität. b) Bindung an Nervengewebe. c) Humorale Faktoren. d) Vaskulopathie durch zirkulierende angioproliferative Faktoren und angiofollikuläre Lymphknoten-Hyperplasie (Castleman-Syndrom), multilokuläre Form s. POEMS-Syndrom.

Anatomie/Histologie: Die IgM-Paraproteinämie ist direkt an der Zerstörung von Nervenzellgewebe beteiligt im Sinne einer Zellaktivierung durch Ig und Komplement mit anschließender Demyelinisierung.

Diagnose: Monoklonales Ig.

Diagnostik: s. Labor. Neurophysiologie unspezifisch.

Differentialdiagnose: Chronisch inflammatorische demyelinisierende Polyneuropathie (kein monoklonales Ig).

Einteilung der benignen Formen:
– Benigne monoklonale Gammopathie IgG und IgA segmentale Demyelinisierung > axonale Degeneration, IgM segmentale Demyelinisierung.
– Monoklonale Gammopathie unklarer Bedeutung – monoclonal gammopathy of unknown severity mit und ohne Antikörper gegen Myelin-assoziiertes Glykoprotein (MAG-Ak gegen die Markscheide, IgM-Ak).
– Kryoglobulinämie.
– Skleromyxödem Arndt-Gottron.

Einteilung der malignen Formen:
- s. Amyloidose IgG-Leichtketten peripherer Nerv, hereditäre Amyloidose (Präalbumin-Komplexe) peripherer Nerv + autonome Symptome + z.B. beidseitiges CTS.
- M. Waldenström: 8–50 % sensomotorische PNP, segmentale Demyelinisierung > axonale Degeneration (SD > AD) (Plasmazelldyskrasien).
- Plasmozytom – Myelom-Neuropathie: 97 % osteolytisches Myelom mit PNP in 10–15 % (axonal mit primär Dysästhesien, sekundär motorisch Paresen).
  3 % osteosklerotisches Myelom mit PNP in 20 % (segmentale Demyelinisierung > axonale Degeneration, oft als Erstsymptom mit primär Paresen).

Epidemiologie: Paraproteinämie (monoklonale Gammopathie) bei 0,4 % aller Polyneuropathie-Patienten.
- Andere Quellen: 10 % aller Patienten mit chronischer oder subakuter Polyneuropathie ohne identifizierbare Ätiologie haben eine monoklonale Gammopathie, davon am häufigsten (s.) Neuropathien durch monoklonale Gammopathien unklarer Bedeutung. Umgekehrt: Über 50 % der Patienten mit Gammopathie (meist IgM) entwickeln eine Polyneuropathie.
- Bei 4,8 % bzw. mit Immunfixationselektrophorese bei 9 % aller ALS-Patienten.

Klinik: Schnelle Progredienz, oft deutliche sensible Defizite mit Gangataxie. Besonders bei IgM-Paraproteinämien Halte- und Bewegungstremor häufig mit unterschiedlichen Frequenzen in distalen und proximalen Muskeln derselben Extremität [Bain P: Tremor associated with benign IgM paraproteinaemic neuropathy. Brain 119 (1996) 789–99].

Labor: Kontrollen bei Gammopathie: bb *keine* Anämie, Bence-Jones, Hyperkalziämie, Hyperkaliämie, M-Protein < 30 g/l, Plasmazellanteil < 5 %. 50–65 % Antikörper gegen Myelin-assoziiertes Glykoprotein (MAG-Ak gegen die Markscheide, IgM-Ak): Keine Korrelation zur Neuropathie-Schwere. Liquor unspezifisch.

Therapie: Plasmapherese (nicht bei MMN und der MAG-Ak-positiven monoklonalen Gammopathie unklarer Bedeutung).
- ☆ Kortison (nicht bei MMN).
- ☆ Immunglobuline – IVIG (0,5–10 g Fl) (nicht bei der MAG-Ak-positiven monoklonalen Gammopathie unklarer Bedeutung).
- Benigne essentielle Gammopathie: Bei Symptomatik Azathioprin und Prednisolon.
- M. Waldenström: Chlorambucil, Prednisolon.
- Bei Tremor: Gabe von Propranolol.

16. Monoklonale Gammopathie unklarer Bedeutung – monoclonal gammopathy of unknown severity – MGUS

syn. Chronic inflammatory demyelinating Polyradiculoneuropathy of undetermined significance.

Anatomie/Histologie: Aufgeweitete Myelinlamellen mit Ablagerung von IgM und Komplement.

Diagnostik: s. Labor. Elektroneurographie: Demyelinisierende Polyneuropathie mit distaler Betonung.

Differentialdiagnose: Klinisch chronisch inflammatorische demyelinisierende Polyneuropathie (keine Gammopathie, schneller progressiv).

Einteilung: IgM- und IgG-MGUS mit und ohne Myelin-assoziiertes Glykoprotein (MAG-Ak).

Epidemiologie: Auftreten später als bei der chronisch inflammatorischen demyelinisierenden Polyneuritis (Mindestalter 30 Jahre). m < w.

Klinik: Patient älter, langsamere Progression und deutlichere sensible Verschlechterung als bei der chronisch inflammatorischen demyelinisierenden Polyneuritis mit mehr motorischen Defiziten.
Anamnese: Verlaufsform 70 % chronisch-progredient, 20 % schubförmig, 10 % chronisch-rezidivierend.
Befund: Sensomotorische Defizite bzw. verschlechterte Funktion hauptsächlich durch sensible Defizite.
IgM-MGUS: Initial sensibel-symmetrisch, dann sensomotorisch mit Ataxie, Tremor, VEP verzögert.
IgG-MGUS: Keine Korrelation von Klinik und Plasmakonzentration.

Komplikationen: Oft Entartung zum M. Waldenström, Plasmozytom oder anderen malignen lymphoproliferativen Erkrankungen [Simmons Z: Long-term follow-up of patients with chronic inflammatory demyelinating polyradiculoneuropathy, without and with monoclonal gammopathy. Brain 118 (1995) 359–68].

Labor: 80 % Bence-Jones-Proteinurie. Mit (> 50 %) und ohne IgM-Antikörper gegen Myelin-assoziiertes Glykoprotein (MAG-Ak gegen die Markscheide).

Prognose: Von 32 unbehandelten Patienten mit 15 IgG-, 15 IgM- und 2 IgA-Banden zeigten die mit IgM-Proteinen eine stärkere Progression mit mehr motorischen und sensiblen Defiziten. 3 von 5 Patienten (2 mit IgM, 1 mit IgG-Banden) mit besonders schneller Progression entwickelten ein Non-Hodgkin-Lymphom [Notermans N: Polyneuropathy associated with monoclonal gammopathy of undetermined significance. A prospective study of the prognostic value of clinical and laboratory abnormalities. Brain 117 (1994) 1385–93].

Therapie der PNP mit IgM-M-Protein: Plasmapherese ohne Effekt bei der MAG-Ak-positiven MGUS.
1. Wahl: ☆Cyclophosphamid (50 mg Drg, 100/500 mg Fl) s. Medikamente, Dauertherapie morgens 1–2 mg/kg mit viel Flüssigkeit.
   Plus Prednisolon niedrig dosiert.
2. Wahl: ☆Cyclosporin A – CSA (100 mg/ml Lsg, 25/50/100 mg Kps. Mikroemulsion) nur bei intakter Nierenfunktion unter CSA- und insbesondere Harnsäure-Spiegelkontrolle. Initial 5 mg/kg in zwei Dosen gelöst in Kakao auf Erhaltungsdosis 3–5 mg/kg/d, abhängig von Spiegelkontrollen mit Zielwert 100–200 ng/ml.
3. ☆Immunglobuline – IVIG (0,5–10 g Fl) (nicht bei der MAG-Ak-positiven monoklonalen Gammopathie unklarer Bedeutung).

17. POEMS-Syndrom

syn. Takasuki-Syndrom, Crow-Fukase-Syndrom.

Multilokuläre Verlaufsform des M. Castleman (Lymphome mit angiofollikulärer Hyperplasie).

Definition: Polyneuropathie +
Organomegalie (Lymphadenopathie, Splenomegalie oder Hepatomegalie),
Endokrinopathie (Hypogonadismus, Hypothyreoidismus),
Monoklonale Gammopathie/Dysglobulinämie (M-Gradient),
„Skin changes" – Hautveränderungen.

Diagnostik: In der Suralis-Biopsie z.B. Vaskulitis.

Klinik: Leitsymptome ggf. rasch progrediente Neuropathie und Hautveränderungen (v.a. Hyperpigmentierungen).
– Kasuistik eines 42-jährigen mit primär Ausbildung einer deutlichen, neurophysiologisch demyelinisierenden und axonalen Polyneuropathie, mit auf 289 mg/dl erhöhtem Liquoreiweiß und monoklonaler Gammopathie vom IgA-Lambda-Typ. In der Knochenmarkbiopsie unspezifische Plasmazellinfiltration. Unter Kortikoidtherapie teilweise Rückbildung der Paresen. Sekundär waren nach 12 Monaten (!) erstmals Lymphknoten palpabel, histologisch mit typischem Befund eines M. Castleman vom Plasmazell-Typ mit monotypischer Leichtkettenexpression [Rauh J: Sensomotorische Polyneuropathie bei Morbus Castleman. (9/96) Göttingen].

Labor: Häufig monoklonale Gammopathie vom Leichtkettentyp, endokrine Störungen.

Liquor: Gesamteiweiß z.B. bis 300 mg/dl erhöht. Oligoklonale Banden in der IEF.

Therapie: Zur Immunsuppression ☆Kortikoide (Prednison 1 mg/kg) [Dressnandt J: Das POEMS-Syndrom: Ein Beitrag zur Differentialdiagnose der Polyneuropathie. Nervenarzt 64 (1993) 258–62].

18. Neuralgische Schulteramyotrophie
G54.5, M54.1

syn. idiopathische Armplexusneuritis, Parsonage-Turner-Syndrom, Schultergürtel-Syndrom.

s. hereditäre neuralgische Schulteramyotrophie – HNA – familiäre neuralgische Neuropathie mit Prädilektion des Plexus brachialis.

Ätiologie: Unklar. Immunologisch bedingte Polyneuropathie. s. Klinik, selten bei Neuroborreliose.

Anatomie/Histologie: Entzündliche Polyneuritis mit segmentaler Demyelinisierung.

Differentialdiagnose der schlaffen mehr einseitigen Parese:
s. Polyneuritis – Polyneuropathie – Klinik mit armbetonter Symptomatik.
Bandscheibenvorfall (s. Zervikobrachialgie).
Borreliose. Kasuistik der seltenen Plexusneuritis/Plexusmitbeteiligung bei Neuroborreliose

[Malzacher V, Sindelfingen: Neuroborreliose mit dem Bild einer beidseitigen Schulteramyotrophie – Turner-Parsonage-Syndrom. (9/96) Göttingen].
Frühsommer-Meningoenzephalitis, meningoradikulitische Form.
Mononeuritis multiplex.
Periphere neurogene Schädigung.
Familiäre neuralgische Neuropathie mit Prädilektion des Plexus brachialis.
Obere Plexusläsion.
– *Meist beidseitige Parese*:
Poliomyelitis anterior acuta.
Polymyositis (mehr mittleres Alter, m : w = 1 : 2, rascher progredient mit Schüben und Remissionen).
Syringomyelie ggf. auch schlaffe Parese + Sensibilitätsstörungen! Meist beidseits spastische Parese.
Zervikale Myelopathie ggf. nur mit diskreten Sensibilitätsstörungen, meist auch spastische Anteile!

Klinik: Anamnese/Befund: Hereditäre fokale Neuropathie. Plötzlich beginnende, in 25 % beidseitige, schmerzhafte, motorisch betonte obere Plexusparese. Selten Rezidive.

Labor: s. Polio. Mononukleose. Borrelien. Liquor ggf. mit Pleozytose bei nur geringer Eiweißvermehrung.

19. Hereditäre neuralgische Amyotrophie – hereditäre neuralgische Schulteramyotrophie – HNA

syn. Familiäre neuralgische Neuropathie mit Prädilektion des Plexus brachialis. s. neuralgische Schulteramyotrophie.

Epidemiologie: Erbgang: Autosomal-dominant auf Chromosom 17q24–q25. Hohe Penetranz.

Klinik: Wie neuralgische Schulteramyotrophie. Häufiger Rezidive. Regelmäßig durch starke Schulter-Arm-Schmerzen eingeleitete ipsilaterale Paresen und Atrophien der Schulter-Arm-Muskulatur, die sich innerhalb weniger Monate i.d.R. nahezu vollständig zurückbilden.

20. Tuberkulöse Polyneuropathie
A17.8. G63.0

Anatomie: Direkter Befall der peripheren Nerven.

Differentialdiagnose: Isoniazid-Polyneuropathie.

Epidemiologie: Auftreten sehr selten, eher bei älteren kachektischen resistenzgeschwächten Patienten.

Klinik: Anamnese: Isoniazid-Einnahme ohne Vitamin B_6?
Befund: Polyneuropathie mit sehr seltener Komplikation der aufsteigenden Landry-Paralyse.
– Ggf. bereits bei Lungentuberkulose sind Mononeuritis multiplex, Interkostalneuralgien, Schädigungen des N. phrenicus mit hartnäckigem Singultus, oder Meralgia paraesthetica möglich.

21. Urämische Polyneuropathie – nephrogene Polyneuropathie   N18.8

Diagnostik: NLG meist herabgesetzt.

Klinik: Befund: Symmetrisch-paretischer Manifestationstyp oder symmetrisch-sensibler Manifestationstyp (Tiefensensibilitätsstörungen). Besonderes: Teilweise Restless legs-Syndrom.

Labor: Erhöhung der harnpflichtigen Substanzen wie bei Niereninsuffizienz, hypochrome Anämie. Liquor oft normal.

Prognose und Therapie: Unter suffizienter Behandlung der Grundkrankheit (Dialyse) mit Abnahme der harnpflichtigen Substanzen im Serum Besserung und Rückbildung der Polyneuropathie.

22. Vaskulär, vaskulitisch und ischämisch bedingte Polyneuropathie

Ätiologie: s. Anatomie.
- Polyneuropathie bei Systemerkrankungen des Bindegewebes/mit Kollagenosen   G63.5 z.B. rheumatoide Arthritis – chronische Polyarthritis (in < 25 %, bei rheumatoider Vaskulitis, kaum als Erstsymptom), Lupus erythematodes. Bei Panarteriitis nodosa: Mit 50–70 % am häufigsten, auch als Erstsymptom. Sjögren-Syndrom, Sklerodermie.
- Polyneuropathie bei sonstigen Krankheiten des Muskel-Skelett-Systems   G63.6 (Arthritis, Polyarthritis), Immunvaskulitiden wie M. Behcet, allergische Granulomatose Churg-Strauss, lymphomatoide Granulomatose, Hypersensitivitätsvaskulitis, Kryoglobulinämie. Raynaud-Syndrom: Befall der Hand en bloc wohl infolge einer Überaktivität des Sympathikus mit Vasokonstriktion der Vasa nervorum. Bei isolierter Vaskulitis des peripheren Nervensystems: Bis auf gelegentliche BKS-Beschleunigung definitionsgemäß keine systemischen Manifestationen, keine serologischen Marker. Nekrotisierende Vaskulitis. Wegener-Granulomatose.
- Amphetaminpolyneuropathie. An-α-Lipoproteinämie, Hyperlipidämie.
- Diabetes mellitus (s. 4. Endotoxisch-metabolische Polyneuropathien), Mononeuritis multiplex.
- Ischämisch: Intoxikation: Akute CO-Vergiftung, akute Barbituratvergiftung. Intoxikationskomata (?).
  Neuropathien bei akuten Blutverlusten, Ernährungsstörungen durch Veränderungen an größeren Arterien oder subakutem bis chronischem Gefäßverschluss bei Arteriosklerose und Thrombangitis obliterans („ischemic neuritis"), bei allen obliterierenden Gefäßerkrankungen oder bei plötzlichen Gefäßverschlüssen großer Extremitätenarterien.

Anatomie/Histologie ischämischer Polyneuropathien: Nervale Ischämie durch Verschluss der vaskulitisch infiltrierten Gefäße, aufgrund der guten Kollateralversorgung erst bei vielen einzelnen Verschlüssen, nur in Oberarm- und Oberschenkelmitte aufgrund einer schlechteren Kollateralversorgung auch durch isolierte Verschlüsse.
Axonale Degeneration. Segmentale Demyelinisierung bei rheumatoider Arthritis.

Definition: Entzündliche Infiltrate in der Gefäßwand mit Zeichen der Gefäßdestruktion wie fibrinoide Nekrose, Thrombose oder/und Hämorrhagie.

Diagnose: Oft nur durch Nervenbiopsie möglich.

Diagnostik: s. Labor.
- Ischämische Polyneuropathie: Im EMG axonale Läsion. NLG meist normal.
- Gefäßdiagnostik: Dopplersonographie, ggf. Angiographie. Nervenbiopsie, Muskelbiopsie.
- Vaskulitische Polyneuropathie: Neurophysiologisch segmentaler Block (keine Engpassregionen!) bei Fehlen einer signifikanten Leitungsverzögerung im übrigen Nerven (s. Differentialdiagnose zur chronischen Polyradikulitis). NLG-Messung mehrerer Nerven zum differentialdiagnostischen Ausschluss symmetrischer Polyneuropathien oder der multifokalen motorischen Neuropathie.

Differentialdiagnose der vaskulitischen Polyneuropathie: Chronische Polyradikulitis/Chronische inflammatorische demyelinisierende Polyneuropathie: „Auch das simultane Auftreten eines segmentalen Leitungsblocks mit pathologischer Dispersion spricht für eine chronisch inflammatorische demyelinisierende Polyneuropathie. Dennoch kann oftmals die sichere Unterscheidung nur mittels der Nervenbiopsie erfolgen" [Claus D: Immunvermittelte Polyneuropathien. DÄB 93/6 (9.2.96) B-248–52].
- HMSN: Bei ausgeprägter Leitungsverzögerung kann allein durch die zeitliche Dispersion der Erregungssalve eine Amplitudenreduktion auftreten, die nicht mit dem abrupt auftretenden segmentalen Leitungsblock bei erworbenen immunogenen Neuropathien verwechselt werden darf [Claus D: Immunvermittelte Polyneuropathien. DÄB 93/6 (9.2.96) B-248–52].
- Multifokale motorische Neuropathie.

Epidemiologie: 4 % der Polyneuropathien.

Klinik: Ischämische Polyneuropathie im Rahmen einer peripheren arteriellen Verschlusskrankheit: Etwa 40 % monomelisch sensibel, 40 % sensibel asymmetrisch, seltener monomelisch sensomotorisch und sensibel symmetrisch.
- Vaskulitische Polyneuropathie: Auftreten in 50 % symmetrisch als diffuse sensomotorische Neuropathien entweder im Rahmen systemischer Vaskulitiden oder isoliert in peripheren Nerven und der Muskulatur (asymmetrischer Befall ggf. im Sinne der Mononeuritis multiplex). Meist brennende, ausgeprägte Schmerzen.

Labor: Labor der Grunderkrankung (BKS erhöht, hypochrome Anämie, Leukopenie, Lymphozytose, Latex-Rheumafaktoren, LE-Zellen, Waaler-Rose, Kryoglobulin, Proteinurie etc.).

Liquor evtl. leichte Eiweißerhöhung.

Prognose bei ischämischer Polyneuropathie: Schlecht.

Prognose *bei vaskulitischer Polyneuropathie*: Besserung der Schmerzen unter Kortikosteroiden innerhalb weniger Tage.

Therapie *der ischämischen Polyneuropathie*: Therapieversuche mit durchblutungsfördernden Maßnahmen wie

☆ Acetylsalicylsäure – ASS (100/300/500 mg Tbl, 0,5 g A).

☆ Hydroxyäthylstärke – ☆HES – ☆Haes 10 % 200/0,5 500–1000 ml (ggf. mit ☆Pentoxifyllin) unter Kontrolle von Kreatinin, Dosis individuell der kardialen Belastbarkeit anzupassen!

Ggf. Antikoagulation mit ☆Heparin high-dose s. Medikamente.

Therapie *z.B. der isolierten Vaskulitis des peripheren Nervensystems*:

☆ Kortikosteroide, z.B. i.v.-Stoßtherapie mit je 3 (–5) x 1000, dann 500, dann 250 mg Methyl-

prednisolon und anschließend 1 mg/kg über 3–4 Wochen mit Reduktion um 5–10 mg alle 2 Wochen bis zur individuellen Erhaltungsdosis. Ggf. gleichzeitige Gabe von

☆ Azathioprin (50 mg Tbl). Bei länger erforderlicher Immunsuppression zur mittelfristigen Kortikoidreduzierung. Sekundär alternativ

☆ Cyclophosphamid (50 mg Drg, 100/500 mg Fl) s. Vaskulitis.

☆ 7S-IgG-Immunglobuline – IVIG (0,5–10 g Fl). Effekt noch nicht ausreichend gesichert.

– Bei Therapieresistenz auch ☆Cyclosporin A – CSA (100 mg/ml Lsg, 25/50/100 mg Kps. Mikroemulsion).

– Bei rheumatoider Arthritis und Lupus erythematodes auch Gabe von ☆Methotrexat (2,5/ 10 mg Tbl) 7,5–10 mg/Woche.

Idiopathische Polyradikulitis Guillain-Barré – akutes Guillain-Barré-Strohl-Syndrom – GBS

G61.0

syn. Idiopathische Polyradikuloneuritis bzw. akute Polyradikuloneuritis bzw. akute Polyneuroradikulitis Guillain-Barré.

s. Polyneuropathie. s. Autonome Polyneuropathie. s. Chronische Polyradikuloneuritis – chronisch inflammatorische demyelinisierende Polyneuropathie.

Meldung s. Differentialdiagnose Poliomyelitis.

Ätiologie: Immunologisch bedingte hyperergische idiopathische Polyneuritis ohne Erregeridentifikation. Familiär.

s. Differentialdiagnose, s. Einteilung, s. Labor, s. Pathophysiologie.

1. Nach aktiven oder passiven Impfungen (serogenetische bzw. postvakzinale Polyneuritis) gegen Diphtherie, Haemophilus influenzae Typ B, Hepatitis B (1/10.000), Masern, Mumps, Polio oral, Röteln, Tetanus, Tollwut, Typhus, nicht nach FSME-Impfung [Jellinger K, DMW 34 (1992) 1298]. Nach Grippeimpfung jeweils binnen 10 Tagen mit schwerem Verlauf (AkdÄ: Drei Verdachtsfälle von postvakzinalen Guillain-Barré-Syndromen. DÄB 13/94 (28.3.97) B-688].

2. Vorausgehende Infektion in 60 %: Para- oder postinfektiöse Polyradikulitis/Polyneuritis (Akute infektiöse Polyneuritis. s. Diagnose-Kriterien für Varianten des akuten GBS):

2.1 Bakterien: Zusammenhang gesichert und in 33 % (im fernen Osten in 66 %) vorausgehender gastrointestinaler Infekt mit Campylobacter jejuni [Fujimoto und Amako (1990)]. Ggf. liegen in den seltenen Campylobacter-Serotypen, die mit GBS assoziiert sind, in der Lipopolysaccharid (LPS-) Fraktion Kohlenhydratsequenzen vor, die auch in den Gangliosiden des peripheren Nerven vorkommen. Die Antikörper-Produktion führt sekundär zu Läsion des peripheren Nerven im Sinne eines „molekularen Mimikry".

Zusammenhang wahrscheinlich bei Borrelien, Bruzellose (Toxinbildung), Coxiella burneti,

Diphtherie (Toxinbildung), Haemophilus influenzae, Lepra, Listeriose (s. Listerienmeningitis), Lues, Mycoplasma pneumoniae, Rickettsien, Typhus/Paratyphus.

Kasuistik einer 17-jährigen Patientin mit Meningokokken-Meningitis und im Verlauf multiplen Hirnnervenausfällen und schlaffer Paraparese bei persistierender Liquoreiweißerhöhung um 1000 mg/l [Timpe L, Mannheim: Parainfektiöse Polyradikulitis mit schlaffer Paraparese als Folge einer Meningokokkeninfektion. Poster ANIM (1/98) Hamburg].

GBS bei chronischer Osteomyelitis mit den histologischen Zeichen einer nekrotisierenden Vaskulitis [Kiefer R. Poster ANIM (1/94) Karlsruhe].

2.2 Parasiten: Leptospirose Morbus Weil, Bilharziose s. Schistosomiasis, Trypanosomiasis.

2.3 Viren (i.d.R. Verdacht nur bei krankheitstypischen Anamnesen und Exanthemen):

Häufig bei Arboviren (Frühsommer-Meningoenzephalitis), Epstein-Barr (Mononukleose), Zytomegalie.

Weniger häufig bei Enteroviren (Coxsackie, Echo, Polio), Influenza A (Amantadin) + B (im Rahmen von Epidemien neben der Meningitis/Enzephalitis), Masern (meist nach Abklingen des Exanthems, ggf. mit Hirnnerven-Befall besonders VII), Mumps, Röteln, Varizella-Zoster: Zosterenzephalomyelitis

[Sandmann J: Differentialdiagnostische und therapeutische Probleme der Zosterenzephalomyelitis. Akt Neurol 16 (1989) 165–7].

Selten bei der Gruppe der Hanta-Viren, Hepatitis A und B, Herpes simplex (s. Varizellen/ Zoster), HIV-assoziiertes GBS.

Zusammenhang gesichert bei Epstein-Barr (Mononukleose), Zytomegalie, Pocken und Kuhpocken.

Zusammenhang wahrscheinlich bei Hepatitis A und B, HIV, Masern, Mumps, Varizella-Zoster.

Zusammenhang unsicher bei Enteroviren (Coxsackie, Echo, Polio), Röteln.

3. Ganglioside parenteral injiziert, Falldarstellungen bei 7 Patienten mit inkompletter Erholung [Illa I: Acute axonal Guillain-Barré syndrome with IgG antibodies against motor axons following parenteral gangliosides. Ann Neurol 38 (1995) 218–24].
4. Paraneoplastisch – Paraneoplastisches GBS.
5. Während der Schwangerschaft.
6. 5–10 % nach Trauma oder OP.

Anatomie/Histologie: Diskontinuierliche segmentale Demyelinisierung bevorzugt an den Nervenwurzeln auf dem Boden einer herdförmigen multifokalen perivaskulären und endoneuralen (intrafaszikulären) Entzündung aus mononukleären Zellinfiltraten, Makrophagen und T-Zellen. Nur bei starker Immunantwort axonale Degeneration (neutrophile Leukozyten).

Definition – Diagnose-Kriterien [nach Hughes (1990)]

Klassisches akutes GBS (idiopathisch ohne Erregernachweis)	Varianten des akuten GBS	GBS-atypisch
Zwingend:		
Progrediente Lähmungen an mehr als 1 Extremität		
Reflexausfall		
Maximum der neurologischen Ausfälle < 8 Wochen		> 8 Wochen (CIDP über 8 Wochen)
Unterstützende Kriterien:		
a) Klinisch:		
Relativ symmetrische Paresen	ZNS-Mitbeteiligung: Pos. Babinski	Erhebliche Asymmetrie
Sensibilitätsausfälle relativ gering (Tiefen- > Oberflächensensibilität gestört)	Sensibles Querschnittsniveau	Ausgeprägte Sensibilitätsausfälle Schmerzen scharf begrenzt
Hirnnervenbeteiligung (v.a. VII. HN)	Schwere zerebelläre Ataxie, pos. Babinski. Störungen des autonomen NS: Vorübergehende Blasenstörung	Blasen- oder Mastdarmstörung von Beginn an, vasomotorische Dysregulation
Kein Fieber während neuropathischer Beschwerden		Fieber mit dem Einsetzen neuropathischer Symptome Nach Ende der Progression keine Remission Bleibende Blasen- oder erhebliche Residualsymptomatik, Mastdarmstörung
b) Liquor (nach 1 Woche): Zyto-albuminäre Dissoziation > 0,7–2 g/l Eiweiß Polymorph-nukleäre und bis 10/3 Zellen	Normales Gesamteiweiß für 1–10 Wochen Zellzahl zwischen 11–50/3 Zellen	> 50/3 Zellen
c) Neurophysiologisch:	Verzögerte NLG wie bei Demyelinisierung	

Diagnostik: s. Labor.
– NLG: Bei 14 von 15 Patienten proximaler (radikulärer) Leitungsblock zwischen den zervikalen Wurzeln und dem Erbschen Punkt, davon bei 1/3 der Patienten als einziger elektrophysiologischer Hinweis. Distale NLG anfangs meist normal. Amplituden nach distaler Stimulation unter 20 % der Norm als Indikator einer axonalen Degeneration sprechen für eine schlechte Prognose [Claus D: Immunvermittelte Polyneuropathien. DÄB 93/6 (9.2.96) B-248–52].
– F-Welle: Verzögerung oder Ausfall (auch bei spinalen Syndromen wie akuter transverser Myelopathie, Spinalis anterior-Syndrom!).
– Neurographische Befunde wie Ausfall der F-Wellen und verlängerte distale Latenzen liegen bei mehr als 50 % der Patienten frühestens in der 4. Erkrankungswoche vor.
– EMG s. Prognose.
– Somatosensorisch evozierte Potentiale (SEP).
– Bulbusdruckversuch: Mit 2 Fingern gerade noch vom Patienten tolerierten Druck auf den Bulbus ausüben über 25 s oder bis zum Auftreten von Bradykardien < 40/min. Bei den Patienten mit Guillain-Barré-Syndrom und Absinken der Pulsfrequenz um > 50 % zeigte sich im Verlauf immer eine verminderte Herzfrequenzvariation [Englert D, Gunreben G. ANIM (1/88) Würzburg].
Vagale Übererregbarkeit besteht nicht nur bei den Patienten mit schweren motorischen Defiziten.
– EKG-Spektralanalyse über 5 min: Erster großer Peak ist sympathisch, zweiter kleinerer ist gemischt, und dritter ist parasympathisch erzeugt [Reichel G (6.5.93): Autonome Polyneuropathie].

Differentialdiagnose: s. Ätiologie, s. Einteilung.
– Alkoholische Polyneuropathie [Sperling W: Alkoholtoxische Tetraplegie. Zur Differentialdiagnose des Guillain-Barré-Syndroms. Psycho 19 (1993) 643–5]: Chronische alkoholtoxische axonale Polyneuropathie sowie Fallberichte von alkoholischen Polyneuropathien mit einer maximalen Ausprägung der Symptome binnen weniger Tage bis zu einigen Wochen mit primär axonaler Nervenschädigung, aufsteigenden Lähmungen und Areflexie [Wöhrle J:

Alcohol-related acute axonal polyneurpathy. A differential diagnosis of Guillain-Barré-syndrome. Arch Neurol 55 (1998) 1329–34]. Ggf. deutlicher ausgeprägte sensible Reizsymptome, im Liquor weniger Eiweißerhöhung als beim GBS.

- Elsberg-Syndrom   M54.1
- Intoxikation: Kohlenmonoxydintoxikation [Falldarstellung ANIM (1/90)].
- Kryoglobulinämie mit Guillain-Barré-Syndrom-artiger Verlaufsform.
- Miller-Fisher-Syndrom (Trias Areflexie ohne Paresen, Ataxie, Hirnnervenneuritis im Sinne einer Ophthalmoplegie).
- Zentrale pontine Myelinolyse.
- Bilaterales anteriores Operkulum-Syndrom (AOS).
- Poliomyelitis anterior acuta: Meldung von GBS-Verläufen – schlaffen Paresen – bei bis zu 15-jährigen im Rahmen der Polio-Eradikation an Adresse: Niedersächsisches Landesgesundheitsamt (NLGA), Postfach 911026, 30430 Hannover, Tel. 0511/45050.
- Spinaler Schock bei z.B. spinaler Ischämie etc.!

- Allgemeine Schwäche z.B. bei schwerer Allgemeininfektion, bei dekompensierter Herzinsuffizienz.

Einteilung der Formen:
I. Akute Polyradikuloneuritis Guillain-Barré (akutes GBS).
a) Akut entzündliche demyelinisierende Polyneuropathie – Acute inflammatory demyelinating polyneuritis (AIDP), häufig und mit guter Prognose.
b) Axonales Guillain-Barré-Syndrom. 80 % mit Campylobacter jejuni assoziiert, mit schlechter Prognose. Selten, in China häufig.
   Akute motorisch-sensorische axonale Neuropathie (AMSAN).
   Akute motorische axonale Polyneuropathie (AMAN) – akute axonale Motoneuropathie (AAM).
II. Chronische Polyradikuloneuritis – chronisch inflammatorische demyelinisierende Polyneuropathie.
a) Chronisch progrediente Polyneuritis: Progredienz über 8 Wochen.

Einteilung des Schweregrads nach Hughes bzw. GBS-Study Group –   *modifiziert nach GBS-Study Group*

0. Symptom- und beschwerdefrei	=	
1. Geringe Symptome, Minisymptome, kaum Beeinträchtigung	=	
2. Deutliche neurologische Ausfälle, ohne Unterstützung > 5 m gehfähig (> 10, Van der Meché)	=	
3. Schwere neurologische Ausfälle, mit Unterstützung > 5 m gehfähig (> 10, Van der Meché)	=	
4. Patient bettlägrig oder an den Rollstuhl gebunden		Stehfähig, nicht gehfähig
5. Beatmungsbedürftigkeit		Tetraparetisch, Bett- oder rollstuhl-gebunden, Handfunktionen partiell erhalten
6. Tod		Tetraparetisch, hilflos
7. –		Beatmungsbedürftigkeit > 2 h/d
8. –		Tod

b) Chronisch rezidivierende Polyneuritis (CRIP).
III. Sonderform Miller-Fisher-Syndrom.

Einteilung des Schweregrads nach Besser [Plasmapherese beim GBS. Med Klin 12 (1986) 409–13]:
1.–3. s.o.
4. Patient kann allein stehen und mit Unterstützung gehen
5. Patient kann mit Unterstützung stehen
6. Tetraplegie, motorische Handfunktionen zum Teil erhalten
7. Tetraplegie, motorische Handfunktionen nicht erhalten, hilflos
8. Beatmungsbedürftigkeit

Epidemiologie: 3 % der Polyneuropathien. m ≤ w. Bei 2/3 vorausgegangener Infekt. Inzidenz 1–2/100.000/Jahr.
- HLA-DQB1–03 häufiger bei Campylobacter-positiven Patienten.
   Chronisch inflammatorische demyelinisierende Polyneuropathie: HLA-DRW 2, B 8, AI 1, DRW 3, DW3, HLW-AW 30.

Klinik: s. Definition.
Anamnese: Vorausgegangener Infekt (postinfektiöse Polyneuritis)?
- Monophasischer Verlauf von progressiv aufsteigenden symmetrischen Lähmungen mit Maximum binnen 2–3 (< 4) Wochen.

- 50 % aufsteigende, oft zugleich proximale und distale, selten absteigende Lähmungen.
- Initial häufig Lumbago, Parästhesien.
Befund: Areflexie, symmetrische Paresen. Parästhesien an Händen und Füßen ohne wesentliche sensible Defizite. Hirnnerven i.d.R. betroffen, N. facialis oft doppelseitig.
   Beim Plasmozytom besonders ausgeprägte Dysästhesien.
- Autonome Störungen: Sinustachykardie (bis 40 %), Entzügelungshochdruck, Urinretention (um 25 %), Obstipation (um 15 %).
- Aufsteigende Landry-Paralyse als schwerste Verlaufsform in ca. 25 % (25–30 % Beatmungsbedürftigkeit).
- Psychische Problematik: Bei 33 % (6/18) Auftreten schwerer, nicht vorbestehender Schlafstörungen [Carbon M, Berlin: Hyposomnie bei akuter Polyradikulitis. (9/96) Göttingen].
   In 41/88 Fällen (47 %) Halluzinationen, davon bei 14 oneiroides Erleben mit später hervorragendem Erinnerungsvermögen daran [Bolgert F: Oneiroides Erleben bei schwerstem GBS. ANIM (1/94) Karlsruhe].
   Von 52 Patienten bei 84,6 % z.T. schwere Angstsymptome, 71,1 % Depressionen, 23,1 % produktiv-psychotische Symptome, davon bei 7 Patienten oneiroide Psychosen. Das Auftre-

ten von psychotischen Symptomen, Angsterleben und oneiroidem Erleben korreliert hochsignifikant zu schweren Verläufen (Tetraparese mit PG $\leq$ 2) bzw. zum Schweregrad der autonomen Dysregulation, maschineller Beatmung und multiplen Hirnnervendysfunktionen, schweregradunabhängig tendentiell auch zur Höhe der Liquoreiweißkonzentration [Weiß H, Würzburg: Prädiktoren für das Auftreten psychotischer Symptome bei intensivbehandelten Patienten mit akutem GBS. ANIM (1/98) Hamburg].

– Rückbildung (s. Prognose) der Symptome in umgekehrter Reihenfolge.

Besonderes:

– Kasuistik eines 50-Jährigen mit Guillain-Barré-Syndrom 25 Jahre vorher, seit 5 Jahren generalisiertes Schwitzen und Faszikulationen, seit 2 Jahren Wadenkrämpfe mit rechtsbetonter Muskelhypertrophie von Waden (Wadenumfang 15 cm unter Patella 38 und 36 cm), Thenar und Hypothenar, Muskelsteife, distale Schwäche, Perkussionsmyotonie und Myokymie. Im EMG Faszikulationen, Doublets, Triplets und repetitive sowie myotone Entladungen. Liquoreiweiß 85,2 mg/dl erhöht, normale Zellzahl. In der Nervenbiopsie axonale Degeneration und segmentale Demyelinisierung, lichtmikroskopisch Typ-1-Faserhypertrophie (mittlerer Durchmesser 70,5 µm, 10–140 µm) bei besonders Typ-2-Faseratrophie. 95 % Typ-1-Faserprädominanz. Nach 1 Monat Prednisolon-Therapie 60 mg/d Besserung der Klinik, des EMG-Befundes, nach 2 Monaten deutliche Abnahme der Muskelhypertrophie [Vasilescu C: Muscle hypertrophy and neuromyotonia in acquired peripheral neuropathy following Guillain-Barré-Syndrome. (9/96) Göttingen].

– Auftreten akuter und chronischer Nephritiden, zumeist als membranöse Glomerulonephritiden, wird in der Literatur beschrieben.

– Guillain-Barré-Syndrom bei chronischer Osteomyelitis mit den histologischen Zeichen einer nekrotisierenden Vaskulitis [Kiefer R. Poster ANIM (1/94) Karlsruhe].

– „Pseudospastik" bei einem Guillain-Barré-Syndrom: Kasuistik einer Patientin mit Beugespastik der rechten oberen Extremität durch EMG-nachgewiesene unwillkürliche kontinuierliche Entladungen der peripheren motorischen Einheit [Preston, Neurology 41 (1991) 131–4].

– Bei beatmeten Patienten tritt nach einer Seufzerbeatmung mit einem Blutdruckabfall von > 20 mm Hg eine exspiratorische Bradykardie auf mit anschließender kompensatorischer Barorezeptor-vermittelter Tachykardie. Die exspiratorische Bradykardie könnte bedingt sein durch Reizung von Dehnungsrezeptoren bei Überwiegen von intakten, unmyelinisierten, hochschwelligen vagalen Afferenzen [Kruse J: Respiratorische Modulation von Blutdruck und Herzfrequenz bei beatmeten Guillain-Barré-Patienten. (16.9.95) Erlangen].

– Kasuistik einer Patientin in der 29. Schwangerschaftswoche mit Therapieresistenz auf Immunglobuline (unter Plasmapherese während vier Monaten kontinuierliche Besserung) und Entbindung in der 38. Woche bei Tetraplegie und assistierter Beatmung: Das Neugeborene wurde mit Guillain-Barré-Syndrom

am 12. Tag ateminsuffizient und besserte sich unter Immunglobulinen binnen 14 Tagen. Bei Mutter und Kind Zytomegalie-Antikörper [Luijckx G/Maastricht: GBS in mother and newborn child. Lancet 349 (1997) 27].

Komplikationen: In $\leq$ 50 % Pneumonien, meist durch Aspiration, 10 % Phlebothrombosen mit konsekutiver Lungenembolie, Gastrointestinalblutungen (Stressulzera), Ileus, Myositis ossificans [Seifert M, Berlin: Komplikationsrate intensivpflichtiger GBS-Patienten. ANIM (1/98) Hamburg].

– Kardiale Komplikationen auch bei blandem Krankheitsbild durch Neuritis cordis, weniger durch eine Endomyokarditis, mit plötzlicher Asystolie. s. Autonome Polyneuropathie.

Labor: s. Ätiologie. s. Differentialdiagnose. δ-Aminolävulinsäure. Campylobacter jejuni.

– Antikörper (kein spezifischer Autoantikörper): Anti-GM1-Antikörper (Antigangliosid-Ak GM 1) in 9–25 %, bei Campylobacter-positiven Patienten bis 50 % positiv (chronisch inflammatorische demyelinisierende Polyneuropathie < 5 %), ggf. im Liquor positiv: Schlechte Prognose, die Patienten erholen sich langsamer. Anti-GM2-Antikörper in 22/44 Fällen nach Zytomegalie-Infektion, in 9/187 ohne vorausgangene Infektion; die Bedeutung der Antikörper ist unbekannt [Khalili-Shirazi A: Antiganglioside antibodies in Guillain-Barré-syndrome after a recent cytomegalievirus infection. J Neurol Neurosurg Psychiatry 66 (1999) 376–9]. Cardiolipin- (autochthone Bildung), komplementbindende Antikörper. Antikörper gegen Myelin-assoziiertes Glykoprotein (MAG), Myelin-basisches Protein, Myelin peripherer Nerven (Markscheiden), peripheres Nervengewebe, Neuroblastom-Zelllinien, Neurofilamente. Antikörper gegen Ganglioside und verwandte Glykokonjugate (auf dem Axolemm und in der Myelinscheide) in 30 % positiv. Bei positiven Glykolipidantikörpern kann häufig eine vorausgegangene Infektion mit Campylobacter jejuni nachgewiesen werden.

– Borrelien-KBR. Bruzellose-KBR, Widaltest (Blutkultur gram-negative Bakterien, keine Sporen).

– Elektrophorese (Elpho) und Immun-Elpho.

– TSH, T_3, T_4.

– Viren: s. Ätiologie. Enteroviren (Coxsackie, Echo, Polio), Hepatitis A, Herpes simplex, HIV, Mycoplasma pneumoniae, Polio s. Enteroviren, Varizella-Zoster, Zytomegalie. Vitamin B_1, B_6, B_{12} und Folsäure

Liquor: s. Definition. Lumbalpunktion bei Aufnahme und nach 2 Wochen. Zellzahl < 50/3, ggf. in der 1. Woche kein erhöhtes Gesamteiweiß. Dann „dissociation albuminocytologique". Vorübergehend oligoklonale Banden.

Pathophysiologie: Öffnung der Blut-Nerven-Schranke mit Wirkung zellulär aktivierter T-Zellen, humoral werden Komplementfaktoren aktiviert durch Antikörper (Ak) [Brinkmeier H: The acute paralysis in Guillain-Barré syndrome is related to a Na^+ channel blocking factor in the cerebrospinal fluid. Pflügers Arch 421 (1992) 552–7]. Matrix-Metalloproteinasen (MMP, proteolytische Enzyme) sind im Liquor erhöht.

Prognose: s. Therapie Immunglobuline. Letalität bis zu 10 %.

– Nur in 15 % völlige Remission. In 75 % auch ohne spezifische Therapie Rückbildung der Paresen bis auf Residualsymptome innerhalb von wenigen Wochen bis Monaten, in 10–20 % bleiben deutliche Residuen [Claus D: Immunvermittelte Polyneuropathien. DÄB 93/ 6 (9.2.96) B-248–52]. 7–11 % mit schwersten Defiziten trotz vorausgegangener Plasmapherese- oder IVIG-Therapie [Hughes, Eur J Neurol 1 (1994) 21–7].

– Prognostisch ungünstig sind
1. Höheres Alter.
2. Rasch progredienter Verlauf (Maximum der Ausfälle in < 5 Tagen). Dagegen (Prognose günstig) Rückbildung der Symptome um so vollständiger, je kürzer der Zeitraum zwischen Erreichen des maximalen neurologischen Defizits und Beginn des Abklingen der Symptome ist.
3.1 Entzündungszeichen im Blut.
3.2 Zirkulierende Anti-GM1-Antikörper.
3.3 Vorausgegangener Campylobacter jejuni-Infekt:
   In dieser Subgruppe der Multicenterstudie (n = 147) von van der Méche Plasmapherese weniger wirksam als IVIG [Jacobs B: Campylobacter jejuni infections and anti-GM1 antibodies in Guillain-Barré syndrome. Ann Neurol 40 (1996) 181–7].
   27 von 147 Patienten mit plötzlichen und initial mehr distal auftretenden Paresen, häufiger vorausgegangenem gastrointestinalen Infekt besonders mit Campylobacter jejuni. Neurophysiologisch (NLG) geringe oder fehlende Demyelinisierung, aber bei 50 % Denervierungszeichen im EMG. Auf Immunglobuline gute Ergebnisse, schlechter bei Plasmapherese besonders bei vorausgegangenem Campylobacter jejuni-Infekt [Visser L, van der Méché F: Guillain-Barré syndrome without sensory loss (acute motor neuropathy). A subgroup with specific clinical, electrodiagnostic and laboratory features. Brain 118 (1995) 841–7].
   Dagegen bei 3 Fällen (keine Angabe zu Campylobacter jejuni) kein Effekt von Plasmapherese und Immunglobulinen [Ven C: Klinisch rein motorische Variante der Polyneuritis Guillain-Barré. Nervenarzt 67 (1996) 1020–2].
4. Prognostisch ungünstig und entscheidend ist das Auftreten von axonaler Degeneration (Spontanaktivität im EMG mit Muskelsummen-Aktionspotentialen nicht unter 3 mV, NLG-Amplituden nach distaler Stimulation unter 20 % der Norm):
   „13/13 Patienten mit Spontanaktivität oder einem frühen Leitungsblock als Hinweis auf eine axonale Schädigung besserten sich bestenfalls deutlich mit Restparesen oder zeigten keinen erkennbaren Effekt auf IVIG" [Schuchardt V].
   Günstig ist das alleinige Auftreten eines Leitungsblocks bei fehlenden Zeichen axonaler Degeneration: 9/11 Patienten mit völliger oder weitestgehender Erholung [Schuchardt V].
5. Erhöhte Herzfrequenzvariabilität (HFV) –

Herzratenvariabilität (HRV) (im Gegensatz zur erniedrigten HFV bei diabetischer Polyneuropathie, verbunden mit schlechter Prognose).
6. Später (bzw. günstig früher) IVIG-Therapiebeginn [Schuchardt V: Immunglobulinther. neuromuskulärer Erkrankungen. Nervenarzt 64 (1993) 91–97].

Therapie: Frühzeitige Intensivüberwachung (schnelle Progression, Aspiration, Asystolie möglich). Keine Immunsuppression – sie kommt zu spät. PTT-wirksame Heparinisierung. Pneumonie- und Stressulkus-Prophylaxe. Frühzeitige PEG-Anlage.
Frühzeitige Beatmung – stets mit PEEP – bei partieller Ateminsuffizienz in der BGA, VK < 1,5 l, Peak-Flow < 200 l/min, Temperaturanstieg > 1,5 °C/24 h, Schluckstörung (Dysphagie) und Störung des Hustenreflexes.

2. Wahl: Plasmapherese (5 x 50 ml/kg Plasmaaustausch) – selektive Absorption („Immunabsorption"):
– Indikation ab Schweregrad 3 nach Hughes (drohende oder manifeste Gehunfähigkeit), bei fulminanter Entwicklung binnen Stunden oder bei 2 Tage aufsteigenden Paresen, auch wenn der Patient noch stehfähig ist,
   ggf. nach Ausschluss bronchopulmonaler Komplikationen bzw. 72 h nach Intubation, so frühzeitig (1. Woche) und besonders der 1. und 2. Plasmaaustausch so ergiebig wie möglich, 8–12 l bei 4 PE in 1 Woche, Substitution durch Humanalbumin, konstanter Flow dem intermittierenden Flow vorzuziehen.
   Ggf. Abbruch bei schwerwiegender Pneumonie.
– Etwa 60 % der Patienten sprechen an, 40 % Non-responder [Gruener B: Prediction of early beneficial responses to plasma exchange in Guillain-Barré-syndrome. Arch Neurol 44 (1987) 295–8].
– Französische Studie an 556 Patienten:
   Bei 45 von 91 Patienten mit leichter Verlaufsform, die zwei Plasmapheresen erhielten, begann die klinische Besserung 4 Tage früher als bei den unbehandelten Patienten, der klinische Verlauf war nach 8 Tagen und bei der Krankenhausentlassung signifikant besser, die mittlere stationäre Behandlungsdauer mit 13 gegenüber 18 Tagen kürzer.
   Bei Patienten mit mittelschwerer Verlaufsform (nicht ohne Hilfe stehfähig, nicht beatmet), von denen 155 vier und 149 zwei Plasmaseparationen erhielten, ergab sich für 4 Behandlungen ein signifikanter Vorteil für die Zeit bis zur Gehfähigkeit, die stationäre Behandlungsdauer (5 Tage kürzer) und den klinischen Befund nach einem Jahr.
   Bei Patienten mit schwerer Verlaufsform (beatmet), von denen 81 vier und 80 sechs Plasmaseparationen erhielten, ergab sich für 6 Behandlungen kein signifikanter Vorteil [The French Cooperative Group on Plasma Exchange in Guillain-Barré Syndrome. Appropriate number of plasma exchanges in Guillain-Barré Syndrome. Ann Neurol 41 (1997) 298–306].
   KI akute bakterielle Infekte, bei schon bestehenden Infekten ggf. erst nach Infektbehandlung oder alternativ hochdosierte Immunglo-

bulintherapie. Ggf. bei drohender Beatmungspflicht wegen bereits erfolgter Aspiration, um nicht in einen Infekt hineinzubehandeln.

Bei vorausgegangenem Campylobacter jejuni-Infekt ggf. hochdosierte Immunglobulintherapie besser (s. Klinik – Besonderes).

UAW allergische Reaktionen (hochdosiert Kortison), Blutungskomplikationen durch Gerinnungsstörungen auch retroperitoneal, Gefäßverschlüsse (Lériche), Infekte und Sepsis durch verminderte Infektabwehr. Aquirierung einer Non A-Non B-Hepatitis, HIV-Infektion, eines akuten Nierenversagens, ARDS, Spontanpneumothorax, Rhabdomyolyse.

4,8 % leichte Komplikationen, 2,7 % schwere Komplikationen.

Frühe sekundäre Verschlechterungen nach primärem Ansprechen auf die Therapie (wie auch bei Immunglobulintherapie)
[Haupt W: Behandlungsassoziierte Verschlechterungen beim akuten Guillain-Barré-Syndrom. ANIM (1/94) Karlsruhe].

2. Wahl: ☆7S-IgG-Immunglobuline – IVIG (0,5–10 g Fl). Als Standardtherapie akzeptiert zur Neutralisation von Autoantikörpern, Wiederherstellung eines immunologischen Gleichgewichts und Hemmung der Progression der Erkrankung sowie zur Senkung des Infektionsrisikos: Indikation ab Schweregrad 3 nach Hughes (drohende oder manifeste Gehunfähigkeit) oder bei fulminanter Entwicklung binnen Stunden. Effekt v.a. bei im Vordergrund stehendem Markscheidenbefall ohne relevante axonale Schädigung.

Bei 150 Patienten mit Erkrankung seit weniger als 2 Wochen und Gehstrecke unter 10 m nach 4 Wochen:	5 x Plasmapherese	IVIG	p
Anzahl Patienten	n = 73	n = 74	
Gebessert um 1 Grad	34 %	53 %	0,024
Tage bis zur Besserung um 1 Grad (Median)	41	27	0,05
Tage bis zur Besserung um 2 Grade (Median)	69	55	0,07
Anteil beatmungspflichtiger Patienten in Woche 2	42 %	7 %	0,05

[Van der Meché F: A Randomized Trial Comparing Intravenous Immune Globulin and Plasma Exchange in Guillain-Barré-Syndrome. N Engl J Med 326 (1992) 1123–1129].

Kritikpunkt dieser holländischen Studie ist
1. das schlechte Abschneiden der Plasmapherese-Gruppe gegenüber Studien in Frankreich (67 %) und in den USA (64 %),
2. ein schlechteres Ergebnis als das der nordamerikanischen Plazebo-Gruppe.

PSGBS – randomisierte Multicenterstudie an 383 ohne Hilfe nicht gehfähigen Patienten:	Plasmapherese	IVIG	Kombination
Anzahl Patienten	n = 121	n = 130	n=128
Tage bis zur Gehfähigkeit ohne Hilfe	49	51	40
Gehunfähigkeit nach 48 Wochen (Median)	16,7 %	16,5 %	13,7 %
Tage bis zur Beatmungsentwöhnung (Median)	29	26	18
Tage bis zur Entlassung	63	53	51
Letalität	4,1 %	4,6 %	6,3 %

Geringe Unterschiede zwischen Plasmapherese und IVIG, kombiniert Trend zu etwas besseren Ergebnissen
[Plasma Exchange/Sandoglobulin Guillain-Barré Syndrome Trial Group: Randomised trial of plasma exchange, intravenous immunglobulins and combined treatments in Guillain-Barré syndrome. Lancet 349 (1997) 225–30].

– Bei 24 von 25 Patienten Sistieren der Paresenprogredienz binnen drei Tagen. „Kein Patient musste 48 h nach Beginn der IVIG-Therapie noch intubiert werden". Sehr guter Effekt bei 12/25 und deutlicher Effekt bei weiteren 6 von 25 Patienten. „Frühe sekundäre Verschlechterungen nach primärem Ansprechen auf die Therapie, wie sie auch von der Plasmapherese bekannt sind ... Die Verschlechterungen können als Beleg für den biologischen Effekt der Therapie gewertet werden und ergeben die Indikation für einen weiteren IVIG-Zyklus, von dem ein erneutes Ansprechen zu erwarten ist". Dagegen: Reversible Verschlechterungen sind nicht häufiger als unter anderen Therapieformen [Schuchardt V].

– 7 von 15 Patienten verschlechterten sich binnen 5 Tagen, davon hatte ein Patient einen

schweren Rückfall 5 Wochen nach Behandlung. 5 Patienten erhielten Plasmapherese mit Besserung bei 2 Patienten [Castro L: Human immune globulin infusion in Guillain-Barré-syndrome: Worsening during and after treatment. Neurology 43 (1993) 1034–6].

– 7 Patienten stabilisierten oder besserten sich alle, 5 Patienten verschlechterten sich nach 1–16 Tagen und erhielten Plasmapherese mit Besserung bei 4 Patienten [Irani D: Relapse in Guillain-Barré-syndrome after treatment with human immune globulin. Neurology 43 (1993) 872–5].

– 12 Hamburger Patienten mit primärer IVIG-Behandlung innerhalb von 4 Tagen (Median):
10 waren unter IVIG weiter progredient,
7 (von diesen 10) erhielten im Median 8 Tage nach IVIG-Therapieende eine sekundäre Plas-

mapherese: Erste klinische Besserung 14 Tage (Median) nach IVIG, Besserung um einen funktionellen Grad nach 6 Wochen.

5 Patienten ohne weitere Therapie: Erste klinische Besserung nach 11 Tagen, um einen funktionellen Grad nach 3 Wochen.

6 Patienten mit primärer Plasmapherese binnen 10 Tagen: Erste klinische Besserung nach 2,5 Tagen, um einen funktionellen Grad nach 3,5 Wochen: Im Vergleich der Besserung mit Plasmapherese ohne und mit IVIG-Vorbehandlung statistisch nicht signifikante Tendenz zugunsten der Monotherapie mit Plasmapherese (Besserung um einen Grad nach 8 versus 28 Tagen. Eine sekundäre Plasmapherese scheint keinen wesentlichen positiven Einfluss auf den Krankheitsverlauf zu haben

[Hansen C: Stufentherapie des akuten Guillain-Barré-Syndrom – Erfahrungen mit einem polypragmatischen Therapiekonzept. ANIM (1/96) Saarbrücken].
– Zweite Behandlungsphase nach Ablauf einer Krankheitsdauer von mehr als drei Wochen nicht erfolgversprechend [Haupt W: Behandlungsassoziierte Verschlechterungen beim akuten Guillain-Barré-Syndrom. ANIM (1/94)].
Bei der 2. Behandlungsphase reicht eine einmalige Gabe von 0,1 mg/kg aus [Reiners (5.7.95) in Bayreuth].
s. Liquorfiltration mittels Pall-Filter (Pall Biomedizin Dreieich).
Nicht etabliert: Frühzeitig ☆Indometacin (50 mg Kps/100 mg Supp, Hemmung der Progression?).

Chronische Polyradikuloneuritis – chronisch inflammatorische demyelinisierende Polyneuropathie – CIDP G61.8

syn. chronisch entzündliche demyelinisierende Polyneuropathie, chronisches Guillain-Barré-Syndrom.

s. akute Polyradikulitis Guillain-Barré.

Ätiologie: Unklar. Autoimmun vermittelte Polyneuropathie.

Anatomie/Histologie: Infiltration des peripheren Nervs mit Lymphozyten, Makrophagen und Bildung von IgG-Antikörper.
Demyelinisierung motorischer und/oder sensibler Fasern mit sekundärer Ausbildung von „Zwiebelschalen".

Definition – Diagnose-Kriterien [z.T. nach Hughes (1990)]: Kein vorausgegangener Campylobacter jejuni-Infekt.
Progrediente Lähmungen an mehr als 1 Extremität auf dem Boden einer Polyradikuloneuropathie mit Reflexminderung.
Maximum der neurologischen Ausfälle > 8 Wochen oder schubförmiger (Rückschlag) oder remittierender Verlauf (CRIP).
– Ausschlusskriterien [nach Hughes (1987)]: Vergiftung durch Medikamente oder Umweltgifte.
PNP durch metabolische Ursachen wie Diabetes mellitus, Vitaminmangel, Leber- oder Niereninsuffizienz.
Systemische Vaskulitis, Lupus erythematodes, Panarteriitis nodosa, Neoplasma, Paraproteinämie.
Familienanamnese über eine gleichartige Polyradikuloneuropathie.

Diagnostik: s. Diagnose, s. Labor, s. Röntgen.
– NLG: Multifokale, inhomogene Leitungsverlangsamung mit pathologischer Dispersion sowie segmentalem Leitungsblock.
Neurophysiologische Zeichen der Demyelinisierung (3 der folgenden 4 Kriterien):
1. NLG < 80 % der Norm an mindestens 2 Nerven (i.d.R. stark verlangsamt, z.B. 23 ± 10 m/s [9 Patienten, Claus]).
2. Distal-motorische Latenz > 130 % erhöht an mindestens 2 Nerven.

3. Zeitliche Dispersion > 130 % gegenüber distaler Reizung (außerhalb von Engpassregionen!). Oder:
Amplitudenabfall auf < 50 % zwischen zwei Reizpunkten als sicherer Indikator eines segmentalen distalen Leitungsblocks, Prädilektionsort Unterarm zwischen distalem Ellenbogen und Handgelenk [Claus].
5. F-Welle > 125 % oder fehlend.
– Ggf. Nervenbiopsie zum Ausschluss einer Vaskulitis/vaskulitischen Polyneuropathie.

Differentialdiagnose: s. Definition Ausschlusskriterien.
– Encephalomyelitis disseminata besonders bei CIDP mit zentraler Beteiligung (selten) und MS-typische Entmarkungsherde im MRT, anamnestisch besonders Typ der chronisch rezidivierenden Polyneuritis (CRIP).
– Lumbalkanalstenose [Fallbericht von Ginsberg L: Chronic inflammatory demyelinating polyneuropathy mimicking a lumbar spinal stenosis syndrome. J Neurol Neurosurg Psychiatry 59 (1995) 189–91].
– Monoklonale Gammopathie unklarer Bedeutung – Monoclonal gammopathy of unknown severity – MGUS: Patienten sind älter.
– Hereditäre motorisch-sensible Neuropathie.
– Infektiöse Polyneuritis.
– Lewis-Sumner-Syndrom: Vermutlich asymmetrische Variante der CIDP mit multifokalen motorischen und sensiblen Defiziten, Liquoreiweißerhöhung, Leitungsblocks, aber ohne Anti-GM1-Ak; Kortikoide in 56 % und IVIG in 50 % effizient [Saperstein D: Multifocal acquired demyelinating sensory and motor neuropathy: The Lewis-Sumner-Syndrome. Muscle & Nerve 22 (1999) 560–6].
– Multifokale motorische Neuropathie mit Leitungsblock – MMN.
– Paraneoplastische Polyneuropathie.
– Paraproteinämische Polyneuropathien.
– Vaskulitische Polyneuropathien.

	Multifokale motorische Neuropathie – MMN	CIDP
Paresen	asymmetrisch, Arme auch asymm. (Lewis-Sumner-Syndrom)	symmetrisch, Beine
Anti-GM1-Ak	60–80 % positiv (hochtitrig)	meist negativ (< 5 %)
Liquor	o.B.	Eiweiß erhöht
Distale motor. Latenz	o.B.	verlängert
NLG distal	o.B.	erniedrigt
Leitungsblock	ja, proximal	ja, distal
Zeitliche Dispersion	ggf. proximal / häufig nicht	+++
Sensible NLG	o.B.	verzögert
SEP	o.B.	verzögert
Therapie	Kortikoide und Plasmapherese ohne Wirkung	Kortikoide und Plasmapherese wirksam
	IVIG, Cyclophosphamid	IVIG, Azathioprin, Cyclophosphamid, Cyclosporin A

Einteilung:
a. Chronisch progrediente Polyneuritis: Progredienz über 8 Wochen. Patienten > 50 Jahre.
b. Chronisch rezidivierende Polyneuritis (CRIP). Patienten < 30 Jahre.

Epidemiologie: 0,7 % der Polyneuropathien. Alter oft auch unter 30 Jahre.
– Assoziation mit HLA s. Labor. Inzidenz 3–5/1 Mio/Jahr.

Klinik: Chronische Progredienz über 4 Wochen (35–53 %) oder schubförmige Progredienz (47–65 %),
Maximum der neurologischen Ausfälle binnen 6–12 Monaten (schneller als bei der MGUS).
– Zu Beginn oft beinbetonte Paresen mit Pelzigkeit und besonders Parästhesien. Motorische deutlicher als sensible Ausfälle (MGUS deutlichere sensible als motorische Ausfälle). Sensible Defizite sind immer vorhanden durch Schädigung dickkalibriger Fasern.
– Hirnnerven selten betroffen [Wokke J: Sixth nerve palsy from a CNS lesion in chronic inflammatory demyelinating polyneuropathy. J Neurol Neurosurg Psychiatry 60 (1996) 695–6].
– Herzfrequenzvariation nicht oder nur kurzfristig und geringgradig vermindert [Englert D, Gunreben G. ANIM (1/88) Würzburg].
Besonderes: Teilweise Übergang in MGUS.
– Kasuistik eines 48-Jährigen mit nephrotischem Syndrom und Besserung unter Azathioprin und Prednisolon [Heesen C, Hamburg: Perimembranöse Glomerulonephritis bei chronischem Guillain-Barré-Strohl-Syndrom – effektive Therapie mit Azathioprin und Prednisolon? (9/96) Göttingen].

Labor: Campylobacter jejuni. Immunelektrophorese. s. Guillain-Barré-Syndrom.
Monoklonale IgM-Ak gegen Sulfatid, GD1b, MAG, Po (kein Test von sicherer Relevanz).
– HLA-Assoziation mit HLA-DRW 2, B 8, AI 1, DRW 3, DW3, HLW-AW 30.
– Anti-GM1-Antikörper < 5 % (MMN 69–80 %).

Liquor: Zellzahl < 10/mm^3. Kein monoklonales Ig. Liquoreiweiß fakultativ erhöht, einzelne monoklonale Banden.

Prognose: Morbidität: Bis zu 25 % der unbehandelten Patienten werden rollstuhlpflichtig. Mortalität: Bis zu 10 % sterben an Komplikationen.

Röntgen: MRT: Ggf. pathologische Gadoliniumanreicherung.

Therapie: 1/3 der Patienten sprechen nicht auf die primäre Therapie an.
1. ☆Kortison: Kortikoide bei 65–90 % der Patienten wirksam [Dyck P: Prednisone improves chronic inflammatory demyelinating polyradiculoneuropathy more than no treatment. Ann Neurol 11 (1982) 136–41].
– Leichte Behinderung 6-Methylprednisolon 1 mg/kg, ggf. nur 0,5 mg/kg mit langsamer Dosisreduktion z.B. alle 3–5 Tage um 4–8 mg.
– Schwere Behinderung, chronisch progredienter Verlauf: Initiale Stoßtherapie 6-Methylprednisolon 3–5 Tage 250–500 mg (ggf. zusätzlich zu Plasmapherese, Immunabsorption oder Immunglobulinen), ab 6. Tag 80 mg/d mit langsamer Dosisreduktion, Erhaltungstherapie 8 mg/d.
– INCAT BIOMED Projekt chronisch inflammatorische demyelinisierende Polyneuropathie: Immunglobuline intravenös vs. Prednisolon oral, europäische multizentrische plazebokontrollierte Studie mit Crossover-Design bei Patienten mit chronisch inflammatorischer demyelinisierender Polyneuropathie, signifikanter Behinderung an Armen und Beinen und stabilem oder progredientem Krankheitsverlauf ohne spontane Besserung unter: (1. Arm) IVIG 1 g/kg an 2 aufeinanderfolgenden Tagen mit oralem Plazebo, oder (2. Arm) Plazebo-Infusionen mit Prednisolon jeweils über 6 Wochen; 4 Wochen nach der ersten Behandlungsserie erfolgt die jeweils andere Therapie. Adresse: Dr. P. Flachenecker, Neurol. Univ.-Klinik, Josef-Schneider-Str. 11, 97080 Würzburg, Tel. 0931/201–2621 bzw- Fax -3489.
1.1 ☆Azathioprin,
1.2 ☆Cyclosporin A,
1.3 ☆Cyclophosphamid kontinuierlich oral oder monatliche Pulstherapie i.v.: In einer offenen Studie erhielten 15 jeweils mit IVIG, Plasmapherese oder Kortison nicht zufriedenstellend vorbehandelte Patienten zwischen 1985 und 1996 monatliche Infusionen von 1 g/m^2 über 6 Monate mit Dosiserhöhung um 25 %, wenn der Leukozytenabfall nach 2 Wochen nicht den angestrebten Wert von 1500–2000/µl erreicht hatte. 10 Patienten erhielten auf Dauer Prednison in absteigender Dosierung. 11 der 12 Responder erreichten eine komplette Remission, 8 benötigten am Ende des Beobachtungszeitraumes von im Mittel 36 Monaten keine weitere Immunsuppression [Good J:

Pulse cyclophosphamide therapy in chronic inflammatory demyelinating polyneuropathy. Neurology 51 (1998) 1735–8].

2. ☆7S-IgG-Immunglobuline – IVIG (0,5–10 g Fl). Zur Unterstützung der immunsuppressiven Therapie wiederholte Behandlungen (ohne sekundäre Resistenz) 0,15–0,3 g/kg/d einmal alle 2 Wochen [Faed] oder
27 g/d einmal alle 1–3 Wochen [Vermeulen] oder 1–2 g/kg monatlich, kombiniert mit längerfristiger Immunsuppression wie Azathioprin oder Prednisolon (1/5/20/50 mg, 25 mg A, 500 mg A) oder Cyclosporin A.

– Randomisierte belgische Doppelblind-Studie an 18 Patienten ohne Effekt gegenüber Plazebo [Vermeulen M: Neurol Neurosurg Psychiatry 56 (1993) 36]; die Einschlusskriterien entsprachen nicht den international akzeptierten diagnostischen Kriterien der American Academy of Neurology.

– Beobachter-blinde cross-over-Studie (n = 20) mit gleichem Effekt von Plasmapherese 3 Wochen lang zweimal wöchentlich, im Anschluss 3 Wochen einmal wöchentlich, und IVIG über 3 Wochen 0,4 mg/kg, im Anschluss 3 Wochen 0,2 mg/kg pro Woche [Dyck P: A plasma exchange versus immune globulin infusion trial in chronic inflammatory demyelinating polyradiculoneuropathy. Ann Neurol 36 (1994) 838–45].

– Randomisierte cross-over Doppelblind-Studie an 7 Patienten, alle besserten sich unter IVIG gegenüber Plazebo [Van Doorn P: Neurology 40 (1990) 209].

– Offene Studie (n = 52) mit kompletter Remission bei 9, Besserung bei 32 und erforderlichen Auffrischungsinfusionen bei 21 Patienten [Van Doorn P: Arch Neurol 48 (1991) 217].

– Randomisierte cross-over Doppelblind-Studie mit Besserung von 19/30 Patienten unter IVIG und 5/30 unter Plazebo [Hahn A: Brain 119 (1996) 1067].

– Literatur-Zusammenstellung: Wirkung bei 70 % der Patienten, besonders bei Progredienz bis zum Therapiebeginn, einer Krankheitsdauer unter 1 Jahr und gleichem Befall von Armen und Beinen, stets binnen 8 Tagen, oft binnen 48 h, auch bei Patienten, die auf Kortikoide primär oder sekundär therapieresistent sind.
Rückbildung binnen weniger Tage bei 8/9 Patienten [Claus D: Immunvermittelte Polyneuropathien. DÄB 93/6 (6.2.96) B-248–52]. Fehlender Dauereffekt, nur bei 9/52 Patienten. [Müllges W: Immuntherapie des chronischen Guillain-Barré-Syndroms mit Hochdosis-IgG und Ciclosporin A. Fortschr Neurol Psychiatr 59 (1991) 183–9].

3. Plasmapherese nur mit nachfolgender Immunsuppression (☆Azathioprin, ☆Cyclosporin A, ☆Cyclophosphamid, ☆Kortison).

4. s. Liquorfiltration mittels Pall-Filter (Pall Biomedizin Dreieich) [Wollinsky K: Liquorpheresis (CSF-Filtration): An Effective Treatment in Acute and Chronic Severe Autoimmune Polyradiculoneuritis (Guillain-Barré Syndrome). Eur Arch Psychiatry Clin Neurosci 241 (1991) 73–76].

Polytoxikomanie s. Intoxikation – psychotrope Substanzen.

Porphyrien

E80

Porphyrin- und Hämstoffwechsel: Glyzin + Succinyl-Coenzym A → 5-ALA → Porphobilinogen → Uroporhyrinogen → Koproporphyrinogen → Protoporphyrinogen → Protoporphyrin IX (mit Fe) → Häm.

Ätiologie: s. Einteilung. Bedingt durch δ-Aminolävulinsynthetase-Überproduktion.

Anatomie/Histologie der porphyrischen PNP: Proximale Axonopathie – zentrale distale Axonopathie (Rückenmark) seltener.

Diagnostik: s. Labor. NLG bei porphyrischer Polyneuropathie meist normal.

Differentialdiagnose bei positivem Porphobilinogen (Häm-Synthesestörung, Ausscheidung von Häm-Vorstufen):
Sekundäre Koproporphyrinurie, abhängig von einer Grundkrankheit (Alkoholabusus) und/oder toxischen Einflüssen, bei Bleivergiftung, Lebererkrankungen, ggf. Infektionskrankheiten und Neoplasien.

Einteilung:

I. Primäre Porphyrien: Erblicher Enzymdefekt.
– Primäre hepatische Porphyrien (autosomal-dominant):
Akute intermittierende Porphyrie – Porphyria hepatica acuta intermittens.
Hereditäre Koproporphyrie.
Porphyria variegata.
– Erythrohepatische Protoporphyrie (autosomal-dominant).
– Erythropoetische Formen (autosomal-rezessiv):
Porphyria erythropoetica Günther.
Erythropoetische Koproporphyrie.

II. Sekundäre Porphyrien:
Erworbene Stoffwechselstörung der Hämsynthese im blutbildenden System (erythropoetische Porphyrien).
Erworbene Stoffwechselstörung in der Leber (hepatische Porphyrien): Porphyria cutanea tarda. Toxische Genese, Lebererkrankungen.

Epidemiologie: Auftreten der primären hepatischen Porphyrien selten.
Erbgang s. Einteilung.

Klinik: Anamnese: Sonnenallergie bereits im Kindesalter (erythropoetische Protoporphyrie)?
– Einnahme von schub-auslösenden Substanzen: Alkohol, Amphetamine, orale Antidiabetika, orale Antikoagulantien, Barbiturate, Chloramphenicol, Chlordiazepoxid, Chloroform, Chloroquin, Diazepam, Ergot-Präparate, Glutethimid, Griseofulvin, Hexachlorbenzen, Hexamethonium, Hydantoine, Imipramin, Isoniazid, Ledermycin, Meprobamat, 6-Mercaptopurin, Methyldopa, Östrogene, Pentazocin, Pethidin, Phenylbutazon, Phenytoin, Primidon, Procain, Progesteron, Pyrazinamid, Pyrazolon-Derivate, Schwermetalle, Steroide, Succinimide, Sulfonamide, Sulfonylharnstoffe, Tetrazykline, Thiamazol, Urethan. As, Hg, P, Pb, Zn.
– Verdacht bei abdominellen Koliken, neuropsychiatrischen Symptomen und proximal betonten Polyneuropathien.
– Polyneuropathie: Symmetrisch-paretischer Manifestationstyp und autonome Polyneuropathie. Rezidive.

Labor: Anämie bei Hypersiderämie.
– Akute oder chronische hepatische Porphyrie und akute intermittierende Porphyrie: Urin auf Porphobilinogen (PBG) und δ-Aminolävulinsäure (δ-ALS). Uroporphyrin III.
– Porphyria cutanea tarda: Urin auf Uro- und Koproporphyrine (PBG und δ-ALS negativ).
– Porphyria erythropoetica: Urin auf Uro- und Koproporphyrine I (PBG und δ-ALS negativ).
– Urin auf Porphobilinogen (PBG) und δ-Aminolävulinsäure (ALS). Labor Prof. Dr. M. Doss, Klinische Biochemie – Konsilium Porphyrie. Postfach 1220, 35 002 Marburg/Lahn. Tel. 06421/284370/67.
– Schwartz-Watson-Test: Porphobilinogen + Ehrlich-Reagenz→rot, Chloroform-unlöslich. Urobilinogen + Ehrlich-Reagenz → rot, Chloroform-löslich. Rote Urinfarbe nach UV-Bestrahlung. Glycinbelastungsprobe.
Liquor (bei PNP): Leichte Eiweißvermehrung.

Therapie: s. Klinik: Vermeiden der schub-auslösenden Substanzen.
– Therapeutisch bewährt haben sich Heparin, Salizylate; bei Infektionen als Antibiotika: Penicilline, Tetrazykline; bei Herzinsuffizienz Spironolacton; zur Narkose Atropin, Distickstoffoxyd, Suxamethoniumchlorid, d-Tubocurarin, Halothan; bei Obstipation Neostigminbromid, pflanzliche Laxantien; bei Schmerzen Salizylate, synthetische Opiate, Morphin und -derivate; bei Unruhe sowie Übelkeit und Erbrechen Neuroleptika wie Chlorpromazin, Haloperidol, Promethazin, Reserpin, Trifluopromazin, zudem Paraldehyd, Chloralhydrat, Clomethiazol, Valmane.

☆ Hämin (250 mg A) unter Kontrollen der Urinkonzentration von δ-Aminolävulinsäure, Koproporphyrin, Porphobilinogen, Uroporphyrinogen. Akute Schübe bei: Aute intermittierende Porphyrie, Porphyria variegata, hereditäre Koproporphyrie: 3 mg/kg/d langsam i.v. über mindestens 4 Tage, maximal 1 Woche. KI Kinder. Alkoholeinnahme während der Therapie. Leber- und Niereninsuffizienz. UAW kurzzeitige Bewusstlosigkeit, Kopfschmerzen, Übelkeit.
– Erythropoetische Protoporphyrie: ☆Beta-Carotin (oft mit Vitamin C zusammen in allen orangefarbenen- und tiefgrünen Blattgemüsen) 75– 100 mg/d über Jahre.
– Porphyria cutanea tarda: ☆Hexakaliumhexanatriumpentacitrat (2,5 g/Messl.) 3 x 2 Messl. Granulat.

Akute intermittierende Porphyrie – Porphyria hepatica acuta intermittens E80.2

Ätiologie: Bei Uroporphyrinogen-I-Synthase-Mangel durch Medikamente wie Äthanol (chronisch), Barbiturate, einige Benzodiazepine, Carbamazepin, Chloroquin, Östrogene (auch endogen), Gestagene (auch endogen), Griseofulvin, Halothan, Meprobamat, Metoclopramid, Imipramin, Phenytoin, Pyrazolderivate, Rifampicin, Sulfonamide, Theophyllin, Valproinsäure.

Ätiopathogenese: Durch Uroporphyrinogen-I-Synthase-Mangel unzureichende Häm-Bildung mit fehlender Hemmung der δ-Aminolävulinsäure-Synthase durch das Häm.

Epidemiologie: m : w = 1 : 3–4. Erbgang: Autosomal-dominant. Prävalenz 1/10.000 – 50.000.

Klinik: Anamnese: Auftreten nach Alkoholgenuss, Fasten, Infektionen, Medikamenten, bei Frauen prämenstruell.
Befund: Abdominelle Beschwerden wie akutes Abdomen, Bauchkoliken, Ileussymptomatik. Kardiovaskulär Hypertonien, Tachykardien. Neurologisch in > 50 % Polyneuropathie mit aufsteigenden Paresen und Parästhesien. Psychisch exogene Psychosen (Angstzustände, Depressionen, Halluzinationen, hysterische Psychosen).
Besonderes: Kasuistisch im Rahmen eines Schubs Auslösung eines Syndroms der inadäquaten ADH-Sekretion.

Therapie: 300–500 g Glukose/d + forcierte Diurese (ggf. Anlegen eines Dauerkatheters!).

Postdiskektomie-Syndrom s. Lumboischialgie.

Postherpetische Neuralgie – postzosterische Neuralgie s. Herpes zoster.

Postkommotionelles Syndrom – postcommotionelles Syndrom
s. Schädel-Hirn-Trauma.

Post-Poliomyelitis-Syndrome s. Poliomyelitis anterior acuta.

Postzosterische Neuralgie s. Herpes zoster.

Potenzstörungen s. Impotenz.

Primitivschablonen s. neurologischer Befund.

Prion-Erkrankungen s. Leukenzephalopathien – subakute spongiforme Enzephalopathien.

Progressive subkortikale Gliose s. Gliose.

Prolaktinome s. Hirntumoren.

Pronator teres-Syndrom – Pronatorsyndrom s. N. medianus.

Protoporphyrie, erythropoetische s. Porphyrie.

Protrusio bulbi s. Exophthalmus.

Pseudogicht – Chondrocalcinosis – Chondrokalzinose
s. Lumboischialgie, Spondylitis (Befall der Bandscheibe)

Pseudotumor cerebri – PTC
G93.2

Ätiologie: Hirndrucksteigerung ungeklärt.
- Endokrine und metabolische Erkrankungen: Adipositas, Gravidität und postpartaler Zeitraum, M. Addison, M. Cushing, Adrenogenitales Syndrom, Hyperparathyreoidismus, Hypoparathyreoidismus, Hypothyreose, Vitamin A-Hypervitaminose.
- Liquoreiweißerhöhungen bei z.B. Guillain-Barré-Syndrom, spinalen Tumoren.
- Medikamente: Amiodaron, Cotrimoxazol, Danazol, Ibuprofen (9 Berichte aus dem Ausland) bzw. nichtsteroidale Antirheumatika, Isotretinoin, Kortikoide (unter der langfristigen Einnahme oder häufiger danach, besonders Kinder), Leuprorelin, Lithium, Minocyclin, Nalidixinsäure, Östrogene, Tetracycline, Vitamin A.
- Systemerkrankungen: Autoimmunologisch, z.B. Lupus erythematodes. Hämatologisch, z.B. Eisenmangelanämie.
  Pulmonal, z.B. chronisch obstruktive Lungenerkrankung. Renal, z.B. Urämie.

Definition: Intrakranielle Drucksteigerung ohne Raumforderung.

Diagnostik: s. Labor, s. Röntgen. VEP erniedrigt, verzögert. Visus- und Gesichtsfeldprüfung.

Differentialdiagnose: Intrakranielle Raumforderungen. Hydrozephalus-Entwicklung, Liquorzirkulationsstörung.
Entzündliche ZNS-Erkrankungen (chronische Meningitis). Migräne.

Hirnvenen- und Sinusvenenthrombosen. Arteriovenöse Malformation, Durafistel.
Fundus: Papillitis n. optici und Zentralvenenthrombose meist einseitig. Drusenpapille.

Epidemiologie: Auftreten besonders bei jungen übergewichtigen Frauen. m : w = 1 : 4–8, bei Kindern 1 : 1.
Inzidenz: 1/100.000 bis bei übergewichtigen Frauen zwischen 20–44 Jahren 8–19/100.000 Neuerkrankungen/J.

Klinik: Anamnese:
– Kopfschmerzen (99 %) mit morgendlichem Schmerzmaximum und Verstärkung bei Anstrengung oder Husten, oft pulsierend.
– Sehstörungen (zunächst flüchtige ein- oder beidseitige Amaurosen, Gesichtsfelddefekte, Visusminderung bis Visusverlust) bei 72 % und gelegentliches Doppeltsehen infolge einer ein- oder beidseitigen Abduzensparese (20 %).
– Übelkeit (20–40 %) und Erbrechen,
– Tinnitus (–58 %).
Befund: Papillenödeme/Stauungspapillen lediglich in Einzelfällen einseitig.
Wacher und bewusstseinsklarer Patient (bei Kindern oft Apathie) ohne fokale neurologische Störung. Selten Fazialisparese oder Paresen des N. oculomotorius oder N. trochlearis.
Besonderes: Asymptomatische Fälle mit alleiniger Stauungspapille.

Labor: Anticardiolipin-Antikörper [Leker R: Anticardiolipin antibodies are frequently present in patients with idiopathic intracranial hypertension. Arch Neurol 55 (1998) 817–20].
Liquor unauffällig (sonst s. Ätiologie), Liquordruck erhöht lumbal > 25 (20–55) cm H_2O.

Prognose: Rezidivgefahr 10 % bis zu mehreren Rezidiven.

Röntgen: CCT: Normale bis enge Ventrikel. Dünnschicht-Orbita-CT: Erweiterte Sehnervenpapillen, „Empty sella“.
– Angiographie z.A. einer arteriovenösen Malformation.
– MRT: „Empty sella“, ggf. Schwellung der Optikusscheide.

Therapie: Gewichtsabnahme. Wöchentliche Lumbalpunktion, bis ein Liquordruck von < 25 cm H_2O erreicht ist.
☆ Acetazolamid (250 mg Tbl, 500 mg retard Kps, 500 mg A) 10 mg/kg bzw. 500 mg i.v., frühzeitig orale Gabe.
Ggf. 7 Tage 2000–4000 auf 1000 mg/d. Senkt die Liquorproduktion.
☆ Kortikoide: Z.B. Dexamethason initial 4 x 8 mg ausschleichend. Bei Auftreten unter der langfristigen Einnahme oder häufiger nach Absetzen von Kortison (besonders bei Kindern. Im Tiermodell führt plötzlicher Steroidentzug zu einer Minderung der Resorption und dadurch zum Hirndruckanstieg) Kortikoiddosis wieder erhöhen und unter intermitierenden Liquorpunktionen langsam reduzieren.
☆ Glyzerin-Saft DAB 85 % – Glyzerol (10 % 500 ml Fl) s. Hirndruck – Hirnödemtherapie.

Therapie operativ: Lumboperitoneale Shunts [Menger H: Idiopathischer Pseudotumor cerebri. TW Neurol Psych 8 (11/94) 601–7].

Psychischer Befund s. Befund.

Psychogene Reaktion – Anpassungsstörung (z.B. „Schock“ durch seelisches Trauma) s. Depression – Differentialdiagnose.

Psychogene Störungen s. funktionelle Störungen.

Psychopathie – Persönlichkeits- und Verhaltensstörungen – Charakterneurose   F60–F69

s. Psychose.

Psychosen und hirnorganisches Psychosyndrom – hirnorganische Wesensänderung

s. Delir, Demenz. s. Koma. s. Verwirrtheitszustand.
Ätiologie: Unbekannt bzw. s. Einteilung.
Ätiologie der *Schizophrenie*: Membranphospholipid-Hypothese s. Therapie mit Eicosapentaensäure.

– Bei PET-Untersuchungen an 17 männlichen Schizophrenen und 18 Kontrollpersonen reduzierte Bindung im präfrontalen Kortex für ^{11}C SCH23390 (bindet am D_1-Rezeptor) und zwar umso geringer, je schwerer die psychopathologischen Veränderungen ausgeprägt waren. Normale Rezeptordichte für ^{11}C N-Methylspiperone (bindet am D_2-Rezeptor) [Okubo Y: Decreased prefrontal dopamine D1 receptors in schizophrenia revealed by PET. Nature 385 (1997) 634–6].

- In einer Subgruppe schizophrener Patienten, besonders schizophrene Linkshänder und Frauen unter Neuroleptika, im Liquor Immunantwort mit einer erhöhten Inzidenz und Konzentration von löslichem interzellulärem Adhäsionsmolekül (sICAM-1) als Maß der intrathekalen Immunantwort und Blut-Hirn-Schrankenfunktion, Antikörpern gegen das 60-kDa-Hitzeschockprotein (Anti-HSP60), und löslichem Interleukin-2-Rezeptor (sIL-2R) als Maß der zellulären Immunaktivität [Schwarz M: Autoantibodies against 60-kDa heat shock protein in schizophrenia. Eur Arch Psychiatry Clin Neurosci 248 (1998) 282–8].
- Bei Zwillingspaaruntersuchungen (2495 monozygote und 5378 dizygote Paare der Geburtsjahrgänge 1940–1957) 83 % genetische und 17 % Umweltfaktoren [Cannon T: The genetic epidemiology of schizophrenia in a Finnish twin cohort. Arch Gen Psychiatry 55 (1998) 67–74].
- Vulnerabilitäts-Stress-Bewältigungs-Modell: Erhöhte Vulnerabilität (Probleme in Schwangerschaft und früher Kindheit, im Dopaminstoffwechsel, in der Informationsverarbeitung) plus Stress führen, beeinflusst durch das soziale Umfeld und vorhandene Bewältigungsstrategien, zu psychotischen Symptomen.

Diagnostik: s. Labor. EKG. Rö Thorax. EEG. CCT. Dopplersonographie.

Differentialdiagnose: s. Einteilung.

Einteilung: Endogene Psychosen (s. Depression, bipolare Störung – manisch-depressive Erkrankung, schizoaffektive Psychose, s. Depression): Keine Bewusstseinstrübung.

Einteilung der exogenen Psychosen (syn. körperlich begründbare, organisch bedingte, symptomatische Psychosen, Funktionspsychosen): s. Intoxikationen. Aufgrund einer Krankheit, Schädigung oder Funktionsstörung des Gehirns

1. **Akute** (reversible) organische Psychosen (= akute exogene Reaktionstypen) s. Verwirrtheitszustand mit   F06
- quantitativer Bewusstseinsstörung: Bewusstseinstrübung, Somnolenz, Sopor, Koma.
- qualitativer Bewusstseinsstörung: Amentia, Delir, Dämmerzustand.
- ohne Bewusstseinsstörung: Durchgangssyndrom leicht, mittelschwer, schwer.

2. **Akute oder chronische Psychosen:**
- Psychische Störungen (außer Delir oder Demenz) / nicht näher bezeichnet   F06 / F06.9
- Persönlichkeits- und Verhaltensstörung   F07
- Organische Persönlichkeitsstörung (Frontalhirnsyndrom), irreversibel   F07.0
- Enzephalitis, Meningitis. Postenzephalitisches Syndrom (Persönlichkeitsstörung)   F07.1
- Organisches Psychosyndrom nach Schädel-Hirn-Trauma (postkontusionelles Syndrom), reversibel   F07.2

- Rechtshemisphärische organische affektive Störung.
- Charles-Bonnet-Syndrom mit optischen Halluzinationen, als irreal erkannt, s. zerebrale Ischämie.

3. **Chronische** (reversible und irreversible) Psychosen: F06
- AIDS-Enzephalopathie.
- Alkoholpsychosen, Alkoholhalluzinose F10.5
a) Alkoholisches Korsakow-Syndrom – Korsakow-Psychose   F10.6
b) Subakute Enzephalopathie mit Anfällen bei Alkoholismus – SESA.
- Intrazerebrale Blutung (Hunt-Hess Grad $\geq$ III).
- Borreliose [Belau C: Zerebrovaskuläre Manifestation einer chronischen Neuroborreliose. Akt Neurol 18 (1991) 65–68].
- Dentatorubropallidoluysische Atrophie – DRPLA s. Ataxie.
- Chorea Huntington.
- Creutzfeld-Jakob-Erkrankung.
- Demenzen s. Demenz.
- Drogeninduzierte Psychosen, paranoide oder halluzinatorische Zustandsbilder s. Intoxikation – psychotrope Substanzen.
- Idiopathische Hämochromatose.
- Metabolisch bedingtes hirnorganisches Psychosyndrom (Glukose, Osmolarität, Calcium).
- Hirntumor. Meningeosis neoplastica.
- Hypothyreose: Kasuistik einer jungen Frau mit 1 1/2-jähriger Psychopharmaka-Behandlung und Restitution binnen 3 Monaten unter Hormonsubstitution [Haberfellner E: Psychotische Manifestation einer Hypothyreose. Nervenarzt 64 (1993) 336–9].
- Chronische Intoxikationen s. Verwirrtheitszustand. Methotrexat intrathekal.
- Zerebrale Ischämie – zerebrovaskuläre Insuffizienz. Thalamusinfarkte.
- Neuro-Lues: Progressive Paralyse.
- Funikuläre Myelose (75 % Psychosen): Kasuistik eines 39-jährigen Patienten mit Hypothyreose und Vitamin-B_{12}-Mangel auf dem Boden einer Autoimmunerkrankung, vollständige Rückbildung unter Vitamin-B_{12}- und Schilddrüsenhormon-Substitution [Modell S: Paranoide Psychose bei einem Patienten mit Hypothyreose und Vitamin-B_{12}-Mangel. Nervenarzt 64 (1993) 340–2].
- M. Parkinson.
- Subarachnoidalblutung (Hunt-Hess Grad $\geq$ III).

Einteilung der endogenen Psychosen:
- Schizophrenie   F20
  Paranoide Schizophrenie   F20.0
  Hebephrene Schizophrenie   F20.1
  Katatone Schizophrenie   F20.2
  Undifferenzierte Schizophrenie   F20.3
  Postschizophrene Depression   F20.4
  Schizophrenes Residuum   F20.5
  Schizophrenia simplex   F20.6
  Sonstige Schizophrenie: Zönästhetische Schizophrenie.
  Schizophreniforme Psychose, Störung   F20.8
  Schizophrenie nicht näher bezeichnet   F20.9
- Schizotype Störung – schizotype Persönlichkeitsstörung: Latente schizophrene Reaktion, Borderline-Psychose.   F21
  Schizophrenie latent, präpsychotisch, prodromal, pseudoneurotisch, pseudopsychopathisch

– Anhaltende wahnhafte Störungen   F22
Wahnhafte Störung, Paranoia, paranoide(r)
Psychose (Zustand), sensitiver Beziehungs-
wahn, späte Paraphrenie   F22.0
Sonstige anhaltende wahnhafte Störungen /
nicht näher bezeichnet   F22.8 / F22.9
– Akute vorübergehende psychotische Störungen
                                          F23
Akute polymorphe psychotische Störung
ohne Symptome einer Schizophrenie   F23.0
Akute polymorphe psychotische Störung
mit Symptomen einer Schizophrenie   F23.1
Akute schizophrene psychotische Störung,
Reaktion, Episode, undifferenziert   F23.2
Sonstige akute vorwiegend wahnhafte
psychotische Störungen   F23.3
Sonstige akute vorübergehende
psychotische Störungen   F23.8
Akute vorübergehende psychotische
Störung nicht näher bezeichnet   F23.9
– Induzierte wahnhafte Störung   F24
– Schizoaffektive Störungen –
schizoaffektive Psychose   F25
Schizoaffektive Störung,
gegenwärtig manisch   F25.0
Schizoaffektive Störung, gegenwärtig
depressiv   F25.1
Gemischte schizoaffektive Störung   F25.2
Sonstige schizoaffektive Störungen   F25.8
nicht näher bezeichnet   F25.9
– Sonstige nichtorganische psychotische
Störungen / nicht näher bezeichnet   F28 / F29

Epidemiologie der Schizophrenie:
Prävalenz Männer 2,2 und Frauen 1,8 % [Can-
non T: The genetic epidemiology of schizophrenia in a Finnish twin cohort. Arch Gen
Psychiatry 55 (1998) 67–74].

Klinik: Anamnese/Fremdanamnese:
Besteht Selbst- oder Fremdgefährdung?

Klinik des hirnorganischen Psychosyndroms: Variabel Störung der Aufmerksamkeit, Konzentration und Merkfähigkeit. Kritikschwäche,
vermehrte Reizbarkeit, ggf. Aggressivität.
– Demenz o.n.A. – senile und präsenile
organische Psychosen   F03
– Organisches nichtalkoholisches amnestisches Syndrom – (nichtalkoholisches)
Korsakow-Syndrom   F04
– Delir, nicht durch Alkohol oder andere
psychotrope Substanzen bedingt   F05
– Organische Halluzinose: F06.0
Meist optische oder akustische Halluzinatio-
nen bei klarer Bewusstseinslage, die ggf. als
Halluzinationen erkannt oder aber wahnhaft
verarbeitet werden.
– Organische katatone Störung mit vermin-
derter (Stupor) oder gesteigerter (Erregung)
psychomotorischer Aktivität   F06.1
– Organische wahnhafte schizophreniforme
Störung mit anhaltenden oder immer
wieder auftretenden Wahnideen,   F06.2
ggf. von Halluzinationen begleitet.
– Organische affektive Störungen   F06.3
– Organische Angststörungen   F06.4
– Organische dissoziative Störung   F06.5
– Organische emotional labile (asthenische)
Störung   F06.6
– Leicht kognitive Störung   F06.7

*Klinik der endogenen Psychosen und Schizophre-
nie*: Entfremdungs-Erlebnisse: Depersonalisa-
tions- und Derealisations-Erscheinungen.
– Häufigste Wahnthemen: Beeinträchtigung, Be-
rufung/besonders Größe und Fähigkeiten,
Verfolgung, Vergiftung.
– Symptome 1. Ranges: Wahnwahrnehmung,
leibliche Beeinflussungserlebnisse, Gedanken-
lautwerden, Gedankenentzug, nicht optische
Halluzinationen.
– Formale Denkstörung: Ideenflucht. Inhaltliche
Denkstörung: Wahnideen.
– Schizophrenes Negativsyndrom: Kognitive
Dysfunktion, Apathie, Anhedonie, sozialer
Rückzug.
– Alkoholismus: Schizophrene Patienten mit Al-
koholismus stellen eine Risikogruppe dar mit
vermehrter Gewalttätigkeit und produktiv-
psychotischen Symptomen, einer höheren
Rate an extrapyramidal-motorischen Sympto-
men und Spätdyskinesien, einer höheren Sui-
zid- und Rehospitalisierungsrate.

Labor: BZ, Routinelabor, Blutkultur. Cortisol,
Parathormon. TSH, T_3, T_4. Ammoniak
(NH_3). Borrelien. Vitamin B_{12}. Lues. Ggf.
Drogenscreening (Amphetamine). Lumbal-
punktion.

Prognose der schizophrenen Psychose:
– Einjahresrezidivrate von 75 %, 2-Jahresrezidiv-
rate 90 % (Ersterkrankte 60 % bzw. 80 %).
Das Rückfallrisiko besteht über 5 Jahre nahezu unverändert. Durch Neuroleptika-Lang-
zeitbehandlung kann die Einjahresrezidivrate
von 75 auf 15 % gesenkt werden, aber wegen
nur bei 40 % der Patienten durchgeführter
und häufig zu früh abgebrochener Rezidivprophylaxe derzeit 50 % Einjahresrezidive [Kiss-
ling W: Schizophrenie: Rückfallverhütung
durch Neuroleptika. DÄB 90/50 (17.12.93) B-
2489–93].
– Nicht jede erneute Exazerbation führt zu
einem dauerhaften Defizit.
Besonderes: Sistieren therapieresistenter akustischer Halluzinationen unter Clozapin und
Tetrabenazin [Lopez Zanon A: Besserung verbaler Halluzinationen nach Behandlung orolingualer Dyskinesien mit Tiaprid. Nervenarzt 64 (1993) 73–4].

Röntgen: CCT oder kraniales MRT zur Differentialdiagnose. PET: Bei Schizophrenie frontaler
Hypometabolismus [Heiß W: PET. DÄB 92/8
(24.2.95) B-372–8].

Therapie: s. Verwirrtheit. Antrag zur Errichtung
einer Betreuung erforderlich?

☆ **Neuroleptika** bis auf wenige Ausnahmen bei
allen akuten schizophrenen Episoden, im
Rahmen von (schizophrenen, schizoaffektiven
o.a.) Psychosen besonders bei Agitiertheit und
Aggressivität, Wahn- und Verwirrtheitszuständen. Bei Manie – manisch-depressiver Erkrankung chronische neuroleptische Behandlung bei Patienten mit affektiven Störungen
vermeiden. Langsames Absetzen, um einen
Rückfall (insbesondere einer Schizophrenie
oder Manie) zu vermeiden. Zur Sedierung additive Medikation mit Benzodiazepinen statt
niederpotenter Neuroleptika, um ein malig-

nes neuroleptisches Syndrom zu vermeiden.
Vorgehen bei Schizophrenie:

1. Bei jungen Patienten primär atzpiode, sonst primär klassische Neuroleptika in einer Äquivalenzdosis von 5–20 mg Haloperidol, 300–1000 mg Chlorpromazin oder 4–6 mg Risperidon und den Patienten über mindestens 3 Wochen beobachten (bei nicht tolerablen UAW Wechsel des Präparates).
Falls nach 4–6 Wochen keine Wirksamkeit und Plasmaspiegel im Normbereich (d.h. Ausschluss einer Non-Compliance),

2.a sekundär Dosissteigerung für einen begrenzten Zeitraum von etwa 2 Wochen oder

2.b Umstellung auf ein Antipsychotikum einer anderen Klasse (Butyrophenon auf Phenothiazin oder umgekehrt) oder

2.c auf atypische Neuroleptika wie Risperidon, Olanzapin oder Zotepin. Falls

2.d Wechsel auf oder auch zwischen atypischen Neuroleptika nicht ausreicht (nach 4–6 Wochen fehlende Wirksamkeit),

3. tertiär Übergang auf Clozapin für mindestens 3 Monate.

– Medikamenteneinnahme zur Gewährleistung der korrekten Einnahme möglichst unter Kontrolle.

– Stabilisierungsphase: Dosierung nach Konsolidierung für mindestens 6 Monate beibehalten, bevor eine Dosisreduktion erwogen wird.

– Langzeittherapie: Bleibt der Patient ohne positive Symptome stabil, kann schrittweise bis auf 1/5 der Ausgangsdosis reduziert werden.

– Rezidivprophylaxe: Bei einer einzigen psychotischen Episode ohne weitere Symptome über 1 Jahr kommt ein Auslassversuch in Frage mit schrittweiser Dosisreduktion über mehrere Monate. Nach Remission einer schizophrenen Ersterkrankung ist Rezidivprophylaxe über mindestens 1–2 Jahre, ab der 2. Episode über mindestens 5 Jahre, bei Suizidverusch oder gewalttätigem Verhalten in der Anamnese lebenslang erforderlich [American Psychiatric Association: Practice guideline for the treatment of patients with schizophrenia. Am J Psych 154 Suppl 4 (1997) 1–63].
Eine Unterdosierung zeigt sich erst mit einer Latenz von 5–9 Monaten durch ein erneutes Rezidiv. Frühinterventionsstrategien konnten Rezidive, d.h. das Aufflackern von Psychosen nicht vermeiden und waren der Dauerbehandlung unterlegen.

– Die Lebensqualität und Compliance ist unter atypischen besser als unter klassischen Neuroleptika.

I. Klassische Neuroleptika: Einschleichende Dosierung, ggf. gleich Hochdosierung zum Überspringen der extrapyramidalen UAW.

– Phenothiazine, Butyrophenone, Thioxanthenderivate, Diphenylbutylpiperidinderivate.
KI Intoxikationen, Kreislaufschock, Koma. Chronische neuroleptische Behandlung bei Patienten mit affektiven Störungen vermeiden.
UAW der Phenothiazine und Butyrophenone: bb Agranulozytose und benigne transitorische Leukopenie (Phenothiazine 10 %).
UAW s. Anticholinergika (Butyrophenone und hochpotente Phenothiazine mit geringeren vegetativen UAW als niedrigpotente Phenothiazine): Akkomodationsstörungen/Verschwommensehen/Mydriasis, Ataxie, Delir/delirante

Symptom nach 5 Tagen, Störungen des Kurzzeitgedächtnisses, Glaukomauslösung, Harnverhalt, Hautrötung/Hypohidrosis (Wärmestau), Herzrhythmusstörungen (Erregungsleitungsstörungen, Verminderung der Herzfrequenzvariation), Hypotonie/Orthostase (anti-α-adrenerg), Ileus, Kopfschmerzen, Libidoverlust und Impotenz, Miktionsstörung, Müdigkeit, mnestische Störungen, Mundtrockenheit/verstopfte Nase/Schweiß- und Speichel-Sekretionsstörung, Obstipation, Ödeme, Parästhesien, exogene Psychosen, Schlafstörungen, Schwindel, Sedierung, Tachykardie, Tremor, Unruhe bis Delir s.o., Verwirrtheit.

Cholestase mit Ikterus, Cornea- und Linseneinlagerungen.

Einschränkung der Emotionalität, Spontaneität und Lebensfreude unter der Therapie.

extrapyramidalmotorische Störungen (EPMS) durch Inhibierung der Dopamin-D_2-Rezeptoren im nigrostriatalen System (Dopamin-D_2-Rezeptorbesetzung > 70 %): Akathisie und Frühdyskinesien wie Parkinsonoid, Trismus, Torticollis (Antidot Biperiden 1 A i.v.). Spätdyskinesien nach einjähriger Therapie bei 4 %, in den ersten Jahren weitere 4 % pro Behandlungsjahr und nach 5 Jahren bei ca. 20 % der Patienten [Kissling W: Schizophrenie: Rückfallverhütung durch Neuroleptika. DÄB 90/50 (17.12.93) B-2489–93]. Davon sind 50 % irreversibel. Inzidenz von schweren irreversiblen Spätdyskinesien weniger als 1 %.

In 5 Autopsiegehirnen vor und nach Inkubation mit Haloperidol > Risperidon > Zotepin, Chlorpromazin > Clozapin Inhibition von Komplex I (> 20fach höher als bei Komplex II–IV) der mitochondrialen Atmungskette [Maurer I, Bonn: Inhibition von Komplex I der mitochondrialen Atmungskette in normalem menschlichen Hirngewebe durch Neuroleptika. (9/96) Göttingen].

Gastrointestinale Störung. Hautreaktionen.

Prolaktinausschüttung durch Blockade des dopaminergen Systems im tubero-infundibularen System und den dadurch bedingten endokrinologischen Nebenwirkungen (Haloperidol > Olanzapin): Galaktorrhoe (unter Phenothiazinen, Butyrophenonen, Sulpirid, Clozapin, Zotepin) hochdosiert mit einer Inzidenz bis 14 % und Prävalenz bis 19 %.

Zerebrale Krampfanfälle durch Erniedrigung der Krampfschwelle: Die epileptogene Potenz ist

beträchtlich bei Chlorpromazin, Promazin, Promethazin, Clozapin, etwas geringer bei Zotepin, mäßig bei Perphenazin, Tiotixen,

gering bei Fluphenazin, Thioridazin, Clopentixol, Zuclopentixol, Chlorprothixen (gering bis mäßig), Flupentixol,

Haloperidol (gering bis mäßig), Melperon und Pipamperon ggf. fehlend, Fluspirilen, Pimozid, Risperidon [Fröscher W].

Malignes Neuroleptika-Syndrom. Photosensibilität.

Wirkung antipsychotisch, zentral psychomotorisch dämpfend (keine hypnotische Wirkung) mit Affekthemmung und Steigerung der emotionellen Indifferenz durch Blockierung der Dopamin-Rezeptoren im mesokortikalen-mesolimbischen System (Formatio reticularis und (Hypo-) Thalamus mit Projektionen zum Kortex). Die antipsychotische Wirkung korreliert mit der Bindungsaffinität an postsynaptische Dopamin-D_2-Rezeptoren. Phenothiazine hemmen wie Dantrolen die Empfindlichkeit sensibler Rezeptoren.

Wirkung nicht zufriedenstellend wegen Nonresponse bei Produktivsymptomatik binnen 4–6 Wochen in 20–30 %, nicht erwiesener Beeinflussung der Negativsymptomatik und UAW mit Abbruchquote der Rezidivprophylaxe bei Langzeittherapie oder unregelmäßiger Neuroleptikaeinnahme bzw. Compliance in 60–70 %.

Keine gesicherte analgetische Wirkung (in bisherigen Studien von der sedierenden Wirkung nicht abzutrennen) [Nix W: Haben Neuroleptika eine analgetische Potenz? Schmerz 12 (1998) 30–8].

II. Atypische Neuroleptika – Definition: Antipsychotische Wirkung ohne motorische Nebenwirkungen (kombinierte Blockade von Serotonin-5-HT_2-Rezeptoren und Dopamin-D_2-Rezeptoren): Clozapin besonders zur Behandlung der therapieresistenten Schizophrenie.

Olanzapin. Quetiapin. Sertindol.

Erweiterte Definition: Antipsychotische Wirkung bei weitgehendem Fehlen motorischer Nebenwirkungen, besondere Wirkung auch auf schizophrene Negativsymptome oder fehlende Steigerung der Prolaktin-Sekretion. Melperon. Risperidon. Sulpirid (Prolaktin-Sekretion). Zotepin.

Wirkung: Zielrezeptoren sind besonders die D_2- und D_2-ähnlichen Rezeptoren D_3 und D_4, bei Clozapin und Olanzapin mehr die D_4-Rezeptoren.

1. **Butyrophenone**: Geringere vegetative UAW als Phenothiazine. Nennung nach neuroleptischer Potenz (aufsteigend):

☆ Pipamperon (40 mg Tbl, 4 mg/ml Saft) 3 x 40 mg auf maximal 360 mg. El.-HWZ < 4 h. Neuroleptische Potenz 0,5. Keine epileptogene Potenz. Wirkung: Vorwiegend sedativ, serotoninerg.

☆ Melperon 4 x 25 mg, maximal 300 mg, vorwiegend sedativ bei Unruhe- und Erregungszuständen älterer Patienten. El.-HWZ 3 h. Neuroleptische Potenz 0,75. Keine epileptogene Potenz.

☆ Droperidol (5 mg/2 ml und 25 mg/10 ml A) 0,5 mg/kg, maximal 100 mg i.v./i.m. Delir: 125 mg/50 ml über Perfusor bis 5 ml/h oder 25 mg alle 4 h. El.-HWZ 2 h. Neuroleptische Potenz 15. Narkosemittel. α-lytisch.

☆ Haloperidol (2 mg/20 gtt, forte 10 mg/20 gtt, 1/2/5/10/20 mg Tbl, 5 mg A) maximal 100 mg/d. Langzeittherapie: 5–15 mg/d, zur Rezidivprophylaxe mindestens 2,5 mg/d.
El.-HWZ 13–30 h. Spiegel 5–11 ng/ml (keine strenge Korrelation zur Dosis). Neuroleptische Potenz 40. Bis zu einem Spiegel von 10–15 ng/ml zunehmende Absättigung der Dopamin-D_2-Rezeptoren.
KI Intoxikationen. KI/UAW/Wirkung s. Neuroleptika. Verlängerung der QT-Zeit. Epileptogene Wirkung gering bis mäßig. Blockiert

im mesolimbischen System stark D_2-Rezeptoren (4–6 mg besetzen 80–90 % der Rezeptoren) und gering 5-HT_2-Rezeptoren.

☆ Bromperidol (0,1 mg/gtt, 5 mg Tbl, 5 mg/ml A) einmal täglich nach dem 5 bis maximal 50 mg. El.-HWZ 20–36 h. Neuroleptische Potenz 40. KI/UAW/Wirkung s. Neuroleptika.

☆ Trifluperidol (1 mg/20 gtt) initial 2 x 0,25 mg (2 x 5 gtt) auf 3 x 0,5–1 mg. El.-HWZ 15–20 h. Neuroleptische Potenz 200.

☆ Benperidol (0,1 mg/gtt, 2 mg Tbl, 2 mg/2 ml A) maximal 12–48 mg. El.-HWZ 4 ± 1,1 h. Neuroleptische Potenz 400.

2. Phenothiazine:

– Mit aliphatischer Seitenkette und beträchtlicher epileptogener Potenz: Promazin, Promethazin, Levomepromazin, Chlorpromazin, Triflupromazin.

– Mit Piperazinyl-propyl-Seitenkette und mäßiger epileptogener Wirkung: Perphenazin; mit geringer epileptogener Wirkung: Perazin, Trifluoperazin, Fluphenazin, Dixyrazin.

– Mit Piperidyl-alkyl-Seitenkette und geringer epileptogene Wirkung: Thioridazin, Periciazin. UAW s. Anticholinergika. Benigne transitorische Leukopenie (10 %), Agranulozytose, Ikterus.
Nennung nach neuroleptischer Potenz:

☆ Promethazin (1 mg/gtt, 25 mg Tbl, 50 mg/2 ml A) 1–3 x 25–50 mg, maximal 1000 mg, stark sedierend. El.-HWZ 8–15 h. Neuroleptische Potenz 0,5. UAW s. Anticholinergika. Epileptogene Wirkung beträchtlich.

☆ Thioridazin (25 mg Tbl, 30/100/200 mg retard Tbl) maximal 600 mg, auch bei allgemeiner psychovegetativer Labilität, ggf. 3 x 50 mg bei Depression zu Antidepressiva. El.-HWZ 30 h. Neuroleptische Potenz 0,5. UAW selten Spätdyskinesien. Verlängerung der QT-Zeit.
Wirkung: Blockade auch von Dopamin-D_1-Rezeptoren. Deutlich $α_1$-adrenerg.

☆ Perazin (2 mg/gtt. 25/100 mg Tbl, 50 mg/2 ml A) ambulant bis 300 mg, stationär maximal 1000 mg.

– Akathisie: Besserung bei 12/13 Patienten nach Umstellung von höherpotenten Neuroleptika auf Perazin mit besserem psychopathologischem Befund [Rietschel M: Perazin bei neuroleptikabedingter Akathisie. Psychopharmakotherapie 3/4 (1996) 184–190].
El.-HWZ 8–16 h. Neuroleptische Potenz 0,5. Spiegel 50–250, toxisch ab 500 µg/l.
UAW ggf. ähnliches Agranulozytose-Risiko wie Clozapin.

☆ Levomepromazin (1 mg/gtt, 25/100 mg Tbl, 25 mg A) einschleichend 3 x 25–100 mg, maximal 600–800 mg, möglichst keine i.v.-Gabe. El.-HWZ 17 h. Neurolept. Potenz 0,75. Epileptogene Wirkung beträchtlich.

☆ Chlorpromazin (25 mg Drg, 1 mg/gtt, 25 mg A) 75–150 (–500) mg/d. Epileptogene Wirkung beträchtlich. UAW Verlängerung der QT-Zeit. Intrahepatische Cholestase ggf. bis zu 1 Jahr nach Absetzen andauernd.

☆ Triflupromazin (10/25/50 mg Tbl, 10/20 mg A, 70 mg Supp) 3 x 10–50 mg oral, 20 mg i.m. oder 5–10 mg i.v., maximal 400 mg. El.-HWZ 6 h. KI Intoxikationen. Epileptogene Wirkung beträchtlich. Neuroleptische Potenz 3.

Wirkung antiemetisch.

☆ Dixyrazin (1,1 mg/gtt, 10/25 mg Tbl) maximal 200 mg. El.-HWZ 2–3 min. Neuroleptische Potenz 3.

☆ Perphenazin (2 mg/gtt, 4/8 mg Tbl, 5 mg/ml A) maximal 32–64 mg.
El.-HWZ 8–12 h. Neurolept. Potenz 10.
UAW stärker sedierend als Flupentixol. Phenothiazin mit Piperazinylseitenkette.

☆ Fluphenazin (0,2 mg/gtt = 4 mg/ml, 5 mg Tbl, 10 mg A, 3/6 mg retard Tbl) initial 3–24 mg/d, maximal 40 mg, zur Rezidivprophylaxe mindestens 2,5 mg/d. El.-HWZ 15, Decanoat 80 h. Neuroleptische Potenz 30. Spiegel 1–10 μg/l.

3. Thioxanthene:

☆ Chlorprothixen (1 mg/gtt, 15/50 mg Tbl, 50 mg/ml A, Saft) 3–4 x 50–100 mg, maximal 600–800 mg oral. Bei akuten Unruhezuständen 50–100 mg (1–2 A) i.v./i.m. El.-HWZ 8–12 h. Neuroleptische Potenz 0.75. Epileptogene Wirkung gering bis mäßig.

☆ Clopenthixol (10/25 mg Tbl, 25 mg/ml A, 20 mg/ml gtt) maximal 150–300 mg.
El.-HWZ 24–31 h. Neuroleptische Potenz 3. Epileptogene Wirkung gering.

☆ Zuclopentixolacetat (50 mg/2 ml A) zur Akutbehandlung akuter und exazerbierter chronischer Psychosen sowie Manien. El.-HWZ 20,4 ± 5,3 h. Wirkung s. Neuroleptika. Epileptogene Wirkung gering. Thioxanthen.

☆ Flupentixol (0,5/5 mg Tbl) maximal 20 mg, zur Rezidivprophylaxe mindestens 4 mg/d.

– In den USA überwiegend als Anti-Craving-Substanz, besonders bei Kokain-Konsumenten, im Einsatz.
El.-HWZ 30, Decanoat 150 h. Neuroleptische Potenz 30. KI/UAW s. Neuroleptika. Epileptogene Wirkung gering.
Wirkung: Weniger sedierend als Haloperidol und Perphenazin. Blockade auch von Dopamin-D_1-Rezeptoren.

4. Diphenylbutylpiperidinderivate: Fluspirilen s. Depotneuroleptica.

☆ Pimozid (1 und 4 mg Tbl) maximal 8 mg. El.-HWZ 24–48, Met. -96 h. Neuroleptische Potenz 30. UAW Verlängerung der QT-Zeit. Epileptogene Wirkung gering. Ausgeprägt dopaminerg.

5. Chemisch andersartige und atypische Neuroleptika (neuroleptische Potenz)

☆ Sulpirid (50/100/200 mg Tbl, 100 mg A, 25 mg/5 ml Saft) s. Depression. 3–8 A/d i.v./i.m., oral maximal 1600 mg. Klinisch nur begrenzt bewährt ggf. wegen der schlechten Hirngängigkeit.

☆ Amisulprid (50/200 mg Tbl) s. Depression, bei Plussymptomatik in klinischen Studien (n = 1300) in hoher Dosis 400–800 mg/d vergleichbar gut wirksam wie Haloperidol, Flupentixol und Risperidon.
UAW weniger extrapyramidalmotorische Störungen (EPMS) als klassische Neuroleptika.
Wirkung: Atypisches Neuroleptikum, Benzamid. Wohl selektive, duale Dopaminblockade von D_2- und D_3-Rezeptoren im mesolimbischen System im Hochdosisbereich postsynaptisch, im Niedrigdosisbereich (50–300 mg/d) präsynaptisch mit Förderung der Dopamin-Transmission.

☆ Clozapin (25/50/100 mg Tbl, nur erhältlich nach unterschriebenem Revers)
nach erfolgloser neuroleptischer Vorbehandlung oder intolerablen extrapyramidalen Neuroleptika-UAW und
nach Differentialblutbild (vor ≤ 10 Tagen), Aufklärung (u.a., dass bei grippeähnlichen Symptomen wie z.B. Fieber, Schüttelfrost, Halsschmerzen und Mundschleimhautentzündungen als ersten möglichen Anzeichen einer Blutbildstörung vor der nächsten Leponex-Einnahme der Arzt benachrichtigt werden muss) und möglichst schriftlicher Einwilligung vor Therapiebeginn, bei vom gesetzlichen Vertreter mit Genehmigung durch den Richter, unter

– 18 Wochen wöchentlicher (N1-Packung), danach mindestens vierwöchiger Leukozytenkontrolle (N2-Packung) und bei auch nur kurzfristiger Unterbrechung wieder initial 18mal wöchentlicher Kontrolle bei UAW und nach Absetzen über einen Zeitraum von weiteren 4 Wochen (bei Unterbrechung aus nichthämatologischen Ursachen über > 3 Tage und < 4 Wochen 6mal wöchentliche Leukozytenkontrolle).

– Keine Kombination mit anderen potentiell das Blutbild schädigenden Medikamenten wie Analgetika vom Pyrazolontyp (Metamizol!), Antiepileptika (Carbamazepin, Phenytoin), trizyklischen Antidepressiva und Serotonin-Wiederaufnahmehemmern, Cotrimoxazol, Indometacin und Neuroleptika sowie ebenfalls durch Zytochrom-P450 metabolisierten Substanzen (Fluoxetin und Fluvoxamin: > 50 % Clozapin-Dosisreduktion!). Keine Immobilisierung.

– Ärztliche Verpflichtungserklärung zur gewissenhaften Durchführung und Dokumentation der Blutbildkontrollen.

– Differentialblutbild sofort bei Auftreten grippeähnlicher Symptome und 2mal wöchentlich bei Abfall der Leukozyten bei zwei aufeinanderfolgenden Messungen oder binnen 3 Wochen um ≥ 3000/μl, bei Leukozyten 3000–3500/μl oder neutrophilen Granulozyten 1500–2000/μl.

– Sofort absetzen bei

1. fallenden Leukozytenwerten, Infektionsverdacht und nicht eindeutigen Befunden im Differentialblutbild,

2. Leukozyten < 3000/μl mit Meldung bei Wander,

3. neutrophilen Granulozyten < 1500/μl mit Meldung bei Wander,

4. Anstieg der Zahl eosinophiler Granulozyten > 3000/μl (Therapiefortführung bei Werten < 1000/μl),

5. fallenden Thrombozyten < 50.000/μl.
Hämatologische Werte (nach sofortigem Absetzen) durch 2 Untersuchungen an 2 aufeinanderfolgenden Tagen bestätigen lassen.

– Therapieresistente Schizophrenie: Initial 12,5–25 mg/d, bei älteren oder polymorbiden Risikopatienten und bei Neuroleptikaumstellung 12,5 mg/d mit täglicher Erhöhung um 25–50 mg, per os durchschnittlich 200–450 mg, maximal 600 mg bis vereinzelt 900 mg/d in mehreren Dosen, i.m. durchschnittlich 150 mg, maximal 300 mg/d, Erhaltungstherapie 25–200 (-600) mg/d ggf. einmalig abends. Therapie der Negativsymptomatik 100–200 mg/d.

El.-HWZ 16 (11–25) h, Metaboliten, besonders Desmethylclozapin. Ausscheidung 40 % biliär, 50 % renal. Steady state unter 300 mg/d nach 6 d. Geringe Spiegelzunahme mit Valproinsäure, deutlicher durch Cimetidin und Erythromycin, 2fach durch Fluoxetin, 10fach durch Fluvoxamin. Therapeutischer Spiegel > 350 ng/ ml.

KI aktuelle oder auf Neuroleptika und andere Medikamente vorausgegangene Blutbildstörung (Ausnahme Leukopenie durch Zytostatika), Darmatonie, Engwinkelglaukom, medikamentös ungenügend eingestellte Epilepsie, schwere Herz-Leber-Gallen-Nieren-Erkrankungen, Kreislaufkollaps; aktive Lebererkrankungen mit Übelkeit, Appetitlosigkeit oder Ikterus; akute Vergiftungen.

UAW dosisunabhängig Agranulozytose in 2 % (USA), 1 % (Finnland und D), davon 25 % innerhalb einer Woche, 80 % in den ersten 18 Behandlungswochen (Gipfel 6.–10. Woche) und 90 % im ersten Jahr (1962–1972 4 Fälle bei 2900 Patienten entspr. Inzidenz von 0,138 %, 1975 4/6000 entspr. 0,066 % in der Schweiz), m : w = 1 : 2. Auch verzögertes Auftreten [Schulz I: Agranulozytose zwei Wochen nach Absetzen von Clozapin. Psychopharmakotherapie 1/4 (1994) 112–3]. Bei kpl. Agranulozytose 2 Wochen bis zur Blutbildnormalisierung. Nach Agranulozytose keine Clozapin-Reexposition.

Granulozytopenie bzw. benigne transitorische Leukopenie (3 %). Thrombopenie.

Akathisie (6 %), Tremor (6 %), Parkinsonoid (3 %).

Aspiration infolge Dysphagie (selten).

Delir (führt zu Therapieabbruch).

EKG-Veränderungen: Kasuistik einer nach Absetzen von Clozapin vollständig reversiblen Peri-/Myokarditis [Khalil N: EKG-Veränderungen durch Clozapin. Psychopharmakotherapie 1/4 (1994) 114–6]. Unter 300 (200–400) mg/d in 90 % Verminderung der Herzfrequenzvariation [Rechlin T: Die Auswirkungen der psychopharmakologischen Therapie auf die Herzfrequenzvariation. Nervenarzt 66 (1995) 678–85].

EEG-Veränderungen in 59 % [Spatz] s. Krampfanfälle.

Fieber (2–55 %) i.d.R. zwischen 5. und 20. Behandlungstag mit BKS-Erhöhung in 80 %, leichter Leukozytose mit Linksverschiebung und seltener Anstieg von Transaminasen, AP, α_2- und β-Fraktion in der Elektrophorese. Ohne Nachweis einer infektiösen Genese BKS-Erhöhung, über 2 Wochen hohes Fieber („Clozapinfieber") bis 40 °C rektal mit spontanem fieberfreien Intervall und erneut 1 Woche Temperaturanstieg auf 38 °C, Anstieg der Leberwerte (23 %), Thrombozytose mit Fortsetzung der Therapie unter engmaschigen Kontrollen und voller Remission der Symptomatik [Hosten K: Atypischer Verlauf einer Fieberentwicklung unter Behandlung mit Clozapin. Nervenarzt 62 (1991) 58–60].

Gewichtszunahme (80 %).

Hyperglykämie, hyperosmolares Koma (besonders mit Lithium).

Orthostatische Hypotonie (25 %) u.U. mit Bewusstlosigkeit bzw. von Atemdepression und auch Hypertonie begleiteter Kreislaufkollaps (besonders in Kombination mit Benzodiazepinen bis zum Atemstillstand, Bewusstseinstrübung).

Krampfanfälle bis 300 mg/d in 1 %, bis 600 mg/d in 2,7 %, über 600 mg/d in 4,4 % [Devinski], bei myoklonischen Zuckungen oder Krampfanfällen Dosisreduktion und antiepileptische Therapie mit z.B. Valproinsäure. Epileptogene Wirkung beträchtlich.

Leberenzymanstieg in 8–51 %, Fallbericht von ausgedehnten Leberzellnekrosen innerhalb einer Woche [Nederl Tijdschr Geneeskd 138 (1994) 364]. Hepatitis und Cholestase, fulminante Lebernekrose.

Müdigkeit, Mundtrockenheit.

Myopathie in Langzeituntersuchung (n = 37, durchschnittliche Dosis 430 mg, ohne Korrelation zur Clozapin-Dosis CK bei 29/37 erhöht, 10mal zwischen 725–20.000 U/l) in 3 von 5 Muskelbiopsien und bei 4 Patienten elektromyographisch bestätigt, bei 6 Patienten klinisch leichte proximale Muskelschwäche [Scelsa S: Clozapin-induced myotoxicity in patients with chronic psychotic disorders. Neurology 47 (1996) 1518–23].

Interstitielle Nephritis. Obstipation (15 %) mit sehr selten Ileus.

Neuroleptisches malignes Syndrom [Vetter P: Neuroleptisches malignes Syndrom (NMS) unter Clozapinmonotherapie und benigne Hyperthermie bei abklingendem NMS unter Clozapin. Nervenarzt 62 (1991) 55–7].

Pankreatitis: Fallbericht mit Oberbauchschmerzen ohne Fieber [Chengappa K: Recurrent pancreatitis on clozapine re-challenge. J Psychopharmacol 9 (1995) 381–2].

Sedation (40 %) wie Levomepromazin, Speichelfluss (30 %), Tachykardie (50 %), Thromboembolien, Übelkeit und Erbrechen, Verwirrtheit s.o. Delir.

Keine Kombination wegen UAW mit Anticholinergika, Lithium (Risiko der malignen Neuroleptika-Syndroms ggf. erhöht).

Adrenalin kann zur paradoxen Verstärkung der Leponex-induzierten arteriellen Hypotonie führen, besser Angiotensin.

Keine tardiven Dyskinesien, eher positive Wirkung hierauf!

Wirkung: Trizyklisches, atypisches Neuroleptikum und Dibenzoepin-Abkömmling wie Clotapin, Loxapin und Olanzapin.

Blockiert mit Präferenz im mesolimbischen System (unter Aussparung des nigrostriatalen Systems) weniger stark als andere Neuroleptika postsynaptische Dopamin-D_2-Rezeptoren, stärker als andere Neuroleptika Dopamin-D_4-Rezeptoren (mit hoher Affinität), D_1 und D_2 gleich stark, 5-HT$_2$-, H_1-, α_1- und α_2-adrenerge und muscarinerge Rezeptoren.

Wirkung bei Psychosen mit überwiegender Negativsymptomatik besser als mit klassischen Neuroleptika, verbessert subjektive Befindlichkeit. Besserung kognitiver Funktionen und Abnahme von Suiziden gegenüber nicht mit Clozapin behandelten schizophrenen Patienten um den Faktor 7. Besserungen bei 40–60 % der unter klassischen Neuroleptika therapieresistenten Patienten.

Wirkung bis 500 mg sowohl antidepressiv als auch antimanisch prophylaktisch, aber für den Gebrauch bei rein affektiven Störungen (manisch-depressive Erkrankung) nicht erlaubt bzw. zugelassen. 24-Stunden-Notfalltelefon 0911/273-0, 0911-273 633, 0130/855657, Wander Pharma, Deutschherrnstr. 15, Nürnberg.

☆ Olanzapin (2,5/5/7,5/10 mg Tbl) unter anfänglichen bb-, BZ-, GOT- und GPT-Kontrollen Dosis einmal täglich. Initial 10 auf 20 mg, ältere Patienten oder Patienten mit Leber-oder Niereninsuffizienz initial 5 mg. Dosis zu Haloperidol 1 : 1, zu Clozapin 1 : 20–25.

– In der Akutphase der schizophrenen Störung gleichwertige oder bessere Wirksamkeit im Vergleich zu Fluphenazin, Haloperidol und Risperidon. In vier Studien an 2500 Patienten gegenüber Plazebo, Haloperidol und Studie gegenüber Risperidon wirksamer auf die schizophrene Negativsymptomatik, Gemützustand, subjektive Befindlichkeit und überlegen bezüglich Compliance.
El.-HWZ 33 bis (Frauen, ältere Personen) 51 h. 93 % Plasmaproteinbindung.
KI Engwinkelglaukom.
UAW Agranulozytosen bzw. bb-Veränderungen nur vereinzelt (Australien ≥ 18 Fälle). Asthenie/ Nervosität. Gewichtszunahme > 10 %, Hyperprolaktinämie (geringer als unter Haloperidol). Hyperglykämie (2 Todesfälle). Kopfschmerzen. Initial Lebertransaminasenerhöhung (ohne klin. Relevanz), periphere Ödeme, Schwindel, Somnolenz > 10 %/Schlaflosigkeit. Zerebrale Krampfanfälle (Australien n ≥ 15). Malignes neuroleptisches Syndrom (Australien n ≥ 7). Inzidenz extrapyramidaler Störungen geringer als unter Risperidon sowie Haloperidol, keine akute Dystonie gegenüber 13 % unter Haloperidol [Beasley C: Olanzapine versus Haloperidol: Acute Phase Results of the North American Double-Blind Olanzapine Trial. Neuropsychopharmacology 14/2 (1996)].
Wirkung: Thienobenzodiazepin-Neuroleptikum. Breite Affinität für Rezeptor-Subtypen des cholinergen, dopaminergen, serotonergen und adrenergen Systems. Blockiert wie Clozapin im mesolimbischen System die Dopamin-D_2- und D_4-Rezeptoren, α_1-Rezeptoren und stark die 5-HT_{2A}-Rezeptoren.

☆ Quetiapin 300 (75–750–900) mg/d. Wirkung: Dibenzothiazepin. Multirezeptor-Antagonist. Blockiert im mesolimbischen System gering die $D_{1/2}$-, mäßig die 5-HT_2- und besonders stark die α_1- und α_2-Rezeptoren.

☆ Risperidon (1/2/3/4 mg Tbl) 4–8 (–12), optimal 6 mg Tagesdosis bei U-förmiger Dosis-Wirkungs-Beziehung.
El.-HWZ 3, Met. 24 h. Neuroleptische Potenz hoch. UAW Transaminasen-Anstieg. EPMS von 16 mg weniger als bei 10 mg Haloperidol, schizophrene Minussymptome besser als unter Haloperidol [Möller H: Extrapyramidale Nebenwirkungen von Neuroleptika – Vorteile von Risperidon. Psychopharmakotherapie 1/4 (1994) 107–12]. Epileptogene Wirkung gering.

Wirkung: Atypisches Benzisoxazol-Neuroleptikum. Blockiert im mesolimbischen System stark die Dopamin-D_2-Rezeptoren, mäßig die α_1-, Histamin-H_1- und besonders stark die 5-HT_2-Rezeptoren (bis 20fach höhere Affinität als zu den D_2-Rezeptoren). Im Gegensatz kein Effekt auf das cholinerge System. Besserung der Plussymptomatik unter 6 mg Risperidon doppelt so stark wie unter 20 mg Haloperidol. Internationale Multicenterstudie an 1362 Patienten gegen 10 mg Haloperidol. Nordamerikanische Multicenterstudie an 523 Patienten gegen 20 mg Haloperidol. s. Neuroleptika.

☆ Sertindol (4/12/16/20 mg Tbl, wegen UAW mit Todesfällen Vertriebsstop ab 10/98) mit EKG vor Therapiebeginn und unter EKG-Kontrollen zur QT-Zeit-Bestimmung (8)-12–24 mg/d. Therapie der Negativsymptomatik 16–20 mg. El.-HWZ 72 h. KI angeborenes QT-Syndrom oder bekannte QT-Zeit-Verlängerung, Einnahme anderer Präparate mit Verlängerung der QT-Zeit. UAW > 1 % (in abnehmender Häufigkeit) Rhinitis, verstopfte Nase, vermindertes Ejakulat, Benommenheit, Mundtrockenheit, Orthostase, Gewichtszunahme, Ödeme, Dyspnoe, Parästhesien, Verlängerung der QT-Zeit (!) besonders in den ersten 3–6 Wochen. Absetzen bei QT_{c2}-Verlängerung > 520 ms. Weniger Sedierung und EPMS.
Wirkung: Atypisches Neuroleptikum. Blockiert im mesolimbischen System gering die $D_{2/3/4}$-Rezeptortypen, mäßig die α_1-Rezeptoren und besonders stark die 5-HT_{2A}- und 5-HT_{2C}-Rezeptoren.

☆ Zotepin (25/50/100 mg Tbl) 75–150 mg/d auf mehrere Dosen, stationär bis 450 mg vor den Mahlzeiten mit Flüssigkeit. s. Depression. El.-HWZ 13–16 h. EPMS-arm. Bisher keine Spätdyskinesien. Epileptogene Wirkung mäßig bis beträchtlich. Sedation.
Wirkung: Dibenzoepin. Blockiert im mesolimbischen System die Dopamin-D_2-Rezeptoren, α_1-Rezeptoren und besonders stark die 5-HT_2-Rezeptoren. S_2- > D_2-Antagonismus.

Neuroleptika-Langzeitbehandlung mit Depotneuroleptika s. Prognose.

1. **Butyrophenon:** ☆Haloperidoldecanoat (Depot 50 mg/ml A) 50–300, mindestens 50 mg alle 3–4 Wochen. El.-HWZ 21 d.

2. **Phenothiazine:** ☆Fluphenazindecanoat (Depot 2,5/12,5/25/50/100/250 mg A, Lyogen Depot 25 mg/ml A. Phenothiazin) 25–100, mindestens 6,5–12,5 mg alle 2 Wochen. El.-HWZ 80 h. Spiegel 1–10 µg/l.

☆ Perphenazinenantat (Depot 100 mg/ml A) 50–200 mg alle 2 Wochen.

3. **Thioxanthene:** ☆Clopentixoldecanoat (Depot 200 mg/ml A) 200–400 mg alle 2 Wochen.

☆ Flupentixoldecanoat (Depot 20 mg/2 % und 100 mg/10 % A) 20–100, zur Rezidivprophylaxe mindestens 20 mg alle 2 Wochen. El.-HWZ 150 h. UAW benigne transitorische Leukopenie (10 %).

4. **Diphenylbutylpiperidinderivat:** ☆Fluspirilen (2 mg A) 1–10 mg jede Woche. El.-HWZ 7–14 d. Epileptogene Wirkung gering.

Therapie mit Schilddrüsenhormonen bei schizo-affektiver Psychose s. Depression [Bauer M: Adjuvante Schilddrüsenhormonbehandlung bei affektiven Psychosen. Psycho 22 (1996) 288–90].

Therapie mit ☆Eicosapentaensäure – EPA: Gabe unter dem Aspekt der Membranphospholipid-Hypothese der Schizophrenieentstehung.
– In einer plazebokontrollierten Doppelblindstudie in Verbindung mit gleichzeitiger regulärer antipsychotischer Medikation signifikante Reduktion schizophrener Symptome [Peet M: Double-blind trial of n-3 fatty acid supplemen-

tation in the treatment of schizophrenia. Presented at the International Congress on Schizophrenia Research 1997; Colorado Springs, Colorado].
– Kasuistik eines 31-jährigen Patienten mit Besserung der schizophrenen Positiv- und Negativsymptomatik unter EPA-Monotherapie 2 g/d oral als Emulsion zu 30 ml [Puri B: Sustained remission of positive and negative symptoms of schizophrenia following treatment with eicosapentaenoic acid. Arch Gen Psychiatry 55 (1998) 188–9].
Wirkung: PLA_2-Inhibitor. EPA ist Bestandteil zerebraler Phospholipide und ein Vorläufer von Docosahexaensäure (DHA).

Psychosomatische Erkrankungen im engeren Sinn   F45.9

s. funktionelle Störungen psychischen Ursprungs   F45.3

Psychovegetative Allgemeinstörung   F45.9

Ptose – Ptosis   H02.4

Ätiologie: Parese des M. levator palpebrae (muskulär, N. oculomotorius).
Denervierung des M. tarsalis superior (Sympathikus).
– Einseitig: (Äußere/komplette) Okulomotoriuslähmung (u.a. diabetisch, mechanisch – A. communicans posterior-Aneurysma, traumatisch etc.). Spasmus hemifacialis. Cluster-Kopfschmerz, Duane-Syndrom (intermittierend blickrichtungsabhängig), Horner-Syndrom (mit Miosis und Enophthalmus), ophthalmoplegische Migräne.
– Beidseitig: Psychogen. Blepharospasmus. Senile Ptose. Kongenital: Angeborenene Ptose Q10.0 Polyradikulitis Guillain-Barré-Syndrom etc.

Spinale bulbäre (spinobulbäre) Muskelatrophie Typ Kennedy (mit Zungenatrophie, Dysarthrie, Dysarthrophonie). Myasthenie. Botulismus (besonders innere Okulomotoriusparese!). Progressive okuläre oder okulopharyngeale Muskeldystrophie. Zentronukleäre Myopathie – „Myotubuläre Myopathie". Okuläre Myositis. Dystrophische Myotonie Curschmann-Steinert.

Klinik: Überprüfung auf Vorliegen eines Marcus-Gunn-Phänomens durch Mundöffnen und Kieferbewegung mit kräftigem Anheben des vorher ptotischen Augenlides als Beweis, dass die Ptose nicht peripher paretisch oder Myasthenie-bedingt ist.

Nervus pudendus-Läsion   G57.8

s. periphere Nervenläsionen.

Ätiologie: Trauma. Druck oder Tumorwachstum.

Klinik: Anamnese und Befund: Störung der Schließmuskelfunktion bei beidseitiger Läsi-

on, sensible Defizite im Bereich des Perineums, Skrotums bzw. Labia majora, von Blase und Rektum.

Komplikationen: Bei langsamer Entwicklung ist eine Pudendus-Neuralgie möglich.

Pupillenstörungen

s. Miosis (incl. Entrundung), Mydriasis (incl. Pupillenstarre), N. oculomotorius – Klinik.

Thrombotisch-thrombozytopenische Purpura Moschcowitz – TTP

M31.1. D69.3

syn. M. Moschcowitz, Moschkowitz-Syndrom [Moschcowitz E: An acute febrile pleiochromic anemia with hyaline thrombosis of the terminal arterioles and capillaries. Proc NY Pathol Soc 24 (1924) 89–93].

s. zerebrale Ischämie – Ätiologie und Differentialdiagnose. s. Thrombozytopenie.

Ätiologie: Idiopathisch. Als Komplikation bei enterohämorrhagischer E. coli (EHEC)-Infektion (enterohämorrhagische Colitis).

– Virusinfekte, bakterielle Endotoxine und Neuraminidasen, zirkulierende Antikörper und Medikamente sind krankheitsauslösend.

Anatomie/Histologie: Disseminierte Mikrothromben und Infarkte. Thrombotische Mikroangiopathie, besonders ausgeprägt in den Stammganglien und im Mittelhirn. Keine Makroangiopathie.

Diagnostik: s. Labor.

Differentialdiagnose: Meningoenzephalitis, Herpesenzephalitis. Systemerkrankung wie Lupus erythematodes mit zerebraler Beteiligung.

Epidemiologie: Inzidenz: 1 Neuerkrankung/J. und 100.000 Einwohner.

Differentialdiagnose: Meningoenzephalitis.

Klinik: In > 90 % Trias von
1. hämolytischer Anämie,
2. Thrombopenie und
3. neurologischen Symptome durch Störung der zerebralen Mikroperfusion:
– Bewusstseinstrübung als Erstsymptom bei 5 Patienten im Alter von 27–61 Jahren [Erbguth F: Neurologische Symptome als Erstmanifestation der thrombotisch-thrombozytopenischen Purpura Moschcowitz. Med Klin 90/3 (1995) 203].
– Fluktuierende Enzephalopathien mit Verwirrtheit.

– Zerebrale Ischämie.
– Zerebraler (epileptischer) Krampfanfall. Kasuistik mit Mittelhirnsyndrom und komplexpartiellen Anfällen.
4. Nierenfunktionsstörungen mit Kreatininanstieg (renale Symptomatik führend beim hämolytisch-urämischen Syndrom).

Labor: bb: Coombs-negative mikroangiopathische hämolytische Anämie mit Fragmentozyten. Thrombopenie < 40.000/µl. Kreatinin.

Liquor: Ggf. Zellzahlerhöhung, Schrankenstörung.

Prognose: s. Röntgen-CCT. Letalität unbehandelt 100 %, ohne 50 %, mit rechtzeitiger Plasmapherese 20–30 % Letalität.

Röntgen: Unauffällige CCT-Befunde sprechen für eine Reversibilität neurologischer Herdsymptome, bei pathologischem CCT-Befund kann die Symptomatik reversibel oder irreversibel sein. Vermehrt Infarkte im Caudatum und Putamen.
– Im MRT in T2-gewichteten Bildern besonders okzipitotemporal (wohl als Ausdruck eines fokalen Ödems) reversible hyperintense Läsionen [D'Aprile P: Thrombotic thrombocytopenic purpura: MR demonstration of reversible brain abnormalities. Am J Neuroradiol 15 (1994) 19–20].

Therapie: Plasmapherese. Hochdosiert Kortikosteroide. Frischplasma.
☆ 7S-IgG-Immunglobuline – IVIG (0,5–10 g Fl). Besonders bei akuten Formen bei Kindern mit Thrombozyten < 30.000/µl und erhöhter Blutungsneigung, in kritischen Situationen, z.B. bei Blutungskomplikationen und vor operativen Eingriffen, 0,4 mg/kg an 5 oder 0,8–1–2 g/kg an 2 aufeinanderfolgenden Tagen, ggf. in Kombination mit Kortikoiden. Bei fehlendem Thrombozytenanstieg ist von einem refraktären Verlauf auszugehen.

Pylorospasmus
Therapie: Ggf. ☆Botulinum-Toxin Typ A: Lokale Injektion.

Pyramidenbahn-Syndrom – Syndrom des Tractus corticospinalis
Paraplegie und Tetraplegie

G82

Pyramidenbahnzeichen s. neurologischer Befund.

Q-Fieber   A78

Balkangrippe, Query-Fieber.
Meldepflicht bei Erkrankung oder Tod.

Ätiologie: Coxiella burneti, obligat intrazellulär
sich vermehrendes Bakterium aus der Familie
der Rickettsien, vermehrt sich in Zecken, in D
vor allem in Dermacantor marginatus. Infektion von Säugetieren, besonders Schafen, Rindern, Ziegen. Von Ausscheidungen, besonders
Geburtsflüssigkeit und Nachgeburt der Schafe
aerogene oder durch Rohmilch Übertragung
auf den Menschen.

Differentialdiagnose: Leptospirose.

Einteilung: Inapparente – apparente Verläufe.

Klinik: Anamnese: Schlachthof-Personal, Landwirt, Veterinärmediziner? Verzehr nicht-pas-
teurisierter Milch? Nach Inkubationszeit von
2–4 Wochen grippeähnliche Symptome mit
plötzlich einsetzendem, sehr hohem Fieber bis
40 °C (s. Differentialdiagnose), starken Brust-,
Kopf- und Gliederschmerzen, meningitische
und auch Parkinson-ähnliche Beschwerden,
atypische Pneumonie mit oft trockenem Reizhusten, Übelkeit. Seltener Diarrhoe.
Befund: Fieber und Schmerzen meist therapieresistent, oft erheblicher Gewichtsverlust, seltener ausgeprägte ikterische Hepatitis.
Typisch unauffälliger Auskultationsbefund
kontrastierend zum Thorax-Röntgenbild.
Seltener Myo- oder Perikarditis, granulozytäre
Vaskulitis der Haut, Keratokonjunktivitis.

Besonderes: Enzephalitis bzw. Meningoenzephalitis. Akutes zerebelläres Syndrom unter Lithiumprophylaxe und atypischer Pneumonie bei
Q-Fieber [Stapf U. ANIM (1/94) Karlsruhe].

Komplikationen: Übergang in chronischen Verlauf meist mit Herzklappenbefall.

Labor: BKS stark erhöht, meist keine Leukozytose.
Blutkulturen, Sputum und bronchoskopische
Untersuchungen bleiben negativ. Häufig kurzzeitige Transaminasen-Anstiege. KBR und IFT
erst nach zwei Wochen positiv, KBR relativ un-
empfindlich. Elisa ggf. nach 7 Tagen positiv.
Antikörper Wochen bis Monate (Jahre?) positiv.

Prognose: Rekonvaleszenz oft viele Monate.
Übergänge in chronisches Q-Fieber meist als
Endokarditis oder Hepatitis nach einer Latenz
von 6 Monaten bis zu 10 Jahren.

Röntgen: Thorax: Lungeninfiltrate.

Therapie: s. Antibiotika-Therapie über minde-
stens über 14 Tage.
☆ Doxycyclin 2 x 100 mg über 3 Wochen. Alternativ
☆ Makrolide, z.B. ☆Erythromycin. Oder ☆Oflo-
   xacin 200–600 mg/d. Oder ☆Cotrimoxazol.
   Oder
☆ Rifampicin i.d.R. als tägliche Einmaldosis.
   1 x 600 mg/d Sekundär intermittierende Ein-
   nahme 2mal wöchentlich 10 mg/kg.
[Kröner B: Q-Fieber – auch in Großstädten eine
Gefahr. DÄB 92/9 (3.3.95) B-436–9].

QT-Syndrom

syn. long-QT-syndrome, idiopathisches QT-Syndrom.

Ätiologie: 2 Hypothesen:
1. Imbalance der autonomen Innervation des Herzens mit Überwiegen der adrenergen Stimulation (linkes dominantes Ganglion stellatum).
2. Fehlsteuerung der Ionenkanäle mit Anstieg
   der intrazellulären Kalziumkonzentration vor
   vollständiger Relaxation des Herzmuskels.

Diagnostik: EKG: Verlängertes QT-Intervall,
frühe Nachdepolarisation am Ende des QT-
Komplexes. Ggf. alternierende T-Wellen,
Sinuspausen, sehr niedrige Herzfrequenz sowohl in Ruhe als auch unter Belastung.
Eine gekerbte oder biphasische T-Welle ist wie
der Nachweis der mechanischen Divergenz im
Echokardiogramm anzusehen als sehr sensitiver Marker für ein erhöhtes Risiko bezüglich
eines plötzlichen Herztodes.
– Echokardiogramm: Im Vergleich zum gesunden Herzen nur halb so starke systolische Kontraktion aufgrund von Anomalien der posterioren linken Ventrikelwand.

Differentialdiagnose: Epilepsie, Hysterie.

Epidemiologie: m < w. Erbgang: Chromosomen
3, 7, 11 und ggf. noch andere.

Klinik: Erstmanifestation als Synkope oder Herz-
Kreislauf-Stillstand fast immer vor dem 20.
Lebensjahr.

Anamnese: Plötzliche Bewusstlosigkeit unter
körperlicher oder psychischer Belastung.
Befund: s. Diagnostik. Synkope oder Herz-Kreis-
lauf-Stillstand.

Prognose: s. Diagnostik – EKG.
– Un- oder fehlbehandelt sterben 20 % innerhalb eines Jahres nach der ersten Synkope an
  Kammerflimmern, nur 50 % überleben die
  nächsten 10 Jahre. Unter Behandlung 5-Jah-
  res-Letalität nach dem ersten Herz-Kreislauf-
  Stillstand unter 4 %. Letalitätsrisiko bei kongenitaler Taubheit um den Faktor 10 erhöht.

Risikofaktoren: s. Diagnostik – EKG, s. Prognose.

Therapie – Therapie operativ:
1. β-Blocker wie Propranolol oder Nadolol.
2. Bei unwirksamen oder kontraindizierten β-
   Blockern: Linksseitige Sympathektomie (Left
   Cardiac Sympathetic Denervation, LCSD).
3. Bei Hinweisen auf Bradykardie- oder Sinus-
   pausen-induzierte maligne Arrhythmien
   Schrittmacher und zusätzlich β-Blocker.
4. Bei Versagen der Dreifachtherapie unter 1.–3.
   experimentell Implantation eines automatischen Defibrillators.
5. Ebenfalls experimentell Kalzium-Antagonisten, Kaliumkanal-Aktivatoren, Pentisomid,
   zusätzliche rechtsseitige Sympathektomie.

Querschnittlähmung – QSL – Querschnittsymptomatik (und Caudaläsion)

s. spinaler Abszess, Dekubitus-Therapie, Myelitis, Spastik, Wirbelkörperfrakturen.   G95.9. G82-G83

Ätiologie – Differentialdiagnose der Para-/Tetraparese bzw. -plegie:

I. Traumatisch:

Rückenmarkschädigung (s. Epidemiologie) in 15–20 % primär, sonst sekundär durch Ödem, Blutung, Ischämie	G95.9
– **Contusio spinalis**: Rückenmarkverletzung ohne Knochenverletzung der Wirbelsäule, häufig auf dem Boden eines engen Spinalkanals.	T09.3
– Contusio spinalis cervicalis (und Ödem des zervikalen Rückenmarkes)	S14.0
Sonstige und nicht näher bezeichnete Verletzungen des zervikalen Rückenmarkes	S14.1

HWS-Trauma [Allen J: Acute cervical cord injuries in patients with epilepsy.
J Neurol Neurosurg Psychiatry 45 (1982) 884].
Hemiplegia cruciata im Bereich der Pyramidenkreuzung [Prestar F: „Paralysis cruciata"
– ein seltenes Hirnstammläsionssyndrom nach HWS-Trauma. Nervenarzt 64 (1993) 396– 400].

Verletzung zervikaler Nervenwurzeln	S14.2
Verletzung von Gehirn und Hirnnerven kombiniert mit Verletzungen von Nerven und Rückenmark in Halshöhe	T06.0
– Contusio spinalis thoracalis – Kontusion und Ödem	S24.0
Sonstige Verletzungen des thorakalen Rückenmarkes	S24.1
– Contusio spinalis lumbalis – Kontusion und Ödem	S34.0
Sonstige Verletzungen des lumbalen Rückenmarkes	S34.1
– Cauda equina-Syndrom posttraumatisch – Verletzung der Cauda equina	S34.3
– **Fraktur und Luxation** geschlossen / offen .0 / .1	
– Wirbelsäulenfraktur (Luxations-, Kompressions-, Trümmerfraktur) s. Wirbelfrakturen, pathologisch bei Osteoporose, Wirbelprozessen.	T08
– HWS-Fraktur	S12.9
HW 1 (Atlas)	S12.0
HW 2 (Axis)	S12.1
HW 3–7	S12.2
multiple HW-Frakturen	S12.7
Fraktur von Kehlkopf, Schildknorpel, Trachea oder Zungenbein	S12.8
Traumatische Bandscheibenruptur zervikal	S13.0
Halswirbelluxation incl. Atlasluxation	S13.1
Multiple Luxationen	S13.3
– BWS-Fraktur: Fraktur eines / multipler Brustwirbel	S22.0 / S22.1
Brustwirbelluxation	S23.1
Traumatische Ruptur einer thorakalen Bandscheibe	S23.0
– LWS-Fraktur: Fraktur eines / multipler Lendenwirbel	S32.0 / S32.7
Lendenwirbelluxation	S33.1
Traumatische Ruptur einer lumbalen Bandscheibe	S33.0
– Fraktur des Os sacrum / coccygis – Kreuzbeinfraktur	S32.1 / S32.2
Verletzungen von Nervenwurzeln der Lendenwirbelsäule und des Kreuzbeins	S34.2
– Verletzungen der Nerven und des Rückenmarks mit Beteiligung mehrerer sonstiger Körperregionen	T06.1

II. Traumatisch oder nicht-traumatisch: Brown-Séquard-Syndrom (vaskulär G95.1)	G83.8

III. Nicht-traumatisch

Diplegie der oberen Extremitäten	G83.0
Tetraplegie – Tetraparese, akute (durch zervikal lokalisierten Prozess)	G82
Schlaffe Tetraplegie	G82.3
Spastische Tetraplegie	G82.4
Tetraplegie nicht näher bezeichnet	G82.5
Paraplegie – Paraparese, akute (durch thorakal oder lumbal lokalisierten Prozess)	G82
Schlaffe Paraplegie	G82.0
Spastische Paraplegie	G82.1
Paraplegie nicht näher bezeichnet	G82.2
Conus-Syndrom	G95.8
Cauda equina-Syndrom	G83.4

1. Entzündlich:

Myelitis acuta incl. akute aszendierende Myelitis	G04
Bakterielle Meningoenzephalitis und Meningomyelitis, andernorts nicht klassifiziert	G04.2
Sonstige Myelitis	G04.8
Myelitis transversa acuta – transverse Myelitis – Querschnittmyelitis bei demyelinisierender ZNS-Krankheit	G04.8. G37.3
Myelitis bei andernorts klassifizierten bakteriellen Krankheiten	G05.0
Myelitis bei andernorts klassifizierten Viruskrankheiten	G05.1
Myelitis bei sonstigen andernorts klassifizierten infektiösen und parasitären Krankheiten	G05.2
Myelitis bei sonstigen andernorts klassifizierten Krankheiten	G05.2
Myelitis, nicht näher bezeichnet	G04.9
Arachnoiditis spinal	G03.9

Primäres Antiphospholipid-Antikörper-Syndrom (Cardiolipin-Ak-Syndrom).

Bakterien und Parasiten:

– Aspergillen: Kasuistik einer initial akuten Querschnittlähmung im Sinne eines A. spinalis anterior-Syndroms bei einem immunkompetenten 37-jährigen [Pfausler B, Innsbruck: Außergewöhnliche Manifestationen einer ZNS-Aspergillose. ANIM (27.1.90) München].

– „Atopische" Myelitis bei 4 Patienten mit Hausstaubmilbenallergie und Myelitis mit Rückenmark-Läsionen im MRT, IgE bei 19 konsekutiven Patienten mit ungeklärter Myelitis mit durchschnittlich 360 U/ml signifikant höher als bei 56 MS-Patienten (Ø 52 U/ml) und 40 Kontrollpersonen (Ø 85 U/ml), spezifische Antikörper gegen Dermatophagoides pteronyssinus positiv bei 95 % bzw. 34 % bzw. 35 % [Kira J: Acute myelitis with hyper-IgEaemia and mite antigen specific IgE: atopic myelitis. J Neurol Neurosurg Psychiatry 64 (1998) 676–9].

– Bilharziose s. Schistosomiasis, Schistosoma japonicum und haematobium (> mansonii) B65.9

– Borrelien – Borreliose. Leptospiren.

– Echinokokkus-Zysten: B67.3 Hochgradiges Querschnittsyndrom durch Echinokokkus-Zysten [Jourdan W. Poster ANIM (1/94) Karlsruhe].

– Listerien [Rossmanith T, Augsburg: Spinale Komplikationen bei Neurolisteriose. Poster ANIM (1/94) Karlsruhe].

– Lues.

– Toxocara canis-Infektion (auch Meningitis und Enzephalitis): Kasuistik einer subakuten Paraparese mit isolierter Liquor-Eosinophilie 37 % bei 141/µl Zellen und hohem Liquor-Antikörper-Titer; auf frühzeitig ☆Albendazol und ☆Methylprednisolon nach 4 Monaten Rückbildung der auch initial nicht KM-aufnehmenden hyperintensen Läsion im Thorakalmark [Strupp M, München: Meningomyelitis in a case of toxocariasis with prominent isolated CSF eosinophilia and an MRI-documented thoracal cord lesion. Poster DGN (10/99) Magdeburg].

– Toxoplasmose.

– Tuberkulose: A17.8†, G05.0 Radikulomyelitis primär häufig mit über Wochen progredienten Paraparesen oder als Komplikation einer tuberkulösen Meningitis oder tuberkulösen Spondylitis durch Perforation in den Spinalkanal ggf. mit Kompression. Kasuistik: Lumbalgien und Kopfschmerzen, darauf Delir und Caudasyndrom, im Liquor 30/3 Zellen, 52 mg/dl Eiweiß [Bötzel K: Tuberkulöse Radikulomyelitis – gut therapierbar nur bei frühem Erkennen. Nervenarzt 64 (1993) 282–3]. Von 29 Patienten von 1973–93 mit Nachbeobachtung über 7,4 Jahre hatten 66 % neurologische Defizite: 55 % hauptsächlich vertebrale Beteiligung, davon hatten über die Hälfte schwere knöcherne Veränderungen mit Rückenmarkskompression, 39 % hatten intraspinales granulomatöses Gewebe ohne Knochenbeteiligung, 7 % hatten intramedulläre Tuberkulome. Bei neurologischen Defiziten ist eine neurochirurgische Dekompression erforderlich. Die Therapie mit Tuberkulostatika soll mindestens 12 Monate dauern: Alle unter 6 Monaten behandelten Patienten hatten einen Rückfall [Nussbaum E: Spinal tuberculosis: a diagnostic and management challenge. J Neurosurg 83 (1995) 243–7].

s. Encephalomyelitis disseminata – Multiple Sklerose und

Neuromyelitis optica Devic (Assoziation einer rasch progredienten Myelitis transversa mit einem Visusverlust).

s. akute disseminierte Enzephalomyelitis.

s. Heroin: Spinale Abszesse. Intoxikation mit akutem Auftreten nach intravenöser Heroinapplikation, als Schädigungsmechanismus ggf. hyperergisch-allergische Angiitis denkbar. Rolle der Kontaminationsstoffe des Heroins ungeklärt [Altenkirch H: Akute zerebrale und spinale Komplikationen nach Heroinmissbrauch. Akt Neurol 11 (1984) 191–3].

Impfung: Myelitis transversa 1/200.000 nach Hepatitis B-, nach Tollwut-, 1/1–3 Mio nach Masern-, nach Pertussis-, 1/1–3 Mio nach oraler Polio-, nach Röteln-, nach Tetanus-, Typhus-Impfung, nicht nach FSME-Impfung [Jellinger K, DMW 34 (1992) 1298].

Lupus erythematodes: Kasuistik mit inkompletter sensomotorischer Parese unter Th5 mit Reflexverlust, initial positivem Babinski, BKS 58 mm n.W., Liquor mit 19/µl Zellen, Eiweiß 1159 mg/l, Glukose 41 % des Blutzuckers und einer schwachen oligoklonalen Bande, im MRT thorakal, dezent auch zerebral hyperintense Herde sowie zervikal eine nicht raumfordernde Syrinx [Zimmermann C: Myeloradikulitis aus voller Gesundheit heraus? ANIM (1/96) Saarbrücken]. s. Antiphospholipid-Antikörper-Syndrom.

Osteomyelitis, Spondylitis und Spondylodiszitis: M46.4 Spondylitis tuberculosa. Unspezifische Spondylitis bzw. Osteomyelitis besonders durch Staphylokokken!

Intraspinale septische Phlebitis (Thrombophlebitis) G08

Akute Polyradikulomyelitis – Guillain-Barré-Syndrom.

Virale Erkrankung: Adenoviren, Arboviren, Coxsackie, Echo, Polio, CEE (Zentraleuropäische Enzephalitis).

– Frühsommer-Meningoenzephalitis (FSME) myelitische Form.

– Herpes simplex: Herpes simplex-Querschnittmyelitis.

– Herpes zoster: Zosterenzephalomyelitis [Sandmann J: Differentialdiagnostische und therapeutische Probleme der Zosterenzephalomyelitis. Akt Neurol 16 (1989) 165–7].

– Influenza-/Parainfluenza, LCM, Masern (Meningoenzephalomyelitis), Mumps, s. Poliomyelitis, Rickettsien.

– Röteln [Hess J: Akute Querschnittmyelitis nach Rötelninfektion bei einem Erwachsenen. Nervenarzt 64 (1993) 278–81]: 4 Tage nach Rötelninfektion, MRT unauffällig, negativer PCR im Liquor, Beta-Interferon (Fiblaferon) 1 Mio 3 x intrathekal.

– Varizellen, Zytomegalie.

2. Ischämisch (und vaskulär-entzündlich):
Intraspinale nicht-eitrige Phlebitis (Thrombophlebitis) – vaskuläre Myelopathien – akute spinale Ischämie   G95.1
– Basilarisverschluss (Hirnstamm-Ischämie) – Locked-In-Syndrom als Querschnittlähmung in Höhe des Pons.
– Spinale Angiome – AV-Fistel – subakut nekrotisierende Myelopathie – angiodysgenetische Myelomalazie – Varicosis spinalis: Fluktuierende oder spontan rezidivierende Symptomatik, die Schmerzen werden verstärkt durch warme Bäder, Stehen oder körperliche Anstrengung.
Chronische vaskuläre Myelopathie durch thrombotischen oder embolischen Gefäßverschluss bei Arteriosklerose, Herzvitium, Lues, Herzinsuffizienz mit chronisch-progredienten Symptomen von Seiten des Zervikalmarkes, zum Teil mit Imitation einer amyotrophen Lateralsklerose [Soyka D, Tabulae Neurolog. 2.A. (1982) 102].
– Primäres Antiphospholipid-Antikörper-Syndrom (Cardiolipin-Ak-Syndrom).
– Aortenaneurysma besonders bei dem in 25 % bestehenden infrarenalen Abgang unter L1 der A. radicularis magna (Adamkiewicz).
– Aortendissektion: Z.B. A. spinalis anterior-Syndrom.
– Arteria spinalis anterior-Syndrom –   M47.0. G99.2
A. radicularis magna-Syndrom (vaskuläre Myelopathien, s. Myelomalazie) durch thrombotischen oder embolischen Verschluss. Im Zervikalbereich nach längerer Kopfreklination (besonders bei gleichzeitig bestehender Spinalkanaleingengung z.B. durch Bandscheibenvorfall).
Beginn meist mit Schmerzen, diese können den späteren Lähmungen und dissoziierten Sensibilitätsstörungen ggf. Stunden bis Tage vorausgehen [Jörg J: Kreuz- und Beinschmerzen („Ischialgie") aus neurologischer Sicht. DÄB 91/1/2 (10.1.94) B-32–8].
Kasuistik mit Auftreten nach Schnupfen von Kokain mit Tetraparese und dissoziierten Empfindungsstörungen unter C3 [Kuhn W: Akute neurovaskuläre Komplikationen nach Kokainabusus. ANIM (1/88) Würzburg].
Prognose bei kurz bestehender Lähmung unter 2 Wochen ggf. auch bei initial kompletter Paralyse relativ gut bis zur vollständigen Remission, bei Paraplegie über mehrere Wochen bzw. bei schlaffer Lähmung im 2. Monat oder Entwicklung von spastischen zu schlaffen Paresen schlecht. Die schlechteste Rückbildung zeigen Sensibilitätsstörungen. Eine Remyelomalazie fand sich bei 35 Patienten nur 1mal im Rahmen einer Panarteriitis nodosa [Jörg J, Wuppertal: Die Prognose der akuten spinalen Ischämie und spinaler Blutungen. ANIM (1/88) Würzburg].
– Arteria spinalis posterior-Syndrom: Bevorzugte Läsion am thorakolumbalen Übergang. Durch luetische Arteriitis, von atheromatösen Aortenplaques ausgehenden Embolien, durch z.B. Plasmozytome. Durch Vertebralarteriendissektionen.
– Arteria vertebralis-Dissektion: G99.2
Kasuistik mit Durchblutungsstörung einer A. spinalis posterior, hohem Brown-Séquard-Syndrom und halbseitiger Rückenmarksinfarzierung dorsal vom Übergangsbereich Medulla oblongata/oberes Halsmark bis zur Basis HWK 2 [Kunath B, Dresden: Akute vaskuläre Syndrome des oberen Halsmarkes. (10/97) Dresden].
Ein Arteria spinalis posterior-Infarkt stellt sich in der MRT unspezifisch dar, so dass Nachuntersuchungen erforderlich sind [Mascalchi M: Posterior spinal artery infarct. Am J Neuroradiol 19 (1998) 361–3].
– Arteria vertebralis-Kompressionssyndrom   M47.0. G99.2
– Caisson-Krankheit s. Tauchen.
– Kokain s. Arteria spinalis anterior-Syndrom.
– Vaskulitiden s. Lupus erythematodes disseminatus, s. M. Wegener.

3. Raumforderung – intraspinale Tumoren:
Myelopathie bei andernorts klassifizierten Erkrankungen   G99.2
Rückenmarkkompression nicht näher bezeichnet   G95.2
– Abszess epi-/subdural, Senkungsabszess, bei Heroinmissbrauch.   G06.1
[Rosen F: Multilokuläre spinale epidurale Abszesse -MRT ggf. der gesamten Wirbelsäule erforderlich. ANIM (1/94) Karlsruhe].
Spinale Abszesse nach hämatogener Aussaat von Hautinfektionen oder im Rahmen einer Sepsis [Haupt W: Spinale Abszesse im Rahmen eitriger Meningitiden. Akt Neurol 21 (1994) 173–6]. s. Spinaler Abszess.
– Bandscheibenvorfall zervikal   M50.0
– Thorakale Spondylose   M47.8
– Spinale Stenose (zervikale Myelopathie ggf. in Verbindung mit einem Minimaltrauma)   M48.0
– Retroperitoneale Blutung bei besonderer Disposition des M. iliopsoas für intra- bzw. perimuskuläre Blutungen [Menger H: Subakute Paraparese durch beidseitige retroperitoneale Hämatome unter Antikoagulantientherapie. Akt Neurol 20 (1993) 218–20].
– Spinale Blutungen: Sehr selten. Subdurale und intramedulläre Blutungen gehören zu den Raritäten.
– Spinale epidurale Blutung – spinales epidurales Hämatom z.B. nach Trauma (bei gleichzeitiger Wirbelfraktur in ≥0,5 %),
in 33 % spontan („idiopathisch"), unter Marcumar, bei hämorrhagischer Diathese.
Häufig (aber klinisch nur in Einzelfällen relevant) nach Laminektomien und Bandscheibenoperationen, selten bei Wirbelhämangiomen, epiduralen Missbildungen, Alkoholismus, Immunvaskulitis, Schwangerschaft.
Altersgipfel bei Männern mit 45–65, bei Frauen mit 55–75 Jahren. m : w = 5 : 3 [Flaschka G, Graz: Das spinale Epiduralhämatom. Nervenarzt 61 (1990) 629–33]. Klinisch: Akute Querschnittlähmung mit initial lokalen und radikulären Schmerzen. Prognose abhängig von der Dauer bis zur operativen Ausräumung.
– Rückenmarkmetastasen   Q79.3
– Rückenmarktumoren gutartig   D33.4
  Intraspinales Granulom   G06.1
  Spinales Meningeom   D32.1
– Rückenmarktumoren unsicheren Verhaltens   D43.4

– Rückenmarktumoren bösartig, C72.0
z.B. Glioblastom [Roßberg C: Intramedulläres Glioblastoma multiforme mit ungewöhnlicher, intrakranieller Meningeosis neoplastica. Nervenarzt 59 (1988) 401–4].
Cauda equina bösartige Neubildung C72.1
– M. Hodgkin besonders LW 2.
– Kyphoskoliose.
– Spinale epidurale Lipomatose E88.2
als UAW einer Kortison-Dauertherapie mit meist langsamer Entwicklung einer progressiven Paraparese über Monate und einer kleinen Subgruppe mit akut auftretender, irreversibler Paraplegie [Kaplan J: Spinal epidural lipomatosis: A serious complication of iatrogenic Cushing's syndrome. Neurology 39 (1989) 1031–4].
– Metastasen, Neurinom, Neurofibromatose.
– Plasmozytom besonders um Höhe BW 4/5.
– Pathologische Wirbelfrakturen durch Osteoporose, Wirbeltumoren, Hämangiomwirbel.

4. Sonstige (oder mehrere) Ursachen:
– Lebererkrankung – Hepatopathien: Leberzirrhose mit portokavalem Shunt [Jeske J: Akute Paraparese bei chronischer Hepatopathie. Nervenarzt 62 (1991) 130–2].
Kasuistik einer progressiven spastischen Paraparese bei einem 45-jährigen Patienten mit Leberfibrose ohne Zirrhose. Die Laborparameter lagen bis auf einen erhöhten Ammoniakspiegel im Normbereich [Demirci M: Spastic paraparesis associated with portal-systemic venous shunting due to congenital hepatic fibrosis. Neurology 42 (1992) 983–5].
– Myelopathie nicht näher bezeichnet G95.9
– Myelopathie durch Arzneimittel G95.8
– Myelopathie -Röntgenmyelopathie (s.) Strahlenmyelopathie, metaneoplastische Myelopathie, vaskuläre Myelopathie. G95.8
– Akute Querschnittmyelopathie (ATM): Pathogenese ungeklärt. Von 32 Patienten (Einschlusskriterien sich akut entwickelndes sensomotorisches Rückenmarksyndrom, Sphinkterstörungen, segmentale Begrenzung der sensiblen Störung, keine Raumforderung im Myelographiebefund, Fehlen anderer neurologischer oder systemischer Störungen) hatten 41 % durchschnittlich 7 Tage vor Beginn der neurologischen Symptome Anzeichen einer virusähnlichen Infektion. Initiale Rückenschmerzen und besonders spinaler Schock waren prognostisch ungünstige Zeichen [Christensen P, Aalborg: Clinical course and long-term-prognosis of acute transverse myelopathy. Acta Neurol Scand 81/5 (1990) 431–5].
– Morphinpumpe intrathekal: Kasuistik einer 67-jährigen Patientin mit einer bei Z.n. Spondylodese L1–5 implantierten, über 13 Monate mit gutem Erfolg funktionierenden Pumpe. 2 Monate nach der zweiten Pumpenimplantation Ausbildung einer sensomotorischen Querschnittlähmung unter Th5 (Höhe der Katheterspitze) über 3 Wochen mit fleckiger hyperintenser Läsion im MRT in dieser Höhe. Nach Katheterexplantation Rückbildung der neurologischen Symptomatik und der Läsion im MRT bei Kontrolle nach 3 Monaten. Z.B.

toxische Genese oder auch unspezifische mechanische Irritation unter vaskulärer Beteiligung [Krakow K/Mannheim: Iatrogene Querschnittsmyelopathie als Komplikation einer intrathekalen Morphinpumpe – eine neuroradiologische und neurophysiologische Fallstudie. (9/96) Göttingen].
– Hereditäre spastische Paraplegie.
– Tropische spastische Paraparese.
– s. Polyneuropathie [Sperling W: Alkoholtoxische Polyneuropathie. Alkoholtoxische Tetraplegie. Zur Differentialdiagnose des Guillain-Barré-Syndroms. Psycho 19 (1993) 643–5].
– Rhabdomyolyse [Bauer M, Berlin: Rhabdomyolyse der Mm. iliaci mit akuter, proximaler Paraparese der Beine. Akt Neurol 21 (1994) 183– 4].
– Sarkoidose – M. Boeck.
– Tetraparesen bei paroxysmalen dyskaliämischen Lähmungen, motorischen Systemerkrankungen, Myasthenia gravis.

Anatomie/Histologie:
– Arteria spinalis anterior wird von 7–10 anterioren Gefäße versorgt.
Der Abgang der A. radicularis magna (Adamkiewicz) ist in 65 % thorakal suprarenal, in 25 % infrarenal ab L1 (Aortenaneurysma!).
– Die Aa. spinales posteriores werden von 10–20 Aa. radiculomedullares posteriores versorgt, dünner als die anterioren Gefäße und im Angiogramm schlecht zu sehen.
– Ausgehend von der Beobachtung, dass bei Paraplegikern die Muskeln bei elektrischer Stimulation kurzfristig ermüden, wurden bei 7 Patienten zwischen 24 und 47 Jahren und einer Dauer der Paraplegie zwischen 11 Monaten und 9 Jahren Muskelbiopsien entnommen mit jeweils deutlich erkennbarem Untergang von Typ 2B-Muskelfasern und, unabhängig von der Läsionsdauer, kleineren motorischen Einheiten [Round J: Fibre areas and histochemical fibre types in the quadriceps muscle of paraplegic subjects].

Definition der Myelitis transversa: Rasch progrediente Myelopathie ohne vorbekannte neurologische Erkrankung.
Assoziation einer rasch progredienten Myelitis mit einem Visusverlust = Neuromyelitis optica Devic.

Diagnostik: s. Labor, s. Röntgen.
– EMG und ENG: Bei thorakolumbaler Lokalisation Beweis der Mitbeteiligung des 2. motorischen Neurons – Conus-Cauda-Läsion.
– Besonders bei inkompletten Querschnittlähmungen:
1. Somatosensorisch evozierte Potentiale (SEP).
2. Magnetstimulation (MEP): Bei peripher-spinaler Reizung ggf. höheres Antwortpotential auf der mehr von Spastik betroffenen (bei Brown-Séquard-Syndrom motorisch schlechteren) Seite.
3. Sympathische Hautreaktion.
– Urodynamische Untersuchung s. Harnblase: Compliance < 10 Gefahr der Harnstauungsniere, normal > 20 ml/cm H_2O.
Max. Detrusordruck 60 cm H_2O.

Differentialdiagnose: s. Ätiologie.

Einteilung anhand der *ASIA Impairment Scale (modifizierte Frankel scale for classification of spinal cord injury)*:

A Komplett: Keine sensible oder motorische Funktion (unterhalb der Läsionshöhe) bis zu den sakralen Segmenten S4-S5.

B Inkomplett: Sensible, aber keine motorische Funktion unterhalb der Läsionshöhe bis zu den sakralen Segmenten S4-S5.

C Inkomplett: Motorische Funktionen unterhalb der Läsionshöhe in der Mehrzahl mit einem Kraftgrad < 3 (funktionell n. nutzbar).

D Inkomplett: Motorische Funktionen unterhalb der Läsionshöhe in der Mehrzahl mit einem Kraftgrad > 3 (funktionell nutzbar – Laufen ist mit oder ohne Hilfsmittel möglich).

E Normale sensible und motorische Funktionen (ggf. pathologische Reflexe).

- Modifiziert nach: 1. [Stover L: American Spinal Injury Association – ASIA (1992)] und 2. [Frankel H: The value of postural reduction in the initial management of closed injuries of the spine with paraplegia and tetraplegia. Paraplegia 7 (1969) 179–92].

Epidemiologie: Bei schweren Unfällen mit Mehrfachverletzungen (Polytrauma) haben 20 % Wirbelsäulenverletzungen.

- In Deutschland sind von allen Querschnittgelähmten 62 % Paraplegiker, 38 % Tetraplegiker; 70 % Männer, 28 % Frauen, 2 % Kinder. Durch Verkehrsunfälle 35 %, Erkrankung 25 %, Arbeitsunfälle 14 %, Suizidversuche 5 %, Sport- und Badeunfälle je 4 %, Fremdtötungsversuche 1 %.
- Rückenmarkverletzungen durch Unfälle/Letalität: Pkw 50/50 %, Motorrad/Fahrrad 16/60 %, Fußgänger 3 %, Stürze von Leitern, Treppen u.a. 13/20 %, Arbeitsunfälle u.a. 10/55 %, Sportunfälle 8/8 %.

Klinik: Spinaler Schock mit Bradykardie, Hypotonie, warmer und trockener Haut.

- Akute Tetraparese: Besonders bei Zwerchfell-(teil)lähmung Einsatz der Atemhilfsmuskulatur: M. sternocleidomastoideus, Mm. scaleni (M. pectoralis minor tiefer innerviert).
- Akute Paraparese: Komplette Anästhesie bei inkompletter Paraparese ist sehr selten. Cauda equina-Syndrom.
- A. spinalis anterior-Syndrom s. Ätiologie.
- Spastik: Bei Vorliegen eines Streckspasmus kann man einen Fuß brüsk plantarwärts beugen und durch diese passive Bewegung eine Beugesynergie auslösen, durch die sich der Streckspasmus lockert (Handgriff von Marie und Foix).
- Myelitis: Atopische Dermatitis, Allergie gegen Milben? Rasch progrediente Querschnittlähmung.

Komplikationen: s. Dekubitus.

- Cholezystitis   K81.0
  [Heruti R: Acute acalculous cholecystitis as a complication of spinal cord injury. Arch Phys Med Rehabil 75/7 (1994) 822–4].
- Ösophagotracheale Fistel postoperativ nach ventraler HWS-Stabilisierung   J86.0
- s. paraartikuläre Ossifikationen – Myositis ossificans.
- Lungenembolie   I26.9

- Phlebothrombose   I80.2
- Panaritium – Unguis incarnatus (Mullstreifen zwischen Nagel und Nagelbett legen, ggf. Emmet-Plastik)   L03.0
- Phantomgliederleben und Phantomschmerzen (durch Tumor, vaskuläre oder entzündliche Affektion des Rückenmarks): s. Schmerz.
  Kasuistik einer inkompletten Querschnittlähmung bei intramedullärem Astrozytom in Höhe Th 4/5 mit Anästhesie für alle Qualitäten ab Unterschenkelmitte und einem Lage- und Bewegungsphantom betont auf der klinisch stärker betroffenen Seite (Gefühl des Übereinandergeschlagenseins des rechten über den linken Unterschenkel, des Heraushängens ab Mitte Oberschenkel aus dem Bett, der Bewegung der Füße in Sprung- und Zehengelenken). Postoperative Besserung des Lagephantoms und vollständige Rückbildung des Bewegungsphantoms [Frank B: Phantomgliederleben. Akt Neurol 15 (1988) 120–2].
  Eigene Beobachtungen bei kompletter Querschnittlähmung sowie bei kompletter Querschnittlähmung unter C4 nach Unterschenkelamputation wegen arterieller Verschlusskrankheit.
- Schmerzen – Deafferentierungsschmerzen – (s.o.) Phantomschmerzen.
- Posttraumatische Syringomyelie   G95.0
- Urologische Komplikationen z.B.:
  Epididymitis und Epididymo-Orchitis
  ohne / mit Abszess   N45.9 / N45.0
  Rezidivierende Harnwegsinfekte:
  Chronische Pyelonephritis und
  chronische Pyonephrose   N39.0
  Vesikoureteraler oder vesikorenaler
  Reflux   N13.7
- Arterielle Verschlusskrankheit   I73.9
- Spätfolgen einer Fraktur der
  Wirbelsäule   T91.1
- Spätfolgen nach Rückenmarkverletzung T91.3

Labor: Routine (Quick). Bei ungeklärter Ätiologie AP, Borrelien, Lues-Serologie. Liquor.

- Zum Ausschluss einer Vaskulitis ANCA, AMA, ANA, zirkulierende Immunkomplexe, IgE, Antiphospholipid-Antikörper, Anticardiolipinantikörper (aCL-Ak), Lupusantikoagulans (LA), Antikörper gegen phospholipidhaltige Membranstrukturen.
- Myelitis: Ggf. Toxocara-Antikörper. Toxoplasma gondii-PCR.

Röntgen: Nativ, Myelographie, spinales CT, MRT.

- Spinale Ischämien: Drei Kasuistiken einer Signalanhebung (ggf. erst nach Tagen!) im T2-gewichteten MRT entsprechend einem ischämischen Knochenödem bzw. Wirbelkörperinfarkt
1. in BWK 3 bei inkompletter Querschnittlähmung und medullärer Signalanhebung in Höhe Th2,
2. in BWK 10 nach 9 Tagen und Signalminderung nach 4,5 Monaten bei inkompletter Querschnittlähmung und medullärer Signalanhebung in Höhe Th10,
3. in BWK 11 bei A. spinalis anterior-Syndrom mit peripherer arterieller Verschlusskrankheit und medullärer Signalanhebung von Th11 bis zum Konus [Faig J, Minden: Wirbelkörperinfarkt im MRT bei spinalen Ischämien. (9/96) Göttingen].

– Myelitis: MRT mit intraspinal hyperintensem Signalverhalten, leichte Kontrastmittel-Aufnahme.

Selbsthilfegruppe – Adressen für Informationen:
– Kontakt bei Verband der Hirn-, Rückenmark- und Nervenverletzten Arbeits-, Kriegs- und Verkehrsopfer e.V., Ebertstr. 1, Ludwigshafen. Tel. 0621/694686.
– Fördergemeinschaft der Querschnittgelähmten in Deutschland e.V., Geschäftsstelle Christian Joachimi, Langenbergsweg 102, 53179 Bonn, Tel. 0228/856254. Sekretariat Freundeskreis Franz Kniel, Silcherstr. 15, 67591 Mölsheim, Tel. 06243/8425.

Therapie: s. Dekubitus. s. Impotenz. s. Paraartikuläre Ossifikationen. s. Spastik.

Primäre Therapie bei Querschnittsmyelitis (z.B. Röteln):
☆ Interferon beta – Fibroblasten-IFN-β (Fiblaferon 3/4/5 Mio IE A) 30 min nach fiebersenkendem Mittel. Röteln-Myelitis 1 Mio 3 x intrathekal über 5 Tage [Hess J: Akute Querschnittmyelitis nach Rötelninfektion bei einem Erwachsenen. Nervenarzt 64 (1993) 278–81].

Primäre Therapie bei akut auftretender bzw. traumatischer Querschnittlähmung:
☆ 6-Methylprednisolon – MP (250/1000 mg A) 30 mg/kg als Bolus in 15 min, nach 45 min Pause über 23 h 5,4 mg/kg /h innerhalb 8 Stunden so früh wie möglich. Von 162 mit MP behandelten Patienten wurden 96 nach 8 h, 66 binnen 8 h behandelt mit signifikanter Besserung (bei kompletter und inkompletter Querschnittlähmung) nach 6 Wochen, 6 und 12 Monaten gegenüber den 69 Patienten der Plazebogruppe, aber nicht gegenüber den nach >8 h Plazebo-behandelten 100 Patienten [NASCIS 2 (National Acute Spinal Cord Injury Study). Bracken M: A randomized controlled trial of methylprednisolone or naloxone in the treatment of acute spinal-cord injury. N Engl J Med 322 (1990) 1405–11]. Wenig überzeugend ist zudem, dass 1. Patienten mit inkompletter Querschnittlähmung mit MP nach >8 h eine schlechtere Erholung hatten als diejenigen unter Plazebo, 2. früh <8 h Plazebo-behandelte sich schlechter als spät >8 h Plazebo-behandelte Patienten erholten, so dass die schlechtere (frühe) Plazebo-mit der guten (frühen) MP-Gruppe verglichen wurden.
– Bei Therapie mit MP über 24 h (n = 166), 48 h (n = 166) und Tirilazad über 48 h (n = 167) waren bei Therapiebeginn binnen 3 h die Ergebnisse zwischen allen 3 Gruppen identisch; bei Therapiebeginn nach >3 h war die motorische Erholung nach 1 Jahr unter 48- besser als unter 24-stündiger MP-Therapie; Mortalität und Morbidität war in allen 3 Gruppen gleich; als Fazit wird hieraus gezogen, dass bei MP-Gabe binnen 3 h eine Applikation über 24 h, bei MP-Gabe nach >3 h eine Therapie über 48 h sinnvoll ist [NASCIS 3: Results of the third National Acute Spinal Cord Injury randomized controlled trial. Bracken M: Methylprednisolone or tirilazad mesylate administration after acute spinal-cord injury: 1-year follow up. J Neurosurg 89 (1998) 699–706].

Therapie allgemein: Nahrungskarenz bis zum ersten Stuhlgang. Dreistündige Umlagerung. Intensive **Pneumonieprophylaxe** s. vorn: Allgemeine prophylaktische Therapiemaßnahmen.

Thromboseprophylaxe s. vorn: Allgemeine prophylaktische Therapiemaßnahmen. Frühestmögliche Antikoagulation mit Umstellung von Heparin (s.o.) auf Marcumar für 4–6 Monate.

Ulkusprophylaxe pH-neutral s. vorn: Allgemeine prophylaktische Therapiemaßnahmen.

Stuhlgang – Darmentleerung s. Obstipation. Ggf. bei schlaffem Analtonus (EMG) PVA-Analtampon aus Polyvinyl-Alkohol-Schaumstoff als Kugel-, Konkav-, Zylindertampon. Bei irreversibler Stuhlinkontinenz ggf. Gracilis-Plastik mit Stimulator.

Miktion – Blasenentleerung: s. Harnblase, Harninkontinenz. Harnwegsinfekte und Nephrolithiasis s. Antibiotika-Therapie.
Ggf. Penis vor dem Kondomieren mit Preventox-Hautschutzfilm einpinseln.
Der Restharn sollte unter 100 ml und unter 20 % des Spontanurins liegen.
Soweit kein intermittierender Selbstkatheterismus (ISK) durchgeführt wird:
Bei Restharn > 150 ml mehrfach täglich (4–6-mal) katheterisieren.
Bei Restharn > 100 ml mindestens einmal täglich katheterisieren.
Bei Restharn < 100 ml mindestens einmal monatlich katheterisieren.
– Die Trinkmenge richtet sich nach der Ausscheidung von täglich mindestens 2 Liter Urin. Empfohlen werden saure Mineralwässer („Säuerlinge") und Kräutertees, weniger Zitrus-Fruchtsäfte, Milchgetränke oder Bier. Angestrebt wird die Blasenentleerung mittels intermittierenden sauberen Selbstkatheterismus („ISK") mindestens 4-mal täglich, die Blasenfüllung sollte 500 ml nicht überschreiten. Bei Unmöglichkeit (z.B. Tetraplegie) bzw. Ablehnen des Selbstkatheterismus Miktion durch suprapubisches Beklopfen der Blasenregion, dann monatliche sonographische Restharnkontrollen (< 100 ml).
– Generell monatliche Urinkontrollen. Antibiotische Therapie signifikanter Harnwegsinfekte (> 10.000/µl Keime und Leukozyturie) nach Resistenzbestimmung über mindestens 14 Tage – jeder Harnwegsinfekt bei Querschnittgelähmten ist ein komplizierter Harnwegsinfekt. Verweilkatheter nur als ultima ratio; Wechsel der suprapubischen Blasenfistel (Cystofix) alle 4 Wochen, Wechsel transurethraler Dauerkatheter aus Silikon (Latex ist obsolet) alle 7–14 Tage.
– Infektprophylaxe: Konsequentes Ansäuern des Urins mit L-Methionin (Acimethin, Methiotrans) mindestens 1000 mg abends. Methenamin (Mandelamine, Urotractan) wirkt nur im sauren Milieu. Bei Uratsteindiathese Behandlung der Hyperurikämie mit Allopurinol, statt Ansäuern intermittierende Alkalisierung oder Gabe von Urodil phyto. Einmal jährliche urodynamische Untersuchung, später oder bei schlaffer Blasenlähmung ohne Komplikationen alle zwei Jahre.

Bei starken Kopfschmerzen, heftigem Schwitzen, Blutdruckanstiegen (RR-Anstiege bis zur intrazerebralen Blutung!), Fieber und Zunahme der Spastizität (paroxysmale „autonome Hyperreflexie") bei Patienten mit hohen Querschnittlähmungen, insbesondere Tetraplegikern, Ausschluß einer intraabdominellen Druckerhöhung durch eine überfüllte oder entzündete, gereizte Harnblase, Enddarmobstipation oder andere periphere Reize (z.B. eingewachsene Zehennägel / Panaritium).
Maßnahmen: Kopfhochlagerung, Kontrolle der vollständigen Blasen- und Enddarm-Entleerung, Ausschaltung peripherer Reize, Alpha-Blocker (Diblocin) als Antihypertensivum vorziehen, Analgetika.
Verstärkte Schweißneigung s. Hyperhidrosis.
s. paraartikuläre Ossifikationen.

Hautpflege: Nachts möglichst Bauchlage. Paraplegiker sollen sich mindestens einmal stündlich durch Hochstemmen im Rollstuhl entlasten. Bei geringstem Verdacht auf Hautschädigungen konsequente Entlastung, d.h. absolute Bettruhe bis zur vollständigen Normalisierung des Befundes. Dabei darf die gefährdete Hautpartie auch nicht kurzfristig belastet werden. Bei Nekrosen s. Dekubitus.
Keine Wärme- oder Kälteanwendung (Heizkissen, Eis etc.) in anästhetischen Bezirken – Verbrennungsgefahr!

Körperliches Training und Lebensführung: Krankengymnastik ist Massagen und Unterwassermassagen vorzuziehen.
1 bis 2 mal tägliches selbständiges Durchbewegen, besonders bei Tetraplegikern von hierin angelernten Angehörigen.
Möglichst tägliche Stehbelastung (soweit möglich Gehtraining) zur Prophylaxe von Kontrakturen, Spastik, Osteoporose, Thromboembolien und zur Reduzierung von Kreislauf- und Verdauungsstörungen. Erhaltung bzw. Verbesserung der erreichten Selbständigkeit sind oberstes Ziel. Pflegerische Hilfeleistungen sind nur in Situationen zu vertreten, die der Querschnittgelähmte selbst nicht zu bewältigen vermag.
Als Grundregel für jeden Querschnittgelähmten dringlich zu fordern: Aktive Lebensführung – reichlich Bewegung und körperliche Betätigung durch Arbeit, Sport und Hobbies. Teilnahme am Behindertensport bzw. Anschluß an eine Rollstuhlfahrersportgemeinschaft.

Schmerzen: Bei nicht seltenen chronischen Wurzelreizsymptomen, vegetativen Schmerzsymptomen, Phantomschmerzen, Hyperästhesien, Hyperalgesien, Thermdysästhesien, die jeweils unter psychischer Belastung verstärkt auftreten können, sind übliche Schmerzmittel in der Regel auf Dauer wirkungslos und mit unerwünschten Nebeneffekten verbunden. Gelegentlich helfen Membranstabilisatoren (Carbamazepin), Thymoleptika (Antidepressiva), Neuroleptika oder eine TNS-Behandlung.

Physikalische Therapie: Frührehabilitation ab dem 1. Tag.
– Krankengymnastik: Durchbewegen und (Früh-) Mobilisierung.

Kreislauftraining mit initial Stehbrett, sekundär Stehgerät/Stehbarren.
– Ergotherapie (Tetraplegiker).
– Laufband-Lokomotion [Wernig A: Laufband locomotion with body weight support improved walking in persons with severe spinal cord injuries. Paraplegia 30 (1992) 229–38]. [Dietz V: Locomotor activity in spinal man. Lancet 344 (1994) 1260–3].

Therapie operativ: Wirbelsäulenfusion zur Frühmobilisation.
– Phrenikus-(Zwerchfell-) Schrittmacher: Phrenikusstimulation intrathorakal über 4 Elektroden um den Nerv herum, so dass relativ physiologisch und ermüdungsfrei 1/6 bis 1/4 des Nerven stimuliert werden. Zeitbedarf 3–5 Monate für Test, Implantation, postoperative Heilung, Stimulation und Training z.B. 4 x 5 min und mehr, begleitend Training der Atemhilfsmuskulatur für evtl. Ausfall und für die Kehlkopfbinnenmuskulatur (zum Tracheostoma-Verschluss). Stimulation auch am Hals möglich.

Therapie Hilfsmittel-Versorgung soweit erforderlich und möglichst nur nach stationärer Versuchsphase:
– Matratzen/Auflagen: Kompromiss zwischen guter Dekubitus-Prophylaxe und notwendigem Widerstand zum Übersetzen. Nach Indikation Einsatz von z.B. Schaumstoffmatratzen Heinzelmann Longlife, Sensiflex (3-geteilt, dicker), Protecto plus (1-teilig, dünner). Dünne Luftauflagen (Waffle, Deculumat mit 3 Längskammern) und Wassermatratzen allenfalls in Einzelfällen effektiv. Sacon/Roho-Matratze. Wechseldruck-Matratze (Luftauflage, längs + punktuell, z.B. Alpha-X).
– Bett: Bett oder Einlegerahmen (Ehepaare) mit elektrischer Rückenlehne, Höhenverstellung und Knieknick.
– Bettlagerungsartikel: Lagerungskissen 40 x 60 x 12 cm, selten Lagerungsblock für die Füße oder Bettfell.
– Badewanne: Badewannenlift ggf. mit aufklappbaren Seitenteilen, Haltegriffe.
– Dusch-Toilet-Rollstuhl ca. 70 x 110 cm oder WC Sitzerhöhung, Antidekubitus-Sitz. Lifter.
– Rollstuhl mit Zubehör, ggf. Rutschbrett, Seitenteil hochschwenkbar oder abnehmbar, Sitzkissen (Roho-Kissen etc.), Steckachsen mit Transitrollen, Bremshebelverlängerung, Rückenfell, Greifreifenüberzug, Rad- bzw. Speichenschutz, Stockhalter.
– Scalamobil, E-Fix oder E-Stuhl mit ggf. spezieller Steuerung für Tetraplegiker.
– Freistehbarren (ggf. mit elektrischer Gurtrolle), Rollator.
– Elektrofahrrad (Moto-Med RF II, Revital): „Kostenübernahme nur, wenn die Chronizität der Erkrankung eine kontinuierliche – ggf. auch tägliche – krankengymnastische Behandlung erfordert und das mit der Spasmen-Schaltung ausgerüstete Gerät diese Maßnahmen ganz oder teilweise ersetzt". Keine Kostenübernahme als ergänzende Maßnahme.
– Übungshantel, Thönnes-Messer.
– Adaptation zu Hause und am Arbeitsplatz: Dusche: Duschplatz mindestens 80 x 140 cm, besser 140 x 140 cm, Gefälle 0,5–1 cm/m.

Waschbecken-Oberkante ca. 86 cm – die Beine müssen bequem darunter passen –, Spiegelunter- kante 100 cm, bei Kippspiegel bis 126 cm. Toilettenhöhe bei hochgeklappter Brille maximal 45 cm.

– Rampen bis 6 % Sollmaß, maximal 8 %, bei 14–18 % Kippgefahr nach hinten bei unbeweglichem Rücken. Rampenlänge für 1,20 m Höhendifferenz ca. 24 m. Schalterhöhen 70–80 cm.

Einzeleinstufung des Pflegegeldes bei Arbeitsunfällen (§ 8 SGB VII)

Verletzungsfolgen	Funktionseinschränkungen – auch im Verhältnis zu höher/niedriger bewerteten Verletzungsfolgen	v. H.-Satz des Höchstbetrages
1. Verletzte mit vollständiger Halsmarklähmung (Tetraplegiker) – bei überwiegender oder dauernder Beatmung –	Vollständige Lähmung und Gebrauchsunfähigkeit aller Extremitäten. Vollständige Abhängigkeit von fremder Hilfe und Pflege bei künstlicher Beatmung.	100
5. Verletzte mit vollständiger Halsmarklähmung (Tetraplegiker) – bei erhaltener Eigenatmung –	In Abhängigkeit von der Höhe der Schädigung an der HWS sind die Bewegungsmöglichkeiten des Verletzten vollständig bis fast vollständig aufgehoben. Die Funktionsbeeinträchtigungen hängen ab von den rest-motorischen Fähigkeiten.	100–80
• Tetraplegien unterhalb C4:	• Verletzte sind bewegungsunfähig.	
• Tetraplegien unterhalb C5:	• Verletzte sind in äußerst geringem Maße bewegungsfähig (Schulterbewegung, aktive Ellenbogengelenks-beugung, aber ohne Handfunktionen). Die Verletzten benötigen bei geeigneten Alarmsystemen keine Pflege rund um die Uhr.	
• Tetraplegien unterhalb C6:	• Verletzte können nach entsprechender Übung teilweise Handfunktionen ausführen.	
• Tetraplegien unterhalb C7/8:	• Verletzte können Funktionen im Bereich von Schulter, Ellenbogen und Handgelenken ausführen, verschiedene Griffformen sind möglich, jedoch stark abgeschwächt und wenig ausdauernd. Sitzstabilität besteht nicht. Bei allen Lähmungen besteht vollständige Rollstuhl-abhängigkeit.	
11. Verletzte mit Teilschädigung des Rückenmarks:	In Abhängigkeit von der Höhe der Schädigung an der HWS oder BWS sind Funktionen der Extremitäten einschließlich der Hände geringfügig oder begrenzt erhalten. Die Funktionseinschränkung hängt von den verbliebenen motorischen Fähigkeiten ab.	80–60
• Zentrales Halsmarksyndrom:	• Fehlende oder minimale Arm- u. Handfunktionen sowie spastische Teillähmung der Beine.	
• Inkomplette Tetraplegie:	• Unterschiedlich ausgeprägte Restfunktionen an den Extremitäten und am Rumpf mit zum Teil störend überlagernder Spastizität.	
Verletzte mit Paraplegien – Paraplegiker –:		
• Paraplegien bis Th (D) 6/7:	• Die Funktion der oberen Gliedmaßen ist vollständig erhalten, die Atmung ist bei überwiegender Zwerchfell-atmung eingeschränkt, Rumpfstabilität besteht nicht.	
• Paraplegien von Th (D) 8 bis 10:	• Die Atmung ist kaum eingeschränkt, die Rumpfstabilität jedoch bedeutend beeinträchtigt. Bei allen Lähmungsformen besteht überwiegend Rollstuhlabhängigkeit, zumindest zur Überwindung größerer Strecken außerhalb der Wohnung.	

Monatliche Pauschbeträge für Kleider- und Wäschemehrverschleiß (ab 1.7.88)

	Kategorie
Verletzte, die eine Unterschenkelschiene mit Schuhbügel erhalten haben	140 (14,–)
Verletzte, die ein Stützmieder mit Schienenverstärkung erhalten haben, ausgenommen Beschädigte mit einfachen Leibbandagen	150 (14,–)
Verletzte, die dauernd auf den Gebrauch von zwei Krücken oder Stockstützen angewiesen sind	160 (22,–)
und ein handbetriebenes Krankenfahrzeug für den Straßengebrauch erhalten haben	161 (36,–)
und die ein Motorfahrzeug besitzen, bei dessen Beschaffung die Voraussetzungen für die Gewährung eines Zuschusses gegeben waren (kein handbetriebenes Krankenfahrzeug)	162 (34,–)
Verletzte, die ein handbetriebenes Krankenfahrzeug für den Straßengebrauch erhalten haben	190 (19,–)
Verletzte, die ein Motorfahrzeug oder Fahrrad besitzen, bei dessen Beschaffung die Voraussetzungen für die Gewährung eines Zuschusses nach Ziff. 76 gegeben waren, oder die ein elektr. betriebenes Krankenfahrzeug für den Haus- oder Straßengebrauch erhalten haben	200 (17,–)
Verletzte, die einen über das Knie hinausgehenden Stützapparat für das Bein erhalten haben	
und die dauernd auf den Gebrauch von zwei Krücken oder Stockstützen angewiesen sind	570 (45,–)
und ein handbetriebenes Krankenfahrzeug für den Straßenverkehr erhalten haben	571 (53,–)

und die ein Motorfahrzeug besitzen, bei dessen Beschaffung die Voraussetzungen für die
Gewährung eines Zuschusses gegeben waren (kein handbetriebenes Krankenfahrzeug)   572 (51,–)
Verletzte, die einen Stützapparat für den Runpf erhalten haben
und die dauernd auf den Gebrauch von zwei Krücken oder Stockstützen angewiesen sind   580 (38,–)
und ein handbetriebenes Krankenfahrzeug für den Straßenverkehr erhalten haben   581 (50,–)
und die ein Motorfahrzeug besitzen, bei dessen Beschaffung die Voraussetzungen für die
Gewährung eines Zuschusses gegeben waren (kein handbetriebenes Krankenfahrzeug)   582 (49,–)
Verletzte, die nicht über die Knie hinausgehende Stützapparate für beide Beine erhalten haben   590 (22,–)
Querschnittgelähmte, die die volle Kontrolle über Stuhl und Urin haben und nicht regelmäßig
Schienenhülsenapparate zur Stabilisierung der Beine tragen müssen, aber erhebliche
Beinlähmungserscheinungen dauernd behalten   621 (17,–)
Querschnittgelähmte, die dauernd Schienenhülsenapparate benötigen einschl.
orthopäd. Schuhwerks, die aber volle Kontrolle über Stuhl und Urin haben   622 (33,–)
Querschnittgelähmte, die wegen Fehlens der Kontrolle über Stuhl und Urin unvermeidlich
die Kleidung, Leib- und Bettwäsche beschmutzen und bei denen das Tragen der Schienenhülsenapparate nicht in Frage kommt   623 (49,–)
Querschnittgelähmte, die wegen Fehlens der Kontrolle über Stuhl und Urin unvermeidlich
die Kleidung, Leib- und Bettwäsche beschmutzen und beim Tragen der Schienenhülsenapparate
usw. die Kleidung beschädigen   624 (65,–)

Zentren zur Erstbehandlung von Querschnittgelähmten:

Zentrale Auskunftstelle für freie Klinikbetten: BG-Unfallkrankenhaus,	
21033 Hamburg,	Tel. 040/7306 2604.
95445 Bayreuth, Krankenhaus Hohe Warte,	Tel. 0921/280-0/ 280-1501.
13125 Berlin-Buch, Klinikum Berlin-Buch,	Tel. 030/9401-0.
14165 Berlin-Zehlendorf, Krankenhaus Zehlendorf,	Tel. 030/81 30 11.
14195 Berlin, Orthopädische Univ.-Klinik,	Tel. 030/81 02-0.
44789 Bochum, BG-Krankenanstalten,	Tel. 0234/ 30 20.
01067 Dresden, Klinikum für Orthopädie, Krankenhaus Dresden Friedrichstadt,	Tel. 0351/ 480-0.
47249 Duisburg-Buchholz, BG-Unfallklinik,	Tel. 0203/7 68 81.
60389 Frankfurt, BG-Unfallklinik,	Tel. 069/47 50.
21033 Hamburg, BG-Unfallkrankenhaus,	Tel. 040/73 96 11.
69118 Heidelberg, Orthopädische Univ.-Klinik,	Tel. 06221/80 61.
58313 Herdecke, Gemeinschaftskrankenhaus,	Tel. 02330/62-1.
37235 Hessisch Lichtenau, Orthopädische Klinik,	Tel. 05602/830.
66424 Homburg, Orthopädische Univ.-Klinik,	Tel. 06841/16-1.
76307 Karlsbad, Rehabilitationskrankenhaus Langensteinbach,	Tel. 07201/610.
56068 Koblenz, BG-Sonderstation,	Tel. 0261/1370.
67071 Ludwigshafen, BG-Unfallklinik,	Tel. 0621/ 6 81 01.
71706 Markgröningen, Klinik Markgröningen,	Tel. 07145/91-0.
82418 Murnau, BG-Unfallklinik,	Tel. 08841/480.
99755 Sülzhayn, Reha-Zentrum für Querschnittgelähmte,	Tel. 03 63 32/62 89 23 35.
72076 Tübingen, BG-Unfallklinik,	Tel. 07071/ 60 61.
89081 Ulm, Rehabilitationskrankenhaus,	Tel. 0731/1770.
34537 Bad Wildungen-West, Werner-Wicker-Klinik,	Tel. 05621/803-0.
Außerdem ohne Akutbehandlung:	
52177 Bonn, Neurologisches Reha-Zentrum „Godeshöhe",	Tel. 0228/381-0.
50931 Köln-Lindenthal, Reha-Zentrum Uni Köln,	Tel. 0221/478-0.

Quincke-Ödem – Angioneurotisches Ödem s. Ödem.

Rabbit-Syndrom s. tardive Dyskinesien.

Rabies – Lyssa s. Tollwut.

Radfahrerlähmung s. N. ulnaris.

Nervus radialis-Läsion   G56.3

Nervus radialis-Verletzung Oberarm / Unterarm / Handgelenk   S44.2 / S54.2 / S64.2
Nervus radialis-Kausalgie   G56.4

s. Plexus brachialis-Läsion. s. periphere Nervenläsionen.

Ätiologie: Trauma: Oberarmfrakturen und deren operative Versorgung (Triceps brachii intakt).
– 20–27 % Druckschädigungen (Schlafdruckpa-
resen), ggf. auch beidseitig.
– Injektionslähmung des Ramus profundus bei
der Behandlung der Epicondylitis humeri radialis.

Anatomie: Entspringt den Wurzeln C5-Th1. Der
N. radialis verläuft im Sulcus nervi radialis
spiralig um den Humerus, durch das Septum
intermusculare brachii laterale bis zur Aufzweigung des N. interosseus antebrachii.

Differentialdiagnose: C7-Syndrom – Lähmung
im Rahmen einer Wurzelläsion C5-Th1.
– Blei-Polyneuropathie oft rein motorisch.

Klinische Einteilung (von distal nach proximal):
1. **Cheiralgia paraesthetica** bzw. Druckparese
des Ramus superficialis n. radialis: Schmerzhafte Sensibilitätsstörungen dorsal zwischen
1. und 2. Finger z.B. durch Druck des Daumengriffringes einer Schere.
2. **Supinator-Syndrom –
Supinatorsyndrom**:   G56.3
– *Ätiologie – Anatomie/Histologie*: Frohsesche
Arkade, verbreiterte Aponeurose des M. extensor carpi radialis brevis.
– *Differentialdiagnose*: C7-Syndrom. Abriss der
Sehne des M. extensor pollicis longus (Tromm-
lerlähmung).
– *Klinik*: Läsion isoliert des motorischen Ramus
profundus N. radialis im Bereich des Durchtritts
durch den M. supinator (Supinatorloge) mit
Ausfall der Hand- und Fingerstrecker bis auf
die Mm. extensor carpi radialis longus et brevis.
Keine Sensibilitätsausfälle, der sensible Ramus superficialis durchdringt nicht den M. supinator.
a) Ausfall (bis auf die Mm. extensor carpi radialis longus et brevis) der Hand- und Fingerstrecker, d.h. des
M. extensor indicis mit Parese der Zeigefin-
gerstreckung (Prüfung unter Beugung der anderen Finger),
M. extensor pollicis brevis mit Parese der
Streckung des proximalen Daumengelenkes
(Prüfung mit gebeugtem Daumenendglied.
Der Daumen steht bei Adduktion volar),

M. extensor pollicis longus mit Parese der
Streckung des distalen Daumenendgliedes,
M. abductor pollicis longus mit Parese der
Abduktion der Grundphalanx I,
M. extensor digiti minimi mit Parese der
Streckung im Kleinfingergrundgelenk,
M. extensor carpi ulnaris mit Parese der
Handstreckung (Prüfung mit gebeugten Fin-
gern. Das Handgelenk steht in leichter Radial-
stellung, bei Faustschluss volar),
M. extensor digitorum mit Parese der
Streckung im Fingergrundgelenk (Prüfung mit
gebeugten Interphalangealgelenken).
b) M. extensor carpi radialis longus und M. extensor carpi radialis brevis bleiben intakt: Keine Fallhand!
c) Mm. supinator und brachioradialis bleiben
intakt. Meist spontane Erholung.
– Besonderes: Kasuistik bei Mutter, Tochter und
Sohn [Becker T: Idiopathisches familiäres Su-
pinatorlogensyndrom mit intrazerebralen
Neoplasien. Nervenarzt 59 (1988) 168–70].
3. Untere Nervus radialis-Läsion im Bereich des
proximalen Unterarmdrittels: Sensibilitätsstörungen wie 1. (1.–2. Finger) + 2.
4. Mittlere Nervus radialis-Läsion im Bereich
des distalen Oberarms im Sulcus nervi radialis
als Schlaflähmung bzw. „Parkbanklähmung"
(Saturday-night-palsy) unter Tabletten- bzw.
Alkoholeinnahme oder durch Oberarmfraktur:
+ Parese des M. supinator (Prüfung bei gestrecktem Unterarm, da bei der Beugung der
M. brachioradialis mitinnerviert wird),
+ Parese des M. extensor carpi radialis longus
et brevis mit Fallhand (Strecken und Radialab-
duktion im Handgelenk, Prüfung mit gebeugten Fingergelenken),
+ Parese des M. brachioradialis (Unterarm-
beugung in Mittelstellung zwischen Pro- und
Supination).
5. Obere Nervus radialis-Läsion im Bereich der
Achselhöhle:
+ Parese des M. triceps brachii und M. anco-
neus mit Lähmung der Oberarmstreckung.
+ nur zum Teil (mit N. musculocutaneus) M.
brachialis.
6. N. cutaneus brachii posterior.

Prognose: Bei Schlaf- bzw. Parkbanklähmung (4.)
i.d.R. gut, es können ggf. Restlähmungen bestehen bleiben.

Therapie operativ: Humerusfrakturen mit Radialis-Kontusion so rasch wie möglich operieren.
– Radialisersatzoperationen mit Transposition des:
Pronator teres auf den Extensor carpi radialis brevis zur Handgelenksstreckung;
Flexor carpi ulnaris (Flexor dig. supf. III) auf den Extensor digitorum communis zur Fingerstreckung (der Flexor carpi ulnaris verfügt zwar über eine geringere Gleitamplitude, aber über eine wesentlich größere Kraft als der Extensor digitorum communis);
Flexor carpi ulnaris (Palmaris longus) auf den Extensor pollicis brevis zur Daumenstreckung;
Extensor indicis auf den Extensor pollicis longus zur Daumenstreckung;
Palmaris longus (Flexor digitorum superficialis IV, Flexor carpi radialis) auf den Abductor pollicis longus zur Daumenabduktion.

Radikuläre Syndrome – Wurzelsyndrome – Radikulopathie

Zervikal s. Zervikobrachialgie. Dorsal s. Dorsalgie. Lumbal s. Lumboischialgie.

Radikulitis s. Borreliose, Frühsommer-Meningoenzephalitis, Dorsalgie, Polyradikulitis, Lumboischialgie, Querschnittlähmung (Ätiologie, Myelitis), Zervikobrachialgie.

Radiogene Schäden s. Strahlenmyelopathie, s. Plexus brachialis-Läsion.

Raeder-Syndrom G52.7

syn. paratrigeminale Neuralgie, Trigeminusneuralgie mit Horner-Syndrom.

s. Cluster-Kopfschmerz, atypischer Gesichtsschmerz, Kopfschmerz, Migräne, Tolosa-Hunt-Syndrom.

Ätiologie: s. Einteilung.

Diagnostik: s. Röntgen. Lumbalpunktion (Liquor).

Differentialdiagnose: s. Trigeminusneuralgie – Differentialdiagnose. Cluster-Kopfschmerz. Postherpetische Neuralgie.

Einteilung nach Grimson und Thompson:
Typ I: Hirnnervenbeteiligung II bis VI, symptomatische Genese, besonders paraselläre Raumforderungen.

Typ II: Migränöser Typ, entspricht wohl dem Cluster-Kopfschmerz.
Typ III: Symptomatischer Typ mit längeren Attacken, z.B. bei Aneurysmen der A. carotis interna, Schädelbasistumoren, Schädel-Hirn-Trauma mit Frakturen.

Epidemiologie: Etwa 100 Fälle beschrieben.

Klinik: Anamnese: Im Versorgungsgebiet des N. supraorbitalis des 1. Trigeminusastes (V1) einseitig supraorbitale Schmerzen und ggf. auch Parästhesien. Befund: Horner-Syndrom ipsilateral, Dysästhesien im Bereich des N. supraorbitalis.

Röntgen: CCT. MRT. Angiographie.

Reanimation, kardiopulmonale s. Herzstillstand.

M. Recklinghausen s. Neurofibromatose.

Reflex – Reflexe s. Areflexie. s. neurologischer Befund.

Sympathische Reflexdystrophie – SRD M89.0

syn. M. Sudeck, Sudeck-Atrophie, Sudeck-Dystrophie, Sympathische Algodystrophie, Algoneurodystrophie.
Komplexes regionales Schmerzsyndrom – Complex regional pain syndrome – CRPS:

Typ I ohne Nervenläsion, Typ II mit Vorliegen einer peripheren Nervenläsion. Kausalgie Typ II.

Ätiologie: s. Risikofaktoren. Trauma (Fraktur) 65 %, Operation 19 %, entzündlicher Prozess

2 % (entzündliche Pathogenese eher unwahr-scheinlich), Elektro-Unfall, andere Auslösung wie Injektionen/i.v. Infusionen 4 % [Veldman P] jeweils besonders bei chronischen Schmerzen.
Kasuistiken mit SRD durch Phenobarbital (überwiegend an der oberen Extremität, oft begleitet von anderen fibromuskulären Mus-kel-Skelett-Erkrankungen [Olazaran J. Neu-rologia 12(8) (1997) 365–7].
– Spontanschmerzen bedingt durch eine indirek-te, mikrovaskulär vermittelte sympathisch-afferente Kopplung, die wohl distal im symp-tomatischen Areal stattfindet, mit reduziertem Vasotonus ohne nachweisbare noradrenerge Hypersensitivität.

Diagnose:
– Temperaturmessung: Ein Seitenunterschied von mindestens 1–1,5 °C ist signifikant. Die Temperatur kann erhöht oder erniedrigt sein.
– Ischämietest (IT): Primär Schmerzniveau (in beliebiger Skala) dokumentieren.
Nach distalem Auswickeln (akrale Blutleere) anschließende suprasystolische Kompression durch Blutdruckmanschette direkt proximal des Hand- oder Fußgelenkes über 5–10 min. Nach 1–2 Minuten in 92 % temporäre Schmerzfreiheit bzw. > 50 % Schmerzlinde-rung. Schmerzniveau und Beweglichkeit über-prüfen. Nach Öffnen der Manschette Wieder-eintreten der Schmerzsymptomatik dokumen-tieren.
– Diagnostische Sympathikusblockade mit 80 % temporärer Schmerzfreiheit (stellt die Venolen weit, akute Schmerzbesserung während der Wirkdauer der Sympathikolyse):
1. Lokalanästhesie in das Ganglion stellatum oder in den sympathischen Grenzstrangbe-reich, oder
2. Intravenöse regionale Guanethidin-Blockade (IVRG): Nach Anlegen von Braunülen im und eine außerhalb des gestauten Bereichs Arm aus-wickeln und unter suprasystolischer Kompres-sion (Stauung 50 mm Hg über dem systolischen RR) über den gesamten Zeitraum von ca. 20 min Injektion (unter Injektionsschmerz) von 1,25– 2,5–5 (Bein 5–10) mg Guanethidin (Isme-lin A) in 10–20 ml NaCl/Xylonest (Brennen). Zur besseren Verteilung wiederholte Injektion von 5–10 ml NaCl/Xylonest.
Die ganze Zeit RR-Kontrollen, besonders bei langsamem Öffnen der Manschetten.
In 89 % Schmerzlinderung bis Schmerzfreiheit als Zeichen der Noradrenalinentspeicherung. Guanethidin entleert den Noradrenalinspei-cher und hemmt für mehrere Tage die Nor-adrenalin-Wiederaufnahme. Völlige Überein-stimmung zwischen IT und IVRG [Blumberg H: Zur Diagnostik der sympathischen Re-flexdystrophie. Nervenarzt 65 (1994) 370–4].

Diagnostik: s. Röntgen. ENG zum Ausschluss von Engpass-Syndromen (als unterhaltenden Mechanismen) oder peripheren Nervenläsio-nen (s. Differentialdiagnose SMP).

Differentialdiagnose: Sympathisch unterhaltenes Schmerzsyndrom („Sympathetically maintai-ned pain – SMP")   M89.0
mit oberflächlichen Spontanschmerzen ohne orthostatische Komponente und einer Allody-nie (Schmerzen bei leichter, kurzzeitiger Berührung), auf das Versorgungsgebiet eines Nerven oder segmental beschränkt, gegenüber der SRD meist ohne distal generalisierte Symptome wie Schwellung und Hauttempera-turabweichung, trophische oder motorische Symptome.
Sistieren bei diagnostischer Sympathikus-blockade. Kein Sistieren auf den Ischämietest. Therapie wie SRD.
Bedingt wohl durch eine direkte (noradrener-ge) sympathisch-afferente Kopplung (peri-pher? Am Hinterwurzelganglion?).

Einteilung: s. Synonyme.

Klinik:
Anamnese: Beschwerden binnen einem Tag in 75 %, zeitliche Verschlechterung nach Physio-therapie in 66 % [Veldman P].
Befund: Trias von autonomen (Sympathikus), motorischen und sensiblen Störungen mit mo-nate- bis jahrelangem Verlauf.
– Spontanschmerzen tief und diffus (nicht auf das Versorgungsgebiet eines Nerven be-schränkt) im distalen Bereich mit praktisch immer orthostatischer Komponente i. S. von Schmerzlinderung durch Hochlagerung und Verstärkung durch Hängenlassen.
I. Akutes Stadium: Starker neuralgischer Ruhe- und Bewegungsschmerz, überwärmte bläulich livide geschwollene und glänzende Haut.
Schmerz (permanent, nicht belastungsabhän-gig, meist brennend, in der Tiefe) 93 %, Hy-perpathie 79 % (Allodynie), Hyperästhesie 76 %, veränderte Hauttemperatur (Hypo- oder Hyperthermie) 92 %, trophische Haut-färbung (Glanzhaut) 91 %, Ödem 69 %, Hautinfektionen, spontane Hämatome, Hy-perpigmentation, Nagelwachstumsstörungen, An- oder Hyperhidrosis.
Bewegungseinschränkung 88 %, Tremor 49 %, unwillkürliche Bewegungen 36 %, Mus-kelspasmus 25 % [Veldman P].
Tremor, Spasmen oder Dystonien treten gleichzeitig mit oder nach der Kausalgie auf und können sich wie die Schmerzen im Krank-heitsverlauf auch auf die zunächst von der Dy-strophie nicht betroffenen Extremitäten aus-breiten [Bhatia K: Reflex sympathetic dystro-phy – May be accompanied by involuntary movements. Brit Med 311 (1995) 811–2].
II. Subakutes Stadium nach 2–4 Monaten: Gerin-gere Schmerzen, Atrophie der kühlen zyanoti-schen Haut, Schwund des Unterhautfettgewe-bes, verstärkte Hautbehaarung, Hyperhidrosis. Bewegungseinschränkung durch Gelenk-kapsel- und Bandapparatschrumpfung.
III. Chronisches Stadium (zum Teil als Dauer-schäden): Generalisierte Atrophie der Haut, Subcutis und Muskulatur des betroffenen Ske-letteiles, Versteifungen – Kontrakturen. Sel-ten Schmerzen.
Besonderes: Dystonie-Kausalgie-Syndrom – Kausalgie-Dystonie-Syndrom: Kasuistik eines Patienten mit Fußsupination und Krallenfuß ohne Effekt auf Botulinumtoxin und 20 %igem Effekt auf Lioresal intrathekal mit guter Wirkung auf Umstellungsosteotomie [Karlbauer G (28.9.96) in Göttingen].

Risikofaktoren: Chronisches Ödem. Andauernde Schmerzen.

Prognose: Die von Bewegungsstörungen betroffenen Patienten scheinen für die üblichen Therapien therapieresistent zu sein.
Prognose ggf. besser bei frühem Therapiebeginn und konsequenter Analgesie.

Röntgen: HWS zum Ausschluss unterhaltender Mechanismen.
- Nativaufnahmen der Extremität im Seitenvergleich: Im akuten Stadium diffuse oder gelenknahe fleckige Entkalkung.
Im subakuten Stadium Verdünnung der Kompakta mit Markraumerweiterung.
Im chronischen Stadium Kortikalisverschmälerung. Verdickte, aber verringerte Trabekel als Ausdruck der Reparation.
- Drei-Phasen-Knochenszintigraphie mit 99m-Technetium-Phosphat: Bereits im Frühstadium vermehrte gelenknahe Anreicherung im Vergleich zur gesunden Seite. Im chronischen Stadium 70–80 % Sensitivität, 95 % Spezifität.

Selbsthilfegruppe – Adressen für Informationen: Deutscher Selbsthilfeverein Morbus Sudeck-Patienten e.V., Postfach 730162, 22121 Hamburg, Tel. 040/6725586.

Therapie:
I. Akutes Stadium: Schonung bzw. Vermeidung einer Schmerzinduktion.
Krankengymnastik zur Kontrakturvermeidung, ggf. mit Eistherapie als UWM (in kaltem Wasser) mit aktiven und passiven Bewegungsübungen. Kryotherapie. Kühler Fango, Vermeidung lokaler Wärmeapplikation!

Zur Reduktion des Lymphödems: Hochlagern der Extremität, Lymphdrainage, ggf. Sprudelbäder zur Lymphdrainage, Ultraschall.
- Analgetika wie trizyklische Antidepressiva, nichtsteroidale Antirheumatika, Ca-Antagonisten, Calcitonin, Carbamazepin, Prednisolon. Sympatholytika (Phenoxybenzamin, β-Blocker wirken nicht).
- Nach positiver intravenöser regionaler Guanethidin-Blockade (s. Diagnose) 1–2 bis zu 6–10 Wiederholungen in Abständen von 3–4 Tagen.
- Sympathikusblockaden: Stellatum- oder lumbale Grenzstrangblockaden.
- TENS-Gerät.
II. Im subakuten Stadium:
☆ Calcitonin (50/100 IE A, 100 IE/Sprühstoß) Beginn im möglichst frühen Stadium 2 Wochen 100 IE/d s.c., dann 6 Wochen 3mal pro Woche 100 IE s.c. oder i.m. 4 Wochen, bei Erfolg weitere 4 Wochen.
- Hydergin und Valium zur Dämpfung des neurovegetativen Reflexbogens.
III. Im chronischen Stadium Hydrotherapie.
☆ Phenoxybenzamin (1/5/10 mg Tbl) langsam steigernd auf 20–60 mg/d.

Therapie operativ: Sympathektomie: Entfernung bestimmter Grenzstrangganglien, alternativ chemisch mit 6–10 % Phenol oder 50–100 % Äthanol in den Grenzstrang [Schepelmann K (13.3.93) in München]. [Veldman P: Signs and symptoms of reflex sympathetic dystrophy (RSD): prospective study of 829 patients. Lancet 342 (1993) 1012–6]. Risiko Post-Sympathektomie-Schmerz.
- Ggf. epidurale Rückenmarkstimulation – SCS s. Schmerz.

M. Refsum

G60.1

syn. HMSN Typ IV. Heredopathia atactica polyneuritiformis. s. Polyneuropathie. s. Leukodystrophien.

Ätiologie: Phakomatose (neurokutanes Syndrom). Enzymdefekt mit Anhäufung von Phytansäure (3,7,11,15-Tetramethyl-hexadecansäure). Der infantile M. Refsum ist genetisch wohl nicht mit dem adulten M. Refsum verwandt, bei dem kaum eine zentrale Entmarkung vorliegt.

Anatomie/Histologie: s. Leukodystrophie.

Diagnostik: s. Labor. Pränatale Diagnostik möglich. Diagnose von Trägern möglich. EMG, ENG.

Epidemiologie: Auftreten besonders bei Jugendlichen. Erbgang: Autosomal-rezessiv.

Klinik: s. Leukodystrophie. Anosmie, Retinopathia pigmentosa, Innenohrschwerhörigkeit, zerebelläre Ataxie, Nystagmus, periphere Polyneuropathie. Überschneidungen zur neonatalen ALD (nALD) und zum Zellweger-Syndrom.

Labor: Phytansäure (n < 5 mg/l).

Prognose: s. Leukodystrophie.

Therapie: Phytansäure kann nicht endogen synthetisiert werden: Phytansäurefreie Diät. Plasmapherese.

Rehabilitation

I. Medizinische Rehabilitation.
II. Berufliche Rehabilitation:
Reintegration in die Arbeitswelt ist nicht allein zur Herstellung von Gütern oder der Bereitstellung von Dienstleistungen,

sondern besonders wegen des regenerativen und persönlichkeitsbildenden Wertes der Arbeit von Bedeutung:
1. Die Arbeit bietet als soziales Kontaktfeld die Möglichkeit zu sozioemotionaler Kommu-

nikation, der Berufstätige kann Gespräche führen, Menschen treffen, Freundschaften schließen oder zielorientierte Kompromisse aushandeln.

2. Sie bietet einen sozialen Orientierungsrahmen, der wesentlich für die individuelle Selbsteinschätzung ist.

Die Einbindung in den Arbeitsprozess als Begegnung mit der äußeren Realität ermöglicht die Ausgestaltung und Realitätsprüfung des individuellen Persönlichkeitsrezeptes.

3. Die notwendigen Kenntnisse und Fertigkeiten zu besitzen, um eine bestimmte Arbeit ausführen zu können, stellt eine Grundlage für die Ausbildung einer individuellen Identität dar.

4. Der Einzelne kann in der Herstellung nützlicher, für das gesellschaftliche Leben bedeutsamer Güter und/oder Leistungen seinen Nutzen für die Gesellschaft und seine Bindung an diese erleben.

5. Er kann in der Bewältigung seiner Aufgaben seine Fähigkeiten und Kompetenz erfahren.

6. Erholung ist in der Regel an Arbeit gebunden – die Arbeit stellt eine unabdingbare Voraussetzung für Erholung dar [Greven K: Arbeit und psychosoziale Stabilität. Sozialer Orientierungsrahmen für die Selbsteinschätzung. MB Ärztliche Nachrichten 18 (27.12.96) 12].

M. Reiter – Reiter-Syndrom

M02.3

Differentialdiagnose: M. Behcet. Borreliose – Lyme-Arthritis.

Klinik: Anamnese: Vorausgehende Diarrhö.
Befund: Trias Gelenkbeschwerden, Konjunktivitis, Urethritis. Ggf. psoriatiforme Herde mit Pusteln. Nie subkutane Rheumaknoten. Spondylarthritis.

Labor: HLA-B27 70–90 %. Borrelien-Serologie.

Therapie: Gezielte antibiotische Therapie interkurrenter Urogenitalinfektionen mit ☆Tetrazyklin oder ☆Erythromycin.

Rekurrensparese (Heiserkeit) s. Aphonie, N. vagus.

Restless legs-Syndrom – RLS

G25.8

Ätiologie: s. Einteilung.
– Neurotransmitter-Dysregulation in den autonomen Steuerungszentren des Hirnstammes im Sinne einer Disinhibition nach spinal?
– Imbalance der Rezeptoren im Gehirn und Rückenmark?
1. Idiopathisch.
2. Hereditär (s. Epidemiologie).
3. Sekundär symptomatisch:
Ggf. durch ACE-Hemmer, Alkohol, trizyklische Antidepressiva, Lithium, MAO-Hemmer, Neuroleptika, Östrogene.
Dialyse-Patienten in 5–10–≤20 %, schwere Niereninsuffizienz und Urämie in 20–35 %.
Polyneuropathie, besonders urämische Polyneuropathie.
Rheumatoide Arthritis in 25 %. Eisenmangelanämie in 25 %, Magnesiummangel, Schwangerschaft (postpartal rückläufig) in 11–30 %.
Endokrine Erkrankungen wie Hypo- und Hyperthyreose.
Essentielle Kryoglobulinämie: RLS besonders dann häufiger, wenn die Polyneuropathie das Hauptsymptom darstellt [Gemignani F: Cryoglobulinaemic neuropathy manifesting with restless legs syndrome. J Neurol Sci 152 (1997) 218–23].

Einzel-Kasuistiken mit Syringomyelie, strahleninduzierter Myelopathie, Rückenmarkstrauma oder Myelitis.

Anatomie/Histologie: Neuropathie dünner Nervenfasern.

Diagnose: Diagnosekriterien der International RLS Study Group:
1. Sensible Symptome: Parästhesien oder Dysästhesien der Extremitäten (Kribbeln, Ziehen, Reißen, Jucken).
2. Motorische Ruhelosigkeit, Bewegungsdrang: Um die Missempfindungen zu lindern, bewegt der Patient die betroffenen Extremitäten durch Dehnen oder Bewegen, Umhergehen, Strecken oder Wenden im Bett, Reiben oder Massieren.
3. Auftreten oder Verstärkung der Symptome in Ruhe: Bewegung lindert vorübergehend.
4. Zirkadiane Rhythmik: Verstärkung des Symptomatik gegen Abend oder in der Nacht.

Diagnostik: s. Labor. NLG.
– Polysomnographie: Verzögerte Einschlaflatenz und häufige Weckreaktionen. Vermehrte Beinbewegungen (Ableitung z.B. vom Tibialis anterior): In 40–90 % periodische nächtliche serielle Myoklonien, Dauer 2–8 s (ein- oder beidseitige

Beinbewegungen) alle 20–40 (4–90) Sekunden über Perioden von im Mittel 45 Minuten (periodic limb movements in sleep – PLMS, periodic limb or leg movements – PLM), besonders in den Schlafstadien 1 und 2, häufig verbunden bzw. mit hierdurch bedingten Arousal-Phänomenen (kein Bereitschaftspotential im EEG vor den Beinbewegungen, spinales Ausbreitungsmuster). Auch Dystonien.

Differentialdiagnose: Akathisie (ohne zirkadiane Rhythmik, Beschwerden nicht nur in den Beinen). Venöse Insuffizienz. Polyneuropathien (Bewegung schafft keine Linderung). Burning-feet-Syndrom (s. Polyneuropathien). Schlaf-Apnoe-Syndrom. Periphere arterielle Verschlusskrankheit. Nächtliche Wadenkrämpfe. Wurzelreizsyndrom (Lumboischialgie).

Einteilung: s. Ätiologie.

Epidemiologie: Auftreten in jedem Lebensalter, meist Mitte 30, besonders bei hereditärem RLS bereits bei Jugendlichen. Bei 12 % der Insomnien.
- Erbgang: Autosomal-dominant bei 1/3 der Patienten. Prävalenz 2–5 %.

Klinik: Anamnese: Schwangerschaft? Bekannte Schlaf-Apnoe? Dopamin-Rezeptor-Antagonisten? Positive Familienanamnese?
- Ausschließlich in Ruhe und mit Verstärkung regelhaft abends und in den ersten Nachtstunden Missempfindungen, Kribbeln, Ameisenlaufen und Stechen in den Beinen, meist zwischen Knöchel und Knie. Ziehende Schmerzen. Bewegungsdrang typisch mit dem Zwang herumzugehen und Linderung hierdurch.
- In 80 % Ein- und Durchschlafstörungen.
- In 40–90 % periodische ein- oder beidseitige Myoklonien (s. Diagnostik – Polysomnographie).
  Nächtliches Aufschrecken, Tagesmüdigkeit (s. Schlaf-Apnoe-Syndrom), Beeinträchtigung von Leistungsfähigkeit und Wohlbefinden.
- Gelegentlich Übergreifen auf die oberen Extremitäten [Schönbrunn E: Restless legs und Schlafapnoesyndrom – zufällige Koinzidenz oder kausale Beziehung? Nervenarzt 61 (1990) 306–311]. [Wetter T: Restless legs and periodic leg movements in sleep syndromes. J Neurol 244 Suppl 1 (1997) S37–45].
- Verlauf initial fluktuierend bei milder Symptomatik, sekundär langsam chronisch-progredient oder kontinuierlich.
- Hypersomnie ist assoziiert mit schlafabhängigem (nächtlichem) Myoklonus und „Restless legs".

Labor: Fe, Folsäure. Mg. T₃/T₄/TSH. Kryoglobuline.

Röntgen: PET: Normale Fluorodopa-Aufnahme.

Selbsthilfegruppe – Adressen für Informationen: Restless Legs RLS e.V., Sigrid Schmidt-Evers, Postfach, 82207 Herrsching. Tel. 08152/ 96399.

Therapie: Linderung durch Umhergehen. In leichten Fällen Wechselduschen oder Massagen. Absetzen der unter Ätiologie genannten Medikamente. 2/98 ist noch kein Medikament für die Behandlung zugelassen.

1. Wahl: ☆L-Dopa – Levodopa mit Decarboxylasehemmer s. M. Parkinson: Bei vorrangigen Einschlafstörungen (für die 1. Nachthälfte) eine Stunde vor dem Einschlafen 100–200 mg L-Dopa, bei Durchschlafstörungen (für die 2. Nachthälfte) L-Dopa als Retardpräparat. Bei Ein- **und** Durchschlafstörungen sind 100–200 mg L-Dopa plus Retardpräparat der alleinigen Gabe eines nicht-retardierten Präparates überlegen. In 70–90 % Symptombesserung. Unter Dauertherapie ggf. paradoxer Rebound-Effekt oder „time-shifting", Verschiebung der Symptome in den Tag [Allen R: Augmentation of the restless legs syndrome with carbidopa/levodopa. Sleep 19 (1996) 205–13].
2. Wahl (1. Wahl?): ☆**Dopaminagonisten – Dopaminergika** s. M. Parkinson. Stets während der Mahlzeit und nicht auf nüchternen Magen wegen Übelkeit und Magenschmerzen, ggf. unter prophylaktischer Behandlung der Nausea 3 x 10–20 mg Domperidon (Motilium), das nur peripher in der Area postrema wirkt. Äquivalenz Lisurid 0,5 mg, Pergolid 0,7 mg, Cabergolin 1 mg, Ropinirol 3 mg, Bromocriptin 7 mg, α-Dihydroergocriptin 15 mg. Ggf. 1. Wahl bei Symptomen am Tag oder Durchschlafstörungen.
   a) ☆Bromocriptin (2,5/5/10 mg Tbl) s. M. Parkinson.
   b) ☆Pergolid (0,05/0,25/1 mg Tbl. Starterpackung bis zum 8. Tag) s. M. Parkinson. Unter vorher bereits 3 x 10 mg Domperidon 0,05 langsam aufdosieren auf 0,2–0,4–0,75 mg, in Einzelfällen bis 1,2 mg. [Winkelmann J: Treatment of restless legs syndrome with pergolide – an open clinical trial. Mov Disord 13 (1998) 566–9].
   – 16 Patienten mit RLS und polysomnographisch mindestens 15 PLMS in einer offenen randomisierten plazebokontrollierten Doppelblindstudie erhielten abends und 2 h vor dem Schlafengehen initial je 0,05 mg mit Dosissteigerung über 14 Tage um 0,05 mg bis zur subjektiv deutlichen Besserung auf eine mittlere Dosis von 0,35 (0,1–0,65) mg ; nach 2 1/2 Wochen berichteten 5 Patienten eine fast vollständige Besserung, 61 ± 14 % vs. 19 ± 11 % unter Plazebo eine signifikante Besserung, auch ein Patient unter Plazebo eine 90 %ige Besserung bei unveränderten objektiven Parametern; 5 Tage nach konstanter Dosis ergab die polysomnographische Kontrolle eine signifikante Erhöhung der Schlafeffizienz; die Dauer der RLS-Symptome verkürzte sich von im Mittel 7 ± 1,3 auf 1,8 ± 1,3 h täglich, und die PLMS/h nahmen um 48,9 ± 7,8 vw. 14,5 ± 5,8 ab; Augmentation wurde im Studienzeitraum nicht beobachtet [Earley C: Randomized, double-blind, placebo-controlled trial in restless legs syndrome. Neurology 51 (1998) 1599– 1602].
3. Wahl (bei 15 %): ☆Carbamazepin. ☆Clonidin. ☆Magnesium.
☆ Diazepam (2/5/10 mg Tbl. 10 mg/2 ml A. Rectal tube 10 mg) s. Epilepsie. 10–40 mg, 0,3–1mg/ kg.
☆ Morphin – Opiate s. Schmerz. (10/30/60/100/ 200 mg Tbl/Retardkapseln) initial 10–30 mg oral/s.c. ggf. alle 4–6 h, M-long Retardkapseln alle 12 h.

Retrobulbärneuritis s. Optikusneuritis.

Reye-Syndrom – Reye-Enzephalopathie   G93.7

Ätiologie: Infolge der Fettstoffwechselstörung wird bevorzugt mittels Kohlenhydraten Energie gewonnen mit resultierender Hypoglykämie.

Diagnostik: s. Labor. Leberbiopsie: Fettvermehrung, Glykogenverarmung, Mitochondrienabnormalitäten.

Differentialdiagnose: Antiepileptika-Enzephalopathie (Valproinsäure etc.). Akute disseminierte Enzephalomyelitis. s. Leukenzephalopathien. Fettstoffwechselerkrankungen: Systemischer Carnitinmangel und Störungen der Acyl-CoA-Dehydrogenasen der β-Oxidation der Fettsäuren, jeweils provoziert durch Dauerbelastungen oder Kälte.

Epidemiologie: Häufigste metabolische Enzephalopathie im Kindesalter, zunehmend häufiger bei Erwachsenen.

Klinik:
Anamnese: 7 Tage nach einer viralen Infektion der oberen Luftwege (Influenza A und B, Varizellen) Brechreiz und Erbrechen.

Befund: Hepatische Enzephalopathie ohne epileptischen Anfälle oder fokalneurologische Symptome.

Komplikationen: Nach initialem Hyperexzitationsdelir Koma von Grad III–IV mit Stupor, Dekortikation oder Dezerebration.

Labor: BZ (Hypoglykämie). GOT, GPT, Ammoniak und freie Fettsäuren erhöht, Prothrombin erniedrigt.

Liquor: Normale Liquorbefunde, erhöhter Hirndruck.

Prognose: Letalität von 90 auf 10 % gesenkt. Bei Überleben kaum neurologische Ausfälle.

Therapie: Intensivmaßnahmen schnellstmöglich bei drohendem Koma: Elektive Intubation.
– Hirnödemtherapie monitorgesteuert mit ☆Mannit – Mannitol (20 % 50 g/250 ml Fl). 10 % Glukose-Ringerlösungen mit Erhöhung des Blutzuckers auf 250–300 mg/dl.
– Gerinnungsstörungen: ☆Vitamin K i.v. Ammoniaksenkung mit z.B. ☆Paromomycin (250 mg Kps).

Rhabdomyolyse   M62.8

Ätiologie – Ätiopathogenese: Drucknekrosen. Direkte toxische Effekte.
– Alkohol-Intoxikation, Drogenmissbrauch (Ecstasy. s. Heroin – Plexusläsion, Phencyclidin): Bei intoxikierten Patienten meist mit längerer Liegedauer auf dem Boden bzw. harter Unterlage.
– Arterielle Embolien.
– Muskuläre Hyperaktivität auch im Rahmen von zerebralen Krampfanfällen oder Delirium tremens. Malignes neuroleptisches Syndrom.
– Maligne Hyperthermie.
– Medikamente 1. direkt toxisch wirkend: Lipidsenker wie Fibrate (Beza-, Clo-, Fenofibrat, speziell bei Hypothyreose) und CSE-Hemmer, cave Kombination mit Cyclosporin A, Azol-Antimykotika oder Makroliden.
2. Indirekt toxisch wirkend: Beta-2-Sympathomimetika und indirekte Sympathomimetika (durch hyperkinetische Effekte wie Agitation und Tremor). Bei komatösen Zuständen und Muskelkompression insbesondere bei Überdosierung: Opiate, Barbiturate, Benzodiazepine. Durch Hypokaliämie: Amphotericin B, Carbenoxolon, Diuretika, Laxantien. Diphenhydramin. Sehr selten unter Kortison.
– Akutes Muskeltrauma. Mechanische Muskelkompression. Anhaltende Überdehnung der Muskulatur.
– Seltener metabolische Störungen, Sepsis, Unterkühlung, Verbrennung, Virusinfektion.

– Metabolische Myopathien: Belastungsabhängige Rhabdomyolyse ggf. mit Myoglobinurien, auf dem Boden einer Fettsäure-β-Oxidationsstörung oft lebensbedrohlich.
– Plasmapherese-Komplikation.
– Sepsis.

Anatomie/Histologie: Nekrotisierende Myopathie.

Diagnostik: s. Labor, s. Röntgen. EMG ggf. frische Denervierungszeichen. Muskelbiopsie.

Differentialdiagnose der akuten schmerzhaften Myopathien: Paraneoplastisch-nekrotisierende Myopathien. Myositiden: Differentialdiagnose besonders schwierig bei lokalen Rhabdomyolysen ohne die sonst pathognomonisch exzessiv erhöhte CK.

Klinik und Komplikationen:
Befund: Schmerzhafte (bei Alkoholismus nicht obligat), meist akute (proximale) Paresen bei meist teigigen Muskelschwellungen. Nierenschädigung durch Myoglobinurie bis zum akuten myoglobinurischen Nierenversagen.
– Plexusläsionen durch druckbedingte, nicht von außen kommende Schädigung des Nervenplexus durch eine lokale Aufquellung der Muskulatur im Rahmen einer Rhabdomyolyse [Delcker A: Akute Plexusläsionen bei Heroinabhängigkeit. Nervenarzt 63 (1992) 240–3].
– Paraparese [Bauer M, Berlin: Rhabdomyolyse der Mm. iliaci mit akuter, proximaler Pa-

raparese der Beine. Akt Neurol 21 (1994) 183–4].

Labor: CK bis 50.000 (–120.000) U/l. Myoglobin im Serum maximal 100.000 U/l, im Urin maximal 1 300.000 µg/l (wird in den ersten Stunden im Urin ausgeschieden). Harnsäure maximal 18 mg/dl. GOT 500, GPT 75, LDH 1000 U/l erhöht, Kalzium erniedrigt.

Röntgen: CT: Hypodense Muskelauftreibung.
– MRT: Short-T1-Inversion-Recovery Sequenzen (STIR bzw. Fettunterdrückungs-) Sequenz

(hohe Sensitivität für Muskelödeme): Deutliche, meist asymmetrisch verteilte Ödeme mit mäßiger Muskelschwellung und starker Gd-Anreicherung. Meist auch Befunde in nicht betroffenen, subklinischen Muskeln.

Therapie: Prophylaxe durch frühzeitige Diurese-Stimulation und konsequente Harnalkalisierung.
– Frühzeitige Erkennung und sofortige Einleitung einer forcierten Diurese bzw. Hämodialyse.

Rickettsiosen durch Zecken übertragen   A77

s. klassisches epidemisches Fleckfieber und Brill-Zinsser-Krankheit. s. Q-Fieber.

Riechstörung – Geruchsstörung – Geruchsempfindungsstörung
(Anosmie, Dysosmie) s. N. olfactorius-Läsion.

Riesenzellarteriitis s. Polymyalgia rheumatica   M31.5

Sonstige Riesenzellarteriitis   M31.6

Rigid spine-Syndrom (Dubowitz)   G23.8

Diagnose: Im EMG Myopathie-Zeichen. s. Labor.

Differentialdiagnose: X-chromosomale skapulohumerodistale Muskelatrophie mit Frühkontrakturen.

Epidemiologie: Hereditär.

Klinik: Flexionsbehinderung der gesamten Wirbelsäule ggf. bedingt durch Veränderung des Bindegewebes (Gegenteil Marfan- oder Ehlers-Danlos-Syndrom).

Riley-Day-Syndrom s. Polyneuropathie – hereditäre sensible Neuropathie III.

Röteln mit / ohne Komplikationen   B06 / B06.9

Mit neurologischen Komplikationen   B06.0
Meldepflicht bei Erkrankung oder Tod durch Rötelnembryopathie
(und kongenitaler Röteln-Pneumonie)   P35.0

Ätiologie: Neurotropes Virus. Röteln-Impfung, Röteln-Infektion.

Komplikationen:
– Para- und postinfektiöse Enzephalitis (akute disseminierte Enzephalomyelitis):   B06.0
2–5 (selten 19–33) Tage nach dem Exanthem. Inzidenz bei Erkrankten 1 : 5000, direkter Virusnachweis meist negativ, Letalität bis 20 %, überlebende Patienten ohne gravierende Defizite.

– *Labor*: BB bis 20 % Plasmazellen, Leukopenie ohne Linksverschiebung, Eosinophilie, relative Lymphozytose.

Prognose: Letaler Ausgang am 1.–4. Tag in 6–10 %, sonst gute Prognose.

Therapie präventiv: Immunprophylaxe mit
☆ Röteln-Impfstoff Grundimmunisierung 1 x MMR-Impfstoff (oder Einzelkomponenten-Impfstoff) für jüngere Frauen ohne ausreichenden Antikörperschutz. Keine Auffrischung.
KI bei Myasthenia gravis nur mit strenger Indikation.
UAW Myelitis transversa, Polyradikulitis Guillain-Barré (serogenetische bzw. postvakzinale Polyneuritis).

Röteln-Querschnittmyelitis   B06.9, G04.9

s. akute disseminierte Enzephalomyelitis.

Ätiologie: Röteln-Impfung, Röteln-Infektion.

Diagnostik: s. Labor, s. Röntgen.

Differentialdiagnose: Idiopathische Polyradikulitis Guillain-Barré.

Epidemiologie: Seit 1923 9 Fälle, m : w = 8 junge
Männer : 1 dreizehnjähriges Mädchen. Seltener als Röteln-Enzephalitis.

Klinik: Befund: 3–14, im Mittel 5,3 Tage nach
Rötelninfektion akute Querschnittmyelitis im
mittleren bis unteren Thorakalbereich.

Labor: Liquor: Pleozytose 19–746 Zellen/µl, negativer PCR, direkter Virusnachweis bei vier
Versuchen negativ.

Röntgen: MRT unauffällig.

Therapie: ☆Interferon beta – Fibroblasten-IFN-β
(Fiblaferon 3/4/5 Mio IE A) 30 min nach fiebersenkendem Mittel. 1 Mio 3 x intrathekal
über 5 Tage [Hess J: Akute Querschnittmyelitis nach Rötelninfektion bei einem Erwachsenen. Nervenarzt 64 (1993) 278–81].

Ross-Syndrom s. Adie-Syndrom.

Roussy-Lévy-Syndrom s. Polyneuropathie – hereditäre motorisch-sensible Neuropathie.

Rücken-Prellung und oberflächliche Verletzung   T09.0

Rücken: Offene Wunde der Lumbosakralgegend, des Beckens, Rückens, Gesäßes   S31.0

Rückenmarkerkrankungen s. spinale Angiome, Querschnittlähmung.

Rückenmarkfehlbildungen (angeboren)
Hypoplasie und Myelodysplasie des Rückenmarks   Q06.1
Diastematomyelie   Q06.2
Sonstige angeborenene Fehlbildungen der Cauda equina   Q06.3
Hydromyelie   Q06.4

Rückenmarktumoren s. Spina – spinale Raumforderung – spinale Tumoren.

Rückenschmerzen s. Dorsalgie, s. Lumboischialgie.

Sakroiliitis bei Spondylarthritis ankylopoetica – M. Bechterew, Psoriasisarthritis, Sarkoidose.

Nervus saphenus-Läsion   G57.8

Verletzung in Höhe des Oberschenkels / Unterschenkels   S74.2 / S84.2

s. Plexus lumbosacralis-Läsion. s. periphere Nervenläsionen.

Klinik: Befund: Sensibilitätsstörungen im Gebiet des N. saphenus am inneren vorderen Quadranten des Unterschenkels.

Saphenus-Syndrom   G57.8

Ätiologie: Engpass-Syndrom durch Kompression im Canalis adductorius Hunter unter der Lamina vasto-adductoria.

Diagnostik: Lokale Testinfiltration mit einem Lokalanästhetikum. Veränderte sensible NLG bei Reizung mit Nadelelektroden am Leistenband und Ableitung an der Innenseite des Knies und oberhalb des Malleolus medialis [Stöhr M (1998)].

Differentialdiagnose: L4-Syndrom sensibel.
– Saphenus-Neuropathie – Neuropathia patellae (Gonyalgia paraesthetica) des Ramus infrapa-

tellaris mit Schmerzen und Sensibilitätsstörungen unterhalb und medial der Patella.

Klinik: Anamnese: Schmerzen im unteren Drittel des Oberschenkels und an der Unterschenkel-Innenseite, verstärkt bei längerem Gehen und Stehen. Befund: Lokaler Druckschmerz, Sensibilitätsstörungen im Gebiet des N. saphenus am inneren vorderen Quadranten des Unterschenkels.

Therapie: Wiederholte lokale Infiltration mit einem Lokalanästhetikum, evtl. mit Kortikoiden. Als ultima ratio operative Dekompression.

Sarkoidose – Neurosarkoidose – M. Boeck   D86.8

Ätiologie: Durch Mykobakterien? Durch Viren (?): Humanes Herpes-Virus Typ 8 (HHV-8): 38 von 39 Biopsate von Sarkoidose-Patienten waren für HHV-8-DNA-Abschnitte positiv (Kontrollgruppe 5 %) [Lancet 350 (1997) 1655].

Anatomie/Histologie: Nicht verkäsende Granulomatose. Befall aller Organe ist möglich.
– Epitheloid modifizierte Histiozyten/Monozyten mit mehrkernigen Riesenzellen vom Langhans-Typ.
Granulomatöse Angiitis kleiner Gefäße.
– Lymphknoten derb, nicht mit der Haut verbacken.

Diagnose: 80–85 % typischer Thoraxbefund; 80 % erhöhter ACE-Titer. Ggf. nur histologische Sicherung möglich z.B. durch leptomeningeale Biopsie.

Diagnostik: s. Labor, s. Röntgen. Kveim-Test -Extrakt aus Sarkoidose-Lymphknoten s.c. mit Ausbildung epitheloidzelliger Granulome. Bronchoalveoläre Lavage. Skalenusbiopsie.

Differentialdiagnose der Neurosarkoidose:
– Alle subakut verlaufenden erregerbedingten Infektionen wie Borreliosen, HIV (-Lymphom), Kryptokokken, Lymphom, Toxoplasmose, Tuberkulose, progressive multifokale Leukenzephalopathie und Meningeosis carcinomatosa.

– Encephalomyelitis disseminata (bei diffusen parenchymatösen Granulomen) [Reeß J: Gemeines Auftreten von Sarkoidose und MS oder Sarkoidose mit dem Vollbild einer multiplen Sklerose? Nervenarzt 63 (1992) 503–5].
– Gliom (bei seltenen isolierten parenchymatösen Granulomen).

Einteilung: Stadium
1: Doppelseitige Verbreiterung der mediastinalen Lymphknoten am Hilus: Skalenusbiopsie.
2: Veränderungen lymphogen in der Lunge
3: Lungenfibrose -Differentialdiagnose Hamman-Rich-Syndrom (= interstitielle Lungenfibrose).

Epidemiologie: Prävalenz 20–50/100.000.

Klinik: Lungenbefall und mediastinale Lymphknoten. Schubförmige und chronisch-progrediente Verlaufstypen.
– In 5 % Beteiligung des ZNS und PNS – Neurosarkoidose:
– Intrakranielles Granulom   G06.0
– Aseptische Meningitis an der Hirnbasis (Hypophysenstiel) mit z.B.
Meningismus, Kopfschmerzen, hirnorganischem Psychosyndrom,
Hirnnervenbeteiligung bilateral (VII, II, Stauungspapille), Dysarthrie, Ataxie.
– Spinal raumfordernde Granulome: Tetraspastik, neurogene Blasenstörung. Intraspinales Granulom   G06.1

- Myelopathie: Schmerzhafte Myelopathien in Kasuistiken als Erstsymptom einer Neurosarkoidose.
- PNS: Sensomotorische Polyneuropathie, Mononeuritis multiplex.
- Muskel: Granulomatöse Polymyositis – Polymyositis granulomatosa: Asymptomatischer Befall oder als leitendes Symptom Muskelschwäche. ggf. chronische Myopathien.
Besonderes: Sakroiliitis.

Labor: ACE-Titer (in 80 % und besonders im Schub erhöht). Lysozym. Ggf. CD4-CD8-Ratio erniedrigt.

Liquor bei Neurosarkoidose: Möglich sind eine überwiegend mononukleäre oder lymphozytäre Pleozytose, Erhöhung von Eiweiß und der intrathekalen IgG, aber extrem selten, positive oligoklonale Banden. Liquor-ACE und -Lysozym erhöht.

Röntgen: Thorax. Beide Hände in 2 Ebenen: Hinweis auf Ostitis multiplex cystoides (Jüngling)?
- CCT nur bei großen Granulomen: Gleichmäßige Kontrastanreicherung.
- MRT: Hyperintense, von der MS nicht zu unterscheidende („MS-typische") periventrikuläre Marklagerdefekte in 45 %.
Ggf. große Läsionen, diffuse supratentorielle leptomeningeale Kontrastmittel-Anreicherung in 65 %.
Besonders basale Beteiligung (Befall der Hirnbasis mit Hypophysenstiel), z.B. am Hirnstamm bis spinal reichendes „giraffenartiges Bild" in 30 %.

Therapie: Basistherapie: ☆Kortison 1 mg/kg Prednisolon mit 70–90 % Remission. Langsame Reduktion auf 20 mg Erhaltungstherapie über 1 Jahr. Bei fortschreitender Symptomatik additiv: 1. Wahl: ☆Cyclosporin A oder ☆Azathioprin. Oder 2. Wahl: ☆Methotrexat.

Sarkome s. Hirntumoren.

Scalenus-Syndrom s. Thoracic outlet-Syndrom.

Schädelbasis s. beteiligte Hirnnerven, s. multiple Hirnnervenparesen. Schädelbasis-Syndrome.

Schädel-Hirn-Trauma – SHT   S06.9

ICD-Einteilung: s. Anatomie, s. Klinik. s. apallisches Syndrom.

ohne offene intrakranielle Wunde, geschlossen	.0
mit offener intrakranieller Wunde, offen	.1

Blutungen: s. u.

Frakturen:	S02. S02.9
Schädeldach (Schädelkalotte) Os frontale, Os parietale, Stirnhöhlenwand	S02.0
Schädelbasis, Os occipitale, Os temporale, Os sphenoidale, Orbitadach,	
Felsenbein quer- oder längs,	S02.1
Siebbein, nasoethmoidal Nasenbein	S02.2
Orbitaboden – Blow-out-Fraktur	S02.3
mit mechanischer Augenmotilitätsstörung	H50.6
Jochbein, Jochbogen (Os zygomaticum), Oberkiefer (Maxilla) – Le-Fort-I-III-Frakturen	S02.4
Zahnfrakturen	S02.5
Unterkiefer – Mandibula (Kieferfraktur)	S02.6
Multiple Frakturen der Schädel- und Gesichtsschädelknochen, des Mittelgesichts,	
Schädeldurchschuss	S02.7
Alveolarfortsatz, Gaumen	S02.8
Zerquetschung des Schädels / Gesichts	S07.1 / S07.0
Geburtsverletzung des Schädels / Gesichts	P13.0 / P15.4

Luxationen:	
Kieferluxation	S03.0
Luxation des knorpeligen Nasenseptums	S03.1
Zahnluxation	S03.2

Hirnnervenverletzungen:	S04
N. olfactorius	S04.8
N. opticus und Sehbahn	S04.0
N. oculomotorius	S04.1

N. trochlearis	S04.2
N. trigeminus	S04.3
N. abducens	S04.4
N. facialis	S04.5
N. vestibulocochlearis – N. statoacusticus	S04.6
N. glossopharyngeus	S04.8
N. vagus	S04.8
N. accessorius	S04.7
N. hypoglossus	S04.8
Oberflächennerven an Kopf und Hals	T91.9

Offene Wunde: Beharrte Kopfhaut, Kopfschwarte, Kopfschwartenblutung — S01.0

Augenlid, Periokularregion, Orbita, Augapfel, Auganhangsgebilde, Tränenwege	S01.1
Nase	S01.2
Ohr	S01.3
Wangen, Temporomandibularregion	S01.4
Lippe, Mundhöhle	S01.5
Multiple offene Wunden des Kopfes	S01.7
Multiple Kopfverletzungen	S09.7
Offene Wunde mit Beteiligung des Rachens und des Ösophagus Pars cervicalis	S11.2
Skalpierungsverletzung	S08.0
Traumatische Amputation des Ohres	S08.1

Verletzung von:

Muskeln und Sehnen des Kopfes	S09.1
Traumatische Trommelfellruptur	S09.2
Oberflächliche Verletzung / offene Wunde des Halses	S10 / S11
A. carotis (communis, externa, interna)	S15.0
A. vertebralis	S15.1
V. jugularis externa / interna	S15.2 / S15.3
mehreren Blutgefäßen am Hals	S15.7
Verletzung von Gehirn und Hirnnerven kombiniert mit Verletzungen von Nerven und Rückenmark in Halshöhe	T06.0

Anatomie: Epidurales Hämatom zwischen Tabula interna und Dura mater, besonders bei temporalen Frakturen durch Läsion der A. meningica media.
– Subduralhämatom zwischen Dura mater und Arachnoidea.

Diagnostik: s. Röntgen.
– EEG: Commotio cerebri bei Erwachsenen ohne Herdbefund.
– EEG bei Kindern: 1. EEG binnen 4 Tagen: Bei pathologischem EEG (besonders temporookzipital). 2. EEG 8 Tage später auch zur Stellungnahme, ob das 1. EEG allgemeinverändert war. EEG-Ableitungen erstmals Wochen nach dem Schädel-Hirn-Trauma sind von geringerem Nutzen (wegen möglicher später Ausreifung des EEGs).
Commotio cerebri: Bei Kindern durch schnell reversible Ödeme Herdbefund (bei Erwachsenen ohne Herdbefund).
Die temporookzipitalen EEG-Veränderungen bilden sich bis spätestens Ende der 3. Woche zurück.
Contusio cerebri: Bei längerdauernden EEG-Veränderungen (> 4 Wochen) Hinweis auf Contusio cerebri. Contre-coup-Herde sind immer Ausdruck einer Contusio, nie einer Commotio cerebri. Je schwerer das Trauma, umso besser korrelieren EEG und Klinik bei rückläufigen Veränderungen.
Ein stets konstanter EEG-Befund ist traumaunabhängig.
– AEP: Bei beidseitiger Latenzverzögerung und/oder Amplitudenminderung (-verlust) später Wellen (ab Welle III) schlechte Prognose mit ca. 80 % Exitus und 20 % Überleben nur mit schwersten neurologischen Ausfallerscheinungen.

I.d.R. dann gleichzeitiger Potentialverlust der kortikalen Medianus-SEP.
– Somatosensorisch evozierte Potentiale (Medianus-SEP): Bei beidseitigem kortikalen Potentialverlust schlechte Prognose mit Exitus oder Überleben mit apallischem Syndrom. Die Amplitudenminderung der Nackenpotentiale über HWK 2 werden i.d.R. nicht überlebt [Skiba N: Neurophysiologische Verlaufsuntersuchungen bei Patienten mit Schädel-Hirn-Trauma. In: Schwerpunkte neurologischer Intensivmedizin. perimed Notfallmedizin 19 (1991) 129–34].

Epidemiologie: Auftreten gehäuft bei Alkoholismus. 72 % der Schädel-Hirn-Traumen entstehen bei Verkehrsunfällen.
– Inzidenz: 800 Neuerkrankungen/J. und 100.000 Einwohner, davon 350/100.000 stationär behandelt. Schwere Schädel-Hirn-Traumen mit langanhaltender Bewusstlosigkeit in Deutschland: 20.000 durch Verkehrsunfälle und 20.000 durch Stürze aus großer Höhe und Suizide. Über 4000 Menschen pro Jahr werden lebenslang pflegebedürftig. Häufigste Todesursache bei den unter 45-Jährigen.

Klinische Einteilung:
I. Verletzung der Kopfschwarte.
II. Frakturen des Hirnschädels (s. Anatomie): des Schädeldaches, der Schädelbasis, mit Beteiligung der Nasennebenhöhlen (offene Verletzung).
III. Direkte und indirekte Hirnschädigung:
III.1. Gedeckte Hirnschädigung:
Schädelprellung — S00.9
Commotio cerebri – Gehirnerschütterung S06.0 durch stumpfe Gewalteinwirkung, mit retrograder Amnesie, ggf. Schwindel, Übelkeit und Erbrechen,

ohne posttraumatisch delirantes Syndrom, Korsakow-Syndrom im Sinne einer traumatischen Psychose,

ohne längere Bewusstlosigkeit oder Koma und ohne zerebrale neurologische Herdbefunde als reversible Funktionsstörung.

Nach kurzer Zeit vollständige Rückbildung.

Bei einer Bewusstlosigkeit > 15 min (willkürlich) ist auch bei normaler Bildgebung eine Substanzschädigung anzunehmen, ansonsten keine morphologischen Änderungen, allerdings kann eine Contusio cerebri auch ohne Bewusstlosigkeit auftreten.

Leichte SHT können zu einem postkommotionellen Syndrom führen, das auch mehrere Monate dauern kann. Spätfolge wiederholter leichter SHT kann ein Parkinson-Syndrom sein.

Traumatische Subarachnoidalblutung S06.6

III.2. Gedeckte oder offene (= mit Duraverletzung) Hirnschädigung mit nachweisbaren morphologischen Veränderungen incl. Rissverletzung des Gehirns.

Bewusstseinsstörungen bis zum Koma, z.B.: Hirnstamm-Kontusion durch „Gewaltvernichtung in der Mittellinie" mit langdauernder Bewusstlosigkeit („der Patient wacht nicht auf") ggf. mit unauffälligem bzw. nur diskret pathologischem CCT.

Intrakranielle Verletzung mit verlängertem Koma (Coma prolongé) S06.7

Direkte und indirekte Traumafolgen wie:

Traumatisches Hirnödem und Hirndruck mit daraus resultierenden Folgezuständen, S06.1

Verletzung der Hirngefäße, Verletzung der Hirnnerven, entzündliche Komplikationen.

Klinisch Allgemeinsymptome (Bewusstseinsstörungen), neurologische Herdsymptome und vegetative Symptome (Störung der Atmung, des Schlaf-Wach-Regulation, des Wasser-Elektrolyt- und Kohlehydrat-Haushaltes, der Körpertemperatur).

III.2.1. **Contusio cerebri –** S06.3
umschriebene Hirnkontusion, traumatische intrazerebrale Blutung

Hypophysenstieldurchtrennung S06.8
(Diabetes insipidus zentral bedingt/Hypophyseninsuffizienz)

III.2.2. **Compressio cerebri –** S06.2
Kompression des Gehirns: Diffuse Prellung bzw. Quetschung der Hirnstrukturen

Epiduralhämatom – epidurales Hämatom – EDH S06.4
Klinik: Nach dem Trauma mit ggf. freiem Intervall Auftreten einer rasch zunehmenden Bewusstseinsstörung bis zum Koma, ipsilateraler Mydriasis und kontralateralen Pyramidenbahnzeichen. Raschestmögliche Trepanation!

Akutes und subakutes Subduralhämatom – SDH – intrazerebrales subdurales Hämatom S06.5

Klinik: Anamnese und Befund: Bei schwerem Schädel-Hirn-Trauma meist langsamer einsetzende Bewusstlosigkeit ggf. ohne erkennbaren Übergang zwischen primärer und sekundärer Bewusstlosigkeit.

Klinik: s. Einteilung. Unfallanamnese: Auch leichtere Schädel-Hirn-Traumen (häufigste Folgen von Sportunfällen) können zu umfangreicheren Schäden führen.

Anamnese des postkommotionellen Syndroms: Alkoholunverträglichkeit, Benommenheit und Kreislauflabilität, Kopfschmerzen, Konzentrations- und Gedächtnisstörungen mit Vergesslichkeit, affektive Labilität und verminderte Anpassungsfähigkeit, allgemeine Leistungsschwäche mit verringerter Belastbarkeit und vermehrter Müdigkeit, Schwindel, Sonnenempfindlichkeit. Ggf. Interesseverlust.

Befund: Bei Blutung aus Nase, Ohren oder Monokel-/Brillenhämatom V.a. Schädelbasisfraktur. Bei massiver Blutung im Rachenraum V.a. Clivusfraktur.

– Hirnorganisches Psychosyndrom mit Bewusstseinsstörungen bis zum Koma (s. Psychosen) oder

Durchgangssyndrom unterschiedlicher Ausprägung und Dauer F09

Frontalhirn-Syndrom (oder akinetischer Mutismus) F07.0

– Organisches Psychosyndrom nach Schädel-Hirn-Trauma (postkontusionelles Syndrom), potentiell reversibel, mit F07.2
Kopfschmerzen, Schwindel, Erschöpfung, Reizbarkeit, intellektuellen, Gedächtnis- und Konzentrations- und Schlafstörungen, verminderter Belastungsfähigkeit für Stress, emotionelle Reize oder Alkohol.

– Pneumonie bei 50 % der Patienten in den ersten Wochen posttraumatisch durch kurzzeitige schwere Immunschwäche wohl durch gesteigerte Freisetzung von IL-10 aus Monozyten. Diese wird über eine Bindung von Adrenalin und Noradrenalin (die bei Schädel-Hirn-Trauma massiv ausgeschüttet wird) an den Beta-rezeptor vermittelt (im Rattenmodell wird der IL-10-Anstieg durch Propranolol verhindert).

– Vegetative Entgleisung im Sinne eines Noradrenalinsturms mit vermehrter Schweißneigung/Hyperhidrosis, Blutdruckschwankungen, Tachykardie, Tachypnoe, Fieber sowie erhöhtem Muskeltonus z.B. im Beuge-Streck-Muster.

Besonderes: Paroxysmale Phänomene wie Konvergenzspasmen.

Komplikationen: Blutungen s. Anatomie. Zwischenhirn-, Mittelhirn- und Bulbärhirnsyndrom bei Compressio cerebri:

– Falxherniation

– Einklemmung am Tentoriumschlitz (Hippocampus mit Unkus) mit Druck auf das Mittelhirn: N. oculomotorius (ipsilaterale Mydriasis), Vierhügelplatte (vertikale Blickparese), A. cerebri posterior (kontralaterale Hemianopsie), Hypästhesie im Trigeminusareal,
Koma, Pyramidenbahnzeichen mit Strecksynergismen, Anbeugen und Einwärtsdrehen der Arme mit Plantarflexion der Beine.

– Einklemmung des Hirnstamms (Kleinhirntonsillen) am Foramen magnum: Nackenschmerz/Meningismus (bei chronischer Entwicklung ggf. Kopfschiefhaltung), Einsetzen von Koma, Tonusverlust, Atemlähmung, Kreislaufversagen mit Herzstillstand.

– Posttraumatische Epilepsie in 5 % nach gedeckten und 20–50 % nach offenen Hirnverletzungen mit 3 Formen:

1. Sofort-Epilepsie – Immediate fits innerhalb von Sekunden bis Minuten. 70 % generali-

sierte Anfälle. Bei nur etwa 1 % der Verletzten.

2. Frühepilepsie – Early fits innerhalb der ersten Woche: Ein Drittel der Frühanfälle treten binnen 1 Stunde, die Hälfte binnen 24 h nach dem Trauma auf. Nach gedecktem wie offenem Schädel-Hirn-Trauma in bis zu 10 %, meist fokal beginnend mit sekundärer Generalisierung. Anfälle in der ersten Woche 25–30mal häufiger als Spätepilepsie in den folgenden 7 Wochen. Kinder neigen sehr viel mehr zu Frühanfällen, in der Altersgruppe < 10 Jahre bereits nach leichten Schädel-Hirn-Traumen.
Im Gefolge einer Frühepilepsie 4mal, bei Kindern 9mal häufiger Spätanfälle.

3. Spätepilepsie ab dem 8. Tag bis zum Einsetzen epileptischer Spätreaktionen im 4.–7. Monat nach dem Unfall. Die Entwicklung ist abhängig von Ausdehnung und Lokalisation des Hirnsubstanzschadens, von Begleitkomplikationen wie Hämatomen und Infektionen.
Zu 55 % fokal-motorische Anfälle.
Spätepilepsie nach Commotio cerebri 1 %, nach unkomplizierter gedeckter Hirnverletzung in 2 %, bei Impressionsfrakturen 3mal, bei intrakraniellen Hämatomen 4mal häufiger. Nach stumpfen Traumen mit posttraumatischer Amnesie von < 24 h in 6,7 %, bei Amnesie > 24 h in 14,2 %.
40 % der Anfälle ab der 2.–4. Woche nach gedecktem Schädel-Hirn-Trauma sind mit Subduralhämatomen vergesellschaftet.
Im ersten Jahr treten 50–60 %, in den ersten zwei Jahren 75–80 % aller Anfälle auf. Nach 10 Jahren beträgt das Anfallsrisiko noch etwa 1–3 %. 24 von 157 Patienten mit therapieresistenten posttraumatischen Anfällen hatten mit den diagnostischen Möglichkeiten eines Epilepsie-Zentrums incl. Video-EEG ausschließlich psychogene Anfälle; von diesen hatten 78 % ein leichtes SHT (Commotio) [Barry E: Nonepileptic posttraumatic seizures. Epilepsia 39 (1998) 427–31].

- Postkommotionelles – postkontusionelles Syndrom   F07.2
- Spätfolge offene Wunde des Kopfes   T90.1
- Folge einer Fraktur des Schädels und der Gesichtsschädelknochen   T90.2
- Folge einer Verletzung der Hirnnerven   T90.3
- Verletzungsfolge nach Lidverletzung, Bulbusperforation – Contusio bulbi   T90.4
- Spätfolge einer intrakraniellen Verletzung   T90.5

Z.B. Parkinson-Syndrom besonders bei Boxern (bei Punch-drunk-Syndrom oder Dementia pugilistica). Ständige Schädeltraumen können Zellen im Corpus striatum, Globus pallidus und besonders in der Substantia nigra zerstören.

- Spätfolge von Hirnnervenverletzungen   T90.3
- Spätfolge von Kopfverletzungen, Demenz   T90.9
- Liquorfistel – rhinogene posttraumatische Meningitis   G96.0

Spontaner Flüssigkeitsaustritt aus der Nase, evtl. nur bei bestimmter Kopfhaltung. Spätfolgen nach > 10 Jahren ohne Brückensymptome sind äußerst selten, aber möglich: Bei 29-jähriger Patientin Pneumokokken-Meningitis 6 Wochen nach Entbindung (peripartal transi-

ent erhöhter intrakranieller Druck wohl als Provokation zur Fistelwiedereröffnung) und 12 Jahre nach einer penetrierenden Axthiebverletzung mit Ethmoidalzellfraktur und spontan remittierender Rhinoliquorrhoe [Behrens S, Heidelberg: Postpartaler Hirntod als Spätkomplikation einer traumatischen Frontobasisfraktur ohne Brückensymptome. ANIM (1/98) Hamburg].

- Chronisches Subduralhämatom   S06.5
- Intrazerebrales Hämatom
- Anoxische Enzephalopathie   G93.1
- Gutartige intrakranielle Drucksteigerung   G93.2
- Posttraumatischer, aresorptiver Hydrozephalus   G91.3
- Schädeldefekt postoperativ   T88.8
- Ventrikulitis, Shuntinfektion   G04.9
- Intrakranielle Druckminderung nach ventrikulärem Shunt s. Hydrozephalus   G97.2

Prognose: s. Diagnostik AEP und somatosensorisch evozierte Potentiale (SEP). s. Klinik Spätfolgen.

- Nach einfacher Commotio ohne Schädelbasisbruch keine Dauerfolgen, keine neurasthenische Leistungsschwäche oder Wesensänderung oder Nachlassen intellektueller Leistungen wie bei einer Contusio möglich.
- Prognose schlecht bei Mittelhirn- oder Bulbärhirnsyndrom z.B. infolge eines raumfordernden Hirnödems.
- Bei 50 Patienten nach Bolus von 100–400 mg Thiopental Vergleich der absoluten und relativen Anteile in den Frequenzbändern (Powerspektrum und FFT-Frequenzanalyse) aus frontoparietalen Ableitungen: Normalerweise kurzfristige Betawellenstimulation und allgemeine Aktivierung über 3–7 min, auch bei ausgedehnten raumfordernden Prozessen oder Ödemen, soweit das Mesenzephalon intakt ist. Bei beginnender Dezerebration frühzeitig fehlende EEG-Antwort bzw. Reduktion der vorbestehenden EEG-Aktivität, bevor Strecksynergismen auftreten, und bei fortschreitender Dezerebration Burst-suppression-Muster bis zu 8 min Dauer. Bei Reduktion der EEG-Aktivität konnte ein Überleben nicht beobachtet werden, dagegen bei 87 % der Patienten mit einer EEG-Aktivierung [Rath S/Günzburg: Veränderungen in der EEG-Frequenzanalyse nach Thiopental-Bolus als frühe Überlebensprognose bei schwerem Hirntrauma (9/88 Hamburg)].

Risikofaktoren: Alkoholismus.

Röntgen: Schädel nativ. Bei Hinterhauptsläsion Hinterhauptaufnahme (Schädel in 3 E). Bei frontaler Läsion NNH-Aufnahme.
- HWS zum Ausschluss einer Fraktur.
- CCT oder besser MRT bei jedem Patienten mit längerer Phase der Bewusstlosigkeit.
- MRT: In den T2-gewichteten Sequenzen zum Nachweis von Hämosiderinresten (bei Hirnkontusion) Darstellung des hypointensen Hämosiderin-Saums.

Selbsthilfegruppe – Adressen für Informationen:
- Kontakt bei Verband der Hirn-, Rückenmark- und Nervenverletzten Arbeits-, Kriegs- und Verkehrsopfer e.V., Ebertstr. 1, Ludwigshafen. Tel. 0621/694686.

– Bund Deutscher Hirngeschädigter (BHD), Humboldtstr. 32, Bonn. Tel. 0228/651012.

Therapie: Kortison nicht zu empfehlen, da es keine Studie über Nutzen der Kortisontherapie gibt.

– Prophylaktische antiepileptische Therapie bei gedeckten und offenen Schädelhirn-Verletzungen nicht erforderlich, der spontane Verlauf kann abgewartet werden. Bisher gibt es keinen sicheren Beweis für einen wirksamen Schutz gegen das spätere Auftreten von posttraumatischen Anfällen durch prophylaktisch verordnete Antiepileptika bei Bestand von sporadischen Spitzen oder steilen Wellen im EEG [Wild K: Posttraumatische Epilepsie: Zur besonderen Verantwortung des erstbehandelnden Facharztes für die Nachsorge gefährdeter Patienten. Iatros Neurologie 8 (1992) 44–8].

– Nach osteoklastischer Trepanation ggf. zur besseren psychischen Rekonvaleszenz frühzeitige Deckung eines Kalottendefektes.

☆ Amantadine s. M. Parkinson. Amantadinsulfat (200 mg/500 ml Fl): Zur Vigilanzsteigerung 1–4 (-max 6) Flaschen/d.

☆ Argipressin (20 E/1 ml A) i.v. nur verdünnt injizieren (bzw. infundieren)!

– Diabetes insipidus zentral bedingt einschließlich passagerer ADH-Insuffizienz nach neurochirurgischen Eingriffen oder Schädel-Hirn-Trauma: I.m. oder s.c. Erwachsene 5–10 E, Kinder bis 5 E.

☆ Desmopressin – DDAVP (10 µg/0,1 ml Sprühstoß, 20 µg Einmalpipette. Parenteral 4 µg/ml A) bei Diabetes insipidus zentral bedingte Polyurie/Hypophyseninsuffizienz: 1–2 x 10–20 µg.

☆ Vancomycin (0,5/1 g A): Shuntinfektion oder Ventrikulitis mit koagulase-negativen Staphylokokken, bei geringer Blut-Liquor-Schrankenstörung: 10–20 mg/d intraventrikulär [Bayston R: Intraventricular vancomycin in the treatment of ventriculitis associated with cerebrospinal fluid shunting and drainage. J Neurol Neurosurg Psychiatry 50 (1987) 1419–23]. Intrathekale Gabe nicht zugelassen.

s. Psychosen – hirnorganisches Psychosyndrom ggf. als Dauerschaden; vermehrte Reizbarkeit und Aggressivität sprechen auf Serotonin-Wiederaufnahmehemmer an (8-wöchige offene, nicht verblindete Studie mit Sertralin) [Brain Inj 12 (1998) 661–6].

s. apallisches Syndrom.

Schiefhals s. Torticollis.

Schilddrüsenerkrankungen   E00–03†, Demenz F02.8
s. M. Basedow, Hyperthyreose, Hypothyreose.

Selbsthilfegruppe – Adressen für Informationen: Schilddrüsen-Liga Deutschland e.V., Bolongarostr. 82, 65929 Frankfurt.

Schistosomiasis – Bilharziose   B65.9

Ätiologie: Die Schistosomen (Trematoden) leben in Zwischenwirtsschnecken und im Menschen. Die freien infektiösen Stadien sind für die Menschen die Zerkarien (für die Schnecken die Mirazidien).

Anatomie: Bilharziose der Blase – urogenital bzw. des Darms – intestinal   B65.0 / B65.1

Klinik: Meningitis, Myelitis transversa (Schistosoma japonicum und haematobium > mansonii), Querschnittlähmung. Polyneuropathie. Guillain-Barré-Syndrom.

Therapie: ☆Praziquantel 3500 mg/d über 2 Wochen unter Kortison z.B. 2 Zyklen. ☆Metrifonat s. M. Alzheimer. Ggf. 80 mg/d.

Schizophrenie s. Psychosen.

Schlaf-Apnoe-Syndrom – SAS   G47.3

Schlaf-Apnoe-Syndrom beim Neugeborenen   P28.3

[Rühle K-H: Schlaf und gefährdete Atmung. Asthma – Schlafapnoe – chronisch obstruktive Bronchitis.

Thieme-Monographie (1987) 1–112. Bücherei des Pneumologen Bd.12].
s. Hypersomnie, Schlafstörungen.

Anatomie/Histologie: Die Regulierung des Säure-Basen-Haushaltes und der Blutgashomöostase erfolgt im Atemzentrum in Medulla oblongata und Pons. Bei Läsion zentrale Apnoe (vorwiegend im Schlaf) und zentrale alveoläre Hypoventilation.

Ätiologie: s. Einteilung. Eigenanamnestisch wichtige Vorerkrankungen sind Adipositas, Cushing-Syndrom bzw. Kortikoid-Therapie, Enzephalitis, Herz-Kreislauf-Erkrankungen, Hirnstamm-Infarkt bzw. -Neoplasma, Hypertonie, Kiefergelenksbeschwerden, Mund-Kiefer-Gaumen-OP, Multisystematrophie vom Shy-Drager-Typ.

Offenes Foramen ovale bei Schlafapnoe mit vierfach erhöhter Prävalenz, ggf. bei 1/3 der Patienten mitverantwortlich für die nächtlichen Hypoxämien.

Myotone Dystrophie, bulbäre Poliomyelitis, Rhinitis.

Schwere Hirnschäden wie bei Hirntumor-Operationen, Enzephalitis, bei vaskulären Hirnprozessen (s. Hirnstamm-Syndrome – Wallenberg-Syndrom, s. zerebrale Ischämie – Klinik – Ponsinfarkt), nach Schädel-Hirn-Trauma.

Definition/Diagnose:
Apnoe-Index > 10 = > 10 Apnoe-Phasen/h von > 10 s Dauer mit Hypoxie (pO_2 um 10 mm Hg unter Ausgangswert) und Hyperkapnie (pCO_2 um 5 mm Hg über Ausgangswert).
Bei > 30 Apnoephasen in 7 h bei > 60-Jährigen hoher Prozentsatz falsch positiv.
Während der Apnoe (s. Klinik) Bradykardien, Blutdruckanstieg im großen und kleinen Kreislauf, gegen Ende der Apnoe massive Sympathikus-Stimulation und myokardiale Hypoxie als begünstigende Faktoren für Herzrhythmusstörungen.

Diagnostik: Indikation zur Schlaf-Apnoe-Diagnostik: s. Klinik.
– Screening-Messung auch ambulant durchführbar z.B. mit „Mesam"- oder „Apnoe-Screen":
   1. Atmung: Apnoedauer 10 s, Apnoe-Schwelle 0,6.
   2. Entsättigung: 3 %, Dauer 8 s, Wert 90 %, Artefakt < 30 %.
   3. Puls: Pulsänderung 10/min, Dauer 10 s, Tachykardie-Schwelle > 100/min, Bradykardie-Schwelle < 60/min, Artefakt < 20 und > 250.
   4. EKG.

5. Schnarchgeräusche (Mikrophon unterhalb des Kehlkopfes).
6. Schlafposition (auf dem Rücken, auf der Seite).
7. Muskelaktivität (z.B. über beiden Tibiae).
– Bei Erhärtung des Verdachts mit Screening-Geräten Polysomnographie in einem der ≥ 134 Schlaflabore, davon ≥ 14 unter neurologischer Leitung.
– Zur Differenzierung obstruktiver von zentralen Atemstillständen ist ggf. die Messung des Speiseröhrendrucks erforderlich.

Differentialdiagnose: s. Differentialdiagnose der Hypersomnien.
– Primäres Schlaf-Apnoe-Syndrom – Undines Fluch: Atemregulationsstörungen mit zum Teil tödlichem Ausgang bei Läsion respiratorischer Neurone in der rostralen pontinen retikulären Formation und in der Medulla oblongata [Thonke S: Zentrales Versagen der automatischen Atemregulation (Undines Fluch) als Folge eines einseitigen Infarktes der dorsolateralen Medulla oblongata -ein Einzelfallbericht. Poster ANIM (1/94) Karlsruhe].
– Ataktische Atmung bei ausgedehnten Läsionen dorsaler Atemzentren, im Gegensatz zur Cheyne-Stokes-Atmung selten.
– Zentrale alveoläre Hypoventilation: Unzureichende Atemreaktion auf hypoxische und hyperkapnische Reize, besonders beim Nachlassen der Vigilanz oder mit einsetzendem Schlaf.

Einteilung: s. Ätiologie.
1. Obstruktive Form – OSAS symptomatisch bei Akromegalie, Hypothyrose/Myxödem, Makroglossie, Mikro- und Retrognathie, Treacher-Collins-Syndrom (Dysostosis mandibulofacialis mit Vogelgesicht etc.). Kollaps mit vermindertem Querschnitt der oberen Atemwege im Oropharynx (oropharyngeale Obstruktion), ggf. Posteriorverlagerung der Mandibula, Tonusminderung im M. genioglossus, bei erhaltener Atemmuskulaturfunktion.
   Von den schlafbezogenen Atemstörungen scheint insbesondere die obstruktive Schlafapnoe einen unabhängigen zerebrovaskulären Risikofaktor darzustellen.
2. Zentrale Form: s. Differentialdiagnose. Fehlende Aktivierung der Atemmuskulatur vorwiegend im Schlaf bei schwerer Herzinsuffizienz (ggf.) mit nur im Schlaf imponierender periodischer Cheyne-Stokes-Atmung, bei mitochondrialer Myopathie.
3. Gemischte Form.

Schweregrad		leicht	mittel	schwer
Apnoe-Index	[n/h]	< 10	10–35	> 35
Apnoe-Zeit	[min/h]	< 5	5–15	> 15
Mittlere Apnoe-Zeit	[s]	10–20	21–30	> 30
Längste Apnoe-Zeit	[s]	< 30	31–59	> 60
Mittlere SaO_2/Apnoe	[%]	> 90	85–89	< 85
Tiefste SaO_2	[%]	> 85	75–85	< 75

Epidemiologie: 90 % Männer. Inzidenz 10 % der Männer zwischen 40 und 60 Jahren. Mehr als ein Drittel aller Hypertoniker.
– Nach zerebralem Insult lag ohne Differenzierung zwischen obstruktiven oder zentralen

Störungen bei 148 Patienten (114 Männer, 34 Frauen, Body Mass Index 29 ± 4,6 kg/m²) der Apnoe-Index bei 19,8 ± 18/h; bei 90 Patienten (63 %) war der Apnoe-Index pathologisch > 10/h, bei 57 Patienten (39 %) > 20/h entspre-

chend einer Therapiebedürftigkeit [Wessen-
dorf T, Essen-Kettwig: Prävalenz schlafbezogener Atemstörungen in der neurologischen
Rehabilitation nach Schlaganfall. (10/97)
Dresden].

Klinik internistisch:
- Adipositas mit alveolärer Hypoventilation –
  Pickwick-Syndrom   E66.2
- Koronare Herzerkrankung: Retrosternales
  Druckgefühl ohne Hinweis auf KHK, Isch-
  ämien und plötzlicher Herztod.
- Herzinsuffizienz: Belastungsdyspnoe, Belas-
  tungsintoleranz und anderweitig nicht erklär-
  te (globale) Herzinsuffizienz.
  Besonders (12 %) Rechtsherzinsuffizienz (durch
  pulmonale Hypertonie).
- Herzrhythmusstörungen: Nächtliche Arrhyth-
  mien wie Asystolien bis 12 s, Bradyarrhyth-
  mien.
  Bradykardien während der Apnoe durch
  Hypoxie, intrathorakale Druckerhöhung und
  Steigerung des Vagotonus.
  Bradykardie-Tachykardie-Syndrom in 9–30 %,
  Schenkelblockbilder.
  Gegen Ende der Apnoe massive Sympathikus-
  Stimulation und myokardiale Hypoxie als be-
  günstigende Faktoren für Herzrhythmus-
  störungen wie Kammertachykardien und ven-
  trikuläre Extrasystolen (bis 75 %).
- Hypertonie: Nächtliche Blutdruck- und Puls-
  Zunahme, arterielle essentielle Hypertonie
  bei 60 % (-80 %), und pulmonale Hypertonie
  (Druckschwankungen im kleinen Kreislauf
  bis 40 mm Hg) bei 55 % (68 %) der SAS-Pa-
  tienten.
- Nachtschweiß. Perimalleoläre Ödeme. Polyglobulie, Polyzythämien.
- Das Risiko einer SAS-bedingten Hypertonie
  oder koronaren Herzerkrankung ist etwa so
  hoch wie bei Nikotinkonsum.

Klinik neuro-psychiatrisch:
- Depressive Verstimmungen/Persönlichkeitsstö-
  rungen/Abgeschlagenheit/leichte Reizbarkeit.
- Vigilanzstörungen/Tagesmüdigkeit bis zur ex-
  tremen Hypersomnie.
- Hypnagoge Halluzinationen und „automatic
  behaviour".
- Impotenz, nächtliche Erektionsstörungen.
- Kognitive Störungen/intellektueller Leistungs-
  abfall/Konzentrationsstörungen.
- Nächtlicher und morgendlicher Kopfschmerz.
- Anderweitig nicht erklärte rezidivierende
  Myogelosen im Nacken- und Rückenbereich.
- Nächtliche Myoklonien (15 %).
- Restless legs (gemeinsame Verursachung
  durch eine Dysregulation in den autonomen
  Steuerungszentren des Hirnstammes wird dis-
  kutiert) [Schönbrunn E: Restless legs und
  Schlafapnoesyndrom- zufällige Koinzidenz oder

kausale Beziehung? Nervenarzt 61 (1990)
  306–311].
- Schlaf: Atmung sistiert im Schlaf, gefolgt von
  explosionsartigem Schnarchen mit Vigilanzan-
  hebung und Schlaf-Fragmentation.
  Schlafverhalten verändert mit Verlust der Er-
  holungsfunktion, Enuresis, Schlafwandeln,
  Schnarchen.

Komplikationen: s. Klinik. Erhöhtes Verkehrsun-
fallrisiko [Teran-Santos J: The association
between sleep apnea and the risk of traffic ac-
cidents. N Engl J Med 340 (1999) 847–51].

Labor: s. Einteilung. Katecholamine in Serum
und Urin.
- Transkutane pCO_2-Messung zuverlässiger, aber
  wesentlich träger als die transkutane pO_2-
  Messung.
- pCO_2-Messung besonders unter O_2-Atmung
  nachts zur Erfassung von Hyperkapnien
  (CO_2-Narkose) erforderlich.

Therapie: Erforderlich bei > 10 Apnoen von
> 10 s pro Stunde.
1. Gewichtsabnahme bei Adipositas.
   Alkoholkarenz und Absetzen von zentral
   dämpfenden Medikamenten und β-Blockern.
   „Schlafhygiene": Einhaltung fester Schlafzeiten
   mit streng reglementierter Tag-Nacht-Rhyth-
   mik, trockene Raumluft meiden,
   kein Schlaf in großen Höhen.
   Körperliches Training zur Tonisierung der
   Muskulatur.
   Bei ausschließlich in Rückenlage auftretenden
   Atemaussetzern kann ein zur Vermeidung der
   Rückenlage auf dem Rücken fixierter Tennis-
   ball ausreichend sein.
2. Theophyllin in Retard-Form einschleichend
   250–400 (-700) mg bei leichter Ausprägung bis
   150 Apnoen pro Nacht.
   ☆Theophyllin (200/250/350/375/500 mg Tbl,
   200 mg/10 ml A) Loading dose ohne Vorbehandlung 0,24 g (5 mg/kg), mit Vorbehandlung 0,12–0,24 g über 10–20 min. Auch in der
   Schwangerschaft. Ampullen ggf. über den
   Trachealtubus.
   Bei mehr als ca. 150 Apnoen pro Nacht bzw.
   > 25 Apnoen/h:
3. Nasale kontinuierliche Überdruckbeatmung –
   nasal Continuous Positiv Airway Pressure
   (nCPAP) zur Stabilisierung der oberen Atemwege: Atemmaske zur nasalen Beatmung mit
   einem erhöhten Druck zwischen 4 und 14 mbar.
   UAW: Austrocknen der Nasenschleimhaut
   (mineralische Nasensalben, Luftbefeuchtung).

Therapie operativ: Adenotomie, Tonsillektomie,
Uvulopalatopharyngoplastik (UPPP) wohl
mit besseren Ergebnissen als die Laser-Uvulo-
palatoplastik [ORL J Otorhinolaryngol Relat
Spec 61 (1999) 19–24].

Fatale familiäre Schlaflosigkeit – Familiäre fatale Insomnie – FFI   G47.0

syn. tödliche familiäre Schlaflosigkeit, fatal familial insomnia. s. Prion-Erkrankungen.

Ätiologie: Familiär ererbte Mutation im PrP-Gen.

Anatomie/Histologie: Thalamusdegeneration.

Epidemiologie: 1996 sind 9 betroffene Familien
bekannt. Erbgang: Autosomal-dominant.

Klinik: Anamnese: Schlafstörungen, Insomnie und dementieller Abbau.

Prognose: Tod binnen eines Jahres.

Schlafstörungen
Schlafstörung nicht näher bezeichnet G47.9

s. Hypersomnie, s. Schlaf-Apnoe-Syndrom.

Ätiologie: Organische Insomnie G47
Organisch bedingte Störungen des
Schlaf-Wach-Rhythmus G47.2
Der Anteil körperlich begründbarer Ein- und
Durchschlafstörungen (intrinsische Dyssom-
nie) liegt zwischen 28–43 %.
– Alkohol.
– Herzerkrankungen: Angina pectoris. Herz-
insuffizienz (besonders Asthma cardiale/Stau-
ungsdyspnoe).
Herzrhythmusstörungen (Tachykardie).
– Hirnerkrankungen: Degenerative System-
erkrankungen. Demenzen. Parkinson-Syn-
drom. Tumore.
– Hyperthyreose und Hypothyreose.
– Arterielle Hypertonie besonders bei starken
Blutdruckschwankungen.
– Lebererkrankungen (bei Zwerchfellhochstand,
bei hepatischer Enzephalopathie).
– Lungenerkrankungen: Asthma bronchiale
(Symptommaximum gegen 4 Uhr morgens).
Chronisch obstruktive Lungenerkrankungen.
– Magen-Darm-Erkrankungen: Refluxösophagi-
tis. Ulcus duodeni (Nüchternschmerz). Zwerch-
fellhernie (Beschwerden im Liegen).
– Medikamente: Antibiotika (Gyrasehemmer),
Antidepressiva (antriebssteigernde!), Antihy-
pertensiva (ACE-Hemmer, β-Blocker, Clo-
nidin), Anti-Parkinson-Mittel, Appetitzügler,
Asthma-Mittel, Hormonpräparate (Kontra-
zeptiva, Thyroxin), Neuroleptika (Dyskinesien), Nootropika (Piracetam), Schlafmittel
(Anteil incl. Alkohol in Spezialambulanzen
5–10 %), Sympathomimetika, Theophyllin.
– Nierenerkrankungen.
– s. M. Parkinson.
– Psychische Erkrankungen (Angststörung, De-
pression, Manie).
– Psychotische Zustände (Delir, Demenz, Ent-
zugssyndrome, Intoxikation).
– s. restless legs-Syndrom.
– s. Schlaf-Apnoe-Syndrom.
– Chronische Schmerzen (Periphere arterielle
Verschlusskrankheit).
– Stoffwechselerkrankungen: Diabetes mellitus
(nächtliche Hypoglykämien, Polyneuropathie-
Beschwerden), Hyperkortizismus,
Hyperurikämie (nächtliche Gichtanfälle), Hy-
pokaliämie (nächtliche Wadenkrämpfe).
– Ulzera.
– Nichtorganische Schlafstörungen F51
Nichtorganische Insomnie F51.0
Nichtorganische Störung des
Schlaf-Wach-Rhythmus F51.2
Schlafwandeln – Somnambulismus F51.3
Pavor nocturnus F51.4
Alpträume – Angstträume F51.5
Sonstige nichtorganische
Schlafstörungen F51.8

Nichtorganische Schlafstörungen nicht
näher bezeichnet – emotional bedingte
Schlafstörung o.n.A. F51.9

Diagnostik: Langzeitoxymetrie, bei nächtlichen
Desaturationen Schlaflabor.

Einteilung nach DSM-III-R:
I. Dyssomnien
I.1. Insomnien, Hyposomnien, Ein- und
Durchschlafstörungen G47.0
I.1.a Insomnie im Rahmen einer anderen psychi-
schen Störung
I.1.b Insomnie bei bekanntem organischem Faktor
I.1.c Primäre Insomnie
I.2. Hypersomnien G47.1
I.2.a Hypersomnie im Rahmen einer anderen
psychischen Störung
I.2.b Hypersomnie bei bekanntem organischem
Faktor
I.2.c Primäre Hypersomnie
I.3. Störungen des Schlaf-Wach-Rhythmus
G47.2
II. Parasomnien
(nichtorganische Schlafstörungen) F51
II.1. Schlafstörungen mit Angstträumen F51.5
II.2. Pavor nocturnus F51.4
II.3. Schlafwandeln (Somnambulismus) F51.3

Schlafprotokoll:
Datum:
Mittagsschlaf: ja/nein
Gab es heute etwas Besonderes?
Zubettgehzeit:
Wie viele Minuten benötigen Sie, bis Sie ein-
schlafen?
Woran lag es, dass Sie nicht einschlafen konnten?
Wie oft sind Sie in der letzten Nacht aufgewacht?
Wie viele Minuten haben Sie wach gelegen?
Was haben Sie gemacht, als Sie wach lagen?
Wann sind Sie morgens aufgestanden?
Haben Sie gestern abend Alkohol getrunken
oder Coffein zu sich genommen?
Nehmen Sie Medikamente ein? Wenn ja, welche?
[Dreßing H: Praktisches Vorgehen bei der
Diagnose von Schlafstörungen. Psycho 18
(1992) 229–37].

Klinik: Patienten mit primärer Schlaflosigkeit leiden häufig unter Angstzuständen und Depressionen.

Therapie: *Verhaltenstherapie*:
– Progressive Muskelrelaxation nach Jacobsen.
– Ruhebild: Palmenstrand, Schneelandschaft
etc. plastisch ausgemalt mit Wetter, Tages-
und Jahreszeit, Farben, Geräuschen, Gefühlen
(keine Aktivitäten oder Personen).
– Paradoxe Intention: Möglichst lange wach
bleiben. Bei Wegfall der Anspannung, einschlafen zu müssen, schläft der Patient ein.
Nur kurzzeitiger Effekt, aber diagnostische
Aussage, dass die schlafgenerierenden Zentren

funktionieren und eine psycho-physiologische Anspannung den Schlaf verhindert.

- Kognitive Umstrukturierung: Wenig Schlaf ist ausreichend. Entspanntes Liegen führt zur Erholung.
  Nur ins Bett gehen, wenn man müde ist.
  Das Bett nur zum Schlafen und für sexuelle Aktivitäten, nicht zum Fernsehen, Essen, Rauchen.
  Kann der Patient nicht einschlafen, soll er aufstehen und etwas tun. Kein Schlaf tagsüber.
- Bettzeitkontrolle: Versuch, die Zeit, die der Patient im Bett schläft, der Zeit, die er im Bett verbringt, anzupassen.
  Z.B. Bettzeit von 4–5 allmählich auf 6–8 Stunden verlängern.

Therapie medikamentös:

♣ *Ersatz*
Wer nicht mehr traut auf Gottes Willen,
ersetzt sein Nachtgebet durch Pillen.
[Eugen Roth]

☆ Baldrian – Extr. valerianae radix (45/50/125/160 mg Drg) 3–5 x50 mg oder 20–30 gtt 30 min vor dem Schlafengehen.
☆ Barbiturate s. Epilepsie, als Schlafmittel obsolet!
☆ Chloralhydrat (250/500 mg Kps, 600/3 ml Suspension, Rectiolen) maximal 2 g/d, 1–2 Rect. bei Kindern gegen Fieberkrämpfe. El.-HWZ 4 min, Met. 6–10 min oder h. Wirkung: Sedativum. Ggf. Kondensation in vivo mit Tryptamin zu dem hochpotenten Neurotoxin Trichlormethyl-1,2,3,4-tetrahydro-β-carbolin – TaClo, s. M. Parkinson.
☆ Diphenhydramin (Hustensaft, 25/50 mg Tbl) 25–100 mg oral.
El.-HWZ 6 h. KI/UAW s. Anticholinergika. Rhabdomyolyse. Wirkung: Antihistaminikum, Sedativum.
☆ Melatonin: Beeinflusst den Tag-Nacht-Rhythmus. 0,3–1 mg mit schlafinduzierendem Effekt mehr durch allgemeine Entspannung und abgeschwächte Reaktion auf Umweltreize und kaum durch hypnotische Wirkung [Zhdanova I: Melatonin: A sleep-promoting hormone. Sleep 20 (1997) 899–907].
- Bei 20 unter Schlaflosigkeit leidenden Patienten lag gegenüber 20 Kontrollpersonen eine zeitlich verzögerte Melatoninfreisetzung vor, oder die Melatonin-Plasmaspiegel waren dauerhaft erniedrigt [Attenburrow M: Case-control study of evening melatonin concentration in primary insomnia. Br Med J 312 (1996) 1263–4].
- Anpassung der Melatoninsekretion an das Schlafverhalten: 20 Krankenpfleger in Nachtschicht (3 Nachtschichten mit anschließend 2 freien Nächten) schliefen an den freien Tagen länger als 20 Krankenpfleger der Tagschicht mit einer zufälligen Verteilung des Maximums des 6-Sulfatoxymelatoninspiegels im Urin über den Tag, an freien Tagen lag das Spiegelmaximum um 7 Uhr morgens [Quera-Salva M: Rapid shift in sleep time and acrophase of melatonin secretion in short shift work schedule. Sleep 19 (1997) 539–43].
- Beeinflussung des Melatoninhaushalts durch 5-Methoxypsoralen – 5-MOP. Wirkung: N-Acetyl-5-Methoxy-Tryptamin kann synthetisch hergestellt werden. Wird in der Epiphyse gebildet.

☆ Natrium-Gamma-Hydroxybutyrat – Natrium-GHB (2 g/10 ml A) über Perfusor 10 g (5 A) bei 70 kg schweren Patienten initial 50 mg/kg in 20 min (33 ml/h) mit narkotischer Wirkung nach 5–10 min über 60–120 min, dann 10–20 mg/kg (7–14 ml/h), narkotisch 50–100 mg/kg, hypnotisch 35–90 mg/kg. Ggf. mit Analgetika, Barbituraten oder Neuroleptika zu kombinieren. Wird innerhalb von 2 h 98 % metabolisiert und als CO_2 abgeatmet.
KI Alkoholintoxikation, Epilepsie, Hypertonie, schwere Niereninsuffizienz.
UAW metabolische Alkalose und Hypernatriämie (cave zentrale pontine Myelinolyse!) bei schwerer Niereninsuffizienz (KI). Myokloni (durch niedrig dosiert Barbiturate beherrschbar). Verstärkt andere zentral-wirksame Substanzen.
Wirkung: Narkotikum zur Basisanästhesie. Keine analgetische, atemdepressive, kreislaufsupprimierende Wirkung, kein Suchtpotential. Gamma-Hydroxy-Buttersäure ist im menschlichen Gehirn mit 0,3 mmol/g angereichert.
☆ Passionsblumenkraut – Passiflorae herba – Herba passiflorae incarn. (Passiflora Curarina in 40 % Äthanol) 1 Teelöffel.
☆ L-Tryptophan (500 mg Tbl) s. Depression. 1–2 (–4) Tbl 30 min vor dem Schlafengehen.

☆ **Benzodiazepine** s. (El.-HWZ in h) s. Alprazolam (12–15), Bromazepam (15–28), Brotizolam (4–9), Chlordiazepoxid (10–15, Met. 90), Clobazam (18–42, Met. bis 120 h), Clotiazepam (5–15), Diazepam (50–80, Met. 200), Dikaliumchlorazepat (Met. 48), Flunitrazepam (18 h), Flurazepam (Met. 100), Lorazepam (14), Lormetazepam (10–14), Medazepam (Met. 50–80), Metaclazepam (mittellang wirkend), Midazolam (1,5–2,5), Nitrazepam (18–30), Oxazepam (5–15), Prazepam (lang wirkend), Temazepam (5–13), Tetrazepam, Triazolam (2–5, aktiver Metabolit 3–8).
- Nicht über 4 Wochen geben, Suchtpotential! Gewöhnung nach 14 Tagen.
- Angsterkrankungen (z.B. bei Chorea Huntington, psychiatrischen Erkrankungen): Wirkung bei Angststörungen (besonders Alprazolam, Bromazepam, Chlordiazepoxid, Diazepam, Lorazepam, Oxazepam) als Anxiolyticum einerseits auch nach 6 Monaten [Rickels (1986)], in anderen Studien z.B. bei Diazepam nur zu Beginn und ohne Unterschied nach 4 Wochen zu Plazebo [Shapiro (1982)].
Ggf. bei Angstzuständen im Rahmen organischer oder endogener Psychosen Kombination mit Neuroleptika.
Schlafstörungen (z.B. bei Chorea Huntington, psychiatrischen Erkrankungen). Wirkung als Sedativum/Tranquilizer gegen Schlafstörungen auf einige Schlafparameter auch nach 6 Monaten bis zu 1 Jahr. Vegetative Dämpfung. Von Leberkranken als leicht zu verstoffwechseln gelten Lorazepam, Lormetazepam, Oxazepam, Temazepam.
KI schwere obstruktive Atemwegserkrankung, akutes Engwinkelglaukom, zerebralsklerotischer Erregungszustand, Lennox-Gastaut-Syndrom (Exazerbation wohl durch paradoxe Reaktion!),

Alkohol-, Drogen- und Medikamentenabhängigkeit und -intoxikation, Myasthenia gravis, Schlaf-Apnoe-Syndrom.

UAW Atemdepression besonders bei Atemwegsobstruktion oder vorbestehender Hirnschädigung, Antidot Flumazenil (Anexate). Hypotonie/Kardiodepression. Initial Kopfschmerzen, Abnahme der Libido, Muskelrelaxation, Schwindel.

Bei kurzer El.-HWZ Rebound-Phänomen (Aufwachen), bei langer El.-HWZ hang-over. Verschlechterung/Aktivierung tonischer Anfälle [Kruse R, Kehl-Kork: Vademecum Antiepilepticum 1989, 10.A.].

UAW paradoxe Reaktionen besonders bei disponierten Personen (Persönlichkeitsstörungen, neurotische Züge, hirnorganische Vorschädigung) mit Angst-, Erregungs- oder Verwirrtheitszuständen/Psychosen ggf. mit Halluzinationen oder Suizidalität, Wutanfälle, Schlafstörungen, Muskelspasmen.

UAW Abhängigkeit/Suchtpotential: Die Niedrigdosisabhängigkeit nimmt mit der Dauer der Behandlung zu:

Bei Absetzen Rebound-Phänomene (Angst- und Spannungszustände, Erregung, innere Unruhe, Schlafstörungen),

Entzugssymptome (Krampfanfälle in 2,5–8 %, Schwitzen, Zittern, symptomatische Psychosen, Wahrnehmungsstörungen quantitativ wie Lärm- und Lichtüberempfindlichkeit, Geruchs- oder Geschmacksstörungen oder qualitativ wie optische oder akustische Verzerrungsphänomene, gestörte Bewegungsempfindung, Depersonalisations- und Derealisationserlebnisse). Absetzphänomene besonders bei hochpotenten (Alprazolam, Lorazepam, Triazolam, Clonazepam) mit kurzer El.-HWZ, hoher Dosis und langer Therapiedauer, ggf. zu vermindern durch Ausschleichen.

Einziger prognostischer Faktor für die Abstinenz nach Entzug ist der lebenslange Benzodiazepinverbrauch (mittlere Dosis x Dauer, s. Buspiron: Studie bei Entzug).

☆ Bromazepam (6 mg Tbl) bis maximal 12 mg. El.-HWZ 15–28 h, aktiver Metabolit.

☆ Brotizolam (0,25 mg Tbl) 1/2-1 Tbl abends. El.-HWZ 4,4–6,9 h, aktiver Metabolit. Wirkung: Hetrazepin.

☆ Chlordiazepoxid (5/10/25 mg Kps) bis maximal 50 mg/d. El.-HWZ 10–15, Met bis 90 h.

☆ Clotiazepam (5/10/20 mg Tbl) El.-HWZ 5–15 h.

☆ Diazepam (2/5/10 mg Tbl. 10 mg/2 ml A. Rectal tube 10 mg) s. Epilepsie. 10–40 mg, 0,3–1 mg/kg.

☆ Dikaliumchlorazepat (20 mg Tabs, 50/100 mg A) 0,6–1,3 mg/kg. El.-HWZ Met. 48 h, Kumulationsgefahr. Wirkt anxiolytisch.

☆ Flunitrazepam (1 mg Tbl. 2 mg/1 ml A = BtM) maximal 2 mg. El.-HWZ 18 h, aktiver Metabolit.

☆ Flurazepam (15/30 mg Tbl) maximal 60 mg. Prodrug mit El.-HWZ 1,5, aktiver Metabolit bis 100 h.

☆ Lorazepam (0,5/1/2/2,5 mg Tbl, 1/2,5 mg Expidet lyophilisierte Plättchen. 2 mg A i.m./i.v., im Kühlschrank aufbewahren) bis maximal 4 mg i.v./i.m., oral 5 mg. El.-HWZ 13–14 h, kein Metabolit. Auch bei schwerer neurotischer Angstsymptomatik und Phobien.

☆ Lormetazepam (0,5/1 mg Tbl) maximal 1 mg. El.-HWZ 10–14 h, kein Metabolit.

☆ Medazepam (5/10 mg Kps) bis maximal 30 mg. Prodrug, El.-HWZ aktiver Metabolit 50–80 h.

☆ Midazolam (7,5 mg Tbl, 5 mg/1 ml A, 15 mg/3 ml A, 5mg/5 ml) 0,05–0,1 (-0,2) mg/kg, ggf. 90 mg über Perfusor 2 ml/h. Ggf. Dosistitration 1 mg alle 2 min. El.-HWZ 1,5–2,5 h.

☆ Nitrazepam (5 mg Tbl) bei Schlafstörungen maximal 10 mg/d. El.-HWZ 18–30 h, aktiver Metabolit. Steady state nach 5 Tagen. Toxischer Spiegel >0,4 µg/ml. UAW initial Kopfschmerzen, hang-over. KI/UAW/Wirkung s. Benzodiazepine.

☆ Oxazepam (10/15//50 mg) bis maximal 50 mg frühzeitig geben, flutet langsam an. El.-HWZ 5–15 h, kein Metabolit.

☆ Temazepam (10/20 mg Kps) maximal 20 mg. El.-HWZ 5–13 h, kein Metabolit.

☆ Tetrazepam (50 mg Tbl) maximal 8 Tbl/d. El.-HWZ 18 h. Wirkung muskelrelaxierend.

☆ Triazolam (0,25/0,5 mg Tbl) maximal 0,5mg. El.-HWZ 2,3, Met. 4 h.

☆ Zolpidem (10 mg Tbl) 1/2 bis maximal 2 Tbl (> 65 Jahre maximal 1 Tbl) mit rascher Schlafinduktion.
El.-HWZ 0,7–3,5 h. KI respiratorische Insuffizienz, Myasthenia gravis.
UAW Ataxie, Hangover. Kopfschmerzen, Schwächegefühl, Schwindel, Schlafwandeln, Übelkeit und Erbrechen. Verwirrtheit. Verlust des Kurzzeitgedächtnisses [Einzelbeobachtung, AVP (2/96) 12]. Kaum Toleranzentwicklung, nach Absetzen wenig Entzugs- oder Reboundsymptome (Reboundinsomnie).
Wirkung: Imidazopyridin. Bindung an GABA$_A$-Rezeptorkomplex – Omega 1- (früher Benzodiazepin-) Rezeptor. Erhöht die Schlafeffizienz durch Zunahme der im Schlafstadium 2 verbrachten Zeit, ohne den Tief- und REM-Schlaf zu beeinflussen [Monti J: Efficacy and withdrawal effects of hypnotics. Neuropsychopharmacology 10 Suppl 3,1 (1994) 420].

☆ Zopiclon (7,5 mg Tbl) 1/2–1 Tbl. El.-HWZ 5 h, Bioverfügbarkeit 80 %.
UAW 2–3 % morgens metallener Geschmack. Nicht atemdepressiv. Kaum Toleranzentwicklung, nach Absetzen wenig Entzugs- oder Reboundsymptome (Reboundinsomnie). Wirkung: Cyclopyrrolon, kein Benzodiazepin. Intensiviert ähnlich wie Benzodiazepine an den chloridsensiblen GABA-Rezeptoren (an anderer Stelle), den Omega 1- (früher Benzodiazepin-) Rezeptoren den GABA-ergen synaptischen Hemm-Mechanismus. Bindet nicht an periphere Rezeptoren. Gutes Tagesbefinden. Keine Anxiolyse.

– Bei gleichzeitiger Verwirrtheit oder paradoxem Effekt auf Benzodiazepine niederpotente Neuroleptika wie ☆Melperon, ☆Promethazin.

Schlaganfall s. zerebrale Ischämie – zerebrovaskuläre Insuffizienz.

Schlucklähmung – Schluckstörungen – Dysphagie R13

s. N. vagus, N. glossopharyngeus, Dysarthrie.

Ätiologie: Affektion zentral der Hirnnerven-Kerngebiete oder peripher des N. glossopharyngeus (Gaumensegelparese), N. vagus oder N. hypoglossus.

- Zerebral supranukleär: Operkulum-Syndrom (bilateral supranukleär). Pseudobulbärparalyse. Supratentorielle zerebrale Ischämie im Karotis-Stromgebiet: Schluckstörungen korrelieren mit Sprachverschlechterung und Schwäche der Gesichtsmuskulatur, unabhängig von der Seite der Hemisphäre in knapp 30 % (357 Patienten) meist mit Besserung binnen einer Woche [Barer D: The natural history and functional consequences of dysphagia after hemispheric stroke. J Neurol Neurosurg Psychiatry 52 (1989) 236–41].
- Zerebral nukleär – Infratentorielle Ischämie – Hirnstamm-Infarkte im Bereich der Medulla oblongata oder Pons:
  A. cerebelli inferior anterior-Infarkt (AICA-Infarkt, laterales unteres Ponssyndrom),
  A. cerebelli inferior posterior-Infarkt (PICA-Infarkt, Wallenberg-Syndrom).
  Bei vertebrobasilärer Insuffizienz in 11 %.
- Zerebral nicht-ischämisch: Encephalomyelitis disseminata (Spätstadium).
  Spinozerebelläre Ataxie 1 (SCA 1) und Machado-Joseph-Ataxie SCA 3 im weiteren Verlauf in 63 %, SCA 2 in 50 %. Hirnstamm-Enzephalitis, Coxsackie A-Enzephalitis (Herpangina) oder Meningitis. M. Parkinson (gering). Syringobulbie. Tabes dorsalis.
- Spinal-neurogen: Funikuläre Myelose (selten). Amyotrophe Lateralsklerose (initial bereits in bis zu 33 %). Spinale Muskelatrophie Werdnig-Hofmann akute Verlaufsform. Poliomyelitis anterior acuta. Distorsion der HWS.
- Radikulär: Guillain-Barré-Syndrom mit Hirnnerven-Beteiligung.
- Neurogen: Autonome Polyneuropathie (2 %). Hereditäre sensible Neuropathie (HSN) Typ III – familiäre Dysautonomie – Riley-Day-Syndrom. Diphtherie (postdiphtherische Neuritis).
- Endplatte: Botulismus. Myasthenia gravis.
- Muskulär: Dystrophische Myotonie Curschmann-Steinert. Polymyositis. Sekundär bei der progressiven okulopharyngealen Muskeldystrophie. Stiff man-Syndrom.
- Lokale Ursachen HNO-ärztlich, u.a. Stomatitis, zu kurzes Zungenbändchen, Mund- oder Peritonsillarabszess, Ösophagus-Karzinom, -divertikel oder -striktur, Gefäßmissbildung (Dysphagia lusoria), Zwerchfellprozesse, Magentumor.
- Psychogene dissoziative Störung   F44.4
- Psychogene Aphagie (Anorexie)   F50.0

Anatomie/Histologie:
- Oberes Schluckzentrum: N. tractus solitarii. Unteres Schluckzentrum: N. ambiguus. Schluckstörung bei Läsion beider Zentren.
- M. cricopharyngeus relaxiert beim Schluckakt (Botulinum-Toxin).

Diagnostik: Schluckkinematographie, Videofluoroskopie, Laryngoskopie. Ggf. EMG, Myasthenie-Diagnostik.

- Zweiphasischer Bedside-Schlucktest am liegenden Patienten: Über eine bis zum oberen Pharynx vorgeschobene dünne Nasensonde von 0,5 mm Durchmesser initial 0,4 ml, sekundär 2 ml destilliertes Wasser injizieren mit Messung der Zeit (Stoppuhr) bis zum Einsetzen des Schluckreflexes: Eine Latenz von > 3 s wurde als pathologisch gewertet. Mit 0,4 ml reagierten alle 24 Patienten mit Aspirationspneumonie und nur 4 der 24 Kontrollpersonen pathologisch (Sensitivität 100 %, Spezifität 83 %), mit 2 ml 16/24 und keine Kontrollperson pathologisch (Sensitivität 67 %, Spezifität 100 %) [Shinji Teramoto. Lancet 353 (1999) 1243].

Klinik: Anamnese: Fieber, Halsschmerzen oder Schmerzen beim Schlucken? Schluckstörung oder -parese? Vorwiegend für flüssige (neurogen) oder feste Nahrung (lokaler Prozess)? Flüssigkeitsübertritt in den Nasenraum (IX)? Heiserkeit (X). Passage von Mund zu Rachen (XII, Apraxie)? Zunahme im Tagesverlauf?
Befund: Näselnde Sprache, Gaumensegelparese (IX). Zungenatrophie, -abweichung (XII) oder -fibrillieren. Häufig als Ursache von Aspirationspneumonien.

Komplikationen: Eine Aspiration erfolgt in 45 % während des Schlafes (manche Patienten entwickeln keine Aspirationspneumonie).

Labor: Lues-Serologie (bei zusätzlichem Psychosyndrom), ggf. Liquor.

Röntgen: CCT mit basaler Dünnschichtung oder MRT zerebral: Weiße-Substanz-Läsionen (WSL – white matter lesions – WML – Leukoaraiose) korrelieren mit Aufmerksamkeitsstörungen, Schluckstörungen und Schlucktempo [Prosiegel M (19.10.96)]. Ggf. MRT zervikal bei V.a. Halsmarkprozess. Breischluck/CT bei V.a. Ösophagus-Prozess.

Therapie: Primär strikte Nahrungskarenz und parenterale Ernährung bzw. Magensonde. Schlucktherapie (Ergotherapeut bzw. Logopäde) mit kontrolliertem Kostaufbau: Eiweißarme Kost mittlerer Konsistenz (Götterspeise o.ä.).
Positionierung der Nahrung. Haltungsänderungen wie z.B. Kopfneigung nach vorn. Bei Rechtsdrehung Verschluss des rechtsseitigen Sinus piriformis.
- Schlucktechniken: Supraglottisches Schlucken mit vor dem Schlucken willkürlichem Atemanhalten und nach dem Schlucken forciertem Ausatmen.
- Mendelsohn-Manöver: Willkürliche Verlängerung der Kehlkopfhebung während des Schluckaktes.
- Bei Gaumensegelparese Applikation thermischer Reize. Kausale (restituierende) Verfahren. Kompensatorische Verfahren. Hilfsmittel.

Therapie invasiv: Magensonde. Perkutane endoskopische Gastrostomie (PEG) ggf. nach Errichtung einer Betreuung.
- ggf. Tracheotomie bei Speichelaspiration zur Vermeidung von Aspirationspneumonien.

Schmerz – Sz

R 52.9

Akuter Schmerz	R 52.0
Chronischer unbeeinflussbarer Schmerz	R 52.1
Neuropathischer Schmerz	M 79.2
Deafferentierungsschmerz – zentraler Schmerz	R 52.2
Diffuser Schmerz	R 52.9
Phantomschmerzen (s. Querschnittlähmung)	G 54.6
Post-Sympathektomie-Schmerz	T 88.8
Gliederschmerzen	M 79.6
Anhaltende somatoforme Schmerzstörung	F 45.4
Chronisches Schmerzsyndrom mit Persönlichkeitsänderung	F 62.8

Sympathisch unterhaltenes Schmerzsyndrom („SMP") s. sympathische Reflexdystrophie.

Ätiologie chronischer Schmerzen: s. Migräne.
– Nach Durchtrennung eines peripheren Nerven werden in den Neuronen langfristig neue Transmitter wie z.B. Galanin, „vasoactive intestinal peptide" und Stickstoffmonoxid (NO) gebildet, bekannte nozizeptive Transmitter wie Substanz P und „calcitonin-gene-related peptide" (CGRP) werden herunterreguliert. NO wirkt u.a. bei der Sensibilisierung der spinalen Neurone mit.
In den Neuronen der spinalen Schmerzzentren steigt als Antwort auf Schmerzreize die Opioidsynthese im Sinne einer körpereigenen Schmerzabwehr: Bei Nervenverletzungen bzw. neuropathischen Schmerzen sprechen die spinalen Neurone auf extern zugeführtes Morphin vermindert an, ggf. weil nach einer Nervenverletzung die Anzahl oder Aktivierbarkeit der Opioidrezeptoren sinkt.
– Schmerzreize (und andere pathologische Situationen des Nervensystems wie Ischämie oder Epilepsie) induzieren eine Kaskade von Genexpressionen in den Nervenzellen, z.B. die Gene c-fos und c-jun.
Nach repetitiver (Schmerz-)Reizung einer Nervenzelle feuert diese spontan.

Ätiologie von Phantomschmerzen: s. Pathophysiologie. Bei Affektionen des zentralen und peripheren Nervensystems z.B.
– während Peridural- und Spinalanästhesien,
– bei inkompletter Querschnittlähmung durch vaskuläre oder entzündliche und durch tumoröse Affektion [Frank B: Phantomgliederleben bei intramedullärem Astrozytom. Akt Neurol 15 (1988) 120–2],
– bei Wurzelausrissen und Plexusläsionen,
– nach Gliedmaßenamputation (bei traumatischen Amputationen bis zu 60 %),
– bei sympathischer Reflexdystrophie.

Ätiopathogenese von Phantomschmerzen: Komplette oder partielle Deafferentierung mit, über intraoperative Mikroelektrodenableitungen, an Zellgruppen im Hinterhorn nachweisbarer erhöhter Entladungsfrequenz (tierexperimentell Auftreten pathologischer Entladungsmuster spinaler oder subkortikaler Zellpopulationen mit erhöhter Frequenz), ggf. auch durch Verlust segmentaler Afferenzen mit Abnahme somatosensorischer Impulse auf Hirnstammstrukturen.

Anatomie/Histologie: Nozizeptoren zur Warnfunktion am oberflächlichsten gelegen. Leitung über 90 % marklose C-Fasern (NLG - 1 m/s) mit bis zu 500 Endigungen pro Nervenfaser, zu 10 % über A-Delta-Fasern (NLG - 14 m/s). Nervenendigungen immer marklos. Gewebezerfall setzt frei: Bradykinin, Substanz P, Prostaglandine, Histamin, H^+, Serotonin.

Epidemiologie: Prävalenz 500.000 bis 600.000 Schmerzpatienten in Deutschland.

Definition: Schmerz ist, was jemand als Schmerz empfindet. Chronischer Schmerz hat seine Warnfunktion verloren und selbständigen Krankheitswert erlangt.

Klinik: Schmerz macht traurig – anders herum – Trauer schmerzt.

Pathophysiologie: Deafferentierung, z.B. bei Phantomschmerzen, mit resultierender Überaktivität der Neurone im primären sensorischen Kortex sowie in posterioren und inferioren Anteilen des parietalen Kortex.
– Mechanisch bedingte Schmerzen z.B. durch Knochenmetastasen. Prostaglandin E, entweder entstanden durch Zellzerfall in Tumorrandzonen oder durch ossäre Metastasen, reizt entweder selbst die Nozizeptoren oder sensibilisiert diese.

Selbsthilfegruppe – Adressen für Informationen:
Deutsche Gesellschaft zum Studium des Schmerzes, 2. Physiologisches Institut der Universität Heidelberg, Im Neuenheimer Feld 326, 69120 Heidelberg. Tel. 06221/564051.
– Deutsche Schmerzhilfe e.V., Sietwende 20, 21720 Grünendeich, Tel. 04142/810434.
– Deutsche Schmerzliga e.V., Postfach 100834, 60008 Frankfurt/Main, Tel. 069/29988075.
– Schmerztherapeutisches Kolloquium, Hainstr. 2, 61476 Kronberg/Ts., Tel. 06173/9556-0.

Klinik: Allodynie – Berührungsüberempfindlichkeit. „Kortikalisierung" von chronischem Schmerz.
– s. atypischer Gesichtsschmerz, Kopfschmerz, Migräne, Trigeminus-Neuralgie.
– Schmerzen am Stamm: Internistisch bedingt. Wirbeldestruktion, intraspinale Raumforderung/Bandscheibenvorfall. Radikulitis, z.B. Herpes zoster, postherpetische Neuralgie, diabetische Radikulopathie (*syn.* thorakoabdominale Neuropathie als Sondertyp der Schwerpunktneuropathie, diabetische Bauchwandparese), Pancoast-Tumor, atypische (spinale) Subarachnoidalblutung, Syringomyelie.

Therapie prophylaktisch von Phantomschmerzen: Hypothese: Die Chronifizierung (Engrammierung) von Schmerzen lässt sich durch eine rechtzeitige Analgesie vermeiden: „Bei Amputation einer Extremität unter (zusätzlicher) Lokalanästhesie des zu durchtrennenden Nervs oder des Rückenmarks kann die Inzidenz späterer Phantomschmerzen weit abgesenkt werden. Wiederholte frühzeitige Nerven- oder Sympathikusblockaden mit einem Lokalanästhetikum können auch das Auftreten einer postherpetischen Neuralgie verhindern" [Zimmermann M: Chronische Schmerzen und ihre Ursachen. DÄB 93/43 (25.10.96) B-2158–9].

Therapie: Einsatz von Lokalanästhetika soweit indiziert. Analgetika sollen maximal 3 Tage hintereinander und nicht häufiger als 10 Tage im Monat eingenommen werden!

♣ *Ins Bett muss Friedrich nun hinein,*
litt vielen Schmerz an seinem Bein;
und der Herr Doktor sitzt dabei
und gibt ihm bitte Arzenei.

WHO-Stufenschema:
1. Peripheres Analgetikum ggf. plus Adjuvans (Thymoleptikum, Carbamazepin, Neuroleptikum).
   Neuroleptika ohne gesicherte analgetische Wirkung (in bisherigen Studien von der sedierenden Wirkung nicht abzutrennen) [Nix W: Haben Neuroleptika eine analgetische Potenz? Schmerz 12 (1998) 30–8].
2. Peripheres Analgetikum ggf. plus Adjuvans plus schwaches Opiat.
3. Peripheres Analgetikum ggf. plus Adjuvans plus starkes Opiat.
– Transkutane Nervenstimulation – TENS – TNS: Die Elektrostimulation peripherer Nerven oder der sensiblen Hinterstränge im Rückenmark soll die Schmerzhemmung im zentralen Nervensystem durch Aktivierung hemmender Neuronen im Rückenmark und wohl auch im Gehirn verstärken. Durch die Stimulation werden hemmende Transmitter im Hinterhorn ausgeschüttet, z.B. 5-Hydroxytryptamin und Enkephaline.
Wegen eines initial hohen Plazeboeffekts kann die Wirkung erst nach einer mehrwöchigen Probezeit beurteilt werden.

1.1 Peripher wirkende Analgetika
☆ Butylscopolaminbromid (10 mg Drg/Supp, 20 mg A, 10 ml Fl) bei Koliken, krampfartigen Bauchschmerzen – Tenesmen: 3–4 x 1–2 Drg/Supp/A/d. El.-HWZ 5,1 h. KI Glaukom. UAW s. Anticholinergika. Wirkung: Parasympatholytikum, Spasmolytikum.
☆ Cytidin – Uridin (2,5/0,6 mg Kps, A 5/1,2 mg) 2 Kps/d, 2 A/Woche i.m. bei Herpes zoster, Lumbago, Myopathien, Polyneuritiden, Schulter-Arm-Syndrom, Zervikalgien.
☆ Flupirtin (100 mg Kps, 150 mg Supp). Initial 2 x 1, ab 2. Woche unter Transaminasen-Kontrollen, maximal 3 x 2 Kps oder Supp < 4 Wo, bei Niereninsuffizienz bis 300 mg/d. El.-HWZ 8–11 h. KI Cholestase, Myasthenia gravis. UAW Magen-Darm-Beschwerden, Juckreiz/Urtikaria zum Teil mit Fieber, Müdigkeit, Schwindel, Urin-Grünfärbung.
   Wirkungsbeginn nach 20–30 min, Wirkungsdauer bis 5 h. Wirkung auf GABA A-Rezeptor, muskelrelaxierend.
☆ Metamizol-Natrium (500 mg Tbl, 500 mg/20 gtt, 500 mg A, 1g/2 ml A, 1 g Supp) 1–4 x 500–1000 mg/d.

Stärkste nozizeptive Schmerzen insbesondere bei Knochen- und Weichteilmetastasen: Kontinuierlich subkutan 3–7 g/d [Schlunk T: Kontinuierliche subkutane Schmerztherapie mit peripher und zentral wirkenden Analgetika. Med Welt 45 (1994) 553–8].
El.-HWZ 1,8–4,6 h.
KI akute hepatische Porphyrien.
UAW bb Agranulozytose, Leukopenie. Allergische Reaktionen (Fieber, Bronchospastik, Hautreaktionen/Urtikaria). Anaphylaktischer Schock (1 : 50.000). Hypotonie. Rotfärbung des Urins ohne Krankheitswert.
Wirkung stark analgetisch, gering antiphlogistisch, stark antipyretisch, mäßig spasmolytisch.
☆ Paracetamol (500 mg Tbl, 500/1000 mg Supp. Mit 5 mg Metoclopramid, mit ASS und Coffein, mit 30 mg Codein) 3–4 x 500–1000 mg, maximal 6 g/d über maximal 14 d, Kdr 15–20 mg/kg. In der Schwangerschaft geeignet.
El.-HWZ 1–4 h. KI Glukose-6-phosphat-Dehydrogenasemangel, Leberschäden. UAW allergische Hautreaktionen, gastrointestinale Irritationen. Lebernekrosen, Antidot N-Acetylcystein i.v. (NAC. Fluimucil). Purpura Schön- lein-Henoch.
Wirkung mittelstark analgetisch (s.u. 2. Kombination mit Coffein), mittelstark antipyretisch, nicht spasmolytisch, nicht antiphlogistisch: Schwache Wirkung auf Cyclooxygenase 1 (COX 1) und keine Wirkung auf COX 2 (induzieren die Prostaglandinproduktion).
☆ Phenazon (500 mg Tbl/Supp) 1–2 x 500 mg. El.-HWZ 11–12 h, verlängert unter Betablockern, Cimetidin, Fieber.
☆ Propyphenazon-haltige Schmerzmittel (200 mg, 125 mg, Drg/Supp 25/50 mg) El.-HWZ 1–2 h. UAW schwere allergische Reaktionen wie Quincke-Ödem.

1.2 ☆Nichtsteroidale Antirheumatika – ☆NSAR – nichtsteroidale Antiphlogistika: Nicht zusammen mit Triamteren geben.
COX-1- > COX-2-Hemmer: Indometacin, ASS, Piroxicam.
COX-1- = COX-2-Hemmer: Ibuprofen, Diclofenac.
COX-2- > COX-1-Hemmer: Salicylat (auf COX-1 20fach weniger wirksam als ASS), Meloxicam.
– Cyclooxygenase-1- (COX-1) -Hemmung bewirkt Magenkomplikationen: COX-1 bildet Magenschleimhaut-stabilisierende Hormone.
– Cyclooxygenase-2- (COX-2) -Hemmung bewirkt Fiebersenkung: COX-2 stellt aus Fettsäuren entzündungs- und schmerzverstärkende Mediatoren her.
– Akuter Gichtanfall.
– Rheumatische Erkrankungen: Bei lokaler Entzündung mit klinisch Schmerzen, Schwellung, Funktionseinschränkung in Verbindung mit Lokaltherapie. Arthrose akute Schübe: Kurzbehandlung. Rheumatoide Arthritis: Symptomatische Langzeitbehandlung.
KI Blutbildveränderungen (Indometacin), Ulcus duodeni und ventriculi s. UAW.
UAW: Anaphylaktischer Schock (1 : 400.000): „Sie (Diclofenac und andere nichtsteroidale Antiphlogistika) sollten nur dann parenteral

appliziert werden, wenn eine orale Therapie nicht möglich ist. Ferner sollten die Patienten nach der intramuskulären Injektion eine Stunde ärztlich überwacht werden" [Mescheder A: Anaphylaktischer Schock als Komplikation bei intramuskulärer Gabe von Diclofenac. Arzneimitteltherapie 11/7 (1993) 237–9].

Blutdruckerhöhung in abnehmender Ausprägung bei Piroxicam, Indometacin, Ibuprofen, Tiaprofensäure, Diclofenac, Naproxen, Flurbiprofen, am geringsten unter Sulindac und Acetylsalicylsäure [Ann internal Med 121 (1994) 289].

Gastrointestinale UAW (NSAR sind nach Helicobacter pylori die zweithäufigste Ursache von Magengeschwüren und -blutungen) unter 75–200 mg/d 21 %, Acetylsalicylsäure 2,4–4,8 g/d 27 %, Ibuprofen 2,4 g/d 28 %, Indometacin 75–125 mg/d 27 %, Naproxen 500 mg/d 16 %, Plazebo 12 % [Wilkens R: Worldwide clinical safety experience with diclofenac. Semin. Arthritis Rheum. 15 Suppl 1 (1985) 105–10].

Magenulzera (durch Hemmung der Proliferation von Mukosazellen) teilweise auch asymptomatisch. Antacida und Säuresekretionshemmer/H$_2$-Blocker verhindern im Gegensatz zum Prostaglandinanalogon Misoprostol die Entstehung der Magenulzera nicht.

Risiko der Ulkusblutung (1144 wegen einer Ulkusblutung unter NSAR eingewiesene Patienten > 60 Jahre) dosisabhängig in niedriger Dosis um Faktor 2,5, mittlerer Dosis 4,5 und hoher Dosis um den Faktor 8,6 erhöht, für einzelne Mittel Ibuprofen 2,0, Diclofenac 4,2, Naproxen 9,1, Indometacin 11,3, Piroxicam 13,7, Ketoprofen 23,7, Azapropazon 31,5 [Langman M: Risk of bleeding peptic ulcer associated with individual non-steroidal antiinflammatory drugs. Lancet 334 (1994) 1075–8].

Ulkusrisiko in Metaanalyse aus 12 Studien gering bei Ibuprofen 1200 mg, dann Diclofenac, intermediäre Position von Indometacin, Naproxen, Sulindac, Aspirin, am höchsten von Azapropazon, Tolmetin, Ketoprofen, Piroxicam [Henry D: Variability in risk of gastrointestinal complications with individual nonsteroidal anti-inflammatory drugs: results of a collaborative meta-analysis. Br Med J 312 (1996) 1563–6].

ZNS-Störungen: Kopfschmerzen. Pseudotumor cerebri (Ibuprofen). Schwerhörigkeit. Schwindel. Sehstörungen. Tinnitus. Besonders bei gleichzeitiger Gabe von steroidalen Antirheumatika, die gleiche zentrale UAW hervorrufen: Beide Stoffgruppen wirken inhibitorisch auf die GABA, die sedierenden Einfluss im Gehirn ausübt.

Verzögern (außer ASS) die Lithium-Ausscheidung.

Wirkung: Cyclooxygenasehemmer, mit Hilfe der Cyclooxygenasen werden aus Arachidonsäure Prostaglandine synthetisiert. Hemmung der PGE2-Konzentration in der Synovialflüssigkeit – als Maß für die antiinflammatorische Potenz – durch Aceclofenac stärker als durch Diclofenac.

Das Enzym COX 1 ist physiologisch für die Prostaglandinproduktion verantwortlich.

COX-1-Hemmer wirken analgetisch, antiinflammatorisch und antipyretisch durch Reduktion der Prostaglandinsynthese.

Aus einer Synthesehemmung resultieren die Hemmung der Plättchenaggregation (über verminderte Thromboxan A$_2$-Synthese), die Schädigung von Magen und Niere mit Natriumretention bis zum Nierenversagen und der Verlust der pharmakologischen Blutdruck-Kontrolle bei Hypertonikern.

Das Enzym COX 2 ist physiologisch nur in geringer Menge vorhanden, wird im Rahmen pathologischer Prozesse durch Einfluss von Interleukin-1 (IL1), Tumor-Nekrose-Faktor α, TGF-β (transforming growth factor), Fibroblasten-Wachstumsfaktor, Endotoxin u.a. synthetisiert und führt zur gesteigerten Prostaglandin-Synthese bei der Entzündung.

☆ Aceclofenac (100 mg Tbl) bei Langzeittherapie unter Kontrollen von bb, Leber- und Nierenwerten mit mindestens 1/2 Glas Wasser 2 x 100 mg/d. Stimuliert in-vitro in Dosen von zwischen 0,4 und 2 mg/l die GAG-(Glycosaminoglykan-)Synthese im osteoarthritischen Gelenkknorpel und trägt zur Aufrechterhaltung von Matrixsynthese und -wiederaufbau bei (in vergleichbaren Dosen Acetylsalicylsäure, Diclofenac und Piroxicam ohne Effekt, bei Ibuprofen, Indometacin und Naproxen GAG-Synthese-Hemmung).

El.-HWZ 4,15 h, 100 % bioverfügbar. Metaboliten 4-Hydroxyaceclofenac, Diclofenac und 4-Hydroxydiclofenac. Wird über das Cytochrom-P450-Isoenzym CYP2C9 metabolisiert mit Wechselwirkungen zu Amiodaron, Cimetidin, Digoxin, Miconazol, Phenylbutazon, Phenytoin, Sulfaphenazol, Tolbutamid. 75 % renale Elimination.

KI Analgetika-Intoleranz (Asthma bronchiale, Bronchospasmen, Rhinitis, Urtikaria), akute Blutungen, gastrointestinale Ulzera.

UAW geringere gastrointestinale UAW als unter übrigen NSAR. bb Leukopenie, Thrombopenie, Abdominalschmerzen 6,2 %, Diarrhö, Dyspepsie 7,5 %, Stomatitis ulcerosa, Pruritus, Dermatitis, Parästhesien, Tremor, Pankreatitis, Übelkeit.

Wirkung: Phenylessigsäurederivat, Essigsäureester von Diclofenac, Prostaglandin E$_2$-(PGE$_2$-) Hemmer. Knorpelstabilisierend durch Senkung der Interleukin-1β-Produktion durch Monozyten.

☆ Acemetacin (30 mg/60 mg forte/90 mg retard Kps, Indometacin-Glykolsäureester) bis 180 mg/d.

El.-HWZ 5 h. UAW Angina pectoris, Haarausfall/Alopezie, Hyperglykämie, Muskelschwäche, Polyneuropathien. Symptomverstärkung bei Epilepsie, M. Parkinson, psychiatrischen Erkrankungen.

☆ Acetylsalicylsäure – ASS (100/300/500 mg Tbl, 0,5 g A. Tbl mit Paracetamol und Coffein): Maximal 6 g/d, Einmaldosis 500–1000 mg.

☆ Diclofenac (50/75/100/150 mg Tbl. 50/100 mg Supp. Emulgel 50/100 g. 50 mg mit 0,2 mg Misoprostol/Prostaglandin E als magensaftresistente Ummantelung. 50 mg A) vor bzw. (mit Misoprostol) nach dem Essen bis 4 x 50 mg/d.

– Gallenkolik: 75 mg i.m. einmalig führt zu anhaltender Beschwerdefreiheit; 4 von 21 Patien-

ten entwickelten eine akute Cholezystitis gegenüber 11 von 32 Patienten im Plazeboarm. Relaxierung der glatten Muskulatur [Akriviadis E: Treatment of biliary colic with diclofenac: a randomized, double-blind, placebo-controlled study. Gastroenterology 113 (1997) 225–31].
El.-HWZ 1–2 h (Misoprostol nach Umwandlung in den Metaboliten Misoprostolsäure 20–30 min).
KI Ulcus duodeni und ventriculi.
UAW Muskelnekrosen. UAW von Misoprostol Blutdruckabnahme (Vasodilatation), Diarrhö, Oberbauchspasmen durch Motilitätssteigerung.
Wirkung: Arylessigsäurederivat. Mittelstark analgetisch, mittelstark antiphlogistisch antiinflammatorisch. Misoprostol: Vasodilatation.

- ☆ Ibuprofen (200/400/800 mg Tbl) 600–1200 mg/d. El.-HWZ 1,8–3,5 h. UAW Pseudotumor cerebri.
- ☆ Indometacin (50 mg Kps/100 mg Supp) 3 x 25–50 mg, maximal 200 mg.
- ☆ Ketoprofen (50/100/200 mg retard Tbl, 100 mg Supp) 50–200, kurzzeitig maximal 300 mg/d. El.-HWZ 1,5–2,5 h.
- ☆ Meloxicam (7,5 mg Tbl) 7,5 (-15) mg/d.
El.-HWZ 20 h. 89 % Bioverfügbarkeit, 99 % Plasmaproteinbindung. Steady state nach 5 Tagen.
KI Asthma, Blutung gastrointestinal, zerebral oder andere Lokalisation. Nasenpolypen. Anamnestisch Auftreten eines angioneurotischen Ödems oder von Urtikaria nach NSAR.
UAW 7,5–15 mg gegenüber Diclofenac, Piroxicam und Naproxen bezüglich schwerer gastrointestinaler unerwünschter Wirkungen (Perforation, Blutung, Ulkus) überlegen. Exanthem, Stomatitis, Ösophagitis, Pruritus, Wirkung: Cyclooxygenase-2-Hemmer: COX-2->COX-1-Hemmer [Frölich C: Selektive Cyclooxygenase – Eine neue Generation von Antirheumatika. DÄB 93/47 (22.11.96) B-2423–41].
- ☆ Naproxen (250/500 mg Tbl/Supp) 500–1250 mg/d in 2–3 Gaben. El.-HWZ 14 h. KI und UAW wie Acetylsalicylsäure.
- ☆ Oxyphenbutazon (100 mg Tbl) nicht auf nüchternen Magen bei akuten Schüben von M. Bechterew, rheumatoider Arthritis – chronischer Polyarthritis, akuter Gichtanfall 4–6 auf 2–4 Tbl. El.-HWZ 48–72 h.
- ☆ Piroxicam (10/20 mg Tbl, 20 mg i.m. A, 20 mg Supp) initial maximal 3 Tage 40, danach 20 mg/d. El.-HWZ 50 h.
- ☆ Proglumetacin (150/300 mg Tbl) 150–0–300 bis 300–0–300 mg. El.-HWZ 6–11 h. KI < 14 Jahre, Epilepsie, M. Parkinson, psychiatrische Erkrankungen. Von den NSAR am besten magenverträglich.
UAW Haarausfall/Alopezie, Hyperglykämie. Muskelschwäche. Parkinsonoid. Polyneuropathie. Psychiatrische Erkrankungen.
- ☆ Rofecoxib (12,5/25 mg Tbl) initial 12,5 auf 25 mg/d. El.-HWZ 17 h. 93 % oral bioverfügbar. 72 % renale Ausscheidung.
UAW 1–10 % Ödem, Bauchschmerzen, Benommenheit, Hypertonie, gastrointestinal Sodbrennen, Oberbauchbeschwerden, Diarrhoe, Dyspepsie, Übelkeit; Kopfschmerzen; Pruritus.
Wirkung: Cyclooxygenase-2-Hemmer.

- ☆ Tenoxicam (20 mg Tbl/Supp) 20 mg auf 10 mg. Akuter Gichtanfall: > 20 (40) mg. El.-HWZ 70–90 h. KI < 18 Jahre, diabetische Nierenfunktionsstörungen. Keine Kombination mit Antikoagulantien, kaliumsparenden Diuretika, Lithium, Phenytoin.
- ☆ Tiaprofensäure (200/300 mg Tbl, 300 mg Supp) 3 x 200 mg/d bis 1000 mg, Kinder bis 12 Jahre 5–10 mg/kg. El.-HWZ 1,4–3 h. UAW Cystitis ungewöhnlich häufig [Br Med J 309 (1994) 552].

1.3 ☆Antidepressiva: Trizyklische (TCA) und tetrazyklische AD: s. Depression. Bei Dauerschmerz.
Wirken durch Stimmungsaufhellung schmerzdistanzierend, aber auch direkt zentral analgetisch. Analgetischer Effekt trizyklischer Antidepressiva auch bei niedrigeren Dosierungen, schnellerer Wirkeintritt als bei Depression [Baron R: Neuropathische Schmerzen. Akt Neurol 24 (1997) 94–102].
- Aber: ☆Amitriptylin ist nicht wirksam gegen akuten Schmerz, Allodynie und Hyperalgesie, hatte allein keinen Effekt und verstärkte nicht die Wirkung von Alfentanil [Eisenach J: Alfentanil, but Not Amitriptyline, Reduces Pain, Hyperalgesia, and Allodynia from Intradermal Injection of Capsaicin in Humans. Anesthesiology 86 (1997) 1279–87].

1.4 Neuralgischer – neuropathischer – und einschießender Schmerz, atypischer Gesichtsschmerz, postzosterische Neuralgie:
- ☆ L-Dopa (125 mg Tbl, s. M. Parkinson) bei postherpetischer Neuralgie. s. diabetische schmerzhafte Polyneuropathie.

Antiepileptika (s. Epilepsie) wie:
- ☆ Carbamazepin (150/200/300/400/600 mg Tbl) mindestens 600–800 mg/d. ☆Phenytoin.
- ☆ Gabapentin (100/300/400 mg Tbl) s. Herpes – postherpetische Neuralgie. s. diabetische schmerzhafte Polyneuropathie.
Zur Schmerzlinderung hohe Dosierung erforderlich. Von 122 Patienten in der Untergruppe mit diabetischer und postherpetischer Neuropathie deutliche Besserung der mittleren Schmerzintensität, keine Besserung in der Untergruppe mit chronischen Rückenschmerzen oder myofaszialen Beschwerden [Rosenberg J: The effect of gabapentin on neuropathic pain. Clin J Pain 13 (1997) 251–55].
- ☆ Lamotrigin (5/25/50/100/200 mg Tbl) trotz 3 Kasuistiken mit a) Phantom- und Stumpfschmerzen, b) postherpetischer Trigeminus-Neuralgie mit Hyperalgesie und c) Sudeck-Dystrophie am Fuß [Harbison J: Lamotrigine for pain with hyperalgesia Irish Med J 90/2 (1997) 56] in einer randomisierten Studie an 100 Patienten mit Dosissteigerung auf bis zu 200 mg ohne Effekt [McCleane G: 200 mg daily of Lamotrigine has no analystic, effect in neuropathic pain: a randomized, double-blind, placebo-controlled trial. Pain 83 (1999) 105–7].
- ☆ Valproinsäure (150/300/500/600 mg Tbl, 300 mg A) nicht mit Acetylsalicylsäure, bei vorausgegangenen Knochenmarkstörungen unter mindestens monatlichen Laborkontrollen (bb, Leberwerte) während der ersten 6 Monate. Ggf. (Spiegelmessung) mit Carnitingabe.

1.5 Andere: ☆Calcitonin (50/100 IE A, 100 IE/ Sprühstoß) bei Knochenmetastasen – Osteolysen etc.

☆ Clonidin (150 µg A): Intrathekale Gabe z.B. bis 150 µg/d.

2. Schwache Opiate – Opioide

☆ Codein – Methylmorphin (30 mg mit 500 mg Paracetamol, mit Diclofenac) 1–3 x 30–50 mg, 50 mg alle 4 h/d, maximal 300 mg/d. El.-HWZ 3 h. KI akuter Asthmaanfall, Ateminsuffizienz (bestehende Dämpfung des Atemzentrums), Langzeiteinnahme bei chronischer Obstipation. UAW Hör- und Sehstörungen, Kopfschmerzen, Obstipation, Übelkeit und Erbrechen. Hochdosiert Atemdepression, Hypotonie. Suchtpotential. Wirkung: Antitussivum. Umstritten ist die Kombination mit Antihistaminika.

☆ Coffein (0,2 g Compretten. Tasse Kaffee 50–150 mg, Tasse Tee 25–50 mg. Tbl mit ASS und Paracetamol) 100–200, maximal 400 mg/ d. Coffein verstärkt den Effekt von Acetylsalicylsäure und Paracetamol um das 1,3- bis 1,7fache. „Der Zusatz von 130 mg Coffein verstärkt die Wirkung von 1000 mg Paracetamol bzw. 500 mg Paracetamol + 500 mg ASS klinisch relevant und statistisch hochsignifikant bei stündlicher Schmerzbeurteilung über 4 Stunden", unabhängig von den Kaffeetrinkgewohnheiten der Patienten, aber unter deutlich vermehrt Magendrücken, Nervosität oder Schwindel als das Paracetamolmonopräparat [Migliardi in Clin Pharmaco Ther 56 (1995) 576–86]. El.-HWZ 5 h. KI Arrhythmien. UAW Kopfschmerzen (auch bei abruptem Absetzen nach längerer Einnahme), Magen-Darm-Beschwerden, Müdigkeit, Muskelschmerzen, Nervosität, Tachykardie, Tremor, innere Unruhe, vegetative Symptome. Intoxikation ab 500 mg mit zusätzlich Fieber und Hypertonie, ab 1 g Delir, zerebrale Krampfanfälle. Letale Dosis bei 10 g per os bzw. 60 mg/kg [Lebensgefährliche Coffeinintoxikation unter Verwendung von Kaffee als Rauschmittel. Wien Klin Wschr 106/11 (1994) 359–61]. Wirkung: Methylxanthin, Analeptikum.

☆ Dextropropoxyphen (150 mg Kps) 2 x 1, maximal 4 Kps/d. El.-HWZ 3–5 h. KI Ateminsuffizienz. UAW Abhängigkeit, Atemdepression, Obstipation, Sedierung.

☆ Nefopam (30 mg Tbl, 20 mg A) 1–3 Tbl oder A/d. Nicht mit hochdosiert Paracetamol. El.-HWZ 4 h. KI Epilepsie, Glaukom, Harnverhalt, akuter Myokardinfarkt. UAW Blutdruck- und Herzfrequenzanstieg, Schweißausbruch, Schwindel, Schläfrigkeit, Übelkeit und Erbrechen, Unruhe, Verwirrtheit.

☆ Pentazocin (56,4 mg Kps, 30 mg A, 65,78 mg Supp) 25–50 mg oral oder rektal, 30 mg i.m. oder i.v. BtM-Verschreibungshöchstmenge 15.000 mg/30 Tage. El.-HWZ bei Leberinsuffizienz auf 7–12 h verlängert. KI zerebrale Krampfanfälle, erhöhter Hirndruck, Schädelhirntrauma, ZNS-Tumor. Cave akuter Myokardinfarkt. UAW Hypertonie, Tachykardie. Dosisabhängig psychomotorische Effekte (Angst, Depression,

Erregungs- und Verwirrtheitszustände) bei bis zu 20 % der Patienten. Zerebrale Krampfanfälle. Wirkung: Partieller Morphinantagonist.

☆ Tilidin (50 mg Tbl, 20 gtt/50 mg, retard 50/100/ 150 mg Tbl mit 4/8/12 mg Naloxon) bis 6 x 50– 100 mg, retard 2 x 300 mg, maximal 600 mg/d. El.-HWZ 3 h (wirksamer Metabolit Nortilidin), Naloxon 1 h, retard Nortilidin und Naloxonmetaboliten 5,5 h. UAW Benommenheit, gastrointestinale Irritationen, Schwindel. Wirkung: Opioidanalgetikum mit Opioidantagonist.

☆ Tramadol (50/100/200 mg retard Kps, 50/100 mg A, 50 mg/20 gtt = 0,5 ml, 100 mg Supp) 4 x 1/2 gtt/kg = mg/kg, maximal 600 mg/d zur kurzzeitigen Anwendung bei akuten Schmerzen. El.-HWZ 6 h. KI erhöhter Hirndruck, akute Intoxikation. UAW mutagenes Potential, Atemdepression, Mundtrockenheit, Schwindel, Schwitzen, Sedierung, Übelkeit. Wenig Atemdepression oder spastische Obstipation. Wirkung: Partieller Morphinantagonist.

3. Starke Opiate – retardierte Opiate – Opioide

☆ Alfentanil ist wirksam gegen akuten Schmerz, Allodynie und Hyperalgesie [Eisenach J: Alfentanil, but Not Amitriptyline, Reduces Pain, Hyperalgesia, and Allodynia from Intradermal Injection of Capsaicin in Humans. Anesthesiology 86 (1997) 1279–87].

☆ Buprenorphin (0,2 mg/0,4 mg forte Tbl, 0,3 mg A) 0,2–0,4 mg sublingual oder 0,15–0,3 mg i.v. alle 6–8 h, max 1,2 mg i.v. oder 1,6 mg subl./d wegen des Ceiling-Effekts. BtM-Verschreibungshöchstmenge/30 Tage 150 mg. El.-HWZ 2–3 h, deutliche Lipophilie. KI Hirndruck. UAW Entzugssymptome erst nach 1–2 Wochen. Bei Atemdepression Doxapram-Gabe. Naloxon ohne Wirkung. Wirkung: Analgetikum mit hoher Rezeptoraffinität. Partieller Morphinantagonist.

☆ Fentanyl (0,157 mg/2 ml A, 0,785 mg/10 ml A, 0,157 mg/2 ml mit Droperidol/DHBP = α-lytisch) je nach Schmerzen 0,05–0,1 mg, bei Beatmeten über Perfusor 0,5 mg in 50 ml NaCl mit 5–15 ml/h, ggf. mit Midazolam. TTS-Fentanyl (10/25/50/75/100 µg/h mit 1/2,5/ 5/7,5/10 mg bzw. 10/20/30/40 cm²) alle 72 h, ggf. früher wechseln (Dosen zwischen 1,6– 4 mg/d). Initial 0,6 mg/d. Ggf. abdecken zur besseren Haftung. Umstellung von oralem Morphin auf i.v.-Fentanyl auf TTS-Fentanyl im Verhältnis 100 : 1 : 1. BtM-Verschreibungshöchstmenge/30 Tage 120 mg. El.-HWZ 2–4 h, Wirkdauer i.v. 30–60 min. Niedriges Molekulargewicht, hoch lipidlöslich. Minimal wirksame Dosiskonzentration um 0,6 ng/ml. TTS-Anschlagzeit bei Aufbringen an intakter Haut von Brust, Abdomen oder Oberschenkel (Haut nicht rasieren) 12 h (1–31 h, kürzer bei Fieber oder ungewohnter körperlicher Aktivität), stabile Blutspiegel 24.–72. Stunde, Abklingzeit 16 h (2–22 h, langsames Auswaschen aus kutanen Depots). KI Vormedikation mit atemdepressorisch wirksamen Pharmaka. Cave Hirndruck, pulmonale Erkrankungen.

UAW Atemdepression. Bradykardie (cave Hinterwandinfarkt). Hypotonie. Harnverhalt. Obstipation ggf. geringer als unter anderen Opioiden. Miosis. Übelkeit und Erbrechen. Rebound-Effekt nach Stunden.

UAW können noch nach Entfernen des Pflasters wegen der langen Abklingzeit auftreten, so dass die einmalige Antagonisierung mit Naloxon nicht ausreicht und ggf. 24 Stunden Intensivüberwachung erforderlich ist.

Wirkung: Morphinderivat, μ-Rezeptoragonist, 100–200mal wirksamer als Morphin mit geringerer hypnotischer Wirkung und geringerer Histaminfreisetzung. Wirkung besonders auf die polysynaptischen Reflexe, z.B. bei epiduraler Gabe von 0,1 mg innerhalb einer Stunde, da fettlöslich mit Diffusion nach intrathekal [Grond S: Transdermales Fentanyl zur Behandlung von Tumorschmerzen. DÄB 92/39 (29.9.95) B-1885–91]. NMDA-Antagonist.

☆ Hydrocodon (5/10 mg Tbl, 15 mg A) 2–3 x 5 mg. BtM-Verschreibungshöchstmenge/30 Tage 1.200 mg.
El.-HWZ 3,8 h. UAW Dämpfung des Atemzentrums, Obstipation. Wirkung: Antitussivum.

☆ Hydromorphon (4/8/16/24 mg Retardkps, 2 mg/ml A) 4 mg alle 12 h oral mit Steigerung in 4 mg-Schritten, ggf. initial mit 3 x 25–50 gtt Metoclopramid; i.m. oder s.c. 1–2 mg, i.v. nur bei nicht möglicher anderer Applikation, Kinder 0,015 mg/kg. Kein Ceiling-Effekt. BtM-Verschreibungshöchstmenge/30 Tage Retardkps 5.000 mg, A 600 mg. El.-HWZ 1,9–2,5 h, im Gegensatz zu Morphin keine aktiven Metaboliten. 36 % bioverfügbar. 8 % Plasmaeiweißbindung. Hydromorphon : Morphin = 1 : 6–7. KI/UAW s. Morphium.

☆ L-Methadon – Levomethadon (50 mg) 7,5 mg individuell abhängig mehrfach/d. BtM-Verschreibungshöchstmenge 1.500 mg/30 Tage. El.-HWZ 15–60 h. UAW: Weniger atemdepressiv als Morphin.

☆ Morphium – Morphin-sulfat – Opiate (10/30/60/100/200 mg Tbl/Retardkapseln. 10/20/100/200 mg A. 20/30/60/100/200 mg Retard-Granulat. 10/20/30 mg Supp. 10/20/100/200 mg A) BtM-Verschreibungshöchstmenge 20.000 mg/30 Tage.

− Analgesie bei therapieresistenten Schmerzen: Initial 10–30 mg oral/s.c. ggf. alle 4–6 h, Retardkapseln alle 12 h. I.v. verdünnt langsam 5–10 mg alle 4–6 h. Perfusor (chronischer Schmerz): 100 mg auf 50 ml NaCl (2 mg/ml) 1–4 ml/h bzw. 0,02–0,05 mg/kg/h.

− Analgesie peridural 1–4 mg in 10–15 ml NaCl 0,9 % gelöst 2 x täglich, chronischer Schmerz 0,004–0,01 mg/kg/h.

− Analgesie intrathekal: 0,5–1 mg/12–24 h in 1–4 ml NaCl 0,9 % gelöst, Kinder 0,2–0,4 μg/kg 1–2 x täglich. Über Morphin-Pumpe initial (abhängig von oraler Vormedikation) 1–2 langsam auf maximal 20–24 mg/d.
313 Patienten mit Port-A-Cath, Pharmacia (284mal epidural bei -Karzinom, 17mal unbeabsichtigt intrathekal) über 1–1215 Tage (Median 96 Tage) mit 0,5–200 (Median 22 mg/dl) in 2–12 Dosen. Die Dosissteigerung korrelierte nur schwach mit der Dauer der Behandlung. Bei 1 Patienten innerhalb 70 Tagen 600fache

Dosiserhöhung, bei 62 % Dosiserhöhung um weniger als das 5fache.

UAW Schmerzen während der Injektion bei 34 Patienten (12 %). 10,9 % Kathetersystemverschluss, 8,1 % Infektionen (9,9 % erforderliche Explantation), 2,1 % Lecks [Plummer J: Long-term spinal administration of morphine in cancer and non-cancer pain: a retrospective study. Pain 44/3 (1991) 215–20].

UAW bei intrathekaler Gabe von 0,1 mg: Temporärer Harnverhalt (mehrfache eigene Beobachtungen). Myospasmen.

UAW Querschnittmyelopathie: Kasuistik einer 67-jährigen Patientin mit einer bei Z.n. Spondylodese L1–5 implantierten, über 13 Monate mit gutem Erfolg funktionierenden Pumpe. 2 Monate nach der zweiten Pumpenimplantation Ausbildung einer sensomotorischen Querschnittlähmung unter Th5 (Höhe der Katheterspitze) über 3 Wochen mit fleckiger hyperintenser Läsion im MRT in dieser Höhe. Nach Katheterexplantation Rückbildung der neurologischen Symptomatik und der Läsion im MRT bei Kontrolle nach 3 Monaten. Z.B. toxische Genese oder auch unspezifische mechanische Irritation unter vaskulärer Beteiligung [Krakow K/Mannheim: Iatrogene Querschnittsmyelopathie als Komplikation einer intrathekalen Morphinpumpe – eine neuroradiologische und neurophysiologische Fallstudie. (9/96) Göttingen].

El.-HWZ 2,5 h, aktiver Met. Morphin-6-Glukuronid doppelt wirksam (cave Niereninsuffizienz). Rasche Resorption enteral und im Unterhautfettgewebe. 80–90 % renale Ausscheidung.

KI < 12 Jahre, Alkoholabhängigkeit, eingeschränkte Atemfunktion (Asthma bronchiale, Lungenemphysem, -ödem), Bewusstseinsstörung, Epilepsie, Hirndruck, Hypotension bei Hypovolämie, Hypothyreose, Ileus (obstruktive und entzündliche Darmerkrankungen), Gallenwegserkrankungen, Phäochromozytom, akute hepatische Porphyrie, Prostatahypertrophie mit Restharnbildung. Relative KI Gallenkolik, Ureterkolik, Pankreatitis.

UAW initial Übelkeit, dosisabhängig Atemdepression – bei epiduraler und intrathekaler Gabe auch bis zu 24 Std. verspätet – (Lorfan 1 mg A, 5 A i.v. alle 15 min bis maximal 40 mg). Hochdosiert zerebrale Krampfanfälle, Miosis, Obstipation, Sedierung bis zur Somnolenz. Kein Ceiling-Effekt (dosisabhängige Wirkungen und UAW).

Suchtpotenz (!): 10–20 mg setzen Schmerzempfindung, Unlustgefühl, Hunger und Müdigkeit herab und lassen Erregungs-, Furcht- und Angstzustände verschwinden. Die Wahrnehmungsschwelle für andere Reize sowie die geistige und körperliche Leistungsfähigkeit werden durch diese Mengen nicht herabgesetzt. Bei dauerndem Gebrauch hoher Dosen Zerfall der Persönlichkeit, Intelligenz- und Charakterdefekte, körperliche Schäden vor allem im Magen-Darm-Trakt. Entzugserscheinungen können, besonders wenn es kein „reiner" Opiatentzug ist, lebensgefährlich sein. Nach Entziehung häufige Rückfälle.

Wirkung: Zentrales Analgetikum. Histaminfreigabe mit Vasodilatation und „venösem pooling". Eingetrockneter Milchsaft (Inhaltsstoff) des Schlafmohns (Papaver somniferum), neben einer Reihe von Begleitalkaloiden wie Narcotin, Codein oder Thebain als Hauptalkaloid mit einem Gehalt von 1,68–26 % für die pharmakologische Wirkung des Opiums verantwortlich, das aus der unreifen Fruchtkapsel der Mohnpflanze gewonnen wird.

☆ Oxycodon (10/20/40 mg Retardtbl) Erwachsene 2 x 10–40 mg oral, bei Leber- oder Niereninsuffizienz halbe Dosis. Kein Ceiling-Effekt. BtM-Verschreibungshöchstmenge 15.000 mg/30 Tage.
El.-HWZ 2–5 h (1. Phase 0,6, 2. Phase 6,9 h). Wird oral gut resorbiert, 66 % bioverfügbar. First-pass-Metabolismus geringer als bei Morphin. Wirkeintritt binnen 1 h, Wirkdauer 4–6 h. Ausscheidung im Urin.
KI s. Morphin. UAW > 10 % Juckreiz, Kopfschmerzen, Obstipation z.T. bis zum Ileus, Sedierung, Übelkeit und Erbrechen (weniger als Morphin). Wirkung: Stark wirksames Opioid, geringfügig schwächer als Morphin (Faktor 1,5).

☆ Pethidin (50/100 mg A) 25–150 mg alle 3–4 h/d oral oder i.m., 25–100 mg langsam i.v. Während der Schwangerschaft und Stillzeit das am besten geeignete Opoid. BtM-Verschreibungshöchstmenge 10.000 mg/30 Tage.
El.-HWZ 3,5–4 h. UAW Euphorie, Hypotonie, Sedierung. Wirkung: Geringer spasmogen als Morphin. Vasodilatation.

☆ Piritramid (22 mg/2 ml A). 7,5–22 mg i.v. oder 15–30 mg i.m., zweifache Höchstmenge 400 mg. BtM-Verschreibungshöchstmenge 6.000 mg/30 Tage. El.-HWZ 4–10 h. KI akute hepatische Porphyrie.
UAW: Weniger Übelkeit und Erbrechen als Morphin. Wirkung: Opioid-Analgetikum.

4. **Parenterale Applikation** als kontinuierliche und/oder Bolusgabe über externe Schmerzpumpe oder interne mechanische oder elektronische Pumpe von Opioiden oder (bei Querschnittlähmung oder Spastik) Baclofen.

Phantomschmerzen (s. Therapie operativ, 2.): Bei 2 Patienten mit schwerer traumatischer Armplexusläsion erfolgte repetitive transkranielle magnetische Stimulation (rTMS) über ipsi- und kontralateralen frontalen, temporalen, parietalen und okzipitalen Arealen mit 30–110 % der motorischen Schwelle des nichtbetroffenen M. interosseus dorsalis, einer Frequenz von 1–15 Hz und einer Dauer der Reizserien von 0,5–10 s.
Überschwellige Reizung des kontralateralen parietalen Kortex mit einer Frequenz von 10–15 Hz bewirkte eine Schmerzlinderung um bis zu 75 %, die die Stimulation bis zu 10 min überdauerte [Boroojerdi B, Aachen: Repetitive transkranielle magnetische Stimulation des parietalen Kortex lindert den Phantomschmerz. DGN (9/98) München].

Therapie operativ: Nicht geeignet sind Patienten mit Alkohol- oder Drogenabhängigkeit, Immunschwäche, Koagulopathien, schweren psychiatrischen Erkrankungen, sekundärem Krankheitsgewinn wie laufenden Rentenverfahren oder Versicherungsansprüchen;
bei Herzschrittmacher oder implantiertem Kardiodefibrillator keine SCS.

Indikation gegeben bei Diagnose somatisch begründeter chronischer Schmerzen, wenn konservative Maßnahmen nicht ausreichen oder mit intolerablen Nebenwirkungen verbunden sind.

1. Pumpenimplantation zur intrathekalen kontinuierlichen Opioid-Applikation – rückenmarksnahe Opioid-Applikation bei positiver Antwort auf eine intrathekale Testinfusion: Indikation bei Karzinomschmerzen, Z.n. Bandscheiben- bzw. Wirbelsäulen-Operationen, Deafferentierungsschmerz bei spinalem Wurzelausriss, (in)kompletter sensomotorischer Querschnittlähmung (s. Querschnittlähmung – Baclofen intrathekal). Eine Vorhersage, welche Schmerzkrankheit anspricht, gibt es nicht.
Der Katheter wird in Lokalanästhesie unter Bildwandlerkontrolle intrathekal bis an das proximale Schmerzniveau vorgeschoben; bei Schmerzursache proximal der Höhe C7 direkte intraventrikuläre Applikation über einen Ventrikelkatheter [Winkelmüller W: Neuromodulationstechniken in der Behandlung chronischer Schmerzkrankheiten. Nervenheilkunde 18 (1999) 250–6].
Gabe von Morphin oder von Buprenorphin, das wegen seiner Lipophilie für segmentale Schmerzen gut geeignet ist.

2. Epidurale Rückenmarkstimulation des Hinterstrangs – Spinal cord stimulation – SCS bei positivem Ergebnis einer epiduralen Teststimulation (mit perkutaner Ausleitung): Die Wirkung ist an die Intaktheit der Rückenmark-Hinterstränge gebunden – „Gate controll theory": Elektrische Aktivierung dickmyelinisierter Nervenfasern, die nichtschmerzhafte sensorische Reize weiterleiten, hemmen die nozizeptive Aktivität dünn- und nichtmyelinisierter Fasern im Rückenmark-Hinterhorn [Melzack R: Pain mechanisms: A new theory. Science 150 (1965) 971–9]. [Shealy C: Electrical inhibition of pain by stimulation of the dorsal columns: preliminary clinical report. Anesth Analg 46 (1967) 489–91].
1. SCS hemmt direkt die nozizeptive Transmission im Tractus spinothalamicus sowie segmental im Hinterhorn und polysynaptische Verschaltungen zum Hirnstamm. 2. SCS setzt z.B. GABA, Serotonin, Substanz P, Adrenalin und Glycin frei.
3. Hemmung des Sympathikotonus: Gute Wirkung bei ischämisch bedingten Schmerzen (Ruheschmerz bei peripherer arterieller Verschlusskrankheit) und der sympathischen Reflexdystrophie – CRPS I und II.
Erste Wahl bei neuropathischen Schmerzen, z.B. bei inkompletten Läsionen peripherer Nerven (Stumpfschmerzen sprechen besser an als Phantomschmerzen), des Plexus und der Nervenwurzeln (nicht bei spinalem Wurzelausriss), traumatischen Nervenläsionen, Polyneuropathien, Kausalgien, postherpetischer (Postzoster-) Neuralgie, beim sog. Postdiskektomiesyndrom (epidurale Arachnopathie, Rhizopathie), chronischen zervikalen und lumbosakralen radikulären Schmerzen.
Keine Indikation bei Karzinomschmerzen, Deafferentierungsschmerz bei spinalem Wurzelausriss oder kompletter sensomotorischer Querschnittlähmung (s. 1.). 40 % der 25 Pa-

tienten mit therapieresistenten Schmerzen nach chronischen Rückenmarkläsionen von C_6-Th_{12} erreichten bei Elektrodenplatzierung oberhalb (17) bzw. unterhalb (8) der Läsion von Tag 7–21 eine Schmerzreduktion über 50 % und erhielten eine Langzeit-Stimulation. Über eine mittlere Nachbeobachtungszeit von 37 Monaten sank die 50 %ige Schmerzreduktion auf 18 %. Am meisten profitierten die Patienten mit schmerzhafter Spastik oder mit zusammenschnürendem Schmerz bei inkompletter thorakaler Läsion. Bis auf eine aseptische Meningitis keine Komplikationen [Cioni B: Spinal cord stimulation in the treatment of paraplegic pain. J Neurosurg 82 (1995) 35–9].

3. Perkutane zervikale Chordotomie: Unter Lokalanästhesie (Intubationsnarkose nicht erforderlich, auch bei schlechtem Allgemeinzustand möglich) unter Bildwandlerkontrolle Einführen einer Elektrode zwischen Atlas und Axis zur Elektrokoagulation des Tractus spinothalamicus. In 90 % Erreichen einer kontralateralen Anästhesie, aber 30 % Rezidive (Eingriff wiederholbar).

4. Thermokoagulation der Substantia gelatinosa Rolandi im Bereich der Hinterwurzeleintrittszone (Dorsal root entry zone – DREZ-Thermokoagulation) – Nashold-Operation: 54 % der 39 Patienten (überwiegend unter 40 Jahren) mit therapieresistenten Schmerzen nach Conus- und Cauda-Läsionen erreichten bei Nachbeobachtung über 3 Jahre Schmerzfreiheit, weitere 20 % benötigten nur nichtnarkotische Analgetika. Bei 31 Patienten keine Komplikationen, sonst Muskelschwäche, Blasenstörung, sexuelle Dysfunktion, Liquorleck [Sampson J: Dorsal root entry zone lesions for intractable pain after trauma to the conus medullaris and cauda equina. J Neurosurg 82 (1995) 28–34].

Schock: Septischer Schock s. Sepsis.

Schreibkrampf – Writer's cramp   G24.8

syn. Graphospasmus. s. Dystonien.

Anatomie/Histologie: Verteilung der bevorzugt betroffenen Muskeln:
- 67 % Finger-Flexoren, 12,5 % Finger-Extensoren, 12,5 % Handgelenks-Extensoren, 5 % Handgelenks-Flexoren, 3 % kleine Handmuskeln [Cole, bei 11 von 51 Patienten ohne erkennbare Dominanz].

Diagnostik: s. Röntgen. Schreibprobe von zusammenhängenden kleinen l's, Spiralen etc.
- EMG-Ableitungen aus Hand- und Fingerstreckern und -beugern, Biceps und Triceps brachii („overflow-activity" bzw. „overflow"-Phänomen) [Wissel J, Innsbruck (26.1.96)].

Differentialdiagnose: Karpaltunnel-Syndrom.
L-Dopa-sensitive Dystonie.
M. Parkinson: Besonders Young-onset Parkinson's disease mit Manifestation vor dem 40. Lebensjahr.
Tenosynovitis besonders schmerzhaft nach Überbelastung (Repetitive Strain Injury – RSI).
Tremor-assoziierte Erkrankungen (zerebellär).
Andere „over-use"-Dystonien wie Schreibmaschinendystonie oder Beugedystonie 1. und 2. Strahl beim Klavierspielen.
Funktioneller Schreibkrampf   F48.8

Einteilung nach Sheehy: Einfach („simple") oder dyston („dystonic writer's cramp") mit Behinderung auch bei anderen Tätigkeiten wie Brotschneiden, Kartoffelschälen, Zeichnen, Essen mit Löffel/Gabel/Messer, Nähen, Rasieren. Lokalisiert ≤3 Finger. Nicht lokalisiert ≥3 Finger bzw. Unterarmmuskeln [Cohen (1989)].

Epidemiologie: m < w. Sporadisch. Familie mit erblichem Schreibkrampf, Erkrankungsbeginn mit durchschnittlich 15,3 Jahren, mit DYT1-Mutation [Ceballos-Baumann A (2.10.97) in Dresden]. Prävalenz 7/100.000.

Klinik: Anamnese s. Einteilung. Ausbreitung auf andere Muskeln? Tonuserhöhung am Unterarm? Schmerzhaft?
„Tricks" wie festes Ergreifen oder auch nur Berühren der befallenen Hand mit der gesunden Hand?
Führen der Schreibhand mit der gesunden Hand? Schreiben im Stehen? Stifthaltung zwischen dem Zeige- und Mittelfinger? Nachlassende Wirkung der Tricks?
Befund: s. Anatomie. Klonische oder tonische aktionsinduzierte -oft ist ein provozierender Faktor bekannt- Muskelverkrampfung an einzelnen Fingern oder auch dem gesamten Unterarm mit Tendenz zur Ausbreitung, < 40 % von Tremor begleitet. 43 % Haltetremor [Ludolph A: Klinische Untersuchungen zum Schreibkrampf bei 30 Patienten. Nervenarzt 63 (1992) 462–6].
Schreibgeschwindigkeit bei 100 % und Schreibqualität reduziert, Schreibhaltung in 45/47 gestört, sekundäre Schmerzen in 50 % (22/47), Tremor (17/47), „Schreibblockade" bei 3 von 47 Patienten [Wissel J, Innsbruck (26.1.96)].
Besonderes: Auftreten bei Dystonie-Myoklonus-Syndrom – myoklonischer Dystonie (*syn.* myoclonic dystonia with lightning jerks, responsive to alcohol) mit bilateral asymmetrischen, proximal betonten, aktionsverstärkten Myoklonien, die sich auf Alkohol ausgeprägt bessern.
- Schreibkrampf in Kombination mit Schreibtremor.
- Schreibkrampf mit Schreibtorticollis.

Prognose: s. Botulinum-Toxin. Progressiver Verlauf mit Tendenz zur Ausbreitung.

Röntgen: CCT oder MRT.
- PET: Bei regionaler Blutflussmessung mit $H_2{}^{15}O_2$ fand sich bei 6 Patienten eine abnorme Aktivierung bilateral des Zerebellums gegenüber einseitiger Aktivierung bei einseitiger Handgelenkbewegung [Wills A: A positron emission tomography study of cerebral activation associated with essential and writing tremor. Arch Neurol 52 (1995) 299–305].

Selbsthilfegruppe: s. Dystonie.

Therapie: s. Klinik – Anamnese. Veränderung der Haltung, Wechsel des Schreibgerätes: Möglichst dicke Stifte; Filzstift oder Füller statt Kugelschreiber.
- Kontralaterales (linkshändiges) Schreiben, wie früher empfohlen, ist nur temporär hilfreich, mindestens demaskiert (induziert?) es früher die kontralaterale Störung.
- Repetitive transkranielle Magnetstimulation (rTMS).
- Ergotherapie (ET): Von 15 Patienten gaben auf ET und Hilfsmittel 33 % eine deutliche oder mäßige Besserung an, in Einzelfällen besser als auf Botulinum-Toxin, 47 % eine nur geringe Besserung von 10–30 %, 20 % keine Besserung [Berg D, Würzburg: Botulinumtoxin und Ergotherapie bei Schreibkrämpfen. (10/97) Dresden].
☆ Trihexyphenidyl (2/5 mg Tbl) s. M. Parkinson initial 1 mg, pro Woche um 1–3 mg steigern auf 6–10, Retard 10–20 mg/d. El.-HWZ 13 h. KI/UAW/Wirkung s. Anticholinergika.
☆ Budipin (10/20/30 mg Tbl, bei Schreibkrampf nicht zugelassen) besonders bei Tremorkomponente. s. M. Parkinson.
☆ Botulinum-Toxin Typ A: Injektion unter simultaner EMG-Kontrolle von sehr kleinen Dosen. Exakte Titrierung bei schrittweiser Infiltration der überaktiven Muskeln in aufsteigender Dosis alle zwei Wochen. Je weniger tätigkeitsbezogen die Dystonie ist, umso besser ist der Botulinum-Therapieerfolg. Aus diesem Grund

dürften Musikerkrämpfe selten eine Indikation zur Botulinum-Gabe darstellen, sofern sie nicht ausgesprochen lokalisiert sind.
- Dysport (500 E/Amp), in 2,5 ml gelöst, 700 E in die Mm. extensor pollicis longus, extensor digitorum communis, flexores superficialis und profundus [Vogt T: Botulinum Toxin Typ A in der Behandlung des Schreibkrampfes. Erfahrung an zwei Patienten. Akt Neurol 19 (1992) 16–19].
- Bei 31 Patienten 4 x jährliche Injektionen von durchschnittlich 133 E Dysport -Handgelenkmuskeln 60 (–100) und Fingermuskulatur 40 (–60) E Dysport- in 1–4 bzw. im Durchschnitt 1,95 Muskeln nach EMG-Ableitungen aus Hand- und Fingerstreckern und -beugern, Biceps und Triceps brachii ("overflow-activity"). Bei allen Patienten Besserung jeweils um einen gewissen Grad [Wissel J, Innsbruck: Botulinum toxin in writer's cramp: objective response evaluation in 31 patients. J Neurol Neurosurg Psychiatry 61 (1996) 172–5].
- Von 26 Patienten in 23 % deutliche, 35 % mäßige und 42 % minimale oder keine Besserung auf Botulinum-Toxin; am deutlichsten profitierten die Patienten mit dominanter Beteiligung von Finger- oder Handgelenksbeugern bzw. -streckern [Berg D, Würzburg: Botulinumtoxin und Ergotherapie bei Schreibkrämpfen. (10/ 97) Dresden].
UAW transitorische Parese: Bei teilweiser Besserung des Schreibkrampfes können Kraftausübungen wie Arbeiten mit Hammer oder Schraubenzieher, Alltagstätigkeiten wie Flaschenöffnen etc. bereits deutlich behindert sein.

Therapie experimentell: Versuchsreihe bei 11 Patienten mit niedrigfrequenter repetitiver Magnetstimulation mit 1 Hz über 30 min und Stimulationsintensität 90 % der motorischen Schwelle [Siebner H, München: Eine niedrigfrequente repetitive transkranielle Magnetstimulation des motorischen Kortex reduziert den Schreibdruck bei Patienten mit Schreibkrampf. (10/97) Dresden].

Neuralgische Schulteramyotrophie s. Polyneuropathie.

Schulter-Arm-Syndrom: Diffuses Zervikobrachialsyndrom. s. Zervikobrachialgie. M54.1

Therapie: s. Schmerz. Krankengymnastik. Lokale Therapie.

Schwangerschaft – Komplikationen der Schwangerschaft, bei Entbindungen und im Wochenbett

♣ *Ernas Wunsch-Rezept*
Teenager Erna will partout vom Arzt die Pille.
Der staunt: „Du…?
Bist doch erst fünfzehn, wie ich weiß!"
Hierauf erwidert Erna leis:

„Zwei Jahre hatte ich schon Glück,
Herr Doktor, denke ich zurück!
Weiß man jedoch, ob das so bleibt,
wenn mir kein Doktor was verschreibt…?"
[Lutz Dönges alias Hieronymus Caesar]

Neurologische Erkrankungen in der Schwangerschaft [nach Haas J (26.9.96) in Göttingen]: Weniger Immunerkrankungen (Chronische inflammatorische demyelinisierende Polyneuropathie, Immunvaskulitiden), eine Schwangerschaft wirkt immunsuppressiv.

1. Eklampsie: Zerebrale Krampfanfälle während Schwangerschaft / Geburt / im Wochenbett
   O15.0 / O15.1 / O15.2
2. Sinusvenenthrombose: Hirnvenenthrombosen mit Prävalenz 5/10.000. Meist unmittelbar vor oder nach der Geburt.
3. Zerebrale Ischämien: Häufiger, durch Embolien: Kardiale, Amnionflüssigkeit-, Fett-, Luft-Embolien.
4. Intrazerebrale Blutungen: Dritthäufigste Todesursache durch nicht geburtsbedingte Blutungen.
5. Extrapyramidal-motorische Störungen: s. Chorea gravidarum. s. Restless legs.
6. Migräne besonders im ersten Trimenon, klingt nach der Geburt wieder ab.
7. Lumbago: Diskusprolaps. Lockerung der Iliosakralfugen in späten Stadien der Schwangerschaft besonders mit nächtlichen Schmerzen.
8. Meralgia paraesthetica.
9. Karpaltunnel-Syndrom.
10. Peri-/Postpartal: Verschlechterung einer Myasthenia gravis.
    Lumbosakraler Plexusschaden des N. femoralis bei Steinschnittlage und N. peroneus jeweils mit guter Regeneration.
    Läsion der Nervi pudendi durch Episiotomie.
    Kasuistik einer Armplexusläsion durch Milchstau (oder Kindlagerung auf dem Arm?!).
    Z.B. Chorion-Karzinom (Choriongonadotropin in Serum und Liquor) ggf. mit onkotischen Aneurysmen intrazerebraler Arterien und rezidivierenden intrazerebralen Blutungen.

Psychische oder Verhaltensstörungen, andernorts nicht klassifiziert:
Leicht (Depression)	F53.0
Schwer (Puerperalpsychose)	F53.1
Sonstige / n. n. bez. psychische oder Verhaltensstörung im Wochenbett	F53.8 / F53.9
Depression in der Schwangerschaft	O99.3

Schwartz-Barter-Syndrom – Syndrom der inadäquaten ADH-Sekretion – SIADH s. Bartter-Syndrom, zentrale pontine Myelinolyse.

Schwindel   H81–H82

Schwindel und Taumel   R42

s. neurologischer Befund, Nystagmus.

♣ *Zur Ohnmacht kann der Schwindel führen,*
bis das Bewusstsein wir verlieren.
Das Selbstbewusstsein, wie bekannt,
hält auch dem ärgsten Schwindel stand.
Im Übrigen nehmt euch in Acht:
Oft führt der Schwindel auch zur Macht!
[Eugen Roth]

Ätiologie: s. Differentialdiagnose, s. Einteilung I. peripher-vestibuläre und II. zentral-vestibuläre und III. nicht-vestibuläre Ursachen.
– Gestörte Interaktion (mismatch) zwischen dem visuellen, vestibulären und propriozeptiven (somatosensorischen) System.
– Vestibuläre Area im parieto-insulären und -retroinsulären Kortex (PIVC).

Anatomie s. Einteilung. Das Labyrinth wird aus der A. vertebralis von der A. labyrinthi, der A. circularis posterior inferior, versorgt; die A. Labyrinthi teilt sich auf in A. cochlearis und A. vestibularis.

Definition: Schwindel (s. Ätiologie) stellt keine Krankheitseinheit dar. Physiologischer Reizschwindel und pathologischer Läsionsschwindel (Labyrinth- oder Vestibulariskernläsion) äußern sich durch den gleichen Symptomen-

komplex Schwindel (Wahrnehmungsstörung s. Ätiologie) mit Übelkeit (Vegetativum), Nystagmus (Störung der Blickstabilisation) und Ataxie mit Fallneigung (Störung der Haltungsregulation), entsprechend den Hauptfunktionen des vestibulären Systems.

Diagnostik: s. Labor, s. Röntgen. RR-Messung beidseits (!), Schellongtest. EKG mit Rhythmusstreifen, Langzeit-EKG.
Dopplersonographie. Echokardiographie. HNO-Konsil.

Elektronystagmographie: Mitarbeit (Aufmerksamkeit und Konzentration) und guter Visus (Brille tragen) sind erforderlich.
1. Prüfung der Blickfolge eines sinus- oder dreieckförmig pendelnden Lichtpunktes mit einer Frequenz zwischen 0,2 und 0,6 Hz und Auslenkung von der Bildmitte zwischen 15–20°, von neurologisch-okulomotorisch Gesunden mit einer gleichmäßigen Bewegung zu verfolgen. Blickfolgesakkadierung meist mit okulomotorischen Störungen wie Blickrichtungsnystagmus, blickparetischer Nystagmus, Störung des optokinetischen Nystagmus.
– Blickfolge mit Sakkadierung einseitig, zur Läsionsseite gerichtet bei einseitigen zerebellären Läsionen (Flocculus), ggf. bei einseitigen Großhirnläsionen.

- Blickfolge mit Sakkadierung beidseitig bei zerebellären Systemerkrankungen, Intoxikationen, diffusen Hirnstammprozessen.
- Blickfolge immer gestört (mit Sakkadierung beidseitig) bei kongenitalen Fixationsnystagmus.
- Blickfolge mit isolierter symmetrischer Sakkadierung meist bei pharmakologischen Einflüsse (Sedativa wie Benzodiazepine, Nikotin), gehäuft bei gesunden Verwandten von Schizophrenen.
2. Sakkaden sind rasche, vorprogrammierte konjugierte Suchbewegungen der Augen zum Einstellen peripher auftauchender Objekte auf die Fovea, koordiniert mit gleichgerichteten Kopfbewegungen. Während der Sakkade ist die visuelle Wahnehmung unterdrückt. Die Sakkadengeschwindigkeit steigt mit zunehmender Blickwinkelamplitude auf bis zu 800°/s.
Die Amplitude der Sakkadensprünge soll zwischen 5–40° liegen.
- Dysmetrien (Hypermetrie und Hypometrie) als Zeichen zerebellärer Störungen:
- Kleinhirnbrückenwinkeltumoren: Hypermetrie nach ipsilateral zur gesunden Seite und Hypometrie nach kontralateral.
- Hirnstamm-Insult: Z.B. verlangsamte Sakkaden.
- Binokuläre Verlangsamung: Pharmakologische Ursache (Sedativa, Antikonvulsiva etc.). Spinozerebelläre Degenerationen.
- Monokuläre Verlangsamung: Peripher-okulomotorische Störung oder Schädigung des medialen Längsbandes.
Läsionen von Pons und Medulla.
3. Optokinetischer Nystagmus (OKN) ist ein aufgrund großflächiger bewegter Objekte durch retinale Bildwanderung ausgelöster Nystagmus mit einer Geschwindigkeit der langsamen Phase bis 50°/s linear, nicht-linear bis maximal 100°/s.
Reizung mit Streifenmustern oder auch z.B. Sternenhimmel mit mehreren Geschwindigkeiten in alle Richtungen.
Ableitung für den horizontalen OKN für beide Augen getrennt, für den vertikalen OKN reicht eine monokuläre Ableitung. Normal ist eine Abweichung ≤ 10 % bis zu einer Reizmustergeschwindigkeit der langsamen Phase von 50°/s.
- OKN-Asymmetrie z.B. durch vestibulären und peripher-vestibulären Spontannystagmus: Bahnung des OKN in die Richtung des Spontannystagmus (SPN). Ggf. auch Hemmung des OKN in Gegenrichtung des SPN.
- OKN-Asymmetrie bei Großhirnläsion: Ggf. Hemmung des OKN zur Herdseite.
- OKN-Asymmetrie in Verbindung mit Blickrichtungsnystagmus (BRN) bei Hirnstamm- oder Kleinhirnläsion:
Flokkulusschädigung mit Hemmung des OKN zur Gegenseite.
- Isolierte Asymmetrie des vertikalen OKN bei bilateraler oder mittelliniennaher Läsion der oberen Brücke.
- Symmetrische OKN-Minderung bei symmetrischen Kleinhirnerkrankungen, hohen Hirnstammläsionen mittelliniennah oder bilateral – oder besonders bei kleinflächigen Reizen auch durch mangelnde Konzentration!

- Nystagmuszerfall (Störung der langsamen Blickfolgebewegungen durch Sakkaden) bei Hirnstammläsion zur Herdseite, bei Kleinhirnläsion zur Gegenseite, läsionsabhängig auch in beiden Richtungen [Schmidt, Tönnies (11/96) 3–5].

Differentialdiagnose: s. Ätiologie, s. Einteilung.
- Funktioneller Schwindel (s. psychosomatisch bedingt) = situationsabhängig, demonstrativ, häufig bizarr mit dem körperlichen Ausdruck unverarbeiteter Konflikte im privaten oder beruflichen Bereich oder auch bei auffälliger Persönlichkeitsstruktur. Psychotherapie.
- Höhenschwindel = während der Exposition in der Höhe das Angstgefühl abzustürzen (physiologischer Reizschwindel).
Therapie Desensibilisierung (Goethe bestieg 1770 mehrfach allein den höchsten Kirchturm der Welt, das Straßburger Münster).
- Okulär (optisch und visuell) bedingter Schwindel: Über Stunden bei Ermüdung auftretende unangenehme Augen- und Kopfschmerzen mit Unsicherheit, als Schwindel bezeichnet, mit verzerrten, inkongruenten Netzhautbildern bei Schielen/Heterophorie (Doppelbilder) oder bei falscher Brillenanpassung. Therapie ist eine Brillenkorrektur. Fehlende Fusion auch nach Alkoholgenuss, Schädel-Hirn-Trauma.
- Augenmuskelstörungen Nn. III, IV, VI bei Durchblutungsstörungen.
- Glaukomanfall mit Kopfschmerzen.
- Optokinetisch bedingt (s. okulär bedingt) = für die Dauer des Reizes ähnlich den Kinetosen (s. I.) Eigendrehempfindung selbst bei Ruhe, auch mit vegetativen Erscheinungen, durch widersprüchliche Meldungen optischer und visueller Afferenzen.
- Polyneuropathie: Langdauernde eher Gleichgewichtsstörung durch Störung der somatosensiblen Afferenz.
- Psychisch bedingt (psychogener Schwindel) s. funktionell, s. Höhenschwindel, psychosomatisch bedingt, Psychosen.   F45.8
- Psychosen: Abstruse Eigen- und Fremdbewegungen, nicht immer scharf definiert. Thalamische Störung?
- Psychosomatisch bedingt (s. funktionell) = uncharakteristischer Schwindel in Verbindung mit Kopf- und Rückenschmerzen.
- Visuell bedingt s. okulär und optokinetisch bedingt.

Einteilung – Differentialätiologie – Diagnose – Dauer des Schwindels – Besonderheiten – Ursachen – Therapie.

I. Peripher (labyrinthär)-vestibuläre Ursachen
Störungen der Vestibularfunktion   H81
- Vestibularerkrankung,   H81.9
Vestibularschwindel
Gefühl der Körperdrehung gegen die Umgebung. Oder Drehung der Umgebung gegenüber dem Körper?
Klinisch heftiger Drehschwindel, rotierender horizontaler Spontannystagmus nach kontralateral, Fallneigung nach ipsilateral, Übelkeit und Erbrechen.
- Akuter Hörverlust.
- Kinetosen/Bewegungskrankheit (See- und Reisekrankheit):   T75.3

Nur kurz die Reise überdauernder Dreh- und Schwankschwindel (physiologischer Reizschwindel) mit starker
vegetativer Begleitsymptomatik wie Übelkeit und Erbrechen, Hypotonie, Kopfschmerzen, zum Teil durch aktive Kopfbewegungen bei passiven Drehbewegungen (Coriolis-Effekt).
Therapie: Prophylaxe mit Nausyn 3 x 1 Tbl (keine Sedierung) im Mund zergehen lassen, auf See anfangs 1 Tbl alle 2 Stunden.

1. Leichte Seekrankheit: – Superpep-forte bis zu 4 Kaugummis/d.
2. Mittelstarke Seekrankheit:
☆ Chlorphenoxamin (30 mg Drg mit 20 mg Chlortheophyllin und 50 mg Coffein, Kinderzäpfchen 24/16/20 mg)
2–3 x 1–2 Drg, maximal 6/d. Prophylaktisch 1–2 Drg 1/2 h vor Reiseantritt.
☆ Meclozin (25 mg Tbl. 12,5 mg Tbl mit 10 mg Hydroxyzin. 12,5 mg Tbl mit 10 mg Coffein. 50 mg Supp) 3 x 1 Tbl bzw. 25–100 mg/d. 2 Drg wirken 12 h, 1 Supp 24 h. Kleinkinder 1–2, Schulkinder 2–4 Drg.
☆ Dimenhydrinat (10/20 mg Kaudragee, 50 mg Tbl + 10 mg Coffein, 150 mg Tbl/Supp, 100 mg A) 3–4 x 50–100 mg, maximal 3 x 150 mg oral oder 100 mg i.v./i.m., bis 6 x 150 mg Supp.
3. Starke Seekrankheit: ☆Scopolamin – N-butylbromid (TTS 2,5 cm^2/1,5 mg mit 1 mg/72 h Wirkstofffreigabe): Pflaster hinter das Ohr kleben, volle Wirkung nach 4–6 h, hält ca. 3 Tage an. Nach Anbringen Hände gründlich waschen, um eine Mydriasis durch Fingerkontakt zu verhindern.
– Labyrinthaffektion – Labyrinthkrankheit – Labyrinthschädigung z.B. durch Streptomycin H83.9
– Labyrinthausfall (einseitig), -unterfunktion, -funktionsstörung s. Neuronitis vestibularis H83.2
Labyrinthbeteiligung hämatogen bei Leukämie.
– Labyrinthdegeneration knöchern – Labyrinthkaries H83.8
– Labyrinthfistel – Perilymphfistel.
Therapie: Operative Deckung. H83.1
– Labyrinthhydrops s. M. Menière.
– Labyrinthischämie – Labyrinthapoplexie – Apoplexia labyrinthi H93.0
Über Wochen bis Monate akut einsetzender Drehschwindel mit Erbrechen mit und ohne Hörverlust durch Thrombose der A. labyrinthi (s. Hirnstamm-Syndrome – Wallenberg-Syndrom).
– Akute Labyrinthitis (bei Otitis media), Vestibulitis: H83.0
Über Tage bis Wochen akuter, heftigster Drehschwindel mit Erbrechen und meist Tinnitus und Hörverlust, infektiös-bakteriell bedingt. Eine eitrige Labyrinthitis bedeutet für den Patienten Taubheit. Myringitis. Petrositis.
– Labyrinthkontusion (Labyrinthfunktionsstörung): H83.2
Über wenige Sekunden bis selten auf Dauer bestehend lagerungsabhängiger Schwindel mit „launischem" Lagerungsnystagmus durch Schädeltrauma. Labyrinthtrauma (Felsenbeinfraktur).
– Benigner paroxysmaler Lagerungsschwindel – benigner paroxysmaler Lagerungsnystagmus des posterioren Bogengangs (pBPPV): H81.1

Bedingt durch eine Canalolithiasis (eine Cupulolithiasis kann die gesamte Klinik mit „launischer Ermüdbarkeit" nicht erklären) von frei flottierenden kalkhaltigen Otokonien/Otolithen-Teilchen, schwerer als die Endolymphe, in den hinteren vertikalen Bogengang. Hierdurch wird die Cupula ausgelenkt, empfunden als Drehbeschleunigung, mit korrespondierendem Nystagmus. Häufigster Schwindel in bis zu 30 %, ggf. nach Kopftraumen, bewegungsabhängig über < 30 s mit Nystagmus ohne sonstige neurologische Begleitsymptomatik.
Anamnese: Meist plötzliche Drehschwindelattacke über Sekunden bis maximal Minuten bei Kopfdrehung oft morgens beim Aufstehen oder posttraumatisch (besonders bei älteren Patienten), gelegentlich mit Übelkeit und Erbrechen. Nach erstmaligem Auftreten ist der Schwindel durch Einnahme der auslösenden Kopfposition provozierbar.
Prüfung am besten mit Leuchtbrille im verdunkelten Raum (Hallpike-Manöver): Rasch aus dem Sitzen nach hinten in eine Position mit rekliniertem Kopf, nach einer Pause erneut zum Sitzen und dann zur Seite auf das eine und dann auf das andere Ohr: Lagerungsnystagmus zum unten liegenden Ohr, meist rotierend, kann ggf. erst nach einer Latenz von bis zu 10 s auftreten. Umkehr der Nystagmus- und Schwindelrichtung bei Wiederaufsetzen, Ermüdbarkeit der Reaktionen bei Wiederholungen. Spontanremissionen nach Monaten.
Differentialdiagnose: Bei Therapieresistenz auf konservative Therapie, zusätzlichen akustischen, neurologischen oder atypischen Befunden im Hallpike-Manöver MRT zum Tumorausschluss (ggf. Druck oder Zug des Tumors auf des N. vestibularis) – Kasuistik von 2 Meningeomen, je 1 Vestibularisneurinom, Lipom, Gliom im Mittelhirn (ggf. Masseneffekt auf den Nucleus vestibularis) [Dunniway H: Intracranial tumors mimicking benign paroxysmal positional vertigo. Otolaryngol Head Neck Surg 118 (1998) 429–36].
Therapie physikalisch: Praktisch bei allen Patienten gelingt durch schnellen Lagerungswechsel mit einer gegenläufigen Bewegung (Befreiungs-Lagemanöver) das Ausspülen der (intraoperativ gefundenen) Bröckelchen zurück in das Vestibulum und damit Heilung. Der Patient wird durch den Untersucher rasch zur pathologischen Seite gekippt mit um 45° nach oben gedrehtem Kopf (Patient schaut den Untersucher an) und Nystagmusauslösung; diese Lage wird so lange eingehalten, bis Nystagmus und Schwindel aufhören; dann wird unter Beibehaltung der Kopfposition mit Schwung die Lage auf die Gegenseite eingenommen, bei gleicher Kopfposition kommt das Gesicht nach unten zum Liegen, wobei erneut Nystagmus und Schwindel auftreten: Die Otokonien werden über den ausleitenden Schenkel aus dem Bogengangsystem gespült; soweit möglich Manöver noch zweimal wiederholen, danach sollte der Patient, um ein Zurückgleiten der Otokonien zu vermeiden, die nächsten 48 h die horizontale Lage meiden.

Therapie operativ: Verödung und Verschluss des befallenen Bogengangs, ggf. Durchschneidung von Bogengangsnerven.

– Benigner paroxysmaler Lagerungsschwindel des horizontalen Bogengangs (hBPPV) ebenfalls durch Canalolithiasis: Weniger häufig als der benigne paroxysmale Lagerungsschwindel des hinteren vertikalen Bogengangs und zu diesem mit folgenden Unterschieden:

1. Auslösung durch Kopfdrehung (nach rechts wie nach links) um die Körperlängsachse im Liegen, wobei es zu einer ampullo-petalen Cupulaauslenkung (mit heftigerem Schwindel und Nystagmus) kommt, wenn die Drehung zur Seite des betroffenen Ohres erfolgt.
2. Schlagrichtung des Nystagmus linear horizontal zum unten liegenden Ohr.
3. Durch wiederholte Lagerungsmanöver kaum oder nur geringe Ermüdbarkeit des Lagerungsnystagmus.
4. Attackenschwindel und Nystagmus dauern wegen des sog. Geschwindigkeitsspeichers des horizontalen Bogengangs länger, der Lagenystagmus zeigt häufig eine Richtungsumkehr während der Attacke entsprechend dem postrotatorischen Nystagmus I und II.
Auftreten wohl nur dann, wenn die Otolithen-Teilchen aufgrund ihrer Größe den sich normal in ampullo-fugaler Richtung verjüngenden Bogenganges bei einer umschriebenen Enge nicht verlassen können, wie es sonst im Bett bei zufälligen Drehbewegungen um die Körperlängsachse möglich ist [Brandt T (3.10.97)].

– M. Menière (endolymphatischer Hydrops): Spontannystagmus und Fallneigung zur betroffenen Seite. Hörminderung.
– Neurinom im Meatus acusticus internus (Akustikusneurinom zentral-vestibuläre Ursache).
– s. Neuronitis vestibularis – Neuropathia vestibularis (Funktionsstörungen des Labyrinths) – Vestibularisausfall: H81.2
Über Tage bis Wochen akuter, heftigster Drehschwindel mit Erbrechen ohne Tinnitus und ohne Hörverlust.
Fehlender Nystagmus bei kalorischer Reizung deutet auf einen Labyrinthausfall hin.
– Chronische Otitis media mit Cholesteatom: Über Wochen bis Monate Drehschwindel, der ohne Hörminderung auftreten kann, durch Einbruch ins Bogengangsystem. Operation.
– Otosklerose. Tumoren von Mittelohr oder Labyrinth.
– Verlegung des äußeren Gehörganges oder der Eustachischen Röhre.
– Vestibularisparoxysmie – „Disabling Positional Vertigo": Neurovaskuläre Kompression des VIII. Hirnnerven.
Diagnose und Klinik:
1. Kurze Attacken eines Dreh- oder Schwankschwindels für Sekunden bis wenige Minuten.
2. Häufig abhängig und in der Attackendauer variierbar durch bestimmte Kopfpositionen/bewegungen.
3. Einseitige Ohrsymptome während der Attacke oder andauernd.
4. Neurophysiologisch messbare kochleäre und/oder vestibuläre Defizite während der Attacke oder im Intervall.

5. Gute Wirksamkeit von Carbamazepin bereits in niedriger Dosierung mit Attackenrezidiv bei einem Auslassversuch [Dieterich M: Neurovaskuläre Kompression des 8. Hirnnerven: Vestibularis-Paroxysmie. Akt Neurol 26 (1999) 55–9].
Therapie: Carbamazepin. *Therapie operativ*: Neurovaskuläre Dekompression.
– Bilaterale Vestibulopathie.
– Zoster oticus: Über Wochen bis Monate Drehschwindel mit Erbrechen, Ohrschmerzen, Bläscheneruption und häufig Fazialisparese.

II. Zentral-vestibuläre Ursachen (Vestibulariskernläsionen) H81.4
– Läsionen der Verbindungen zwischen Vestibulariskernen und Vestibulozerebellum (mit Nodulus und Flokkulus), den okulomotorischen Strukturen des Hirnstamms, Thalamus und vestibulärem Kortex.
– Vestibuläre Aura 1. bei Grand-mal (selten): Über Sekunden starke Bewegungsempfindung mit Übergang in Bewusstlosigkeit und generalisierten Krampf durch präiktale Entladungen im vestibulären Rindenfeld. 2. Epileptische Aura mit Schwindel bei Fokus im Temporallappen. Antiepileptika.
– Basilaris-Migräne – Basilarismigräne (benign recurrent vertigo): Sekunden bis Minuten dauernde Attacken. *Therapie*: Betablocker.
– Bulbärparalyse.
– Enzephalitis mit vorwiegendem Schwindel durch Virusinfektion.
– Encephalomyelitis disseminata – Multiple Sklerose u.a. Enzephalitiden: Über Wochen bis Monate Lage-/ Schwankschwindel und Gleichgewichtsstörungen.
– Epidemischer Schwindel (Vertigo epidemica) durch Virusinfektion: A88.1
Herpes simplex, Herpes zoster, Masern, Mononukleose, Mumps, Pertussis.
– Vestibuläre Epilepsie im vestibulären Kortex mit fokalen Anfällen. *Therapie*: Carbamazepin.
– Ischämisch bedingt – vertebrobasiläre Insuffizienz – Basilarisinsuffizienz:
Schwindel bei 73 % der Kleinhirninfarkte, 55 % der vertebrobasilären Insuffizienzen. Über Sekunden Drehschwindelattacken bei Kopfdrehbewegung und Kopfhebung, ggf. auch ohne Kopfdrehung. „Drop attacks", oder über Tage bis Wochen anhaltende Hirnstamm-Infarkte (bzw. -blutungen): s. Hirnstamm-Syndrome – Wallenberg-Syndrom.
Isolierte nukleäre Hirnnervenparese des vestibulären Anteils bei lakunärer Hirnstamm-Ischämie (selten!) [Hopf H: Vertigo and masseter paresis. A new local brainstem syndrome probably of vascular origin. J Neurol 235 (1988) 42–5].
Zerebrale Ischämie außerhalb des vertebrobasilären Kreislaufs: Schwindel bei 2 % der Infarkte im Karotisstromgebiet.
Fallbespiel mit Fallneigung nach links, Übelkeit und Erbrechen, rotierendem Schwindel besonders in aufrechter Position (Besserung binnen 1 Woche), Neigung der vertikalen Sehachse nach links (Besserung binnen 18 Tagen) und im MRT kleinem Infarkt in der von temporalen MCA-Ästen versorgten Inselregion [Brandt T: Rotational vertigo in embolic stro-

ke of the vestibular and auditory cortices. Neurology 45 (1995) 42–4].

- Zentraler Lagerungsschwindel – zentraler Lagerungsnystagmus bei Läsion im Vestibulariskern / Vestibulozerebellum   H81.4 mit Enthemmung der Otolithen-Bogengangsinteraktion. Selten. Geringer ausgeprägter Schwindel mit ohne Latenz auftretendem, lang oder kontinuierlich andauernden Nystagmus meist zum oben liegenden Ohr, horizontal oder vertikal. Konstante Reproduzierbarkeit.
- Neurolues.
- Ocular tilt-Reaktion (Zwangshaltung des Kopfes mit Kippung zur kranken Seite und Augentorsion) durch Tonusdifferenz des vestibulookulären Reflexes (VOR) in der „Rollebene" bei paramedianem Thalamusinfarkt oder Blutung (mesodienzephal) mit kontraversivem Schwindel, durch Tonusdifferenz des vertikalen VOR in der „Rollebene" bei pontomedullärer Läsion (Wallenberg-Syndrom)   mit   ipsiversivem Schwindel. *Therapie*: Carbamazepin.
- Paroxysmaler Schwindel durch anhaltenden Seitwärtsblick (durch Vestibulariskernläsion?).
- Pseudo-"Neuritis vestibularis" bei pontomedullärer Läsion (z.B. bei Encephalomyelitis disseminata oder lakunären Infarkt in der Eintrittszone des N. vestibularis und Vestibulariskerngebiet), bei medullärer Läsion (Infarkte der A. cerebelli inferior anterior und posterior) durch Tonusdifferenz des vertikalen VOR in der „Nickebene".
- Thalamische Astasie (Stehunfähigkeit) bei posterolateraler Thalamusläsion.
- Tumor der hinteren Schädelgrube, im Bereich des IV. Ventrikels, Gefäßschlingen im Kleinhirnbrückenwinkel: Über Minuten „Zentraler Lageschwindel", wenig heftige Schwindelsensationen. Bei Akustikusneurinom vorwiegend Gleichgewichtsstörungen und Hörverlust, im Frühstadium peripher bedingter, gering richtungsbestimmter Spontannystagmus zur Gegenseite, im Spätstadium Kombination mit zentralem Nystagmus als grober Blickrichtungsnystagmus zur Herdseite.
- Akutes Unterwurmsyndrom (s. Hirnstamm-Syndrome – Wallenberg-Syndrom): Über Minuten akut einsetzender, heftiger Lageschwindel bei meist vaskulärer Unterwurm-Kleinhirnläsion [Aschoff, Poster Differentialdiagnose des Schwindels].

III. Nicht-vestibuläre Ursachen s. Ätiologie und Differentialdiagnose.
- Vaskulär bedingt: Vermindertes Herzminutenvolumen mit zerebraler Minderdurchblutung bei Hypotonie (an- und abschwellender orthostatisch beeinflussbarer Schwankschwindel mit gelegentlicher Taumeligkeit, Unsicherheit, Schwarzwerden vor den Augen, nach Haltungsänderung, kopfbewegungsunabhängig), Hypertonie – zerebrale Arteriosklerose (ggf. kurz und heftig, meist aber länger andauernd bzw. dauernden stärkeren Schwankungen unterworfener Schwankschwindel mit gelegentlicher Taumeligkeit, Unsicherheit, Schwarzwerden vor den Augen, kopfbewegungsunabhängig),

Anämie, nach Herzinfarkt, Herzrhythmusstörungen (kurzer, heftiger Schwindel ohne Bewegungskomponente),   Hirnarterien-Stenosen im Karotis-Stromgebiet, Lungenembolie.
- Familiäre episodische (paroxysmale) Ataxie –: *Therapie:* Acetazolamid.
- Cogan-Syndrom: Nicht-syphilitische Keratitis mit progredienter beidseitiger Ertaubung und Gleichgewichtsstörungen.
- Nach Commotio cerebri: Nur wenige Wochen, danach psychisch fixierter Schwankschwindel, kreislaufabhängig.
- Nach Contusio cerebri: Jahre andauernder Schwindel vor allem bei Belastung und Wetterwechsel durch allgemeine Hirnschädigung.
- Entzugssymptomatik: Alkohol-, Nikotin-, Tablettenentzug.
- Epileptisch bedingt (s. II. vestibuläre Aura): 1. Petit-mal im Sinne von Absencen: Über Sekunden heftiges Schwindelgefühl mit Benommenheit, meist bei Jugendlichen ohne erkennbare Ursache, mit Spike-wave-Komplexen über 1–2 s im EEG. 2. Temporallappen-Epilepsie im Sinne von Dämmerattacken: Über Minuten bis Stunden schwer beschreibbarer Dämmerzustand, der als „Schwindel" angegeben wird, meist mit motorischen und vegetativen Begleitsymptomen und im EEG temporal pathologischer hirnelektrischer Aktivität.
- Hyperventilation: Mit Kopfschmerzen, perioralem Kribbeln.
- Hypoglykämie.
- Basiläre Impression.
- Infektionskrankheiten: Grippe,   Masern, Mumps, Scharlach.
- Intoxikationen: Arsen, Benzol, Blei, Coffein, Jod, Quecksilber. Fleisch- oder Pilzvergiftungen. Alkohol, Barbiturate, Opiate: Lagenystagmus und Lageschwindel, bei Opiaten vertikaler Spontannystagmus nach unten.
- Medikamentennebenwirkung – Ototoxizität = langdauernder uncharakteristischer Schwankschwindel mit Benommenheit, Hypotonie, Somnolenz. Aminoglykoside, Antidepressiva, Antiepileptika (Carbamazepin, Phenytoin), Antihypertonika, Antiparkinson-Mittel (Anticholinergika, L-Dopa, Bromocriptin), Barbiturate, Benzodiazepine vom Diazepamtyp, Lokalanästhetika nach i.v.-Gabe oder Spinalanästhesie. Salizylate. Streptomycin.
- Metabolische Entgleisungen wie Diabetes mellitus (Hypo- und Hyperglykämie), Elektrolytentgleisungen, thyreotoxische Krise.
- Okulär – optisch – visuell bedingt s. Differentialdiagnose.
- Polyneuropathie s. Differentialdiagnose.
- Psychisch bedingt s. Differentialdiagnose funktionell, Höhenschwindel, psychosomatisch bedingt (Patient hat jeden Halt verloren), Depression, Psychosen. Phobischer Schwankschwindel.
- Phobischer Schwankschwindel (zweithäufigster Schwindel in der Spezialambulanz in München): Schwankschwindel mit subjektiver Stand- und Gangunsicherheit bei Patienten mit normalem neurologischen Befund, objektiver Standsicherheit und zwanghafter Persönlichkeitsstruktur.

– Oberes Zervikalsyndrom? = Kopfdrehschwindel? über Gelenkrezeptoren?

Epidemiologie: Häufigkeit bei 2147 Patienten 1989–1997 in der Münchner Spezialambulanz für Schwindel:

1. Benigner paroxysmaler
   Lagerungsschwindel 18,4 %
2. Phobischer Schwankschwindel 14,9 %
3. Zentralvestibulärer Schwindel 13,6 %
4. Basiläre Migräne 7,4 %
5. M. Menière 7,0 %
6. Periphere Vestibulopathie 6,2 %
7. Bilaterale Vestibulopathie 2,4 %
8. Psychogener Schwindel (ohne 2.) 2,3 %
9. Vestibularisparoxysmie 1,9 %
10. Labyrinthfistel 0,2 %
11. Schwindel unklarer Ätiologie 4,5 %
12. Andere zentralvestibuläre Syndrome
    ohne Schwindel 14,7 %

[aus: Dieterich M: Neurovaskuläre Kompression des 8. Hirnnerven: Vestibularis-Paroxysmie. Akt Neurol 26 (1999) 55–9].

Klinik mit Einteilung der Nystagmusformen: s. Einteilung.

Anamnese: Akut oder chronisch? Drall zur Seite, einseitiges Anstoßen?

– Systematischer (systemischer) Schwindel – Drehschwindel – mit Scheinbewegung wie Drehgefühl in eine Richtung, einseitiger Fallneigung, Liftgefühl bei vestibulärer Störung, Schwankschwindel. Je weiter peripher die Ursache liegt, desto ausgeprägter ist der Schwindel. Plötzlich auftretende, heftige Schwindelattacke mit langsamer Besserung über Tage bis Wochen.
– Unsystematischer Schwindel – Schwankschwindel – mit Benommenheit, Flimmern oder Schwarzwerden vor den Augen, „Sternchen sehen", Taumeligkeit, Unwohlsein bei schnellem Aufstehen, Unsicherheit bei zentral-vestibulären oder nicht-vestibulären Störungen.
– Beim Aufstehen (Orthostase)? Bei Kopfdrehung (HWS)?
– Mit Kopfschmerzen (Migräne, HWS-Syndrom)?
– Bei körperlicher Belastung oder mit thorakalen Schmerzen (kardial)?
– Mit Atemnot (Lungenembolie)?
– Verschwindet der Schwindel beim Augenschluss (okulär)?
– Schwindel verstärkt bei Augenschluss (zentral)?
– Zusätzlich motorische oder sensible Störungen (zerebrale Insuffizienz)?
– Mit ausgeprägt (meist vestibulär bedingt) oder weniger (zentral) Übelkeit und Erbrechen?
– Mit Hörstörung oder Tinnitus (M. Menière)?
– Sehstörungen wie unscharfes Sehen, Doppelbilder (vertebrobasiläre Insuffizienz)?
– Psychische Belastungen, Verluste oder Stresssituationen, starkes Angstgefühl (psychischer Schwindel, phobischer Schwankschwindel)?

Schwindeldauer:
1. Attackenschwindel häufiger peripher bedingt: Basilaris-Migräne. Vestibuläre Aura bei Grandmal. Familiärer periodischer Schwindel. Familiäre periodische Ataxie/Vertigo. Unregelmäßig auftretender, Minuten bis Stunden dauernder Schwindel bei M. Menière.
– Für die Dauer des Reizes: Höhenschwindel. Kinetosen. Optokinetisch bedingter Schwindel.

– Sonst situationsabhängig: Transitorisch ischämische Attacken. Funktioneller Schwindel (s. psychosomatisch bedingt). Okulär bedingter Schwindel. Entzugssymptomatik: Alkohol-, Nikotin-, Tablettenentzug.
2. Dauerschwindel Typ I meist peripher bedingt (Labyrinth- oder Vestibularisaffektion): Akuter, heftiger, langsam abnehmender Schwindel z.B. bei: Labyrinthitis. Labyrinthtrauma (Felsenbeinfraktur). Labyrinthkontusion.
– Benigner paroxysmaler Lagerungsschwindel. Neuronitis vestibularis – Akuter peripherer Vestibularisausfall, periphere Vestibulopathie (z.B. Zoster oticus).
– Intoxikationen.
3. Dauerschwindel Typ II meist zentral bedingt: Anhaltend wechselnd starker Schwindel z.B. bei
– Basilarisinsuffizienz, Encephalomyelitis disseminata, Hirntumoren, besonders Kleinhirnbrückenwinkeltumor (Neurinom etc.). Polyneuropathie. Syringobulbie.
– Chronische Otitis media mit Cholesteatom. Otosklerose. Tumoren von Mittelohr oder Labyrinth.

Befund: Anämie? Auskultation (Strömungsgeräusche? Arrhythmie?). Peripheres Pulsdefizit? RR im Liegen und Stehen.
Ohrenspiegelung. s. Nystagmus: Alle Nystagmusarten (außer angeborenem und okulärem Nystagmus, z.B. blickparetischem Nystagmus) werden durch Fixation gehemmt und unter der Frenzel-Brille verstärkt.
Barany, Unterberger Tretversuch: Bei peripherer Läsion Drall/Drehtendenz zur kranken Seite.
Romberg: Bei peripherer Läsion Fallneigung zur kranken Seite, bei Kleinhirnprozess nach hinten.

Labor: BZ. Lues-Serologie.

Röntgen: Schädel in 2 Ebenen, Schüller, Stenvers oder CCT mit Knochenfenster.
– MRT: Diagnostik der Wahl z.A. eines (ggf. kleinen intrakanalikulären) Akustikusneurinoms.

Therapie: s. einzelne Formen. Aufstehen nur in Begleitung. Lagerungstraining zur Förderung der vestibulären Kompensation.

I. **Antivertiginosa**: Ungeeignet zur Dauerbehandlung, symptomatisch gegen Übelkeit und Erbrechen bei
   1. Bewegungskrankheit (und zur Prävention),
   2. akuter Labyrinthläsion über maximal 3 Tage,
   3. akuter Vestibularisnervläsion oder vestibulariskernnaher Hirnstammläsion mit Nausea.
   Nach Abklingen der Übelkeit absetzen, da nach tierexperimentellen Befunden eine zentrale Kompensation der peripheren Störung behindert wird.
☆ Betahistin (8 mg Tbl) 3 x 1–2 Tbl, cave Asthma und Ulkusleiden. KI Phäochromozytom.
☆ Cinnarizin (25/75 mg Tbl, 75 mg/25 gtt = 1 ml) 2–3 x 75 mg. El.-HWZ 60–70 h. UAW Sedierung.
☆ Dimenhydrinat (10/20 mg Kaudragee, 50 mg Tbl + 10 mg Coffein, 150 mg Tbl/Supp, 100 mg A) 3–4 x 50–100 mg, maximal 3 x 150 mg oral oder 100 mg i.v./i.m., bis 6 x 150 mg Supp.

☆ Ondansetron (4/8 mg Tbl, 4/8 mg A) unter Gabe eines Laxans (UAW) 3 x 1 Tbl. [Rice G: Ondansetron for intractable vertigo complicating acute brainstem disorders. Lancet 345 (1995) 1182–3].

☆ Flunarizin (5 mg Tbl) 5–10 mg.

☆ Gingko biloba (40/80/120 mg Tbl, 40 mg/ml forte gtt) 2 x 120 mg: Bei 40 Patienten mit Untersuchung an Tag 0, 60, 120 und 180 sank der Schwindelscore über den gesamten Behandlungsverlauf um 46 % vs. 19 % unter Plazebo [Heide W, Lübeck: Schwindel und Nystagmus bei zentral-vestibulären Ischämien: eine Placebo-kontrollierte Therapiestudie mit Gingko biloba-Extrakt 761. (9/98) München].

☆ Meclozin (25 mg Tbl. 12,5 mg Tbl mit 10 mg Hydroxyzin. 12,5 mg Tbl mit 10 mg Coffein. 50 mg Supp) 3 x 1 Tbl bzw. 25–100 mg/d. 2 Drg wirken 12 h, 1 Supp 24 h. Kleinkinder 1–2, Schulkinder 2–4 Drg. Morgendliche Übelkeit: 1 Supp abends.

☆ Scopolamin – N-butyl-bromid s.c. bis 3 mg/d. TTS 2,5 cm^2/1,5 mg mit 1 mg/72 h Wirkstofffreigabe: Pflaster hinter das Ohr kleben, volle Wirkung nach 4–6 h, hält ca. 3 Tage an. Nach Anbringen Hände gründlich waschen, um eine Mydriasis durch Fingerkontakt zu verhindern.

☆ Sulpirid (50/100/200 mg Tbl, 100 mg A, 25 mg/ 5 ml Saft) s. Depression, nicht nach 16 Uhr. 2 x 1 A i.v./i.m.

I.1. Therapie physikalisch: Vestibularistraining zur zentralen Kompensation einer peripheren vestibulären Tonusdifferenz (Labyrinthausfall).

II. Vertebrobasiläre Insuffizienz: s. zerebrale Ischämie.

☆ Hydroxyäthylstärke – ☆HES – ☆Haes 10 % 200/ 0,5 500–1000 ml (ggf. mit ☆Pentoxifyllin) unter Kontrolle von Kreatinin, Dosis individuell der kardialen Belastbarkeit anzupassen!

☆ Flunarizin s.o.

Upbeat-Nystagmus/-Schwindel und Downbeat-Nystagmus/-Schwindel:

☆ Baclofen (5/10/25 mg Tbl) s. Spastik. Therapieversuch initial 3 x 5 auf maximal 150 mg.

III. Antiepileptika bei vestibulärer Epilepsie, Vestibularisparoxysmie (neurovaskuläre Kompression), paroxysmaler Dysarthrie und Ataxie bei MS, Obliquus superior-Myokymie. ☆Carbamazepin s. Epilepsie.

IV. Betablocker bei Basilarismigräne (benign recurrent vertigo).

Schwitzen – erhöhte Schweißneigung s. Hyperhidrosis.

Sehnerv – Sehstörung

Papillenödem (auch bei Uveitis und Vaskulitis) s. Optikusneuritis	H47.1
Sehnervenatrophie	H47.2
Papillitis	H46
Neuritis optica,	H46
Nervus opticus-Läsion, sonstige Affektionen des Sehnerven	H47.0
Nervus opticus- und Sehbahn-Verletzung / Verletzung des Chiasma opticum	S04.0
Chiasma opticum-Affektion	H47.4
Chiasma opticum-Kompression durch Aneurysma	I67.1
Chiasma opticum-Kompression durch Hypophysenadenom	D35.2
Affektionen der Sehbahn retrochiasmal:	
Tractus opticus, Corpus geniculatum und/oder Sehstrahlung	H47.5
Sehrindenaffektion / Affektionen der kortikalen Sehzentren	H47.6

s. Blindheit und geringes Sehvermögen, Gesichtsfelddefekt – Gesichtsfeldausfall, multiple Hirnnervenparesen, N. opticus, Optikusatrophie, Optikusneuritis, Stauungspapille.

Ätiologie des plötzlichen Visusverlustes bzw. Visusminderung: Sehverlust   H54.7
   akut   H53.1
   bds.   H54.3

– Entzündlich: AIDS – Zytomegalie-Retinitis, Polymyalgia rheumatica – Arteriitis temporalis. s. Optikusneuritis (bei Encephalomyelitis disseminata, Neuromyelitis optica Devic).

– Intoxikation: Botulismus, Methylalkohol.

– Ischämisch
   s. ischämische Optikusneuropathie – ION.
   s. zerebrale Ischämie im Karotisstromgebiet 10 % binokulär, 20 % monokulär:

Zentralarterienverschluss der Retina (A. centralis retinae)   H34.1
Therapie: Sofortige Fibrinolyse. Heparin highdose. ☆Hydroxyäthylstärke 200/0,5 10 % 500–1000 ml (ggf. mit ☆Pentoxifyllin).

Verschluss oder Stenose der A. ophthalmica oder A. carotis (Amaurosis fugax).

Okzipitale Ischämie (A. basilaris – Posteriorinfarkt; Hypophyseninfarkt), Basilarisinsuffizienz – Basilaristhrombose – Kleinhirninfarkt. Vertebralisdissektion.

Basilaris-Migräne und Migräne mit Aura, Synkopen und Präsynkopen. Hyperkapnie. Lösungsmittel-Syndrom.

Ischämische Optikusneuropathie. Hypertensive Enzephalopathie – hypertensive Krise. Hirndruck, Pseudotumor cerebri.

Zentralvenenthrombose (und Venenastthrombose) der Retina: H34.8
Binnen Stunden bis Tagen Bulbusschmerzen. *Therapie*: Heparin high-dose. ☆Hydroxyäthylstärke 200/0,5 10 % 500–1000 ml.

- Medikamentös bedingt: Amiphenazol, nichtsteroidale Antirheumatika, Budipin, Chinidin, Clemastin, Codein, Cyclosporin, Dacarbazin, Digitalis, Ethambutol (Störungen des Rot-Grün-Sehens), Etoposid, Gabapentin, Gyrasehemmer, Interferon alpha, Meclozin, Mefloquin, Moclobemid, Östrogene (sofort absetzen bei akuten Sehstörungen), Omeprazol, Propafenon, Topiramat, Vigabatrin.
- Migräne mit Aura (früher klassische Migräne, Migraine ophthalmique).
- Muskulär: Myasthenia gravis.
- Okulär etc.: U.a. Glaukom. Innere Okulomotoriusparese, Optikusläsionen. Sehnervenscheidenblutung.
  Tumor: Bösartige Neubildung, z.B. Optikusgliom C72.3
- Zerebral: Juvenile Adrenoleukodystrophie, spinozerebelläre Ataxie, subakute nekrotisierende Enzephalomyelopahthie Leigh, Globoidzell-Leukodystrophie – M. Krabbe, metachromatische Leukodystrophie, zerebrale Tuberkulome mit 30–54 % Sehstörungen.
- Paraneoplastisch (paraneoplastische Optikopathie) in 1–2 % bei Leukosen, kleinzelligem Bronchial-Karzinom, Schilddrüsen-Karzinom.
- (s.) Optikusatrophie nach Stauungspapille. Mechanische Läsion durch lokalen Tumor oder Fraktur mit Optikusverletzung.
- Kortikal bedingt (Sehrinde): s. ischämisch. Kontusion, Sinusvenenthrombose. Hirnmetastasen (Hypophysentumoren).

- Funikuläre Myelose (Tabak-Alkohol-Amblyopie). Ceroidlipofuszinose. Polyavitaminose.
- Psychogene Blindheit: Wenn ein VEP mit Schachbrettmuster nicht gelingt, LED-Brillenreizung. F45.8
  Überprüfung des optokinetischen Nystagmus [Reichel D, Erfurt: Psychogene Blindheit – Diagnostischer Wert neurophysiologischer Zusatzuntersuchungen. (9/96) Göttingen].

Weitere Sehstörungen incl. Skotom (Zentralskotom) okulär bedingt:

- Angiomatosis retinae bei Von-Hippel-Lindau-Syndrom: Netzhautablösung mit schmerzlosem Auftreten ohne Warnsymptome.
- Glaskörperblutung. Glaukom. (Senile) Katarakt: Trübung der optischen Medien. „Mouches volantes" (harmlose kleine, verschieden geformte bewegliche schwarze Punkte beim Blick in diffuses Licht). Netzhautablösung o.a. Retinaläsionen.
- Refraktionsanomalien. Retinopathien (Diabetes, M. Refsum). Schielamblyopie.

Weitere Sehstörungen incl. Skotom (Zentralskotom) neurogen bedingt: s. Gesichtsfelddefekte.

Diagnostik: s. Labor, s. Röntgen. VEP. Bei V.a. ischämische Genese vaskuläre Abklärung (Doppler, TCD A. ophthalmica, Farbduplex).

Klinik: Anamnese: Anfallsartige Augenschmerzen (Glaukom)? Kopfschmerzen, Lichtempfindlichkeit (Migräne)? Ischämische Attacken, flüchtig (Amaurosis fugax)?

Röntgen: CCT/MRT: Ödem/Nervenverdickung gelegentlich nachweisbar bei Neuritis nervi optici – Retrobulbärneuritis.

Therapie: Abhängig von der zugrunde liegenden Ursache s.o.

Selbsthilfe: Pflegebedürftigkeit s. zerebrale Ischämie – Einteilung.

Sensibilitätsstörung s. Dysästhesie. s. dissoziierte Empfindungsstörung.

Sepsis – Septikämie   A39–A41

Ätiologie: Sepsis meist durch
  Staphylokokken A41.2
  Staphylococcus aureus A41.0
  Gramnegative (außer Pneumokokken) wie E. coli, Klebsiella, Proteus-Spezies, Pseudomonas A41.5

- Ansonsten
  Anaerobier A41.4
  Streptococcus nicht näher bezeichnet A40.9
  Gruppe A / B / D / Streptococcus pneumoniae
  Gruppe A, Pneumokokken A40.3
  Gruppe B A40.0
  Gruppe D A40. 1
  Streptococcus pneumoniae A40.2

- Bakteriämien nach nasotrachealer Intubation in 16 % [Prange H] A49.9

- Candida-Sepsis B36.7
- Infusionslösungen sind, wenn Zuspritzungen erfolgten, zu 5–10 % bakteriell kontaminiert [Prange H]. T88.8
- Katheterinfektionen – Plastikinfektionen T88.8 durch:
  60 % Staph. epidermidis (koagulasenegativ und fast immer gegen Beta-Laktam-Antibiotika resistent),
  10 % Staph. aureus, 8 % Enterococcus (Streptococcus) faecalis, 3 % Hefen, sonstige wie Pseudomonas aeruginosa, Proteus mirabilis, Klebsiella pneumoniae, Serratia marcescens, Acinetobacter wolfii, Enterobacter cloacae, Strept. viridans.
  PVC-Katheter neigen stärker zur Keimbesiedlung als Katheter aus Polyurethan oder Teflon.

„Erkrankte mit initialer Antibiotikaverabfolgung (entzündliche Erkrankungen) haben nur halb so oft infizierte Verweilkatheter wie die Patienten, denen aufgrund intrakranieller Blutungen von vornherein höhere Kortikosteroiddosen verabfolgt worden waren" [Prange H: Katheterinfektionen bei neurologischen Intensivpatienten. In: Schwerpunkte neurologischer Intensivmedizin. perimed Notfallmedizin 19 (1991) 152–5].

Definition: *Sepsis*: Bakterielle Allgemeininfektion mit plötzlichem Anstieg von Entzündungsmediatoren, bei der von einem Sepsisausgangsherd ständig oder intermittierend Bakterien in die Blutbahn gelangen und zu schweren Krankheitserscheinungen, ggf. mit Metastasenbildung in inneren Organen, führen. Mindestens 2 der folgenden Merkmale liegen vor: Fieber oder Hypothermie, Leukozytose oder Leukopenie, Tachykardie und Tachypnoe oder ein gesteigertes Atemminutenvolumen. Mit zusätzlicher Organdysfunktion spricht man von „severe sepsis".

– *Bakteriämie*: Transitorische Einschwemmung von Bakterien in die Blutbahn bei lokalisierten Infektionen ohne entzündliche Metastasenbildung und ohne schwere Krankheitserscheinungen.

Diagnostik: s. Labor. Herdsuche: Der Infektionsherd kann in 25 % trotz intensiver Suche incl. bildgebender Verfahren nicht gefunden werden.

Epidemiologie: Zunahme durch höheres Lebensalter der Patienten und eine größere Anzahl von Risikopatienten mit Immuninsuffizienz wie z.B. Tumoren, Hämoblastosen, Leberzirrhose, Diabetes mellitus, Organtransplantationen, mit invasiven medizinischen Maßnahmen, Kathetern und Trachealtubi.

Klinik: s. Definition. Bei älteren Patienten und Neugeborenen können auch afebrile Verläufe vorkommen.
– Endotoxinschock   R57.8
– Septischer Schock: Erste, meist hyperdyname Phase mit arterieller Vasodilatation. Zweite, hypodyname Phase mit kühler Hypotension, arterieller Vasokonstriktion, Verminderung des Herzzeitvolumens, Hypoxämie und metabolischer Azidose.
– Kreislauf-Schock tritt frühzeitig auf und führt entweder zum Tod oder wird rasch stabilisiert.
– Dysfunktion der Leber, des ZNS und der Blutgerinnung tritt frühzeitig auf und hält mittellang an.
– Dysfunktion der Lunge tritt häufig und frühzeitig auf und persistiert.
– Plastikinfektionen durch Staph. epidermidis erzeugen i.d.R. keine schweren septischen Krankheitsbilder, sondern haben einen larvierten chronischen Verlauf mit moderatem Fieber und Schüttelfrostperioden. Wird das Material nicht rechtzeitig entfernt, so treten multiple Mikroabszesse in sämtlichen parenchymatösen Organen mit konsekutivem Multiorganversagen auf.

Komplikationen: Koma-Polyneuropathie – Critical illness-Polyneuropathie und Myopathie werden nach Sepsis und Langzeitbeatmung häufig übersehen.

– Septische Enzephalopathie mit reversiblem hirnorganischem Psychosyndrom, Bewusstseinsstörungen bis zum Koma bei bis zu 70 % der Patienten.
– Disseminierte intravasale Gerinnung s. Blutgerinnungsstörung: Bei Sepsis, besonders bei Meningokokken-Meningitis.

Labor: Blutkulturen sind nur in 30 % positiv und sollten wiederholt am besten im Fieberanstieg und bei Schüttelfrost abgenommen werden.
– Procalcitonin – PCT: Vorläufer-Protein von Calcitonin mit einem Molekulargewicht von ca. 13 kDalton und Entzündungsmarker. El.-HWZ in vitro 25–30 h. Bei Gesunden mit 0,1–0,5 ng/ ml Plasmakonzentration i.d.R. unter der Nachweisgrenze. Bei schwerer Sepsis 3–6,1 ng/ml massiv erhöht, auch bei schweren bakteriellen Infektionen, Multiorganversagen, nicht bei chronisch-entzündlichen Prozessen.
– Bei Sepsis und disseminierter intravasaler Gerinnung α_2-Antiplasmin und Antithrombin III erniedrigt.

Prognose: Die Letalität steigt je Organdysfunktion um 20 %.

Prophylaxe: Keine Blutentnahmen über den Katheter, da dieser dabei mit dem Plasmaprotein Fibronektin benetzt wird, das als unspezifisches Opsonin die Haftung von Keimen an Plastikoberflächen fördert.

Therapie des septischen Schocks: Überwachung und Behandlung entsprechend intensivmedizinischen Grundsätzen.
– Chirurgische Entfernung von Infektionsherden, Sanierung des Sepsisherdes, bei Katheterinfektionen frühzeitige Materialentfernung.
– s. Antibiotika-Therapie, ausreichend langer Einsatz bakterizider Substanzen, allenfalls zur Nachbehandlung (Rezidivprophylaxe) bakteriostatische Antibiotika. Kombination eines Cephalosporins der II. Generation (Staphylokokken) mit einem Acylureidopenicillin (Azlocillin, Mezlocillin, Piperacillin, Ticarcillin, Carbenicillin, Apalcillin), ggf. ergänzt durch ein Aminoglykosid, Clindamycin oder Metronidazol.
– Unter Antibiose Gabe von Kortison: ✰Prednisolon 30 mg/kg, Kinder 5–8 mg/kg. s. Antibiotika-Therapie.
✰ Volumenersatz mit Humanalbumin, Plasma, kein Dextran wegen Gerinnungsstörung. Cave Verbrauchskoagulopathie.
✰ Noradrenalin – Norepinephrin (Arterenol 1 mg/ml A) in 10 ml NaCl initial 0,3–0,8 mg s.c./i.m., dann 0,05 (–0,3) µg/kg/min. Perfusor: 3 mg (3 A) auf 50 ml NaCl = 0,06 mg/ ml bei 70 kg schweren Patienten 5–20 (–25) ml/h. El.-HWZ 1–3 min.

Disseminierte intravasale Gerinnung: Antikoagulation mit Heparin high-dose.
✰ Antithrombin III – AT III (500/1000/1500 IE Fl) initial 1000–2000 IE über Perfusor oder > 5 min, dann 500 IE alle 4–6 h (sollte therapeutisch eher > 100 % sein) oder Frischplasma alle 6–8 h. Prognose des septischen Schocks durch AT III-Gabe in kleinen Studien verbessert.

Staphylococcus-aureus-Sepsis: Antibiotika-Therapie über mindestens 4–6 Wochen.

Serotonin – 5-Hydroxytryptamin – 5-HT

LSD hat starke Ähnlichkeit mit Serotonin. 5-HT-Rezeptor = S-Rezeptor.

5-HT$_1$-Rezeptor: Migräne, Hypertonie, Angstzustände, Depression. Rezeptor-Antagonisten GR 43175 und Buspiron.

5-HT$_2$-Rezeptor: Hypertonie, Schlafstörungen, Psychosen. Rezeptor-Antagonisten Risperidon, Clozapin, Zotepin, Sertindol (Vertrieb eingestellt). Ritanserin (nicht ausreichend antipsychotisch).

5-HT$_3$-Rezeptor: Übelkeit und Erbrechen bei Krebstherapie: Rezeptor-Antagonisten Granisetron, Ondansetron, Tropisetron, weniger potent Metoclopramid. Angstzustände Rezeptor-Antagonist GR 38032.

5-HT$_4$-Rezeptor: Motilitätsstörungen im Magen-Darm-Trakt.

5-HT$_5$-Rezeptor.

Serotonin-Syndrom

syn. Toxisches Serotonin-Syndrom.

Ätiologie: Einnahme von Serotonin-Wiederaufnahme-Hemmern (Serotonin-Reuptake-Hemmer) z.B. Cipramil, Fluoxetin (HWZ!), Fluvoxamin, Paroxetin, Sertralin besonders mit anderen serotonerg wirksamen Präparaten wie Antiarrhythmika, Carbamazepin, serotonerge trizyklische Antidepressiva (Clomipramin!), Lithium, MAO-Hemmer incl. Moclobemid, einigen Neuroleptika, Oxitriptan – 5-Hydroxy-L-tryptophan, Selegilin, Sumatriptan/Zolmitriptan oder Trancylpromin (MAO-Hemmer): Alle Substanzen werden metabolisiert, limitiert durch die Oxidation, die durch das Zytochrom-P450-System der Leber katalysiert wird. Fluoxetin und Paroxetin hemmen das Isoenzym Zytochrom-P450-2D6 und können so Interaktionen mit Medikamenten verursachen, die durch dieses Isoenzym metabolisiert werden.

Klinik: Agitation, Hyperreflexie, Hyperthermie, zerebrale Krämpfe, gestörte Koordination mit unfreiwilligen Bewegungen u.a. der Füße im Sitzen, Myoklonus-artige Beinbewegungen, Tremor [Lancet 342 (1993) 442].

Prognose: Hohe Letalität.

Shuntanlage zur Liquordrainage

Externe (temporäre) oder interne (ventrikuloarteriell, -aurikulär, -abdominell, lumboperitoneal) Shuntanlage bei Hydrozephalus, Hirntumoren besonders mit mittelliniennaher Lage oder bei nicht in toto resezierbaren Tumoren (z.B. Spongioblastome der Stammganglien, des Thalamus und Hirnstamms) etc.

Komplikationen: 1. Shuntdysfunktion (vermehrter Einsatz von druckverstellbaren Ventilen). 2. Shuntinfektion.

1.1 Zu stark drainierender Liquorshunt mit Ausbildung orthostatisch betonter Kopfschmerzen, Entwicklung von Subduralhämatomen, einer hypertrophen kranialen Pachymeningitis oder Hygromen.

1.2 Shuntverlegung bzw. -okklusion: Kasuistik einer 17-jährigen Patientin mit anfangs in mehrmonatigen, dann zweiwöchigen Abständen über 1–2 Tage anhaltenden schlafähnlichen Zuständen mit diffusen Kopfschmerzen, Erbrechen und Doppelbildern, klinisch komplexen Störungen wie Anisokorie, vertikale Blickparese, Retraktionsnystagmus, internukleäre Ophthalmoplegie, EEG ohne Krampfpotentiale, wiederholte Liquordruckmessungen ohne Hinweis auf eine Shuntdysfunktion; im CCT Nachweis eines intermittierend auftretenden Hydrozephalus, seit Shuntwechsel mit Thrombusnachweis am Ventil und am kardialen Shuntende Beschwerdefreiheit [Wedel R, Augsburg: Episodische Hypersomnien und Okulomotorikstörungen als Reizsymptomatik des mesenzephalen Tegmentums bei Shuntdysfunktion eines ventrikuloarteriellen Shunts. ANIM (1/98) Hamburg].

2. Shuntinfektion z.B. mit koagulase-negativen Staphylokokken: ☆Vancomycin i.v. und (nicht zugelassen) ggf. 20 mg/d intraventrikulär und ☆Rifampicin oral oder intravenös. Meist ist ein Shuntwechsel erforderlich.

Shy-Drager-Syndrom s. Multisystematrophie vom Shy-Drager-Typ.

SIADH – Syndrom der inadäquaten ADH-Sekretion s. zentrale pontine Myelinolyse.

Sicca-Syndrom s. Sjögren-Syndrom.

Oberflächliche Siderose des Zentralnervensystems – Superfizielle ZNS-Siderose
E83.1

Ätiologie: Hämosiderose 50 % idiopathisch und 50 % durch chronische Subarachnoidalblutung.
- In 54 % wurde die Blutungsquelle berichtet, davon
  47 % durch pathologische durale Verhältnisse (incl. Hohlraumläsion im Liquorsystem oder zervikale Wurzelläsion),
  35 % vaskulärer Tumor,
  18 % vaskuläre Anomalie.

Anatomie/Histologie: Oberflächliche Siderose durch Hämosiderinablagerungen in den liquornahen Bereichen, subpial und subependymal. Scharfer Übergang von zentralen Gliazellen zu den unbeteiligten peripheren Schwannschen Zellen.

Epidemiologie: 1995 fanden sich 87 Fälle in der Weltliteratur. m < w.

Klinik: Anamnese: Präsymptomatische Phase (Subarachnoidalblutung) zwischen 4 Monaten und 30 Jahren.
Befund: Erkrankungsbeginn zwischen dem 14. und 77. Lebensjahr.
Hypästhesie/Taubheit 95 %. Zerebelläre Ataxie 88 % (z.B. Stand- und Gangataxie). Pyramidenbahnzeichen 76 %.

Blasenstörungen 24 %. Demenz 24 %. Anosmie 17 %. Anisokorie (fast lichtstarre Pupillen) 10 %. Sensorische Zeichen 13 %.
Ggf. generalisierte Dystonie.
- Keine Mitbeteiligung des peripheren Nervensystems.

Komplikationen: Symptomatische Subarachnoidalblutung bei 37 %.

Labor: **Liquor** in 75 % hämorrhagisch oder xanthochrom, Erythro- und Siderophagen, Pleozytose, Eiweißerhöhung, erhöhter Ferritinspiegel, ggf. positive oligoklonale Banden.

Prognose: Ungünstig. Bettlägrigkeit nach 1–37 Jahren, Tod nach 1–38 Jahren.

Röntgen: MRT.

Therapie: Chelatbildner.

Therapie operativ: Exstirpation der Blutungsquelle. Alle Angaben von [Fearnley J: Superficial siderosis of the central nervous system. Brain 118 (1995) 1051–66].

Singultus – Schluckauf

Ätiologie: Intrazerebrale Raumforderung: Hirnstamm-Enzephalitis oder -tumor.
Als Zeichen der beginnenden Hirnstamm-Einklemmung ggf. dringende Indikation zur OP.
Akzidentell. Erkrankungen der oberen Luftwege, Pleura, Lunge, des Mediastinums, Magen-Darm-Trakts, Zwerchfellhernie, subphrenischer Abszess, Ileus. Chronischer Alkoholismus. UAW von Kortison. Psychogen   F45.3

Therapie: Therapieversuch mit Triflupromazin, Carbamazepin.
☆ Baclofen (5/10/25 mg Tbl) s. Spastik. 3 x 10 mg bei 4 Patienten [Ramirez F: Treatment of Intractable Hiccup with Baclofen: Results of a Double-Blind Randomized, Controlled, Crossover-Study. Am J Gastroenterol 87 (1992) 1789–91].

Sinusvenenthrombose – SVT – Sinusthrombose und Hirnvenenthrombose

Ätiologie:
1. Primäre, aseptische Thrombose – nichteitrige Sinusthrombose
   bei z.B. Arteriosklerose, Hypertonie   I67.6
   als Ursache eines Hirninfarktes.   I63.6
- Dehydratation: Insolation. Hypernatriämie: SVT und Rupturen der basalen Venen durch Wasserverschiebung vom Intrazellulär- in den Extrazellulärraum mit resultierender Dehydratation des Gehirns! Diabetes mellitus. Nephrotisches Syndrom.

- Gerinnungsstörungen (s. Labor, disseminierte intravasale Gerinnung) und Blutkrankheiten – hämatologische Erkrankungen (Leukämien, Lymphome, Polyzythämia vera, Polyglobulien versch. Ätiologie, hämolytische Anämien u.a.): Paroxysmale nächtliche Hämoglobinurie (die Komplementaktivierung stimuliert indirekt die Thrombozytenaggregation und Hyperkoagulabilität und kann außer zu Phlebothrombose auch zu zerebralen venösen Thrombosen führen). Thrombozythämie. Leberzirrhose.

- Hirntumoren und Hirnoperationen (zusätzlicher mechanischer Faktor?).
- Hormonell bedingt: Kontrazeptiva-Einnahme bzw. Hormoneinnahme in der Menopause (keine weitere Antikonzeptivaeinnahme).
- Schwangerschaft/Wochenbett („puerperale Thrombose"): Hirnvenenthrombosen mit Prävalenz 5/10.000   O22.5 meist unmittelbar vor oder nach der Geburt [Haas J (26.9.96) in Göttingen]. Im Vergleich zu anderen Ursachen günstigster Verlauf, aber Rezidive bei 1/4 der Patientinnen, so dass von einer späteren Antikonzeptivaeinnahme abgeraten werden muss. Uneinheitliche Angaben zu einer erneuten Schwangerschaft. Postpartal zweiwöchige Thromboseprophylaxe mit Heparin.
- Nach Aborten.
- Androgen-Einnahme.
- Immunvaskulitiden, Autoimmunerkrankungen und Kollagenosen: Antiphospholipid-Syndrom. M. Behcet [Huss G: Neuro-Behcet: Encephalitis und Hirnvenenthrombose-Klinik und Neuroradiologie in 5 Fällen. Nervenarzt 63 (1992) 352–358]. Colitis ulcerosa (in klinischen Studie 1–7 %, in Autopsiestudien 7–39 %), M. Crohn. Lupus erythematodes. Panarteriitis nodosa. Sarkoidose. Sjögren-Syndrom. M. Wegener.
- Infektionen: Systemische bakterielle, virale, parasitäre oder mykotische Infektion. Lues cerebrospinalis. Familiäres Mittelmeerfieber.
- Intoxikation.
- Lokale Kompression im Halsbereich: Tumoren mit Kompression der Jugularvenen. Glomustumor. Obere Einflussstauung. Herz- und Kreislauferkrankungen (Rechtsherzinsuffizienz). Iatrogen nach Neck dissection oder Radiatio.
- Medikamenten-Nebenwirkung: Asparaginasetherapie.
  Orale Kortikoideinnahme. Kasuistik einer SVT bei einem 45-jährigen MS-Patienten 4 Tage nach intrathekaler Gabe von 80 mg Triamcinolon [Feneberg W, Berg: Sinusvenenthrombose nach intrathekaler Kortisongabe. (9/96) Göttingen].
- Neoplasien (Blutkrankheiten s.o., solide Karzinome, Karzinoid) und Kachexie (sog. „marantische Thrombosen").
- Traumen, Schädelhirntrauma (zusätzlicher mechanischer Faktor?), Operationen (chirurgisch und neurochirurgisch).
- Selten: Hyperhomozysteinämie. Schrittmachertherapie. Generalisierte Venenerkrankungen (z.B. Thrombophlebitis migrans).
- Im Kindesalter: Geburtraumen, angeborene Herzfehler, Dehydration und Infektionskrankheiten.
2. Sekundär – septische Sinusvenenthrombose – intrakranielle septische Phlebitis (Thrombophlebitis):   G08
  Lokale Infektion bei Mastoiditis (Komplikation der Otitis media), Osteomyelitis, Sinusitis. Septische Thrombenbildung bei Fortleitung eitriger Infektionen aus dem Gesichtsbereich (Gesichtsfurunkel, Orbita). Selten im Zusammenhang bzw. als Komplikation einer Meningitis (Meningitis carcinomatosa) oder bei Sepsis.

Anatomie/Histologie: Von 24 Patienten 7/24 isolierte Thrombose des Sinus sagittalis superior, 11/24 Thrombose des Sinus sagittalis superior sowie anderer Sinus, Sinus transversus am zweithäufigsten betroffen, aber nur 2/24 isoliert [Flotho E: MR-angiographische Verlaufsuntersuchungen bei Sinusvenenthrombose. (9/96) Göttingen].
- Infarzierung oft hämorrhagisch meist bilateral des Okzipitallappens,
  bei Thrombosen der inneren Hirnvenen (in 6 %) bilaterale Thalamus- und teilweise Stammganglienläsionen
  [Erbguth F: Bilaterale Infarzierungen von Thalamus und Stammganglien bei Thrombosen der inneren Hirnvenen. In: Schwerpunkte neurologischer Intensivmedizin. perimed Notfallmedizin 19 (1991) 189–93].
- Das zytotoxische (Steroid-resistente) Ödem geht dem vasogenen Ödem voraus und ist für die Pathophysiologie der SVT ein wesentlicher Faktor.

Diagnose: MR-Angiographie. Angiographie als Goldstandard.

Diagnostik: s. Labor, s. Röntgen. EEG (Verlaufskontrolle) mit allgemeinen oder fokalen Veränderungen und Krampfaktivität.
- TCD: Serielle TCD-Untersuchungen (n = 18) an V. basalis Rosenthal, V, cerebri media profunda, Sinus petrosus inferior, Region des Sinus cavernosus: 16/18 (83 %) messbarer Flussanstieg um mindestens 30 % des Ausgangswertes. Hohe interindividuelle Variabilität der Rückbildungstendenz. Der initiale Nachweis hoher Flussgeschwindigkeiten war signifikant mit dem Vorhandensein quantitativer Bewusstseinsstörungen assoziiert. Der Rückläufigkeit der Flussgeschwindigkeiten kam keine prognostische Bedeutung zu [Valdueza J, Berlin: Monitoring of venous hemodynamics in patients with cerebral venous thrombosis by transcranial doppler ultrasound. Arch Neurol 56 (1999) 229–34].

Differentialdiagnose: Zerebrale Ischämie (bei Sinusvenenthrombose keine eindeutige unilaterale Symptomatik). Pseudotumor cerebri.

Differentialdiagnose und Differentialätiopathogenese bilateraler Thalamusläsionen (bei Thrombosen der inneren Hirnvenen):
- Dienzephaler Tumor. Arteriell-vaskuläre Genese bei vertebrobasilärer Ischämie. Alkoholtoxische Degeneration. Hepatozerebrale Degeneration. Systematrophie. Entzündliche Genese („Thalamitis").

Differentialdiagnose besonders bei Sinus cavernosus-Thrombose: Mucormykose (Pilzinfektion durch Rhizopus oder Mucor = Schimmelpilz).

Epidemiologie: m : w = 2 : 3, im Alter häufiger bei Männern. Thrombosen innerer Hirnvenen : Sinusvenenthrombosen = 1 : 20. Thrombosen innerer Hirnvenen bei Kindern offensichtlich häufiger.
- Prävalenz von Hirnvenenthrombosen in der Schwangerschaft/Wochenbett 5/10.000. In den USA bei 50.264.631 Geburten 5723 Fälle

entspr. 11,4/100.000 Geburten, häufiger bei jüngeren Frauen zwischen 25 und 34 Jahren [Lanska D: Stroke and intracranial venous thrombosis during pregnancy and puerperium. Neurology 51 (1998) 1622–8].

Klinik: Ein Verschluss des Sinus sagittalis superior im vorderen Drittel bleibt meist symptomlos, aber auch einseitige, ggf. sogar doppelseitige Verschlüsse des Sinus transversus oder Sinus sigmoideus können symptomlos bleiben.

Anamnese: Splenektomie? Schwangerschaft? In < 50 % (Schwangerschaft 80 %) akuter Beginn, ggf. auch zweigipflig mit einem symptomfreien Intervall von Tagen bis Wochen nach initialem Krankheitsschub. Seltener sind langsam progrediente und chronische Verlaufsformen.

Befund: Hirndruckzeichen: Am häufigsten zunehmende Bewusstseinsstörung, Verwirrtheit, bis zum Koma mit Streckkrämpfen. Kopfschmerzen in 80–90 %, Schwindel, Übelkeit und Erbrechen. Endgradige Nackensteife/Meningismus. Fieber.

Lokalsymptome: Aphasie. Ödematöse Schwellungen an Hals und Kopf. Ataxie.

– Symptome mit ggf. lokalisatorischer Bedeutung:
– Sinus sagittalis superior-Thrombose:
1. Stauungspapille bei 33 %-< 50 % der Patienten, teilweise assoziiert mit Sehstörungen, ggf. monosymptomatisch [Buddenberg D: Stauungspapillen als einziges Symptom von Sinussagittalis-superior-Thrombosen. Akt Neurol 12 (1985) 118–20].
   Kasuistik mit völliger Rückbildung der SVT ohne Rückbildung der Stauungspapille [Schmid E, Stuttgart: Sinusthrombose und Kernspin-Tomogramm. Nervenarzt 58 (1987) 692–4].
2. Nicht ausschließliche bzw. keine eindeutige unilaterale Symptomatik: Bilaterale neurologische Ausfälle (motorische und sensible Hemisyndrome in etwa 50 %) und wechselseitige fokale zerebrale Krampfanfälle (Krampfanfälle in 30–40 %, fokal oder generalisiert)
– Sinus sagittalis superior-Thrombose im vorderen Abschnitt: Akinetischer Mutismus, beinbetonte Parese, Blasenstörung.
– Sinus sagittalis superior-Thrombose im hinteren Abschnitt: Beinbetonte Parese und Sensibilitätsstörungen, Vigilanzminderung, Gesichtsfeldausfälle bzw. Hemianopsien.
– Innere Hirnvenen-Thrombose: Extrapyramidalmotorische Symptome. Bilaterale Thalamusläsionen: Kasuistik von 2 Patienten mit, einmal trotz Einblutung, Besserung unter 4 bzw. 5 Wochen Vollheparinisierung und Einstellung auf Marcumar [Erbguth F: Bilaterale Thalamusläsionen bei Hirnvenenthrombosen. ANIM (1/89) Erlangen].
– Sinus cavernosus-Thrombose mit Stauungszeichen im Bereich des Auges: Exophthalmus/Protrusio bulbi, Chemosis, konjunktivale Injektion, Stauungspapille, Visusabnahme, Parese aller drei Augenmuskelnerven, Ausfälle des 1. und 2. Trigeminusastes.
– Sinus petrosus inferior-Thrombose: Ggf. isolierte Abduzensparese.

Besonderes: Bei einer Ausdehnung der Thrombose auf den Bulbus venae jugularis sind der IX., X. und XI. Hirnnerv gefährdet.

Komplikationen: Intrazerebrale Blutungen.
– Pseudotumor cerebri-Symptomatik (Sinusthrombose ätiologisch möglich).
– Durale AV-Malformationen.
– Venöser ischämischer Infarkt   I63.3

Labor: BKS beschleunigt (auch bei aseptischen Thrombosen). Vaskulitis- (M. Wegener) und Kollagenosen-Labor.
– s. zerebrale Ischämie – Labor. D-Dimer im Serum und Liquor zur Diagnose der Sinusvenenthrombose zu wenig sensitiv.

Liquor: Normaler Liquor schließt eine Sinusthrombose nicht aus. Liquor in 50 % blutig oder xanthochrom.
Entzündlich bei septischen Sinusthrombosen.

Prognose: Ohne Heparinbehandlung Letalität bis 80 %, mit Antikoagulantientherapie Letalität < 5 %, Mortalität < 50 % (Erwerbsunfähigkeit ohne/mit intrazerebraler Blutung 10 bzw. 30 %) und in > 90 % günstiger Verlauf. Die Symptomverbesserung korreliert nicht mit der Rekanalisierungsrate der thrombosierten Sinus.
– Bei MRT-Untersuchungen von 24 Patienten nach 2 Wochen, 1 und 3 Monaten unter Heparin-/Marcumartherapie binnen 1 Woche bis 5 Monaten bei 7/24 komplette Rekanalisierung, bei 8/24 Teilrekanalisierung und bei 9/24 Weiterbestehen der SVT [Flotho E: MR-angiographische Verlaufsuntersuchungen bei Sinusvenenthrombose. (9/96) Göttingen]. Bei Rekanalisation in > 50 % weiter bestehende Wandunregelmäßigkeiten. Rezidive sind unter Antikoagulantientherapie selten. Auch bei vollständiger Rekanalisation normalisiert sich der intrakranielle Druck (bei Lumbalpunktion) nur langsam, normale Werte werden selten erreicht.

Risikofaktoren: Thromboserisiko erhöht durch exogene Faktoren: Alter, Immobilisation, Operationen, Schwangerschaft und Einnahme oraler Antikonzeptiva in Verbindung mit Rauchen, Traumen. Endogene Faktoren/hereditäre Defekte des Hämostase- und Fibrinolyse-Systems s. zerebrale Ischämie – Labor.

Röntgen: Ggf. Hinterhauptsaufnahme zum Ausschluss einer nur einseitigen Sinus transversus-Anlage.
– Angiographie – Fluoreszenzangiographie als Goldstandard.
– MRT mit MRA: In der akuten Phase ist der verschlossene Sinus in T1 isointens und in T2 hypointens (die T2-Signalminderung kann mit einer flussbedingten Signalauslöschung verwechselt werden und damit zu falsch negativen Ergebnissen führen).
   In der subakuten Phase T1-Hyperintensität bei weiterhin T2-Hypointensität, später steigt dann auch in T2 das Signal an.
   In der chronischen Phase (> 2 Wochen) in T1 isointenses und in T2 hyperintenses Signal.
   MRT kann eine Thrombose nicht völlig ausschließen.
   MRA möglichst als Time-of flight-MRA mit besserer räumlicher Auflösung – ein hohes Methämoglobinsignal kann ggf. fälschlich als Fluss interpretiert werden.

- CCT: Ggf. Kontrastmittelaussparung („empty triangle sign") oder thrombosierte Hirnvenen mit Dichteanhebung von etwa 60 HE („cord sign"). CT-Angiographie: Nach intravenöser Bolusapplikation Spiral-CT von kranial nach kaudal mit guter Kontrastierung der zerebralen Venen und Sinus incl. Sinus transversus und sigmoideus [Kirchhof K: CT angiogrphy of the cerebral veins. RÖFO 165 (1996) 232–7].

Therapie:
1. Aseptische SVT:
☆ Heparin high-dose (s. Medikamente) initial und auch bei bereits bestehender hämorrhagischer Infarzierung bzw. intrazerebralen Einblutungen mit guten Ergebnissen, kaum neue intrakranielle Blutungen (stauungsbedingte Blutungen werden durch einen verbesserten venösen Abfluss verhindert), über bis zu 21 Tage. Eine randomisierte plazebokontrollierte Studie wurde wegen signifikanter Überlegenheit nach 20 statt wie geplant 60 Patienten vorzeitig beendet [Einhäupl K: Heparin treatment in sinus venous thrombosis. Lancet 338 (1991) 597–600]. Bei nahtlosem Übergang mit Erreichen einer strengen Einstellung von Quick 20– 30 % bzw. INR 2,5–3,5 absetzen und anschließende alleinige Weiterbehandlung mit
☆ Phenprocoumon – Cumarin (3 mg Tbl) über 1/2–1 Jahr, bei APC-Resistenz, AT III-, Protein C- oder Protein S-Mangel lebenslang. s. zerebrale Ischämie.
☆ Antithrombin III – AT III (500/1000/1500 IE Fl) bei AT III-Mangel (verdächtig hierfür ist ein besonders hoher Heparinbedarf) initial 1000–2000 IE über Perfusor oder > 5 min, dann 500 IE alle 4–6 h (AT III sollte therapeutisch eher > 100 % liegen).

Fibrinolyse nur als ultima ratio, besonders bei Hunt-Hess-Stadium 3–5 und im CCT allenfalls Blutungen < 0,5 cm Durchmesser.
☆ rt-PA. Rekombinanter Gewebe (tissue) Plasminogen-Aktivator – Alteplase (10/20/50 mg A)

jeweils begleitend 24–48 h Heparin high-dose, bei Beginn nach der Lyse ohne Heparin-Bolus, ggf. 5000 IE vor der Lyse.
- Keine eindeutige Indikation wegen guter Ergebnisse unter Heparin high-dose auch noch bei Einblutungen.

2 Patienten systemisch für 2–4 Stunden, gefolgt von einer Vollheparinisierung (PTT ca. 100 s), bei einem Patienten nach 250 mg systemisch unveränderte Darstellung einer langstreckigen Sinus sagittalis-Thrombose [v Rosen F, München: Negative klinische und angiographische Ergebnisse bei Anwendung von TPA zur Thrombolyse von Basilaris- und Sinusvenenthrombosen. ANIM (1/89) Erlangen]. Outcome-Scores zeigten einen deutlichen Unterschied zugunsten der Fibrinolyse gegenüber der Heparinbehandlung: Nur unter Heparin zeigten sich noch nach 2–3 Jahren Liquorzirkulationsstörungen [Bogdahn U: Prognostische Faktoren und Therapie der cerebralen Sinusthrombose. ANIM (1/88) Würzburg].
☆ Prostazyklin (Flolan) als Thromboxanantagonist konnte sich nicht durchsetzen, ggf. bei bestehender Kontraindikation für eine Lyse: Kasuistik einer Patientin mit Schädel-Hirn-Trauma, sekundärer Verschlechterung durch Sinus-rectus-Thrombose und Prostacyclin-Therapie über 10 Tage [Bogdahn U: Prostacyclin – eine Alternative in der Behandlung der venösen cerebralen Durchblutungsstörungen? ANIM (1/88) Würzburg].
2. Septische SVT: Geeignete Antibiotika-Therapie und Heparin.
3. ☆Analgetika-Therapie mit
☆ Glyzerin-Saft DAB 85 % – Glyzerol (10 % 500 ml Fl) s. Hirndruck – Hirnödemtherapie.
☆ Antiepileptika frühzeitig einsetzen. Residualepilepsien nach Sinusvenenthrombose sind selten.
☆ Kortikoide nur in Einzelfällen wie z.B. Thrombophlebitis migrans.

Sjögren-Syndrom – Sicca-Syndrom

M35.0

Anatomie/Histologie: Kollagenose. Chronisch-rezidivierende Entzündung mit Atrophie der Speicheldrüsen incl. Parotis und Tränendrüsen.
- Muskelbiopsie: Bei 15 aufeinanderfolgenden Patienten entzündliche Infiltrate 5mal leichten bis mittelschweren Ausmaßes und 6mal schweren Ausmaßes im Sinne einer interstitiellen Myositis [Vretham M. Acta Neurol Scand 83 (1990) 126–31].

Diagnostik: s. Labor. Tränensekretionstest nach Schirmer – Schirmer-Test. Muskelbiopsie bei Myopathie s. Anatomie.

Epidemiologie: Auftreten besonders bei Frauen im Klimakterium.

Klinik: Anamnese: Schluckstörungen (Dysphagie, trockener Mund)? Rezidivierende Konjunktivitis (trockene Augen)?
Befund: Chronisch progrediente Autoimmunerkrankung mit fehlender Sekretion der Parotis,

der übrigen Speicheldrüsen (Xerostomie) und Tränendrüsen (Xerophthalmie). Rhinitis, Keratoconjunctivitis sicca (H19.3), Pharyngitis sicca, Parotitis. Achylica gastrica. Vulvovaginitis sicca. Extraglanduläre Manifestationen beim primären Sjögren-Syndrom: Arthralgien 60 %, Raynaud-Syndrom 37 %, Autoimmunthyreoiditis 24 %, Lymphadenopathie 14 %, Lungenbeteiligung 14 % (J99.1), Vaskulitis 11 % (ZNS-Beteiligung bis 30 %), Polyneuropathie 10 %, Nierenbeteiligung 9 % – tubulointerstitielle Nierenkrankheit (N16.4), Leberbeteiligung 6 %, Lymphome 6 %, Splenomegalie 3 %.
Besonderes: 10–30 % sensomotorische Polyneuropathie mit axonaler Betonung, Mononeuritis multiplex (ischämische Polyneuropathie).
- Myopathie (G73.7): Myositis (in 3 %), die von einer Polymyositis nicht zu unterscheiden ist und wohl autoimmunologisch bedingt ist

[Vretham M. Acta Neurol Scand 83 (1990) 126–31]. Kasuistik einer 62-jährigen Patientin mit seit Monaten bestehenden, langsam progredienten Paresen der Schultergürtel- und Quadrizeps-Muskulatur mit Myopathie-Muster im EMG ohne subjektive oder klinische Sicca-Symptomatik, aber pathologischem Schirmer-Test [Königsmann V: Primäres Sjögren-Syndrom – eine Kasuistik. Akt Neurol 25 (1998) 245–7].

Labor: bb Anämie, BKS-Erhöhung. Dysproteinämie. ANA. Rheumafaktoren in 20–40 % erhöht, Zentromeren-Antikörper in 97 %.

Antikörper bei primärem Sjögren-Syndrom (sekundärem Sjögren mit rheumatoider Arthritis) gegen SS-A/Ro 60–70 % (< 10 %) positiv, SS-B/La 40 % (3 %) positiv, SS-C/RANA 5 % (76 %) positiv. Antikörper gegen Speichel, gegen Tränendrüsengangepithel.
Bei Polyneuropathie Antikörper gegen peripheres Nervenmyelin. T_3, T_4, mikrosomale Antikörper (MAK), TSH-Rezeptor-Ak (TRAK).

Röntgen: MRT: Zerebrale hyperintense Herde. Darstellung der Speicheldrüsen.

Therapie: ☆Kortikoidgabe.

Sjögren-Larsson-Syndrom   Q85 / Q85.9

syn. in Schweden „Västerbottenkrankheit".

Ätiologie: Phakomatose (neurokutanes Syndrom).

Epidemiologie: Auftreten selten, gehäuft in Nordbayern bzw. Einfallsgebieten der Schweden während des 30-jährigen Kriegs.
In Schweden erstmals von den Psychiatern Sjögren und Larsson abgegrenzt. Bis 1980 16 Patienten in Deutschland.
– Erbgang: Autosomal-rezessiv.

Klinik: Generalisierte, oft erythroderme Ichthyosis mit Verstärkung im Laufe der Kindheit und intensivem Juckreiz (Kratzspuren).
Progrediente Para- oder Tetraspastik bis zur Pubertät. Mäßige bis schwere mentale Retardierung [Braun-Quentin C: Das Sjögren-Larsson-Syndrom in Deutschland. DÄB 93/20 (17.5.96) B-1039–42].

Skalenus-Syndrom s. Thoracic outlet-Syndrom.

Skew deviation   H51.8

Anatomie: Einseitige Läsion des zentralen oder peripheren Otolithensystems: Labyrinth – N. vestibulocochlearis – Nucleus vestibularis lateralis und Kerngruppe γ – Fasciculus longitudinalis medialis (MLF, Kreuzung) – Nucleus interstitialis Cajal.

Ätiologie: Bei Wallenberg-Syndrom, internukleärer Ophthalmoplegie, bei z.B. der medialen bilateralen Ponsblutung als prognostisch ungünstiges Zeichen.

Klinik: Der Raum scheint subjektiv zur Gegenseite geneigt.

Befund: Vertikale, tonische oder phasische Dissoziation der Augenachsen (unterhalb der Kreuzung: ipsilaterales Auge nach unten, kontralaterales nach oben). Ggf. kombiniert mit ocular tilt: Zwangshaltung des Kopfes mit Kippung zur kranken Seite und Augentorsion.

Sklerodermie – progressive systemische Sklerose – PSS – Systemsklerose   M34.0

Sclerodermia circumscripta (Morphaea) / en Band, Coup de Sabre, linearis   L94.0 / L94.1
Induziert durch Arzneimittel oder chemische Substanzen   M34.2

Ätiologie: Immunvaskulitis unklarer Genese.

Differentialdiagnose: Bei Borreliose Stadium 3 zirkumskripte Sklerodermie. Bei Dermatomyositis. Vinylchlorid-Intoxikation.

Labor: Rheumafaktor. Antikörper gegen Scl-70 (Topoisomerase I) 40–70 % positiv, Zentromeren-Antikörper bis 90 % positiv (ACA, bei

CREST-Syndrom 80 % positiv), ggf. PM-Scl (PM1), Fibrillarin, Ku, ss-DNA, RNA-Polymerase 1. Histon-Antikörper.

Klinik: Befall von Haut, Ösophagus und Gelenken. Bei 50 Patienten in 40 % (22 % Polymyositis, 18 % sensibel-symmetrische und ischämische Polyneuropathie, 8 % Rückenmark,

6 % Gehirn) neurologische Störungen [Averbuch-Heller: Neurologic manifestations of progressive systemic sclerosis. Arch Neurol 49 (1992) 1292–5].

– CREST-Syndrom: M34.1
Progressive systemische Sklerose mit Calcinosis cutis, Raynaud-Syndrom, Ösophagusdysfunktion, Sklerodaktylie und Teleangiektasie.

Therapie: Nur bei akuten Entzündungssymptomen (Synovitis, Pneumonitis, Serositis, Myo-sitis, Vaskulitis) Ansprechen auf Glukokortikoide. In fibrösen Stadien ist die Kortison-Therapie erfolglos. Bei Niereninsuffizienz Vorsicht mit ACE-Hemmern.

☆ D-Penicillamin 150/300 mg Tbl einschleichend wöchentliche Steigerung um 150 mg, Erhaltungsdosis 450–900 mg. Oder 1. Monat 1, 2. Monat 1,5, 3. Monat 2 Tbl, maximal 900–1200 mg. Bis 1800 mg. Möglicherweise positive Beeinflussung der Hautveränderungen, der Lunge und Überlebenszeit.

Sklerose: Multiple Sklerose s. Encephalomyelitis disseminata.

Konzentrische Sklerose – M. Balo   G37.5

Tuberöse Sklerose – M. Bourneville-Pringle   Q85.1

Ätiologie: Phakomatose (neurokutanes Syndrom).

Anatomie/Histologie: Befall aller Organe mit Ausnahme des peripheren Nervensystems, des Skelettsystems und des Thymus. Histologische Differentialdiagnose = Astrozytom Grad I–II.

Definition/Diagnose: s. Klinik.

Diagnostik: s. Röntgen. Dermatologisches Konsil: Suche mit ultraviolettem Wood-Licht nach vitiligoartigen, depigmentierten Arealen.

Differentialdiagnose: Histologische Differentialdiagnose s. Anatomie.

Epidemiologie: Prävalenz 2,5–5/100.000. 60–80 % Neumutationen. 20–40 % autosomal-dominant, Penetranz inkomplett, Expressivität variabel. Gen TSC1 auf auf Chromosom 9q34. Gen TSC2 auf Chromosom 16p13.

Klinik: Befund: Erste Symptome in 98 bzw. 96 % depigmentierte Naevi bzw. zerebrale Krampfanfälle.

– Klassische Trias: Epilepsie: Beginnt häufig (5 %) mit BNS-Krämpfen.
Oligophrenie: Ggf. schon durch das West-Syndrom (Enzephalopathie des Kleinkindes unterschiedlicher Ätiologie) mitbedingt.
Faziale Angiofibrome (Adenoma sebaceum, M. Pringle): Schmetterlingsförmige Ausbreitung über Nase und Wangen, ggf. über Kinn und Schläfen, Differentialdiagnose Akne vulgaris/gutartige Talgdrüsentumoren, Molluscum contagiosum.

– Hamartome der Retina in 25 % (beweisend): Bereits im 1. Lebensjahr multipel auftretend und maulbeerartig.

– Haut: Häufig schon bei Säuglingen, in den ersten Lebensjahren bei bis zu 90 %, später seltener depigmentierte blatt- oder lanzettförmige Hautflecken („white spots"). Ab 10. Lebensjahr vorwiegend im Beckenbereich lederartige Hautbezirke („Chagrin-Leder").
Am Zahnfleisch ggf. fibromatöse Hyperplasien. An Milchzähnen ggf. Zahnschmelzdefekte.
Bei Erwachsenen Nagelfalzfibrome (Koenen-Tumore) bevorzugt an den Zehen.
Häufiger bei Frauen Lidtumoren, Konjunktivalknötchen oder depigmentierte Haarsträhnen.

– Rhabdomyome des Myokards in 50 % bereits ab der 20. Schwangerschaftswoche, ggf. mit schwer beherrschbaren Rhythmusstörungen.

Besonderes: Assoziation mit Autismus in 20 %. Angiodysplasien in allen Organen möglich, bevorzugt an den Nierengefäßen.

Röntgen: Schädel: Ab 2.–3. Lebensjahr paraventrikuläre Verkalkungen.

– CCT: Bei 98 % der Patienten multiple periventrikuläre Kalzifikationen. Subependymale erbsgroße astrozytäre verkalkende Knötchen in den lateralen Wänden der Seitenventrikel.

– MRT: Subependymale Knötchen, Tubera der Hirnrinde beweisend (nur mit MRT nachweisbar, im CCT isodens).

Selbsthilfegruppe – Adressen für Informationen: Tuberöse Sklerose Deutschland e.V. (TSD), Südring 20, Seligenstadt.

Therapie: Keine spezifische.

Skoliose und Kyphoskoliose s. Kyphoskliose.

„Slow-virus infection" des Zentralnervensystems   A81.9

s. M. Creutzfeldt-Jakob, Kuru, progressive multifokale Leukenzephalopathie, subakut sklerosierende Panenzephalitis.

Sluder-Neuralgie s. Trigeminusneuralgie – Differentialdiagnose.

SMON s. Myeloopticoneuropathie.

Sneddon-Syndrom   L13.1

s. Antiphospholipid-Syndrom.

syn. Ehrmann-Sneddon-Syndrom. Livedo racemosa und Livedo reticularis werden in der angloamerikanischen Literatur meist synonym verwendet (s. Definition).

Anatomie/Histologie: s. Rö – Angiographie. Vaskulitis, Stenosen und Gefäßverschlüsse sowie fokale Intimahyperplasien. Endangitische Wucherungen im Grenzbereich zwischen Cutis und Subcutis mit Intimaproliferation, fibrinoider Nekrose, unspezifischen eher spärlichen perivaskulären Lymphozyten- und Leukozyteninfiltraten.

Definition/Diagnose: Livedo racemosa generalisata mit bläulich oder braun-rot tingierten, netz- oder baumartig verzweigten oder an Blitzfiguren erinnernde Hautzeichnungen besonders an Beinen, Oberarmen, Gesäß und Rücken, in Kälte deutlicher; geht der neurologischen Symptomatik um einige Jahre voraus.
– Livedo reticularis (*dt.*): Funktionelle Livedoerkrankung jüngerer Erwachsener mit regelmäßigerer Netzzeichnung als bei der Livedo racemosa. Harmloseste Form der Weißfleckung ist die Cutis marmorata. Oft gemeinsames Auftreten von Livedo racemosa und reticularis.

Differentialdiagnose: Leptomeningeale Angiomatose „Divry-Bogaert".
– Thrombangitis obliterans: Livedo racemosa auf ein Bein beschränkt (besonders bei kettenrauchenden jungen Männern). Beim Sneddon-Syndrom fehlen Entzündungszeichen.

Einteilung: Primär generalisierte und primär zirkumskripte Form.

Epidemiologie: Auftreten 3.–4. Dekade, m : w = 1 : 2. Bis 1987 49 Fälle.
– Morbidität: Neurologische Komplikationen bei 75 % der Patienten mit Livedo racemosa.
– Prävalenz: BRD 1000–1500 Patienten geschätzt, 0,27 % von 3006 Patienten mit zerebrovaskulären Erkrankungen.

Klinik: s. Diagnose. Livedo racemosa oft assoziiert mit internistischen Erkrankungen wie primärem Antikardiolipin- bzw. Antiphospholipid-Antikörper-Syndrom, Aortenvitien, arterieller

Verschlusskrankheit, Dermatomyositis, Kryoglobulinämie, rheumatoider Arthritis, Polyzythämia vera, chronischen Pyelonephritiden, Raynaud-Syndrom, Tuberkulose.
– Akute Livedo racemosa mit rasch auftretenden Nekrosen und Ulzera, bedingt durch Cholesterinembolisationen aus arteriosklerotischen Plaques, durch metastatische Calcinosis, bei renalem Hyperparathyreoidismus, Embolia cutis medicamentosa, Lupus erythematodes und Sharp-Syndrom (Mischkollagenose, MCTD).
– Chronische Livedo racemosa eher bei Panarteriitis nodosa, Livedo-Vaskulitis („Livedo reticularis mit Sommerulzerationen").

Neurologische Komplikationen: Zerebrale Ischämien und transitorisch globale Amnesien, zerebrale Krampfanfälle (GM), Migraine accompagnée, hirnorganisches Psychosyndrom [Bathke K: Sneddon-Syndrom: Choreoathetotische Bewegungsstörung und rezidivierende Hirninfarkte als zerebrovaskuläre Manifestation zweier Fälle. (4.3.95) Hannover].

Labor: Keine Entzündungszeichen, unauffällige Immunserologie mit Ausnahme von Antiphospholipidantikörpern (aPA) – Lupusantikoagulans in 40 % – in > 80 % liegt ein primäres Antiphospholipid-Antikörper-Syndrom vor.
– Exzisat aus gesunder belichteter Haut. Differentialdiagnostisch ANA, AMA, Kryoglobuline, Lues.

Prognose: Ungünstig. Entwicklung einer Multiinfarktdemenz.

Risikofaktoren: Nikotinkonsum, arterielle Hypertonie, orale Kontrazeptiva häufig, gelegentlich Hyperlipoproteinämie.

Röntgen: Im CCT fokale Läsionen, subkortikale Atrophie und zum Teil zentro-parietal betonte kortikale Atrophie.
– In der Angiographie periphere Kalibereinengungen und Gefäßabbrüche mit zum Teil Moya-Moya-ähnlichen kapillären Gefäßnetzen.

Therapie: Ohne Wirkung waren ASS, β-Blocker, Kortikoide [Gallenkamp U: Das Sneddon-Syndrom. DÄB 89/8 (21.2.92) B 382–5].
☆ Azathioprin.

Somatoforme Störungen s. funktionelle Störungen.

Spätdyskinesien s. tardive Dyskinesien.

Spasmus facialis – Spasmus hemifacialis – HSF – HSP G51.3

syn. hemifazialer Spasmus (HFS). s. Blepharospasmus, s. Dystonien.

Ätiologie: Supranukleär: Kortikal, extrapyramidal.
– Häufigste Ursache: Chronische Kompression des N. facialis am wenig myelinisierten Facialis-Hirnstammaustritt („root entry zone") in der hinteren Schädelgrube (Kleinhirn-Brückenwinkel) durch z.B. Aneurysma, pulsierende ektatische oder aberrierende Gefäßschlinge, arterielle oder arteriovenöse Malformationen, seltener Arachnitiden.
– 0,5–1,3 % Hirnstamm-Tumoren: Epidermoide, Lipome, Akustikus- und Hypoglossusneurinome.
– Encephalomyelitis disseminata: Kasuistik bei 6 Patienten, davon 2mal im MRT mit Plaques im Fazialiskerngebiet [Telischi F: Hemifacial spasm. Occurrence in multiple sclreosis. Arch Otolaryngol Head Neck Surg 117 (1991) 554–6].
– Nicht kompressionsbedingt: Ischämie in Thalamus [Toda T: Facial spasm from lacunar infarction of the thalamic ventro-lateral nucleus. Stroke 20 (1989) 1289–90].
Pons [Ambrosetto P: Lacunar pontine infarction presenting as isolated facial spasm. Stroke 19 (1988) 784–5].
– Nach idiopathischer Fazialisparese (Fazialissynkinesien).
– Meningitis [Sandyk R: Hemifacial spasm in tuberculous meningitis. Postgrad. Med. J. 59 (1983) 570–1].
– Familiär [Friedman A: Familiar hemifacial spasm. Movement Disorders 4 (1989) 213–8]. [Carter J: Familial hemifacial spasm. Arch Ophthal 108 (1990) 249–50].
– 10 % ätiologisch ungeklärt z.B. durch afferente Informationen via N. trigeminus.

Ätiopathogenese: Kompressionsbedingte, ursprungsnahe, d.h. in der Cisterna pontocerebellaris lokalisierte Läsion des Fazialisstamms. Der N. facialis ist dicht nach seinem Austritt aus dem Hirnstamm besonders vulnerabel und enthält dort als anatomische Besonderheit noch zum ZNS gehörende Gliazellen, die erst im weiteren Verlauf von Schwannschen Myelinscheiden abgelöst werden.

Diagnostik: Angiographie i.d.R. unauffällg, auch bei intraoperativem Nachweis einer Gefäßschlinge der A. cerebelli inferior anterior oder posterior.
– EMG polymyographisch mit simultaner Ableitung aus mehreren Etagen bzw. Muskeln: Immer synchrone rhythmische „bursts" einer einzigen motorischen Einheit, salvenartige (ggf. auch kontinuierliche) Entladungen von 100–200/s.

– EEG (bei HSP unauffällig) z.A. fokaler epileptischer Entladungen.

Differentialdiagnose: Einseitige Ptosis.
– Läsionen des N. facialis, z.B. Akustikusneurinom, oder Synkinesien nach Fazialislähmung (schnelleres Auftreten, postparetisch).
– Blepharospasmus (mit beidseitiger Symptomatik!).
– Faziale Hemidystonie (besonders wenn das Auftreten konstant ist).
– Hirnstamm-Syndrom (Brissaud-Syndrom).
– Spastisch bedingtes Blinzeln: Nur durch Blinzeln ausgelöste Hyperkinese.
– Fokale epileptische Entladungen.
– Myokymien (besonders bei Encephalomyelitis disseminata): Im EMG in mehreren Muskeln, ggf. sogar im gleichen Muskel nicht synchronisierte Entladungen (*Therapie:* Carbamazepin).
– Fazialis-Tic (begleitet von Grunzen, Schulterzucken etc.) „blitzartig" ohne die für HSF typische tonische Komponente.

Einteilung des Schweregrades:
0 keine Beschwerden, keine Bewegungsstörung
1 fast beschwerdefrei, situativ ausgelöster vermehrter Lidschlag
2 Beschwerden (vermehrter Lidschlag) bei Belastung ohne Spasmus
3 offensichtlicher Spasmus, Beeinträchtigung bei Lesen, Handarbeit, Fernsehen, Autofahren, aber Auge die meiste Zeit offen
4 mittelschwerer Spasmus, außerhalb eigener Wohnung Begleitperson erforderlich
5 schwerer Spasmus, funktionelle Blindheit

Epidemiologie: Familiär [Friedman A: Familiar hemifacial spasm. Movement Disorders 4 (1989) 213–8].

Klinik: Anamnese: Lag eine Gesichtslähmung vor?
Befund: Symptomatik einseitig (Blepharospasmus beidseits!) mit unregelmäßigen Kontraktionen und Spasmen um Augen, Wangen, Mund, Kinn und ggf. Hals. Meist ist der M. orbicularis oculi zuerst betroffen mit sekundärer Ausbreitung, der M. frontalis bleibt i.d.R. ausgespart.
Besonderes: Sehr selten bilaterales Auftreten [Holds J: Bilateral hemifacial spasm. J Clin Neuro-Ophthalmol 10 (1990) 153–4].
– Orthostatisch auslösbarer Spasmus hemifacialis [Video (10/97) Dresden].

Röntgen: CCT mit Kontrastmittel bzw. MRT des Schädels.

Therapie: s. Blepharospasmus, s. Dystonien, s. Spastik. Carbamazepin und Phenytoin mit meist nur vorübergehender Linderung.

☆ Botulinum-Toxin Typ A: Geringere subkutane Dosen, z.B. Botox (100 E/Amp) 10–12,5 E, Dysport (500 E/Amp) initial 62,5 E bis sekundär 250 E, erforderlich und weniger Depots als beim Blepharospasmus, bei Beschränkung auf den M. orbicularis oculi reichen Depots am medialen und lateralen Rand des Oberlides und am lateralen Rand des Unterlides mit ggf. schon Beeinflussung im Wangenbereich und geringerem Risiko der Mundastschwäche (M. levator anguli oris). Ggf. auch in M. frontalis und M. buccinator.
M. zygomaticus undankbar wegen Risiko der Mundastschwäche, allenfalls minimale Dosis erforderlich.

– Injektion besser unter EMG-Kontrolle. Cave periorale Region wegen der Gefahr der Parese mit herabhängendem Mundwinkel, je weiter kaudal injiziert wird. Bewährte Injektionsorte paramedian im Bereich des M. orbicularis oris, im Bereich des M. depressor labii inferioris und im Platysma-Bereich.

– s. Krokodilstränen unterdrücken durch Ruhigstellen der Tränendrüse durch 2,5–5 E Botox. UAW leichte Fazialisparese.
Wirkungsbeginn im Mittel 4–5 Tage, teilweise bis 14 Tage. Wirkungsdauer optimal um 12–13 Wochen, abgeschwächt 5–6 Wochen. Wirkungsdauer länger als bei Blepharospasmus und Dystonien ggf. durch langsamere Reinnervatiosmechanismen des geschädigten N. facialis. Besserung bei über 90 % der Patienten [Laskawi R, HNO Göttingen (1993)]. [Meer J: The effect of botulinum toxin on the blink reflex an ephaptic transmission in patients with hemifacial spasm. Neurol 44 4 Suppl 2 (1994) 338–9].

Therapie operativ: Janetta-Operation (neurovaskuläre Dekompression) -bis zu 25 % Risiko der vaskulären Innenohrschädigung und bis zu 30 % Gesichtslähmung- mit ca. 25 % Rezidiven in 2 Jahren.

Spasmus hemimasticatorius – hemimastikatorischer Spasmus G50.8

Ätiopathogenese: Ggf. Iritation durch Gefäßschlingen.

Klinik: Assoziiert mit der Hemiatrophia faciei. Kontraktionen der Kaumuskulatur, phasisch (besonders M. masseter) und tonisch (beson-

ders M. temporalis). Hemmung durch willkürliche Mundöffnung.

Therapie: ☆Botulinum-Toxin lokal. ☆Carbamazepin oder ☆Phenytoin.

Spastik R25.2

Spastische Tetraplegie / Paraplegie G82.4 / G82.1

syn. zentral bedingte spastische muskuläre Hyperaktivität.

s. Querschnittlähmung, Schmerz.

Ätiologie: Zerebrale Spastik: Am häufigsten hemisphärische Ischämie, Blutung, Raumforderung mit Hemispastik, seltener bilateral mit Paraspastik und z.B. Mantelkantensyndrom. Tetraspastik bei bilateraler Entzündung oder Ischämie, Hirnstammprozessen, seltener durch Degeneration, toxisch-metabolisch oder als Defektsyndrom.

– „Dekortikationsspastizität“: Läsion oberhalb des Nucleus ruber zwischen Kortex und Mittelhirn mit Spastik vom Prädilektionstyp Wernicke-Mann mit Beugertonus der oberen und Streckertonus der unteren Extremität (typische Körperhaltung nach zerebralen Insulten, meist verbunden mit einer Hemiparese). Voraussetzung ist eine intakte Funktion des Nucleus ruber.

– „Dezerebrationsstarre“: Läsion kaudal des Nucleus ruber und rostral des Nucleus vestibularis lateralis (Deiters-Kern).

– Spinal: Am häufigsten durch Raumforderung – mechanisch bedingt, Entzündung (Encephalomyelitis disseminata), Ischämie.

– Spinale Spastik: Läsion kaudal des Nucleus vestibularis lateralis (Deiters-Kern) mit Ausfall aller mesenzephalen Kerngebiete und damit aller hemmenden Bahnen. Da die vestibulären Afferenzen eine Hemmung des Beugertonus der unteren Extremität ausüben, somit also eine Förderung der Anti-Schwerkraft-Muskulatur bewirken, entsteht durch deren Wegfall eine vorwiegend beugerbetonte Tonisierung der Beine und reflektorische Spasmen. Die spinale Motorik unterliegt nur noch dem Einfluss der segmentalen Afferenzen.

– Erhöhte Erregbarkeit der α-Motoneurone: Astrozytenfortsätze verlaufen um das α-Motoneuron mit α-MN-Veränderungen bis zur Degeneration und Alteration inhibitorischer Synapsen. Durch synaptische Umorganisation überwiegen aktivierende Neuronen.

– Bahnung des polysynaptischen Reflexweges von Ia-Afferenzen zu α-Motoneuronen.

– Verminderte Erregbarkeit inhibitorischer Interneurone: Präsynaptische, reziproke Ia- und nicht reziproke Ib-sowie Renshaw-Hemmung.

Anatomie:

– Spastik ist quantitativ bedingt durch ein gewisses Ausmaß der Läsion von Bahnen und Interneuronen, durch eine „Pyramidenbahn-

plus-Läsion". Isolierte Pyramidenbahnläsionen führen nicht zu Spastik.
- Muskulatur: Wandlung dynamischer Typ II-in statische Typ I-Fasern. Myogene Kontrakturen durch Verkleben der Gleitschicht im Bindegewebe. Abnahme der Eigenelastizität von Muskeln und Sehnen. Erhöhter mechanischer Widerstand. Umwandlung von Mechanorezeptoren zu Schmerzrezeptoren.

Ort der Läsion	Muskeltonus	Lähmungsbild
Kortikal isolierte Läsion des Gyrus praecentralis (prämotorisch),	schlaff	MER leicht erhöht
der Pyramide	schlaff	MER leicht abgeschwächt
Kortikal multisystemisch primärer Motorkortex, subkortikal,	initial schlaff,	Monoparesen
innere Kapsel	dann hemispastisch	Spastizität obere Extremität: Schulteradduktoren, Unterarm-pronatoren, Ellenbogen-, Hand- und Fingerbeuger
		Spastizität untere Extremität: Hüftadduktoren und -innen-rotatoren, Knie-, Sprunggelenk- und Zehenstrecker
Mittelhirn	tetraspastisch	Enthirnungsstarre: Alle 4 Extremitäten in Streckstellung und Innenrotation
Pons/Medulla Zervikomedullär bis zu Th1 bis zu Th1	tetraspastisch	
Spinal unter Th1	paraspastisch	Inkomplette Querschnittläsion (Läsion der mittleren Dorsalregion): Paraparese/-plegie in Streckstellung (Tr. vestibulospinalis erhalten) Totale Querschnittläsion: Paraplegie in Beugestellung (Tractus corticospinalis und vestibulospinalis völlig unterbrochen)
Spinal unter L2/3	schlaff	

Pharmakologische und physiologische Charakterisierung des GABA-Rezeptor-Komplexes (mod. nach ten Bruggencate 1984)

GABA-A-Rezeptor Agonist	GABA wirkt auf Cl–Kanal		Hyperpolarisation
	Muscimol (Fliegenpilzgift)		Depolarisation
Modulator:	Benzodiazepine, Barbiturate Cl–Kanal		Depolarisation
Antagonist:	Bicucullin		Auslösung von Krampfanfällen
Kanalblocker:	Picrotoxin		Auslösung von Krampfanfällen
	Penicillin		Auslösung von Krampfanfällen
GABA-B-Rezeptor Agonist	GABA reduziert	Ca^{2+}-Einstrom am Ca^{2+}-Kanal	Glutamat erniedrigt mit kleinerem EPSP
	Baclofen „	Ca^{2+}-Einstrom am Ca^{2+}-Kanal	Aspartat und GABA erniedrigt
	GABA erhöht	K^+-Einstrom am K^+-Kanal	Hyperpolarisation (gK erhöht)
	Baclofen „	K^+-Einstrom am K^+-Kanal	Hyperpolarisation (gK erhöht)

- GABA-Rezeptoren machen 0,002 % des gesamten Gehirnproteins aus. GABA-A-Rezeptoren erhöhen über einen Chloridkanal die Chloridionen-Permeabilität. Dies führt bei der spinalen präsynaptischen Hemmung zu einer Depolarisation an hemmenden Neuronen zu einer Hyperpolarisation (inhibitorisches postsynaptisches Potential, IPSP).
- GABA (Gamma-Aminobuttersäure) und Glyzin erregungshemmend, Asparagin- und Glutaminsäure erregungssteigernd.
Neurophysiologisch: Abnahme der Erregbarkeit der motorischen Endplatte. Größenzunahme der motorischen Einheiten.
Abnahme der Entladungsfrequenzen.

Definition:
- Neurophysiologisch: Bewegungsstörung mit geschwindigkeitsabhängiger Tonus-Zunahme und gesteigerten Sehnenreflexen [Lance J: Symposium synopsis. In: Feldman: Spasticity: disordered motor control. Chicago, Year Book Medical Publ. (1980) 458–94] durch Defekt (Verlust) deszendierender inhibitorischer, besonders retikulospinaler Bahnen.
- Steigerung der monosynaptischen und polysynaptischen Reflexe distal betont (> proxi-

mal), wobei tonische und phasische Reflexe (Dehnungsreflex) betroffen sind, bzw. proprizeptive und exterozeptive (kutane) Reflexe bzw. Flexorreflexe.
- EMG: In Ruhe keine EMG-Aktivität. Bei EMG-Aktivität Dystonie („spinale Dystonie").
Neurogener Muskelhypertonus: Vermehrte elektrische Aktivität von Nerv und Muskel.
Myogener Muskelhypertonus: Keine elektrische Aktivität von Nerv und Muskel.

Klinisch:
- Plus-Symptome: Elastische Muskeltonussteigerung (die Muskelfasern haben bei leichterer Vorinnervation einen höheren Dehnungswiderstand – Dehnungsaktivierung), schmerzhafte Muskelspasmen,
Steigerung der Dehnungsreflexe mit Reflexzonenverbreiterung und Kloni (Bahnung polysynaptischer 1A-Fasern zu α-Motoneuronen, diese sind erhöht erregbar),
Automatismen, Synkinesien (Reflex-Irradiation), enthemmter Beugereflex,
pathologische Fremdreflexe, positives Babinski-Zeichen. Autonome Hyperreflexie. Kontrakturentwicklung.

– Minus-Symptome: Parese,
  Koordinationsstörungen – Verlust der Ge-
  schicklichkeit – Feinmotorik, erschwerte Fazilitierung (Ansteuerbarkeit):
  nicht notwendiger Bestandteil der Spastik, sondern nur durch die meist gleichzeitige Läsion
  kortikospinaler Bahnen.
– Fehlbelastung des Halte- und Stützapparates.
– Störung vegetativer Funktionen.
– Circulus vitiosus: Schmerz → Kontrak-
  tion/Spasmen (→ Schmerz) → Kontraktur →
  Fehlstellung → Schmerz.

Differentialdiagnose: Rigor. Muskeltonuszunah-
me nicht zentral bedingt, z.B. (axiale) Dystonien, Rigid Spine-Syndrom, Neuromyotonie,
Tetanus, Startle Disease, Stiff man-Syndrom.

Einteilung:

Ashworth-Scale:
0 = normaler Tonus
1 = leichtgradig erhöhter Tonus
2 = mäßiggradig erhöhter Tonus, leicht über-
    windbar
3 = stark erhöhter Tonus, passive Durchbewe-
    gung erschwert
4 = extreme Steigerung des Muskeltonus, be-
    troffene Region in rigider Extensions- oder
    Flexionsstellung fixiert

Ashworth-Spastik-Skala, modifiziert nach Bohan-
non und Smith:
0 = keine Steigerung des Muskeltonus
1 = leichte Steigerung im Sinne einer nur minima-
    len Widerstandserhöhung gegen Ende der passi-

ven Durchbewegung, wenn der betreffende Kör-
perteil in Extension/Flexion gebracht wird
1+= leichte Steigerung im Sinne einer nur mini-
    malen Widerstandserhöhung über weniger als
    die Hälfte (während der 2. Hälfte) des passiven
    Bewegungsausschlages
2 = mäßige Widerstandserhöhung während des
    größten Teils des passiven Bewegungsaus-
    schlages,
    das Gelenk kann jedoch noch relativ leicht
    und vollständig durchbewegt werden
3 = schwere Steigerung des Muskeltonus, die
    eine passive Durchbewegung deutlich erschwert
4 = extreme Steigerung des Muskeltonus, be-
    troffene Region in rigider Extensions- oder
    Flexionsstellung fixiert
[Bohannon R: Interrater reliabilitiy of a modified
Ashworth scale of muscle spasticity. Phys
Ther 67 (1987) 206–7].

Adduktor-Tonus-Skala – Muskel-Tonus-Skala:
0 = keine Steigerung des Muskeltonus
1 = leichte Steigerung des Muskeltonus, das
    Bein kann bis 45° von einer Person leicht ab-
    duziert werden
2 = mäßige Steigerung des Muskeltonus, das
    Bein kann bis 45° von einer Person mit mäßi-
    ger Anstrengung abduziert werden
3 = schwere Steigerung des Muskeltonus, das
    Bein kann bis 45° von einer Person mit deutli-
    cher Anstrengung abduziert werden
4 = extreme Steigerung des Muskeltonus, das
    Bein kann bis 45° nur von zwei Personen ab-
    duziert werden

Gradeinteilung nach Haslam:	0	1	2	3	4
Klonus	fehlt	< 5 Schläge	> 5 Schläge	unerschöpflich	unerschöpflich
Passive Beweglichkeit	voll	voll	eingeschränkt	eingeschränkt	stark eingeschränkt
Aktive Beweglichkeit	normal	normal	eingeschränkt	stark eingeschränkt	keine
Tonus	gering erhöht	gering erhöht	gering erhöht	deutlich erhöht	deutlich erhöht
Reflexe	normal	gesteigert	gesteigert	stark gesteigert	stark gesteigert mit Kloni
Überkreuzen der Beine	fehlt	fehlt	fehlt	beim Gehen	Fixation in Beugestellung

Pflegeproblem: Hygiene, Anziehen, Lagerung:

	0	1	2	3	4
Obere Extremität	kein Problem	unabhängig, aber Pflegeanstrengungen eine Pflegekraft	eine Pflegekraft mit Leichtigkeit eine Pflegekraft	eine Pflegekraft mit Mühe zwei Pflegekräfte	zwei Pflegekräfte
Untere Extremität	unabhängig	eine Pflegekraft mit Leichtigkeit	mit Mühe	mit Leichtigkeit	mit Mühe

Spasmenscore nach Gerstenbrand:
0 = nicht vorhanden
1 = provozierbar
2 = spontan – gelegentlich
3 = spontan – die meiste Zeit, mit sichtbarer Entspan-
    nung
4 = spontan – die ganze Zeit

Spasmus-Frequenz-Score: Während 24 Stunden
0 = kein Spasmus
1 = einmal Spasmus
2 = 1–5mal Spasmus
3 = 6–9mal Spasmus
4 = > 10mal Spasmus

Hygienescore:
0 = unabhängig in der Selbstversorgung
1 = eine Person kann leicht waschen und katheterisieren
2 = eine Person kann mit Mühe waschen und kathe-
    terisieren
3 = eine Person kann mit großer Mühe
4 = zwei Personen können leicht waschen und kathe-
    terisieren
5 = zwei Personen mit Mühe waschen und katheterisieren

Kontraktur: Dauerkontraktur auch ohne Spasmen: 0 nein, 1 ja.

Schmerzscore in Verbindung mit Spasmen:
0 kein Schmerz,
1 Schmerz (Analogskala subj. Bewertung von 1–5).

Funktion obere Extremität:
0 funktionelle Willküraktivität,
1 Spastik als Restfunktion, 2 keine Restfunktion.

Funktion untere Extremität:
0 normal,
1 gehfähig,
2 gehfähig mit einhändiger Gehhilfe,
3 gehfähig mit beidhändiger Gehhilfe,
4 stehfähig ohne Hilfe,
5 stehfähig mit Hilfe,
6 rollstuhlfähig nicht angeschnallt,
7 rollstuhlfähig angeschnallt,
8 nicht rollstuhlfähig.

Epidemiologie: Prävalenz in Deutschland 250.000 Patienten mit schweren spastischen Syndromen.

Klinik: s. Anatomie. s. Definition. Spastik ist bei spinalen Läsionen am stärksten, bei kortikalen Läsionen am schwächsten ausgeprägt.
Spastik hat im Sinne einer Stützfunktion auch restitutiven Charakter.
– Die durch Vibration ausgelöste (präsynaptische) Hemmung des monosynaptischen Eigenreflexes ist bei Spastik vermindert [Delwaide P: Approche de la physiopathologie de la spasticité. Rev Neurol 121 (1969) 72–4].
– Der Flexor-Reflex der Beinmuskulatur wird tonisch desynchronisiert und verlängert, er greift über auf physiologisch nicht betroffene Muskeln (Verlust reziproker Hemmung) und wird durch wiederholte Reizauslösung massiv gebahnt [Meinck (1984)].

Pathophysiologie: s. Anatomie.
– Durch Läsion supra-, kortiko-, reticulo-, tecto- und vestibulo-spinaler Bahnen Störung der segmentalen reziproken Hemmung.
– „γ-Spastik": Zentral gesteigerter Antrieb der γ-Motoneurone mit Steigerung von mono- und polysynaptischen Dehnungsreflexen durch Empfindlichkeitssteigerung der Muskelspindeln (Hypothese von Sherrington und Foerster bisher nicht beweisbar).
– „α-Spastik" mit direktem Einfluss des gesteigerten zentralen Antriebs auf die α-Motoneuronen (andere als propriozeptive Zuströme zu α-MN?).
– Spastik durch Störung des spinalen Interneuronen-Pools.

Selbsthilfegruppe – Adressen für Informationen:
Kontakt bei Bundesverband für spastisch Gelähmte und andere Körperbehinderte e.V., Kölner Landstr. 375, Düsseldorf. Tel. 0211/750068/9.

Therapie: s. Schmerz.
– Therapieziele der Spastikreduktion: Verbesserung der motorischen Funktion, Erleichterung pflegerischer und hygienischer Maßnahmen, Vermeidung von Kontrakturen und Schmerzlinderung.
– KG ggf. mit Eis, Elektrofahrrad, Stangerbad, Unterwassermassage, Reiten (Hippotherapie), Sauna, Schwimmen, Vibrationstisch.

Ggf. serielle redressierende Gipsverbänden s. Kontrakturen.
– Medikamentös: Verstärkung der Inhibition: GABA$_B$-Rezeptor Baclofen, GABA$_A$-Rezeptor Benzodiazepine;
Verminderung der Exzitation: Noradrenalin Tizanidin, Glutamat Memantin.
☆ Baclofen (5/10/25 mg Tbl. Lioresal Intrathecal 0,05 mg/1 ml, 10 mg/20 ml, 10 mg/5 ml A) initial 3 x 5 auf maximal 150 mg.
Therapieresistente Spastik: Intrathekal bis über 1000 µg/d über Pumpe (mechanische Gasdruckpumpen Archimedes, Infusaid, Medtronic Isomed, elektronisch steuerbar Medtronic Synchromed). Bei Paraspastik Schlauchende thorakal, bei Tetraspastik zervikal plazieren. Zur gleichzeitigen Schmerzbehandlung bei nicht erhaltener Liquorzirkulation, soweit die Liquorzirkulation nicht durch einen rekonstruktiven Eingriff (knöcherne Wiederaufrichtung und Stabilisierung, Duraplastik) wiederherstellbar ist, Spitze möglichst oberhalb der Läsion oder ggf. intraventrikulär plazieren.
UAW intrathekale Gabe: Diskonnektion bzw. Katheter- oder Pumpen-Dysfunktion, lokale Entzündung, Meningitis, Überdosis mit Koma und Beatmungspflicht – unspezifisch als Antidot Physostigmin (2 mg/5 ml A), 2 mg alle 8 h [Müller-Schwefe G: Physostigmine in the treatment of intrathecal baclofen overdose: Report of three cases. J Neurosurg 71 (1989) 273–5]. [Nanninga J: Effect of intrathecal baclofen on bladder and sphincter function. J Urol 142 (1989) 101–5].
El.-HWZ 3–4 h (intraspinal 5 h). 90 % resorbiert, wird bis auf 5 % nicht metabolisiert. 75 % wird in 72 h mit den Faeces, 75 % renal ausgeschieden. KI Epilepsie.
Spiegel im Serum 0,1–0,6 µg/ml (1,1), im Liquor keine Normwerte (ca. 0,3 µg/ml) [Bioscentia].
Spiegel ohne Beziehung zur Dosis [Dr. Grebe, Dr. Stoll, Ciba Geigy mdl. (7/93)].
UAW gastrointestinale Beschwerden, Müdigkeit, Mundtrockenheit, Muskelschwäche, Schwindel, Übelkeit. Cave Niereninsuffizienz. Halluzinationen und zerebrale Krampfanfälle bei abruptem Absetzen.
Wirkung als zentral wirksames Muskelrelaxans agonistisch am GABA$_B$-Rezeptor (gabaerg), reduziert Ca-Einstrom am Ca-Kanal (Aspartat und GABA erniedrigt) und erhöht den K-Einstrom am K-Kanal (Hyperpolarisation, gK erhöht).
L (–) Baclofen wesentlich wirksamer als das D (+) Isomer. Spinal Hemmung der glutamatvermittelten Erregung, supraspinal vermindert es erregende (aspartaterge und glutamaterge) und inhibitorische postsynaptische Potentiale (EPSP, IPSP).
Epidural auch mit 10–15 mg keine Wirkung, da Baclofen wasserlöslich ist und keine Diffusion durch die Dura erfolgt (im Gegensatz zu fettlöslichem Morphin, z.B. 0,1 mg Fentanyl mit Wirkung innerhalb einer Stunde).
Wirkung auf mono- und polysynaptische Reflexe (Morphin/Fentanyl mit Wirkung auf die polysynaptischen Reflexe).
Intrathekale Gabe: Bei 11 Patienten mit EDSS >7 und mittel- bis hochgradigen Paresen der

Arme unter intrathekal durchschnittlich 147 mg/ d am Interosseus I Zunahme der MEP-Amplitude um 26 % und des Flächenwerts um 40 % bei unveränderter zentralmotorischer Leitungszeit (ca. 19 ms) und erhöhter motorischer Latenzschwelle, am ehesten durch effektivere Rekrutierung verbliebener spinaler Motoneurone über monosynaptische kortikospinale Bahnen erklärbar [Auer C, München: Intrathekal baclofen increases corticospinal output to hand muscles in multiple sclerosis. Neurology 52 (1999) 1298–9].

Supraspinaler anxiolytischer Effekt von Baclofen zur Reduzierung der Spastik [Hirderer. Am J of Phys Med Reh 69 (1990) 254–8].

☆ Barbiturate (s. Epilepsie. s. Barbexaclon, s. Phenobarbital, obsolet!) und Benzodiazepine erhöhen GABA-Affinität am GABA-A-Rezeptor mit größerem Chlorideinstrom, verbessern so die präsynaptische Hemmung mit Blockade peripherer sensorischer Signale.

☆ Benzodiazepine s. Schlafstörungen. s. Diazepam. Wirkung gaba-erg, antispastisch, als peripher wirksames Muskelrelaxans:
Benzodiazepine erhöhen GABA-Affinität am GABA$_A$-Rezeptor mit größerem Chlorideinstrom,
verbessern so die präsynaptische Hemmung mit Blockade peripherer sensorischer Signale (wie Barbiturate).
Diazepam vermindert mono- und polysynaptische Reflexe.

☆ Carisoprodol (350 mg Tbl) 3 x 1–2 Tbl. KI Intoxikationen. UAW bb-Veränderung, Exantheme, Hypotonie, Sedierung. Wirkung: Zentral wirksames Muskelrelaxans.

☆ Dantrolen (25/50 mg Tbl, Dantrolen i.v. 20 mg Fl mit pH 9,5!) beginnend 25 mg alle 4–7 Tage um 2 x 25 mg erhöht auf 50–200 mg in 2–4 Dosen, maximal 400 mg/d nicht länger als 2 Monate.
El.-HWZ 7–8 h, i.v. 5 h, Resorption 20 %.
UAW (besonders > 10 mg/kg) Appetitlosigkeit, Diarrhö. Kopfschmerzen, Muskelschwäche, Somnolenz, Schwindel. Bei Intoxikation Halluzinationen, Krampfanfälle. Cave Hepatotoxizität, Herzinsuffizienz, lungenkranke Patienten.
Wirkung: Peripher wirksames Muskelrelaxans, gut lipoidlöslich, schnell intrazellulär, beeinflusst die elektromechanische Kopplung über reduzierte Ca-Freisetzung aus dem sarkoplasmatischen Retikulum der Muskelzelle, hemmt wie Phenothiazine die Empfindlichkeit sensibler Rezeptoren.

☆ Diazepam (2/5/10 mg Tbl. 10 mg/2 ml A. Rectal tube 10 mg) s. Epilepsie. 10–40 mg, 0,3–1 mg/kg. s. Benzodiazepine.

☆ Memantine (10 mg Tbl, 10 mg A, 20 gtt/10 mg) wochenweise einschleichend 1. Woche 5–10 mg/ d, Kdr 0,5–1 mg/kg. Bis 60 mg/d.

☆ Orphenadrin (100 mg Tbl, 60 mg A, Supp) 2–4 x 1 Tbl, 2–3 A i.m. El.-HWZ 10 h.
Wirkung: Zentral wirksames Muskelrelaxans. Acetylcholin-Hemmer.

☆ Phenothiazine (s. Psychosen) hemmen wie Dantrolen die Empfindlichkeit sensibler Rezeptoren. Z.B. Levomepromazin 4 x 10–20 mg.

☆ Tetrazepam (50 mg Tbl) maximal 8 Tbl/d. El.-HWZ 18 h. KI/UAW/Wirkung s. Benzodiazepine, muskelrelaxierend.

☆ Tizanidin (2/4/6 mg Tbl) bis 36 mg in 4–5 Dosen.

– Metaanalyse von > 20 Vergleichsstudien doppelblind mit 777 Patienten mit 4–36 mg, jeden 4. Tag um 2–6 mg gesteigert, über 4–8 Wochen besser verträglich als Baclofen 10–90 mg oder Diazepam 4–32 mg [Lataste X. Neurology 44 Suppl (1994) 53–9].
El.-HWZ 3–5 h, Resorption > 70 %, first pass-Effekt 80 %.
UAW Müdigkeit, Mundtrockenheit. Muskelschwäche, geringer Bradykardie und Hypotonie. Wirkung: Zentral wirksames Muskelrelaxans, hemmt Glutamat, Aspartat, die Aktivierung des noradrenergen Locus coeruleus und schwächer als Clonidin die zentrale Noradrenalinfreisetzung, reduziert über verschiedene supraspinale Mechanismen und noradrenerge absteigende Bahnen die Aspartat-Ausschüttung aus stimulierenden Interneuronen, hemmt also die polysynaptischen tonischen Reflexe.

☆ Tolperison (50 mg Tbl) 3 x 50–150 mg, bis 6 Jahre 5 mg/kg, 6–12 Jahre 2–4 mg/kg ggf. in Flüssigkeit auflösbar. 3 x 150 mg sind Baclofen 3 x 25 mg überlegen [Kokemohr H: Kontrollierte Muskelrelaxation bei Rigor und Spastik. TW Neurologie Psychiatrie 8 (11/94) 611–3].
El.-HWZ 2,5 h renal. KI < 3 Monate, Myasthenia gravis.
UAW < 1 % Blutdruckabfall, Magenbeschwerden, Mundtrockenheit, Muskelschwäche (besonders bei > 1000 mg/d), Schwindel, geringe Sedierung. Wirkung: Peripher (kaum zentral) wirksames Muskelrelaxans, chemisch Lidocain-ähnlich („lidocaine like activity") mit membranstabilisierender Aktivität.

– Ultima ratio: ☆Cannabis (2,5 mg Kps). Muskelrelaxierende Effekte ggf. bereits unterhalb der psychotropen Wirkung.

Therapie invasiv:

☆ Baclofen (0,05 mg/1 ml, 10 mg/20 ml, 10 mg/ 5 ml A) intrathekal s.o.

☆ Botulinum-Toxin Typ A: Nach Ausschluss von Kontrakturen und knöchernen Deformitäten bei unbefriedigender konventioneller Therapie, mäßiger bis starker Tonuserhöhung (Ashworth 3–4), umschriebenen und gut identifizierbaren Zielmuskeln, für einen funktionellen Gewinn bei ausreichend kräftigen Antagonisten [Naumann M, Würzburg (26.1. 96)].
Der optimale Zeitpunkt der Botulinum-Gabe nach zerebralem Insult oder Trauma ist unklar. Keine Indikation, wenn die Spastik als Stützfunktion für die untere Extremität gebraucht wird.

– Therapeutisch ungünstig sind Wahrnehmungsstörungen mit Haltungsschablonen.

– Ziele: Nur selten wird ein funktionelle Besserung, häufig aber eine Vermeidung von Kontrakturen, Erleichterung pflegerischer und hygienischer Maßnahmen und Schmerzlinderung erreicht.

– Injektion – unter EMG-Kontrolle – an Stellen mit EMG-Aktivität: Im Vergleich zu Dystonien sind viel höhere Dosen erforderlich.

– Unmittelbar nach der Injektionsbehandlung intensive Krankengymnastik zur Muskeldeh-

nung (-aktivierung) oder elektrische Muskel-stimulation über eine Oberflächenelektrode 3 x 10 min: Steigert die Botulinum-Wirkung, da ein aktiver Muskel mehr Botulinum-Toxin in die Synapsen seiner motorischen Endplatten aufnimmt als ein passiver Muskel [Hesse S].
– Kombination sekundär mit Krankengymnastik und ggf. seriellen redressierenden Gipsen (spätestens zum Zeitpunkt des Botulinum-Toxin-Wirkungsmaximums nach 7–14 Tagen).

A. Obere Extremität: Besonders betroffen sind: Schulter-Innenrotatoren.

1. Unterarm-Pronatoren und Ellenbogen-Flexoren: Pronationstendenz des Unterarmes kann durch Biceps brachii-Injektion verstärkt werden!
2. Handgelenk-Flexoren: Die erfolgreiche Behandlung einer Handbeugespastik (Unterarmflexoren) kann eine Fingerbeugespastik demaskieren!
3. Finger-Flexoren: Fingerstreckung ggf. auch durch Injektion der (spastisch innervierten) Handstrecker.
– Maximaldosis Dysport 1500 E (3 A) bzw. Botox 300 E (3 A), Verdünnung 2,5–5–10 ml/A.
– Botox: Verdünnung meist 50 (25) E/ml [Simpson D: 39 Patienten nach zerebraler Ischämie].
– Botox 75 bis (mit bestem Ergebnis) 300 E in die Beugemuskeln des Ober- und Unterarms. Therapie am erfolgreichsten bei den Patienten mit noch vorhandener Restfunktion, die durch den Muskeltonus vorher blockiert war [O'Brien C: A Randomized, Double-Blind, Placebo-Controlled Study to Evaluate the Use of Botulinum Toxin Type A in the Treatment of Spasticity. 47th Annual Meeting of the American Academy of Neurology. Neurology 45 Suppl 4 (1995)].

– Botox 175 (70–270) E mit 85 % Besserung bei 13 Patienten [Dunne J: Treatment of chronic limb spasticity with botulinum toxin A. J Neurol Neurosurg Psychiatry 58/2 (1995) 232–5].
– Botox 120–200 E, maximal 300 E mit je 30–40 E pro Muskel in 1–3 Portionen bei 27 Patienten nach Schädel-Hirn-Trauma, Therapieeffekt 12 Wochen (6 Wochen bis 6 Monate) [Yablon S].
– Dysport durchschnittlich 780 E bei 15 Patienten, 20 % funktionelle Besserung, 7/7 Besserung der Schmerzen [Naumann M].
– Dysport ansteigend von 5 auf 40–50 ng Gesamtdosis bei 9 Hemiparese-Patienten >6 Monate nach dem Insult mit schwerer Flexorspastik ≥ Ashworth Grad 3 verteilt auf 2 Armmuskeln (Mm. flexor carpi ulnaris und flexor digitorum profundus) insgesamt 5–17,5 ng oder 5 Armmuskeln (zusätzlich Mm. biceps, brachialis, flexor digitorum superficialis) entsprechend 8 ng/Muskel, kurzzeitiger Effekt mit Besserung auf der Ashworth Skala von Grad 4 (extreme Tonussteigerung mit in Extensions- oder Flexionsstellung fixiertem Gelenk) auf Ashworth 2 (mäßige Widerstandserhöhung) [Friedrich H, Hesse S: Botulinum Toxin Typ A in der Therapie der Armbeugespastik. Akt Neurol 19 (1992) 175–8].
– Dysport: 12 Patienten mit durchschnittlich 138 E pro Muskel [Grazko M: Botulinum toxin A for spasticity, muscle spasms, and rigidity. Neurology 45 (1995) 712–7].
– Dysport 900 (480–1400) E [Konstanzer A: Lokale Injektionsbehandlungen mit Botulinum-Toxin A bei schwerer Arm- und Beinspastik. Nervenarzt 64 (1993) 517–23].

Muskel	Injektionsorte / E Botox – E Dysport				
	Simpson	Brin	Yablon	Dunne	andere Autoren
Pectoralis major/minor			5/ 150 (100–200)		500–800
Deltoideus	4/ 75 (50–100)				500–800
Biceps	4/ 100 (50–200)				–140 [Naumann M] 300–500
Brachialis				25–100	
Brachioradialis	2/ 50 (25–75)				200–400
Biceps+Brachialis+Brachioradialis		4 x 40	10/ 300 (240–400)	160	
Triceps	4/ 75 (50–100)	4 x 40	4/ 100 (80–120)	160	
Flexor carpi radialis	2/ 40 (20–60)	3 x 40	2/ 40 (30–80)	20–75	zusammen
Flexor carpi ulnaris	2/ 30 (15–45)	3 x 40	2/ 40 (30–50)		400–800
Pronator teres			2/ 40 (20–50)	20–55	
Extensor carpi radialis	2/ 20 (10–30)				
Extensor carpi ulnaris	2/ 15 (10–20)				
Flexor digitorum profundus	20 (10–30) (pro Finger)	3 x 40	2/ 40 (20–50)	20–120	zusammen
Flexor digitorum superficialis	20 (10–30) (pro Finger)	3 x 40	2/ 40 (20–50)	20–150	200–500
Flexor pollicis brevis	2/ 15 (5–25)				
Flexor pollicis longus	2/ 15 (5–25)		2/ 20–30	10–20	
Extensor digitorum communis	2/ 15 (5–25)				
Extensor indicis	2/ 10 (5–15)				
Thenar-Muskulatur			2/ 10–20	10–15	
Interosseus dorsalis	2,5 (1,25–5) pro Finger				

B. Untere Extremität:

1. Adduktorenspastik: Bei Kontraindikation einer Baclofen-Pumpe, bei einseitigen Adduktorenspasmen.
Nicht über 4 A, 2 A je Extremität (incl. Semimembranosus und Semitendinosus), beim

Kind bis zu 30 IE/kg. Die Behandlung von einem (1) Bein ist ausreichend [Ceballos-Baumann A].
– Botox 4 A (400 E) bzw. Dysport 4 A (2000 E) [Ceballos-Baumann A] oder primär 40, durchschnittlich 48 (42–50, maximal 125) ng entspr. 4–10 A: Einseitig „an bis zu 11 Injektionsorten

von ca. 2 cm Distanz etwa die gleiche Menge (4–6 ng)". Wirkungsdauer eher kürzer als 6–13 Wochen.

- Botox 221 (100–500) E mit 85 % Besserung bei 27 Patienten [Dunne J: Treatment of chronic limb spasticity with botulinum toxin A. J Neurol Neurosurg Psychiatry 58/2 (1995) 232–5].
- Botox 200 E auf 2–3 Muskeln verteilt bei 40 Patienten mit Besserung der Funktion bei 80 % über im Schnitt 9 Monate [Molteni F].
- Botox 400 E bei 9 rollstuhlpflichtigen oder bettlägerigen Patienten mit Multipler Sklerose (EDSS 8–9,5) ohne EMG-Kontrolle 50 E in den Adductor brevis, 50 E Adductor longus, 100 E Adductor magnus ohne UAW mit signifikanter Wirkung [Snow B: Treatment of Spasticity with Botulinum Toxin: A Double-Blind Study. Ann Neurol 28 (1990) 512–5].
- 12 Patienten mit Adduktorenspastik, davon 2 im Rollstuhl, 7/10 konnten 10 m in kürzerer Zeit gehen, 1/10 Beinparese [Takenaga S: Treatment of spastic paraparesis with botulinum toxin with reference to beneficial effects, disease severity and long-term treatment. Clin Neurol 35/3 (1995) 251–5].
- Dysport 1980 (1680–2000) E bei 11 Patienten in die Adduktoren [Konstanzer A: Lokale Injektionsbehandlungen mit Botulinum-Toxin A bei schwerer Arm- und Beinspastik. Nervenarzt 64 (1993) 517–23].
  UAW Restharnbildung: Fallbericht mit 12,5 ng Dysport in Adductor magnus und longus bei Schädel-Hirn-Trauma [Schnider P: Erhöhte Restharnmengen nach lokaler Injektion von Botulinum-A-Toxin. Nervenarzt 66/6 (1995) 465–7].
2. Unterschenkel: Indikation besonders bei Patienten mit kräftigem Tibialis anterior (!) – Muskelbauch. Injektion in den M. gastrocne-

mius Caput mediale und laterale, M. soleus, Mm. tibialis anterior und posterior, ggf. Mm. extensor und flexor hallucis longus.
- Gangbild bei spastischer Hemiparese: Botox bei 12 (in Göttingen am 20.5.95: 30) Patienten mit Hemiparese: Das EMG-Muster beider Beine ist entstellt, der Soleus wird zu früh am Ende der Schwungbeinphase innerviert. Unter EMG-Kontrolle 4 A (100 E) 10 E/0,1 ml an je 2 Stellen im Soleus, Gastrocnemius caput mediale und laterale, Tibialis posterior mit signifikantem Effekt nach 2 Wochen – nicht mehr nach 8 Wochen – im Sinne einer Besserung auf der Ashworth Skala von Grad 4 (extreme Tonussteigerung mit in Extensions- oder Flexionsstellung fixiertem Gelenk) auf Ashworth 3 bis 2 (mäßige Widerstandserhöhung). Soleusinnervation mit relativer Abnahme in der Schwungbein- und relativer Zunahme in der Standbeinphase [Hesse S: Botulinum toxin treatment for lower limb extensor spasticity in chronic hemiparetic patients. J Neurol Neurosurg Psych 57 (1994) 1321–4].
- Dysport 920 (700–1000) E bei 10 Patienten mit nicht-kontraktem Spitzfuß, 4/10 konnten den Fuß aktiv um 7° mehr bewegen [Dengler R: Botulinum Toxin in spastic foot drop. J Neurol 239 (1992) 375–8].
3. Zehenextensionsspasmen. Zehenbeugespasmen (M. flexor hallucis longus und M. flexor digitorum longus).
[Lima Da Costa A: A Toxina Botulinica no Tratamento da Espasticidade. Arquivos de Medicina 9/2 1995) 128–30].
[Skeil D: The local treatment of spasticity. Clin Rehabil 8/3 (1994) 240–6].
[Botulinum Toxin A in the Treatment of Spasticity. 46th Annual Meeting of the American Academy of Neurology. Neurology 44 Suppl 2 (1994) 184].

| Muskel | Injektionsorte / E Botox – E Dysport | | | | andere |
	Simpson	Brin	Yablon	Dunne	Autoren
Iliopsoas				40–70	400–700
Hüftadduktoren	4/ 150 (50–250)	8 x 40	5/ 150 (120–200)	80–160	400–700
Adductor brevis					50 [Snow]
Adductor longus					50 [Snow]
Adductor magnus					100 [Snow]
Quadriceps	4/ 150 (50–250)	6 x 40			
Tibialis anterior	2/ 50 (25–75)		80 (60–200)	30–70	
Tibialis posterior	2/ 50 (25–75)		100 (80–200)	40–150	300–500
Kniebeuger	4/ 150 (50–250)	6 x 45	150 (120–200) /6	40–200	500–1000
Gastrocnemius/Soleus	2/ 50 (25–75)	3 x 40	120 (100–200) /6	100–240	500–1000

✩ Phenol: Bei nicht zu vertretenden hohen Botulinum-Toxin-Dosen nach Test mit Bupivacain-Block 5 % (3–7 %) Phenol im Armbereich 6–21 ml mit sofortiger Wirkung. In Kombination mit Krankengymnastik und ggf. seriellen redressierenden Gipsen. Führt zur Läsion des gesamten Nerven über eine Dauer von 6–9 Monaten (zum Teil bleibende Läsion?!), darum Injektion nur an rein motorischen Nerven. Aber: Perineurale Infiltrationen von Alkohol oder Phenol haben sich nicht durchset-

zen können [Konstanzer A: Lokale Injektionsbehandlungen mit Botulinum-Toxin A bei schwerer Arm- und Beinspastik. Nervenarzt 64 (1993) 517–23].

Therapie operativ orthopädisch und neurochirurgisch: Longitudinale Myelotomie. Rhizotomie. Neurolytische Blockaden.
Gipsschienen, Orthesen. Orthopädische Operationen an Sehnen, Gelenken und Muskeln, Umstellungs-OP.

Sphincter Oddi-Dyskinesie   K83.4
Therapie: ✩Botulinum-Toxin Typ A: Einzelfall mit 15 E Botox (100 E/Amp).

Spina bifida s. Meningomyelozele.

Spinale Angiome – AV-Fisteln – spinale Durchblutung – spinale Erkrankungen s. Angiome, spinale. s. Querschnittlähmung.

Spinale Ischämie s. Angiome, spinale. s. Querschnittlähmung.

Spinale Syndrome   G82, G95

Spinale Tumoren – spinale Raumforderung
s. Angiome, spinale. s. Querschnittlähmung.

Benigne spinale Neoplasmen – Rückenmarktumoren gutartig	D33.4
Neubildung der Meningen gutartig	D32.1
Rückenmarktumoren unsicheren oder unbekannten Verhaltens	D43.4
Neubildung der Meningen unklarer Genese	D42.1
Maligne spinale Neoplasmen – Rückenmarktumoren bösartig	C72.0
Cauda equina	C72.1
Meningen maligne	C70.1
Spinale Metastasen	C80
Intraspinales Granulom	G06.1
Bösartige Neubildung Gehirn und andere Teile des Zentralnervensystems, mehrere Teilbereiche überlappend	C72.8

Anatomie/Histologie: Lage extradural, intradural extramedullär oder intradural intramedullär.

Epidemiologie: Prävalenz der Rückenmarktumoren 1/2000.

Klinik: Glioblastom: Kasuistik mit Liquorgesamteiweiß 1800 mg/dl, Liquorzellzahl 44 /μl, Liquorzucker 8 mg/dl, LDH 88 mg/dl bei multiplen Tumorknoten von lumbal bis zervikal [Roßberg C: Intramedulläres Glioblastoma multiforme mit ungewöhnlicher, intrakranieller Meningeosis neoplastica. Nervenarzt 59 (1988) 401–4].

Spinalerkrankung, funikuläre s. funikuläre Myelose.

Spinalkanalstenose, zervikale s. Zervikale Myelopathie.

Spinalkanalstenose, lumbale s. lumbale Spinalkanalstenose.

Spastische Spinalparalyse – familiäre spastische Spinalparalyse   G11.4

syn. hereditäre spastische Paraplegie Strümpell. Familial spastic paraplegia (FSP).

Diagnostik: s. Röntgen.

Differentialdiagnose: „Komplizierte" Formen wegen der systemübergreifenden Degenerationen besonders schwierig von hereditären Ataxien zu unterscheiden.

Epidemiologie: Erkrankungsalter bis zum 10. Lebensjahr, selten über 35 Jahren, aber auch Spätmanifestation über 55 Jahren mit autosomal-dominantem Erbgang [Scholz J: Hereditäre spastische Spinalparalyse im späten Erwachsenenalter. Akt Neurol 21 (1994) 188–90].

– Erbgang/Gen: Autosomal-dominant auf Chromosom 14q, 2p, 15q oder autosomal-rezessiv auf Chromosom 8, selten x-chromosomal-rezessiv mit 3 unterschiedlichen Genorten, auch sporadisch. Bei komplizierter spastischer Spinalparalyse anderer Genlocus [Meierkord

H, Berlin: „Complicated" Autosomal Dominant Familial Spastic Paraplegia (AD-FSP) In A Large Kindred Is Genetically Distinct From „Pure" FSP. (9/96) Göttingen].

Klinik: Befund: „Reine" Formen mit progressiver spastischer Parese, meist Paraparese, seltener Tetraparese. Klinisch relevante Beteiligung der oberen Extremität nach langjährigem Krankheitsverlauf in < 5 %.

Besonderes: „Komplizierte" Formen mit Zeichen der Mitbeteiligung anderer funktioneller Systeme als des ersten motorischen Neurons in variabler Weise wie Atrophien, sensible Polyneuropathie, Optikusatrophie, Makuladystrophie, geistige Retardierung, Hautveränderungen, zerebelläre und extrapyramidale Symptome.

– Mit epileptischem Myoklonus: Autosomalrezessiv vererbt bei vier Verwandten mit Auftreten zwischen der Geburt und dem 10. Lebensjahr und Progredienz von spastischer Paraplegie, epileptischen Myoklonien, distalen Muskelatrophien, Schwerfälligkeit bis geistiger Retardierung, Ataxie, Verlust des Hörvermögens. Diagnose biochemisch gesichert

[Sommerfelt, Acta Neurol Scand 84 (1991) 157–160].

– Hereditäre spastische Tetraplegie (HST) als seltene Variante. Kasuistik von 3 Geschwistern aus Anatolien (Schwester mit 23 Jahren Steifigkeit der Beine, mit 30 Jahren rollstuhlpflichtig, mit 34 Jahren tetraplegisch; Bruder mit 20 Jahren gehunfähig, mit 30 Jahren tetraplegisch; 27-jähriger Bruder mit seit 2 Jahren progredienter Tetraparese): Affektive Inkontinenz ohne schwere Demenz. VEP, AEP, somatosensorisch evozierte Potentiale (SEP), Magnetstimulation (MEP) jeweils deutlich verzögert, NLG normal. Im SPECT frontal betonte Minderperfusion, im MRT symmetrische Hyperintensität der Pyramidenbahn von der inneren Kapsel bis zum Mittelhirn [Damian M, Gießen: Hereditäre spastische Tetraplegie – eine eigenständige Krankheit? (9/96) Göttingen].

Röntgen: Primär Achsenskelett nativ. MRT der Neuroachse z.A. einer spinalen Raumforderung.

Therapie: s. Spastik.

Spinozerebelläre (spino-ponto-zerebelläre) Systemerkrankungen – Heredoataxien s. Ataxien.

Spondylarthritis ankylopoetica – Spondylitis ankylosans – M. Bechterew   M45

Spinale Enthesopathie (Enthesiopathie)   M46.0
Sakroiliitis, anderweitig nicht klassifiziert   M46.1

Differentialdiagnose: Borreliose (nächtliches Schmerzmaximum). Lumbalgie – Lumboischialgie.
– Sakroiliitis bei Psoriasisarthritis, Sarkoidose.
– Kreuzbeinschmerzen   M54.5
– Sakralgie, Kokzygodynie   M53.3

Klinik: Schmerzen nachts und am frühen Morgen. Atypische Lumboischialgie. Ggf. Fersenschmerzen.
Besonderes: Sekundäre Fibromyalgie.

Labor: Borrelien-Serologie (Borrelien können eine seronegative Spondylarthritis imitieren).
– HLA-B27: Bei Gesunden (Normalbevölkerung) und rheumatoider Arthritis in 6–10 %, davon 5 % an einer Spondylarthropathie erkrankt. Bei Spondylitis ankylopoetica 90–100 %, M. Reiter 70–90 %.
Reaktive Arthritiden: Yersinien 80 %, Shigellen 80 %, Salmonellen 80–90 %. Intestinale Arthropathien: Mit Sakroiliitis 50–70 %, ohne Sakroiliitis 14–24 %. Juvenile chronische Polyarthritis mit Sakroiliitis 40–60 %. Iritis – Iridozyklitis 40–50 %.
20 % der HLA-B27-Positiven entwickeln Symptome einer Spondylitis ankylopoetica.
– Rheumafaktoren: Auftreten 0–10 %.

Prognose: Oft günstiger Verlauf und Tendenz zu Spontanremissionen.

Röntgen: Beckenübersicht: Sakroiliitis. Ggf. CT oder MRT.

Therapie: Meist reichen NSAR und physikalische Therapie. Der Wirbelsäulenbefall wird durch Sulfasalazin nicht beeinflusst.
☆ Oxyphenbutazon (100 mg Tbl) nicht auf nüchternen Magen bei akuten Schüben 4–6 auf 2–4 Tbl.
Bei peripherem Gelenkbefall und chronisch-progredienten Verläufen Salazosulfapyridin oder Methotrexat:.
☆ Salazosulfapyridin – Sulfasalazin 0,5 g Tbl: Wöchentliche Steigerung um 500 mg auf 3–4 x 1 g oral, ggf. initial über mehrere Tage steigernd auf 3–6 g in 4–8 Dosen, später 2–3 g/d.
☆ Methotrexat – MTX (2,5/10 mg Tbl) 7,5–15 mg mit Steigerung bei schweren Fällen bis auf 25– 30 mg einmal wöchentlich oral, i.m. oder i.v. Bei Therapieversagern ggf. Kombination von ☆Methotrexat oder ☆Gold mit ☆Hydroxychloroquin (200 mg Tbl).

Spondylitis: s. Bruzellose (M. Bang), Masern, Pneumonie, Pocken,

Bordetella recurrentis: Rückfallfieber durch Läuse/ Zecken	A68.0 / A68.1
Meldepflicht bei Verdacht, Erkrankung oder Tod.	
Salmonellose, Salmonellen-Infektionen	A02.9
(Gastro-) Enteritis infectiosa /Sepsis	A02.0 / A02.1
Salmonella typhi – Typhus abdominalis	A01.0
Salmonella paratyphi – Paratyphus A / B / C / nicht näher bezeichnet	A01.1 / A01.2 / A01.3 / A01.4
Tuberkulose	A18.0
Chondrocalcinosis (Pseudogicht) articularis, spondylitische Form / familiär	M11.2 / M11.1

Spondylodiszitis spontan (bei Abwehrschwäche/Immuninsuffizienz), postoperativ
s. Lumboischialgie.   M46.4

Spondylolisthese – Spondylolyse s. lumbale Spinalkanalstenose, Lumboischialgie.

Spongioblastome s. Hirntumoren.

Sprache – Sprachstörung s. Aphasie.

Sprechstörung s. Dysarthrie.

Stammganglienerkrankungen – Stammgangliensyndrome – extrapyramidale Syndrome (extrapyramidal-motorisches System)

Extrapyramidale Krankheit oder Bewegungsstörung, nicht näher bezeichnet	G25.9
Extrapyramidale Krankheiten und Bewegungsstörungen bei andernorts klass. Krankheiten:	G26
M. Alzheimer, Creutzfeldt-Jakob-Krankheit, M. Wilson,	
als Medikamenten-Nebenwirkung (Neuroleptika) s. tardive Dystonie.	
Sonstige näher bezeichnete degenerative Krankheiten der Basalganglien	G23.8
Dentatorubropallidoluysische Atrophie und M. Machado Joseph (vererbt) s. Ataxie.	
Chorea Huntington (GABA-erge striatale Projektionsneurone) – mitochondriale Zytopathie.	
Dystonien (Torsionsdystonie) – mitochondriale Zytopathien?	
Hallervorden-Spatz-Erkrankung.	
Striatonigrale Degeneration s. Multisystematrophie.	
M. Parkinson (dopaminerge nigro-striatale Neurone) – mitochondriale Zytopathie.	
Steele-Richardson-Syndrom.	
Degenerative Krankheit der Basalganglien, nicht näher bezeichnet	G23.9

Ätiologie/Anatomie/Histologie: Siehe einzelne Stammganglienerkrankungen, z.B.:
– Degenerative und atrophische Veränderungen: Chorea Huntington, Choreoathetose. M. Parkinson. Spinozerebelläre Atrophien (besonders bei SCA 2 ausgeprägte Atrophie). Ballismus – N. subthalamicus Luysii.
– Entzündlich: Chorea minor durch Streptokokken. Chorea gravidarum.
– Prä- und postnatale Läsionen von Putamen und Caudatum („Kernikterus"): Dystonie.
– Toxisch-metabolisch (degenerativ): M. Wilson – hepatolentikuläre Degeneration. Mangan, CO (Parkinson). Neuroleptika. Wismut. Idiopathischer Hämochromatose: Eisenablagerung (nur vereinzelt).
– Tumor- oder vaskulär bedingte Läsion: Z.B. bei Hemiballismus, Hemiathetose.

Anatomie:
– Afferente Bahnen u.a. Bahnen von der Hirnrinde (Corpus striatum).

– Efferente Bahnen von den Stammganglien etc. zum Rückenmark: Tecto-, rubro-, vestibulo-, reticulo-spinal.
– Verschaltung zwischen den Stammganglien untereinander, der Bahnen von der Hirnrinde zu Brücke und Kleinhirn (kortiko-ponto-zerebelläre Bahn), mit der Hirnrinde, Thalamus, Klaustrum, Kleinhirn, Nucleus ruber und Formatio reticularis.
– Beteiligung der Stammganglien an der Sprachverarbeitung (Aphasie bei striatokapsulären Hirninfarkten).

Definition: Zu den Stammganglien werden gerechnet:
– Striatum (mit dem dorsal gelegenen Nucleus caudatus, dem Putamen und dem Nucleus accumbens).
Putamen + Nucleus caudatus (Schweifkern) = (Corpus) Striatum (Streifenkörper).
– Globus pallidus (mit pars lateralis, pars medialis und der nicht-dopaminergen Substantia nigra pars reticulata).

Putamen + Pallidum externum + internum = Linsenkern (Nucleus lentiformis).
- Nucleus subthalamicus Luysii (Corpus Luysii) im Mittelhirn.
- Dopaminerge Substantia nigra pars compacta (im Mittelhirn, gehören aus funktionellen Gründen zu den Stammganglien).
- Den Stammganglien nicht zugerechnet wird das Klaustrum, es leitet sich aber nach dem Aufbau aus den Stammganglien ab und geht über in den Mandelkern (Corpus amygdaloideum).
- Funktion: Regulation von Muskeltonus und einfache Stell- und Haltereflexe. Bewegungs- und Haltungsplanung der 792 Muskeln des menschlichen Körpers: Automatische, harmonische und ökonomische Bewegungsabläufe, Körperhaltung, Mimik, Gestik mit Transmittern bes. Dopamin und Azetylcholin. Direkte Beteiligung bei der zentralen Verarbeitung von z.B. Vibrationsstimuli.

Diagnostik: Blinkreflex bei Meige-Syndrom enthemmt mit bilateralen R1-Komponenten bei einseitiger Reizung und sehr frühen, amplitudenhohen und lang dauernden R2-Komponenten.

Klinik der Stammgangliensyndrome bzw. extrapyramidalen Symptome: s. einzelne Stammganglienerkrankungen, s. Dystonien.
Alle dyskinetischen Syndrome mit athetotischer, choreatischer oder dystoner Ausprägung, muskulärer Hypo-, Hypertonie oder Rigor.
- Hyperton-hypokinetische (rigide) Syndrome: s. M. Parkinson, Dystonien (Athetose), olivoponto-zerebelläre Atrophie s. Ataxie.   G23.8
- Hypoton-hyperkinetische Syndrome: s. Chorea, Dyskinesien.
- Extrapyramidale Pseudobulbärparalyse: Störungen beim Schlucken (Dysphagie) und Sprechen (Dysarthrie, Dysarthrophonie).

Stammganglienverkalkungen s. M. Fahr.

Standunsicherheit s. Gangstörung.

Startle Disease   G26

syn. Hyperekplexie, Hyperexplexia.
Definition/Diagnose: Krankhaft gesteigerte Schreckreaktion mit motorischen Antworten, d.h. Muskeltonuserhöhung mit Reflexmyoklonien: Tonische -einem Moro-Reflex ähnliche- Anspannung einer Extremität. Seltener komplexe Bewegungsabläufe ohne Bewusstseinsverlust ggf. mit Sturz. Abklingen binnen Sekunden bis längstens Minuten.
Diagnostik: Iktales EEG unauffällig.
Differentialdiagnose: Reflexepilepsie.

Epidemiologie: Erbgang: Ggf. autosomal-dominant.

Klinik: Besonderes: Bei einzelnen Patienten kongenitale muskuläre Hypertonie und Hypokinesie.
Gelegentlich mit generalisierten Epilepsieformen vergesellschaftet.

Therapie: ☆Betablocker. ☆Clonazepam (0,5/2 mg Tbl, 1 mg/2 ml A, 2,5 mg/25 gtt) s. Epilepsie. 0,1–0,2 mg/kg (2–6 mg) in 2 Dosen.

Nervus statoacusticus s. N. vestibulocochlearis.

Status: Neurologischer Status s. Befund. Status epilepticus s. Epilepsie. Status migränosus s. Migräne.

Stauungspapille – STP

s. Optikusatrophie.

Ätiologie: Chronischer Druck auf den N. opticus (Optikustumor) bzw. in
- 66 % Hirndruck bei intrakranieller Raumforderung durch supra- oder infratentorielle Tumoren:

Fernwirkung besonders bei Tumoren in der Mittellinie (hintere Schädelgrube) mit Hirndruckerhöhung.
Lokale Wirkung z.B. Keilbeinflügel-Meningeom etc., (retro-) orbitale Prozesse.
Ggf. mit Syndrom der Olfaktoriusrinne, Syndrom der Orbitaspitze.

Ggf. (selten) Foster-Kennedy-Syndrom: Ipsilateral Optikusatrophie, kontralateral Stauungspapille.
- Sonstige intrakranielle Raumforderung: Hydrozephalus. Intrazerebrales Hämatom. Schädel-Hirn-Trauma (auch Optikusläsion).
(Z.n.) Enzephalitis, Meningitis, Papillitis bzw. Neuritis n. optici, Sinusvenenthrombose, Subarachnoidalblutung.
- Renale arterielle Hypertonie, Eklampsie, Urämie. Polyzythämie – Polyzythämia vera.
- Pseudotumor cerebri. Schädelmissbildungen, besonders Turmschädel.

- Selten bei Arachnoidalzysten, Polyneuritis, Rückenmarkstumor.
- Selten: Arachnitis optico-chiasmatica. M. Boeck. Echinokokkenbefall.

Differentialdiagnose: Drusenpapille. Pseudo-Stauungspapille. Retinopathia diabetica. Fundus hypertonicus.

Klinik: Anamnese: s. Ätiologie. Kopfschmerzen? Sehstörung? Morgendliche Übelkeit und Erbrechen? Methylalkoholvergiftung?

Steele-Richardson-Olszewski-Syndrom G23.1

syn. progressive supranukleäre Paralyse/Lähmung – Progressive Supranuclear Palsy (PSP). Progrediente supranukleäre Blickparese (PSB) – progressive supranukleäre Ophthalmoplegie.

Ätiologie: Ungeklärt, degenerativ.

Anatomie/Histologie: Mangel an Dopaminrezeptoren im Striatum.

Diagnose: Ausschlusskriterien sind: Enzephalitis in der Vorgeschichte, sehr früher dementieller Abbau, deutliche Befundasymmetrie, einseitige Dystonie, alien-limb-sign, schwere Dysautonomie, ausgeprägte Polyneuropathie, ausgeprägte Kleinhirn-Symptome, Halluzinationen.

Diagnostik: s. Labor, s. Röntgen. Sphinkter-EMG mit pathologischer Spontanaktivität. Ggf. EEG, Elektronystagmographie.

Differentialdiagnose: Kortiko-basale Degeneration (CBD): alien-limb-sign. Diffuse Lewy-Körper-Demenz s. M. Alzheimer – Klinik.
s. M. Parkinson. M. Wilson.

Epidemiologie: Auftreten spontan im 6. Lebensjahrzehnt, d.h. Alter > 40 Jahre. Nicht familiär.

Klinik: Befund: Parkinsonuntypisch sind der symmetrische Beginn und i.d.R. das Fehlen von Tremor (selten!).
- Supranukleäre, vertikale Blickparese besonders nach unten (nicht 100 % obligat, aber in Spätstadien fast immer), oder
nach oben mindestens > 50 % eingeschränkt (im Senium häufig), oder verlangsamte Sakkaden mit Stürzen im 1. Erkrankungsjahr.
Okulozephaler Reflex mit ausreichender Blickhebung und -senkung erhalten, ggf. wegen Rigor schwer auslösbar.

- Frühzeitiger Verlust der Stellreflexe mit posturaler Instabilität und Sturzneigung.
- Störung des Zirkadianrhythmus mit Tagesschläfrigkeit.
- Fakultative Zusatzsymptome: Parkinson-ähnliche Symptome wie axial betonter Rigor (nuchale Dystonie),
Hypokinese und Hypomimie, hypokinetische Dysarthrie und Schluckstörung (Dysphagie), Abduktion der Arme beim Gehen, Gangstörung, En-bloc-Bewegungsstörung.
Blepharospasmus. Babinski-Zeichen und im Verlauf Demenz-Entwicklung insbesondere mit Verlangsamung und Antriebsstörung.

Labor: Coeruloplasmin und Cu im Serum, Cu im 24 h-Urin (M. Wilson). Liquor.

Röntgen: CCT/MRT: Mittelhirnatrophie („Mickey-Mouse-Zeichen", oft erst in Spätstadien). Keine strukturellen Läsionen.
- [123]J-Jodobenzamid-IBZM-SPECT: Durch Miterkrankung des Striatum wie bei der Multisystematrophie verminderte Dopamin-D_2-Rezeptorbindung im Striatum (bei M. Parkinson normal).
- PET: Verminderter Glukosestoffwechsel in den subkortikalen Strukturen wie Striatum, Thalamus, Zerebellum und in den motorisch-submotorischen Rindenfeldern des frontalen Kortex [Goffinet A: Positron Tomography Demonstrates Frontal Lobe Hypometabolism in Progressive Supranuclear Palsy. Ann Neurol 25/2 (1989) 131–9].

Therapie: Krankengymnastik, Ergotherapie.
Versuch mit Amantadin, Dopaminagonisten, L-Dopa, aber i.d.R. kein L-Dopa-Effekt bzw. unter Dopaminergika Zunahme eines dystonen Syndroms. Amitriptylin.

Steißbein

Sakralgie, Kokzygodynie M53.3
Steißbeinfraktur S32.2

Stiff man-Syndrom (SMS) – Stiff person-Syndrom (SPS) – Stiff leg-Syndrom (SLS)

G25.8

s. Muskeltonuserhöhung.

Ätiologie: Ungeklärt, Autoimmunerkrankung? Störung des Hemm-Mechanismus der Renshaw-Zellen? Vorzeitiger Neuronenuntergang?
- Funktionelle Störung der Balance des GABA-ergen und des katecholaminergen bzw. serotoninergen Systems mit ungenügender inhibitorischer Modulation der Alpha-Motoneurone – Hyperexzitabilität der Vorderhornzellen durch einen Mangel an GABA?

Definition/Diagnose: Multimodal auslösbare (spasmodische) Reflexmyoklonien, durch Benzodiazepine gehemmt, durch Clomipramin gesteigert.

Diagnostik: s. Labor. EMG: Myoklonischer Reflexspasmus. Meist, aber nicht immer Dauerentladung normal konfigurierter Potentiale motorischer Einheiten, die von Willkürmotorik nicht unterscheidbar sind. Muskelbiopsie unauffällig.

Differentialdiagnose: Progressive Enzephalomyelitis mit Rigidität. Katatonie. Amyotrophe Lateralsklerose. Myositis fibrosa generalisata. Myopathie mit komplexer repetitiver Entladung. Myotonia congenita Thomsen. Chondrodystrophische Myotonie – Schwartz-Jampel-Syndrom. Neuromyotonie. Psychogene Störung. Skleroedema adultorum Buschke (gehäuft nach Streptokokkeninfektionen). Strychninvergiftung. Tetanus: Trismus, silent period im EMG.

Epidemiologie: Auftreten im mittleren Lebensalter um 45 (18–72) Jahre, m < w.

Klinik: Anamnese: Langsam progrediente, fluktuierende, dauerhafte Steifigkeit, beginnend am Rücken, später auf die proximalen Extremitenmuskeln übergreifend, so dass Bücken kaum möglich ist. Intensive und schmerzhafte Muskelspasmen (Rippenfrakturen!), ggf. Schluckstörung (Dysphagie). Verstärkung auf äußere Reize, insbesondere erhöhte Schreckhaftigkeit, Angstattacken.
Befund: Muskeltonuserhöhung mit (spasmodischen) Reflexmyoklonien, meist mit kurzer Latenz um 70 ms und stereotypem Reflexmuster. Keine Paresen oder Atrophien, MER lebhaft, keine Pyramidenbahnzeichen. Sensibilität intakt. Vegetative Krisen.
Beeinträchtigung der Willkürmotorik der axialen und sekundär proximalen Extremitenmuskulatur (Rumpf, Hüften, Beine oder generalisiert, selten Nacken, Arme, Schulter, Gesicht). Gangstörungen und Stürze. Skelettdeformitäten.
Besonderes: Plus-Variante progressive Enzephalomyelopathie mit Rigidität und Myoklonus (PERM), mit Augenbewegungsstörungen, Ataxie, Dysarthrie/Dysphagie, Schwindel, Sensibilitätsstörungen, Paresen und Pyramidenbahnzeichen.
- Kasuistik eines Patienten mit nach einer geringfügigen Zungenverletzung auftretenden Verhärtung der Zungenmuskulatur mit Sprach- und Schluckstörungen, nach 3 Monaten kurzzeitigen Verkrampfungen des rechten Fußes und Armes, und nach einem weiteren Monat Verkrampfungen der oberen, unteren Extremitäten und der Zungenmuskulatur, jeweils mit bis zu 4 x 10 mg Diazepam gut beeinflussbar. Provokation mit Clomipramin 20 mg per infusionem löste eine Zunahme des Muskeltonus und eine Steigerung der MER aus, die sich auf 10 mg Diazepam i.v. zurückbildeten [Belian T. Psychiat Neurol med Psychol (Leipzig) 42 (1990) 291–7].
- GAD-positive Patienten haben häufig andere Immunopathien wie Diabetes mellitus, Hashimoto-Thyreoiditis (s. Enzephalitis), Sicca-Syndrom (autoimmunes polyendokrines Syndrom).

Labor: Antikörper gegen GABA-erge Neuronen.
- BZ: Diabetes mellitus bei 50 % der Patienten, wohl durch Ak gegen Glutamatdekarboxylase (GAD). Inselzellantiköper.
- Serum, Liquor: Anti-GAD-Antikörper immunozytochemisch (IFT) bei 60 %, im Radioligandenessay bei 80 % erhöht: Glutamatdekarboxylase (GAD) ist das GABA-synthetisierende Enzym. Ggf. Anti-Amphiphysin-Antikörper.
- Urin: Ausscheidung des Noradrenalinmetaboliten 3-Methoxy-4-Hydroxy-Phenylglykol in Abhängigkeit von der Intensität der klinischen Symptome.
- Liquor: Oft oligoklonale Banden positiv.

Therapie:
☆ Clonazepam (0,5/2 mg Tbl, 1 mg/2 ml A, 2,5 mg/25 gtt) 0,1–0,2 mg/kg (2–6 mg) in 2 Dosen.
☆ Diazepam (2/5/10 mg Tbl. 10 mg/2 ml A. Rectal tube 10 mg) s. Epilepsie. 10–40 mg, 0,3–1 mg/kg.
☆ Baclofen (5/10/25 mg Tbl) s. Spastik, initial 3 x 5 auf maximal 150 mg. Lioresal Intrathecal (0,05 mg/1 ml, 10 mg/20 ml, 10 mg/5 ml A) über Pumpe bei Therapieresistenz auf orale Medikation. Bei 6 von 8 Patienten mit einer Nachbeobachtung über 2,5–6,5 Jahre guter Effekt, aber keine komplette Remission. Bei PERM-Patienten höhere Dosen [Stayer C, Heidelberg: Intrathecal baclofen for stiff man syndrome (SMS). (9/96) Göttingen].
☆ 7S-IgG-Immunglobuline – IVIG (0,5–10 g Fl).
☆ Kortikoide: Prednisolon-Therapieversuch.
- Liquorfiltration: Kasuistik mit therapierefraktärem Verhalten auf Clonazepam, Prednisolon, Immunglobuline und Besserung nach dem 4. Behandlungstag, bei einem zweiten Zyklus keine weitere Besserung [Tesch M, Berlin: Liquorfiltration beim Stiff-man-Syndrom. (10/97) Dresden].

Strabismus und sonstige Störungen der Augenmotilität s. Doppelbilder.

Strahlenangiopathie

T66

Ätiologie: Spätschaden nach lokaler Strahlentherapie. Die Röntgenstrahlen sollen Permeabilitätsstörungen der Gefäßwand verursachen, so dass diese für hochmolekulare Eiweisskörper durchlässig wird und verdickt.

Diagnostik: Farbkodierte Duplexsonographie/ Angiographie: Langstreckige, filiforme Stenosen.

Strahlenmyelopathie

T66, G95.8

s. Querschnittlähmung.

Klinik: Anamnese: Bestrahlung ggf. mehrere Monate bis Jahre vorausgegangen.
Befund: Strahlenfolgen zervikal und thorakal wesentlich häufiger als im lumbosakralen Rückenmark.
Die spastischen Symptome und dissoziierten Sensibilitätsstörungen treten 1–2 Jahre nach der Strahlenbehandlung, die Vorderhornschäden häufig Monate bis Jahre später auf.
– Thorakal: Initial in den ersten Tagen und Wochen und begleitend brennende Spontanschmerzen.

Spastische Paresen und dissoziierte Sensibilitätsstörungen bzw. Brown-Séquard-Syndrom bis zur kompletten Querschnittlähmung. Auch Spinalis anterior-Syndrom.
– Zervikal: Wie thorakal und ggf. Mitschädigung der Medulla oblongata mit Hirnnervenausfällen.
Besonderes: [Berlit P: Zervikale Strahlenmyelopathie mit spastischer Paraparese der Arme. Nervenarzt 58 (1987) 40–6].

Stromunfall – Elektrounfall – Elektrotrauma – Hochspannungsunfall

Tödliche und nichttödliche Auswirkung durch elektrischen Strom T75.4
Schädigung durch Blitz – Blitzschlag – Hochspannungsunfall T75.0

Definition: Hochspannungsunfall bei Stromstärken > 5 A und Spannungen > 1000 V.

Klinik: Anamnese: Beruf, letzte Tätigkeit? Bei Hochspannungsunfall meist Arbeiten mit metallischen Gegenständen (Kontakt über Eisenstangen, Leiter, mobile Krananlagen) oder Lichtbogenüberschlag (1 cm Distanz je kV).
– Besonders bei Hochspannungsunfall: Häufigstes Symptom Benommenheit, Bewusstseinsstörungen selten länger als 10–15 min mit retrograder Amnesie, selten länger dauerndes Koma. Meist Krämpfe der Extremitäten und der Brustwandmuskulatur.
1. Bei Hochspannungsunfall fast immer durch elektrothermische Wirkung grau-weißliche Strommarken an der Stromeintrittsstelle und, bei höherer Spannung, an der Stromaustrittsstelle. Oft bestehen trotz intakter Hautverhältnisse Verbrennungen tiefer gelegener Strukturen wie Muskeln und Sehnen als Umgehungskreisläufe im Bereich der Körpergelenke, bei ausgedehnten Muskelnekrosen mit Ausbildung eines Crush-Syndroms und Schocks. Abhängig von den elektrothermischen Verletzungen Schockzustand: Puls tachykard, Herzrhythmusstörungen wie Kammerflimmern, evtl. Kreislaufstillstand.
2. Verbrennung(en) oder Verkohlung an der Körperoberfläche durch Lichtbogen als rein thermische Verletzung. Brandwunden durch Elektrounfälle sind primär nicht schmerzhaft.
3. Evtl. Wirbelfrakturen direkt durch die Stromeinwirkung (Halswirbelsäule, BWS-Kompres-

sionsfrakturen). Muskel- und Sehnenabrisse. Sturzverletzungen wie Frakturen, Luxationen. Augenverletzungen. Kardiale Schäden wie bei Niederspannungsunfällen.
4. Bei zerebraler Schädigung ggf. Demenz.
– Kasuistik einer 32-jährigen Patientin, von einem Blitzschlag getroffen, mit links okzipitaler Stromeintrittsmarke und Stromaustrittsmarke am rechten Fuss, Reanimation und initial Koma, schlaffer Tetraplegie mit Areflexie und generalisierten Myoklonien, autonomer Dysregulation, Trommelfellperforation links, in CCT und MRT schweres Hirnödem, Läsion beider Kleinhirnhemisphären und hämorrhagischer Stammganglieninfarzierung; sekundär Hydrocephalus e vacuo und spongiöse Leukenzephalopathie, klinisch langsam rückläufiges apallisches Syndrom, neurophysiologisch generalisierte Polyneuropathie incl. Nn. faciales [Nückel M, Gießen: Neurotrauma nach Blitzschlag: Ein Fallbericht. ANIM (1/98) Hamburg].
5. Periphere Läsion: Ggf. Lähmung mit Muskelatrophie, Kontrakturen, sensible Defizite, Kausalgie. M. Sudeck – Sympathische Reflexdystrophie.

Therapie notfallmäß: Primär auch zum Schutz der Helfer Unterbrechung eines ggf. noch vorhandenen Stromkreises! Erhaltung vitaler Funktionen, bei Kammerflimmern oder pulsloser ventrikulärer Tachykardie Defibrillation, Schockbehandlung etc. Lokalbehandlungen wie Schutzverbände, Schienung und Ruhigstellung von Frakturen und Luxationen. Hintere Schulterluxation nicht übersehen.

Therapie: Gliedmaßen-Dystonie bei 2 Patienten: Botulinum-Toxin ohne Nutzen [Tarsy D:

Limb dystonia following electrical injury. Mov Disord 9/2 (1994) 230–2].

Sturge-Weber-Syndrom – SWS – M. Sturge-Weber   Q85.8

syn. Angioma capillare et venosum calcificans, enzephalofaziale oder zerebrofaziale Angiomatose.

Ätiologie: Nicht erbliche Phakomatose (neurokutanes Syndrom), vaskuläre Malformation.

Klinik: Zerebrale Krampfanfälle bei 80 % als initiales Symptom, in > 80 % gar nicht oder schlecht einstellbar.
Kindliches Glaukom, Aderhaut-Angiom, Lid- und Uvea-Hämatom, Netzhautablösung.

Prognose: Bei 41 Patienten über 15 Jahren mit mindestens 10 Jahren Nachbeobachtung war kein Patient, der im ersten Lebensjahr zerebrale Krampfanfälle entwickelte, ohne Hilfe lebensfähig. Kein Patient mit frühzeitig auftretenden zerebralen Krampfanfällen war berufstätig oder verheiratet. Autoren argumentieren für eine frühzeitige Epilepsie-Chirurgie (Hemisphärektomie) [Oakes W: The natural history of patients with the Sturge-Weber syndrome. Pediatr Neurosurg 18 (1992) 287–90].

Röntgen: Intrazerebrale Verkalkungen z.B. bei Befall der weichen Hirnhaut besser im CCT als MRT sichtbar.

Subarachnoidalblutung – SAB   I60

ausgehend von:

Karotissiphon oder Karotisbifurkation	I60.0
A. cerebri media / A. communicans anterior	I60.1 / I60.2
A. communicans posterior / A. basilaris / A. vertebralis	I60.3 / I60.4 / I60.5
sonstigen oder mehreren intrakraniellen Arterien	I60.6
nicht näher bezeichneter intrakranieller Arterie,	
rupturiertes sackförmiges Aneurysma (angeboren) o.n.A.	I60.7
Sonstige SAB, Meningealblutung, Ruptur einer zerebralen arteriovenösen Fehlbildung	I60.8
SAB nicht näher bezeichnet, rupturiertes (angeborenes) zerebrales Aneurysma o.n.A.	I60.9
Rupturiertes zerebrales (Hirnarterien-) Aneurysma mit Subarachnoidalblutung	I67.9
Nichtrupturiertes zerebrales (Hirnarterien-) Aneurysma	I67.1

s. Siderose (oberflächliche) des Zentralnervensystems.

Ätiologie der Aneurysmen: s. Anatomie.

Ätiologie der Subarachnoidalblutungen: s. Risikofaktoren.
- 60–80 % zerebrale Aneurysmen. Sehr selten neoplastische Aneurysmen nach metastatischer Tumorembolisation bei kardialen Myxomen, Chorion-Karzinom (Schwangerschaft? Choriongonadotropinbestimmung aus Serum und Liquor), Bronchial-Karzinom.
- 5–10 % zerebrale arteriovenöse Angiome, selten bei Durafisteln.   I60.8
- 15–20 % degenerative (oder kongenitale) und entzündliche Gefäßerkrankungen (intrazerebrale Blutungen mit Anschluss an den Subarachnoidalraum ggf. im Rahmen einer kongophilen Angiopathie. Angiitiden, fibromuskuläre Dysplasie, Ehlers-Danlos-Syndrom, Marfan-Syndrom, Pseudoxanthoma elasticum, Friedreich-Ataxie). Familiär. Polyzystische Nieren. Seltene Ursachen sind Akustikusneurinome und Meningeome, Kokainabusus, Megadolichobasilaris, Moya-Moya-Syndrom.

Schwangerschaft: Aneurysmablutungen mit hoher Mortalität im II. und III. Trimenon. Auslösung z.B. im Rahmen einer Eklampsie.
- 15–20 % ungeklärte Blutungsursache („Subarachnoidalblutung unklarer Ätiologie", „nichtaneurysmatische SAB").   I60.8
- Schädel-Hirn-Trauma:
Traumatische Subarachnoidalblutung   S06.6

Anatomie/Histologie: 75–80 % im vorderen, 20–25 % im hinteren Anteil des Circulus arteriosus Willisii, 9 % A. basilaris (meist Basilarisspitze) und 4 % A. vertebralis.
- In Autopsiestudien bis 5 % intrakranielle Aneurysmen, davon 20 % multiple Aneurysmen besonders bei sehr alt gewordenen und Hypertonikern, mit Häufung bei Patienten mit Arteriosklerose, Aortenisthmusstenose (bei 5 %) oder polyzystischen Nieren (bei 5 %).
- Bei Aneurysmen mit familiärer Häufung Aneurysmen an der A. carotis interna (45 %), A. cerebri media (28 %), A. communicans anterior (17 %). A. communicans anterior bei nicht-familiären Aneurysmen in 28 % betroffen.
Die rechtsseitigen Aa. carotis interna und cerebri media sind häufiger betroffen.

- 90 % sackförmige Aneurysmen sind eher kongenitalen als degenerativen Ursprungs (Störung der embryonalen Gefäßwandentwicklung, erbliche mesenchymale Dysplasie) mit pathologischen Veränderungen an der Adventitia und treten multipel überwiegend an den Teilungsstellen der Hirnbasisarterien auf.
- Spindelförmige Aneurysmen entstehen auf dem Boden erworbener Gefäßwanddefekte.
- Fusiforme Aneurysmen zeigen arteriosklerotische Veränderungen der Intima in Form von Hyalinisierung und Ablagerungen von lipoidhaltigen Phagozyten und Cholesterinkristallen.

Diagnose: Typische Klinik und blutiger Liquor. Ausschluss bei unauffälligem CCT erst durch unblutige Lumbalpunktion.

Diagnostik: s. Labor, s. Röntgen. Angiographie bei ischämischem Defizit kontraindiziert. EEG.
- EKG: s. Prognose.
- EEG: Im Stadium HH III am häufigsten frontale intermittierende rhythmische Delta-Aktivität (FIRDA) mit Korrelation zu hydrozephalusbedingten Verschlechterungen und erhöhten Hirndruckwerten; Herdbefunde als Kom- plikation von Spasmen noch vor Ischämiezeichen im CCT sichtbar [Riemer G, Hamburg: Der Wert der Elektroenzephalographiefür die Hydrozephalusdiagnostik bei Subarachnoidalblutungen. Klin Neurophys 28 (1997) 1–9].
- Transkranielle Dopplersonographie – TCD: Ein grenzwertiger Spasmus liegt vor bei einem **mittleren** Fluss von über 120 cm/s, ein signifikanter Spasmus bei über 160 cm/s oder bei einem Anstieg der Strömungsgeschwindigkeit gegenüber dem Ausgangswert um über 50 % während der ersten 6 Tage oder 30 cm/s pro Tag. PI > 1,0. RI > 0,6.
Bei einem Spasmus der Cerebri media von über 200 cm/s ist der Fluss der Carotis interna immer erniedrigt.
Plateau nach 14 Tagen, Rückbildung des Vasospasmus nach 3–4 Wochen.
Prognostisch ungünstig sind bereits Flussanstiege von 20 cm/s und Tag. Aber: Erhöhte Dopplerfrequenzen korrelieren nicht streng mit einem neurologischen Defizit. In etwa einem Drittel von 430 Untersuchungen zeigte sich eine Diskrepanz sowohl einerseits zwischen hohem Fluss und unauffälliger Klinik (8/66) als auch andererseits niedrigem Fluss und neurologischen Defiziten (16/66) [Laumer R: Klinische Wertigkeit der transkraniellen Dopplersonographie – Einfluss auf das Management der Subarachnoidalblutung? In: Schwerpunkte neurologischer Intensivmedizin. perimed Notfallmedizin 19 (1991) 41–7].
Ein deutlicher Anstieg des intrazerebralen Drucks kann eine scheinbare Besserung des Vasospasmus vortäuschen bzw. eine Spasmuszunahme kaschieren. Während der kritischen Phase der Entwicklung eines Vasospasmus weist ein Anstieg des Resistenzindex auf Werte über 0,6 mit gleichzeitigem Abfall der Vm eher auf einen Anstieg des ICP als auf eine Reduktion des Vasospasmus hin.

- AEP (ohne Berücksichtigung von Basilaris-Aneurysmen): Keine Korrelation zur Hunt-Hess-Skala.
Veränderungen nur bei transtentorieller Einklemmung mit substantieller Hirnstamm-Schädigung aufgrund massiver Hirnschwellung oder begleitender intrazerebraler Blutung bei Patienten mit klinischen Symptomen des dissoziierten Hirntodes.
- Medianus-SEP: Zentrale Leitungszeit ohne Übereinstimmung mit den Hunt-Hess-Stadien. Grad I bis III nach Hunt-Hess: Somatosensorisch evozierte Potentiale (SEP) zeigten ggf. uni- und seltener bilateral pathologische Konfigurationen wie Verbreiterungen des Primärkomplexes mit und ohne Ausbildung von Doppelgipfeln ggf. als erster Indikator für die Entwicklung von ischämischen Komplikationen. Falsch positive SEP-Veränderungen bei anzunehmenden reversiblen ischämischen Zuständen.
Grad IV und V nach Hunt-Hess (14 von 47 Patienten): SEP zeigten ausnahmslos bilateral pathologische Konfigurationen bis zum bilateralen Ausfall der kortikalen Primärantwort [Krieger D: Prognostische Bedeutung der seriellen Ableitung von evozierten Potentialen bei Patienten mit Subarachnoidalblutung. In: Schwerpunkte neurologischer Intensivmedizin. perimed Notfallmedizin 19 (1991) 135–43].
Bei noch nicht operierten Patienten korrelieren die Ausprägung der SEP zu den Hunt-Hess-Stadien und der Prognose: Unauffällige SEP bei Grad I–III mit guter, bilateral erloschene SEP bei Grad V mit infauster Prognose [Haupt W: Zur Prognose der Subarachnoidalblutung: Zusammenhänge zwischen Hunt-Hess-Graduierungen und Befunden somatosensibler Potentiale. In: Schwerpunkte neurologischer Intensivmedizin. perimed Notfallmedizin 19 (1991) 67–70].

Differentialdiagnose:
- Aneurysma der A. carotis interna : Kasuistik mit akuten einseitigen Kopfschmerzen und anschließend ipsilateralen Ausfällen der Hirnnerven IX, X und XII und Horner-Syndrom bei thrombosiertem extrakraniellen Aneurysma mit Verschluss der A. carotis interna [Doerr M, Freiburg: Multiple Hirnnervenausfälle und Horner-Syndrom bei extrakraniellem Aneurysma der A. carotis interna. Akt Neurol 12 (1985) 161–3].
- Arteriitis temporalis: Arteriitis temporalis mit zerebraler und pulmonaler Beteiligung [Ruhmann S. Poster ANIM (1/94) Karlsruhe].
- Hirntumor.
- HWS-Syndrom.
- Hypertensive Krise.
- Grippaler Infekt.
- Zerebrale Ischämie: Angeblich sind 9 % aller diagnostizierten Schlaganfälle Subarachnoidalblutungen.
- Migräne.
- Psychotische Reaktion.
- Sexual- oder Spannungskopfschmerz.
- Oberflächliche Siderose des Zentralnervensystems.
- Spinale SAB: CCT durchaus ohne Blutansammlung!

Einteilung des Schweregrades anhand des Hunt und Hess-Score – H&H-Score – HH-Grad:

I: Asymptomatische Blutung oder minimaler Kopfschmerz und leichte Nackensteifigkeit (leichte meningeale Reizung).

II: Mäßige bis starke Kopfschmerzen, Nackensteifigkeit, keine fokalen neurologischen Ausfälle außer Hirnnervenstörungen.

III: Somnolenz – Bewusstseinsstörungen – Hirnorganisches Psychosyndrom oder leichte fokale neurologische Ausfälle.

IV: Sopor, mäßige bis starke Hemiparese (schwere Herdsymptome), beginnende vegetative Störung.

V: Tiefes Koma, Enthirnungsstarre. [Hunt W, Hess R: Surgical risk as related to time of intervention in the repair of intracranial aneurysms. J Neurosurg 28 (1968) 14–20].

Einteilung anhand des Aneurysma-Grading nach Yasargil (a/b-Differenzierung prognostisch wertlos). Grad:

0a: Nicht rupturiert, kein neurologisches Defizit.

0b: Nicht rupturiert, mit neurologischem Defizit (vor allem Riesenaneurysmen).

1a: Rupturiert: Asymptomatisch nach SAB.

1b: Nach SAB: Wach, orientiert, kein Meningismus, fokales neurologisches Defizit, aber keine reinen Hirnnerven-Lähmungen.

2a: Wach, orientiert, Meningismus.

2b: Wie 2a + fokales neurologische Defizit.

3a: Lethargisch, verwirrt, desorientiert, aggressiv.

3b: Wie 3a + fokales neurologische Defizit.

4: Somnolent bzw. semikomatös. „Schmerzantwort", aber keine Reaktion auf verbale Aufforderung. Pupillenreaktion auf Licht. Streckphänomene möglich.

5: Komatös, keine Pupillenreaktion auf Licht. Streckphänomene oder auch keine Schmerzreaktion.

Epidemiologie: s. Anatomie/Histologie. Manifestationsgipfel 55–60 Jahre, 85 % sind älter als 40 Jahre. Bei Jugendlichen mehr Angiome.

– 2 % familiär (wohl autosomal-dominant mit wechselnder Penetranz – oder multifaktoriell polygen), überwiegend in jüngeren Jahren: 45 % sind zwischen 21 und 40, 36 % zwischen 41 und 60 Jahren.

– m : w = 2 : 3. 5 (2–9) % aller diagnostizierten Schlaganfälle sind SAB's. Aneurysmatische SAB's treten besonders zwischen Januar und März auf und werden signifikant seltener nachts ausgelöst.

– SAB als Ursache für einen plötzlichen, unerwarteten Tod bis zum 45. Lebensjahr. in 9 %, sonst in 2 % der Fälle.
Inzidenz 10–15/100.000/Jahr, in Deutschland 15.000/Jahr. Prävalenz 12/100.000 (4–20/100.000).

– Bei symptomlosen Angehörigen von Patienten < 30 Jahre mit intrakraniellen Aneurysmen sind Aneurysmen viermal häufiger als in der Gesamtbevölkerung: 38/438 Verwandte ersten Grades entsprechend einer Prävalenz von 8,7 %, geschätzte Prävalenz in Finnland 10,6/100.000/Jahr, bei polyzystischen Nierenerkrankungen mit 2/22 Prävalenz von 9,1 % [Ronkainen A: Familial intracranial aneurysms. Lancet 349 (1997) 380–4]. 15 % aller Patienten mit polyzystischen Nieren sterben

an einer Subarachnoidalblutung infolge Aneurysmaruptur.

Klinik: **Akute SAB**: Nur 50 % des SAB's werden binnen 24 Stunden diagnostiziert.

Anamnese: Als vorausgehende frühere Warnsymptome bei 40–60 % der Patienten vorausgehende unspezifische Kopfschmerzen.

– Akuter Beginn aus voller Gesundheit, evtl. nach Husten, Pressen, Stuhlgang, Geschlechtsverkehr. Bei 8 % der Patienten primär Beschwerdefreiheit.

– Sog. paralytisches Aneurysma: Über Jahre hinweg anfallsweise Kopfschmerzen, zeitweise von reversiblen neurologischen Ausfällen begleitet (N. oculomotorius, seltener N. abducens).

Befund:

– Plötzlich einsetzender „vernichtender" Kopfschmerz (bis zu 70 %) mit Ausweitung auf Gesicht, Augen, Nacken und Rücken.

– Meningismus initial noch nicht vorhanden (!), Auftreten binnen 24 h. Ggf. Netzhautblutungen.

– Vegetative Symptome wie Atmungsschwankungen, Blutdruckschwankungen, Diarrhöen, Pulsschwankungen, Schweißausbruch, Schwindel, Temperaturschwankungen, Übelkeit und Erbrechen.

– Bewusstseinseintrübung oft langsam kontinuierlich zunehmend oder psychomotorische Unruhe. Hirnorganisches Psychosyndrom.

– Begleitende intrazerebrale Blutungen bei 18–39 % (Letalität > 50 %).

– „Autonome Dysregulation bei Subarachnoidalblutungen" mit allgemeiner Unruhe, Blutdruckanstieg, Tachykardie, gesteigerter Stoffwechselaktivität mit ketogener und diabetogener Stoffwechsellage.
„Aufgrund der überschießenden Sympathikusaktivität kommt es gegenregulatorisch zu einer Parasympathikusaktivierung und im Rahmen dieser gegenläufigen Einflüsse am Reizleitungssystem zur Gefahr letal verlaufender Rhythmusstörungen".
Die Herzfrequenz korreliert am schnellsten und empfindlichsten zum Anstieg der Plasmarenin- und Aldosteronkonzentration sowie Homovanillinmandelsäure, Blutdruck und Blutzucker korrelierten ebenfalls gleichläufig. Erhöhte Hormonwerte waren „parallel zur Entwicklung und dem Abklingen des Vasospasmusmaximums zu finden", bei Nachblutungen oder Anstieg des intrakraniellen Druckes z.B. auf das Zehnfache [Hamann G: Autonome Dysregulation bei Subarachnoidalblutungen. In: Schwerpunkte neurologischer Intensivmedizin. perimed Notfallmedizin 19 (1991) 48–51]. Beeinflussung durch Metoprolol.

– Basilaris(spitzen)aneurysma: Bis 90 % Kopfschmerzen, 60 % Nackensteife, 20 % Übelkeit und Erbrechen, 16 % Tetraparese, 9 % Hemiparese

Verlauf:

– Vasospasmus binnen 48–72 Stunden bis zu über 14 Tagen mit Maximum am 6.–7. Tag, G45.9 begünstigt durch Hyponatriämie und ausgeprägte Blutungen und besonders bei diastolischem RR > 110 mm Hg.

Vasospasmen mindestens bei 30 % (HH-Stadium I und II 20–25 %, HH III–V bis 50 %) der Patienten,
korrelieren mit der Blutmenge in den basalen Zisternen.

– Bewusstseinstrübung über Stunden zunehmend mit progredienten fokalen neurologischen Symptomen wie Paresen:
Hirninfarkt (15–25 %) infolge von Vasospasmen.

– Bewusstseinstrübung rasch progredient: Rezidivblutung s. Komplikationen.

– Krampfanfälle in den ersten 4 Tagen (Frühphase) in (4–) 26 % (29 von 112 Patienten), häufiger bei Aneurysmen der A. cerebri media und am häufigsten primär generalisiert, verbunden mit einer erhöhten Inzidenz von EEG-Herdbefunden,
intrazerebralen und intraventrikulären Rezidivblutungen (55 % gegenüber 18 % Blutungen bei Patienten ohne Anfälle) und einer erhöhten Letalität (48 % gegenüber 13 %).
Krampfanfall bei Eintritt der SAB meist mit Hunt-Hess Stadien IV und V verbunden [Folkerts H: Prognostische Bedeutung von fokalen und generalisierten Krampfanfällen in der Frühphase spontaner Subarachnoidalblutungen. In: Schwerpunkte neurologischer Intensivmedizin. perimed Notfallmedizin 19 (1991) 93–6].

– A. communicans anterior-Aneurysma: Paraparese bei 7/101 bzw. 0,5–1,2 % der Patienten, die alle bei Aufnahme in schlechtem Zustand waren mit Hydrozephalus und erforderlicher Liquorableitung. Hierbei besonders wichtig ist die Thromboseprophylaxe mit low-dose-Heparin und Antiemboliestrümpfen [Greene K: Anterior communicating artery aneurysm paraparesis syndrome: clinical manifestations and pathologic correlates. Neurology 45 (1995) 45–50].

– **„Nichtaneurysmatische und perimesenzephale SAB" – präpontine SAB**: Punctum maximum der Blutung in der Cisterna praepontis oder interpeduncularis. Kaum ein Patient befindet sich in einem Hunt-Hess-Stadium IV oder V. Gute Prognose. Nur sehr selten ist mit neurologischen Komplikationen, Vasospasmus oder Nachblutungen zu rechnen. Letalität 0–5 %. s. Röntgen.
Besonderes: Auftreten von Aneurysmen bei 3 Patienten mit Gliom, Meningeom und Hypophysenadenom [Plangger C, Innsbruck: Gleichzeitiges Vorkommen von Hirntumoren und Aneurysmen. Nervenarzt 58 (1987) 279–86].

Komplikationen:
– Folgen einer Subarachnoidalblutung   I69.0
– Rezidivblutungen mit Operation in 10 %.
– Rezidivblutungen ohne Operation in 33 %, davon 4 % am ersten Tag, 1,5 % pro Tag bzw. 22 % innerhalb der ersten zwei Wochen, maximales Risiko der Nachblutung nach 48 Stunden und vom 5.-9. Tag mit einer Letalität der 1. Nachblutung von 75 % [Kunze K]. 2 % Rezidivblutungen pro Jahr. Klinisch meist plötzliche Bewusstseinstrübung.
Nachblutungsrate unter Antifibrinolytika niedriger mit einer höheren Rate an Hirninfarkten und Hydrocephali.

– Hydrocephalus internus in 16–20 % (über Tage zunehmende Bewusstseinstrübung), davon
– 50 % akut innerhalb von 48 h infolge gestörter Liquorpassage durch die mit Blut gefüllten Foramina des 4. Ventrikels.
Patienten mit akutem Hydrocephalus internus befinden sich zur Hälfte in einem schlechten Zustand mit Hunt-Hess-Grad IV–V, nur 20 % mit Hunt-Hess-Grad I und II. In 40 % spontane Rückbildung bzw. mit Lumbalpunktionen ausreichende Behandlung.
– 50 % sekundär bei eingeschränkter Liquorreabsorption durch subarachnoidale Verklebungen nach ausgeprägten Blutungen in den Subarachnoidalraum und in die basalen Zisternen, in 30 % während der ersten 2 Wochen, in 20 % später.
Die Patienten zeigen zu 40 % klinische Verschlechterungen und zu 10 % ein hirnorganisches Psychosyndrom.
– Hydrocephalus internus häufiger (34 %) bei begleitenden intrazerebralen Blutungen und bei Aneurysma-Nachweis im Bereich der A. basilaris, seltener bei Aneurysma-Nachweis im Bereich der A. cerebri media.
– „Funktionelle und Überlebensprognose unserer Patienten mit SAB waren erheblich schlechter, wenn ein Hydrozephalus den Krankheitsverlauf komplizierte. Obwohl durch eine liquorableitende Operation in der Hälfte der Fälle eine signifikante Abnahme der Ventrikelweite zu erreichen war, konnte doch die Prognose durch den Eingriff nicht wesentlich verbessert werden, wenn man alle Patienten mit Hydrozephalus betrachtet" [Büttner T: Hydrocephalus internus als Komplikation spontaner Subarachnoidalblutungen. In: Schwerpunkte neurologischer Intensivmedizin. perimed Notfallmedizin 19 (1991) 55–9]. s. Therapie operativ.
– Post-SAB-Depression: Neu auftretende Kopfschmerzen, depressive Symptome und kognitive Störungen mit Vereitlung der Wiedereingliederung an der alten Arbeitsstelle.
– Oberflächliche Siderose durch Hämosiderinablagerungen in den liquornahen Bereichen, subpial und subependymal.
– Terson-Syndrom: Bei Subarachnoidalblutung in 13 (10–27) % häufig beidseitige intraokuläre Blutung via Optikusscheide mit Visusminderung bis zur funktionellen Erblindung und weiteren Komplikationen wie proliferative Vitreo-Retinopathie (OP-Indikation z.B. einer Pars plana-Vitrektomie), Retinabrüche, Katarakt.

Labor: S-100 Protein Spiegel nach 24 und 72 h korrelieren gut mit dem Hunt-Hess-Grad bei Aufnahme; von 49 Patienten hatten 7 erhöhte TCD-Flussgeschwindigkeiten zwischen 140–190 cm/s ohne S-100-Anstieg mit anschließend unauffälligem Kontroll-CCT, 6 erhöhte TCD-Flussgeschwindigkeiten mit Infarkten im Kontroll-CCT, davon 5 mit S-100-Anstieg [Wiesmann M, München: Hämodynamische Komplikationen nach aneurysmatischer Subarachnoidalblutung: Vergleich von transkraniellem Doppler und Plasma-S-100-Monitoring. (10/97) Dresden].

Liquor akut blutig (ggf. erst nach 12 Stunden!), bei negativem CCT liegt die Erythrozytenkonzentration meist unter 20.000/mm^3 (Nachweisgrenze). Nach ca. 4 h Hämosiderin-speichernde Makrophagen.

- Nach ca. 6 h infolge Ery-Zerfall durch Zentrifugieren xanthochromer Überstand. Liquoreiweiß erhöht, pathognomonisch ist ein γ-Globulin-Anstieg im Liquor auf 50 rel.% und mehr [Neu J: SAB. medwelt 36 (1985) 163–7]. Zellzahlen bis 1500/mm^3 und Eiweißerhöhungen bis 1300 mg/dl sind Ausdruck des Zusammenbruchs der Blut-Liquor-Schranke.

- 1. und 2. Tag relatives Überwiegen der Granulozyten, die Monozyten sind meist bereits schon am 1. Tag deutlich aktiviert. Z:T. auch vermehrt eosinophile Granulozyten. Kontinuierlicher Anstieg der Lymphozyten mit leichter lymphozytärer Pleozytose, bis nach 4–5 Wochen mit 60 % der normale Anteil wieder erreicht ist.

- Ab 2.–3. Tag Erythrophagen mit mehr als 5 phagozytierten Erys als Hinweis auf die Blutung (bei artifizieller Blutung In-vitro-Phagozytose einzelner Erys).

- Ab 4.–5. Tag Hämosideringranula, beweisend für eine Blutung.

- Ab der 3. Woche überwiegend Siderophagen unter den Makrophagen, einzelne Siderophagen zum Teil noch viele Monate nachweisbar.

Prognose: s. Diagnostik Medianus-SEP. s. Klinik: „Nichtaneurysmatische und perimesenzephale SAB" – präpontine SAB. s. Komplikationen. s. Therapie operativ. s. Therapie interventionell.

- Etwa 1/3 versterben am 1. Tag (erreichen die Klinik nicht). 2/3 der Patienten überleben die initiale Blutung: Ohne spezifische Behandlung versterben davon 50 % binnen 4 Wochen, mit spezifischer Behandlung versterben davon 1/3 (30–40 %) aller operierten und nicht operierten Aneurysmen während des stationären Aufenthaltes, bei SAB infolge Angiomen 6–13 %. 1/3 bleiben dauerhaft behindert. Bzw. 50 % der Überlebenden bleiben schwer behindert [Van Gijn J: Subarachnoid haemorrhage. Lancet 339 (1992) 653–5].

Bei Nachblutung überleben nur 20 % die ersten 3 Monate [Ferro J, Lissabon. (6/97) Rhodos].
- Prognostisch ungünstig sind RR > 160 mm Hg, initiale Leukozytose und Hyponatriämie (begünstigt Vasospasmen), ausgeprägte neurologische Defizite, höheres Lebensalter, kurzes Zeitintervall zwischen Blutung und Aufnahme, massive basale Blutung mit begleitender intrazerebraler Blutung und Ventrikelerweiterung (unauffälliges CCT ist günstig).
- Begleitende intrazerebrale Blutung: Mit 34 % häufigerer Ausbildung eines Hydrozephalus internus [Büttner T]. Letalität > 50 % [Fahlbusch R]. Bei 30 Patienten war eine intrazerebrale Blutung von mehr als 20 ml letal [Roos Y: Outcome in patients with large intraventricular haemorrhages: a volumetric study. J Neurol Neurosurg Psychiatry 58 (1995) 622–4].
- EKG: Bei erhöhten P-Wellen, pathologischem Q, verkürzter PQ- bzw. PR-Zeit, ST-Hebungen, verlängerter QT-Zeit, T-Negativierung und hohen U-Wellen erhöhtes Vasospasmusrisiko und Letalität.
- Aufnahmebefund und klinisches Ergebnis bei 47 Patienten (mit und ohne OP):

Hunt-Hess	Glasgow Outcome Scale				
Grad	Grad 1	Grad 2	Grad 3	Grad 4	Grad 5
I	75 %	25 %			
II	23 %	38 %	8 %		23 %#
III	12 %	37 %	37 %	12 %	
IV/V	7 %*			43 %	30 %

#: 1 Todesfall durch Lungenembolie, 2 Vasospasmen.

☆ 1 Patient mit noch präoperativer Besserung von Grad IV auf III [Prozentzahlen gerundet bei 47 Patienten aus: Krieger D: Prognostische Bedeutung der seriellen Ableitung von evozierten Potentialen bei Patienten mit Subarachnoidalblutung. In: Schwerpunkte neurologischer Intensivmedizin. perimed Notfallmedizin 19 (1991) 135–43].

Hunt-Hess Grad	Anzahl	Ergebnis (%)			Verstorben [Whisnant]
		Gut	Schlecht	Verstorben	
I	7	72 %	14 %	14 %	I + II:
II	15	53 %	20 %	24 %	30 %
III	25	32 %	20 %	48 %	55 %
IV	13	23 %	23 %	54 %	IV + V:
V	10			100 %	85 %
GCS 8–15	55	44 %	18 %	38 %	
GCS 3–7	15		13 %	87 %	

[Kunze K: Die konservative Therapie der Subarachnoidalblutung. In: Schwerpunkte neurologischer Intensivmedizin. perimed Notfallmedizin 19 (1991) 26–32]. [Whisnant J: Aneurysmal subarachnoid hemorrhage: timing of surgery and mortality. Mayo Clin Proc 57 (1982) 471–5].

- 5-JÜR 49 %, dabei schlechtere Prognose für die Patienten mit multiplen Aneurysmen [Pakarinen S: Incidence, aetiology, and prognosis of primary subarachnoid haemorrhage. Acta Neurol Scand 43 Suppl (1967) 1–128].

Prognose bei Aneurysmen der A. basilaris: Von 34 Patienten zwischen 1974–1991 hatten 32 Subarachnoidalblutungen, 19 wurden operiert. 20

Patienten (59 %) erreichten weitgehende oder vollständige Beschwerdefreiheit, 2 (9 %) blieben auf fremde Hilfe angewiese, 11 (32 %) verstarben [Hojer C: Klinik, Diagnostik und Therapie bei 34 Patienten mit Aneurysma der Arteria basilaris. Akt Neurol 19 (1992) 103–8].

Prognose bei über 70-jährigen Patienten: 41 der 331 zwischen 1.4.91 und 30.11.95 behandelten

311 Patienten waren älter als 70 Jahre, 10 Männer und 31 Frauen. 20 (48,8 %) verstarben während der stationären Behandlung. In der Gruppe der Überlebenden bei Aufnahme 13mal HH-Grad 1 und 2, 4mal Grad 3, 4mal Grad 4. Bis auf einen Patienten verstarben alle > 80-jährigen [Barth H, Kiel: Therapie und Langzeitergebnisse nach Subarachnoidalblutung bei über 70-jährigen Patienten. (9/96) Göttingen].

Prognose nicht rupturierter Aneurysmen ohne Operation:
– Bei 142 Patienten mit 181 Aneurysmen zwischen 1956 und 1978 während einer mittleren Nachbeobachtungszeit 27 Blutungen entsprechend einem annähernd konstanten Blutungsrisiko von 1,4 % pro Jahr bzw. 32 % über 30 Jahre.
SAB häufiger bei großen Aneurysmen, jungen Patienten und Frauen, aber nicht Blutdruckabhängig, 52 % der Blutungen waren fatal. Bei der Angiographie nach SAB waren alle Aneurysmen gegenüber dem Erstangiogramm größer.
Von 31 Patienten mit Zweitangiographie hatten 7 neue Aneurysmen [Juvela S: Natural history of unruptured intracranial aneurysms: a long-term follow-up Study. J Neurosurg 79 (1993) 174–82].
– Das Blutungsrisiko von Aneurysmen ist einzig abhängig von der Größe: 8/29 Aneurysmen mit einem Durchmesser größer als 1 cm rupturierten. Blutungsrisiko bei Risikopatienten von 3 % pro Jahr [Kunze K].
– Die Prognose der Aneurysmen von < 10 mm Durchmesser ohne Blutung in der Vorgeschichte kann durch Operation nicht verbessert werden, die Rate für Komplikationen durch Riss und Blutung lag bei 1172 prospektiv ausgewerteten Patienten unter 0,05 % pro Jahr mit günstigeren Verläufen bei Aneurysmen in der A. communicans posterior als A. basilaris [The International Study of Unruptured Intracranial Aneurysms Investigators: Unruptured intracranial aneurysms – risk of rupture and risks of surgical intervention. N Engl J Med 339 (1998) 1725–33].

Prognose nicht rupturierter Aneurysmen mit Operation oder endovaskulärem Coiling:
– Bei 2357 Operationen (Clipping) vs. 255 interventionellen Eingriffen (Coiling) während des Krankenhausaufenthaltes von 9,6 vs. 4,6 Tage Tod in 2,3 vs. 0,4 % und schlechtes Outcome (Tod oder Verlegung in Pflegeheim oder Reha-einrichtung) in 18,5 vs. 10,6 %
(retrospektive Studie mit Daten einer Datenbank ohne Beachtung der Komorbidität, Aneurysmagröße etc.) [Johnston S: Surgical and endovascular treatment of unruptured cerebral aneurysms at university hospitals. Neurology 52 (1999) 1799–1805].

Prognose für Verwandte: Von 163 Subarachnoidalblutung-Patienten traten bei den 1290 erstgradig Verwandten 7mal häufiger SAB's als bei 3588 zweitgradig Verwandten auf. Erstgradig Verwandte haben ein 3–7mal höheres Risiko einer Subarachnoidalblutung als die übrige Bevölkerung. Damit liegt das Lebenszeitrisiko bei 2–5 % [Bromberg J: Subarachnoid haemorrhage in first and second degree relatives of patients with subarachnoid haemorrhage. Br Med 311 (1995) 288–9].

Risikofaktoren: s. Ätiologie. s. Prognose nicht rupturierter Aneurysmen ohne Operation. Alter s. Epidemiologie.
– Hypertonie. 15faches Risiko zusammen mit Nikotinabusus.
– Orale Kontrazeptiva (besonders hochdosiert) 3– 6faches Risiko.
– Rauchen 3–4faches Risiko, das linear mit der Anzahl der täglich konsumierten Zigaretten ansteigt.
15faches Risiko zusammen mit Hypertonie [Neundörfer B: Epidemiologie und Klinik der SAB. In: Schwerpunkte neurologischer Intensivmedizin. perimed Notfallmedizin 19 (1991) 12–18].
– Alkoholismus [bei 22 % von 172 Patienten bestand eine Alkoholintoxikation, bei 19 % bestand ein schwerer chronischer Alkoholabusus. Hilbom M: Alcohol intoxication: a risk factor for primary subarachnoid hemorrhage. Neurol 32 (1982) 706–11].
Es „besteht ein fast linearer Zusammenhang zwischen Alkoholmenge und dem Risiko einer zerebralen Blutung oder einer Subarachnoidalblutung" [Diener H: Primär- und Sekundärprävention des ischämischen Insultes. DÄB 90/41 (15.10.93) B-2008–12].

Röntgen:
– CCT: Blut an Tag 1 in 96 %, an Tag 3 nur in 75 % sichtbar.
„Nichtaneurysmatische SAB" mit Punctum maximum der Blutung meist in der präpontinen oder interpedunkulären Zisterne:
Sekundär ggf. MR-Angiographie ausreichend.
– Panangiographie: Wenn das Punctum maximum der Blutung im frontalen Interhemisphärenspalt liegt, ist auch bei fehlendem angiographischen Nachweis der Verdacht auf ein Aneurysma hochgradig.
– Re-Angiographie bei gleichmäßiger Verteilung der Blutung in den basalen Zisternen oder
bei Punctum maximum der Blutung im frontalen Interhemisphärenspalt,
bei schwerem Vasospasmus in der Erstangiographie.

Selbsthilfegruppe – Adressen für Informationen: Verein für Aneurysma-Erkrankte – Der Lebenszweig – e.V., Egerländer Str. 40 c, 86368 Gersthofen, Tel. 0821/473023.

Therapie: Bettruhe unter ausreichender Sedierung, Oberkörperhochlagerung 30–45°, keine abrupten Positionsänderungen. Lagerung in z.B. Wasserbett.
Analgesie, aber keine Morphine wie Pentazocin (Fortral) oder Buprenorphin (Temgesic)!
Kontrollen: Bewusstseinslage, Pupillenweite, RR.
Kein langdauerndes Absaugen, sondern eher mehrfach kurzzeitig. Kein Abklatschen, kein Vibrator zur Pneumonieprophylaxe.

Autonome Entgleisung: Bei Blutdruckwerten > 180 mm Hg Senkung mit Metoprolol oder Urapidil i.v., bei Hypertonie ohne Hirndruckzeichen ggf. mit Kalzium-Antagonisten.

✩ Metoprolol (50 mg mite/100 mg/200 mg retard Tbl, 5 mg A): Ohne Metoprolol starben mit Zeichen der autonomen Entgleisung 9 von 14, unter Metoprolol 2 von 12 Patienten [Hamann G: Autonome Dysregulation bei Subarachnoidalblutungen. In: Schwerpunkte neurologischer Intensivmedizin. perimed Notfallmedizin 19 (1991) 48–51]. [Haaß A: Adrenergic blockade with metoprolol in SAH. Arch Pharmacol Suppl 337 (1988) 125]. [Cruickshank J: The effect of oral propranolol upon the ECG changes in subarachnoid hemorrhage. Cardiovasc Re 9 (1975) 236–45].

✩ Urapidil (30/60/90 mg ret Tbl, 25/50 mg A) 2–3 x 60 oder 2 x 90 mg, sehr langsam 6,25–25–50 mg i.v.; auch bei Hirndruckzeichen.
Perfusor: 150 mg (3 A) auf 50 ml NaCl = 3 mg/ml nach Wirkung, beim liegenden 70 kg schweren Patienten 3–10 ml/h.

Hypotone Blutdruckwerte < 90 mm Hg Anhebung mit Dopamin.

✩ Dopamin (250/500 mg/50 ml A, ab pH > 8 über Stunden inaktiviert!) über Perfusor 250 mg auf 50 ml NaCl/Glu 5 % = 5 mg/ml,

– „Nierendosis" 0,5–5 µg/kg/min ggf. bei 70 kg schweren Patienten 1,5–3 ml/h,

– „Kreislaufdosis" nach Behebung eines Volumenmangels und nach Wirkung 6–10 µg/kg/min ggf. bei 70 kg schweren Patienten 4–10 (20–50 mg/h) bis später maximal 18 ml/h, bei Diureserückgang mit Furosemid 80–120 mg/d. El.-HWZ 1–3 min.

Stuhlregulierung: Stuhl weich halten, mindestens alle 3 Tage Stuhlgang. s. Obstipation.

✩ Hepaticum medice Drg 1–3/d mit warmem Wasser, 3 Drg am Abend vor dem Abführen. UAW Eiweißverlust.

✩ Lactulose (Saft) 2–3 x 10 g/d bzw. Esslöffel oder als Einlauf 2 x/d 300 ml Laktulose und 700 ml Wasser.

Hirnödemprophylaxe: ✩Dexamethason (1,5/4 mg Tbl, 4/8/20/40/48/100/120 mg A): Initial 40–100 mg i.v., dann 4–8 mg alle 4–6 h.

Spasmustherapie: Hyperdyname oder Triple-H-Therapie: Hypervolämie, Hämodilution, Hypertension mit Zielgrößen zentraler Venendruck 10–12 mm Hg bzw. pulmonal-kapillärer Wedge-Druck 14 mm Hg, Hämatokrit 30 %, RR_{syst} ≤ 200 mm Hg bzw. arterieller Mitteldruck 100–130 mm Hg.

✩ Hydroxyäthylstärke – ✩HES – ✩Haes 10 % 200/ 0,5 500–1000 ml unter Kontrolle von Kreatinin, Dosis individuell der kardialen Belastbarkeit anzupassen!

– Ggf. zusätzlich induzierte Hypertension mit ✩Dopamin.

✩ Nimodipin (30 mg Tbl, 10 mg/50 ml Fl mit 23 % Alkohol) nicht mit Carbamazepin, Phenobarbital, Phenytoin, bei Subarachnoidalblutung Grad I–III nach Hunt-Hess unter RR-Kontrolle initial 2 Std 15 µg/kg/d bzw. über Perfusor bei 70 kg 5 ml/h (1 mg/h), dann 10 ml/h (2 mg/h) über 14 d, ggf. bei Hypotonie mit Dobutrex, dann 4 x 2–1 Tbl. Wirkung prophylaktisch bei Therapiebeginn bis spätestens 4. Tag nach Subarachnoidalblutung-Beginn.

– Verbesserung der vasospasmusbedingten prä- und postoperativen Morbidität und Morta-

lität besonders bei günstigen Hunt-Hess-Graden und frühoperierten Patienten. Bei ungünstigen Hunt-Hess-Graden und Spätoperierten widersprüchliche Ergebnisse. Bei Grad 3 klinische Verbesserung bei einem Teil der Patienten, aber Anstieg der Gesamtmortalität mit 28 % gegenüber 5 % Plazebo [Petruk K: Nimodipine-treatment in poor grade aneurysm patients. J Neurosurg 68 (1988) 505–17].

✩ Natrium-Gamma-Hydroxybutyrat (2 g/10 ml A) s. Schlafstörungen. Über Perfusor 10 g (5 A) bei 70 kg schweren Patienten initial 50 mg/kg in 20 min (33 ml/h) mit narkotischer Wirkung nach 5–10 min über 60–120 min, dann 10–20 mg/kg (7–14 ml/h), narkotisch 50–100 mg/kg, hypnotisch 35–90 mg/kg. Ggf. mit Analgetika, Barbituraten oder Neuroleptika zu kombinieren.

– 7/9 Patienten mit schwerer Subarachnoidalblutung zeigten dopplersonographisch Vasospasmen, dagegen keiner von 9 frühzeitig mit GHB behandelten Patienten sowie keine auf Vasospamus zurückzuführende CCT-Veränderungen [Diedrich U: Einsatz von Gammahydroxybuttersäure in der Therapie des Vasospasmus. (9/96) Göttingen].

✩ Papaverin (60/150 mg Tbl) intraarterielle Gabe s. interventionelle Therapie.

– Bei lokaler (superselektiver) Infusion über einen Katheter möglichst nahe am vasospastischen Gefäß mit bis zu 300 mg pro Hemisphäre ist der klinische geringer als der angiographische Effekt und wegen der kurzen Halbwertszeit nur von kurzer Dauer.
Infusion von 30–60 min mit 8/12 angiographischer Spasmus- und 4/12 klinischer Besserung [Kassell N: Treatment of cerebral vasospasm with intra-arterial papaverine. J Neurosurg 77 (1992) 842–7].
Nach proximaler Dilatation und superselektiver Infusion von Papaverin bei 8 von 10 Patienten sofortige klinische Besserung mit lang andauerndem Effekt [Kaku Y: Superselective intra-arterial infusion of papaverine for the treatment of cerebral vasospasm after subarachnoid hemorrhage. J Neurosurg 77 (1992) 842–7].
El.-HWZ sehr kurz. Wirkung: Starke Vasodilatation durch direkten Effekt an der glatten Muskulatur.

✩ Tirilazad: Leicht wirksam, besonders bei Männern.

Therapie operativ: Op bei Hunt-Hess Grad I, II und ggf. III [Kunze K]. Clipping gestielter, Wrapping breitbasig aufsitzender Aneurysmen mit Muskel, Faszie, Fibrinkleber, Trapping (direkter Gefäßverschluss) z.B. der A. communicans anterior.

1. Frühversorgung innerhalb der ersten drei Tage bei Hunt-Hess I + II, Spätversorgung bei Hunt-Hess III–V, da sich 55 % der Patienten unter konservativer Therapie noch verbessern mit Aufstieg in die Gruppe I und II [Haupt W: Zur Prognose der SAB: Zusammenhänge zwischen Hunt-Hess-Graduierungen und Befunden somatosensibler Potentiale. In: Schwerpunkte neurologischer Intensivmedizin. perimed Notfallmedizin 19 (1991) 67–70]. Abweichend hiervon Miyaoka:

2. Op-Zeitpunkt (Frühversorgung) ist bei Hunt-Hess I + II kein entscheidender Faktor und bei Hunt-Hess III + IV nützlich, da Nachblutungen bei Frühversorgung in 2,7 %, bei Spätversorgung in 9,5 % auftreten
[Miyaoka M: A clinical study of the relationship of timing to outcome of surgery for ruptured cerebral aneurysms. A retrospective analysis of 1622 cases. J Neurosurg 79 (1993) 373–8].
– Intraoperatives Monitoring: Änderung der somatosensorisch evozierten Potentiale (SEP) bei CBF < 30 ml/100 g/min = Oligämie.
– Liquorableitende Operation bei Komplikation Hydrozephalus primär temporär zur Senkung des erhöhten intrazerebralen Drucks mit Besserung des Perfusionsdruckes und Vermeidung sekundärer Infarkte: Zu 50 % signifikante Abnahme der Ventrikelweite.
Komplikation der Ventrikulitis. Durch eine zu schnelle Druckminderung kann eine Nachblutung provoziert werden [Fahlbusch R: Operative Therapie und Management der SAB nach Aneurysmaruptur. In: Schwerpunkte neurologischer Intensivmedizin. perimed Notfallmedizin 19 (1991) 19–25].
– Nach osteoklastischer Trepanation. ggf. zur besseren psychischen Rekonvaleszenz frühzeitige Deckung eines Kalottendefektes.

Postoperative Prognose s. Prognose:
– Mindestens 1/6 der Patienten versterben oder bleiben schwerst behindert.
– Prognose abhängig von 1. Menge des subarachnoidalen, 2. Menge des intraventrikulären, 3. Menge des intrazerebralen Blutes:
Letale Faktoren sind 1. starke SAB, 2. viel Blut im vierten und/oder Seiten- und dritten Ventrikel, 3. intrazerebrales Hämatom > 20 ml.
16 von 68 Patienten mit nachgewiesenem Aneurysma starben, während alle 21 Patienten ohne Aneurysmanachweis überlebten [Schütz H: Analyse der letalen Faktoren nach spontaner Subarachnoidalblutung. In: Schwerpunkte neurologischer Intensivmedizin. perimed Notfallmedizin 19 (1991) 60–3].
– Nach Aneurysmafrühoperation bei 118 von 189 Patienten Komplikationen: In 20 % fehlende Erholung von der SAB, 20 % sofortiges postoperatives und in 7 % sekundäres ischämisches Defizit, 4 % Hämatom (epidural, subdural, intrazerebral) und 1 % aneurysmatische Nachblutung, 3 % Liquorfistel, 5 % Meningitis, 2 % Wundinfektion, 4 % Sepsis, 3 % Nierenversagen, 4 % Aspirationspneumonie, 13 % shuntpflichtiger Hydrozephalus [Gilsbach J: Risiken und Komplikationen der operativen Behandlung von zerebralen Gefäßprozessen. Nervenheilkunde 11 (1992) 118–21].
– Bei Gruppe 1 (135 Patienten 1/81–3/84) und Gruppe 2 (184 Patienten 3/84–12/86 mit 66 % Frühoperationen und 100 % Kalziumantagonisten-Therapie): Mortalität bei Frühoperation 22 bzw. 16 %, bei Spätoperation 6 bzw. 2 %, bei Grad III 20 bzw. 8 %.
[Kunze K: Die konservative Therapie der Subarachnoidalblutung. In: Schwerpunkte neurologischer Intensivmedizin. perimed Notfallmedizin 19 (1991) 26–32].

– *Klassifikation der Restaneurysmen nach mikrochirurgischem Clipping nach Sindou Grad*:
1: < 50 % des Aneurysmahalses sind noch durchflossen.
2: > 50 % des Aneurysmahalses sind noch durchflossen.
3: Restaneurysmalappen von einem multilobulären Aneurysma.
4: Restaneurysmasack mit < 75 % der ursprünglichen Aneurysmagröße.
5: Restaneurysmasack mit > 75 % der ursprünglichen Aneurysmagröße.
Riesenaneurysmen, paraophthalmische und multilobuläre Aneurysmen des Ramus communicans anterior werden mit höherer Wahrscheinlichkeit unvollständig geclippt [Sindou M: Aneurysmal remnants after microchirurgical clipping: classification results from a prospective angiographic study (in a consecutive series of 305 operated intracranial aneurysms). Acta Neurochir 140 (1998) 1153–9].

Therapie interventionell:
1. Endovaskuläres Coiling im Anschluss an eine Angiographie mit elektrolytisch ablösbaren Platinspiralen (Guglielmi Detachable Coils – GDC) besonders bei Aneurysmen im hinteren Gefäßkreislauf wie Basilaris(kopf)-Aneurysmen, primär bei schwer operierbaren rupturierten Basilarisaneurysmen, bei starker Hirnschwellung oder einem Hunt-Hess-Grad IV–V. Der Aneurysmahals muss schmaler sein als der Aneurysmadom, ideal < 1/3 des maximalen Aneurysmadurchmessers. Riesenaneurysmen sind mit GDC schlecht behandelbar.
– Bei 203 Aneurysmen angiographisch in 81 % kompletter und 17 % inkompletter Verschluss, bei 2 % kein Erfolg [Cognard C: Intracranial berry aneurysms: angiographic and clinical results after endovascular treatment. Radiology 206 (1998) 499–510].
Wegen der Komplikationen, Thrombembolien (≤ 23 %) mit distalen Gefäßverschlüssen und zerebralen Infarkten sowie Vasospasmus (≤ 8 %), Heparinisierung während der Intervention und die anschließenden 3 Tage, danach 3 Monate Thrombozytenaggregationshemmer. Technisch bedingte Morbidität 4–9 %, prozedurale Letalität bis 3 %, Gesamtmortalität auf 17–23 % geschätzt (bei konservativer Therapie Mortalität bis 60 % mit Morbidität von 25–40 % nach 6 Monaten) [Eskridge J: Endovascular embolization of 150 basilar top aneurysms with Guglielmi detachable coils: results of the Food and Drug Administration multicenter clinical study. J Neurosurg 89 (1998) 81–6].
2. Angioplastie (s. Papaverin) mit Mikroballons aus Latex bei konservativ (mit Triple-H-Therapie) nicht beherrschbaren Vasospasmen wegen des besseren Ergebnis möglichst frühzeitig:
Bei 84 von 466 Patienten (22 %, 349 neurochirurgisch geklippt, 117 mit GDC behandelt, 93 nicht beherrschbare Vasospasmen) Angioplastie unter Vollheparinisierung mit Silikonballons und einem Inflationsdruck von 0,5–1 atm über 1–5 s, bei Spasmen distal des A1, M1 oder P1-Segments Papaverin bis 300 mg pro Hemisphäre: Nach Angioplastie binnen 2 h

bei 51 Patienten in 90 % angiographische und in 70 % klinische Besserung, später als 2 h bei 33 Patienten in 88 % bzw. 40 %. Keine Angioplastie-Komplikationen wie Dissektion oder SAB, außer fünfmal kleinen punktförmigen

keine behandlungsbedürftige intrazerebrale Blutung [Rosenwasser R: Modalities for the management of Cerebral Vasospasm: Timing of Endovascular Options. Neurosurgery 44 (1999) 975–80].

Spinale Subarachnoidalblutung

s. spinale Angiome.

Ätiologie: Traumatische spinale Subarachnoidalblutung (Boxunfälle). Nach Antikoagulantien. Aneurysmen. Kavernöse Angiome.
– Häufig beim intramedullären AV-Angiom, selten bei der perimedullären und sehr selten (nie) bei der duralen AV-Fistel.
– Allgemeine Gefäßerkrankungen durch z.B. Lupus erythematodes.
– Tumoren (Meningeome).

Anatomie/Histologie: s. Ätiologie. Überwiegend im BWS-Bereich.

Diagnostik: s. Labor, s. Röntgen. TCD zum Ausschluss zerebraler Vasospasmen [Damian M, Gießen: Zerebrale Vasospasmen bei spontaner spinaler Subarachnoidalblutung. ANIM (1/89) Erlangen].

Differentialdiagnose: Zerebrale Subarachnoidalblutung.

Epidemiologie: Auftreten < 1 % der Subarachnoidalblutungen.

Klinik: Die klinische Symptomatik kann der zerebralen Subarachnoidalblutung sehr ähnlich sein oder gleichen.

Anamnese: Perakut stärkster Schmerz (100 % Rückenschmerzen, > 50 % Kopfschmerzen) oder bei Angiom oder AV-Fistel besonders fluktuierend oder spontan rezidivierend, Schmerzen verstärkt durch warme Bäder, Stehen oder körperliche Anstrengung. Ggf. wiederholte Attacken.
Befund: Radikuläre (thorakale) Ausfälle. Querschnittsymptomatik mit spastischen Paresen (> 50 %), ggf. später schlaffen Paresen, Blasen-Darm-Störungen (< 30 %).
Besonderes: Meningismus ggf. erst später.

Labor: Ausschluss von Gefäßerkrankungen (Lupus erythematodes etc.).

Liquor: Blutig bzw. Hinweise auf stattgehabte Blutung.

Röntgen: CCT durchaus ohne Blutansammlung. MRT: Ab Tag 2 (–4) sind spinale Blutkoagel zu identifizieren.
– Selektive spinale Angiographie: Nachweis gelingt nicht immer, d.h. bei negativem Befund ist ein Ausschluss nicht sicher möglich [Seyer H: Spinale Subarachnoidalblutung. In: Schwerpunkte neurologischer Intensivmedizin. perimed Notfallmedizin 19 (1991) 75–9].

Therapie: s. spinale Angiome.

Subclavian-Steal-Syndrom – Subclavia-Anzapf-Syndrom   G45.8

Ätiopathogenese/Anatomie/Histologie/Definition: Hochgradige proximale Stenosen bzw. Verschlüsse der linken A. subclavia oder des Truncus brachiocephalicus vor dem Abgang der A. vertebralis mit jeweils ipsilateral zur Stenose retrogradem Fluss der A. vertebralis (und ggf. A. basilaris!) zur Versorgung des von der Durchblutungsstörung betroffenen Armes.

Diagnose/Diagnostik: s. Röntgen. Farbduplexsonographie.

Klinik: Sonderform der Basilarisinsuffizienz, Auftreten eines Hirnstamm-Insultes.
Anamnese: Schwindel o.a. Hirnstamm-Symptome, pathognomonisch (aber nicht obligat)

auslösbar durch vermehrte Muskelarbeit (und Sauerstoffschuld) des von der Durchblutungsstörung betroffenen Armes.

Röntgen: Angiographie des Aortenbogens (DSA, CT- oder MR-Angio).

Therapie operativ: Nur bei relevanter Störung der intrakraniellen Zirkulation mit Basilaris-Steal und topodiagnostisch eindeutigen neurologischen Symptomen oder bei irreversibler quälender Claudicatio brachii. Die perkutane transluminale Angioplastie (PTA) ist aufgrund einer geringeren Komplikationsrate und guter hämodynamischer Ergebnisse der operativen Intervention vorzuziehen.

Chronisches Subduralhämatom – Subdurales Hämatom – SDH

s. Schädel-Hirn-Trauma.

Ätiologie: Liquorleck z.B. spinal. Angiome, Durafistel.
– Subdurale nichttraumatische Hämorrhagie I62.0

– Posttraumatisch: Spätfolgen von intrakraniellen Verletzungen ohne Angabe einer Schädelfraktur   T90.5

– Subdurales Hygrom – Hämatom der Mutter während der Geburt in Periduralanästhesie [Hennen G. Falldarstellung. Poster ANIM (1/95) Wuppertal].

Diagnostik: s. Labor, s. Röntgen. EEG.

Epidemiologie: Prävalenz 16/1 Mio, Frauen über 50 Jahre 1/8000.

Klinik: Anamnese: s. Ätiologie. Trauma (ggf. banales Trauma ausreichend)? Kopfschmerzen.
Befund: Schnell oder langsam zunehmende Bewusstseinsstörung. Herdsymptome.

Labor: Liquor nicht blutig, gelegentlich xanthochrom, Eiweißvermehrung.

Röntgen: CCT.

M. Sudeck s. Reflexdystrophie, sympathische.

Sudomotorik s. Hyperhidrose.

Sulcus ulnaris-Syndrom – SUS – Sulcus nervi ulnaris-Syndrom G56.2

s. periphere Nervenläsionen. s. Nervus ulnaris.

Ätiologie – Anatomie: Der N. ulnaris ist im Verlauf distal des Epicondylus medialis im Kubitaltunnel unter der Aponeurose, die die beiden Köpfe des M. flexor carpi ulnaris verbindet, erhöhtem Druck ausgesetzt.
Schädigungen des N. ulnaris meist durch wiederholte Druckeinwirkung. Häufig hat der Nerv einen vergrößerten Durchmesser.
– Autoptisch finden sich bei unauffälliger Anamnese im Sulkusbereich – als Erklärung für die lokal verzögerte NLG – in 40 % Markscheidenläsionen, die proximal oder distal nicht nachzuweisen sind.

Diagnostik: Fraktionierte NLG des Ulnaris im Seitenvergleich: Amplitudenabnahme bei Reizung oberhalb des Sulcus ulnaris.

Leitverzögerungen > 10 m/s im Ellenbogenbereich gegenüber dem Unterarmbereich (Verzögerung ≤ 10 m/s ist noch physiologisch).
Im Spätstadium ist die NLG auch im Unterarmbereich verzögert und die Differenz > 10 m/s nicht mehr erhalten.

Differentialdiagnose: C8-Syndrom.

Klinik: s. Nervus ulnaris.

Röntgen: Tangentiale Sulkus-Aufnahme.

Prognose – Therapie: Konservative Behandlung in > 80 % durch Vermeidung mechanischer Belastungen erfolgreich.

Therapie operativ: Einfache Dekompression im Sinne einer distalen Inzision der Aponeurose des M. flexor carpi ulnaris und longitudinale Inzision proximal des Epicondylus medialis, ggf. mit Volarverlagerung des N. ulnaris.

SUNCT-Syndrom s. Trigeminusneuralgie – Differentialdiagnose.

Supinator-Syndrom – Supinatorsyndrom des N. radialis s. Radialis-Läsion.

N. suprascapularis-Läsion – Verletzung G56.8–S44.8

s. Plexus brachialis-Läsion. s. periphere Nervenläsionen.

Anatomie/Histologie: Aus den Wurzeln C4–6. Sensibler Ast Ramus articularis superior, verläuft hinter dem Akromioklavikulargelenk zur Fossa suprascapularis. Ramus inferior des N. suprascapularis zum M. infraspinatus.

Differentialdiagnose: C4/5-Syndrom.
Supraspinatus-Syndrom (-sehnensyndrom), Supraspinatustendinose oder -ruptur, Infraspinatustendinitis M75.1

Klinik: Befund: Skapulohumeralreflex C4–6, über N. suprascapularis (M. infraspinatus) und N. axillaris (M. teres minor): Schlag auf den me-

dialen Rand der unteren Skapulahälfte mit Adduktion und Außenrotation des herabhängenden Armes.
- M. supraspinatus: Abduktion im Schultergelenk erste 15°.
- M. infraspinatus: Außenrotation im Schultergelenk.

Incisura scapulae-Syndrom des

N. suprascapularis: M75.1
Seltenes Kompressionssyndrom durch anlagebedingt zu enge Inzisur oder eine Hypertrophie des Lig. transversum scapulae superius, zystische Tumoren oder ohne morphologisches Korrelat bei Sportlern. Im Frühstadium dumpfem, tief in der Schulter sitzendem Schmerzen und in fortgeschrittenen Stadien Atrophien des M. supraspinatus und M. infraspinatus.

Ggf. (aber auch bei Akromioklavikulargelenkserkrankungen) Dehnungsschmerz des N. suprascapularis bei Armadduktion und horizontaler Armelevation auslösbar. Kasuistik einer 66-jährigen Frau mit dumpfen Schulterschmerzen besonders im hinteren Gelenkanteil des Glenohumeralgelenks, zeitweisem Druck in der Fossa supraspinata, schmerzhafter Überkopfarbeit und Liegen auf der Schulter, leichter Schwäche bei Armhebung über die Horizontale. Positive Impingement-Zeichen nach Neer und Hawkins, leichte Schmerzverstärkung beim Cross-body-Test, im EMG Spontanaktivität im Infraspinatus, im MRT 2 cm große zystische Raumforderung, 2 Monate postoperativ Beschwerdefreiheit [Eberhardt O: Das Kompressionssyndrom des N. suprascapularis im Bereich der Incisura scapulae. Orth Prax 35 (1999) 85–8].

Supraspinatus s. N. suprascapularis.

Suralisbiopsie

Von 41 Patienten wiesen 9 (22 %) postoperativ an der Entnahmestelle persistierende schmerzhafte Parästhesien auf, entweder spontan oder nach mechanischer Reizung durch Schuhe, Missempfindungen verhielten sich umgekehrt proportional (16 zu 20 cm) zur Länge des entnommenen Segmentes [Oberle J, Ulm: Schmerzhafte Parästhesien nach Entnahme des N. suralis zur autologen Nerventransplantation. Zentralbl Neurochir 59 (1998) 1–3].

N. suralis-Läsion   G57.8

Ätiologie: s. N. peroneus communis, N. tibialis. N. suralis-Kompression am lateralen Unterschenkel (Skistiefel). Iatrogen (Biopsie).

Anatomie: Rein sensibler Nerv, diagnostisch für die Biopsie geeignet. Innervation der Unterschenkelhinterseite und Fußaußenseite.
- Der N. suralis wird in 3 Varianten vom Ramus communicans lateralis des N. peroneus communis und
  N. cutaneus surae medialis des N. tibialis gebildet:
1. Der Ramus communicans lateralis geht in der Kniekehle vom N. peroneus communis ab und verbindet sich mit dem N. cutaneus surae medialis des N. tibialis in wechselnder Höhe zum N. suralis (80 %). Die Vereinigungsstelle liegt im Durchschnitt 19 cm oberhalb des malleolus lateralis mit Schwankungen zwischen 13 und 33 cm.

2. Der Ramus communicans lateralis des N. peroneus communis gibt zuerst einen Vereinigungsast zum N. cutaneus surae medialis des N. tibialis ab und verläuft dann selbständig als N. cutaneus surae lateralis bis zum Malleolus lateralis (5 %).
   Der N. cutaneus surae lateralis innerviert die Haut der Unterschenkelaußenseite.
3. Der Ramus communicans lateralis des N. peroneus communis fehlt, und der N. suralis wird nur aus dem N. cutaneus medialis des gebildet (15–20 %) und ist dann makroskopisch dünner.
- Neurophysiologisch ist der N. suralis bei einer postganglionären S1-Läsion immer betroffen, aber wegen der 2 Ursprungszweige nicht unbedingt bei einer Tibialis-Läsion.
- Große Variabilität der Aufzweigung des N. suralis auf Höhe des lateralen Malleolus.

Sweet-Syndrom s. aseptische Meningitis.

Sympathische Augeninnervation s. Horner-Syndrom.

Syndrome s. unter Eigennamen.

Syndrom der inadäquaten ADH-Sekretion – SIADH
s. zentrale pontine Myelinolyse.

Synkope und Kollaps R55

syn. Ohnmacht, „blackout". s. zerebrale Ischämie, s. Epilepsie.

Ätiologie: Auftreten bei:
1. globaler zerebraler Hypoxidose im Rahmen einer kardialen oder Kreislaufstörung:
– Anämie, chronische CO-Intoxikation.
– Glossopharyngeus-Neuralgie.
– Herzklappenfehler: Besonders Aortenstenose ohne / mit Insuffizienz I35.0 / I35.2
– Herzrhythmusstörungen s. QT-Syndrom. s. Klinik Morgagni-Adams-Stokes-Syndrom. Karotissinus-Syndrom G90.0 Sick-Sinus-Syndrom – Tachykardie-Bradykardie-Syndrom – Sinusknotensyndrom I49.5
– Synkope durch Hitze T67.1
– Hypertensive Krise.
– Orthostatische Hypotonie – Orthostase-Syndrom. I95.1
– Neurogene orthostatische Hypotonie mit Multisystem-Atrophie G90.3
– Respiratorische Insuffizienz.
– Kohlenmonoxid-Intoxikation.
– Lungenembolie.
– Erkrankungen mit autonomen Polyneuropathien: Primäre Amyloidose etc.
– Vasovagale (neurokardiogene) Synkopen: Hustensynkope, Lachsynkope und Miktionssynkope.
– Neurokardiogene Belastungssynkopen bei Sportlern nach abruptem Ende der Belastung mit Sympathikusentzug bei noch bestehender starker Vasodilatation.
– Medikamenten-UAW von z.B.: Amrinon, Bupivacain, Cannabis, Ceruletid, „Chinidin-Synkope" (= selbstlimitierende Torsade de pointes-Tachykardie), Fenoterol, Imipramin, Methohexital, Naftidrofuryl, Natriumthiosulfat, Nicergolin, Sumatriptan, Xanomelin.
– Emotionssynkopen durch Hypotonie und Bradykardie können ausgelöst werden durch emotionale Stimuli wie Schreck, Angst (vor Spinnen – Arachnophobie, Blutentnahme, zahnärztlichen Eingriffen), Schmerzen im Rahmen akuter Verletzungen, vermittelt durch zentrale Neurotransmitter wie Betaendorphine oder Serotonin. Psychogene Synkope F48.8
– Schock.
2. umschriebener zerebraler Durchblutungsstörung:
– Zerebrale arteriovenöse Malformationen.
– Karotisstenose. Vertebrobasiläre Insuffizienz – Basilarisinsuffizienz (in 8 %). Subclavian-Steal-Syndrom.

Definition: Plötzlich eintretender, passagerer Verlust des Bewusstseins und Muskeltonus, bedingt durch eine zerebrale Minderdurchblutung, mit RR meist < 70 mm Hg. Bewusstlosigkeit ist typisches und zwingendes Element der Synkope (im Gegensatz zum Sturzanfall).
– Präsynkopen können einer Synkope vorausgehen mit den Symptomen: Übelkeit, epigastrische Beschwerden, Blässe, Schwindel, Sehstörungen etc.

Diagnostik: Prolaktin-Spiegel kann auch nach Synkopen erhöht sein (eignet sich nicht zur Differentialdiagnose gegenüber zerebralen Krampfanfällen).
– EKG und Langzeit-EKG z.A. Herzrhythmusstörungen incl. Sick-Sinus-Syndrom, Vorhofflattern/flimmern.
– Echokardiographie z.A. von Embolie oder Herzklappenfehlern (Aortenstenose, Mitralstenose, Mitralklappenprolaps).
– Doppler-Sonographie extrakraniell (ECD) und Duplex-Sonographie.
– EEG. Langzeit-RR. Thorax. Schellong-Test. Kipptisch-Test: Wegen der nur gering aktivierten Beinmuskulatur im Vergleich zum Schellong-Test deutlich größerer orthostatischer Stress.

Differentialdiagnose: s. Ätiologie. Transitorisch globale Amnesie. Epilepsie. Hypertensive Enzephalopathie.

Epidemiologie: Auftreten auch bei Jüngeren und Sportlern. Lebenszeitprävalenz für eine Synkope 20–50 % mit hoher Rezidivneigung.

Klinik: Synkopen können einhergehen mit motorischen Erscheinungen wie tonischen Phänomenen, Kloni, Automatismen und sogar optischen, akustischen, vestibulären oder komplexen Auren.
– Morgagni-Adams-Stokes-Syndrom (MAS): I45.9
Nach 3–5 s Schwindel, nach 5–10 s Somnolenz, nach 10–20 s Koma, nach 20–40 s Krämpfe, > 60 s Atemstillstand, > 3–5 min Hirntod/Exitus letalis.

Labor: Der Prolaktin-Spiegel kann auch nach Synkopen erhöht sein.

Therapie *der vasovagalen neurokardiogenen Syn-*
  kopen:
☆ Dihydroergotamin 2 x 2,5 mg. ☆Fludrocortison-
  acetat 0,1–0,2 mg/d. ☆Theophyllin 2 x 200 mg.

☆Disopyramid 2 x 150 mg.
☆ Metoprolol 2 x 50 mg besonders bei Herzfrequenzanstieg vor der Synkope.

Syphilis s. Lues.

Syringomyelie und Syringobulbie   G95.0

Ätiologie: Unbekannt – idiopathisch:
– Kommunizierende Syrinxhöhle durch Entwick-
  lungshemmung mit Liquorzirkulationsstörungen am Ausgang des IV. Ventrikels sowie am kraniozervikalen Übergang und Hydrozephalus.
  Zyste in der hinteren Schädelgrube: Zwei Kasuistiken ohne Kommunikation der Zyste mit
  dem IV. Ventrikel, Eindringen der Zyste in den
  Zervikalkanal und Ableiten der Zyste ohne
  Manipulation der Syrinx mit Kollaps auch der
  Syrinxhöhle einmal mit, einmal ohne Beein-
  flussung der Symptome [Tokime T: Syrin-
  gomyelia associated with a posterior fossa
  cyst. J Neursurg 86 (1997) 907].
– Nicht-kommunizierende Syrinxhöhle ohne
  Verbindung zum IV. Ventrikel:
  (Arnold-) Chiari II-Malformation ohne Hy-
  drozephalus,
  Chiari I-Malformation ohne Hydrozephalus.
  Atrophische Syringomyelie in Verbindung mit
  Myelomalazie (keine OP-Indikation).
  Posttraumatisch s.u.
  Postentzündlich [Fehlings M: Syringomyelia
  as a complication of tuberculous meningitis.
  Can J Neurol Neurosurg Psychiatry (199) J.
  Sci 19 (1992) 84–7].
  Tumorbedingte Syrinx.
– Tethered cord-Syndrom.

Anatomie/Histologie: Stiftförmige Höhlenbildung
  im Zervikalmark, die sich bis in die Medulla
  oblongata ausbreiten kann (Syringobulbie).

Diagnostik: s. Röntgen. EMG: Vorderhorn-Symp-
  tomatik? Schweißsekretionstests nach Minor,
  Ninhydrin-Test.

Differentialdiagnose: Amyotrophe Lateralsklerose. Zervikale Myelopathie.

Epidemiologie: Auftreten meist mit 15–40 Jahren.
  Prävalenz 1/10.000.

Klinik: Anamnese: Unbemerkte Verbrennungen
  oder Verletzungen? Rheumatische Schmerzen?
  Blasenstörungen?

Befund: Ggf. somatische Zeichen eines sog. Sta-
  tus dysraphicus. Ggf. Horner-Syndrom.
  Schlaffe Paresen und Muskelatrophien an den
  Armen distal betont mit Abschwächung oder
  Verlust der Armeigenreflexe (AER).
  Spastische Paresen besonders der Beine.
  Sensibilitätsstörungen, vorwiegend dissoziiert,
  besonders an Armen und Rumpf. Trophische
  Hautstörungen und schlecht heilende Wun-
  den. Neurogene Arthropathien.

Besonderes: Syringobulbie mit Beteiligung basaler Hirnnerven. Downbeat-Nystagmus.
– Horner-Syndrom.
– Mögliche Hinweise auf einen sog. Status dysraphicus: Angeborenes Horner-Syndrom, Iris-
  heterochromie, Spitzgaumen, Trichterbrust,
  Mamma-Asymmetrie, Kyphoskoliose, Behaa-
  rungsanomalien, Spina bifida occulta, Arach-
  nodaktylie, Fußdeformitäten.

Prognose: Chronisch-progrediente Verlaufsform.

Röntgen: Rö nativ der Wirbelsäule incl. kranio-
  zervikalem Übergang (basiläre Impression).
  Konventionelle Rö-Gelenkaufnahmen.
– MRT von HWS und der hinteren Schädelgrube: Ausschluss einer Zyste in der hinteren
  Schädelgrube und einer spinalen Raumforderung. Im T1-gewichteten Bild nicht zirkulie-
  render Liquor dunkler (T2 heller).

Therapie: Symptomatisch. Krankengymnastik.
  Spastiktherapie.

Therapie operativ: Grenzen der operativen Therapie bei septierten Syrinxhöhlen.
  Ggf. (bei Frakturen mit Gibbusbildung und
  Wirbelkanaleinengung) nur Wirbelkörperaufrichtung zur Prophylaxe einer Progression.
– 53,5 % der 73 mit Syrinx-Drainage-behandel-
  ten Patienten waren 10 Jahre postoperativ
  noch im gleichen Zustand.
  15,7 % Komplikationen, bei Nachoperationen
  oder Sektion fanden sich mindestens 5 %
  blockierte Shunts
  [Sgouros S: A critical appraisal of drainage in
  syringomyelia. J Neurosurg 82 (1995) 1–10].
– Endokavitäre Syringostomie nach Hüwel (Minimal invasive endoskopische Neurochirurgie
  – MIEN).

Posttraumatische Syringomyelie   G95.0

syn. progressive posttraumatic cystic myelopathy
  – PPCM.

Ätiologie: Begünstigung durch Gibbusbildung mit
  Liquorabfluss-Störung?).

Anatomie/Histologie: Zystische Degeneration mit
  kleinen, wenig operativ beeinflussbaren, oder
  großen Zysten.

Differentialdiagnose: Posttraumatische progressive
  Myelomalazie.

Epidemiologie: Auftreten bei 4,5 % (22/488) der Tetraplegiker bzw. in 8 % bei kompletter Tetraplegie und 1,7 % (8/463) bei Paraplegie [Rossier A: Posttraumatic cervical syringomyelia. Incidence, clinical presentation, electrophysical studies, syrinx protein and results of conservative and operative treatment. Brain 108 (1985) 439–61]. Kurzfristige Entwicklung ist möglich [Gabriel K: Identification of acute posttraumatic spinal cord cyst by magnetic resonance imaging: a case report and review of the literature. J Pediatr Orthop 8 (1988) 710-4].

Klinik: Nach spinalem Trauma als Querschnittlähmung-Spätkomplikation verzögert auftretende Syringomyelie-bedingte neurologische Verschlechterung: Autonome Dysfunktion, Änderung (Aufsteigen) des sensiblen Niveaus mit Haltungsänderungen, Reflexänderung (-abnahme), schmerzloser Zunahme des motorischen Defizits.
– Bei 21 Patienten nach 1 Monat bis zu 23 Jahren Auftreten am häufigsten von radikulären Schmerzen (häufiger als bei idiopathischer Syringomyelie), Spastik, sensiblen Defiziten, Hyperhidrosis und allgemeine Schwäche [Kramer K].
– In 3 Fällen 6–8 Jahre nach spinaler Operation thorakale intradurale Zysten mit Syringomyelie und in 2 Fällen 14-17 Jahre nach spinalem Trauma schmale posttraumatische intramedulläre Zysten (wohl nach vorausgegangener Myelomalazie) [Andrews B].
– In einer Kasuistik isolierte Orthostase-Symptomatik: Ein 20-Jähriger mit inkompletter QSL unter C7 und erster Willküraktivität in den Beinen nach 7 Wochen konnte nach 8 Monaten mit Hilfsmitteln 150 m laufen; nach 11 Monaten traten Kopfschmerzen, vermehrte Erschöpfbarkeit und Orthostase-Symptome nach < 15 m Gehstrecke auf; nach subarachnoidaler Ableitung einer kleinen Zyste Besserung mit Erreichen der alten Gehstrecke von 150 m [Maynard F: Posttraumatic cystic myelopathy in motor incomplete quadriplegia presenting as progressive orthostasis. Arch Phys Med Rehabil 65 (1984) 30–2].

Röntgen: s. Syringomyelie. MRT als Untersuchungsmethode der Wahl. Zur Differenzierung zwischen posttraumatischer Zyste und Myelomalazie sind Spin-Echo-Sequenzen mit langer Echozeit besonders hilfreich [Quencer R: MRI of the chronically injured cervical spinal cord. Am J Roentgenol 147 (1986) 125–32].
– CT-Myelographie mit Metrizamid: Größe und Anzahl posttraumatischer Zysten wird überschätzt.

Prognose: s. Therapie.

Therapie operativ: Keine OP-Indikation bei kleinen Zysten.
– Intraoperative Sonographie war bei 9 Patienten (1 Patient mit posttraumatischer progressiver Myelopathie ohne Zysten) zum Auffinden von Septierungen und kleinen additionellen Zysten dem MRT und CT-Myelogramm überlegen [Gebarski S: Posttraumatic progressive myelopathy. Clinical and radiologic correlation employing MR imaging, delayed CT metrizamide myelography, and intraoperative sonography. Radiology 157 (1985) 379–85]. [Quencer R: Intraoperative spinal sonography: adjunct to metrizamide CT in the assessment and surgical decompression of posttraumatic spinal cord cysts. Am J Roentgenol 142 (1984) 593–601].
– Syringozisternaler Shunt [Milhorat T: Surgical treatment of syringomyelia based on magnetic resonance imaging criteria. Neurosurgery 31 (1992) 231–44].
– Syringosubarachnoidaler Shunt: Ergebnisse des syringoperitonealen Shunts sollen schlechter sein als bei idiopathischer Syringomyelie.
– Von 9 Patienten zeigten 3 unter konservativer Therapie keine signifikante Progression, 6 Patienten mit syringoperitonealem oder syringosubarachnoidalem Shunt eine Besserung der Schmerzsymptomatik, aber keine Besserung in den täglichen Fertigkeiten [Anton H: Posttraumatic syringomyelia: the British Columbia experience. Spine 11 (1986) 865–8].
– Bei 5 Patienten postoperativ 4/5 Besserung und 1/5 Stabilisierung neurologischer Defizite [Andrews B: Intradural arachnoid cysts of the spinal canal associated with intramedullary cysts. J Neurosurg 68 (1988) 544–9].
– Bei 2 Patienten mit progressiver Myelopathie Jahre nach inkompletter Zervikalmarkläsion und sowohl typischer CT-Metrizamid-Myelographie als auch umschriebener MRT-Hypointensität konnte intraoperativ keine Zyste dargestellt werden, beide Patienten wiesen eine Arachnoiditis auf, ein von der Konsistenz weiches Rückenmark mit mikrozystischer Degeneration [MacDonald R: Microcystic spinal cord degeneration causing posttraumatic myelopathy. Report of two cases. J Neurosurg 68 (1988) 466–71].
– Bei Langzeitbeobachtung (n = 17) profitierten die meisten Patienten von der Dekompression bezüglich der radikulären Schmerzen und sensiblen Defiziten, Spastik war am wenigsten beeinflussbar [Kramer K: Posttraumatic syringomyelia: a review of 21 cases. Clin Orthop 334 (1997) 190—9].
– Ggf. (bei Frakturen mit Gibbusbildung und Wirbelkanaleinengung) nur Wirbelkörperaufrichtung zur Prophylaxe einer Progression.

Systemerkrankungen, Systematrophien, Systemdegenerationen
s. Degeneration – neurodegenerative Erkrankungen.

Tabak-Alkohol-Amblyopie s. Funikuläre Myelose.

Tabes dorsalis s. Lues.

Taenia – Taenien: Taenia echinococcus, s. Zystizerkose.

Takayasu-Syndrom – Aortenbogen-Syndrom – Aortenbogenarteriitis – pulseless disease   M31.4

s. zerebrale Ischämie.

Ätiologie: Primäre Autoimmunvaskulitis.

Anatomie/Histologie: Riesenzellarteriitis großer Gefäße. Stenosen und (sekundär-thrombotische) Verschlüsse der A. carotis communis und externa.

Diagnostik: s. Labor. Farbkodierte Duplexsonographie: Langstreckige, echoarme, oft konzentrische Wandverdickung an z.B. A. carotis communis, externa und A. subclavia.

Klinik: Häufiger in Japan. Bei Frauen im mittleren Lebensalter Allgemeinsymptome wie Myalgien, Abgeschlagenheit, Fieber und Gewichtsverlust können den Zeichen der peripheren oder zerebralen Perfusionsstörung um Monate bis Jahre vorausgehen.
ZNS-Beteiligung 40 % (zerebrale Ischämie).

Labor: Evtl. BKS erhöht. HLA-A10, -B5, MB3, DR4.

Therapie: ☆Kortison.

Tardive Dyskinesien s. Dyskinesie, tardive.

Tarsaltunnel-Syndrom – TTS
Vorderes TTS s. N. peroneus profundus. Hinteres TTS s. N. tibialis.

Taubheit s. Hörverlust.

Tauchen – Taucherkrankheiten – Tauchunfall

Schädigung durch Ertrinken, Ertrinkunfall   T75.1

Ätiologie: Dekompressionstrauma (decompression sickness – DCS) – hypobare Druckstörung durch zu schnelles Auftauchen aus Tiefen > 10 m mit Auslösung von Luftembolien durch Perlen des im Blut (und Gewebe) gelösten Gases.

Klinik: Auskultation: Pneumothorax ausschließen. Tachykardie, Arrhythmie? RR-Abfall.
1. Caisson-Krankheit – Dekompressionskrankheit – zerebrale arterielle Gasembolie (CAGE):   T70.3
Schwindel, Hautjucken („Taucherflöhe"), Gefühlsstörungen, Schmerzen in Gelenken, Knochen und Ohren. Hautrötung, ggf. Erbrechen. Bewusstseinsstörung bis Bewusstlosigkeit, evtl. zerebrale Krampfanfälle und Paresen. Caisson-Krankheit wie auch asymptomatische

zerebrale Läsionen sind mit einem kardialen Rechts-Links-Shunt bei offenem Foramen ovale assoziiert, besonders in Rechtsseitenlage steigen die im rechten Vorhof einströmenden Stickstoffbläschen direkt zum Foramen ovale auf und treten in den linken Vorhof über.
– Verzögertes Auftreten der Symptomatik: Kasuistik eines 31-jährigen, bis dahin völlig gesunden Mannes mit Tauchunfall nach Apnoetauchen ohne Tauchgerät, nach 5–7 Minuten Apnoe wurde er bewusstlos geborgen, nach 4 Tagen extubiert mit Vorliegen eines Durchgangssyndroms. Erst nach insgesamt 6 Tagen nach dem Aufstehen Ausbildung einer perakuten Hirnstamm-Symptomatik mit Dysarthrie, Gesichtsfelddefekten und Tetraparese; unter dem Verdacht auf zerebrale Luftembolien hyperbare Rekompression mit Rückbildung der

Symptomatik [Weyen U, Bochum: Akute Hirnstamm-Symptomatik im Anschluss an einen Tauchunfall. Poster ANIM (1/98) Hamburg].

2. Das Auftreten einer chronischen Tauchenzephalopathie ohne stattgefundene akute Druckschädigungen bei Tauchern mit hoher Gesamttauchstundenzahl durch wiederkehrende hohe Druckbelastungen ist nicht gesichert.

3. High pressure nervous syndrome – High pressure neurological syndrome – HPNS -Tiefenrausch: Z.B. durch Stickstoffnarkose. Reversibler Symptomenkomplex beim Tauchen in Meerestiefen ab ca. 200 m.

4. Notfälle durch falsche Zusammensetzung des Atemgases, z.B. CO-, CO_2-, O_2-Vergiftung.

Therapie: Kopftieflagerung. Puls-, RR- und EKG-Überwachung, Volumengabe. Transport in eine Druckkabine zur hyperbaren Rekompression.

Teleangiektasien

s. kapilläre Angiome, spinale Angiome, Ataxia teleangiectatica Louis-Bar, Dermatomyositis, M. Osler.

Temperaturempfindungsstörung s. Dysästhesie.

Temporomandibular-Syndrom – Costen-Syndrom

s. Cluster-Kopfschmerz – Differentialdiagnose.

Tetanie R29.0, R06.4

Psychogene Tetanie – Hyperventilationstetanie, -syndrom – dissoziative Krampfanfälle 44.5
Tetanie beim Neugeborenen P71.3

s. Hypokalzämie.

Ätiologie: Addison-Krise, Hyperkaliämie, Hyperphosphatämie (Niereninsuffizienz), Hyperphosphaturie (Phosphat-Infusionen). Hypomagnesiämie (Alkohol, Diarrhö, Diuretika-Abusus).
Tropische Sprue – tropische Steatorrhoe K90.1
– Normokalzämische Alkalose durch Erbrechen oder Hyperaldosteronismus oder Hyperventilation.
– Hypokalzämie bei Hypalbuminämie, Hyperparathyreoidismus, chronischer Niereninsuffizienz (Azidose).
– Hypoparathyreoidismus –
parathyreogene Tetanie: E20.9
– Parathyreoidektomie nach Struma-Operation E89.2
– Autoimmun – idiopathisch E20.0
– Sehr selten idiopathisch; einzelne Familien mit autosomal-dominantem Erbgang.

Diagnostik: s. Labor. Chvostek (Beklopfen des Facialisstammes),
Lust-Zeichen (Beklopfen des N. fibularis mit Anheben des Fußrandes),
Trousseau-Zeichen (Auslösung von Karpopedalspasmen durch Anlegen eines Tourniquet).

Differentialdiagnose:
Pseudohypoparathyreoidismus: E20.1
Hypokalzämie bei erhöhtem Parathormon-Spiegel ggf. mit Demenz, Geschmacksstörung

und auch epileptischen zerebralen Krampfanfällen.

Klinik: Strumaresektion? Tetanischer Anfall, hypokalzämische Tetanie (Hyperventilationssyndrom ohne provozierbare Tetanie s. Diagnostik): Rezidivierende (Akro-) Parästhesien besonders der Hände, Klagen über kalte Füße, schmerzhafte tonische Muskelkrämpfe mit Karpopedalspasmen (Pfötchenstellung), Karpfenmund, tetaniforme Steigerung der muskulären Erregbarkeit mit positivem Chvostek und Trousseau. Bewusstseinsstörungen bis zum Koma, zerebrale Krampfanfälle.
Funktionelle abdominelle Beschwerden, (Pseudo-) Angina pectoris, Angstzustände.
Spasmen der glatten Muskulatur des Gastrointestinaltraktes, der Koronargefäße (Angina pectoris, Herzneurose), der Luftwege (Laryngospasmus, Asthma), des Sphincter vesicae. Langzeitfolgen bei Hypokalzämie s. Hypokalzämie.

Labor: Calcium, Parathormon.

Therapie der hypokalzämischen Tetanie: I. Anfallstherapie. II. Dauertherapie.
I. Kalzium (Kalziumglukonat 10 %) 10–20 ml wiederholt i.v.
Bei Therapieresistenz und V. a. Hypomagnesiämie ☆Magnesium (Mg-Sulfat – $MgSO_4$ + 7 H_2O 10 % 8,1 mval/10 ml A. 20 % Lsg. 50 % Lsg) Magnesiumsulfat 50 % 1–2 ml i.m.
I. + II. ☆Dihydrotachysterol (A.T. 10 0,5 mg Perle = 15 gtt) unter Kalziumspiegelkontrollen (be-

sonders bei Nierensteinen) als Parathormon-Ersatz, cave Kombination mit Thiaziden. Anfallstherapie 10–15 mg oral, Dauertherapie 0,5–1,5 mg/d. s. Hypokalzämie.

☆ Vitamin D s. Medikamente. Hypokalzämische Tetanie: Im Anfall Cholecalciferol 30–40 mg i.v., i.m. oder oral, Dauertherapie 2–6 mg/d auf 0,5–1,5 mg oder 2 x 15–30 gtt.

Tetanus   A35

syn. Wundstarrkrampf.

Meldepflicht bei Erkrankung oder Tod.

Ätiologie: z.B. durch Heroinmissbrauch.
– Das von Clostridium tetani gebildete Tetanus-Neurotoxin (TeNT) ist wie das Botulinum-Neurotoxin (BoNT) eine Zink-Protease, die in die Nervenzelle eindringt. Blockiert über eine Zink-abhängige spezifische Spaltung von Proteinkomponenten der Acetylcholin-speichernden präsynaptischen Vesikel irreversibel die ACh-Freisetzung. Das Toxin wird retroaxonal zum Rückenmark transportiert und führt durch Wirkung auf die spinalen inhibitorischen Interneurone zur spastischen Paralyse.
– TeNT- und BoNT-Serotypen B, D, F, G spalten spezifisch VAMP/Synaptobrevin, ein Membran-Protein von kleinen synaptischen Vesikeln, an unterschiedlichen einzelnen Peptidbindungen. Serotyp A und E spalten SNAP-25 an zwei unterschiedlichen Stellen. Serotyp C beeinflusst Syntaxin [Montecucco C: Mechanism of action of tetanus and botulinum neurotoxins. Mol Microbiol 13/1 (1994) 1–8] [Yamasaki S: Cleavage of members of the synaptobrevin/VAMP family by types D and F botulinal neurotoxins and tetanus toxin. J Biol Chem 269/17 (1994) 12764–72].

Anatomie/Histologie: Polyneuritis.

Differentialdiagnose: Myositis fibrosa generalisata. Myopathie mit komplexer repetitiver Entladung. Myotonia congenita Thomsen. Chondrodystrophische Myotonie – Schwartz-Jampel-Syndrom. Neuromyotonie. Tetanus: Trismus, silent period im EMG.

Epidemiologie: Weltweit zwischen 300.000 und 1 Million Erkrankungsfälle.

Klinik: Befund: Progrediente motorische und vegetative Enthemmungssymptomatik mit Opisthotonus, Trismus, Risus sardonicus, generalisierten rigiden Muskelkrämpfen. Le-

bensgefahr durch Larynx-Pharynx-Spasmen (Schluckbeschwerden) und autonome Störungen (Sympathikusüberaktivität) mit Schweißausbruch, Hypersalivation, Bronchospastik, Tachykardie und arterieller Hypertonie.

Prognose: Auch heute sterben noch über 30 % der Erkrankten.

Therapie: Intensivtherapie mit Tetanus-Antitoxin-Gabe, Penicillin G, ausreichender Muskelrelaxierung und hochdosierter Analgosedierung (Midazolam, Sufentanil).
– Gegensteuerung der Sympathikusüberaktivität neben Clonidin, Morphin, Betablockern (cave Asystolie) auch mit Magnesium:
☆ Magnesium 10 %ige Infusion zur Reduzierung der Muskelspasmen und autonomen Störungen [Heckmann J, Erlangen: Magnesiumsulfat als adjuvante Therapie zur Behandlung autonomer Störungen bei generalisierter Tetanuserkrankung. Intensivmed 35 (1998) 223–7].
☆ Baclofen (Lioresal Intrathecal 0,05 mg/1 ml, 10 mg/20 ml, 10 mg/5 ml A) über Pumpe bis über 2000 µg/d.

Immunprophylaxe: Der Schutz eines jeden ist auch im Heimatland bzw. Deutschland notwendig.
Grundimmunisierung: Aktiv in Monat 1 + 2 (Abstand von 4–8 Wochen) + 12.
Auffrischung: Lebenslang alle 10 Jahre (bei vollständiger Grundimmunisierung).
☆ DPT- und ☆DT-Impfstoff Behringwerke (Diphtherie 50 IE, Tetanus 50 IE -Adsorbat-Impfstoff 0,5 ml A) s. Diphtherie. Bis zum 10. Lebensjahr. Kasuistik einer 73-jährigen Patientin mit unzureichender Immunantwort trotz generalisierter Tetanusinfektion und anschließender aktiver Immunisierung [Rogozinski A, Essen: Aktive Immunisierung bei generalisiertem Tetanus – eine Kasuistik. ANIM (1/98) Hamburg]. Nationales Referenzzentrum für Diphtherie und Tetanus des Bundesgesundheitsamtes, Tel. 030/45473006.

Tethered cord syndrome   Q06.8

syn. Adhäsionssyndrom des unteren Rückenmarks. s. Lumboischialgie.

Ätiologie: Lipomyelomeningozele. Bei Meningomyelozele.

Röntgen: MRT.

Therapie operativ: Langfristige postoperative neurologische und radiologische Beobachtung

ist erforderlich wegen erneut möglicher Anheftung (bzw. unzureichender Lösung), in einer Serie bei 6 von 75 Patienten. Eine verfeinerte Operationstechnik wird vorgeschlagen [Sakamoto H: Surgical treatment of the retethered spinal cord syndrome after repair of lipomyelomeningocele. J Neurosurg 74 (1991) 709–14].

Tetraparese – Tetraplegie s. Querschnittlähmung – Querschnittsymptomatik.

Thoracic outlet-Syndrom – TOS

syn. Schultergürtel-Kompessionssyndrom, neuro-vaskuläres Kompressionssyndrom der oberen Thoraxapertur.

s. Plexus brachialis-Läsion. s. periphere Nerven-läsionen.

Ätiologie und Ätiopathogenese: s. Klinik. Mechanische (druckbedingte) Irritation des unteren Armplexus bei anatomischen Anomalien.
- Fehlanlagen mit Exostosen oder Verschmel-zung von Rippen.
- In Fehlstellung oder mit überschießender Kallusbildung verheilte Claviculafrakturen.
- Nach Traumen der Schulter-, Hals- und Nackenregion Muskelrisse bzw. Hämatome im Bereich des M. subclavius, Scalenus anterior und medius mit Ausbildung narbig geschrumpfter fibröser Bindegewebsstränge.

Anatomie/Histologie: s. Ätiologie. Ggf. thrombotische Auflagerungen der A. subclavia durch lokale Intimaschädigung bedingt durch Abknicken der Arterie durch z.B. Hals- oder 1. Rippe. Poststenotische Subclavia-Aneurysmen (mit Emboliegefahr).

Definition: Sammelbezeichnung für konstitutionsbedingte Kompressionssyndrome des Armplexus.

Diagnostik: s. Röntgen. AER-Test: Der Patienten führt unter Abduktion beider Arme um 90° und Außenrotation alle 3 s eine langsame kraftvolle Faustschlussübung durch; Test positiv bei 1.–4. und Ermüdung, Schmerzen, Spannungsgefühl in den Schultern gefolgt von Kribbelparästhesien im Versorgungsgebiet des oberen oder (häufiger) unteren Plexus vor Ablauf von 3 Minuten; bei arterieller Mitbeteiligung persistierende Abblassung der finger, bei venöser Mitbeteiligung pralles Hervortreten des Handrückens und der V. axillaris.
Test negativ bei Karpaltunnel-Syndrom, Sulcus ulnaris-Syndrom und vertebragenen Beschwerden.
- Supra- und infraklavikuläre Auskultation unter Pulspalpation (Seitendifferenz?) mit Provokation
1. bei Skalenussyndrom mit Adson-Test (ipsilaterale Kopfdrehung und -hebung nähert die Scaleni an).
2. bei Halsrippen-Syndrom unter Kopfdrehung.
3. beim kostoklavikulären Syndrom Rückführung (Retroversion) des Arms (Annäherung von Klavikula und 1. Rippe).
Eden-Sanders-Test.
4. bei Hyperabduktionssyndrom Heben des Armes (Spannen des M. pectoralis minor) oder der Schultern. Wright-Test.
- Farbduplex/Doppler-Sonographie: Funktionelle Stenosen?

Differentialdiagnose: Borreliose. Proximal: Paget-von-Schrötter-Syndrom. Neuralgische Schulteramyotrophie (anderer, typischer Verlauf).
- Distal: C8-Syndrom. Periphere Engpass-Syndrome wie ein Karpaltunnel-Syndrom. Sympathische Reflexdystrophie. Plexusparese oder Ulnarisparese (Sulcus ulnaris-Syndrom) anderer Ursache.

Epidemiologie: Alter zwischen 20–50 Jahren, Symptombeginn mit 20–30 Jahren. m : w = 2 : 3.

Einteilung und Klinik: Schwere Schulterlasten (Rucksack), Schmerzauslösung im Schlaf (kostoklavikuläre Annäherung bei Zurücksinken der Schultern), Schmerzen bei Herunterhängen des Arms? Lokales Trauma (wird von 2/3 angegeben)?
- Untersuchung s. Diagnostik. Frauen meist asthenisch oder leptosom mit Haltungsanomalien, nach vorn herabhängenden Schultern und Einengung des kostoklavikulären Raumes, schlaffer Körperhaltung und aufgehobener S-förmiger Wirbelsäulenschwingung. Männer oft sehr muskulös, z.B. übertrainierte Sportler oder Schwerarbeiter.
- Neurologische Symptome in > 90 %, eher des unteren als oberen Armplexus, meist nächtliche Beschwerden (Kribbelparästhesien, Kältegefühl der Hand) oder Auftreten nach überdurchschnittlicher Belastung. Spät auftretende Atrophie.
Auch arterielle Durchblutungsstörungen der A. axillaris.
1. Skalenus-Syndrom mit und ohne Halsrippe (V. subclavia nicht betroffen): Ähnlich Halsrippen-Syndrom. Meist Läsion des medialen Armplexusfaszikels mit Ausfall des N. ulnaris, N. cutaneus antebrachii medialis (C8-Th1) und medialer Medianusfasern. Geschwächte Ulnarabduktion der Hand, Schwäche der Pronation und Fingerbeuger. Atrophie der Mm. interossei, Fehlen oder Schwäche der Daumenopposition. Schmerzen bei Kopfdrehung. Scalenus minimus-Syndrom durch den Scalenus minimus mit Verlauf vom Processus transversus der HWK 6 + 7 zur 1. Rippe.
2. Halsrippen-Syndrom (V. subclavia nicht betroffen) und
3. Kostoklavikuläres Syndrom (Thoracic inlet-Syndrom mit Kompression der V. subclavia): Symptome wie beim Skalenus-Syndrom. Ggf. Auslösung durch Schulterbelastung: Rucksack- oder Steinträger-Lähmung. Nächtliche Schmerzzunahme (wie bei Borreliose) durch Zurückfallen der Schultern im Schlaf und kostoklavikuläre Annäherung, morgens angeschwollene Hand mit bläulicher Verfärbung. Bei Überkopfarbeiten zunehmend schmerzhaftes Schweregefühl mit Venenstauung.
4. Hyperabduktionssyndrom – Hyperelevationssyndrom – Pectoralis-minor-Syndrom (Ansatz

am Processus coracoideus): Parästhesien und Dysästhesien der Hände mit Einschlafen und Raynaud-Phänomen der Finger.
– Oft Kombination eines distalen mit einem proximalen Kompressionssyndrom (Double-crush-Syndrom): Der proximal eingeengte Nerv ist weniger resistent gegen eine distale Einengung.

Röntgen: Thorax. HWS-Schrägaufnahmen (Halsrippe?). MRT: Hypertrophie der Mm. scaleni

mit Verdrängung des unteren Plexus [Müller-Vahl H: Erkrankungen peripherer Nerven. Akt Neurol 23 (1996) 1–6].

Therapie: Krankengymnastik zum Aufdehnen der Schultergürtelmuskulatur.

Therapie operativ: Als ultima ratio: Resektion (meist transaxillär) der ersten Rippe mit Beseitigung geschrumpfter Bindegewebsstränge.

Nervus thoracicus longus-Läsion – Verletzung   G56.8–S44.8

s. Plexus brachialis-Läsion. s. periphere Nervenläsionen.

Ätiologie: Lähmung im Rahmen einer Wurzelläsion C5–7 oder Armplexusläsion. Operativer Eingriffe in der Axilla.
– Im Rahmen eines kostoklavikulären Syndrom, einer neuralgischen Schulteramyotrophie.
– Rucksacklähmung – Steinträgerlähmung durch Druck auf die Schultern beim Tragen von Lasten.

Differentialdiagnose: Muskeldystrophie.

Klinik: Anamnese: Schulterlasten? Rucksack (-urlaub)?
Befund: Scapula alata durch Lähmung und Atrophie des M. serratus anterior, der die Skapula nach lateral und ventral zieht und die Spitze rotiert. Prüfung durch Anstemmen des ausgestreckten Armes gegen die Wand. Abduktion im Schultergelenk eingeschränkt.

Nervus thoracodorsalis-Läsion – Verletzung s. Plexus brachialis-Läsion.   G56.8–S44.8

Syndrom der oberen Thoraxapertur s. Thoracic outlet-Syndrom.

Thrombangitis obliterans von Winiwarter-Bürger – M. Buerger   I73.1

Zerebrale Arteriitis   I67.7

Ätiologie: Entzündlich autoimmunologisch, nicht arteriosklerotisch.

Einteilung:
Typ I (nach Spatz und Lindenberg): Obstruktion der großen extra- und intrakraniellen Hirnarterien mit regellos verteilten Erweichungsherden in beiden Hemisphären [Briebach T: Ein Fall von zerebraler Thrombangitis obliterans. Klinische und autoptische Befunde beim Verlaufstyp I nach Spatz und Lindenberg. Nervenarzt 62 (1991) 247–251].
Typ II: Sichelförmige Granularatrophie als Folge gliös vernarbter kleinster kortikaler Nekroseherde in den distalen Grenzgebieten der Hirnarterien.

Diagnostik: Temporalis-Biopsie.

Differentialdiagnose: Sneddon-Syndrom ohne Entzündungszeichen.

Epidemiologie: Junge Männer.

Klinik: Multilokulärer, segmental entzündlicher und schubweiser Befall kleiner und mittlerer Extremitätengefäße. Zerebrale Krampfanfälle. Zerebrale Ischämie.

Labor: Anti-Elastin-Antikörper.

Therapie:

☆ Iloprost (50 µg/0,5 ml A) bei fortgeschrittener Thrombangitis obliterans mit schweren Durchblutungsstörungen 0,5–2 ng/ kg/min über 6 h täglich, weniger bei Leberinsuffizienz, cave bei arterieller Hypotonie.
KI bei Gefahr von Blutungen: Intrakranielle Blutung, florides Magengeschwür, Polytrauma. Schwere koronare Herzkrankheit, Z.n. Myokardinfarkt die letzten 6 Monate, akute oder chronische Herzinsuffizienz NYHA II–IV und V.a. Lungenstauung, prognostisch relevante Herzrhythmusstörungen. Wirkung: Thrombozytenaggregationshemmer.

Essentielle Thrombozythämie – hämorrhagische Thrombozythämie D47.3

Differentialdiagnose: Sekundäre Thrombozythämien durch Infektionen, akute Blutungen, Eisenmangel oder Splenektomie.

Klinik: Häufig Kopfschmerzen, intrazerebrale Thrombosen, transitorisch ischämische Attacken.

Thrombozytopenie – Thrombopenie D69.6

Thrombotisch-thrombozytopenische Purpura Moschcowitz s. Purpura.

Essentielle, idiopathische (Purpura Werlhof), akute und chronische Thrombozytopenie	D69.3
Hereditäre Thrombozytopenie	D69.4
Sekundäre Thrombozytopenie: Allergisch, medikamentös / bei HIV	D69.5 / B23.2

Heparin-induzierte Thrombozytopenie – Heparin-assoziierte Thrombozytopenie (HAT) s. Rote Kiste – Heparin.

Thymom s. Myasthenia gravis. s. Paraneoplasie – paraneoplastische Syndrome.

Thyreotoxikose s. Hyperthyreose.

Thyreoiditis s. Schilddrüse – Thyreoiditis.

Nervus tibialis-Läsion G57.4

Verletzung in Höhe des Unterschenkels	S84.0
Nervus plantaris-Läsion	G57.6
Verletzung des Nervus plantaris lateralis / medialis	S94.0 / S94.1

s. N. ischiadicus. s. periphere Nervenläsionen.

Ätiologie: Trauma in der Kniekehle. Selten isoliert im Rahmen einer N. ischiadicus-Läsion.

Anatomie: Der N. tibialis als Ast des N. ischiadicus wird gebildet aus den Wurzeln L4-S3.

Differentialdiagnose: S1-Syndrom. N. ischiadicus-Lähmung.

Klinik: Anamnese: Stolpern besonders an Treppenstufen.

Befund: Parese der Zehenbeuger mit Atrophie des Fußlängsgewölbes, bei Läsion oberhalb der Unterschenkelmitte Parese der Fußsenker mit nicht möglichem Zehenstand, Abnahme des ASR, Wadenatrophie und Gangstörung.

– Abhängig von der Höhe (von distal nach proximal) Parese bzw. Ausfall der
Mm. interossei mit M. adductor hallucis, Mm. lumbricales, des M. quadratus plantaris, M. abductor hallucis, M. abductor digiti minimi,
M. flexor hallucis brevis und M. flexor digitorum brevis mit Parese der Flexion der Mittelphalangen,
M. flexor hallucis longus und M. flexor digitorum longus mit Parese der Flexion der Endphalangen,
M. tibialis posterior mit Parese der Supination und Plantarflexion des Fußes,
M. popliteus,
M. soleus mit Parese der Kniegelenkbeugung (Prüfung in Kniebeugung 90°),
M. plantaris und
M. gastrocnemius mit Parese der Plantarflexion des Fußes und Kniebeugung (Prüfung Kniebeugung erste 15°),

– Sensibilitätsstörungen entsprechend der Verletzungshöhe
an der Unterschenkelhinterseite und am lateralen Fußrand (N. suralis),
bei distaler Verletzung am Abgang des N. suralis nur an der Fußsohle.
Tibialisendäste Ramus calcaneus (Ferse), N. plantaris medialis (Fußsohle innen, entspr. N. medianus) und N. plantaris lateralis (Fußsohle außen, entspr. N. ulnaris). Auch die Dorsalseite der Zehenendglieder wird (entspr. N. medianus) vom N. tibialis versorgt.

– Deutliche vegetativ trophische Störungen.

Hinteres oder mediales Tarsaltunnel-Syndrom – TTS: G57.5
Ätiologie: Trauma wie distale Unterschenkel- und Knöchelfrakturen, sonst Arthritis, Tendosynovitis, Ganglion, Hyperlipidosen, Myxödem.

– Pes planus-Deformität: Valgusstellung des Hinterfußes verstärkt (bei In-vitro-Untersuchungen an 9 Leichenfüßen) die komprimierend auf den Tarsaltunnel einwirkenden Kräfte, verstärkte Vorfuß-Abduktion erhöht die Zugwirkung auf den N. tibialis an der plantaren Oberfläche des Calcaneus; auch nach TTS-Dekompression wird weiterhin Zug auf den N. tibialis ausgeübt [Daniels T: The effects of foot position and load on tibial nerve tension. Foot & Ankle 19 (1999) 73–8].

Anatomie: Kompression des N. tibialis am Innenknöchel im Malleolenkanal unter dem Retinaculum mm. flexorum – Lig. laziniatum mit Läsion der Nn. plantares laterale et mediale und ggf. des R. calcaneus.

Diagnostik: Lokale Testinfiltration eines Lokalanästhetikums. Elektromyographie (M. abductor hallucis): Neurogenes Muster (auch häufig bei Gesunden). Elektroneurographie: N. tibialis motorisch verlängerte distale Latenz > 7 ms; bei Reizung ober- und unterhalb des Ligaments mit einer Distanz von 8 cm verlängerte „transversale Latenz", normal 1,7 ± 0,35 ms [Vogt (1997)].
N. tibialis sensibel zu Groß- und Kleinzehe im Seitenvergleich pathologisch verändert.

Differentialdiagnose: S1-Syndrom.

Klinik: Besonders bei Belastung auftretende Schmerzen und Missempfindungen an der Fußsohle.
Befund: Lokaler Druckschmerz am Retinaculum mm. flexorum. Paresen mit Atrophie der kleinen Fußmuskulatur, Krallenstellung der Zehen, Sensibilitätsstörungen mit Hypo- oder Anhidrose.
Bei Mitbeteiligung bzw. isolierter Irritation des R. calcaneus Fersenschmerzen und Parese des M. abductor digiti quinti.

Prognose: Ggf. spontane Besserung (bei arthrogener Genese eher konstante Verschlechterung).

Therapie: Ruhigstellung und systemische Gabe eines Antiphlogistikums. Wiederholte lokale Infiltrationen mit einem Lokalanästhetikum (ggf. mit Kortison). Als ultima ratio operative Dekompression, bei unklarer Ätiologie des TTS i.d.R. nicht effizient.

Morton-Metatarsalgie: G57.6

Anatomie/Definition: Engpass-Syndrom des 4. N. digitalis plantaris communis (distale Anastomose aus N. plantaris lateralis und medialis) zwischen den Metatarsalköpfchen III und IV im „Metatarsaltunnel": Lateral Metatarsalköpfchen, dorsal Ligamentum transversum profundum, plantar die Plantaraponeurose.

Diagnostik: Lokale Testinfiltration eines Lokalanästhetikums. Elektroneurographie: Verlangsamte sensibel orthodrome NLG des N. plantaris medialis bei Reizung am Metatarsale III oder IV mit Ableitung hinter dem Malleolus internus (n 33–41 m/s) [Oh (1984)].

Klinik: Anamnese: Belastungsabhängig? Wahrscheinlich mechanisch-belastungsbedingte Schwellung des 4. N. digitalis plantaris communis mit permanenten oder anfallsartig auftretenden brennenden Schmerzen an der Fusssohle in Höhe der Metatarsalköpfchen III und IV zuerst beim Gehen, später auch in Ruhe.
Befund: Lokaler Druckschmerz. Selten Sensibilitätsstörungen an den zugewandten Seiten der 3. und 4. Zehe.

Therapie: Wiederholte lokale Infiltrationen mit einem Lokalanästhetikum (ggf. mit Kortison). Als ultima ratio operative Dekompression.

Tic – Tick

Tics organischen Ursprungs oder arzneimittelinduziert / Tics o.n.A.   G25.6, F85 / F95.9
Gilles-de-la-Tourette-Syndrom 1885 von Gilles de la Tourette beschrieben.   F95.2

Ätiologie: Ungeklärt. Hypothese beim Tourette-Syndrom (Gilles-de-la-Tourette-Syndrom) sind fehlende Hemmungsmechanismen im kortiko-striato-pallido-thalamo-kortikalen Regelkreis („Striatumschwäche"),
Hypersensibilität dopaminerger Rezeptoren.
– Arzneimittelinduzierte Tics und sonstige Tics organischen Ursprungs   G25.6

Definition: Abrupte zuckende, unregelmäßig repetitive Bewegungen umschriebener Muskelgruppen, die keinem offensichtlichen Zweck dienen.

Differentialdiagnose des Tourette-Syndroms: Blepharospasmus. Blinzel-Tic als Sonderform des Fazialis-Tic wohl psychogener Ätiologie. Choreoakanthozytose. Tardive Dyskinesie. UAW von Gyrasehemmern.

Epidemiologie: Auftreten von Tics bei bis zu 5 % der Schulkinder. m : w = 2 : 1. Prävalenz 0,25–4/100.000.

Klinik: Im Vordergrund Augenzwinkern und Zuckungen der Gesichts- oder Rumpfmuskulatur (gewöhnlicher Tic).

– Augenblinzeln/Augenzwinkern 100 %. Kopfbewegungen 79 %. Schulterzucken 71 %.
– Grimassieren, Naserümpfen, Räuspern, Schnüffeln, Husten je 64 %.
– Extremitätenbewegungen 50 %.
– Akustische Tics/Phonations-Tics 43 % (Übergang zum Tourette-Syndrom).
– Koprolalie, Hüpfen und Stampfen je 7 % (Übergang zum Tourette-Syndrom).
Besonderes: Tourette-Syndrom mit komplexen motorischen Tics und bizarren Bewegungsabläufen, Phonations-Tics, explosiven repetitiven Vokalisationen, Räuspern, Grunzen und Gebrauch von obszönen Wörtern oder Phrasen (Koprolalie). Verhaltensauffälligkeiten wie Ängste, Depressionen, Hyperaktivität, Aufmerksamkeitsstörungen, Impulskontrollverlust, Auto- und/oder Fremdaggression, häufig Zwangsstörungen.

Prognose: Bei 2/3 günstig mit späterer Symptomfreiheit.
– Tourette-Syndrom: Die Tics nehmen während der Adoleszenz zu, lassen mit zunehmendem Alter nach, halten aber bis ins Erwachsenen-

alter an; spätere Symptomfreiheit wird nur in 3 % erreicht.

Röntgen: SPECT 1 h nach i.v.-Injektion von 185 Mbq ^{123}J-Jodobenzamid-IBZM-SPECT bei 19 Patienten mit einem mittleren Alter von 28,7 (9–63) Jahren und einer mittleren Erkrankungsdauer von 20,5 (3–50) Jahren: Signifikant verminderte Bindung an den postsynaptischen striatalen Dopamin-D$_2$-Rezeptoren bei längerer Erkrankungsdauer > 15 Jahren und unter Neuroleptika [Rogmann K, Hannover: Untersuchung der Dopamin-D$_2$-Rezeptoren beim Gilles de la Tourette-Syndrom. (9/96) Göttingen].

Selbsthilfegruppe – Adressen für Informationen: Tourette-Gesellschaft Deutschland Kontaktadresse c/o Prof. Dr. A. Rothenberger, Kinder- und Jugendpsychiatrische Klinik am Zentralinstitut für Seelische Gesundheit, Postfach 1221, 68072 Mannheim.

Therapie insbesondere des Tourette-Syndroms: Antidopaminergika wie ☆Tiaprid, alternativ ☆Tetrabenazin,

☆ Neuroleptika s. Psychosen wie ☆Perphenazin, ☆Pimozid, ☆Haloperidol, ☆Risperidon. ☆Gabaergika. Ggf. ☆Clonidin.

Nikotin wirkt positiv auf das Tourette-Syndrom (reduziert in Kombination mit Haloperidol Ausprägung und Frequenz der Tics).

Tinnitus aurium

H93.1

Ätiologie: Objektiver Tinnitus durch zu weite Tuba Eustachii, Gaumensegelmyoklonus.

- Objektiver pulsatiler Tinnitus durch Gefäßmissbildung, z.B. Aneurysma, arteriovenöse Fisteln oder Carotis-Sinus cavernosus-Fisteln, atherosklerotische Interna-Stenosen, stark vaskularisierte Tumoren, Glomustumoren, Hyperthyreose, nichtvaskulär durch z.B. intrakranielle Drucksteigerung.
- Subjektiver Tinnitus: Entsteht anhand PET-Studien im Gehirn selbst („Phantomlärm") [Neurology 50 (1998) 114]. Arteriosklerotisch.
- Subjektiver Tinnitus ohne Hörstörung.
- Subjektiver Tinnitus mit Hörstörung (Störung der Luftleitung) durch Akustikusneurinom, Lärmtrauma, Otitis media, Otosklerose, Schädel-Hirn-Trauma, Tubenkatarrh, Zerumen, Gehörgangsfurunkel, bei Diabetes mellitus. Durch Medikamente wie Acetylsalicylsäure und NSAR, Alkohol, Arsen, Barbiturate, Benzodiazepine, Heroin, Histamin-Rezeptor-Antagonisten, Kokain, Nikotin.
- Subjektiver Tinnitus mit Drehschwindel durch M. Menière.

Diagnostik: Gefäßabklärung mit Doppler, Farbduplex, MRT/MRA vorzuziehen gegenüber CCT/CTA.

Klinik: Anamnese: Lärmexposition bei Arbeit oder Hobbys? Hörsturz? Pulssynchroner Tinnitus (vaskuläre Störung – Durafistel)? Konstantes, hochfrequentes Rauschen (ggf. Lärm-

schaden)? Häufig tiefe Töne wechselnder Intensität, Schwirren auf beiden Ohren (muskuläre Verspannungen)? Unfall (arteriovenöse Fistel)?

- Tinnitusauslösung oder -zunahme bei Stress, Übermüdung, Hungerkuren.

Prognose: Schlecht bei chronischem Tinnitus > 5 Monate.

Selbsthilfegruppe – Adressen für Informationen: Die Tinnitus-Liga, Wuppertal, Tel. 0202/464584.

Therapie: Keine Einnahme von Acetylsalicylsäure. Versuch mit Hämodilution, Carbamazepin bis 1000 mg/d oder Phenytoin.

☆ Gingko biloba (40/80/120 mg Tbl, 40 mg/ml forte gtt) 2 x 120 mg.

☆ Piracetam (800/1200 mg Tbl, 12 g A) 3–4 x 800–1200 mg/d.

☆ Lidocain (2 % 5 ml = 100 mg, 20 % 5 ml = 1000 mg, Gel 2 %) Testen der Erfolgschancen von Tocainid mit 3 mg/kg über 10 min, dann 1 mg/kg über 20 min mit 60–70 % Besserung über Minuten bis Stunden und in diesem Fall Weiterbehandlung mit Tocainid.

☆ Tocainid (400 mg Tbl) 3 x 400 auf 3 x 600–800 mg, nicht mit Ca-Antagonisten. El.-HWZ 12 h.

- Versuch mit hyperbarer Sauerstofftherapie – Besserungsrate um 50 %.

☆ Botulinum-Toxin Typ A. Bei Tinnitus (Mittelohrmyoklonus).

Tollwut – Lyssa – Rabies

A82.9

Tollwut durch Wildtier / Haustier / nicht näher bezeichnet   A82.0 / A82.1 / A82.9

Meldepflicht bei Verdacht, Erkrankung oder Tod, bei jeder Verletzung eines Menschen durch ein tollwutkrankes oder -verdächtiges Tier sowie die Berührung eines solchen Tieres oder Tierkörpers.

s. Enzephalitis.

Ätiologie: Biss eines tollwütigen Tieres, auch durch Fledermäuse (Biss kaum merkbar!).

Anatomie/Histologie: Hämorrhagische Enzephalitis mit Nekrosen.

Diagnose/Diagnostik: s. Labor.

Hirngewebeproben: IFT, Elektronenmikroskopie, Virusisolierung, monoklonale Antikörper.

Epidemiologie: In Europa von 1977–1995 208 Fälle menschlicher Tollwut, davon 62 im europäischen Teil der russischen Föderation

(Inzidenz 1–2/J. und 100.000 Einwohner), je 40 in der Türkei und Rumänien und 21 importiert. Migration von Fernost in die westlichen Länder. In Deutschland 4 Fälle von 1980–1996. 1/2000–8000 Enzephalitiden nach Tollwut-Impfung [Jellinger K, DMW 34 (1992) 1298].

Klinik: Anamnese: Biss eines Tieres, Hundes? In bis zu 40 % ist eine Bissverletzung nicht sicher nachweisbar!

Befund: Primär meningitisches Reizsyndrom mit Übelkeit, Brechreiz, Kopfschmerzen, Lichtscheu, auch psychotische Zustandsbilder mit Depression, aggressivem Verhalten und Halluzinationen. Hydrophobie. Tachypnoe.

Ggf. neuralgiforme radikuläre Schmerzen (meist mit Hemihyperpathie).

Labor: s. Diagnose/Diagnostik.

Meist unspezifische Leukozytose.

– Tollwutspezifische IgG- und IgM-Antikörper an den Tagen 5–8 nach Symptombeginn in 50 %, nach 13–16 Tagen in 100 % positiv. Kornea-Abklatsch-Präparat (IFT): Im Frühstadium 50 % positiv. Speichel (IFT).

– Virusisolierung auf Neuroblastom-Zellen mit 2–5 Tagen zeitaufwendig, im Mäuseokulations-Versuch 6–28 Tage, aus verschiedenen Materialien an den Tagen 0–4 nach Symptombeginn in 60 %, nach 13–16 Tagen nur in 18 % positiv.

– PCR in Aussicht.

Liquor: In 60–90 % Pleozytose mit Zellzahlen selten höher als 3000/μl. In der ersten Woche in 25 % geringe Eiweißerhöhung, sekundär in 80 % ein Anstieg auf rund 100 mg/dl. IFT. Antikörper-Nachweis nach 13–16 Tagen nur bei 25 % positiv.

Röntgen: CCT: Initial unauffällig. Ggf. diffuses Hirnödem.

Therapie präventiv: Immunprophylaxe mit
☆ Tollwut-Impfstoff. UAW 1/2000–8000 Enzephalitiden akute disseminierte Enzephalomyelitis (parainfektiöse Enzephalitis) [Jellinger K, DMW 34 (1992) 1298] 13–15 Tage nach der Injektion auch mit Landry-Verlauf, Letalität 25 %. Polyradikulitis Guillain-Barré.

I. Präexpositionell: Impfung für gefährdete Personen (Tierärzte, Förster, Waldarbeiter), vor Reisen in asiatische Länder sowie abhängig von Reiseart, Reiseziel und der epidemiologischen Situation. Reguläre präexpositionelle Impfung: Tollwut-HDC-Vakzine je 1 x an Tagen 0, 30, 60 und 1 J. später, beschleunigte präexpositionelle Impfung je 1 x an Tagen 0, 7, 21 und 1 J. später.

II. Postexpositionell: Neben einer lokalen desinfizierenden Wundbehandlung mit Seife, Wasser, Detergentien und anschließend 70 %igem Äthanol oder Jodtinktur postexpositionelle Simultanbehandlung nach dem „Essen-Schema":

– Passive Immunisierung: Möglichst innerhalb der ersten 72 Stunden autologes Tollwut-Immunglobulin 20 IU/kg simultan mit der 1. Impfung, die Hälfte in der Wunde infiltrieren, die andere Hälfte in den kontralateralen M. gluteus.

– Aktive Immunisierung: Tollwut-HDC-Vakzine je eine Dosis an den Tagen 0, 3, 7, 14, 30, 90 in den M. deltoideus.

Verkürztes „2–1–1-Muster": Aktive Immunisierung: Tollwut-HDC-Vakzine je eine Dosis an Tag 0 bds.(!) in den rechten und linken M. deltoideus, an Tag 7 und 21 eine Dosis in einen M. deltoideus. Achten darauf, dass tatsächlich eine „Zellkultur-Vakzine" verwendet wird und nicht der in Entwicklungsländern noch weit verbreitete, billig herzustellende Nervengewebe-Impfstoff, der mit zum Teil schwerwiegenden Nebenwirkungen behaftet ist und nicht sicher gegen Tollwut schützt [Roß R: Menschliche Tollwuterkrankungen in Deutschland. DÄB 94/1–2 (6.1.97) B-29–32].

Tolosa-Hunt-Syndrom   G52.7

s. Cluster-Kopfschmerz, atypischer Gesichtsschmerz, Kopfschmerz, Migräne, Raeder-Syndrom.

Ätiologie: Nicht bekannt. Symptomatische Formen bei Kollagenosen mit rezidivierenden Verläufen.

Anatomie/Histologie: Granulomatöse Entzündung im Bereich der Orbitaspitze.

Definition/Diagnose: Eine oder mehrere Episoden eines orbitalen Schmerzes unbehandelt über im Durchschnitt 8 Wochen.

– Gleichzeitig oder innerhalb der ersten 2 Wochen Paresen eines oder mehrerer der Hirnnerven III, IV oder VI.

– Die Schmerzen sistieren innerhalb 72 Stunden nach Beginn der Kortisontherapie.

– Ausschluss anderer Ursachen.

Diagnostik: s. Röntgen.

Differentialdiagnose: s. Trigeminusneuralgie – Differentialdiagnose. Aneurysmen, Arteriitis cranialis – Arteriitis temporalis, Aspergillose, AV-Fistel, Diabetes mellitus, Lues, Augenmuskelmyositis, Polyneuritis cranialis, Sinusitis ethmoidalis, Sinus cavernosus-Thrombose, Tumoren (Hypophysenadenom, Lymphom), M. Wegener, Herpes zoster.

Klinik: Anamnese: Ständiger bohrender Schmerz im Auge und periorbital. Akute oder subakute Symptomatik.

Befund: Ophthalmoplegie mit m.o.w. ausgeprägter Beteiligung der Hirnnerven III, IV und VI. Mydriasis mit träger, ggf. aufgehobener Lichtreaktion. Die Pupillenreaktion kann auch normal sein. Ggf. auch Miosis (Differentialdiagnose Raeder-Syndrom). Sensible Defizite an HN V_1.

Besonderes: Beteiligung des N. opticus.

Prognose: Spontanremissionen komplett oder mit Residuen. Rezidive sind nach Monaten und auch nach Jahren möglich.

Röntgen: CCT mit Kontrastmittel: Hyperdensität und Kontrastmittel-Anfärbung im Sinus cavernosus und in der Fissura orbitalis superior (HN II, III, IV, V_1, VI).

Therapie: ☆6-Methylprednisolon initial 100 mg mit anschließender Erhaltungstherapie über 6 Monate.

Tonsillenhochstand s. Arnold-Chiari-Malformation.

Idiopathische Torsionsdystonie G24.1

Idiopathische familiäre / nichtfamiliäre Dystonie G24.1 / G24.2

syn. generalisierte Dystonie, axiale Dystonie.
s. Dystonien: Ätiologie, Differentialdiagnose, Einteilung.

Ätiologie: Idiopathisch, 6 % Neuroleptika. 11 % Trauma [Jankovic J].

Diagnostik: s. Labor. DNA-Diagnostik s. Epidemiologie.

Differentialdiagnose: Dopaminreagible Torsionsdystonie – L-Dopa-sensitive Dystonie – Segawa-Syndrom (primäre Dystonie):
Ggf. autosomal-dominant, Beginn im Kindes- oder Jugendalter, ausgeprägte Tagesschwankungen, häufiger Beginn in den Beinen. [Micheli F: Dopa-responsive dystonia masquerading as idiopathic kyphoscoliosis. Clin Neuropharmcol 14 (1991) 367–71].

Einteilung: s. Differentialdiagnose.

Epidemiologie: Auftreten typischerweise im Jugendalter, sporadisch, selten familiär.
– Erbgang/Gen: Autosomal-dominant bei geringer Penetranz (30 %) und hoch variabler Expression, auf Chromosom 9q32–34, Gen DYT1, GAG-Deletion mit Fehlen von Torsin A (ist ggf. ein „heat-shock"-Protein).
– Primäre Dystonie (gemischt, generalisiert, segmental oder fokal) bei 2 mennonitischen Familien, mittleres Erkrankungsalter 19 Jahre, Gen DYT6 auf Chromosom 8p12-q12.
– Prävalenz: In Deutschland 5000 Betroffene. 34/1.000.000 (1/30.000) bzw. Nicht-Juden 1/160.000 und Ashkenazi-Juden 1/15.000.

Klinik: Familiäre Anamnese einer Bewegungsstörung bei 44 %, Verwandter mit zervikaler Dystonie bei 12 %, mit anderer Dystonie bei 8 %, mit essentiell-artigem Tremor bei 32 %.
– Beginn meist im Kindesalter vor dem 20. Lebensjahr als eine fokale Dystonie an Hand oder Fuß. Rasche Progression und rasche Generalisierung besonders bei Beginn am Bein. Beginn selten als zervikale, wohl nie als faziale Dystonie.
– Beginn im Jugendalter mit Generalisierung schon im ersten Krankheitsjahr.
– Sekundäre zervikale Radikulopathie 32 %. Lokaler Schmerz 68–75 %. 71 % Tremor (60 % Kopf-Nacken-Tremor, 23–27 % Handtremor [Jankovic J: Cervical dystonia: clinical findings and associated movement disorders. 300 Patienten. Neurology 41 (1991) 1088–91] [Chan J: Idiopathic cervical dystonia: clinical characteristics. 266 Patienten. Mov Disord 6 (1991) 119–26].

Labor: Coeruloplasmin. Cu.

Selbsthilfegruppe: s. Dystonie.

Therapie: s. Torticollis spasmodicus, s. Dystonien.
☆ Trihexyphenidyl (2 mg/Retard 5 mg Tbl) s. M. Parkinson-Anticholinergika. Sehr langsam steigern bis 30 mg/d (vereinzelt bis 100 mg).

Therapie operativ: Bei schwersten hemidystonen Syndromen Thalamotomie bzw. Hochfrequenzstimulation über 4 Elektroden des Nucleus ventralis intermedius thalami [Maier-Hauff/Kupsch, Charité Berlin].
– Selektive periphere Denervierung (Richter und Braun in Günzburg).

Torticollis spasmodicus – zervikale Dystonie G24.3

Oberbegriff kraniozervikale Dystonien, s. Dystonien.

Ätiologie: Idiopathisch, M. Wilson. Medikamentös induzierte Dyskinesie.

Anatomie/Histologie: Komplexe Beteiligung von 46 Muskeln plus Platysma möglich.

Diagnostik: s. Labor, s. Röntgen.
– Ggf. polygraphische EMG-Untersuchung z.B. vor Botulinumapplikation: Aktivierungsmuster z.B. antagonistisch mit Überaktivität im M. splenius ipsi- und M. trapezius und sternocleidomastoideus kontralateral
[Valls-Sole J: Treatment of botulinum toxin injections does not change brainstem inter-

neuronal excitability in patients with cervical dystonia. Clin Neuropharmacology 17/3 (1994) 229–35].

– Bei plötzlichem Kopffalltest gegenüber Gesunden verspätete, kleinere und weniger modulierte reaktive Sternocleidomastoideus-Muskelantworten im Sinne einer verschlechterten aktiven Kopfkontrolle.

Differentialdiagnose:

Angeboren (muskulär)	Q68.0
Durch Geburtstrauma	P15.2
Knöcherner Torticollis	M43.6
Psychogen	F45.8

Torsionsdystonie. Tourette-Syndrom. Tremor (essentiell, haltungsbedingt). Kleinhirntumor. Nervus accessorius-Läsion (Kopf spontan zur gelähmten Seite gedreht und zur gesunden Seite gekippt, ipsilateraler Schultertiefstand und Schaukelstellung der Skapula). Zervikogen bedingt (Diskusprolaps, akuter Schiefhals, Neurinom).

Einteilung: Mischformen von

– Anterocollis mit Sternocleidomastoideus bilateral, Scaleni und submentaler Muskelkomplex.
– Laterocollis mit ipsilateral Splenius capitis, Trapezius, Scalenus und/oder Levator scapulae.
– Retrocollis mit bilateral Splenii capitis, Semispinalis und Longissimus capitis.
– Torticollis (= rotatorisch) mit Sternocleidomastoideus contralateral zur Drehbewegung, ipsilateral Trapezius und/oder Levator scapulae.

Epidemiologie: Prävalenz 1/10.000.

Klinik: Anamnese: „Geste antagoniste" wie Anlegen der Hand an das Kinn?
Befund: s. Einteilung. Ausprägung spasmodisch und/oder auch myokloniform, tonisch, tremorös.
Beeinflussung durch Laufen (meist stärker) oder Sitzen mit unterstütztem Kopf (meist geringer).
Untersuchung ggf. mit geschlossenen Augen unter möglichster Entspannung, um die Gegeninnervation auszuschalten.
– Im Verlauf degenerative Veränderungen der HWS mit Zervikobrachialgien.
Besonderes: Auftreten nach Dopaminantagonisten (tardive Dystonie) s. tardive Dyskinesien – Klinik.
– Auftreten bei Dystonie-Myoklonus-Syndrom – myoklonischer Dystonie (*syn.* myoclonic dystonia with lightning jerks, responsive to alcohol) mit bilateral asymmetrischen, proximal betonten, aktionsverstärkten Myoklonien, die sich auf Alkohol ausgeprägt bessern.

Labor: s. Dystonien. Coeruloplasmin. Cu.

Prognose: 80 % mittelschwer bis schwer behindert. 64 % mit jährlich 6wöchigem Krankenstand, 30 (–40) % berentet [Deuschl G (28.9.96) in Göttingen]. Jahrestherapiekosten mit Botulinum-Toxin 4900,– [Deuschl G nach Dodel (28.9.96) in Göttingen].

Röntgen: Ggf. HWS in 2 oder 4 E. CCT (MRT): Bei Schichtung durch die Halsweichteile z.B. in Höhe des 3. und 7. HWK kreisrunde Darstellung des hypertrophierten Muskels.

Selbsthilfegruppe: s. Dystonie.

Therapie: Primär bei jungen Patienten, besonders bei Fluktuationen Therapieversuch mit L-Dopa zum Ausschluss einer L-Dopa-sensitiven Dystonie (Segawa-Syndrom).
1. ✰Botulinum-Toxin Typ A: Zugelassen bei rotatorischem Torticollis spasmodicus, Injektionen gezielter über EMG-Injektionsnadeln an den Stellen stärkster Muskelaktivität und stärkster Schmerzintensität.
– Injektionen in den M. splenius capitis ipsilateral ca. 2 cm hinter dem Mastoid an 2 (-5) Stellen ca. alle 1,5 cm (nicht zu tief), bei Nackentremor Injektion bilateral. Bei unkompliziertem rotatorischen Torticollis generell höhere Injektionen in Splenius als in den Sternocleidomastoideus. Injektionen in den M. sternocleidomastoideus kontralateral initial < 20 % der Dosis an jeder der 2 Injektionsstellen. Ggf. weitere Injektionen in die tiefen Nackenmuskeln, in den M. trapezius an 2 (–4) Stellen, in den M. levator scapulae, hinter dem Sternocleidomastoideus tastbar, an 1 Stelle, in die Mm. scaleni oder das Platysma (dünn!) an mehreren Stellen.
– Botox (100 E/Amp) initial 3/4-.1,5 A, sekundär bis zu 280 E [Erbguth F], initial z.B. in den Sternocleidomastoideus an 2 Stellen bei einem kräftigen Mann 35–50, einer älteren Frau 30–40 E. < 30 E sind nicht ausreichend. Im Splenius 50–60 (–100) E. Trapezius 40 (–80) E, Levator scapulae 20–25 E.
– Dysport (500 E/Amp), in 2,5 ml gelöst, in den Splenius 350 E und in den Sternocleidomastoideus 150 E; sekundär 250–1000 E, in den Sternocleidomastoideus maximal 300 E. Dosis sekundär maximal 2400 E [Dressler D].
50 ng gelöst in 2 ml, initial 10 ng (400 E) mit Depots von 0,1 ml (2,5 ng, 100 E) an je 2 Stellen jedes Muskels auf später
120–480 E pro Muskel, im Mittel 396 E) [Blackie].
– Bei Retrocollis bilateral in Splenius capitis, ggf. auch in Longissimus capitis (und Semispinalis), insbesondere mit Übergang in einen Opisthotonus sind oft höhere Dosen erforderlich.
– Bei Anterocollis in Sternocleidomastoideus bilateral, schwierige Behandlung mit am besten transoral zu injizierendem M. longus colli als wesentlichem Kopfbeuger, dabei regelmäßig Schluckstörungen (Dysphagie). Ggf. in Scaleni und submentalen Muskelkomplex.
– Bei Laterocollis initial Sternocleidomastoideus, und ipsilateral Splenius capitis, sekundär auch Trapezius, Scalenus, Levator scapulae, Longissimus capitis.
– Pädiatrie: Dosisfindung mit zwei Testdosen und Steigerung auf die engültige Dosis. Bei Torticollis spasmodicus (in 5/6 symptomatisch!) 5 E/kg Dysport.
– Mögliche Ursache für den unterschiedlichen Effekt unter Langzeittherapie kann ein verändertes Muskelaktivierungsmuster, d.h. ein Übergreifen der Dystonie auf vorher nicht betroffene Muskeln sein.
KI vorbestehende Schluckbeschwerden (Dysphagie).
UAW bei Torticollis spasmodicus 32 (16–40) % Schwäche der Nackenmuskulatur über 2,8

(3–8) Wochen, 15 % Müdigkeit über 4,2 (1–14) Tage, 9 % lokale Schmerzen über < 2 Wochen, 6 (-30) % Mundtrockenheit über 2,7 (2–3) Wochen, 6 (-10–52) % Schluckstörungen über 2,5 (2–6) Wochen besonders bei Sternocleidomastoideus-Injektionen, 3,5 % erhöhte Temperatur über 3–4 Tage [gerundet nach Ceballos-Baumann A (1990), in Klammern andere Quellen], bis 20 % Schwindel besonders bei gutem Therapieergebnis mit Kopfgeradstellung [Erbguth F].

Antikörper-Bildung: Von 640 Torticollis-Patienten 0,6 % (n = 4) primäre Therapieversager, 2 % (n = 14) sekundäre Therapieversager. Von 10 getesteten Patienten 7 Ak-positiv, 3 Ak-negativ.

Nach > 6 Injektionen (n = 294) 4,7 % sekundäre Therapieversager [Benecke (28.9.96) in Göttingen].

Andere Autoren: 5–10 % Primärversager, Sekundärversager nach Antikörperbildung (ca. 3 %) mit ausbleibender Muskelatrophie, besonders leicht am Sternocleidomastoideus zu sehen.

Wirkungseintritt mit einer Latenz von 7 Tagen, im Mittel 10 Tagen (bis 20 Tage) bei 91 % der Patienten über durchschnittlich etwa 13,5 Wochen, also etwa 2–3 Monate Wirkung auf die zervikalen Schmerzen deutlicher als auf die Kopfhaltung.

[Tsui J: Double-blind study of botulinum toxin in torticollis spasmodicus. Lancet (1986) 245–7].

[Jankovic J: Botulinum A toxin for cranial-cervical dystonia: a double-blind, placebo-controlled trial. Neurology 37 (1987) 616–23].

[Geene P: Double-blind, placebo-controlled trial of botulinum toxin injections for the treatment of spasmodic torticollis. Neurology 40 (1990) 277–80].

[Blackie J: Botulinum toxin treatment in spasmodic torticollis. J Neur Neurosurg Psych 53 (1990) 640–3]. [Ceballos-Baumann A: Lokale Injektionen von Botulinum-Toxin A bei zervikaler Dystonie: Verlaufsbeobachtungen an 45 Patienten. Akt Neurol 17 (1990) 139–45].

2. Anticholinergika, z.B. ☆Trihexyphenidyl (2 mg/ Retard 5 mg Tbl) s. M. Parkinson-Anticholinergika. Sehr langsam steigern bis 30 mg/d (vereinzelt bis 100 mg).

☆ Mexiletin-HCl (200 mg, mite 100 mg Kps, Depot retard 360 mg, 250 mg/10 ml A) initial 5 auf 10 mg/kg.

– In einer offenen japanischen Studie (n = 9) mit einer mittleren Torticollis-Erkrankungsdauer von 7,9 Jahren wurde initial der Effekt von Lidocain i.v. vs. Plazebo klinisch und elektromyographisch überprüft mit Beginn nach 5 min und einer Dauer von 1 h, danach Mexiletin 3 x 100 mg gegeben mit Steigerung 2-mal pro Woche um 150 mg auf 450–1200 mg/d bis zur optimalen therapeutischen Wirksamkeit; der „Dystonia Rating Sclae (DRS) Scoring for Torticollis" war nach 3 Monaten signifikant gebessert, es bestand eine stark positive Korrelation zwischen der Serum- und Liquorkonzentration; nur 3 Patienten hatten keine Probleme mit Nebenwirkungen [Ohara S: Mexitiline in the treatment of spasmodic torticollis. Mov Disord 13 (1998) 934–40].

El.-HWZ 5–12 h, hepatisch eliminiert (ggf. Dosisanpassung).

KI AV-Block II° und III°, Bradykardie, dekompensierte Herzinsuffizienz.

UAW Allergie, Ataxie, Bradykardie, Diarrhö, Dysarthrie, Geschmacksstörungen, Herzinsuffizienz, zerebrale Krampfanfälle, Lungenödem, Magenbeschwerden, Nystagmus, Parästhesien, Schwindel, Tremor, Übelkeit und Erbrechen, Verschwommensehen, Verwirrtheit. Wirkung: Frequenzabhängiger Natriumkanal-Blocker vom Lidocain-Typ.

3. Triazolam (0,25/0,5 mg Tbl) s. Schlafstörungen [Kitano A: Successful treatment of spasmodic torticollis with triazolam. Internal Med 34 (1995) 929].

– Krankengymnastik: Dehnungsübungen zur Kontrakturvermeidung, keine statischen Übungen.

– Sonstige medikamentöse Therapie (bei Kontraindikation von Botulinum-Toxin) s. Dystonien.

Therapie operativ: Extraspinale selektive periphere Denervierung nach Bertrand. Stereotaxie.

– Intradurale selektive Rhizotomie: Bei 58 Patienten 33 mit sehr gutem, 16 mit gutem Erfolg, wobei die Erfolgsquote sich invers proportional zur präoperativen Dauer des Torticollis [Friedman A: Treatment of spasmodic torticollis with intradural selective rhizotomies. J Neurosurg 78 (1993) 46–53].

Tourette-Syndrom s. Tic.

Toxisches Serotonin-Syndrom s. Serotonin-Syndrom.

Toxocariasis B83.0

Therapie: ☆Albendazol oder ☆Tiabendazol.

Toxoplasmose s. AIDS-assoziierte Erkrankungen. Selten Hirnabszess   B58.9

Meldepflicht bei Erkrankung oder Tod durch angeborene Toxoplasmose.

Zerebrale Toxoplasmose – Toxoplasmose-Enzephalitis   B58.2
Myopathie   G73.4

Trachealfistel angeboren. Ösophagotracheale Fistel s. Querschnittlähmung –
Komplikationen   Q32.1

Trachealstenose / durch retrosternale Struma   J39.8 / E04.9

Tracheomalazie   J39.8

Tracheostomafunktionsstörung: Dysfunktion bei Luftröhrenschnitt   J95.0

Transitorische globale Amnesie s. zerebrale Ischämie – Klinik.

Transkutane Nervenstimulation – TENS – TNS s. Schmerz – Therapie.

Transplantation s. Immuninsuffizienz.

Trematoden-bedingte Infektionen. s. Schistosomiasis.

Tremor   R25.1

s. Gaumensegeltremor.

Definition:
– Tremor: Rhythmisches Hin- und Herbewegen der distalen Extremitätenenden, insbesondere an der oberen Extremität,
  aber auch des Kopfes und der Zunge. Tremor ist Symptom einer Erkrankung und kann als einziges oder Begleitsymptom auftreten.
– Physiologischer Tremor: Hochfrequent (8–12 Hz), ggf. unter Haltebedingungen und Zielbewegung sichtbar, durch Angst, Frieren.
– Verstärkter physiologischer Tremor: Hochfrequent (8–12 Hz) und unter Haltebedingungen und ggf. Zielbewegung sichtbar, durch Alkohol, Delir, Hyperthyreose, Medikamente (s. Medikamenten- und toxininduzierter Tremor). Differentialdiagnose essentieller Tremor. Therapie s. essentieller Tremor.

Differentialdiagnose: s. Asterixis. s. Myorhythmie.

Einteilung anhand des Auslösemodus:
1.1 Ruhetremor – RT: 4–6 Hz an reziprok-antagonistischen Muskelgruppen („Pillendrehtremor"), zu untersuchen bei auf den Knien aufgelegten Händen (Hand im Schoß), aktiviert unter mentaler Belastung wie Rückwärts-

zählen, zumindest bei Bewegungsbeginn kurzfristig supprimiert (bei M. Parkinson). s. (verstärkter) physiologischer Tremor. Bei M. Parkinson – Parkinson-Tremor. Seniler Tremor. RT durch Dopaminrezeptorblocker (Sonderform tardiver Tremor nach langdauernder Neuroleptika-Therapie meist überwiegend Haltetremor). Der Ruhetremor-Generator bei M. Parkinson liegt nicht im Zerebellum!
1.2 Benigner monosymptomatischer Ruhetremor: Ruhetremor und evtl. leichter Haltetremor ohne Akinese, Rigor oder Standstörung bzw. gestörte Stellreflexe, keine relevanten Zusatzbefunde (anhand PET-Befunden wohl günstige Parkinson-Verlaufsform). Dauer > 3 Jahre. Keine deutlichen Zusatzbefunde. *Therapie*: Schwierig beeinflussbar. ✶Barbiturate (s. Epilepsie). ✶L-Dopa, ✶Anticholinergika und/oder ✶Clozapin sind wenig befriedigend.
2. Aktionstremor: 4–7 Hz bei jeder Art von ungerichteter Bewegung, zu untersuchen bei alternierenden Flexions- und Extensionsbewegungen (ggf. bei M. Parkinson).
2.1 Haltetremor bei tonischer Aktivität gegen Schwerkraft. s.u. essentieller Tremor, bei M. Parkinson (Frühstadium), M. Wilson, Elektrolytstörungen, Neurolues, zerebellär be-

dingt. Tardiver Tremor nach langdauernder Neuroleptika-Therapie (auch Ruhe- und Intentionstremor, therapeutisch Tetrabenazin oder Kombination Propranolol-Trihexyphenidyl).

Isometrischer Tremor bei tonischer Halteinnervation eines schweren Gegenstands. Orthostatischer Tremor.

2.2 Bewegungstremor bei ungerichteten Bewegungen (einfacher Bewegungstremor).

2.3 Intentionstremor G25.2
mit präterminaler Verstärkung bei visuell kontrollierter Zielbewegung (Finger-Finger- und Finger-Nase-Versuch) mit aryhthmischen myokloniformen Amplitudenvariationen bei zerebellären Syndromen – zerebellärer Tremor (s.u.) häufig durch Encephalomyelitis disseminata.

Einteilung anhand der Tremorfrequenz: Niederfrequent < 4, mittelfrequent 4–7, hochfrequent > 7 Hz.

Einteilung anhand Ätiologie und Klinik:

– Arzneimittelinduzierter Tremor – G25.1
medikamenten- und toxininduzierter Tremor: Antidepressiva und Sympathomimetika (Asthma-Präparate. Verstärkter physiologischer Tremor), Interferon, Lithium-Intoxikation (zerebellärer Tremor, therapeutisch Betablocker oder Primidon, ggf. Clonazepam), Mexiletin, Tocainid, Valproinsäure (therapeutisch Propranolol oder Azetazolamid 100–150 mg/d), Wismutsalicylat. Neuroleptika, Flunarizin: Bei Tremor im Rahmen eines Parkinsonoids therapeutisch Anticholinergika.

– Dystoner Tremor: G25.2
Tremor in einem Körperabschnitt, der gleichzeitig eine Dystonie aufweist. Häufig fokal begrenzt. Differentialdiagnostisch Haltetremorformen bei Dystonie (wie Händetremor bei Torticollis spasmodicus). Fokaler dystoner Tremor wie dystoner Händetremor ist mit Botulinum-Toxin zu behandeln. Sonst Therapieversuch mit ☆Clonazepam oder Anticholinergika.

– Dystoner Kopftremor 5–8 Hz mit Sistieren auf eine „geste antagoniste" im Gegensatz zum essentiellen Tremor.

– Essentielle Tremor-Syndrome (Haltetremor) s. essentieller Tremor, s. orthostatischer Tremor, aufgabenspezifischer Tremor, z.B. Schreiben (isolierter primärer Schreibtremor) oder Musizieren, isolierter Stimmtremor.

– Holmes-Tremor (*syn*. Ruber-Tremor, Mittelhirntremor, Myorhythmie).

– Hereditärer Kinntremor G25.2

– Metabolischer Tremor: G25.2
Unregelmäßiger armbetonter Haltetremor („Flügelschlagen").

– Tremor bei Gammopathie G25.2

– Paretischer Tremor bei Parese oder peripherer Störung wie Sehnen- oder Muskelverletzung (z.B. Bicepssehnenabriss).

– Parkinson-Tremor (besonders Ruhetremor) s. M. Parkinson. G20

– Tremor bei Polyneuropathie: G25.2
Besonders bei IgM-Paraproteinämien und hereditärer motorisch-sensibler Neuropathie (HMSN) Typ I Halte- und Bewegungstremor

häufig mit unterschiedlichen Frequenzen in distalen und proximalen Muskeln derselben Extremität [Bain P: Tremor associated with benign IgM paraproteinaemic neuropathy. Brain 119 (1996) 789–99]. Gabe von Propranolol.

– Psychogener Tremor –
hysterischer Tremor: F44.4. F45.8
Wahrscheinlich bei: 1. Plötzlicher Beginn und/oder vollständige Remissionen, bei Ablenkung Frequenzvariation oder Abnahme der Tremoramplitude. 2. Bizarr, hochfrequent 8–12 Hz mit ungewöhnlichen Kombinationen von Ruhe- und Aktionstremorformen. 3. „Koaktivierungszeichen", z.B. beim passiven Durchbewegen der Extremität mit (willkürähnlicher) fühlbarer Aktivierung von Agonisten und Antagonisten, beim Armvorhalten ggf. mit Einnahme einer abnormen Position der zitternden Extremität. Therapeutisch Krankengymnastik mit systematisch dekontrahierenden Maßnahmen, ggf. zusätzlich zeitweise Betablockergabe.

– Seniler Tremor: G25.2. R54
Halte-> Intentions-> Ruhe-Tremor, armbetont, grobschlägig mit unregelmäßiger Frequenz. Gabe von Betablockern.

Röntgen: Im $H_2^{15}O$-PET bei den meisten (allen?) Tremores bilateral gesteigerter Stoffwechsel im Zerebellum.

Therapie:

☆ Botulinum-Toxin Typ A: Tremor der Arme und Hände mit Botulinum-Toxin nur in die Handgelenkmuskulatur gut behandelbar bei dystonem Tremor (tremoröse Dystonie) und Handdystonie kombiniert mit essentiellem Tremor, bei essentiellem Tremor, Parkinson-Tremor, essentiellem Gaumensegeltremor mit Injektion in den M. tensor veli palatini, kaum behandelbar bei zerebellärem Tremor und Myorhythmie; dagegen: bei Extremitätentremor nicht bewährt [Dressler D (1995)].

– Dystoner Kopftremor 5–8 Hz mit Sistieren auf eine „geste antagoniste" im Gegensatz zum essentiellen Tremor. Häufig fokal betont, wie Torticollis spasmodicus zu behandeln.

1. Essentieller Tremor -ET G25.0

Ätiologie: Unbekannt. Überaktivität im Kleinhirn, Nucleus ruber und Globus pallidus (Ergebnisse der funktionellen MRT).

Definition/Diagnose: s. Klinik – Befund.

Diagnostik: s. Labor, s. Röntgen. Mehrkanal-EMG. Ggf. Magnetstimulation, Long-loop-Reflexe.

Differentialdiagnose: Verstärkter physiologischer Tremor = hochfrequent (8–12 Hz) und unter Haltebedingungen und ggf. in Ruhe und unter Zielbewegungen sichtbar, durch Angst, Frieren, Hyperthyreose, Medikamente.

– Zerebellärer Tremor. Tremor bei M. Parkinson (initial), bei M. Wilson, Elektrolytstörungen, Neurolues.

Einteilung: Essentieller Tremor (Haltetremor) ohne (ET) und mit Intentionstremor (ET+).

Epidemiologie: Auftreten ggf. in der Jugend, in der Mehrzahl nach dem 40. Lebensjahr (zweiphasige Häufigkeitsgipfel in der 2. und 6. Dekade), über 40 Jahre 1 % (0,4–5,6 % regional unterschiedlich), über 60 Jahre 14 %. Häufigste Tremorform.

Erbgang/Gen: 60 % erblich, autosomal-dominant Chromosom 9 (an anderer Stelle als der Genort auf Chromosom 9 bei idiopathischer Torsionsdystonie mit Tremor) [Conway D: Linkage analysis with chromosome 9 markers in hereditary essential tremor. Mov Disord 8 (1993) 374–6]. Penetranz niedrig bzw. variabel.

Klinik: Anamnese: Tremor in 50 % durch Alkoholgenuss zu lindern (differentialdiagnostisch myoklonische Dystonie: gleicher Effekt) mit Verschlechterung am Folgetag.

Befund: Langsam oder z.T. rasch progredient auftretend monosymptomatischer Haltetremor, 7–8 Hz bei tonischer Aktivität gegen die Schwerkraft ohne relevante Zunahme während Aktion. Synchroner oder antagonistischer Tremor, zu untersuchen mit randvollem Wasserglas, Armvorhalteversuch. 94 % Handtremor, 32 % Kopftremor, 16 % (bis 50 %) Stimmtremor und Kinntremor.
Ggf. deutlicher Aktionstremor mit Übergang in Intentionstremor (20 %) mit schwerer Behinderung und oft Kopf- oder Stimmtremor.
Ggf. isolierter Kopf- oder Stimmtremor. Beinbeteiligung selten (≤ 10 %) – assoziierte Gangstörung in bis zu 50 %.
Selten (< 10 %) Ruhetremor. Keine weitere zerebelläre oder extrapyramidale Begleitsymptomatik. Langsame Progredienz über Jahre.

Besonderes: Bei starker Ausprägung Tremoraktivierung in Ruhe oder bei Zielbewegungen (s. Einteilung).
– Essentieller Tremor mit Intentionstremor (ET+) besonders bei älteren Patienten, Strichgang erschwert, Okulomotorik intakt (DD zu zerebellärem Tremor). Häufig Kopf- und Stimmtremor.

Labor: Transaminasen, ggf. Ammoniak. Coeruloplasmin, Cu. T_3, T_4, TSH. Ggf. Parathormon, Katecholamine, immunologischer Status. Ggf. Drogen-Screening.

Prognose: Bis zu 25 % der Patienten müssen tremorbedingt den Beruf wechseln oder berentet werden.

Röntgen: PET: Bei regionaler Blutflussmessung mit $H_2^{15}O$ fand sich bei 7 Patienten bei Aktivieren des Tremors durch Anheben des rechten Armes eine abnorme Aktivierung jeweils bilateral im Zerebellum, Nucleus ruber und Thalamus (Thalamotomie-Erfolg, Aktivierung bei Gesunden nur ipsilateral) [Wills A: A positron emission tomography study of cerebral activation associated with essential and writing tremor. Arch Neurol 52 (1995) 299–305].

Therapie:
1. Schritt: Bei Patienten unter 60 Jahren und ohne Kontraindikation:
☆ Propranolol (10/40/80/160 mg Tbl) 3 x 20 auf 4 x 80 mg, wegen möglicher Interaktion nicht mit Fluoxetin [Drake W: Heart block in a pati-

ent on propranolol and fluoxetine. Lancet 343 (1994) 425–6]. Bei 50–70 % der Patienten wirksam.
Alternativ Acebutolol (400 mg/d), Atenolol (200 mg/d), Metoprolol (200 mg/d), Nadolol (80 mg/d), Oxprenolol (160 mg/d), Timolol (20 mg/d). Die Wirkung auf periphere β-Adrenorezeptoren dürfte therapieentscheidend sein.
1. Bei Patienten über 60 Jahren oder mit Kontraindikation:
☆ Primidon (250 mg Tbl) s. Epilepsie. In dieser Indikation in D nicht zugelassen. Patienten auf eine transiente und dosisabhängige Übelkeit und/oder Ataxie nach den ersten Dosen vorwarnen, dann initial 25–62,5 mg abends alle 3–7 Tage um 62,5–125 mg erhöhen auf eine abendliche Dosis von 250 mg, ggf. bis 500–1000 mg bzw. 10–20 mg/kg in 3 Dosen. Bei essentiellem Kopftremor nur gering wirksam.
2. Schritt: Kombination Propranolol und Primidon.
– Ggf. ☆Clonazepam (0,5/2 mg Tbl, 1 mg/2 ml A, 2,5 mg/25 gtt) 0,1–0,2 mg/kg (2–6 mg) in 2 Dosen oder ☆Alpraozolam. Ggf. ☆Acetazolamid, ☆Clozapin (25/50/100 mg Tbl) s. Psychosen.
2.1 Therapieversuch mit ☆Flunarizin (5 mg Tbl) 5–10 mg oder ☆Nimodipin (30 mg Tbl) 3–4 x 30 mg oder ☆Theophyllin (200–500 mg Tbl): Studie an 10 Patienten mit Abnahme des Tremors ab 150 mg Dosis [Mally J: Efficacy of an adenosine antagonist, theophylline, in essential tremor: comparison with placebo and propranolol. J Neurol Sci 132 (1995) 129–32].
3. Schritt: ☆Botulinum-Toxin Typ A. Nur in die Handgelenkmuskulatur, bei essentiellem Kopftremor bds. in Splenius capitis je 60 und bds. in Sternocleidomastoideus je 40 E mit 5/10 zufriedenstellender Besserung [Pahwa R: Botulinum toxin treatment of essential head tremor. Neurology 45 (1995) 822–4].
4. Schritt: Stereotaktische Operation als ultima ratio s. M. Parkinson: Hochfrequenz-Thalamus-Elektrostimulation des VIM-Kerns nur bei schwer behindernder Tremorausprägung und nachgewiesener konservativer Therapieresistenz. Erfolgsrate bis 75 %.
Mit unilateraler VIM-Stimulation bei 14 Patienten waren nach 3 Monaten am kontralateralen Arm 4/14 tremorfrei, 7 hatten noch leichten Tremor, 13 bewerteten den Tremor als stark und 1 als mittelgradig gebessert; alle Parameter wie Schriftbild, Eingießtests und die Werte für die funktionelle Beeinträchtigung besserten sich signifikant [Ondo W: Unilateral thalamic deep brain stimulation for refractory essential tremor and Parkinson's disease tremor. Neurology 51 (1998) 1063–9].
Bei Ausschalten des VIM-Stimulators kommt es bei 30 % der Patienten zu einem eine bis wenige Stunden (maximal 2 Tage) andauernden Tremorrebound, ggf. auch zu Intentionstremor.
Der Intentionstremor bei ET+ ist schwierig behandelbar auch mit ungünstigeren Sterotaxie-Ergebnissen.
– Gabapentin bis zu einer Erhaltungsdosis von 1800 mg in einer plazebokontrollierten Crossover Doppelblindstudie an Patienten, von denen 18 die Studie beendeten, ohne Wirkung [Pahwa R: Double-blind controlled trial of

gabapentin in essential tremor. Mov Disord 13 (1998) 465–7].

- Kühlung von Hand oder Unterarm für 45–60 s in Eiswasser [Laike M: Limb temperature and human tremors. J Neurol Neurosurg Psychiatry 57(1994) 35–42].

2. Orthostatischer Tremor G25.2

Ätiologie: Essentielles Tremor-Syndrom.

Diagnose/Diagnostik: Polygraphisches Oberflächen-EMG im Stehen vom M. quadriceps und Antagonist M. biceps femoris mit Nachweis einer Frequenz zwischen 13 und 18 Hz.

Differentialdiagnose: Parkinson-Tremor, wenn der orthostatische Tremor schwerer Ausprägung bei älteren Personen nicht nur zu Stand-, sondern auch Gangunsicherheit führt. Standunsicherheit bei M. Parkinson wird erst im Stoßtest (Auslenkung durch den Untersucher) deutlich.

Epidemiologie: Auftreten selten. Patienten i.d.R. über 60 Jahre.

Klinik: Anamnese: z.B. „Schwäche" in den Beinen.
Befund: Erhebliche Standunsicherheit, die durch Anlehnen oder häufiges Wechseln des Standbeines zu kompensieren versucht wird.

- Nur im Stehen (d.h. unter Haltebedingungen, nicht im Sitzen, Gehen, Liegen) und nur in den Beinen (Kniestrecker) tastbares feinschlägiges hochfrequentes Vibrieren bzw. Tremor mit einer Frequenz von 15 (13–18) Hz mit synchroner Innervation homologer Muskeln. Erst bei starker Tremorausprägung kommt es zu groben niederfrequenten Oszillationen mit anschließendem Sturz.

Röntgen: PET: Bei regionaler Blutflussmessung mit $H_2^{15}O$ fand sich bei 4 Patienten bei Aktivieren des Tremors durch Anheben des rechten Armes eine abnorme Aktivierung (Anreicherung) bilateral im Zerebellum (beidseitige Überaktivität des Kleinhirns wie beim essentiellen Tremor, bei Gesunden nur ipsilateral) und über zerebellothalamische Verbindungen im kontralateralen Thalamus (hierdurch erklärbarer Thalamotomie-Erfolg) [Wills A: A positron emission tomography study of primary orthostatic tremor. Neurology 46 (1996) 747–52].

Therapie: β-Blocker sind wirkungslos.
1. Schritt: ✰Primidon (250 mg Tbl) s. Epilepsie. In dieser Indikation in D nicht zugelassen. Initial 62,5 mg abends alle 3–7 Tage um 62,5–125 mg erhöhen auf 500–1000 mg bzw. 10–20 mg/kg in 3 Dosen.
2. Schritt: ✰Clonazepam (0,5/2 mg Tbl, 1 mg/2 ml A, 2,5 mg/25 gtt) 0,1–0,2 mg/kg (2–6 mg) in 2 Dosen. [Knott H: Orthostatischer Tremor. EEG-Labor 17 (1995) 148–51]. Weitere Alternativen: Phenobarbital oder Valproinsäure.

3. Zerebellärer Tremor G25.2

s. Ataxie.

Ätiologie: Ipsilaterale Kleinhirnläsion (bzw. afferente oder efferente Projektionen) z.B. durch

Encephalomyelitis disseminata – Multiple Sklerose.

Definition/Diagnose: Armbetonter Tremor mit Aktivierung durch Zielbewegungen, bei starker Ausprägung ggf. auch unter Halteinnervation. Tremorfrequenz besonders bei Beteiligung proximaler Extremitätenabschnitte niedrig (< 5, 2,5–4 Hz).
Zerebellärer oft synonym mit Intentionstremor (Intentions-> Halte-> Ruhe-Tremor), d.h. mit präterminaler Verstärkung (Finger-Finger- und Finger-Nase-Versuch).

Differentialdiagnose: Essentieller Tremor. Holmes-Tremor. Myorhythmie.

Klinik: s. Definition. Auftreten bei starker Ausprägung auch unter Haltebedingungen. Auch Kopf- und Stimmtremor.
Besonderes: Titubation (Wackeltremor) unter posturalen Bedingungen besonders von Kopf und Oberkörper mit zusätzlicher Aktionskomponente, ggf. nur durch Rhythmizität von einer Rumpfataxie zu unterscheiden. Nystagmus.

Therapie: Mit Botulinum-Toxin kaum behandelbar.
1. Schritt: Abwarten.
2. Schritt:
✰ Clonazepam (0,5/2 mg Tbl, 1 mg/2 ml A, 2,5 mg/25 gtt) 0,1–0,2 mg/kg (2–6 mg) in 2 Dosen.
✰ Carbamazepin s. Epilepsie. Besonders langsame Dosissteigerung bei Patienten mit Kleinhirnatrophie, die CBZ schlechter tolerieren [Specht U, Bielefeld: Cerebellar atrophy decreases the threshold of carbamazepine toxicity in patients with chronic focal epilepsy. Arch Neurol 54 (1997) 427–31], auf 400–800 mg/d. Alternativ (bei UAW, besonders bei allergischem Exanthem) Oxcarbazepin (Trileptal 300 mg Tbl), besser verträglich.
✰ 5-Hydroxy-L-tryptophan – Oxitriptan (100 mg Tbl) unter BB-Kontrollen incl. der Eosinophilen je 3 Tage 0–0–100, 100–0–100, 3 x 100 mg bzw. 100–600 mg, nicht mit Serotonin-Wiederaufnahmehemmern. Bessert neben der Ataxie ggf. den Intentionstremor.
✰ Ondansetron (4/8 mg Tbl, 4/8 mg A) unter Gabe eines Laxans (UAW) 2 x 1 Tbl. A nicht mischen, 3 x 1/d über 15 min. Wirksam in Einzelfällen [Rice G: Ondansetron, a 5-HT3 antagonist, improves cerebellar tremor. J Neurol Neurosurg Psychiatry 62/3 (1997) 282–4].
- Ggf. Therapieversuch mit ✰Propranolol, ✰Physostigmin (s. Ataxie), Lecithin (bis 24 g/d). Isoniazid-Therapie hat sich nicht bewährt [Sabra A: Treatment of action tremor in multiple sclerosis with isoniazid. Neurol 32 (1982) 912–3]. Einzelberichte mit ✰Cannabis.
3. Schritt: Stereotaktische Operation (VIM-Kern) nur bei schwer behindernder Tremorausprägung und nachgewiesener konservativer Therapieresistenz mit Besserung bei 40–60 % der Patienten. Bei Ausschalten des Stimulators kein Tremorrebound, aber Ergebnisse schlechter als bei anderen Tremorarten.

4. Holmes-Tremor – Myorhythmie   G25.2

syn. Mittelhirn-Tremor, Ruber-Tremor.

s. Gaumensegeltremor (Gaumensegelmyoklonus, Gaumensegelmyorhythmie).

Anatomie: Läsion im Mollaret'schen Dreieck (Nucleus dentatus, Nucleus ruber, untere Olive), nigrostriataler und dentato-thalamischer Funktionskreise: Ggf. nach dorsolateralen Thalamusläsionen („Thalamus-Tremor").

Ätiologie: Nach Enzephalitis, Geburtsschaden, posttraumatisch. Vaskulär bei Hirnstamm-Syndromen wie beim lateralem Brückensyndrom ipsilateral, Benedikt-Syndrom kontralateral, Wallenberg-Syndrom (ipsilateral, Tractus tegmentalis centralis).

Definition: Tremorentität aus Ruhe-, Halte- und Intentionstremor bei niedriger Tremorfrequenz 1–3/s (rhythmisch) derselben Muskelgruppen. Auch rhythmisch auftretende unwillkürliche Zuckungen einzelner Muskeln.

Differentialdiagnose: Zerebellärer Tremor, Tremor bei M. Parkinson.

Epidemiologie: Relativ plötzliches, insgesamt sehr seltenes Auftreten im Zusammenhang mit einer umschriebenen Hirnschädigung, bei z.B. umschriebenem Hirnstamm-Insult Abstand von Tagen bis Jahren zwischen dem Zeitpunkt der Läsion und dem Auftreten des Tremors.

Klinik: Mit einer Latenz von 2 Wochen bis 2 Jahren auftretender Ruhe- und Intentionstremor, häufig mit posturalem Tremor, mit einer Frequenz unter 4,5 Hz. Meist liegt auch ein Haltetremor vor. Kopf- und Stimmtremor. In der Regel keine Akinese, keine Gangstörungen. Häufig zusätzliche Zeichen einer zerebellären Schädigung oder Hirnstamm-Funktionsstörung.

Therapie: Wie zerebellärer Tremor schwer beeinflussbar. Mit Botulinum-Toxin kaum behandelbar.

1. Schritt: Abwarten.

2. Schritt: Anticholinergika,z.B. ☆Trihexyphenidyl (oder Therapieversuch mit ☆L-Dopa oder Dopaminergika). Oder

☆ Clonazepam (0,5/2 mg Tbl, 1 mg/2 ml A, 2,5 mg/ 25 gtt) 0,1–0,2 mg/kg (2–6 mg) in 2 Dosen. Wirkung: GABA-erg.

3. Schritt: Therapieversuche anhand von Kasuistiken mit L-Dopa, Propranolol, ggf. in Kombination mit Antiepileptika.

4. Schritt: Stereotaktische Operation (VIM-Kern) nur bei schwer behindernder Tremorausprägung und nachgewiesener konservativer Therapieresistenz.

Trichinose s. Myositis. Meldepflicht bei Erkrankung oder Tod.   G73.4

Nervus trigeminus-Läsion

s. multiple Hirnnervenparesen.

Ätiologie: Nukleäre Läsion des Nucleus trigeminus im Pons bzw. Hirnstammbereich – Trigeminusneuropathien.
- Idiopathisch: Zwei Kasuistiken mit Hypästhesie/Hypalgesie $V_{1/2}$ (1. Patient mit verminderter Tränensekretion im Schirmer-Test) bzw. $V_{2/3}$ (2. Patient), pathologischem MRT-Befund bei unauffälligen neurophysiologischen Befunden, unauffälligem Labor wie ACE, Borrelien, TPHA, Herpes simplex/zoster, HIV, Kryoglobuline, AMA, ANA, ANCA, RF [Hansen C, Mainz: „Idiopathische" sensible Trigeminusneuropathie mit KM-Aufnahme (MRT) im intrazisternalen Anteil des N. trigeminus. (10/97) Dresden].
- Trauma: Nervus trigeminus-Verletzung bei HWS-Verletzungen (Tractus spinalis n. trigemini).   S04.8
- Tumor: Bösartige Neubildung, nukleäre Läsion des Nucleus trigeminus im Pons.   C72.5
Läsion des N. ophthalmicus durch Tumor im Keilbeinflügelbereich (z.B. Meningeom). Symptomatische Trigeminusneuropathien, z.B. bei parasellären retroorbitalen raumfordern-

Störungen des N. trigeminus G50

den Prozessen, mit Denervierungszeichen der Muskulatur im EMG, abgeschwächtem Kornealreflex und pathologischen Trigeminus-SEP.
- Vaskulär: Isolierte sensible Trigeminusneuropathie bei Ponsinfarkt (lakunäres Syndrom) [Kaneko K: Pontine infarction presenting as isolated trigeminal neuropathy. Neurol Med (Tokyo) (1990) 526–8].
Mit vestibulärer Beteiligung (Schwindel) [Hopf H: Vertigo and masseter paresis. A new local brainstem syndrome probably of vascular origin. J Neurol 235 (1988) 42–5].
Hirnstamm-Blutung [Berlit P: Trigeminal neuropathy in pontine hemorrhage. Eur Neurol 29 (1989) 169–70].

Anatomie/Histologie: N. trigeminus (V. Hirnnerv).
- Portio minor (Nucleus motorius nervi trigemini) motorisch: Erhält Impulse von kontra- und ipsilateral (Tractus corticonuclearis), verläuft im N. mandibularis, innerviert die Kaumuskulatur – Masseterreflex.
- Portio major sensibel: Nucleus spinalis für Schmerz und Temperatur, zuunterst Fasern zum N. ophthalmicus.

- Nucleus sensorius principalis für Berührung und Diskrimination.
- Sensibilität im Gesicht bis zum Scheitel, an Nase (Niesreflex afferent, efferent zu HN V, VII, IX, X),
  Mundhöhle/Zunge (Geschmack über VII. und IX. HN), vorderen Anteilen von Ohrmuschel und Gehörgang,
  Dura mater in der vorderer und mittleren Schädelgrube (X. HN hintere Schädelgrube).
- Ganglion semilunare – trigeminale (Gasseri): Spinalganglien mit pseudounipolaren Zellen.
- V.1 N. ophthalmicus (verläuft mit HN III, IV und VI durch die Fissura orbitalis superior): Afferenter Anteil des Kornealreflexes (efferent über den N. facialis). Der Korneal-reflex-Bogen verläuft über den Hirnstamm und ist somit erhalten bei Hemiplegie.
- V.2 N. maxillaris s.o. Verlässt die Schädelbasis durch das Foramen rotundum. Endäste N. mentalis und N. infraorbitalis.
- V.3 N. mandibularis s.o. Verlässt die Schädelbasis durch das Foramen ovale.

- V.1+2 + III. + IV. + VI. liegen im Sinus cavernosus eng beieinander mit der A. carotis interna (Aneurysma).
- Sölder'sche Linien mit zwiebelschalenartiger Anordnung der zentralen sensiblen Versorgung.
- N. petrosus superfic. major (aus dem Nucleus salivatorius superior) verlässt den N. facialis im Ganglion geniculi, anastomosiert in variabler Höhe zum N. trigeminus, bei Läsion Nasen- und Tränendrüsen-Sekretion gestört – Tränensekretionstest nach Schirmer.

Klinik: Motorisch: Bei Mundöffnen Abweichen auf die gelähmte Seite.
Prüfung der Kaumuskulatur: Atrophie von M. masseter und M. temporalis.
- Sensibel: Prüfung der Gesichtssensibilität (Trigeminusschmerzreiz an NAP, Nasenseptum). Ausfall des Kornealreflexes (auch bei Fazialisparese und zentralen Sensibilitätsstörungen). Sensible Defizite s. Anatomie.

Trigeminus-Neuralgie – Trigeminusneuralgie

G50.0

Ätiologie: Nervenkompression durch Kleinhirnarterie (A. cerebelli superior > A. cerebelli inferior anterior, A. basilaris, Venen, ggf. zusammen durch A. cerebelli superior und inferior anterior). Vereinzelt wird der N. trigeminus von einem Gefäß durchbohrt.
Aneurysmen und arteriovenöse Malformationen. Herpes zoster. Hirnbasistumoren (Metastasen), Hirnstamm-Gliome, M. Paget.
1–2 % durch demyelinisierte Plaques bei Encephalomyelitis disseminata – Multiple Sklerose (300mal häufiger).
Nach Kieferoperationen. Sjögren-Syndrom. Trigeminusneuralgie nach Zoster   B02.2. G53.0

Diagnostik: s. Labor, s. Röntgen. EEG. Blinkreflex – Orbicularis oculi-Reflex. Masseter-Reflex (nukleäre Läsion?): Der zentrale Reflexbogen verläuft über den Nucleus und Tractus mesencephalicus n. trigemini.

Differentialdiagnose:
- Trigeminusneuropathien als einziges Symptom einer medullären Ischämie [Nakamura K: Small medullary infarction presenting as painful trigeminal sensory neuropathy. J Neurol Neurosurg Psychiatry 61 (1996) 138] oder pontomesenzephalen Blutung [Holtzmann R: Lateral pontine tegmental hemorrhage presenting as isolated trigeminal sensory neuropathy. Neurol 37 (1987) 704–6], [Kim J: Isolated trigeminal sensory change due to pontine hemorrhage. Clin Neurol Neurosurg 96 (1994) 168–9].
- s. Kopfschmerz – Einteilung – Kopfschmerz-klassifikation der International Head Society: Gesichtsschmerz bei Erkrankungen des Schädels sowie im Bereich von Hals, Augen, Ohren, Nase, Nasennebenhöhlen, Zähnen, Mund, Kiefer, Kiefergelenk, benachbarten oder anderen Gesichts- oder Kopfstrukturen. Narbenbildung nach Gesichtsschädelverlet-

zung. Knochenprozesse des Gesichtsschädels oder der Schädelbasis.
- Akustikusneurinom und zerebellopontines Lipom.
- Aneurysma der A. cerebelli inferior.
- Cluster-Kopfschmerz.
- Costen-Syndrom – Temporomandibular-Syndrom (lokales myofasziales Syndrom) – Myarthropathie des Kiefergelenks mit Kiefergelenksdysfunktion, Triggern durch Kaubewegungen.
- Atypischer Gesichtsschmerz – psychogener Gesichtsschmerz: Dauerschmerz, unbeteiligte Schmerzschilderung.
- Glaukom.
- s. Glossopharyngeusneuralgie.
- Postherpetische Neuralgie.
- Chronisch paroxysmale Hemikranie (CPH) – Indometacin-abhängiger Gesichtsschmerz:
  G44.8
  Jüngere Frauen, Anfallsdauer kürzer 5–30 min, Anfallsfrequenz höher bis 30/d, Ansprechen auf ☆Indometacin (50 mg Kps/100 mg Supp).
- s. Migräne.
- NNH-Affektion: Sinusitis maxillaris.
- Raeder-Syndrom – paratrigeminale Neuralgie – Trigeminusneuralgie mit Horner-Syndrom entspricht wahrscheinlich z.T. dem CK.
- Speichelsteine.
- Styloid-Syndrom: Schmerzen an der Zunge und im lateralen Rachenbereich mit Verstärkung beim Schlucken.
- SUNCT-Syndrom (Short-Lasting Unilateral Neuralgiform Headache Attacks with Conjunctival Injection and Tearing): Mehrfach täglich reizgetriggert heftigste periorbitale Schmerzattacken von 1–5 min Dauer mit autonomen Symptomen wie Gesichtsrötung, konjunktivale Injektion, nasale Kongestion und Tränenfluss.

- Tolosa-Hunt-Syndrom.
- Zahnschmerzen. Deafferentierungsschmerz nach Zahnextraktion: Brennende Dauerschmerzen, Missempfindungen und Überempfindlichkeit gegen Berührungen.
- Weitere **Neuralgien** (eigenständige Erkrankungen?):
- Aurikulotemporalisneuralgie, durch Kauen ausgelöst, präaurikulär über Minuten andauernde Schmerzen subokzipital mit Ausstrahlung in den Kehlkopf, ggf. mit lokalem Schwitzen und Hautrötung, oft nach Parotiserkrankungen.
- Charlin-Neuralgie: Auge gerötet, Tränenfluss, länger dauernde Schmerzen am Nasenflügel und medialen Augenwinkel mit Druckschmerz des N. nasociliaris.
- Ganglion geniculi-Neuralgie   G51.1 am Gehörgang und Gaumendach über Sekunden, ggf. mit Geschmacksempfindungen und Speichelfluss, oft nach Herpes oticus.
  Nach Zoster   B02.2. G53.0
- Hunt-Neuralgie mit Schmerzen im Trommelfellbereich, äußeren Gehörgang und in der Ohrmuschel, ggf. mit Dysgeusien und Speichelfluss.
- Nasoziliarisneuralgie, durch Kauen oder lokalen Druck ausgelöst, am inneren Augenwinkel über Minuten bis Stunden andauernd mit Konjunktivitis, Tränen.
- Sluder-Neuralgie, durch Niesreiz bei Schnupfen ausgelöst, am inneren Augenwinkel (Nasenwurzel und Naseninneres, ggf. Gaumensegel) über Minuten andauernde brennende Schmerzen mit gerötetem Auge, ggf. bei Sinusitis.

Epidemiologie: Auftreten oberhalb des 50. Lebensjahres mit Altersgipfel > 70 Jahre. m < w. Prävalenz 4–6/100.000.

Klinik: Anamnese: Beginn oft im Herbst oder Frühjahr.
- Blitzartig einschießende stärkste Schmerzattacken (Tic douloureux, wie Zahnschmerzen) einseitig im Versorgungsbereich meist vom 2. und/oder 3. Trigeminusast – 1. Ast 4 %, 2. Ast 23 %, 3. Ast 15 %, 1. und 2. Ast 17 %, 2. und 3. Ast 32 %, 1. und 3. Ast 4 %, alle 3 Äste 5 % [n = 986. Aus Soyka D: Der Gesichtsschmerz. Schattauer Verlag (1973)].
- Auslösung spontan und durch Triggermechanismen (Bewegen wie Kauen oder Sprechen, Berühren, Rasieren, Kälte), Triggerpunkte z.B. medial an Ober- oder Unterlippe.
- Befund: Schmerzbedingte Verkrampfung der mimischen Muskulatur. Gelegentlich Hyperpathie im betroffenen Areal, sonst neurologisch unauffällig. Ggf. Anaesthesia dolorosa (Sekundärschaden nach neurochirurgischem Eingriff).
- Besonderes: Verdacht auf symptomatische Form bei jungen Patienten, neurologischen Ausfällen wie Hörstörung, Hypästhesie, Ataxie.

Labor: Plasma: Noradrenalin und Adrenalin, ACTH- und Cortisol-Morgen- und Abendwerte sind gegenüber Kontrollpersonen erhöht [Strittmatter M, Homburg: Fehlregulation der hypothalamisch-hypophysären Achse und des sympathischen Nervensystems bei der Trigeminusneuralgie. (9/96) Göttingen].

Liquor: Substanz P erhöht, Noradrenalin, 5-Hydroxyindolessigsäure, Homovanillinmandelsäure, Vanillinmandelsäure und Somatostatin vermindert [Strittmatter M, Homburg: Somatostatin, Substanz P und monoaminerge Transmitter in der Cerebrospinalflüssigkeit von Patienten mit Trigeminusneuralgie. (9/96) Göttingen].

Röntgen: CCT mit Darstellung der hinteren Schädelgrube. MR-Angiographie.

Therapie:
1. Wahl ✮Carbamazepin s. Epilepsie: Mindestens 600–800 mg/d. Wirkt initial bei 80 % und langfristig bei 50 % der Patienten.
2. Wahl ✮Phenytoin (100 mg Tbl, 250 mg A) s. Epilepsie. 250–400 mg/d. Wirkt initial bei 60 % und langfristig bei 30–50 % der Patienten.
3. Weitere Alternativen: ✮Valproinsäure (150/300/500/600 mg Tbl, 300 mg A) oder ✮Clonazepam 2–3 x 1 mg/d s. Epilepsie.
✮ Gabapentin bei 7 Patienten mit MS nach therapierefraktärer Vorbehandlung mit Carbamazepin, Phenytoin, Baclofen etc. in Dosen zwischen 900 und 2400 mg/d über ein Jahr wirksam [Khan O: Gabapentin relieves trigeminal neuralgia in multiple sclerosis patients. Neurology 51 (1998) 611–4].
✮ Baclofen s. Spastik, als kurzfristige Zusatzmedikation.
✮ Neuroleptika evtl. zusätzlich wie ✮Pimozid 1–4 mg/d.
✮ Tocainid (400 mg Tbl) 3 x 400 auf 3 x 600–800 mg.

Therapie operativ:
1. Mikrovaskuläre Dekompression (Gardner/Janetta) als operative Therapie der Wahl, Erfolgsrate 90–98 %.
- Bei 1155 Patienten zwischen 1972 und 1991 wurde in 75 % eine Kompression der Trigeminuswurzel durch die A. cerebelli superior gefunden. Die mittlere Nachbeobachtung mit jährlichen Befragungen lag bei 6,2 Jahren.
- Komplikationen bei 1204 Erstoperationen: Perioperative Mortalität 2 (0,2 %, 1mal Ischämie der Großhirnhemisphäre, 1mal Hirnstamm-Kleinhirninfarkt). Kleinhirnhämatom 2. Supratentorielles Hämatom 2. Kleinhirnödem 4. Hydrozephalus 2. Fazialisparese vorübergehend 6. Ipsilaterale Hörstörung permanent mild 1, Hörverlust 14 (1 %). Extraokulare Muskellähmung: M. obliquus superior vorübergehend 11, permanent 2. M. rectus lateralis vorübergehend 2. Schweres faziales Taubheitsgefühl 11. Liquorverlust 17. Pseudomeningozele 4. Bakterielle Meningitis 4. Nichtinfektiöse Meningitis 198.
- Komplikationen bei 132 Rezidivoperationen: Hirnstamm-Infarkt 1. Fazialisparese vorübergehend 4, permanent mild 1, permanent stark 1. Ipsilateraler Hörverlust 1. Schweres faziales Taubheitsgefühl 11. Liquorverlust 3. Bakterielle Meningitis 1. Nichtinfektiöse Meningitis 27.

– 10 Jahre postoperativ waren 70 % der Patienten ohne Medikamente beschwerdefrei, 4 % hatten ohne Dauermedikation gelegentliche Schmerzattacken, bei 11 % war eine erneute Operation indiziert. Die jährliche Rezidivrate lag unter 1 %, die größte Rezidivwahrscheinlichkeit bestand in den ersten zwei Jahren postoperativ, häufiger bei Frauen. Eine schlechte Prognose hatten Patienten mit neuralgischen Beschwerden von mehr als 8 Jahren Dauer, einer Kompression durch ein venöses Gefäß und fehlender Beschwerdefreiheit unmittelbar nach der Operation [Barker F: The long-term outcome of microvascular decompression for trigeminal neuralgia. N Engl J Med 334 (1996) 1077–83].

2. Op nach Spiller-Frazier.
3. Op nach Dandy.
4. Selektive perkutane Thermo- oder Kryokoagulation des Ganglion Gasseri. Risiko einer Anaesthesia dolorosa.
   Erfolgsrate primär 80 %, Rezidivrate 20 % in 5 Jahren. Bei Herpes zoster-Neuralgien oder nach Kieferoperationen nicht hilfreich.
5. Glyzerolinjektion (Glyzerolrhizotomie) bzw. Alkoholblockade des Ganglion Gasseri.
6. Elektroakupunktur ist methodisch zweifelhaft.

Therapie durch stereotaktische Radiochirurgie: Bei 121 konsekutiven, auf konservative Therapie, mikrovaskuläre Dekompression (n = 20), Glyzerolrhizotomie (n = 57) und Radiofrequenzrhizotomie (n = 19) therapierefraktären Patienten ohne Anaesthesia dolorosa Gamma Knife-Bestrahlung mit einem 4 mm-Isocenter im Bereich des Nervenaustritts aus der Pons während einer mittleren Beobachtungszeit von 18 Monaten bei 64 Patienten (60 %) keine Schmerzen, 18-mal (17 %) 50 %ige Besserung der Schmerzen unter fortbestehender Medikation, bei 24 (23 %) Besserung < 50 % bzw. unverändert; bei 10 % Auftreten anhaltender Parästhesien im Trigeminusbereich [Kondziolka D: Gamma knife radiosurgery for trigeminal neuralgia. Results and expectations. Arch Neurol 55 (1998) 1524–9].

Trigeminus-Tumoren s. Hirntumoren – Neurinome.

Anatomie/Histologie: Trigeminus-Schwannome: Retrospektive Auswertung von 11 primär benignen Tumoren bei 10 Patienten mit 8-mal histologischer Auswertung: 6 Trigeminus-Schwannome, 2 netzförmige Neurofibrome, weitere 3 Tumoren (vermutlich Schwannome) bei Neurofibromatose Typ 2 wurden nicht operiert.

Klinik: Nur 4 der 9 Schwannome und ein netzförmiges Neurofibrom verursachten Trigeminusstörungen, 4/11 herabgesetzte Sensibilität (einmal akut durch Einblutung), 2/11 Kornealreflex-Ausfall, 2/11 atypischer Gesichtsschmerz, 1/11 Parästhesien. Bei 2 Patienten mit ausgedehnten Schwannomen Hörminderung, zere-belläre Symptome, Zeichen der langen Bahnen und eine Abduzensparese.

Röntgen: Im MRT stellten sich 7 von 9 Schwannomen isointens dar, 1 mit hypointensen Arealen, 3 Schwannome mit ausgedehnte Einblutungen und zystischer Degeneration mit gemischt schwachen und kräftigen Signalen. Netzförmige Neurofibrome in T1 isointens und in T2 signalreich mit KM-Anreicherung, hauptsächlich in der Fossa pterygopalatina mit Ausdehnung entlang des N. maxillaris lokalisiert [Majoie C: Primary nerve-sheath tumours of the trigeminal nerve: clinical and MRI findings. Neuroradiology 41 (1999) 100–8].

Nervus trochlearis-Läsion – Trochlearisparese   H49.1

Bösartige Neubildung   C72.5

s. multiple Hirnnervenparesen.

Ätiologie: Trauma – Nervus trochlearis-Verletzung   S04.2
   [Burgerman R: Traumatic trochlear nerve palsy diagnosed by magnetic resonance imaging: Case report and review of the literature. Neurosurgery 25 (1989) 978–81].
– Vaskulär: Umschriebene Hirnstamm-Blutung [Kamei T: Primary tectal mesencephalic hemorrhage with isolated trochlear nerve palsy. A case report. Rinsho Shinkeigaku 27 (1987) 1167–9], [Mon Y: Midbrain hemorrhage presenting with trochlear nerve palsy – A case report. Rinsho Shinkeigaku 36 (1996) 71–3].

Anatomie: Nucleus IV in der Mittelhirnhaube um den Aquädukt in Höhe der unteren Vier-hügel. Fasern kreuzen (im Velum medullare sup.) und verlassen als einzige dorsal den Hirnstamm. Verlässt die Schädelbasis (mit HN II, III, V_1, VI) durch die Fissura orbitalis superior. N. trochlearis (IV. Hirnnerv) mit motorischer Funktion: Inniervert M. obliquus superior (Bulbus nach innen unten).

Dagnostik: Masseter-Reflex (nukleäre Läsion im Hirnstamm).

Differentialdiagnose: Supranukleäre oder nukleäre Läsion: Isolierte Hirnnervenparese bei lakunärer Hirnstamm-Ischämie (selten!).

Klinik: Anamnese: Schwierigkeiten bei Treppabgehen mit schrägstehenden Doppelbildern (Diplopie)?

Befund: Prüfung der Augenmotilität (blickparetischer Nystagmus?).
- Beim Blick nach unten innen (eingeschränkt)
  vertikale Doppelbilder. Größte Schielabweichung bei Kopfneigung zur Seite des paretischen Muskels (Bielschowsky-Phänomen).
  Kompensatorische Kopfneigung zur gesunden
  Seite. Größte Kippung beim Blick nach unten
  temporal.
- 25/412 Trochlearisparesen, 172 Okulomotoriusparesen und 165 Abduzensparesen, davon
  50 kombinierte Paresen entweder des III. und
  VI. HN oder aller drei Augenmuskelnerven.
  Bei vaskulärer Genese (165mal, davon 135mal
  Diabetes mellitus und Hypertonie, 40mal
  Nachweis vaskulärer Läsionen, 58 Aneurys-

men) meist Okulomotoriusparese. Bei infektiöser (15mal Nachweis entzündlicher Läsionen) und tumoröser Genese (9mal) meist
Abduzensparese. Trauma 44mal. Sonstige
nachgewiesene Ursachen 8mal. Ungeklärte
Genese 170mal. Schmerzen bestanden in den
Fällen von Aneurysma, Trauma und Tumor.
Binnen 3 Wochen bei 191/352 Patienten vollständige Restitution, bei 59 Patienten teilweise
Erholung. Die beste Prognose bestand bei entzündlicher und vaskulärer Genese, behandelt
mit nichtsteroidalen Antiphlogistika [Berlit P:
Isolated and combined pareses of cranial nerves III, IV and VI. A retrospective study of 412
patients. J Neurol Sci 103 (1991) 10–15].

Tuberkulom   G07

Meningeales / intrazerebrales Tuberkulom   A17.1 / A17.8†. G07
Tuberkulosefolgezustände des ZNS   B90.0

Intramedulläre Tuberkulome s. Querschnittlähmung.

Diagnostik: s. Röntgen.

Epidemiologie: Auftreten besonders bei jugendlichen Immigranten aus Entwicklungsländern.

Klinik: Zerebrale Tuberkulome mit 50–73 %
Hirndruckzeichen, 30–54 % Sehstörungen, 40–
73 % zerebralen Krampfanfällen, 18–30 %
Hemiparesen. Kasuistik einer deutschen Patientin während der Schwangerschaft mit Ausgang von einer Mediastinaltuberkulose und
11/3 Zellen im Liquor [Schabet M: Zerebrales
Tuberkulom in der Schwangerschaft. Nervenarzt 59 (1988) 405–7].
- Kasuistik einer klinischen Verschlechterung
  und Größenzunahme unter Vierfachkombination und Besserung nach Tuberkulostatika-
  Spiegelbestimmung mit Dosiserhöhung und

zusätzlicher Gabe von Kortikoiden [Hofer S,
München: Progression intrazerebraler Tuberkulome unter Therapie. Poster ANIM (1/98)
Hamburg]. [Hejazi N: Multiple Intracranial
Tuberculomas with Atypical Response to Tu-
berculostatic Chemotherapy. Acta Neurochir
139 (1997) 194–202].

Röntgen: CCT: Primär iso- bis leicht hyperdense
Struktur mit gleichmäßiger oder ringförmiger
Kontrastmittel-Anfärbung und perifokalem
Ödem, unspezifisch wie Abszesse oder Hirn-
metastasen.

Therapie: s. Meningitis tuberculosa.

Therapie operativ: Exzision therapierefraktärer
Tuberkulome (< 2 cm i.d.R. Ansprechen auf
Tuberkulostatika).
- Stereotaktische Aspiration tuberkulöser Abs-
  zesse.

Tuberkulose – Tbc   A15–19

Tuberkulöse Erstinfektion   A16.9
Lungentuberkulose   A16.2
Miliartuberkulose   A19.9
Tuberkulose Kehlkopf   A16.4
Tuberkulose des Darmes, des Bauchfells und der Mesenterialdrüsen   A18.3
Tuberkulose der Harn- und Geschlechtsorgane   A18.1
Tuberkulose der Hüfte, Knie, Wirbelsäule   A18.0
Tuberkulöse Arthritis, Osteomyelitis, Spondylitis, Synovitis, Tenosynovitis, Knochen,
    Knochennekrose   A18.0
Tuberkulose der Meningen und des Zentralnervensystems (s. Meningitis tuberculosa)   A17.0†
    Tuberkulosefolgezustände des ZNS   B90.0
Tuberkulosefolgezustand Urogenitalsystem   B90.1
Knochen und Gelenke / Atmungsorgane   B90.2 / B90.8

Spinale Tuberkulose s. Querschnittlähmung.
Meldepflicht bei Erkrankung oder Tod an der aktiven Form der Tuberkulose.

Anatomie/Histologie: Granulomatös-nekrotisie-
rende tumoröse, ggf. verkäsende Entzündung,
Langerhanssche Riesenzellen, PAS-positiv.

Differentialdiagnose: Differentialdiagnose der Meningoenzephalitis z.B. Bruzellose (Liquor ggf. oligoklonale Banden). Sarkoidose.

Epidemiologie: In Westeuropa treten 50 % der neuen Tuberkuloseerkrankungen bei Einwanderern und Asylanten auf.
- Inzidenz in USA 1996 seit Einführung der Meldepflicht 1953 am niedrigsten: 8 Neuerkrankungen/J. und 100.000 Einwohner.
- Letalität: Weltweit achthäufigste Todesursache [WHO (1998)].

Klinik: Coxitis tuberculosa. Erythema nodosum.
- Hirnstamm-Symptomatik: Kasuistik einer osteolytischen Destruktion des okzipitozervikalen Übergangs mit atlantookzipitaler Instabilität als isolierte Manifestation einer Tuberkulose der HWS ohne Hinweise einer Lungen- oder Urogenitaltuberkulose [Ortmann C, Gelsenkirchen: Seltene neurologische Manifestation der Tuberkulose – Ein kasuistischer Beitrag. (10/97) Dresden].
- Lumbale Neuritis oder Radikulitis. Radikulomyelitis s. Myelitis transversa.
- s. Tuberkulöse Meningitis – Meningitis tuberculosa. Rezidivierende aseptische Meningitis – Mollaret-Meningitis.
- Tuberkulöse Polyneuropathie (direkter Befall der peripheren Nerven): Ggf. bereits bei Lungentuberkulose sind Mononeuritis multiplex, Interkostalneuralgien, Schädigungen des N. phrenicus mit hartnäckigem Singultus, oder Meralgia paraesthetica möglich.
- Querschnittlähmung: Von 29 Patienten von 1973–93 mit Nachbeobachtung über 7,4 Jahre hatten 66 % neurologische Defizite: 55 % hauptsächlich vertebrale Beteiligung, davon hatten über die Hälfte schwere knöcherne Veränderungen mit Rückenmarkskompression, 39 % hatten intraspinales granulomatöses Gewebe ohne Knochenbeteiligung, 7 % hatten intramedulläre Tuberkulome. Bei neurologischen Defiziten ist eine neurochirurgische Dekompression erforderlich. Die Therapie mit Tuberkulostatika soll mindestens 12 Monate dauern: Alle unter 6 Monaten behandelten Patienten hatten einen Rückfall [Nussbaum E: Spinal tuberculosis: a diagnostic and management challenge. J Neurosurg 83 (1995) 243–7].

- Sinus-cavernosus-Syndrom: Kasuistik einer Infiltration, primär als in den Canalis opticus bzw. Fissura orbitalis superior en plaque wachsendes Meningeoms missgedeutet, bei einer 50-jährigen Patientin, die mit 2 Jahren an Lungen- und Knochen-Tbc erkrankt war [Trausch B, Dresden. (10/97) Dresden].

Labor: PCR. Sputum, Magensaft, Urin auf säurefeste Stäbchen. Differentialdiagnostisch ANA, AMA, Antiphospholipid-Antikörper, Kryoglobuline, Lues.

Risikofaktoren: Bei HIV-Infizierten ist das Risiko der Tuberkulose-Erkrankung um 80mal, im AIDS-Stadium 170mal gegenüber HIV-negativen erhöht. Bei zunehmender Immunsuppression und Absinken der CD4+-Zellzahlen auf < 200/µl ist mit kutaner Anergie, zunehmend atypischen Röntgenbefunden zu rechnen (häufig auch keine Kavernenbildung), und der Anteil der generalisierten und extrapulmonalen Tuberkulose nimmt von normal 10–15 % auf > 50 % zu.

Therapie: s. Meningitis tuberculosa. s. Antibiotika-Therapie – Tuberkulostatika bzw. Mykobakterien-geeignete Chemotherapeutika.
- In Regionen mit hohen Resistenzraten von M. tuberculosis Vierfachkombination (☆Isoniazid, ☆Rifampicin, ☆Pyrazinamid, ☆Ethambutol).
  Zu Ethambutol alternativ oder im täglichen Wechsel ☆Streptomycin.
- In Regionen mit niedrigen Resistenzraten Dreifachkombination ☆Isoniazid, ☆Rifampicin, ☆Pyrazinamid (50/120/300 mg Tbl) über 2 Monate, dann Isoniazid und Rifampicin (150/300 mg Tbl) über 4 Monate.
- Therapie unter bis zu ggf. wöchentlichen Leberwertkontrollen.
- Patienten mit offener Tuberkulose müssen in der Anfangsphase der Therapie isoliert werden. Die Kulturen und die Sputummikrospie werden binnen 4–6 Wochen negativ.

Therapie prophylaktisch: ☆BCG (100.000–300.000 lebende Keime/ml A) 0,1 ml streng subkutan gegen Tbc bei exponierten Säuglingen und Tbc-negativen Patienten. KI akut Erkrankte, Immunschwäche, Tbc in der Anamnese.

Tuberöse Sklerose s. Sklerose.

Tularämie – Hasenpest   A21.9

Ulzeroglandulär / okuloglandulär / pulmonal / gastrointestinal   A21.0 / A21.1 / A21.2 / A21.3
Generalisiert   A21.7

Meldepflicht bei Verdacht, Erkrankung oder Tod.   *Klinik*: Pneumonie.

Turner-Parsonage-Syndrom s. Polyneuropathie – Schulteramyotrophie.

Übelkeit

♣ *Du magst der Welt oft lange trotzen,*
dann spürst du doch: es ist zum –.
Doch auch wenn deine Seele bricht,
beschmutze deinen Nächsten nicht!
[Eugen Roth]

Ätiologie: Nicht iatrogen: Gastrointestinal bedingt. Hirndruck.

Habituelles Erbrechen
(*Ätiologie*: Hyponatriämie)   R11
Psychogenes Erbrechen (außer bei
Anorexie und Bulimie) – funktionell   F50.5
– Iatrogen:
1. Schwach emetogene Substanzen: Bendamustin, Busulfan, Chlorambucil, Cyclophosphamid oral, 5-Fluorouracil, Hydroxyurea, Melphalan, Methotrexat, Mitomycin, Procarbazin, Vincristin, Vinblastin, Vindesin.
2. Mittelgradig emetogene Substanzen: Anthrazykline Daunorubicin, Doxorubicin, Epirubicin. Cytarabin – ARA-C, Etoposid, Ifosfamid,
   Mitoxantron.
3. Hochgradig emetogene Substanzen: Cisplatin
   (Tagesdosen < 50 mg/m²), Carboplatin, BCNU
   – Carmustin, CCNU – Lomustin, Cyclophosphamid i.v.
4. Höchstgradig emetogene Substanzen: Cisplatin (Tagesdosen > 50 mg/m²), Chlormethin,
   Dacarbazin – DTIC.
– Strahlentherapie: Extraabdominelle Felder
  < partielles Abdomen < gesamtes Abdomen
  < Halbkörper- < Gesamtkörperbestrahlung.

Risikofaktoren: Individuelles Emesisrisiko hoch
  bei weiblichen Patienten < 50 Jahre mit nur
  geringem, nicht regelmäßigem Alkoholkonsum und vorhergehender Erfahrung mit Übelkeit und Erbrechen.
– Individuelles Emesisrisiko niedrig bei männlichen Patienten > 50 Jahre mit einem täglichen
  Alkoholkonsum von > 100 g.

Therapie: Dopamin-Rezeptor-Antagonisten und 5-
  Hydroxytryptamin (Serotonin)-Antagonisten.
☆ Bromoprid (10 mg Tbl, 12 mg/20 gtt, 10 mg A)
  15 min vor dem Essen 3 x 16 gtt, 3 x 1 Tbl bei
  Erbrechen, Motilitätsstörungen des oberen
  MDT, Sodbrennen, Reizmagen. El.-HWZ 3 h.
  Wirkung: Dopamin-Antagonist.
☆ Domperidon (10 mg Tbl, 10 mg/1 ml = 33 gtt)
  3 x 10–20 mg/d oder 1 gtt/kg 15–30 min vor
  dem Essen über maximal 4 Wochen. El.-HWZ
  7 h. KI Alter < 1 Jahr, Prolaktinom, Epilepsie.
  UAW Dyskinesie (seltener als unter Metoclopramid), Kopfschmerzen. Wirkung: Peripherer Dopamin-D₂-Rezeptor-Antagonist (überwindet die Blut-Hirn-Schranke nicht, geeignet
  bei M. Parkinson), Peristaltikanreger.
☆ Triflupromazin (10/25/50 mg Tbl, 10/20 mg A,
  70 mg Supp) s. Psychosen, 3 x 10–50 mg oral,
  20 mg i.m. oder 5–10 mg i.v., maximal 400 mg.
☆ Chlorpromazin (25 mg Drg, 1 mg/gtt, 25 mg
  A) 75–150 (–500) mg/d. KI/UAW/Wirkung s.
  Neuroleptika.
☆ Levomepromazin (1 mg/gtt, 25/100 mg Tbl,
  25 mg A) einschleichend 3 x 25–100 mg, maximal 600– 800 mg, möglichst keine i.v.-Gabe.
  El.-HWZ 17 h. Neurolept. Potenz 0,75. KI/
  UAW/Wirkung s. Neuroleptika.

☆ Benzodiazepine s. Schlafstörungen. Übelkeit
  tumorbedingt: Wirkung als Antiemetikum:
  Chlorazepat, Diazepam, Lorazepam. Lorazepam senkt durch seine amnestische Wirkung
  antizipatorisch Übelkeit und Erbrechen vor
  und nach Chemotherapie.
☆ Dimenhydrinat (10/20 mg Kaudragee, 50 mg Tbl
  + 10 mg Coffein, 150 mg Tbl/Supp, 100 mg A)
  3–4 x 50–100 mg, maximal 3 x 150 mg oral oder
  100 mg i.v./i.m., bis 6 x 150 mg Supp.
☆ Metoclopramid (10 mg Tbl, 10/50 mg A, 10/
  20 mg Supp, 4 mg/ml = 12 gtt, 5 mg/5 ml = 1
  Teel. Saft) s.u.

Tumor- bzw. Chemotherapie-bedingte Übelkeit:
– Bei schwach emetogenen Chemo- oder Radiotherapieverfahren und niedrigem Emesisrisiko
  (Übelkeit und Erbrechen < 2 x/24 h) prophylaktische orale Gaben von niedrigen Dosen
  Metoclopramid (4 x 15 gtt) oder Alizaprid.
– Bei mittelgradigen emetogenen Chemo- oder
  Radiotherapieverfahren und niedrigem Emesisrisiko
  Zugabe von bis zu 3 x 8 mg Dexamethason
  und/oder eines Benzodiazepins.
– Bei hochgradigen emetogenen Chemo- oder
  Radiotherapieverfahren und niedrigem Emesisrisiko (Übelkeit und Erbrechen < 8x/24 h)
  hohe i.v. Dosen von Metoclopramid oder
  Alizaprid mit bis zu 3 x 8 mg Dexamethason
  und/oder eines Benzodiazepins oder Ondansetron 8 mg oral 3–4 h vor und i.v. während der
  Chemotherapie und abends 8 mg oral.
– Bei hochgradigen emetogenen Chemo- oder
  Radiotherapieverfahren und hohem Emesisrisiko (Übelkeit und Erbrechen > 8x/24 h) in
  Kombination mit bis zu 3 x 8 mg Dexamethason und einem Benzodiazepin primärer Einsatz von Ondansetron 8 mg oral 3–4 h vor und
  32 mg Kurzinfusion während der Chemotherapie und abends 8 mg oral
  [zum Teil aus Bremer K: Individuelle risikoadaptierte antiemetische Stufentherapie. DMW
  119 (1994) 598–604].
☆ Alizaprid (50 mg Tbl, 50/250 mg A) bei Übelkeit und Brechreiz unter Chemotherapie bzw.
  prä- und postoperativ.
  El.-HWZ 2–3 h, verdoppelte HWZ bei
  Niereninsuffizienz.
  KI Alter < 14 Jahre, Epilepsie, extrapyramidalmotorische Störungen, mechanischer Ileus,
  Darmdurchbruch und gastrointestinale Blutung, Phäochromozytom, Prolaktin-abhängige
  Tumoren.
  UAW Diarrhö, (Spät-)Dyskinesie, Kopfschmerzen, Müdigkeit, Mundtrockenheit,
  Parkinsonoid, Schweißausbruch, Tremor.
  Wirkung: Substituiertes Benzamid, Dopaminantagonist. Wirkungsabnahme durch Biperiden.
☆ Metoclopramid (10 mg Tbl, 10/50 mg A, 10/20
  mg Supp, 4 mg/ml = 12 gtt, 5 mg/5 ml = 1 Teel.
  Saft) 1–2– > 5 mg/kg über Kurzinfusion, dann
  über Perfusor 10–30 mg/h (2–6 ml/h), oder z.B.
  4–6 A in 500 ml über 4–6 h, < 14 Jahre < 0,5 mg/
  kg/d. s.o.
  El.-HWZ 2,8–8,3 h, verdoppelte HWZ bei
  Niereninsuffizienz.

KI Alter < 14 Jahre, Epilepsie, extrapyramidalmotorische Störungen, mechanischer Ileus, Darmdurchbruch und gastrointestinale Blutung, Phäochromozytom, Prolaktin-abhängige Tumoren.

UAW Diarrhö, (Spät-)Dyskinesie, akute Dyskinesien/Dystonien (ggf. auch erst nach Zugabe von z.B. Fluoxetin) in 6–18 %, < 30 Jahre 30 % besonders bei Frauen, Kinder 85 % (Antidot Biperiden 1 A); Akathisie 1–8 %; gastrointestinale Irritationen (Antidot Butylscopolamin/Buscopan).

Kopfschmerzen, Müdigkeit/Sedierung 8–15 %, Mundtrockenheit, Parkinsonoid, hochdosiert Schlafstörungen in 50 %;

Schweißausbruch, Steigerung der Prolaktinsekretion mit Galaktorrhoe, Gynäkomastie. Tremor. Antidot Biperiden.

Wirkung: Substituiertes Benzamid, Dopaminantagonist, antagonistisch an D_2-Dopaminrezeptoren und hochdosiert an 5-HT$_3$-Rezeptoren, setzt Acetylcholin im MDT frei. Zentrale Dämpfung. Wirkungsabnahme durch Biperiden.

☆ Setrone: 5-HT$_3$-Rezeptor-Antagonisten.
   Wirkung wird durch Dexamethason verstärkt.
☆ Dolasetron (50/200 mg Tbl. 12,5/100 mg) unter Pulskontrolle über 30 s langsam i.v.
– Zur Vorbeugung nach Operationen während der Prämedikation 50 mg Tbl oder am Ende der Narkose 12,5 mg i.v.
– Zur Vorbeugung und Therapie einmal täglich 60 min vor Chemotherapie (Cisplatin) 200 mg Tbl oder 30 min vorher 100 mg i.v. (1,8 mg/kg) an bis zu 4 aufeinanderfolgenden Tagen. El.-HWZ < 10 min, Met. 7–9 h. Tmax oral nach 40 min. KI Kinder, cave Herzinsuffizienz, QT-Verlängerung, Elektrolytstörungen. UAW häufig Kopfschmerzen, gelegentlich Diarrhö, Fieber, Müdigkeit, Tachykardie, Erhöhung der Serumtransaminasen. Bei einwöchiger Gabe auch Appetitlosigkeit, gastrointestinale Irritationen, Obstipation, Schlafstörungen, Schwindel.

☆ Ondansetron (4/8 mg Tbl, 4/8 mg A) unter Gabe eines Laxans (UAW) 3 x 1 Tbl. A nicht mischen, 3 x 1/d über 15 min.
   Vor Chemotherapie 8 mg A mit nachfolgender Infusion 1 mg/h über 24 h, oder 1–2 h vor Chemotherapie 8 mg oral,
   jeweils weiter 8 mg oral alle 8 h bis maximal 5 Tage.
   El.-HWZ 3,5 h. UAW Flush/Wärmegefühl, Kopfschmerzen, geringer Leber-Transaminasenanstieg, Müdigkeit, Obstipation, selten reversible Psychosyndrome, sehr vereinzelt schwere kardiotoxische Reaktionen. Überempfindlichkeitsreaktionen.
   Wirkung auch antipsychotisch.
☆ Granisetron (3 mg A) 3 mg in 5 min. El.-HWZ 9 h. UAW Überempfindlichkeitsreaktionen.
   Wirkung bei akutem Erbrechen in 50 %, mit Dexamethason in 70 %. Wirkung bei verzögerter Emesis nicht besser als Metoclopramid.
☆ Tropisetron (5 mg Kps/A) 5 mg bzw. Kinder 0,2 mg/kg bis maximal 5 mg ggf. als A in Orangensaft oder Cola vor Gabe des Chemotherapeutikums. El.-HWZ 8 h. KI Kinder < 2 Jahre.
   UAW Bauchschmerzen, Diarrhö, Kopfschmerzen, Müdigkeit, Obstipation, Schwindel. Überempfindlichkeitsreaktionen.

Experimentelle Therapie:
☆ Cannabis (2,5 mg Tbl). Übelkeit z.B. Chemotherapie-induziert: Antiemetische Wirkung bei Spiegeln von 10 ng/ml und einer Dosis von 0,5–1,5 mg/m² alle 3–6 h über 24 Stunden nach Chemotherapieende.

Übergangsstörung, kraniozervikale s. Arnold-Chiari-Syndrom.

Nervus ulnaris-Läsion G56.2

Nervus ulnaris-Verletzung in der Axilla am Oberarm	S44.0
Nervus ulnaris-Verletzung in der Axilla am Unterarm / Hand(gelenk)	S54.0 / S64.0
Nervus ulnaris-Kausalgie	G56.4

s. Plexus brachialis-Läsion. s. periphere Nervenläsionen. s. Sulcus ulnaris-Syndrom.

Ätiologie: Trauma: Druckschädigungen des Sulcus nervi ulnaris (häufigster Läsionsort) durch Ellenbogenfrakturen besonders des Epicondylus medialis – Spätparesen nach Ellenbogenfraktur (!) besonders des Epicondylus lateralis, Arthrosen und Chondromatosen des Ellenbogengelenks (zum Teil beidseits), abnorm häufiges Beugen und Strecken (z.B. Stanzen und Arbeiten an Bohrmaschinen), Luxationen des Nervus ulnaris am Ellenbogen (mit und ohne Trauma, ggf. beidseits).

– Lähmung im Rahmen einer Wurzelläsion C8-Th1.

Anatomie: Entspringt den Wurzeln C8-Th1.

Diagnostik: EMG. ENG mit fraktionierter NLG über dem Sulcus ulnaris.

Differentialdiagnose: C8-Syndrom. Untere Plexusläsion. Amyotrophe Lateralsklerose und spinale Muskelatrophien.
Muskeldystrophien mit distalen Atrophien. Dupuytren-Kontraktur. Epicondylitis medialis.

Klinische Einteilung der Läsionen – Läsionshöhe (von distal nach proximal):

1. **Syndrom der Loge de Guyon** oder untere Nervus ulnaris-Läsion am Handgelenk: S64.0
   Wegen Aufzweigung im proximalen Handgelenksbereich variabel mit sensiblen oder motorisch-sensiblen Defiziten.
   Ggf. rein sensible Defizite des 5. und der Hälfte des 4. Fingers.
   Bei Läsion des Ramus profundus rein motorische Defizite der Handmuskeln (Radfahrerlähmung):
   M. flexor pollicis brevis Caput profundum (Caput superf. N. medianus) mit Parese der Beugung im Daumengrundgelenk,
   M. adductor pollicis mit Parese der Daumenadduktion (Froment-Zeichen: Kompensatorische Beugung des Daumenendgliedes durch den medianusinnervierten M. flexor pollicis longus),
   Mm. interossei mit Parese der Ad- und Abduktion III–V und Atrophie der interphalangealen Zwischenräume (Prüfung durch Lateralbewegung des Mittelfingers, Fingerspreizen gegen Widerstand),
   Mm. lumbricales III–IV mit Parese der Beugung im Grundgelenk und Streckung der Interphalangealgelenke III–V.
   Resultierende Hyperextension im Daumengrundgelenk und Krallenstellung der beiden ulnaren Finger.
   Differentialdiagnose: s. Handschmerzen. C8-Syndrom. Sulcus ulnaris-Syndrom.
2. **Sulcus ulnaris-Syndrom** und mittlere Nervus ulnaris-Läsion im Bereich des Ellenbogengelenkes: S54.0
   Immer Ausfälle s. 1.

   + M. flexor digiti minimi brevis mit Parese der Beugung im Kleinfingergrundgelenk,
   + M. opponens digiti minimi mit Parese der Kleinfingeropposition und
   + M. abductor digiti minimi mit Parese der Kleinfingerabduktion und Atrophie des Hypothenar,
   + M. palmaris brevis („Hautmuskel" am Kleinfingerballen) mit Parese des grübchenförmigen Einziehens der Haut am Hypothenar bei Abspreizen des Kleinfingers,
   + M. flexor digitorum profundus (IV–V) mit Parese der Beugung der Fingerendglieder IV– V,
   + M. flexor carpi ulnaris mit Parese der Beugung und Ulnarflexion des Handgelenks.
3. Obere Nervus ulnaris-Läsion am Oberarm und in der Axilla.

Komplikation: Ulnarisspätparese.

Therapie operativ: Ulnarisersatzoperationen mit Transposition des:
1. verlängerten Extensor carpi radialis longus mit Durchzug in die Seitenzügel des Streckapparates Dig. IV–V zur Verminderung der Krallenstellung der ulnaren Langfinger;
2. Extensor indicis (Flexor digitorum superficialis II, Extensor carpi radialis brevis) auf den Adductor pollicis zur Daumenadduktion.
– Ggf. Korrektur der Grundgelenk-Hyperextension statisch durch Kapsulodesen der Grundgelenke (unsicher) oder dynamisch durch einen Sehnenzügel, der in Beugestellung der Grundgelenke an das A-2-Ringband oder an die Grundphalanxbasis der ulnaren Finger fixiert wird (Lasso-Operation nach Zancolli).

Unruhezustand s. Verwirrtheitszustand.

Untersuchung s. neurologischer Befund. s. psychischer Befund.

Urin s. Harnblase.
Hefen im Urin: Blasenspülung mit 2 ml Amphotericin B (100 mg Tbl, 50 mg A) auf 50 ml NaCl.

Nervus vagus-Läsion

G52.2

Bösartige Neubildung

C72.5

s. Aphonie, multiple Hirnnervenparesen, Schluck-störung.

Ätiologie: Läsion z.B. im Rahmen eines Foramen jugulare-Syndrom (mit Hirnnerv IX und XI), s. multiple Hirnnervenparesen.
- Trauma: N. vagus-Verletzung S04.8

Anatomie: X. Hirnnerv, verlässt die Schädelbasis (mit IX und XI) durch das Foramen jugulare.
- Nucleus ambiguus (s. IX. + XI.) mit motorischer Funktion: Pharynx- und Larynxmuskeln.
- Nucleus dorsalis n. vagi mit viszeral motorischer (parasympathisch) Funktion: Eingeweide von Brust- und Bauchraum.
- Ganglion inferius (nodosum): Bauchraum sensibel, Geschmack an der Epiglottis.
- Ganglion superius (jugulare) mit sensibler Funktion: Gehörgang, Dura.

Klinik der einseitigen Vagusläsion:
- Einseitige Gaumensegelparese mit Herabhängen des weichen Gaumens (M. uvulae, M. levator palatini).

- Positives Kulissenphänomen (wie bei der Glossopharyngeusläsion): Beim Auslösen des Würgreflexes Verziehen der Rachenhinter-wand zur gesunden Seite.
- Nasale Sprache infolge fehlender Abdichtung der Mund- zur Nasenhöhle.
- Heiserkeit: Bei proximaler Läsion z.B. im Bereich des Vagusstammes steht das gelähmte Stimmband in Intermediärstellung.
  Bei Teilläsion (Ausfall des N. recurrens vagi – Rekurrensparese im engeren Sinn) einseitige Stimmbandlähmung mit Heiserkeit oder Aphonie, das gelähmte Stimmband steht in Median-bzw. Paramedianstellung.

Klinik der beidseitigen Vagusläsion: Symptome der einseitigen Läsion und zusätzlich: Schwere Störung des Schluckaktes: Beim Trinken wird Flüssigkeit aspiriert (Aspirationspneumonie) oder läuft aus der Nase. Deutliche Aphonie, auch Dyspnoe und gelegentlich Tachykardien.

Varizellen

B01.9

s. akute disseminierte Enzephalomyelitis.

Ätiologie: Varizella-Zoster-Virus (VZV, identisch mit dem Varizellenvirus).

Klinik: Periphere Fazialisparese. Virale Meningitis.

Komplikationen: Akute disseminierte Enzephalomyelitis 3–4 (5–15) Tage nach den Hauteruptionen, gute Prognose.

Postinfektiöse Polyradikuloneuritis ggf. mit Hirnnervenbeteiligung, Guillain-Barré-Syndrom. Myelitis transversa. Reye-Syndrom.
- s. Herpes zoster-Infektion.

Labor: Varizella-Zoster (30 %) als unspezifische „Mit-Reaktion" im Sinne einer polyklonalen B-Zellaktivierung bei Encephalomyelitis disseminata.

Vaskulitiden – Immunvaskulitis

I67.7

Hypokomplementämische (urtikarielle) Vaskulitis

M31.8

Nekrotisierende Vaskulopathie nicht näher bezeichnet

M31.9

Ätiologie: s. Einteilung, s. Klinik. Oft durch Infektionen oder paraneoplastische Syndrome ausgelöste Autoimmunerkrankung.

Anatomie/Histologie: Bei primären Immunvaskulitiden Vaskulitis meist kleiner (Takayasu und Riesenzellarteriitis großer) Gefäße mit Zerstörung der Gefäßwand bis zum Gefäßverschluss und ischämischen Läsionen, es entstehen meist sog. MCTDs („mixed connective tissue disorders").

Diagnostik: Transkranielle Dopplersonographie. Temporalisbiopsie: Ggf. Ablagerungen von z.B. IgM, C1, C3, C5.

Differentialdiagnose: Encephalomyelitis disseminata, akute disseminierte Encephalomyelitis.

Einteilung: Klassifizierung entweder nach der Gefäßgröße (groß, mittel, klein) oder in primäre bzw. sekundäre Vaskulitiden.
Riesenzellarteriitis (groß).
Takayasu-Syndrom (groß).
Kawasaki-Syndrom – mukokutanes Lymphknotensyndrom (mittel) M30.3
Panarteriitis nodosa – Periarteriitis nodosa (mittel). Mikroskopische Polyangitis (MPA). Isolierte ZNS-Vaskulitis s.u. M. Wegener (klein). Churg-Strauss-Syndrom (klein).
- ANCA-assoziierte Vaskulitiden: Churg-Strauss-Syndrom, M. Wegener, mikroskopische Polyangitis.

Klinik: ZNS- und PNS-Affektion:
1. ZNS: Rezidivierende Ischämien und Hirninfarkte (selten Blutungen) mit neurologischen

Herdsymptomen: Auch Hirnnervenausfälle, Bewegungsstörungen z.B. choreatiform. Kopfschmerzen, zerebrale Krampfanfälle, neuropsychiatrische Symptome und dementielle Entwicklung.
Durch: M. Behcet. Borreliose. Allergische Granulomatose Churg-Strauss. Lymphomatoide Granulomatose.
Lupus erythematodes disseminatus (Kollagenosen): Multiple subkortikale Läsionen. Heroinmissbrauch. Medikamenten-Nebenwirkung (Amrinon, Carbimazol/Thiamazol, Interferon beta-1b – IFN-β-1b, Isotretinoin, Methamphetamin, Vigabatrin). Moya-Moya-Syndrom.
– Arteriitis temporalis mit zerebraler und pulmonaler Beteiligung [Ruhmann S. Poster ANIM (1/94) Karlsruhe]; Riesenzellarteriitis, s. Polymyalgia rheumatica.
– Enzephalitis.
– Meningeale Reizung, chronisch aseptische Meningitis. Eitrige Meningitis und Meningitis tuberculosa (Atypische eosinophile tuberkulöse Meningitis mit Begleitvaskulitis) [Willig V. ANIM (15.1.94)].
2. Spinale Symptome, Myelitis transversa.
3. PNS:
– Guillain-Barré-Syndrom bei chronischer Osteomyelitis mit den histologischen Zeichen einer nekrotisierenden Vaskulitis [Kiefer R. Poster ANIM (1/94) Karlsruhe].
– Mononeuritis multiplex und periphere Neuropathien bei 36 von 73 Patienten (49 %), davon in 56 % NLG-Verzögerung, in 50 % Amplitudenreduktion, in 32 % pathologische Thermometrie, in 11 % pathologische Vibratometrie [Robeck S, Erlangen: Electrophysiological studies of peripheral nerve in vasculitides. (9/95) Erlangen].
– Radikulopathie.
– s. vaskulitische Polyneuropathie.

Labor: BKS (nicht obligat erhöht). BB (Eosinophilie bei Churg-Strauss). HbS, Kryoglobuline. s. Einteilung. s. M. Wegener – Labor: cANCA. AMA, ANA, Antielastin-Antikörper, Antikörper gegen glatte Muskelzellen.
– pANCA (perinukleäre antineutrophile zytoplasmatische Antikörper) gegen Myeloperoxidase (MPO), bei mikroskopischer Polyangitis mit 80 % Spezifität und 50 % Sensitivität, bei 2/3 der Patienten zur Verlaufsbeobachtung geeignet bei guter Korrelation zwischen dem pANCA-Titer und der Krankheitsaktivität.
– Zirkulierende Immunkomplexe, „membrane attack complex" (MAC) durch direkte Immunzytologie.
– Urin: Mikroalbuminurie und Transferrinurie als Hinweis auf eine (häufig bestehende) Nierenbeteiligung [Thilmann A: Nachweis einer Mikroproteinurie: Wichtige Vorfelddiagnostik bei Vaskulitiden. Akt Neurol 19 (1992) 6–9].

Röntgen: CCT: Multiple zerebrale Läsionen, ggf. Verschattung der Ethmoidalzellen. Sensitivität 33–50 %.
– Angiographie und MR-Angiographie: Multifokale Kaliberunregelmäßigkeiten und segmentale Stenosen oder Gefäßabbrüche mit einer Sensitivität von 30–100 % und einer Spezifität von 22 %: Differentialdiagnose hypertensive

Vaskulopathie, Spasmen, Gefäßwandödem, Kompression.
– MRT zerebral: Lineare oder punktförmige Muster von leptomeningealem Enhancement, periventrikuläre und subkortikale Signalveränderungen der weißen Substanz und multifokale Infarkte. Sensitivität 50–100 %.
– MRT der Muskulatur: Die STIR-Fettunterdrückungs-Sequenz zeigt bei unbehandelten primären und sekundären Immunvaskulitiden mit neuromuskulärer Beteiligung mit annähernd 100 % Sensitivität fleckige Muskelödemareale auf. Die T2-Zeitveränderungen sind durch Denervierungen bedingt. Positive Korrelation des nachgewiesenen Muskelödems mit der vaskulitischen Komponente der Erkrankung, nicht mit dem Ausmaß der myogenen oder neurogenen Gewebsschädigung. Ein persistierendes Ödem schließt einen Therapieerfolg nicht aus [Beese M: MRT im Therapiemonitoring bei Myositiden und Vaskulitiden. (9/95) Erlangen].

Therapie bei Vaskulitiden (isolierte ZNS-Vaskulitis, Panarteriitis nodosa, Polymyalgia rheumatica, M. Wegener) und/bzw. Immun-Neuropathien: Sofortige Stoßtherapie mit
☆ Kortison: Prednison (5/20/50 mg Tbl) 40–60 (–100) mg/d für initial 6 Wochen, je nach Krankheitsaktivität in Kombination mit
1. Wahl: ☆Azathioprin (50 mg Tbl). Wenn Azathioprin nicht ausreicht,
2. Wahl (Fauci-Schema): ☆Cyclophosphamid (50 mg Drg, 100/500 mg Fl) 100 mg/d bzw. 1–2 mg/kg.
Nach Remission Prednison von 40–60 mg/d dann über 3–6 Monate auf 20 mg/d reduzieren [Moore]. Nach 6 Monaten und bereits erfolgter Prednisonreduktion Kontrolle, bei weiterer Remission Cyclophosphamid auf 25 mg/d und Ausschleichen von Prednison.
Bei Zunahme entzündlicher Liquorveränderungen Therapie intensivieren.
3. ☆7S-IgG-Immunglobuline – IVIG (0,5–10 g Fl). M. Wegener und andere primäre Vaskulitiden, besonders bei erhöhtem Infektionsrisiko und starker Immunsuppression bzw. bei schlechter Ansprechbarkeit auf Standardtherapien: 0,4 mg/kg monatlich.

1. Hypersensitivitätsangiitis – Hypersensitivitätsvaskulitis – Goodpasture-Syndrom   M31.0

Drogeninduzierte ZNS-Vaskulitis   I67.7

Ätiologie: Sekundäre Autoimmunvaskulitis. Wohl allergische Reaktionen auf Medikamente, Drogen, Insektengifte, ggf. bei Infektionen und tumorassoziiert. Aus zirkulierenden Antikörper gebildete Immunkomplexe haften an der Gefäßwand an, aktivieren die Komplementkaskade und produzieren chemotaktische Faktoren u.a. für neutrophile Granulozyten mit der Folge einer Thrombose und Gefäßobliteration.

Anatomie/Histologie: Nekrotisierende Veränderungen an Arteriolen, Venolen und Kapillaren, typischerweise alle im gleichen Läsionsstadium [Berek K: Zerebrale Hypersensitivitätsvaskulitis. Nervenarzt 62 (1991) 244–4].

Diagnostik: s. Labor. Hautbiopsie.

Klinik: Anamnese: Insektenstiche?
- ZNS in 10 % betroffen: Zerebrale Hypersensitivitätsvaskulitis mit zerebraler Ischämie ggf. bis zum Koma.
- PNS in 20 % betroffen: Vaskulitische Polyneuropathie.
- Organbeteiligung von Haut, Nieren und Gelenken.
- Hypersensitivitätsangiitis Zeek – Zeek-Syndrom (primäre Vaskulitis, granulomatös) mit ZNS-Beteiligung 10 %, PNS-Beteiligung 20 %, Muskel-Beteiligung 20 %. Befall von Haut, Nieren, Gelenken.

Labor: BB Eosinophilie. IgE, IgA. Zirkulierende Immunkomplexe.

2. Isolierte ZNS-Vaskulitis   I67.7

syn. primäre Angiitis des ZNS (PACNS), granulomatöse Vaskulitis des ZNS, isolated CNS-angiitis (IAC), zerebrale Arteriitis.

Ätiologie: Idiopathisch.
- Kasuistik einer 28-jährigen Patienten nach Trinken einer Schale Ginseng mit starken Kopfschmerzen ohne weitere neurologische Symptome mit angiographischem Nachweis einer Arteriitis wie bei Abusus von Kokain, Amphetaminen oder Phenylpropanolamin [Ryu S: Ginseng-associated cerebral arteritis. Neurology 45 (1995) 829–30].
- Allogene Knochenmark-Transplantation (als wichtige Behandlungsoption bei malignen lymphatischen Erkrankungen): Kasuistik von 5 Patienten mit fokalen neurologischen Störungen (akut oder subakut aufgetretene, progrediente Ischämien und periventrikuläre Marklagerläsionen im MRT, bei 2 Patienten im Verlauf Parenchymblutungen) und variablen neuropsychologischen Defiziten; im transkraniellen Doppler bei 3 Patienten Meanflusserhöhungen ohne sonstigen Vaskulitisnachweis in der An-

giographie (n=2) oder im Liquor; bei Hinweisen auf eine Vaskulitis ggf. symptomatisch bzw. zusätzliche immunsuppressive Therapie [Padovan C, München: Hinweise für eine schwere zerebrale Vaskulitis nach Knochenmark-Transplantation. Poster ANIM (1/98) Hamburg].

Diagnose-Kriterien:
1. Muster von Kopfschmerzen und multifokalen neurologischen Defiziten über wenigstens 6 Monate,
2. Segmentale Gefäßengen/Kalibersprünge in der DSA (unspezifisch!),
3. Ausschluss einer systemischen Erkrankung bzw. Infektion,
4. Vaskuläre Entzündung bei einer leptomeningealen oder Hirnbiopsie
   [Moore P: Diagnosis and management of isolated angiitis of the central nervous system. Neurology 39 (1989) 167–73].

Diagnostik: Transkranielle Dopplersonographie.

Differentialdiagnose: s. M. Wegener. Angiopathien. Koagulopathien.

Labor: s. Vaskulitiden. Keine spezifischen Antikörper.
Liquor: In 60–70 % Zellzahl- und Eiweißerhöhung.

Klinik: s. Vaskulitiden. s. Diagnose-Kriterien. Akute Symptomatik mit rascher Progredienz. Psychische Veränderungen, zerebrale Krampfanfälle.
- Atypische eosinophile tuberkulöse Meningitis mit Begleitvaskulitis [Willig V. ANIM (1/94) Karlsruhe].
- Isolierte Angiitis des ZNS: Seltene Differentialdiagnose der eosinophilen Meningoenzephalitis [Merkelbach S. Poster ANIM (1/94) Karlsruhe].
- Granulomatöse Angiitis bei Sarkoidose; bei Herpes zoster: Die granulomatöse Angiitis des ZNS als Komplikation des Herpes zoster ophthalmicus [Terborg C. Poster ANIM (1/94) Karlsruhe]; assoziiert mit zerebraler Amyloidangiopathie.

Röntgen und Therapie: s. Vaskulitiden.

Ventrikulitis   G04.9

Visuell-räumliche Verarbeitungsstörung   R48.8

Visusstörung s. Sehstörung.

Vergiftungen s. Intoxikation.

Vertebralisdissektion   mit / ohne Hirninfarkt I63.2 / I65.2, G45.0

Ätiologie: s. Klinik. s. Karotisdissektion. Spontanes Auftreten, oft mit anamnestisch vorausgegangenen Bagatelltraumen, ruckartigen Kopf-

bewegungen, Über-Kopf-Arbeiten, kräftigem Husten.

Anatomie/Histologie: Mechanisch bedingter Endothelschaden mit intramuraler Einblutung in die Arterienwand zwischen Tunica media und Adventitia oder in die Tunica media selbst und resultierender Stenose oder Verschluss. Meist kurzstreckige Engstellungen im intrakanalikulären Verlauf (Abschnitt V_2) und besonders im Bereich der Atlasschlinge (V_3), i.d.R. vor Abgang der A. cerebelli inferior posterior, selten isoliert im intrazerebralen Verlauf. Ggf. Ausbildung von Pseudoaneurysmen.

Diagnostik: s. Röntgen. Farbduplexsonographie.

Klinik: Charakteristisch sind initial ipsilaterale Nacken-Hinterkopfschmerzen, nach Minuten bis Wochen Hirnstamm-Symptome, am häufigsten als Wallenberg-Syndrom, bis zum Locked-In-Syndrom bei Basilaristhrombose.
– Forcierte Retroflexionsbewegung des Kopfes z.B. im Rahmen eines Traumas:
1. Vertebralisdissektion mit verzögertem Auftreten 48 h nach einer Achterbahnfahrt trotz Fixation des ganzen Körpers incl. Kopf [Biousse V: Roller-coaster-induced vertebral artery dissection. Lancet 346 (1995) 767].
2. Kasuistik mit einem Tag nach Go-Kart-Fahren aufgetretenem Nackenschmerzen und am nächsten Morgen Hirnstamm-Syndrom; im MRT Läsion im Hirnstamm links, duplexsonographisch Basilarisdissektion mit angiographisch fehlender Darstellung der PICA [Schimrigk S, Bochum: Dissektion der A. basilaris mit inkomplettem Wallenbergsyndrom nach Cart-Bahn-Racing. Poster ANIM (1/98) Hamburg].
– Chirotherapie der HWS – Manualtherapie nur nach radiologischem Ausschluss eines Bandscheibenvorfalls!
1. Kasuistik einer 35-jährigen Patientin mit Schulterschmerzen und am 6. Tag der Schmerzen durchgeführter Chirotherapie mit kurz darauf diffusen Kopfschmerzen und 3 Tage später beginnenden Sehstörungen beider Augen, einer Hemisymptomatik und Hemiataxie mit Rückbildung aller Symptome nach 48 Stunden. Angiographisch wird eine Vertebralisdissektion bestätigt und bei unauffälligem zervikalen CT als primäre Vertebralisdissektion vermutet mit nicht auszuschließender richtunggebender Verschlimmerung durch Chirotherapie [Beer K: „Schulter-Arm-Syndrom" und was sich dahinter verbergen kann. Akt Neurol 22 (1995) 118–9].
2. In bis zu 30 % bilaterale Dissektionen, seltener nach Chirotherapie: Kasuistik einer 34-jährigen Patientin mit unmittelbar nach HWS-Chirotherapie auftretendem Drehschwindel, rezidivierendem Erbrechen und passageren Doppelbildern; im MRT Kleinhirninfarkt im Gebiet der A. cerebelli inferior posterior; im Farbdoppler Dissektion beider Vertebralarterien mit Einengung rechts um 50 % und Verschluss links; unter therapeutischer Heparini-

sierung nach 11 Tagen Infarkt der Medulla oblongata mit Ausbildung einer linksseitigen Hypoglossusparese und schweren sensomotorischen Hemiparese rechts [Leweke F: Doppelseitige Dissektionen der Vertebralarterien nach chiropraktischer Behandlung der Halswirbelsäule. Akt Neurol 26 (1999) 35–9].
3. Kasuistik einer 41-jährigen Patientin mit einseitig (links) betonten okzipitalen Cephalgien, nach chiropraktischer Behandlung kontralateralem pulssynchronen Ohrgeräusch, nach wenigen Stunden reversibler Hypästhesie der rechten Gesichthälfte und Nachweis einer Dissektion beider Karotiden und Vertebrales; binnen 1 Woche Rekanalisation, die Patientin blieb asymptomatisch [Schminke U, Greifswald: Gleichzeitige spontane Dissektion der A. carotis interna und der A. vertebralis beider Seiten. (10/97) Dresden].
4. Bei 5 Patienten entwickelte sich in einem Fall aus einer initial rechtsseitigen Dissektion eine Basilaristhrombose mit Variation vom Wallenberg-Syndrom bis zum Locked-In-Syndrom (s. Basilarisinsuffizienz). Bei weiteren 10 Patienten ohne nachweisbare Dissektion traten erstmalig nach Chirotherapie Beschwerden wie Attacken- und Drehschwindel und initial Synkopen auf [Vertebralarteriendissektionen nach chiropraktischer Manipulation: Klinische, dopplersonographische, magnetresonanzangiographische und bildmorphologische Befunde. (10/97) Dresden].
– Querschnittlähmung durch Vertebralis-Dissektion: Kasuistik mit Durchblutungsstörung einer A. spinalis posterior, hohem Brown-Séquard-Syndrom und halbseitiger Rückenmarksinfarzierung dorsal vom Übergangsbereich Medulla oblongata/oberes Halsmark bis zur Basis HWK 2 [Kunath B, Dresden: Akute vaskuläre Syndrome des oberen Halsmarkes. (10/97) Dresden].

Prognose zerebraler Defizite: Bemerkenswert günstig.

Röntgen: s. Anatomie. MRT und MRA: Darstellung von Infarktarealen, des intramuralen Hämatoms mit „falschem Lumen", resultierender Vertebralis-Stenose oder -Verschluss.

Therapie: ☆Acetylsalicylsäure – ASS (100/300/500 mg Tbl, 0,5 g A) besonders bei Dissektion bis zur Basilaris.
☆ Heparin s. Medikamente. High-dose wegen der Gefahr der Ruptur eher kritisch einzusetzen.
– Kasuistik einer 41-jährigen Patientin mit spontanem Nackenschmerz und Ponsinfarkt bei dissezierendem Pseudoaneurysma, das sich unter Antikoagulation in der Kontrollangiographie nach 3 Monaten spontan zurückgebildet hat [Sommer A: Spontaneous healing of cervical pseudoaneurysm in vertebral artery dissection under anticoagulant therapy. Neuroradiology 40 (1998) 249–51].

Vertebrobasiläre Insuffizienz (zerebrale Arteriosklerose)
s. Basilarisinsuffizienz, s. zerebrale Ischämie.

Vestibularisausfall s. Neuronitis vestibularis.

Verwirrtheit – Verwirrtheitszustand   R41.0

s. Demenz. s. Koma. s. Psychosen und hirnorganisches Psychosyndrom.

syn. Akute (reversible) organische Psychosen (= exogene, körperlich begründbare, symptomatische Psychosen, Funktionspsychosen, akute exogene Reaktionstypen).

Ätiologie und Differentialdiagnose:

Akuter Erregungszustand meist mit Bewusstseinsstörung:
- Delir (akuter Verwirrtheitszustand)
  ohne Demenz /   F05.0 / F05.1
  bei Demenz (Delirentwicklung im
  Verlauf einer Demenz)
- Sonstige Formen des Delirs –
  Delir mit gemischter Ätiologie   F05.8
- Verwirrtheitszustand (nichtalkoholisches
  Delir/ Prädelir) akut oder subakut   F05.9
- Ruhelosigkeit und Erregung – reaktiver
  Erregungs- bzw. Unruhezustand   R45.1
- Alkohol – Alkoholdelir – Delirium tremens
  (oder andere toxische Delirien)
  s. Alkoholismus   F10.4
  Sinnestäuschungen wie optische oder akustische Halluzinationen, vegetative Symptome (Zittern, Schwitzen), evtl. Entzugssituation.
- Anfallsleiden – Epileptische Psychose: F06.8
  Postparoxysmale epileptische Dämmerattacke (Dämmerzustand/Verstimmungszustand). Psychomotorischer Anfall bis Petit-mal-Status: Evtl. zeitlicher Zusammenhang mit Anfällen.
  a) Nonkonvulsive Status epileptici (Absencenstatus, KFA-Status etc.) weisen keine oder nur diskrete motorische Phänomene auf. Vor allem neuropsychologische Auffälligkeiten treten auf wie Abwesenheit, Antriebsmangel, Desorientiertheit, Perseveration, Halluzinationen.
  b) Verwirrtheitszustände alle 4–5 Wochen mit 2–3 Tagen Fieber und Automatismen mit bitemporalen scharfen 3–4 Hz-Wellen, gutes Ansprechen auf Carbamazepin [El-Ad B: Periodic febrile confusion as a presentation of complex partial status epilepticus. Acta Neurol Scand 82 (1990) 350–2].
- Atemstörung: Hypoxämie. Hyperkapnie (bis zur CO_2-Narkose).
- Arteriosklerotischer Verwirrtheitszustand:
                                         F01.9
  Anamnestisch häufig abends oder nachts, oft chronische psychische Veränderungen. Meist höheres Lebensalter.
- M. Behcet.
- Bromismus.
- Akute und subakute bakterielle Endokarditis.
- Hypertensive Enzephalopathie.
- Exsikkation.
- Fieber.
- Akute organische Hirnschädigung (Blutung, Subarachnoidal-Blutung; ZNS-Entzündung wie Enzephalitis, Meningitis, Hirnabszess; Ischämie; Schädel-Hirn-Trauma; Tumor).

- Hyperglykämie/Ketoazidose und Hypoglyämie.
- Hyperkaliämie.
- Hyperkalzämie oder Hyperparathyreoidismus.
- Hyperosmolarität.
- Hyponatriämie z.B. Diuretika-induziert, infolge Wasserintoxikation. Kasuistik mit somnolenter Bewusstseinsstörung und psychomotorischer Unruhe nach 50 mg Hydrochlorothiazid und 100 mg Triamteren über 12 Tage [Haensch C: Reversible exogene Psychose bei Thiazid-induzierter Hyponatriämie von 97 mmol/l. Nervenarzt 67 (1996) 319–22]. s. zentrale pontine Myelinolyse.
- Hypoxämie – zerebrale Hypoxie (z.B. bei ausgeprägter Herzinsuffizienz, Hypotonie oder Anämie).
- Infekt/Sepsis s. akute und subakute bakterielle Endokarditis.
- Intoxikation und paradoxe Reaktion:
  Drogen wie Amphetamine.
  Cannabinoide   F12.4
  Halluzinogene (Heroin, LSD)   F16.4
  Kokain   F14.4
  flüchtige Lösungsmittel   F18.4
  Opioide   F11.4
  Sedativa und Hypnotika: Barbiturate,
  Benzodiazepine (paradoxe Reaktion)   F13.4
  Entzugsdelir   F19.4
  Erschöpfungsdelir
  (akute Belastungsreaktion)   F43.0
  Antidepressiva. Antikonvulsiva (Vigabatrin). Antiparkinsonmittel (Amantadine, Anticholinergika, Budipin, L-Dopa, Dopaminergika z.B. Lisurid). Bromismus. Cyclosporin. Kortikoide. Neuroleptika. Procainamid. Propafenon. Vigabatrin. Yohimbin.
  Klinik: Verwaschene Sprache, weite oder enge Pupillen.
- Leberausfallskoma mit hepatischer Enzephalopathie.
- Akute intermittierende Porphyrie.
- Akute schwere Schmerzzustände: z.B. Herzinfarkt, Kolik, Subarachnoidalblutung.
- Toxisches Serotonin-Syndrom.
- Subarachnoidalblutung.
- Thalamusinfarkte anterolateral durch Aa. tuberothalamicae: Akuter Verwirrtheitszustand mit Desorientiertheit.
- Traumatische Psychose z.B. bei Schädel-Hirn-Trauma.
- Urämie.

Akuter Erregungszustand meist ohne Bewusstseinsstörung:
- Altersverwirrtheit – Altersdemenz   F03
- Transitorische globale Amnesie (TGA) –
  Differentialdiagnose!
- Blase übervoll, Harnverhalt, Überlaufblase.
- Akute pharmakogene Dyskinesien: Extrapyramidale Bewegungsstörungen nach Neuroleptika.
- Hyperthyreose oder Hypothyreose.

– Erregungszustände bei organischen Defektzu-
ständen (z.B. Schwachsinn u.a.): Psychische
Dauerveränderung.
– Reaktiver Verwirrtheitszustand-
psychoreaktiver Erregungszustand: F23.0
Auslösendes Ereignis.
– Kortisonabhängig: M. Addison, M. Cushing.
– Medikamente: s. Intoxikation (unter Erre-
gungszustände meist mit Bewusstseinsstö-
rung). Baclofen.
– Psychogener Verwirrtheitszustand   F44.8
– Endogene Psychose: Agitierte Depression. En-
dogene Manie mit Redseligkeit, Ideenflucht,
starkem Bewegungsdrang, unermüdlicher Be-
triebsamkeit, Enthemmung bis zur Tobsucht.
Akute paranoide Reaktion. Schizoaffektive
Psychose.
Schizophrenie (mit Symptomen
1. und 2. Ranges)   F20.8
– Hirnorganisches Psychosyndrom nach Narkose oder langer Beatmung.
– „Realangst" bei Herzinfarkt, Unfall, Aufwachen auf der Intensivstation: Gespräch, Zuwendung, ggf. Diazepam.
– Krisenförmige vegetative Störung: Z.B. Herz-
phobie, paroxysmale Tachykardie, Störung
oft rezidivierend.
– Verwirrtheit durch Änderung der Umgebung
bei älteren Patienten.
– Wasserintoxikation.

Definition des Delirs: Erregungszustand meist
mit Bewusstseinsstörung.

Diagnostik: s. Labor. EKG. Rö Thorax. EEG.
Ggf. Lumbalpunktion und CCT. Dopplersonographie.

Klinik: Anamnese/Fremdanamnese: Erstmaliges
oder wiederholtes Auftreten? Einnahme von
Alkohol, (s. Koma) Medikamenten, z.B. Barbiturate, Psychopharmaka, Serotonin-Wiederaufnahmehemmer (toxisches Serotonin-Syndrom)? Oberbauchbeschwerden (Porphyrie)?
– Zustand nach OP, nach Schädel-Hirn-Trauma? Fieber?

– Bekannte Vorerkrankung: Epilepsie, endogene
Psychose, Alkohol- oder Drogenabusus, Dia-
betes mellitus, Lebererkrankung, Porphyrie?
– Halluzinationen (welche)? Besteht Selbst-
oder Fremdgefährdung?
– Befund: Exsikkose? Meningismus? Fieber?
Hypertonus oder Herzrhythmusstörungen?
Pneumonie? Leberzeichen? Tremor?

Labor: BZ, Routinelabor, Blutkultur. Cortisol,
Parathormon. TSH, T_3, T_4. Ammoniak (NH_3).
Lues.

*Therapie des akuten psychomotorischen Erre-
gungszustandes*: Kausale Therapie. Beruhi-
gende Zuwendung. Ggf. lytischer Cocktail.
– Beruhigung mit dem Medikament, „das schon
immer gut geholfen hat", mit z.B.
Haloperidol 5–10 mg i.v./i.m. plus ggf. Benzodiazepin wie Diazepam 10–30 mg i.m./i.v. (cave
paradoxer Effekt).
– Weitere Neuroleptika: Melperon 50–100 mg
oral, Triflupromazin 1/2–1 A i.v.), Chlorproti-
xen 100 mg i.m., Levomepromazin 50–300 mg
i.m., Promethazin gtt oder i.m., Droperidol
5–25 mg i.m./i.v. alle 4 h. s. Psychosen.
– Cave Langzeit-Medikation: „Chemische Miss-
handlung" z.B. alter Personen, die Pro-Kopf-
Verordnung von Neuroleptika nimmt mit der
Größe der Alters- und Pflegeheime zu; bei fast
einem Viertel der kontinuierlichen Psycho-
pharmakaverordnungen war keine Indikation
nachvollziehbar [Wilhelm-Gößling C. Nervenarzt 69 (1998) 999–1006].
☆ Clomethiazol s. Alkoholismus, nur bei folgenden Indikationen: Unruhe- und Verwirrtheitszustände in der Geriatrie und Gerontopsychiatrie, nur in der Hand eines erfahrenen
Arztes.
– Keine Opiate oder Barbiturate.
– Soweit zum Schutz des Patienten erforderlich
und juristisch vertretbar (nur nach ärztlicher
Anordnung und zeitlich limitiert),
Fixation (cave zunehmende Unruhe bei Fixation!). Ggf. Fausthandschuhe ausreichend, um
ein Ziehen von Kathetern, Magensonde oder
Kratzverletzungen zu vermeiden.

Vestibularisausfall s. Neuronitis vestibularis.

Vestibularis-Paroxysmie – Vestibularisparoxysmie s. Schwindel.

Nervus vestibulocochlearis – N. statoacusticus
Störungen des N. vestibulocochlearis   H93.3

Bösartige Neubildung   C72.4
Trauma: N. vestibulocochlearis-Verletzung – N. statoacusticus   S04.6

s. multiple Hirnnervenparesen, Hörverlust, Nystagmus, Schwindel.

Anatomie: VIII. HN. Verlässt die Schädelbasis (mit
HN VII) durch den Porus acusticus internus.

1. Ganglion spirale: Funktion sensorisch: Gehör,
Cortisches Organ.
– Hörbahn: Cochlea – Nervus cochlearis (I) –
Nucleus cochlearis (II) – Olive (III) – Lemniscus
lateralis (IV) – Colliculus inferior (V) der Vier-

hügelplatte – Corpus geniculatum mediale (VI) – Heschl'sche Querwindung (Rinden- und Seelentaubheit).
- Efferente Fasern ziehen vom Colliculus inferior zum Colliculus superior der Vierhügelplatte (mesenzephales Blickzentrum), damit Augen (und Kopf – Tractus tectospinalis) in Richtung eines Geräusches gerichtet werden.
2. Ganglion vestibulare: Funktion sensorisch: Gleichgewicht (Cristae des Canalis semilunaris, Macula utriculi et sacculi).

Differentialdiagnose: Zentral bedingte Gleichgewichtsstörung und Schwindel. Isolierte nukleäre Hirnnervenparese des vestibulären Anteils bei lakunärer Hirnstamm-Ischämie [Bol-

ling J: Combined palsy of horizontal saccades and persuit contralateral to a midbrain haemorrhage. J Neurol Neurosurg Psychiatry 50 (1987) 789–91].

Klinik: Prüfung s. neurologischer Befund.
- Läsion des kochleären Anteils (Hörstörung) bei z.B. Hörsturz, Akustikusneurinom. Hörprüfung (flüstern).
Stimmgabelprüfung: Weber – Rinne zur Differenzierung Schallleitungs- (SES) und Schallempfindungsschwerhörigkeit (SLS).
- Läsion des vestibulären Anteils (Schwindel, Gleichgewichtsstörung): Gleichgewichts-, Koordinations-, Nystagmusprüfung. s. Schwindel.

Neurotrope Viren

s. Enzephalitis. Adeno, Coxsackie, Echo, Epstein-Barr. Erve-Virus aus der Familie der Bunyaviridae. Frühsommer-Meningoenzephalitis (FSME), Herpes simplex 1 + 2. HIV 1 + 2, JC = Papova, Virus der lymphozytären Choriomeningitis (LCM, selten). Masern, Mumps, Parainfluenza, Picorna, Polio, Röteln, RS, Varizella-Zoster, Zytomegalie.

Viruserkrankungen

Komplikationen: Enzephalitis, aseptische Meningitis. Polyradikuloneuritis und Guillain-Barré-Syndrom.

Therapie: ☆Interferon beta – Fibroblasten-IFN-β (Fiblaferon 3/4/5 Mio IE A) 30 min nach fiebersenkendem Mittel.
- Schwere virusbedingte Erkrankungen, Herpes zoster generalisatus, Varizellen bei Immunsupprimierten, virale Innenohrinfekte mit Hörverlust: 3–6 Tage 0,5 Mio/kg, maximal 25 Mio/Tag.
- Röteln-Myelitis 1 Mio 3 x intrathekal über 5 Tage [Hess J: Akute Querschnittmyelitis nach Rötelninfektion bei einem Erwachsenen. Nervenarzt 64 (1993) 278–81].

Visusverlust s. Blindheit und geringes Sehvermögen, Gesichtsfelddefekt, N. opticus, Optikusatrophie, Optikusneuritis, Sehstörung.

Vitamin A-Mangel – Retinol-Mangel E50.9

Folgen des Vitamin A-Mangels E64.1

Vitamin B₁-Mangel – Thiamin-Mangel s. Wernicke-Enzephalopathie E51.2

Beriberi E51.1
Niazin-Mangel (Tryptophan, Nikotinsäureamid) – Pellagra (alkoholbedingt) E52†, Demenz F02.8
Hartnup-Syndrom E72.0

Vitamin B-Komplex-Mangel – Ariboflavinose-Syndrom – Riboflavinmangel E53.0

Vitamin B₂-Mangel E53.0

Vitamin B$_6$-Mangel – Pyridoxin-Mangel   E53.1

Vitamin B12-Mangel s. funikuläre Myelose   E53.8†, G32.0, Demenz F02.8

Vitamin C-Mangel – Ascorbinsäuremangel   E54

Folgen des Vitamin C-Mangels   E64.2

Vitamin D-Mangel: Osteoporose.   E55.9

Aktive Rachitis – Osteomalazie / Spätfolgen der Rachitis   E55.0 / E64.3
Osteomalazie   M83.3

Vitamin E-Mangel – α-Tocopherol-Mangel   E56.0

Vitamin K-Mangel   56.1

Von-Hippel-Lindau-Syndrom   Q85.8

syn. von Hippel-Lindau-Angioblastom. Angiomatosis retinae, Angiomatosis retinocerebellosa.

s. Hirntumoren – Angioblastom – Lindau-Tumor.

Ätiologie: Phakomatose (neurokutanes Syndrom).

Anatomie/Histologie:
– Retina-Angiomatosis von Hippel *syn.* Angiomatosis retinae (von Hippel).
– ZNS-Hämangioblastom: > 80 % in der hinteren Schädelgrube, 15 % spinal. Benigner, aus Kapillaren oder kavernösen Gefäßen bestehender solider Tumor vaskulären Ursprungs, Grad I, der vom Dach des IV. Ventrikels ausgeht und in einer Kleinhirnhemisphäre lokalisiert ist. Um den Tumor bildet sich eine größere flüssigkeitsgefüllte Zyste (Kleinhirntumoren bzw. Lindau-Tumoren sind meist zystisch).
– Nebenhodenzystadenome ein- und beidseitig.
– Phäochromozytom adrenal und extraadrenal, solitär und multipel.

Definition/Diagnose/Häufigkeit bei Genträgern (in Klammern: Risiko für Genträgerschaft in der Familie):
47 % (86 %) Angiomatosis retinae (Von Hippel) - in 86 % Diagnose Von-Hippel-Lindau-Syndrom- und
42 % (19 %) ZNS-Hämangioblastom, im Kleinhirn meist zystisch = Lindau-Tumor -in 19 % Diagnose Von-Hippel-Lindau-Syndrom.
– Weitere Hauptläsionen sind
30 % (unbek.) Nierenzysten und -Zellkarzinome,
17 % (unbek.) Pankreaszysten,
23 % (19 %) Phäochromozytome, in 19 % Diagnose Von-Hippel-Lindau-Syndrom,
3 % (unbek.) gutartige Nebenhodenzystadenome.
– Selten Tumoren, meist Angiome und Zysten in anderen Organen.

– In 50 % nur 1 Organ befallen, bei Mehrfachbefall ist i.d.R. nur eine Läsion symptomatisch.
– In Sippen mit Phäochromozytom außerordentlich selten Nebenhoden-, Nieren- und Pankreasveränderungen vice versa [Neumann H: Von-Hippel-Lindau-Syndrom. DÄB 90/11 (11.3.93) B-571–5].

Diagnostik: s. Labor, s. Röntgen. Familien-Anamnese und Stammbaumanalyse. Augenärztl. Konsil. CT-Abdomen.
MRT-Schädel incl. Gadolinium. Abdomen- und Testes-Sonographie.

Einteilung: s. Definition.

Epidemiologie: Erkrankungsbeginn zwischen dem 30.–35. Lebensjahr ohne Altersgrenze. Auftreten hereditär, ggf. auch sporadisch.
Altersgipfel der Angioblastome (1 % aller Hirntumoren) mit 25–60 Jahren.
– Erbgang: Autosomal-dominant auf Chromosom 3p26 (3p25) Gen VHL, Penetranz > 90 %.
– Prävalenz: 20–25/1 Mio, in Deutschland 2000 Patienten.

Klinik: s. Anatomie. Auftreten s. Definition, oft mehrzeitig, multilokulär, Schweregrad sehr variabel.
– Angiomatosis retinae: Schmerzlos ohne Warnsymptome auftretende Visusminderung durch Netzhautablösung: Laser.
– ZNS-Hämangioblastom – Angioblastom des Kleinhirns: Ataxie/Gangstörung, Hirndruckzeichen: Plötzlich auftretende Einklemmungserscheinungen, die durch Bewegungen ausgelöst werden und sich beim flachen Liegen bessern. Kopfschmerzen. Häufig Stauungspapille.

- Pankreaszysten nahezu immer endo- und exokrin stumm, selten mehr als diskrete Oberbauchbeschwerden.
- Phäochromozytom: Hypertonie, Kopfschmerzen, Schweißattacken, Tachykardie.
- Hypernephrome.

Labor: Polyglobulie.
Phäochromozytom: Adrenalin, Noradrenalin im Plasma. Adrenalin, Noradrenalin, VMS im 24h-Urin.

Prognose: Vorsorgeuntersuchungen bei allen Patienten mit einer Hauptläsion. Postoperative Überlebenszeit bei Angioblastom > 5 Jahre.

Röntgen: Angiographisch Anfärbung der angioblastischen Tumoranteile.
- Phäochromozytom: CT, MRT, Sonographie, Szintigraphie mit Metajodobenzylguanidin.

Therapie: Fraglich strahlenempfindlich.

Therapie operativ: Angioblastom-Tumorexstirpation.

M. Waldenström – Makroglobulinämie Waldenström   C88.0

s. Paraproteinämische Polyneuropathie.

Diagnostik: s. Labor.

Klinik:
Befund: Hyperviskosität. In 25 % neurologische Symptome: Hirninfarkt. Hämorrhagische Diathese. 10 % Kryoglobulinämie. 8–50 % sensomotorische Polyneuropathie.
Besonderes: Paraproteinämie (monoklonale Gammopathie) bei 4,8 % aller ALS-Patienten, mit Immunfixationselektrophorese bei 9 %. Gammopathie meist benigne, ggf. mit M. Waldenström, chronisch lymphatischer Leukämie, Myelom oder Lymphom assoziiert.

Labor: BKS erhöht. 19 S-IgM. Myelin-assoziiertes Glykoprotein (MAG-Ak gegen die Markscheide, IgM-Ak). Urin: Ig-Leichtketten.

Prognose: Bei positiven MAG-Ak ungünstig.

Therapie: Hämodilution hypervolämisch.
☆ Chlorambucil (2/5 mg Tbl) unter Gabe von Allopurinol 600 mg/d beginnend 3 Tage vor Therapie zur Prophylaxe von Hyperurikämie und Harnsäureschäden. Kontrazeption bis 6 Monate nach Therapie. In Kombination mit Prednisolon (1/5/20/50 mg, 25 mg A, 500 mg A) Induktion 6–8 Wochen mit 0,1–0,15 mg/kg/d, bis die Leukozyten auf < 3000/mm^3 gefallen sind. Erhaltungstherapie 0,05 mg/kg/d.

Wallenberg-Syndrom s. Hirnstamm-Syndrome – Wallenberg-Syndrom.

Wasserintoxikation s. Intoxikation.

Weber-Syndrom s. Hirnstamm-Syndrome   G46.3

M. Wegener – Wegenersche Granulomatose   M31.3

syn. nekrotisierende Granulomatose der Atemwege. s. Granulomatosen, Periarteriitis, Vaskulitis.

Anatomie/Histologie: Zerfallende Tumoren mit Retikulumzellwucherungen im Gesicht, besonders an der Nase. Befall kleiner Arterien und Kapillaren.

Diagnostik: s. Labor. Nasenschleimhaut-Biopsie.

Einteilung: Stadium
1: Kopf, Nase, NNH, Rachen, Kehlkopf, Mittelohr.
2: + ulzeröse Tracheobronchitis, Lunge.
3: Generalisation = Herz, Leber, Schilddrüse, Milz, Haut. Milz: Große, unregelmäßige Herde, Differentialdiagnose: Miliar-Tbc kleine Herde, Sarkoidose.
4: Nieren (diffuse Glomerulonephritis), Urämie.

Klinik: Biphasischer Verlauf mit primär lokal begrenzten Abortivfällen, gutartig und oft verkannt.
– Rhinogene Granulomatose nach Wegener mit antibiotikaresistenter chronisch „allergischer", zum Teil hämorrhagischer Rhinitis, nicht selten zur Sattelnase führend, oft mit Sinusitis, Otitis und Mastoiditis.
– Sekundär gefährliches Generalisationsstadium mit Trias Kopf, Lunge, Niere + bioptischer Befund aus Nasenschleimhaut (Granulom + Vaskulitis).
– ZNS-Beteiligung 25 %: Rezidivierende Ischämien und Hirninfarkte, intrazerebrale Blu-

tungen, Sinusvenenthrombose, Protrusio bulbi, ZNS-Granulome, epileptiforme Anfälle; Hirnnervenlähmungen (1/5) wie z.B. Ophthalmoplegia externa infolge einer granulomatösen Infiltration der Orbita oder des Sinus cavernosus; Myelitis transversa.
– PNS-Beteiligung 15 % im Mittel nach 10 Monaten: Symmetrisch-periphere Polyneuropathie (2/3) oder Mononeuritis multiplex (1/3), am häufigsten sind N. peroneus bzw. ulnaris betroffen.
– Muskelbeteiligung < 5 %.

Labor: cANCA (APCA – classical antineutrophile zytoplasmatische Antikörper): Zum Screening indirekte Immunfluoreszenz, zur Bestätigung ELISA gegen Proteinase 3 (PR3) fast ausschließlich mit Wegener assoziiert (Spezifität 97 %),
Sensitivität (28-) 55–80 % (pANCA gegen Myeloperoxidase z.B.bei der mikroskopischen Polyangitis).
Bei 2/3 der Patienten zur Verlaufsbeobachtung geeignet bei guter Korrelation zwischen dem cANCA-Titer und der Aktivität mit i.d.R. negativem Titer bei Erreichen der Remission.
– Myeloperoxidase (MPO), Kathepsin G, Elastase, ggf. Lactoferrin, Elastin Endothelzellen, Gefäße. HLA-DR2.

Prognose: Unbehandelt bis zu 82 % Mortalität in einem Jahr.

Therapie: s. Vaskulitis. ☆Cotrimoxazol.

Weichteilsarkome s. Sarkome.

Morbus Weil s. Leptospirose.

Wells-Syndrom

Definition: Rezidivierende granulomatöse Dermatitis mit Eosinophilie.

Diagnostik: s. Labor, Hautbiopsie.

Klinik: Myopathische Mitbeteiligung: Kasuistik einer Patientin mit teigiger Schwellung und Rötung am Oberkörper und Gesicht, schneller

Ermüdbarkeit und Schwäche, myopathischem EMG bei normaler CK und vollständiger Rückbildung unter Kortison [Rambach A, Karlsruhe: Wells-Syndrom (eosinophile Zellulitis) und Myopathie. (9/95) Erlangen].

Labor: BB mit Eosinophilie.

Wernicke Enzephalopathie

F10.6

Ätiologie: Vitamin B_1-Mangel im Sinne einer Alkoholfolgeerkrankung bei chronischem Alkoholismus.
- Magen-Darm-Erkrankungen: Chronische Gastritis, rezidivierende Magenulzera, Magen-Karzinom, Z.n. Magenresektion, Pylorusstenose.
  Ileus.
- Magenverkleinerung zur Therapie der Adipositas mit der Komplikation einer Wernicke-Enzephalopathie infolge Thiaminmangels bei 2 Patienten: Bei postoperativem Erbrechen in der Adaptationsphase intravenöse Thiamingabe [Seehra H: Wernicke's encephalopathy after vertical bandel gastroplasty for morbid obesity. Br Med J 312 (1996) 434].
- Lebererkrankungen, Leberzirrhose. Pankreaserkrankungen: Akute Pankreatitis, subakute Pankreasnekrose.
- Perniziöse Anämie. Hämodialyse. Hyperemesis gravidarum. Schwere fieberhafte Infekte. Tumoren.

Anatomie/Histologie: Regressive Veränderungen im Höhlengrau des 3. und 4. Ventrikels, in den hinteren Vierhügeln, Corpora mamillaria und im Kleinhirn.

Differentialdiagnose oder Kombination mit:
Alkoholdelir,
Korsakow-Syndrom (Desorientiertheit, mnestische Störungen, Konfabulationen).
Hyponatriämie mit dem Risiko der Ausbildung einer zentralen pontinen Myelinolyse.

Epidemiologie: Bei 2–5 % der Alkoholiker.

Klinik: Magen-Darm-Störungen und Fieber treten als relativ häufige Vorboten auf. Akutes, vital bedrohliches Krankheitsbild.

1. Stadium: Pupillenstörungen, Augenmuskelparesen (N. abducens), Blickparesen und internukleäre Ophthalmoplegie, Blickrichtungsnystagmus. Gangstörungen bei Rumpf- und Extremitätenataxie.
2. Stadium: Wernicke-Korsakow-Syndrom mit psychopathologischen Auffälligkeiten wie Desorientiertheit, Konfabulationen, Kritiklosigkeit, Apathie und Somnolenz oder Unruhezustände.

Symptomatik:
- Augensymptome – okuläre Störungen (Nystagmus, Abduzensparese, konjugierte Blickparese, Pupillenstörungen) 100 %
  Bewusstseinsstörungen 93 %
  Ataxie 90 %
  Korsakow-Syndrom 72 %
  Polyneuropathie 56 %
  Delir 21 %
  [Prozentangaben aus Victor M: The Wernicke-Korsakoff-syndrome. Handbook of Clin. Neurol. (1976)]
- Assoziation meist mit einer
1. alkoholischen Polyneuropathie und ggf. mit einer
2. zentralen pontinen Myelinolyse: Die zentrale pontine Myelinolyse ist in 28 % mit der Wernicke-Enzephalopathie kombiniert.

Besonderes: Paroxysmale Phänomene wie Konvergenzspasmen.

Therapie: Flüssigkeitsbilanzierung, keine Glukoseinfusionen, diese verstärken eine Vitamin B_1-Depletion.
- Pneumonie-Prophylaxe s. vorn: Allgemeine prophylaktische Therapiemaßnahmen.
- ☆ Vitamin B_1 100 mg/d i.v., sekundär ☆Benfotiamin (fettlösliches Vitamin B_1 100 Drg) bis 3 x 1 Drg.

M. Whipple

GK90.8

syn. Intestinale Lipodystrophie (erste Beschreibungen ab 1907).

Ätiologie: Systemische Infektion durch Tropheryma whippelii (Aktinobakterium) bzw.

den nokardiformen „Whipple's disease asso-ciated bacterial organism" (WABO).

Diagnose: Dünndarmbiopsie: Makrophagen mit PAS-positiven Glykoproteinen.

Diagnostik: s. Labor. Endoskopie mit Dünndarm-biopsie: Dünndarmbefall mit Malabsorptions-syndrom.

Epidemiologie: Auftreten vorwiegend bei Män-nern mittleren Alters.

Klinik: Anamnese: Arthralgien, Bauchschmerzen, Demenzentwicklung, Diarrhö, Gewichtsverlust.
Befund: Adenopathie (Lymphknotenschwel-lung), Fieber, Polyarthritis – Polyserositis (ggf. seit Jahren bestehend),
Malabsorption mit Diarrhö und Steatorrhoe.
Braune Hautpigmentierung.
Gelenkbeschwerden/Arthralgien/
Arthropathien   M14.8
Unklares Fieber oder ZNS-Symptome (zerebra-le Krampfanfälle, dementieller Abbau) gehen der gastrointestinalen Manifestation oft voraus.

Labor: Serum-PCR (positiv bei 2 Patienten nach Splenektomie) auf Tropheryma whippelii bzw. „Whipple's disease associated bacterial orga-nism". Liquor: Direkter Nachweis durch PCR (Polymerase-Ketten-Reaktion) bei Patienten mit M. Whipple und ZNS-Beteiligung.

Therapie: s. Antibiotika-Therapie. Über ein Jahr Sequentialtherapie mit ✩Penicillin plus ✩Strep-tomycin, gefolgt von ✩Cotrimoxazol (unter alleiniger Dauertherapie Therapieversager).
✩ Streptomycin Tageshöchstdosis 1–1,5 g, Kin-der 25 mg/kg. Maximale Gesamtdosis 30 (60) g.
– Kontrollierte randomisierte Therapiestudie bei neu entdecktem M. Whipple mit initial 14 Tage ✩Meropenem 3 x 1 g oder ✩Ceftriaxon 2 g i.v., gefolgt von 12 Monaten orale Therapie mit ✩Cotrimoxazol, Therapieziel Remissions-rate, Rezidivfreiheit nach 3 Jahren und Vermeidung zerebraler Manifestation, Studi-enprotokoll von Prof. Dr. G. E. Feuerle, DRK-Krankenhaus, Marktstr. 74, D-56564 Neu-wied, Tel. 02631/981401, Fax 02631/981040.

M. Wilson – WD – hepatolentikuläre Degeneration   E83.0†, Demenz F02.8

Anatomie/Histologie: Neurodegeneration mit Alz-heimer Makrogliazellen im Putamen und Ak-kumulation von Kupfer in Leber und Gehirn.

Diagnostik: s. Labor. Augenarzt Spaltlampenun-tersuchung. Leberbiopsie.

Differentialdiagnose: Beginnende subakut sklero-sierende Panenzephalitis ausschließen.

Einteilung: 4 Formen:
1. Asymptomatische Form.
2. Abdominale oder kindliche Form: Gelbsucht, Oberbauchschmerzen, hämolytische Krisen, Nachlassen der schulischen Leistungen.
3. Parkinsonoide oder juvenile Form (Ruhetre-mor).
4. Pseudosklerotische oder Westphal-Strümpell-sche Form: Haltungstremor, Ataxie, Dys-arthrie.

Epidemiologie: Auftreten im Kindes- und Adole-zentenalter um das 16. (9–40) Lebensjahr, > 30 Jahre nur in 3,6 %. Der älteste beschriebene Patient war 49 (63?) Jahre alt.
– Erbgang/Gen: Autosomal-rezessiv, über 45 be-schriebene Mutationen im Gen ATP7B auf Chromosom 13q14.1 (> 60 Mutationen in den 22 Exons, am häufigsten etwa bis > 80 % His1069Gln-Mutation) führen zu defekten ATP7B-Proteinen.
In den USA waren 3 unterschiedliche Punkt-mutationen für das Auftreten von nur 50 % der Erkrankungen verantwortlich.
In der BRD 174 homozygote Erbmalsträger, d.h. Prävalenz von 0,28/100.000 [Przuntek H: Epidemiolog. Untersuchung zu M. Wilson in der BRD. Nervenarzt 58 (1987) 150–7] bzw. 1/20.000–30.000 [von Albert H].

Klinik: Befund: Monosymptomatische Formen sind möglich.

– Initial in 20 %
1. fokale Extremitätendystonien, meist zeitgleich mit Symptomen wie Rigor und Akinese,
2. Dysarthrie, Tremor, Ataxie,
3. psychiatrische Auffälligkeiten. Bei ungünsti-gem Verlauf schwere generalisierte Dystonie mit bulbärer Symptomatik.

1. Extrapyramidales Syndrom:
1.1 Besonders zu Beginn Rigor und Parkinson-Symptome.
1.2 Hyperkinesien athetotischer, choreatischer oder dystoner Prägung (Dystonie).
1.3 Extrapyramidale Pseudobulbärparalyse: Stö-rungen beim Schlucken (Dysphagie) und Spre-chen (Dysarthrophonie).
2. Kleinhirn-Symptomatik:
2.1 Wackeltremor progredient, Flügelschlagen – „flapping tremor" (Differentialdiagnose hepa-tische Enzephalopathie).
2.2 Skandierende Sprache.
2.3 Nystagmus.
3. Vegetatives System: Zentral-vegetative Krisen.
4. Psyche:
4.1 Durchgangssyndrome.
4.2 Psychosen manisch-depressiver oder schizo-phrener Färbung.
4.3 In fortgeschrittenen Fällen Demenz.
5. Leberzirrhose, Milzbeteiligung.
6. Kayser-Fleischer'scher Kornealring pathogno-monisch. Fehlt bei 20 %, besonders bei der ab-dominalen Form [Przuntek H],
bei atypischen late-onset-Fällen [Neurology 1/3 (1985) 75–6].
Fallbericht: Wilson ohne Kayser-Fleischer'-schen Kornealring bei 23-jähr. Mann mit 3-jähriger Symptomatik mit reversibler Ver-schlechterung nach Penicillamin-Beginn und dabei Ausbildung des K.-F. Ringes, Rückbil-dung während klinischer Besserung [Willeit J: Wilson's disease with neurological impair-

ment but no Kayser-Fleischer rings. Lancet 337 (1991) 1426].

7. Toxische Nierentubulusschädigung.
– His1069Gln-Mutation mit spätem Manifestationsalter und vorwiegend neurologischer Symptomatik.

Labor: Coeruloplasmin (α2) im Serum erniedrigt, Cu im Serum erniedrigt und im Harn erhöht,
am verlässlichsten ist der Test der ^{64}Cu-Inkorporationsrate in Coeruloplasmin [Przuntek H]. Aminoazidurie.

Pathophysiologie: Genetischer Enzymdefekt führt dazu, dass kein funktionstüchtiges Coeruloplasmin gebildet wird, woran Cu normalerweise zu 90 % gebunden ist. Das ungebundene Cu wird in z.B. Cornea, Leber, Stammganglien eingelagert.

Prognose: Unbehandelt letal.

Röntgen: MRT: In den T2-gewichteten Aufnahmen signalintensive Läsionen in den Stammganglien, Hirnstamm und Kleinhirn.

Selbsthilfegruppe: s. Dystonie und: Verein M. Wilson e.V., Meraner Str. 17, 83204 Rosenheim, Tel. 08031/44119.

Therapie: Diät: Vermeidung kupferreicher Nahrungsmittel.
– Symptomatisch Antiparkinsonmittel, Psychopharmaka.
☆ D-Penicillamin 150/300 mg Tbl 2–3 x 0,5–1 g, ggf. initial 4 g auf sekundär 1 g/d.
☆ Trientine, in D nicht zugelassen. UAW: Gut verträglich. Wirkung als Chelat-Bildner bei Patienten, die Penicillamin nicht tolerieren [Siegmund R (Leipzig): Mode of action of triethylenetetramine dihydrochloride on copper metabolism in Wilson's disease. Acta Neurol Scand 83 (1991) 354–6].
☆ Zink-Salz vermindert die intestinale Cu-Absorption durch Induktion der Synthese von Metallothionein in der Mukosa.
Weitere: – Diäthyldithiocarbamat. – Kaliumsulfid. – α-Mercaptopropionglycin. – Tetrathiomolybdat, nicht zugelassen. Gut verträglich.
– Triäthylentetramin-Dichlorid.

Wirbelkörper-Frakturen – Wirbelfrakturen

Fraktur geschlossen / offen 0 / 1

HWS-Fraktur ohne Angabe einer Rückenmarkschädigung	S12.9
HW 1 (Atlas) / HW 2 (Axis) / HW 3–7 / multiple HW-Frakturen	S12.0 / S12.1 / S12.2 / S12.7
BWS-Fraktur eines / multipler Brustwirbel	S22.0 / S22.1
LWS-Fraktur eines / multipler Lendenwirbel	S32.0 / S32.7
Fraktur des Os sacrum / coccygis – Kreuzbeinfraktur	S32.1 / S32.2

ICD-Nummern s. Querschnittlähmung.

Ätiologie: Traumatische Frakturen	T08
– Pathologische Frakturen z.B. bei	
Osteoporose	M80.9
Karzinome, Metastasen	C79.5
Sarkome	C41.2
Wirbelermüdungsbruch	M48.4
Wirbelkörperkompression,	
Wirbelkörpersinterung	M48.5

Diagnostik: s. Röntgen.

Einteilung traumatischer Frakturen: Luxationsfrakturen, Trümmerfrakturen.
A. Kompressions-(Flexions-) Verletzung:
Posteriorer Ligamentkomplex intakt
A.1. Impressions-Fraktur:
Deckplatte, WK-Kollaps
A.2. Berstungs-Fraktur:
Inkomplett, komplett
(bei dorsalem Längsspaltbruch),
Berstungsspalt
A.3. Spalt-Bruch: Sagittal, frontal,
Kneifzangentyp

B. Distraktions-Verletzung:
Interspinosus-Abstand ungleich
B.1. Transossär: Ventral durch WK und Diskus
B.2. Intraartikulär: Subluxation, Dislokation
B.3. Distraktion-Extension:
Mit hinterer Bogenwurzel
C. Torsions-Verletzung:
Höchste Gefahr der Instabilität
C.1. Torsions-Kompressions-Verletzung (= mit A)
C.2. Torsions-Distraktions-Verletzung (= mit B)
C.3. Spezielle Verletzungen: WK-Separation
– Sagittaler Index des Frakturwirbels =
Höhe Vorderkante zu
Höhe Hinterkante.

Röntgen: Nativaufnahmen, CT (insbesondere zur Frage der Stabilität).
– Skelettszintigraphie – Knochenszintigramm: Anreicherung nach 5–7 Tagen (2 Jahre länger nachweisbar als MRT-Ödembildung).
– MRT: T1 mehr Fett im Wirbel z.B. bei Osteochondrose als Hinweis auf verminderte Beweglichkeit. T2 Ödem bis 17 Monate nach Fraktur noch nachweisbar.

Wirbelsäule s. HWS, BWS, LWS, Lumboischialgie, Zervikobrachialgie.

Wolhynsches Fieber – Fünf-Tage-Fieber – Trench fever   A79.0

Ätiologie – Epidemiologie: Durch Läuse übertragene Rickettsiose durch Rochalimaea quintana mit Übertragung durch Läuse.

Klinik: Systemerkrankung mit persistierendem Fünf-Tage-Fieber oder rekurrentem Fieber, Splenomegalie, Glieder- und Muskelschmerzen (Myalgie) sowie ggf. einem Parkinson-Syndrom. Rochalimaea quintana bei AIDS u.a. als Auslöser der bazillären Angiomatose.

Wurzelausriss s. Plexus cervicobrachialis, s. Plexus lumbosacralis.

Wurzelsyndrome – Wurzelläsionen – radikuläre Syndrome

Zervikal s. Zervikobrachialgie.
Dorsal s. Dorsalgie.
Lumbal s. Lumboischialgie.

Zerebrotendinöse Xanthomatose – CTX E75.5

syn. van-Bogaert-Scherer-Epstein-Syndrom. s. Leukodystrophie.

Ätiologie: Enzymdefekt der 26-Hydroxylase in der Leber bei der Bildung von Gallensäuren aus Cholesterin.

Anatomie/Histologie: s. Leukodystrophie. Ablagerung von Cholestanol und Cholesterin in Geweben. Schaumzellnester.

Diagnostik: s. Labor, s. Röntgen. Pränatale Diagnostik möglich. Diagnose von Trägern möglich.

Differentialdiagnose: Encephalomyelitis disseminata.

Epidemiologie: Selten, Manifestation frühestens im 2. bis 3. Lebensjahrzehnt. Erbgang: Autosomal-rezessiv.

Klinik: s. Leukodystrophie. Katarakte. Sehnenxanthome besonders an den Achillessehnen.
Demenz, zerebelläre Symptome (Ataxie), spastische Paresen.

Labor: Chromatographischer Nachweis erhöhter Cholestanolkonzentrationen im Serum und erhöhter 5-Cholestan-Konzentrationen im Urin.

Prognose: s. Leukodystrophie.

Röntgen: CCT, MRT.

Therapie: Chenodesoxycholsäure [Diedrich U: Cerebrotendinöse Xanthomatose: Beschreibung zweier Fälle und Differentialdiagnose zur Encephalomyelitis disseminata. Nervenarzt 60 (1989) 444–7].

Zellweger-Syndrom Q87.8

s. Leukodystrophie.

Ätiologie: Fettsäurestoffwechselstörung durch generalisierte Störung der Peroxisomen-Biogenese.

Anatomie/Histologie: Leukodystrophie bzw. Enzephalomyopathie.

Diagnostik: Pränatale Diagnostik möglich. Diagnose von Trägern eventuell.

Epidemiologie: Erbgang: Autosomal-rezessiv.

Klinik: Leukodystrophie. Überschneidungen zur neonatalen ALD (nALD) und zum infantilen Refsum-Syndrom.

Prognose: s. Leukodystrophie.

Therapie: Unbekannt.

Zentralarterienverschluss der Retina s. Sehstörung.

Zentrale Halsmarkschädigung s. Querschnittlähmung.

Zentrale pontine Myelinolyse s. Myelinolyse.

Zentralvenenthrombose der Retina s. Sehstörung.

Zerebelläre Degeneration, Heredoataxie s. Ataxien.

Zerebelläre Heredoataxie Nonne-Pierre Marie s. Ataxien.

Infantile Zerebralparese – zerebrale Kinderlähmung – M. Little G80.9

Spastische Zerebralparese	G80.0
Diplegische spastische Zerebralparese (Diplegia spastica infantilis)	G80.1
Infantile Hemiplegie	G80.2
Dyskinetische Zerebralparese	G80.3
Ataktische Zerebralparese	G80.4
Sonstige infantile Zerebralparese: Mischsyndrome der Zerebralparese	G80.8

Ätiologie: Perinataler Schaden wie Entwicklungsstörungen, Embryopathie, Icterus gravis, Hypoxie.

Anatomie/Histologie: Lobäre Sklerose. Pachygyrie, Mikrogyrie, Agyrie oder Hypoplasie eines Hirnteils Q04.3

Klinik: Hemiplegische, tetraplegische oder mono-
plegische spastische Zerebralparese.
Spastik der Beine viel ausgeprägter als der
Arme. Spitzfußbildung. Scherender Gang. In-
tellektuell meist unauffällig.

Prognose: Hemiplegische Form: Bei Auftreten zerebraler Krampfanfälle innerhalb der ersten 6
Monate (82 Patienten) deutlich schlechteres
neuropsychologisches Testergebnis [Vargha-
Khadem F: Development of intelligence and
memory in children with hemiplegic cerebral
palsy. The deterious consequences of early seizures. Brain 115 (1992) 315–29].

Röntgen: Bei 29 von 38 Patienten im MRT Zeichen
einer periventrikulären Leukomalazie, meist
bei Frühgeborenen (20 von 21), aber auch bei 9
von 15 reif geborenen Kindern ohne Asphyxie
unter der Geburt, hierbei lt. Autor wohl Schädigung im pränatalen 3. Trimenon [Krageloh-
Mann I: Bilateral Spastic Cerebral Palsy-Pa-
thogenetic Aspects from MRI. Neuropedia-
trics 23 (1992) 46–48].

Therapie:
☆ Botulinum-Toxin Typ A: Der optimale Zeitpunkt der Botulinum-Gabe ist unklar. Ggf.
sind Botulinum-Injektionen bei zu lang bestehender Spastik wegen sekundärer Veränderungen des Muskels und Kontraktionen nicht
so effektiv wie in früheren Phasen. Jüngere
Kinder unter 6 Jahren profitieren mehr als ältere. Zugelassen bei spastischer Spitzfußstellung bei Kindern ≥ 2 Jahre:
– Botox (100 E/Amp) 4 E/kg in den Gastrocnemius [Russman B]. Dysport (500 E/Amp) zum
Teil bis 80 E/kg [Heinen (26.1.96)].

– Bei Spitzfuß/Diplegie 100 E Botox/Bein Niedrigdosis bis 200 E Botox/Bein Hochdosis nahe
an der LD_{50} [Heinen (26.1.96)]!
– Equinovarus- und Equinovalgus-Fuß: Botox
2– 3 E/kg [Koman L in Jankovic J: Therapy
With Botulinum Toxin. Marcel Dekker, New
York].
– Botox 50–320 E pro Muskelgruppe mit einer
Gesamtdosis zwischen 80 und 460 E bei 26
Kindern mit zum Teil dauerhafter Tonusre-
duktion über die Toxinwirkung hinaus [Cos-
grove A: Botulinum toxin in the management
of the lower limb in cerebral palsy. Developmental Med and Child Neurol 36/5 (1994)
386–96].
– 15 Patienten mit 6mal Adduktorenspastik,
6mal Kniebeugerspastik und 3mal Fußsenker-
spastik: Injektion mit Botox des Pectineus
15–20 E an 2 Stellen, Adductor longus 30 E an
2–3 Stellen, Semitendinosus 25–50 E an 3–5
Stellen, Semimembranosus 25–50 E an 3–5
Stellen, Biceps femoris 20–50 E an 2–5 Stellen,
Rectus femoris 20 E an 2 Stellen, Tibialis posterior 100 E an 5 Stellen, Gastrocnemius
50–120 E an 5–6 Stellen (Flexor carpi ulnaris
40 E an 4 Stellen, Flexor carpi radialis 30 E an
3 Stellen, Flexor digitorum superficialis 30 E
an 3 Stellen) [Calderon-Gonzalez R: Botulinum
Toxin A in Management of Cerebral Palsy. Pediatr Neurol 10/4 (1994) 284–8]. [Frischhut B:
Orthopädische Behandlungskonzepte bei infantilen zerebralen Bewegungsstörungen. Pa-
diatr Padol 30/2 (1995) A 23–7].
– Adduktorenspasmus: Dysport (500 E/Amp) 30
E/kg [Heinen (26.1.96) in Innsbruck].

Zerebrovaskuläre Insuffizienz s. zerebrale Ischämie.

Zeroidlipofuszinose s. Ceroidlipofuszinose.

Zervikale Myelopathie   M50.0. G99.2

syn. zervikale Spondylosis mit Myelopathie, zervikale osteochondrotische Myelopathie, zervikale Spinalkanalenge.
Ätiologie: Lumeneinengung des Spinalkanals anlagebedingt oder degenerativ durch von dorsal
den Spinalkanal einengende Randwülste oder
hineinragende Knochensporne, kompliziert
durch vaskuläre Faktoren der A. spinalis anterior oder Aa. vertebrales.
– Ossifikation des Lig. longitudinale
posterius columnae vertebralis
(PLLO-Syndrom) im zervikalen Bereich M48.8
– Habituelle atlanto-axiale Subluxation
mit Myelopathie   M43.3
Anatomie/Histologie und Definition/Diagnose: s.
Röntgen.

Diagnostik: s. Labor, s. Röntgen. Somatosensorisch
evozierte Potentiale (SEP) von N. tibialis (und
N. ulnaris).
– Magnetstimulation (MEP): Zentrale motorische Leitungszeit (CMCT) am häufigsten pathologisch.
– Gehtest (Strecke und Geschwindigkeit) zur
präoperativen OP-Indikation und Kontrolle
postoperativ: Bei nahezu allen Patienten (n =
41) postoperative Verbesserung [Singh A:
Quantitative assessment of cervical spondylotic
myelopathy by a simple walking test. Lancet
354 (1999) 370–3].

Differentialdiagnose: Amyotrophe Lateralsklerose
und zum Teil deren Differentialdiagnosen.
Spinale Muskelatrophie. Muskeldystrophie.

Neuralgische Schulteramyotrophie. Syringomyelie.

Epidemiologie: Häufigkeit degenerativer HWS-Veränderungen: 50 % mit 50 Jahren, 75 % mit 65 Jahren.

Klinik: Anamnese: Primär uncharakteristisch, Schwäche- und Schweregefühl in den Beinen, Steifigkeit, ggf. radikuläre Störungen. Sensibilitätsstörungen besonders der unteren Extremitäten.
Befund: Ggf. nur diskrete Sensibilitätsstörungen. Paresen meist beidseitig, an den Armen neben spastischen meist auch mit schlaffen Anteilen! Später (unbehandelt) progressive inkomplette tetraparetische spastische Querschnittssymptomatik mit Ataxie und Inkontinenz. Arteria spinalis-Kompressionssyndrom und Arteria vertebralis-Kompressionssyndrom   M47.0

Labor: Liquor meist unauffällig, ggf. Sperrliquor.

Röntgen: Retrospondylosen. Sagittaldurchmesser des Halsmarks normal > 11,5 mm, Markschädigung bei ≤ 13 mm durch kinetische Faktoren.
– MRT: Knochen-Compacta in T1 dunkel. In T2 Hyperintensitäten im Sinne von intramedullären Signalstörungen, Überbetonung der spinalen Enge.
– Funktionsmyelographie mit Myelo-CT (soweit nach MRT erforderlich).

Therapie: Konservativ, wenn keine oder geringe Progredienz, höheres Lebensalter, irreversible Markschädigung.
– Mit Krawatte in 45 % Befundbesserung, in 34 % keine Veränderung und in 23 % Befundverschlechterung [Mittelwert aus 6 englischsprachigen Arbeiten, Thier M (13.3.93)].

Therapie operativ: Dekompression des Zervikalmarks vor Auftreten irreversibler Schäden erforderlich.
– Umschriebene Stenose 1–2 Etagen und stabile HWS-Funktion: Anteriorer Zugang, Vertebrektomie und Diskektomie.
– Längerstreckige Stenose > 2 Etagen und stabile HWS-Funktion: Laminoplastie [Yonenobu K: Laminoplasty versus subtotal corpectomy. A comparative study of results in multisegmental cervical spondylotic myelopathy. Spine 17 (1992) 1281–4].
– Laminektomie nur bei Patienten > 80 Jahren.
– Instabile HWS-Funktion: Verblockung mit Smith-Robinson, nicht mehr mit Cloward.

Zervikaler Bandscheibenvorfall – Zervikalsyndrom s. Zervikobrachialgie.

Zervikobrachialgie – Zervikalsyndrom   Mit Myelopathie G99.2

s.o. Thoracic-outlet-Syndrom, zervikale Myelopathie, Plexus brachialis-Läsion
Diskogen:
Zervikaler Bandscheibenschaden mit Radikulopathie –

Zervikobrachialsyndrom (diffus, Schulter-Arm-Syndrom)	M50.1
Zervikaler Diskusprolaps (Diskushernie)	M50.2
Sonstige zervikale Bandscheibendegeneration	M50.3
Sonstige / nicht näher bezeichnete zervikale Bandscheibenschäden	M50.8 / M50.9
Zervikokraniales Syndrom – zervikozephales Syndrom	M53.0
Zervikobrachiales Syndrom	M53.1
Traumatische Bandscheibenruptur bzw. Spondylopathie	S13.0. M48.3
Knöchern: Instabilität der Wirbelsäule	M53.2
Zervikale Spondylosis (uncovertebralis) und Spondylarthrose mit Randzackenbildungen und progredienter Einengung der Zwischenwirbellöcher (Foramen intervertebrale).	M47.8
Kompression von Nervenwurzeln und Nervenplexus bei Spondylose	M47.2, G55.2
Kompression von Nervenwurzeln und Nervenplexus bei Bandscheibenschäden	G55.1
bei Neubildungen	G55.0
bei sonstigen Krankheiten der Wirbelsäule und des Rückens	G55.3
bei sonstigen Krankheiten andernorts klassifizierten Krankheiten	G55.8
Spondylodiszitis	M46.4

Nerval:
Periphere neurogene Schädigung. Mononeuritis multiplex.
Neuralgische Schulteramyotrophie (Schmerzen!) – familiäre neuralgische Neuropathie mit Prädilektion des Plexus brachialis.
Serogenetische bzw. postvakzinale Polyneuritis.

Brachiale Radikulitis o.n.A.	M54.1
Zervikalneuralgie, Wurzelreizung	M54.2
Habituelle atlanto-axiale Subluxation (mit Myelopathie s. Zervikobrachialgie)	M43.4
Läsionen Zervikalwurzeln, andernorts nicht klassifiziert	G54.2

Ätiologie: s. Chronische Fehlhaltung mit Hyperlordosierung der oberen HWS kompensatorisch zur Hyperkyphosierung der unteren HWS und des HWS/BWS-Überganges. Zytokine treten aus der degenerierten Bandscheibe oder dem Facettengelenk aus und verursachen eine chemische Radikulitis (IL-1β, IL-6, IL-8).

Anatomie/Histologie bei zervikalem Bandschei-
benvorfall: s. Therapie – Chirotherapie-Kom-
plikation. Bandscheibendegeneration (Diskose) und Bandscheibenvorfall am häufigsten in
den mobilsten Bewegungssegmenten HW 5/6
und HW 6/7 entsprechend einer Irritation der
Wurzeln C_6 und C_7. Bandscheibendegeneration mit resultierend Höhenminderung des
Zwischenwirbelraumes (ZWR), Gefügelockerung und reaktiv degenerativen Veränderungen der Wirbelkörper mit Osteochondrose
und Osteophytenbildungen, Spondylarthrose
und Uncovertebralarthrose mit Einengung der
Zwischenwirbellöcher und des Spinalkanals.

Begutachtung: Als Berufskrankheit ab 1992 anerkannt: Erkrankungen der Halswirbelsäule
(Diskopathien, Osteochondrose, Spondylose
oder Spondylarthrose), die durch langjähriges
Tragen schwerer Lasten auf der Schulter verursacht sind (Berufskrankheitentatbestand
gemäß BKVO Nr. 2109). Wie bei anderen Berufskrankheiten ist eine Anerkennung dieser
Gesundheitsstörung als Berufskrankheit nur
dann möglich, wenn die schädigende Tätigkeit
aufgegeben wurde. Epidemiologisch scheint
ein beruflicher Zusammenhang für Fleischträ-
ger in Schlachthöfen zu bestehen, die Tierkör-
perteile mit ständiger Zwangshaltung transportieren.

Diagnostik: s. Labor, s. Röntgen. EMG: Patholo-
gische Spontanaktivität nach 10–14 Tagen.
Ggf. neurophysiologischer Ausschluss eines
Engpass-Syndroms (besonders Karpaltunnel-
Syndrom, Sulcus ulnaris-Syndrom).

Differentialdiagnose zervikaler Bandscheibenvor-
fälle (Nucleus pulposus-Prolaps) incl. schlaffen
Paresen:
s. Plexus brachialis. s. Handschmerzen.
– C4/5-Syndrom: Incisura scapulae-Syndrom des
N. supraspinatus.
– C5-Syndrom: Obere Plexuslähmung. Schulter-
Arm-Syndrom – diffuses Zervikobrachialsyn-
drom: Omarthrose, arthrogene Schulterschmerzen, Periarthritis humeroscapularis,
„Frozen shoulder" bei Supraspinatustendinose
oder -ruptur.
– C6-Syndrom: Karpaltunnel-Syndrom, Kausal-
gie des N. medianus.
– C7-Syndrom: Supinator-Syndrom des N. ra-
dialis, Pronator teres-Syndrom des N. media-
nus. Epicondylitis humeri radialis.
– C8-Syndrom: Sulcus ulnaris-Syndrom, Syn-
drom der Loge de Guyon und Radfahrerlähmung des N. ulnaris. Syringomyelie.
– Untere Plexuslähmung bei Thoracic outlet-
Syndromen Hyperabduktions-, kostoklaviku-
läres und Skalenus-Syndrom.
Meist beidseitige Parese:
Amyotrophe Lateralsklerose, spinale Muskel-
atrophie und Poliomyelitis anterior acuta.
Poliomyelitis anterior acuta.
Polymyositis (mehr mittleres Alter, m : w =
1 : 2, rascher progredient mit Schüben und Re-
missionen).
Syringomyelie mit Sensibilitätsstörungen! Meist
spastische Parese.
Zervikale Myelopathie ggf. nur mit diskreten
Sensibilitätsstörungen, meist auch spastische
Anteile!

– Angina pectoris.
– Basiläre Impression (als wichtigste kraniozervikale Fehlbildung), oftmals kombiniert mit einer
Atlasassimilation oder Atlasdysplasie, mit Irritation der oberen Zervikalwurzeln und Ausstrahlung in den Schulterbereich, Irritation der
kaudalen Hirnnerven und der Medulla oblongata durch den in die hintere Schädelgrube hin-
einragenden Dens, häufig mit lageabhängigen
Schwindel und Hinterkopfschmerzen.
– Borreliose.
– Neurobruzellose: Meningoradikuloneuritis
oder Mononeuritis multiplex (teilweise
äußerst schmerzhafte Neuralgien).
– Frühsommer-Meningoenzephalitis, meningoradikulitische Form.
– Funktionelle Störungen psychischen Ursprungs.
Tendomyosen.
– M. Parkinson (Muskelkrämpfe, -schmerzen,
-steifigkeit in Schultern und Oberarmen).
– Polymyalgia rheumatica: Chronische Schmer-
zen, mit schwerer Allgemeinerkrankung ähn-
lich konsumierendem Leiden.
– Radikulitis. Radiogene Läsion nach lokaler
Strahlentherapie.
– Raumforderungen außer Bandscheibenvorfäl-
len: Spinale Meningeome, Neurinome, Metas-
tasen.
– A. subclavia-Verschluss. Raynaud-Syndrom.
– s. Vertebralisdissektion.

Epidemiologie: s. Anatomie. s. Begutachtung. Der
akute Bandscheibenvorfall ist im HWS-Bereich
etwa 100mal seltener als im LWS-Bereich.

Klinik: Schmerz-Anamnese bzw. Befund: Wann
erstmals Nackenschmerzen? Früher oder aktuell Unfall, HWS-Beschleunigungstrauma?
Beim Husten, Niesen, Pressen (Bandscheibenvorfall o.a. Raumforderung)? Schmerzverstärkung bei Kopfdrehung zur betroffenen Seite
(Bandscheibenvorfall, Forameneinengung,
Halsrippe), Herunterhängen des Arms (Thoracic outlet-Syndrom)? Nächtliche Schmerzverstärkung (Engpass-Syndrom, Borreliose, kostoklavikuläres Syndrom)? Plötzliche Schmerzbesserung bei bestehenden Defiziten (Wurzeltod)? Paresen, Pelzigkeit? RR seitengleich?
Dornfortsatzklopfschmerz?
– Wurzelirritation bei akutem lateralen Disku-
prolaps mit abruptem Beginn (ggf. bereits
auf Bagatelltraumen wie plötzliches Zurück-
werfen des Kopfes) als bei chronisch progredienter Spondylarthrose.

Labor: Besonders bei nächtlichen Schmerzen
Borrelien-KBR. Bei vorrangigen Schmerzen:
Herpes-Titer.

Röntgen: s. Anatomie. HWS in 4 Ebenen (Foramen
intervertebrale-Einengung? Halsrippe?). Ggf.
Schultern in 2 Ebenen.
– Spinales CT oder MRT. Ggf. zervikale Myelographie (durch lateralen Zugang bei HWK
1/2, ggf. von lumbal Panmyelographie).

Therapie: Medikamente s. Lumboischialgie.
– Chirotherapie: Manualtherapie nur nach radiologischem Ausschluss eines Bandscheibenvorfalls.
1. Geschätzte Komplikationsrate von 1 : 20.000:
Literaturübersicht von 295 Fällen mit 165 Ge-

	Rückenmark-Segment – Kennmuskeln – Schmerzstraße und sensible Störung	Muskeleigenreflex (MER)
C_1:	In diesem Segment gibt es keine Hinterwurzel.	
C_2:	Okzipitalisneuralgie, auch Schmerzausstrahlung nach submandibular. Segment ohne Zwischenwirbelloch, die Wurzel durchbohrt die Membran zwischen Atlas und Axis. Kompression bei Anomalien oder Subluxationen.	
C_{2-3}:	Nackenmuskeln, M. trapezius pars ascendens (XI., N. occipitalis minor), Hypästhesie am Hals, Schulterschmerzen.	Trapeziusreflex
C_3:	Okzipitalisneuralgie, auch Schmerzausstrahlung nach submandibular. Häufig Verspannung der Nackenmuskulatur mit Zwangshaltung des Kopfes, Hypästhesie am Hals. Ventrale Zwerchfellparese.	
C_4:	Diaphragma (dorsale Zwerchfellparese N. phrenicus), Hypästhesie Supraklavikulargrube, Schulterschmerzen.	
C_{4-5}:	M. deltoideus, Schmerz und Hypästhesie über M. deltoideus an der Oberarmvorderseite,	Deltoideusreflex (N. axillaris)
	M. supraspinatus und infraspinatus (N. suprascapularis), Schulterschmerzen.	Skapulohumeralreflex
$C_{5(-6)}$:	M. biceps brachii (C_5)	BSR (N. musculocutaneus)
C_6:	M. extensor carpi radialis, M. brachioradialis, Schmerz und Hypästhesie am Oberarm lateral, am Unterarm radial bis zum Daumen.	RPR (N. radialis)
C_7:	M. triceps brachii, ggf. Fingerextensoren und radiale Fingerflexoren, M. pectoralis, M. pronator, evtl. Fingerbeuger und Daumenballenatrophie. Schmerz und Hypästhesie am Ober- und Unterarm dorsal bis zum Zeige- und Mittelfinger.	TSR (N. radialis)
C_8:	M. flexor digitorum, M. abductor digiti minimi, Schmerz und Hypästhesie am Unterarm ulnar bis zum Ring- und Kleinfinger.	Trömner (N. ulnaris, N. medianus)
C_8-Th_1:	Kleine Handmuskulatur, Horner-Syndrom (Sympathikus).	

Schmerzen und Sensibilitätsstörungen können auch eine Etage höher oder tiefer angegeben werden.

fäßkomplikationen, meist Schlaganfällen, und 61 Diskushernien, die am häufigsten nach Rotationen der HWS auftraten. [Assendelft W: Complications of spinal manipulations. J Fam Pract 42 (1996) 475–80].
12 % der Patienten [Umfrage Ernst E, Exeter] berichteten über unerwünschte Nebenwirkungen. Zunahme einer radikulären oder spinalen Symptomatik.
2. Vertebralisdissektion durch Intimaläsion am Atlantoaxialgelenk mit Thrombusbildung. Diese können sich schon durch leichte Kopfdrehungen ablösen und in das vertebrobasiläre Stromgebiet mit entsprechenden Infarzierungen embolisieren.
Kasuistik einer 35-jährigen Patientin mit Schulterschmerzen und am 6. Tag der Schmerzen durchgeführter Chirotherapie mit kurz darauf diffusen Kopfschmerzen und 3 Tage später beginnenden Sehstörungen beider Augen, einer Hemisymptomatik, Hemiataxie und Rückbildung aller Symptome nach 48 Stunden. Angiographisch wird eine Vertebralisdissektion bestätigt und bei unauffälligem zervikalen CT als primäre Vertebralisdissektion vermutet mit nicht auszuschließender richtunggebender Verschlimmerung durch Chirotherapie [Beer K: „Schulter-Arm-Syndrom" und was sich dahinter verbergen kann. Akt Neurol 22 (1995) 118–9].
☆ Petasitidis extr. e radice spissum (25 mg Kps) 3 x 1–3 Kps.

Therapie operativ:
– Cloward-Operation von ventral.
– Frykholm-OP (Foraminotomie) von ventral zur knöchernen Erweiterung des Foramen intervertebrale.

Zestoden-Infektion – Zestoden-Befall s. Zystizerkose.   B71.9

ZNS-Vaskulitis s. Vaskulitis.

Zöliakie-Syndrom   K90.0

Ätiologie: Glutensensitive Enteropathie.

Epidemiologie: Assoziation mit HLA-DQ2 in 90 %.

Diagnostik: s. Labor. Dünndarmbiopsie: Histologische Veränderungen in 35 %.

Komplikationen: Neurologische Komplikationen werden wohl durch das assoziierte Malabsorptionssyndrom hervorgerufen.
– Zöliakie-induzierte Leukenzephalopathie, zerebelläre Ataxie, Polyneuropathie.

– Kasuistik einer mit glutenfreier Diät ernährten 63-jährigen Patientin mit einem progredienten Krankheitsbild aus mäßiger Demenz, amnestischer Aphasie, tetraspastisch-tetraparetischem, zerebellärem und polyneuropathischem Syndrom und in der MRT einer ausgedehnten bifrontalen, konfluierenden Leukenzephalopathie. Vitamin B_1, Vitamin B_{12} und Folsäure nur gering vermindert [Stawowy B,

Leverkusen: Neurologische Manifestation der Cöliakie. (9/96) Göttingen].

Labor: Antigliadin-Antikörper (IgG, IgA) bzw. Endomysium-Antikörper.

Röntgen: MRT: Leukenzephalopathie s. Komplikationen – Kasuistik.

Therapie: Unter glutenfreier Diät Rückbildung von zerebellärer Ataxie und Polyneuropathie.

Zoster s. Enzephalitis, s. Herpes zoster.

Zerebrale Zysten s. Hirntumoren.

Gehirn-, arachnoidale, meningeale Zyste, III. Ventrikel   G93.0
Epidermoidzyste / Dermoidzyste   L72.0 / D36.9

Zystizerkose   B69.9

Zerebrale Zystizerkose *syn.* Neurozystizerkose / Augenbefall   B69.0 / B69.1

Ätiologie: Zestodenbefall. Die Zystizerkose stellt das Metazestodenstadium des Schweinebandwurms (Taenia solium) dar.
– Aufnahme von larvenhaltigen Wurmeiern (Onkosphäre) in kontaminierter Nahrung mit lymphogener und onkogener Verbreitung, Entwicklung in 60–70 Tagen zu Larven. Verstärkte Perfusion am Zystenrand.
– Durch ihre Fähigkeit zur immunologischen Maskierung reagiert das Hirnparenchym nur mit einer geringen fokalen Entzündung.
Erst nach Degeneration der Zystizerken kommt es zum Zusammenbruch der Immuntoleranz und zum Krankheitsausbruch.

Anatomie: Auftreten intrakraniell im Hirnparenchym, subarachnoidal oder intraventrikulär. Seltener Rückenmarksbefall.

Diagnostik: s. Labor, s. Röntgen. Ggf. Meningealbiopsie, Hirnbiopsie, Dünndarmbiopsie.

Differentialdiagnose: Meningitis tuberculosa, Vaskulitis, M. Whipple mit zerebraler Beteiligung.
Andere Helminthen und andere Zoonosen (Echinokokken, Toxoplasmose, Trichinen).

Epidemiologie: Mit weltweit 0,1–2,5 Mio Fälle von Neurozystizerkosen häufigste Parasitose des ZNS.
Endemiegebiete Mittel- und Südamerika, Indien und Südostasien mit China, Osteuropa, Teile Afrikas.
Schweinebefall in Endemiegebieten bis über 10 %, Prävalenz bei Osteuropäern 0,5 %.
Schweinbandwurmfinnen in 0,002–0,004 % der geschlachteten Hausschweine in Deutschland.

Klinik: Anamnese: Hirndruckzeichen mit Kopfschmerzen, epileptischen Krampfanfällen, ggf. Hydrozephalus internus, Psychosyndrom.

– Epilepsie bei 85 % (127/150 Patienten, Literatur 22–94 %), 54 % (81/150 Patienten) mit Epilepsie ohne weiteres neurologisches Defizit: Primär generalisierte Anfälle (n = 49), partielle (n = 29), komplex fokale Anfälle (n = 3), Status epilepticus (n = 6)
[Sanchetee P: Epilepsy as a manifestation of neurocysticercosis. Japi 39/4 (1991) 325–8].
– Myalgien. Chronische Lumboischialgie [Malzacher V. Nervenarzt 65 (1994) 563–7].
Besonderes: Subarachnoidale Verlaufsform mit Ausbildung einer basalen Meningitis. Ggf. symptomarme chronische Meningitis mit langjährigem Verlauf. Als Komplikation Begleitvaskulitis.

Labor: Eosinophilie und IgE-Erhöhung sind nicht obligat.
– Antikörpernachweis in Serum und Liquor (Kreuzreaktionen mit nahe verwandten Helminthen, besonders mit Echinokokken):
Serum-IFT normal < 1 : 10;
Serum-ELISA (normal < 6) und Serum-EITB (Enzyme-linked immunoelectrotransfer blot) jeweils mit einer Sensitivität > 75 %.
Zur Differentialdiagnose: Echinokokken, Toxoplasmose-KBR/Toxoplasma gondii-PCR, Trichinen. Stuhl auf Wurmeier.
– Liquor: Lymphozytäre Pleozytose mit ausgeprägter Schrankenstörung, Eiweißerhöhung, Eosinophilie.
Liquor-ELISA mit einer Sensitivität > 80 % und Liquor-EITB mit einer Sensitivität > 99 %. Kasuistik mit bei Kontrollen um 350/3 Zellen, Gesamteiweiß um 160 mg/dl, Glukose 32 mg/dl erniedrigt bei Serumglukose 98 mg/dl, Albumin-Quotient um 21 (< 7,4), IgG-Quotient um 40, IgG-Index um 1,9 (< 0,7) [Malzacher V].

Röntgen: Schädel nativ. CCT.
– MRT besonders zur Darstellung nicht kalzifizierender Zystizerkosen dem CCT überlegen.

- Ggf. multiple Scolex-haltige periventrikulär gelegene Zysten mit KM-Aufnahme.
- Myelographie: Extradurale Raumforderung mit multiplen, teilweise traubenförmig angeordneten lagemobilen Tochterzysten [Malzacher V: Intraspinale Manifestation der Zystizerkose – Cysticercus racemosus. Nervenarzt 65 (1994) 563–7].

Therapie: Praziquantel und Albendazol alternierend. Ggf. Kortison.

☆ Albendazol (400 mg Tbl) unter Leberenzymkontrollen (nach 5, 10 und alle 14 Tage), morgens und abends zum Essen mit Flüssigkeit, < 60 kg 15 mg/kg. 800 mg/d über 4 Wochen.
☆ Praziquantel (150/500/600 mg Tbl) Rinder- und Schweinebandwurm 1 Tag 5–10 mg/kg. Neurozystizerkose 50 mg/kg bzw. 3500 mg/d über 2 Wochen unter Kortison z.B. 2 Zyklen.
☆ Mebendazol (100 mg Tbl) 2 x 1 Tbl 3 Tage.
☆ Niclosamid (0,5 g Tbl) nach dem Frühstück zerkauen: < 2 Jahre 1, < 6 Jahre 2, ab 6 Jahre 4 Tbl.

Zytomegalie – CMV – ZMV

Zytomegalie-Virus-bedingte Infektionen B25.9

Pneumonie, Bronchitis, Bronchiolitis: Zytomegale Einschlusskörperchenkrankheit   B25.0

s. AIDS. s. Enzephalitis.
Meldepflicht bei Erkrankung oder Tod durch angeborene Zytomegalie.

Ätiologie: 100 nm großes DNA-Virus aus der Gruppe der Herpes-Viren. s. Epidemiologie.

Anatomie/Histologie: Verursacht durch Auflösung der Zwischenzellwände infizierter Zellen die Bildung der Riesenzellen und Synzytien. Azidophiler Einschlusskörper im vergrößerten Zellkern.

Diagnose: s. Labor. Zytomegale Zellen im Urin, Speichel und Liquor. Virusisolierung aus Blut und Urin.

Diagnostik: s. Labor. Augenärztliche Kontrollen.

Epidemiologie: Auftreten weltweit. Virusausscheidung im Speichel, Urin und in der Milch.
1. Diaplazentar durch Primärinfektion in der Schwangerschaft. Häufigste angeborene Infektion, bei 1 % der Neugeborenen.
2. Durch Schmierinfektion, sexuellen Kontakt, Bluttransfusion oder Organtransplantation.
In Entwicklungsländern Durchseuchung (Antikörper-positiv) im 1. Lebensjahr bereits 90 %.
In Industrieländern zweigipflige Durchseuchung mit 30 % im 1. Lebensjahr, 30 % zwischen dem 12. und 25. Lebensjahr.
Durchseuchung in Deutschland 50–60 %.
Risikogruppen (Immunsuppression, AIDS, Homosexuelle, Prostituierte): Durchseuchung 90 %. Bei 40 % der AIDS-Patienten und bei 75 % aller Patienten mit Nieren- und Knochenmarktransplantation Zytomegalie-induzierte Erkrankungen.

Klinik: Anamnese: Immunsuppresion? Transplantation?
- Konnatale Zytomegalie: Frühgeburten, Hepatosplenomegalie, prolongierter Ikterus, hämolytische Anämie, thrombozytopenische Purpura oder flächenhafte Blutungen. Geistige Retardierung, Schwerhörigkeit, Chorioretinitis, intrakranielle Verkalkungen. Häufigste Ursache der Mikroenzephalie.
- Erwachsene: Bei Immunkompetenten meist (in 90 %) inapparenter, ggf. mononukleoseartiger Verlauf mit Lymphadenopathie und leichter Hepatitis. Klinisch manifest ganz überwiegend bei Personen mit geschwächtem Immunsystem:
- Transplantation oder Personen mit Immundefizienz: Häufig mehrere Wochen anhaltendes unklares Fieber.
Leichte Symptomatik mit Fieber, atypischer Lymphozytose, Leukozytopenie, Thrombozytopenie, Myalgie und Arthralgie.
Schwere Symptomatik mit Enzephalitis, Hepatitis, interstitieller Pneumonie, Colitis/Gastritis/Ösophagitis, Retinitis
[Stamminger T: Zytomegalievirus-Infektionen nach Transplantationen. DÄB 94/4 (24.1. 97) B-146–51].
Besonderes: Zytomegalie-Retinitis s. AIDS.
- Interstitielle Pneumonie s. AIDS. Häufigste Pneumonieursache bei allogener Knochenmarktransplantation.

Labor: s. Diagnose. bb oft Leukopenie mit relativer Lymphozytose und atypischen Leukozyten. Antikörperbestimmung. Bei AIDS ggf. selbst bei florider Entzündung fehlende Titeränderung durch Unfähigkeit der B-Lymphozyten zu einer Antikörperreaktion.
- Liquor-PCR (der DNA) bei immunsupprimierten Transplantationspatienten und Patienten mit einer HIV-Infektion von Bedeutung, 80 % Sensitivität und 100 % Spezifität.

Therapie der Zytomegalie-Retinitis: s. AIDS. Ganciclovir oder Foscarnet.
☆ Foscarnet (24 mg/ml, 250/500 ml Fl) s. AIDS. Jeweils nach Induktionstherapie lebenslange Erhaltungsbehandlung.
☆ Ganciclovir (500 mg Fl) s. AIDS. Bei Zytomegalie-Erkrankungen nach Transplantationen: Nach Induktionstherapie 3 x 1000 oder 6 x 500 mg/d, 5 mg/kg i.v. lebenslange Erhaltungsbehandlung.
- CMV-Immunglobulin.

Zytomegalie-Prophylaxe mit ☆Aciclovir (200/400/ 800 mg Tbl, 250 mg Fl) oral 800 bis 3200 mg/d erfolgreich bei Patienten mit Nierentransplantation trotz in vitro nur geringer Aktivität gegen Zytomegalie-Viren.

♣ *Wer zu spät kommt, den straft das Leben [Gorbatschow].*

Rote Kiste
Medikamente und Substanzen

♣ *Apotheker*

Ein Glück, dass wir der Medizinen
nicht völlig gratis uns bedienen,
nein, dass das Schicksal, mild und weise,
schuf hohe Apothekerpreise.
Nicht immer ist ein Arzt dein Retter,
so er dein Schwager oder Vetter
und ringsum an beherzte Huster
umsonst verteilt die Ärztemuster.
Im Kostenlosen liegt ein Reiz:
Man frisst's hinein aus purem Geiz.
Ja, würden nach gehabten Proben
die Leute wenigstens noch loben!
Doch sagen sie, es sei ein Dreck
und habe alles keinen Zweck!
Der hohe Preis als höherer Wille
schlägt ab den Sturm auf die Pastille.
Denn noch ein jeder hat bedacht sich,
wenn's heißt: „Macht fünf Mark dreiundacht-
zig."
Es lobt darum ein weiser Seher
der Säftleinmischer, Pillendreher
uraltes, heiliges Geschlecht,
das zwar nicht billig – aber recht!
[Eugen Roth]

Die **Compliance** beträgt:

bei 1 Medikament	80 %,
bei 4 Medikamenten	50 %,
bei 6 Medikamenten	30 %

[Oertel W (27.9.96) in Göttingen].

Unerwünschte Arzneimittel-Wirkungen (UAW)
– 10 % aller Krankenhaus-Aufenthalte stehen in Zusammenhang mit unerwünschten Arzneimittel-Wirkungen (UAW)!!!
– 2 % aller Patienten während der Studiendauer von 4 Jahren im Krankenhaus von Salt Lake City litten an UAW bzw. ADE („Adult Drug Events").
Bei 1580 dieser Patienten gegenüber 20.197 Kontrollpersonen verlängerte sich der stationäre Aufenthalt im Durchschnitt um 2 Tage. Die Sterberate war um knapp 2 % erhöht und die Behandlungskosten um 2013 Dollar. Besonders häufig und mit hohen Kosten verbunden waren Herzrhythmusstörungen.
– 42 % aller ADE konnten auf eine falsche Dosierung zurückgeführt werden, 50 % aller ADE waren vermeidbar [JAMA 277 (1997) 301].

Nebenwirkungen

sehr häufig	> 10 %
häufig	1–10 %
gelegentlich	0,1–1 %
selten	0,01–0,1 %
sehr selten	< 0,01 %
Einzelfälle	

Meldung unerwünschter Arzneimittelwirkungen an Arzneimittelkommission der deutschen Ärzteschaft, Aachener Str. 233-7, 50391 Köln, Tel. 02 21/40 04-5 18, Fax -539, E-Mail: akdae@t-online.de.

♣ *Bei riesigen Nebenwirkungen essen sie die Packungsbeilage und tragen sie ihren Arzt zum Apotheker.*

A

☆ **Abacavir – ABC** (Ziagen) s. *AIDS* in Kombination mit AZT und Lamivudin.

☆ **Abciximab** (ReoPro 10 mg/5 ml Fl). *Koronare Herzkrankheit*: Akuter Herzinfarkt, instabile Angina pectoris. Nach Ballondilatation: Schützt Patienten mit therapierefraktärer instabiler Angina pectoris vor thromboembolischen Komplikationen und Myokardinfarkt. Bei Stent-Patienten – EPISTENT (Evaluation of IIb/IIIa platelet inhibition for stenting). EPIC- und EPILOG-Studie.
Wirkung: Fab-Fragment eines monoklonalen Antikörpers gegen den Glykoprotein-Rezeptor von Thrombozyten (GP IIb/IIIa-Antagonist), Thrombozytenaggregationshemmer.

☆ **Acamprosat** (Campral 333 mg Tbl) s. *Alkoholismus.*

☆ **Acarbose** (Glucobay 50/100 mg Tbl) s. *Diabetes mellitus.*

☆ **Aceclofenac** (Biofenac 100 mg Tbl) s. *Schmerz.*

☆ **ACE-Hemmer – Angiotensin-Converting-Enzym-Hemmer** s. arterielle *Hypertonie, Herzinfarkt, Herzinsuffizienz.*

☆ **Acebutolol** (200/400 mg Tbl Neptal/Prent, 25 mg A) s. arterielle *Hypertonie.*

☆ **Acemetacin** (Rantudil 30 mg/60 mg forte/90 mg retard Kps, Indometacin-Glykolsäureester) s. *Schmerz.*

☆ **Acetazolamid** (Diamox 250 mg Tbl, 500 mg retard Kps, 500 mg A) 10 mg/kg bzw. 500 mg i.v., frühzeitig orale Gabe. s. *Epilepsie* – Status epilepticus, *metabolische Alkalose, familiäre episodische (paroxysmale) Ataxie.*
– *Diuretikum:* 2–3 Tage 1 Tbl, dann 2–3 Tbl wöchentlich. *Glaukom, Hirndruck, familiäre hypo-, hyper- und normokaliämische periodische Lähmungen, Pseudotumor cerebri.*

☆ **Acetylcholin – ACh** (Neurotransmitter) wirkt
1. im autonomen Nervensystem auf prä- und postganglionäre parasympathische Fasern (Herz!) sowie an der präganglionären Synapse der sympathischen Innervation der Schweißdrüsen (Muskarinrezeptoren),
2. an den vegetativen Ganglien (Nikotinrezeptoren),
3. an der neuromuskulären Endplatte (Nikotinrezeptoren).
– Die wichtigsten Bahnen sind die dorsale und ventrale tegmentale Bahn sowie das cholinerge limbische System. Das cholinerge System ist über alle kortikalen und subkortikalen Formationen verteilt und beeinflusst das Bewusstsein und den Wachheitsgrad.
– Blockade durch Anticholinergika (s. Atropin) je nach pharmakologischer Zusammensetzung kompetitiv bevorzugt der Nikotin- oder Muskarinrezeptoren.

☆ **N-Acetylcystein** (ACC, NAC-Ratiopharm 600 mg Tbl. Bromuc. Fluimucil. 300 mg/3 ml A) s. vorn: *Allgemeine prophylaktische Therapiemaßnahmen.*

☆ β-Acetyldigoxin (0,1/0,2 mg Tbl Digotab, Novodigal, Sandolanid, A = Digoxin) *Herzinsuffizienz*: Ggf. 3 Tage 0,8, dann 0,2 mg/70 kg. El.-HWZ Met. 36 h. KI/UAW/Wirkung s. Digitalis.

☆ **Acetylsalicylsäure** – ☆ASS (100/300/500 mg Tbl ASS, Aspirin 100, Colfarit, Godamed, Aspisol 0,5 g A. In Thomapyrin mit Paracetamol und Coffein).

– *Indikationen* s. *Fieber, Herpes zoster – postzosterische Neuralgie, Herzinfarkt – koronare Herzkrankheit, zerebrale Ischämie – zerebrovaskuläre Insuffizienz* (Akutbehandlung und Sekundärprophylaxe, Karotisstenosen asymptomatisch), *Migräneattacke, ischämische Polyneuropathie, Schmerzen – Kopfschmerzen,* periphere arterielle *Verschlusskrankheit*. El.-HWZ 0,25 h, Met. dosisabhängig 3–22 h. KI hämorrhagische Diathese, Magen-Darm-Ulcera, ggf. Asthma bronchiale. Hypakusis, Tinnitus. Schwangerschaftsmonate 1–3 und 6–9. UAW bb Thrombopenie, Leukopenie (0,17 %). Anaphylaktischer Schock und gastrointestinale Irritationen s. Antirheumatika. Asthmaanfall/Bronchospastik. 5–8 % dosisunabhängig erhöhte Blutungsneigung, aber schwerwiegende gastrointestinale Blutungen dosisabhängig. 1,5 g/d = 5 ml Blutverlust/d. Intrakranielle Blutung 0,5 %. Gastrointestinale Blutungen 2,66 %. Purpura Schönlein-Henoch. Diarrhoe 3,4 %. Exantheme 4,6 %, Urtikaria. Gastrointestinale Ulzera 1,15 %. Übelkeit und Erbrechen/Verdauungsstörungen 17,6 % [CAPRIE-Studie s. Clopidogrel]. Erhöhte Ausscheidung von Allopurinol. Verstärkte Gerinnungshemmung mit Cephalosporinen und Penicillin. Hochdosiert ZNS-Störungen wie Benommenheit, Hyperventilation, Ototoxizität/Ohrensausen/Tinnitus (KI) mit Hochtonschwerhörigkeit.
Wirkung: s. nichtsteroidale Antirheumatika – NSAR. ASS acetyliert und hemmt damit relativ selektiv die Cyclooxygenase 1 (COX 1). Stark analgetisch, mittelstark antiphlogistisch, mittelstark antipyretisch, nicht spasmolytisch. Signifikant weniger Lungenembolien. In Anwesenheit von ASS entsteht durch COX 2 die Substanz 15-(R)HETE, die durch Leukozyten umgewandelt werden kann in Substanzen mit einer hemmenden Wirkung auf Tumorzellen. „Bei ASS-Konsum von mindestens 16 Tbl pro Monat über einen Zeitraum von mindestens einem Jahr lag die Mortalität an Karzinomen der Speiseröhre, des Magens und des Dickdarms um 40 % niedriger als bei Personen, die kein Aspirin eingenommen hatten" [Thun M: Aspirin use and risk of fatal cancer. Cancer Research 53 (1993) 1322–7]. Anscheinend gesenkte Krebsmortalitätsrate [Mirsen und Hachinski: Transitorisch ischämische Attacken und Schlaganfall. Jahrbuch der Neurologie (1988) 239–49]. Widersprüchliche Studienergebnisse!

♣ *Knoblauch:*
Zu rüstigem Alter führt der Lauch.
Bleibt treu ihm – bis zum letzten Hauch.
[Eugen Roth]

☆ **Aciclovir** – **ACV** (200/400/800 mg Tbl, 250 mg Stammlösung 10 ml in 250 ml NaCl 0,9 % Fl.

Salbe. AT. Zovirax) unter Leber- und Nierenwertkontrollen. *Indikationen* s. *Herpes simplex-Enzephalitis* (HSV 1 + 2), *Herpes simplex* und *primärer Herpes genitalis, Herpes zoster* und *Zoster ophthalmicus, Mononukleose – Epstein-Barr-Virus, Zytomegalie-Prophylaxe*. El.-HWZ 2–3,5 h, orale Resorption 25 (15–30) %, renale Elimination. KI < 16 Jahre außer bei Nierentransplantation.
UAW Exanthem, Niereninsuffizienz. Interferenz mit Spiegelsenkung von Phenytoin oder Valproinsäure.
Wirkung: Virostatikum. Guanosinanalogon mit azyklischem Zuckerrest. Hemmung der viralen Polymerase, obligater Kettenabbruch. Ggf. nach Transplantationen prophylaktisch wirksam. Keine Wirkung auf postherpetische Neuralgien.

☆ **ACNU** (Nimustin 50 mg A, nicht über 25 °C lagern) s. *Glioblastom, Bronchial-Karzinom kleinzellig bzw. dessen Hirnmetastasen, M. Hodgkin, Non-Hodgkin-Lymphome, chronisch myeloische Leukämie*.

☆ **ACTH** s. Adrenocorticotropes Hormon.

☆ **Adenosin** (Adrekar 6 mg/2 ml A) *Herzrhythmusstörungen*: Nach erfolglosen vagalen Manövern bei supraventrikulären paroxysmalen AV-junktionalen Tachykardien.
KI AV-Block II. und III. Grades, Sick-Sinus-Syndrom, Vorhofflimmern und -flattern. Obstruktive Lungenerkrankung. Verlängertes QT-Intervall. Anwendungsbeschränkung bei instabiler Angina pectoris, kürzlichem Herzinfarkt, dekompensierter Herzinsuffizienz, schwerer Hypotonie, Schlaf-Apnoe in der Anamnese.
UAW Benommenheit. Bradykardie bis Asystolie. Bronchospasmus, Dyspnoe. Brustdruck, Flush. Hyperventilation. Kopfschmerzen. Palpitationen. Arm-, Nacken- oder Rückenschmerzen. Schwindel. Schwitzen. Übelkeit. Verschwommensehen.
Wirkung: Antiarrhythmikum, Vasodilatator.

☆ **Adiuretin** – **ADH** – **Vasopressin** wird im Hypophysen-Hinterlappen (Neurohypophyse) gespeichert,
fördert die Wasserrückresorption in der Niere (Diabetes insipidus bei SHT).

☆ **Adrenalin** – **Epinephrin** (Suprarenin 1 mg/ml A) 1 mg auf 10 ml Aqua verdünnen, unter Puls- und RR-Kontrolle. 1. Wahl bei kardiopulmonaler *Reanimation, Schock* (anaphylaktischer, kardiogener). Initial bis 0,5–1 mg i.v. (wenn i.v. nicht möglich endotracheal mindestens mit der doppelten intravaskulären Dosis; s.c. unsichere Resorption), ggf. alle 2–3 min 0,5–1 ml (0,05–0,1 mg bis 0,01 mg/kg) i.v. oder weiter 0,02–0,2 (–1,0) µg/kg/min (in 1000 ml 50–60 gtt/min).

– Perfusor: 4 mg (4 A) auf 50 ml NaCl = 0,08 mg/ml nach Wirkung ggf. bei 70 kg schweren Patienten 5–10 ml/h (0,1–0,4 µg/kg/min).
El.-HWZ 1–3 min. KI obstruktive Kardiomyopathie. UAW Angina pectoris, Blutdruck- und Blutzuckeranstieg, Hypokaliämie, Extrasystolie/Tachykardie bis zu Kammerflimmern, Tremor. Wirkung α- + β-mimetisch, Blutdruckanstieg.

☆ **Adrenocorticotropes Hormon – ACTH** (Steuerung u.a. durch CRF aus dem Hypothalamus, wird vom Hypophysen-Vorderlappen, Adenohypophyse, sezerniert) stimuliert die Nebennierenrinde (NNR) zur Ausschüttung von Cortisol.

☆ **Aescin** (Reparil 20 mg Drg, 5 mg/5 ml A) 2 x 1 A auf 3 x 1 Drg, 0,35–0,7–1,5 g/70 kg/d. KI Nierenerkrankungen.
Wirkung: Antiphlogistikum, Venenmittel.

☆ **Ajmalin** (Gilurytmal 50 mg Drg, 50 mg/2 und 10 ml A) *Herzrhythmusstörungen*: Ventrikuläre Extrasystolen, ventrikuläre (paroxysmale) Tachykardie initial 4–5 x 100 mg für 2–3 Tage auf 3–4 x 50 mg oral. Bei WPW-Syndrom. Keine Kombination mit anderen Antiarrhythmika. Akut 50 mg i.v. unter Monitorkontrolle, über Perfusor 1 mg/kg/h.
Bei 20 %iger Zunahme des QRS-Komplexes Therapieabbruch.
El.-HWZ 0,2–0,4 h. KI partieller und totaler AV-Block/Bradykardie/QT-Syndrom. Herzinsuffizienz NYHA III + IV.
UAW bb Agranulozytose, Thrombopenie. AV-Block/Asystolie/Bradykardie, Herzinsuffizienz, Kammerflimmern. Diarrhoe. Übelkeit und Erbrechen. Selten Cholostase.
Wirkung: Klasse Ia-Antiarrhythmikum. s. Antiarrhythmika Klasse I – CAST-Studie.

☆ **Albendazol** (Eskazole 400 mg Tbl) unter Leberenzymkontrollen (nach 5, 10 und alle 14 Tage), morgens und abends zum Essen mit Flüssigkeit, unter Magenschutz < 60 kg 15 mg/kg.
– *Peitschenwurm* (Trichuris trichiura). Zystische (Hundebandwurm) und alveoläre *Echinokokkose* (Fuchsbandwurm) 28 Tage 2 x 1 Tbl, dann 14 Tage Pause, mindestens 2 und maximal 3 Behandlungszyklen.
– *Strongyloidiasis* 3 Tage 1 Tbl, in schweren Fällen 2 x 1 Tbl mit Wiederholung nach 14–21 Tagen.
– *Toxocara. Trichinose:* 6 Tage Tage 2 x 1 Tbl. El.-HWZ Met. 8 h.
UAW reversible Leberenzymerhöhung, Magen-Darm-Irritation, Kopfschmerz, Schwindel.
Wirkung: Anthelmintikum.

☆ **Alcuroniumchlorid** (Alloferin 5/10 mg A) zur *Narkose*. El.-HWZ 3,3 ± 1,3 h. Antidot Prostigmin.
Wirkung: Kompetitiv hemmendes Muskelrelaxans.

☆ **Aldosteron** s. Kaliumcancreonat.

☆ **Alendronat** (Fosamax 10 mg Tbl) bei *postmenopausaler Osteoporose* mindestens 30 min vor dem ersten Essen und Trinken auf nüchternen Magen mit einem vollen Glas Wasser (kein Mineralwasser) und anschließend mindestens 30 min Einhalten einer aufrechten Position. Absetzen bei retrosternalen Schmerzen oder neu aufgetretenem oder sich verschlechterndem Sodbrennen.
El.-HWZ terminal im Knochen 10 Jahre. Orale Bioverfügbarkeit 0,7 % bei Einnahme 2 Stunden vor dem Essen, 40 % geringer bei Einnahme 30 min vor dem Essen. Eiweißbindung 78 %.

KI Unvermögen, nach Tabletteneinnahme mindestens 30 min aufrecht zu stehen oder zu sitzen. Hypokalzämie. Ösophaguserkrankungen mit Motilitätsstörung.
UAW Ösophagus-Läsionen (Ösophagitis, Ösophagus-Ulkus). Bauchschmerzen, Blähungen, Dyspepsie, Dysphagie, Diarrhoe oder Obstipation, Völlegefühl. Kopfschmerzen, Muskelschmerzen. Bei Intoxikation zusätzlich Hypokalzämie und Hypophosphatämie.
Wirkung: Aminobisphosphonat. 300mal wirksamer als Clodronat.

☆ **Alfuzosin** (Urion 2,5 mg Tbl) s. *Harnblasenentleerungsstörung – Harninkontinenz, Prostata-Hyperplasie.*

☆ **Alizaprid** (Vergentan 50 mg Tbl, 50/250 mg A) s. *tumorbedingte Übelkeit.*

☆ **Alkohol – Äthanol – C_2H_5OH** s. Alkoholintoxikation, Alkoholismus.

☆ **Allopurinol** (100/300 mg Tbl Zyloric, Remid 300, Urosin, Urtias) s. *Epilepsie.*

☆ **Alpha-Chymotrypsin** (Alpha-Chymotrase 5 mg/ 5 ml A) *Hämatom* 1–3/d lokal auftragen. El.-HWZ 4 h.

☆ **Alpha-Liponsäure** s. Liponsäure.

☆ **Alpha-Rezeptorenblocker – Alpha-Blocker** s. *Hypertonie – Phäochromozytom, Harnblasenentleerungsstörung – Prostatahyperplasie.* s. Alfuzosin, Doxazosin, Phenoxybenzamin, Prazosin, Tamsulosin, Terazosin.

☆ **Alpidem** bei *Angststörungen* 2 x 25–100 mg, durchschnittliche Dosis 112,5 mg.
UAW über 100 mg, keine typischen UAW hochpotenter Anxiolytika.
Wirkung: Imidazopyridinanalogon. Anxiolytisch, wenig muskelrelaxierend, wenig sedierend. Klinisch ebenso potent wie Lorazepam [Morton S: Alpidem and Lorazepam in the Treatment of Patients with Anxiety Disorders: Comparison of Physiological and Psychological Effects. Pharmacopsych 25 (1992) 177–81].

☆ **Alprazolam** (Tafil 0,5/1 mg Tbl) *Angststörungen, Panikstörungen mit und ohne Agoraphobie* z.B. 4 mg/d, ggf. in Kombination mit Imipramin.
El.-HWZ 12–15 h, Spiegelerhöhung durch (s. Zytochrom-P450) Cimetidin, Ranitidin, Fluvoxamin, Makrolidantibiotika.
KI s. Benzodiazepine, spinale und zerebelläre Ataxien.
UAW bei hohen Dosen Ataxie und Dysarthrie. Spiegelerhöhung von Desipramin und Imipramin. Wirkung s. Benzodiazepine.

☆ **Alprostadil** (Prostavasin/Caverject/Viridal 20 µg A) s. *Impotenz*, periphere arterielle *Verschlusskrankheit* III° und IV°.

☆ **Aluminium-Magnesiumhydroxid** (Aludrox, Antiphosphat, Maaloxan 200/400 mg Tbl, Susp) s. vorn: *Allgemeine prophylaktische Therapiemaßnahmen. Nephrolithiasis – Phosphatstein-Prophylaxe* 20 min vor dem Essen.

☆ **Amantadine**: Amantadin-HCl (Symmetrel 100 mg Tbl) und Amantadinsulfat (Contenton, PK-Merz 100/PK-Merz forte 150 mg Tbl, 200 mg/500 ml Fl) s. *M. Parkinson; Ataxie –* olivo-ponto-zerebelläre Atrophie, *M. Creutzfeldt-Jakob, Depression* (bipolar) durch Infektion mit Borna-Viren, *tardive Dyskinesien, Encephalomyelitis disseminata, Hepatitis C, Influenza A, postzosterische Neuralgie, Schädel-Hirn-Trauma.*

☆ **Ambenoniumchlorid** (Mytelase 10 mg Tbl) s. *Myasthenia gravis.*

☆ **Ambroxol** (30/75 retard mg Tbl, 15 mg A, Saft, 15/30 mg Supp. Ambroxol comp. ratio, Mucosolvan, 1 g/50 ml Fl) zur Sekretolyse. s. vorn: *Allgemeine prophylaktische Therapiemaßnahmen.*

☆ **Amfetaminil** (AN1 10 mg Drg) s. *Narkolepsie.*

☆ **Amikacin** (Biklin 100/250/350/500 mg Fl in 250 ml NaCl 0,9 %) s. *Antibiotika-Therapie.*

☆ **Amilorid** (5 mg mit 50 mg Hydrochlorothiazid in Amilorid comp. ratio und Moduretik maximal 2 Tbl/d) s. arterielle *Hypertonie.*

☆ **Aminoglutethimid** (Orimeten) mit Kortison einnehmen wegen UAW. *Metastasierendes Mamma-Karzinom:* Bei 20–25 % für 9–11 Monate partielle Remission. Beeinträchtigt die Steroidproduktion, indem es die Umwandlung von Cholesterol zu Pregnenolon behindert. Wirkung: (s.) Aromatasehemmer der 1. Generation, hemmt die Aromatase reversibel. Wirkung unspezifisch, greift auch in den Aldosteron- und Cortisol-Stoffwechsel ein.

☆ **Aminoglykoside** s. *Antibiotika-Therapie.*

☆ **4-Aminopyridin – 4-AP** (Fampridine) s. *Encephalomyelitis disseminata.*

☆ **Amiodaron** (Cordarex 200 mg Tbl, 150 mg/3 ml A) nach bzw. unter Kontrollen der Schilddrüsenwerte. Nach Sättigungsdosis 3 (-6) x 1 Tbl sekundär 1 Tbl an 5 Tagen der Woche. Oral verzögerter Wirkungseintritt nach 4–6 Tagen.
– *Herzinfarkt*-Dauertherapie in der Postinfarktphase bei reduzierter linksventrikulärer Funktion und häufigen VES. Senkung der Gesamtmortalität und Rate plötzlicher Todesfälle bei Postinfarktpatienten.
– *Herzrhythmusstörungen:* Symptomatische supraventrikuläre Tachyarrhythmien, Vorhofflimmern (Dauertherapie bei chronischem irreversiblen Vorhofflimmern), WPW-Syndrom; ventrikuläre Extrasystolen, ventrikuläre (paroxysmale) Tachykardie, AV-reentry-Tachykardien, maligne Kammerrhythmusstörungen.
5 mg/kg langsam i.v. in mindestens 3 (besser 20–120) min, 2. Injektion nach frühestens 15 min, dann über ZVK Perfusor 150 mg in 50 ml Glukose 5 % = 3 mg/ml bei 70 kg schweren Patienten 9–18 ml/h (10–20 mg/kg/d).
UAW Polyneuropathie, Schilddrüsenfunktionsstörungen, meist Hyperthyreosen. Vermehrt aufgetretene Todesfälle.
Wirkung: Klasse III-Antiarrhythmikum. Selektiver Kaliumkanalinhibitor.

☆ **Amiphenazol** (Daptazile 150 mg A) nicht in Glukose, 150 mg i.v./i.m. ggf. stdl. wiederholen. *Respiratorische Azidose, Atemdepression infolge Intoxikation durch atemdepressive Medikamente, akute und subakute respiratorische Insuffizienz.*
El.-HWZ 2–4 Wochen.
KI AV-Block II und III°, Sinusbradykardie, Jodallergie und Schilddrüsenerkrankungen.

UAW Erythema nodosum, Hyperpigmentierung, Cornea-Ablagerungen / Optikusneuritis / Sehstörungen, Polyneuropathie, Tachykardie, Übelkeit und Erbrechen.
Wirkung: Analeptikum.

☆ **Amisulprid** (Solian 50/200 mg Tbl): Niedriger Dosisbereich 50–300 mg. s. *Depression*, s. *Psychosen* (Schizophrenie).

☆ **Amitriptylin** (10/25 mg Tbl, 25/50/75 mg retard Tbl. 50 mg A. Laroxyl. Saroten. In Limbatril 12,5 mg mit 5 mg Chlordiazepoxid, Limbatril forte 25/10 mg) s. *Depression, Fibromyalgie, atypischer Gesichtsschmerz.*

☆ **Amitriptylinoxid** (30/60/90/120 mg Tbl. Equilibrin) s. *Depression, Spannungskopfschmerz.*

☆ **Amlodipin** (Norvasc 5/10 mg Tbl) s. arterielle *Hypertonie.* Dihydropyridin-Kalzium-Antagonist.

☆ **Ammoidin** (Meladinine 10 Tbl) s. 5-Methoxypsoralen.

☆ **Amorolfin** 5 % Nagellack.
– *Onychomykose:* 1mal /Woche.
Wirkung: Allylamin. Erfolg in 50–75 %.

☆ **Amoxicillin** (0,5/0,75/1 g Tbl. 1,2/2,2 g Fl Amoxypen, Clamoxyl) s. *Antibiotika-Therapie.*

☆ **D-L-Amphetamin** (Amphetaminsaft). *Hyperkinetisches Syndrom:* Zur zentralen Stimulation 0,1–0,5 mg/kg, Wirkungseintritt nach 1–3 h. BtM-Rezept. El.-HWZ 4–6 h.

☆ **Amphotericin B** (Ampho-Moronal 100 mg Tbl, 50 mg A i.v., 1 % oral), liposomal verkapselt (Ambisome) s. *Antibiotika-Therapie* – Antimykotika und Antiprotozoika.

☆ **Ampicillin** (1/2/5 g Fl, Amblosin, Binotal 0,5/1 g Tbl), Ampicillin mit Sulbactam (Unacid 0,75/1,5/3 g Fl) bzw. Sultamicillin (Unacid PD 375 mg Tbl) s. *Antibiotika-Therapie.*

☆ **Amrinon** (Wincoram 100 mg/20 ml A).
– *Herzinsuffizienz* NYHA IV initial 0,5 mg/kg langsam i.v. ggf. alle 10–15 min, maximal 4 mg/kg in der ersten Stunde.
– Perfusor in NaCl über separaten Zugang 2–3 h 30 auf 5–10 µg/kg/min über maximal 14 Tage.
Maximal 10 mg/kg/d. Nach Myokardinfarkt nur unter Monitorkontrolle. El.-HWZ 2,5–6 h. KI bb Thrombopenie. Herzerkrankungen mit nicht möglicher HZV-Steigerung, Herzwandaneurysma. Supraventrikuläre Tachykardie. Hypovolämie. Schwere Niereninsuffizienz.
UAW bb Thrombopenie. Herzrhythmusstörungen/Hypotonie/Tachykardie. Cholestase. Fieber. Kopfschmerzen. Leberwertanstieg. Lungeninfiltration. Myalgie/Myositis. Polyserositis. Übelkeit und Erbrechen. Vaskulitis. Wirkung: Phosphodiesterase-Hemmer.

☆ **Ancrod** (Viprinex. Arwin 1 ml à 70 IE) s.c. (i.v. nur stationär und in Ausnahmefällen) s. zerebrale *Ischämie.*
– Periphere arterielle *Verschlusskrankheit:* Über 3–4 Wochen, darunter Fibrinogen auf 70–100 mg/dl. Nach 4–8 Wochen Ak-Bildung. 2. Behandlung mit Defibrase.

☆ **Androgene** s. Testosteron.

☆ **Angiotensin-Converting-Enzym-Hemmer** s. arterielle *Hypertonie.*

☆ **Angiotensin-II-Rezeptor-Antagonisten** s. arterielle *Hypertonie*.

☆ **Anionenaustauscher** s. zerebrale *Ischämie*.

☆ **Antazida** s. vorn: *Allgemeine prophylaktische Therapiemaßnahmen*.

☆ **Anthrachinone** s. Sennae/Sennoside.

☆ **Antiandrogene**: *Prostata-Karzinom* hormonabhängig (70–80 % der Zellen sind hormonsensibel und damit einer Therapie zugänglich): LH-RH-Analoga (Hypothalamushormone) zur Unterdrückung der testikulären Hormonproduktion.
– *Prostatahyperplasie*: 5-α-Reduktase-Hemmer s. Finasterid. Ohne Vorteile gegenüber Alpha-Rezeptorenblockern.
UAW: PSA-Spiegel ändern sich und können nicht zu diagnostischen Zwecken verwendet werden.

☆ **Antiarrhythmika**: *Einteilung nach Vaughan Williams*.
– s. N-3-Fettsäuren (mehrfach ungesättigt) in Kaltwasserfischen und Fischöl: Verminderte Expression von Wachstumsfaktoren, proinflammatorischer oder proaggregatorischer Prostaglandine der entsprechenden Zielgewebe und Verminderung der Thrombozytenaggregation, des Blutdrucks und der Triglyzeridspiegel wohl im Sinne einer Verhütung der Arteriosklerose, Reduktion kardiovaskulärer Mortalität sowie abgeschwächtem Verlauf chronisch entzündlicher Erkrankungen [Sellmayer A: N-3-Fettsäuren: Natürliche Antiarrhythmika? DÄB 93/34/5 (26.8.96) B-1695].
– Bei Akuttherapie von HRS ist eine EKG-Dokumentation bzw. Monitor-mit Blutdrucküberwachung obligat.
Alle Antiarrhythmika sind bei i.v.-Injektion langsam über 3–5 min zu applizieren.
Ausnahme: Adenosin (Adrekar) als Bolus zu verabreichen, extrem kurzwirksam.
– I.v.-Applikation unterbrechen bei: Sinusbradykardie, Verbreiterung des QRS-Komplexes, Verlängerung der PQ-Zeit oder QT-Zeit > 25 %, Blutdruckabfall auf Werte < 100 mm Hg.
– Klasse Ia: Ajmalin (Gilurytmal). Chinidinbisulfat (Chinidin-Duriles, Optochinidin retard).
Cordichin mit Verapamil). Disopyramid (Norpace). Procainamid (Novocamid, Procainamid Duriles).
– Klasse Ib: Mexiletin-HCl (Mexitil). Phenytoin (Epanutin, Phenhydan, Zentropil) nur bei Digitalisintoxikation.
– Klasse Ic: Flecainid (Tambocor). Encainid. Moricizin. Propafenon (Rytmonorm).
– Klasse I: Therapie ventrikulärer Arrhythmien mit Klasse I-Antiarrhythmika ist kontraindiziert bei asymptomatischen Patienten in der Postinfarktphase wegen Zunahme der Gesamtmortalität trotz signifikanter Suppression ventrikulärer Arrhythmien [Cardiac Arrhythmia Suppression Trial – CAST-Studie. JAMA 270 (1993) 2451].
– Klasse II: Betablocker.
– Klasse III: Amiodaron (Cordarex): Senkung der Gesamtmortalität und Rate plötzlicher Todesfälle bei Postinfarktpatienten.

Sotalol (Sotalex): SWORD-Studie (Survival with oral D-Sotalol) bei Postinfarktpatienten wurde wegen erhöhter Mortalität unter Medikation vorzeitig abgebrochen. Amiodaron und Dofetilid sind selektive Kaliumkanalinhibitoren.
– Klasse IV: Diltiazem. Verapamil.
– Vorhofflimmern: Medikamentöse Konversion mit Antiarrhythmika der Klasse Ia, Ic und III mit Konversionsrate 50–90 %.
KI angeborenes QT-Syndrom oder bekannte QT-Zeit-Verlängerung, Einnahme anderer Präparate mit Verlängerung der QT-Zeit.
UAW Verlängerung der QT-Zeit (!).

☆ **Anticholinergika** s. Atropin (atropinhaltige AT besonders bei Kindern und älteren Patienten), trizyklische Antidepressiva, Antihistaminika, Antiparkinsontherapeutika, Benzodiazepine, Lokalanästhetika, Neuroleptika, Opioide, giftige Pflanzen wie Atropa belladonna, H_2-Rezeptorenblocker, Spasmolytika. Lipophile Pharmaka durchdringen die Blut-Hirn-Schranke, lipophile basische Amine wie Antidepressiva, Neuroleptika und Belladonnaalkaloide wirken direkt anticholinerg. Blockade der Acetylcholin-vermittelten Wirkungen s. Acetylcholin.
s. *M. Parkinson*: s. Benzatropinmethansulfonat (Cogentinol), Biperiden (Akineton), Bornaprin (Sormodren), Metixen (Tremarit), Trihexyphenidyl (Artane). *Speichelflussreduktion*: s. Atropin, Glycopyrroniumbromid.

☆ **Antidepressiva: Trizyklische (TCA) und tetrazyklische AD**: s. *Depression, Herpes – postherpetische Neuralgie, Schmerzen*.

☆ **Antigestagene**: s. inoperable *Meningeome*.
Wirkung: Kompetitive Antagonisten der Progesteronrezeptoren, die sich in einem hohen Prozentsatz auf den Mamma-Karzinomzellen nachweisen lassen. s. Mifepriston.
– Onapriston. UAW wesentlich geringer antiglukokortikoid. Wirkung: Löst eine terminale Differenzierung der Karzinomzellen aus [DÄB 91/13 (1.4.94) B-677–8].

☆ **Antiöstrogene**: s. Tamoxifen. s. Aromatasehemmer.

☆ **Antirheumatika** – ☆nichtsteroidale Antirheumatika – NSAR – nichtsteroidale Antiphlogistika: s. *Schmerz, M. Alzheimer, rheumatoide Arthritis, kolorektale Karzinome, Lumboischialgie, Zervikobrachialgie*.

☆ **Lang wirksame Antirheumatika – LWAR – sog. Basistherapeutika** s. Chloroquin, Gold, D-Penicillamin, alle unter Kontrollen von bb, GOT, GPT, γ-GT, AP, CK, Krea, Urinsediment.
– *Entzündlich-rheumatische Erkrankungen – rheumatoide Arthritis*:
Bei lokaler und besonders bei systemischer Entzündung. Fraglich bei Organmanifestationen.
Eine Progressionshemmung und Verminderung der Gelenkdestruktionen ist nur mit LWAR und Immunsuppressiva möglich!
– LWAR haben im Frühstadium in den ersten 6–12 Monaten die besten Aussichten, progressive Gelenkdestruktionen aufzuhalten, und sind indiziert bei 90 % der Patienten mit Vorliegen eines progredienten Krankheitbildes

mit lokaler (Synovialitis) und systemischer Entzündungsaktivität (BKS, CRP), bei erosivem und destruierendem Verlauf (Röntgenbild), bei kontinuierlichem Glukokortikoidbedarf sowie bei Vorliegen von viszeralen Komplikationen und sollen bei Diagnosestellung im Frühstadium eingesetzt werden, da die besten Aussichten in den ersten 6–12 Monaten bestehen, progressive Gelenkdestruktionen aufzuhalten.

Keine Indikation bei nicht erosiven und klinisch blanden Verläufen sowie ausgebrannten Spätstadien.

– Studie über 2 Jahre bei 102 Patienten: Monotherapie Methotrexat mit Ansprechrate 33 %; Kombination Sulfasalazin und Hydroxychloroquin mit Ansprechrate 40 %; Kombinationstherapie Methotrexat (7,5–17,5 mg/Woche) mit Sulfasalazin (2 x 500 mg/d) und Hydroxychloroquin (2 x 200 mg/d) mit Ansprechrate 77 %. Therapieabbrüche 7/102 in der Methotrexatgruppe, 3/102 in den beiden anderen Gruppen [O'Dell J: Treatment of Rheumatoid Arthritis with Methotrexate alone, Sulfasalazine and Hydroxychloroquine, or a Combination of all Three Medications. N Engl J Med 334 (1996) 1287–91].

Wirkungseintritt nach einigen Wochen bis Monaten (Methotrexat nach 2–4, Sulfasalazin nach 6–8 Wochen, übrige nach 3–6 Monaten), anhaltender Effekt nach dem Absetzen.

☆ **Antithrombin III – AT III** (Atenativ 500/1000/1500, Kybernin HS 500/1000 IE Fl) initial 1000–2000 IE über Perfusor oder > 5 min, dann 500 IE alle 4–6 h (Spiegel sollte therapeutisch eher > 100 % sein) oder Frischplasma alle 6–8 h.

s. *Antithrombin III-Mangel* hereditär oder erworben, disseminierte intravasale Gerinnung, Sepsis mit Verbrauchskoagulopathie.

☆ **Apalcillin** (Lumota 1/3 g Fl) s. *Antibiotika-Therapie*.

☆ **Apomorphin** (Apomorphin Woelm 10 mg A i.m. oder s.c.) s. *M. Parkinson* (nicht zugelassen).

☆ **ARA-C** s. Cytarabin.

☆ **Arginin-Äpfelsäure** (Hepasteril) bei noch ausreichend möglicher Verwertung durch die Leber.

☆ **L-Arginin-HCl** s. metabolische *Alkalose*.

☆ **Argipressin** (Pitressin 20 E/1 ml A i.m., i.v. nur verdünnt injizieren bzw. infundieren!) s. *Diabetes insipidus zentral bedingt einschließlich passagerer ADH-Insuffizienz nach neurochirurgischen Eingriffen oder Schädel-Hirn-Trauma*, s. postpunktioneller *Kopfschmerz*. *Ösophagusvarizenblutung*.

UAW Wasserretention. Wirkung: Hypophysen-Hinterlappen (HHL)-Hormon. Vasokonstriktor. Die Wirkungsdauer wird durch Saluretika (Chlorthalidon) verlängert.

☆ **Aromatasehemmer** bei *Mamma-Karzinom*. s. Aminoglutethimid. s. Atamestan. s. Formestan – 4-Hydroxyandrostendion. s. Vorozol.

– Unterdrückung der Transformation von Androstendion (Androgen) zu Estron (Östrogen) als wichtigster Östrogenquelle in der Menopause, die in Tumorgewebe und sämtlichen

Körpergeweben stattfindet. Aromatase katalysiert die Umwandlung von Androgenen zu Östrogenen.

☆ **Atamestan**: *Prostatahyperplasie*: 15 % Prostatavolumenabnahme nach 3 Monaten. s. Aromatasehemmer.

☆ **Atenolol** (25/50/100 mg Tbl, 5 mg/10 ml A. Tenormin. Atenolol comp. rat. Teneretic mit 25 mg Chlorthalidon) s. arterielle *Hypertonie*.

– *Ventrikuläre und supraventrikuläre Tachykardie, hyperkinetisches Herzsyndrom*: 2,5 mg (1/2 A) langsam i.v. unter Monitorkontrolle, maximal 10 mg/d.

☆ **Atovaquon** (Wellvone 250 mg Tbl) s. *AIDS-assoziierte zerebrale Toxoplasmose. Pneumocystis carinii-Pneumonie*.

☆ **Atorvastatin** (Sortis 10/20 mg Tbl) s. zerebrale *Ischämie. Hyperlipoproteinämie*. s. HMG-CoA-Reduktase-Hemmer – CSE-Hemmer.

☆ **Atropin** (Atropinsulfat 0,5 mg/1 ml A) 0,5–1 mg mit ggf. initial paradoxer Bradykardie über 1–2 min. *Indikationen* s. Herzrhythmusstörungen – Sinusbradykardie, Atropintest bei Hirntod, Insektizidvergiftung wie E 605, Myasthenia gravis.

El.-HWZ 2–3 h. Letal > 80–130 mg.

KI (außer bei lebensbedrohlichen Zuständen) Glaukom, Restharnbildung, mechanische Magen-Darm-Kanal-Stenosen.

UAW bei Überdosierung (ggf. auch durch atropinhaltige AT besonders bei Kindern und älteren Patienten) s. M. Parkinson-Anticholinergika, AV-Block, Akkomodationsstörungen, Hautrötung, Miktionsbeschwerden, Mundtrockenheit, Mydriasis über 4–6 Tage auf 1 mg, Tachykardie, Wärmestau. Niedrige Dosen verursachen Schläfrigkeit, höhere Dosen Exzitation und Verwirrtheit. Bei Intoxikation Kohle und Antidot Pilocarpin 0,01–0,05 mg langsam i.v.

Wirkung: Am meisten verwendetes parasympathisch wirkendes Alkaloid, das hauptsächlich periphere und zentrale Muskarinrezeptoren kompetitiv besetzt (s. Acetylcholin).

☆ **Atropinsulfat** (Dysurgal N 0,25 mg Drg, 0,5 mg/30 gtt): *Dysurie, Inkontinenz, Reizblase, Dysmenorrhoe*: 3 x 0,25 mg.

☆ **Azathioprin** (Imurek 50 mg Tbl), ggf. nach Schwangerschaftstest, 1–2 mg/kg, bei problemloser Verträglichkeit und gewährleisteter guter Langzeit-Compliance 2–3 (–4) mg/kg (entspr. der halben Dosis von Mercaptopurin/Puri-Nethol) in 2–3 Tagesdosen, in Kombination mit Allopurinol Dosisreduktion auf 25 % (!), mit Zielgrößen Lymphozyten 800–1100/µl und Leukos 3500–4000/µl nach 14 Tagen, bei < 3200/µl Medikamentenpause, unter anfangs 4 (8) x wöchentlichen, dann 3 x monatlichen, nach 3 Monaten 1/4jährlichen Kontrollen von Blutbild und Leberwerten, Harnsäure und Harnstoff. Bei schweren Infekten absetzen. Bei Kinderwunsch sowohl von der zukünftigen Mutter als auch Vater 6–12 Monate vor Beendigung der Empfängnisverhütung absetzen.

– *Indikationen: Rheumatoide Arthritis. Reaktive Arthritiden* mit chronischem Verlauf. *M. Behcet. Colitis ulcerosa. M. Crohn. Encephalomye-*

litis disseminata. Autoimmun-Hepatitis. Lambert-Eaton-Syndrom. Lupus erythematodes. Myasthenia gravis. Panarteriitis nodosa. Subakut sklerosierende Panenzephalitis. Polymyalgia rheumatica schwere Form mit Riesenzellarteriitis. Polymyositis – Dermatomyositis. Chronische Polyradikuloneuritis bzw. chronisch inflammatorische demyelinisierende Polyneuritis (CIDP). *Sneddon-Syndrom. Vaskulitiden.*
El.-HWZ -5 h, Metabolit 6-Mercaptopurin.
UAW/Wirkung: s. Myasthenia gravis.

☆ **Azidothymidin – AZT – Azidodesoxythymidin – Zidovudin – ZDV** (Retrovir 100/250 mg Tbl, 200 mg Fl. Combivir 300 mg mit Lamivudin 150 mg) s. *AIDS.*

☆ **Azithromycin** (Zithromax 250 mg Kps, 200 mg/ Messl.) s. *Antibiotika-Therapie.*

☆ **Azlocillin** (Securopen 2/4/5 g) s. *Antibiotika-Therapie.*

☆ **Aztreonam** (Azactam 0,5/1/2 g Fl) s. *Antibiotika-Therapie.*

B

☆ **Bacampicillin** (Penglobe 400/800 mg Tbl) s. *Antibiotika-Therapie.*

☆ **Bacitracin** (Cicatrex Puder/Salbe mit Neomycin, Medicrucin Pulver, Nebacetin Augensalbe/Lösung/Puder/Salbe/siccum Trockensubstanz) s. *Antibiotika-Therapie.*

☆ **Baclofen** (Lioresal 5/10/25 mg Tbl. Lioresal Intrathecal 0,05 mg/1 ml, 10 mg/20 ml, 10 mg/5 ml A) s. *Spastik, Dystonie* bei jüngeren Patienten und Meige-Syndrom, axiale oder Beindystonie, atypischer *Gesichtsschmerz, Myoklonus,* Upbeat-*Nystagmus*/*-Schwindel* und Downbeat-Nystagmus/-Schwindel, *Singultus, Stiff man-Syndrom, Tetanus, Trigeminus-Neuralgie.*

☆ **Bakterien-Extrakt** (Broncho-Vaxom, Broncho-Munal 7/3,5 mg Kps, 3,5 mg Btl Kinder Granulat aus Haemophilus influenzae, Diplococcus pneumoniae, Klebsiella pneumoniae u. ozaenae, Staphylococcus aureus, Streptococcus pyogenes u. viridans, Neisseria catarrhalis): *Rezidivierende Infektionen der oberen und unteren Luftwege incl. Bronchitis, Sinusitis*: 1 Kps morgens mit Flüss. auf nüchternen Magen über 1 Monat, 2 Zyklen mit 20 Tagen Pause 10-tägige Einnahme.
KI < 6 Monate, akute Darminfektionen.
UAW allergische Reaktionen, Störungen des Magen-Darm-Trakt.

☆ **Bakterizides permeabilitätserhöhendes Protein – BPI** s. *Meningokokken-Meningitis.*

☆ **Baldrian –** Extr. valerianae – Valerianae radix (Baldrian-Dispert 45 mg/stark 125 mg Drg, Valmane 50 mg Drg, Euvegal forte 160 mg Val. und 80 mg Extr. Melissae sicc. Tbl) s. *Schlafstörungen – Insomnie.*

☆ **Bambuterol** (Bambec 10 mg Tbl) bei *Asthma bronchiale*: Ab 16. Lebensjahr abends 10 (–20) mg, bei Niereninsuffizienz 5 mg.
El.-HWZ 10, Met. 20 h. Aus dem Prodrug Bambuterol entsteht Terbutalin. Bambuterol ist gewebegängiger als Terbutalin.

KI Hyperthyreose, tachykarde Arrhythmie und Tachykardie > 100/s. Bei Leberzirrhose alternativ Terbutalin.
UAW Palpitationen/Tachykardie, Tremor.

☆ **Barbexaclon** (Maliasin 25/100 mg Tbl) s. Phenobarbital, s. *Epilepsie.*

☆ **Barbiturate** s. *Epilepsie, Spastik, benigner monosymptomatischer Ruhetremor.*

☆ **Basiliximab** (Simulect A 20 mg Fl): Allogene *Transplantation* zur Prophylaxe der akuten Transplantatabstoßung in Kombination mit Cyclosporin und Kortikoiden 30-minütige Infusion von je 20 mg am Transplantationstag (2 h vor dem Eingriff) und an Tag 4, bewirkt 30–45-tägige Immunsuppression. Phase III-Studie an 722 nierentransplantierten Patienten: Nach 1/2 Jahr bei 35 % gegenüber 52 % der Plazebogruppe Abstoßungsreaktionen, nach 1 Jahr 38 zu 55 %, reduziert die Abstoßung gegenüber Plazebo um 30 %. Unter Verum weniger Pilz- und Zytomegalie-Infekte. Wirkung: Chimärer monoklonaler Antikörper gegen den Interleukin-2-Rezeptor (CD25-Rezeptor) auf aktivierten T-Zellen.

☆ **Basistherapeutika** s. lang wirksame Antirheumatika (*rheumatoide Arthritis*).

☆ **BCG** (BCG-Vakzine Behrungwerke 100.000–300.000 lebende Keime/ml A) s. *Tuberkulose.*

☆ **BCNU – Carmustin** (Carmubris 100 mg Fl) s. *Glioblastom.*

☆ **BDNF** s. amyotrophe *Lateralsklerose.*

☆ **Beclamid** (Neuracen 330 mg Tbl) s. *Epilepsie.*

☆ **Belladonna –** Hyoscyamin (Belladonnysat Bürger 50 mg Alkaloide/100 ml gtt) s. *M. Parkinson –* Anticholinergika.

☆ **Bemegrid** (Eukraton 50 mg A/500 mg Fl) bei Lähmung des Atemzentrums, Schlafmittelvergiftung, zur Narkosebeendigung 1–2 A i.v.
UAW Senkung der Krampfschwelle (Elektroenzephalographie).

☆ **Benazeprilhydrochlorid** (Cibacen 5/10/20 mg Tbl. Cibadrex 10 mg mit 12,5 mg Hydrochlorothiazid) s. arterielle *Hypertonie.* KI/UAW/Wirkung s. ACE-Hemmer.

☆ **Bendamustin** (Ribomustin 25 mg Fl) in Abhängigkeit vom Blutbild alle 3–4 Wochen 50–60 mg/m² über 3–5 Tage.
– *M. Hodgkin,* chronisch lymphatische *Leukämie, Mamma-Karzinom, Plasmozytom.*
UAW bb Leukopenie, Thrombopenie. Appetitlosigkeit, Geschmacksveränderungen, Hitzegefühl, Mundtrockenheit, kolikartige Schmerzen im Unterleib, Übelkeit und Erbrechen, schwach emetogen.

☆ **Benfotiamin** (fettlösliches Vitamin B₁, Benfogamma Drg, Milgamma 100 Drg mit 100 mg Benfotiamin und 100 mg Pyridoxin) bis 3 x 1 Drg. *Alkoholische Polyneuropathie, Wernicke-Enzephalopathie, Vitamin B₁-Mangel.* KI Thiaminüberempfindlichkeit.
UAW allergische Überempfindlichkeitsreaktionen, Abschwächung von L-Dopa.

☆ **Benperidol** (Glianimon 0,1 mg/gtt, 2 mg Tbl, 2 mg/2 ml A) s. *Psychosen* (s. Schizophrenie) – Neuroleptika.

☆ **Benzatropinmethansulfonat** (Cogentinol 2 mg Tbl) s. *M. Parkinson –* Anticholinergika.

☆ **Benzbromaron** (Uricovac M Tbl). *Gicht* und Allopurinolunverträglichkeit: 50–100 mg/d oder jeden 2. Tag.
El.-HWZ 3, Met. –14 h.
UAW Diarrhoe, Harndrang, Kopfschmerzen.

☆ **Benzodiazepine** s. *Schlafstörungen* (z.B. bei Chorea Huntington, psychiatrischen Erkrankungen), *Epilepsie, Spastik,* tumorbedingte *Übelkeit. Angststörungen* (z.B. bei Chorea Huntington, psychiatrischen Erkrankungen), Wirkung besonders von Alprazolam, Bromazepam, Chlordiazepoxid, Diazepam, Lorazepam, Oxazepam als Anxiolyticum einerseits auch nach 6 Monaten [Rickels (1986)], in anderen Studien z.B. bei Diazepam nur zu Beginn und ohne Unterschied nach 4 Wochen zu Plazebo [Shapiro (1982)]. Bei Angstzuständen im Rahmen organischer oder endogener Psychosen ggf. Kombination mit Neuroleptika.
Einnahme bei Patienten mit einer primären Suchterkrankung problematisch. Langzeiteinnahme bei affektiven und schizophrenen Erkrankungen über 3 Monate hinaus nicht sinnvoll.

☆ **β** s.u. nachfolgendem Namen.

☆ **Betablocker – Beta-Blocker**. s. arterielle *Hypertonie*. Weitere *Indikationen: Glaukom, koronare Herzerkrankung, tachykarde Herzrhythmusstörungen, hyperkinetisches Herzsyndrom, Migräne* prophylaktisch (Metoprolol); *Schilddrüse*: Hyperthyreose und thyreotoxische Krise; *Subarachnoidalblutung* mit autonomer Entgleisung (Metoprolol).

☆ **Beta-Carotin** s. Vitamin A.

☆ **Betahistin** (Aequamen, Ribrain, Vasomotal 8 mg Tbl) s. *M. Menière*.

☆ **Beta-Laktamase-Inhibitoren** s. *Antibiotika-Therapie.*

☆ **Betamethason** (Celestamine N 0,5 mg Tbl, 1 mg retard Tbl, 4/20 mg A, 6 mg Depot A, Betnesol Rektal-Instillation) s. Kortison.

☆ **Betamimetika**: *Asthma bronchiale.* KI Aortenstenose, HOCM, Tachykardie, Thyreotoxikose. UAW Pectangina, Tachykardie.
s. Bambuterol (Bambec), Fenoterol (Berotec), Orciprenalin (Alupent. Abiadin mit Bromhexin, Tetra-Abiadin mit Tetracyclin), Salbutamol (Sultanol), Terbutalin (Bricanyl Duriles, comp. mit Bromhexin/Guanfensin. Aerodur Turbohaler).
– *Hyperkaliämische Lähmung*: Betamimetika aktivieren die Natrium-Kalium-Pumpe und senken das Serumkalium.

☆ **Bezafibrat** (Cedur retard 400 mg Tbl) s. zerebrale *Ischämie. Hyperlipoproteinämie.* s. HMG-CoA-Reduktase-Hemmer – CSE-Hemmer.

☆ **Bicalutamid** (Casodex 50 mg Tbl) unter Kontrolle von Bilirubin, GOT, GPT, AP 50 mg/d. Fortgeschrittenes *Prostata-Karzinom,* bei dem in Kombination mit Maßnahmen der Suppression des Plasmatestosterons auf Kastrationsniveau eine maximale Androgenblockade erreicht werden soll. El.-HWZ 7,4 Tage. Erhöhte Plasmakonzentration durch Medikamente mit Abbau durch das Zytochrom-P450-Enzymsystem der Leber. KI mittelschwere Leberfunktionsstörungen.

UAW häufig Hitzewallungen, verminderte Libido, Potenzstörungen. Gelegentlich Juckreiz, Gynäkomastie, cholestatischer Ikterus, Diarrhoe oder Obstipation, Übelkeit. Bei Antikoagulation Veränderung der Prothrombinzeit möglich.

☆ **Bifonazol** (Mycospor 1 % Creme) s. *Antibiotika-Therapie* – Antimykotika und Antiprotozoika.

☆ **Biperiden** (Akineton 2 mg, Retard 4 mg Tbl, 5 mg A) s. *M. Parkinson, idiopathische Torsionsdystonie, Torticollis spasmodicus.*

☆ **Biphosphonate** – Osteolyse-Hemmstoffe s. Clodronsäure (Ostac), Etidronsäure (Diphos, Etidronat), Ibandronsäure (Bondronat), Pamidronsäure (Aredia). Hemmen die Osteoklastentätigkeit und deren Neubildung aus Präosteoklasten und damit die (unter dem Einfluss von Tumorzellen pathologisch gesteigerte) Knochenresorption.
– *Knochenmetastasen*: Palliative (Schmerzreduktion) und protektive Wirkung (verhindern Entwicklung von Mikro- zu Makrometastasen). In plazebokontrollierter randomisierter Doppelblindstudie nach 12 Monaten signifikant weniger Hyperkalzämien, Wirbelfrakturen und neue Osteolysen [DÄB 91/13 (1.4.94) B-677–8].

☆ **Bisacodyl** (Laxans ratiopharm Tbl/Supp, Dulcolax 5 mg Drg/10 mg Supp, Prepacol 4 Tbl + 30 ml Lsg, in Tirgon Drg/Supp mit Anthrachinon) s. *Obstipation.*

☆ **Bismutsalicylat** s. Wismutsalicylat.

☆ **Bisoprolol** (B. ratio, Concor, Fondril 5/10 mg Tbl) s. arterielle *Hypertonie,* bei Herzinsuffizienz nicht zugelassen.

☆ **Bleomycin** (15 mg Fl) s. *Hirntumoren – Sarkome, Hodentumoren, M. Hodgkin* (ABVD-Schema), maligne *Lymphome, Plattenepithel-Karzinome.*
– *Keloide* und hypertrophe Narben: 0,1–0,4 mg bis zu 5mal alle 4 Wochen mit kompletter Regression bei 2/3 der 36 Patienten. Der Aspekt der Narbe besserte sich bei 86 %. UAW 3/36 oberflächliche Hautnekrosen, 1/36 Striae, 1/36 Hyperpigmentation an den Narbenrändern [Bodokh I, Cannes. Annales de Dermatologie et de Vénéréologie 123 (1996) 791–4].

☆ **„Blutercocktail"** 500 ml + 1 A Ca²⁺ 10 %, 2 A Ugurol (6 A oder 3 g/d), 2 A Bepanthen, 1 A Berolase, 1 A Vitamin C, Adrenoxyl (Carbazochrom), 1 A Konakion.

☆ **Bornaprin** (Sormodren 4 mg Tbl) s. *M. Parkinson, Hyperhidrosis.*

☆ **Borrelien-Impfstoff** (LYMErix mit 76 % und ImuLyme mit 92 % Impfschutz, beide Präparate noch nicht zugelassen) s. Borreliose.

☆ **Boswellia-Säuren – Boswellia-serrata** – indischer Weihrauch (H 15 Ayurmedica 400 mg Tbl) s. *Glioblastom, Astrozytom, Hirnmetastasen, zytotoxische Ödeme,* aktive und juvenile sowie chronische *Polyarthritis,* chronische rheumatoide *Arthritis, Colitis ulcerosa, zervikale Spondylosis.*

☆ **Botulinum-Toxin** Typ A (Clostridium botulinum Toxin – BTX) E = Mäuse-Einheiten/ME/MU.

In der Natur 8 Typen A, B, C_1, C_2, D-G des Exotoxins. Typ A mit Molekulargewicht 150.000 Dalton (leichte Proteinkette 50.000 und schwere 100.000 Dalton, durch SH-Brücke verbunden). Typ C mit langer, B und F kurzer Wirkzeit.

Zerstörung durch 100 °C über mindestens 5 Minuten oder durch alkalisches Milieu und Licht-Exposition.

a) Botox – Oculinum (USA) 100 E (40 ng Toxin-Hämagglutinin-Komplex, 1 E = 0,4 ng bzw. 2,5 E = 1 ng), in 4 ml gelöst (0,1 ml = 2,5 E/1 ng bzw. 0,05 ml = 1,25 E/0,5 ng). Bei Lagerung bei -5 °C 24 Monate haltbar. Gelöst binnen 4 h anwenden. Adresse: Erhältlich über Fa. Merz (Eckenheimer Landstr. 100–104, 60318 FAM, Tel. 069/1503619).

b) Dysport (GB) 500 E (12,5 ng Toxin-Hämagglutinin-Komplex : 2 ng reines Neurotoxin = 1 : 0,16. 2,625 mg Trockensubstanz), in 2,5 ml gelöst (0,2 ml/ng bzw. 0,1 ml = 0,5 ng/20 E bzw. 0,05 ml = 0,25 ng/10 E). Dysport diffundiert etwas mehr als Botox. Die biologische Wirksamkeit kann durch höhere Verdünnung gesteigert werden. Bei Lagerung zwischen 2–8 °C über 3 Jahre haltbar, bei Raumtemperatur bis zu 3 Tagen. Gelöst binnen 1 h anwenden. Adresse: Erhältlich über Fa. Krebs GmbH, Dieselstr. 29, 63071 Offenbach. Fa. Innovex/Porton (Porton Products), Tel. 0611/928210. Zuerst von Vaccine Research & Production Laboratory, Public Health Laboratory Service, Salisbury, Ampulle mit 2000 E = 50 ng Toxin-Hämagglutinin-Komplex (8 ng reines Neurotoxin).

– Injektion mit Tuberkulin-Spritzen und 27-Gauge-Kanülen ggf. unter EMG-Kontrolle, Injektionslösung höchstens 1 (Dysport) bzw. 4 (Botox) Stunden aufbewahren.

KI Anwendung bei Kindern, laufende Behandlung mit Aminoglykosiden, Polymyxinen, Spectinomycin oder Tetrazyklinen (Gabe frühestens 3 Tage nach Behandlungsende). Koagulopathien. Neuromuskuläre Erkrankungen, Lambert-Eaton-Syndrom, Myasthenia gravis.

Relative KI Koagulopathie bzw. Marcumarisierung.

UAW allgemein s. Anticholinergika nach 18–36 Stunden mit Atemnot, gastrointestinalen Irritationen, Meteorismus, Mundtrockenheit, Mydriasis, Obstipation, Schwindel, Übelkeit, Verschwommensehen. Demaskierung eines Lambert-Eaton-Syndrom oder einer Myasthenia gravis. Kasuistiken von generalisierter Schwäche bzw. systemischen Lähmungen [Bhatia (1999)].

Antikörperbildung gegen BTX-A besonders bei Tortikollis-Patienten mit höheren Dosen über längere Zeit in 6 (3–10) %, wobei dann Wechsel auf BTX-B bis -F von Nutzen ist [Jankovic J: Botulinum toxin in movement disorders. Curr Opin Neurol 7/4 (1994) 358–66], bzw. bei häufigen Booster-Injektion in kurzen Abständen. Antikörper-Tests:

1. Maus-LD$_{50}$-Test nach Choi.
2. ELISA-Test-nicht ausreichend sicher.
3. Neutralisationstest am Nervus-phrenicus-Zwerchfell-Präparat der Maus: Bei 38 Gesunden keine Antikörper, bei 5 vor 10 Jahren mit pentavalentem Botulinum-Toxoid immunisierten Patienten noch hohe Neurotoxin-Antikörper-Titer ($\geq$0 ,05 IE/ml), bei sekundären Therapieversagern 2mal grenzwertige (0,001 IE/ml) und 1mal ein hoher Neurotoxin-Antikörper-Titer (0,05 IE/ml), bei einem primären Therapieversager ein mittlerer Neurotoxin-Antikörper-Titer (0,01 IE/ml) [Wohlfarth K, Hannover: Welche Rolle spielen spezifische Antikörper beim Therapieversagen nach Behandlung mit Botulinum-Toxin-A. Poster (9/96) Göttingen].

4. Test im Extensor digitorum brevis („EDB"-Test) oder Abductor hallucis mit 200 E Dysport bzw. 50 E Botox und Vergleich des MAP in der ENG vor und 5–14 Tage nach Injektion.

5. Anhidrose nach intrakutaner Injektion.

– LD$_{50}$ ca. 2000 ng (40 E/kg KG) entsprechend 5000 E Botox (1 ng = 2,5 E). Patienten über 70 Jahre sprechen empfindlicher auf Botulinum-Toxin an. 1 E Botox entspricht etwa 3–5 E Dysport, 1 A Botox entspricht etwa 1 A Dysport. Die letale i.m. Dosis für einen 70 kg schweren Patienten liegt zwischen 39.200 und 78.400 E Dysport (78–156 A).

Wirkung: Das von Clostridium botulinum gebildete Neurotoxin (BoNT) ist wie das Tetanus-Neurotoxin eine Zink-Protease, besitzt von allen natürlichen und künstlich hergestellten Substanzen die höchste toxische Potenz und wirkt an der cholinergen neuromuskulären Endplatte, an postganglionären parasympathischen Nerven mit ACh-Freisetzung und an Schweißfasern.

Wirkungsmechanismus: Die kurze Proteinkette wirkt als eigentliches Protein, bindet wie das Tetanus-Neurotoxin an Glykosiden der präsynaptischen Membran der motorischen Endplatte der quergestreiften Muskulatur und dringt nach Ausbildung einer Pore in das Zytoplasma der Nervenzelle ein.

Blockiert über eine Zink-abhängige spezifische Spaltung von Proteinkomponenten der Acetylcholin-speichernden präsynaptischen Vesikel („SNAP-25" = synaptosomal assoziiertes Protein) irreversibel die ACh-Freisetzung mit funktioneller Denervierung (schlaffe Paralyse) und reversibler Muskelatrophie (durch axonale Sprossung). Botulinum-Serotypen B, D, F, G spalten (wie auch Tetanus-Neurotoxin) spezifisch VAMP/Synaptobrevin, ein Membran-Protein von kleinen synaptischen Vesikeln, an unterschiedlichen einzelnen Peptidbindungen. Serotyp A und E spalten SNAP-25 an zwei unterschiedlichen Stellen. Serotyp C beeinflusst Syntaxin [Yamasaki S: Cleavage of members of the synaptobrevin/VAMP family by types D and F botulinal neurotoxins and tetanus toxin. J Biol Chem 269/17 (1994) 12764–72] [Montecucco C: Mechanism of action of tetanus and botulinum neurotoxins. Mol Microbiol 13/1 (1994) 1–8].

– Morphologisch nach Botulinumtoxin polyneuronales Reinnervationsmuster, im Einzelfaser-EMG Zunahme der Faserdichte (als Sprossungsphänomen) und des „Jitter".

– Zugelassen bei: Blepharospasmus, Spasmus facialis, infantile Zerebralparese mit spastischer Spitzfußstellung, „rotierender" (rotatorischer) Torticollis spasmodicus.

– Einsatz (nicht zugelassen) auch bei: M. Basedow. Bruxismus. Detrusor-Sphincter-Dyssynergie s. Harnblase. Spasmodische Dysphonie. Oromandibuläre Dystonie (Kieferöffnungstyp und linguale Dystonie) und Meige-Syndrom. Trunkale Dystonie (meist tardiv). Seniles und spastisches Entropion, bei Strabismus. Fazialissynkinesien (postparetisch). Essentieller Gaumensegelmyoklonus. Hypersalivation z.B. in Folge von Schluckstörungen bei amyotropher Lateralsklerose, bei M. Parkinson, nach Tumoroperationen im Bereich des Oro- und Hypopharynx, durch dystone Bewegungsmuster der pharyngealen Muskulatur, bei entzündlichen Speicheldrüsenerkrankungen (Sialolithiasis mit konsekutiver Sialadenitis). Kausalgie-Dystonie-Syndrom bei sympathischer Reflexdyssynergie. Rezidivierende neurogene Kieferluxation. Spinaler Myoklonus. Parkinson-Dystonien. Schreibkrampf. Tremor der Arme und Hände. Zentral bedingte muskuläre Hyperaktivität: Tardive Dyskinesien. Tics. Myokymie. Muskuläre Schmerzsyndrome. Fuß-, Pharynx-, Zungen-Dystonie (geringer Nutzen bei häufigen UAW).

– Erworbener Pendelnystagmus: Injektion nur bei völliger Leseunfähigkeit durch die Oszillopsien,
bei der Mittellinienform mit stgl. rein vertikalem Nystagmus bds. in den M. rectus inferior und
bei der lateralen Form mit einseitig ausgeprägterem Nystagmus nur einseitig in den M. rectus inferior.

– Induktion einer protektiven Ptosis bei Hornhautaffektionen (oder zur schnelleren Reepithelialisierung bei Epikeratoplastik bei mental retardierten Patienten) durch eine Injektion von 100 E (auch 75 E möglich) Dysport (n = 19) oder 30 E Botox (n = 2) über dem Lid in den M. levator palpebrae (als Alternative zur Tarsorraphie bleibt das Auge leichter untersuchbar) mit Wirkbeginn nach 1,5 (1–3) Tagen und Wirkdauer von 12,4 (4–24) Wochen [Gusek-Schneider G, Erbguth F: Protektive Ptosis durch Botulinumtoxin-A-Injektion bei Hornhautaffektionen. Klin Monatsbl Augenheilkd 213 (1998) 15–22].

– Gastroenterologie: Achalasie. Analfissur. Anismus („Blepharospasmus des Afters"). Diffuser Ösophagusspasmus. Gastroparese (Diabetes mellitus) am Pylorus. Pylorospasmus. Sphincter Oddi-Dyskinesie. Schwerste therapieresistente Obstipation. Vor proktologischen Operationen (Fisteln, Fissur, Hämorrhektomien).

– Weitere: Gesichtskosmetische Faltenbehandlung. Stottern bei Erwachsenen. Spannungskopfschmerz: Indikation fraglich.

– Probleme der Botulinum-Toxin-Therapie bleiben:

– Antikörper-Bildung: Von 640 Torticollis-Patienten 0,6 % (n = 4) primäre Therapieversager,
2 % (n = 14) sekundäre Therapieversager. Von 10 getesteten Patienten 7 Ak-positiv, 3 Ak-negativ.
Nach > 6 Injektionen (n = 294) 4,7 % sekundäre Therapieversager [Benecke (28.9.96) in Göttingen].

– Weitere Arbeiten, soweit nicht unter einzelnen Indikationen erschienen:
[Ceballos-Baumann A: Probleme und Perspektiven des klinischen Einsatzes von Botulinum-Toxin A. Neurologische Akzente 5, Nr. 20/1993]
[Ceballos-Baumann A: Lokale Injektionsbehandlung mit Botulinum-Toxin A bei Blepharospasmus, Meige-Syndrom und Spasmus hemifacialis. Nervenarzt 61 (1990) 604–10]
[Dengler R: Lokale Therapie mit Botulinum Toxin A bei fokalen Dystonien. Akt Neurol 17 (1990) 133–8]
[Dressler D, Göttingen: Botulinum-Toxin in der Therapie kraniozervikaler Dystonien. Nervenarzt 60 (1989) 386–93]
[Elston J: Botulinum toxin A in clinical medicine. J Physiol Paris 84 (1990) 285–9]
[Erbguth F, Erlangen: Erfahrungen mit der Botulinum-Toxin-Behandlung faziozervikaler Dystonien und des Spasmus hemifacialis. Nervenarzt 61 (1990) 611–4]
[Erbguth F, Erlangen: Nebenwirkungen und Risiken der lokalen Botulinustoxin-Injektionen bei der Therapie des Torticollis spasmodicus, des Blepharospasmus und des Hemispasmus hemifacialis. Nervenheilkunde 11 (1992) 85–90]
[Nix W: Botulinumtoxin in der Behandlung fokaler Dystonien. Nervenheilkunde 10 (1991) 172–5]
[Poewe W: Therapie des essentiellen Blepharospasmus und hemifacialen Spasmus mit lokalen Injektionen von Botulinum Toxin Typ A: Erfahrungen an 50 Patienten. Akt Neurol 16 (1989) 78–82]

☆ **Botulismus-Antitoxin-Behring** (250 ml Fl, 1 ml mit maximal 170 mg Pferdeeiweiß gegen Clostridium botulinum Typ A 750, Typ B 500, Typ E 50 IE) s. *Botulismus*.

☆ **Brimondin** (Alphagan 0,2 % AT)
– *Glaukom*: 2 x täglich, in Kombination mit Betablockern additiv.
El.-HWZ 3 h. KI bei Einnahme von Substanzen, die die noradrenerge Transmission beeinflussen, wie MAO-Hemmer, trizyklische Antidepressiva und Mianserin. UAW okulare Hyperämie, Augenbrennen, Fremdkörpergefühl, Verschwommensehen.
Wirkung: Alpha$_2$-Adrenorezeptoragonist, bindet mit 1000fach stärkerer Affinität an α_2- als an α_1-Rezeptoren. Senkt den Augeninnendruck um durchschnittlich 4–6 mm Hg.

☆ **Brivudin** (Helpin 125 mg Tbl) s. *Herpes zoster (VZV), Herpes simplex-Virus Typ 1 (HSV-1).*

☆ **Brom** s. Bromid.

☆ **Bromazepam** (Lexotanil 6 mg Tbl, Normoc) s. *Schlafstörungen* – Benzodiazepine.

☆ **Bromhexin** (Bisolvon 8 mg Tbl, 8 mg A, 4 mg/5 ml Saft. Abiadin 8 mg mit 5 mg Orciprenalin, Tetra-Abiadin mit Tetracyclin 3 x 1–2 Drg oder Bricanyl comp. mit Terbutalin) s. vorn: *Allgemeine prophylaktische Therapiemaßnahmen. Asthma bronchiale, Bronchitis.*

☆ **Bromid** (früher in Apydan, nicht mehr im Handel. Dibrobe 0,85 mg Tbl) s. *Epilepsie.*

☆ **Bromocriptin** (Pravidel 2,5/5/10 mg Tbl. Kirim) stets während der Mahlzeit einnehmen.

s. *M. Parkinson, Abstillen, Akromegalie, Alkoholabhängigkeit, Aphasie, Galaktorrhoe-Amenorrhoe-Syndrom, Hypophysentumorbedingte Hyperprolaktinämie – Prolaktinome, Mamma-Karzinom, Restless legs-Syndrom.*

☆ **Bromoprid** (Cascapride 10 mg Tbl, Viaben 12 mg/20 gtt, 10 mg A) *Gastritis, Übelkeit.*

☆ **Bromperidol** (Impromen 0,1 mg/gtt, 5 mg Tbl, 5 mg/ml A. Tesoprel 5 mg Tbl) s. *Psychosen* (Schizophrenie) – Neuroleptika.

☆ **Brotizolam** (Lendormin 0,25 mg Tbl) s. *Schlafstörungen* – Benzodiazepine.

☆ **Budesonid** (Pulmicort Turbohaler Dosieraerosol): Inhalationskortikoid s. Kortison.

☆ **Budipin** (Parkinsan 10/20/30 mg Tbl) s. *M. Parkinson, Cluster-Kopfschmerz, Schreibkrampf.*

☆ **Buflomedil** (Bufedil 150/300 forte/600 mg retard Tbl, 50 mg A, 150 mg/ml gtt) arterielle *Verschlusskrankheit* 600 mg oral, 200 mg/d per Kurzinfusion. El.-HWZ 2–4 h.
UAW Blutdruckabfall, Kopfschmerzen, Schlafstörungen, Schwindel.

☆ **Bupivacain** (Carbostesin 5 ml 0,5 % A, 20 ml 0,5 % Fl): Bei > 25 % der Maximaldosis zuverlässigen venösen Zugang sicherstellen.
– *Infiltrationsanästhesie und Plexus brachialis-Blockade*: 2 mg/kg, maximal 150 mg (30 ml). Über Armplexuskatheter zur postoperativen Schmerzbehandlung blockierte Bupivacain 0,25 % bevorzugt sensible Fasern, höhere Konzentrationen wie Bupivacain 0,5 % auch motorische Fasern [v Schayck R, Jena: Elektrophysiologische Darstellung einer selektiven Armplexus-Anästhesie mit Bupivacain. Poster (10/97) Dresden].
– *Epidural- und Kaudalanästhesie*: 15–20 ml. Ggf. 0,125 % peridural 4–8 ml/h z.b. mit 0,1 ml Fentanyl.
– *Spinalanästhesie*: 3–4 ml. *Postzosterische Neuralgie.*
El.-HWZ 2,5 h. KI periphere arterielle Verschlusskrankheit, schwere Mitralstenose, kardiogener und hypovolämischer Schock.
UAW Allergie, bei intravasaler Applikation Atemstillstand (ggf. sofortige Beatmung), Bradykardie (0,5–1 mg Atropin), bei RR-Abfall (Hypotonie) Orciprenalin 0,1–0,2 mg i.v. oder im Tropf oder Theodrenalin. Koma, bei Krämpfen Trapanal 25–50 mg i.v.. Wirkung: Lokalanästhetikum vom Amidtyp.

☆ **Buprenorphin** (Temgesic 0,2 mg/0,4 mg forte Tbl, 0,3 mg A) s. *Schmerz.*

☆ **Buserelin** (Profact Depot 6,3 mg 2-Monats-Implantat Injektion, Profact nasal Nasenspray 10 mg/10 g, Suprecur nasal Lösung15 mg/10 g, Profact pro inj. 5,5 mg A) bei *Prostata-Karzinom*, hormonabhängig und fortgeschritten zur symptomatischen Therapie initial kombiniert mit Antiandrogen. UAW Dyspnoe. Gastrointestinale Irritationen. Kopfschmerzen. Palpitationen. Schwindel. Thrombosen mit Lungenembolie oder neurologischen Ausfällen. Veränderung der Körperbehaarung.
Wirkung: Hypothalamushormon. LH-RH-Analogon. Unterdrückung der testikulären Hormonproduktion.

☆ **Buspiron** (Bespar 5/10 mg Tbl): s. *Alkoholismus, zerebelläre Ataxie.*
– *Generalisierte Angststörung*: 3 x 5–10 mg, maximal 60 mg/d. Hinsichtlich der Zahl der durchgeführten Wirknachweise das am besten untersuchte Nichtbenzodiazepin im Indikationsbereich generalisierte Angsterkrankung [Volz H: Generalisierte Angsterkrankungen. Psychopharmakotherapie 1/4 (1994) 101–6].
– *Benzodiazepin- (und Alkohol-)entzug*: Leichter Anti-Craving-Effekt. Vermindert bei Benzodiazepinentzug signifikant Angstgefühle, beeinflusst nicht die Abbruchrate [Morton S: Buspirone treatment as an aid to benzodiazepine withdrawal. J Psychopharmacol 9 (1995) 331–5].
El.-HWZ 2–3 h.
UAW Dysphorie (dosisabhängig).
Wirkung: Partieller Serotonin-5-HT$_{1A}$-Rezeptor-Agonist, anxiolytisch ohne Sedierung.

☆ **Busulfan** (Myleran 0,5/2 mg Tbl) unter Gabe von Allopurinol 600 mg/d beginnend 3 Tage vor Therapie zur Prophylaxe von Hyperurikämie und Harnsäureschäden. Kontrazeption bis 6 Monate nach Therapie. Bei starkem Abfall der Thrombozyten oder Auftreten von Purpura absetzen. *Indikationen*: Chronisch myeloische *Leukämie, Polyzythämia vera.*
El.-HWZ 2,5 h, Metaboliten. KI Panzytopenie, kurz vorausgegangene Bestrahlung.
UAW bb Leukopenie, Thrombopenie, Amenorrhoe, Appetitlosigkeit, Haarausfall/Alopezie, Hautpigmentierung, Lungenfibrose, Übelkeit und Erbrechen (schwach emetogen), hämorrhagische Zystitis. Wirkung: Alkylans.

☆ **Butylscopolaminbromid** – Hyoscinbutylbromid (Buscopan 10 mg Drg/Supp, 20 mg A, 10 ml Fl, Buscopan comp. A und Supp) s. *Schmerz*, Koliken, krampfartige Bauchschmerzen – Tenesmen: 3–4 x 1–2 Drg/Supp/A/d.

☆ **Butyrophenone** s. *Psychosen* (Schizophrenie) – Neuroleptika.

C

☆ **Cabergolin** (Cabaseril 1/2/4 mg Tbl, Dostinex 0,5 mg Tbl) s. *M. Parkinson, Hypophysentumor-bedingte Hyperprolaktinämie – Prolaktinome.*

☆ **Calcifediol – 25-(OH)-Cholecalciferol** s. Vitamin D.

☆ **Calcipotriol** (Daivonex, Psorcutan 0,005 %ige Salbe) *leichte bis mittelschwere Psoriasis vom Plaque-Typ* und *Psoriasis inversa* 2mal/d. Nicht im Gesicht und am behaarten Kopf anwenden. Weniger als 1 % wird systemisch resorbiert.
KI Hyperkalziurie. UAW in 20 % Brennen, Juckreiz, Rötung, Schmerzen.
Wirkung: Vitamin D$_3$-Analogon. Dosisabhängige Hemmung der Proliferation und Induktion einer Differenzierung von Keratinozyten. Mittelpotenten Kortikosteroiden überlegen, aber wegen selten vollständiger Abheilung ggf. mit Kortikoiden zu kombinieren. Mit UV-Strahlen Salbe wegen photochemischer Zer-

setzung erst nach der Bestrahlung applizieren. s. Tacalcitol.

☆ **Calcitonin** (Karil 100 IE A, 100 IE/Sprühstoß, Cibacalcin A 50 IE/0,25 mg, 100 IE/0,5 mg) 50–100–200 IE s.c., i.m. oder 5 Tage je 1 Hub pro Nasenloch und 2 Tage Pause.

– *Hyperkalzämie – hyperkalzämische Krise*: 5–10 IE/kg bis 2 x 200 IE/d in NaCl oder Glukose 5 % mit 50 mg Prednisonäquivalent. Cibacalcin bis 100 IE alle 3 h in NaCl.

– *Osteoporose* (high-turnover) akut schmerzhaft mit Frakturen zur Analgesie: 2 Wochen 100 IE/d s.c., dann 6 Wochen 3mal/Woche. Osteoporose-Intervalltherapie alle 8 Wochen 100 IE ggf. auf 50 IE s.c. 3mal pro Woche im Wechsel mit 8 Wochen Pause.

– *M. Paget*: Initial 1 bis ggf. 2 x 100 IE/d s.c. oder i.m. über mehrere Wochen, nach Ansprechen (AP) 50–100 IE 2–3 x wöchentlich.

– *M. Sudeck – sympathische Reflexdystrophie* (SRS, Algodystrophie): Beginn im möglichst frühen Stadium 2 Wochen 100 IE/d s.c., dann 6 Wochen 3mal pro Woche 100 IE s.c. oder i.m. 4 Wochen, bei Erfolg weitere 4 Wochen.

– *Tumorbedingte Knochenschmerzen/Osteolysen*: Je nach Schweregrad 100–200 IE in NaCl täglich bis alle 6 h.
El.-HWZ 70–90 min Lachs-, 40 min Säuger-Calcitonin. KI Hypokalzämie.
UAW allergische/anaphylaktische Reaktionen incl. Schock, Atembeschwerden, Bauchbeschwerden, Durchfall, Gesichtsrötung, Harndrang, Hautrötung, Hitzegefühl, Übelkeit und Erbrechen. Selten Appetitlosigkeit, Schwindel. Wirkung: Wird produziert in der Schilddrüse. Hemmung des Knochenabbaus. Fördert den Kalziumeinbau in den Knochen, die Kalziumausscheidung und senkt den Kalziumspiegel im Blut. Analgesie bei Knochenschmerzen.

☆ **Calcitriol** s. 1,25-(OH)$_2$-Vitamin D$_3$ – 1,25-Dihydroxycholecalciferol.

☆ **Calcium** – ☆**Kalzium** (Gry 200 mg Tbl, Ca-Sandoz forte 0,5/fortissimum 1 g Brause-Tbl, Kalziumglukonat 10 und 20 % 10 ml A) nicht zusammen mit Fluoriden, Tetracyclinen, HCO$_3$ (fällt aus), nicht i.v. bei Digitaliseinnahme.

– *Hyperkaliämie*: Kalziumglukonat 10 % A mehrmals 20 ml i.v. (bzw. 20 % mehrmals 10 ml).

– *Hypokalzämie*: 0,5 oder 1 g Brause-Tbl oder Kalziumglukonat 10 und 20 % 10 ml A.

– *Osteoporose* (Low-Turnover-Osteoporose): Calcium 1000 mg.

– Mit Cholecalciferol 500–1000 IE/d (cave > 500 IE/d): Ossofortin/forte 500/600 mg Ca^{2+} + 100/400 IE Vitamin D$_3$: 4 bzw. 2 x 1 Tbl. Sandocal-D/D forte Brause-Tbl mit Calcium 500/1000 und Cholecalciferol 440/880 mg: 2 bzw. 1 Tbl.
Calcium 500 mg + 25-OH-Vitamin D 40 µg/d kann die Glukokortikoid-induzierte Osteoporose deutlich reduzieren, mit Calcitonin 400 IE/d aufhalten. Bei 3200 älteren Frauen unter 1200 mg Ca^{2+} + 800 IE Vitamin D$_3$ Risiko des Schenkelhalsbruchs um 43 % gesenkt [Meunier P, Lyon (1992)].

– Mit Natriumfluorid (Fluorid 10–20 mg): Fluoril Brause-Tbl mit Calcium 500 mg und Fluorid 10 mg 2 x 1 Tbl.

Tridin mit Calcium 150 mg und Fluorid 5 mg 3 x 1 Tbl.

– *Gesunde*: Empfohlene tägliche Kalziumzufuhr (mg): Säuglinge –6 Monate 400, 6–12 Monate 600.
Kinder 1–5 Jahre 800, 6–10 Jahre 800–1200. 11–24 Jahre 1200–1500. Männer 25–65 Jahre 1000, > 65 Jahre 1500.
Frauen 25–50 Jahre 1000, Schwangerschaft und Stillzeit 1200–1500,
Frauen > 50 Jahre (Postmenopause) mit Östrogenen 1000, ohne Östrogene 1500. Frauen > 65 Jahre 1500.

– Kalziumgehalt (mg) je 100 g: Emmentaler 1180, Edamer 678, Harzer 534, Eigelb 282, Grünkohl 160, Joghurt 143,
Vollmilch 120, Spinat 93, Pumpernickel 84, Haferflocken 79, Vollkornbrot 56, Erdbeere 24, Kalbfleisch 12.
KI Hypercalcämie, Nephrokalzinose/Kalzium-Urolithiasis.
UAW gastrointestinale Störungen. Bei i.v.-Gabe Asthmaanfälle wohl als Überempfindlichkeitsreaktion (keine Indikation für i.v.-Gabe bei anaphylaktischem Schock, allergischen Erscheinungen incl. Heuschnupfen, Ekzemen, Urtikaria und Pruritus).

☆ **Calcium-Antagonisten – Ca-Antagonisten** s. arterielle *Hypertonie*, Herzinfarkt-Sekundärprävention – Myokardinfarkt.

☆ **Calciumcarbimid** (Dipsan) s. *Alkoholismus*.

☆ **Calciumdobesilat** (Dexium 500 mg Kps) s. *Diabetes mellitus*.

☆ **Calciumedetat** (2 ml A) s. *Intoxikation* – Metallvergiftung.

☆ **Calciumfolinat** – Folinsäure – Citrovorum-Faktor (Leucovorin 15 mg Tbl, 3/10/30/100 mg A, Rescuvolin 15 mg Tbl, 15/50/100 mg A). s. *AIDS-assoziierte zerebrale Toxoplasmose, Folsäureanämien*.

– *Methotrexat-Gabe*: 2 h, spätestens 24 h bis wenigstens 72 h nach Beginn der Methotrexat-Infusion bzw. Methotrexat-Spiegel 48 h nach Infusion < 10^{-7} bis 10^{-8} mol/l alle 6 h 6–15 mg/m^2 bzw. 6–12 mg i.m./i.v., bei hohem Toxizitätsrisiko (Spiegel 48 h nach Infusion > 10^{-6} mol/l) 100 mg/m^2 alle 3 h. Die Wirksamkeit von Methotrexat intrathekal bleibt erhalten, da für beide Substanzen über die Blut-Liquor-Schranke eine Konzentrationsdifferenz von 1 : 1000 in jede Richtung besteht.
El.-HWZ 0,5, Met. 2,25 h.
KI perniziöse Anämie und Vitamin B$_{12}$-Mangel.
UAW Allergie, Depression, Erregung, gastrointestinale Störungen, Schlafstörungen, Spontanfrakturen bei Rheuma-Patienten, zerebraler Krampfanfall bei Epileptikern/Wirkungsverminderung von Phenobarbital, Phenytoin, Primidon. Wirkungsverstärkung von Fluorouracil. Wirkung: Folsäureantagonist-Antidot.

☆ **Calcium-Natrium-Hydrogencitrat** (Acetolyt Granulat, 280 g Hexacalciumhexanatriumheptacitrathydrat-Komplex) *metabolische Azidose – chronisch azidotische Hyperkaliämie*.
Wirkung alkalisierend.

☆ **Camptothecin** s. *progressive multifokale Leukenzephalopathie*.

☆ **Candesartan** (Atacand/Blopress 4/8/16 mg Tbl) s. arterielle *Hypertonie*.

☆ **Cannabis sativa** – Delta-9-tetrahydrocannabinol – THC – Dronabinol (Delta-Nyne Tbl, Marinol 2,5 mg Kps, Nabilon) nur unter Alkoholabstinenz, nicht mit Antihistaminika. Schmerzlindernd. s. *AIDS-Anorexie*, *Anorexie bei Krebserkrankung und extremer Abmagerung*, *Übelkeit und Erbrechen*, *Ataxie*, *Bronchialasthma*, *Glaukom*, *Spastik*, *zerebellärer Tremor*.

– THC sammelt sich aufgrund seiner Lipophilie rasch in fettreichen Geweben und wird dann verzögert freigesetzt, bei regelmäßiger Einnahme kumuliert besonders der Metabolit THC-COOH und ist ggf. für Wochen im Blut und Monate im Urin nachweisbar. Die Analyse von Haar, Speichel und Schweiß ist möglich.
UAW akut Bronchodilatation (gelegentlich Atemdepression), Gefäßerweiterung und Konjunktivalrötung, Hypotonie, Tachykardie, Abnahme des Speichelflusses. Depression, eu- oder dysphorische Halluzinosen, Müdigkeit. Bei chronischem Konsum Konzentrations- und Merkfähigkeitsstörungen, Verschlechterung psychomotorischer Funktionen. Psychopathologische Veränderungen bis zur Entwicklung einer Schizophrenie. Ggf. Verschlechterung der Immunabwehr, Entstehung maligner Lungenerkrankungen. Entzugserscheinungen wie erhöhte Reizbarkeit, Ruhelosigkeit, Schlafstörungen. Akut und chronisch Einschränkung der Fahrtüchtigkeit: Nach §24a StVG besteht bei Cannabis-Nachweis im Straßenverkehr eine Ordnungswidrigkeit. Bei regelmäßigem Konsum Verlust der Fahreignung.
Wirkung: Bei oraler Aufnahme dämpfender Effekt, durch Rauchen Rauscheffekt. Bei Erstkonsum ggf. ängstliche Erregung. Theoretisch Hemmung der GABAergen Bahn vom Striatum zum Globus pallidus externus mit Reduktion von L-Dopa-induzierten Dyskinesien. Life-time-Prävalenz von Cannabiskonsum bei 21- bis 24jährigen 26,3 %. 11,9 % der 18- bis 21jährigen haben in den letzten 30 Tagen Cannabis zu sich genommen. Aufbereitungsformen:

1. Marihuana: Cannabiskraut, Aussehen wie Tee oder Pulver, durchschnittlicher bzw. maximaler THC-Gehalt 1 bzw. 5 %.
2. Haschisch: Cannabisharz, gepresst als Stange, durchschnittlicher bzw. maximaler THC-Gehalt 5 bzw. 15 %.
3. Haschischöl: Cannabisharzextrakt, dunkelbraunes, klebriges Öl, durchschnittlicher bzw. maximaler THC-Gehalt 20 bzw. 70 %.
THC-Menge 2 mg (µg/kg): Schwellendosis für milde Euphorie. 7 mg (100 µg/kg): Wahrnehmungs- und Zeitstörungen. 15 mg (200 µg/kg): Ungewöhnliche Assoziationen, Verkennungen, Halluzinationen, Veränderungen im Körpergefühl, sensorische Störungen. 20 mg (300 µg/kg): Dysphorische Zustände, unangenehme Begleiterscheinungen.

☆ **Capsaicin** (Capsamol 0,03 % Liniment in 95 ml Flasche, 0,05 % Salbe. Dolenon 0,05 % Liniment. Axsain 0,075 % in England), wenn eine medikamentöse Therapie erfolglos war, dreimal täglich (4–5x) über 2–3 (6–8) Wochen mit Handschuhen einzureiben, danach Auslassversuch. Nicht an Schleimhäute, keine zusätzliche Wärmeanwendung.

– *Stumpfschmerzen nach Amputation. Notalgia paraesthetica* (schmerzhafte Dysästhesien und Pruritus infraskapulär).
– *Pruritus jeder Genese*: Bei Psoriasis, Hämodialyse, nach Sonnenexposition und aquagen.
– *Cluster-Kopfschmerz. Detrusorhyperreflexie* s. Blase. *Zosterneuralgie* – *postherpetische Neuralgie* s. Herpes. *Polyneuropathie* und *Polyradikulitis Guillain-Barré*.
– *Postmastektomie-Syndrom* (Deafferentierungsschmerz des N. intercostobrachialis nach Ablatio mammae) und neurogene Schmerzsyndrome nach Mastektomie: Kein signifikanter Unterschied in der visuellen Analogskala des Dauerschmerzes, aber signifikante Unterschiede bei fluktuierenden Schmerzen. *Sympathische Reflexdystrophie. Trigeminusneuralgie.*

KI geschädigte Haut (Verbrennungen) oder Hautulzerationen, Überempfindlichkeit gegen Paprika-Zubereitungen.
Relative KI Demenz, floride Psychose.
UAW Hautbrennen in den ersten beiden Wochen, Kontaktekzem.
Wirkung: Scharfer Inhaltsstoff des roten Cayenne-Pfeffers oder Chilipfeffers, bindet und wirkt am Vanilloidrezeptor, mit dem ein unselektiver Kationenkanal (vor allem Ca^{++}, auch Na^+ und K^+) assoziiert ist, auf sensorische Nervenzellen. Initial exzitatorisch durch Depolarisation der sensorischen Nervenzelle mit massivem Kationeneinstrom von Ca^{++}. Bei chronischer Anwendung blockiert Capsaicin die Leitung in sensorischen nozizeptiven C-Fasern (Deafferentierung) und hemmt die Freisetzung von Substanz P in den freien Nervenendigungen. Wirkung rein analgetisch ohne Anästhesie der Haut. Desensibilisierung der Schmerzafferenzen in der Haut, Blasenschleimhaut, Urethra, in Atemwegen, Kolon, Muskel. Experimentell: Intradermale Capsaicininjektion (100 µg) ruft einen kurzdauernden Schmerz mit nachfolgender spinal NMDA-vermittelter Hyperalgesie und Allodynie hervor.
Wirkungsbeginn nach 14 Tagen. Wirkt vasodilatatorisch.

☆ **Captopril** (12,5 Cor/25/50 mg Tbl. Lopirin/Tensobon. 25 mg in Capozide 25 bzw. 50 mg in Tensobon comp. mit 25 mg Hydrochlorothiazid) s. arterielle *Hypertonie* – ACE-Hemmer.

☆ **Carbachol** (Doryl 2 mg Tbl, 0,25 mg A) *Harnretention bei* autonomer Polyneuropathie, *Parasympathikuslähmung*: 1/2-3 Tbl, ggf. bis 3 x 1/2-1 A i.m./s.c. El.-HWZ 8 h.
KI Asthma bronchiale, Herzinsuffizienz, Myokardinfarkt, Ulcus ventriculi, Thyreotoxikose.
UAW muscarinerg Bauchkrämpfe, Hitzegefühl, Flush und Schweißausbruch, Speichelfluss, Tränenfluss, Übelkeit und Erbrechen, hochdosiert Bradykardie. Antidot Atropin.
Wirkung: Cholinergikum, Parasympathomimetikum. Verstärkter Harndrang.

☆ **Carbamazepin** – CBZ (Tegretal/Sirtal 200/400 mg retard Tbl, Carbium/Timonil 150/300/400/600 mg retard Tbl; nicht retardierte nicht einzeln genannt. Finlepsin, Fokalepsin) s. *Epilepsie.*

– *Paroxysmale kinesiogene Choreoathetose – paroxysmale kinesiogene Dyskinesie.*

– *Depression* (Zyklothymie und schizoaffektive Psychose) bzw. *manisch-depressive Psychose.*

– *Restless legs-Syndrom:* Mittel der 3. Wahl nach L-Dopa und Dopaminagonisten.

– *Neuralgischer Schmerz. Atypischer Gesichtsschmerz. Postzosterische Neuralgie:* Mindestens 600–800 mg/d.

– *Schwindel* (vestibuläre Epilepsie, Vestibularisparoxysmie – neurovaskuläre Kompression, *paroxysmale Dysarthrie und Ataxie bei MS, Obliquus superior-Myokymie, Ocular tilt:* Mindestens 600–800 mg/d.

– *Zerebellärer Tremor:* Mindestens 600–800 mg/d.

– *Trigeminus-Neuralgie:* Mindestens 600–800 mg/d. Wirkt initial bei 80 % und langfristig bei 50 % der Patienten.

☆ **Carbapeneme** s. *Antibiotika-Therapie.*

☆ **Carbenicillin** (Anabactyl, Microcillin) s. *Antibiotika-Therapie.*

☆ **Carbenoxolon** (Biogastrone, Ulcus-Tablinen 50 mg Tbl) 1 Woche 3 x 2, dann 3 x 1 Tbl bei *Ulcus duodeni* 15 min vor, bei *Ulcus ventriculi* nach dem Essen.
El.-HWZ 13–16 h. KI Hypertonie, Ödeme.
UAW Ödeme und Hypokaliämie durch Aldosteronwirkung.

☆ **Carbimazol** (10 mg Tbl, neo-morphazole 5 mg Tbl, Neo-Thyreostat) bei *Hyperthyreose* nach Ausschluss eines autonomen Adenoms und nach Aufklärung, dass bei grippeähnlichen Symptomen wie z.B. Fieber, Schüttelfrost, Halsschmerzen und Mundschleimhautentzündungen als ersten möglichen Anzeichen einer Blutbildstörung sofort der Arzt aufgesucht werden muss, unter bb-Kontrollen (10–)30–60 mg in 3–4 Dosen, meist nach 4–8 Wochen bei Erreichen normaler Schilddrüsen-Werte mit Reduktion auf 5–20 mg, ggf. mit 50–100 µg L-Thyroxin, über 12–18 Monate. Kinder 0,5–0,7 mg/kg. Dosis bei eingeschränkter Leberfunktion möglichst niedrig.

– Bei starker Schilddrüsenvergrößerung mit Einengung der Luftröhre wegen möglichen Schilddrüsenwachstums nur kurzfristige Einnahme unter Kontrolle. Weiteres Wachstum der bereits vergrößerten Schilddrüse unter Carbimazol bei supprimiertem TSH ist Folge der Grunderkrankung und durch zusätzliche Gabe von L-Thyroxin wenig zu beeinflussen.
El.-HWZ Met 3–4 h. KI Granulozytopenie, Cholestase vor Therapiebeginn.
UAW bb Agranulozytose. Allergische Hautreaktionen. Arthritiden. Cholestase/toxische Hepatitis/Leberfunktionsstörungen.
Drogenfieber. Drüsenschwellungen (Speicheldrüsen). Gastrointestinale Irritationen. Gelenk- und Muskelschmerzen. Geschmacks- und Geruchsstörungen. Gewichtszunahme. Haarausfall/Alopezie. Hautausschlag. Insulin-Autoimmunsyndrom (mit starkem BZ-Abfall). Kopfschmerzen. Lupus erythematodes. Neuri-

tis/Polyneuropathie. Ödeme. Schilddrüsenunterfunktion, Schilddrüsenwachstum. Schwindel, Übelkeit. Vaskulitis. Wirkungsbeginn verzögert nach ca. 2 Wochen.

☆ **Carbocistein** (Mucopront 350 mg Kps und 250 mg/5 ml Saft, Transbronchin 375 mg Tbl und 250 mg/5 ml Sirup) s. vorn: *Allgemeine prophylaktische Therapiemaßnahmen.*

☆ **Carboplatin** (Carboplat 50/150/450 mg Fl. Ribocarbo) 400 mg/m² über 15–60 min mit Ondansetron (Zofran) 8 mg (bei anamnestisch bekanntem erhöhtem Emesisrisiko bis 32 mg) i.v. und 16 mg Dexamethason i.v. vor der Chemotherapie. Nach Chemotherapie 2–3 Tage 2 x 8 mg Ondansetron.

– *Bronchial-Karzinom kleinzellig:* 400 mg/m² über 15–60 min. Ambulant 8mal alle 3 Wochen mit Infusion nacheinander von Paclitaxel 175 mg/m² und Carboplatin 300 mg/m².

– *Gliome,* niedergradig und nicht resezierbar bei Kindern: s. Vincristin.

– *Zervix-Karzinom:* Alle 3 Wochen Zyklus mit 3 Tage lang 300 mg/m² und Ifosfamid 2,5 g/m². KI blutende Tumore. UAW s. Cisplatin. Bei äquieffektiver Wirkung ggf. besser verträglich.

☆ **Carisoprodol** (Sanoma 350 mg Tbl) s. *Spastik.*

☆ **Carmustin** (Carmubris 100 mg Fl) s. BCNU.

☆ **L-Carnitin** – Levocarnitin (L-Carn, Biocarn, Nefrocarnit 1 g/3,3 ml Sirup bzw. 10 ml Trinklösung, 1 g/5 ml A) 2–3 g/d, 15 mg/kg.

– Primärer oder sekundärer (Valproinsäuretherapie) systemischer *Carnitinmangel.*

– *M. Alzheimer:* Erste positive Effekte durch Studien zu belegen.

– *Kardiomyopathieminderung* bei Doxorubicin-Therapie.
El.-HWZ 4–5 h.
UAW bei oraler und i.v.-Applikation einige Fälle von zerebralen Krampfanfällen.

☆ **β-Carotin** – Beta-Carotin s. Vitamine.

☆ **Carvedilol** (Dilatrend 25 mg, Querto 12,5 Tbl) s. arterielle *Hypertonie,* bei Herzinsuffizienz zugelassen.

☆ **Catechol-O-Methyl-Transferase-Hemmer** – **COMT-Hemmer** Entacapon und Tolcapon s. *M. Parkinson.*

☆ **CCNU** – Lomustin (Cecenu und Lomeblastin 40 mg Kps) s. *Glioblastom, ZNS-Tumoren. Bronchial-Karzinom, M. Hodgkin.*

☆ **CD95-Ligand** – CD95 (Fas/APO-1)-Ligand s. *Glioblastom.*

☆ **Cephalosporine:** s. *Antibiotika-Therapie.*

☆ **Cefacetril** – Cephacetril,

☆ **Cefaclor** (ratiopharm/Panoral 0,25/0,5 g Tbl, 25/50 mg/ml Saft/forte Saft),

☆ **Cefadroxil** – Cephadroxil (Bidocef 0,5/1 g A, 50/100 mg/ml Saft/forte Saft. Grüncef 1 g Tabs),

☆ **Cefalexin** – Cephalexin (0,5/1 g Tbl Cephalex, Ceporexin, Oracef. 100 mg/ml gtt, 50 mg/ml Suspension),

☆ **Cefaloridin** – Cephaloridin,

☆ **Cefalotin** (Cephalotin Lilly Fl, Cepovenin 1/2/4 g Fl),

☆ **Cefamandol** (Mandokef 0,5/1/2 g Fl),

☆ **Cefapirin** – Cephapirin,

☆ **Cefazedon** (Refosporin 0,5,/1/2 g Fl),

☆ **Cefazolin** – Cephazolin (Elzogram, Gramaxin 0,5/1/2 g Fl),

☆ **Cefepim** (Maxipime 2 g Fl),

☆ **Cefetamet** – Pivoxilhydrochlorid (Globocef 250/500 mg Tbl),

☆ **Cefixim** (Cephoral/Suprax 200 mg Tbl, 100 mg/ 5 ml Saft),

☆ **Cefmenoxim** (Tacef 0,5/1/2 g Fl),

☆ **Cefoperazon** (Cefobis 1/2 g Fl in 100 ml NaCl 0,9 %),

☆ **Cefotaxim** (Claforan 0,5/1/2 g Fl),

☆ **Cefotetan** (Apatef),

☆ **Cefotiam** (Spizef 0,5/1/2 g Fl),

☆ **Cefoxitin** (Mefoxitin 1/2 g A),

☆ **Cefpodoxim** (Orelox, Podomexef 100 mg Tbl, 40 mg/5 ml Saft),

☆ **Cefradin** (Sefril 0,5/1 g Tbl, 1/2 g Fl, 50 mg/ml Suspension),

☆ **Cefsulodin** (Pseudocef 1 g, 2 g in 40 ml NaCl 0,9 %),

☆ **Ceftazidim** (Fortum 0,5/1/2 g Fl),

☆ **Ceftizoxim** (Ceftix 0,5/1/2 g A),

☆ **Ceftriaxon** (Rocephin 0,5/1/2 g Fl in NaCl),

☆ **Cefuroxim** (Elobact/Zinnat 125/250/500 mg Tbl. Zinacef 0,25/0,75/1,5 g Fl).

☆ **Cerivastatin** (Lipobay 0,1/0,2/0,3 mg Tbl) s. zerebrale *Ischämie. Hyperlipoproteinämie.* s. HMG-CoA-Reduktase-Hemmer.

☆ **Ceruletid** (Takus 5/40 µg A) *Ileus*: 40 µg 1–2 ng/kg/min über Perfusor in 50 ml NaCl bei 70 kg schweren Patienten 8,4 µg/h = 10 ml/h oder in 500 ml NaCl 0,9 % bei paralytischem Ileus bzw. 0,3–0,5 µg/kg bei postoperativer Darmatonie. El.-HWZ 0,05 h.
KI Choledocholithiasis, mechanischer Ileus/Obstruktionsileus, akute Pankreatitis, Schock/schwere kardiovaskuläre Erkrankung.
UAW Hypotonie, Schweißausbruch, Übelkeit und Erbrechen. Wirkung: Cholinergikum.

☆ **Cetrizin** (Zyrtec 10 mg Tbl) *allergische Reaktionen, Heuschnupfen*: 1 x 1 Tbl vor dem Schlaf oder nüchtern. El.-HWZ 7,4 h.
Wirkung: Antiallergikum. H$_1$-Blocker.

☆ **Cetylpyidiniumchlorid** (Dobendan, Doretonsin Halstbl. Halstbl-ratiopharm 2,5 mg Lutsch-Tbl).

☆ **Chinidin**-bisulfat 6 mg/kg bei Vorhofflattern oder -flimmern nur in Kombination mit Verapamil oder Digitalis, absetzen bei QRS-Verbreiterung oder QT-Verlängerung über 25 %.
– *Supraventrikuläre Extrasystolen und tachykarde Herzrhythmusstörungen*: Chinidin-Duriles 2–3 x 200–600 mg/Optochinidin retard 250 mg Tbl/Drg 2 x 250–500 mg.
Cordichin (Tbl 160 mg + 80 mg Verapamil) nur zur Kardioversion von Vorhofflimmern und -flattern, wenn Elektrokonversion nicht anwendbar ist, 3–4 Tbl/d über 4 Tg, und zur Rezidivprophylaxe nach erfolgreicher Kardioversion mit Cordichin.
El.-HWZ 6–7 h, Kumulation bei Leber- oder Niereninsuffizienz.

KI AV-Block, Bradykardie, Digitalisüberdosierung, bakterielle Endokarditis und Myokarditis, dekompensierte Herzinsuffizienz NYHA III und IV, Hypotonie, angeborenes QT-Syndrom oder bekannte QT-Zeit-Verlängerung, Einnahme anderer Präparate mit Verlängerung der QT-Zeit. Vorsicht bei Schenkelblock. KI von Cordichin: Angina pectoris.
UAW bb Thrombopenie, s. M. Parkinson-Anticholinergika, Allergie (Bronchialobstruktion, Exanthem, Fieber), gastrointestinale Irritationen, Hörstörung, Lupus erythematodes-like syndrome, Schwindel, Sehstörung.
Asystolie. Initial beschleunigte AV-Überleitung mit Gefahr der Kammertachykardie bei Vorhoftachykardien. Extrasystolen, Tachykardie, „Chinidin-Synkope" (= selbstlimitierende Torsade de pointes-Tachykardie), QRS-Komplex-Verbreiterung. Verlängerung der QT-Zeit (!).
Wirkung: s. M. Parkinson-Anticholinergika. Klasse Ia-Antiarrhythmikum. AChR-Ionenkanalblocker [Brain Res 712 (1996) 179–89].

☆ **Chininsulfat** (Limptar 260 mg Tbl mit 195 mg Theophyllin). *Nächtliche Wadenkrämpfe*: 1 Tbl vor dem Schlafengehen.
El.-HWZ 8,5 h. KI Einnahme anderer Präparate mit Verlängerung der QT-Zeit.

☆ **Chinolone** s. *Antibiotika-Therapie* – Gyrasehemmer.

☆ **Chloralhydrat** (Chloraldurat rot/blau 250 mg Kps, Chloraldurat 500 mg Kps, 600/3 ml Suspension, Rectiolen) s. *Schlafstörungen.*

☆ **Chlorambucil** (Leukeran 2/5 mg Tbl) unter Gabe von Allopurinol 600 mg/d beginnend 3 Tage vor Therapie zur Prophylaxe von Hyperurikämie und Harnsäureschäden. Kontrazeption bis 6 Monate nach Therapie.
– *M. Behcet*: 0,1–0,2 mg/kg.
– Chronisch lymphatische *Leukämie*: 0,15 mg/kg oral, bis die Leukozyten auf 10.000/mm^3 gefallen sind. Nach einer Pause weiter mit 0,1 mg/kg.
– *M. Hodgkin*: 6 mg/m^2 über 14 Tage mit einer maximalen Dosis von 10 mg in Kombination mit Procarbazin, Vinblastin und Prednisolon.
– *Non-Hodgkin-Lymphom*: Mit Prednisolon binnen 3 Tagen 0,4 mg/kg Totaldosis alle 14 Tage.
– *Mamma-Karzinom*: Adjuvant postoperativ (LMF-Schema) 6 Vierwochen-Zyklen mit 2 Wochen 6–8 mg/d und 2 Wochen Pause in Kombination mit niedrig dosiertem Methotrexat oral und 5-Fluorouracil.
Bei fortgeschrittenem Brustkrebs (LMFP-Schema) 5–7,5 mg/d über 12 Wochen in Kombination mit Methotrexat, 5-Fluorouracil und Prednisolon, nach 2 Wochen Pause Wiederholung.
– *Ovarial-Karzinom*: 0,2 mg/kg/d.
– *M. Waldenström*: In Kombination mit Prednisolon Induktion 6–8 Wochen mit 0,1–0,15 mg/kg/d, bis die Leukozyten auf < 3000/mm^3 gefallen sind. Erhaltungstherapie 0,05 mg/kg/d.
El.-HWZ 1-Met. 2,4 h.
KI Leukopenie, Thrombozytopenie.
UAW bb Leukopenie, Thrombopenie. Appetitlosigkeit, Diarrhoe, Fieber, Herpes zoster, Leukopenie, Mundschleimhautveränderungen, Thrombozytopenie, Übelkeit und Er-

brechen (schwach emetogen). Wirkung: Alkylans.

☆ **Chloramphenicol** (Paraxin 0,25/0,5 g Kps, 1 g pro inj) s. *Antibiotika-Therapie.*

☆ **Chlordiazepoxid** (Librium 5/10/25 mg Kps) s. *Schlafstörungen* – Benzodiazepine.

☆ **Chlorhexidin** gegen Bakterien, einige Viren und Pilze, weniger wirksam gegen Pseudomonas- und Proteus-Arten.

– *Chirurgische Händedesinfektion*: 0,5 % Lösung. *Desinfektion von Harnröhre und Blasenkatheter*: 0,05 % Lösung in Glycerin.

– *Spülung von Blase, Zwerchfell, Bauchfell*: 0,02 % Lösung.

– *Prophylaxe der Bildung von Zahnplaques, Stomatitis*: 1 % Gel oder 0,1–0,2 %ige Mundspülung 2–3mal/d.

– *Wunddesinfektion*: Mullkompressen getränkt in 0,01 % Lösung. Wundheilungshemmend! Wird nur gering aus dem Gastrointestinaltrakt und von der Haut absorbiert. KI nicht an Mittelohr und Hirnhäuten anwenden. UAW Hautreizung in hoher Konzentration. Bei Anwendung in der Mundhöhle Geschmacksempfindungsstörungen. Braunfärbung von Zähnen (durch zusätzlich Zinnfluorid oder Peroxymonosulfat zu vermeiden). Wirkung: Antiseptikum, als Desinfektionsmittel bei neutralem oder schwach saurem pH am stärksten. Absorption an die Zellhülle der Mikroorganismen.

☆ **Chlormethin** (Mustargen) *Übelkeit und Erbrechen* (höchstgradig emetogen).

☆ **Cladribin** – 2-Chlorodeoxyadenosin – 2-Cda (Leustatin 10 mg A). s. chronisch progressive *Encephalomyelitis disseminata. Haarzellleukämie. M. Hodgkin. Lymphatische Leukämie.*

☆ **Chloroquin** (Resochin 250 mg Tbl, junior 81 mg Tbl, 250 mg A. Saft. Sirup) nach dem Abendessen, maximale Dosis 100 g entspr. 2 Jahre, bei < 60 kg mit kleinerer Dosis unter 3monatiger bis mindestens jährlicher Augenarztkontrolle. Bei ersten Anzeichen einer Retinopathie abbrechen. *Lupus erythematodes. Sonnenallergie.*

– *Arthritis*: Entzündlich-rheumatische Erkrankungen – Rheumatoide Arthritis – Chronische Polyarthritis: 2 x 1 Tbl/d auf 1 Tbl/d bis 1 Tbl alle 10–14 Tage über 6–12 Monate. Therapieabbruch bei fehlender Besserung nach 6 Monaten.

– *Malaria* – Malariaprophylaxe: Ab 1 Woche vor Anreise 300 mg/Woche bei > 50 kg. Aus Sicherheitsgründen ggf. 100 mg/d an 6 Tagen. Resistenz von Plasmodium falciparum besonders im Grenzgebiet von Thailand-Kambodscha und Thailand-Myanmar (Burma). El.-HWZ 72 h und mehr dosisabhängig. KI genetischer Glukose-6-phosphat-Dehydrogenasemangel (hämolytische Anämie). UAW Akkomodationsstörungen, gastrointestinale Irritationen, Hornhauttrübung, Kopfschmerzen. Reversible Neuromyopathie. Neuromuskuläre Blockade mit Aminoglykosidantibiotika. Photosensibilisierung, Retinopathie, Schwindel.

☆ **Chlorphenoxamin** (Rodavan 30 mg Drg mit 20 mg Chlortheophyllin und 50 mg Coffein,

Kinderzäpfchen 24/16/20 mg. Systral Creme/Gel) *Reisekrankheit, Übelkeit und Erbrechen, Schwindel*: 2–3 x 1–2 Drg, maximal 6/d. Prophylaktisch 1–2 Drg 1/2 h vor Reiseantritt. UAW Koordinationsstörungen, Schwindel. Keine Sedierung, Schlafstörungen wegen Coffeingehalts möglich. Wirkung: Antihistaminikum.

☆ **Chlorpromazin** (Megaphen 25 mg Drg, 1 mg/gtt, 25 mg A) s. *Psychosen* (Schizophrenie).

☆ **Chlorprothixen** (Truxal 1 mg/gtt, 15 und 50 mg Tbl, 50 mg/ml A, Saft) s. *Psychosen* (Schizophrenie).

☆ **Chlorthalidon** (Hygroton 50 mg mite, 100 mg Tbl. 25 mg mit Atenolol in Teneretic, mit Metoprolol in Prelis comp) s. arterielle *Hypertonie.*

☆ **Cholecalciferol** s. Vitamin D_3.

☆ **Cholera-Impfstoff** (A, Tbl in Deutschland nicht zugelassen) für Reisende in Choleragebiete (bei Epilepsie keine Cholera-Impfung) A mit 50–60 %igem Schutz für 6 Monate. KI Epilepsie.

☆ **Cholestyramin** s. Colestyramin.

☆ **Cholinesterase-Hemmer** – **ChE-Hemmer** s. *Myasthenia gravis.*

☆ **Choriongonadotropin** – **HCG** (Primogonyl-250/ 500/1000/5000, Choragon 1500/5000 IE A i.m.) s. *AIDS* – *Kaposi-Sarkom.*

– *Gynäkologie*: Sterilität bei primärer und sekundärer Amenorrhoe, postpartaler Amenorrhoe, verkürzter Corpus luteum-Phase.

– *Hypophyseninsuffizienz*: 1000 E/Woche.

– *Sekundärer Hypogonadismus* (Knabe und Mann). *Kryptorchismus*: Säuglinge 2 x wöchentlich 250 E, < 6 Jahre 2 x wöchentlich 500 E, > 6 Jahre 2 x wöchentlich 1000 E über 5 Wo, evtl. nach 2–3 (–6) Monaten wiederholen. *Pubertas tarda.* El.-HWZ 30 h. KI Prostata-Karzinom. Wirkung: Hypophysenvorderlappenhormon. Gewonnen aus dem Harn schwangerer Frauen.

☆ **Chrom.** Empfohlene tägliche Zufuhr 50–200 µg. In Fleisch, Vollkorn, Pflanzenöl, Bierhefe. In Serum gebunden an Transferrin und Albumin. Im Serum 0,1–0,5 µg/l. Nicht mit Stahlnadeln und nicht die ersten 2 ml, nur mit silikonbeschichteten Nadeln oder Braunülen bestimmen. Mangel (nach langzeitiger parenteraler Ernährung): Schäden an peripheren Nerven, Erhöhung der Fettwerte, in schweren Fällen Verwirrtheitserscheinungen? Wirkung: Aktivator der Insulinwirkung.

☆ **Ciclopirox** (Batrafen Creme, Puder, Vaginalcreme, Nagel-Batrafen 3/6 g Lsg) s. *Antibiotika-Therapie* – Antimykotika und Antiprotozoika.

☆ **Ciclosporin**-s. Cyclosporin A – CSA.

☆ **Cidofovir** (Vistide 375 mg A) s. *AIDS: Zytomegalie-Retinitis.*

☆ **Cilastatin**, ein Enzyminhibitor der renalen Dehydropeptidasen bei s. Imipenem (Carbapenem). s. *Antibiotika-Therapie.*

☆ **Cimetidin** (200/400/800 mg Tbl, 200 mg A Tagamet) 5 mg/kg. s. vorn: *Allgemeine prophylaktische Therapiemaßnahmen.*

- *Anaphylaktischer Schock*: 200–400 mg i.v. bzw. 5 mg/kg mit 0,1 mg/kg H_1-Blocker Dimetinden (Fenistil 4 mg A).

☆ **Cinnarizin** (Stutgeron 25/forte 75 mg Tbl, 75 mg/25 gtt = 1 ml) 2–3 x 75 mg. El.-HWZ 60–70 h. UAW Sedierung. Parkinson-Syndrom.

☆ **Ciprofloxacin** (Ciprobay 250/500/750 mg Tbl, 5/10 % Saft 1 Eßl 250/500 mg, 100/200/400 mg A Fertiglösung) s. *Antibiotika-Therapie*.

☆ **Cisaprid** (Propulsin 10 mg Tbl, Susp. Alimix. Rücknahme vom Markt wegen kardialer UAW). *Funktionelle Oberbauchbeschwerden*: 3 x 10 mg/d. El.-HWZ 10 h.
KI bei Gabe von Clarithromycin, Erythromycin, Fluconazol, Itraconazol, Ketoconazol, Miconazol, Troleandomycin.
UAW: Hemmt Zytochrom-P450. Ventrikuläre Arrythmien besonders bei kardial vorgeschädigten Patienten und solchen, die weitere das Zytochrom-P450 hemmende Medikamente erhalten wie Allopurinol, Antimykotika, Makrolid-Antibiotika (EKG-Kontrollen unter Beachtung der QT-Zeit). Weniger zentrale UAW als Paspertin. Wirkung: Parasympathomimetikum.

☆ **Cisplatin** – Cis-Platin (Platinex 10/25/50 mg Fl) s. *Meningeosis*.

- *Bronchial-Karzinom kleinzellig*: Tag 1–3 25 mg/ m^2 mit Etoposid 100 mg/m^2, weiter Tag 22 (alle 3 Wochen). Oder:
Tag 1+7 50 mg/m^2 mit Etoposid 170 mg/m^2 an Tag 1–5, weiter Tag 22 (alle 3 Wochen).
(Oder: 50–75 mg/m^2 alle 3 Wochen oder 15–20 mg/m^2 Tag 1–5).

- *Hodentumoren*: 50–75 mg/m^2 alle 3 Wochen oder 15–20 mg/m^2 Tag 1–5.

☆ **Citalopram** (Cipramil 20/40 mg Tbl) s. *Depression*.

☆ **Citicolin** s. zerebrale *Ischämie*.

☆ **Citronensäure** (Citropepsin Drg/forte Drg) 1–2 Drg oder 1 Teelöffel vor und während der Mahlzeit bei Subazidität (atrophische Gastritis).

☆ **Clarithromycin** (Klacid/Mavid 250 mg Tbl) s. *Antibiotika-Therapie*.

☆ **Clemastin** (Tavegil 1 mg Tbl/Sirup, 2 mg A) 2 x 1 mg oral.

- *Anaphylaktischer Schock*: 4–8 mg i.v. bzw. 2 x 1 A.
El.-HWZ 8,1 h. KI Engwinkelglaukom, Miktionsstörung mit Restharnbildung.
UAW Glaukomanfall, Miktionsstörungen, Müdigkeit/Sedierung, Mundtrockenheit, Schwindel, Sehstörungen, Übelkeit.
Wirkung: Antiallergikum. H_1-Blocker.

☆ **Clindamycin** (Sobelin 75/150/300 mg Kps, 300/600/900 mg A in NaCl 0,9 %) s. *Antibiotika-Therapie*.

☆ **Clobazam** (Frisium 10 und 20 mg Tbl) s. *Epilepsie*.

☆ **Clobutinol** (Silomat 40 mg Tbl, 20 mg A, 40 mg/20 gtt) *Husten*: 3 x 40–80 mg, 3 x 1 A. El.-HWZ 1,5–3,5 h.

☆ **Clodronsäure** – Clodronat (Ostac 520 mg Filmtbl, 400 mg Kps. Bonefos 800 mg Tbl, 300 mg A) mindestens 2 Stunden vor oder

nach der Nahrungsaufnahme unter Kontrollen von bb, Phosphor, Leber- und Nierenwerten. Bei Verschlechterung der Nierenfunktion absetzen.

- *Hyperkalzämie, Knochenmetastasen*: 1600 mg bzw. 2 Filmtbl/d, maximal 3200 mg/d.

- *Metastasenschmerzen, drohende Fraktur*: 300 mg i.v. über 7 (-10) Tage oder einmalig 1500 mg über 2 Stunden infundieren.

- *Mamma-Karzinom*: Nach 12-monatiger Therapie signifikant weniger Hyperkalzämien, Osteolysen und Wirbelfrakturen.
Von 302 Frauen ohne Fernmetastasen und in 50 % mit Lymphknotenmetastasen in einer randomisierten Studie führte zur Standardtherapie zusätzliche Gabe von Clodronsäure über 2 Jahre während einer medianen Nachbeobachtung von 36 Monaten zu einer Halbierung von Knochenmetastasen (12/157 vs. 25/145) und Senkung der Organmetastasen (13 vs. 27), 6 vs. 22 Patientinnen verstarben [Diel J: Reduction in new metastases in breast cancer with adjuvant clodronate treatment. N Engl J Med 339 (1998) 357–63]. [Mundy G: Biphosponates as anticancer drugs. N Engl J Med 339 (1998) 398–400].

- *Osteoporose* (high-turnover).
El.-HWZ 2 h. UAW Proteinurie.
Wirkung: Biphosphonat, hemmt die durch Osteoklasten vermittelte Knochenresorption.

☆ **Clofibrat** (Regelan N 500 mg Kps) s. zerebrale *Ischämie, Hyperlipoproteinämie*.

☆ **Clomethiazol** (Distraneurin 192 mg Kps, 500 mg/10 ml, 800 mg/100 ml, 4000 mg/500 ml 0,8 % Fl) s. *Alkoholismus, Unruhe- und Verwirrtheitszustände* in der Geriatrie und Gerontopsychiatrie, *zerebrale Ischämie. Rückenmarkläsion*.

☆ **Clomipramin** (trizyklisch 10/25/75 mg retard Tbl, 25 mg A. Anafranil) s. *Depression, Zwangsstörungen, Phobien, Panikstörungen* mit und ohne Agoraphobie, *chronische Schmerzen* (atypischer Gesichtsschmerz).

☆ **Clonazepam** (Rivotril 0,5/2 mg Tbl, 1 mg/ 2 ml A, 2,5 mg/25 gtt) s. *Epilepsie*-Akutbehandlung. *Ataxie. Myoklonien. Startle Disease*.

☆ **Clonidin** (Catapresan 75/150/300 µg Tbl, 250 µg Depot Perlongette. Paracefan 100 µg Tbl, 150/750 µg A. TTS-Clonidin. Combipresan Tbl mit 15 mg Chlorthalidon) nicht mit Betablockern wegen gleicher Wirkungsweise, Bradykardie und Verminderung des Herzzeitvolumens. s. arterielle *Hypertonie. Akutes Alkoholentzugssyndrom* (Paracefan 150/750 µg A).
Glaukom prophylaktisch (Isoglaukom 1/4 % AT). *Gustatorisches Schwitzen*: 3 x 75 µg/d; *Diarrhoe bei autonomen Polyneuropathien; Restless legs-Syndrom*: Mittel der 3. Wahl nach L-Dopa und Dopaminagonisten. *Schmerzen*.
Wirkung: Antispastisch. α_2-Agonist.

☆ **Clopenthixol** (Ciatyl-Z 2, 10/25 mg Tbl, 25 mg/ ml A, 20 mg/ml gtt) s. *Psychosen* (Schizophrenie).

☆ **Clopenthixoldecanoat** (Ciatyl Depot 200 mg/ ml A) 200–400 mg alle 2 Wochen.
UAW benigne transitorische Leukopenie (10 %).

☆ **Clopidogrel** (Iscover, Plavix 75 mg Tbl) 75 mg/d, s. zerebrale *Ischämie*.
– *Herzinfarkt*: Sekundärprophylaxe (Infarkt vor < 35 Tagen): Herzinfarkte im Vergleich zu ASS 325 mg mit 3,7 %, nach Gent 1,56 zu 1,90 % um 19,2 % gesenkt [Gent M. Circulation 96/1 (1997) 1–467].
CURE (Clopidogrel in unstable Angina to prevent recurrent ischemic Events) multizentrische randomisierte Doppelblindstudie (n = ca. 9000) mit einer Studiendauer von 1 Jahr gegen Acetylsalicylsäure 75–325 mg.
CLASSICS (Clopidogrel Aspirin Stent International Cooperative Study) multizentrische randomisierte Doppelblindstudie (n = 1020) beginnend 6 h nach intrakoronarer Stent-Anlage Tag 1 75 (n = 335) oder 300 mg (n = 345), Tag 2–28 75 mg jeweils mit Acetylsalicylsäure 325 mg gegen Ticlopidin 250 mg/ASS 325 mg (n = 340): 300 mg loading dose besser als Ticlopidin verträglich (bezügl. schweren Blutungen, Neutropenien, Thrombopenien, weniger Studienbrüche) und gegenüber 75 mg ohne Blutungszunahme; schwerwiegende kardiale Ereignisse wie kardiovaskulärer Tod und Herzinfarkt lagen in allen Gruppen unter 1 %.
– Periphere arterielle *Verschlusskrankheit*: Sekundärprophylaxe (symptomatische Atherosklerose): Atherothrombotische Ereignisse bei pAVK zu ASS 325 mg um 23,8 % gesenkt.
☆ **Clotiazepam** (Trecalmo 5/10/20 mg Tbl) s. *Schlafstörungen* – Benzodiazepine.
☆ **Clotrimazol** (Canesten Lösg, Crème) s. *Antibiotika-Therapie* – Antimykotika und Antiprotozoika. *Candida-Infektion*.
☆ **Clozapin** (Leponex 25/50/100 mg Tbl, zerfallen in Wasser. 50 mg A nur i.m.! Elcrit 25/50/100 mg Tbl) s. *Psychosen* (Schizophrenie). Nicht zugelassen bei: *Tardive Dyskinesien*, *Dystonien* (Hemidystonie), *M. Parkinson* – soweit anders nicht behandelbar – 1. mit Psychose, 2. mit Dyskinesien, 3. mit benignem monosymptomatischen Ruhetremor wenig befriedigend.
☆ **CNTF** – **rHCNTF** (Recombinant Human Ciliary Neurotrophic Factor) s. amyotrophe *Lateralsklerose*.
☆ **Lytischer Cocktail**: 100 mg Pethidin (Dolantin 50/100 mg A), 100 mg Promethazin (Atosil 50 mg A), 1,5 mg Dihydroergotoxin (Hydergin 0,3/1,5 mg A) als (Kurz-)Infusion oder in mindestens 2 Portionen i.m.. Pethidin zur Analgesie und Downregulation der zentralnervösen Temperaturregulation, Dihydroergotoxin zur Dilatation der peripheren und Hautgefäße.
☆ **Codein** – Methylmorphin (Codein mono, Codein phosphoricum, Saft, Nedolon P 30 mg mit 500 mg Paracetamol, Combaren mit Diclofenac) s. *Schmerz*.
– *Reizhusten*: Codein (Codicaps mono 30 mg Tbl), Codein/Phenyltoloxamin (Codipront 30 mg Kps, 200 mg/90 ml Saft. Phenyltoloxamin in ergo sanol spezial), Codein/Chlorphenamin (Codicaps 30/8 mg Tbl, Kindersaft) maximal 3 x 1 Kps oder Essl.. Alternativ Noscapin.
– *Suchttherapie*: s. Dihydrocodein.

☆ **Coffein** (0,2 g Compretten. Tasse Kaffee 50–150 mg, Tasse Tee 25–50 mg. In Thomapyrin mit ASS und Paracetamol) s. *Schmerz*.
– *Migräne, Postpunktioneller Kopfschmerz*: 200–400 mg.
– *Ermüdungszustände, Schlafstörung* wegen nächtlicher Hypotonie: 100 mg.
☆ **Colchicin** – **Colchizin** (Colchicum-Dispert 0,5 mg Tbl). *Akuter Gichtanfall*: 4 mg in 3 Std. oder 4 x 1 mg stündlich, dann 1 mg 2-stdl. (0,5 mg stdl.) bis zur Schmerzfreiheit oder Auftreten von gastrointestinalen UAW/Diarrhoe bis maximal 8 mg am 1. Tag. Diagnostisch einsetzbar! 2. Tag halbe Dosis, 3. ggf. bis 5. Tag 1,5 mg. Dosen bei Niereninsuffizienz niedriger. Wenn der Gichtanfall schon mehrere Tage besteht oder die Colchicin-Therapie nicht spätestens am 2. Tag erfolgreich ist, zusätzlich einmal 50 mg Prednisolon.
Die Wirkung ist nicht spezifisch. Die Harnsäurekonzentration im Blut wird nicht beeinflusst. Die Ansprechrate entspricht den NSAR.
– *Anfallsprophylaxe* zu Beginn einer harnsäuresenkenden Therapie: 0,5–1,5 mg/d über bis zu 3 Monate.
– *Perikarderguss* (auch nach Myokardbiopsie): 1 Woche 3 x 2 auf 3 x 1 Tbl.
UAW: Diarrhoe rasch reversibel, Übelkeit und Erbrechen, Bauchschmerzen. Selten bb Agranulozytose, Leukopenie, Hautveränderungen. Reversible Myopathie. Neuropathie. 0,8 mg/kg letal!
Wirkung: Mitosehemmer, Alkaloid der Herbstzeitlose.
☆ **Colestyramin** (C. Stada, Quantalan 50 4 g Btl) 1–6 (bis 3 x 3) Btl/d einschleichend s. zerebrale *Ischämie*.
☆ **Colistin** s. *Antibiotika-Therapie*.
☆ **COMT-Hemmer** (Catechol-O-Methyl-Transferase-Hemmer) s. *M. Parkinson*.
☆ **Copolymer-1** – COP-1 – Glatirameracetat (Copaxone 20 mg A) s. *Encephalomyelitis disseminata*.
☆ **Corticoide** – ☆**Cortison** s. ☆Kortison – ☆Kortikoide – ☆Kortikosteroide.
☆ **Cotrimoxazol** -☆**Co-Trimoxazol** – Sulfamethoxazol-Trimethoprim – SMZ/TMP (Bactrim/Cotrim/Eusaprim/Sigaprim forte 800/160 mg Tbl, 480 mg/5 ml A in 125 ml NaCl 0,9 %. Trimethoprim Comp Saft für Kinder) s. *Antibiotika-Therapie*. *AIDS*: Pneumocystis-carinii-Pneumonie.
☆ **CPS-Pulver** (Resonium A 450 g Dose) ggf. mit 10 ml Calcium 20 % und 10–20 ml NaCl 10 % gegen den toxischen Effekt des Kaliums am Herzmuskel.
– *Hyperkaliämie*: Unter Elektrolytkontrollen oral 3–4 x 15 g in 100 ml Wasser (mit leichten Laxantien) oder 70 % Sorbit, rektal 1–2 x 30 g in 150–250 ml Wasser oder 10 % Glukose, Kinder 0,5–1 g/kg.
KI Hypernatriämie.
Wirkung: Kationen-Austauscher.
☆ **Cromoglicinsäure** (Dosieraerosol. Allergospasmin, Intal. Intal 20 mg Kps. AT) 4 (max 8) x 2 Hub, 3 x 1 bis maximal 8 Kps auf

4 x 10 mg/d bei allergischem *Asthma, Konjunktivitis, Rhinitis*. El.-HWZ 1,4 h.
KI eosinophile pneumonische Infiltrate.
UAW bei inhalativer Anwendung Überempfindlichkeitsreaktionen und bronchiale Reizung.
Parotisschwellung [Med Klinik 90 (1995) 318].
Wirkung: Antiallergikum, Mastzellenstabilisator.

☆ **CSE-Hemmer** s. HMG-CoA-Reduktase-Hemmer.

☆ **Cumarin** s. ☆Phenprocoumon.

☆ **Curare** – Dimethyl-d-Tubocurarin zur *Narkose*.
UAW Histaminfreisetzung.
Wirkung: Peripher wirksames Muskelrelaxans.

☆ **Cyanamid** (Colme) s. *Alkoholismus*.

☆ **Cyanocobalamin** s. Vitamin B_{12}.

☆ **Cyclandelat** (Natil 400 mg Tbl) s. *Migräne* – Migräneprophylaxe.

☆ **Cyclophosphamid** – **CTX** (Endoxan 50 mg Drg, 100/500 mg Fl) nach Ausschluss einer Harnwegsobstruktion unter 12mal wöchentlichen, dann zweiwöchentlichen Kontrollen von bb, Urinstatus, Leber- und Nierenwerten mit Zielwert für Leukozyten nach ca. 10–14 Tagen 2000/µl bzw. bei intermittierender Pulstherapie unter bb 2mal wöchentlich bis zum Durchschreiten des Nadir (10 Tage) mit Dosisanpassung in Schritten von 100 mg/m² bei den folgenden Zyklen (bei Leukos < 2000/µl Dosisreduktion, > 3000/µl Dosissteigerung). Kumulative Maximaldosis 30 (-85) g.
1. Orale Dauertherapie am besten morgens 1–2 mg/kg/d (50–150 mg/d) mit viel Flüssigkeit.
2.1 Intravenöse Intervall-Pulstherapie einmal pro Monat 700 (500–1000) mg/m² (bzw. 10–15 mg/kg) mit Dosisanpassung in Schritten von 100 mg/m² zum Erreichen der angestrebten Leukopenie < 2000/µl bei einem Nadir nach ca. 10–14 Tagen, oder
2.2 Induktions-bzw. Stoßtherapie initial 2 (-3–6) mg/kg (200–400 mg) i.v. unter täglichem BB mit Abbruch der Induktion bei Leukozyten < 4000/µl am Leukozytennadir nach 10 Tagen.
a) Zur Zystitisprophylaxe obligat mit Mesna (Uromitexan 200/400 mg A) 200 mg i.v. Stunde 1, 4, 8, 12 und unter allen Umständen > 3 l Flüssigkeitsaufnahme/24 h (bei hämorrhagischer Zystitis absetzen) oder a_1) Prähydratation mit 1,25 g/m² Mesna in 2 l NaCl-Glukose-Mischung und Mannit 20 % 250 ml in 30 min, a_2)während Cyclophosphamid-Gabe 2,5 g/m² Mesna in 3 l NaCl-Glukose-Mischung über 24 h und a_3) Posthydratation wie Prähydratation mit 1,25 g/m² Mesna in 2 l NaCl-Glukose-Mischung.
b) Ggf. mit Ondansetron (Zofran) 8 mg i.v. über 15–30 min vorher, Stunde 4 + 8, bei Cyclophosphamid > 1000 mg i.v. oder bei anamnestisch bekanntem erhöhtem Emesisrisiko mit 16 mg Dexamethason i.v. vor der Chemotherapie und bis 32 mg Ondansetron i.v., nach Chemotherapie 2–3 Tage 2 x 8 mg Ondansetron.

c) Ggf. mit Prednisolon bis 500 mg i.v. morgens.
– *Anti-GM 1-Antikörper* – *Anti-Gangliosid-Antikörper (IgM)*. *M. Behcet*.
– *Bronchial-Karzinom kleinzellig* (SCLC, Small cell lung cancer).
– s. *Encephalomyelitis disseminata*.
– *M. Hodgkin*: COPP-Schema 650 mg/m² i.v. an Tag 1 + 8.
– s. *Lambert-Eaton-Syndrom*.
– *Lupus erythematodes* (entzündlich-rheumatische Erkrankungen).
– *Mamma-Karzinom*: CMF-Schema Tag 3–6: Cyclophosphamid 200 mg/m² p.o. (z.B. präoperativ Cyclophosphamid 28 mg/kg i.v. + Epirubicin 2,75 mg/kg i.v. 4mal alle 3 Wochen).
– s. *Myasthenia gravis*. s. *Multifokale motorische Neuropathie. Ovarial-Karzinom*. s. *Polymyalgia rheumatica*.
– *Sarkome* s. *Hirntumoren – Sarkome*.
– s. *Vaskulitis (isolierte ZNS-Vaskulitis, Panarteriitis nodosa, Polymyalgia rheumatica, M. Wegener)*.
El.-HWZ 4–8 h. Schlecht liquorgängig, 1–2 % des Serumspiegels werden erreicht.
KI Harnwegsobstruktion.
UAW bb Anämie, Leukopenie (Leukozytennadir nach ca. 10–14 Tagen), Thrombopenie (IL-11), gastrointestinale Irritationen, Haarverlust (nur nach Induktionsbehandlung in allen MS-Studien-Dosierungen, dadurch Blindung von Patienten nicht möglich), Hyponatriämie, Infertilität, Nierenschädigung, Übelkeit und Erbrechen (oral schwach emetogen, i.v. hochgradig emetogen), hämorrhagische Zystitis, erhöhtes Neoplasierisiko (Urothel-Karzinom).
Wirkung als Alkylans auf alle rasch proliferierenden Gewebe zytostatisch durch Quervernetzung der DNA. Oxazaphosphorin.

☆ **D-Cycloserin** (250 mg Tbl). s. *Antibiotika-Therapie* – Tuberkulostatika bzw. Mykobakterien-geeignete Chemotherapeutika.

☆ **Cyclosporin A** – Ciclosporin – CSA (Sandimmun 100 mg/ml Lsg, 25/50/100 mg Kps. Sandimmun Optoral Mikroemulsion) nur bei intakter Nierenfunktion unter CSA- und insbesondere Harnsäure-Spiegelkontrolle i.d.R. zur Langzeittherapie. Initial 5 mg/kg in zwei Dosen gelöst in Kakao auf Erhaltungsdosis 3–5 mg/kg/d, abhängig von Spiegelkontrollen mit Zielwert 100–200 ng/ml.
– *Aplastische Anämie*.
– *Rheumatoide Arthritis*: Ggf. initial 10–14 mg/kg vor der Erhaltungsdosis. Ggf. Kombination mit anderen Basistherapeutika.
– *M. Behcet*.
– *Colitis ulcerosa*: Bei fulminanter Kolitis und Therapieresistenz auf 5-ASA und Kortison 4 mg/kg/d über 1 Woche [Lichtinger S: Ciclosporine in severe ulcerative colitis refractory to steroid therapy. N Engl J Med 330 (1994) 1841–5].
– *Atopische Dermatitis*.
– *Encephalomyelitis disseminata*: Reduktion der Schubhäufigkeit erst unter einer Dosis mit inakzeptablen Nebenwirkungen. Cyclosporin kann wegen der Nephrotoxizität nicht mehr empfohlen werden.

– *Systemischer Lupus erythematodes*: Zum Einsparen von Kortikoiden und zur Remissionserhaltung (nicht für akute Phasen).
– s. *Myasthenia gravis. Nephrotisches Syndrom.*
– *Multifokale motorische Neuropathie* (3. Wahl).
– *Monoklonale Gammopathie unklarer Bedeutung* (2. Wahl).
– *Chronische Polyradikuloneuritis* bzw. chronisch inflammatorische demyelinisierende Polyneuritis (CIDP).
– *Psoriasis, Psoriasis arthropathica*: Low-dose 2–3 mg/kg (früher 5 mg/kg). Nur bei schweren Formen mit Therapieresistenz auf eine konventionelle Therapie. Nicht gleichzeitig oder nach vorangehender immunsuppressiver und kanzerogener Therapie wie z.B. PUVA wegen der Gefahr der zu hohen Immunsuppression. Dosisabhängige, rasche Abheilung der Effloreszenzen nach spätestens 3 Monaten.
– *Sarkoidose*: 4–5 mg/kg bei fortschreitender Symptomatik additiv zu Prednisolon.
– *Sjögren-Syndrom. Uveitis.*
El.-HWZ 7–8, Met. bis19 h. Spiegel 150–400, maximal 1000 ng/ml Vollblut.
UAW bb Anämie, (Leuk-)Enzephalopathien (kognitive Defizite bei Langzeittherapie), gastrointestinale Irritationen, Gingivahyperplasie, Gingivitis hypertrophicans, Hautbrennen, Hyperlipoproteinämien, arterielle Hypertonie, Hirsutismus/Hypertrichose, Kopfschmerzen, Leberwertanstieg, Nierenschädigung (Überwachung von Hst + Krea, Dosis nicht > 5 mg/kg), Parästhesien, Psychosen, Sedierung. Sehstörungen. Tremor passager, vor allem in der Initialphase. Erhöhte Tumorrate, sämtliche neurologischen Symptome incl. Polyneuropathie, Parkinsonoid und zerebrale Krampfanfälle. Dysarthrie bis zur völligen Sprechunfähigkeit, Schluckstörungen (Dysphagie) [Valldeoriola F: Cyclosporine-associated mutism in liver transplant patients. Neurology (1996) 252–4].
Wirkung stark immunsuppressiv: Hemmung der IL-2-Gen-Expression in T-Lymphozyten und Hemmung des Transkriptionsfaktors NF-AT mit Verminderung der Transkription verschiedener Zytokine (u.a. IL-1, IL-3, IL-4, IFN-γ, GM-CSF, TNF-α).

☆ **Cyproheptadin** (Nuran 4 mg Tbl, 2 mg/5 ml Sirup) Erwachsene 3–4 x 4 mg.
El.-HWZ 6–9 h.
KI Glaukom, Harnverhaltung.
UAW Glaukomauslösung, Miktionsbeschwerden.

☆ **Cyproteronacetat – CPA**: *Androgenisierungserscheinungen der Frau* wie ausgeprägte Formen der Akne, leichter Hirsutismus, androgenetische Alopezie (Diane-35): Bei fertilen Frauen mit Östrogen wie in Diane-35. Androcur-10 bei ausgeprägteren Fällen nach Ausschluss einer Schwangerschaft.
– *Prostata-Karzinom* (Androcur 50 mg Tbl, Androcur -Depot 300 mg/3 ml A): Als adjuvante Hormontherapie, nur in Kombination, Androcur 50 mg 2 x 1–2 Tbl oder Androcur Depot 300 mg/3 ml 1–2 A alle 10–14 Tage, gegen Hitzewallungen infolge Kastration 3 x 100 mg/ d.

El.-HWZ 38–58 h. KI schwere chronische Depressionen, Leberkrankheiten.
UAW initial Antriebsminderung, Gynäkomastie, Gewichtszunahme.
Wirkung: Zentrale und periphere Blockade der Androgen-Rezeptoren. Auch gestagene Partialwirkung mit Hemmung der hypophysären Gonadotropin-Ausschüttung und testikulären Testosteronbildung.

☆ **Cytarabin** – Zytarabin – ☆Cytosinarabinosid – ARA-C (Alexan 40/100/1000 mg A, in wäss. Lösg. instabil, nicht über 25 °C lagern) in EZF oder Glukose 5 %, wegen UAW prophylaktisch mit Kortikoiden, unter 2mal wöchentlichen Kontrollen des BB. Nicht zusammen mit Methotrexat oder 5-Fluorouracil. s. *Glioblastom.*
– *Akute myeloische und akute lymphatische Leukämien*: Unter 100–200 mg/m² konventioneller Dosis Resistenzentwicklungen der Tumorzellen. Hochdosistherapie mit 3–6 g/m².
– *Meningeosis carcinomatosa und leucaemica*: Bei meningealer Leukose und Lymphomaussaat Tripeltherapie mit Methotrexat, ARAC und Dexamethason. Die intrathekale Cytarabin-Monotherapie stellt die 2. Wahl dar.
– *Akute refraktäre myeloische Leukämie und Blastenschübe einer chronisch myeloischen Leukämie* (Induktions- und Erhaltungsbehandlung) z.B. („TAD 9" Protokoll zur Induktion) mit 2 Tage 1 x und danach 5 Tage 2 x 100 mg/m² Kurzinfusion in 30 min, dann („HAM" Protokoll zur Reinduktion) alle 4 Wochen 2 x 3 g/m² in 3 h, ggf. mit initial Tag 3–5 Daunorubicin 50 mg i.v., Tag 3–8 Thioguanin 100 mg/m² oral und sekundär 3 Tage Novantron 1 mg/m² i.v. [Leferink J. Akt Neurol 22 (1995) 186–8].
– *AIDS*-assoziierte progressive multifokale Leukenzephalopathie: Im gut begründeten Einzelfall 5-tägige Zyklen 2 mg/kg (experimentell!). Wenig Erfolg.
– *Hochmaligne Non-Hodgkin-Lymphome.*
– *Primär zerebrales Lymphom*: 3 g/m² i.v. (hohe Dosis!) über 3 h an zwei aufeinanderfolgenden Tagen mit Wiederholung alle 3 Wochen.

☆ **Cytidin** – Uridin (Keltican N 2,5/0,6 mg Kps, A 5/1,2 mg) 2 Kps/d, 2 A/Woche i.m. bei *Herpes zoster, Lumbago, Myopathien, Polyneuritiden, Schulter-Arm-Syndrom, Zervikalgien.* Wirkung: Umstrittenes Arzneimittel.

☆ **Cytochrom-P450** s. Zytochrom-P450.

D

☆ **Dacarbazin** – ☆DTIC (D.T.I.C. 100/200 mg A) unter bb-, Leber- und Nierenfunktionskontrollen s. *Hirntumoren* – Sarkome. *Malignes Melanom.*
– *M. Hodgkin* (ABVD-Schema) 375mg/m² i.v. an Tag 29 + 43 (andere Quelle 150 mg/m²/d an Tag 1–5 alle 4 Wochen).
– *Sarkome* (Cy-VADIC-Schema) 250 mg/m² Tag 1–5 alle 3 Wochen mindestens 4 Behandlungszyklen.

☆ **Daclizumab** (Zenapax) in der Frühphase nach *Nierentransplantation*. El.-HWZ > 100 h.
Wirkung: Humanisierter monoklonaler CD25-Antikörper gegen den Interleukin-2-Rezeptor (90 % des Maus-Eiweißes durch humanes Protein ersetzt).

☆ **Dantrolen** (Dantamacrin 25/50 mg Tbl, Dantrolen i.v. 20 mg Fl mit pH 9,5!) s. maligne *Hyperthermie*. s. *Spastik*.

☆ **Dapson** (Dapson-Fatol 50 mg Tbl) s. *Antibiotika-Therapie*. s. *AIDS* – Pneumocystis-carinii-Pneumonie, *AIDS* – Toxoplasmose.

☆ **Darrow-Lösung** NaCl 5,85 % + KCl + Ringer: ml = kg x 2 x Baseexzess.

☆ **Daunorubicin** (Daunoblastin 20 mg A. Daublastin)
– *Akute Leukämien*: 0,5–1 mg/kg nach ein- oder mehrtägigem Intervall, 2 mg/kg nur nach einem Intervall von 4 oder mehr Tagen, 2,5–3 mg/kg nur nach einem Intervall von 7–14 Tagen zu wiederholen.
Ggf. 50 mg bzw. 20 mg/m^2 3 Tage in Kombination mit Cytarabin und Thioguanin. Maximale Gesamtdosis 20 mg/kg.
El.-HWZ 11–27 h. KI Myokardschaden.
UAW bb Hämatopoese-Störungen, gastrointestinale Irritationen, Haarausfall/Alopezie, Kardiomyopathie, Stomatitis. Übelkeit und Erbrechen (mittelgradig emetogen).
Wirkung: Anthrachinon bzw. Anthrazyklin-Antibiotikum.

☆ **Deanol** – 2-Dimethylaminoethanol (Ristarun Lösung für Erwachsene, für Kinder) 2–4 x 1/2 Trinkfl. bzw. 4 x 250 mg.
KI Epilepsie. Wirkung: Cholinergikum, Erhöhung des Acetylcholinspiegels im Gehirn.

☆ **Deflazacort** (Calcort 6 mg Tbl) 6–18 mg. s. Kortison.

☆ **Dehydroepiandrosteron-Sulfat** – DHEA-S (in Gynodian Depot), niedrige Dosen bis 25 mg, einzelne Studien mit 1600 mg über 1 Monat.
– Zwischen 60–230 μg/dl kaum als Androgen wirksam, > 250 μg/dl bei adrenaler Hyperandrogenämie, < 40 μg/dl Postadrenopause. Spiegel sinkt bis zum Alter von 80 Jahren auf 20 % ab und wird erhöht durch Oliven, Avocados, Auberginen, Käse, Thunfisch.
UAW unter niedrigen Dosen bis 25 mg keine. Bei Frauen mit hohem Spiegel Akne, tiefe Stimme, gesteigerte Talgproduktion und Hirsutismus. Bei Männern geringgradige Erhöhung von Östron und Östradiol, aber keine Feminisierungserscheinungen.
Wirkung: „Muttersteroid" der Nebennierenrinde aus dem ACTH-Metabolismus, wichtigste Vorläufersubstanz für männliche (s. Testosteron) und weibliche Geschlechtshormone. Wird abgebaut zu Androstendion (m 1–2,4 ng/ml, wird in der Prostata zu 5α-Dihydrotestosteron metabolisiert), über 19-Hydroxylase zu 19-Hydroxy-Androstendion, über Aromatase (Cortisolabhängig 10–20 μg/dl) zu Estron, über 17β-Hydroxysteroiddehydrogenase zu 17β-Estradiol.
Bei Substitution verbesserte Befindlichkeit mit positiver Beeinflussung des Schlafverhaltens, bei supraphysiologischer Dosis verlängerte REM-Schlafdauer. Kein bewiesener Einfluss auf Osteoporose, auf das Immunsystem, ggf. günstige klinische Wirkung auf Lupus erythematodes. Zur Tumorprävention (aber: Förderung von Mamma- oder Prostata-Karzinom?). Männer: Bei hohem DHEA-Spiegel nicht einheitliche Ergebnisse wie geringere Myokardinfarkt-Mortalität.

☆ **Delavirdin** – DLV (Rescriptor 100 mg Tbl) s. *AIDS*.

☆ **Deprenyl** s. Selegilin.

☆ **Desferoxamin** (Desferal 5 ml Fl) s. *M. Alzheimer* (erhöhte Aluminiumkonzentration).
El.-HWZ 1 h.
Wirkung: Antidot bei Metallvergiftung.

☆ **Desipramin** (25 mg Tbl. Pertofran) s. *Depression, Ruhigstellen der Harnblase*.

☆ **Desirudin** (Revasc 15 mg Fl) s. Heparin.
– *Thromboseprophylaxe* 2mal täglich 15 mg s.c. UAW: Keine immunvermittelte Thrombozytopenie (HIT II). Wirkung: Gentechnisch hergestelltes rekombinantes Hirudin.

☆ **Desmopressin** – DDAVP (Minirin 10 μg/0,1 ml Sprühstoß, 20 μg Einmalpipette. Minirin parenteral 4 μg/ml A)
– *Blutungsstillung unter Hydroxyäthylsäure* (Haes): 3 μg/10 kg in 50–100 ml NaCl 0,9 % über 15–30 min 2–3mal in 12stündigen Abständen.
– *Diagnostisch zur Bestimmung der Nierenkonzentrationsfähigkeit und zur Differentialdiagnose des Diabetes insipidus*:
Erwachsene 40 μg nasal oder 4 μg i.m./s.c..
– *Diabetes insipidus zentral bedingt/traumatisch bedingte Polyurie/Hypophyseninsuffizienz / Encephalomyelitis disseminata-bedingte Polyurie und Nykturie*: 1 x 20 bzw. 2 x 10 μg. El.-HWZ 1,2 h.
KI zystische Fibrose, psychogene Polydipsie.
UAW allergische Reaktionen, abdominelle Krämpfe, Kopfschmerzen, Übelkeit. In Einzelfällen Hirnödem. Bei hoher Flüssigkeitszufuhr Wasserretention mit Hyponatriämie und zerebralen Krampfanfällen.
Wirkung: Hypophysenhinterlappenhormon. Wirkungsverstärkung durch Carbamazepin und Oxytocin, Wirkungsminderung durch Glibenclamid.

☆ **15-Desoxypergualin** – DSG Behring bei *Encephalomyelitis disseminata* ohne Effekt (Zulassung von Immodul wurde 1995 vom BfArM abgelehnt). Studie Franke 0,5 mg/kg an 4 aufeinanderfolgenden Tagen im Abstand von 5 Wochen ggf. bis 3 x, einzelne Patienten wurden mit 0,3 mg/kg einmal wöchentlich weiterbehandelt. In Japan als Immunsuppressivum bei Organtransplantation zugelassen.
– Dosis 5mal i.v. Therapiezyklen 5–6 mg/kg im Abstand von 1 Monat. Phase 1 abgebrochen.
UAW bb Anämie + Leuko- + Thrombopenie, Kopfschmerzen, Nausea, RR-Anstieg.
Wirkung: Synthetisch modifiziertes Produkt von Bacillus laterosporus, hemmt B- und T-Lymphozyten und Makrophagen.
Kein Effekt im Kernspintomogamm erkennbar, aber Verminderung der motorischen Störungen.

☆ **Dexamethason** (Fortecortin 1,5/4 mg Tbl, 4/8/40/100 mg A, Decadron-Phosphat 4/8/20/48/120 mg A. Auxiloson/Sanasthmyl Dosieraerosol) s. Kortison.

☆ **Dexpanthenol** (Bepanthen 100 mg Tbl, 500 mg/ 2 ml A) bei paralytischem Ileus 2–4 Tbl/d,
bei postoperativer Darmatonie mit Neostigmin und Metoclopramid je 6 A in 500 ml EZF mit 40–80 ml/h.
KI Hämophilie, mechanischer Ileus.
UAW Verlängerung der Blutungszeit.

☆ **Dextran** (Longasteril 40, Rheomacrodex 10 % Molekulargewicht 40.000; Longasteril 70, Macrodex 6 % Molekulargewicht 60.000) 1–1,5 g/kg/d, maximal 1000 ml 6 % oder 1500 ml 4,5 %. El.-HWZ 6–8 h.
KI intrazerebrale Blutung, Herzinsuffizienz, Niereninsuffizienz, Vasokonstriktion z.B. bei vasovagalem Schock.
UAW Anaphylaxie-Prophylaxe bei 1. Gabe mit Promit, Gerinnungsstörung. Lungenödem s. KI.

☆ **Dextromethorphan** (NeoTussan Hustensaft. tuss Hustenstiller 60 mg Retardkapseln und Saft) s. *M. Parkinson*.
– *Husten*: Kinder von 1–6 Jahren 3 x 5 ml, 7–12 Jahre 3 x 7,5 ml, > 13 Jahre 3 x 15 ml. El.-HWZ 3,5, Met. 3 h.

☆ **Dextropropoxyphen** (Develin retard 150 mg Kps) s. *Schmerz*.

☆ **DHBP** s. Droperidol, Dehydrobenzperidol.

☆ **Diäthylcarbamazin** bei Filariasis (Filariosen) und Dracunculus-Infektion (Medinawurm) zur Prophylaxe wegen der Gefahr der Reinfektion in endemischen Gebieten.

☆ **3,4-Diaminopyridin** – DAP (vom Apotheker in Kps zu 5 und 10 mg herzustellen) langsam aufdosieren, ggf. primär intravenös, dann orale Weiterbehandlung als Langzeittherapie. s. *Lambert-Eaton-Syndrom*. s. *hereditäre, kongenitale Myasthenie*.
KI Epilepsie.
UAW Bewusstseinstrübungen, Gangstörungen, kardiale Störungen, zerebrale Krampfanfälle, Parästhesien, Schlafstörungen, Schwindel.
Wirkung: Kaliumkanalblocker. Stimulation der Acetylcholinfreisetzung. Verwandte Substanz 4-Aminopyridin – 4-AP.

☆ **Diazepam** (2/5/10 mg Tbl. 10 mg/2 ml A. Valium. Desitin rectal tube 10 mg) s. *Epilepsie*. *Chorea Huntington*. *Restless legs-Syndrom* 3. Wahl. *Psychiatrische Indikationen*. *Schlafstörungen*. *Spastik*. *Stiff man-Syndrom*.
KI/UAW/Wirkung s. Benzodiazepine. Diazepam vermindert mono- und polysynaptische Reflexe.

☆ **Diazoxid** (Hypertonalum 300 mg/20 ml A, Proglicem 25/100 mg Kps) s. *hypertensive Krise*. Bei *Hypoglykämie*.

☆ **Dibenzepin** (trizyklisch 40/80/240 mg Tbl, 40 mg A. Noveril) s. *Depression*.

☆ **Dibromodulcitol** – DBD s. *Glioblastom*.

☆ **Diclofenac** (50 mg, Voltaren 50 mg/Dispers 50 mg/Resinat 75/ret 100 mg Tbl. 50/100 mg Supp. Emulgel 50/100 g. Allvoran. Diclofenac ratiopharm uno 150 mg, davon 125 mg retardiert. Arthotec 50 mg mit 0,2 mg Misoprostol/Prostaglandin E als magensaftresistente Ummantelung. A) s. *Schmerz*.

☆ **Diclofenamid** (50 mg Tbl) bei Dauertherapie unter bb- und Urinkontrollen. s. *hypokaliämische Lähmung*.
– *Glaukom* akut 100–200 mg initial, dann 50–100 mg alle 6 h unter Druckkontrolle. Glaukom chronisch 2–3 x 25–50 mg. Wirkung: Carboanhydrasehemmer.

☆ **Dicloxacillin** (Dichlor-Stapenor 0,25 g Kps) s. *Antibiotika-Therapie*.

☆ **Didanosin** – **Dideooxyinosin** – ddI (Videx 25/50/ 100/150 mg Tbl) s. *AIDS*.

☆ **Digitalis, Digoxin, β-Acetyldigoxin, α-Methyldigoxin** – **Metildigoxin**: Bei *Herzinsuffizienz*.

☆ **Digitoxin** (Digimerck 0,1, minor 0,07, pico 0,05 mg Tbl, 0,1/0,25 mg A) bei *Herzinsuffizienz* schnelle Aufsättigung 1–2 x 0,25 mg A und danach 0,25 mg alle 6 h bis zum Erreichen des therapeutischen Ziels.
Mittelschnelle Aufsättigung 4 x 0,07 mg über 4 Tage auf Dauertherapie 0,05–0,07 mg/d.
El.-HWZ 7,5 d, auch bei Niereninsuffizienz wegen 70 % biliärer und 30 % renaler Ausscheidung.

☆ **Digoxin** (Digacin, Lanicor 0,25 mg Tbl und 0,25 mg A. Novodigal 0,2 A, 0,4 mg A s. β-Acetyldigoxin, Metildigoxin) schnelle Aufsättigung 2 x 1 A oder 3 x 1 Tbl 3–5 Tage auf Dauertherapie 0,2–0,3 mg/d. El.-HWZ 36 h.

☆ **Dihydralazin** (25 mg Tbl, 25 mg/2 ml A Nepresol) s. arterielle *Hypertonie*.

☆ **Dihydrocodein** – DHC (Paracodin 10 mg/25 gtt, 12 mg/5 ml Sirup, DHC 60/90/120 Retardtbl. Remedacen Kps. Tiamon Tbl)
– *Husten*: Erwachsene bis 3 x 25 gtt oder 3 x 1–2 Essl. bzw. 2–3 x 10–30–60–120 mg/d.
– *Suchttherapie*: Voraussetzung ist die erfolgreiche Teilnahme an der Basisqualifikation für die Methadon-Substitution. Erste Behandlungen unter Beratung erfahrener Kollegen und Einbindung in einen ständigen kollegialen Erfahrungsaustausch (Qualitätszirkel). Einbindung des therapeutischen Vorgehens in interdisziplinäre Konzepte (andere Institutionen des Drogenhilfesystems) ist anzustreben. Psychosoziale Betreuung ist erforderlich.
Patient: Eindeutige und dokumentierte Absicht des Patienten, eine Behandlung mit dem letztendlichen Ziel der Abstinenz durchzuführen. Die Präferenz für Codein oder DHC ist nur bei Opioid-Abhängigen mit noch erhaltener oder schon wieder hergestellter gesellschaftlicher Integration oder konkret zu erwartender Reintegration und einer hohen Zuverlässigkeit bezüglich der Einhaltung vereinbarter Therapieregeln gerechtfertigt.
KI oder Therapieabbruch bei hoher Wahrscheinlichkeit, dass der Patient mit dem Medikament nicht ordnungsgemäß und entsprechend den vereinbarten Regeln umgeht, bei verbleibenden oder neu auftretenden häufigen und/oder intensiven Kontakten zur Drogenszene, bei wahrscheinlich besserem Behandlungsergebnis mit Methadon, bei Unverträglichkeit.
DHC-Saft i.d.R. aus Dihydrocodeinhydrogentartrat mit einer Konzentration nicht über 1,5 % und obligatem Sirup-Zusatz, da die klare

wässrige Lösung sonst intravenös missbraucht werden könnte. Mengenangabe wie auf einem BtM-Rezept in Worten wiederholen. BtM-Verschreibungshöchstmenge 30.000 mg/30 Tage. „Der Patient wird im Rahmen des Therapievertrages verpflichtet, die Rezepturen in einer (!) von ihm bestimmten Apotheke einzulösen. Der behandelnde Arzt wird gegenüber den Mitarbeitern dieser Apotheke von der Schweigepflicht entbunden". Tagesdosis auf 4–6mal aufteilen. „Dem Patienten wird empfohlen, die einzelnen Tagesdosen des nächsten Tages am Abend vorher vorzubereiten, um den medizinischen Charakter der Behandlung zu betonen und nicht nach Kriterien des momentanen inneren Verlangens (süchtiges Verhalten) zu dosieren" [Tretter F: Empfehlungen zur Behandlung von Opioid-Abhängigen mit Dihydrocodein oder Codein. Bay. Ärzteblatt (8/96) 374–6]. El.-HWZ 3,3–4,5 h. KI/UAW s. Codein. Wirkung: Antitussivum, alternativ Capval.

☆ **α-Dihydroergocriptin** – DHEK (Almirid, Cripar 5 mg Kps, 20 mg Tbl) s. *M. Parkinson.*

☆ **Dihydroergotamin** (2,5/5 mg retard Kps. Dihydergot 1 mg/2,5 mg forte/2,5 mg retard Tbl, 1 mg/20 gtt, 1 mg und 2 mg A, DHE rat., DET MS gtt, Ergomimet, Ergont. Ergo-Lonarid PD 0,5 mg Tbl (unterdosiert!) mit 250 mg Paracetamol und Supp 1,5 mg mit 400 mg Paracetamol, Optalidon spezial NOC 0,5 mg Tbl (unterdosiert!) mit 125 mg Propyphenazon, Supp 1,5/375 mg) s. *Migräne. Cluster.* Orthostatische *Hypotonie*: 5 mg oral.

☆ **Dihydroergotoxin** (Hydergin 2 mg forte Tbl, 4 mg spezial Tbl, 0,3 mg/1 ml A, 1,5 mg/5 ml A, 1 mg/20 gtt, 2 mg/20 forte gtt. Circanol, DCCK). s. arterielle *Hypertonie*, *Demenz.*

☆ **Dihydrotachysterol** (A.T. 10 0,5 mg Perle = 15 gtt) s. Hypokalzämie.

☆ **Dikaliumchlorazepat** (Tranxilium 20 mg Tabs, 50/100 mg A) s. *Schlafstörungen* – Benzodiazepine.

☆ **Diltiazem** (Dilzem 60 mg Tbl, 90/120/180/240 mg retard, 240 uno Tbl, 10/25/100 mg A) s. arterielle *Hypertonie.*

☆ **Dimenhydrinat** – Diphenhydramin-Salz (Monotrean Kps, Super-Pep 10/forte 20 mg Kaudragee, Vomex A 50 mg Tbl + 10 mg Coffein, Vomex A retard 150 mg, Vomex A 100 mg A, 150 mg Supp).

– *Erbrechen, Kinetosen* – See- und Reisekrankheit, Übelkeit, Cluster-Kopfschmerz: 3–4 x 50–100 mg, maximal 3 x 150 mg oral oder 100 mg i.v./i.m., bis 6 x 150 mg Supp. KI Blasenentleerungsstörungen, Engwinkelglaukom, Epilepsie, Intoxikation, V.a. intrakranielle Raumforderung. Spiegel 30–300, toxisch > 1000 µg/l. UAW s. M. Parkinson-Anticholinergika. Wirkung: Antiemetikum, Anticholinergikum.

☆ **Dimercaprol** (Sulfactin 2 ml A, DMPS Dimaval A) 250 mg alle 4 h. El.-HWZ 1 h. Wirkung: Chelatbildner, Antidot bei Metallvergiftung.

☆ **2-Dimethylaminoethanol** (Deanol), Cholinergikum.

☆ **Dimethylaminophenol** s. 4-DMAP.

☆ **Dimeticon** – Dimethylpolysiloxan (Sab simplex Susp, 80 mg Tbl, Lefax 42 mg Tbl, Paractol Tbl, Pankreoflat mit Pankreatin und Lipase) 3 x 1–2 Tbl nicht gleichzeitig mit Tetracyclinen, ggf. mit Metoclopramid. UAW keine. Wirkung: Karminativa sind umstritten, ggf. motilitätssteigernde Mittel wie Metoclopramid vorzuziehen. Simethicon wirkt in klinischen Studien an Kindern nicht besser als Plazebo.

☆ **Dimetinden** (Fenistil 1 mg/2,5 mg Ret Drg, 4 mg A) 3 x 1–2 Drg, 1–2 A.

– *Anaphylaktischer Schock*: 4–8 mg i.v. bzw. 0,1 mg/kg (alternativ Promethazin 1 A 50 mg i.v.) mit 5 mg/kg H_2-Blocker Cimetidin. El.-HWZ 5–7 h. KI s. Clemastin. UAW Müdigkeit, Mundtrockenheit, Übelkeit. Wirkung: Antihistaminikum, H_1-Blocker.

☆ **Diphenhydramin** (Benadryl N Hustensaft, Halbmond/Lupovalin 50 mg Tbl, Sedovegan 25/50 mg Tbl) s. *Schlafstörungen.*

☆ **Diphenoxylat** (Reasec 2,5 mg Tbl) 3 x 2 Tbl vor dem Essen bei akuter und antibiotikabedingter *Diarrhoe.* UAW Sedierung, Übelkeit und Erbrechen.

☆ **Diphtherie-Impfstoff** s. DPT-Impfstoff.

☆ **Diphtherie-Antitoxin** Behring Serum vom Pferd (20.000 E) Erwachsene 1000–2000 E/kg, Kinder 300–1000 E/kg i.m. oder i.v.

☆ **Diprophyllin** (Asthmolysin Supp) El.-HWZ 2 h. Wirkung: Broncholytikum, Vasodilatator.

☆ **Dipyridamol** (D. forte ratioph. 25/75 mg Tbl, Persantin forte Drg. In Asasantin mit ASS) s. zerebrale *Ischämie* Sekundärprophylaxe.

☆ **Disopyramid** (Norpace 150 mg Tbl, mite 100 mg Tbl, Rythmodul 100/200 mg Kps/250 mg retard, 50 mg/5 ml A) 3–4 x 200 mg Kps, 450–900 mg/d. I.v. unter Monitorkontrolle initial 2 mg/kg über 5–15 min, dann frühestens nach 20 min 1 mg/kg Perfusor 0,4 mg/kg/h für 24 h auf 0,1 mg/kg/h. Maximal 800 mg/d. Absetzen bei QRS-Verbreiterung > 25 %. El.-HWZ 4–8 h. KI AV-Block II° und III°, bradykarde Arrhythmien, unbehandelte Herzinsuffizienz, QT-Syndrom. Glaukom, Harnverhaltung. UAW s. M. Parkinson-Anticholinergika. Wirkung: s. Antiarrhythmika Klasse I – CAST-Studie.

☆ **Distigminbromid** (Ubretid 5 mg Tbl, 0,5 mg A. ChE-Hemmer) *Harnretention bei* autonomer Polyneuropathie, *Parasympathikuslähmung*: Oral 5–10 mg/d. El.-HWZ 24 h. Wirkung: Cholinergikum. Wirkungsbeginn nach 1 h, maximal nach 8 h, Wirkende nach 24 h.

☆ **Disulfiram** (Antabus 0,1/0,5 mg Tbl) s. *Alkoholismus.*

☆ **Diuretika** – Saluretika s. arterielle *Hypertonie. Herzinsuffizienz*: Bei Neigung zu Ödemen und Dyspnoe.

– *Osteoporose*: Thiazid-Diuretika verlangsamen im Alter den Knochenabbau wohl über eine verminderte Kalziumausscheidung im Urin. In einer holländischen Fall-Kontroll-Studie Halbierung des Risikos von Oberschenkelfrakturen bei über 45-jährigen bzw. unter

50 mg Hydrochlorothiazid Senkung auf ein Drittel, aber: Bereits zwei Monate nach Absetzen des Diuretikums nimmt die Frakturgefährdung wieder zu [Herings R in J Clin Epidemiol 49 (1996) 115].

☆ **Dixyrazin** (Esucos 1,1 mg/gtt, 10/25 mg Tbl) s. *Psychosen* (Schizophrenie) – Neuroleptika.

☆ **4-DMAP – Dimethylaminophenol** (250 mg A) bei schwerer Intoxikation mit Blausäure, Nitrit, Schwefelwasserstoff, Zyaniden maximal 3,25 mg/kg, bei 70 kg schweren Patienten 1 A i.v., bei mittelschwerer Intoxikation 1 mg/kg. KI Mischintoxikation mit Kohlenmonoxid. UAW hochdosiert Hämolyse. Wirkung: Met-Hb-Bildner.

☆ **Dobutamin** (Dobutrex 250/500 mg/50 ml A) über Perfusor 250 mg auf 50 ml Glukose 5 % = 5 mg/ml bei nicht ausreichendem Effekt von Dopamin nach Wirkung 2–8 (-10) ml/h bei 70 kg schweren Patienten, 2,5–5-7,5–10 µg/kg/min = 0,03–0,12 ml/kg/h. El.-HWZ 2 min, Tachyphylaxie bei Anwendung > 72 h. KI idiopathische hypertrophische subaortale Aortenstenose. Perikarderguss. Cave Myokardischämie, Volumenmangel. UAW Arrhythmie, ektopische Extrasystolen, Tachykardie. Angina pectoris. Wirkung nur β1-mimetisch.

☆ **Docetaxel** (Taxotere 20/80 mg A) nach Bestimmung der Leberwerte und unter Leukozyten-Kontrolle nach 20 mg Dexamethason oral 12 und 6 h vor der Infusion (zur Verzögerung oder Reduzierung der Flüssigkeitsretention) sowie 50 mg Diphenhydramin und 50 mg Ranitidin 50 mg i.v.. Bei 200 zuvor therapierten Patienten kam es unter 100 mg/m² zu 67 Vollremissionen unabhängig von der Art und Lokalisation der Neoplasien. Ggf. mit Doxorubicin, Epirubicin oder Vinorelbin.

– *Bronchial-Karzinom nicht kleinzellig* (NSCLC, Non-small cell lung cancer). *Hoden-Karzinom. Maligne Lymphome.*

– *Magen-Karzinom*: Ggf. mit Doxorubicin, Epirubicin oder Vinorelbin.

– *Mamma-Karzinom*, fortgeschritten und metastasierend mit Resistenz auf eine Initialtherapie mit Anthrazyklin: Phase II-Studie in einstündiger Infusion 75 mg/m² alle drei Wochen, ambulant möglich. 56 % Ansprechrate, mittlere Überlebensdauer 16 Monate. Phase III-Studie bei > 300 Patientinnen 100 mg/m² zu 75 mg/m² alle drei Wochen mit objektiven Remissionen 48 zu 33 %. Phase I/II-Studie mit wöchentlich 40 mg/m².

– *Ovarial-Karzinom. Pankreas-Karzinom*: 20 % Remissionsrate. *Weichteilsarkome.* El.-HWZ 11 h. UAW häufig! bb Neutropenie. 60 % Überempfindlichkeitserscheinungen wie Bronchospasmen, allergische Hauterscheinungen, Hitzegefühl. Diarrhoe, dosisabhängige Flüssigkeitsretention mit generalisierten Ödemen, Haarausfall/Alopezie, Hypersensibilität, 5–15 % sensorische Polyneuropathien in Korrelation zur kumulativen Dosis [Hilkens P: Peripheral neurotoxicity induced by docetaxel. Neurology 46 (1996) 104–8], Übelkeit. Geringe Kardio- und Lebertoxizität.

Wirkung: Halbsynthetisch aus dem Wirkstoff Taxan der europäischen Eibe Taxus baccata hergestellt. Fördert über die vermehrte Tubulinpolymerisation die Stabilität der Mikrotubuli und verhindert so die Teilung der Krebszelle. Paclitaxel ebenbürtig.

☆ **Dodecafluoropentan – DDFP** (Echogen 2 % wässrige Emulsion durch Surfactant stabilisiert, Tröpfchendurchmesser 0,3 mm) bei z.B. 70 kg schwerem Patienten 3,5 ml in 20 ml-Spritze mit Unterdruck aufziehen und dann Kolben loslassen („Plopp", hypobare Aktivierung), konvertiert in farb- und geruchloses Gas (Phase-Shift, Siedepunkt 29 °C), als intravenöser Bolus 0,05 mg/kg, 1 ml/s.

☆ **Dolasetron** (Anemet 50/200 mg Tbl. 12,5/100 mg i.v.) s. *Übelkeit und Erbrechen.*

☆ **Domperidon** (Motilium 10 mg Tbl, 10 mg/1 ml = 33 gtt) s. *Übelkeit*, medikamenten-induzierter Kopfschmerz, M. Parkinson.

☆ **Donepezil** (Aricept 5/10 mg Tbl) s. *M. Alzheimer.*

☆ **L-Dopa – Levodopa** s. *M. Parkinson*; *L-Dopa-sensitive Dystonie* (Segawa-Syndrom); *L-Dopa-Test* zur Diagnose von M. Parkinson oder Multisystematrophie; *diabetische Polyneuropathie, Restless legs-Syndrom.*

☆ **Dopamin** (250/500 mg/50 ml A, ab pH > 8 über Stunden inaktiviert!) über Perfusor 250 mg auf 50 ml NaCl/Glu 5 % = 5 mg/ml,

– *„Nierendosis"* 1,5–3 ml/h bei 70 kg schweren Patienten, 0,5–5 µg/kg/min.

– *„Kreislaufdosis"* nach Behebung eines Volumenmangels und nach Wirkung 4–10 (20–50 mg/h) bis später maximal 18 ml/h bei 70 kg schweren Patienten, bei Diureserückgang mit Furosemid 80–120 mg/d. 6–10 µg/kg/min.

– Zerebrale *Ischämie*: Bei nicht ausreichendem Effekt von primär Haes initial 2 auf 6 µg/kg/min. El.-HWZ 1–3 min. KI idiopathische hypertrophische subaortale Aortenstenose, Perikarderguss, manifeste linksventrikuläre Überlastung, Glaukom, Phäochromozytom, Restharnbildung, Thyreotoxikose, cave akrale Durchblutungsstörungen und Rhythmusstörungen. UAW Arrhythmie, ektopische und ventrikuläre Extrasystolen, Pectangina, Tachykardie. Diureserückgang. Akrale Durchblutungsstörungen. Wirkung: Sympathomimetikum. D_2-Agonist und D_1-Agonist.

☆ **Dopaminagonisten – Dopaminergika** s. *M. Parkinson*, Prolaktinome (Hypophysen-Adenome), Restless legs-Syndrom.

☆ **DOPS** – L-thyreo-3,4-dihydroxyphenylserine (in Japan zugelassen) s. *M. Parkinson.*

☆ **Dosulepin** (Idom 50/mite 25 mg Tbl) s. *Depression*, bei eher agitiert-ängstlichen Syndromen, abends 25–100 (225) mg.

☆ **Doxazosin** (Cardular/Diblocin 1/2/4 mg Tbl) s. *Harnblasenentleerungsstörung – Harninkontinenz, Hypertonie.* 1 x 1–16 mg. El.-HWZ 22 h. KI/UAW s. Alpha-1-Rezeptorenblocker. Wirkung: Postsynaptischer Alpha-1-Rezeptorenblocker, peripherer Vasodilatator.

☆ **Doxepin** (trizyklisch 5/10/25/50/75/100 mg Tbl, 0,5 mg/gtt, 25 mg A. Aponal, Sinquan) s. *Depression*.

☆ **Doxorubicin** (Adriblastin 10/20/50 mg A, Adriamycin) mit Carnitin 3 g/d zur Kardiomyopathieminderung s. *Hirntumoren* – Sarkome.

– *Blasen-Karzinom*: 40 (-60–75) mg/m² alle 21 Tage als Dauerinfusion Tag 1 alle 21 d, maximal 550 mg/m².

– *Bronchial-Karzinom kleinzellig* (SCLC, Small cell lung cancer).

– *M. Hodgkin* (ABVD-Schema): 25 mg/m² i.v. an Tag 29 + 43.

– *Mamma-Karzinom*: 40 (-60–75) mg/m² alle 21 Tage als Dauerinfusion Tag 1 alle 21 d, maximal 550 mg/m².

– *Ovarial-Karzinom, Prostata-Karzinom, Schilddrüsen-Karzinom*.

☆ **Doxycyclin** (100 mg Doxyhexal Tabs, 100/200 mg Supracyclin, Vibramycin. 100 mg Doxyhexal SF, 100 mg A Vibravenös SF) s. *Antibiotika-Therapie*.

☆ **DPT-Impfstoff** Behringwerke s. DT-Impfstoff. s. *Diphtherie*.

☆ **Drofenin** (25/50 mg in Spasmo-Cibalgin comp. Drg/Supp mit 30/60 mg Allobarbital, 220/500 mg Propyphenazon, 20/40 mg Codeinphosphat) 2–3 Drg/Supp/d. UAW Agranulozytose, Leukopenie, Obstipation, Tachykardie.

☆ **Droperidol** (Dehydrobenzperidol, DHBP 5 mg/ 2 ml und 25 mg/10 ml A) s. *Psychosen* (Schizophrenie). *Delir* s. *Alkoholismus*. KI/UAW/Wirkung s. Neuroleptika. Narkosemittel. α-lytisch.

☆ **DT-Impfstoff** Behringwerke (Diphtherie 50 IE, Tetanus 50 IE -Adsorbat-Impfstoff 0,5 ml A) bis zum 10. Lebensjahr. s. *Diphtherie*.

E

☆ **Ebselen** s. zerebrale *Ischämie*.

☆ **Edetinsäure** – Ethylendiamintetraessigsäure – EDTA – Natriumcalciumedetat (Calcium vitis 20 % 5/10 ml A) s. *Intoxikation*.

☆ **Edrophoniumchlorid** (Camsilon 10 mg A, früher Tensilon. Adresse Komtur-Apotheke Freiburg 0761/504230) s. *Myasthenia gravis*.

☆ **Efavirenz** – EFV (Sustiva Tbl) s. *AIDS*.

☆ **Eicosapentaensäure** – EPA s. *Psychose* – Schizophrenie-Therapie.

☆ **Eisen II** – Fe²⁺ (Eisengluconat Lösferron 80 mg Brause-Tbl, -glycinsulfat Ferrosanol duodenal 100 mg Tbl, -sulfat Eryfer 50 mg Tbl mit Ascorbinsäure und Nabic. Folicombin 40 mg mit 0,5 mg Folsäure) und

☆ **Eisen III** – Fe³⁺ (Ferrlecit 3,2 und 5 ml A in Benzylalkohol) maximal 2 x 5 ml. Parenteral nur dann anzuwenden, wenn eine orale Substitution aus medizinisch relevanter Ursache nicht möglich ist.

– *Gesunde*: Empfohlene tägliche Eisenzufuhr (mg): Männer: Jugend 12, Erwachsene 10 mg. Frauen: Jugend und Erwachsene 15 bzw. Menstruierende 20, Schwangere 30, Stillende 20, > 50 Jahre 10 mg.

In Hülsenfrüchten, Pilzen, Fleischprodukten, Vollkorn, Gemüse, Eigelb. Mangel bei 5 % der Menstruierenden. Bei Eisenmangel Anämie, Veränderungen an Haut, Haaren und Schleimhäuten (Mundwinkelrhagaden), Ferritin < 15 ng/ml.

– Bessere Resorption aus Gemüsen und Früchten mit (durch) Vitamin C, Fleisch oder Fisch (Vitamin C bessert nicht die Resorption aus Fleisch). Spiegel > 35 (m 80–168, w 60–145) μg/dl. Große tägliche Schwankungsbreite. KI allergische Reaktionslage wie bei Asthmatikern, Eisenkumulation wie Hämochromatosen, chronische Hämolysen, Eisenverwertungsstörungen wie sideroachrestische Anämien, Bleianämien, Thalassämien. UAW anaphylaktische (allergische) Reaktionen auch mit Glottisödem, Kreislaufkollaps, Lungenödem. Exanthem, Gesichtsrötung, Herzklopfen, Schmerzen im Brust-, Bauch- und Rückenraum, Schwindel, Übelkeit. Bei Überdosierung akut Nervenschäden, chronisch Hämochromatose mit Leberzirrhose, Lebertumoren, Diabetes mellitus, Hautbräunung, Impotenz. Eisen beschleunigt die Bildung freier Radikale und kann so zum oxidativen Stress beitragen.

☆ **Eisen (III)-hexacyanoferrat** (0,5 g Kps) s. *Intoxikation*, bei akuter und chronischer *Thalliumvergiftung*.

☆ **Emeproniumbromid** (Uro-Ripirin 200 mg Tbl) s. *Harnblasenentleerungsstörung*.

☆ **Enalapril** (Pres. Xanef Cor 2,5, Xanef 5/10/20 mg Tbl, 1,25 mg A entspr. 2,5 mg oral. Renacor 10 mg + 25 mg Hydrochlorothiazid) s. arterielle *Hypertonie*. KI/UAW/Wirkung s. ACE-Hemmer.

☆ **Enoxacin** (Enoxor 200 mg Tbl) s. *Antibiotika-Therapie*.

☆ **Entacapon** (Comtess 200 mg Tbl) s. *M. Parkinson*.

☆ **Epinephrin** s. Adrenalin.

☆ **Epirubicin** (Farmorubicin 10/20/50 mg Fl).

– *Bronchial-Karzinom kleinzellig, Magen-Karzinom*.

– *Mamma-Karzinom*: Z.B. präoperativ Epirubicin 2,75 mg/kg i.v. + Cyclophosphamid 28 mg/kg i.v. 4mal alle 3 Wochen.

– *Ovarial-, Pankreas-, hormonrefraktäres Prostata-, Rektum-Karzinom, Non-Hodgkin-Lymphome, Weichteilsarkome*. El.-HWZ 24–52 h. UAW Übelkeit und Erbrechen (mittelgradig emetogen). Wirkung: Anthrazyklin.

☆ **Epoetin** s. Erythropoetin.

☆ **Epothilon A** 1997 noch experimentell. Wirkung: Aus Myxobakterien hergestellt. Hemmt 5000mal stärker als Taxol in Zellkulturen selektiv die Teilung von Tumorzellen, indem es die Trennung von Bestandteilen des Zellgerüsts (Mikrotubuli) beeinflusst. Gesunde Zellen werden durch einen Reparaturmechanismus vor dieser Wirkung geschützt [Nature 385 (1997) 117].

☆ **Eprosartan** (Teveten 300/400 mg Tbl) s. arterielle *Hypertonie*.

☆ **Epsilon-Aminocapronsäure** 2 A initial, dann 1 A alle 4 h.

☆ **Ergotamintartrat** (Ergo-Kranit mono 2 mg Tbl, ergo-sanol 1 mg SL Tbl, Gynergen 0,5 mg A s.c./i.m., Migrexa 1 mg Tbl und 2 mg Supp. Avamigran 0,75 mg Tbl mit 200 mg Pro-pyphenazon, Cafergot N 1 mg Tbl und N Supp mit je 100 mg Coffein, Ergo-Kranit 1,5 mg Tbl mit 225 Propyphenazon, Migräne Kranit spezial N 2 mg Tbl mit Cyclizin). s. *Migräneattacke. Cluster-Kopfschmerz.*

☆ **Erythromycin** (0,25/0,5 g Tbl. 1 g A Erythro-cin Stammlösung 20 ml Aqua dest. in 250 ml NaCl 0,9 %. Paediathrocin) s. *Antibiotika-Therapie.*

☆ **Erythropoetin** – EPO (α: Erypo 2000/4000/10.000. β: NeoRecormon 1000/2000/4000 IE A, 50.000 multidose) mit oral 200–300 mg/d Eisen. *Anämie bei chronischer Niereninsuffi-zienz. Präoperativ zur Eigenblutspende. Adju-vant zur Strahlentherapie gegen eine Tumor-anämie*: 400–800 IE/kg zweimal wöchentlich. El.-HWZ β 4–12 h. Wird gentechnisch herge-stellt.

☆ **Erythrozyten-Konzentrat** – ☆**Ery-Konzentrat.** In kanadischer Multicenterstudie an 838 schwerkranken Intensivpatienten kein Unter-schied im Outcome bei restriktiver Transfu-sionsstrategie mit Substitution bei Hb-Werten unter 7 g/dl und angestrebtem Hb von 7–9 g/dl gegenüber einer großzügigeren Transfusions-strategie mit Substitution bei Hb-Werten un-ter 10 g/dl und angestrebtem Hb von 10–12 g/dl, von der nur Patienten mit kardia-len Erkrankungen profitierten [Hébert P: A multicenter, randimized, controlled clinical trial of transfusion requirements in critical care. N Engl J Med 340 (1999) 409–17].

☆ **Estramustin** (cellmustin 280 mg Kps, Estracyt 140 mg Kps, 150/300 mg Fl) nach Bestrahlung der Brustdrüsen unter bb- und Leberwertkon-trollen bei *Prostata-Karzinom* initial ggf. mit Antiemetika 300–450 mg in Glukose über 5–10 Tage, dann bis 4 Wochen 3 x 280 mg ohne gleichzeitige Kalziumaufnahme auf Er-haltungsdosis 2 x 280 mg bis zum Auftreten einer objektiv messbaren Progression. El.-HWZ 1,3, Met. 15 h. KI Estradiol- oder N-Lost-Überempfindlich-keit. Schwere Herz- oder Lebererkrankung. Herpes zoster. Ulcus ventriculi. UAW bb Leukopenie, Thrombopenie. Exan-theme/Juckreiz. Gastrointestinale Irritatio-nen. Einschränkung der Glukosetoleranz. Gynäkomastie. Herzinsuffizienz/Ödeme. Lo-kales Hitzegefühl. Thromboembolien. Übel-keit und Erbrechen. Wirkungsverlust durch Kalzium (Nahrung).

☆ **Etacrynsäure** (Hydromedin 50 mg Tbl, 50 mg A) s. arterielle *Hypertonie.*

☆ **Ethambutol** (Myambutol 400 mg Tbl, 0,4/1 g Fl i.v./i.m.) s. *Antibiotika-Therapie* – Tuberku-lostatika bzw. Mykobakterien-geeignete Che-motherapeutika.

☆ **Ethionamid** s. *Antibiotika-Therapie* – Tuber-kulostatika bzw. Mykobakterien-geeignete Chemotherapeutika.

☆ **Ethosuximid** (Petnidan, Pyknolepsinum 250 mg/ 5 ml Saft, Suxinutin 250 mg Kps) s. *Epilepsie.*

☆ **Etidronsäure** (Diphos/Etidronat 200 mg Tbl, Didronel I.V. 5 x 300 mg A) 2 Std. vor und nach der Tbl-Einnahme nicht essen, nicht mit Milch, Kalzium, Eisen, Mg (vermindern die Resorption).
– *Osteoporose*: 14 Tage 400 mg bzw. 5 mg/kg mit anschließend 10 Wochen Calcium 500 mg.
– s. *paraartikuläre Ossifikationen.*
– *M. Paget*: 5 mg/kg über höchstens 6 Monate, maximal 20 mg/kg.
El.-HWZ 24 h. Resorption der Biphosphonate wegen schlechter Wasserlöslichkeit zwischen 1–10 %.
KI Frakturen bis zur völligen Ausheilung, aku-te schwere Entzündung des Gastrointestinal-traktes, Kinder und Jugendliche im Wachs-tumsalter.
UAW Magen-Darm-Beschwerden, verzögerte Mineralisation des neugebildeten Knochenge-webes, Nierenkomplikationen bei vorbeste-henden Nierenerkrankungen, reversibler An-stieg des Serumphosphates, bei M. Paget Schmerzzunahme.
Wirkung: Biphosphonat, synthetisches Analo-gon des im Knochen natürlich vorkommenden Pyrophosphats. Antihyperkalzetikum.

☆ **Etilefrin** (Effortil 5 mg Tbl, 25 mg Depot Per-longette, 10/50 mg A, 7,5 mg/15 gtt, Ampho-dyn 2,5 mg Drg/20 mg retard Kps) 2–3 x 2,5 mg bis 2 x 1 Depot Perlongette. El.-HWZ 2,5 h. KI Glaukom, Phäochromozytom, Restharn-bildung, Thyreotoxikose. UAW Pectangina, ventrikuläre Rhythmus-störungen.

☆ **Etofibrat** (Lipo-Merz-retard 300 mg Tbl/500 mg retard Tbl, Lipostabil A) s. zerebrale *Ischämie. Hyperlipoproteinämie.*

☆ **Etofyllinclofibrat** (Duolip 500 mg Tbl) s. zere-brale *Ischämie, Hyperlipoproteinämie.*

☆ **Etomidat** (Hypnomidate 20 mg A) nach zuvor 0,05–0,1 mg Fentanyl oder Benzodiazepin (wg. schmerzhafter Injektion) Einleitung mit 0,15–0,3 mg/kg (10–20 mg) i.v. und Nachinjektionen je nach Wirkung bis 80 mg.
El.-HWZ 0,5–1,2, Met. bis 4,5 h. UAW schmerzhafte Injektion. Atemdepres-sion. Dyskinesien, 30–40 % Myoklonien (ohne Nachweis von Krampfpotentialen im EEG). RR-Senkung (Hypotonie).
Wirkung: Kurzhypnotikum, auch bei Epilep-sie, Glaukom, Porphyrie und maligner Hyper-thermie ohne zusätzliches Risiko möglich.

☆ **Etoposid** – **VP 16** (Etomedac/Etopophos/Ve-pesid-J 100 mg Fl, 50/100 mg Kps) bei Leukos > 4000/µl und Thrombos > 100.000/µl zur Kombinationschemotherapie. *Bronchial-Kar-zinom kleinzellig (und nicht-kleinzellig). Cho-rion-Karzinom. Hodentumoren. M. Hodgkin. Akute myeloische Leukämie. Non-Hodgkin-Lymphom. Ovarial-Karzinom.*
El.-HWZ 8 h. Schlecht liquorgängig. KI Leu-kos < 4000/µl und Thrombos < 100.000/µl.
Vepesid-J nicht zur intraperitonealen, intra-pleuralen, intralumbalen und intrathekalen Anwendung.

UAW Ösophagitis. Mukositis bis Stevens-Johnson-Syndrom. Kurzzeitiger Sehverlust. Überempfindlichkeitsreaktionen (i.v. Anaphylaxie) mit Blutdruckabfall, Bronchospasmus, Dyspnoe, Fieber, Schüttelfrost, Tachykardie. Übelkeit und Erbrechen (mittelgradig emetogen).
Wirkung: Epipodophyllotoxin (wie Teniposid/VM 26).

F

☆ **Faktor II, VII, IX, X** (PPSB Human 500 IE A, Beriplex HS mit 170/250/320/380 IE, Beriplex HS 500) 1 IE für Quickerhöhung um 1 % nur bei lebensbedrohlicher Situation wegen Hepatitis B-Verdacht.
KI Angina pectoris und Myokardinfarkt, Thrombosegefahr.
UAW allergisch-anaphylaktische Reaktionen.

☆ **Faktor VII** zur Behandlung akuter Blutungsepisoden bei *Hämophilie A und B*. El. HWZ h. Wird gentechnisch hergestellt.

☆ **Faktor VIII** bei *Hämophilie A*. El. HWZ 8–24 h. Wird gentechnisch hergestellt.

☆ **Faktor IX** bei *Hämophilie B*. El. HWZ h. Wird gentechnisch hergestellt.

☆ **Faktor XIII** (Fibrogammin HS 250 IE Behring A) El.-HWZ 96–168 h.

☆ **Famciclovir** (Famvir 125/250 mg Tbl) s. *Herpes zoster*.

☆ **Famotidin** (Pepdul/Ganor 40 mg Tbl, 20 mg A) s. vorn: *Allgemeine prophylaktische Therapiemaßnahmen*.

☆ **Felbamat** (Taloxa 400/600 mg Tbl. 600 mg/5 ml Saft) s. *Epilepsie*.

☆ **Felodipin** (Modip/Munobal 2,5/5/10 mg Tbl) s. arterielle *Hypertonie*.

☆ **Fendilin** (Sensit 50/75/100 mg Tbl) s. arterielle *Hypertonie*.

☆ **Fenetyllin** (Captagon 50 mg Tbl).
– *Hyperkinetisches Syndrom*: Zur zentralen Stimulation 12,5–75 mg, Erwachsene nach dem Essen 25–50 mg morgens und ggf. mittags. Wirkungseintritt nach 1–2 Tagen. BtM-Verschreibungshöchstmenge 2.500 mg/30 Tage. El.-HWZ 1,5 h.

☆ **Fenofibrat** s. zerebrale *Ischämie*, *Hyperlipoproteinämie*.

☆ **Fenoterol** (Berotec 2,5 mg Tbl, 2,5 mg/5 ml Saft, Berotec Dosieraerosol 0,2 mg/Hub. Partusisten) 3 x 1 Hub mit Wirkung nach 15 min über 4–6 h. Partusisten Infusionslösung nur verdünnt 0,5–3 µg/min.
El.-HWZ 3,2 h. KI Tachykardie, starke Vaginalblutung, Chorioamnionitis.
UAW Brechreiz, BZ-Anstieg, Hypotonie, Schwindel, Schwitzen, Tachykardie.
Wirkung: Wehenhemmer.

☆ **Fentanyl** (0,157 mg/2 ml A, 0,785 mg/10 ml A, in Thalamonal 0,157 mg/2 ml mit Droperidol/DHBP = α-lytisch.). TTS-Fentanyl (Durogesic 10/25/50/75/100 µg/h mit 1/2,5/5/7,5/10 mg bzw. 10/20/30/40 cm²) s. *Schmerz – Analgesie*.

– Zur *Narkose* primärer Bolus 0,8 mg. BtM-Rezept-Höchstmenge 120 mg. El.-HWZ 2–4 h, Wirkdauer i.v. 30–60 min. Niedriges Molekulargewicht, hoch lipidlöslich. Minimal wirksame Dosiskonzentration um 0,6 ng/ml.

☆ **Fette** – Fettsäuren (9,3 kcal/g. LCT: Intralipid 250 ml Fl mit 275 (10 %) und 550 (20 %) kcal, Lipovenös 20 % 250 ml mit 500 kcal, Lipofundin LCT/MCT 20 % 250 ml Fl mit 25 g Sojabohnenöl, 25 g MCT, 3 g Phospholipide, 25/4 g Glyzerol,

– 1–2 g Fett/kg/d entspr. 5–10 ml/kg. Infusionsgeschwindigkeit maximal 0,15 g/kg/h bzw. 5–10 auf 20 gtt/min.

– Fettanteil < 30 %. 10 g/d essentielle Fettsäuren. Infusionsgeschwindigkeit maximal 0,15 g/kg/h im Nebenschluss mit KH + AS.
KI Akutphase von Hirn- und Herzinfarkt, Azidose, Gerinnungsstörung, Hypoxie, Schock.
UAW Frühreaktionen Kopfschmerzen, Schüttelfrost, Übelkeit.

☆ **N-3-Fettsäuren** (mehrfach ungesättigt) in Kaltwasserfischen und Fischöl.
– *M. Crohn*: 78 Patienten mit 9 dünndarmlöslichen Kps Fischöl entspr. 2,7 g N-3-Fettsäuren doppelblind mit 28 % Rezidiven gegenüber 69 % unter Plazebo [Beluzzi A: Effect of an enteric-coated fish-oil preparation on relapses in Crohn's disease. N Engl J Med 334 (1996) 1557–60]. Schwächt den Verlauf chronisch entzündlicher Erkrankungen ab.
– *Herzinfarkt-Sekundärprophylaxe*: Multizentrische randomisierte plazebokontrollierte Doppelblindstudie 1990–1995 (n = 11.324): Bei Einnahme innerhalb von 3 Monaten nach einem Herzinfarkt über 3 1/2 Jahre (n = 2836) von N-3-PUFA (Fischöl) 1 g/d lag die Gesamtmortalität bei 8,1 % gegenüber 8,2 % mit N-3-PUFA + zusätzlich Vitamin E 300 mg/d (n = 2830), 8,8 % mit Vitamin E 300 mg/d allein (n = 2830); N-3-PUFA führte gegenüber der Kontrollgruppe (n = 2828) mit 10,1 % zu einer signifikanten Risikoreduktion von 21 %; plötzlicher Herztod trat unter N-3-PUFA in 1,9 % gegenüber N-3-PUFA/Vitamin mit 2,5 %, Vitamin E mit 2,3 % und der Kontrollgruppe mit 3,5 % auf; nur N-3-PUFA konnte die Rate an tödlichen und nichttödlichen Myokardinfarkten und Schlaganfällen signifikant reduzieren [GISSI-Prevenzione Investigators – Gruppo Italiano Per Io Studio Della Sopravvivenza nell' Infarto: Dietary supplementation with n-3 polyunsaturated fatty acids and vitamin E after myocardial infarction: results of the GISSI-Prevenzione trial. Lancet 354 (1999) 447–55].
UAW unangenehmer Geschmack, Mundgeruch, Aufstoßen, Sodbrennen, Flatulenz, Diarrhoe.
Wirkung: Antiinflammatorisch. Verminderte Expression von Wachstumsfaktoren, proinflammatorischer oder proaggregatorischer Prostaglandine der entsprechenden Zielgewebe und Verminderung der Thrombozytenaggregation, des Blutdrucks und der Triglyzeridspiegel wohl im Sinne einer Verhütung der Arteriosklerose. Reduktion kardiovaskulärer Mortalität. [Sellmayer A: N-3-Fettsäuren: Natürliche Antiarrhythmika? DÄB 93/34/5 (26.8.96) B-1695].

☆ **Fexofenadin** (Telfast 120/180 mg Tbl) einmal täglich:
– *Saisonale allergische Rhinitis*: 120 mg/d. *Chronische idiopathische Urtikaria*: 180 mg/d.
El.-HWZ 14,4 h. 80 % biliäre Elimination. 2–3fache Spiegelerhöhung durch Erythromycin und Ketoconazol, obwohl es nicht über das Cytochrom-P450-System verstoffwechselt wird (verbesserte Resorption?). Geringere Bioverfügbarkeit durch aluminium- oder magnesiumhydroxidhaltige Antazida. KI < 12 Jahre. UAW verlängerte QTc-Zeit. Kopfschmerzen, Schwindel, Übelkeit. Wirkung: H$_1$-Blocker – H$_1$-Antihistaminikum der 2. Generation. Weniger kardiotoxisch als Terfenadin (Prodrug von Fexofenadin).

☆ **Fibrinogen**, Faktor XIII, Plasmafibronectin, Plasminogen, Aprotinin + **Thrombin** (Faktor IIa), CaCl$_2$ (Tissucol Duo S 0,5/1/2/5 ml zwei tiefgefrorene Lösungen in Fertigspritze Duploject. Lagerung bei ≤ 18 °C, bei Auftauen bis 36 Stunden verwendbar. Tissucol Fibrinkleber 0,5/1/2 ml Applikationsset tiefgefrorene Lösung, Trockensubstanzen und Lösungsmittel)
– *Gewebeklebung, Blutstillung, Unterstützung der Wundheilung*. 1 ml für ≥ 10 cm^2. El.-HWZ von Fibrinogen 72–96 h. UAW allergische Reaktionen, Fieber. Wirkung: Biologischer Zweikomponentenkleber.

☆ **Filgastrim** s. GCSF.

☆ **Finasterid** – Zyproteronacetat (Proskar 5 mg Tbl) bei *Haarausfall – Glatzenbildung* (androgenetische Alopezie) bei Männern (Propecia 1 mg Tbl): Unter 1 mg/d gute Wirkung besonders in frühen Stadien. Bei 800 Patienten in 2 Multicenterstudien über 1 Jahr zu 83 % Stoppen des Haarausfalls, in 66–72 % sichtbare Verdichtung der Haare.
– *Prostatahyperplasie* (Proskar 5 mg Tbl): Finasterid 5 mg/d gegenüber Terazosin schwächer wirksam [Veterans Affairs Cooperative Benign Prostatic Hyperplasia Group von 12/92–3/94 bei 1000 Männern]. Führt bei einem Prostatavolumen > 50 ml zu einer Volumenabnahme um 20 %.
El.-HWZ 6–8 h. UAW Ejakulationsstörungen, Impotenz. Wirkung: 5-α-Reduktase-Hemmer, vermindert die Umsetzung von Testosteron in das 10fach stärkere 5-α-Dihydrotestosteron (DHT), das innerhalb der Prostatazelle das bedeutendste Androgen ist. Hat antiproliferative Effekte.

☆ **Flavoxat** (Spasuret 100 mg Tbl) s. *Harnblasenentleerungsstörung*.

☆ **Flecainid** (Tambocor 50 mite/100 mg Tbl, 50 mg A) 1 mg/kg in 5 min, nach 15 min 0,5 mg/kg zweimal, oral 2 x 200 mg initial auf 2 x 1/2-1 Tbl. El.-HWZ 20 h. KI erste drei Monate nach Herzinfarkt. Schwere Bradykardie/SA-Block. Dekompensierte Herzinsuffizienz. Hypotonie. UAW arrhythmogene und negativ inotrope Effekte mit Zunahme der Gesamtmortalität und des arrhythmogenen Herztodes. Wirkung: s. Antiarrhythmika Klasse I – CAST-Studie.

☆ **Fleroxacin** (Quinodis 200/400 mg Tbl, 400 mg A) s. *Antibiotika-Therapie*.

☆ **Flucloxacillin** (Staphylex 0,25/0,5 g Tbl, 1/2 g Fl) s. *Antibiotika-Therapie*.

☆ **Fluconazol** (Diflucan 100/200 mg Tbl, 200/400 mg A Fertiglösung. Nicht kompatibel, deshalb vor- und nachher NaCl spritzen) s. *Antibiotika-Therapie*.

☆ **Flucytosin** (Ancotil 500 mg Tbl, 2,5 g/250 ml Fl) s. *Antibiotika-Therapie* – Antimykotika und Antiprotozoika.

☆ **Fludrocortison** – α-Fluorohydrocortison (Astonin-H 0,1 mg Tbl) 1–2 x 1 auf maximal 4–5 Tbl/d. El.-HWZ 1, Met. 4,8 h. KI Herzinsuffizienz, Hypertonie, Hypokaliämie, Ödeme, schwere Zerebralsklerose. UAW Hypertonie, Kaliumverlust, Kopfschmerzen, Ödeme durch Flüssigkeitsretention. KI/UAW/Wirkung s. Kortison.

☆ **Flumazenil** (Anexate 0,5/1 mg A) s. *Intoxikation* – Therapie.

☆ **Flunarizin** (Sibelium 5 mg Tbl) 5–10 mg bei peripher-vestibulären Durchblutungsstörungen, Kinetosen, Parästhesien, M. Menière, Nystagmus, zur *Migräneprophylaxe*.
– Zerebrovaskuläre *Insuffizienz*: Positive Wirkung nur in offenen Studien.
– *Chorea Huntington* (Pilotstudie). El.-HWZ 1–3 h. KI Depression, Dystonie, akute zerebrale Ischämie, M. Parkinson. UAW Akathisie, Depression, Dyskinesien, gastrointestinale Irritationen, Gewichtszunahme, Parkinsonoid, Sedierung, Tremor. Wirkung: Lipophiles Neuroleptikum, Ca-Antagonist.

☆ **Flunitrazepam** (Rohypnol 1: 1 mg Tbl. 2 mg/1 ml A = BtM) s. *Schlafstörungen* – Benzodiazepine.

☆ **Fluocortolon** (Ultralan 5/20/50 mg Tbl) El.-HWZ 0,5–3,5 h. KI/UAW s. Kortison.

☆ **Fluor** (Fluoretten 0,25/0,5/0,75/1 mg Tbl) s. Natriumfluorid. 1 mg/d ab 6. Lebensjahr. 1 mg Fluorid entspricht 2,2 mg Natriumfluorid. In Tee und Meeresfischen. Bei Überdosierung (monatelang > 6 mg/d) Zahnschäden. Serumspiegel 5–20 µg/l. Bei Mangel Karies, Osteoporose.
– *Rachitisprophylaxe* mit Vitamin D$_3$ 400 (-800) IE: 1. Lebensjahr 0,25, ab 2. Lebensjahr 0,5, ab 3. Lebensjahr 0,75, ab 6. Lebensjahr 1, Erwachsene 2–4 mg/d. Serum-Fluorid-Spiegel zwischen 100–200 ng/ml bzw. 4–6 µmol/l. Wirkung: Stimulation der Osteoblastenaktivität. Spurenelement.

☆ **Fluorouracil** – 5-Fluorouracil – 5-FU (Kps, Trinklsg, 250/500 mg A, Fluroblastin. Riboflor) mit 4 x 20 mg Metoclopramid beginnend 30 min vor der Chemotherapie. Nicht zusammen mit Cytarabin. s. *Glioblastom, kolorektales Karzinom*, akute lymphatische Leukämie, *Mamma-Karzinom, Non-Hodgkin-Lymphome, Ovarial-Karzinom, Pankreas-Karzinom*.

☆ **Fluoxetin** (20 mg Kps, 20 mg/5 ml Saft Fluctin) s. *Depression. Zwangsstörung*: Unter 20 mg/d über 9 Wochen Ansprechen von 40 % (500 Pat.), 40 mg/d 45 %, 60 mg/d 52 %. Rückfallquote im ersten Jahr 23 % [Wood A: Int Clin Psychopharm 8 (1993) 301].

– Migräne und Spannungskopfschmerz: Ohne Effekt [Saper J: Double-blind trial of fluoxetine: chronic daily headache and migraine. Headache 34 (1994) 497–502].

☆ **Flupentixol** (Fluanxol 0,5/5 mg Tbl) s. *Psychosen* (Schizophrenie), Alkoholabhängigkeit.

☆ **Flupentixoldecanoat** (Fluanxol Depot 20 mg/ 2 % und 100 mg/10 % A) s. *Psychosen* (Schizophrenie).

☆ **Fluphenazin** (Dapotum 0,2 mg/gtt = 4 mg/ml, 5 mg Tbl, 10 mg A, Lyogen 3/6 mg retard Tbl, Omca) s. *Psychosen* (Schizophrenie).

☆ **Fluphenazindecanoat** (Dapotum D 2,5/12,5/25/ 50/100/250 mg A, Lyogen Depot 25 mg/ml A. Phenothiazin) s. *Psychosen* (Schizophrenie).

☆ **Flupirtin** (Katadolon/Trancopal Dolo 100 mg Kps, 150 mg Supp) s. *Schmerz*, Creutzfeldt-Jakob-Krankheit.

☆ **Flurazepam** (15/30 mg Tbl, Dalmadorm 30 mg Tbl, Staurodorm Neu 27 mg Tbl) s. *Schlafstörungen* – Benzodiazepine.

☆ **Fluspirilen** (Imap 2 mg A. Diphenylbutylpiperidin) s. *Psychosen* (Schizophrenie).

☆ **Flutamid** (Flumid/Fugerel 250 mg Tbl) 3 x 1 Tbl nach den Mahlzeiten ggf. mit Bestrahlung der Brustdrüsen.
El.-HWZ 5–6 h.
KI eingeschränkte Leberfunktion/Ikterus.
UAW reversible Gynäkomastie mit und ohne Brustschmerzen/kleinknotige Veränderungen/ Kolostrum. Appetitlosigkeit. Herz-Kreislaufstörungen. Akutes Leberversagen bei Leberzellnekrose. Müdigkeit. Schlaflosigkeit. Übelkeit und Erbrechen. Urinverfärbung bernsteinfarbig oder grün-gelb.
Wirkung: Antiandrogen, Blockade peripher der Androgen-Rezeptoren, im Gegensatz zu Cyproteronacetat keine gestagene Partialwirkung, sogar Stimulation der hypophysären Gonadotropin-Ausschüttung bzw. testikulären Testosteronbildung.

☆ **Fluticasonproprionat** (atemur/Flutide Dosier-Aerosol/Diskus Pulver zum Inhalieren) halogeniertes Kortikoid s. Kortison.

☆ **Fluvastatin** (20/40 mg Tbl Cranoc, Locol Tbl, kombiniert mit Ionenaustauscher Colestipol in Cholestabyl, Colestid) s. zerebrale *Ischämie. Hyperlipoproteinämie*. s. HMG-CoA-Reduktase-Hemmer – CSE-Hemmer.

☆ **Fluvoxamin** (50/100 mg Tbl. Fevarin) s. *Depression*.

☆ **Follikelstimulierendes Hormon – FSH** wird vom Hypophysen-Vorderlappen (Adenohypophyse) sezerniert und stimuliert die Eireifung in den Eierstöcken bzw. die Samenreifung in den Hoden.

☆ **Follitropin alpha** und **Follitropin beta** zur Ovulationsstimulation und In-vitro-Fertilisation. Wird gentechnisch hergestellt.

☆ **Folinsäure** s. Calciumfolinat.

☆ **Folsäure – Folat** (Folsan 5 mg Tbl, 15 mg A. Folicombin 0,5 mg mit 40 mg Fe) empfohlene Zufuhr 0,3–1 mg/d (400 mg/d), höher bei Schwangerschaft, unter oralen Kontrazeptiva oder Antiepileptika. In Spinat, Grünkohl, Weizenkeimlingen, Leber. Empfindlich gegen UV-Licht, Sauerstoff, Schwermetalle, Hitze, Kochen. *Mangel*: 5–10 mg/d. Bei Mangel funikuläre Myelose (?), Polyneuropathie (unter Antiepileptika), megaloblastische Anämie wie bei Vitamin-B_{12}-Mangel.

– *Parenterale Ernährung*: Folsäure mit Vitamin B_{12} alle 2 Wochen i.m.
El.-HWZ 2 h. Serumspiegel 2,8–17 µg/l.
KI perniziöse Anämie (nur nach Vitamin-B_{12}).
UAW Wirkungsverminderung von Phenobarbital, Phenytoin, Primidon.
Wirkung: Gehört zur Gruppe der B-Vitamine und wird für die Bildung von körpereigenem Protein und Hämoglobin benötigt. Kommt in Innereien, grünem Blattgemüse, Hülsenfrüchten, Nüssen, Vollkornprodukten und Bierhefe vor.

☆ **Formestan** – 4-Hydroxyandrostendion (250 mg A Lentaron i.m.): Fortgeschrittenes *Mamma-Karzinom* bei Frauen nach der Menopause bzw. bei Frauen mit artifiziellem postmenopausalem Status (nach vorausgegangener Tamoxifen-Therapie) 250 mg i.m. alle 14 Tage. Bei postmenopausalen Frauen werden die Östrogenplasmaspiegel um 50 % gesenkt.
23 % objektive Tumorrückbildung, 24 % langfristige Stabilisierung (13–33 Mon) [DÄB 91/13 (1.4.94) B-677–8].
El.-HWZ zweigipflig 2–4 und 5–10 Tage. Plasmaeiweißbindung > 80 %.
KI endokrinologisch prämenopausale Frauen.
UAW häufig Juckreiz, Irritationen, Brennen, schmerzlose oder schmerzhafte Schwellung der Haut oder Granulome an der Injektionsstelle, gelegentlich Abszesse. Hitzewallungen. Selten verstärkte Gesichtsbehaarung (besonders mit Phenytoin), Haarausfall/Alopezie, Kopfschmerzen, emotionale Labilität, Müdigkeit, Ödeme, Schwindel, Übelkeit und Erbrechen. Keine Beeinflussung der Steroidsynthese. Besser verträglich als Aminoglutethimid.
Wirkung: (s.) Aromatasehemmer der 2. Generation. Hemmt die Aromatase irreversibel, spezifischer und stärker als Aminoglutethimid.

☆ **Formoterol** (Foradil P 50 Kps+1/100 Kps+2 Inhalator. OxisTurbohaler 6/12 µg Pulver zur Inhalation). *Asthma bronchiale* (mittelschwer bis schwer): In Verbindung mit Kortikoiden Foradil P morgens und abends je 1, maximal 2 Inhalationskapseln. Oxis 2 x 6 µg, maximal 4 x 12 µg. El.-HWZ 8 h. UAW Überempfindlichkeit gegen andere β-Stimulatoren, idiopathische subvalvuläre Aortenstenose, AV-Block III°, verlängertes QT_c-Intervall, tachykarde Herzrhythmusstörungen. Wirkung: $β_2$-Adrenozeptoragonist.

☆ **Foscarnet**-Natrium (Foscavir 24 mg/ml, 250/ 500 ml Fl. Triapten Antiviralcreme) s. *AIDS*: Akute, mukokutane Infektionen durch aciclovirresistente Herpes-Viren (HSV) bei Patienten mit AIDS. Zytomegalie-Erkrankung bei AIDS. Herpes zoster.

– *Wirksam* gegen Ganciclovir-resistente Zytomegalie-Viren, gegen HSV und HIV.
El.-HWZ 1 h. KI bei Pentamidin-i.v.-Gabe.
UAW Nephrotoxizität. Wirkung: Phosphonoameisensäure, Pyrophosphatanalogon. Hemmung der viralen DNA-Polymerase durch Blockierung der Pyrophosphat-Bindungsstelle.

☆ **Fosfestrol** (Honvan 120 mg Tbl, 60 mg/ml A) bei metastasierendem *Prostata-Karzinom* mit ggf. Brustdrüsenbestrahlung vor Therapiebeginn zur Vermeidung der Gynäkomastie, 10 Tage 1200 mg über Kurzinfusion oder vor den Mahlzeiten 3 x 360–480 mg oral. 10–20 Tage 300 mg i.v. oder 3 x 120–240 mg oral, danach 240 mg oral.
El.-HWZ 0,5 h.
KI Thromboembolien in der Anamnese.
UAW östrogenartig, kurzzeitiges Brennen/ Jucken in der Anogenitalgegend. Feminisierungserscheinungen, Thromboembolien.

☆ **Fosfomycin** (Fosfocin 2/3/5 g Fl) s. *Antibiotika-Therapie.*

☆ **Fosinopril** (Dynacil-10/-20, Fosinorm 20 mg Tbl) initial morgens 10 auf ggf. nach > 3 Wochen 20 mg, maximal 40 mg/d.
El.-HWZ 11,5 h.
KI/UAW/Wirkung s. ACE-Hemmer.

☆ **Fosphenytoin** 150 mg/min (3-fache Infusionsgeschwindigkeit von Phenytoin). Selbst inaktiv, wird mit einer HWZ von 8–15 min zu Phenytoin metabolisiert.

☆ **Fotemustine** (Muphoran) s. Meningeosis melanoblastica.

☆ **Framycetin – Neomycin B** (Leukase N Kegel 10 mg mit 2 mg Lidocain, Leukase Salbe, Sofra-Tüll) wirksam (wie Neomycin) gegen Staphylococcus aureus und Gram-negative wie E. coli, Enterobacter, Klebsiellen, Proteus, Salmonellen, Shigellen. Wirkung: Gewonnen aus Streptomyces lavenduae.

☆ **Frischplasma** – Fresh frozen Plasma – FFP bei Blutgerinnungsstörungen, bei Massentransfusionen im Verhältnis 1 FFP auf 2 EK, bei Plasmapherese je nach Entzug.
UAW Allergisierung gegen HLA-Antigene, Infektionsrisiko (CMV, EBV, Hepatitis, HIV). Induktion einer Verbrauchskoagulopathie.
Wirkung: Gerinnungsaktives Plasma.

☆ **Fruktose** s. Kohlenhydrate.

☆ **FSME-Immunglobulin** passive Immunisierung (Encegam Behring 1/2/5 ml i.m., in 1 ml 100–170 mg humanes Immunglobulin mit FSME-Titer mindestens 1 : 640. FSME-Bulin's) s. *Frühsommer-Meningoenzephalitis.*

☆ **FSME-Vakzine** aktive Immunisierung (Encepur FSME-Vaccine Behring 1,5 µg FSME-Virus Stamm K 23 in 0,5 ml i.m.. Encepur K für Kinder > 18 Monate. FSME-Immun Fa. Immuno 1 µg in 0,5 ml Fertigspritze) s. *Frühsommer-Meningoenzephalitis.*

☆ **Fumarsäure-Ester – Fumarate – FSE** (Fumaderm Tbl) unter 4wöchigen Kontrollen von bb, Leber- und Nierenwerten sowie U-Status und ohne gleichzeitige topische Behandlung mit Fumarsäure (schlecht steuerbare Resorption) einschleichend dosieren wegen besserer gastrointestinaler Toleranz.

– *Psoriasis* mittlere bis schwere Formen, chronisch-stationär, pustulös, kleinfleckig und erythrodermisch, wenn eine externe Therapie nicht ausreichend war: Wirkung nach einer Initialphase von 2–4 Wochen. Nach klinischer Besserung Erhaltungsdosis zwischen 0,215 und 1,29 g/d [Altmeyer P: Fumarate zur Be-

handlung der Psoriasis. DÄB 93/48 (29.11.96) B-2489–91].

– Dimethylester und Monoethylhydrogenester sind lipophil und können gut resorbiert werden.
KI Ulkuskrankheit.
UAW bb Eosinophilie und Lymphopenie. Meist dosisabhängig 75 % flushartige Sensationen etwa 6 h nach Tabletteneinnahme über bis zu 30 min. Gastrointestinale Irritationen wie Diarrhoen, Magenkrämpfe, Übelkeit. Kopfschmerzen. Sehr selten Nierentubulusschäden mit Proteinurie und Kreatininanstieg. Wirkung: Fumarsäure $C_4H_4O_4$ ist eine ungesättigte aliphatische Dicarbonsäure und kann nicht im Darm resorbiert werden. Effekt auf Immunzellen.

☆ **Furosemid** (40/500 mg Tbl, 20 mg/2 ml und 250 mg/25 ml A Lasix. Liquidum). s. arterielle *Hypertonie* (mit Herzinsuffizienz): Osyrol-50-Lasix, Osyrol-100-Lasix mit Spironolacton.

– *Lungenödem*: 20–40 mg (1–2 A) nicht obligat wegen i.v. Wirkungseintritt erst nach 20–30 min.

– *Schwere Niereninsuffizienz*: Über Perfusor 500 mg auf 50 ml NaCl = 10 mg/ml 5–10 ml/h bei 70 kg schweren Patienten, maximal 50–100 mg/h, maximal 1000 mg/d = 8 ml/h.

☆ **Fusidinsäure** (Fucidine 250 mg Drg, 500 mg A) s. *Antibiotika-Therapie.*

G

☆ **GABA**-erge Substanzen – Gabaergika: Baclofen. Clonazepam u.a. Benzodiazepine, INH 3 x 0,2 g/d + Vitamin B_6, Valproinsäure, Vigabatrin. Acetylcholin wirkt fördernd auf GABA und GABA hemmend auf dopaminerge Neurone.
Gabaergika können Absencen verstärken.

☆ **Gabapentin** (Neurontin 100/300/400 mg Tbl) s. *Epilepsie.* s. *neuralgischer Schmerz. Familiäre paroxysmale dystone Choreoathetose Mount-Reback. Bipolare affektive Störungen.*

☆ **D-Galaktose:**

– *Zur Signalverstärkung* (besonders bei Karotisverschluss, Vertebralisdissektion, Verschluss der Hirnbasisarterien):
Levovist aus 99,9 % Galaktose-Partikel (mit Durchmesser 99 % < 8 µm lungengängig), mit 0,1 % Palmitinsäure und Luftbläschen von 3 µm umhüllt, 2,5/4 g Fl mit Wasser auf 200–400 mg/ml. Granulat kurz und kräftig schütteln, 2 Minuten stehen lassen, dann über 10 min per Perfusor injizieren. In der extrakraniellen Karotis-Dopplersonographie Gain und PRF herunterstellen.

– *Re-Li-Shunt* (offenes Foramen ovale, VSD): Echovist-300 mit 3 g Granulat Fl + 1,7 g in 8,5 ml Fl) durch sofortiges kräftiges Schütteln über 5 s auflösen. Keinen höheren Unterdruck beim Aufziehen anwenden, kein Aufwärmen durch längeres Halten in der Hand.

– Erwachsene maximal 5 x 4–10 ml i.v. (Erhöhung von 4 ml in 2 ml-Schritten), Jugendliche (13–18 Jahre) maximal 5 x 3–4 ml, Kinder (6–12 Jahre) maximal 5 x 3 ml, Applikation binnen 5 min. Durchmesser > 8–9 µm, Lungenpassage < 5 µm.

– Injektion von 3–4 ml Echovist als Bolus oder zügige Injektion innerhalb von 3–5 s über eine größere (20 G) proximal in der V. antecubitalis oder basilica gelegene Verweilkanüle (ggf. über Dreiwegehahn NaCl 0,9 % nachspritzen oder Oberarmvenen zusammenpressen) mit Valsalva-Manöver gegen Injektionsende bis 3–4 s nach Injektionsende oder mehrmaligem leichten Husten gegen Injektionsende. Kardiale Emboli erscheinen innerhalb der ersten 10–15 s nach Injektionsbeginn.
El.-HWZ von Galaktose 11 min, Kinder 7–9 min, von Palmitinsäure 1–4 min.
KI < 18 Jahre, Galaktosämie, Herzinfarkt vor weniger als 14 Tagen, Herzinsuffizienz NYHA III/IV, schwere (obstruktive) Lungenerkrankung. Wegen Hyperosmolalität ggf. nicht bei schwerer Herz- und Kreislaufinsuffizienz.
UAW vorübergehendes Wärme- oder Kältegefühl. Schmerzen in der Umgebung der Injektionsstelle. Kurzes Kribbeln, Taubheitsgefühl, Geschmacksempfindungen, Schwindel.

☆ **Gallopamil** (Procorum 25/50/retard 100 mg Tbl) s. arterielle *Hypertonie*.

☆ **Ganciclovir – GCV** (Cymeven 500 mg Fl) bei *AIDS* (z.B. mit Zytomegalie-Polyradikulitis).

– *Rasmussen-Enzephalitis* (Assoziation mit Zytomegalie): Kasuistik einer Patientin mit Erkrankung im 17. Lebensjahr mit Wechsel von Epilepsia partialis continua und sensomotorischen Jackson-Anfällen, bei klinischer Progredienz subtotaler Temporallappenresektion mit gliotisch organisierter kortikaler Verödung und demyelinisierten Markzonen, interpretiert als Rasmussen-Enzephalitis [Plichta K, Itzehoe: Therapieresistente Anfälle bei Rasmussen-Encephalitis ohne CMV-Nachweis: Dramatischer Effekt von Ganciclovir. Poster ANIM (1/98) Hamburg].

– *Zytomegalie-Retinitis*: 3 x 1000 mg/d. Implantat eines Ganciclovir-Wirkstoffdepots (Vitrasert) über 230 Tage.

– *Zytomegalie-Polyradikulitis* (AIDS) und Zytomegalie-Erkrankungen nach Transplantationen:
Nach Induktionstherapie 3 x 1000 oder 6 x 500 mg/d, 5 mg/kg i.v. lebenslange Erhaltungsbehandlung.

– *Wirksam* gegen Herpes simplex-Virus (HSV). El.-HWZ 2,9 h. Orale Biverfügbarkeit 6–9 %, bei Einnahme mit Nahrung bis zu 20 %. UAW Myelotoxizität.
Wirkung: Guanosinanalogon mit azyklischem Zuckerrest. Hemmung der viralen Polymerase.

– AUI-034-Studie zur Sekundärprophylaxe bei 159 Patienten mit 6 x 500 mg oral oder 5 mg/kg i.v., insgesamt schlechte Wirksamkeit.

– ICM-GAN-1654-Studie bei CMV-Infizierten (CD4-Lymphozytenzahl < 100/µl und Vollbild AIDS oder < 50/µl ohne AIDS) mit 3 x 1000 mg oral weniger CMV-induzierte Erkrankungen als bei der Plazebogruppe.

☆ **GCSF – ☆G-CSF** – Rekombinanter humaner Granulozyten-Kolonien stimulierender Wachstumsfaktor – Granulocyte Colony Stimulating Factor (Filgastrim – Neupogen FS Fertigspritze

30/48 A mit 300/480 µg bzw. 30/48 Mio IE aus E. coli K 12,
Lenogastrim – Granocyte 13/34 bzw. 13,4/33,6 Mio IE aus Ovarialzellen des chinesischen Hamsters) s. *Glioblastom*.
Frühestens 24 h nach zytotoxischer Hochdosis-Chemotherapie bei nicht-myeloischer maligner Erkrankung, bei COPP s.c. ab Tag 15, bei ABVD frühestens ab Tag 2 bzw. Tag 16 nach Beginn von ABVD.

– Bei kleinzelligen *Bronchial-Karzinomen* (Stadium Limited Disease nach Operation und Strahlentherapie), *Hodentumoren* der Hochrisikogruppe, *Mamma-Karzinom* der Hochrisikogruppe, hochmalignen *Non-Hodgkin-Lymphomen, nach Clozapin-Gabe* (Leponex); bis zu einem Anstieg der neutrophilen Granulozyten auf über 1000/µl.

– *Myeloablative Chemotherapie*: „Zwischen dem 10. und 12. Behandlungstag werden die Stammzellen durch Leukapherese gesammelt, über Immun-Affinitätssäulen angereichert und dadurch zu einer Reinheit von über 80 % gebracht. Die mögliche -gegenüber autologem Knochenmark aber geringere- Kontamination mit Tumorzellen wird etwa um den Faktor 1000 reduziert. Im Anschluss an die myeloablative Chemotherapie werden die tiefgefrorenen Zellen dem Patienten zurückgegeben. Das Volumen beträgt bei mit Wachstumsfaktoren angereicherten Präparaten nur 5 Milliliter". Letalität unter 3 % [DÄB 91/14 (8.4.94) B-708].

☆ **GDNF** (Glia-cell line derived neurotrophic factor, Polypeptid, Struktur aufgeklärt, Rezeptor noch unbekannt) unterstützt in der Zellkultur das Überleben von embryonalen dopaminergen Mittelhirnzellen.
Wirkung: Neuropoetisches Zytokin. Wird aus Astrozyten freigesetzt. Regelt ggf. die Proliferation und/oder Differenzierung normaler und neoplastischer Astrozyten.

☆ **Gelatine** (Gelafundin 500 ml, Haemaccel 3,5 %) 20 ml/kg.
UAW Allergie, Histaminausschüttung!

☆ **Gelbfieber-Impfstoff** einmalig, für Reisende in Gelbfiebergebiete mindestens 10 Tage vor der Einreise mit Schutz für 10 Jahre. Sehr gut verträglich.
KI Alter < 6 Monate; bei Alter < 9 Monate nur bei hohem Infektionsrisiko oder zwingender Einreisebedingung (z.B. in Asien bei Einreise von Afrika oder Südamerika). Echte Hühnereiweissallergie, zellulärer Immundefekt.

☆ **Gemcitabin** (Gemzar 200/1000 mg Fl) 30-Minuten-Infusion. Vorerst nicht mit gleichzeitiger Strahlentherapie.

– *Blasen-Karzinom*: Von 38 Patienten [Weißbach, Berlin] mit fortgeschrittenem Blasen-Karzinom 3mal komplette und 11mal partielle Remission.

– *Bronchial-Karzinom nicht kleinzellig* (NSCLC, Non-small cell lung cancer), fortgeschritten, nicht vorbehandelt:
Unter 1000 mg/m² pro Woche über 3 Wochen mit einer Woche Pause in Phase II 20 % Remissionsrate.
Ggf. in Kombination mit Radiotherapie mit um 10 % höherer 2-JÜR.

– *Mamma-Karzinom*, fortgeschritten mit Lungen- und Lebermetastasen: Wie Anthrazykline 20–30 % Ansprechrate.

– *Ovarial-Karzinom*: Scheint eine Platin-Resistenz überwinden zu können.

– *Pankreas-Karzinom* (Adeno- oder Cystadenokarzinom) lokal fortgeschritten oder metastasierend, auch 5-FU-refraktär:
Besserung der Symptomatik incl. Schmerzen, nach zwei Zyklen 5/35 Teilremission über im Mittel 13 Monate, bei 14 Patienten über mindestens 4 Monate stabiler Status [Fink U in Med Tribune 7/8 (16.4.96) 13].
Prospektive Phase III-Studie: Bei 15 Patienten (24 %) klinisches Ansprechen incl. Gewichtszunahme und Schmerzreduktion gegenüber 3 Patienten (5 %) unter Fluorouracil. Nach 9 Monaten lebten noch 24 % bzw. 6 % der Patienten, nach 1 Jahr noch 18 bzw. 2 %. Die 1-JÜR bei den klinischen Respondern unter Gemcitabin lag bei 41 %.
Ggf. Kombination mit Cisplatin v.a. bei jüngeren Patienten.
El.-HWZ in der Zelle lange.
UAW wenig hämatologische UAW. 80 % kein Haarausfall/Alopezie. Selten Übelkeit und Erbrechen.
Wirkung als Antimetabolit: Nukleosid-Analogon, das durch die intrazelluläre Umwandlung in seine Metaboliten Mono-, Di- und Triphosphat aktiv wird und als Triphosphat in die DNA-Kette eingebaut wird und diese abbricht. Ggf. synergistische Effekte mit 5-FU und Cisplatin.

☆ **Gemfibrozil** (Gevilon Tbl) s. zerebrale *Ischämie, Hyperlipoproteinämie*.

☆ **Gentamycin** (40/80/160 mg A, Refobacin. Sulmycin Implant) s. *Antibiotika-Therapie*.

☆ **Gestonoroncaproat** (Depostat 200 mg A) bei progressivem *Endometrium-Karzinom* und progressivem *Mamma-Karzinom* (Absetzen bei Hyperkalzämie), konservativ therapierbarem *Prostata-Karzinom*.
El.-HWZ 240 h. KI relativ bei Asthma, Diabetes mellitus, Epilepsie, Migräne (Überwachung).
UAW Atemnot, Hustenanfälle und -reiz. Bei Männern Gynäkomastie, Potenzstörungen.

☆ **Ginkgo biloba** (Tebonin forte 40, spezial 80, intens 120 mg Tbl, 40 mg/ml forte gtt. Keine i.v.-Applikation) 2 x 120 mg bei degenerativer und vaskulärer *Demenz, peripher-vestibulärer Schwindel. Tinnitus. Zentral-vestibulärer Schwindel*.
KI < 12 Jahre. UAW allergische Hautreaktionen, gastrointestinale Beschwerden, Kopfschmerzen. Wirkung: Umstrittenes Arzneimittel.

☆ **Glibenclamid** (Euglucon 3,5 mg) s. *Diabetes mellitus*.

☆ **Glibornurid** (Glutril 25 mg Tbl) s. *Diabetes mellitus*.

☆ **Glimepirid** (Amaryl 1/2/3 mg Tbl) s. *Diabetes mellitus*.

☆ **Glitazone** s. *Diabetes mellitus*.

☆ **Glucagon** (Glucagon Lilly 1/10 mg Fl) bei Hypoglykämie nur als Notfallmaßnahme z.B. durch Angehörige bzw. bei fehlendem i.v.-Zugang. Wird gentechnisch hergestellt.

☆ **Glukokortikoide – Glukokortikosteroide** s. Kortison.

☆ **Glukose** s. Kohlenhydrate.

☆ **α-Glukosidase-Hemmer** s. *Diabetes mellitus*.

☆ **Glutamat – Na-Glutamat – Glu.** Wichtigster exzitatorischer Neurotransmitter mit hohen intrazellulären Konzentrationen (bis 100 mmol in den Vesikeln). Mittlere Plasmaspiegel 28–64 μmol/l. Kürzeste Plasma-Halbwertszeit und höchste totale Clearance von allen Aminosäuren [Bässler K, Mainz: Glutamat in Aminosäurelösungen zur parenteralen Ernährung – Nützlich oder gefährlich? Akt Ernähr.-Med 18 (1993) 41–7].
Nach Freisetzung aus der Synapse und Bindung an NMDA- und AMPA-Rezeptoren (erregende Synapsen) kommt es zu einer besseren Weiterleitung des Nervenimpulses: Die schnelleren AMPA-Rezeptoren sind nahezu undurchlässig für Kalziumionen, bedingt durch die GluR-B-Untereinheit (4 Untereinheiten GluR-A bis GluR-D).
Höhere Plasmakonzentrationen nur kurzzeitig bei intravenöser Gabe und oraler Gabe in hoher Dosis in wässriger Lösung auf nüchternen Magen, kaum bei normaler und auch glutaminsäurereicher Ernährung (Käse, Tomaten).
Erst bei 6–10fach erhöhten Plasmakonzentrationen ist ein Übertritt ins Gehirn auch bei gesunder Blut-Hirn-Schranke nicht auszuschließen. Wird im Gehirn sofort über Glutaminsäure eliminiert. Bei Versagen der Homöostase mit ausgeprägter Erhöhung der extrazellulären Glutamatkonzentration kann es kommen zu a) gesteigerter energieabhängiger Aufnahme durch die Glia mit dosisabhängiger Gliaschwellung und b) Aktivierung von Neuronen durch Glutamatrezeptoren bis hin zum Zelltod.
Vorliegen im sauren pH-Bereich im Magen undissoziiert als Glutaminsäure (wird langsamer resorbiert), im neutralen bis alkalischen pH-Bereich dissoziiert als Glutamat.
Liegt in Protein ausschließlich in der L-Form vor, in Mikroorganismen der Darmflora auch in der (geschmacklosen) D-Form.
In gebundener Form werden bei normaler Mischkost 8–12 g/d aufgenommen, in freier Form 1 g/d, in asiatischen Ländern bis 4 g/d.

– Als Geschmacksverstärker bevorzugt als Mono-Na-Salz (*am*. Mono-Sodium-Glutamat – MSG) eingesetzt, die sog. UMAMI-Geschmacksrichtung wird wissenschaftlich als 5. Geschmacksrichtung akzeptiert. Zur Appetitsteigerung besonders bei alten Menschen, da die Geschmacksqualitäten im Alter abnehmen. MSG ist auch in hohen Dosen ohne spezifische Nebenwirkungen. Keine chronische Toxizität. Wenige Menschen reagieren auf MSG überempfindlich und sollten es meiden [Biesalski H, Stuttgart-Hohenheim: Na-Glutamat – Eine Standortbestimmung. Akt Ernähr.-Med 22 (1997) 169–78].

☆ **Glutamat-Antagonisten** – Glutamat-Rezeptor-Antagonisten s. Amantadine, Memantine, Budipin, Lamotrigin, Dextromethorphan.

☆ **Glutamin** bei *Polytrauma*: Bei frühzeitiger isokalorischer enteraler Ernährung unter Zusatz von Glutamin (n = 29) bzw. Plazebo (n = 31) Pneumonien bei 5 bzw. 14 Patienten (17 bzw. 45 %), Bakteriämien 7 bzw. 42 %, Septikämien 3 bzw. 26 % [Houdijk A, Amsterdam: Randomised trial of glutamine-enriched enteral nutrition on infectious morbidity in patients with multiple trauma. Lancet 352 (1998) 772–6].

☆ **Glycerin – Glyzerin**-Saft DAB 85 % – **Glycerol – Glyzerol** (Glycerosteril 10 % 500 ml Fl) s. *Hirndruck – Hirnödemtherapie* (z.B. bei Glioblastom, Hirntumoren, zerebraler Ischämie, Pseudotumor cerebri). s. *Obstipation* (Milox 1,0 = 1 g Supp, Saft 85 % DAB)
UAW Hämolyse, Hyperglykämie. Hyperosmolares Koma mit hoher Letalität.

☆ **Glyceroltrinitrat** – GTN – Nitroglyzerin – Nitroglycerin (Nitro Pohl 50 mg/50 ml Fl, Nitrolingual Spray 0,4 mg/Hub, 0,8 mg Kps. Corangin Nitro 0,41 mg/Hub. Nitro-Mack retard 2,5 mg, retard forte 5 mg Kps. Nitroderm TTS 10 mit 50 mg)
– *Koronare Herzerkrankung – Angina pectoris – Herzinfarkt*: Symptomatisch zur Anfallskupierung 0,4–1,2 (-2,4) mg, maximal 4 Kps/h, oder Perfusor: 50 mg auf 50 ml NaCl = 1 mg/ml, initial 2 mg/h auf 1–7 mg/h bei 70 kg schweren Patienten, ohne Wirkung auf die Infarktsterblichkeit [GISSI-3 mit 19.394 Patienten und ISIS-4 – International Study of Infarct Survival mit 58.050 Patienten].
– *Hypertonie*: Über Perfusor initial 5–10 µg/min, ggf. steigerbar bis 200 µg/min (0,5 bis maximal 10 µg/kg/min i.v.).
– *Lungenödem*: 3–4 Hübe = 1,2–1,6 mg oder 2–4 x 0,8 mg Kps.
El.-HWZ 3 min, Tachyphylaxie. KI/UAW/Wirkung s. Nitrate.

☆ **Glycin** s. zerebrale *Ischämie*.

☆ **Glycopyrroniumbromid** (Robinul 0,2 mg A, pH 2–3 – Inkompatibilitäten!) vorsichtig einsetzen bei Tachykardie (wird verstärkt).
– *Anästhesie zur Herabsetzung des Speichelflusses*, der Sekretion in Pharynx, Trachea, Bronchialsystem und Reduzierung der Magensekretion vor Operationen. Erwachsene 0,2–0,4 mg i.v. oder i.m. bzw. 0,004–0,005 mg/kg, maximal 0,4 mg, Kinder 0,004–0,008 mg/kg bis maximal 0,2 mg. Zur Aufhebung der neuromuskulären Blockade 0,2 mg pro 1 mg Neostigmin oder pro 5 mg Pyridostigmin. KI Glaukom, Ileus. UAW s. M. Parkinson-Anticholinergika. Wirkung: Anticholinergikum, Spasmolytikum.

☆ **Glykopeptide – Glycopeptide** s. *Antibiotika-Therapie*.

☆ **Gold** (Auranofin 2 x 3 mg per os. Aurothioglukose/Aureotan 10/25/50/100 mg i.m. Injektion) Aurothioglukose bzw. Na-Aureothiomalat (Tauredon 10/20/50 mg A) unter Kontrollen von BB (Eosinophile), GOT, GPT, γ-GT, AP, CK, Krea, Urinsediment
1. Woche 10 mg, 2. Woche 20 mg, 3.-23. Woche 50 mg i.m., Erhaltungsdosis 50 mg i.m. alle 2–4 Wochen.
El.-HWZ 160–225 Tage, Natriumaureothiomalat 225–250 Tage bei Langzeittherapie.
UAW Enzephalitis, gastrointestinale Beschwerden, Hämatopoesestörungen, allergische und toxische Haut- und Schleimhautveränderungen, Leber- und Nierenschäden, Metallgeschmack, Polyneuropathie.

☆ **Gonadorelin**. *Diagnostisch* (Relefact-LH-RH 0,025/0,1 mg A): LH-RH-Test.
– *Hodenhochstand ein- oder beidseitig* (Kryptocur Nasenspray 20 mg Fl): 3mal/d ein Sprühstoß in jedes Nasenloch.
Therapiedauer über 4 Wochen entspr. 2 Flaschen, auch wenn Deszensus schon vorher erfolgt.
Bei Auftreten starker Hodenschmerzen Behandlung abbrechen, ggf. operieren.
– *Hypothalamische Ovarialinsuffizienz* durch endogenen GnRH-Mangel mit und ohne Beteiligung anderer kausaler Faktoren wie Hyperprolaktinämie, Hyperandrogenämie (Lutrelef 0,8/3,2 A).
El.-HWZ 6 min. UAW vorübergehende Vergrößerung des Glieds. Wirkung: Hypothalamushormon.

☆ **Gonadotropin-Releasing-Hormon-Analoga – GnRH-Analoga** (GnRH Tbl) *Pubertas praecox*.
– Wirkung: Temporäre Hormonausschaltung – bei prämenopausalen Frauen – durch Hemmung der Sekretion des hypophysären Gonadotropins, zudem direkte Wirkung auf die Tumorzellen. Remissionsraten zwischen 31 und 47 % mit Progression nach durchschnittlich 11 Monaten [DÄB 91/13 (1.4.94) B-677–8].

☆ **Goserelin** (Zoladex 3,6/10,8 mg Implantat Fertigspritze) s.c. alle 28 d. Fortgeschrittenes *Prostata-Karzinom*.
– *Mamma-Karzinom* bei prä- und perimenopausalen Frauen. Bei Hyperprolaktinämie These: Wird der Prolaktinspiegel normalisiert, kann eine Chemotherapieresistenz durchbrochen werden.
– *Endometriose*, symptomatisch und laparoskopisch gesichert, und *Uterus myomatosus*, soweit indiziert (Zoladex-Gyn): Alle 28 d i.m!
El.-HWZ 2,3–4,2 h. Wirkung: Hypothalamushormon. LHRH-Agonist.

☆ **Granisetron** (Kevatril 3 mg A) s. *Übelkeit* und *Erbrechen*.

☆ **Grippe-Impfstoff** s. Influenza.

☆ **Griseofulvin** (Fulcin S 125/500 mg Tbl, Likuden M) s. *Antibiotika-Therapie* – Antimykotika und Antiprotozoika.

☆ **Guanethidin** (Esimil Tbl. Ismelin A) s. *sympathische Reflexdystrophie* zur diagnostischen und therapeutischen Blockade.
El.-HWZ 40–210 h. Wirkung: Antihypertonikum (adrenerger Neuronenblocker).

☆ **Guanfacin** (Estulic-Wander 1/2 mg Tbl) s. arterielle *Hypertonie*.

☆ **Gyrasehemmer** – ☆**Gyrase-Hemmer** s. *Antibiotika-Therapie*.

H

☆ **H₂-Blocker – H₂-Antagonisten** s. vorn: *Allgemeine prophylaktische Therapiemaßnahmen*.

☆ **Hämin** (Normosang 250 mg A) s. *Porphyrie*.

☆ **Hämodialysat**, deproteinisiert aus Kälberblut (Actihämyl 250 ml Fl, Actovegin 5 ml A: 2 x 2 A auf 3 x 2 Drg)

– Actovegin 800 Gelee oder Gelee 20 % (800 mg Trockenmasse/100 g) bei belegten Wunden. Abdecken mit paraffinierter Gaze. Ggf. lokale Schmerzreaktionen infolge vermehrter Sekretion.

– Actovegin 200 Creme (fettfrei, hydrophil, 200 mg Trockenmasse/100 g) 1–2mal täglich bei nässenden Wunden.

– Actovegin 200 Salbe (fetthaltig) zum Epithelschutz, zur Vorbeugung von Strahlenschäden.

☆ **Haemophilus influenzae Typ B-Impfstoff**. UAW Polyradikulitis Guillain-Barré (serogenetische bzw. postvakzinale Polyneuritis).

☆ **Haloperidol** (Haldol/Sigaperidol 2 mg/20 gtt, forte 10 mg/20 gtt, 1/2/5/10/20 mg Tbl, 5 mg A. Butyrophenon) s. *Psychosen* (Schizophrenie), *Alkoholabhängigkeit* – Alkoholdelir, *Balbuties*, *Blepharospasmus*, *Chorea Huntington*.

☆ **Haloperidoldecanoat** (Haldol Depot 50 mg/ml A) s. *Psychosen* (Schizophrenie) 50–300, mindestens 50 mg alle 3–4 Wochen. El.-HWZ 21 d.

☆ **Halothan** (250 ml Fl. Fluothane) zur Inhalationsnarkose in speziellen Verdampfern je nach Narkosestadium gemischt mit O_2 und N_2O. KI Halothannarkose vor < 3 Monaten. UAW Gefäßerweiterung, bei Abrasionen vermehrte Blutung möglich. Bei Uterusrelaxation Orasthin-Gabe. Prophylaxe der Halothan-Hepatitis (durch enzymatische Oxidation zu dem als Allergen-Vorstufe wirkenden Trifluoracetylchlorid durch das Zytochrom P450 2E1) durch Gabe von 500 mg Disulfiram am Vorabend mit Plasma- und Urin-Konzentrationsabnahme des allergenen Metaboliten bis zu 72 h [Kharasch E an 20 Patienten. Lancet 347 (1996) 1367]. Wirkung: Inhalationsnarkotikum wie Desfluran, Enfluran, Isofluran.

☆ **Heparin**: s. zerebrale *Ischämie*.

1a) High-dose unfraktioniertes Standard-Heparin bei RR < 200 mm Hg, bei zerebraler Symptomatik nach Ausschluss einer intrazerebralen Blutung (!), nach Thrombozyten-Ausgangswert, unter mindestens 2-tägiger Thrombozytenkontrolle (s. UAW) und bei Therapiedauer > 2 Tage mit AT III-Bestimmung, 5000 (-10.000) IE im Bolus, danach 25–30.000 IE/d bzw. 400–500 IE/kg/d, 15–20 E/kg/h oder 1000–1400 E/h i.v. ggf. über 10–14 Tage; alternativ unter der Voraussetzung gleicher PTT-Wirksamkeit auch subkutane Gabe denkbar. PTT-Kontrolle nach 6 h (normal 27–35 s). Ziel-PTT 2 bis 21/2facher Normwert bzw. 80–100 s, PTZ 2–4facher Normwert.

1b) High-dose niedermolekulares Heparin: Anti-Faktor-Xa auf Körpergewicht angepasst 175–200 IE/kg verteilt auf 1–2 Gaben s.c.

– Certoparin-Natrium (Mono-Embolex NM 5000–7000 D ohne, Embolex NM 18 mg/ 0,5 ml A mit 0,5 mg Dihydroergotamin) 2 x s.c.. Dalteparin (Fragmin P 2500 IE/15 mg, Fragmin P forte 5000 IE/30 mg) z.B. 2 x 100 oder 1 x 200 IE/d s.c.
Enoxaparin (Clexane 20 mg/0,2 ml, 40 mg/ 0,4 ml, multidose 100 mg) z.B. einmal 40 mg/d s.c. (oder 2 x 1 mg/kg/d).

– Nadroparin-Calcium (Fraxiparin 36 mg mit 4000–5000 D) ein- oder zweimal 4100 E s.c.

– Reviparin (Clivarin). Tinzaparin (innohep).

2) Danaparoid (Orgaran) s. UAW Heparin-assoziierte Thrombozytopenie.

3) Low-dose Heparin zur Thromboseprophylaxe.

3a) Low-dose unfraktioniertes Standard-Heparin (5000 E/0,2 ml. 7500/0,3 ml) 2–3 x 5000, bei Hochrisikopatienten 3 x 7500 IE s.c./i.v. mit hochnormalem Ziel-PTT.

3b) Low-dose niedermolekulares Heparin – NMH: Ohne Laborbestimmungen anti-Faktor-Xa 1 x 2500 IE, bei Hochrisikopatienten 5000 IE oder 75 IE/kg s.c. Nadroparin-Calcium (Fraxiparin 36 mg mit 4000–5000 D) z.B. einmal 4100 E s.c.

– s. *Basilaristhrombose, intrazerebrale Blutung, zerebrale Ischämie – zerebrovaskuläre Insuffizienz (TIA, Amaurosis fugax, Infarkt), Meningitis, ischämische Polyneuropathie, aseptische Sinus- und Venenthrombose.*

– *Arterielle Embolie und Thrombose bzw. Arterienverschluss, Herzinfarkt und arterielle Verschlüsse*: Heparin high-dose.

– *Fibrinolyse*: Im Anschluss an Fibrinolyse bei venösen Thrombosen und Lungenembolien 1a) Unfraktioniertes Heparin high-dose, nach rt-PA 30.000 IE, Streptokinase 15–20.000 IE, Urokinase 25–30.000 IE [Haremberg J: Antikoagulation bei Thrombolysetherapie: Bedeutung und Zukunftsperspektiven. Innere Medizin 48 (1993) 283–8].

– *Lungenembolie Schweregrad I und II*: 1a) Unfraktioniertes Heparin high-dose über 10–14 Tage mit überlappend Marcumar.

1b) Niedermolekulare Heparine high-dose. Dalteparin (Fragmin P forte 5000 IE/30 mg) 2 x 100 oder 1 x 200 IE/kg über mindestens 5 Tage. Überlappend Marcumar; bei Marcumar-Kontraindikation mindestens 3 Monate NMH. Niedrigere Thromboserezidivrate: Bei unkomplizierter proximaler tiefer Beinvenenthrombose Lungenembolien bei 6/213 (2,8 %) unter s.c. niedermolekularem und bei 15/219 (6,9 %) unter i.v. Heparin [Hull R].
Bei 1/3 der 1021 Patienten, die in der Columbus-Studie zur Phlebothrombose eine Lungenembolie hatten, zeigte sich zwischen niedermolekularem und unfraktioniertem Heparin kein Unterschied bezüglich Rezidivthrombosen, größeren Blutungen und Tod.

PTT < 59 s	→	Infusionsrate +3000 E/d,	Kontrolle nach 6 h;
PTT 60–85 s	→	Infusionsrate belassen,	Kontrolle am nächsten Tag;
PTT 86–95 s	→	Infusionsrate –2000 E/d,	Kontrolle am nächsten Tag;
PTT 96–120 s	→ Infusionsstop 30 min,	Infusionsrate –2000 E/d,	Kontrolle nach 6 h;
PTT > 120 s	→ Infusionsstop 60 min,	Infusionsrate –4000 E/d,	Kontrolle nach 6 h.

I.d.R. nachfolgend bzw. überlappend Marcumar.

Bei 612 Patienten mit akuter Lungenembolie zeigte sich zwischen Tinzaparin und unfraktioniertem Heparin kein Unterschied bezüglich Rezidivthrombosen, schweren Blutungen und Tod.

- *Lungenembolie Schweregrad III und IV*: s.o. Fibrinolyse.
- *Phlebothrombose*: s.o. Fibrinolyse. Bei älteren Thrombosen und frischen, auf den Unterschenkel begrenzten Thrombosen:

1a) Unfraktioniertes Heparin high-dose über 10–14 Tage mit überlappend Marcumar.

1b) Niedermolekulare Heparine high-dose. Zugelassen sind Nadroparin und Tinzaparin.
Dalteparin (Fragmin P forte 5000 IE/30 mg) 2 x 100 oder 1 x 200 IE/kg über mindestens 5 Tage. Überlappend Marcumar; bei Marcumar-Kontraindikation mindestens 3 Monate NMH; über 10 Tage gleich wirksam wie i.v. Heparin high-dose [Pradoni P: Comparison of subcutaneous low-weight heparin with intravenous standard-heparin in proximal deep-vein thrombosis. Lancet 339 (1992) 441–5]. Niedrigere Thromboserezidivrate s.o. Lungenembolie.
In einer Metaanalyse aus 9 Studien (n = 3500) war fixierte gewichtsadaptierte Gabe niedermolekularer Heparine den unfraktionierten Heparinen mindestens ebenbürtig bzw. im Trend besser bei nicht signifikant unterschiedlicher Nebenwirkungsrate [Hiller E: Niedermolekulare Heparine zur Behandlung venöser Thromboembolien. Arzneimitteltherapie 17 81999) 256–9].

- *Thromboseprophylaxe*: ☆Heparin low-dose senkt die Rate der Thromboembolien um 40–80 %.
☆Desirudin (15 mg Fl) 15 mg s.c. 2mal täglich.
- *Verbrauchskoagulopathie*: 3) Low-dose unfraktioniertes Standard- oder niedermolekulares Heparin.
El.-HWZ dosisabhängig 0,5–2,5 h. Verhältnis der Hemmwirkung von Faktor Xa zu Thrombin ca. 1 : 1.
El.-HWZ der NMH 3 h, doppelt so lang wie Standardheparin, höhere Bioverfügbarkeit als unfraktioniertes Heparin (90 zu 29 %). Verhältnis der Hemmwirkung von Faktor Xa zu Thrombin ca. 4 : 1.
Absolute high-dose KI intrazerebrale Blutung im CCT/MRT außer bei Sinusvenenthrombosen, ausgedehnte hämorrhagische Infarkttransformation bzw. sehr großer Territorialinfarkt (ggf. 3 Tage warten). Subarachnoidalblutung oder blutiger Liquor.
Gerinnungsstörung/Hämorrhagische Diathese (mit der Ausnahme Verbrauchskoagulopathie). Bakterielle Endokarditis.
Therapeutisch nicht beeinflussbarer Hypertonus systolisch > 180–200 oder diastolisch > 105 mm Hg, lakunäre Infarkte infolge Hypertonie-bedingter Mikroangiopathie. Kavernöse Lungentuberkulose. Retinopathie mit Fundusblutung.
Anamnestisch bekannte Heparin-induzierte Thrombozytopenie Typ 2 (HIT). 1. Trimenon. Relative high-dose KI hohes Alter, Nephrolithiasis. Sehr ausgedehnter Hirninfarkt, frühe Kontrastaufnahme als möglicher Hinweis auf hämorrhagische Imbibierung, septische Hirnembolien bei Endokarditis (s. Indikation).

Vorbehandlung mit ASS/Ticlopidin innerhalb der letzten 3 Tage, es sei denn,
1. die Indikation erscheint vital (crescendo-TIAs bei filiformer Stenose hirnversorgender Gefäße),
2. es liegen rezidivierende Embolien z.B. bei Thrombosen im Herz oder künstlicher Herzklappe vor.
UAW verstärkte Gerinnungshemmung mit Cephalosporinen. Haarausfall/Alopezie, Kopfschmerzen, Osteoporose (s. Labor Pyridinolin) bei Langzeitgabe, Übelkeit.
Epidurale Blutungen: Vor Punktion und Entfernung von Epiduralkathetern letzte Anwendung von Standardheparin vor ≥ 4 h, von NMH vor ≥ 10–12 h, Pause danach 1 bzw. 4 h.
Allergische Reaktion (Bronchospasmus, Fieber, Schock, Urtikaria). Allergische Hautreaktion vom Spättyp mit roten, verhärteten, ekzemartigen Plaques, z.T. bullösen Läsionen häufiger als Reaktionen vom Soforttyp mit flächigen urtikariellen Veränderungen an der Injektionsstelle – zur Diagnose nach Pricktest Intrakutantest (Epikutantest häufig falsch negativ), versuchsweise Wechsel auf niedermolekulare Heparine, ggf. Kreuzallergie.
Heparin-induzierte Thrombozytopenie – HIT – Heparin-assoziierte Thrombozytopenie – HAT (ICD-10: D69.5):
- Allergische Reaktion/Heparin(oid)-Allergie (Heparin verbindet sich mit Thrombozyten zu Neo-Antigenen) mit Antikörperbildung binnen 5–20 Tagen (bei Sekundärexposition binnen 48 h) gegen Komplexe aus Heparin und Plättchenfaktor 4 oder
Aktivierung von Thrombozyten (Heparin-Antikörper induzierte Plättchenaggregation – HIPA) und Endothelzellen.
- HIT Typ 1: Nicht immunologisch bedingt. Thrombozyten sinken während der ersten Tage bis auf 100.000/µl, aber nicht tiefer wohl durch proaggregatorischen Heparineffekt. Keine Thromboseneigung oder Blutung, Absetzen nicht erforderlich.
- HIT Typ 2 bzw. Heparin-induzierte Thrombozytopenie mit Thromboemboliegefahr (HITT): Immunologisch bedingt. Thrombozyten-Abfall um 50 % bzw. auf < 80.000/µl zwischen dem 3. und 22. Tag mit einem Gipfel um den 8.–10. Tag (Heparin-Gabe soweit möglich auf 5 Tage beschränken) bzw. früher bei Sekundärexposition, häufiger bei i.v.-Applikation.
Störungen der Mikro- und Makrozirkulation und in 50 % Ausbildung von massiven thromboembolischen Komplikationen, z.B. Herzinfarkt, zerebralem Insult, Nierenversagen, Lungenembolie, arteriellen Durchblutungsstörungen mit Ausbildung einer Gangrän, Thrombosen mit 20 % Amputationen. White-Clot-Syndrom mit einer Letalität von 25 %.
- HIT-Verdacht bei:
ungenügender Verlängerung der Gerinnung trotz hoher Heparin-Dosis,
starken Schmerzen in der 1–2 Tage später von der Embolie betroffenen Extremität,
starken systemischen Reaktionen nach Applikation des Heparinbolus (wie bei einer febrilen Transfusionsreaktion),

Unfraktioniertes Heparin	Niedermolekulares Heparin	Rekombinantes Hirudin
Hemmt die Faktoren IIa, VIIa, Xa relativ gleich stark	Hemmt Faktor Xa und geringer Faktor IIa	Hemmt die Faktoren IIa, VIIa, Xa
Hemmwirkung AT III-abhängig	Hemmwirkung AT III-abhängig	Hemmwirkung AT III-unabhängig
Inaktiviert freies, aber nicht fibringebundenes Thrombin	Inaktiviert freies, aber nicht fibringebundenes Thrombin	Inaktiviert freies und fibringebundenes Thrombin
Risiko der HIT 2	Risiko der HIT 2 geringer	Kein Risiko der HIT 2

rötlich-entzündlichen, knotig-indurierten, stark schmerzhaften Hautveränderungen – Infiltrate um die Injektionsstelle.

- Immunologischer Nachweis zu spät durch den Heparin-induzierten Plättchen-Aktivierungs-Test (HIPA). Zur Bestimmung von Heparin-Ak Versand von 10 ml Nativblut und 3 ml EDTA-Blut, ggf. 10 ml Blut mit 5000 IE verabreichtem Heparin.
- Inzidenz zunehmend 1 : 1200 bzw. 0,5–1-3 %, ggf. bei niedermolekularen Heparinen um den Faktor 2 erniedrigt.
- Therapeutisch sofortiges Absetzen von Heparin (auch niedermolekularer!) mit i.d.R. Erholung der Thrombozyten binnen einer Woche. Antikoagulation mit Alternativsubstanzen:
1. ☆Lepirudin (Refludan 50 mg A) Dosis unter Beachtung der Nierenfunktion und Therapiesteuerung unter APTT: Therapeutische Antikoagulation mit initialem Bolus bei normaler Nierenfunktion 0,4 (Niereninsuffizienz 0,2) mg/kg i.v. und anschließender Dauerinfusion 0,15 mg/ kg/h (Niereninsuffizienz angepasst).
2. ☆Desirudin (Revasc 15 mg Fl) 10–20 mg s.c. 2mal täglich.
3. Danaparoid (Orgaran), ein niedermolekulares Heparinoid, über die internationale Apotheke aus den Niederlanden zu beziehen, mit nachteilig 10–20 % Kreuzreaktivität, langer HWZ von 24 h und fehlendem Antidot, oder
4. Intravenöses IgG 30 g (0,4–0,5 g/kg) für 2–3 Tage möglich [DÄB 92/37 (15.9.95) B-1797]. UAW von NMH: Geringere Blutungsneigung: Blutungskomplikationen bei 0,5 zu 5 %, Todesfälle bei NMH signifikant geringer [Hull R: Subcutaneous Low-Molecular-Weight Heparin Compared with Continuous Intravenous Heparin in the Treatment of Proximal-Vein Thrombosis. N Engl J Med 326 (1992) 975–982]. Weniger Injektionshämatome. Thrombopenie seltener als bei Standardheparin [Schröder J, Internist 34 (1993) 1053–8]. Aber (!): In den USA bei höherer Dosierung der NMH nach periduraler Anästhesie und auch Lumbalpunktion 30 Berichte über rückenmarksnahe Blutungen. Wirkung: Indirekte Antithrombin-III-vermittelte Thrombinhemmung. Kein thrombolytischer Effekt, im Gegensatz zu Lepirudin keine Inaktivierung von thrombusgebundenem Thrombin. Weder unfraktioniertes noch niedermolekulares Heparin dringt über die Plazentaschranke in den fetalen Kreislauf ein. NMH: Langanhaltende hohe Spiegel der Antifaktor-Xa-Aktivität, vermutlich durch vermehrte Freisetzung von Glukosaminen mit inhibitorischer Wirkung auf Faktor Xa. Geringere Freisetzung von Plättchenfaktor IV und damit auch Neutralisierung von Heparin.

☆ **Hepaticum medice** (Drg) s. *Obstipation*.

☆ **Hepatitis-A aktive Impfstoff** (Havrix 1440) mit Impfabstand 6–12 Monate bei medizinischem Personal in pädiatrischen und Infektionsabteilungen, Personal in Kindergärten, Kindertagesstätten und Einrichtungen für Behinderte; Kanal- und Klärwerksarbeitern, homosexuell aktiven Männern. Bei Urlaubern der Tropen, Subtropen und südlichen Länder mit schlechten hygienischen Verhältnissen, die noch nicht daran erkrankt waren. Wirkung 14 Tage nach der ersten Impfung für 1 Jahr, voller Impfschutz durch 2. Injektion nach 6–12 Monate mit Wirkung über 10 Jahre. Keine gleichzeitige Gabe von Immunglobulinen mit Hepatitis A-Antikörpern.
KI akute, insbesondere mit Fieber einhergehende Infekte.
UAW Lokalreaktionen, Appetitverlust, Fieber, Kopfschmerzen, Müdigkeit/Abgeschlagenheit, Muskelschmerzen, Unwohlsein. Selten grippeähnliche Symptome, gastrointestinale Irritationen, allergische Reaktionen bis zum Schock. In Einzelfällen entzündliche Erkrankungen des zentralen oder peripheren Nervensystems (Guillain-Barré-Syndrom), Autoimmunerkrankungen wie z.B. idiopathische thrombozytopenische Purpura.

☆ **Hepatitis-B-Impfstoff** (HB-Vax/Engerix B) mit Impfabstand 0–1–6 Monate Kinder im 3. Monat (–10 Jahre) je 0,5 ml, 13. Lebensjahr (> 10 Jahre) je 1 ml, bei Dialyse und Immunsuppression je 2 ml. Auffrischung nach 5 Jahren durch 1 Injektion. Mindestens 6 Wochen vor der Abreise bei längeren Reisen ab 4 Wochen in Epidemiegebiete Osteuropa, Afrika, Südostasien, China, Südamerika, pazifische Inseln, bei Trekking-Touren und engem Kontakt zur Bevölkerung in Entwicklungsländern. Gefährdetes Personal (medizinische Berufe, körperlich und geistig Behinderte, Familienangehörige von Hepatitis-B-Virus-Trägern).
- Indikation außer den Risikogruppen auch für alle Kinder [Jilg W: Gründe für eine generelle Impfung gegen Hepatitis B. DÄB 47/93 (22.11.96) B-2435–8]. Schützt Kinder vor hepatozellulärem Karzinom [Chang M: Universal Hepatitis B Vaccination in Taiwan and the incidence of hepatocellular carcinoma in children. N Engl J Med 336 (1997) 1855–9].
UAW insgesamt 0,0068 %, Thrombozytopenie und Transaminasenerhöhung. Nach Impfung in Einzelfällen falsch positive HIV-Testergebnisse. Myelitis transversa 1/200.000. Polyradikulitis Guillain-Barré 1/10.000).
Wirkung: Schutz nach erfolgreicher Grundimmunisierung 10 Jahre.

☆ **Hepatitis-A- und B-Impfstoff** (Twinrix 1 ml A) Erwachsene und Jugendliche > 16 Jahre mit

Impfabstand 0–1–6 Monate je 1 ml. Auffrischung nach 5 Jahren durch 1 Injektion.
UAW lokale Reaktion. Fieber, Kopfschmerzen, Mattigkeit, Unwohlsein, Übelkeit und Erbrechen. Nach Hepatitis B-Impfung Myelitis transversa 1/200.000 und Polyradikulitis Guillain-Barré 1/10.000).

☆ **Hexacalciumhexanatriumheptacitrathydrat-Komplex** s. Calcium-Natrium-Hydrogencitrat (Acetolyt Granulat).

☆ **Hexakaliumhexanatriumpentacitrat** (Uralyt-U 2,5 g/Messl.) z.B. 3 x 2 Messl. Granulat.
– *Harnsäure- und Cystinsteine* für Urin-Alkalisierung auf pH 6,4–6,8,
– *Porphyria cutanea tarda. Chronisch azidotische Hyperkaliämie.*

☆ **Hexobendin** (Reoxyl) 3 x 2–1 Tbl.
KI Hirndruck.

☆ **L-Histidin** (Histiplus Tbl) 3 x 1 Tbl bei renaler Anämie.
Wirkung: Semiessentielle Aminosäure.

☆ **HMG-CoA-Reduktase-Hemmer – CSE-Hemmer – Statine**: s. zerebrale *Ischämie* und Myokardinfarkt zur Prophylaxe. *Hyperlipoproteinämie.*

☆ **Humanalbumin** (5 % 250 ml, 20 % 50 und 100 ml, in Biseko 250 ml mit Immunglobulinen) El.-HWZ bis 19 d.

☆ **Hydrochlorothiazid** (Esidrix 25 mg, 50 mg mit 5 mg Amilorid (10:1) in Amilorid comp. rat., Moduretik maximal 2 Tbl/d.
Dytide H, Tri-Thiazid, turfa 25 mg mit 50 mg Triamteren (1:2). Betathiazid/Propra-comp. ratio 12,5 mg + 80 mg Propranolol + 25 mg Triamteren. Cibadrex 12,5 mg mit 10 mg Benazeprilhydrochlorid. Renacor 25 mg + 10 mg Enalapril) s. arterielle *Hypertonie.*

☆ **Hydrocodon** (Dicodid 5/10 mg Tbl, 15 mg A) s. *Schmerz.*

☆ **Hydrocortison** (10 mg Tbl, 25 mg A Ficortil) s. Kortison.

☆ **Hydromorphon** (Palladon 4/8/16/24 mg Retardkps, Dilaudid 2 mg/ml A. Dilaudid-Atropin) s. *Schmerz.*

☆ **Hydroxyäthylstärke – ☆HES – ☆Haes in %**, mittleres Molekulargewicht in Tsd./Substitutionsgrad, (ggf. mit Pentoxifyllin) unter Kontrolle von Kreatinin, Dosis individuell der kardialen Belastbarkeit anzupassen! *Volumenmangelschock.*
– Haes 6 % 70/0,5–0,55 (Expafusin, Rheohaes). Schnell spaltbar und niedermolekular mit günstiger Hämorheologie, ohne Beeinflussung des Gerinnungssystems, kumuliert nicht (kürzer anhaltender Volumeneffekt). s. zerebrale *Ischämie.*
– Haes 10 % 130/0,4.
– Haes 3 % 200/0,5 (HAES-steril 3 %).
– Haes 6 % 200/0,5 (HAES-steril 6 %, HAES-steril 6 % kochsalzfrei mit 5 % Glukose).
– Haes 6 % 200/0,62 (Elohäst 6 %). s. *Hirndruck*: Hochsubstituiertes und hypertones Haes mit 7,5 % NaCl, eher ungünstige Hämorheologie.
– Haes 10 % 200/0,5 (HAES-steril 10 %, HAES-steril 10 % kochsalzfrei mit 5 % Glukose), 200/0,5 (Haemofusin 10 %). Schnell spaltbar

Haes mit günstiger Hämorheologie, ohne Beeinflussung des Gerinnungssystems, kumuliert nicht (kürzer anhaltender Volumeneffekt). 500–1000 ml. s. *periphere Fazialisparese. Hörsturz.* s. zerebrale *Ischämie. Ischämische Optikusneuropathie. Ischämische Polyneuropathie – vaskulär bedingte Polyneuropathie. Anaphylaktischer Schock Grad 3. Schwindel –* vertebrobasiläre Insuffizienz, akute kochleovestibuläre Insuffizienz. *Zentralarterienverschluss der Retina. Zentralvenenthrombose der Retina. Subarachnoidalblutung*: Zur Vasospasmustherapie.
– Haes 10 % 200/0,62 (Elohäst 10 %).
– Haes 6 % 450/0,7 (Plasmafusin HES 450, Plasmasteril): Hochmolekular, schwer spaltbar mit lang anhaltendem Volumeneffekt und eher ungünstiger Hämorheologie, beeinflusst das Gerinnungssystem. *Volumenmangelschock*: Haes 6 % 450/0,7 alle 1–2 Tage maximal 1500 (2500) ml/d oder 2 g/kg/d ohne relevante Beeinflussung der Gerinnung, bzw. 20 ml/kg/d.
UAW Blutung (Faktor VIII-Abnahme, Induktion eines von-Willebrand-Jürgens-Syndroms Typ 1): ☆Desmopressin – DDAVP (Minirin parenteral 4 µg/ml A) 3 µg/10 kg in 50–100 ml NaCl 0,9 % über 15–30 min 2–3mal in 12stündigen Abständen.
El.-HWZ 12 h. Haes wird in vivo gespalten, um so langsamer, je höher der Substitutionsgrad und das C2/C6-Hydroxyethylierungsverhältnis sind.
KI Hirndrucksteigerung (Hirnödem), Niereninsuffizienz.
UAW: Allergische Reaktion 1:1 Mio Haes-Speicherung in versch. Geweben.
Blutung: Blutungsstillung unter Haes: Desmopressin – DDAVP (4 µg/ml A) 3 µg/10 kg in 50–100 ml NaCl 0,9 % über 15–30 min 2–3mal in 12stündigen Abständen.
Akute Lumboischialgien unterschiedlicher Intensität [DÄB 92/19 (12.5.95) B-1044].
Potentielle Nephrotoxizität mit Nierenversagen während 20 Jahren in 34 Fällen „nur dann, wenn Kontraindikationen (Kreatininerhöhung) oder Anwendungshinweise (unzureichende Flüssigkeitszufuhr) nicht beachtet werden". Inzidenz 1 : 1 Mio [DÄB 90/49 (10.12.93) B-2454]. Ggf. häufigere Nierentransplantatabstoßung, wenn Nierenspender Haes erhielt.
„HES eignet sich daher nicht für eine längere wiederholte Anwendung! [Arzneimittelkommission, DÄB 90/34–35 (30.8.93) B-1677]". Aussage widersprochen in [DÄB 90/49 (10.12.93) B-2454].
„In zunehmendem Maße beobachten wir das Entstehen eines schweren Pruritus etwa acht Wochen nach einer Infusion von Haes-haltigen Infusionslösungen, der über Monate anhält. ... Histologisch lässt sich die Stärke als PAS-positives Material in dermalen Makrophagen und elektronenmikroskopisch bis zu 19 Monate lang nachweisen [Merk H: Klinik und Diagnostik allergischer Arzneimittelreaktionen der Haut. Bay La Ä Ka 81 (12/90) 158–63]". Speicherung bei hohem Molekulargewicht von 450.000 und Substitutionsgrad von 0,7 wohl höher als bei niedrigem MG. Pruritus durch Antihistaminika nicht beein-

flussbar. Durchschnittliche Dauer 8,8 Wochen [Hautarzt 44 (1993) 713].
Wirkung: Gesteigerte Strömungsgeschwindigkeit der Makro- und Mikrozirkulation (erhöhter Blutverlust bei Verletzungen!). Bei hypervolämischer Hämodilution über den Frank-Sterling-Mechanismus Steigerung der Ventrikelfüllung und damit des Herzminutenvolumens ohne Frequenzerhöhung. Nicht thrombozytenaggregationshemmend.

☆ **Hydroxycarbamid** (Litalir, Syrea 500 mg Tbl) auch in Kombination mit einer Strahlentherapie unter Kontrollen den ersten Monat 2mal wöchentlich, dann 1mal wöchentlich von bb, Krea, Harnsäure und Transaminasen 80 mg/kg jeden 3. Tag oder 20–30 mg/kg/d (anhand des niedrigeren Gewichts, tatsächliches oder Sollgewicht), ggf. einschleichend auf 3 x 500 mg. Abbrechen bei Fortschreiten der Erkrankung unter 4 Wochen Therapie, bei Leukopenie < 2500/µl oder Thrombopenie < 100.000/µl bis zum Erreichen der Normalwerte, bei Auftreten einer Anämie Erythrozytengabe ohne Therapieabbruch.
– *Sichelzellanämie*: Hydroxyharnstoff 1998 in USA von der FDA zugelassen.
– *Bronchial-Karzinom. Chronisch myeloische Leukämie. Melanom. Hirntumoren* – Meningeome.
El.-HWZ 3–4 h.
KI schwere Knochenmarkdepression, Leukopenie< 2500/µl, Thrombopenie < 100.000/µl, schwere Anämie. Knochenmarkmegaloblastose. Ausgeprägte Nierenfunktionsstörungen.
UAW bb Anämie, Leukopenie, Thrombopenie. Gastrointestinale Irritationen. Pseudogrippale Beschwerden mit Fieber und Schüttelfrost. Lungenödem (selten allergische Alveolitis), Übelkeit und Erbrechen (schwach emetogen). Leberenzymanstieg. Niereninsuffizienz. Schleimhautentzündungen in Mund und Rachen. ZNS-Störungen sehr selten wie Kopfschmerzen, Schläfrigkeit, Verwirrtheit.

☆ **Hydroxychloroquin** (Quensyl 200 mg Drg) mit Dosisanpassung bei Leber- oder Niereninsuffizienz nach und unter zweimonatigen bb-Kontrollen und unter dreimonatiger augenärztlicher Überwachung. Bei ersten Anzeichen einer Retinopathie abbrechen. Kinder 5–7 mg/kg, maximal über 6 Monate. 400–600 mg auf 200–400 mg Erhaltungsdosis z.B. über 6–12 Monate.
– *Entzündlich-rheumatische Erkrankungen – rheumatoide Arthritis, systemischer Lupus erythematodes, Malaria*: 400–600 mg auf 200–400 mg Erhaltungsdosis z.B. über 6–12 Monate.
El.-HWZ 52 h.
KI Kleinkinder. Eingeschränkt bei Alkoholabusus.
UAW Wirkungsminderung von Neostigmin und Pyridostigmin. Neuromuskuläre Blockade mit Aminoglykosidantibiotika.

☆ **Hydroxycin – Hydroxyzin** (AH3N, Atarax 25 mg Tbl, 20 mg/10 ml gtt) bei generalisierter Angststörung, Spannungs- und Unruhezustände, Juckreiz durch Urtikaria und Neurodermitis. 6–10 Jahre 1–2 Tbl, > 10 Jahre und Erwachsene 1 1/2–3 Tbl.
El.-HWZ 7–20 h. KI MAO-Hemmer.

UAW zerebrale Krampfanfälle.
Wirkung: Antiallergikum/peripherer Histaminantagonist. Schwaches Anticholinergikum. Anxiolytikum: Wirkt zentral dämpfend. Umstrittenes Medikament, nicht ausreichend in Studien belegt.

☆ **5-Hydroxy-L-tryptophan – Oxitriptan** (Levothym 100 mg Tbl) unter BB-Kontrollen incl. der Eosinophilen je 3 Tage 0–0–100, 100–0–100, 3 x 100 mg bzw. 100–600 mg, nicht mit Serotonin-Wiederaufnahmehemmern. s. *zerebelläre Ataxie und Tremor, tardive Dyskinesie und Myoklonie. Biopterin-Synthese-Defekt* und Dihydropterin-Reduktase-Defekt im Falle einer lebensnotwendigen Substitution.
El.-HWZ 6 h.
KI Hedinger-Syndrom (Hyperserotonismus), Myalgie und Myositis auf immunologischer Grundlage bzw. systemisch-entzündliche Erkrankungen des Bindegewebes. [Frühere UAW Eosinophilie-Myalgie-Syndrom durch Verunreinigung mit einem nicht mehr eingesetzten Adjuvans mit starker Vermehrung der Eosinophilen, Atembeschwerden und Fieber, Hautverfärbung und Hautverhärtung (Sklerodermie)].
Wirkung: 5-Hydroxy-Tryptamin-Präkursor – 5-HT-Präkursor. Keine klinischen Studien zur Wirksamkeit bei Depression. Wirkung durch Clomipramin potenziert. s. L-Tryptophan.

☆ **Hymecromon** (Cholspasmin forte 400 mg Tbl, 200 mg A) bei Cholestase (Cholangitis, Cholezystitis) 2–3 x 1–2 A langsam i.v. oder in 100 ml NaCl, nicht mit anderen Mitteln, durch Katheter vorher und nachher NaCl. 3 x 1 Tbl, bei dünnem Stuhl 2 x 1 Tbl.
El.-HWZ 1 h. KI mechanischer Gallengangsverschluss, entzündliche Darmerkrankungen.
UAW allergische Reaktionen bis zum anaphylaktischen Schock. Schwindel, Übelkeit. Bei zu schneller Injektion für wenige Minuten Blutdruckabfall. Bei längerer Gabe Durchfälle.
Wirkung durch Metoclopramid und Morphin abgeschwächt. Spasmolytischer Effekt 5–10 min nach i.v.-Gabe.

☆ **Hyoscinbutylbromid** (Scopolamin 0,3/0,5/ 1 mg A) s. *Alkoholismus* – Therapie des Alkoholdelirs.

☆ **Hyoscyamin** (Olren N 0,2 mg Tbl, 0,4 mg/ 30 gtt) s. *Harnblasenentleerungsstörung*.

☆ **Hypericin** s. Johanniskraut.

I

☆ **Ibandronsäure – Ibandronat** (Bondronat 1/2 mg A). *Tumormetastasen*: Alle 4 Wochen 2–4 mg in 500 ml NaCl über 2 h i.v..
El.-HWZ 10–16 h. Wirkung: Biphosphonat. Kalziumspiegelsenkung binnen 2 Tagen.

☆ **Ibuprofen** (200/400/800 mg Tbl. Brufen. Imbun) s. *Schmerz*.

☆ **ICAM-1-Antikörper** (ICAM-1 = intracellular adhesion molecules- intrazelluläre Adhäsionsmoleküle).
– *Encephalomyelitis disseminata – Multiple Sklerose* (?): ICAM und ihre Liganden (LEA = lymphocyte-function antigen) sind

wesentlich daran beteiligt, aktivierten T-Zellen den Durchtritt durch die Blut-Hirn-Schranke zu ermöglichen.

– Zerebrale *Ischämie*.

☆ **Idarubicin** (Zavedos 5/10/25 mg Kps, 5/10 mg A). *Akute myeloische Leukämien*: (In Kombination mit z.B. Cytarabin) 3 Tage 12 mg/m² oder 5 Tage 8 mg/m² (auch als Monosubstanz).

– *Plasmozytom*: Z-Dex-Schema Idarubicin 10 mg/m² p.o. an Tag 1–4. Dexamethason 40 mg p.o. an Tag 1–4 und nur im 1. Kurs an Tag 8–11, 15–18. Wiederholung ab Tag 22 [Cook, Br J Haematol 93 (1996) 931]. El.-HWZ 11–25, Metaboliten 41–69 h. Schlecht liquorgängig, 1–2 % des Serumspiegels werden erreicht. KI hämorrhagische Diathesen, Herzinfarkt, Stomatitis. UAW bullöse Exantheme. Fieber/Schüttelfrost. Ösophagitis, gastrointestinale Perforation, Kolitis. Rotfärbung des Urins.

☆ **Ifosfamid** (Holoxan 0,2/0,5/1/2 g A, IFO-cell 1/2 g Fl) nach Ausschluss einer Harnwegsobstruktion unter bb- und Nierenwert- und Urinstatus-Kontrollen, sorgfältiger Mundpflege, mit 20 % Mesna (Uromitexan 200/ 400 mg A) nach 0, 4 und 8 Stunden unter ausreichender Diurese, mit Antiemetika, nicht mit Verapamil. Bei hämorrhagischer Zystitis absetzen.

– *Bronchial-Karzinom, Endometrium-Karzinom, Hodentumoren, Hypernephrom, maligne Lymphome, Mamma-Karzinom, Ovarial-Karzinom, Pankreas-Karzinom*.

– *Zervix-Karzinom*: Alle 3 Wochen 3 Tage 2,5 g/m² mit 300 mg/m² Carboplatin oder an 5 folgenden Tagen 50–60 mg/kg i.v. (2–2,4 g/m²). El.-HWZ 6–8 h, toxischer Metabolit Chloroazetaldehyd fällt in 100fach höherer Konzentration an als beim Cyclophosphamid. Gut liquorgängig, > 30 % des Serumspiegels werden erreicht. KI akute hämorrhagische Zystitis. UAW verstärkt durch Cisplatin. bb Panzytopenie. Übelkeit und Erbrechen (mittelgradig emetogen). Nierenfunktionsstörung, bei Kindern bis zum renalen Fanconi-Syndrom. 12 % ZNS-Toxizität bzw. Enzephalopathie mit Somnolenz bis zum Koma, Desorientiertheit, Psychosen, Unruhe, Verwirrtheit, zerebralen Krampfanfällen. Enzephalopathie-Risiko erhöht bei Nierenfunktionsstörungen, erniedrigtem Serumalbumin, zu schnellen Infusionszeiten. Kasuistik beim Zervix-Karzinom: Im 3. Zyklus passagere psychische Symptomatik mit Antriebsverminderung, phasenweiser Sprachhemmung, dann Agitation und optischen Halluzinationen, schwerer EEG-Allgemeinveränderung mit Einlagerung steiler generalisierter Transienten, sekundär Panzytopenie [Seddigh S: Ifosfamidinduzierte Enzephalopathie. Akt Neurol 20 (1993) 214–5]. Wirkung: Oxazaphosphorin, alkylierendes Zytostatikum. Wirkung wird durch Verapamil erhöht!

☆ **IGF – rhIGF-1 – recombinant human insulinlike growth factor** (Myotrophin) 0,1 mg/kg. s. amyotrophe *Lateralsklerose*. Wirkung: Wird im Gehirn synthetisiert, ist an der fetalen Gehirnentwicklung beteiligt.

☆ **Iloprost** (Ilomedin 50 µg/0,5 ml A) s. bei fortgeschrittener *Thrombangitis obliterans*.

☆ **Imipenem** (Zienam 250/500 mg A in NaCl 0,9 % mit Cilastatin = ein Enzyminhibitor der renalen Dehydropeptidasen) s. *Antibiotika-Therapie*.

☆ **Imipramin** (trizyklisch 10/25/50 mg Tbl, 25 mg/2 ml A. Tofranil) s. *Depression*, Ruhigstellen der Harnblase.

– *Generalisierte Angsterkrankung*: Mittel der Wahl neben Buspiron. Ausreichend hohe Dosis von etwa 150 mg erforderlich, nachgewiesene Langzeitwirksamkeit [Volz H: Generalisierte Angsterkrankungen. Psychopharmakother 1/4 (1994) 101–6].

– *Manisch-depressive Psychose*: Zur Phasenprophylaxe der Depression gleich effektiv wie Lithium, insgesamt aber kein Vorteil der Kombination gegenüber einer Lithiummonotherapie.

– *Hypersomnie*: 3 x 25 mg gegen die Kataplexie.

– *Panikstörung* mit oder ohne Agoraphobie: 150–250 mg/d mit antipanischer Wirkung nach 3–5 und antiphobischer Wirkung nach 12 Wochen in 70 %. El.-HWZ 7–26 h. KI/UAW Herzrhythmusstörungen, Hypotonie, Ödeme, Schwitzen s. Antidepressiva. Wirkung: Reduziert die neuronale Aktivität im Locus coeruleus.

☆ **Immunglobuline – ☆7S-IgG-Immunglobuline – IVIG** (Alphaglobin 5 % Lsg 10/50/100/ 200 ml. Gammagard S/D 0,5/2,5/5/10 g Fl auf 5–10 % 2–8 ml/kg/h. Gammonativ 2,5/5 g Fl. Intraglobin F 5 % Lsg 10/20/50/100/200 ml. Intrimun 1/2,5/5/10 g Fl. Octagam 5 % Lsg 20/50/100/ 200 ml. Polyglobin N 5 % Lsg 10/50/100/ 200 ml. Sandoglobulin 0,5/1/3/ 6/10 g. Venimmun N 0,5/2,5/5/10 g) hochdosiert 5 Tage 0,4 g/kg/d, maximal 30 g oder 1–2 g/kg an 2 Tagen mit anschließend 90-tägiger Pause parenteral applizierbarer Viruslebendimpfstoffe. Bei der Applikation initial niedrige Flussrate beachten!

– *Indikationen*: Kongenitale Agammaglobulinämie, erworbene Hypogammaglobulinämie und andere primäre Immunmangelsyndrome wie CVID, schwere kombinierte Immunmangelkrankheiten, Wiskott-Aldrich-Syndrom zur Antikörpersubstitution sowie während einer immunsuppressiven Therapie zur Infektionsprophylaxe. AIDS. Autoimmune Neutropenie – Autoimmunneutropenie und autoimmunhämolytische Anämie (AIHA). Antiphospholipid-Syndrom – habitueller Abort, schwere juvenile chronische Arthritis, Colitis ulcerosa und M. Crohn. s. Encephalomyelitis disseminata, Rasmussen-Enzephalitis, akute disseminierte Enzephalomyelitis, Herpes zoster – Postzosterische Neuralgie. Sekundäre Immunmangelsyndrome wie chronisch lymphatische Leukämie, multiples Myelom, Immunozytom zur Antikörper-Substitution und Senkung des Infektionsrisikos. Infektionen, Kawasaki-Syndrom, Lambert-Eaton-Syndrom, Myasthenia gravis. Nekrotisierende Myopathie. Einschlusskörper-Myositis. Okuläre Myositis. Paraneoplastische

Syndrome. Parvovirus B19-Infektion bei chronisch-persistierenden Formen. Pemphigus vulgaris. Polyarteriitis rheumatica. Polymyositis – Dermatomyositis therapierefraktär.
Polyneuropathien: Critical-illness-Polyneuropathie. Vaskulitis-bedingte und Immun-Neuropathien. Multifokale motorische Neuropathie (MMN) mit Leitungsblock. Paraproteinämische Polyneuropathie – Monoklonale Gammopathie unklarer Bedeutung MAG-Ak-negativ. Idiopathische Polyradikulitis Guillain-Barré. Chronisch inflammatorische demyelinisierende Polyneuritis (CIDP).
Posttransfusionspurpura. Idiopathische thrombotisch-thrombozytopenische Purpura Moschkowitz und Idiopathische thrombozytopenische Purpura (ITP) – Autoimmunthrombozytopenie. Stiff man-Syndrom. Transplantation – allogene Knochenmarktransplantation. M. Wegener und andere primäre Vaskulitiden.
El.-HWZ 21 Tage.
KI selektiver IgA-Mangel, IgA-Antikörper (Gammonativ ist durch ein neues Verfahren virusinaktiviert, auch bei IgA-Mangel einsetzbar). Keine Kontraindikation für die Anwendung in der Schwangerschaft.
UAW (z.B. durch Immunkomplex-Bildung) dosisabhängig, besonders bei Überdosis > 1 g/kg/d. Auch unter 0,4 g/kg/d etwa 30 % unspezifische Nebenwirkungen meist binnen 10 min nach Applikationsbeginn: bb hämolytische Anämie, Leukopenie, Neutropenie. Anaphylaktische Reaktion, Appetitminderung, Immunkomplexarthritis. Dyspnoe und Engegefühl in Bereich der Brust, Gerinnungsstörungen, Hautrötung, Hepatitis (milde), Juckreiz, Kopfschmerzen (26 %) [BrannaganT: Complications of intravenous immune globulin treatment in neurologic disease. Neurology 47 (1996) 674–7], Myalgien, Proteinurie, Rigor, Schüttelfrost, Schwindel, Tachykardie, Thromboembolien, Übelkeit und Zyanose.
Aseptische Meningitis: Fallbericht bei 62-jähriger Patientin mit chronischer Polyradikulitis und zweimal Entwicklung jeweils nach 5 Tagen 0,4 g/kg Therapie von Kopfschmerzen, Meningismus, Liquorpleozytose mit Eiweißerhöhung [Vera-Ramirez M. Neurology 42 (1992) 1636].
Bei älteren Patienten unerwarteter zerebraler Insult, Herzinfarkt und akutes Nierenversagen (erhöhte Serumviskosität).
Besonders bei Patienten mit IgA-Mangel (s. KI) oder stark erniedrigtem IgG Unverträglichkeitserscheinungen:
Bei subjektiven Beschwerden wie Nausea oder Rückenschmerzen Infusionsstop. Bei Hauterscheinungen wie Flush oder Urtikaria Antihistaminika. Bei Tachykardie oder RR-Abfall (Hypotonie) < 90 systolisch Kortikosteroide, z.B. 100 mg Prednisolon.
Wirkmechanismus, physiologischer:
1. Abwehrfunktion gegen fremdes (! Autoimmunerkrankung gegen körpereigenes!) Antigen (anti-idiotyp. Ak.) im variablen Fab-Fragment lokalisiert.
2. Immunregulatorische/-suppressive Blockade von Fc-Rezeptoren (Makrophagen, B-Zellen) durch das intakte Fc-Fragment, d.h. den konstanten Anteil des (kompletten = 7 S) Immunglobulinmoleküls,

☆ **Immunglobuline** (IgM-angereichertes IVIG Pentaglobin 5 % Lsg 10/20/50/100 ml) Sepsis in der Frühphase, Früh- und Neugeborenensepsis, bakterielle Meningitis, bakterielle Infektionen bei gleichzeitiger Gabe von Antibiotika, Immunglobulinsubstitution bei stark immunsupprimierten Patienten und schweren Antikörpermangelsyndromen:
Neugeborene und Säuglinge 1,7 ml/kg/h, Kinder und Erwachsene 0,4 mg/kg/h auf insgesamt 5 ml/kg an 3 Tagen.
El.-HWZ 21 d.
UAW allergische Reaktionen, Erbrechen, Fieber, Schüttelfrost, Kopfschmerzen, (bis zu einigen Tagen nach der Infusion) Zeichen einer aseptischen Meningitis besonders bei Migräne-Patienten.

☆ **Immunglobuline** (IgG-haltige Plasmaersatz-Lsg Biseko 20/50/250/500 ml). El.-HWZ 21 d.

☆ **Indinavir – IDV** (Crixivan 200/400 mg Tbl) s. *AIDS*.

☆ **Indometacin – Indometazin** (50 mg Kps/ 100 mg Supp Amuno. Indomet rat) 3 x 25–50 mg, maximal 200 mg.
– *M. Alzheimer*: Erste positive Effekte durch Studien zu belegen. Cyclooxygenase-2- (COX-2) -Hemmer ggf. günstiger.
– *Heterotope Ossifikationen – paraartikuläre Ossifikationen*.
El.-HWZ 5–10 h, Ausscheidg. durch Probenecid verzögert.
KI/UAW s. Antirheumatika, 30 % gastrointestinale Irritationen, Retinaschäden (wie Chloroquin/Resochin).
Cave Leberzirrhose wegen dabei antidiuretischer und antinatriuretischer Wirkung [Wong F: Indometacin-Induced Renal Dysfunction in Patients With Well-Compensated Cirrhosis. Gastroent. 104 (1993) 869–76].
Wirkung s. Antirheumatika.

☆ **Influenza** s. Grippe-Impfstoff.

☆ **INH** s. Isoniazid.

☆ **Insulin** s. *Diabetes mellitus*.

☆ **Insulin-Sensitizer – Glitazone** s. *Diabetes mellitus*.

☆ **Interferon alpha** – IFN-α (cellferon 5 Mio E A), **Interferon alpha-2a** (Roferon-A3 3 Mio, A4,5, A9, A18 Mio A), **Interferon alpha-2b** (Intron A 1/3/5/10/ 30 Mio A) s. *malignes Melanom*, subakut sklerosierende *Panenzephalitis*.
– *Chronisch aktive Hepatitis B und C*: Nach Ausschluss einer autoimmunen Hepatitis wegen Verschlechterung!
Bei Patienten > 18 Jahre mit Merkmalen für eine Virusvermehrung wie HBeAg oder HBV-DNS, HBV-DNS-Polymerase
Roferon 2,5–5 Mio/m² 3 x wöchentliche Gabe über 4–6 Monate oder Intron A 2,5–5 Mio IE/ m² 3mal wöchentlich abends s.c., bei weiterer aktiver Virusreplikation nach einem Monat Dosiserhöhung.
Chronisch aktive Non-A-Non-B-Hepatitis: Intron A 3 Mio IE/m² 3mal wöchentlich abends s.c.

Bei signifikantem Prozentsatz der Hepatitis B bzw. bei Hepatitis C geringer wirksam, aber mehr Therapieversager als Responder.

– *Chronische Hepatitis D*: Hohe Dosierung erforderlich. Unter 3 x wöchentlich 9 Mio IE war bei 10 von 14 Patienten (71 %, unter 3 x wöchentlich 3 Mio IE nur in 3/14 bzw. 21 %) die HDV-RNS im Serum nicht mehr nachweisbar, die Alanin-Aminotransferasespiegel normalisierten sich. Nach Absetzen erneut Vermehrung der Hepatitisviren [Farci P: N Engl J Med 330 (1994) 88–94. Di Bisceglie A: N Engl J Med 330 (1994) 137–8].

– *Condyloma accuminata*: cellferon.

– *Haarzell-Leukämie*: cellferon 1,2 Mio E/m² 5mal wöchentlich auf Erhaltungsdosis 3mal wöchentlich i.m., ggf. unter Überwachung weiter reduzieren. Roferon anfangs 3 Mio/d über 16–24 Wochen ggf. auf 3 x wöchentliche Gabe entsprechend der Erhaltungsdosis.
Intron A 2 Mio IE/m² 3mal wöchentlich abends s.c.

– *Kaposi-Sarkom* bei AIDS ohne vorangegangene oder bestehende opportunistische Infektion: Roferon.
Intron A 10–30 Mio IE/m² 3–5mal wöchentlich abends s.c. oder i.m., Dosis noch nicht genau bekannt.

– *Karzinoid* (Intron A zugelassen).

– *Chronische myeloische Leukämie* (CML) Philadelphia-Chromosom-positiv: Tag 1–3 Roferon 3 Mio/d, Tag 4–6 6 Mio/d, Tag 7–84 9 Mio/d. Behandlung über 8–12 Wochen, bevor über Fortsetzung (in 60 % hämatologische Remission) oder Behandlungsabbruch entschieden wird. Beste zytogenetische Response bei Hochdosis 5 Mio/m²/d (italienische Gruppe 50 Mio/Woche) mit 26 % Philadelphia-Chromosom-negativem Ergebnis.

– *Kutanes T-Zell-Lymphom*, fortgeschritten und therapierefraktär, Tag 1–3 Roferon 3 Mio/d, Tag 4–6 9 Mio/d, Tag 7–84 18 Mio/d, Erhaltungsdosis in der höchsten verträglichen Dosis bis 18 Mio 3 x wöchentlich, ca. 60 % Remission.

– *Non-Hodgkin-Lymphome* zentroblastisch-zentrozytisch hoher Tumormassen bzw. follikulär („working formulation") zur Remissionserhaltung in Verbindung mit geeigneten CHOP-ähnlichen Kombinationsinduktions-Chemotherapien:
Hohe Tumormassen („high tumor burden") sind regelmäßig in den Stadien III-IV (Ann Arbor) sowie beim Vorliegen einer B-Symptomatik anzunehmen. Intron A 5 Mio IE/m² 3mal wöchentlich abends s.c. Bei schwerwiegenden UAW Dosisreduktion auf 50 %.

– *Osteomyelofibrose. Plasmozytom* (Intron A zugelassen). *Essentielle Thrombozythämie. Papillomavirusinduzierte Warzen.*

– *Zervix-Karzinom*: Ggf. zur Strahlentherapie adjuvant mit Isotretinoin.
El.-HWZ 3,6–7,3 h.
KI < 18 Jahre. Autoimmunerkrankungen. Epilepsie, schwere Herzerkrankung, vorausgegangene Immunsuppressiva-Therapie außer Kortikoiden, ZNS-Erkrankung. KI relativ Psoriasis.
UAW bb-Veränderungen (vorübergehende primäre Leukopenie in 30–50 %: Mäßige Lymphopenie, geringgradige Neutropenie. Anämie, Thrombozytopenie). Anorexie, Asthenie, Diabetes-Manifestation bzw. Insulinbedarfserhöhung. Erhöhte Leberenzyme, grippeähnliche Beschwerden/allgemeines Krankheitsgefühl (Fieber, Hyperhidrose, vermehrte Ermüdbarkeit, Kopfschmerzen, Myalgien, Schüttelfrost), Hyperurikämie, Magen-Darm-Beschwerden, Schmerzen und Rötung an der Injektionsstelle, Übelkeit und Erbrechen.
Auslösung, Rezidiv oder Verschlechterung von Autoimmunerkrankungen: Z.B. Encephalomyelitis disseminata, Myasthenia gravis [Palmisani M: Myasthenia gravis after interferon alpha-Therapy. Euromyasthenia IV, Versailles (1994)].
Nervensystem: Benommenheit, Depression, zerebrale Anfälle, vorübergehende Impotenz, Juckreiz, Koma, Schlafstörungen, Schwindel, Sehstörungen, Tremor, Verwirrtheit (Psychosen). Dysästhesien, Neuropathie.
Bei intraventrikulärer Applikation aseptische Meningitis.
Wirkung: Zytokin, Immunstimulator, Zytostatikum mit antiproliferativer Wirkung.
cellferon = Human-Interferon aus Leukozyten.
Roferon und Intron A = Gentechnisch hergestelltes Interferon aus E. coli K 12.
Mit Interleukin-2 synergistisch (beim malignen Melanom).

☆ **Interferon beta-1** s. *Encephalomyelitis disseminata – Multiple Sklerose.*

☆ **Interferon beta – Fibroblasten-IFN-β** s. Encephalomyelitis disseminata – Multiple Sklerose, schwere virusbedingte Erkrankungen, Herpes zoster generalisatus, Varizellen bei Immunsupprimierten, virale Innenohrinfekte mit Hörverlust, Röteln-Myelitis, undifferenziertes Nasopharynx-Karzinom.

☆ **Interferon Gamma – IFN-γ** (Polyferon 20/50 μg A)
– *Rheumatoide Arthritis* mit klinischer Aktivität und ungenügendem Ansprechen auf NSAR 50 μg 3 Wochen je an 5 Tagen, dann 3 Wochen je an 3 Tagen, 3 Wochen je an 2 Tagen, 3 Wochen je an 1 Tag, danach Therapiepause.
– Ggf. bei *septischer oder chronischer Granulomatose.*
El.-HWZ 1,5 h.
KI Autoimmunerkrankungen.
Wirkung: Pro-inflammatorisches Zytokin. Human-Interferon aus Leukozyten. Immunstimulator.

☆ **Interferon Gamma-1b** (Imukin A): *Chronische Granulomatose, Rheuma*: 50μg/m² bei KOF > 0,5 m², sonst 1,5 μg/kg.
El.-HWZ 7 h. Wirkung: Gentechnisch hergestelltes Interferon aus E. coli. Immunstimulator.

☆ **Interleukin-1 – IL-1**: Reduziert die durch Chondrozyten vermittelte Bildung von Gewebematrixbestandteilen (Kollagen Typ II und Proteoglykane), verstärkt den Matrixabbau und ist wohl das wichtigste Zytokin der Knorpelpathologie. Aceclofenac senkt die Interleukin-1β-Produktion durch Monozyten.
Wirkung: Anti-inflammatorisches Zytokin. Hemmt bei Infekt die überschießende Freiset-

zung der Tumor-Nekrose-Faktors und damit die Immunantwort der Hyper-Inflammation. Bei Sepsis und septischem Schock bisher keine verbesserten Überlebensraten.

☆ **Interleukin-1β – IL-1β.**
Wirkung: Pro-inflammatorisches Zytokin.

☆ **Interleukin-2 – IL-2** – Aldesleukin (Proleukin A 18 Mio IE): *AIDS. Malignes Melanom* mit Interferon alpha. *Metastasierendes Nieren-Karzinom* (zur T-Zellaktivierung).
El.-HWZ 85 min.
UAW (exfoliative) Dermatitis, Erythem, Haarausfall/Alopezie, Ödem, Pruritus, Vitiligo. Wirkung: Pro-inflammatorisches Zytokin. Stimuliert u.a. die Synthese und Aktivität von T- und B-Lymphozyten. Gentechnisch aus E. coli K 12.

☆ **Interleukin-3 – IL-3.**
Wirkung: Fördert das Wachstum gemischter Kolonien, die zusätzlich rote Vorläufer und Megakaryozyten enthalten können.

☆ **Interleukin-4 – IL-4:** *Encephalomyelitis disseminata – Multiple Sklerose* (?): Fängt ggf. TNF-α ab. Wirkung: Anti-inflammatorisches Zytokin.

☆ **Interleukin-6 – IL-6:** s. *Meningitis* – Labor. Pleiotropes Zytokin, Molekulargewicht 26 kD. Entzündungsmarker, bei traumatischen Reaktionen beteiligt. Gesteigerte Synthese bei M. Alzheimer. Synthesehemmung durch Östrogene? Entzündungskaskade bei Encephalomyelitis disseminata. Entfernung bei der Liquorfiltration. Wirkt proinflammatorisch.

☆ **Interleukin-10 – IL-10:** *Chronisch entzündliche Darmerkrankungen? Encephalomyelitis disseminata – Multiple Sklerose?*
– s. *Meningitis* – Labor.
Wirkung: Anti-inflammatorisches, „immunsuppressives" Zytokin. Hemmt die Expression und Produktion proinflammatorischer Zytokine wie TNF-α und IL-1β. Die Freisetzung aus Monozyten wird über eine Bindung von Adrenalin und Noradrenalin (die bei z.B. Schädel-Hirn-Trauma massiv ausgeschüttet werden) an den Betarezeptor vermittelt (im Rattenmodell wird der IL-10-Anstieg durch Propranolol verhindert. Auslösung einer in den ersten Wochen nach Schädel-Hirn-Trauma auftretenden Immunschwäche durch IL-10-Ausschüttung bedingt?).

☆ **Interleukin-11 – IL-11.** *Chronisch entzündliche Darmerkrankungen?*
– *Thrombopenie unter Chemotherapie* (zugelassen in USA) 50 μg/kg über 10 Tage: Von 77 mit Cyclophospamid und Doxorubicin behandelten Mamma-Karzinom-Patientinnen sanken bei 13/40 (32 %), unter Plazebo bei 59 % die Thrombozyten unter 20.000/μl.
UAW Dyspnoe, Ödeme, Tachykardie.

☆ **Interleukin-12 – IL-12.** Wirkung: Pro-inflammatorisches Zytokin.

☆ **Ipratropiumbromid** (Itrop 10 mg Tbl, 1 ml A, Atrovent 0,02 mg Dosieraerosol, in Berodual Dosieraerosol) 2–3 x 5–20 mg.
El.-HWZ 2–4 h.
KI (keine KI bei lebensbedrohlichen Zuständen) Glaukom, Restharnbildung, mechanische Magen-Darm-Kanal-Stenosen.

UAW bei Überdosierung ggf. AV-Block, s. M. Parkinson-Anticholinergika, Akkomodationsstörungen, Hautrötung, Miktionsbeschwerden, Mundtrockenheit, Mydriasis über 4–6 Tage auf 1 mg, Tachykardie, Wärmestau.

☆ **Irbesartan** (Aprovel 150 mg Tbl, Karvea 75/150/300 mg Tbl) s. arterielle *Hypertonie*.

☆ **Isoniazid** (☆INH, Isozid 0,5/1 g Lsg, Neoteben 200 mg Tbl, 0,5 g A, Tebesium S 100/250 mg Lösung. Isozid-comp. 300 mg mit 60 mg Pyridoxin und 30 μg Cyanocobalamin. In Rifater 50 mg mit 120 mg Rifampicin und 300 mg Pyrazinamid. In Rifinah 150 mg mit 300 mg Rifampicin) s. *Antibiotika-Therapie* – Tuberkulostatika bzw. Mykobakterien-geeignete Chemotherapeutika. s. Tuberkulose, Meningitis tuberculosa – Tuberkulom, Hyperkinesien, Chorea Huntington. Tardive Dyskinesien.

☆ **Irinotecan** (Campto 40/100 mg A) bei *kolorektalem Karzinom* nach Versagen der Fluorouracil-Therapie: 350 mg/m^2 als 90minütige Infusion alle 3 Wochen.
El.-HWZ 14 h.
UAW bb Neutropenie, starke Diarrhoe.
Wirkung: Topoisomerase I-Hemmer.

☆ **Isosorbiddinitrat** (ISDN 5/20 mg Tbl, retard 20/40/60 mg Tbl Iso Mack. Isoket. Maycor. 10 mg A, 100 mg Fl)
– *Koronare Herzerkrankung – Angina pectoris – Myokardinfarkt*: Symptomatisch zur Anfallskupierung 2 x 20 oder 1 x 40–80 mg/d, Isoket Spray 1–3 Hub à 1,25 mg oder 5–15 mg Isoket bzw. 5 mg Isoket alle 1–2 h. Beginn i.v. 3 mg/h auf 2–7 mg/h.
– *Hypertonie*: Bei hohen morgendlichen Werten ggf. abendliche Depotgabe. *Lungenödem*.
– *Chronische Analfissur*: Isosorbiddinitratsalbe mit 10 mg, über 6–12 Wochen 5mal täglich aufgetragen, bei 34 Patienten mit 88 % Abheilung. Signifikante Zunahme des anodermalen Blutflusses und Abnahme des Sphinkterdrucks [Schouten W: Pathophysiological aspects and clinical outcome of intra-anal application of isosorbide dinitrate in patients with chronic anal fissure. Gut 39 (1996) 465–9].
El.-HWZ 0,5–0,7, Met. 2–3 bzw. 5 h.
KI/UAW/Wirkung s. Nitrate.

☆ **Isosorbidmononitrat** (ISMN. Coleb-Duriles. Corangin 20/40 ret/60 mg ret. Elentan, Ismo 20/40 mg retard Drg, Mono Mack 20/40 mg, Depot 100 mg Tbl)
– *Koronare Herzerkrankung – Angina pectoris*: 2 x 20 mg morgens und mittags oder 1 x 40–100 mg/d. Nicht zur Anfallskupierung geeignet. Keine Wirkung von initial 2 x 30 mg auf 60 mg Einzeldosis über 28 d auf die 5-Wochen-Mortalität bei Herzinfarkt [ISIS-4 – International Study of Infarct Survival. Lancet 345 (1995) 669–85].
– *Hypertonie*: Bei hohen morgendlichen Werten ggf. abendliche Depotgabe.
El.-HWZ 5 h, kein First-pass-Effekt.
KI/UAW/ Wirkung s. Nitrate.

☆ **Isotretinoin** (Roaccutan 2,5/5/10 mg Tbl) zur Therapie schwerster therapieresistenter *Akne*.
– *Zervix-Karzinom*: Ggf. zur Strahlentherapie adjuvant mit α-Interferon.
El.-HWZ 10–20 h. KI Depression.

UAW falsch positive HIV-Testergebnisse. Depression bzw. Psychosen [Josephson D: Acne drug is linked to severe depression. Brit Med J 316 (1998) 723]. Erythema nodosum (2 x), nekrotisierende Immunkomplex-Vaskulitiden, Teratogenität [DÄB 91/14 (8.4.94) B-749]. Wirkung: Vitamin-A-Säure.

☆ **Isradipin** (Lomir 2,5 mg Tbl) s. arterielle *Hypertonie*.

☆ **Itraconazol** (Sempera/Siros 100 mg Tbl) s. *Antibiotika-Therapie* – Antimykotika und Antiprotozoika.

J

☆ **Polyvidon-Jod – PVP-Jod** (Betaisodona Salbe. Lsg) in Konzentrationen von 0,1–0,5 % bei Einwirkzeiten von 1–5 min zur Verhinderung der horizontalen Ausbreitung von Bakterien, auch gegen hochresistente gram-positive Keime wie Methicillin-resistente Staphylococcus aureus (MRSA)- und Enterococcus faecium-Stämme (bakterizid). Wirkung: Haut- und Schleimhaut-Antiseptikum.

☆ **Jodid** (100/200 µg Tbl) *Gesunde und Prophylaxe*: Empfohlene tägliche Jodzufuhr Kleinkinder ab 1. bis 10. Lebensjahr 100, Kinder 150, Jugendliche und Erwachsene (optimales Jodangebot) 180–200, > 50 Jahre 180, Schwangere 230 und Stillende 260 (150–250) µg/d oder 1,5 mg/Woche (wegen gesteigerter Jodclearance, Hämodilution, TBG-Zunahme und mütterlichen Jodverlusten an den Feten). In Seefisch, Innereien, Milch, Eiern, jodiertem Speisesalz. Bei Jodid-Mangel klinisch Kretinismus, Hypothyreose, Struma.

– *Diffuse Jodmangel-Struma*: Kinder < 10 Jahre 100 (-200) µg Jodid,
> 10–40 Jahre 300–500 µg oder 75–150 µg Levothyroxin oder individuelle Kombination, mit Volumenreduktion von 30 %,
> 40 Jahre zuerst Szintigraphie z.A. einer Autonomie (besonders bei Knoten).
Organisch gebundenes Jod ist geringer bioverfügbar als Jodid.
UAW jodinduzierte Hyperthyreose (z.B. bei bestehender Autonomie der Schilddrüse: Euthyreote Struma mit vermindertem TSH). Wirkung von 400 µg/d entsprechend 150 µg Levothyroxin, aber nach Absetzen von Levothyroxin kürzerer Therapieeffekt. Sowohl die Expression der Wachstumsfaktoren als auch deren Wirkung wird durch spezifische Jodverbindungen (Jodlipide) gehemmt, die in den Thyreozyten bei ausreichender Jodversorgung gebildet werden.

♣ *Vorbeugung*
Dass es nicht komme erst zum Knaxe,
erfand der Arzt die Prophylaxe.
Doch lieber beugt der Mensch, der Tor,
sich vor der Krankheit, als ihr vor.
[Eugen Roth]

☆ **Johanniskraut** – Hypericin – Hyperici herba (Jarsin 300 entspr. 0,9 mg, Esbericum forte/Remotiv 250 mg Joh. entspr. 0,5 mg, Neuroplant forte 112–128 mg Joh. entspr. 0,5 mg Hypericin Tbl) s. *Depression*.

– *Psychovegetative Störungen*, depressive Verstimmungszustände, Angst und nervöse Unruhe: 2 x 300 mg.

– *Maligne Gliome*: 0,3 mg/kg/d. Gute Wirksamkeit bei menschlichen Gliomzellen [Weller M, Tübingen: Apoptose maligner Gliomzellen nach Behandlung mit licht-aktiviertem Hypericin. Poster (9/96) Göttingen]. Hemmt die Protein-Kinase C (PKC).
KI keine. UAW Photosensibilisierung.
Wirkung: MAO-B-Hemmung. Phototoxisch. Umstrittenes Medikament (Depression ohne Krankheitswert), nicht ausreichend in Studien belegt.

K

☆ **Kalium** (1 mmol = 1 mval. 13,4 mmol KCl Kalinor retard Kps, 40 mmol Brause-Tbl $KHCO_3$. Tromcardin forte 78,2 mg/2 mmol mit Magnesium 24,3 mg/1 mmol Tbl. 14,9 % KCl 10 ml A mit 20 mmol. K^+ nicht in Glukose geben) 0,7–1 mmol/kg/d täglicher Bedarf. Pro Gramm Eiweißaufbau werden 0,7 g K^+ gebunden. Bei Alkalose KCl, bei Azidose $KHCO_3$. s. *Bartter-Syndrom*, familiäre hypokaliämische periodische *Lähmung*, zerebrale *Ischämie*, hyperglykämisches *Koma*.

☆ **Kaliumcancreonat** – Spironolacton (25/50/ 100 mg Tbl Aldactone, Osyrol. Kalium-Cancreonat 200 mg A) unter Elektrolyt- und Kreatinin-Kontrollen. s. arterielle *Hypertonie* (Aldactone 50-Saltucin mit 5 mg Thiobutazid. Osyrol 50-Lasix/Spiro comp. ratio und Osyrol 100-Lasix Tbl mit je 20 mg Furosemid) unter Elektrolyt- und Kreatinin-Kontrollen 200 mg auf 100 mg/d i.v., maximal 800 mg/d, als Dauertherapie 50–200 mg/d.

– *Sekundärer Hyperaldosteronismus*: Bartter-Syndrom. Leberzirrhose.

– *Herzinsuffizienz (Herzinfarkt)*: Eine plazebokontrollierte Doppelblindstudie bei 1600 Patienten mit Herzinsuffizienz NYHA II°–IV° mit 25 mg/d zusätzlich zur Basisbehandlung (ACE-Hemmer, Schleifendiuretikum, ggf. Digitalis) wurde vorzeitig abgebrochen wegen der innerhalb von 3 1/2 Jahren niedrigeren Sterblichkeit gegenüber Plazebo [RALES – Randomized Aldactone Evaluation Study].
Aldosteron fördert Herzrhythmusstörungen u.a. durch Magnesiumverlust, stimuliert die Myokardfibrosierung. Erhöhte Aldosteronspiegel sind bei Herzinsuffizienz prognostisch ungünstig.

– Familiäre hypokaliämische periodische *Lähmung*: Prophylaktische Langzeittherapie 1–2 x 100 mg.

– *Dysgeusie – Geschmacksstörungen*: Bei Salzgeschmack Therapieversuch.

☆ **Kaliumchlorid** s. Kalium.

☆ **Kaliumdihydrogenphosphat** (Reducto-spezial 613 mg Phosphor Drg) 3 x 2–3 Drg bei Ca-Oxalat-Steinen, Hyperkalzämie, zur Phosphatsubstitution. KI Hypernatriämie.

☆ **Kaliumphosphat** (Braun 20 ml Plasco. 1 mmol Kalium und 0,6 mmol Phosphat/ml) nur verdünnt (!) maximal 20 mmol K/h bei Hypophosphatämie mit Kaliummangel.
KI Hyperphosphatämie.

☆ **Kalzium** s. Calcium.

☆ **Kalzium-Antagonisten** – ☆**Kalziumantagonisten** s. arterielle *Hypertonie*, Herzinfarkt-Sekundärprävention – Myokardinfarkt.

☆ **Kanamycin** (Kanabristol) wirksam (wie Neomycin) gegen Staphylococcus aureus und Gram-negative wie E. coli, Enterobacter, Klebsiellen, Proteus, Salmonellen, Shigellen, wegen Ototoxizität nur zur lokalen Therapie. El.-HWZ 2 h. UAW Ermüdbarkeit der Stimme durch myasthenische Symptomatik. Wirkung: Gewonnen aus Streptomyces kanamyceticus.

☆ **Kaolin** (Kaoprompt-H Lösung 3 g/15 ml, Kaopectate N mit Neomycin) 1 Esslöffel nach jedem Durchfall, Erwachsene 60–120 ml/d. KI von Neomycin bei Ulkus.

☆ **Kava-Kava** Trockenextrakt – indischer Rauschpfeffer – Piperis methystici (Antares 120 mg Tbl, Laitan 100 mg Tbl) s. *Depression*, bei nervösen Angst-, Spannungs- und Unruhezuständen. KI endogene Depressionen.

☆ **Ketamin** (Ketanest S 50 mg/10 ml A) *Regionalanästhesie*: Nach Bedarf 0,125–0,25 mg/kg/h. *Analgesie*: (0,1–) 0,25 mg/kg als Bolus, dann 0,2–0,5 (–1,5) mg/kg/h. *Narkose* (in Kombination mit Hypnotika), *Status asthmaticus bei Intubation in Kombination mit einem Muskelrelaxans*: 0,5–1 (2) mg/kg i.v. (oder 2–4 mg/kg i.m.), ggf. Wiederholung mit 1/2 Dosis oder Dauerinfusion mit 0,5– 3 mg/kg/h. El.-HWZ 2–4 h. Oral oder rektal 20 % bioverfügbar.
UAW Atemdepression bei rascher Injektion, Hypersalivation, zerebrale Vasodilatation, Zunahme des Sauerstoffverbrauchs, des intrakraniellen Drucks und leichte Abnahme der Hirndurchblutung. Halluzinationen in der Aufwachphase.
Wirkung auf NMDA-Rezeptor (Glutamat) antiglutaminerg mit Erhöhung der Krampfschwelle. Herzfrequenz- und HMV-Anstieg (kann durch Benzodiazepine oder Propofol vermindert werden). Narkotikum, greift am µ- und κ-Opiatrezeptor an. 2 mg/kg i.v. bewirken 10–15 min Anästhesie, 40 min Analgesie, 1–2 h Amnesie. S(+)Ketamin ist 3,4fach analgetisch potenter als das rechtsdrehende R(-)Ketamin-Racemat. Schutzreflexe und Spontanatmung bleiben erhalten, der Muskeltonus wird gesteigert. Phenylcyclidin-Derivat.

☆ **Ketanserin** 3 x 20–40 mg peroral bei arterieller *Verschlusskrankheit*.
Wirkung: Serotonin-Antagonist.

☆ **Ketoconazol** (Nizoral 200 mg Tbl, Crème, Terzolin Lsg). s. *Antibiotika-Therapie* – Antimykotika und Antiprotozoika.

☆ **Ketoprofen** (50/100/200 mg retard Tbl, 100 mg Supp. Alrheumun, Orudis) s. *Schmerz*.

☆ **Ketosteril** 3 x 4–8 Tbl während der Mahlzeit bei chronischer *Niereninsuffizienz* mit Eiweißbeschränkung von < 40 g/d,
3 x 8–16 Tbl bei akutem *Nierenversagen*.

☆ **Ketotifen** (Zaditen 1 mg Tbl. Augentropfen) 2 x 1–2 mg/d, nicht mit oralen Antidiabetika wegen reversibler Thrombopenie.

– *Neurofibromatose* Typ 1 von Recklinghausen: Therapieversuch bei mäßiger Wirkung mit 2 mg/d gegen Juckreiz und Hautschmerzen.

El.-HWZ 20 h. UAW Müdigkeit, Mundtrockenheit, Schwindel. Antiallergika können allergische Hautreaktionen auslösen, z.B. Ketotifen-Augentropfen ein periokuläres Kontaktekzem [Contact Derm 31 (1994) 266].
Wirkung: Antiallergikum, Mastzellenstabilisator.

☆ **Kohle** (0,25 g Compretten, 0,75 g Granulat, 50 g Ultracarbon in 400 ml Suspension) Diarrhoe 3 x 0,75 g. s. *Intoxikation*.

☆ **Kohlenhydrate** – **KH**: 4,1 kcal/g (Kohlenhydratanteil 50–55 %).

– Glukose 3–5-6 g/kg/d bzw. 0,25g/kg/h, mindestens 100–150 g/d, maximal 300–400 g/d bzw. 0,5 g/kg/h.
Infusionsgeschwindigkeit maximal 0,8–1 g/min. 1 IE Altinsulin pro 3–4–5 g Glukose.

– Fruktose und Sorbit und Xylit je 3 g/kg/d bzw. Fruktose und Sorbit maximal 0,125–0,25 g/kg/h.
Vor jeder Infusion von Fruktose oder Sorbit erforderlicher Fruktosetoleranztest.
Xylit maximal 0,125 mg/kg/d (Pentosephosphatzyklus).

☆ **Kokain** s. Intoxikation. UAW Entzugserscheinungen, Entwicklung von Toleranz und Abhängigkeit. Ursächlich beteiligt bei (s.) spontanen intrazerebralen Blutungen, zerebralen Krampfanfälle (s. Epilepsie – Ätiologie), Arteriitis (zerebrale Ischämie), Querschnittssymptomatik im Sinne eines Arteria spinalis anterior-Syndroms, Subarachnoidalblutung.
Wirkung: Starker Rauscheffekt. Führt zu Mydriasis. Bewirkt eine zentrale Vasokonstriktion. Wirkungsverstärkung in Kombination mit Alkohol, mit dem die Leber Kokaethylen synthetisiert, das stärker und länger wirkt als Kokain [Dhuna A: Epileptogenic Properties of Cocaine in Humans. Neurotoxicology 12/3 (1991) 621–6].

☆ **Kortison** – ☆**Kortikoide** – ☆**Kortikosteroide** – ☆**Glukokortikoide** – ☆**Corticoide** – ☆**Cortison** – ☆**Steroide**:
Vor Gabe Ausschluss von Tbc (Rö) bzw. unter Tbc-Schutz, Ausschluss von Thrombosen, ggf. von NSAR.

– Bei Langzeitgabe morgens oder alle 2 Tage 1,5– 2fache Dosis einnehmen unter natriumarmer sowie kalium- und kalziumreicher Diät, Osteoporose-Prophylaxe, Magenschutz mit Riopan oder Maaloxan und
alle 3 Wochen Kontrolle von Gewicht, RR, BZ, Magen- und Rückenschmerzen,
alle 3 Monate Kontrolle von BB, BKS, Elektrolyten, Eiweiß, Urinsediment,
alle 12 Monate Augenarzt-Kontrolle, Rö Thorax und LWS.

1. *Nicht fluoriert*:

– **Hydrocortison** (10 mg Tbl, 25 mg A Ficortil) initial 250 mg, über Perfusor: 250 mg (10 A) auf 50 ml NaCl = 5 mg/ml 0,8–2 ml/h (4–10 mg/h). El.-HWZ 1,5 h.

– **Deflazacort** (Calcort 6 mg Tbl) 6–18 mg. Wird zum aktiven 21-Hydroxyderivat hydrolysiert. 40 % Plasmaproteinbindung. Ausscheidung 70 % über die Nieren. Wirkung: Vergleichbar dem Prednison, mit geringerer Beeinflussung des Ca- und Glukose-Stoffwechsels.

Wirkstoff (Handelsname)	Äquivalent	Prednison-Schwelle	Cushing-Wirkdauer	biologische El.-HWZ
Fludrocortison (Astonin H Tbl)				1, Met 4,8 h
nicht fluoriert: Höheres Osteoporose-Risiko (wegen der mineralokortikoiden Wirkung)				
Cortison – Hydrocortison	0,8		8–12 h	1,5 h
Cortisol	1	40		1,5 h
Deflazacort				
Prednison	4	8–10 mg	6–12 h	3,5 h
Prednisolon	4	6–10 mg	6–12 h	2,2 h
16-Methylenprednisolon – Prednyliden	3–4	8 mg	18–36 h	2,5–3 h
6-Methylprednisolon	5	12 mg	18–30 h	3–3,5 h
fluoriert: Höheres Myopathie-Risiko und Risiko aseptischer Knochennekrosen				
Fluocortolon (6α-Fluorierung)	5	7,5–15 mg	28–48 h	2,2 h
Triamcinolon (9α-Fluorierung)	5	6–8 mg	28–48 h	5 h / 3 Wochen
Paramethason (Monocortin) (6α-Fluorierung)	10	3–4 mg	28–48 h	2,5 h
Betamethason (9α-Fluorierung)	30	1–2 mg	36–72 h	5 h
Dexamethason (9α-Fluorierung)	30	1–2 mg	36–72 h	3–5

- **Prednison** (5/20 mg Tbl. Decortin 5/50 mg Tbl) El.-HWZ 3,5 h.

- **Prednisolon** (Decortin H 1/5/20/50 mg Tbl, 25 mg A. Solu-Decortin H 500 mg A) El.-HWZ 2,2 h.

- **16-Methylenprednisolon – Prednyliden** (Decortilen 6/24/60 mg, 12 mg ret) El.-HWZ 18–36 h.

- **6-Methylprednisolon** (Urbason 4/8/16/40 mg Tbl, solubile 16/32, forte 250/1000 mg A). El.-HWZ 3–3,5 h. Wirkungseintritt erst nach 30 min.

2. *Fluoriert:*

- **Fluocortolon** (Ultralan 5/20/50 mg Tbl) El.-HWZ 0,5–3,5 h. KI/UAW s. Kortison.

- **Triamcinolonacetonid** (Delphicort 2/4/8 mg Tbl, Triam 10/40 A. Triamhexal 10/40 mg A und Volon A 10/40/80 mg A Kristallsuspension). El.-HWZ 5 h, der Kristallsuspension 3 Wochen.

- **Beclomethason**: Kasuistik einer reversiblen Myopathie bei einer 37jährigen Frau mit Carbamazepin-pflichtiger Epilepsie nach 4 Wochen Inhalation [Br Med J 317 (1998) 1491. JAMA 281 (1999) 37].

- **Betamethason** (Betnesol, Celestan 0,5 mg Tbl, 1 mg retard Tbl, 4/20 mg A, 6 mg Depot A, Betnesol Rektal-Instillation, Sanasthmyl 0,05 mg Hub). El.-HWZ 5 h. Wirkung: Oxalsteroid.

- **Dexamethason** (Fortecortin 1,5/4 mg Tbl, 4/8/40/ 100 mg A). El.-HWZ 3–5 h, wird durch Phenytoin und Phenobarbital um bis zu 50 % verkürzt! 9α-fluoriert.

3. *Inhalationskortikoide: Asthma bronchiale,* chronisch obstruktive *Bronchitis.* Der geschluckte Teil wird schnell metabolisiert.
KI Lungentuberkulose, Mykosen im Bereich der Atemwege.
UAW: Trotz hohem First-pass-Mechanismus bei Inhalation ab 0,4 mg/d über Jahre Ausbildung aller systemischen Kortikoid-UAW!

- **Budesonid:** Pulmicort Turbohaler Dosieraerosol 2 x 1–2 Hub (0,2–0,4 mg), maximal 4 x 2 Hub/ d. Colitis ulcerosa, M. Crohn. El.-HWZ 2,8 h.

- **Fluticasonproprionat** (atemur/Flutide Dosier-Aerosol/Diskus Pulver zum Inhalieren). El.-HWZ 3 h. Geringe Wasserlöslichkeit. UAW Eosinophilie, Hyperglykämie und Hyperglukosurie, Vaskulitis im Sinne eines Churg-Strauss-Syndroms.

- **Dexamethason** (Auxiloson/Sanasthmyl Dosieraerosol).

Indikationen:

- *Adrenogenitales Syndrom (AGS):* Suppressionstherapie zur Blockade der ACTH-Ausschüttung.

- *Allergische Reaktionen – Anaphylaktischer Schock*: 6-Methylprednisolon 100–500 mg i.v. oder Prednisolon 250–1000 mg i.v. (15 mg/kg).

- *Antiemetisch*: Dexamethason zwar mit gutem Effekt zu Beginn der Chemotherapie und nach 6 h 8 mg i.v., der Einsatz von Kortikoiden ist aber im Hinblick auf potente Antiemetika entbehrlich.

- *Antiödematös* s. Hirnödemtherapie, s. Meningitis.

- *Rheumatoide Arthritis – entzündlich-rheumatische Erkrankungen*: Initiale Stoßtherapie bei lokaler und besonders bei systemischer Entzündung und 1. Wahl bei bedrohlichen Organmanifestationen wie Glomerulonephritis, Myokarditis, Myositis, Polyserositis, Vaskulitis, ZNS-Beteiligung.
Bei schweren Verläufen und lebensbedrohlichen Organmanifestationen oder, wenn die Kortikoid-Medikation langfristig nicht unter 10 mg Prednisolonäquivalent reduziert werden kann, ist die Kombination mit Immunsuppressiva erforderlich.

- *Asthma bronchiale*: s.o. Inhalationskortikoide. *Status asthmaticus*: 6-Methylprednisolon 250 mg i.v. alle 6 h. Auxiloson/Sanasthmyl Dosieraerosol.

- *Autoimmunerkrankungen, Autoimmunhepatitis.* s. M. Behcet, Cluster-Kopfschmerz.

- *Colitis ulcerosa. M. Crohn*: Mittelschwerer Schub 1 mg/kg Prednison mit Dosisreduktion in wöchentlichen Abständen um 10, später 5 mg. Schwerer Schub 100 mg Prednison, ggf. i.v.. In 80 % gelingt eine Remission von der aktiven in eine symptomfreie Phase. In 1/3 der Fälle kann Kortison nicht ganz abgesetzt werden.

- *Dermatomyositis* s. Polymyositis. *Generalisierte Dystonie*: 6-Methylprednisolon 1 g i.v. über 5 Tage [Kumar].

- *Encephalomyelitis disseminata – Multiple Sklerose* akuter Schub. s. *Fazialisparesen.*
- *Akuter Gichtanfall*: Bei schon über mehrere Tage oder nicht spätestens am 2. Tag erfolgreicher Colchicin-Therapie zusätzlich einmal 50 mg Prednisolon. s. *Glioblastom.* s. *Hirndruck, zytotoxisches Hirnödem, Hirntumor*:
- *M. Hodgkin*: Prednison im Rahmen des COPP-Schemas 40 mg/m² p.o. an Tag 1–14.
- *Hyperkalzämie*: Prednisolon 50–100 mg i.v. alle 8 h.
- *Hypophyse*: Hypophyseninsuffizienz (sekundäre Dauertherapie) Kortison-Reduktion auf 37,5–25 mg Kortisonazetat.
- *Intrathekal*: Triamcinolonacetonid (Triam 10/40 A. Triamhexal 10/40 mg A und Volon A 10/40/ 80 mg A Kristallsuspension) bis 80 mg.
- *Kollagenosen*: Initiale Stoßtherapie 30–100 mg je nach Krankheitsaktivität.
- *Lungenödem*: 6-Methylprednisolon 250–1000 mg i.v.
- *Lymphome*: Kortikoide wirken gegen das perifokale Ödem und zusätzlich chemotherapeutisch.
- *Primär zerebrale Lymphome – primäre ZNS-Lymphome*: Prednison 100 mg oder Dexamethason 16 mg i.v. mit zytotoxischem Effekt. 60–80 % sind kortisonsensibel. Cave Verschleierung einer Sarkoidose oder Toxoplasmose. Wirkung: Passager 2–4 Monate, ggf. bis zu 3 Jahren. Mehr als 40 % der Lymphome werden kleiner oder verschwinden ganz im Sinne einer Vollremission.
- *Meningitis.* s. *Meningitis tuberculosa.* s. *Myasthenia gravis.*
- *Nebennierenrinden-Insuffizienz* (Addisonkrise): 100–200 mg Hydrocortison – oder 50 mg Prednisolon i.v., dann 10–20 mg/h.
- *Postzosterische Neuralgie* – Postherpetische Neuralgie.
- *Optikusneuritis* s. Encephalomyelitis disseminata.
- *Paraneoplastische Syndrome*: Frühzeitige hochdosierte Therapie mit i.d.R. nur langsamer Besserung über mehrere Monate.
- *Plasmozytom*: Als Monotherapie oder ggf. in Kombinationen (VCAP, VMAP).
- *Polymyalgia rheumatica.* s. *Polymyositis – Dermatomyositis – okuläre Myositis* (autoimmunologisch entzündliche Muskelerkrankungen). s. vaskulitische *Polyneuropathie.* s. *chronisch entzündliche demyelinisierende Polyneuropathie.* s. *Pseudotumor cerebri.*
- akute *Querschnittlähmung* – Rückenmarkverletzung. s. *Sarkoidose.*
- *Schock*: Anaphylaktischer Schock Prednisolon 250–1000 mg i.v. (15 mg/kg). Septischer Schock Prednisolon 30 mg/kg.
- *Tolosa-Hunt-Syndrom.* s. *isolierte ZNS-Vaskulitis. Lumboischialgie. Lymphom. Mamma-Karzinom.*
  KI relativ: Diabetes mellitus. Infekte besonders wie Herpes simplex, Herpes zoster oder Varizellen. Leberschäden, Osteoporose, Psychosen, vor und nach Schutzimpfungen, Tuberkulose, Ulzera.
  UAW besonders bei Langzeitgabe bb, allergische Reaktion wie Anaphylaxie insbesondere bei der ersten (Hochdosis) sowie bei nachfolgenden Infusionen [Kasuistik einer Typ I-

Reaktion mit Juckreiz und Quincke-Ödem bei der neunten nach acht gut vertragenen Stoßtherapien mit 500–1000 mg und nach Austesten sekundär guter Verträglichkeit von Betamethason. Starck M: Allergische Sofortreaktion nach Prednisolon. Poster (9/96) Göttingen]. Akkomodationsstörungen, Akne, zerebrale Anfallsbereitschaft, Angstgefühle (Hochdosis), Verminderung der Infektabwehr, aseptische Femurkopfnekrose (MRT!), Stammfettsucht und Vollmondgesicht mit Gesichtsrötung, gastrointestinale Beschwerden, Ge- schmacksstörung, erniedrigte Glukosetoleranz (verstärkt durch Thiazide), Hypernatriämie und Flüssigkeitsretention, Hypokaliämie (verstärkt durch Thiazide), Katarakt.
Spinale epidurale Lipomatose mit meist langsamer Entwicklung einer progressiven Paraparese über Monate und einer kleinen Subgruppe mit akut auftretender, irreversibler Paraplegie [Kaplan J: Spinal epidural lipomatosis: A serious complication of iatrogenic Cushing's syndrome. Neurology 39 (1989) 1031–4].
Muskelschwäche und -atrophie durch katabole Wirkung bis zur Steroidmyopathie häufiger durch Dexamethason (als durch nichtfluorierte Kortikoide: Bei bis zu 10 % der mit Dexamethason behandelten Hirntumorpatienten), aber seltener bei gleichzeitiger Phenytoin-Therapie (führt zur Beschleunigung des Kortikoid-Stoffwechsels und der El.-HWZ).

1. Sehr selten akute Form bereits nach kurzfristiger hochdosierter Gabe mit generalisierter Muskelatrophie und Rhabdomyolyse unter Einschluss der distalen Extremitätenmuskulatur, Anstieg der Muskelenzyme und histologisch ausgedehnten Muskelnekrosen.
2. Chronische Form ggf. mit diffusen Myalgien, symmetrisch besonders am Hüft-, seltener am Schultergürtel, mit der proximalen Muskulatur, ggf. mit Befall der Atemmuskulatur (Differentialdiagnose Myasthenia gravis – Tensilontest) meist ohne Anstieg der Muskelenzyme. Kortikoide absetzen, mindestens reduzieren oder auf ein nichtfluoridiertes Präparat umsetzen.

NNR-Insuffizienz mit Gefahr der Addison-Krise bei plötzlichem Absetzen.
Kortikoid-induzierte Osteoporose (geschätzt bei 50 % der regelmäßig Kortikoide einnehmenden Patienten. s. Labor Pyridinolin, ggf. Kalzium, NaF, Calcitonin. Thiazide gegen die Hyperkalziurie, aber Thiazide verstärken die Osteoporose!), Pankreatitiden (Hochdosis).
Pseudotumor cerebri unter der langfristigen Einnahme oder häufiger danach, besonders bei Kindern (im Tiermodell führt plötzlicher Kortikoidentzug zu einer Minderung der Resorption und dadurch zum Hirndruckanstieg). Bei Auftreten nach Absetzen Kortikoiddosis wieder erhöhen und unter intermittierenden Liquorpunktionen langsam reduzieren.
Euphorische Stimmungslage (50–80 %) oder Depressionen, dysphorische Psychosen bis zu Verwirrtheit. 5 % exogene Psychosen (beginnen meist binnen 10 Tagen nach einer Phase mit lebhaften Träumen und psychomotorischer Unruhe) mit akuter manischer oder de-

pressiver Episode mit Wahnerleben und Halluzinationen. Dementielle Entwicklung, Hirnatrophie (dosisabhängig).

Striae rubrae, Thrombose, Ulkus-Begünstigung, nervöse Unruhe. Schwerste UAW zum Teil nur in Einzelfällen beschrieben.

Vegetative Störungen (dosisabhängig) wie Appetitsteigerung, Herzklopfen, Nervosität, Schlafstörungen, Hitzewallungen/Schwitzen.

Bei intrathekaler Gabe toxische Meningitis, Arachnoiditis – unter Triamcinolon-Acetonid Kristallsuspension seltener.

Kasuistik einer Sinusvenenthrombose bei einem 45-jährigen MS-Patienten 4 Tage nach intrathekaler Gabe von 80 mg Triamcinolon [Feneberg W, Berg: Sinusvenenthrombose nach intrathekaler Kortisongabe. Poster (9/96) Göttingen].

Wirkung: Antientzündlich. Immunmodulatorischer Effekt. Führt in situ zum apoptotischen Zelltod von Lymphozyten.

☆ **Kupfer – Cu** in Leber, Gurken, Hülsenfrüchten, Meeresfrüchten, Vollkornprodukten, Nüssen. Empfohlene tägliche Zufuhr Kinder 0,4–2,5, Erwachsene 2–4 mg. Kaum Mangelerscheinungen. Bei Überdosierung anorganischer Kupfersalze Erbrechen und Diarrhoe.
Wirkung: Spurenelement.

L

☆ **Lactobacillus helveticus**-Stoffwechselprodukte (Hylak N/Hylak forte N gtt) 3 x 40 auf 3 x 20 gtt, nicht mit Antazida oder Milch.

☆ **Lacidipin** (Motens Tbl) s. arterielle *Hypertonie*.

☆ **Lactulose** (Bifiteral 66,7 g/100 ml. HEK Lactulose. Lactuflor) s. *Obstipation*.
– *Leberkoma – hepatische Enzephalopathie*: 3 x 30–40 ml/d bzw. Einstellung auf 2–4 weiche, saure (pH < 6) Stühle.

☆ **Lamivudin – 3TC** (Epivir 150 mg Tbl. Combivir 150 mg mit Azidothymidin 150 mg) s. *AIDS*.

☆ **Lamotrigin** (Lamictal 5/25/50/100/200 mg Tbl) s. *Epilepsie*. Schmerz – neuralgischer Schmerz.

☆ **Lansoprazol** (Agopton 15/30 mg Tbl) s. vorn: *Allgemeine prophylaktische Therapiemaßnahmen*.

☆ **Latanoprost** (Xalatan AT). *Glaukom*: Reservemittel. In Kombination mit Timolol 20 %ige Senkung des Augeninnendrucks. El.-HWZ 17 min.
UAW wohl irreversible bräunliche Pigmentierung der Iris. Hypertrichose der Wimpern und am medialen Augenwinkel. Intraokuläre Entzündungen wie Uveitis.
Wirkung: Prostaglandin PGF2a.

☆ **L-Dopa** s. Dopa.

☆ **Leflunomid** (Arava 100/20/10 mg Tbl): *Rheumatoide Arthritis* in allen Stadien initial 3 Tage 100 mg/d, dann 20 mg/d Erhaltungsdosis. Aktiver Metabolit A771726. Wirkung: Metabolit blockiert das Enzym DHODH (Dihydroorotat-Dehydrogenase), notwendig

für die Pyrimidin-Synthese, einem für die Teilung von aktivierten T-Lymphozyten erforderlichen DNS-Baustein.

☆ **Lepirudin** (Refludan 50 mg A) s. Heparin. Dosis unter Beachtung der Nierenfunktion und Therapiesteuerung unter APTT, Vorsicht bei der Kombination mit Thrombozytenaggregationshemmern:
– *Heparin-induzierte Thrombozytopenie Typ 2 (HIT 2) und thromboembolische Komplikationen*: Therapeutische Antikoagulation mit initialem Bolus bei normaler Nierenfunktion 0,4 (Niereninsuffizienz 0,2) mg/kg i.v. und anschließender Dauerinfusion 0,15 mg/kg/h (Niereninsuffizienz angepasst).
– *Thromboseprophylaxe*: 0,1 mg/kg/h als Infusion mit Ziel-PTT im obersten Referenzbereich, oder subkutan 1,25 mg/kg 2mal/d.
El.-HWZ i.v. 10 min, s.c. 1 h abhängig von der Nierenfunktion. Renale Elimination.
UAW IgG-Antikörper-Bildung: Diese Antikörper scheinen durch Bindung an Lepirudin eher zu einer Verlängerung der Halbwertszeit beizutragen. Fehlendes Antidot.
Wirkung: Rekombinantes Hirudin. Hirudine sind antikoagulatorische Polypeptide, ursprünglich aus den Speicheldrüsen des Blutegels Hirudo gewonnen. Direkte Hemmung von Thrombin. Kann im Gegensatz zu Heparin auch thrombusgebundenes Thrombin inaktivieren. APTT, Ecarinzeit, Quick (Prothrombinzeit) und Thrombinzeit werden verlängert.

☆ **Letrozol** (Femara 2,5 mg Tbl): *Mamma-Karzinom*, Hormonrezeptor-positiv, nach Rezidiv oder Progression in der Menopause 1mal täglich 2,5 mg. El.-HWZ 48 h.
UAW Anorexie oder Gewichtszunahme, Exanthem, Dyspepsie, Haarausfall/Alopezie, Hitzewallungen, Kopfschmerz, Müdigkeit, Myalgie, Ödeme, Übelkeit und Erbrechen.
Wirkung: Nichtsteroidaler Aromataseinhibitor, Antiöstrogen.

☆ **Leukaemia Inhibitory Factor** – LIF: s. CNTF. Ligand für Komponenten des CNTF-Rezeptorkomplexes.

☆ **Leuporelinacetat**: *Gynäkologische Erkrankungen* (Enantone-Gyn Monats-Depot) wie *Endometriose*, symptomatisch und laparoskopisch gesichert, und *Uterus myomatosus*, soweit indiziert: Einmal monatlich i.m.!
UAW initial kurzfristig Serumöstriolanstieg mit nachfolgendem Abfall auf Werte wie in der Menopause. Größenab- oder zunahme der Brust. Akne. Ab- oder zunahme der Körperbehaarung. Trockene Haut. Ausfluss, Vaginitis, trockene Vagina. Abnahme der Knochenmasse.
– *Prostata-Karzinom*, hormonabhängig und fortgeschritten zur symptomatischen Therapie: Enantone Monats-Depot Zweikammerspritze mit 44,1 mg Retardmikrokapseln und 1 ml Suspensionsmittel enth. 3,75 mg einmal monatlich oder Uno-Enantone 1 mg/0,2 ml tgl. s.c., in der Initialphase zur vollständigen Blockade mit zusätzlicher Gabe eines Antiandrogens (Cyproteronacetat). Trenantone 3-Monats-Depotspritze.
UAW depressive Verstimmung. Allergische Reaktionen, Haarausfall/Alopezie, reversible

Hauterscheinungen an der Einstichstelle. Appetitminderung. Enzymerhöhung von GOT, GPT, LDH. Gelenk- und Muskelbeschwerden, Gewichtszunahme, Kopfschmerz, Müdigkeit, Ödemneigung, Übelkeit und Erbrechen.
Wirkung: Hypothalamushormon. LH-RH-Analogon, LHRH-Agonist. Testosteron-Suppression.

☆ **Levallorphan** (Lorfan 1 mg A) bei Morphin-induzierter Atemdepression, s. *Ateminsuffizienz*.

☆ **Levocarnitin** s. Carnitin.

☆ **Levofloxacin** (Tavanic 250/500 mg Tbl, 500 mg A) s. *Antibiotika-Therapie*.

☆ **Levomepromazin** (1 mg/gtt, 25/100 mg Tbl, 25 mg A) s. *Psychosen* (Schizophrenie). s. *Neuroleptika*.

☆ **Levomethadon** (L-Polamidon 50 mg) s. Methadon. s. *Schmerz*.

☆ **Levothyroxin** – Tetrajodthyronin – T₄ (50/100 μg Tbl, L-Thyroxin, Berlthyrox, Euthyrox, Thevier) individuell einschleichend.
– s. *Depression* – manisch-depressive Erkrankung.
– *Hypothyreose, Struma*: Schwangere: Nur in Kombination mit 150–200 μg/d Jodid, nicht allein dosieren.
El.-HWZ 6–8 d.
KI Angina pectoris, frischer Myokardinfarkt.
UAW Angina pectoris, Herzrhythmusstörungen, Tachykardie, Tremor, Unruhe.
Wirkung von 400 μg/d entsprechend 150 μg Trijodthyronin, aber nach Absetzen von Trijodthyronin kürzerer Therapieeffekt.
TSH-Suppression unter 100–400 μg/d.

☆ **Lexipafant** bei 150 Patienten mit einer schweren *Pankreatitis* (APACHE-II-Score ≥ 6) binnen 48 h 100 mg i.v. für 7 Tage gegen Plazebo mit Senkung der Mortalität auf 7,9 % gegenüber 17,9 % (Phase II-Studie) [Kingsnorth A (1997)].
Wirkung: Plättchenaktivierender Faktor-Antagonist (PAF-Antagonist), bindet an die PAF-Rezeptoren von Entzündungsstellen und im Endothelium als PAF selbst und verhindert so die Freisetzung von Entzündungsmediatoren.

☆ **Lidocain** (Xylocain 2 % 5 ml = 100 mg, 20 % 5 ml = 1000 mg, Gel 2 %, Spray, Emla-Creme, Spray, Xyloneural 5 ml A) s. *Cluster-Kopfschmerz*.
– s. *Encephalomyelitis disseminata*: Keine Gabe von Lidocain (außer zu diagnostischen Zwecken).
– *Postzosterische Neuralgie*: Lokaler Therapieversuch.
– *Herzrhythmusstörungen* – *Ventrikuläre (paroxysmale) Tachykardie*: Initiale „loading dose" 2 mg/kg i.v., maximal 200 (400) mg/70 kg, 1–2 (-3–5) mg/kg, über Perfusor 1000 mg in 50 ml = 20 mg/ml mit 6–12 ml/h, 4 A à 1000 mg in 500 ml Glukose 5 % 15–20 ml/h. Maximal 6 g/d. s. *Tinnitus*.
El.-HWZ 1,8, Met. 3,5 h. KI akut dekompensierte Herzinsuff., schwere Überleitungsstörung.
UAW Benommenheit, Bradykardie, Erbrechen, Herzrhythmusstörungen, Krämpfe, Schock, Schwindel.
Wirkung: Lokalanästhetikum vom Amidtyp.

☆ **Lincosamide**: ☆Lincomycin (Albiotic 600 mg Kps) und ☆**Clindamycin** s. *Antibiotika-Therapie*.

☆ **Liothyronin** – T₃ (50 μg Tbl, Thybon 20/forte 100 μg, Novothyral T₄ 100/T₃ 20 μg, mite 25/5 μg. Trijodthyronin) Erwachsene 1/2 – 11/2 Tbl. s. *Depression* – manisch-depressive Erkrankung.
El.-HWZ 22 h.
KI Angina pectoris, frischer Myokardinfarkt.
UAW Angina pectoris, Herzrhythmusstörungen, Tachykardie, Tremor, Unruhe.
Wirkung von 150 μg/d T₃ entsprechend 400 μg L-Thyroxin, aber nach Absetzen von Trijodthyronin kürzerer Therapieeffekt.

☆ **Lipidsenker** s. HMG-CoA-Reduktase-Hemmer.

☆ **Liponsäure** – **Thioctsäure** (200/300/600 mg Tbl, Thioctacid T direkt 600 mg/50 ml Fl. Thioctacid 600 HR Tbl. Thiogamma/Injekt. Fenint) s. diabetische *Polyneuropathie*.

☆ **Lisinopril** (Acerbon 5/10/20. Coric 2,5/5/10/20 mg Tbl) 2,5–40 mg. El.-HWZ 12 h.
KI/ UAW/Wirkung s. ACE-Hemmer.

☆ **Lisurid** (Dopergin 0,2/0,5 mg Tbl. A über Fa. Schering, Berlin) s. *M. Parkinson*. Cluster-Kopfschmerz, Migräne (Cuvalit 0,025 mg Tbl).
– *Dyskinesien*: Bis 5 mg oral oder Gabe s.c. über Pumpe.
– s. malignes *neuroleptisches Syndrom*.

☆ **Lithium** (-Carbonat Hypnorex retard 400 mg/10,8 mmol, Quilonum retard LiCO₃ 450 mg/12,2 mmol Tbl) s. *Depression* – manisch-depressive Psychose. Blepharospasmus, Chorea Huntington, Cluster-Kopfschmerz, Dyskinesien, Hyperthyreose.

☆ **Lofepramin** (35/70 mg Tbl. Gamonil) s. *Depression*.

☆ **Lomustin** s. CCNU.

☆ **Loperamid** (Imodium 2 mg Kps, 2 mg/25 gtt). *Diarrhoe*: Initial 2, dann nach jedem Durchfall, maximal 6 Kps/d über maximal 4 d.
– *Infektiöse Diarrhoe mit Fieber und Blutbeimengungen*: Maximal 6 Kps/d über maximal 4 d (hemmt die Erregerausscheidung!) in Kombination mit einem Antibiotikum.
El.-HWZ 11–15 h. KI Ileus, toxisches Megakolon.
UAW Mundtrockenheit.
Wirkung gut bei Strahlenenteritis.

☆ **Loracarbef** (Lorafem 200/400 mg Kps. Saft/forte Saft) s. *Antibiotika-Therapie*.

☆ **Lorazepam** (Tavor 0,5/1/2/2,5 mg Tbl, Tavor 1/2,5 mg Expidet lyophilisierte Plättchen. 2 mg A i.m./i.v. A, im Kühlschrank aufbewahren) s. *Schlafstörungen* – Benzodiazepine, schwere neurotische *Angstsymptomatik und Phobien, Status epilepticus*.
– *Prämedikation*: i.v. 0,044 bis (< 50 J.) 0,05 mg/kg, maximal 4 mg 15–20 min vorher, i.m. mindestens 2 h vorher.

☆ **Lormetazepam** (Noctamid 0,5/1 mg Tbl) s. *Schlafstörungen* – Benzodiazepine.

☆ **Losartan** (Lorzaar 50 mg Tbl. Lorzaar plus mit 12,5 mg Hydrochlorothiazid) s. arterielle *Hypertonie*, Herzinsuffizienz.

☆ **Lovastatin** (Mevinacor 10/40 mg Tbl) s. zerebrale *Ischämie. Hyperlipoproteinämie.* s. HMG-CoA-Reduktase-Hemmer.

☆ **Lubeluzole** s. zerebrale *Ischämie.*

☆ **Luteinisierendes Hormon – LH** (Steuerung u.a. durch LH-RH aus dem Hypothalamus) wird vom Hypophysen-Vorderlappen (Adenohypophyse) sezerniert und stimuliert bei der Frau den Eisprung, die Gelbkörperbildung und die Gestagensynthese, beim Mann die Testosteronbildung im Hoden.

☆ **Lypressin** (Vasopressin-Sandoz 5 E/0,1 ml Sprayschuss) *Diabetes insipidus*: 3–4 x 5–10 E. KI während einer Halothan- oder Cyclopropan-Narkose. Wirkung: HHL-Hormon.

☆ **Lytischer Cocktail** s. Cocktail.

M

☆ **Macrogol 3350** (Movicol Pulver 13,81 g Btl mit 13,125 g Macrogol) s. chronische *Obstipation. Diagnostikum* (Klean Prep 68,96 g Btl mit 59 g Macrogol) vor Koloskopien und operativen Eingriffen am Darm: Binnen 4–6 h 4 l der aus 4 Beuteln hergestellten Lösung trinken.

☆ **Magaldrat** (Malgrat/Riopan 800 mg Btl, 400/800 Tbl) s. vorn: *Allgemeine prophylaktische Therapiemaßnahmen.*

☆ **Magnesium** (2 mval = 1 mmol entspr. etwa 360 mg Mg-Hydrogenaspartat. Mg verla 40 mg Drg 3,3 mval Drg. Mg-Sulfat – $MgSO_4$ + 7 H_2O 10 % 8,1 mval/10 ml A. 20 % Lsg. 50 % Lsg. Tromcardin forte 24,3 mg/1 mmol mit Kalium 78,2 mg/2 mmol Tbl).
– *Gesunde*: Empfohlene tägliche Magnesiumzufuhr (mg): Männer: Jugend 400, Erwachsene 350 mg.
  Frauen: Jugend 350, Erwachsene und Schwangere 300, Stillende 375 mg. Bei Mangel Muskelzuckungen und Muskelkrämpfe etc.
– *Bartter-Syndrom, Eklampsie.*
– *Koronare Herzerkrankung*: Keine Wirkung über 24 h i.v. auf die 5-Wochen-Mortalität bei Herzinfarkt [ISIS-4 – International Study of Infarct Survival. Lancet 345 (1995) 669–85]. Mg-Langzeittherapie begünstigt eher das Auftreten kardialer Komplikationen [Galloe A: Influence of oral magnesium supplementation on cardiac events among survivors of an acute myocardial infarction. Brit Med J 307 (1993) 585–7].
– *Hypomagnesiämie*: Bei Alkoholikern, bei mangelnder Zufuhr, Polyurie. 3 x 3–5 mval/d.
– *Tetanus*: 10 %ige Infusion zur Therapie der Sympathikusüberaktivität [Heckmann J, Erlangen: Magnesiumsulfat als adjuvante Therapie zur Behandlung autonomer Störungen bei generalisierter Tetanuserkrankung. Intensivmed 35 (1998) 223–7].
KI Myasthenia gravis.
UAW Atemstillstand, Hautreaktionen, Hypotonie, paralytischer Ileus. Wirkung antiglutaminerg mit Erhöhung der Krampfschwelle (besonders bei Hypomagnesiämie bei Alkoholikern). Wegen des bei normaler Kost nicht wahrscheinlichen Mangels als Medikament umstritten.

☆ **Makrolide – Makrolid-Antibiotika** s. *Antibiotika-Therapie.*

☆ **Mangan**. Empfohlene tägliche Zufuhr Kinder 0,3–5, Erwachsene 2–5 mg/d. In Vollkorn, Hülsenfrüchten, Nüssen, Tee. Bei Überdosierung Mangan-Enzephalopathie mit Parkinson-Syndrom, abdominelle Beschwerden, Pankreatitis. Wirkung: Spurenelement.

☆ **Mannitol – D-Mannit** (10 %/15 % Fl, 20 % 50 g/250 ml Fl) s. *Hirndruck – Hirnödemtherapie, Hyperkaliämie, Obstipation.*

☆ **MAO-Hemmer – Monoaminoxidase-Hemmer** s. *Depression.*

☆ **Maprotilin** (tetrazyklisch 10/25/50/75 mg Tbl, 25 mg A Ludiomil) s. *Depression.*

☆ **Masern-Virus-Impfstoff** (0,5 ml A) aktive Impfung ab 13., besser 15. Lebensmonat. s. *Enzephalitis* – Masern-Enzephalitis.
Bei ungeschützten Kindern und Erwachsenen (Nachholimpfungen bei unterlassener Impfung im Kindesalter).
– Grundimmunisierung: 1 x MMR-Impfstoff (oder Einzelkomponenten-Impfstoff). Auffrischung: Keine.
KI akut Erkrankte, Infekt, Leukämie, Lymphom. Bei Myasthenia gravis nur mit strenger Indikation.
UAW Exanthem, Fieber, Lokalreaktion. Myelitis transversa 1/1–3 Mio. Polyradikulitis Guillain-Barré.

☆ **Mebendazol** (Vermox 100 mg Tbl). *Ascaris lumbricoides, Taenia saginata* (Rinderbandwurm), *Taenia solium* (Schweinebandwurm – Zystizerkose), *Diphyllobothrium latum* (Fischbandwurm), *Hymenolepsis nana* (Zwergbandwurm): 2 x 1 Tbl 3 Tage. *Hakenwürmer Ancylostoma duodenale und Necator americanus.*
– *Medinawurm*: 2 x 5 mg/kg über eine Woche oder 400 mg/d über 10 Tage oder 40 mg/kg über 3 Tage.
– *Oxyuriasis*: 1 Tbl 1., 3., 5. Woche.
– *Trichuris trichiura* (Peitschenwurm).
Wird nicht resorbiert.
KI Frühschwangerschaft.
UAW kein signifikanter Effekt auf die Häufigkeit kongenitaler Missbildungen, von Fehlgeburten, perinataler Todesfälle bzw. Gedeihstörungen [Silva N. Lancet 353 (1999) 1145–9].
Wirkung: Anthelminthikum.

☆ **Meclizin** s. Meclozin.

☆ **Meclofexonat** (Helfergin 200/500 mg Drg, 0,5/1/2 g A) 2 x 500–1000 mg nach dem Essen, i.v. maximal 2 g/d, nicht nach 16 Uhr.
KI Erregungs- und Unruhezustand.
UAW anaphylaktische Reaktionen, Einschlafstörungen, Thrombophlebitis. Cholinergikum.

☆ **Meclozin** (Bonamine 25 mg Tbl. Diligan 12,5 mg Tbl mit 10 mg Hydroxyzin. Peremesin 12,5 mg Tbl mit 10 mg Coffein. 50 mg Supp) 3 x 1 Tbl bzw. 25–100 mg/d. 25 mg wirken 12 h, 1 Supp 24 h.
– *M. Menière, Schwindel*: Kleinkinder 1–2, Schulkinder 2–4 Drg.
– Morgendliche *Übelkeit*: 1 Supp abends.
El.-HWZ 2–3 h. KI akute Blutungen.
UAW Exantheme, Flush, Pruritus, Sehstörungen, Somnolenz, Urtikaria.

Wirkung: Peripherer Histaminantagonist. Hemmt zentral oder peripher erzeugten Nystagmus, wirkt antiemetisch und anticholinerg.

☆ **Medazepam** (Rudotel Tbl, früher Nobrium 5 und 10 mg Kps) s. *Schlafstörungen* – Benzodiazepine.

☆ **Medroxyprogesteronacetat** – MPA (Clinovir 100/200/250/400/500 mg Tbl, Depo-Clinovir 150 mg A alle 90 Tage)
– s. *AIDS-Anorexie* (Wasting syndrome), *Mamma-Karzinom, Prostata-Karzinom* bei Hitzewallungen nach Kastration.
El.-HWZ 24–50, i.m. 30–40 Tage.
UAW Gewichtszunahme.
Wirkung: Gestagen. Kostenloser Wirkspiegelservice, Wirkspiegelbestimmungsmaterial bei (Adresse) Pharmacia GmbH, Munzinger Str. 9, 79111 Freiburg, Tel. 0761/4510–0.

☆ **Mefloquin** (Lariam 250 mg Tbl) nicht gleichzeitig mit Chinin, zur Therapie der Malaria tropica und auf andere Mittel resistenten Plasmodium falciparum > 60 kg initial 3 Tbl und nach 6–8 h 2 Tbl. 50 % Resistenz von Plasmodium falciparum im Grenzgebiet von Thailand-Kambodscha und Thailand-Myanmar (Burma).
– Prophylaxe: 1 Woche vor Ankunft > 45 kg 1 Tbl/Woche über 6 Wochen. Nach Verlassen des Malaria-Gebietes noch 4 Dosen in wöchentlichen Abständen. El.-HWZ 21 Tage. KI Krampfanfälle, psychische Störungen in der Anamnese, Piloten. Kardiale Überleitungsstörungen [Australian Fam Physician 25 (1996) 793]. KG < 15 kg.
UAW 24 % Alpträume (zudem akute Angstzustände/Gereiztheit/innere Unruhe, Bewusstseinsstörungen, Halluzinationen, Schlafstörungen, depressive Verstimmung, Verwirrtheit), 9 % Müdigkeit, 8 % Übelkeit, 8 % Schwindel, 6 % Sehstörungen, 3 % Schwächegefühl, sensible Polyneuropathien. Bis zu 3 Wochen nach Einnahme Beeinträchtigung zum Lenken von Fahrzeugen.
Kasuistik eines 36-jährigen mit neuropsychiatrischen Beschwerden von über 18 Monaten nach einmaliger Tabletteneinnahme von 250 mg [Grupp D: Neuropsychiatrische Störungen nach Malariaprophylaxe mit Mefloquin. Akt Neurol 21 (1994) 134–6].
Kasuistik eines 47-jährigen mit 750 mg am ersten Tag, gefolgt von 500 mg nach 6 und 250 mg nach 12 h mit Agitation, Rigor, erforderlicher Beatmung und bei Stupor und Hyperpyrexie progressivem, vermutlich anticholinergen Delir unmittelbar nach Physostigmin komplette Remission [Speich R: Central anticholinergic syndrome with the antimalarial drug mefloquine. N Engl J Med 331 (1994) 57–8]. Totgeburten (keine Frühgeburten oder Entwicklungsverzögerungen) [Nosten F. Clin Infraspinatus Dis 28 (1999) 808–15].

☆ **Mefrusid** (Baycaron 25 mg Tbl) s. arterielle *Hypertonie*.

☆ **Melatonin** s. *Schlafstörungen*.

☆ **Melatonin-stimulierendes Hormon** – MSH beeinflusst die Melatonin-Produktion in der Epiphyse.

☆ **Meloxicam** (Mobec 7,5 mg Tbl) s. *Schmerz*.

☆ **Melperon** (Eunerpan 10/25/100 mg Tbl, 25 mg/5 ml Saft, 50 mg A) s. *Psychosen* (Schizophrenie), Angststörungen. KI/UAW/Wirkung s. Neuroleptika.

☆ **Melphalan** (Alkeran 2/5 mg Tbl, 50 mg A) s. *malignes Melanom, Oligodendrogliom.*
– *Hoden-Tumoren* in Kombination mit Methotrexat und Vincristin.
– *Mamma-Karzinom*: Adjuvant postoperativ über 5 Tage 0,15–0,2 mg/kg oral in einmaliger Gabe abends alle 6 Wochen über 2 Jahre in Monotherapie oder in Kombination mit 5-Fluorouracil und Methotrexat.
Bei fortgeschrittenem Brustkrebs über 5 Tage 2 x 5 mg oral abends mit 5 mg Methotrexat alle 4 Wochen.
– *Ovarial-Karzinom*: Über 5 Tage 0,2 mg/kg oral alle 4 Wochen (oder Infusion von 1 mg/kg in 500 ml über 6 h).
– *Plasmozytom*: Über 4 (–6) Tage 0,25 mg/kg oral alle (3–) 6 Wochen mit Prednisolon 2 mg/kg 4–6 d, dann ausschleichend.
Hochdosistherapie 140 mg/m^2 mit autologer Stammzelltransplantation bei 80 Patienten, davon 60 im Stadium III, mit (n = 50) und ohne (n = 30) Ganzkörperbestrahlung, mit kompletter Remission in 52 % und Gesamt-2-JÜR 71 % bei medianem progressionsfreien Intervall von 38 Monaten jeweils gegenüber der konventionellen Therapie überlegen [Engenhardt-Cabillic, Heidelberg (11/96)].
El.-HWZ 1,5–2 h, Metaboliten.
KI Leukopenie, Thrombozytopenie.
UAW bb Leukopenie, Thrombozytopenie, Stammzelltoxizität! Diarrhoe, Übelkeit und Erbrechen (schwach emetogen). Amenorrhoe, Stomatitis.
Wirkung: Alkylans.

☆ **Melissenblätter** – Melissae folium (Euvegal forte 160 mg Valerianae Radix und 80 mg Extr. Melissae sicc. Tbl).

☆ **Memantine** (Akatinol 10 mg Tbl, 10 mg A, 20 gtt/10 mg) wochenweise einschleichend 1. Woche 5–10 mg/d, Kinder 0,5–1 mg/kg.
– *Ataxie* und Fixations-Pendel-*Nystagmus*. *Hirnorganisches Psychosyndrom und zerebrovaskuläre Insuffizienz*: Bis 30 mg/d.
– *Encephalomyelitis disseminata*: Gegen Müdigkeit?
– *Zerebrale und spinale Spastik*: Bis 60 mg/d [Mundinger F: Erfahrungen mit Memantine bei der Behandlung schwerer spastischer und extrapyramidaler Bewegungsstörungen in Kombination mit der stereotaktischen Operation. Nervenarzt 56 (1985) 106–9].
El.-HWZ 65 h, Metaboliten.
KI schwere Verwirrtheitszustände.
UAW Kopfdruck, Müdigkeit, Schwindel, Übererregung, Unruhe.
Wirkung als Glutamat- bzw. NMDA-Antagonist, auf Glutamat und Aspartat. Wirkung auch antiepileptisch. Umstrittenes Arzneimittel.

☆ **Meningokokken-Impfstoff** s. Meningitis.

☆ **Mepivacain** (Meaverin 1 %. Scandicain 2 %, 4 % hyperbar A) 4 mg/kg, maximal 300 mg (30 ml 1 %). El.-HWZ 3 h.

KI akut dekompensierte Herzinsuff., schwere Überleitungsstörung.

UAW Benommenheit, Bradykardie, Erbrechen, Herzrhythmusstörungen, Krämpfe, Schock, Schwindel.

Wirkung: Lokalanästhetikum vom Amidtyp.

☆ **Mercaptopurin – 6-Mercaptopurin** (Puri-Nethol 50 mg Tbl), unter Gabe von Allopurinol 600 mg/d beginnend 3 Tage vor Therapie zur Prophylaxe von Hyperurikämie und Harnsäureschäden Dosisreduktion auf 25 % (!). Kontrazeption bis 6 Monate nach Therapie.
- *Chorion-Karzinom*: 14 Tage 100 mg/m²/d alle 4 Wochen in Kombination mit Methotrexat.
- *M. Crohn*: In der aktiven Phase signifikanter Effekt, nicht ganz so deutlich in der Rezidivprophylaxe.
  3–4 Monate Latenz bis zum Einsetzen der Wirkung!
- *Akute lymphatische Leukämie* des Kindes (ALL): 5.–16. Woche und 37.–48. Woche 2,5 mg/kg als Teil einer Polychemotherapie.
- *Akute Leukämie* des Erwachsenen: POMP-Schema: In Zweiwochen-Zyklen vom 1.–5. Tag 500 mg/m² mit Methotrexat, Vincristin und Prednison.
- *Chronische myeloische Leukämie* (CML) mit Blastenschub: 3 mg/kg/d in Kombination mit Hydrxycarbamid, Vincristin und Prednison bis zur Knochenmarksaplasie.
  El.-HWZ 1,5 h. Abbau durch Allopurinol gehemmt.
  UAW bb Leukopenie, Thrombopenie. Anorexie/Appetitlosigkeit, Fieber, intrahepatische Cholestase, Hautausschlag, Übelkeit und Erbrechen, Ulzera der Mundschleimhaut und gastrointestinal.
  Wirkung: Purinbasen-Antimetabolit. Metabolit von Azathioprin.

☆ **Meropenem** (Meronem 500/1000 mg Fl) s. *Antibiotika-Therapie*.

☆ **Mesalazin** – 5-ASA.
- *Colitis ulcerosa* (Claversal 800 mg Tbl, Salofalk 250/500 mg Tbl): 3–4 x 1 g oral. Wirksame Prophylaxe mit 2 x 800 mg. Bei 165 Schwangeren Zunahme frühzeitiger Entbindungen, keine erhöhte Missbildungsrate [Diav-Citrin O, Toronto: The safety of Mesalamine in human pregnancy: a prospective controlled cohort study. Gastroenterology 114 (1998) 23–8].
- *Colitis ulcerosa-Proktitis* (Befall des Rektums und distalen Kolons): Salofalk 250/500 mg Supp, 2 g/30 ml und 4 g/60 ml Klysma.
  5-ASA-Klysmen sind Kortisonklysmen nicht unterlegen [Marshall J, Hamilton: Rectal corticosteroids versus alternative treatments in ulcerative colitis: a meta-analysis. Gut 40 (1997) 775–81]. Klysmen bei 19 Schwangeren nebenwirkungsfrei [Bell C, Toronto: Safety of topical 5-aminosalicylic acid in pregnancy. Am J Gastroenterol 92 (1997) 2201–2].
- *M. Crohn*: 3–4,5 g. Prophylaxe weniger effektiv als bei Colitis ulcerosa.
  El.-HWZ 0,5–2,4 h, Metaboliten. Im Gegensatz zu Sulfasalazin bereits im terminalen Ileum verfügbar.
  UAW aplastische Anämie [Lancet 343 (1994) 542].
  Wirkung: 5-Aminosalicylat (wie Olsalazin).

☆ **Mesna** (Uromitexan 200/400 mg A. Mistabronco 600 mg A, Aerosol und Instillat)
- *Cyclophosphamid*: 200 mg i.v. Stunde 1, 4, 8, 12 und unter allen Umständen > 3 l Flüssigkeitsaufnahme/24 h oder
  Prähydratation mit 1,25 g/m² Mesna (Uromitexan) in 2 l NaCl-Glukose-Mischung und Mannit 20 % 250 ml in 30 min,
  während Cyclophosphamid-Gabe 2,5 g/m² Mesna (Uromitexan) über 24 h und
  Posthydratation wie Prähydratation mit 1,25 g/m² Mesna (Uromitexan) in 2 l NaCl-Glukose-Mischung.
- *Ifosfamid-Gabe*: Nach 0, 4 und 8 Stunden unter ausreichender Diurese.
  El.-HWZ 1,5 h. KI Status asthmaticus.

☆ **Mesuximid** (Petinutin 150 und 300 mg Kps) s. *Epilepsie*.

☆ **Metamizol-Natrium** (Novalgin 500 mg Tbl, 500 mg/20 gtt, 500 mg A, Novaminsulfon 1g/2 ml A, 1 g Supp) s. *Schmerz*.

☆ **Methamphetamin** (Pervitin Tbl) s. *Narkolepsie*.

☆ **Metenolon** (Primobolan 100 mg A) 1 A i.m. alle 2, später 3–4 Wochen zur Rekonvaleszenz, bei konsumierenden Erkrankungen, Osteoporose.
  KI Prostata-Karzinom. UAW Virilisierung.
  Wirkung: Anabolikum.

☆ **Metformin-HCl** (Glucophage ret., Mescorit 850 mg Tbl, Siofor 500/850 mg Tbl) s. *Diabetes mellitus*.

☆ **Methadon**: L-Methadon 7,5 mg individuell abhängig mehrfach/d. BtM-Verschreibungshöchstmenge 3.000 mg/30 Tage.
  El.-HWZ 15–60 h.
  UAW: Weniger atemdepressiv als Morphin.
- *Substitution bei Opiatabhängigen*: L-Methadon/Levomethadon 45–50 mg/d.
  DL-Methadon – Dextro-Levo-Metadon – Methadon-Racemat zur Substitution alte Levomethadondosis mal Faktor 2.
  80–100 (60–120) mg/d. Initial 20–30 mg/d über 10–14 Tage steigernd auf 70 mg/d, dann individuell entsprechend der subjektiven Empfindung des Patienten auf 80–100, in Einzelfällen auch über 120 mg/d.
  Rezept: Methadonhydrochlorid (Racemat) Sirup 0,5 %: Methadonhydrochlorid DAB 10 (Racemat) 5 g, Kirschsirup 30 ml, konserviertes Wasser ad 100 ml. 1 ml Sirup entsprechend 5 mg Methadon-Racemat.

☆ **Methaqualon** (Normi-Nox Tbl, früher Revonal) bei Schlafstörungen, obsolet.
  El.-HWZ 20–40 h.
  UAW Parästhesien, Polyneuropathie, in toxischer Dosis Erregung und Krämpfe (paradoxe Vergiftung).

☆ **Methenamin** (Hiprex, Mandelamine, Urotractan 500/1000 mg Drg, Antihydral Salbe) 3–4 x 1000 mg. El.-HWZ 1, Met. 8–14 h.
  Wirkung nur im sauren Milieu, topisch antihydrotisch.

☆ **L-Methionin** – ☆**Methionin** (Acimethin/Methiotrans 500 mg Tbl) 3 x 1–2 Tbl (bei Langzeitgabe unter Blut-pH-Kontrolle, Vitamin B-, besonders B₆- und Folsäure-Substitution) zur *Rezidivprophylaxe bei Harnwegsinfekten*, Infekt- bzw. Phosphatsteinen und Wirkungsoptimierung einiger Antibiotika (Ampicillin, Carbenicillin, Sulfonamide, Nitrofurantoin, Nalidinsäure) bei Urinansäuerung auf pH 5–6.

– *Paracetamol-Intoxikation*: Binnen 10 h 5 Tbl alle 4 h bis zu 20 Tbl Gesamtdosis.

KI Azidosen (metabolisch, renal tubulär), Hyperurikämie und Harnsäurestein (Uratstein), Oxalose und Oxalatstein, Homozystinurie und Zystinstein.

UAW gastrointestinale Beschwerden. Wirkungsverminderung von L-Dopa.

Wirkung: Essentielle Aminosäure, Bakteriostatikum, säuert den Urin an.

☆ **Methohexital** (Brevimytal Natrium 100/500 mg Fl) zur *Mono- und Kombinationsnarkose*.
Induktionsdosis von 50–120 mg ergibt bei Erwachsenen eine 5–7 min dauernde Narkose.
Kinder > 18 Monate und bis 25 kg 20–30 mg/kg rektal oder Kinder > 12 Monate bis 25 kg 5 mg/kg.
El.-HWZ 1,5 h.
UAW Hypotonie, Tachykardie, kardiorespiratorischer Arrest. Abdominalbeschwerden. Angst, Delir, Ruhelosigkeit. Erythem/Pruritus/Urticaria, selten Anaphylaxie. Kopfschmerz. Zerebrale Krampfanfälle, psychomotorische Anfälle (alternativ Etomidat). Schluckauf, Speichelfluss. Reversible Erhöhung der Leberenzyme. Schüttelfrost bei Narkoseende.

☆ **Methotrexat** – MTX (2,5/10 mg Tbl, 5/10/50/250/500 mg Fl) unter anfangs zwei-, dann vierwöchigen Kontrollen von bb, GOT, GPT, γ-GT (bei γGT-Anstieg auf mehr als das 3fache muss die 2. Gabe verzögert werden), AP, CK, Hs, Krea, Urinstatus und einmal jährlich Leber-Sonographie, Kontrazeption bis 3 Monate nach Therapie. Therapieabbruch (bei E.d.) bei Abfall der Granulozyten unter 1500/μl, Lymphozyten < 1000 /μl, der Thrombozyten unter 100.000/μl oder um 100.000/μl vom Ausgangswert, Krea-Anstieg oder GOT bzw. GPT über 50 U/l, der AP über 300 U/l.
Wegen Wirkungs- und UAW-Verstärkung Myelotoxizität (bei Niedrigdosis und intakter Nierenfunktion nicht zu erwarten) nicht mit Dauertherapie von ASS und NSAR, Chloramphenicol, Phenytoin, Probenecid, Sulfonamide und Trimethoprim-Sulfamethoxazol (Blutbildveränderungen), cave Heparin und Marcumar. Wirkungsverstärkung durch Barbiturate, Tetrazykline, Tranquilizer.
Wirkungsminderung durch Allopurinol, Cephalotin, Folsäure, Kanamycin, Kortikoide, Neomycin, Penicillin, Sulfathiazol, Triamteren.
Dosis: Niedrigdosis < 100 mg/m², mittlere Dosis 100–1000 mg/m², Hochdosis > 1–20 g/m² (oral deutlich niedriger als i.v./i.m.) abends nach den Mahlzeiten unter rigoroser Hydratation mit 6 l/d und Urinalkalisierung > pH 7 mit z.B. 8,4 % Bicarbonat 80 ml/h unter Urin-pH-Messung. Intrathekal s. Meningeosis. Absetzen bei Rezidiv.
Bei UAW und Dosis bis 20 mg am Tag nach MTX-Einnahme 5 mg Folsäure.
Bei UAW, Knochenmarksdepression bzw. Dosis > 100 mg/m² unter Schutz mit Calciumfolinat/Folinsäure (Leucovorin 15 mg Tbl, 3/10/30/100 mg A, Rescuvolin 15 mg Tbl, 15/50/

100 mg A, Folsäureantagonist-Antidot) 2 h, spätestens 24 h bis wenigstens 72 h nach Beginn der Methotrexat-Infusion bzw. Methotrexat-Spiegel 48 h nach Infusion < 10⁻⁷ bis 10⁻⁸ mol/l alle 6 h 6–15 mg/m² bzw. 12 mg i.m./i.v. alle 6 h bis 4 x 30 mg i.v., bei hohem Toxizitätsrisiko (Spiegel 48 h nach Infusion > 10⁻⁶ mol/l) 100 mg/m² alle 3 h. Die Wirksamkeit von Methotrexat intrathekal bleibt erhalten, da für beide Substanzen über die Blut-Liquor-Schranke eine Konzentrationsdifferenz von 1 : 1000 in jede Richtung besteht.

– *Bronchial-Karzinom kleinzellig*: 15–20 mg/m² 2 x /Woche oder 30–50 mg/m² 1 x /Woche.

– *Chorioepitheliom* (Blasenmole): 10–60 mg/m² als Einzeldosis, z.B. 15–25 mg/m² i.v. Tag 1–5 alle 7–14 Tage.

– *Encephalomyelitis disseminata* – Multiple Sklerose chronisch progrediente Verlaufsform.

– *Tumoren im Kopf- und Halsbereich*: 12 mg-7,5 g/m² als Einzeldosis, z.B. in niedriger Dosis 20 mg/m² Tag 1 + 4 alle 4–6 Wochen.

– *Akute lymphatische Leukämie*: 10–500 mg/m² als Einzeldosis, bei niedriger Dosis 15 mg/m² i.v. 1mal wöchentlich.

– *ZNS-Lymphome*.

– *Mamma-Karzinom*: 15–40 mg/m² als Einzeldosis, z.B. 40 mg/m² Tag 1 + 8 alle 2 Wochen, in Kombination 30 mg/m² i.v..

– *Meningeosis carcinomatosa und leucaemica* (ALL, AML). *Myasthenia gravis. Polymyalgia rheumatica*.

– *Ovarial-Karzinom*: 10–60 mg/m² als Einzeldosis, z.B. 40–1000 mg/m² i.v. als Einzeldosis, z.B. in niedriger Dosis 40 mg/m² i.v. Tag 1 + 8 alle 4–5 Wochen.

– *Rheumatisch-entzündliche Erkrankungen*: 7,5– 15 mg mit Steigerung bei schweren Fällen bis auf 25–30 mg einmal wöchentlich oral, i.m. oder i.v.:
Rheumatoide Arthritis – chronische Polyarthritis (häufigstes Basistherapeutikum) in 60–80 % Behandlungserfolg. Bei Therapieversagern ggf. Kombination von MTX oder Gold mit Hydroxychloroquin.
Polymyalgia rheumatica schwere Form mit Riesenzellarteriitis.
Polymyositis/Dermatomyositis.
Psoriasis vulgaris – arthropathica bei Therapieresistenz 7,5–30 mg 1 x /Woche.
Spondylarthritis nur bei chronisch-progredienten Verläufen.
El.-HWZ 7,2±2,1 h. Schlecht liquorgängig, 1–2 % des Serumspiegels werden erreicht. Ausscheidung wird durch mehrere Antiphlogistika verringert. Bei Spiegel 48 h nach Infusion > 10⁻⁶ mol/l verstärkte Toxizität.
KI Knochenmarksdepression. Alkoholabusus. Ulcus ventriculi et duodeni. Intrathekale Applikation während Strahlentherapie wegen des Enzephalopathie-Risikos. Cave vorausgegangene Strahlentherapie, reduzierter AZ. Relative KI Diabetes mellitus, Kreatininerhöhung.
UAW bb Leukopenie, Thrombopenie, Anämie (MTX-assoziierte Zytopenien besonders bei älteren Patienten), Hypogammaglobulinämie. Appetitlosigkeit, Atembeschwerden. Benommenheit. Blasenentzündung (Blasen-Karzinom?), Hämaturie. Dyspnoe und trockener Reizhusten. Haarausfall/Alopezie.

Haut- und Schleimhautveränderungen/-ulzerationen im Mund- und Magen-Darm-Trakt mit Diarrhoe, Stomatitis (orale Gabe!), Blasen-Exanthem, Blutungen mit Perforationsgefahr der Blase, selten Lyell-Syndrom. Hepatotoxizität (bereits bei kleinen Alkoholmengen). Kopfschmerzen. Lungenfibrose. Nephrotoxizität. Interstitielle Pneumonie – MTX-Pneumonitis (sehr selten). Schwindel. Übelkeit und Erbrechen (schwach emetogen). Ulcus ventriculi et duodeni. Wirkung: Antimetabolit.
UAW des ZNS bei intrathekaler Gabe: Aseptische transiente Meningitis. 10 % akutes hirnorganisches Psychosyndrom nach ein- bis dreimaliger intrathekaler Methotrexat-Gabe (besonders in Kombination mit Bestrahlung), meist durch antiödematöse Maßnahmen zu beherrschen. Leukenzephalopathie bei langfristiger Anwendung von Gesamtdosen über 500 mg intrathekal.

☆ **5-Methoxypsoralen – 5-MOP – Ammoidin** (Meladinine 10 mg Tbl, 0,15 % Lsg. Psoraderm 5 Tbl mit Produktion in Frankreich, Belgien, Schweiz. Geralen/Österreich 20 mg Tbl, andere Galenik) nicht nach am Vortag vorausgegangenem starken Sonnenbad.
s. *Encephalomyelitis disseminata* (6/95 keine Zulassung). Dosis 0,3–0,5 mg/kg, maximal 1,5 mg/kg an 5 Tagen. Geralen 0,6–1,2 mg/kg/d 4mal wöchentlich Mo/Di, Do/Fr mit Milch oder einer trockenen Semmel, erste 12 Stunden Sonnenbestrahlung auch durch Fensterscheiben meiden, erste 24 Stunden Sonnenbrille tragen.
– *Psoriasis, Mycosis fungoides* und andere Formen des kutanen T-Zell-Lymphoms (besonders frühe Stadien mit Plaques), *Vitiligo* (ab Hauttyp 3). Salbe mit geringer Resorption durch die Haut und kaum messbaren Plasmaspiegeln < 4 ng/ml.
Geralen wird durch UV-Licht aus Spezialstrahlern oder durch intensive Sonnenbestrahlung aktiviert.
KI orale Gabe < 12 Jahre, Albinismus und durch Licht ausgelöste Erkrankungen, Hautkrebs, Lupus erythematodes, Melanom, Behandlung gegen bösartige Erkrankungen. Nach Bestrahlung Juckreiz, Hautrötung und Bräunung.

☆ **α-Methyldigoxin** – Metildigoxin (Lanitop 0,1 mg, mite 0,05 mg Tbl, 0,2 mg A) bei *Herzinsuffizienz* schnelle Sättigung 2 x 1 A oder 2 x 2 Tbl 3–5 Tage, 0,15 mg/d. El.-HWZ 42 h. KI/UAW/Wirkung s. Digitalis.

☆ **Methyldopa** – ☆α-**Methyl-Dopa** (Presinol 250 mg, Sembrina 500 mg Tbl. 250 mg mit 10 mg Mefrusid in Sali-Presinol) s. arterielle *Hypertonie*.

☆ **Methylphenidat** (Ritalin 10 mg Tbl) s. *Narkolepsie*, Hypersomnie.
– *Hyperkinetisches Syndrom*: Zur zentralen Stimulation, Wirkungseintritt nach 0,5–3 h.

☆ **6-Methylprednisolon** – ☆**Methylprednisolon** (Urbason 4/8/16/40 mg Tbl, solubile 16/32, forte 250/1000 mg A) s. Kortison.

☆ **Methysergid** (Deseril retard 4,2 bzw. 3 mg Tbl) s. *Cluster-Kopfschmerz*, *Hypersomnie*. Beginn 1/2 bis auf 2 x 1 Tbl nach den Mahlzeiten maximal 3 Monate.

El.-HWZ 10 h.
KI Kachexie, Kollagenosen, koronare Herzerkrankung, Lungenerkrankungen, Phlebitis, Pyelonephritis.
UAW Arthralgien, Benommenheit, Halluzinationen, Konzentrationsstörungen, Myalgien, Ödeme, psychotische Störungen, Schlaflosigkeit, Schwindel, Übelkeit und Erbrechen.

☆ **Metildigoxin** s. α-Methyldigoxin.

☆ **Metipranolol** (Betamann 0,1 %/0,3 %/0,6 %/0,3 % EDO-AT) bei *Glaukom* 2 x 1 gtt, 0,3 % EDO ggf. von2 x auf 1 x abends.
El.-HWZ Met. 3 h. Cave Bradykardie.
UAW selten Uveitis anterior.

☆ **Metixen** (Tremarit 5/15 mg Tbl) 15–60 mg/kg. KI/UAW s. *M. Parkinson*-Anticholinergika.

☆ **Metoclopramid** (Paspertin 10 mg Tbl, 10/50 mg A, 10/20 mg Supp, 4 mg/ml = 12 gtt, 5 mg/5 ml = 1 Teelöffel Saft.
MCP-ratiopharm gtt. Gastrosil Supp 20 mg. In Migränerton 5 mg mit 500 mg Paracetamol). s. *Übelkeit*.
– *Postoperative Darmatonie*: Mit Dexpanthenol und Neostigmin je 6 A in 500 ml EZF mit 40–80 ml/h.
– *Medikamenten-induzierter Kopfschmerz. Migräne-Anfall. Gastrointestinale Motilitätsstörungen, diabetische Gastroparese. Zytostatika-induziertes Erbrechen bzw. Nausea.*

☆ **Metoprolol** (50 mg mite/100 mg/200 mg retard Tbl Beloc/Beloc Zok/Zok mite/Zok forte 190 mg, 5 mg A. Lopresor. Metohexal) s. arterielle *Hypertonie* (100 mg in Beloc comp. mit 12,5 mg Hydrochlorothiazid, mit Chlorthalidon in Prelis comp. 50 mg in Belnif ret mit 15 mg Nifedipin), *tachykarde Herzrhythmusstörungen*: 2 x 25–50, maximal 200 mg/d. I.v. < 1 mg/min, maximal 20 mg/d i.v..
– *Migräneprophylaxe*: 1. Wahl 50 mg wöchentlich um 50 mg zu steigern auf 200 mg/d.
s. *Subarachnoidalblutung*.

☆ **Metrifonat** (Tbl) s. *M. Alzheimer*. Wirkung: Acetylcholinesterase-Hemmer.

☆ **Metronidazol** (400 mg Tbl, 500 mg/100 ml Fl Fertiglösung. Clont/Flagyl) s. *Antibiotika-Therapie*.

☆ **Mexiletin-HCl** (Mexitil 200 mg, mite 100 mg Kps, Depot retard 360 mg, 250 mg/10 ml A) s. *Torticollis spasmodicus*.
– *Ventrikuläre Herzrhythmusstörungen*: Initial 400 mg oder 2 x 360 mg ret., dann 3 x 200 mg 8-stdl., bei > 70 kg 4 x 200 mg oder 2 x 360 mg Depot. I.v. 3/4 A über 15 min, dann Perfusor 150 mg/h für 3,5 h, dann 0,5 mg/kg/h bis zu 12 h. s. Antiarrhythmika Klasse I – CAST-Studie.
– *Myotonia congenita Becker – Myotonia congenita Thomsen – Paramyotonia congenita* (keine Wirkung auf die hyperkaliämische Lähmung – HyperPP).
– Diabetische schmerzhafte *Neuropathie*.

☆ **Mezlocillin** (2/4/5 g Fl. Baypen) s. *Antibiotika-Therapie*.

☆ **Mg** s. Magnesium.

☆ **Mianserin** (tetrazyklisch 10/30 mg. Tolvin) s. *Depression*.

☆ **Miconazol** (Daktar 200 mg/20 ml A in 250 ml NaCl 0,9 %) s. *Antibiotika-Therapie* – Antimykotika und Antiprotozoika.

☆ **Midazolam** (Dormicum 7,5 mg Tbl, 5 mg/1 ml A, 15 mg/3 ml A, Dormicum V 5mg/5 ml) initial 5–10 mg bzw. 0,05–0,1 (–0,2) mg/kg, dann 0,05–0,4 mg/kg/h, ggf. 90 mg über Perfusor 2 ml/h oder Dosistitration 1 mg alle 2 min. El.-HWZ 1,5–2,5 h. Wird bei physiologischem pH lipophil und tritt rasch durch die Blut-Hirn-Schranke.
KI/UAW/Wirkung s. Benzodiazepine. Doppelte Wirkstärke und kürzere Dauer als Diazepam.

☆ **Midodrin** (Gutron 2,5 mg Tbl) 2 x 1/2 auf 2 x 1 (3 x 2) Tbl bei Hypotonie, Inkontinenz. El.-HWZ 3–4 h.
KI Hypertonie, Phäochromozytom.
UAW Bradykardie (Atropin).
Wirkung: α-Mimetikum (Alphaadrenergikum), Vasokonstriktion der Arteriolen und venösen Kapazitätsgefäße. Blasenhalstonisierung.

☆ **Mifepriston** (Mifegyne – RU 486. Darf nur an den Arzt oder Krankenhäuser abgegeben werden, nicht an den Großhandel oder Apotheken): *Abortivum*: Indikation nur in den ersten 7 Wochen (kurzer Zeitraum!). *Endometriose*. *Hormonabhängige Karzinome* wie Leiomyosarkom, Leiomyom, Endometrium-Karzinom, *Mamma-Karzinom. Uterus myomatosus*. s. inoperable *Meningeome*.
UAW antiglukokortikoid mit Anstieg von Androstendion (und folglich Estradiol).
Wirkung: Antigestagen, Progesteronantagonist. In vitro und in vivo antitumorös. In vitro funktionelle Schädigung von Spermien.

☆ **Miglitol** (Diastabol 50/100 mg Tbl) s. *Diabetes mellitus*.

☆ **Minocyclin** (Klinomycin 50/100 mg Tbl) s. *Antibiotika-Therapie*. Akne vulgaris.

☆ **Mirtazapin** (Remergil 30/45 mg Tbl) s. *Depression*.

☆ **Misoprostol** (Zytotec Tbl) El.-HWZ 20–30 min. Umwandlung in den Metaboliten Misoprostolsäure.
UAW Blutdruckabnahme (Vasodilatation), Diarrhoe, Oberbauchspasmen durch Motilitätssteigerung.
Wirkung: Vasodilatation.

☆ **Mithramycin** (2,5 mg A) bei *Hodentumoren, Hyperkalzämien* durch Neoplasien. KI Blutkrankheiten, Knochenmark-Depression.

☆ **Mitomycin** El.-HWZ 0,5–1,2 h.
UAW Übelkeit und Erbrechen (schwach emetogen). Wirkung wird durch Verapamil erhöht!

☆ **Mitoxantron** – MX (Novantron 10/20/25/30 mg A) s. *Encephalomyelitis disseminata*.
– Metastasiertes *Mamma-Karzinom*: In Monotherapie 12–14 mg/m², in Kombination 10 mg/m² über 30 min an Tag 1 alle 3 Wochen. Als Monosubstanz sowie in Kombination mit Cyclophosphamid und 5-Fluorouracil (CMF) ebenso effizient wie Doxorubicin bezügl. Remissionsrate und mittlerer Remissionsdauer bei geringeren nicht-hämatologischen UAW.
– *Hepato-zelluläres Karzinom*.

– *Akute Leukämie, Blastenschub der chronisch myeloischen Leukämie*: Induktionstherapie 50–60 mg/m² innerhalb von 5 Tagen.
– *Non-Hodgkin-Lymphome*.

☆ **Mizolastin** (Mizollen 10 mg Tbl) 10 mg/d. El.-HWZ 13 h, 65 % bioverfügbar. 65 % renale und 35 % hepatische Elimination (Zytochrom P450).
KI Hypokaliämie, manifeste Herzerkrankung, bekannte oder vermutete QT-Verlängerung.
UAW Appetitsteigerung, Diarrhoe, Dyspepsie, Kopfschmerzen, Mattigkeit, Müdigkeit, Mundtrockenheit. Keine Kardiotoxizität.
Wirkung: Hochselektiver H$_1$-Rezeptor-Antagonist. Auch antientzündlich, leukotrienantagonistisch. Supprimiert im Gegensatz zu Terfenadin und Loratadin das arachidonsäureinduzierte Ödem.

☆ **MK-869** s. *Depression*.

☆ **Moclobemid** (150/300 mg Tbl Aurorix) s. *Depression*. s. *M. Parkinson. Panikstörung* mit oder ohne Agoraphobie. *Soziale Phobie*: 2 x 300 mg/d.

☆ **Modafinil** (Vigil 100 mg Tbl) s. *Narkolepsie*.

☆ **Molsidomin** (Corvaton 2, forte 4, retard 8 mg Tbl, 2 mg A) 2 x 1 Tbl. El.-HWZ 0,25, Met. 1,5–4,5 h. UAW Kopfschmerzen.

☆ **Monoaminoxidase-Hemmer** s. MAO-Hemmer.

☆ **Monobactame** s. *Antibiotika-Therapie*.

☆ **Montelukast** (Singulair 5/10 mg Tbl):
– *Asthma bronchiale*. El.-HWZ 2,7–5,5 h.
Wirkung: Leukotrien-Rezeptor-Antagonist.

☆ **Morphium** – ☆**Morphin**-sulfat – ☆**Opiate** (Capros Mikropellets, M-long 10/30/60/100 mg Retardkapseln, Kps kann geöffnet werden bei bleibender Retardierung. MST 10/30/60/100/200 mg Tbl. MST Continus 30/60/100/200 mg Tbl tägliche Einmalgabe. MST Retard-Granulat 20/30/60/100/200 mg. -HCl Morphin Merck 10/20 mg A. MSI 10/20/100/ 200 mg A. MSR 10/20/30 mg Supp). s. *Schmerz, akutes Lungenödem*.

☆ **Moxifloxacin** (Avalox 400 mg Tbl) s. *Antibiotika-Therapie*.

☆ **Moxonidin** (Cynt, Physiotens 0,2/0,3/0,4 mg Tbl) s. arterielle *Hypertonie*.

☆ **Mumps-Impfstoff** bei ungeschützten Kindern und Erwachsenen: Grundimmunisierung: 1 x MMR-Impfstoff (oder Einzelkomponenten-Impfstoff). Nachholimpfungen bei unterlassener Impfung im Kindesalter. Auffrischung: Keine.
UAW Polyradikulitis Guillain-Barré (serogenetische bzw. postvakzinale Polyneuritis).

☆ **Mupirocin** (Turixin Nasensalbe) s. *Antibiotika-Therapie*.

☆ **Muskatnuss** – **Myristicin** s. Intoxikation.

☆ **Mycophenolatmofetil** (Cell Cept 250/500 mg Tbl) s. *Transplantation* nach Herztransplantation. Wirkung: Immunsuppressivum.

☆ **Myrtol** (Gelomyrtol forte 300 mg Tbl) *akute und chronische Bronchitis, Sinusitis*: 3–4 x 1 auf 2 x 1 Kps, < 10 J. 1/2 Dosis. Kann auch in der Schwangerschaft eingenommen werden.
UAW allergische Reaktionen, Magen-Darm-Beschwerden, Mobilisierung vorhandener Gallen- und Nierensteine.

N

☆ **NaCl** s. Natriumchlorid.

☆ **NADH** s. *M. Parkinson.*

☆ **Nadolol** (Solgol 15/30 mg Tbl) s. arterielle *Hypertonie.*

☆ **Naftidrofuryl** (Dusodril 50/100 mg retard Drg. Naftilong. Keine i.v.-Applikation) 3 x 1–2 Drg bei arterieller *Verschlusskrankheit.*

– *Wadenkrämpfe* [Connolly M: Treating leg cramp. Naftidrofuryl is a safe and effective alternative. Br Med J 310 (1995) 1138].
El.-HWZ 1 h. KI intermittierende ischämische Attacken (!), arterielle Blutungen, Herzinsuffizienz ab NYHA III, Hypotonie < 90 mm Hg, schwere koronare Herzerkrankung, frischer zerebraler Insult und Myokardinfarkt, orthostatische Dysregulation.
UAW Herz-Kreislaufkomplikationen, Herzrhythmusstörungen, zentralnervöse Störungen, zerebrale Krämpfe [Arzneimittelkommission: Naftidofuryl. Kardiovaskuläre und zentralnervöse Reaktionen nach i.v.-Gabe. DÄB 88/51–52 (23.12.91)]. Wirkung: Vasodilatator.

☆ **NaHCO₃** s. Natriumbicarbonat.

☆ **Nalidixinsäure** (Nogram 1 g Tbl) s. *Antibiotika-Therapie.*

☆ **Naloxon** (Narcanti 0,4 mg A) bei Opiatintoxikation s. *Intoxikation.*
Wirkung: Opiat- (Morphin-) Antagonist.

☆ **Naltrexon** (Nemexin 50 mg Tbl) s. *Alkoholismus.*

☆ **Nandrolon** (Deca-Durabolin 25/50 mg A): *Dystrophische Myotonie Curschmann-Steinert, Osteoporose:* 25 (-50) mg i.m. alle 2–4 Wochen. Wirkung: Anabolikum (anaboles Steroid). Missbrauch besonders bei der oral einnehmbaren und nur wenige Tage nachweisbaren Vorläufersubstanz Norandrostendiol/Norandrostenion!

☆ **Naproxen** (250/500 mg Tbl/Supp Proxen) s. *Schmerz.* Migräneanfall und Migräneprophylaxe.

☆ **Naratriptan** (Naramig 2,5 mg Tbl) s. *Migräne.*

☆ **Natamycin** s. *Antibiotika-Therapie* – Antimykotika und Antiprotozoika.

☆ **Natriumaureothiomalat** s. Gold.

☆ **Natriumbicarbonat** – Natriumhydrogencarbonat – NaHCO₃ – Nabic 8,4 % (100 ml 8,4 % Fl: 1 ml = 1 mval, 1,4 % physiologisch. Nephrotrans Kps) nicht mit Kalzium (fällt aus). s. Calcium-Natrium-Hydrogencitrat (Acetolyt-Granulat), s. Tris. *Azidose.*

– *Herz-Kreislaufstillstand:* NaHCO₃ 8,4 % initial maximal 1 mval/kg bis 100 mval, ggf. (bei fortbestehendem Kreislaufstillstand) Wiederholung alle 10 min 1/2 Dosis.

– *Hyperglykämisches Koma:* pH < 7: 100 ml/h i.v., pH 7–7,2 50 ml/h i.v. binnen 2–4 h. mval/ml = kg KG x 0,3 x negativer Baseexzess (BE). Grundsätzlich sollte nur die Hälfte des errechneten Defizits substituiert werden, dabei nicht mehr als 1/3 innerhalb der ersten 2–3 h. Infusionsgeschwindigkeit von 50 mval/h nicht überschreiten.

– *Hyperkaliämie:* 50–150 mval.
Wirkung alkalisierend.

☆ **Natriumcellulosephosphat** Mack 5 g Btl bei *Hyperkalzämie* 3 x 1 p.o.

☆ **Natriumchlorid** – NaCl (10 ml 0,9 % A, 10 ml 20 % A, Kps. 100 mmol entsprechen etwa 6 g NaCl):

– *Hyponatriämie:* Primär Wasserrestriktion. s. Hyperkaliämie.

– *Hyperkaliämie:* 20 % ggf. mehrmals 20 ml. Ggf. über Perfusor: 5 A NaCl 10 % 5 ml/h bei 70 kg schweren Patienten.

– Salzarme Kost entsprechend 3–5, salzreiche Kost 12–15 g NaCl.

☆ **Natriumfluorid** – NaF und Natriumfluorophosphat = Natriummonofluorphosphat – MFP (Ossin 40 mg Tbl, Mono-Tridin 10 mg).

– *Osteoporose:* Kombinationspräparate s. Calcium. Bei Krea < 1,3 mg/dl 2 x 1 Tbl Ossin oder Mono-Tridin, bei Krea < 1,8 mg/dl 1 Tbl Mono-Tridin, bei Krea < 1,8 mg/dl unter Kontrolle der Serum-Fluorid-Spiegel zwischen 100–200 ng/ml bzw. 4–6 µmol/l, maximale Gesamtdosis 20 g.
KI Osteomalazie.
UAW gastrointestinale Irritationen, nach längerer (mehrmonatiger) Behandlung Gelenk- und Gliederschmerzen.

☆ **Natrium-Gamma-Hydroxybutyrat** – Natrium-GHB (Somsanit 2 g/10 ml A) s. *Schlafstörungen.* s. *Subarachnoidalblutung.*

☆ **Natriumhydrogencarbonat** s. Natriumbicarbonat.

☆ **Natriumhydrogencarbonat** und -dihydrogenphosphat (Lecicarbon CO₂-Laxans Supp für Säuglinge, Kinder, Erwachsene) s. *Obstipation.*

☆ **Natriumhydrogenphosphat** (Practo-Clyss) s. *Obstipation.*

☆ **Natriumperchlorat** (Irenat 300 mg/15 gtt) *Hyperthyreose*-Vorbehandlung – Plummern: Initial 40–50, maximal 75 gtt auf 4–6 Dosen verteilt. Erhaltungsdosis (unter bb- und Schilddrüsenhormonkontrollen) 20 gtt/d.
KI retrosternale Struma. Bereits unter Natriumperchlorat aufgetretene Blutbildveränderungen.
UAW Arzneimittelfieber, Exanthem. Lymphadenopathie. Mundtrockenheit. Reizung im Rachenbereich. Übelkeit und Erbrechen. Strumigene Wirkung. Wirkung: Hemmt die Radiojod- bzw. ⁹⁹ᵐTc-Pertechnetat-Aufnahme. Wirkungsverstärkung durch Propylthiouracil, Thiamazol, Carbimazol. Wirkungsabnahme durch gleichzeitige Jodgabe.

☆ **Natriumpicosulfat** (Abführtropfen ratio, Laxoberal 7,5 mg/ml gtt, 5 mg Tbl) s. *Obstipation.*

☆ **Natriumthiosulfat** (10 ml 10 % A, 500 ml 10 % Fl) s. *Intoxikation.*

☆ **Nefazodon** (Nefadar 100/200/300 mg Tbl) s. *Depression.*

☆ **Nefopam** (Ajan 30 mg Tbl, 20 mg A) s. *Schmerz.*

☆ **Nelfinavir** – NFV (Viracept 250 mg Tbl/50 mg Pulver) s. *AIDS.*

☆ **Nesiritide** (Natrecor) bei akuter *Herzinsuffizienz* zur kurzfristigen Behandlung. Wirkung:

Gentechnisch hergestelltes natriuretisches Peptid (im Herz produziertes Hormon). Senkt signifikant den pulmonalen Kapillarverschlussdruck.

☆ **Nevirapin – NVP** (Viramune 200 mg Tbl) s. *AIDS*.

☆ **Neomycin** (Bykomycin. Nebacetin 250 mg Tbl/Puder/Puder Spray/Salbe. Mit Bacitracin: Cicatrex Salbe, Medicrucin) s. *Antibiotika-Therapie*.

☆ **Neostigmin** (Prostigmin 4/15 mg forte Tbl, 0,5 mg A) s. *Myasthenia gravis*.
– *Paralytischer Ileus*: 3 x 15 mg Tbl, 1 A i.v., 3 A s.c.
– *Postoperative Darmatonie* mit Dexpanthenol und Neostigmin und Metoclopramid je 6 A in 500 ml EZF mit 40–80 ml/h.

☆ **Nerve Growth factor – NGF** – Nervenwachstumsfaktor: s. diabetische *Polyneuropathie*. Ggf. zur Verhinderung von Polyneuropathien z.B. durch Chemotherapie. *AIDS. M. Alzheimer*. Wirkung: Molekularbiologisch (gentechnisch) herstellbar.

☆ **Netilmicin** (Certomycin 15/50/100/150/ 200 mg A. Sisomicin-Derivat) s. *Antibiotika-Therapie*.

☆ **Neuroleptika** s. *Psychosen* (Schizophrenie), Manie – Manisch-depressive Erkrankung.

☆ **Nicardipin** (Antagonil 20/30 mg Kps) s. arterielle *Hypertonie*.
– Zerebrale *Ischämie*: Positive Wirkung nur in offenen Studien, lipophiler Dihydropyridin-Kalzium-Antagonist.

☆ **Nicergolin** (Sermion 5 mg, forte 10 mg Tbl, 5 mg/ 20 gtt, 4 mg i.m. A) 3 x 10 auf 3 x 5 mg. El.-HWZ 7,3 h. KI akute Blutung, Kollapsgefahr.
UAW kaum, nur initial Hautrötung, Hitzegefühl, Hypotonie, Schwindel, Sedierung. Wirkung:Umstrittenes Arzneimittel.

☆ **Niclosamid** (Yomesan 0,5 g Tbl) nach dem Frühstück zerkauen: < 2 Jahre 1, < 6 Jahre 2, ab 6 Jahre 4 Tbl bei
– *Taenia saginata* (Rinderbandwurm), *Taenia solium* (Schweinebandwurm – Zystizerkose), *Diphyllobothrium latum* (Fischbandwurm).
– *Hymenolepsis nana* (Zwergbandwurm): 1. Tag volle Dosis, 2.–6. Tag halbe Dosis.

☆ **Nicotin** s. Nikotin.

☆ **Nifedipin** (5/10/20 mg retard Tbl, pro infusione 5 mg/50 ml in 8–4 h. Adalat, Pidilat. 15 mg in Belnif ret mit 50 mg Metoprolol) s. arterielle *Hypertonie*. *Hypertensive Krise*. Bei *Prinzmetal-Angina* bis 120 mg.

☆ **Nikotin** (Nicorette 2/4 mg Kaugummi, Nicotinelle und nikofrenon 10/20/30 TTS Nikotinpflaster). Nikotinpflaster scheinen gegenüber den Kaugummi-Formen verträglicher zu sein.
– *Colitis ulcerosa*: 15–25 mg/d [N Engl J Med 330 (1994) 811].
– *Nikotinentwöhnung*: Entspr. Zigarettenmenge je 1 Monat in absteigender Dosis nur bei gleichzeitig eingestelltem Rauchen.
El.-HWZ 0,7–1,8 h. Nikotin erreicht nach Inhalation von Zigarettenrauch binnen 8 Sekunden das ZNS.

KI Kinder. Angina pectoris/Herzrhythmusstörungen/ischämische Herzkrankheit, nach Herzinfarkt. Arterielle Verschlusskrankheit. Zerebrale Arteriosklerose/unmittelbar nach zerebralem Insult. Entzündungen im Larynx-/ Pharynx-Bereich. Ösophagitis. Ulcus duodeni et ventriculi.
UAW Kopfschmerzen. Störender Geschmack, Rachenraum- und Magenschleimhaut-Reizungen, Glossitis, Stomatitis.
Kardiovaskuläre Effekte wie Extrasystolen, Palpitationen, Tachykardien, Vorhofflimmern. Schwindel. Singultus. Speichelfluss. Übelkeit.
Aktivierung von Thrombozyten, Freisetzung von Katecholaminen und Anstieg des Plasmafibrinogenspiegels.
Wirkung: Alkaloid, 60 mg sind tödlich mit anstelle der erregenden dann hemmenden Wirkung (z.B. auf die Atmung), Kreislaufkollaps, Blockierung der neuromuskulären Überleitung. Binnen weniger Minuten kommt es dann zur Atemlähmung.
Wirkt akut positiv auf die Parkinson-Symptomatik. Raucher scheinen seltener an M. Parkinson zu erkranken (Parkinson-Patienten rauchen seltener als die Normalbevölkerung).
Wirkt positiv auf das Tourette-Syndrom (reduziert in Kombination mit Haloperidol Ausprägung und Frequenz der Tics) und akut auf das neuroleptikabedingte Parkinsonoid (Patienten mit einem neuroleptikabedingten Parkinsonoid, Tourette-Syndrom oder tardiver Dyskinesie rauchen eher häufiger als die Normalbevölkerung), erhöht bei chronischer Applikation eher die Wahrscheinlichkeit des Auftretens eines Parkinsonoids [Erdmann R: Nikotin bei neuropsychiatrischen Bewegungsstörungen. Fortschr Neurol Psychiatr 64 (1996) 362–6]. Rauchen tötet mehr Menschen als Unfälle, Aids, Alkohol, illegale Drogen, Morde und Selbstmorde zusammen.

☆ **Nikotinsäure** s. Vitamin B$_3$.

☆ **Nilutamid** (Anandron Tbl) 150–300 mg einmal täglich in Verbindung mit einem LHRH-Agonisten adjuvant bei metastasierendem *Prostata-Karzinom*.
El.-HWZ 56 h, wird vollständig resorbiert, Steady State nach 2 Wochen.
UAW verminderte Alkoholtoleranz, verzögerte Dunkeladaptation, Gynäkomastie.
Wirkung: Nichtsteroidales Antiandrogen.

☆ **Nimodipin** (Nimotop S 30 mg Tbl, 10 mg/ 50 ml Fl mit 23 % Alkohol) nicht mit Carbamazepin, Phenobarbital, Phenytoin.
– *Demenz*. s. zerebrale *Ischämie* (Keine Zulassung!). s. *Subarachnoidalblutung* Grad I–III nach Hunt-Hess.
El.-HWZ 55 min. Liquorgängig.
KI gleichzeitige Gabe von Carbamazepin, Phenobarbital, Phenytoin.
UAW neurologische Symptome bei Hypervolämie. KI/UAW: Hypotonie. Wirkung: Dihydropyridin-Kalzium-Antagonist.

☆ **Nisoldipin** (Baymycard 5/10 mg Tbl) bei koronarer Herzerkrankung 2 x 1 (-2) Tbl. s. arterielle *Hypertonie*.

☆ **Nitrate** s. Glyceroltrinitrat und Isosorbiddinitrat (ISDN) mit hohem First-pass-Effekt. Isosorbidmononitrat (ISMN).

Tachyphylaxie binnen < 24 h, durch tägliche Nitratpause für 8–10 h vermeiden.

- *Koronare Herzerkrankung*: Nitrat-Langzeitgabe nach Myokardinfarkt ohne prophylaktischen Effekt.
- *Hypertonie/hypertensive Krise. Lungenödem*. KI Hypotonie, hypertroph obstruktive Kardiomyopathie.
  UAW Hautrötung, Hypotonie, Kopfschmerzen, Tachykardie.
  Wirkung: Drucke im kleinen Kreislauf (preload) erniedrigt ohne wesentlichen RR-Abfall im großen Kreislauf. Herzfrequenzabnahme. Koronardilatation, antiglutaminerg mit Erhöhung der Krampfschwelle.

☆ **Nitrazepam** (Mogadan 5 mg Tbl) s. *Schlafstörungen* – Benzodiazepine, *Epilepsie*.
El.-HWZ 18–30 h, aktiver Metabolit. Steady state nach 5 Tagen. Toxischer Spiegel > 0,4 µg/ml.
UAW initial Kopfschmerzen, hang-over.
KI/ UAW/Wirkung s. Benzodiazepine.

☆ **Nitrendipin** (Bayotensin 20 mg/ mite 10 mg Tbl) s. arterielle *Hypertonie*.

☆ **Nitrofurantoin** (Furadantin 50/100 mg Tbl, Cystit 150 mg Tbl, Ituran, Urospasmon mit 50 mg Nitrofurantoin, 150 mg Sulfadiazin, 50 mg Phenazopyridin-HCl) s. *Antibiotika-Therapie*.

☆ **Nitroglyzerin** – Nitroglycerin s. Glyceroltrinitrat.

☆ **Nitroprussid-Natrium** (nipruss 60 mg A) s. *hypertensive Krise*.

☆ **Nitroxolin** (Nitroxolin mini/midi/forte 250 mg Tbl) 3x 250 mg 1 h vor dem Essen.
Wirkung: Chemotherapeutikum.

☆ **Nizatidin** (Nizax/Gastrax 300 mg Tbl, 150 mg mite Tbl) s. vorn: *Allgemeine prophylaktische Therapiemaßnahmen*.

☆ **Noradrenalin** – Norepinephrin (Arterenol 1 mg/ ml A) in 10 ml NaCl initial 0,3–0,8 mg s.c./ i.m., dann 0,05 (-0,3) µg/kg/min.
- Perfusor: 3 mg (3 A) auf 50 ml NaCl = 0,06 mg/ ml, 5–20 (–25) ml/h bei 70 kg schweren Patienten. El.-HWZ 1–3 min.
KI Cor pulmonale, Glaukom, Hypertonie, (paroxysmale) Tachyarrhythmie, Thyreotoxikose.
UAW Angstgefühl, Abnahme der Nierendurchblutung und Diurese, Tachykardie, Tremor, mit Halothan Gefahr des Kammerflimmerns. Bei Paravasat wegen möglicher Hautnekrosen sofort mit NaCl 0,9 % umspritzen.
Wirkung α- > β_1-mimetisch.

☆ **Norfenefrin** (Novadral retard 15 mg, retard forte 45 mg Drg, 6 mg/20 gtt, 10 mg A) 2 x 15, maximal 3 x 45 mg, z.B. 2 A i.m.
El.-HWZ 4 h. KI Glaukom, Phäochromozytom, Thyreotoxikose. UAW s. Dopamin.

☆ **Norfloxacin** (Barazan 400 mg Tbl) 2 x 400 mg. El.-HWZ 3–4 h. s. *Antibiotika-Therapie*.

☆ **Normethadon** (Ticarda 10 mg/ml mit 20 mg Oxyephedrin) 1–2 x 15 gtt bei Reizhusten.
KI Phäochromozytom, Prostataadenom mit Restharn, Thyreotoxikose.
UAW Atemdepression, Herzklopfen, Herzrhythmusstörungen, Übelkeit und Erbrechen.

☆ **Noscapin** (Capval 25 mg Drg/Saft/gtt) bei Reizhusten > 12 Jahre maximal 3 x 50 mg.
El.-HWZ 1 h. Wirkung: Antitussivum.

☆ **Novaminsulfon** s. Metamizol.

☆ **NTF** – Neurotrophe Faktoren: Durchdringen die Blut-Hirn-Schranke nicht – in der klinischen Anwendung bisher enttäuschend.

☆ **Nystatin** (Nystatin/Moronal 500.000 IE Drg, 100.000 IE/1 ml Susp in 30 oder 50 ml Fl, 500.000 IE Fl Pulver. Candio-Hermal. In Tonoftal) s. *Antibiotika-Therapie* – Antimykotika und Antiprotozoika. s. AIDS.

O

☆ **Obidoximchlorid** (Toxogonin 0,25 g/1 ml A i.v./i.m.) s. *Intoxikation*.

☆ **Octreotidacetat** (Sandostatin 50/100/500/1000 A) initial 2 x 50–100 µg/d s.c. täglich steigernd.
- s. *Hirntumoren* – *Hypophysenadenom*: Basophiles Hypophysenadenom mit ACTH-abhängigem Cushing-Syndrom, eosinophiles Hypophysenadenom mit Akromegalie.
- *Tumoren des Gastrointestinaltraktes*: Metastasierende symptomatische Karzinoide. VIPome mit starken wässrigen Durchfällen. Glukagonome mit entzündlicher Hautzerstörung durch das nekrolytische, migratorische Erythem. Pankreas-Karzinom.
El.-HWZ 1,4 h.
UAW lokale Reaktionen, Appetitlosigkeit, krampfartige Bauchschmerzen, Blähungen/ Flatulenz, Diarrhoe/Steatorrhoe, postprandiale Hyperglykämie, Übelkeit und Erbrechen. Veränderung der Diabeteseinstellung.

☆ **Östrogene** wie 17α-Estradiol, 17β-Estradiol (= E_2, m 20 pg/ml, w > 40 ng/ml, Estrifam 2 mg Tbl), Estradiolbenzoat.
Estron (Presomen 0,3 mite/0,6/1,25 mg, 1,25/0,6 mg compositum Drg. Konjugiertes Östrogen). Transdermales System (Dermestril).
1. Konjugierte Östrogene 0,6–1,25 mg/d oder 2. Estriol ab 8 mg/d oder 3. Estradiolvalerat 1–2–4 mg/d.
2. Generation Gestagene Levonorgestrel (Microgynon u.a.) und Norethisteron (Conceplan M u.a.).
3. Generation: Desogestrel (Lovelle, Marvelon u.a.) und Gestoden (Femovan u.a.).
Meist 5.–24 Zyklustag, bei Hysterektomie 20 Tage mit 8 Tagen Pause.
- Bei Frauen mit intaktem Uterus ist die zusätzliche zyklische oder kontinuierliche Gabe eines Gestagens erforderlich und heute obligat (ggf. im Abstand von 3 Monaten): Kombination mit Chlormadinonacetat 2 mg, Medrogeston bis 5 mg, Medroxyprogesteronacetat bis 5 mg oder Norethisteronacetat bis 1 mg, um eine Endometriumhyperplasie zu vermeiden.
„Der übliche Gestagenzusatz in geringer Dosierung antagonisiert nur gering die positiven Effekte substituierter Östrogene auf das Lipidsystem" [Lipid-Stoffwechselveränderungen und die Folgen bei postmenopausalen Frauen. DÄB 91/14 (8.4.94) B-470–2].
- Sofort absetzen bei stärkerem RR-Anstieg, Cholestase, erstmals migräneartigen Kopf-

schmerzen, akuten Sehstörungen, Thromboembolien, Phlebitiden.

- s. *M. Alzheimer*. *Notfall-Antikonzeption*:
Hochdosis in Tetragynon („Pille danach").
- *Dermatologie*: Gegen lokale Hautaustrock-
nung lokal Ovestin-Creme.
- *Haarausfall – Glatzenbildung* bei Männern:
17α-Estradiol zu äußeren Anwendung. s. Finasterid.
- *Kardiovaskuläre Prophylaxe bei Frauen*: s. zerebrale Ischämie.
- *Kardiovaskuläre Prophylaxe bei Männern
und Prostataleiden* (noch nicht zugelassen):
Bei Männern > 50 Jahre mit 17 β-Estradiol
< 20 pg/ml (bei 30–40-jährigen Männern mit
30–50 pg/ml 2–3mal so hoher Wert wie bei 60-
jährigen postmenopausalen Frauen) Indikation für eine Östrogen-Substitution mit 17 β-
Estradiol 0,5 mg/d oder 0,5–1 mg Estradiolvalerat (Estradiol wird beim Mann in erheblichen
Mengen gebildet und in seinen Wirkungen
z.B. auf die Brust von Testosteron antagonisiert.
Estriol 2 mg/d über 2 Jahre übt als schwaches
Östrogen insbesondere in Gegenwart von
Testosteron keine unerwünschten hormonalen Wirkungen aus, ist ein schwächeres Antioxidans als Estradiol, hat aber ähnliche vasodilatatorische Wirkungen).
17β-Estradiol stimuliert Brustdrüsen und
Prostata und wirkt beim Mann feminisierend,
17α-Estradiol wirkt nicht feminisierend und
zeigt kaum Wirkung auf Brustdrüsen und
Prostata.
- *Klimakterische Beschwerden* in Prä- und Postmenopause.
- *Osteoporose-Prophylaxe*: Reduziert das
osteoporosebedingte Frakturrisiko. Postmenopausale Östrogensubstitution über mindestens 10 Jahre: Hemmen durch PTH die Ca-
Mobilisation und den Ca-Einstrom in die
glatten Muskelzellen der Arterien.
El.-HWZ Estradiolvalerat 24 h, Estriol
0,5–1 h.
KI Endometriose, nach Herzinfarkt oder
Schlaganfall, Otosklerose, Thromboembolie
und Venenentzündungen, hormonabhängige
Tumoren z.B. Mamma oder Uterus, früherer
idiopathischer Schwangerschaftikterus.
KI für Kontrazeptiva der sog. 3. Generation
wie Desogestrel (Marvelon u.a.) und Gestoden (Femovan u.a.) Erstanwendung bei Frauen
< 30 Jahre.
UAW s. zerebrale Ischämie Risikofaktoren
Ovulationshemmer (Verminderung von AT
III, Östradiol-vermittelte Hyperkoagulabilität
und Intimaproliferation. Chloasma, Hirsutismus. Bei Diabetes Insulinanpassung. Gerinnungsstörungen. Ovarielles Hyperstimulationssyndrom (OHSS). Brustspannen, Kopfschmerzen, Magenbeschwerden, Schwindel,
Übelkeit und Brechreiz, Wasserretention.
- „Konjugierte Östrogene können ebenso wie
orale Kontrazeptiva in seltenen Fällen eine
ischämische Colitis auslösen, die sich in unspezifischen Bauchsymptomen äußert und
nicht immer operiert zu werden braucht" [J
Clin Gastroenterol 19 (1994) 108].
- Bei Kontrazeptiva der sog. 3. Generation auf
1 Mio Anwenderinnen 100–150 Phlebothrom-

bosen, 20–30 Lungenembolien und 2–6 Todesfälle mehr als bei der 2. Generation.
Wirkung: s.o. Vasodilatatorischer Effekt (Gestagene vasokonstriktorisch). ACTH-Metabolismus zu (s.) Dehydroepiandrosteron-Sulfat
(DHEA-S, 60–230 µg/dl, kaum als Androgen
wirksam, > 250 µg/dl bei adrenaler Hyperandrogenämie, < 40 µg/dl Postadrenopause), zu
Androstendion (m 1–2,4 ng/ml, wird in der
Prostata zu 5α-Dihydrotestosteron metabolisiert), über 19 Hydroxylase zu
19 Hydroxy-Androstendion, über Aromatase
(Cortisolabhängig 10–20 µg/dl) zu
Estron, über 17β-Hydroxysteroiddehydrogen-
ase zu 17 β-Estradiol.

☆ **Ofloxacin** (Tarivid 200 mg Tbl, 100/200 mg A.
Floxal-AT 4 x tgl) s. *Antibiotika-Therapie*.

☆ **Ol. Terebinth.**-Oxidationsprodukte (Ozothin
5 ml A i.m./i.v., Supp mit Paracetamol, gtt mit
72 % Äthanol) s. vorn: *Allgemeine prophylaktische Therapiemaßnahmen*.

☆ **Olanzapin** (Zyprexa 2,5/5/7,5/10 mg Tbl) s.
Psychosen (Schizophrenie). Bisher nicht zuge-
lassen: Akute Manie bei bipolarer Störung,
Psychose bei M. Parkinson.

☆ **Oleandomycin** s. *Antibiotika-Therapie*.

☆ **Olsalazin** (Dipentum, Pentasa 250/500 mg
Tbl).
- *Colitis ulcerosa*: 3–4 x 0,5 g oral. Wirksame
Prophylaxe.
- *M. Crohn*: Prophylaxe weniger effektiv als bei
Colitis ulcerosa.
El.-HWZ 1 h.
Wirkung: 5-Aminosalicylat (wie Mesalazin).

☆ **Omapatrilat** s. arterielle *Hypertonie*.

☆ **Omeprazol** (Antra 10/20/40 mg Kps, Antra
pro infusione 40 mg. Zulassung für A ruht.
Gastroloc) s. vorn: *Allgemeine prophylaktische Therapiemaßnahmen*.

☆ **Oncostatin M – OSM** s. *Glioblastom*.

☆ **Ondansetron** (Zofran 4/8 mg Tbl, 4/8 mg A) s.
Übelkeit und Erbrechen, *Schwindel, zerebellärer Tremor*.

☆ **Opiate – Opioide** – Morphin s. *Schmerz*.

☆ **Opium** (Opiumtinktur 1 % MF BtM) bei
schwerer *Diarrhoe* zur Ruhigstellung des Magens 3 x 23 gtt (3 x 0,5 g).
BtM-Verschreibungshöchstmenge 40 g/30 Tage.

☆ **Opipramol** (Insidon trizyklisch 50 mg Tbl) s.
Depression.

☆ **Orciprenalin** (Alupent 20 mg Tbl, 90 mg Depot Drg, 0,5 mg/1 ml A und 5 mg/10 ml A)
- *Asthma bronchiale* (auch 0,75 mg Aerosol.
Abiadin mit Bromhexin, Tetra-Abiadin mit
Tetracyclin 3 x 1–2 Drg) 1–2 Tbl alle 4–6 h
oder 2–4 x 1 Depot Drg. Bis 3 x 1 Hub alle
5 min.
- *Bradykarde Herzrhythmusstörungen* (primär
Atropin, Adrenalin) nach 1 A in 10 ml NaCl
langsam i.v. dann über Perfusor: 5 mg auf 50 ml
NaCl = 0,1 mg/ml, 6–18 ml/h (10–30 µg/min)
nach Wirkung (cave: schlecht steuerbar) ggf. bei
70 kg schweren Patienten. Oder: 3 A à 5 mg in
500 ml: 20–60 ml/h = 0,6–1,8 mg/h.
El.-HWZ 6 h. KI Asthma bronchiale. Asystolie (Adrenalin). Aortenstenose, obstruktive

Kardiomyopathie. Tachykardie, Thyreotoxikose. Vorsicht bei frischem Infarkt.
UAW Extrasystolie/Tachykardie bis Kammerflimmern, Pectangina. Allergische Hauterscheinungen. Kopfschmerz, Psychosyndrom, Tremor. Übelkeit.
Wirkung β- und α-mimetisch, positiv inotrop.

☆ **Org 2766.** s. *Polyneuropathie*.

☆ **Orlistat** (Xenical 120 mg Tbl) bei *Adipositas* 3 x 120 mg unter Diät mit Cholesterin-Senkung und Besserung der Glukosewerte.

– Bei 892 Patienten mit durchschnittlich 100 kg Gewicht in einer randomisierten plazebokontrollierten Doppelblindstudie mit kalorienreduzierter Diät und 60 und 120 mg über 1 Jahr 10 kg (Plazebo 7 kg) Gewichtsabnahme, nach einem weiteren Jahr unter einer „Halbdiät" noch 7–8 kg (Plazebo 4 kg) weniger als zu Beginn; 138 Patienten mit Verumeinahme im 1. Plazeboeinnahme im 2. Jahr wogen gleichviel wie die 2-Jahres-Verumgruppe; nach Absetzen erfolgte schnell wieder Gwichtszunahme; von 1187 Teilnehmern sind 295 (25 %) bereits während der ersten 4 Wochen ausgeschieden, weitere 489 (41 %) im Verlauf der 2 Jahre [JAMA 281 (1999) 285]. Wirkung: Lipasehemmer, Enzyminhibitor, Hemmung der Fettaufnahme aus dem Darm.

☆ **Ornidazol** (Tiberal 500 mg Tbl, 500 mg A) s. *Antibiotika-Therapie* – Antimykotika und Antiprotozoika.

☆ **Ornipressin** nicht mit anderen Vasokonstriktoren oder Sympathomimetika.

– *Induktion einer Ischämie im Operationsgebiet* (POR 8 Sandoz 2,5 E/0,5 ml A): Nur in verdünnter Form 0,1 E in 1 ml NaCl 0,9 % oder Lokalanästhetikum bis maximal 0,5 E/ml. Höchstdosis 2,5 E, keine Nachinjektionen!

– *Ösophagusvarizenblutung* (POR 8 Sandoz 25 IE): Dauerinfusion 80 E/24 h = 0,06 E/min unter intensivmedizinischer Überwachung, ggf. mit peripheren Vasodilatatoren wie Nitraten.
KI pulmonal-respiratorische Erkrankungen. Akrale Anästhesien im Endstrombereich. Spinal- oder Periduralanästhesie.
UAW gesteigerte Darmperistaltik. Bei höherer Dosis Kammerflimmern, in Einzelfällen Herzstillstand. Hautblässe. Lungenödem.
Wirkung: HHL-Hormon, Vasokonstriktor.

☆ **Ornithinaspartat** (Hepa-Merz Granulat 3/6 g Btl, Hepa-Merz KT 3 g Kautbl, 5 g/10 ml A) unter Harnstoff- und Kreatininkontrollen oral 3 x 3–6 g.
KI Krea > 3 mg/dl. UAW Übelkeit und Erbrechen.
Wirkung: Steigert in den periportalen Hepatozyten die Harnstoffsynthese und in den perivenösen Hepatozyten, den sog. Scavenger-Zellen, die Glutamatsynthese.

☆ **Orphenadrin** (Norflex Depot 100 mg Tbl, 60 mg A, Supp) s. *Spastik*.

☆ **Oxacillin** (Stapenor 0,25 g Kps, 0,5/1 g A) s. *Antibiotika-Therapie*.

☆ **Oxazepam** (Adumbran 10/50 mg, Praxiten 15/50 mg Tbl) s. *Schlafstörungen* – Benzodiazepine.

☆ **Oxcarbazepin** (Trileptal 150/300/600 mg Tbl) s. *Epilepsie*.

☆ **Oxilofrin** (Carnigen 20 mg/ml gtt, 16 mg Drg) 3 x 8–15–30 gtt, 2–3 Drg. El.-HWZ 2,3–4 h. Wirkung: Sympathomimetikum, Antihypotonikum.

☆ **Oxitriptan** s. 5-Hydroxy-L-tryptophan.

☆ **Oxybutynin** (Dridase 5 mg Tbl) s. *Harnblasenentleerungsstörung*.

☆ **Oxycodon** (Oxygesic 10/20/40 mg Retardtbl) s. *Schmerz*.

☆ **Oxyphenbutazon** (Phlogont 100 mg Tbl) s. *Schmerz*.

☆ **Oxytetracyclin/Polymyxin** (Farco-Tril Gel zur Instillation 3/5 g) pro Gramm mit Oxytetracyclin 5 mg, Polymyxin B 10.000 IE, Hydrocortison 10 mg.

– *Oberflächliche Infektionen und Entzündungen der Harnröhre*: 2–3/d über 3–5, ggf. 14 Tage.

– *Kolpitis*: 1x/d über 5–8 Tage.

– *Infektionen der Nasennebenhöhlen*: 2,5–3 g/d, bei Radikaloperation der Kieferhöhle 6–9 g, nach 5–7 Tagen Spülung mit Wasser. KI Herpes simplex.

☆ **Oxytocin** (Oxytocin 3/5/10 E, Syntocinon) zur *Geburtseinleitung*, bei *Sectio caesarea, Wehenschwäche* in Infusion 10 IE/1000 ml Glukose 5 % 8–40 gtt/min oder i.m. 0,5–2 IE. Nachgeburtsperiode alle 30 min 3–10 IE i.m. oder langsam i.v.
El.-HWZ 15 min. KI mechanische Geburtshindernisse oder drohende Uterusruptur, Krampfwehen, vorzeitige Plazentalösung, schwere Schwangerschaftstoxikose.
UAW Allergie bis zum Schock, Angina pectoris, Hypotonie, Tachykardie.
Wirkung: Wird Hypophysen-Hinterlappen, Neurohypophyse, gespeichert, fördert Kontraktionen und Wehentätigkeit des schwangeren Uterus und die Milchsekretion.

P

☆ **Paclitaxel** (Taxol 30 mg/5 ml Fl) 175 mg/m^2 über 3 h im Abstand von 21 Tagen nach Versagen einer Standardtherapie mit platinhaltigen Arzneimitteln.

– *Blasen-Karzinom*: Unter Monotherapie Remissionsraten von 40–50 %, in Kombination mit Cis- oder Carboplatin und/oder Ifosfamid auf 70 % [Höffken K, Jena].

– *Bronchial-Karzinom kleinzellig*: Als Monotherapie Responderraten in Phase-II-Studien zwischen 34 und 68 %.
Phase-II-Studie bei 38 Patienten: Paclitaxel 135 mg/m^2 über 1 Stunde und Carboplatin (AUC 5,0, Tag 1) und Etoposid alternierend 50 und 100 mg oral täglich über 10 Tage, insgesamt 4 Zyklen in 21-tägigen Intervallen und bei lokal begrenztem Befund während des dritten und vierten Zyklus Bestrahlung (45 Gy, 1,8/d). Mediane Überlebenszeit bei lokal begrenztem Befund 17 Monate, bei Metastasierung 7 Monate. UAW 8 % Leukopenie Grad 3 und 4. Phase-II-Studie bei 79 Patienten mit

Dosiserhöhung von Paclitaxel 200 mg/m² über 1 Stunde und Carboplatin (AUC 6,0, Tag 1) und unverändert Etoposid. Mediane Überlebenszeit bei lokal begrenztem Befund 16 Monate (Ansprechrate 71 %), bei Metastasierung 10 Monate (Ansprechrate 21 %). UAW 38 % Leukopenie Grad 3 und 4 und 8 % Thrombopenie [Hainsworth J, Nashville (1997)].

- *Bronchial-Karzinom metastasierend nicht kleinzellig*: 200–250 mg/m² als 24 h-Infusion Ansprechraten 21–24 %, 2-JÜR 35 % [Phase-II-Studie Chang].
Bei 42 Patienten mit 225 mg/m² als 3 h-Infusion alle 21 Tage keine Grad III/IV Neutropenie [Gatzemeier].
Ambulant 8mal alle 3 Wochen mit Infusion nacheinander von Paclitaxel 175 mg/m² und Carboplatin 300 mg/m² (oder Cisplatin 100 mg/m²). Remissionsraten bis zu 60 % [Wolf M, Marburg].

- *Glioblastom* (Phase II-Studien). Sehr schlecht liquorgängig, < 1 % des Serumspiegels werden erreicht.

- *Ovarial-Karzinom*: Bei suboptimal operiertem Tumor mit Resten > 1 cm:
Paclitaxel 135 mg/m² als 24 h-Infusion mit Cisplatin 75 mg/m² 6 Zyklen im Abstand von 3 Wochen (gegen Cyclophosphamid 750 mg/m² mit Cisplatin 75 mg/m²): 77 % (60 %) Neutropenie, ggf. kann der Anteil der Grad III/IV Neutropenie durch Verkürzung der Infusionsdauer von 24 auf 3 h in Häufigkeit und Schweregrad reduziert werden.
Remissionsraten komplett 54 % (33 %) und inkomplett 23 % (29 %). Progressionsfreies Intervall 18,1 (13,6) Monate. Mediane Überlebenszeit 37,5 (24,8) Monate [Multicenter-Studie Phase III, McGuire W, Dallas: Cyclophosphamide and Cisplatin compared with Paclitaxel and Cisplatin in patients with Stage III and Stage IV ovarian cancer. N Engl J Med 334 (1996) 1–6].
Andere Angaben mit Remissionsraten komplett 24, inkomplett 30 %.
El.-HWZ 6,4–12,7 h, Metabolismus deutlich beschleunigt durch enzyminduzierende Substanzen wie Antiepileptika. Sehr schlecht liquorgängig, < 1 % des Serumspiegels werden erreicht. KI bei Neutrophilen < 1500/µl.
UAW dosisbegrenzende Knochenmarktoxizität (27 % schwere Neutropenie < 500/µl ohne Fieber, 62 % Anämie -bei 6 % Hb < 8 g/dl, 6 % Thrombozytopenie), 39 % Überempfindlichkeitsreaktionen bis Angioödem, Atemnot. Neurotoxizität mit 64 % Parästhesien und 4 % schwere Polyneuropathien (in Kombination mit Platin wesentlich höher, z.B. 25 % Rollstuhlabhängigkeit). Geringe gastrointestinale UAW.
Wirkung: Eiben-Wirkstoff Taxan. Verhindert die Teilung der Krebszelle. Info 089/12142–402. s. Topotecan.

☆ **Pamidronsäure** (Aredia 15 mg/5 ml A) unter bb-, Leber- und Nierenwertkontrollen langsam (alle 4 Wochen) als Infusion in einer oder mehreren Gaben maximal 30 mg/2 h und < 15 mg pro 125 ml NaCl 0,9 % bzw. Glukose 5 %,
oral maximal 90 mg/d in einer oder mehreren Gaben.

- *Hyperkalzämie* infolge Osteolysen: Ca < 3 mmol/l 15–30, Ca 3–3,5 mmol/l 30–60, 3,5–4 mmol/l 60–90, > 4 mmol/l 90 mg.
- *Mamma–Karzinom* mit Knochenmetastasen: Unter monatlich 90 mg i.v. über 2 h erste skelettale Komplikationen (n = 185) nach 7 gegenüber 13,1 Monaten unter Plazebo (n = 195), absolute Zahl der Komplikationen nach 43 versus 56 % [Hortobagyi G: Efficacy of Pamidronate in reducing skeletal complications in patients with breast cancer and lytic bone metastases. N Engl J Med 335 (1996) 1785–91].
El.-HWZ 0,6 h. KI cave Niereninsuffizienz.
UAW bb Lymphopenie, seltener Leukopenie und Thrombopenie. Exanthem/Pruritus. Fieber/Anstieg der Körpertemperatur um 1–2° innerhalb von 48 h nach der Infusion/grippeähnliche Symptome mit Müdigkeit, Hitzewallungen, Schüttelfrost. Gastrointestinale Irritationen. Herpes simplex- oder zoster-Rezidiv. Herzinsuffizienz. Hyper- und Hypotonie. Hypokalzämie. Hypomagnesiämie. Hypophosphatämie. Kopfschmerz. Knochen-, Gelenk- und Muskelschmerzen. Konjunktivitis, Iritis. Niereninsuffizienz. Lokale Reaktionen an der Injektionsstelle. Unruhe/Verwirrtheit.
Wirkung: Biphosphonat.

☆ **Pancuroniumbromid** (4 mg A) zur *Narkose* initial 4–6 mg, 0,02–0,08 mg/kg, dann 0,1–1 mg halbstündlich mit Basissedierung.
El.-HWZ 2 h. Wirkung: Kompetitiv hemmendes, nicht depolarisierendes Muskelrelaxans.

☆ **Pankreatin** (rat. 20.000, Kreon 25.000 IE Tbl. Pankreatan 10.000/25.000/forte N 36.000 IE. Pankreon 10.000, forte 28.000. Panzytrat 10.000/25.000/40.000 IE) ggf. unter Folsäuregabe bis 4 x 40.000 IE Tbl.
UAW Folsäureerniedrigung.

☆ **Pantoprazol** (Pantozol/Rifun 40 mg Tbl, 40 mg A) s. vorn: *Allgemeine prophylaktische Therapiemaßnahmen*.

☆ **Pantothensäure**: Frühere Bezeichnung (s.) Vitamin B_5.

☆ **Papaverin** (Eupaverin 60/forte 150 mg Tbl) s. *Subarachnoidalblutung*. Erektile *Impotenz*.

☆ **Paracetamol** (500 mg Tbl, 500/1000 mg Supp. Ben-u-ron, Treupel N. 500 mg in Migränerton mit 5 mg Metoclopramid, in Thomapyrin mit ASS und Coffein, 500 mg in Nedolon P oder P. comp. Stada mit 30 mg Codein) s. *Schmerz*.

☆ **Paraffin** 1–3 x 20 mg/d. Laxans.

☆ **Paraldehyd** (5/10 ml A DAB 7 i.m., Saft) Einzeldosis 2–5 g Saft, maximale Tagesdosis 10 g, nicht mit Opiaten, 5–10 ml streng i.m., nicht i.v., nicht s.c. wegen der Gefahr der Gewebereizung.

☆ **Parasympathomimetika**: s. Pilocarpin.

☆ **Parathormon**. Wirkung: Wird produziert in der Nebenschilddrüse. Steigerung des Knochenabbaus. Mobilisiert Kalzium aus dem Knochen. Fördert die Kalziumaufnahme in Niere und Darm, steigert den Kalziumspiegel im Blut.

☆ **Paromomycin** (Humatin 250 mg Kps. s. Bykomycin, Neomycin) unter 50 kg 4 g/d, > 50 kg 75 mg/kg über 5–7 Tage.

Wirksam gegen Staphylococcus aureus und Gram-negative wie E. coli, Enterobacter, Klebsiellen.
El.-HWZ 2,6 h. UAW Diarrhoe.
Gewonnen aus Streptomyces rimosus forma.

☆ **Paroxetin** (20 mg Tbl. Seroxat, Tagonis) s. *Depression*. Angst-, Panik- und Zwangsstörungen.

☆ **PAS** unter Kontrollen von bb, Kalium, Leberwerte und Urin alle 3 Monate 0,2 g/kg oral, s.c. oder i.v.
KI Allergie, Na-PAS bei Hypertonie, Ödemen, K-PAS bei NNR-Insuffizienz.
UAW bb, gastrointestinale Irritationen, Hypokaliämie. Wirkung: Tuberkulostatikum.

☆ **Passionsblumenkraut – Passiflorae herba – Herba passiflorae incarn.** (Passiflora Curarina in 40 % Äthanol) s. *Schlaf*.

☆ **Pefloxacin** (Peflacin 400 mg Tbl) s. *Antibiotika-Therapie*.

☆ **Pegaspargase – L-Asparaginase** (Oncaspar 3750 E A).
– *Akute lymphatische Leukämie*, bei Patienten mit bekannter Überempfindlichkeit auf „native" L-Asparaginasen zur Reinduktion in Kombination: 2500 E/m² alle 14 Tage.
El.-HWZ 5,8–10,5 d.
UAW allergische Reaktionen bis zur Anaphylaxie sowie Bronchospasmus, Erythem, Fieber, Schmerz, Schüttelfrost; Leber- und ZNS-Toxizität.

☆ **Pemolin** (Tradon/Senior 20 mg Tbl) s. *Narkolepsie. Hyperkinetisches Syndrom, Leistungs- und Antriebsschwäche. Encephalomyelitis disseminata*: Gegen Müdigkeit. *Störung des Tag-Nacht-Rhythmus*.

☆ **Penciclovir** (Vectavir 2 g Creme) s. *Herpes simplex*, bei rezidivierendem Herpes labialis.

☆ **D-Penicillamin** (Metalcaptase 150/300 mg Tbl, 1 g Fl, Trolovol) mit Vitamin B₆, unter Kontrollen von bb, GOT, GPT, γ-GT, AP, CK, Krea, Urinsediment und ANA. *Cystinsteine*.
– *Arthritis psoriatica*: Einschleichend wöchentliche Steigerung um 150 mg, Erhaltungsdosis 450– 900 mg. Oder 1. Monat 1, 2. Monat 1,5, 3. Monat 2 Tbl, maximal 900–1200 mg.
– *Entzündlich-rheumatische Erkrankungen*: Einschleichend wöchentliche Steigerung um 150 mg, Erhaltungsdosis 450–900 mg. Oder 1. Monat 1, 2. Monat 1,5, 3. Monat 2 Tbl, maximal 900–1200 mg.
– *Primär biliäre Zirrhose*: 600 mg/d über durchschnittlich 33 Monate.
– *Sklerodermie*: Bis 1800 mg. Möglicherweise positive Beeinflussung der Hautveränderungen, der Lunge und Überlebenszeit.
– *Schwermetallvergiftungen* (Blei, Gold, Kobalt, Kupfer, Quecksilber, Zink).
– *M. Wilson*: 2–3 x 0,5–1 g, ggf. initial 4 g auf sekundär 1 g/d.
El.-HWZ 1–3 h. KI Knochenmark-Depression, Lupus erythematodes, Penicillinallergie.
UAW Cholestase, gastrointestinale, Geschmacks-, hämatologische Störungen. Haarausfall/Alopezie, Haut- und Schleimhautveränderungen. Lupus erythematodes-like syndrome (wird bei gleichzeitiger Anwendung von Sulfasalazin begünstigt [Clin Rheumatol

13 (1994) 522]). Myasthenie-Symptome. Nierenschäden. Polyneuropathien (auch Augenmuskeln). Muss wegen UAW bei ca. 5–20 % der Patienten abgesetzt werden. Erhöht den Bedarf an Vitamin B₆ – Pyridoxin.
Wirkung: Induktion der Synthese von Metallothionein in der Leber. Chelatbildung. Erhöht die Cu-Ausscheidung.

☆ **Penicillin G** (10 Mio Benzylpenicillin, Depotpräparate Megacillin 1 Mio/forte 4 Mio i.m.), Benzathin-Penicillin (Tardocillin Saft 300.000 IE/Messl., 1,2 Mio A i.m.) s. *Antibiotika-Therapie*.

☆ **Penicillin V** – Phenoxymethylpenicillin (0,4/0,5/ 0,6/0,8/1/1,2/1,5 Mio Tbl/Saft. Megacillin, Isocillin 1,2 Mio Tbl. Ospen 3–4 x 0,4–1,5 Mio). Alternativ Propicillin (Baycillin 400, Mega Oblong Tbl, Saft 3 x 1 Mio), Azidocillin (Syncillin 2–3 x 750 mg Tbl, Kinder 2–10 Jahre 750 mg, < 2 Jahre 60 mg/kg/d in 3 Einzelgaben) s. *Antibiotika-Therapie*.

☆ **Pentamidin** (Pentacarinat 200/300 mg A) s. *AIDS*-assoziierter Pneumocystis carinii-Pneumonie.

☆ **Pentazocin** (Fortral 56,4 mg Kps, 30 mg A, 65,78 mg Supp) s. *Schmerz*.

☆ **Pentoxifyllin** (400/600 mg Tbl, 100/300 mg A. Trental, Claudicat ret, Pento-Puren. Rentylin).
– *Durchblutungsstörungen – arterielle Verschlusskrankheit*: 2 x 600 mg oral, 100–300 mg in 500 ml. Erhöht in vitro Verformbarkeit der Erythrozyten. Fibrinogensenkend. s. *Encephalomyelitis disseminata – Multiple Sklerose* (?).
El.-HWZ 1–1,5 h.
KI akuter Herzinfarkt, Hirnblutung. Cave Koronarsklerose und Rhythmusstörungen, Zerebralsklerose.
UAW allergische Hautreaktionen, gastrointestinale Irritationen, Hypotonie/Tachykardie, Kopfschmerzen.
Wirkung: Phosphodiesterase (PDE)-Inhibitor.

☆ **Pepsin** (Pansan 225 mg Drg, 200 mg/5 ml gtt) 3 x 1–2 Drg/Teelöffel bei Sub- und Anazidität, bei chronischer Gastritis.

☆ **Perazin** (Taxilan 2 mg/gtt. 25/100 mg Tbl, 50 mg/2 ml A) s. *Psychosen* (Schizophrenie). Neuroleptika.

☆ **Pergolid** (Parkotil 0,05/0,25/1 mg Tbl. Starterpackung bis zum 8. Tag) s. *M. Parkinson. Restless legs-Syndrom*.

☆ **Perindopril** (Coversum 4 mg Tbl) 2 auf 4–8 mg morgens. El.-HWZ Met. 25 h. KI/UAW/Wirkung s. *arterielle Hypertonie – ACE-Hemmer*.

☆ **Perphenazin** (Decentan 2 mg/gtt, 4/8 mg Tbl, 5 mg/ml A) s. *Psychosen* (Schizophrenie).
KI/ UAW/Wirkung s. Neuroleptika. Phenothiazin mit Piperazinylseitenkette.

☆ **Perphenazinenantat** (Decentan Depot 100 mg/ ml A) s. *Psychosen* (Schizophrenie).
KI/UAW/ Wirkung s. Neuroleptika.

☆ **Pertussis-Impfstoff** s. DPT-Impfstoff Behringwerke. KI: Bei Epilepsie keine Pertussis-Impfung. UAW Myelitis transversa.

☆ **Petasitidis** extr. e radice spissum (Petadolex 25 mg Kps) s. *Migräne*.
– Vasomotorischer *Spannungskopfschmerz, Nacken- und Rückenschmerzen, Zervikalsyndrom*: 3 x 1–3 Kps.

☆ **Pethidin** (Dolantin 50/100 mg A) s. *Schmerz*.

☆ **Pfefferminzöl** – Öl der Pflanze Mentha piperita mit Hauptbestandteilen (50–86 %) Menthol (Levomenthol = Novopin MIG 10 g/100g, Nifint Nasensalbe) (Racementhol) und Menthon, Terpene, Eukalyptol, Limonen, Cayophyllen.

– *Kopfschmerz vom Spannungstyp – Spannungskopfschmerz*.

☆ **Pflanzliche Arzneimittel mit unerwünschten Arzneimittelwirkungen**:
UAW Hepatotoxizität/Hepatitis: Gemeiner Beinwell (Symphytum officinale), echter Gamander (Teucrium chamaedrys), Geisklee (Crotalaria retusa), Gummidistel (Atractylis gummifera), Honigklee (Melilotus officinalis), Kreosoth (Larrea tridentata), Kreuzkraut (Senecio vulgaris), Ma-huang (Ephedra sinica), Mate-Tee (Ilex paraguayensis), Orangenwurzel (Hydrastis canadiensis), Paternostererbse (Abrus praecatorius), Roßkastanie (Aeculus hippocastanum), kriechende Scheinbeere (Gaultheria procumbens), Schöllkraut (Chelidonium majus), Sonnenwende (Hellotropum peruvianum), südafrikanische Ox Eye Daisy (Callilepsis laureola), Süßholz (Glyzirrhiza officinalis).
Nephrotoxizität/Niereninsuffizienz: Guang Fang Ji (Aristolochia Fanchi), Hou-Po (Magnolia officinalis), Spritzgurke (Ecobalium elaterium), südafrikanische Ox Eye Daisy (Callilepsis laureola).
ZNS-Störungen wie zerebrale Krampfanfälle, Verwirrtheit: Eukalyptus (Eucalyptus globus), Muskatnuss (Myristica fragans), Orangenwurzel (Hydrastis canadiensis).
Kardiovaskuläre Störungen: Ma-huang (ephedra sinica), Oleander (Neirium oleander).
Muskuläre Störungen: Gefleckter Schierling (Conium maculatum).

☆ **Phenacetin**. UAW Purpura Schönlein-Henoch.

☆ **Phenazon** (Eu-Med/Migräne-Kranit mono 500 mg Tbl, 500 mg Supp) s. *Schmerz*.

☆ **Phenelzin** (nicht in der Roten Liste) s. *Depression*.

☆ **Phenobarbital** – PB (Luminal 100 mg Tbl, 200 mg A, Maliasin/Barbexaclon, Phenaemal) s. *Epilepsie*.

☆ **Phenol** s. *Spastik*.

☆ **Phenolphthalein** (Agarol Saft) s. *Obstipation*.

☆ **Phenothiazine** s. *Psychosen* (Schizophrenie). KI/UAW/Wirkung s. Neuroleptika.

☆ **Phenoxybenzamin** (Dibenzyran 1/5/10 mg Tbl) langsam steigernd auf 20–60 mg, bei Phäochromozytom bis 240 mg/d.
El.-HWZ 3–4 h.
UAW Ejakulationsstörungen, orthostatische Hypotonie. V.a. Kanzerogenität. Miosis. Nasenverstopfung. Reflektorische Tachykardie.
Wirkung: s. Alpha-1-Rezeptorenblocker.

☆ **Phenprocoumon** – **Cumarin** (Marcumar/Falithrom 3 mg Tbl) s. zerebrale *Ischämie*.

– *Indikationen* s. arterielle Embolie – arterielle Gefäßoperationen – Gefäßprothesen. AT III-Mangel (ererbt), APC-Resistenz, Protein C- und Protein S-Mangel mit nachgewiesener Thrombose. Herz – Herzinfarkt, Lungenembolie, Phlebothrombose – tiefe Beinvenenthrombose, Sinusvenenthrombose, periphere arterielle Verschlusskrankheit, Vorhofflimmern, Vorhofflattern.

☆ **Phenytoin** (Epanutin, Phenhydan, Zentropil 100 mg Tbl, 250 mg A). s. *Epilepsie*. Nächtliche paroxysmale dystone *Choreoathetose*. Paroxysmale kinesiogene *Choreoathetose* – Paroxysmale kinesiogene *Dyskinesie*. Atypischer *Gesichtsschmerz*. Postzosterische *Neuralgie*.

– *Digitalisintoxikation*: Als Klasse Ib-Antiarrhythmikum nur bei Digitalisintoxikation indiziert. CAST-Studie: Therapie ventrikulärer Arrhythmien bei asymptomatischen Patienten in der Postinfarktphase mit Klasse I-Antiarrhythmika kontraindiziert.

– *Dystrophische Myotonie Curschmann-Steinert. Neuralgischer Schmerz. Trigeminus-Neuralgie*.

☆ **Phenyltoloxamin** s. Codein.

☆ **Phosphat** (Sörensen-Puffer pH 7,4, Kaliumphosphat Braun 1 mmol/ml K^+ + 0,6 mmol/ml P) Substitution bei hyperglykämischem Koma 1 mmol/kg.

☆ **Physostigmin** (Anticholium 2 mg/5 ml A) unter EKG- und RR-Kontrolle, auch als Diagnostik ex juvantibus. s. *Intoxikation*, s. *Ataxie*.

– *Zentral-anticholinerges Syndrom* und akute Intoxikation mit Anticholinergika oder Alkohol. El.-HWZ 20–30–60 min, hoher First-pass-Metabolismus.
KI Alkylphosphatintoxikation, Barbiturat-Intoxikation, dystrophische Myotonie, schwere Schädel-Hirn-Traumen (hoher endogener Acetylcholinspiegel). Bei vitaler Indikation relative KI sind Asthma, Bradykardie, koronare Herzerkrankung, mechanischer Ileus, mechanischer Harnverhalt.
UAW (bei einmaliger Gabe gering) Allergie bis zum anaphylaktischen Schock. Bradykardie. Durchfall. Miosis. Übelkeit und Erbrechen. Zerebraler Krampfanfall. Durch Atropin in halber Dosierung antagonisierbar.
Wirkung: Cholinergikum und Parasympathomimetikum durch reversible Cholinesterasehemmung: Durch ein Übertragen seiner Carbomylgruppe auf den Serinrest des aktiven Zentrums der Cholinesterase wird das Enzym inaktiviert. Dadurch steigt die Konzentration des Acetylcholins im synaptischen Spalt. Überwindet als tertiäres Amin (Carbamat) die Blut-Hirn-Schranke.

☆ **Phytomenadion** (Konakion 1 mg/gtt, 10 mg Drg, 10 mg A) zum Anheben des Quickwertes 10–40 mg/d. s. Vitamin K.

☆ **Phytopharmaka** bei

– *Prostataadenom* Stadium I und ggf. II Kürbiskerne, Sägepalmextrakte, Salbalfruchtextrakt (Prostagutt, Talso), Brennnesselwurzelextrakt (Bazoton Uno, UTK), Hypoxis rooperi, Roggen. β-Sitosterol – Sitosterin (Azuprostat M, Harzol) mit 60–100 % subjektiven und 0–80 % objektiven Symptomverbesserungen. Wirkung über eine Dekongestion (Wasserentzug). In ihrer Wirksamkeit umstritten.

☆ **Pilocarpin**: *Atropin-Intoxikation*: Pilocarpin 0,01–0,05 mg langsam i.v. und Kohle.

- *Glaukom*: AT 1–2 % alle 15 min bis auf alle 4–6 Stunden. Mit Monotherapie 10 %ige Senkung des Augeninnendrucks.
- *Glaukom prophylaktisch*: Pilocarpol 2 % AT 2 x 1 gtt. Spersacarpin 2 % AS zur Nacht. Wirkung als Miotikum. Cholinergikum, Parasympathomimetikum.

☆ **Pimaricin** (Pimafucort mit Neomycin. Hydrocortison Salbe). Wirkung: Fungistatikum. Gewonnen aus Streptomyces natalensis.

☆ **Pimozid** (Orap 1 und 4 mg Tbl) s. *Psychosen* (Schizophrenie).

☆ **Pindolol** (Visken 15 mg Tbl, 0,4 mg/2 ml A, 20 gtt/1 ml/5 mg. 5 mg in Viskaldix mit 5 mg Clopamid) s. *Hypertonie*.
- *Tachykarde Herzrhythmusstörungen* langsamst 1 A i.v.

☆ **Pioglitazon** (Actos Tbl) s. *Diabetes mellitus*.

☆ **Pipamperon** (Dipiperon 40 mg Tbl, 4 mg/ml Saft) s. *Psychosen* (Schizophrenie).

☆ **Pipemidsäure** (Deblaston) s. *Antibiotika-Therapie*.

☆ **Piperacillin** (Pipril 1/2/3/4 g Fl) s. *Antibiotika-Therapie*.

☆ **Piracetam** (800/1200 mg Tbl, 12 g A. Nootrop. Normabrain) 3–4 x 800–1200 mg/d. *M. Alzheimer*: 8 g/d. *Demenz*: 2,4–4,8 g/d.
- zerebrale *Ischämie. Lance-Adams-Syndrom – postanoxischer Myoklonus*: 12 g/d.
El.-HWZ 4,5–5,5 h. UAW Aggressivität, psychomotorische Unruhe und sexuelle Stimulation.
Wirkung: Erhöht in vitro Verformbarkeit der Erythrozyten. Piracetam und andere Nootropika verbessern Elektrokrampftherapie-induzierte Gedächtnisstörungen.

☆ **Pirenzepin** (25/50 mg Tbl, 10 mg/2 ml A Gastrozepin) s. vorn: *Allgemeine prophylaktische Therapiemaßnahmen*.

☆ **Piretanid** (Arelix 6 mg, mite 3 mg Tbl. 6 mg, 12 mg/5 ml und 60 mg/20 ml A. Arelix ACE 6 mg mit 5 mg Ramipril) s. arterielle *Hypertonie*.

☆ **Piribedil** (Trivastal 20 mg Drg) s. *M. Parkinson*.
Wirkung: Dopamin D_2-Agonist. Vasodilatator bei arterieller Durchblutungsstörung.

☆ **Piritramid** (Dipidolor 22 mg/2 ml A) s. *Schmerz*.

☆ **Piroxicam** (10/20 mg Tbl, 20 mg i.m. A, 20 mg Supp Felden und Pirorheum) s. *Schmerz*.

☆ **Pizotifen** (Mosegor 0,5 mg Drg, 0,5 mg/10 ml Sirup, Sandomigran 0,5 mg Tbl) s. Cluster, s. *Migräne*.

☆ **Plantaginis ovatae testa** (Flosine Granulat) – **Plantago ovata** (Mucofalk Apfel/-Orange Granulat Btl = 5 g Teel. mit 3,25 g) s. *Obstipation*. Habituelle Obstipation, zur Erleichterung der Darmentleerung mit weichem Stuhl.

☆ **Platelet** Derived Wound Healing Factors – Thrombozytäre Wachstumsfaktoren (PD-WHF – PDGF) s. *Dekubitus, Ulzera*.

☆ **Pneumokokken-Impfstoff** gegen Pneumokokken-Infektionen (Pneumovax R23) s. Meningitis – Pneumokokken-Meningitis.

☆ **Pocken-Impfstoff**. UAW Enzephalitis: 1/1,5 Mio.

☆ **Podophyllotoxin** (Condylox 0,5 %ige Lösung) nicht mit Alkohol wegen UAW-Verstärkung!
- *Genitalwarzen* (Feigwarzen, spitze Condylome, Condylomata accuminata), umschrieben und nicht entzündet oder blutend:
2–3 x täglich an 3 aufeinanderfolgenden Tagen auf maximal 10 Feigwarzen einer Größe von 1–20 mm und insgesamt 150 mm². Einzelne Dosis unter 0,25 ml. 3-Tage-Therapie ggf. wöchentlich bis zu 4 Wochen.
KI Patienten < 18 Jahre. Frauen, insbesondere während Stillzeit und Schwangerschaft. Patienten mit Immunschwäche, bei Neigung zu Zelldysplasie (Morbus Bowen) oder rezidivierenden Herpes-Infektionen. Entzündete oder blutende Feigwarzen. Positive Luesserologie. UAW Rötung, Stechen, lokale Reizung, Entzündungszeichen. Oberflächliche Hautschäden. Wirkung: Mitosehemmstoff.

☆ **Policresulen** (Albothyl 90 mg Vaginalkugel, Konzentrat 360 mg/1 g Lsg) *zervikovaginale Entzündungen/Infektionen/Fluor* (Trichomonas, Soor) Vaginalkugel tgl oder 2-tgl, Konzentrat 1–2 x wöchentlich.

☆ **Poliomyelitis-Impfstoff**: s. *Poliomyelitis*.

☆ **Polymyxin B** (Polymyxin B „Pfizer" 250.000 IE/ 25 mg Tbl, 500.000 IE/50 mg A in 250 ml Aqua dest.) s. *Antibiotika-Therapie*.

☆ **Polypeptide**: Colistin, Polymyxin B (El.-HWZ 4,5 h). Wirkung: Schädigung der Zytoplasmamembran. s. *Antibiotika-Therapie*.

☆ **Porfimer-Natrium** (Photofrin 15/75 mg A).
- *Bronchial-Karzinom nicht-kleinzellig* (zur photodynamischen Therapie für die kurative Therapie von Patienten mit histologisch gesicherten nicht-kleinzelligen endobronchialen Frühkarzinomen Stadium T1N0M0, die einer kurativen chirurgischen oder radiotherapeutischen Behandlung nicht zugänglich sind): Als 2-Stufen-Therapie 2 mg/kg über 3–5 min i.v. 2 Tage (40–50 h) vor der Laserlichtbehandlung; 2 Tage später, falls nicht früher erforderlich, Bronchoskopie mit Entfernung allen nekrotischen und koagulierten Gewebes. Bei Patienten mit Geschwulstresten erneute Laserlichtbehandlung bereits 96 (–120) h nach der Erstinjektion, nach 2 Tagen erneute Bronchoskopie. 2. Porfimer-Behandlung nach ≥ 30 Tagen.
UAW > 10 % kutane Lichtempfindlichkeit ≥ 30 Tage, Verschlechterung der pulmonalen Symptome (Atemnot/Dyspnoe, Bronchitis, Fieber, Hämoptysis, Husten, Pneumonie). Mukositis.
Steigerung der photosensitiven Wirkung bei Gabe anderer photosensibilisierender Mittel wie Griseofulvin, Phenothiazine, Sulfonamide, Sulfonylharnstoffe, Tetrazykline. Wirkung: Radiosensitizer.

☆ **PPSB – Prothrombinkomplex** (s. Faktor II, VII, IX, X) nach Ausgleich von AT III-Mangel langsam i.v.
Dosis IE = Differenz zwischen Quick-Ist- und Sollwert x kg, z.B. 2100 IE bei 70 kg schwerem Patienten zur Quick-Anhebung um 30 %. Nicht mit Blut oder anderen gerinnungsaktiven Substanzen infundieren.

UAW allergische Reaktionen, Fieber, Hämolyse, bei Überdosis Thrombosen. Geringes Hepatitis- und HIV-Risiko.

☆ **Prajmaliumbitartrat** (Neo-Gilurytmal 20 mg Tbl) *Herzrhythmusstörungen* 3–4 (–6) auf 2–3 Tbl, 1 mg/kg.
El.-HWZ 6 h.
KI AV-Block, Bradykardie, bakterielle Endokarditis, dekompensierte Herzinsuffizienz.
UAW Asystolie. Intrahepatische Cholestase ggf. bis zu 1 Jahr nach Absetzen andauernd.

☆ **Pramipexol** (Mirapex, Sifrol 0,088/0,18/ 0,7 mg Tbl) s. *M. Parkinson.*

☆ **Pravastatin** (Pravasin, Liprevil 5/10/20 mg Tbl) s. zerebrale *Ischämie. Hyperlipoproteinämie.* s. HMG-CoA-Reduktase-Hemmer.

☆ **Praziquantel** (Cesol 150 mg, Cysticide 500 mg, Biltricide 600 mg Tbl) *Schistosomiasis – Bilharziose*: S. Haematobium, mansoni, intercalatum 40 mg/kg 1 Tag. S. japonicum, mekongi 2 x 30 mg/kg oder 3 Tage 20 mg/kg. *Rinder- und Schweinebandwurm*: 1 Tag 5– 10 mg/kg. Neurozystizerkose 50 mg/kg bzw. 3500 mg/d über 2 Wochen unter Kortison z.B. 2 Zyklen. *Südamerikanischer Fischbandwurm*: 1 Tag 10 mg/kg. *Zwergbandwurm*: 1 Tag 15–25 mg/kg, Wiederholung nach 10 Tagen. *Leberegel* (Clonorchis sinensis, Opisthorchis viverrini): 1–3 Tage 25 mg/kg. *Lungenegel* (z.B. Paragonimus westermanii u.a.spp.): 3 Tage 25 mg/kg.
KI intraokuläre Zystizerkose.

☆ **Prazosin** (Minipress 1/2/5, retard 1/2/4/6 mg Tbl) 0,5-max 20 mg/d.
El.-HWZ 2,5–2,9 h, Tachyphylaxie.
KI < 12 Jahre. UAW Kopfschmerzen.
Wirkung: Keine Wirkung bei Herzinsuffizienz wegen Tachyphylaxie.

☆ **Prednisolon** (Decortin H 1/5/20/50 mg Tbl, 25 mg A. Solu-Decortin H 500 mg A) El.-HWZ 2,2 h. s. Kortison.

☆ **Prednison** (5/20 mg Tbl. Decortin 5/50 mg Tbl) El.-HWZ 3,5 h. s. Kortison.

☆ **Prenylamin** (Segontin 60 mg Tbl) s. arterielle *Hypertonie.* 3–6 Tbl/d bei koronarer *Herzerkrankung, Herzrhythmusstörungen, hyperkinetischem Herzsyndrom.*

☆ **Prilocain** (Xylonest 1 % 10 ml A) maximal 400 mg (bis 80 ml 0,5 %), Kinder und Patienten in reduziertem Allgemeinzustand bis 5,7 mg/kg. El.-HWZ 1,6 h.
KI schwere Überleitungsstörungen, kardiogener und hypovolämischer Schock.
UAW besonders bei schneller Anflutung Benommenheit, Bradykardie, zerebrale Krampfanfälle, Rhythmusstörungen, Schock, Schwindel, Übelkeit und Erbrechen.
Wirkung: Lokalanästhetikum vom Amidtyp.

☆ **Primidon** (Liskantin, Mylepsinum, Resimatil 250 mg Tbl) s. *Epilepsie.* Essentieller *Tremor.* Orthostatischer *Tremor.*

☆ **Procain** (Novocain 0,5/1/2 % A. Impletol mg/ 2 ml A. Procain. Im Eisschrank aufzubewahren) über Perfusor 1 % Procain 2–4 ml/h, maximal 2 g/d = 8 ml/h.
El.-HWZ 0,5–1 h. UAW AV-Block, Bradykardie, Herzinsuffizienz, zerebraler Krampfanfall.
Wirkung: Lokalanästhetikum.

☆ **Procainamid** (Novocamid 250 mg Drg, 100 mg A, Procainamid Duriles 0,5 g Tbl, Pronestyl).
– *Ventrikuläre Extrasystolen/Tachykardien, Dystrophische Myotonie Curschmann-Steinert*: 3 x 250–750 mg/d.
El.-HWZ 3, Met. 6 h. KI AV-Block, Bradykardie, dekompensierte Herzinsuffizienz, Myasthenia gravis.
UAW Bradykardie, Depression, Lupus erythematodes-like syndrome, Psychosen, Schock, Schwindelgefühl.
Wirkung: Klasse I-Antiarrhythmikum.

☆ **Procalcitonin – PCT**: Vorläufer-Protein von Calcitonin mit einem Molekulargewicht von ca. 13 kDalton und Entzündungsmarker.
El.-HWZ in vitro 25–30 h. Bei Gesunden mit 0,1–0,5 ng/ml Plasmakonzentration i.d.R. unter der Nachweisgrenze. Bei schwerer Sepsis 3–6,1 ng/ml massiv erhöht, auch bei schweren bakteriellen Infektionen, Multiorganversagen (MOF), nicht bei chronisch-entzündlichen Prozessen.

☆ **Procarbazin** (Natulan 50 mg Kps) s. *Glioblastom.*
– *M. Hodgkin*: Im Rahmen des COPP-Schemas 100 mg/m² p.o. Tag 1–14.
– *Maligne Lymphome*: Initial 50 mg langsam einschleichend bis 300 mg, Erhaltungsdosis 50–150 mg.

☆ **Progesteronantagonist** s. Antigestagene.

☆ **Proglumetacin** (Protaxon 150 mg/forte 300 mg Tbl) s. *Schmerz.*

☆ **Proguanil** (Paludrine 100 mg Tbl) *Malaria* prophylaktisch mindestens 24 h vor Ankunft im Malariagebiet bis 4 Wochen nach Ausreise, < 1 J. 25, 1–4 J. 50, 5–8 J. 100, 9–14 J. 150 und > 14 J. 200 mg/d in Kombination mit Chloroquin. El.-HWZ 20 h.
UAW bb leichte Neutropenie und Thrombopenie, gastrointestinale Störungen, Haarausfall, Hautreaktionen, Mundulzera, Stomatitis. Bei Überdosierung Hämaturie, Nierenreizung, Erbrechen.

☆ **Prolaktin – LTH** wird vom Hypophysen-Vorderlappen (Adenohypophyse) sezerniert und aktiviert die Milchproduktion beim Stillen.

☆ **Promethazin** (Atosil 1 mg/gtt, 25 mg Tbl, 50 mg/2 ml A) s. *Psychosen* (Schizophrenie). s. Neuroleptika.

☆ **Propafenon** (Rytmonorm 150/300 mg Tbl. 70 mg/20 ml A) 4 x 150–300 mg/d, unter Monitorkontrolle 1/2-1 A (0,5–1 mg/kg) in 5 min bei ventrikulären und supraventrikulären *Extrasystolen/Tachykardien* bzw. Tachyarrhythmien.
– Perfusor: 70 mg auf 50 ml Glukose (in NaCl Ausfällung) = 1,4 mg/ml, 3,4–8,5 ml/h (12– 30 mg/h) bei 70 kg schweren Patienten. Maximal 560 mg/d. Bei QRS-Verbreiterung > 20 % absetzen.
El.-HWZ 5–12 h. KI SA- oder AV-Block II. und III. Grades, Bradykardie, manifeste Herzinsuffizienz, Hypotonie. Sinusknotensyndrom. Schwere Bronchialobstruktion.
UAW Allergie. AV-Block, ventrikuläre Extrasystolen, Tachykardie bis zu Kammerflattern, Hypotonie. Bronchialkonstriktion.

Cholestase, gastrointestinale Irritationen. Kopfschmerzen. Exogene Psychose. Unscharfes Sehen. Übelkeit und Erbrechen.
Wirkung: Klasse Ic-Antiarrhythmikum.

☆ **Propicillin** (Baycillin 400/1 Mega Tbl, Saft) s. *Antibiotika-Therapie.*

☆ **Propofol** (Disoprivan 1 % 10 mg A) Narkotikum. Unter EKG-Kontrolle kombiniert mit Analgetika: *Narkose*-Einleitung 2–2,5 mg/kg, Narkose-Aufrechterhaltung mit Boli von 25–50 mg oder 0,1–0,2 mg/kg/min bzw. 5–10 mg/h. *Sedierung* beatmeter Patienten bis zu 7 Tagen Dauer. s. Epilepsie.
UAW Herabsetzung der sexuellen Hemmschwelle.

☆ **Propranolol** (10/40/80/160 mg Tbl Dociton, P. retard 80/160 ratiopharm. 1 mg A) s. arterielle *Hypertonie.*
– *Hypertonie*: Betathiazid/Propra. comp. ratio (80 mg + 12,5 mg Hydrochlorothiazid + 25 mg Triamteren) maximal 2 x 2 Tbl.
– *Tachykarde Herzrhythmusstörungen*: 1 A langsam i.v., Wiederholung in Abständen von 2 min bis maximal 4mal, maximal 10 mg/d.
– *Migräneprophylaxe*: Wie Metoprolol 1. Wahl, 40–80 mg wöchentlich um 40 mg zu steigern auf 160–240 mg/d. Depressionen genauso häufig wie unter Flunarizin [Verspeelt J: Postmarketing cohort study comparing the safety and efficacy of flunarizine and propranolol in the prophylaxis of migraine. Cephalalgia 16 (1996) 328–36].
– *Parkinson-Tremor*. Essentieller Tremor.

☆ **Propyphenazon-haltige Schmerzmittel** (in Avamigran 200 mg, Commotional, Optalidon spezial NOC 125 mg, Saridon, Spasmo-Cibalgin comp. Drg/Supp 25/50 mg, Tispol S, Vivimed) s. *Schmerz.*

☆ **Prostaglandine** werden mit Hilfe der Cyclooxygenasen (COX) aus Arachidonsäure synthetisiert. Sie regulieren den peripheren Widerstand, renalen Blutfluss und die renale Natriumelimination.
– Das Enzym COX 1 ist physiologisch für die Prostaglandinproduktion verantwortlich.
COX-1-Hemmer wirken analgetisch, antiinflammatorisch und antipyretisch durch Reduktion der Prostaglandinsynthese.
Aus einer Synthesehemmung resultieren die Hemmung der Plättchenaggregation (über verminderte Thromboxan A_2-Synthese), die Schädigung von Magen und Niere mit Natriumretention bis zum Nierenversagen und der Verlust der pharmakologischen Blutdruck-Kontrolle bei Hypertonikern.
– Das Enzym COX 2 ist physiologisch nur in geringer Menge vorhanden, wird im Rahmen pathologischer Prozesse durch Einfluss von Interleukin-1 (IL1), Tumor-Nekrose-Faktor α, TGF-β (transforming growth factor), Fibroblasten-Wachstumsfaktor, Endotoxin u.a. synthetisiert und führt zur gesteigerten Prostaglandin-Synthese bei der Entzündung.

☆ **Protaminchlorid** (1000/5000 A) 10 mg A neutralisiert 1000 IE Heparin.

☆ **Proteasehemmer – Proteinasehemmer – Proteinaseinhibitoren** s. *AIDS.*

☆ **Prothionamid** (ektebin, Peteha 0,25 g Tbl) s. *Antibiotika-Therapie* – Tuberkulostatika bzw. Mykobakterien-geeignete Chemotherapeutika.

☆ **Protirelin** (Relefact TRH 200/400 A, Nasenspray 1 mg/Stoß) 200 mg i.v., Kinder 1 μg/kg. El.-HWZ 6 min.
KI: Keine nasale Anwendung bei Rhinitis.

☆ **Protonenpumpenblocker** s. vorn: *Allgemeine prophylaktische Therapiemaßnahmen.*

☆ **Pyrazinamid – PZA** (Pyrafat 100/500 mg Tbl. In Rifater 300 mg mit 50 mg Isoniazid und 120 mg Rifampicin) s. *Antibiotika-Therapie* – Tuberkulostatika bzw. Mykobakterien-geeignete Chemotherapeutika.

☆ **Pyridostigminbromid** (Mestinon 10/60 mg Tbl, 180 mg retard Tbl, 1 und 5 mg A) s. *Myasthenie.*

☆ **Pyridoxin** s. Vitamin B_6.

☆ **Pyrimethamin** (P. Heyl, Daraprim 25 mg Tbl) s. *AIDS-Toxoplasmose.*
– *Malariaprophylaxe* Start mit 2, dann 1 Tbl pro Woche. Resistenz von Plasmodium falciparum besonders im Grenzgebiet von Thailand-Kambodscha und Thailand-Myanmar (Burma).

♣ *Fansidar nicht hin.*

☆ **Pyritinol** (Encephabol 100/forte 200 mg Tbl) s. *Demenz.* 600–800 mg/d.

Q

☆ **Quetiapin** (Seroquel) s. *Psychosen* (Schizophrenie).

☆ **Quinagolid** (Norprolac 25/50/75/150 μg Tbl) 1mal/d bzw. 2mal wöchentlich. s. *M. Parkinson*, hypophysentumor-bedingte Hyperprolaktinämie – Prolaktinome.

☆ **Quinapril** (Accupro 5/10/20 mg Tbl) 2,5–40 mg. El.-HWZ Met. 3 h. KI/UAW/Wirkung s. ACE-Hemmer.

R

☆ **Ramipril** (Delix/Vesdil 1,25/2,5/5 mg Tbl. Arelix ACE 5 mg mit 6 mg Piretanid) s. arterielle *Hypertonie.* KI/UAW/Wirkung s. ACE-Hemmer.

☆ **Ranitidin** (150/300 mg Tbl, 50 mg/5 ml A Sostril, Zantic) s. vorn: *Allgemeine prophylaktische Therapiemaßnahmen.*

☆ **Reboxetin** (Edronax 4 mg Tbl) s. *Depression.*

☆ **Remifentanil** (Ultiva 1/2/5 mg A) mit Standardhypnotika als i.v.-Analgetikum während der *Narkose*-Einleitung 1 μg/kg über > 30 s, zur Aufrechterhaltung der Anästhesie 0,5–1 μg/kg/min.
El.-HWZ 5–10 min.
UAW Atemdepression bis Atemstillstand, Bradykardie, Hypotonie, Hypoxie, Muskelrigidität, Obstipation, Sedierung, Übelkeit und Erbrechen.
Wirkung: Opioid, Narkosemittel.

☆ **Repaglinide** (NovoNorm 0,5/1/2 mg Tbl) s. *Diabetes mellitus.*

☆ **Reserpin** (Adelphan-Esidrix, Bendigon, Briserin N, Darebon, Modenol, Resaltex Tbl) s. arterielle *Hypertonie.*

☆ **Ribavirin** (Rebetol, Virazole 6 g Trockensubstanz per os und als Aerosol). Sofortiger Abbruch bei schweren Unverträglichkeitserscheinungen.
– *Schwere Infektionen der unteren Atemwege durch RS-Virus*: In Einrichtungen mit Intensivversorgung unter Empfängnisverhütung über 6 Monate in 300 ml Aqua als Aerosol über 12–18 h 3–7 Tage.
– *Hepatitis C*: In Kombination mit Interferon alpha.
El.-HWZ 9–10 h nach Aerosolapplikation. Wird intrazellulär schnell zu Mono-, Di- und Triphosphaten verstoffwechselt. Reichert sich nach Aerosolapplikation 500–1000fach höher im Lungengewebe an verglichen mit dem Plasmaspiegel.
KI Frauen in gebärfähigem Alter.
UAW leichte Bronchospasmen bei Therapiebeginn, Hautirritationen. Selten Kopfschmerzen und schmerzende Augen bei exponiertem Pflegepersonal.
Wirkung: Synthetisches Nucleosidanalogon, verändert den Nucleotidpool und stört die Bildung von m-RNS.
Wirksam gegen einige DNS- und RNS-Viren, vor allem gegen RS-Virus.

☆ **Rifabutin** (Alfacid/Mycobutin 150 mg Kps) s. *Antibiotika-Therapie.* AIDS – Therapie von atypischen Mykobakteriosen.

☆ **Rifampicin** (Rifa/Rimactan 150/300/450/600 mg Tbl. In Rifater 120 mg mit Isoniazid 50 mg und Pyrazinamid 300 mg. In Rifinah 300 mg mit Isoniazid 150 mg. 300/600 mg A) s. *Antibiotika-Therapie* – Tuberkulostatika bzw. Mykobakterien-geeignete Chemotherapeutika. *Indikationen* s. Bruzellose, Umgebungsprophylaxe-Dosis bei Haemophilus influenzae, Umgebungsprophylaxe-Dosis bei Meningokokken, Meningitis tuberculosa – Tuber- kulom – Tuberkulose, Legionellen-Pneumonie. Coxiella burneti – Q-Fieber.

☆ **Riluzol** (Rilutek 50 mg Tbl) s. amyotrophe *Lateralsklerose, Chorea Huntington, M. Parkinson.*

☆ **Risperidon** (Risperdal 1/2/3/4 mg Tbl) s. *Psychosen* (Schizophrenie), *Gilles-de-la-Tourette-Syndrom* (Tourette-Syndrom).

☆ **Ritonavir – RTV** (Norvir 100 mg Tbl) s. *AIDS.*

☆ **Rituximab** (Mabthera Fl) s. *primär zerebrale Lymphome.*

☆ **Rivastigmin** (Exelon 1,5/3/4,5/6 mg Tbl) s. *M. Alzheimer.*

☆ **Rizatriptan** (Maxalt/-Lingua 5/10 mg Tbl) s. *Migräne mit und ohne Aura.*

☆ **Rizinusöl** (Laxopol 2 g Kps, mild 0,5/1 g Kps) s. *Obstipation.* 8–10 g/d auch vor und nach Operationen, bei Wurmkuren.

☆ **RMP-7** s. *Glioblastom.*

☆ **Röteln-Impfstoff** s. *Röteln.*

☆ **Rofecoxib** (Vioxx 12,5/25 mg Tbl) s. *Schmerz.*

☆ **Ropinirol** (Requip 0,25/0,5/1/2/5 mg Tbl, 21 Tbl N1, 84 Tbl N2) s. *M. Parkinson.*

☆ **Rosiglitazon** (Avandia Tbl) s. *Diabetes mellitus.*

☆ **Roxithromycin** (Rulid 300 mg Tbl) s. *Antibiotika-Therapie.*

☆ **rt-PA** – rekombinanter Gewebe (tissue) Plasminogen-Aktivator – Alteplase (Actilyse 10/20/ 50 mg A) jeweils begleitend 24–48 h Heparin high-dose, bei Beginn nach der Lyse ohne Heparin-Bolus, ggf. 5000 IE vor der Lyse.
– *Indikationen* s. Basilaristhrombose, arterielle Embolie, Herzinfarkt, zerebrale Ischämie, Lungenembolie Grad IV mit instabilem Kreislauf – Phlebothrombose, Sinusvenenthrombose.
El.-HWZ im Blut sehr kurz, im Thrombus länger. KI s. Fibrinolyse, hohes Alter (> 70 Jahre).
UAW anaphylaktoide Reaktion (rt-PA sofort abstellen, symptomatische Therapie). Schwere tödliche und nichttödliche Blutungskomplikationen (extra-, intrakraniell). Bei bedrohlichen Blutungskomplikationen: rt-PA sofort abstellen, Blutabnahme zu Bestimmung der Gerinnungsparameter, Ery-Konzentrat und 1–2 Frischplasma substituieren. Bei manifester neurologischer Verschlechterung sofort CCT, ggf. Neurochirurg.
Wirkung: Rekombinanter Plasminogen-human-Aktivator, Thrombolytikum.

☆ **Ruscogenin** – Mäusedornwurzelstock (Phlebodril 1,86 mg Kps) 2 x 2 Kps.
UAW Magenbeschwerden, Übelkeit.

S

☆ **Saccharomyces boulardii** *syn.* cervisiae (Perenterol 150 mg Kps mit 50 mg = 1 Milliarde lebensfähige Zellen. Perenterol forte oder Santax S 250 mg Kps) 3 x 2 Kps (3 x 4 Stoßtherapie) bzw. 2 x 1 forte Kps auch bei AIDS-assoziierter Diarrhoe. Prophylaktisch bei Antibiotika-Therapie 3 x 1 Kps.
Wirkung: Hemmung der cAMP-Synthese. Umstrittenes Arzneimittel.

☆ **Salazosulfapyridin – Sulfasalazin** (0,5 g Tbl) unter Kontrollen von bb, GOT, GPT, γ-GT, AP, CK, Krea, Urinsediment und ANA.
– *Arthritis psoriatica*: Wöchentliche Steigerung um 500 mg auf 3–4 x 1 g oral, ggf. initial über mehrere Tage steigernd auf 3–6 g in 4–8 Dosen, später 2–3 g/d. *Colitis ulcerosa-Proktitis* (Befall des Rektums und distalen Kolons): Azulfidine Klysma 3 g/100 ml.
– *Colitis ulcerosa, M. Crohn, Spondylarthritis ancylopoetica*: Azulfidine 0,5 g Tbl, wöchentliche Steigerung um 500 mg auf 3–4 x 1 g oral, ggf. initial über mehrere Tage steigernd auf 3–6 g in 4–8 Dosen, später 2–3 g/d.
– *Encephalomyelitis disseminata*?
Schwer resorbierbar. KI schwere bb-Veränderungen, Erythema exsudativum multiforme.
UAW bb Leukopenie, Thrombopenie, Cholestase, Auslösung oder Verstärkung einer Depression. Gastrointestinale Irritationen, Haar-

ausfall vor allem bei Frauen. Hautveränderungen (begünstigt unter D-Penicillamin einen Lupus erythematodes). Wirkung lokal.

☆ **Salbeiextrakt** (Sweatosan 80 mg Drg) Tagesschweiß 3 x 1–2, Nachtschweiß 1–4 Drg.

☆ **Salbutamol** (Sultanol 2, forte 4 mg Tbl) 3–4 x 4 mg.
El.-HWZ 2,7–5 h. KI Aortenstenose/HOCM, Tachykardie, Thyreotoxikose.
UAW Tachykardie.

☆ **Salmeterol** (aeromax/Serevent Dosier-Aerosol/Diskus Pulver zum Inhalieren) Asthma bronchiale. Wirkung: Lang wirkendes β_2-Mimetikum.

☆ **Saluretika** s. Diuretika, führen zu Reninanstieg und Hyperurikämie.

☆ **Saquinavir – SQV** (Invirase 200 mg Tbl, Fortovase 200 mg Kps mit verbesserter Bioverfügbarkeit) s. *AIDS*.

☆ **Savoxepin**. KI prolaktinabhängige Tumoren. UAW Prolaktinanstieg – Galaktorrhoe. Wirkung: Benzamid. Blockiert im mesolimbischen System die Dopamin-D_2-Rezeptoren, α_1-Rezeptoren und besonders stark die 5-HT_2-Rezeptoren.

☆ **Scopolamin** – N-butyl-bromid s.c. bis 3 mg/d. s. *Hyperhidrosis*. s. *See- und Reisekrankheit, Schwindel, Übelkeit und Erbrechen* (Scopoderm TTS 2,5 cm²/1,5 mg mit 1 mg/72 h Wirkstofffreigabe oder Transcop-Pflaster über Auslandsapotheke aus Italien).
– *Inhalationsnarkose* (mit Morphin; Scopolaminum hydrobromicum 0,3/0,5/1 mg A).
– *Delir, motorische Erregung* (Scopolaminum hydrobromicum 0,3/0,5/1 mg A): < 1 mg.
KI Kinder < 10 Jahre, ausgeprägte Bradykardie.
UAW s. M. Parkinson-Anticholinergika. Starke zentrallähmende Wirkung, Hirnstammhemmung, keine Hautrötung oder Hyperthermie. Mydriasis. Brechung der Willenskraft (Befragbarkeit, chemische Zwangsjacke, Abusus!). Nach Absetzen – meist nach mehrtägiger Anwendung – selten Auftreten der Symptome der Reisekrankheit, von epileptischen Anfällen (bei anamnestisch epileptischen Anfällen), reversible toxische Psychose mit Desorientiertheit, Verwirrtheit.
Wirkung s. M. Parkinson-Anticholinergika, s. Butylscopolaminbromid. Belladonna-Alkaloid, wirkt parasympatholytisch. Hypnotikum. Mydriatikum.

☆ **Sekretolytika** nicht mit Antitussiva! s. vorn: *Allgemeine prophylaktische Therapiemaßnahmen.*

☆ **Selegilin – Selegilinhydrochlorid** (Antiparkin 5/10 mg Tbl, Deprenyl, Movergan, Yumex 5 mg Tbl) s. *M. Parkinson*; AIDS-Demenz, M. Alzheimer (keine Wirkung), Narkolepsie.

☆ **Selen**. Empfohlene tägliche Zufuhr 20–100 µg (1–1,5 µg/kg). In Getreide, Eiern, Meeresfischen, Nüssen.
– Selenmangel (bei vollständiger parenteraler Ernährung): < 10 µg/l Muskelschwäche bzw. Herzmuskelschwäche (Kardiomyopathie), nach Substitution rückläufig. Symptome wohl nur bei gleichzeitigem Vitamin E-Mangel. Se-

lenmangel ist eng mit einer verminderten Aktivität der Glutathionperoxidase verbunden als weiteres labordiagnostisches Kriterium. Selenmangel-bedingt: Keshan-Krankheit in extrem selenarmen Gegenden Chinas (Aufnahme < 30 µg/d) bei Kindern und jungen Frauen mit Zeichen der Myokardnekrose.
Mit Selenmangel assoziiert (Wirkung, nicht Ursache, ggf. symptomverstärkend) sind rheumatoide Arthritis, zystische Fibrose, Leberzirrhose (auch alkoholbedingt), juvenile neuronale Ceroidlipofuszinose (Spielmeier-Sjögren-Vogt),
Kardiomyopathien, Muskeldystrophien: Kasuistik einer Myopathie nach 13-jähriger selenfreier Ernährung mit einer Nährstofflösung wegen idiopathischer Pseudoobstruktion des Duodenums; Selenkonzentration 1 µg/l, nach i.v.-Applikation von 100 µg/d über 100 Tage und weiterer Substitution von 200 µg über 50 Tage Konzentration 96 µg/l; die grobe Kraft war nochmal 4 Monate später wieder voll hergestellt [Osaki Y: Mitochondrial abnormalities in selenium-deficient myopathy. Muscle & Nerve 21 (1998) 637–9].
UAW bei Überdosierung Dermatitis mit Grau- und Bronzefärbung der Haut. Metallischer Geschmack. Chronische Intoxikation (Glas-, Porzellan-, Elektroindustrie): Anhaltender Knoblauchgeruch der Atemluft und des Schweißes, Reizung von Atemwegen und Augen, gastrointestinale Störungen. Nervenstörungen wie Apathie, Nervosität und Depression. Kopfschmerzen. Verlust von Haaren und Nägeln. Wirkung: Spurenelement. Schutz vor Radikalen.

☆ **Sennae** – Sennosid B – Sennesblätter – Anthrachinone (Daluwal, Rheogen N, Tirgon mit Bisacodyl Drg, X-Prep-Saft) s. Obstipation.

☆ **Serrapeptase** (Aniflazym 5 mg Tbl) 3 x 2–1 Tbl, Kinder 2–3 x 1 Tbl bei entzündlich bedingten Schwellungen und Eiterungen, *Rhinitis, Sinusitis, Zystitis*.
KI peptisches Ulkus.
UAW allergische Reaktionen (Exantheme, Urtikaria, ggf. toxische epidermale Nekrolyse („Syndrom der verbrühten Haut", Lyell-Syndrom), Stevens-Johnson-Syndrom und Lungenreaktionen), gastrointestinale Beschwerden.

☆ **Sertindol** (Serdolect 4/12/16/20 mg Tbl) s. *Psychosen* (Schizophrenie).

☆ **Sertralin** (Gladem, Zoloft 50/100 mg Tbl) s. *Depression.*

☆ **Serotonin-Wiederaufnahmehemmer – Serotonin-Reuptake-Hemmer – SSRI** s. *Depression.*

☆ **Sibutramin** (Meridia) bei *Adipositas*. Wirkung: Serotonin-Noradrenalin-Reuptake-Inhibitor.

☆ **Sildenafil** (Viagra 25/50/100 mg Tbl) s. *Impotenz.*

☆ **Simvastatin** (Denan, Zocor 5/10/20 mg Tbl) s. zerebrale *Ischämie*. s. HMG-CoA-Reduktase-Hemmer – CSE-Hemmer.

☆ **Sinupret** (Rad. Gentianae, Flor. Primulae cum Calycibus, Herba Rumicis, Flor. Sambuci, Herba Verbenae. Drg, gtt mit 19 % Aethanol!). *Akute und chronische Sinusitis*: 3 x 2 Drg oder 3 x 50 gtt, Schulkinder 3 x 25, Kleinkinder 3 x 15, Säuglinge 3 x 10 gtt. UAW Magenunverträglichkeit. Wirkung: Umstrittenes Arzneimittel.

☆ **Sirolismus/Rapamycin** (Rapamune) nach *Nierentransplantation*: Multizentrische randomisierte plazebokontrollierte Doppelblindstudie (n = 719) unter 2 oder 5 mg gegenüber Azathioprin, unter Ciclosporin und Prednisolon als immunsuppressive Basistherapie; 2 % gegenüber 6 % verloren die Transplantatniere, akute Abstoßungsreaktionen unter 2 mg 15 % und unter 5 mg 10 % gegenüber 24 %.

☆ **Sisomycin** – Sisomicin (Extramycin) 240–360 mg/d. El.-HWZ bei Krea > 3,5 mg/dl bis Anurie 4–18 h, Dosis auf 50–20 g. Gewonnen aus Micormonospora inyoensis.

☆ **Somatostatin** (Aminopan/Curamed 250 µg/ 3 mg A) 250 µg langsam i.v., dann über Perfusor 3 mg auf 50 ml NaCl mit 3 ml/h. *Postoperativ nach Pankreas-OP. Ulkusblutung*: Infusion bis 3 Tage. El.-HWZ -3 min. UAW initial Hypoglykämie, nach 3 h Blutzuckeranstieg. Bradykardie. Hitzegefühl, Übelkeit. Wirkungsverlängerung von Hexobarbital. Wirkung: Peptidhormon, hemmt Magensäuresekretion und Splanchnikus-Blutfluss.

☆ **Sorbit** (40 % 100 g/250 ml Fl. Tutofusin S40) s. *Hirndruck – Hirnödemtherapie*.

☆ **Sorbitol** (Mikroclist 3,125 g mit 450 mg Natriumcitrat und 45 mg Natriumaurylsulfoacetat) s. *Obstipation*.

☆ **Sotalol** (Sotalex 80/160 mg Tbl, 40 mg A) einschleichend 1 x 80–160 (-320) mg, bei symptomatischen supraventrikulären *Tachyarrhythmien* und malignen *Kammerrhythmusstörungen* unter Monitorkontrolle 1/2 A langsam i.v. El.-HWZ 7–18 h. Spiegel 0,8–5 µg/l. UAW „Torsade de pointes"-Tachykardien besonders bei Hypokaliämie und QT-Syndrom möglich. Wirkung: Betablocker, Klasse III-Antiarrhythmikum. Postinfarktphase: SWORD-Studie (Survival with oral D-Sotalol) wurde wegen erhöhter Mortalität unter Medikation vorzeitig abgebrochen. β₁-< β₂-Rezeptoraffinität.

☆ **Sparfloxacin** (Zagam 200 mg Tbl). El.-HWZ 20 h. Wirkung: Fluorchinolon.

☆ **Spectinomycin** (Stanilo Trockensubstanz) wirksam bei *Gonokokken*-Neisseria gonorrhoae (besonders bei Penicillin-Resistenz) einmalig 2–4 g tief i.m., bei *Salmonellen, Shigellen*. El.-HWZ 2,5 h. UAW Fieber, gastrointestinale Irritationen, lokaler Schmerz.

☆ **Spironolactone** s. Kaliumcancreonat.

☆ **Spurenelemente** (Inzolen A mit K, Mg, Cu, Zn, Mn, Co) 1–3 A/d.

☆ **Stavudin – d4T – D4T** (Zerit 15/20/30/40 mg Tbl) s. *AIDS*.

☆ **Statine** – HMG-CoA-Reduktase-Hemmer – CSE-Hemmer. s. zerebrale *Ischämie. Hyperlipoproteinämie*.

☆ **Steroide** s. Kortison – Kortikoide.

☆ **Streptokinase** (Kabikinase/Streptase 1,5 Mio/ 250.000 A) unter täglich ASL-Titer nach primär 50–250 mg Prednisolon und 1 A Tavegil, in Kombination mit 15.000–25.000 IE Heparin bei PTZ oder Reptilasezeit < 30 s oder bei aPTT < 1,5 fach des Ausgangswertes.

– *Indikationen* s. arterielle Embolie – Arterienverschluss – periphere arterielle Verschlusskrankheit, Myokardinfarkt, Lungenembolie, Phlebothrombose ohne Lungenembolie oder submassive Lungenembolie ohne Schock (Schweregrad III), Phlebothrombose mit fulminanter massiver Lungenembolie mit Schock (Schweregrad IV).

– Zerebrale *Ischämie* – zerebraler Gefäßverschluss: Alle Studien mit weniger rigorosen CT-Ausschlusskriterien als in der ECASS-Studie (mit rt-PA).

1. Australian Streptokinase Trial (AST) in Australien mit 1,5 Mio IE derzeit binnen 3 h gegen ASS: Nach Rekrutierung von 340 Patienten frühzeitig abgebrochen wegen 63 Todesfällen bei 165 Patienten verglichen mit 34 von 165 der Plazebo-behandelten Patienten, bedingt durch ein erhöhtes Risiko für intrazerebrale Blutungen.

2. Multicenter Acute Stroke Trial-Europe (MAST-E) mit 1,5 Mio IE binnen 6 h (in Italien binnen 3 h) und 300 mg ASS nach Rekrutierung von 310 Patienten frühzeitig abgebrochen wegen 48 Todesfällen bei 137 Patienten verglichen mit 24 von 133 der Plazebo-behandelten Patienten, bedingt durch ein erhöhtes Risiko für intrazerebrale Blutungen (25 gegenüber 4).

3. Multicenter Acute Stroke Trial-Italy (MAST-I) mit 1,5 Mio IE binnen 3 h und 300 mg ASS nach Rekrutierung von 622 Patienten frühzeitig abgebrochen wegen 83 Todesfällen bei 313 Patienten die ersten 10 Tage verglichen mit 36 von 309 der Plazebo-behandelten Patienten, bedingt durch ein erhöhtes Risiko für intrazerebrale Blutungen (25 gegenüber 4). El.-HWZ 20–30 min. KI s. Fibrinolyse, allergische Diathese, Betablocker-Therapie, Re-Fibrinolyse binnen 6 Monaten. UAW Anaphylaktische Reaktion, Blutungen, Fieber, Kopfschmerzen, Rückenschmerzen. Wirkung: Fibrinolyse.

☆ **Streptokinase, Streptodornase** (Varidase N Trockensubstanz 125.000 E A) 1 A auf (5–) 10–20 ml NaCl, 1–5 A in 45 ml Gel eine Woche haltbar, alle 6–8 h.

☆ **Streptomycin** (Streptothenat 1/5 g A i.m./i.v.) s. *Antibiotika-Therapie* – Tuberkulostatika bzw. Mykobakterien-geeignete Chemotherapeutika. s. Neurobruzellose, Tuberkulose, Meningitis tuberculosa – Tuberkulom, M. Whipple.

☆ **Sucralfat** (1000 mg Tbl, Btl. Ulcogant 5 ml Btl, 250 ml Susp) s. vorn: *Allgemeine prophylaktische Therapiemaßnahmen*.

☆ **Sufentanil** (Sufenta 5 ml A mit 0,05 mg/ml. Sufenta mite 10 mit 0,005 mg/ml) zur *Anästhesie* bei allen Maßnahmen mit endotrachealer Intubation und Beatmung nach Injektion eines Anticholinergikums (zur Vermeidung einer Bradykardie) als analgetische

Komponente in Kombinationsnarkosen Einleitungsdosis als Bolus oder Infusion über 2–10 min 0,7–2 µg/kg (1–3 ml/70 kg), Erhaltungsdosis 0,15–0,7 µg/ kg (0,2–1 ml/70 kg). El.-HWZ 2,5 h.
KI akute hepatische Porphyrie. Kaiserschnitt oder vor Abnabelung des Säuglings.
UAW Apnoe (Antidot Morphinantagonisten wie Naloxon – Narcanti), Asystolie, Laryngospasmus, myoklonische Bewegungen, Übelkeit und Erbrechen (Droperidol).
Wirkung: Narkosemittel.

☆ **Sulbactam** (Combactam 1 g in 5 ml NaCl 0,9 %. Mit Ampicillin in Unacid 0,75/1,5/3 g A in NaCl 0,9 %) s. *Antibiotika-Therapie.*

☆ **Sulfadiazin** – Nitrofurantoin-Kombination s. Nitrofurantoin. Nicene 3 x 2–1 Tbl oder Urospasmon (50 mg Nitrofurantoin, 150 mg Sulfadiazin, 50 mg Phenazopyridin-HCl) 3 x 1 Tbl. s. *Antibiotika-Therapie.*

☆ **Sulfamethoxazol-Trimethoprim SMZ/TMP**:s. Cotrimoxazol – Co-Trimoxazol s. *Antibiotika-Therapie.*

☆ **Sulfasalazin** s. Salazosulfapyridin.

☆ **Sulfonamide** s. *Antibiotika-Therapie.*

☆ **Sulfonylharnstoffe** s. *Diabetes mellitus.*

☆ **Sulpirid** (50 mg/200 mg forte Tbl, 25 mg/5 ml Saft, 100 mg A. Dogmatil, Meresa, Neogama/forte. Neogama D novo 100 mg Tbl) s. *Depression,* Antriebsschwäche, Stimmungslabilität, Phobien, Chorea Huntington, tardive Dyskinesie, M. Menière, Schwindel, s. *Psychosen* (Schizophrenie), gastrointestinales Ulkus.

☆ **Sultiam** (Ospolot 50/200 mg Tbl) s. *Epilepsie.*

☆ **Sumatriptan** (Imigran 6 mg s.c. A, 50/100 mg Tbl. 25 mg Supp. Imigran Nasal 10/20 mg) s. *Migräne,* Cluster-Kopfschmerz.

☆ **Suxamethoniumchlorid** (Lysthenon 2 % A, Succinyl-Asta 1 % 10 ml, 2 % 5 und 10 ml, 5 % 2/5/10 ml) zur *Narkose* 0,1–0,2 mg/kg für Muskelerschlaffung von 1–3 min, 0,3–0,4 mg/kg für völlige periphere Lähmung über 3–5 min bei gering verminderter Atmung, 0,5–1 mg/kg für Atemstillstand über 5–10 min, 3–10 mg/min für vollständige Erschlaffung erforderlich. El.-HWZ 2–4 min.
KI schwere Lebererkrankung, Lungenödem.
UAW Arrhythmie, Brady- und Tachykardie, maligne Hyperthermie. Wegen Muskelfibrillieren 1–2 min vorher 0,05 mg/kg Curarin-Asta (3 mg/1 ml), und Atropin 0,5–1 mg zur Vermeidung von Herzrhythmusstörungen.
Wirkung: Peripher wirksames Muskelrelaxans. Neuromuskuläre Blockade durch Depolarisation der Endplatte.

☆ **Sympathomimetika**: *Glaukom*: Mit Monotherapie 10 %ige Senkung des Augeninnendrucks.

T

☆ **Tacalcitol** (Curatoderm) s. Calcipotriol.

☆ **Tacrin** (Cognex 10/20/30/40 mg Tbl) s. *M. Alzheimer.*

☆ **Tacrolimus** (Prograf 1/5 mg Kps, 5 mg A) s. *Transplantation, Lebertransplantation, Neurodermitis*: 3-JÜR höher als unter Cyclosporin, Abstoßungen im 1. Jahr 56 % gegenüber 65 % unter Cyclosporin.

☆ **Tamoxifen** (10/20/30/40 mg Tbl. Nolvadex) 20–40 mg/d zu Beginn unter 14-tägiger Kontrolle von Thrombozyten und Kalzium (Hyperkalzämie). s. *Glioblastom.*

– *Mamma-Karzinom* metastasierend bei positivem oder unbekanntem Rezeptorstatus, wenn mit Androgenen kein Erfolg möglich, z.B. als (der Intervalltherapie überlegene) Sequenztherapie 7 Tage 4 x 30 mg/d, dann Dauertherapie 30 mg/d, bei Relaps nach Ansprechen Dauertherapie Medroxyprogesteronacetat (MPA, Clinovir) 2 x 500 mg/d [Merkle E: Sequenz- und Intervalltherapie beim metastasierenden Mamma-Karzinom mit Tamoxifen und MPA. Tumordiagn. u. Ther. 15 (1994) 104–8].
Etwa 1/3 aller Patienten mit metastasierendem Mamma-Karzinom sprechen auf eine Hormon-Therapie an – u.U. auch Frauen mit Hormonrezeptor-negativem Tumor [DÄB 91/13 (1.4.94) B-677–8]. Reduziert die Entwicklung von Brustkrebs kontralateral um 40 %. Sequenztherapie 32, Intervalltherapie 21 Monate Ansprechrate.
Wirkung: Hormonblocker, Antiöstrogen (Östrogene verstärken das Wachstum hormonabhängiger Mamma-Karzinome), wirkt aber auch östrogenagonistisch.

☆ **Tamsulosin** (Alna/Omnic 0,4 mg ret Kps) 0,4 mg/d nach dem Frühstück. El.-HWZ 13 h. UAW s. Alpha-1A-Rezeptorenblocker.

☆ **Tannin** (Tannalbin 0,5 g Tbl) 1 Tbl alle 2 h gegen Diarrhoe.

☆ **Teicoplanin** (Targocid 100/200/400 mg A in NaCl 0,9 %) s. *Antibiotika-Therapie.*

☆ **Telmisartan** (Micardis 40/80 mg Tbl) s. arterielle *Hypertonie.*

☆ **Temazepam** (Planum, Remestan 10/20 mg Kps) s. *Schlafstörungen* – Benzodiazepine.

☆ **Temozolomide** (Temodal 5/20/100/250 mg Kps) s. *Glioblastom.*

☆ **Teniposid** (VM 26-Bristol 50 mg A nicht wasserlöslich) s. *Glioblastom, M. Hodgkin,* maligne Lymphome, Lymphosarkom, Harnblasen-Karzinom.

☆ **Tenoxicam** (Liman, Tilcotil 20 mg Tbl, 20 mg Supp) s. *Schmerz.*

☆ **Terazosin** (Heitrin 1/2/5 mg Tbl) von 2 langsam auf 5–10 mg/d am Abend bei leichter bis mittelschwerer Symptomatik.

– *Prostata-Hypertrophie*: Verbesserung des Symptom-Score um 50 %, keine Restharnreduzierung. El.-HWZ 8–14 h. KI/UAW (beeinflusst die PSA nicht) /Wirkung: s. Alpha-1-Rezeptorenblocker.

☆ **Terbinafin** (Lamisil 250 mg Tbl) 1 Tbl/d bei Fingernagelmykosen 6 Wochen, Zehennagelmykosen 12 Wochen bzw. bis zum Auftreten der klinischen Heilung. *Wirksam* gegen Dermatophyten sowie Schimmelpilze, bei oraler Gabe nicht gegen Hefen. 70 % Heilung. Minimale Hemmkonzentrationen etwa 1000fach niedriger als bei Itraconazol und Fluconazol.

El.-HWZ 17 h. 80 % Resorption.
UAW bb Neutropenie und Panzytopenie [J
Amer Acad Dermatol 31 (1994) 806]. Arthralgien. Erythema exsudativum multiforme und
toxische epidermale Nekrolyse („Syndrom der
verbrühten Haut", Lyell-Syndrom) und Stevens-Johnson-Syndrom. Geschmacksverlust.
Versagen oraler Kontrazeptiva. Kasuistik mit
anaphylaktischem Schock bei oraler Gabe.
Kasuistisch Farbsinn-Störung (grüner Schlei-
er) nach 3 Wochen Therapie bis 1 Woche nach
Absetzen [Arch Dermatol 132 (1996) 845].
Wirkung: Fungizides Allylamin. Hemmung
des Enzyms Squalenepoxidase mit resultierendem Ergosterol-Mangel und Anreicherung
von (toxischem) Squalen in der Pilzzelle.

☆ **Terbutalin** (2,5 mg Tbl, 0,5 mg A, Bricanyl
Duriles 7,5 mg Tbl, comp. mit Bromhexin/
Guanfensin. Aerodur Turbohaler) 4 x 1/2 A/d
s.c., 4–6 x 0,005–0,01 mg/kg s.c./d, 2–3 x 1–2
Tbl. El.-HWZ 3,6 h. Alternativ Abiadin (Or-
ciprenalin mit Bromhexin) 3 x 1–2 Drg.

☆ **Terfenadin** (Teldane 60 mg/120 mg forte Tbl)
2 x 60 mg oder morgens 120 mg, 9–12 Jahre
30–60 mg morgens und 30 mg abends, maximal 3 Monate. Bei Auftreten von Schwindel
absetzen. Wegen langsamen Wirkungseintritts
ungeeignet zur Akuttherapie.
El.-HWZ 20,3 h, verzögerter Abbau durch
Grapefruitsaft.
KI Gelbsucht, Leberzirrhose. Angeborenes
QT-Syndrom oder bekannte QT-Zeit-Verlängerung, Einnahme anderer Präparate mit Verlängerung der QT-Zeit: Keine Kombination
mit Ketoconazol, Itraconazol, Makrolid-
antibiotika wie Clarythromycin, Erythromycin, Troleandomycin, Josamycin (Verzögerung
der Ausscheidung).
UAW kardial, Arrhythmien (über kardiale Kaliumkanalblockierung) mit QT-Zeit-Verlängerungen oder Kammertachykardien vom Typ
„Torsade de pointes", besonders mit Makrolidantibiotika (Erythromycin, Clarithromycin, Troleandomycin) und Azol-Antimykotika
(Itraconazol, Ketoconazol). s. KI. Kopfschmerzen. Hemmt Zytochrom-P450.
Wirkung: H₁-Blocker – H₁-Antihistaminikum
der 2. Generation. Prodrug von Fexofenadin
(Telfast) als weniger kardiotoxische Alternative.

☆ **Tergurid** (OH₂-Lisurid) s. *M. Parkinson*. Wirkungsmaximum bei ca. 3 x 1 Tbl.

☆ **Terlipressinacetat** (Glycylpressin 1 mg A) bei
Ösophagusvarizenblutung 1–2 A i.v., dann 1 A
alle 4–6 h bis maximal 6 x 20 µg/kg/d, Therapie
maximal über 3 Tage. El.-HWZ 24 min.
KI fortgeschrittene Arteriosklerose, Herzrhythmusstörungen, Hypertonie, koronare
Herzerkrankung, Niereninsuffizienz.
UAW Angina pectoris, Bradykardie, Steigerung der Darmperistaltik, Hypertonie (Clonidin!), Uteruskontraktion, Vasokonstriktion
der Haut- und Nierengefäße mit Senkung der
Nierendurchblutung.
Wirkung: HHL-Hormon.

☆ **Testosteron** (Testosteronenantat, Testoviron
25/Depot 50/100/250 mg A. Testosteronundecanoat Tbl. Transdermales System täglich

transskrotal wegen in diesem Bereich 40mal
höherer Resorption als am Unterarm. Testo-
derm-Pflaster. Androderm-Pflaster führt wegen eines Enhancers ggf. zu Hautirritationen)
bei Mangel (< 12 ng/l bzw. 12 nmol/l bei morgendlicher Bestimmung) nach Ausschluss
eines Prostata-Karzinoms und unter regelmäßigen Kontrollen von PSA, bb, Prostatasonographie.
– *Anabolikum*: Stimulation des reduzierten
Knochenanbaus/mit Fluor. Missbrauchs-
gefahr!
Unter 600 mg/Woche über 10 Wochen bei 43
Probanden Zunahme der Muskelkraft und
Muskelfläche (Muskelmasse):
M. triceps brachii ohne Training Plazebo
81 mm² und Verumgruppe 424 mm², mit 3mal
wöchentlichem Training Verum 501 mm²,
M. quadriceps femoris Plazebo ohne Training
131 mm² und Verum 607 mm², mit 3mal
wöchentlichem Training Verum 1174 mm²
[Bhasin S: The effects of supraphysiologic doses of testosterone on muscle size and strength
in normal men. N Engl J Med 335 (1996) 1–7].
– *Testosteron-Substitution* bei Mangel (langsames Absinken auch bei schweren Krankheiten)
z.B. infolge *Hypogonadismus*, *Hypophysen-
Vorderlappen-Insuffizienz*, *bds. Hodenverlust*,
bei *Kallmann-Syndrom*, *Klinefelter-Syndrom*
(1 : 500 Männer), *Pubertas tarda* (1 : 250):
250 mg Depot-Testosteron (Testosteronenantat) alle 4 Wochen i.m. oder Testosteronundecanoat Kps 3–4/d.
El.-HWZ 20–48 h. Bei oraler Gabe ggf. Auftreten Resorptionsstörungen.
KI Frauen, Prostata-Karzinom.
UAW Cholestase (bei oraler Zufuhr), Ödeme,
irreversible Virilisierung (Akne, tiefe Stimme,
gesteigerte Talgproduktion und Hirsutismus).
Beschleunigte Knochenreifung.
Wirkung: Androgen. Fördern die Bildung von
Knochen- und Knorpelgewebe und der Muskulatur, beim Mann die Spermienreifung, Ausbildung der Geschlechtsorgane und -merk-
male, bei Mann und Frau die Libido.

☆ **Tetanus-Immunglobulin** (Tetagam 250 E).

☆ **Tetanus-Impfstoff** s. DPT-Impfstoff Behring-
werke und DT-Impfstoff Behringwerke. Bei
Epilepsie keine Pertussis-Impfung.
UAW Myelitis transversa, Polyradikulitis
Guillain-Barré (serogenetische bzw. postvakzi-
nale Polyneuritis).

☆ **Tetrabenazin** (Tetrabenazine 25 mg Tbl. Nitomane, nicht im Handel): 3 x 25–75 mg, stationär steigern bis maximal 300 mg/d.
– *Chorea Huntington. Tardive Dyskinesien. Generalisierte Dystonien*: > 60 % Erfolge [Janko-
vic J].
UAW initial ausgeprägt wie akute Akathisie,
Depression, Parkinson-Syndrom. Keine Spätdyskinesien.
Wirkung: Neuroleptikum und reserpinartig
wirkender Katecholamin-Speicherentleerer,
blockiert postsynaptische Rezeptoren und unterdrückt zudem auch die präsynaptische Do-
paminfreigabe.

☆ **Tetracain** (Oto-Flexiole N Ohrentropfen)
mehrmals 5–8 gtt/d unter 10–20 min Kopfsei-
tenlage, dann Ohrverschluss mit Watte.

KI Trommelfellperforation.
Wirkung: Externes Lokalanästhetikum.

☆ **Tetracosactid** (Synacthen 0,25 mg A i.v., Synacthen Depot 0,5/1 mg A entspr. 50 bzw. 100 IE ACTH i.m.) s. *Epilepsie.*

– *Diagnostisch* (Synacthen 0,25 mg A entspr. 25 IE ACTH i.v.) bei Verdacht auf NNR-Unterfunktion: 1 A i.v..

☆ **Tetrajodthyronin** s. Levothyronin.

☆ **Tetrazepam** (Musaril 50 mg Tbl) maximal 8 Tbl/d. El.-HWZ 18 h. KI/UAW/Wirkung s. Benzodiazepine, muskelrelaxierend.

☆ **Tetrazykline** – **Tetracyclin** s. *Antibiotika-Therapie.*

☆ **TGF-BBB** – **transforming growth factor**: Immunsuppressives Zytokin, zu TNF-α und IFNγ antagonistische Effekte mit Eindämmung der Entzündung.

☆ **THAM** s. Tris.

☆ **Theodrenalin** – Cafedrin (Akrinor 100 mg Tbl, 200 mg/2 ml A und 1000 mg/10 ml A je mit 5/10/50 mg Theodrenalin) 4 x 1 Tbl/d, 1/2 A ggf. nach 5 min wiederholen, 2 ml i.m. alle 4 h. El.-HZW h. KI Hypertonie, Mitralstenose. UAW Hypertonie, Pectangina.

☆ **Theophyllin** (Euphyllin CR 250, CR 350, Euphyllong minor 250 mg, 375 mg Tbl, Euphyllin 200 mg/10 ml A. Bronchoretard 200 mite/ 350/500 mg forte. Solosin, Theophyllin 0,2 g A. Neobiphyllin mit Dipro- und Proxyphyllin, das im Theophyllinspiegel nicht erfasst wird, 0,32 g Drg, 0,32 g/3,8 ml A, 0,80 g/ 10 ml A, 0,4 g Supp) Loading dose ohne Vorbehandlung 0,24 g (5 mg/kg), mit Vorbehandlung 0,12–0,24 g über 10–20 min. Auch in der Schwangerschaft. Ampullen ggf. über den Trachealtubus.

– Perfusor: 0,72 g auf 50 ml NaCl = ca. 15 mg/ml, 2,5–5 ml/h (0,5 mg/kg/h, 12–20 mg/ kg/d) bei 70 kg schweren Patienten, nach 12 h Dosiskorrektur nach Serumspiegel.

– s. essentieller *Tremor.*
El.-HWZ 5–10 h, verminderte Elimination durch Allopurinol, Cimetidin, Ciprofloxacin, Clindamycin, Diltiazem, Erythromycin, Propranolol, Verapamil. Beschleunigte Elimination durch Carbamazepin, Phenobarbital, Phenytoin, Rifampicin. Spiegel 6–12 µg/ml nach 3 d. KI Glaukom, akute hepatische Porphyrien.
UAW gastrointestinale Schmerzen, Schlafstörungen/Unruhe, Tachykardie, Übelkeit und Erbrechen. Tachyphylaxie.
Bei Überdosierung Herzrhythmusstörungen, Krampfneigung (besonders mit Gyrasehemmern): Bei 12 Patienten in 12 Jahren mit Spiegeln > 14 µg/ml zerebrale Krampfanfälle meist primär fokal und sekundär generalisiert mit 9mal fehlender therapeutischer Wirkung der üblichen antikonvulsiven Therapie mit Phenytoin, Phenobarbital, Diazepam oder Carbamazepin und 8mal letalem Ausgang, Prognose schlechter bei zerebraler Vorschädigung [Bahls F in Neurology 41 (1991) 1309].
Wirkung: Bronchospasmolytikum. Adenosinantagonist.

☆ **Thiazid-Diuretika** s. Diuretika. KI/UAW/Wirkung s. Diuretika. UAW Purpura Schönlein-Henoch.

☆ **Thiamazol** (5/20 mg Tbl, Favistan 20 mg Tbl, 40 mg A) 4–5 auf 1/4–1/2–1 Tbl, 3–4 A bis maximal 4 x 2 A i.v. unter bb-Kontrollen, sekundär zur Vermeidung strumigener Effekte und endokriner Ophthalmopathie Kombination mit kleinen Dosen Schilddrüsenhormon. El.-HWZ 3–4 h. KI Cholestase und schwerer Leberschaden. Granulozytopenie, substernale Struma, toxisches Adenom.
UAW bb Agranulozytose, Leukopenie, Thrombozytopenie. Allergische Hautreaktionen. Exophthalmus. Gastrointestinale Irritationen. Leberschädigung. Polyneuritiden. Schwindel. Struma. Vaskulitis.
Wirkung: Thyreostatikum. Wirkungsbeginn verzögert nach ca. 2 Wochen.

☆ **Thioctsäure** s. Liponsäure.

☆ **Thioguanin** (40 mg Tbl) unter Gabe von Allopurinol 600 mg/d beginnend 3 Tage vor Therapie zur Prophylaxe von Hyperurikämie und Harnsäureschäden. Kontrazeption bis 6 Monate nach Therapie.

– *Akute lymphatische Leukämie*: COAP-POMP-CART-Schema: Über 5 Tage 100 mg/ m²/d in Kombination mit Cytarabin, Asparaginase und Rubiomycin.

– *Akute myeloische Leukämie* (Blastenschub): Induktion nach TRAP I: In 3 Zweiwochen-Zyklen am 1.–5. Tag 1,25 mg/kg/12 h in Kombination mit Daunorubicin, Cytarabin und Prednison.
Erhaltung nach TRAP II: Am 1.–5. Tag 2,5 mg/kg/d in Kombination mit Daunorubicin und Cytarabin.

– TRAMPCO-Schema 3–5 Tage 100 mg/m²/d in Kombination mit Rubidomycin, Cytarabin, Methotrexat, Cyclophosphamid, Vincristin und Prednison, gefolgt von einer mindestens einwöchigen Pause.
KI vorausgegangene Bestrahlung (Verstärkung!), Ikterus, Leukopenie. UAW bb Leukopenie, Thrombopenie. Appetitlosigkeit, gastrointestinale Irritationen, Übelkeit und Erbrechen.
Wirkung: Purinbasen-Antimetabolit.

☆ **Thiopental**-Natrium (Trapanal 0,5/1/2,5/5 g A) 2 g in 50 ml NaCl 0,9 % auf 5–10 ml/h, 2,4–3,6 g/d. s. *Epilepsie* – GM-Status. El.-HWZ 11,6 ± 6 h ggf. bis 36 !

☆ **Thioridazin** (Melleretten 10, Melleril 25 mg Tbl, 30/100/200 mg retard Tbl) s. *Psychosen* (Schizophrenie). *Chorea Huntington.* Bei *Depression* zu Antidepressiva. Atypischer *Gesichtsschmerz.*

☆ **Thiotepa** (15 mg Fl) s. *Meningeosis,* bei *Blasen-Karzinom, Mamma-Karzinom, malignem Melanom, Ovarial-Karzinom.*

☆ **Thrombin** s. Fibrinogen.

☆ **Thrombopoietin** – Megakaryocyte Growth and Development Factor (MGDF, megakaryozytenstimulierender Wachstumsfaktor – MSGF) zur Prävention einer Thrombopenie durch Chemotherapie oder Stammzelltransplantation. Wirkung: Reifung von Megakaryozyten und Stimulation von Blutplättchen.

☆ **Thyreotropin** – TSH (Steuerung u.a. durch TRF aus dem Hypothalamus) wird vom Hypophysen-Vorderlappen (Adenohypophyse) sezerniert und stimuliert die Schilddrüse.

☆ **Thyroxin** s. Levothyroxin.

☆ **Tiabendazol** (Minozolum 500 mg Tbl) 50 mg/kg in 2 Dosen über 1–4 Tage, maximal 3 g/d bei *Ancylostoma duodenale, Ascaris lumbricoides, Larva migrans cutanea, Oxyuriasis, Stronyloidasis, Toxocara, akute Trichinose, Trichuriasis*.

☆ **Tiagabinhydrochlorid** (Gabitril 5/10/15 mg Tbl) s. *Epilepsie*.

☆ **Tiaprid** (Tiapridex 100 mg Tbl, 111 mg/ 2 ml A) initial 1/4 auf 1/2 Tbl auf 3 (–6) x 100–200 mg oder 3 x 400 mg. 5 mg/kg.
– s. *Alkoholismus*.
El.-HWZ 3 h. KI prolaktinabhängige Tumoren.
UAW Amenorrhoe, Galaktorrhoe, cave erhöhte zerebrale Krampfbereitschaft. Spätdyskinesien (alternativ Tetrabenazin).
Wirkung: Selektiver D_2-Rezeptorblocker, d.h. soll mehr die dopaminergen Rezeptoren im nigrostriatalen als im mesolimbischen System blockieren. Substituiertes Benzamid.

☆ **Tiaprofensäure** (Surgam 200/300 mg Tbl, 300 mg Supp) s. *Schmerz*.

☆ **Ticarcillin** (Aerugipen 2/5/10 g) s. *Antibiotika-Therapie*.

☆ **Ticlopidin** (Tiklyd 250 mg Tbl) s. zerebrale *Ischämie*.

☆ **Tilidin** (Valoron N 50 mg Tbl, 20 gtt/50 mg, retard 50/100/150 mg Tbl mit 4/8/12 mg Naloxon) s. *Schmerz*.

☆ **Tiludronsäure** (Skelid 240 mg Tbl) s. *M. Paget*.

☆ **Timolol** (Timomann, Tim-Ophthol 0,25 % AT, Dispatim 0,5 % AT): *Glaukom prophylaktisch*: Mit Monotherapie 10 %ige Senkung des Augeninnendrucks. Kombination mit Latanoprost als Prostaglandin PGF2a oder Apraclonidin als α_2-Agonist bewirken eine 20 %ige Senkung des Augeninnendrucks.
UAW s. Betablocker. Als AT kein First-pass-Abbau durch die Leber mit Erreichen relevanter Plasmaspiegel: Kasuistik einer 77-jährigen Patientin mit andauernder Übelkeit, Erbrechen und Gewichtsverlust unter dreimonatiger Einnahme zusammen mit Pilocarpin wegen Glaukom und Indapamid wegen Hypertonie; nach Absetzen Sistieren binnen 1 Woche [Lancet 352 (1998) 373].
Wirkung: Betablocker. β_1- < β_2-Rezeptoraffinität.

☆ **Tinidazol** (Simplotan 1 g Tbl) s. *Antibiotika-Therapie* – Antimykotika und Antiprotozoika.

☆ **Tirilazad** s. zerebrale *Ischämie*. M. Parkinson. Subarachnoidalblutung.

☆ **Tirofiban** (Aggrastat 0,25 mg A) bei akutem Nicht-Q-Wellen-*Myokardinfarkt, instabiler Angina pectoris*: Initial 0,4 µg/kg/min für 30 min, dann 0,1 µg/kg/min über 48–108 h zusätzlich zu unfraktioniertem Heparin (Bolus 5000 E, dann 1000 E/h) und Acetylsalicylsäure 160–325 mg/d. PRISM-Studie (Platelet Receptor Inhibition in Ischemic Syndrome Management, n = 3232) gegen Heparin-Infusion über 48 h: Ereignisse wie Tod, Myokardinfarkt und refraktäre Ischämie 3,8 % unter Tirofiban gegenüber 5,6 % unter Heparin. PRISM-PLUS-Studie (n = 1915) Heparin ohne und mit Tirofiban über 48 (72) h, nach 48 h Angiographie und ggf. Angioplastie, o.g. Ereignisse nach 7 Tagen unter Heparin in 17,9 %, mit Tirofiban 12,9 %.
El.-HWZ ±2 h.
KI Thrombopenie bei früherer GP-IIb/IIIa-Rezeptor-Antagonist-Anwendung.
Wirkung: Glykoprotein-IIb/IIIa-Rezeptor-Antagonist – GP-IIb/IIIa-Rezeptor-Antagonist. s. Abciximab, Clopidogrel.

☆ **Tizanidin** (Sirdalud 2/4/6 mg Tbl) s. *Spastik*.

☆ **TNF-α** s. Tumor-Nekrose-Faktor. Entzündungsmarker.

☆ **Tobramycin** (Gernebcin 40/80 mg A in 50–100 ml NaCl 0,9 %) s. *Antibiotika-Therapie*.

☆ **Tocainid** (Xylotocan 400 mg Tbl), nicht mit Ca-Antagonisten.
– *Tinnitus*: 3 x 400 auf 3 x 600– 800 mg.
– *Myotonia congenita Becker. Myotonia congenita Thomsen. Paramyotonie*: 3 x 400 ggf. auf 3 x 600–800 mg.
El.-HWZ 12 h. KI AV-Block II° und III°, dekompensierte Herzinsuffizienz.
UAW Benommenheit, Bradykardie (ggf. Atropin), Parästhesien, Schwindel, Tremor (cave M. Parkinson), Übelkeit. Selten Ataxie, Tinnitus, Verwirrtheit.

☆ **α-Tocopherolacetat** (Anabol loges 55 mg mit u.a. Mg, KCl) 3 x 2 Drg.

☆ **Tolcapon** (Tasmar 100/200 mg Tbl – Zulassung ruht!) s. *M. Parkinson*.

☆ **Tolfenaminsäure** (Tbl) s. *Migräne*.

☆ **Tollwut-Impfstoff** s. *Tollwut*.

☆ **Toloniumchlorid** (Toluidinblau 10 ml A) Wirkung: Antidot gegen Blutgifte, Methämoglobinantidot.

☆ **Tolperison** (Mydocalm 50 mg Tbl). s. *Spastik*.
– Schmerzhafte *Spasmen* und *Verspannungen* der quergestreiften Muskulatur bzw. schmerzhafter Muskelhartspann infolge von degenerativen WS-Veränderungen, Arthrosen, rheumatischen Erkrankungen etc.

☆ **Tolterodin** (Detrusitol 2 mg Tbl) s. *Harnblasenentleerungsstörung*.

☆ **Topiramat** (Topamax 25/50/100 mg Tbl) s. *Epilepsie*.

☆ **Topotecan** (Hycamtin 4 mg Fl) s. *Glioblastom, anaplastische Gliome*. Andere Tumore: 1,5 mg/m² (Krea-Clearance 20–39 ml/min 0,75 mg/m²) an 5 aufeinanderfolgenden Tagen als Kurzinfusion über 30 min oder als 24-h-Dauerinfusion in 0,9 %iger NaCl oder 5 %iger Glukose. Behandlungszyklus 21 Tage. Mindestens 4 Zyklen. Bei Neutropenie < 500/µl über ≥7 Tage Dosisreduktion auf 1,25–1 mg/m² oder Beibehaltung der Dosis unter prophylaktisch G-CSF ab 6. Tag. Bei Thrombopenie < 25.000/µl entsprechende Dosisreduktion. Absetzen bei einer unter 1 mg/m² erforderlichen Dosisreduktion.

- *Bronchial-Karzinom kleinzellig* (SCLC, ggf. auch NSCLC): Dosis s.o. 40 % Ansprechrate. EORTC-Studie mit bei sekundärer Anwendung 23 % Remission, besonders effektiv bei Hirnmetastasen.
- *Ovarial-Karzinom*, metastasierend nach Versagen einer Primärtherapie – Cisplatin-refraktäres Ovarial-Karzinom (zugelassen): Dosis s.o. Mittlere Ansprechzeit 7,6–11,6 Wochen. Bei 65 Patientinnen Ansprechrate mit 29 % höher als bei Paclitaxel, aber mit mehr UAW [Kreienberg R, Ulm]. International Topotecan Study Group (n = 112) Ansprechrate 21 % gegenüber 14 % unter 175 mg Paclitaxel (n = 114), progressionsfreies Überleben 19 gegenüber 15 Wochen, Ansprechdauer 26 gegenüber 22 Wochen.

☆ **Torasemid** (Torem Cor 5 mg Tbl, Torem 10/200 mg Tbl. 10 mg/2 ml, 20 mg/4 ml A. 200 mg/20 ml A maximal 0,4 ml/min. Unat).
- s. arterielle *Hypertonie. Herzinsuffizienz* zur Ödemtherapie.
- *Akutes Lungenödem*: Initial 20 mg i.v., ggf. Wiederholung nach 30 min, maximal 100 mg/d.
- Schwere *Niereninsuffizienz* (Krea-Clearance < 20 ml/min oder Krea > 6 mg/dl): Initial 50 mg/d auf 100–200 mg/d steigern.

☆ **Tramadol** (50/100 mg retard Kps, 50/100 mg A, 50 mg/20 gtt = 0,5 ml, 100 mg Supp. Tramal 100/200 mg long Kps. Tramundin) s. *Schmerz*.

☆ **Trancylpromin** (Jatrosom N 10 mg Tbl. Jatrosom + 1 mg Trifluperazin) s. *Depression. Angst* und *Paniksymptome*.

☆ **Tranexamsäure** (Anvitoff, Ugurol 250 mg Tbl, 500 mg A) 3 x 1 g oral oder initial 1 A langsam i.v., ggf. 1/2 A/h in EZF oder Glukose 5 %. Kinder initial 3 x 10–20 mg oral oder initial 10 mg/kg langsam i.v., dann 5 mg/kg/h. El.-HWZ 7 h.

☆ **Transforming growth factor** s. TGF-β.

☆ **Trapidil** (Rocornal 200 mg Kps, 2 ml A) zur Akuttherapie der *ischämischen Herzkrankheit* 2–3 x 1 Kps mit reichlich Flüssigkeit nach den Mahlzeiten, i.v. 1–3 A/d.
KI Hypotonie, akutes Kreislaufversagen.
UAW gastrointestinale Irritationen, Kopfschmerzen, Schwindel. Reversible Leberwerterhöhungen von GOT und GPT.
Wirkung: Vasodilatator.

☆ **Trazodon** (Thombran 25/50/100 mg forte Tbl, 50 mg A) s. *Depression*.

☆ **Triamcinolonacetonid** (Triam 10/40 A. Triamhexal 10/40 mg A und Volon A 10/40/80 mg A Kristallsuspension) s. Kortison.

☆ **Triamteren** (50 mg mit 25 mg Hydrochlorothiazid in Dytide, turfa, mit 25 mg Bemetizid in Diucomb H, 25 mg mit Propranolol in Betathiazid/Propra-comp. rat.) s. arterielle *Hypertonie*.

☆ **Triazolam** (Halcion 0,25/0,5 mg Tbl) s. *Schlafstörungen* – Benzodiazepine.

☆ **Trichlormethyl-1,2,3,4-tetrahydro-β-carbolin** – TaClo und Derivate s. M. Parkinson – Ätiologie.

☆ **Trichomycin** lokal (oral). Wirksam auch gegen einige anaerobe Bakterien und einige Protozoen (Trichomonaden).
Wirkung: Fungistatikum. Gewonnen aus Streptomyces hachijoensis.

☆ **Trientine** (Trien), in D nicht zugelassen.
UAW: Gut verträglich.
Wirkung als Chelat-Bildner bei Patienten, die Penicillamin nicht tolerieren [Siegmund R (Leipzig): Mode of action of triethylenetetramine dihydrochloride on copper metabolism in Wilson's disease. Acta Neurol Scand 83 (1991) 354–6].

☆ **Trifluperidol** (Triperidol 1 mg/20 gtt) s. *Psychosen* (Schizophrenie).

☆ **Triflupromazin** (Psyquil 10/25/50 mg Tbl, 10/20 mg A, 70 mg Supp) s. *Psychosen* (Schizophrenie), *Singultus, Übelkeit* und *Erbrechen*.

☆ **Trihexyphenidyl** (Artane 2 mg/Retard 5 mg Tbl) s. *M. Parkinson*-Anticholinergika. *Dystonien. Myoklonus* (extrapyramidal bedingt, nicht als Epilepsieäquivalent). *Idiopathische Torsionsdystonie, Torticollis spasmodicus*.

☆ **Trijodthyronin** s. Liothyronin.

☆ **Trimipramin** (25/100 mg Tbl, 1 mg/gtt, 25 mg A. Stangyl) s. *Depression*.

☆ **Triptane** (Sumatriptan, Zolmitriptan, Rizatriptan, Naratriptan) s. *Migräne mit und ohne Aura*.

☆ **Triptorelin** (Decapeptyl 0,1/0,5 mg A) in Israel bei 30 männlichen sexuellen Triebtätern einmal monatlich. El.-HWZ < 10 min.
UAW Hitzewallungen. Erektile Dysfunktion. Schwerer, reversibler Hypogonadismus. Verlust der Libido. Verminderte Knochendichte (durch Gabe von Kalzium, Vitamin D oder Biphosphonate ausgleichen).
Wirkung: GnRH-Analogon (LH-RH). Senkt den Testosteron-Spiegel stärker als Cyproteron oder Medroxyprogesteron.

☆ **Tris – Trometamol – THAM** (36,34 % 20 ml A, Sterofundin Tris und Tris-steril 500 ml Fl) s. *Hirndruck*.
- *Azidose*: Nach Ausgleich einer Hypovolämie initial 5 ml/kg Tris-steril in 30 min, maximal 0,5 mg/kg = 12,5 ml/kg. THAM 0,3-molar in mg = kg x negativer Baseexzess. Trispuffer : $NaHCO_3$ = 2 : 1.

☆ **Troglitazon** (Tbl) s. *Diabetes mellitus*.

☆ **Trometamol** s. Tris.

☆ **Tropicamid** (Mydriaticum Stulln AT, Mydrum AT).
- *M. Alzheimer*: Führt ins Auge getropft bei 18 von 19 Personen mit Disposition für Alzheimer, in regelmäßigen Abständen mit einer Infrarotkamera mit PC registriert, zu einer wesentlich stärkeren Pupillenerweiterung als bei nicht gefährdeten Personen (32 Probanden) [New Scientist 144 (1994) 5]. Der Tropicamid-Augentest weist keine hinreichende Sensitivität und Spezifität auf.
- *Spiegelung des Augenhintergrundes*: 1 gtt/Auge 1/2–1 Stunde vorher.
El.-HWZ viele h.
Wirkung: Mydriatikum, synthetisches Atropin-Derivat. Blockiert die Rezeptoren für

Acetylcholin, das bei Alzheimer-Patienten wohl vermindert vorliegt.

☆ **Tropisetron** (Navoban 5 mg Kps/A) s. *Übelkeit* und *Erbrechen*.

☆ **Trospiumchlorid** (Spasmex 5/15 mg/30 mg forte Tbl, Spasmo-lyt 20 mg Drg, Spasmo-Urgenin TC 5 mg Tbl, Trospi-forte 30 mg Tbl) s. *Harnblasenentleerungsstörung*.

☆ **L-Tryptophan** (Ardeytropin/Kalma 500 mg Tbl) s. *Depression, Schlafstörungen*. s. 5-Hydroxy-L-tryptophan.

☆ **Tumor-Nekrose-Faktor – TNF-α**: Pro-inflammatorisches Zytokin mit Aktivierung von Makrophagen und myelintoxischer Wirkung (Guillain-Barré-Syndrom). Schüttelfrost wird meist TNF-vermittelt, Beteiligung bei entzündlich bedingtem Schmerz.
Interleukin-4 und Interleukin-10 fangen ggf. TNF-α ab.
Cyclosporin, Pentoxifyllin in sehr hoher Dosis (in Synergismus mit IFN-β) und Rolipram senken TNF-α.

☆ **Typhus-Lebend-Impfstoff** (Typhoral L 3 Kps bei 2–8° lagern) ab 4. Lebensmonat Typhus- (und Paratyphus-) *Impfung gegen Salmonellosen – Typhus* besonders bei Reisenden in die Tropen und Subtropen.
KI Kinder unter 3 Monate, Immuninsuffizienz. Kranke, Inkubierte, Rekonvaleszente von der Impfung zurückstellen. Bei Epilepsie keine Paratyphus- und Typhus-Impfung.
UAW gastrointestinale Irritationen wie Diarrhoe, Nausea. Gelegentlich Allgemeinreaktionen wie Kopf- und Gliederschmerzen, Fieber bis zum Schüttelfrost. Polyradikulitis Guillain-Barré (serogenetische bzw. postvakzinale Polyneuritis).
Wirkung: Kein 100 %iger Schutz. Die Schluckimpfung schützt 1 Jahr, die Injektion 2–3 Jahre.

U

☆ **Ubiquinon**. *MELAS-Syndrom*: Z.B. 150 mg/d.

☆ **Urapidil** (Ebrantil 30/60/90 mg ret Tbl, 25/50 mg A) s. arterielle *Hypertonie*.

☆ **Urea** (Laceran trockene Haut mit 10 % Spezialsalbe, 5 % Spezial-Creme, 3 % Spezial-Lotio).

☆ **Urodil S** Selz 150 mg Drg Pflanzenextrakte 3 x 1–3 Drg zum Ansäuern. KI schwere Bradykardie, Erkrankungen des Nierenparenchyms, Gallensteine, Gallenwegsverschluss, Hyperkalzämie, ventrikuläre Tachykardie.

☆ **Urokinase** (Urokinase 10.000/50.000/250.000/500.000, Actosolv 25.000/1 Mio/6 Mio IE Fl) immer von Beginn an in Kombination mit 25–30.000 IE Heparin.
– *Indikationen* s. Basilaristhrombose, Lungenembolie Schweregrad III und Schweregrad IV, Myokardinfarkt, Phlebothrombose. Lokale intraarterielle Fibrinolyse s. zerebrale Ischämie.
El.-HWZ 9–20 min.
KI/UAW/Wirkung s. Fibrinolyse.

☆ **Urol S** Kps Pflanzenextrakte 3 x 2 Kps, bei Schmerzen alle 5–10 min 2 bis maximal 5 x 2 Tbl zur Spontanaustreibung abgangsfähiger Steine bei Urolithiasis.
KI Gallenwegsverschluss, Ileus.

V

☆ **Valaciclovir – ValACV** (Valtrex 500 mg Tbl) s. *Herpes zoster*.

☆ **Valproinsäure** (Convulex, Ergenyl/E. chrono 300/500 mg, Leptilan 600 mg. Orfiril/O. long bzw. retard 150/300/500/600/1000 mg. Orfiril 300 mg A) s. *Epilepsie, Chorea Huntington, Choreoathetose, Cluster-Kopfschmerzprophylaxe, manisch-depressive Psychose, akute Manie, tardive Dyskinesie, Epilepsie, Lance-Adams-Syndrom – postanoxischer Myoklonus, Migräneprophylaxe, neuralgischer Schmerz*.

☆ **Valsartan** (Diovan 80/160 mg Tbl) s. arterielle *Hypertonie*.

☆ **Vancomycin** (250 mg Enterocaps, 0,5/1 g A Stammlösung 10 ml Aqua dest. in 250 ml NaCl 0,9 %) s. *Antibiotika-Therapie*.

☆ **Vasopeptidase-Inhibitoren** s. arterielle *Hypertonie*.

☆ **Vasopressin** s. Adiuretin.

☆ **Venlafaxin** (Trevilor 37,5/50/75 mg Tbl, retard Tbl) s. *Depression*.

☆ **Verapamil** (40/80/retard 120 mg Tbl. Isoptin mite 40 mg, 80 mg, Isoptin RR 240 mg Tbl, 5/50 mg A) s. arterielle *Hypertonie*. s. *Cluster-Kopfschmerz. Supraventrikuläre (paroxysmale) Tachykardie und stabiles Vorhofflimmern/-flattern* (zur Kardioversion stationär unter kontinuierlicher Monitorkontrolle bis über 24 h nach Erreichen des Sinusrhythmus, wenn eine Elektrokonversion nicht anwendbar ist):
Cordichin (80 mg + 160 mg Chinidin) 3 (–4) x 1 Tbl/d über 4 Tage. Zur Rezidivprophylaxe nach erfolgreicher Konversion mit Cordichin bei Patienten, bei denen die Wiederherstellung des Sinusrhythmus zu einer Besserung schwerwiegender Symptome geführt hat: Cordichin 2 x 1 Tbl.

☆ **Vigabatrin** (Sabril 500 mg Tbl) s. *Epilepsie*.

☆ **Viloxazin** (Vivalan 100 mg Tbl, A) s. *Depression*.

☆ **Vinblastin** (Velbe 10 mg Fl). Nicht intrathekal! *Embryonales Hoden-Karzinom*.
– *M. Hodgkin* (ABVD-Schema) 6 mg/m² i.v. an Tag 29 + 43.
– *Lymphosarkom, Mamma-Karzinom, Mykosis fungoides*.
– *Neuroblastom*: 0,1 auf maximal 0,5 mg/kg.
El.-HWZ 25 h. Sehr schlecht liquorgängig, < 1 % des Serumspiegels werden erreicht.
KI Strahlentherapie auch der Leber.
UAW gastrointestinale Irritationen, Hämatopoese-Störung, Haarausfall/Alopezie, neurotoxische Störungen, besonders mit Mitomycin Atemnot und Bronchospasmus. Polyneuropathie (prophylaktisch Org 2766). Übelkeit und Erbrechen (schwach emetogen).

Wirkung: Vinca-Alkaloid, wirkt über die Depolymerisation der Mikrotubuli antimitotisch. Wirkung wird durch Verapamil erhöht!

☆ **Vincamin** (V. retard 30/60 mg Tbl) 2–3 x 30 mg, 60 mg morgens bei subakuter bis chronischer Hypoxidose, akute Retinopathien, Innenohrdurchblutungsstörungen, M. Menière.
El.-HWZ 0,9, Met. 2 h.
KI Schlaganfall im akuten Stadium; intrakranielle Tumoren.

☆ **Vincristin** (1 mg A) unter prophylaktischer Laxantiengabe und Harnsäure-Kontrollen, nicht mit Itraconazol.
– s. *Glioblastom*. s. *Hirntumoren – Gliome*.
– *Bronchial-Karzinom kleinzellig* (SCLC, Small cell lung cancer).
– *Hodentumoren. Akute Leukämien*: Im Rahmen eines Polychemotherapie-Schemas 2 mg absolut i.v. Tag 1, 8, 15, 22.
– *Lymphome. M. Hodgkin*: Im Rahmen des COPP-Schemas 1,4 mg/m^2 i.v. (max. 2 mg) Tag 1 + 8.
– *Rhabdomyosarkom*: Kinder 2, Erwachsene 1,4 mg/m^2 1 x wöchentlich.

☆ **Vindesin** (Eldisine 30 mg A). Nicht intrathekal!
– *Akute lymphatische Leukämie, chronisch myeloische Leukämie, Bronchial-Karzinom nicht-kleinzellig (und nicht-kleinzellig), maligne Lymphome*: Unter Gabe von Laxantien 3 mg/m^2.
El.-HWZ 25 h. Sehr schlecht liquorgängig, < 1 % des Serumspiegels werden erreicht.
KI Strahlentherapie auch der Leber.
UAW Obstipation, Kopfschmerzen, zerebrale Krampfanfälle, Poly- und Dysurie, besonders mit Mitomycin Atemnot und Bronchospasmus. Übelkeit und Erbrechen (schwach emetogen).
Wirkung: Vinca-Alkaloid, wirkt über die Depolymerisation der Mikrotubuli antimitotisch. Wirkung wird durch Verapamil erhöht!

☆ **Vitamine**: Antioxidative Wirkung: Carotinoide (Beta-Carotin), Flavonoide, Polyphenole, Vitamin C, Vitamin E (endogen Glutathion). Vitamin C : Vitamin E : Beta-Carotin = 2 : 1 : 0,1.
Oxidativer Stress durch Rauchen (anderer optimaler antioxidativer Spiegel).
– Hoher Obst- und Gemüseverzehr ist mit einem geringeren Herz-Kreislauf- und Tumorrisiko assoziiert. Studie von 1986–1992 bei 34486 postmenopausalen Frauen zur kardiovaskulären Prophylaxe: Nur für die Menge des mit der normalen Ernährung zugeführten Vitamin E ergab sich eine inverse Korrelation mit der KHE-Mortalität (relatives Risiko auf maximal 0,42 abgesenkt). Die zusätzliche Einnahme von Vitamin E bewirkte darüber hinaus ebensowenig wie die Zufuhr der Vitamine A und C einen protektiven Effekt bezüglich der KHE [Kushi L: Dietary antioxidant vitamins and death from coronary heart disease in postmenopausal women. N Engl J Med 334 (1996) 1156–62].

☆ **Vitamin A** – Retinol – **Beta-Carotin** – β-Carotin als Vitamin A-Vorstufe bzw. -Provitamin (30.000 IE Kps. A + E-Kombinationen) Kinder 3000, Erwachsene 5000 (–50.000) IE bzw. 1,5

(2–4–< 10) mg/d. In Milch, Butter, Leber, Lebertran, Eigelb, Hefe, Pflanzenölen, Pilzen, Provitamin in Karotten, Spinat/Brokkoli und Obst, oft mit Vitamin C zusammen in allen orangefarbenen- und tiefgrünen Blattgemüsen. Lichtempfindlich! In der Leber gespeichert, ein voller Speicher reicht für 1 Jahr. Liegt im Serum vorwiegend vor als Retinol in einem Proteinkomplex mit Präalbumin (Retinolbindendes Protein).
– *A-Avitaminose* z.B. durch Erkrankungen von Leber und Pankreas, Gallengangsverschluss, Zöliakie, bei Rauchern und Alkoholikern mit Optikusatrophie (?), Nachtblindheit, Trockenheit und Schmerzen der Hornhaut, Störung der Fettverdauung, Geschmacksstörungen.
– *Erythropoetische Protoporphyrie*: 75–100 mg/d Beta-Carotin über Jahre.
– Angenommener optimaler antioxidativer Beta-Carotin-Spiegel > 0,4–< 3 µmol/l, Vitamin A-Spiegel 300–700 µg/l.
KI Hypervitaminose A.
UAW bei Hypervitaminose Pseudotumor cerebri, Hautveränderungen, Nerven-, Leber- und Knochenschäden. Missbildungen bei Schwangerschaft. Wirkung antioxidativ. Vitamin C : Vitamin E : Beta-Carotin = 2 : 1 : 0,1.
– Studie von 1982–1995 bei 22071 Männern im Alter von 40 bis 84 Jahren (Studienteilnehmer der „Physicians Heart Study") mit 50 mg Beta-Carotin alle 2 Tage ohne Unterschied in dem Auftreten von Malignomen, kardiovaskulären Erkrankungen oder der Gesamtmortalität [Hennekens C: Lack of effect of long-term supplementation with beta carotene on the incidence of malignant neoplasms and cardiovascular disease. N Engl J Med 334 (1996) 1145–9].
– Studie von 1985–1995 bei 18314 Männern (Raucher, Exraucher, berufliche Asbestexposition) mit täglich 30 mg Beta-Carotin und 25.000 E Retinol: Nach einer im Mittel vier Jahre andauernden Gabe 1,28fach erhöhtes relatives Risiko für das Auftreten und 1,46fach erhöhtes relatives Risiko für den Tod an einem Bronchial-Karzinom sowie ein 1,26fach erhöhtes relatives Risiko für das Auftreten kardiovaskulärer Erkrankungen. Studienabbruch 21 Monate vor dem geplanten Studienende [Omenn G: Effects of combination of beta carotene and vitamin A on lung cancer and cardiovascular disease. N Engl J Med 334 (1996) 1150–5].

☆ **Vitamin B$_1$ – Thiamin** (lipidlöslich s. Benfotiamin. Aneurin-AS 100/500 mg Tbl, 100 mg A. Benerva, Betabion 10/100/300 mg Tbl, 100 mg A, 5 mg in BVK Roche, in Neurobion 15 mg Tbl, 100 mg A, in Neurotrat S forte 100 mg Tbl, in Neurogrisevit 100 mg A)
– *Bedarf normal* 1–3 (–10) mg/d, abhängig von der Kohlehydratzufuhr. In allen pflanzlichen und tierischen Zellen. In Hefe, Weizenkleie, Getreidekörnern und Vollkornbrot, ungeschältem Reis, Haferflocken, Nüssen, Sojamehl, Schweinefleisch, Schinken, Leber, Niere, Eiern, Kartoffeln, Apfelsinen, Ananas, Bananen. Empfindlich gegen Sauerstoff und Schwermetalle. Bis zu 50 % Zerstörung durch Kochen. Wasserlöslich wird nur 1 % resorbiert.

– B_1-Avitaminose am häufigsten bei chronischem Alkoholismus und Fehlernährung (Weißbrot, geschälter Reis), bei Hämodialyse und Leberfunktionsstörungen: (20-) 50–100 mg/d i.m.

– Alkoholdelir, Wernicke-Enzephalopathie: 100–500 mg i.m., sekundär oral (Benfotiamin).

– Beri-Beri-Polyneuropathie, Kardiomyopathie, Korsakow-Syndrom: (20–) 50–100 mg/d i.m. über einige Tage mit dramatischer Besserung binnen 12–24 h, danach 5–10 mg/d oral.
KI Thiamin-Überempfindlichkeit.
UAW allergische/anaphylaktische Reaktionen bei i.v.-Gabe.
Wirkung: Hohe Dosen wirken analgetisch.

☆ **Vitamin B_2 – Riboflavin – Lactoflavin** (10 mg Tbl/A. 2 mg in BVK Roche) Bedarf normal 1–2 mg/d, erhöht bei Wachstum, Schwangerschaft, Stillzeit, bei Leistungssportlern. In allen Zellen, besonders Hefe, Roggen- und Weizenvollkorn, Bohnen, Erbsen, Leber, Nieren, Eiern, Milch. Empfindlich gegen UV-Licht und Hitze. Bis zu 50 % Zerstörung durch Kochen. s. Migräneprophylaxe.

– B_2-Avitaminose durch Alkoholismus, hormonelle Kontrazeptiva, erhöhte Ausscheidung durch Diabetes, Chlorpromazine mit Anämie (Störung des Eisenstoffwechsels), Antriebsarmut, Appetitmangel, Müdigkeit, Mundwinkelrhagaden, Cheilosis, Lippen- und Mundschleimhautentzündung, Polyneuropathie, später Linsentrübung und Visusminderung: 10–20 mg/d, 20 mg 1- bis 3mal wöchentlich.
Serumspiegel 6–12 µg/l.
UAW bei Überdosierung Diarrhoe, Polyurie.
Wirkung: Fördert die Lichtzersetzung des Bilirubins.

☆ **Vitamin B_3 – Nikotinsäureamid – Antipellagra-Vitamin – Vitamin PP** (Nicobion 200 mg Tbl. 20 mg in BVK Roche. Xanthinol-nicotinat-rat. 500 retard Tbl) empfohlene Zufuhr geschätzt 10–20 mg/d. Niacin ist der Oberbegriff von Nikotinsäure, Nikotinamid, NAD und NADP. In Fleisch, Leber, Milch, Erbsen, Kartoffeln, Hefe. Sehr stabil, kaum Verluste durch Kochen und Braten.

– B_3-Avitaminose: 50–150–250 mg/d in mehreren Einzeldosen mit schneller Besserung in wenigen Tagen. Frühsymptome Gewichtsverlust, Übelkeit, Leistungsschwäche, Konzentrationsstörungen. Spätsymptome Entzündungen und Brennen der Mundschleimhaut und Zunge, Pellagra (Enzephalomyelopathie mit Ataxie und psychische Syndrome wie Depressionen oder Halluzinationen, dunkel gefärbte, schuppende, scharf demarkierte Dermatitis an lichtexponierten Stellen, Diarrhoen), hyperchrome Anämie. Mangelzustand ist nur bei Tryptophanmangel möglich, da beim Menschen der Abbau von L-Tryptophan zu Nikotinsäureamid möglich ist (50–60 mg Tryptophan entspricht 1 mg Niacin), durch fleischarme Kost, Vegetarismus, chronischen Alkoholismus, Magen-Darm-Erkrankungen, Erbrechen und Diarrhoen. INH verstärkt den Niacin-Mangel.
El.-HWZ 0,3–0,8 h. Resorption im Dünndarm.
UAW unter hohen Dosen Juckreiz und Hautrötung (Gefäßerweiterung), Blutdrucksen-

kung, Harnsäureanstieg, Leberschäden, Zunahme von Carbamazepin- und Primidonspiegel.
Wirkung: Nikotinsäure senkt den Lipidspiegel.

☆ **Vitamin B_4 – Adenin** ist obsolet.

☆ **Vitamin B_5** (frühere Bezeichnung) – **Pantothensäure** (Bepanthen A, Salbe, AS. Aus Pantoinsäure, β-Alanin und Cysteamin) Bedarf geschätzt 5–8, Schwangerschaft und Stillzeit 10 mg/d. Relativ stabil, Kochverluste zwischen 0 und 45 %.

– B_5-Avitaminose nicht isoliert, nur in Verbindung mit anderen Vitamin-B-Mangelzuständen. Bei Mangel normozytäre Anämie, Depression, Erbrechen, Müdigkeit und auch Schlaflosigkeit, Polyneuropathie – Burningfeet-Syndrom, im Tierversuch graue Haare.

– Günstig bei Haut- und Schleimhauterkrankungen. Spiegel im Vollblut $0,374 \pm 0,113$ µg/l.
UAW keine.
Wirkung: Bildet mit ADP das Coenzym A (Fettstoffwechsel, Cholesterinsynthese, Kohlenhydrat- und Aminosäurestoffwechsel).

☆ **Vitamin B_6 – Pyridoxin** (Benadon 40/100 mg Drg, Hexobion 40/100 mg Tbl, 20/300 mg A, 2 mg in BVK Roche, in Milgamma 100, in Neurobion 10 mg Tbl, 100 mg A, in Neurotrat S forte 100 mg Tbl, in Neurogrisevit 100 mg A > Megagrisevit. 25/50 mg A) empfohlene Zufuhr Männer 2,2, Frauen 2 mg/d. Bedarf abhängig von der Proteinzufuhr. Einnahme von INH, Cycloserin und D-Penicillamin erhöht den Bedarf. Gespeichert sind 100 mg, davon werden 2 mg/d abgebaut.
Pyridoxin aus pflanzlichen, Pyridoxal und Pyridoxalphosphat aus vorwiegend tierischen Quellen. In Hefe, Weizenkleie und -keimen, Gerste, Nüssen, Sojamehl, Haferflocken, Getreidekörnern und Vollkornbrot, ungeschältem und braunem Reis, Fleisch, Leber, fettem Fisch, Bananen, Kartoffeln, Gemüse, Eidottern. Empfindlich gegen UV-Licht und Schwermetalle. 20 % Zerstörung durch Kochen.

– B_6-Avitaminose (bei Fehlernährung, chronischem Alkoholismus, Darmerkrankungen, Hämodialyse) mit hypochromer Anämie, seborrhoischer Dermatitis, Hyperoxalurie, Mundschleimhauterosion, Nitrofurantoin- oder INH-Polyneuropathie: 100–300 mg/d.

– Karpaltunnel-Syndrom, rheumatische Erkrankungen, prämenstruelles Syndrom, Reisekrankheiten: Ggf. günstige Wirkung.
Serumspiegel 5–18 µg/l. UAW Abschwächung von L-Dopa durch Stimulierung der Dopa-Decarboxylase mit Steigerung der Dopaminbildung bereits extrazerebral. Bei Hypervitaminose (> 1 g/d) sensible Polyneuropathie mit Ataxie, Gedächtnisstörungen. Wirkung: Pyridoxal-5-phosphat ist Coenzym der Transaminasen.

☆ **Vitamin B_{12}** (Cytobion A, Cyanocobalamin 500/1000 µg/ml A, 4 µg in BVK Roche, in Megagrisevit > Neurogrisevit A 1 mg) Bedarf normal Kinder 0,5–1, Erwachsene 2 und Schwangere und Stillende 2,5 µg/d bzw. DGE-Empfehlung 5 µg/d. In Leber, Niere, Milz, Hering, Käse, Milch, Sauerkraut.

- *B₁₂-Avitaminose* (bei Magen- und Dünndarm-erkrankungen, fleischfreier Ernährung): Perniziöse Anämie, Psychose, funikuläre Myelose, Polyneuropathie – Burning-feet-Syndrom.
- *Parenterale Ernährung*: Vitamin B_{12} und Folsäure alle 2 Wochen i.m. s. *funikuläre Myelose*.
Serumspiegel 330–990 µg/l.
UAW bei i.v.-Gabe anaphylaktische Reaktionen.
Wirkung: Methioninsynthese, Synthese von Pyrimidin- und Purinbasen.

☆ **Vitamin-B-Komplex** (BVK etc.) s. einzelne B-Vitamine, B_1, B_2, B_3, B_4, B_6, B_{12}.

☆ **Vitamin C** – L-Ascorbinsäure (Pulver, 500 mg/ 5 ml A) 75–150 mg/d bis < 1 g/d. Gesundheitsfördernde Wirkungen von Dosen > 200 mg/d sind nicht belegt bzw. widerlegt. Vitamin C : Vitamin E : Beta-Carotin = 2 : 1 : 0,1. Oft mit Beta-Carotin (s. Vitamin A) zusammen in Karotten und allen gelb- und tiefgrünen Blattgemüsen, Zitrusfrüchten, Erdbeeren, Melonen, Kartoffeln, Leber, Nebenniere, Milch. Empfindlich gegen Sauerstoff und Schwermetalle, Kupfergeschirr zerstört Vitamin C. Kochverlust 20–80 %. Speicherung gering bis 1,5 g, täglicher Verlust 3 %. *C-Avitaminose* mit Schwäche, verminderter Infektabwehr, Müdigkeit, später Knochenschmerzen, Zahnfleischbluten, hämorrhagische Diathese mit Hautblutungen, Zahnausfall (Skorbut), nach 100–200 mg/d rasche Besserung. Hohe Dosen verbessern die Infektabwehr nicht (s. Vitamin A). Plasmaspiegel 5–15 mg/l (28–84 µmol/l).
- *Durchspülen* verstopfter zentraler Katheter.
- *Prophylaxe Magen-Karzinom* u.a. Karzinome (Linus Pauling): Bei Helicobacter pylori-Gastritis verminderte Konzentration im Magensaft und bei chronischer Gastritis unzureichender Spiegel auch unter 2 x 500 mg/d. Sinnvoller wäre die primäre H.p.-Eradikation und sekundäre Vitamin C-Einnahme [Waring A: Ascorbic acid and total vitamin C concentrations in plasma, gastric juice, and gastrointestinal mucosa: effects of gastritis and oral supplementation. Gut 38 (1996) 171–6].
- *Urinansäuern*: 3 x 1 g.
UAW bei Überdosis > 6 g/d Diarrhoe, Harnblasenreizung.
Wirkung antioxidativ (angenommener optimaler antioxidativer Spiegel > 50 µmol/l). Zerstören Nitrosamine.

☆ **Vitamin D**: In Butter, Eigelb, Fisch, Leber, Provitamine in Hefe, Öl, Pilzen, Pflanzenölen, Vollmilch.
Empfindlich gegen Hitze und Sauerstoff, nur geringer Kochverlust. Geringe Speicherung in Haut, Fettgewebe, Leber, Muskeln.
- *D-Avitaminose – Vitamin-D-Mangel* bei Antiepileptika-Dauermedikation, wenig Sonnenlicht, Vegetarismus, chronischer Lebererkrankung, Magen-Darm-Erkrankungen mit Fettresorptionsstörung, Nierenerkrankungen, hereditärer Vitamin-D-Resistenz.
Klinisch s. Hypokalzämie, im Kindesalter Rachitis und rachitische Myopathie, im Erwachsenenalter Osteodystrophie, Osteomalazie, Osteoporose, Tetanie. Schwächung der Kraft und Abwehrlage besonders älterer Patienten.

Selten zerebrale Krampfanfälle, extrapyramidale Syndrome.
Unter anfangs 2 x wöchentlicher Ca- und Phosphor-Kontrollen nicht zu hoch dosiert zur Vermeidung von Hyperkalzämie und -urie. Bedarf bei Antiepileptika-Dauermedikation, Diarrhoen, Gallengangsverschluss und Nierenerkrankungen erhöht.

- **Cholecalciferol = Vitamin D₃** (Vigantoletten 0,05 mg Tbl 1000, Vigantol 0,5 mg Tbl 10.000, 10 mg forte Tbl 200.000 IE. 0,5 mg/15 gtt Öl. 1 IE = 0,05 µg, 20 IE = 1 µg).
- **Ergocalciferol = Vitamin D₂.**
- **Calcifediol = 25-(OH)-Cholecalciferol** (Dedrogyl gtt) 10 gtt.
- **Calcitriol = 1,25-(OH)₂-Vitamin D₃** – 1,25-**Dihydroxycholecalciferol** (Rocaltrol 0,25/0,5 µg Kps. 1 IE = 0,025 µg, 40 IE = 1 µg): Initial 0,25 µg (1 Kps) alle 2 Tage auf 0,25–0,5 µg/d. Wirksame Form.
- **Calcipotriol** s. Calcipotriol: *Psoriasis*: Psorcutan-Salbe, Daivonex-Salbe.
- *Osteomalazie, Osteoporoseprophylaxe, Rachitisprophylaxe* mit Fluor:
Bei intakter Nierenfunktion: Cholecalciferol 500–1000 IE/d oder Calcefediol, immer kombiniert mit Kalzium, s. Calcium.
Bei chronischer Niereninsuffizienz: Calcitriol = 1,25-(OH)₂-Vitamin D₃ 0,125–0,25 µg/d.
Säuglinge: Ab 14. Tag für 1 Jahr und im Winter des 2. Jahres Cholecalciferol 1000 IE/d.
Kinder: Cholecalciferol 400 (–800) IE, Cholecalciferol 0,25 mg Tbl.
Schwangerschaft: Cholecalciferol 400 IE/d.
Erwachsene: Cholecalciferol 200 IE.
Ältere Patienten in der kalten Jahreszeit: Cholecalciferol 500–1000 IE/d oder 10.000 IE alle 14 Tage. 0,5 g Calcium + 25-OH-Vitamin D 40 µg/d kann die Glukokortikoid-induzierte Osteoporose deutlich reduzieren, mit Calcitonin 400 IE/d aufhalten.
- *Vitamin-D-Mangel*: Cholecalciferol 2000–4000 IE/d über wenige Monate.
- *Hypoparathyreoidismus*: Cholecalciferol 5–5 mg 2–3 x pro Woche.
- *Hypokalzämische Tetanie*: Im Anfall Cholecalciferol 30–40 mg i.v., i.m. oder oral, Dauertherapie 2–6 mg/d auf 0,5–1,5 mg oder 2 x 15–30 gtt.
El.-HWZ Calcifediol 30–360 h. Spiegel 10–50 ng/ml (25–125 nmol/l).
El.-HWZ Calcitriol 51–108 h. Spiegel 15–60 pg/ml (36–144 pmol/l).
KI Hyperkalzämie und -urie.
UAW Hyperkalzämie mit Anorexie, Durst, Erbrechen, Obstipation, Kalkablagerung in den Organen und Polyurie/Hyperkalzurie.
Wirkung: Vitamin D fördert die Resorption von Kalzium und Phosphat im Dünndarm und in den Nieren, mobilisiert Kalzium und Phosphat in den Knochen und fördert die Zelldifferenzierung.

☆ **Vitamin E** – D-α-Tocopherol (Tocopherolacetat. Eusovit 300, Evion 100, Evit 200/ 400 mg Tbl, 100/300 mg A. Pexan E 600 Kps. A + E-Kombinationen) empfohlene Zufuhr und präventiv zur Vermeidung einer spinozerebellären Ataxie 15–30-< 400 mg/d.

Vitamin C : Vitamin E : Beta-Carotin = 2 : 1 :
0,1. In pflanzlichen Ölen wie Sonnenblumenöl
und Olivenöl (extra virgine kaltgepresst), Sojaöl und Sojabohnen, Mayonnaise, Getreide,
Paprika, Spargel, Himbeeren. Empfindlich gegen UV-Licht, Sauerstoff, Schwermetalle.
Kochverlust 50 %. Gespeichert in Fettgewebe,
Nebennieren, Muskeln. s. *Abetalipoproteinämie – Bassen-Kornzweig-Syndrom.* s. *M.
Alzheimer.*

– *Vitamin-E-Mangel,* am häufigsten bei Mukoviszidose, chronischem Gallenwegsverschluss,
Abetalipoproteinämie, bei einem Malassimilationssyndrom für Fette sowie isoliert führt
zu einer spinozerebellären Ataxie durch Hinterstrangdegeneration und Nystagmus in
Kombination mit einer Polyneuropathie,
Areflexie, Hypästhesie und Muskelschwäche:
100–400 mg/d, unter der Substitutionsbehandlung teilweise Rückbildung.
Kasuistik mit Ataxie, Polyneuropathie und
zusätzlich Hirnnervensymptomen, perioralen
Dystonien und Pyramidenbahnzeichen. Histologisch typische, aber nicht spezifische neurogene Atrophie, saure-phosphatase-positive
autophagische Vakuolen mit Myelinbodies
und cores. Im Vitamin-E-Resorptionstest verkürzte Serum-HWZ [Trabert W: Isolierter Vitamin-E-Mangel. Fortschr Neurol Psychiatr
57 (1989) 495–501].
Angenommener optimaler antioxidativer
Spiegel > 30 µmol/l, Kinder 0,6–0,8, Erwachsene 0,8–1,2 mg/l.
UAW bei Dosis > 1000 mg Diarrhoe, Meteorismus, Übelkeit. Verminderte Aufnahme von
Vitamin A und K.
Wirkung antioxidativ, Beseitigung von Sauerstoffradikalen.
CHAOS-Studie (Cambridge Heart Antioxidant Study): Verminderte bei 2002 Patienten
mit angiographisch nachgewiesener Koronarsklerose unter 400 oder 800 IU Vitamin E über
im Mittel 510 Tage das Gesamtrisiko für
nicht-tödlichen Herzinfarkt und kardiovaskulär bedingten Tod um 47 % und für den
nicht-tödlichen Herzinfarkt um 77 %. s. *Vitamine mit antioxidativer Wirkung – Studie* (Effekt nur der mit der Nahrung aufgenomme-
nen Vitamin E-Menge).

☆ **Biotin** – früher Vitamin H, empfohlene Zufuhr geschätzt 100–200 µg/d. In Bananen, Grapefruit, Melonen, Weintrauben, Soja, Nüssen,
Fleisch. Empfindlich gegen UV-Licht. Geringer Kochverlust.

– *Mangel durch Fehlernährung* (rohe Eier: das
Eiklar Avidin bindet Biotin), Antibiotikatherapie, Störung der Darmflora, chronische
Darmentzündungen. Bei Antiepileptika erhöhter Bedarf. Symptome Appetitmangel,
Müdigkeit, Muskelschmerzen, Übelkeit, psychische Störungen.
El.-HWZ 1,8 h. Serumspiegel 1,26 ± 0,5 nmol/l.
Wirkung: Biotin ist Coenzym von verschiedenen Enzymen wie z.B. Carboxylasen im Koh-
lenhydrat-, Fett- und Aminosäurestoffwechsel.

☆ **Vitamin K₁ – Phytomenadion,** K₂, K₃ (Konakion N 10 mg Drg, 1 mg/gtt, Konakion MM
10 mg A) zum Anheben des Quickwertes

10–20 mg bzw. gtt oral oder als Kurzinfusion
abhängig vom klinischen Schweregrad des
Mangels. Empfohlene Zufuhr 70 µg/d. In Spi-
nat/Brokkoli, grünem Gemüse, Grünkohl,
Wirsing, Sauerkraut, Leber. Empfindlich ge-
gen UV-Licht und Schwermetalle. Bei *Mangel*
(Antibiotika, Antiepileptika, Magen-Darm-
Erkrankungen, Gallengangsverschluss) sekun-
däre Blutungen durch Gerinnungsstörungen.
Dann Kontrolle auch der anderen fettlöslichen
Vitamine A, D und E.
El.-HWZ 1,5–3 h. Spiegel 0,13–1,2 µg/l bzw.
Beurteilung über den Quick-Wert.
KI Neugeborene, cholestatischer Ikterus.
UAW bei zu schneller Injektion Schock mit
Dyspnoe, Flush, Kreislaufkollaps, Thorax-
schmerzen. Erytheme, Purpura, Urtikaria. Vi-
tamin K₃ (Menadion) ist in hohen Dosen to-
xisch.
In Niedersachsen bei 272 Patienten und 334
Kontrollpersonen keine Assoziation zwischen
parenteraler Prophylaxe und einer späteren
Krebserkrankung in der Kindheit im Gegensatz zur englischen Studie von Golding 1992
mit verdoppelter Krebsinzidenz [v Kries R: Vitamin K and childhood cancer: a population
based case-controll study in Lower Saxony,
Germany. Br Med J 313 (1996) 199–203]. Wirkung: Co-Faktor bei der Synthese von Gerinnungsfaktoren.

☆ **Vitamin-/Multivitamin-Komplex:**
– Multibionta N 10 ml A mit 1,65 mg Retinol-
palmitat, 10 mg Thiamin, 7,3 mg Riboflavin,
40 mg Nicotinamid, 25 mg Dexpanthenol,
15 mg Pyridoxinhydrochlorid, 100 mg Ascorbinsäure, 5 mg α-Tocopherol.
Enthält kein Biotin, Cyanocobalamin, Cholecalciferol, Cocarboxylase, Folsäure, Vitamin K.
– Cernevit 750 mg Fl mit 1,925 mg Retinolpal-
mitat, 5,67 mg Riboflavin, 46 mg Nicotinamid, 16,15 mg Dexpanthenol, 5,5 mg Pyridoxinhydrochlorid, 69 µg Biotin, 0,006 mg Cyanocobalamin, 125 mg Ascorbinsäure, 5,5 µg
Cholecalciferol, 10,2 mg α-Tocopherol, 5,8 mg
Cocarboxylase 4 H₂0, 0,414 mg Folsäure. Enthält kein Thiamin, kein Vitamin K.
In 5 ml Aqua dest. lösen und in 50 ml NaCl,
entspr. täglichem Bedarf von Erwachsenen
und Kindern > 11 Jahre über maximal 7 Tage.
– Dreisavit (wasserlösliche Vitamine für Nieren-
kranke) Tbl mit 8 mg Thiamin, 8 mg Riboflavin, 50 mg Nicotinamid, 10 mg Pantothensäure, 10 mg Pyridoxinhydrochlorid, 30 µg Biotin,
100 mg Ascorbinsäure, 30 µg Folsäure.
– *Akute oder chronische Niereninsuffizienz/
Dialyse:* 1–2 Tbl.

☆ **VM 26** s. *Teniposid.*

☆ **Vorozol** (Rivizor Tbl). Wirkung: Aromatasehemmer der 3. Generation. Spezifischer und
1000mal stärker als Aminoglutethimid.

W

☆ **Wachstumshormon – STH – Somatotropin –
hGH** (Genotropin 2/3/4/16/36 IE. Serostim
6 mg A in USA zugelassen) s. *AIDS-Anorexie.*

☆ **Warfarin**-Natrium (Coumadin 5 mg Tbl) s.
zerebrale *Ischämie.*

☆ **Wismutsalicylat** – Bismutsalicylat (Wismut comp. ratio Btl, Jatrox 600 mg Tbl) bei chronischer *Typ-B-Gastritis* und *HP-Gastritis*, *Ulcus ventriculi und duodeni*, Prophylaxe und Therapie der *Reisediarrhoe*: 3 x 150–600 mg in zeitlichem Abstand von 2 h zu Antazida, Magensäurehemmern, Tetrazyklinen 4 bis maximal 8 Wochen. Keine Dauertherapie.

– Vermehrte Resorption bei Wismut-Kaliumcitrat (toxische Metallionen) durch Omeprazol (Antra) [Clin Pharmacol Ther 55 (1994) 487].
KI < 14 Jahre, Asthma bronchiale, Glukose-6-phosphat-Dehydrogenase-Mangel, Niereninsuffizienz.
UAW Schwarzfärbung des Stuhls, der Zunge, Tinnitus. Hemmung der Resorption von Tetrazyklinen.
Bei längerer Anwendung bzw. Intoxikation Enzephalopathie (Jugendliche mit fieberhaften Erkrankungen cave Reye-Syndrom) mit Ataxie, Konzentrationsstörungen, Kopfschmerzen, zerebralen Krampfanfällen, Psychosen (Halluzinationen), Tremor, reversibel nach Absetzen. Nierenschäden bis hin zur akuten Tubulusnekrose.

X

☆ **Xanomelin** s. *M. Alzheimer*.

☆ **Xipamid** (Aquaphor 10/40 mg Tbl) s. arterielle *Hypertonie*.

☆ **Xylit** (1000 ml Fl 5 %/10 %/20 %) maximal 0,125 g/kg/h zur Rehydration.

☆ **Xylometazolin** (Balkis/Olynth Nasentropfen). Wirkung: α-Sympathomimetikum.

Y

☆ **Yohimbin** (Yohimbin „Spiegel" 5 mg Tbl) s. *Impotenz*, bei Incontinentia urinae, Klimakterium virile, zur Sympathikotonusdämpfung.

Z

☆ **Zalcitabin** – Dideooxycytidin – ddC-Calcitabin (Hivid 0,375/0,75 mg Tbl) s. *AIDS*.

☆ **Zanamivir** s. *Influenza A und B*.

☆ **ZD1694** (Tomudex/Zeneca) bei fortgeschrittenem *kolorektalem Karzinom* im Abstand von 3 Wochen eine Kurzinfusion.
UAW weniger schwere Leukopenien und Mukositiden im Vergleich zu 5-FU/Leukovorin (2.) und einfacheres Behandlungsregime.
Wirkung: Mit 20 % signifikant bessere komplette oder partielle Ansprechrate gegenüber 13 % der 5-FU/Leukovorin-Gruppe.
Hinsichtlich Überleben in randomisierter Vergleichsstudie an 434 Patienten multizentrisch u.a. in Erlangen, Frankfurt, Heidelberg, München kein Unterschied [DÄB 92/37 (15.9.95) B-1760].

☆ **Zink**-Salz vermindert die intestinale Cu-Absorption durch Induktion der Synthese von Metallothionein in der Mukosa.

– *Gesunde*: Empfohlene tägliche Eisenzufuhr (mg): Männer: Jugend und Erwachsene 15 mg. Frauen: Jugend und Erwachsene 12, Schwangere ab 4. Monat 15, Stillende 22 mg. In Getreide- und Milchprodukten, Eiern, Gemüse, Hülsenfrüchten. Bei Mangel Appetitmangel, Geschmacksstörungen, Hautveränderungen, Wachstumsverzögerung, Wundheilungsstörungen. Wirkung: Spurenelement.

☆ **Ziprasidon** 80–160 mg. Wirkung: Blockade der Dopamin-D_2- und 5-HT_{1+2}-Rezeptoren.

☆ **Zolmitriptan** (AscoTop 2,5 mg Tbl, 6 Tbl in Box) s. *Migräne*.

☆ **Zolpidem** (Bikalm, Stilnox 10 mg Tbl) s. *Schlafstörungen*.

☆ **Zopiclon** (Ximovan 7,5 mg Tbl) s. *Schlafstörungen*.

☆ **Zotepin** (Nipolept 25/50/100 mg Tbl) s. *Psychosen* (Schizophrenie), Depression.

☆ **Zuclopentixolacetat** (Ciatyl-Z Acuphase 50 mg/ 2 ml A) s. *Psychosen* (Schizophrenie).

☆ **Zytarabin** s. Cytarabin.

☆ **Zytokine**: Neuropoetische Zytokine sind eine Familie pleiotroper Wachstumsfaktoren mit Effekt auf die Proliferation und Differenzierung astrozytärer Progenitorzellen. Neuropoetische Zytokine s. BDNF, CNTF, GDNF, Oncostatin M. IL-6. Leukaemia Inhibitory Factor (LIF). s. CD95-Ligand. s. Interferone. s. Interleukine. s. TNF-α.

– Pro-inflammatorische Zytokine und Faktoren: Interferon Gamma – IFN-γ. Interleukin-1β – IL-1β. Interleukin-2 – IL-2. Interleukin-3 – IL-3. Interleukin-12 – IL-12. Tumor-Nekrose-Faktor – TNF-α.
Granulozyten-Makrophagen koloniestimulierender Faktor (GM-CSF). Kinine (Bradykinin). Komplement-Faktoren. Leukotrien B_4 – LTB_4. Lymphotoxin α (LTα). Makrophageninhibierender Faktor (MIF). Plättchen-Aktivierungsfaktor (PAF). Stickoxid (NO).

– Anti-inflammatorische Zytokine: Interferon α. Interferon β. Interleukin-1 – IL-1. Interleukin-4 – IL-4. Interleukin-6 – IL-6. Interleukin-10 – IL-10. Interleukin-11 – IL-11. Interleukin-1-Rezeptor-Antagonist – IL-1ra. Löslicher Interleukin-1-Rezeptor – sIL-1R. Granulozyten-koloniestimulierender Faktor (G-CSF). Prostaglandin E_2 – PGE_2. Löslicher Tumor-Nekrose-Faktor-Rezeptor – sTNFR. Transformierender Wachstumsfaktor β – TGFβ.

☆ **Zytostatika** s. Tumorleiden.

Zytochrom-P-450-Enzymsystem der Leber metabolisierte bzw. beeinflussende (hemmende) Substanzen und Medikamente

syn. Cytochrom P450. Grapefruitsaft führt infolge Kumulation ggf. zur Wirkungszunahme der u.g. Medikamente um ca. 50 %!
Zytochrom-P450-abhängig ist z.B. die Oxidation der Oxipurine Hypoxanthin und Xanthin zur Harnsäure.

- Genetischer Polymorphismus: „Langsam-Metabolisierer", 5–10 % der Bevölkerung, kommen mit sehr niedrigen Dosierungen aus im Gegensatz zu „Schnell-" und „Ultraschnell-Metabolisierern".
- Rauchen induziert die hepatischen Enzymsysteme. Raucher benötigen höhere Dosen an Antidepressiva, Benzodiazepinen und Neuroleptika. Hemmstoffe hepatischer Monooxygenasen:

1. **Isoenzym** 1A2 – CYP 1A2:
- Antidepressiva: Trizyklische Antidepressiva (Amitriptylin, Clomipramin, Imipramin). Serotonin-Wiederaufnahmehemmer Fluvoxamin.
- Clozapin, Coffein, Propranolol, Theophyllin, R-Warfarin.

2. **Isoenzym** 2D6 – CYP 2D6: In Leber, Darm, Lunge u.a. nachweisbar. Wichtig bei der Metabolisierung psychotroper Pharmaka. Es gibt Langsam-, Intermediär-, Schnell- („Normal-") und Ultraschnell-Metabolisierer. Ultraschnell-Metabolisierer sprechen selbst auf hohe Psychopharmaka-Dosen nicht an. Interaktionen wie Metoprololspiegelerhöhung.
- Antiarrhythmika (Encainid, Flecainid, Mexiletin, Propafenon).
- Antidepressiva: Trizyklische Antidepressiva (Amitriptylin, Clomipramin, Desipramin, Imipramin, Nortriptylin, Trimipramin). Serotonin-Wiederaufnahmehemmer Fluoxetin, Paroxetin, gering Citalopram und Sertralin. Venlafaxin.
- Betablocker: Alprenolol, Bufarolol, Metoprolol, Propranolol, Timolol.
- Neuroleptika: Haloperidol, Perphenazin, Risperidon, Thioridazin.
- Opioide: Codein, Dextromethorphan, Ethylmorphin.
- Verschiedene: Amphetamin, Budipin, Debrisoquin, Perhexilin, Phenformin, Spartein.

3. **Isoenzym** 3A3/4 – CYP3A3 – CYP3A4:
- Aids-Therapeutika: Delavirdin, Indinavir, Nelfinavir, Nevirapin, Ritonavir.
- Anästhetika: Cocain, Lidocain.
- Analgetika: Acetaminophen, Alfentanil, Codein, Dextromethorphan.
- Antiarrhythmika: Amiodaron, Lidocain, Chinidin, Disopyramid, Propafenon.
- Antidepressiva: Amitriptylin, Clomipramin, Desipramin, Imipramin, Fluvoxamin, Nefazodon, Sertralin.
- Antiepileptika: Carbamazepin (Induktion!), Ethosuximid, Phenobarbital, Phenytoin.
- Azol-Antimykotika (Itraconazol wird durch Isoenzym 3A eliminiert, Ketoconazol, Miconazol).
- Antiöstrogene: Docetaxel, Paclitaxel, Tamoxifen.
- Antihistaminika: Astemizol, Loratadin, Terfenadin.
- Benzodiazepine: Alprazolam, Clonazepam, Diazepam (Demethylierung und Hydroxylierung von Diazepam), Midazolam, Triazolam.
- Kalzium-Antagonisten vom Dihydropyridin-Typ (Amlodipin, Felodipin, Isradipin, Nicardipin, Nifedipin, Nilvadipin, Nimodipin, Nisoldipin, Nitrendipin, Prenylamin) und Diltiazem, Verapamil.
- Immunsuppressiva: Cyclosporin, Tacrolimus.

- Makrolid-Antibiotika (Clarithromycin, Erythromycin, Oleandomycin, Troleandomycin, kaum Azithromycin).
- Neuroleptika: Clozapin.
- Steroide: Cortisol, Dexamethason, Estradiol, Ethinylestradiol, Progesteron, Testosteron.
- Verschiedene: Cisaprid, Dapson, Fluconazol, Lovastatin, Cimetidin, Protonenpumpenblocker (Omeprazol – besonders in Kombination mit Clarithromycin, Pantoprazol), Rifabutin deutlich weniger als Rifampicin Induktor von CYP3A, Sildenafil, Vincristin (wird durch Isoenzym 3A eliminiert).

4. **Isoenzym** 2C19:
- Antidepressiva: Citalopram, Clomipramin, Imipramin, Fluoxetin.
- Barbiturate: Hexobarbital, Mephobarbital, S-Mephenytoin.
- Benzodiazepine: Diazepam.
- Betablocker: Propranolol.

- Außerdem: Allopurinol, Chinin, Cumarine (!), Interferon beta-1b – IFN-β-1b, Josamycin, Sumatriptan, Zolmitriptan.

Medikamente nach Betäubungsmittelgesetz – BtM-Verschreibungshöchstmenge für 30 Tage

D-L-Amphetamin (Amphetaminsaft)	
Captagon (Fenetyllin 50 mg Tbl)	2.500 mg
Dicodid (Hydrocodon 5/10 mg Tbl. 15 mg A)	
	1.200 mg
Dipidolor (Piritramid 22 mg/2 ml A)	6.000 mg
Dolantin (Pethidin 50/100 mg A)	10.000 mg
Durogesic (Fentanyl-TTS-Pflaster 25/50/75/100 µg/h)	120 mg
Fortral (Pentazocin 56,4 mg Kps, 30 mg A, 65,78 mg Supp)	15.000 mg
Methadon	3.000 mg
Morphin-sulfat (Capros Mikropellets, M-long 10/30/60/100 mg Retardkapseln. MST 10/30/60/100 mg Tbl. -HCl 10/20 mg A. MSI 10/20/100/200 mg A. MSR 10/20/30 mg Supp)	20.000 mg
Opiumtinktur 1 % MF	40.000 mg
Oxygesic (Oxycodon 10/20/40 mg Tbl)	15.000 mg
Palladon (Hydromorphon)	5.000 mg
Dilaudid (Hydromorphon) 2 mg/ml A	600 mg
Paracodin (Dihydrocodein – DHC 10 mg/25 gtt, 12 mg/5 ml Sirup, DHC 60/90/120 Retardtbl. Remedacen Kps. Tiamon Tbl)	30.000 mg
L-Polamidon (Levomethadon 50 mg)	1.500 mg
Ritalin (Methylphenidat 10 mg Tbl)	400 mg
Rohypnol (Flunitrazepam 2 mg/1 ml A = BtM)	
Temgesic (Buprenorphin 0,2 mg/0,4 mg forte Tbl, 0,3 mg A)	150 mg
Thalamonal (Fentanyl 0,157 mg/2 ml A mit DHBP)	120 mg
Vigil (Modafinil 100 mg Tbl)	12.000 mg

♣ *Ins Bett muss Friedrich nun hinein, litt vielen Schmerz an seinem Bein; und der Herr Doktor sitzt dabei und gibt ihm bittre Arzenei.*